U0225210

整形外科学

上册

主编　王炜

浙江科学技术出版社

ZHEJIANG SCIENCE & TECHNOLOGY PUBLISHING HOUSE

图书在版编目(CIP)数据

整形外科学/王炜主编. —杭州：浙江科学技术出版社，
1999.9（2020.12 重印）

ISBN 978 - 7 - 5341 - 1258 - 4

Ⅰ.整… Ⅱ.王… Ⅲ.整形外科学 Ⅳ.R62

中国版本图书馆 CIP 数据核字（1999）第 30369 号

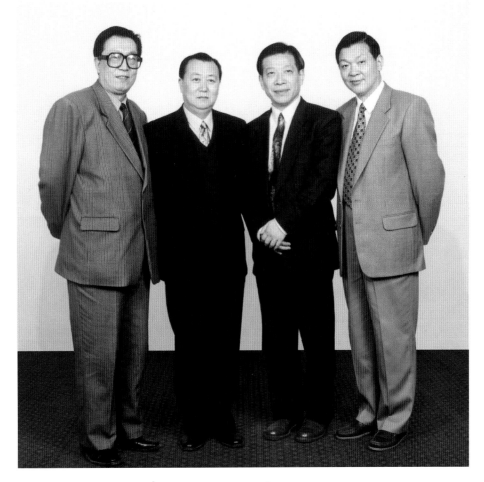

左起：高景恒、鲁开化、王炜、马奇

主 编 简 介

　　王炜，男，1937年生。1961年毕业于上海第二医科大学，1968年整形外科研究生毕业，1981～1982年为美国贝勒医学院整形外科及鲁易威尔大学手外科交流学者。现任上海第二医科大学第九人民医院整形外科教授、主任医师、主任和学科负责人、博士研究生导师、中国康复医学会修复重建外科学会主任委员、中华整形外科学会副主任委员、上海市整形外科学会主任委员、上海市显微外科学会副主任委员、上海市手外科学会副主任委员、上海市外科学会常委、上海市康复医学会常委。

　　主要贡献于先天性手及上肢畸形的整形、面神经瘫痪的治疗、手指及拇指缺损的再造、食管再造、面部除皱及面部轮廓的整形、乳房的整形美容、重睑与眼袋整形及其并发症的处理、鼻整形及四肢创伤和泌尿生殖器畸形的整形等。在各类医学杂志上发表论文近百篇。主要论文及科研成果10次获得科技进步奖（包括国家发明奖1次、卫生部科技进步奖5次、上海市科技成果奖4次）。

　　主编《整形外科学》，参加编著了《整复外科学》、《黄家驷外科学》、《显微修复外科学》、《现代显微外科学》、《拇指再造》等27部专著。现为《中华整形外科杂志》、《中华外科杂志》、《中国修复重建外科杂志》等10本杂志的副主任编委或编委。

马奇，男，1938年生。1962年毕业于浙江医科大学医疗系，之后一直在教学医院从事普外科、烧伤科、整形科等医疗、科研、教学工作。现任浙江大学医学院附属第二医院教授、主任医师、硕士生导师、中华整形外科学会委员、浙江省整形外科分会主任委员。从医三十多年，对各种血管瘤及其他体表肿瘤、瘢痕、耳、鼻、眼、乳房再造、美容等方面的手术治疗有较深的造诣。

现为《医学美学美容外科杂志》、《浙江临床医学杂志》等杂志的编委。

鲁开化，男，1935年生。1958年毕业于第四军医大学。现任第四军医大学西京医院整形外科中心教授、主任医师、博士研究生导师、中华整形外科学会常委、中华显微外科学会副主任委员、中国修复重建外科委员会委员、陕西省医学会常务理事、陕西省烧伤整形外科学会主任委员、解放军烧伤整形专业委员会副主任委员。

从医四十多年，对烧伤和创伤的早晚期修复、轴型皮瓣、皮肤扩张术及耳、鼻、拇指等器官再造及美容外科有较深的造诣。多次获得国家科技进步奖和军队科技进步奖。

主编了《皮肤软组织扩张术》、《临床美容整形外科学》等专著3部，参加编著了《现代显微外科学》、《现代战伤外科学》等20部专著。现为《中华整形烧伤外科杂志》、《中华显微外科杂志》、《中国修复重建外科杂志》、《中国美容医学杂志》、《实用美容整形外科》等8本杂志的副主任编委或编委。

高景恒，男，1935年生。1960年毕业于大连医学院。现任辽宁省人民医院整形外科教授、主任医师、博士研究生导师、中国康复医学会理事、中国修复重建外科学会副主任委员、中华整形外科学会常委、中华医学会医学美学与美容学会副主任委员。1991年7月被国务院批准为有突出贡献专家及享受政府特殊津贴。

从医三十多年，自行设计新术式二十余种，引进国内外新技术七十余种。多次获省政府科技进步奖和国内外先进水平成果奖。

主编了中国第一部《实用美容手术》、《美容手术学》等，参加编著了《医学美学·美容学》、《常用显微外科手术》、《实用整形外科手术学》等十余部专著。在国内外各类医学杂志上发表论文近八十篇。现为《实用美容整形外科杂志》主编、《中国修复重建外科杂志》副主任编委。

陈昱瑞，男，1947年生。毕业于台湾大学医学系。现任美国达拉斯西南医学院研究员、加拿大多伦多儿童医院研究员、台湾长庚大学外科教授、长庚医院院长、国际颅面外科学会会长。

致力于颅面外科的发展，曾在国内外各类医学杂志上发表论文八十余篇。

《整形外科学》编著委员会名单

主　　　编：王　炜

副　主　编：马　奇　鲁开化　高景恒　陈昱瑞

名　誉　主　编：张涤生

编委会成员：（按姓氏笔画为序）

干季良　马　奇　王　炜　宋业光

宋建良　陈宗基　洪光祥　高景恒

郭光昭　鲁开化

全书执笔者：（按姓氏笔画为序）

丁美修	上海第二医科大学第九人民医院	安　洪	重庆医学院附属第一医院
干季良	上海第二医科大学第九人民医院	祁佐良	上海第二医科大学第九人民医院
马　奇	浙江大学医学院附属第二医院（杭州）	孙　弘	第二军医大学长征医院（上海）
王　炜	上海第二医科大学第九人民医院	杨志祥	第四军医大学西京医院（西安）
王志军	辽宁省人民医院（沈阳）	杨松林	第二军医大学长征医院（上海）
毛天球	第四军医大学口腔医学院（西安）	李华林	第四军医大学西京医院（西安）
艾玉峰	第四军医大学西京医院（西安）	李志海	哈尔滨医科大学附属第一医院
龙道畴	湖北医科大学附属第一医院（武汉）	李青云	上海第二医科大学第九人民医院
宁金龙	安徽医科大学附属第一医院（合肥）	李青峰	上海第二医科大学第九人民医院
冯胜之	上海第二医科大学第九人民医院	李明山	中国石油天然气总公司中心医院（河北廊坊）
朱　昌	上海第二医科大学第九人民医院		
庄洪兴	中国协和医科大学整形外科医院（北京）	吴求亮	浙江大学医学院附属第一医院（杭州）
刘　伟	上海第二医科大学第九人民医院	何　伦	南京铁道医学院
刘宁飞	第二军医大学长征医院（上海）	何清濂	第二军医大学长征医院（上海）
刘彦春	上海第二医科大学第九人民医院	谷志远	浙江大学医学院附属第一医院（杭州）

邹丽剑	上海第二医科大学第九人民医院	侯明钟	上海市第一人民医院
冷永成	南京铁道医学院附属医院	施耀明	上海第二医科大学第九人民医院
沈建南	上海第二医科大学第九人民医院	姜 平	第一军医大学南方医院(广州)
沈祖尧	北京积水潭医院	洪光祥	同济医科大学附属协和医院(武汉)
宋业光	中国协和医科大学整形外科医院(北京)	袁 荣	上海第二医科大学第九人民医院
宋建良	杭州整形医院	袁文化	上海第二医科大学第九人民医院
张 波	上海第二医科大学第九人民医院	夏兆骥	北京医科大学附属第三医院
张 晨	辽宁省人民医院(沈阳)	夏穗生	同济医科大学同济医院(武汉)
张杏梅	中国人民解放军第85医院(上海)	顾 斌	上海第二医科大学第九人民医院
张余光	上海第二医科大学第九人民医院	顾玉东	上海医科大学华山医院
张言风	上海第二医科大学瑞金医院	钱云良	上海第二医科大学第九人民医院
张其亮	湖南医科大学附属第二医院(长沙)	高建华	第一军医大学南方医院(广州)
张涤生	上海第二医科大学第九人民医院	高景恒	辽宁省人民医院(沈阳)
陈 杭	原杭州整形医院	郭光昭	中国石油天然气总公司中心医院(河北廊坊)
陈 琳	上海医科大学华山医院		
陈 璧	第四军医大学西京医院(西安)	唐来坤	上海徐汇中心医院
陈守正	上海第二医科大学第九人民医院	展 望	安徽医科大学附属第一医院(合肥)
陈宗基	中国协和医科大学整形外科医院(北京)	陶志平	浙江大学医学院附属第二医院(杭州)
陈绍宗	第四军医大学唐都医院(西安)	陶景淳	上海第二医科大学瑞金医院
陈昱瑞	台湾长庚医院(台北)	黄远亮	上海东方医院
陈德松	上海医科大学华山医院	黄金龙	南京铁道医学院附属医院
林子豪	第二军医大学长征医院(上海)	曹谊林	上海第二医科大学第九人民医院
林晓曦	上海第二医科大学第九人民医院	章庆国	南京铁道医学院附属医院
林淑琼	上海市第一人民医院	商庆新	上海第二医科大学第九人民医院
罗力生	第一军医大学南方医院(广州)	董佳生	上海第二医科大学第九人民医院
罗永湘	同济医科大学同济医院(武汉)	程 健	浙江大学医学院附属第二医院(杭州)
侍 德	南通医学院附属医院	鲁开化	第四军医大学西京医院(西安)
金一涛	上海第二医科大学第九人民医院	谭晓燕	杭州整形医院
周兴亮	济南市中心医院	薛 淼	上海第二医科大学第九人民医院
孟宪玉	第一军医大学(广州)	薛志辉	温州和平医院
赵平萍	上海第二医科大学第九人民医院	穆雄铮	上海第二医科大学第九人民医院
郝新光	广东医学院附属第一医院(湛江)	戴传昌	上海第二医科大学第九人民医院
钟德才	第四军医大学西京医院(西安)		

序　言

　　整形外科，又称整复外科，是一门为人体众多畸形或者缺损进行修残补缺，以达到修复形态、重建功能的外科专业。在中外医学发展史上，公元前几百年就有修复鼻、唇、耳等缺损的记载，但作为一门专业还是近百年的事。特别是在20世纪中叶，整形外科发展较快，现已成为一门既具有很强专业性，又和其他相关学科相互渗透、相互交叉并相互补充的边缘学科，因而具有广阔的发展前景。

　　我国的整形外科开始于新中国建立前后，发展于50～70年代；对于抗日战争、解放战争以及抗美援朝战争中的伤残病员的治疗，给我国的整形外科带来了发展契机，而对无法计数的烧伤瘢痕挛缩患者进行的治疗，以及显微外科技术的萌芽和发展，则为我国整形外科的进一步发展和普及提供了机会。特别是改革开放的20年中，不论在医疗实践还是研究领域，都取得了显著的成绩；各专业的建立和发展，如显微外科、颅面外科、淋巴医学、美容外科等也都逐步趋于成熟和专业化。我国整形外科学者已走出国门，登上国际讲坛，广泛地进行着学术交流，从引进新技术、新设备，到培养年轻一代的整形外科医师，他们做了大量工作。目前我国已形成一支技术水平较高，具有科研实力和潜力，而且是人才辈出的整形外科专业队伍。有些临床和科研成果已达到国际先进水平，引起了国际专业同行的重视。这些成就，是几代人为建设我国整形外科事业辛勤耕耘，作出无私奉献的结果。

　　在临床科研和培养人才的基础上，王炜、马奇、鲁开化、高景恒等我国第二代整形外科专家，邀请了中国整形外科专家、部分年轻学者，以及相关专业的著名专家，主编出版了《整形外科学》一书。这是继《整复外科学》(1979)、《整形外科学》(1989)之后的又一部专业巨著，内容较全面，涉及专业较广泛，参加人员众多，参考价值较大，值得向广大读者推荐。

　　纵览全书，本书有以下几个特点。

　　1. 参加本书的写作人员，基本上包括了我国整形外科在各领域卓有成就的专家教授和年轻学者，他们把各自的专长经验及创造性成果写进本书，同时也把目前世界上相关的新文献、新成果编写在内。诸如郭光昭等撰写的"畸形学、综合征学及遗传学"、夏穗生撰写的"组织移植生物学"、曹谊林等撰写的"组织工程学在整形外科的应用"等，都涵盖了世界上前沿学科的新知识、新技术,对整形外科的进一步发展具有指导意义。

2.本书对近年来广泛应用且行之有效的新技术进行了较详尽的介绍。这些技术(如激光技术、组织扩张技术、内窥镜技术、生物材料的应用等)促进了本专业的发展,提高了治疗效果,缩短了疗程,并减轻了患者的病痛和经济负担,代表着近 20 年来整形外科医疗水平的提高。

3.本书对手部创伤畸形的诊断和治疗给予充分重视,并邀请了国内外著名的手外科、骨科专家撰写专章。他们十分珍贵的经验,为整形外科医师在诊治手部创伤畸形、瘢痕挛缩等疾患时提供了新方法、新技术,将有助于进一步提高临床医疗质量和促进专业的发展。

4.本书未将美容外科独立成章,而将美容外科的内容分别列入各个部位章节中,体现了整形手术和美容手术的密切结合、形态和功能的统一,以及外科手术和艺术的完美融合。

本书到目前为止,是我国整形外科专业篇幅最大、涉及面最广、参考价值较大的专业参考书,可供从事本专业及相关学科的各级医师学习参考使用。

本书完成于 20 世纪最后一年,基本上记录了我国整形外科世纪末的现状。21 世纪来临之际,科学技术发展突飞猛进、日新月异。近代生命科学的发展,细胞生物学、基因工程、转基因技术、核转移技术、胚胎干细胞的诱导分化,以及组织工程和克隆技术的兴起,都将在新世纪里为生命科学之一的医学开拓更加美好的前景;以组织移植为主要治疗手段的整形外科学也将受到进一步的推动和挑战,出现革命性的飞跃,这是可以预见的历史发展规律。欣以为序。

中国工程院院士

1999 年 7 月

前　言

……兴尽晚回舟,误入藕花深处。争渡,争渡,惊起一滩鸥鹭。

李清照

整形外科是对人体组织、器官畸形和缺损的修复与重建,以及对人类容颜及形体的美的重塑。由于本世纪显微外科、颅面外科的发展,自体及异体组织、器官移植在整形外科的应用和发展,以及当今的组织工程学、基因工程学、细胞生物学、分子生物学、免疫学和生物医学工程在整形外科应用的研究成果和发展趋势,已经或将会给整形外科组织、器官畸形和缺损的修复与重建带来划时代的变革。可以预见,在 21 世纪,整形外科将会得到迅速发展,而且它的研究成果会渗透到外科学其他专业之中。《整形外科学》一书正是在这样的环境中问世,迎接 21 世纪的曙光。

整形外科是最年轻的外科学分支。1974 年,国内专职及兼职的整形外科医师只有 176 名,目前已有数千名之多,这支队伍的扩大发展只不过是近十几年的事。为了适应整形外科迅速发展的需要,我们邀请了近百位国内外著名的教授及部分年轻学者参加《整形外科学》的编著,在写作中力求达到实用性、经典性、先进性和全面性相结合,既涵盖了各专家的特长及创造,又论述了他们应用他人成果的体会及再创造。不少教授为了写好一个章节,参阅的文献就达数百到千余篇之多,体现了这一代老专家们执着求真的治学精神。

本书的第一部分是整形外科学基础及其发展趋势,反映了遗传学、免疫学、组织工程学、显微外科技术、激光医学、骨内种植体等在整形外科的应用和发展。第二部分包括颅面外科、颌面整形外科、面颈部畸形的整形及美容外科。第三部分有手外科、四肢躯干整形、泌尿生殖器整形及康复治疗等方面的内容。近十几年来美容外科在我国迅速发展,因为只有充分掌握各部位整形技术的医师,才能完美地完成和发展相应的美容手术,因此,我们将各部位美容外科的内容安排在相应的整形章节中叙述,以增加其深度。手是人类劳动的工具、智慧的工具,本书也作了较深的论述,目的是使本书尽可能达到：作为高年资医师工作时的案头参考，和年轻医师从事整形外科实践的指南。

本书作者众多、内容浩大，全书的图文篇幅达三百余万字。虽然主编及编委会对全书进行了多次删改，但是为了反映各个作者的特长及其文章的系统论述，书中难免存在个别重复之处及错、漏之处。祈盼读者及同道们批评指正，以便再版时补充及修正。

数以百计的专家、教授、学者及工作人员为本书的尽早出版进行了不懈的努力，谨在此表示诚挚的谢忱！

本书的编写虽然只有三年时间，但其中很多章节反映了教授们数十年的心血。三年的笔耕历程是艰苦而有价值的。"腊尽绽瘦绿，夕阳映江红"，若本书能对同道及年轻一代有所帮助，作者会感到非常欣慰的。

1999 年 7 月

目 录

上 册

第一章 绪论

第二章 畸形学、综合征学及遗传学

第三章　整形外科手术的麻醉

第四章　组织移植生物学

第五章　皮片移植

第六章　皮瓣移植

第七章　筋膜瓣移植

第八章　肌皮瓣移植

第九章　显微外科技术在整形外科的应用

第十章　皮肤软组织扩张术

第十一章　其他组织移植

第十二章 生物材料在整形外科的应用

第十三章 组织工程学在整形外科的应用

第十四章　骨内种植体在颅颌面整形外科的应用

第十五章　激光在整形外科的应用

第十六章　瘢痕与瘢痕疙瘩

第十七章　体表肿瘤

第十八章　深度烧伤的早期修复治疗

第十九章 皮肤放射性损伤的整形治疗

第二十章 头皮与颅骨损伤

第二十一章 颌面损伤

第二十二章 唇颊部畸形与缺损及面部烧伤整形

第二十三章　先天性唇裂及腭裂

第二十四章　颅面外科

第二十五章　正颌外科

第二十六章　面神经瘫痪

第二十七章　颈部畸形和缺损

第二十八章　躯干部畸形缺损及食管狭窄

下　册

第二十九章　美容外科学及整形美容心理学基础

第三十章　眼部整形与美容

第三十一章　鼻部整形与美容

第三十二章　耳郭整形与美容

第三十三章　面部皱纹及轮廓的整形与美容

第三十四章 乳房整形与美容

第三十五章　手术减肥与体形塑造

第三十六章　内窥镜在整形美容外科的应用

第三十七章　手的解剖、检查及功能评定

第三十八章　先天性手及上肢畸形

第三十九章 手及上肢外伤的处理

第四十章 手及上肢肌腱损伤

第四十一章　手及上肢神经损伤

第四十二章　手及上肢神经卡压综合征

第四十三章　手及上肢神经瘫痪后的运动功能重建

第四十四章　拇指及手指缺损的再造

第四十五章 手及上肢瘢痕、瘢痕挛缩畸形

第四十九章　外生殖器、会阴及肛周畸形和缺损

第五十章　性别畸形与易性病

第五十一章　假肢与支具

第五十二章　康复治疗在整形外科的应用

第一章 绪 论

第一节 整形外科的定义、命名、治疗范围及简史

一、定义、命名

(一)定义

整形外科(plastic surgery)是用外科手术方法或组织移植的手段,对人体组织、器官的缺损、畸形,进行修复和再造,以及对正常人形体的再塑造,达到形态的改善和美化及功能的重建。经过治疗后,使因疾病、创伤或先天性畸形造成组织、器官缺损或畸形的患者,达到"伤者不残、残者不废";使健康人更英俊、更美丽。

(二)命名

整形外科又名整形再造外科或整复外科(plastic and reconstructive surgery)、修复重建外科(reparative and reconstructive surgery)、成形外科(plastic surgery)。近年来尚有称作整形美容外科(plastic and aesthetic surgery)或美容外科(cosmetic surgery,aesthetic surgery)。根据临床工作的性质、内容,以及学科发展趋势,本学科仍以整形外科,或整复外科,或修复重建外科来命名较为简洁明了。

二、治疗范围

在临床医学中,学科的范围是以人体解剖部位来划分的,各学科之间治疗内容有明显的界限。而整形外科是以组织、器官的移植、修复,或其代用品移植为手段,因此本学科在治疗内容上常与相关学科交叉。整形外科的治疗范围随着诊治手段的改进,以及医学工程学(medical engineering,包括生物医学工程学、组织工程学、基因工程学)的发展而前进。整形外科医疗范围涉及从头顶到足底,从体表到内脏的某些器官的修复和再造。在治疗方法上有自体组织移植、异体组织移植及组织器官代用品移植等。整形外科几乎与所有外科学科均有联系,它是在各外科专科发展的基础上分化和发展起来的一门边缘学科。

颅面整形外科需与神经外科、眼科、耳鼻喉科及口腔外科等相配合;胸、腹壁体表器官及部分内脏器官的修复和再造,常和心胸外科、腹部外科相合作;泌尿、生殖器官畸形及缺损的修复和再造,同妇产科、泌尿外科有交叉;而四肢畸形、缺损的修复和重建,则与骨科、足外科、手外科、血管外科等密切相关。

整形外科的治疗范围广泛,凡是在治疗各种外科疾患过程中,应用组织移植方法进行修复或再造的手术,往往都与整形外科发生一定的联系。

(一)创伤性缺损和畸形的修复

由于机械、化学、温度、放射等因素,损害了人体组织器官的形态和功能,如烧伤、电击伤、冻伤、火器伤、切割伤、撕脱伤、挤压伤、放射性损伤等造成的面部、躯干及四肢组织或器官的缺损和畸形,对于这类缺损和畸形,不仅可用组织移植的方法进行后期整复,而且在创伤早期,如能运用整形外科的方法及时修复,则能促进创面早日愈合,缩短疗程,预防或减少后期畸形的发生。在整形外科住院患者中,因创伤后畸形整形的约占一半以上。

(二)先天性缺损和畸形的整形

先天性缺损和畸形是指身体的组织、器官在胎儿发育过程中,或者在成长中发生的形态或(和)功能缺陷。整形外科医治的主要是影响机体外形及功能的体表畸形,如颅面畸形、唇裂、腭裂、胸腹壁畸形、泌尿生殖

器官缺损或畸形,以及上、下肢畸形等。这类患者约占本学科住院人数的 1/4～1/3。

(三)感染性缺损和畸形的整形

细菌、病毒等微生物感染,可造成组织坏死、遗留缺损和畸形。其内容包括坏疽性口炎的整形,皮肤和皮下组织严重感染的后遗症的整形,天花、梅毒后遗症的整形,感染性瘘管及坏疽性溃疡的整形,麻风病引起的面、手、足部畸形的整形,以及下肢、阴茎、阴囊象皮肿的治疗等。

(四)各类良性及恶性肿瘤切除后缺损的修复

如可进行大片黑色素痣、淋巴管瘤、血管瘤、血管或淋巴管畸形、神经纤维瘤、黑色素瘤、皮肤癌肿、肉瘤、骨肉瘤及乳房肿瘤等切除后的整形。特别是对发生在颜面部、胸腹部、生殖器的肿瘤,切除后更需要用整形外科的方法来进行功能和外形的修复或再造。

(五)某些疾病引起的人体组织器官畸形、缺损或功能障碍的整形

如类风湿性关节炎引起的四肢畸形的整形、面神经瘫痪的整形,以及上睑下垂、掌腱膜挛缩、半面萎缩症的整形等。

(六)人体各部位形态的再塑造

正常人体可经过整形外科技术和艺术化的雕塑,使之更加英俊、美丽,或是能符合特殊工作的需要,或提高生活、生存质量,从而改善人们的生活、生存价值。在正常人体中,从发、额、颞、颧、耳、颌、颏的外观,到眼、鼻、唇、腮的神态;从胸、腹壁、乳房、臀、腿的线条,到泌尿、生殖器的结构,以及四肢的长短、粗细等,在一定范围内,均可用整形的方法,使其符合人们的期望,从而达到给人以视觉上的健康、和谐、匀称感,整体上具有个性的自然协调美感,以及情感上欢悦与幸福的统一,这就是整形美容外科。

整形外科是一个医学专科,也是一门艺术。它既能解除患者伤痛,使人体丧失或缺损的组织器官恢复外形及功能,同时又可通过医学艺术的手段雕塑出人们所企盼的艺术形体。

三、整形外科简史

在整形外科发展的历史长河中,数以万计的医务工作者为此作出了贡献,特别是在近代整形外科的发展过程中更是如此。

(一)起始阶段

整形外科技术的起始可追溯到远古时期,公元前 6 世纪,印度即有鼻再造的记载。我国在汉代之前(约公元前 2 世纪)就有穿耳戴环的装饰。公元 3 世纪,我国晋书中有唇裂修复的叙述。在欧洲文化中,有关整形手术的记载最早见于 7 世纪古罗马,15 世纪意大利西西里 Branca 家族及后来的 Antonio Branca 在鼻再造中,曾应用上臂皮瓣移植,这些都是整形外科的萌芽及起始阶段。

(二)成立专科

整形外科作为一个专科成立于何时,尚难考证。从法国的 Labat(1834)和 Blandin(1836)编写了整形外科的论著,德国 Zeis 的《整形外科手册》在 1838 年出版,法国 Jobert 的《整形外科治疗》于 1849 年出版,可以推测本学科成为一门独立的专科,可能始于 19 世纪初的中欧。

(三)近代整形外科

近代整形外科是从 20 世纪初开始发展起来的。在这一过程中,19 世纪发展的皮肤移植,以及 20 世纪初 Filatov(1917)和 Gillis(1920)在不同国家里同时发明了皮管移植修复缺损,是近代整形外科发展的基础。第一次世界大战及第二次世界大战中,颌面部创伤的整形修复、手及四肢创伤的整形修复的技术得到了发展。20 世纪 60 年代显微外科、颅颌面外科的诞生与发展,使整形外科发生了划时代的变化,这种进展一直持续至今。另外,美容外科学的发展,激光技术、超声波技术、光学放大技术等在整形外科的应用,医学工程学如赝复体工程、种植体工程及各种组织代用品的研究和发展,康复医学的发展,以及 20 世纪 80 年代末期的组织工程学和遗传工程学,均使整形外科发展到前所未有的水平,并使本学科继续迅速地向前迈进。

(四)我国的近代整形外科

有关我国近代整形外科发展史的研究文章不多。上海第二医科大学的倪葆春,曾于 1936 年,以上海同仁医院整形外科主任的名义,在《中华医学杂志》英文版上发表了有关整形外科的论文,并在 50 年代的《沈克非外科学》中编著"整形外科"这一章节，或许这是中国近代整形外科发展史中有记录的第一代人。建国后，特别是在抗美援朝之后，中国整形外科逐步建立并得到发展。北京医科大学的朱洪荫，在 50 年代曾作为建国后中国第一个整形外科代表，去欧洲参加国际会议，并于 60 年代初，主编了《成形外科学概要》一书，这是中国近代整形外科的第一本专著。北京协和医科大学的宋儒耀于 50 年代后期，在北京成为中国第一所整形外科专科医院的院长，并为新中国培养了最早的一批整形外科专家，其早期著作有《唇裂及腭裂的修复》、《手部创伤的整形外科治疗》等。上海第二医科大学张涤生早在 1941 年向眼科专家李泰钧学习并开展双眼皮成形手术，1946 年去美国师从 R. H. Ivy，在 50 年代编著了《唇裂与腭裂修复术》，70 年代后编著了《整复外科学》、《显微修复外科学》、《颅面外科学》以及《实用美容外科学》，并成为中国整形外科学界的一名工程院院士。另外，西安第四军医大学的汪良能编著了《整形外科学》，在整形外科学界产生了广泛的影响。他们的成就，对中国整形外科的建立与发展起到了强大的推动作用，并留下了丰富的经验总结和宝贵的医学财产。他们已作为中国近代整形外科的奠基人而载入史册。

近几十年来，北京整形外科医院、上海第二医科大学上海市整复外科研究所、北京医科大学、西安第四军医大学及上海第二军医大学等，为中国整形外科学界培养了一千多名专科医师，分布于大江南北。如今在各个省市都建立了整形外科，全国整形外科医师的数量已由 1974 年的一百余人，发展到数千人之多。1982 年整形外科和烧伤外科在上海合作召开了全国首届学术交流会，交流了 230 篇论文；1984 年成立了第一届中华整形外科学会委员会，1992 年及 1996 年成立了第二届及第三届中华整形外科学会委员会。1994 年在上海召开的第二届全国整形外科学术交流会上，参加医师有 700 名，共收到论文一千多篇。1998 年在西安召开第三届全国整形外科学术交流会，收到论文八百余篇。1988 年成立的中国修复重建外科专业委员会，至今已召开了 12 次全国性学术交流会，团结了全国整形外科、骨科、手外科、普外科、妇产科等学科的同道，研讨组织、器官移植及修复重建等课题。90 年代又成立了中华医学美容外科学会等专业团体。《中华整形外科杂志》、《中国修复重建外科杂志》、《实用美容整形外科杂志》及《中华医学美容杂志》等是本学科的专科杂志，对整形外科事业的发展起着推动作用。

第二节　整形外科的特点

整形外科除了治疗范围广泛，与众多学科密切相关的跨学科特点之外，尚有如下一些特点。

(一)功能与形态的统一

在组织器官缺损、畸形修复重建过程中，只有良好的外形上的重建，才是获得正常功能的最佳解剖学恢复的基础。整形外科以体表器官损害的修复为主要内容。畸形外表的修复和重建，不仅是患者的要求，而且是医师们为患者制造新的生活机遇，提高患者生活质量，医治其心理创伤的重要手段。精确地、无创地，尽可能使畸形的外表达到解剖上的恢复及功能上的重建，才能取得最佳的疗效。

无论是对颜面畸形的矫正，或是对手足四肢畸形的医治；无论是体表暴露区缺损的修复，或是对身体隐蔽区缺损的整形，均应尽可能使其外形及功能上都达到最佳恢复。只注重功能障碍的修复，轻视外形丑陋的矫正，这不符合整形外科学的宗旨。

整形外科学是美学外科学、艺术外科学，它用外科学成果及人体形体美学的丰富内涵，对正常人体进行再塑造，从而使形体达到近乎理想的境地。

(二)治疗时间与疗效的最佳选择

整形外科治疗中，许多是要择期治疗的，治疗时机的选择直接影响到患者功能康复及身心健康的治疗效果。例如对于手部深度烧伤手畸形的治疗，宜在瘢痕挛缩造成手部关节继发畸形发生之前进行，即使手部创口尚未全部愈合，或身体其他部位亦有创口，也可以进行治疗，而不必等到创口愈合，瘢痕"成熟"后再进行治疗。

先天性唇裂、众多类型的狭颅症、面裂畸形及某些上睑下垂的病例等，最好在婴儿时期就能矫正其最严重的缺陷,这对儿童的身心发育、视力的保护及家长心理负担的解除都有好处。对于多种类型的先天性手、足、上下肢畸形的病例,也宜在婴儿时期开始或完成其治疗,以利于畸形的矫正、功能和相关结构的发育及心理的正常发育。

(三)计划性与疗效的关系

外伤或烧伤畸形患者往往有多部位创伤、多器官功能及外形的损害,整形外科医师应根据病情状况决定治疗的先后,制订最优的手术治疗及康复治疗的整体规划。没有良好的治疗规划,可能会使患者失去治疗的良机,失去功能和外形修复的可能性。

在颜面部位的多部位创伤中,宜将眼的保护、呼吸道的畅通及小口畸形的矫正,放在第一位,其他部位畸形的修复放在第二位。

在整个上肢多处烧伤瘢痕挛缩的治疗中,往往将腋窝、臂胸瘢痕粘连及肘关节挛缩的矫正,放在先进行矫正的计划之中,以利于后期手部等其他部位手术的进行。

在全身性烧伤的治疗中,宜将颈部瘢痕挛缩的治疗放在首位,只有颈部严重瘢痕挛缩获得矫正,才能为以后各部位治疗的麻醉安全性取得保证。

在先天性骨融合畸形的矫正时机选择中,要考虑治疗应有利于各部位的骨的发育。如狭颅症宜在婴儿时期内进行,而对四肢的有些骨融合,则宜等到骨发育到一定程度后再进行。

在复合性创伤、烧伤畸形的矫正,或某些复杂的先天性畸形的治疗中,无论对患者还是医师都是一个系统工程。手术的计划性安排、麻醉选择及康复治疗的规划等,在治疗一开始,就应有所确定。整形外科计划性的安排,是患者术后取得最佳疗效的保证。

(四)康复治疗与外科治疗的协同

康复治疗包括物理治疗、静力或动力性支架及夹板的应用、医疗体育训练、职业性训练、语言训练、表情肌训练,以及心理治疗等。其目的是使组织、器官的畸形、缺损在手术修复或重建后,再达到功能上的康复。如果说整形外科手术是使组织、器官的畸形得到解剖学上的重建的手段,而康复治疗则是功能上的重建过程,没有康复治疗的整形治疗,只能算是完成了治疗任务的一半。重视研究整形外科手术后的康复治疗,是整形外科的重要任务。与整形外科相关的中国修复重建外科学会,于1988年得到国家科委的批准正式成立,它是隶属于中国康复医学会下面的一个专业委员会。

(五)整形外科医师的职业修养

整形外科医师需具备一般专业外科医师所具有的爱心、知识及技能,还需具备整形外科专业所特有的修养。

1.具有博爱之心 这是整形外科医师最基本的素质。要爱被诊治者,爱护任何年龄、性别、职业层次的就诊者。爱表现在救死扶伤的精神上,应尽一切努力,用伤痛最少、费时最短、花费最小、疗效最好的方法诊治就诊者;爱表现在尊重就诊者,应把他们当成朋友,看成是亲属;爱表现在治疗伤痛者时要与人平等,要仔细听取就诊者的期望、建议;爱还表现在应保护就诊者的隐私,保护就诊者的人身权益。

2.努力学习,循序渐进 整形外科专业要求医师具有渊博的知识与熟练的技能,不但要掌握本专业的基本知识及操作本领,而且应熟悉和掌握与整形外科相关专业及基础学科的知识及技能。在整形外科技术中,颅面外科基本技术和显微外科基本技术,属于整形外科基本知识及技能范畴,每一个合格的整形外科医师都应学习和掌握。

学习整形外科,入门容易,成熟艰难,有所创造更难。每个医师都应努力学习,勤于实践,循序渐进。在一定环境下,花费10~15年功夫,才能达到比较成熟的程度。至于有所创造,这来自于勤于实践、勤于分析、勤于总结及勤于学习的过程之中,在外科技术之中,是来不得半点虚假的。

3.丰富的美学知识及心理素质的平衡 整形外科是应用外科学及康复医学的一切先进成果,对人体进行雕塑,达到外形及功能上的完美的恢复或重建。整形医师除了掌握医学知识及技能之外,对美学应有深刻的认识,而这些认识不仅来自于临床医学及基础医学,还来自于音乐、美术、雕塑、文学和社会学等。只有具备丰富医学知识及技能,又具有广博和深刻美学修养的人,才是一名较为全面的整形外科医师。他们的外表形象及人格特征,不仅从对就诊者手术过程及手术或康复治疗的结果中反映出来,而且可以在他们的举止行动中,以及接待就诊者时的言语、语调、表情和体态活动中表现出来。整形外科医师应努力并出色地完成每一项诊治任务;整形外科医师应该是给人们身体及心灵上带来完美、带来欢悦的美的使者。整形外科医师应该以自己丰富的医学知识、熟练的外科技巧、深刻的艺术修养,以及高尚的人格,塑造人们所企盼的艺术形体。

第三节　整形外科学展望

多少年来,外科学是以切除病变组织、器官作为治疗疾病的主要手段。20世纪初,特别是在20世纪60～70年代以来,外科学领域里,一个令人瞩目的变化就是在切除病变组织、器官的同时,又进行着组织、器官的形态及功能的修复与重建。从外科学中派生出来的整形外科更是如此。修复重建的原则指导着外科学,也指导着整形外科学的发展方向。

(一)修复与重建的原则指导整形外科前进

整形外科的前进,在于应用一切最新科技成果促进研究组织、器官的修复和再造,使被诊治者组织、器官的缺损、畸形尽可能达到最理想的外形及功能的恢复。整形外科医师研究和发展修复重建外科,是21世纪整形外科的发展方向。修复与重建的原则包括:①探索、研究新的外科技术,进行组织、器官缺损、畸形的修复与重建;②用最新的科技成果制造相关设备,使组织、器官缺损的修复与重建达到新的领地;③应用仿生学的成果,智能化的诊断、治疗及康复治疗的手段,促进组织和器官缺损、畸形修复与重建的发展;④应用组织工程学及遗传基因工程学,开辟组织和器官缺损、畸形修复与重建的新途径;⑤研究被诊治者相关心理学问题的康复治疗的途径。

(二)新颖外科技术促进整形外科的发展

在20世纪60年代,显微外科及颅面外科的诞生及发展,使整形外科、美容外科组织和器官的移植,畸形、缺损修复与重建的手段更新,从而跨入了一个划时代的发展阶段。外科手术从宏观进入到微观世界,吻合血管的组织、器官移植,显微外科的无创技术,以及颅颌面畸形矫正的原则、颅颌面部骨骼的拆卸及重新安排等外科技术,使整形外科闯入了数以百计的手术禁区,数以千计的手术方法、途径、技巧被创造和应用。这些技术促进了应用解剖的发展,相关外科生理学、外科病理学的发展,以及相关临床治疗学、康复医学和护理学的发展,这一股发展的浪潮,在21世纪还将进一步把本学科推向前进。

(三)新颖设备外科技术推动整形外科的发展

在20世纪下半叶,许多新技术创造了许多设备,从而促进了整形外科的发展。光学放大下的外科技术、激光技术、超声波技术、内窥镜技术、微小骨固定术、骨延长技术、软组织扩张技术、机械缝合技术、组织粘合技术、电脑"三维"诊断、手术设计、模型设计及制造技术等,这些技术使整形外科从纯手工操作,向设备外科技术发展。整形外科的临床医师、基础研究的科技人员,应走出手术室、走出研究室,与物理学、化学、智能研究的科学家们携手来,在21世纪,把整形外科的治疗引向智能化的阶段。对一些微小血管的吻合、淋巴管的吻合,以及一些重要脏器的整形,由手工操作,进入到部分智能化的机器操作阶段,这是能实现的理想。

(四)仿生学技术在整形外科的应用

种植体技术、赝复体技术及各类组织代用品的应用,是一种少创伤的组织、器官形态或功能再造的方法。使用这种技术,患者的痛苦较少,并且随着化学、物理、电子计算机技术的发展,种植体及赝复体的外形将更加逼真,配戴将更加方便。

(五)组织工程学、基因工程学使整形外科飞跃发展

如果说颅面外科、显微外科技术在20世纪60～70年代出现之后,使整形外科发生了第一次划时代的变化,那么组织工程、基因工程及胎儿外科学,将会使整形外科再次发生划时代的飞跃。用组织工程、基因工程的手段能制造出可供移植的组织、器官,用于缺损及畸形的修复;同时,通过基因工程的方法能使异体及异种组织、器官的移植取得成功,使20世纪的理想在21世纪成为现实。随着生命科学的发展,细胞生物学、分子生物学、组织工程学、基因工程学,以及克隆技术的应用,将给以组织、器官移植为主要治疗手段的整形外科学,带来新的奇迹。

(六)信息科学发展使国际整形外科医师如同生活在一个家庭里

21世纪里,国际整形外科学界将会借助信息高速公路,建立密切的国际整形外科的网络系统,有整形外科医师之间的友谊联系,也有整形外科的技术交流,从而使整形外科学界实现洲际之间的直接荧屏对话。随着信息科学的发展,如果说世界是一个村庄的话,整形外科则是村庄中的一个家庭。这个家庭里的人们通过电脑,在几分钟内就可周游全世界,探访到世界各国任何角落里的整形外科"家人"。世界虽大,实际很小,各国整形外科医师之间相隔很远,实际很近,一个和平的、蓬勃发展的整形外科一定会在21世纪里展现它更迷人的姿态。

(王炜、宋建良)

第四节　整形外科操作的基本原则、基本操作与皮肤局部整形的基本技术

施行整形、美容手术如要达到良好效果,必须在术前对治疗方案精心设计,术中精心操作,术后仔细观察、护理,并作好康复治疗。虽然各类病变畸形的手术有其特性,但其中却始终贯穿着具有共性的整形外科手术的基本操作技术。

一、基本原则

(一)严格无菌操作

任何外科手术均应遵守无菌操作技术规则。整形手术往往有两处以上手术野,操作程序多,手术时间较长,体表创面暴露机会多,术中患者体位变换较多,因此招致感染的机会增多,严格无菌操作就显得尤为重要。要求手术野严密消毒,范围要大,铺巾后不致因手术体位改变而遭受污染;作好口鼻附近的皮肤粘膜消毒;术中要用纱布遮盖清醒患者的口鼻,以防飞沫污染;烧伤瘢痕凹陷处的积垢不仅要在术前预先清除,而且在手术过程中还需进一步清洗。整形手术中组织移植占很大比例,游离移植的组织在未重新建立血供之前,抗感染力低,带蒂组织移植的血供往往比正常组织者降低,一旦感染可致手术失败,且又消耗了修复用的组织材料。至于硅胶假体、扩张囊埋植术后的感染,因不易逆转,往往会以失败告终。

(二)减少组织损伤

任何外科手术对组织都有一定的损伤。整形、美容手术应把这种损伤减少到最低程度。爱护组织,贯彻于作切口、止血结扎、剥离、钩拉组织及缝合等每一操作中。过度夹持、挤压、摩擦、牵拉、扭转,以及用干燥或过热的纱布湿敷等,均可造成细胞组织的损伤,血管痉挛,内膜损伤,使相关组织缺血、肿胀以致发生血供障碍。术中禁忌粗暴操作,准确地使用精巧、锋利的器械,以减少手术损伤。整形外科医师在成长起始阶段,就应严格要求,养成严密且无创操作的习惯。

(三)消灭死腔,防止血肿

因局部组织缺损,创面闭合后在皮下或深层出现空隙即为死腔,这是造成血肿、感染的祸根,可通过转移组织瓣充填及放负压引流管,以消灭死腔。小的死腔可借缝合及加压包扎去处理。

血肿是因为止血不彻底所致,也可由于局部浸润麻醉药液中加肾上腺素后继发性出血引起。血肿影响手术创面的愈合,造成瘢痕及畸形愈合。移植皮片下血肿常使皮片坏死,皮瓣下血肿可使皮瓣部分感染、坏死,应予避免,产生血肿应予清除。

(四)适度张力缝合

过度的张力缝合易引起组织器官移位、缝合边缘皮肤切割伤及瘢痕过宽。有时因张力大可导致组织坏死、创口裂开等。皮片移植时皮片张力大则使皮片与创基贴附不良,造成皮片坏死及皮片下血肿等。缝合时过分松弛则会造成局部组织过多,可形成组织堆积臃肿。因此在缝合时必须保持适度张力。

（五）无创面遗留

在器官再造及组织缺损修复时应尽可能不要遗留创面,否则易招致感染,形成肉芽,愈合延期,瘢痕较多,影响修复效果。特别在手部新鲜创伤、皮肤撕脱伤等早期修复中,必须实行无创面遗留的原则。在上皮生长活跃区,或是非全层皮肤损伤中,遗留创面是为了减张愈合。

二、基本操作

（一）切口

切口的长短、走向、形态,直接关系到能否达到治疗效果。

1.切口走向应顺皮纹或皱纹　　切口方向应与蓝格纹(Langer's lines)平行。此皮纹与弹性纤维的长轴一致。顺皮肤皱纹、皱褶和屈褶线走向,是切口走向选择的重要依据。按这两个原则选择切口,有利于创口愈合,减少术后切口瘢痕(图1-1)。

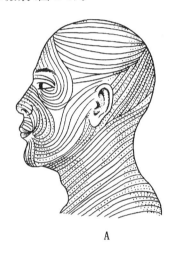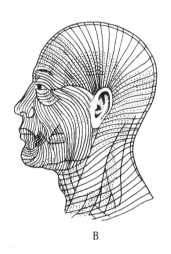

A　　　　　　　　　　　　　　　B

图1-1　面部蓝格纹及皱纹走向
A.面部皮肤蓝格纹　B.面部皮肤皱纹走向

2.面部切口走向选择　　除顺皮纹、皱褶等作切口外,沿发际、皮肤与粘膜交界处、眶缘、耳前轮廓线等隐蔽部位作切口,亦有利于创口愈合,减少术后瘢痕,且瘢痕隐蔽。

3.手部　　为了保护手的特殊功能,除切口顺皮纹、横过皮纹时改成锯齿状外,需注意保护手部感觉神经。1～4指需手术时尽量避免在桡侧作切口,而小指则避免在尺侧作切口。拇指处于内收、外展、对掌3种位置时,虎口所出现的皱纹或皱褶方向不一样,只有作四瓣或五瓣Z成形术,才能满足不同方向皮纹的要求,避免切口挛缩。

4.切口设计线的定点　　在面、颈或眼、鼻、唇、眉区的整形,要注意左右侧对称,可先画出前正中线,测量手术区与正中线的距离、大小、形状,或借纸、布模子,用美蓝绘就切口设计线,麻醉后以4～5号针头刺出蓝点标志。

5.切开　　取锋利的15号小圆刀或11号尖刀刺入真皮下或皮下脂肪浅层,然后刀柄与皮肤呈45°～60°角运行,至末端时再竖起刀刃呈90°角切入,使切口全长与深度一挥而就,创缘垂直,不做来回切割的拉锯动作。在毛发区内作切口时,沿毛发生长方向,切口略倾斜以减少毛囊损伤,要遵守逐层切开组织的操作规则。在刀刃运行过程中,常因体表弧度的转变而不易保持与切口创面垂直,故需经常注意保持刀刃与切口创面垂直;经过弧状和尖角转弯时,要切出深度一致的创面。

（二）剥离

整形手术中进行组织解剖剥离的操作较多,常采用准确的锐性剥离与钝性剥离结合,以减少组织损伤。剥离平面不同的整形手术,解剖剥离的平面也有区别。

（三）止血

彻底止血是各种手术的基本要求。防止血肿是整形外科组织移植取得成功,达到一期愈合,获得较好手术效果的重要条件。

切除中用电凝止血或双极电凝止血,能做到精细止血,对组织损伤较小。局麻药液中加入1:10万或1:20万的肾上腺素,能达到减少创面出血及止血的目的。

(四)清洗

整形外科手术往往创面大,时间长,术中及缝合前宜多次清洗,清除组织碎片,以预防感染,有利于组织修复。潜在感染的创面,术前用1:2 000苯扎溴铵(新洁尔灭)液清洗创面及周围皮肤污垢3次,清创后,用1.5%过氧化氢溶液、生理盐水清洗,再用苯扎溴铵液、生理盐水清洗,重复1~2次后以抗生素液冲洗、湿敷,以减少感染的可能。

(五)引流

经过止血后,如创面大仍可能渗血,又不能单纯依靠压力包扎来防止渗血时,宜放引流。缝合后有死腔存在者,感染或有潜在感染者,术毕也要放引流,不能疏忽。常用的方法有负压引流、橡皮条引流和皮片戳孔低位引流等。引流器械须放在低位并通连死腔;引流口不能缝合过紧,可预留缝线供拔引流条后打结;负压引流管要求不漏气。

(六)缝合

缝合是整形美容手术中一项重要而技巧性强的操作。一个良好的手术设计方案,经过切开、剥离等项操作后,最终要靠缝合去完成组织的准确对位、塑形与再造,同时应注意遵守适度张力缝合的原则。

1.间断缝合法(interrupted suture) 先用3-0丝线,或3-0、5-0可吸收线缝合皮内,再以皮肤的间断缝合使组织减张对位。用细针细线(5-0黑丝线或6-0合成线),距创缘3~5mm处从皮面垂直进针达真皮下,在真皮下平面穿过切口,到另一侧相同的真皮下平面的相应距离,针尖上转90°,于皮肤面垂直出针,切口两侧的缝合深度相同。丝线打3个结,合成线打4~5个结。创缘密切靠拢,张力适宜,每个线结相距3~6mm(图1-2)。

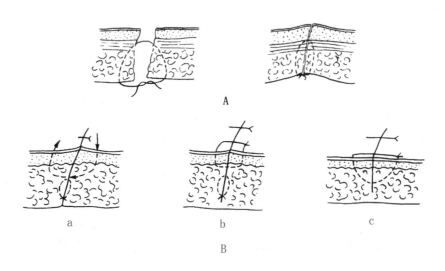

图1-2 间断缝合法

A.皮内、皮下间断缝合 B.间断缝合进针方法 a、b.垂直进针,分层缝合 c.斜面进针

2.真皮层缝合法(intradermal suture) 使真皮密切对合,减少皮肤表面张力,以减少切口瘢痕。行真皮皮下间断缝合法,用3-0白丝线缝合,打结于深层(图1-3)。

3.连续真皮层缝合法(running intradermal suture) 多用于面部美容手术而创缘对合无张力者。先作皮下密切缝合,再缝合真皮。若切口过长,可每隔4cm从皮肤穿出一针以便于拆线,缝合完成后用通气胶纸减张(图1-4)。拆线时间可酌情延至8~10天。

4.连续毯边缝合法(edge-locking suture) 此种缝法尤其适用于解除挛缩、改善功能,在大面积瘢痕作部分切除植皮手术中,用以控制瘢痕切缘难以解决的渗血,因此又称为锁边缝合(border-locking suture)。该法还常用于无需打包加压的皮片移植时的缝合;或用于一般皮肤切口缝合,缝合皮肤前皮下宜作良好对合,

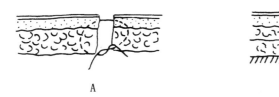

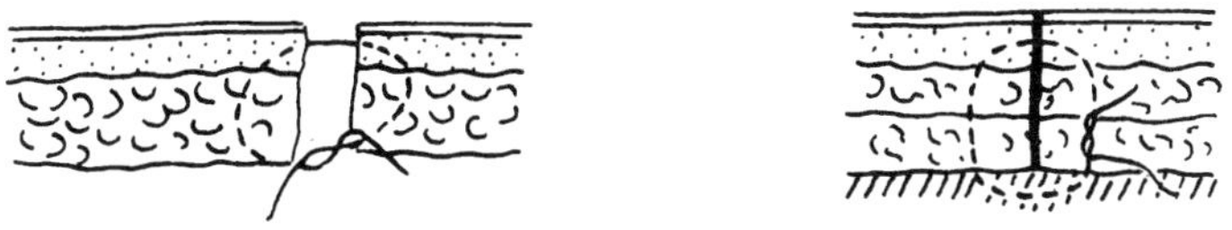

图 1-3 真皮层缝合法

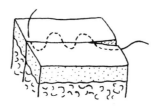

图 1-4 连续真皮层缝合法

在角状转弯处要打结,以免过松对合不佳(图1-5)。

5.褥式缝合法(mattress suture) 有横褥式和纵褥式缝合法两种(图1-6)。精密低张力的褥式缝合是整形、美容手术缝合的良好方法,缝合完成后,用通气胶纸减张。

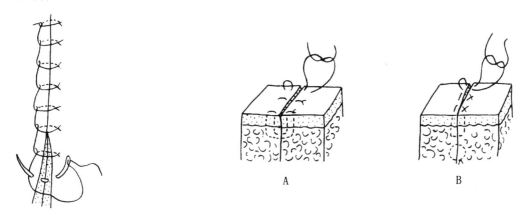

图 1-5 连续毯边缝合法

图 1-6 褥式缝合法
A.横褥式缝合法 B.纵褥式缝合法

6.皮瓣三角尖端缝合法 有两种,一是按间断缝合法缝尖角皮肤,另一种是经皮肤→皮瓣尖角真皮下或皮下→穿出对侧创缘相应厚度皮肤,使尖角创缘平整对合,打结(图1-7)。

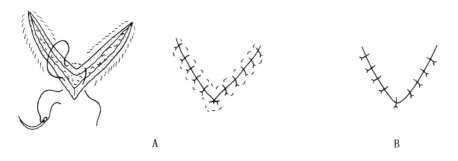

图 1-7 皮瓣三角尖端缝合法
A.皮瓣三角尖端皮内缝合 B.皮瓣三角尖端直接缝合

（七）包扎与固定

整形手术结束后的敷料包扎与固定是手术的重要组成部分。包扎固定适当与否,可直接影响手术的成败。如皮片移植包扎固定欠妥,皮片就难以与创基建立血供。皮瓣术毕的包扎固定,应避免移植组织蒂部扭转、受压迫和存在张力,否则会导致皮瓣血供障碍。敷料包扎要达到3.33~4.0kPa(25~30mmHg)的压力,要有利于压迫止血、消灭死腔、静脉回流、减轻组织肿胀及促进局部制动与引流,使创面愈合良好。良好的包扎应能保持7～14天,不致增加患者的痛苦或造成组织损伤。

常用的包扎材料有消毒纱布、纱布绷带、各种胶布通气胶纸、弹性绷带、弹性网套等;固定用材料有石膏夹板、热塑夹板、木夹板等,均可按需选用。

1.一般包扎　所有手术伤口,应先盖一层油纱布,再覆以平整纱布,以疏松纱布压紧或填平凹陷,具有适当的压力,续用多条通气胶带减张粘贴,使切口处皮肤松弛。必要时外加绷带包扎,以石膏固定。

2.颜面部包扎　上面部包扎包括单眼包扎、双眼包扎、单耳包扎、双耳包扎,还有半颜面、全颜面包扎,鼻部、上唇、颌部包扎等。若把耳包扎在内,则耳前后需用纱布垫平后包扎。若把眼包扎在内,则眼部需涂眼膏及盖油纱布、眼垫后包扎。只用纱布绷带包扎时,应在外露耳、外露眼的上方,各纵向放一条纱布条,再作包扎。包扎完毕后,纱布条打结,使敷料压紧,再加胶布固定。全颜面包扎时,纱布条放于额正中作结。

3.手部包扎　要求诸指分开,指尖外露,诸指关节微屈,拇指呈对掌位。手掌内垫纱布或绷带卷。包扎毕用石膏或夹板固定腕关节于功能位。小儿手部包扎与石膏固定,应至上臂,肘关节屈90°角。如仅包扎固定至肘关节以下,可能会因小儿摔打而致全部敷料呈脱手套状掉落。

4.远处皮瓣转位移植的包扎　如胸、腹部皮瓣转移至手部及下肢交腿皮瓣等,需将有关肢体及关节包扎固定,使皮瓣无张力及扭折。先用长胶布粘贴,继而垫以纱布,用绷带包扎,再以石膏固定。皮瓣远端留出观察孔以便随时检查血供情况。此类包扎固定良好十分重要。远处皮瓣移植的失败,有些是由于包扎固定不妥善所致。

三、皮肤局部整形的基本技术

整形、美容门诊手术常常是皮肤局部的整形,包括颜面、肢体各部位的瘢痕,小的皮肤肿瘤(如痣、血管瘤、囊肿、基底细胞癌、鳞癌等),以及皮肤缺损的修复。在许多情况下应把这类手术视为艺术创作。治疗时要针对每一个病变、畸形的特点,仔细分析,并结合患者的要求、性别、年龄、婚姻、职业和心理状态等,进行皮肤局部整形手术的设计,同时要把手术可能达到的效果与不足向患者解释,以取得其合作与信任。

(一)单纯切除缝合法与分次切除缝合法

单纯切除缝合法与分次切除缝合法适用于面部宽1.0cm以下的皮肤良性肿瘤、顺皮纹的瘢痕及面部组织活检等。顺皮纹作病灶切除,直接缝合。肢体等能遮盖的、较松动的部位,切除宽度可酌情增加。对较大的痣、毛细血管瘤等,范围广泛的,还可作分次切除缝合,每次手术间隔3～6个月。

顺皮纹设计梭形、弧梭形、"S"形或"Y"形切口。切除痣等,切除范围的长宽比例达2.5∶1～3.0∶1时,缝合后平整效果佳;若只有2∶1,则易引起两端组织隆起,日后切口瘢痕往往变宽。较大的痣,若宽度超过1.5cm以上,常需分次切除;宽度在2.5cm以上者,常常要经3次手术切除。分次切除缝合的最后一次手术,往往是决定美容效果的关键。采用分层间断缝合法,用5-0丝线或尼龙线缝合皮肤,术后作加压、减张粘贴至术后2～3周(图1-8)。

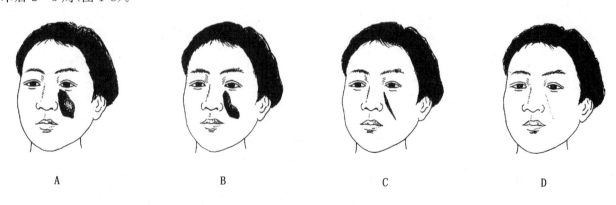

| A | B | C | D |

图1-8　面部痣分次切除术

A.面部黑痣　B.面部黑痣第一次切除术后　C.面部黑痣第二次切除术后　D.面部黑痣第三次切除术后

(二)对偶三角皮瓣成形

对偶三角皮瓣成形(double transposition triangular skin flap plasty)又称Z成形术(Z-plasty)、Z形皮瓣或交错皮瓣成形,是实用、有效,且应用广泛的一种基本修复方法。该法能松解瘢痕挛缩或改变张力线的方向与位置,改善功能与外形。

手术设计:以瘢痕挛缩线或张力线为轴,在两侧各作一切口,称为臂,轴与双臂形成方向相反的两个三角形皮瓣,互相交换位置缝合后延长了轴线距离,即松解了挛缩或张力。两个皮瓣的角度以60°为最佳,易位后延长的距离最多,可达75%,45°角者增长50%,30°角者增长25%,超过90°的对偶皮瓣互相转位较困难。Z形皮瓣的两三角皮瓣,可以角度相等,也可制成一个角度大,另一个小些,称为不对称的Z成形术(图1-9)。以此为基础另有许多演变,包括双Z成形、连续Z成形,及四瓣、五瓣、六瓣、七瓣Z成形和连续五瓣Z成形术等(图1-10)。颜面部作美容手术时,Z形皮瓣的两臂长度通常可为1.0～2.0cm。注意Z成形术的两臂切口,不一定要制成直线,而可依据皮纹的变化,制成弧形或流线形。

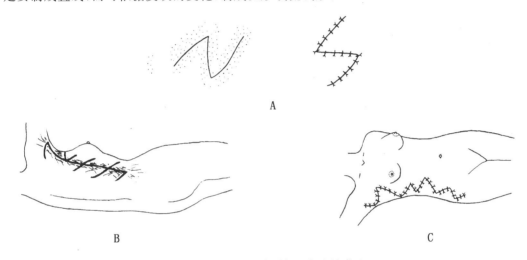

图1-9　Z成形术的对偶三角皮瓣成形
A.单Z成形术　B.多Z成形术前腋胸部索状瘢痕　C.多Z成形术后

Z形皮瓣及其演变的灵活应用,对治疗腋部蹼状瘢痕挛缩、开大的环状挛缩、半环状的瘢痕挛缩,以及虎口开大等,均能获得良好效果。如用于治疗关节屈侧的蹼状瘢痕、鼻孔狭窄、先天性肛门闭锁、先天性内眦赘皮及指蹼轻中度挛缩等。为了预防瘢痕挛缩,整形手术中经常特意把皮肤组织或其他组织缝接成Z形或作Z成形术。另外,依靠作Z成形术来克服皮肤缺损是有限的,其周围需行广泛皮下的分离及减张剥离,可在中段作Z成形术以改变瘢痕方向。

(三)W成形术

W成形术(W-plasty)是指应用锯齿形切口,进行瘢痕或皮肤痣、瘤切除后的整形方法,由于形态似多个W,故称为W成形术。其优点是减少了缝合口张力,减少了术后瘢痕,多半用于面部整形。该法适用于:①挛缩性瘢痕切除;②面部较大的痣,及小的皮肤肿瘤切除的整形。如果陈旧性缝合瘢痕较宽,两旁针孔瘢痕又明显,也适于用连续W术修复。

手术方法:在瘢痕或色素性病变两侧,绘出连续"W"形的切口设计线,这实际上是连续的三角皮瓣整形。三角皮瓣的两臂一般长0.5～0.8cm,可根据具体情况而变化;三角皮瓣的夹角为60°～90°,呈等腰三角形时,手术操作较容易,呈不等腰三角形时,要求与之对合的另一侧皮瓣也应相似。将两侧"W"形切口范围内的病变、瘢痕一起切除,并包括此范围内的正常皮肤(图1-11)。

W成形术的倡导者Borges于1959、1969、1970、1979年先后报道临床应用病例,解释了其优点及选择此术式的理由。但在1979年发表的论文中,他写道:"经过二十多年实践,作者的唯一遗憾是不再常用了。"因此我们对W术也应有清楚的认识,其缺点为:①锯齿切口间必然会切除一些正常皮肤,锯齿越大越多,被切除者亦越多;②短锯齿切口瘢痕多,其中与皮肤皱褶相交的角度较大者约占一半;③3～6个月后的瘢痕挛缩,使连续W缝合的切口线又似直线状了。

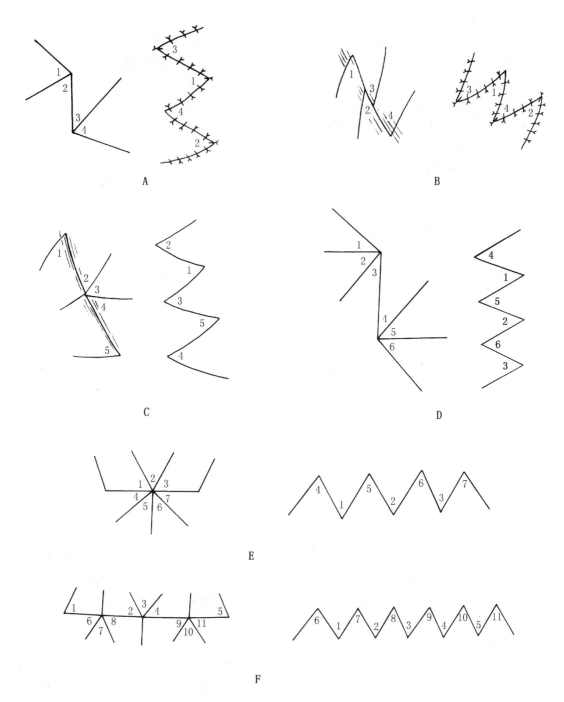

图 1-10　Z 成形术的多种应用

A. 对偶四瓣成形（双 Z 成形）　B.四瓣成形（双 Z 成形）　C.五瓣 Z 成形（双 Z 成形加 V-Y 成形）　D.六瓣 Z 成形　E.七瓣 Z 成形　F.连续五瓣成形

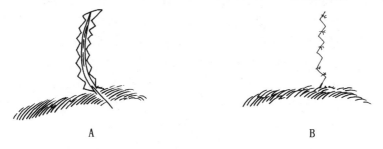

图 1-11　瘢痕切除 W 成形

（四）V-Y 成形术与 Y-V 成形术

V-Y 成形术（V-Y plasty）即行 V 形切开，使三角形组织松解，退回到需要的位置，Y 形缝合即达到组织复位。该术适用于轻度的局限性下睑外翻、下唇唇缘外翻、鼻小柱延长术及颈部某些瘢痕等，也可结合到其他局部皮肤整形术中应用。五瓣 Z 成形术中中间一个三角皮瓣，实际上是 Y-V 术的应用，即行 Y 形切开，依靠组织的松动性向前推进，缝成 V 形（参见图 6-9～图 6-14）。

（五）猫耳畸形的修整

在局部皮瓣旋转后或于椭圆形、梭形创面缝合的末端，因两侧创缘长短不一地缝合至末端，皮肤常常突起成角状皱褶，称为猫耳畸形（英语称狗耳畸形）。这种突起不经修整不能自行舒平。面部手术后即使留下 1mm 的猫耳畸形，也会令患者和医师们遗憾，如内眦上方的重睑纹、睑袋整形术的鱼尾纹末端等。修复猫耳畸形时，要注意保护皮瓣蒂部的血供不受损害。

修复方法：用皮钩提起突出的皮肤皱褶顶端，倒向顺皮纹的一侧，绘出切口线，确认合适后作切口，舒平皱褶，依切口形状切除多余皮肤，还应尽可能修剪附近的皮下脂肪，使缝合后平整（若是在非外露部位的瘢痕区则不必切除上述多余皮肤），再在附近加辅助切口，把多余皮瓣插进去缝合。有时，大猫耳畸形修整缝合后仍出现小猫耳畸形，则只需修平突起处的表皮真皮即可（图 1-12）。

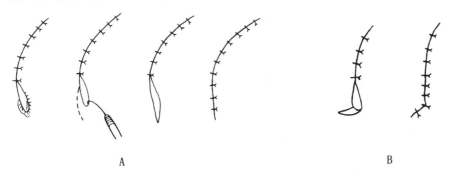

图 1-12　皮肤猫耳畸形的修整
A.猫耳畸形弧形修整法　B.猫耳畸形角状修整法

（六）旋转推进皮瓣法局部整形术

面颊部、下睑、眉间、鼻根部的小肿瘤或瘢痕切除后的创面，常可用旋转推进皮瓣法进行修复。其特点是：在旋转皮瓣蒂部基底、长弧形切口的末端作一个逆切口，其周围行皮下剥离，这样皮瓣既旋转又向前推进，从而把缺损创面闭合（图 1-13）。

图 1-13　旋转推进皮瓣的应用

（七）圆形、菱形、矩形皮肤缺损的修复

圆形、菱形、矩形皮肤缺损的修复有两种方法：①从缺损的一侧创缘作 1 个菱形的邻位皮瓣，或连续作 2～3 个菱形的邻位皮瓣转移修复。紧靠缺损处的菱形呈 120°钝角，而邻位皮瓣尖为 60°角，连续邻位菱形皮瓣者类似。亦可用皮下组织蒂皮瓣修复。②在缺损创面画一条对角线，分成两个三角形创面，再按三角形创面修复的方法设计旋转皮瓣、旋转推进皮瓣、扇形皮瓣或邻位皮瓣等（图 1-14～图 1-18）。

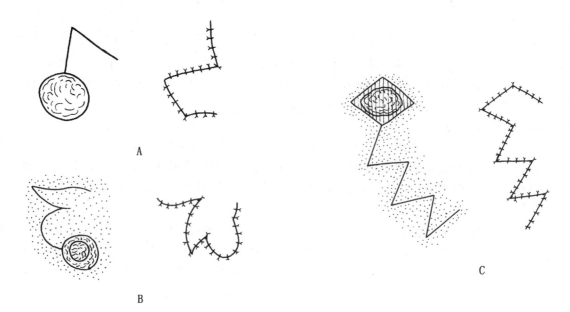

图 1-14　菱形、圆形皮肤缺损的修复

A.圆形皮肤缺损的修复　B.圆形缺损双旋转皮瓣修复　C.菱形缺损三旋转皮瓣修复

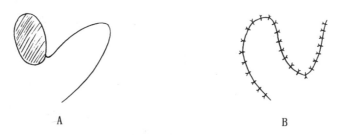

图 1-15　圆形皮肤缺损的修复

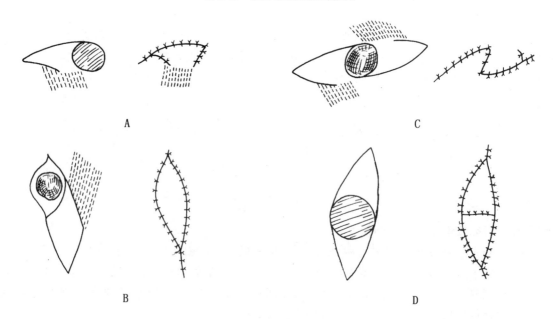

图 1-16　皮下蒂旋转皮瓣修复皮肤缺损

A.皮下蒂旋转皮瓣修复侧方皮肤缺损　B.皮下蒂菱形旋转皮瓣修复肿瘤切除的缺损

C.双侧皮下蒂旋转皮瓣修复中央皮肤缺损　D.皮肤缺损用双 V-Y 皮瓣修复

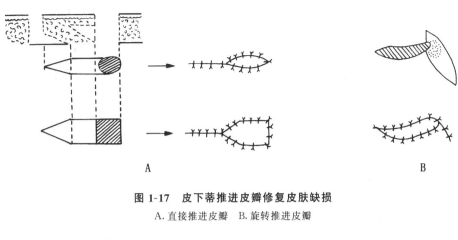

图 1-17 皮下蒂推进皮瓣修复皮肤缺损

A.直接推进皮瓣 B.旋转推进皮瓣

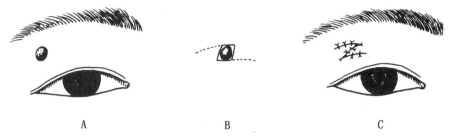

图 1-18 矩形缺损,双侧旋转皮瓣修复

（钟德才）

第五节 减少整形美容外科手术并发症

整形美容外科手术并发症是在整形美容外科手术过程中或手术后引起的另一种疾病或症状。

整形美容外科手术的目的是使受医者"伤者不残、残者不废,健康人更英俊、美丽",使受医者在外形和功能上得到改善和恢复。整形美容外科手术并发症使手术的目的不能完全或完全不能达到,或造成外形丑陋、功能上的缺失,严重者可危及受术者的生命。

整形美容外科手术并发症的严重后果在国内外已有很多报道。在国内因脂肪抽吸美容手术造成死亡的病例已有多起,因隆胸术造成血气胸及脓胸的病例,因除皱及面部轮廓整形手术,造成面神经瘫痪,面部大片皮肤坏死,甚至死亡的报道,亦多次见于报纸及杂志中。国内外因为眼睑美容整形手术造成失明仅见于杂志报告的,已超过 100 例,而隆鼻术造成鼻背溃烂、穿孔、癌变等病变的也数以百计。至于因上肢止血带应用不当,造成肢体瘫痪,颅颌面手术、颈部手术、血管瘤手术,及食管、气管整形危及患者生命的事例,亦有多次发生。

另外,因为手术并发症,造成受术者精神失常、自杀身亡、肢体残缺,甚至生命垂危,或造成整形医师、麻醉医师遗憾终身、精神失常、倾家荡产、家破人亡的事件,在国内外均有发生。

预防、减少整形美容手术并发症是整形外科医师的毕生责任,而一名优秀的整形外科医师,可以预防和减少手术并发症的发生,并能在产生并发症后有效地处理,化险为夷,而不造成严重的后果。为了尽可能减少整形美容手术的并发症,要求整形外科医师应努力做到以下几个方面。

（一）不断学习,不断研究,扩充知识量,预防和减少手术并发症

手术并发症分为两大类,即可以避免的并发症和难以避免的并发症。本文上述所提及的并发症,大多属于可以避免的并发症;而双睑成形手术后的上睑线状瘢痕,面部器官严重烧伤畸形,用皮瓣移植修复后,造成皮瓣供区的瘢痕，以及隆乳术后有可能发生纤维囊形成等，均属于难以避免的手术并发症。整形外科医师的任务是在整形美容外科手术中不要发生可以避免的并发症，对于难以避免的并发症，应使其发生率大大降低（降低至5％以下），损害程度也应尽可能减少。

在整形美容学界发生的手术并发症，大多数是由于手术医师知识面狭窄、造诣不深、技能差，及一知半解所造成。对于手术知识及技能来不得半点虚假，而且没有捷径可走。只有通过不断学习，不断研究和实践，对受医者的全身状况透彻地了解，对所施行的手术方法熟练地掌握，对可能发生的并发症有所预测，并具备相应的处理方法，才能使手术并发症的发生减少到最少、最轻，甚至杜绝。

（二）严格选择手术适应证

掌握好手术适应证的选择是预防手术并发症发生的首要环节。虽然现代外科技术及麻醉技术可以使受医者"改头换面"，但对每个受医者的个体而言，整形医师必须回答"能不能和需要不需要手术，采取何种手术"。

例如在重睑成形的受医者中，常可听到"欧式"重睑的要求。"欧式"重睑的结果是重睑皱襞宽、深，有时重睑皱襞与上睑眶下凹陷区融合为一，这对于颧弓低平、上眶缘轮廓鲜明、鼻梁鼻背细长、挺拔的面孔是可行的，而对于东方人常见的颧弓高耸、上睑眶下饱满肿胀、上眶缘低平却是禁忌，勉强施行手术，会造成睑皱襞宽大，眶下凹陷，呈现凶、惊的外观，并可造成上睑下垂、眼睛干燥及畏光等并发症。

又如在皮瓣移植的整形中，用前臂游离皮瓣移植作为面部器官缺损的再造，作为咽、喉、颈段食管的再造，或阴茎的再造等都是适宜的，但如果用前臂皮瓣移植，去修复一般腹部瘢痕或足部瘢痕，则会使手术的并发症风险超过整形手术所得到的益处。

（三）制订完善的治疗规划，选择精确的手术方法

接受整形美容手术的人，常常需要作多部位的手术，特别对多处创伤的整形患者更是如此。整形外科医师在接受受术者之时，即应有一个全盘安排，包括手术次数、每次手术之间的康复治疗，以及每次手术方法的选择等。

例如一名40岁左右的女演员，她要求去除面部皱纹，把颧弓缩小，将鼻子隆起，鼻尖上翘，还要求把重睑加深加宽。对于这样的受术者可以安排两次手术：一次进行颧弓缩小及骨膜下除皱，另一次安排上睑重睑整形及鼻整形。在进行颧弓缩小及骨膜下除皱手术时，有3种方法可供选择：一是冠状切口颧弓缩小，骨膜下除皱；二是耳前方切口颧弓缩小及骨膜下除皱；三是口腔内切口颧弓缩小及头部内窥镜下除皱。虽然3种手术方法中的任何一种对于这名受术者均是适应证，但相比之下，第三种手术方案并发症最少，最轻，而另两种手术方法可能会造成原来稀疏的头发里留下遗憾的瘢痕性秃发，或在耳前留下手术瘢痕，以及有造成面神经损伤的危险。

（四）具备熟练的手术技巧，精心完成每一个手术操作

防止手术并发症的发生，要求整形外科医师应具有熟练的手术技巧，并精心完成手术过程中的每一个操作。很多手术并发症的发生往往不是在关键性和危险性大的手术操作之中，而是发生于容易被忽视的小的手术操作过程之中。

例如在睑袋整形手术结束前，作下睑眼角外侧松弛皮肤切除时，如果多切1mm，可能会造成眼角下方的瘢痕；如果少切除1mm，则会在眼角下方留下小丘，使外形不美观。

又如对面神经瘫痪采用传统的筋膜悬吊术治疗，整个手术完成后作皮肤缝合时，如果因缝合者的疏忽，没有将悬吊的阔筋膜埋入皮下，而将其缝在皮肤创口缘，则可能造成术后移植筋膜的外露和感染，移植阔筋膜的创口数月不愈而导致手术失败。

（五）整形外科医师在接受新的手术方法时，应有自己独立的思考

整形美容手术的并发症也常常发生在学习和进行新的手术过程中。整形外科医师对通过阅读文献或听取经验介绍学来的新的整形美容手术，都务必进行具体分析，明辨其优越性及缺点，经理解后再选择和创造手术步骤，决不可盲从，以减少手术并发症。

（六）整形外科医师应具备美学修养

整形外科医师的美学修养是手术成功与否的重要因素。具有深厚美学造诣的整形外科医师，能将熟练的整形外科技能,融化于整形美容手术的艺术创造之中,使每一个被雕凿的人体都具有整体协调、线条流畅欢快并充满生机的艺术形体。维纳斯的鼻子是很美的,在人体上雕塑这样的鼻子,外科技术是能够达到的,但如果将维纳斯鼻子的形态,塑造在蒙古人种的面孔上,其结果就不一定具有美感,有时或许成了治疗效果的败笔,其结论是"手术成功,结果失败"。

整形外科医师应具有像鹰一样的眼睛,能识别整形手术过程中的丝毫差异,具有微雕艺人的雕凿技巧,具有显微外科医师的无创伤操作能力,并具有艺术家的修养,这样才能不断地塑造出一个个美学形体,才能使手术并发症降低,手术结果满意。

整形外科医师的美学修养是通过不断磨炼而完善的,是一个人的医学、文学、音乐、美术、雕塑及人格美学的总和。

(七)加强法制,杜绝"庸医",减少手术并发症

在大量的整形美容外科手术并发症之中,有不少是由于一些不学无术的"庸医"或"庸医行为"所造成。在笔者门诊中,曾收治过在面颊部显露部位作切口,进行所谓除皱术而造成双侧面神经瘫痪的病例;在20世纪90年代还有人应用石蜡注射施行隆乳术,从而造成少女双侧乳房被切除的后果;尚有将正中神经整段切下作为游离肌腱移植等。这些不是属于医疗技术的差错,而是由于手术者本身素质不良,他们或是非专业人员,或是不学无术者,或是道听途说、胡作非为地编造手术操作,或是用耸人听闻的语言使求医者上当,欺骗受术者。这些人不但坑害了求医者,而且扰乱了"整形美容医疗秩序",我们应该教育广大人民群众不要听信这些骗人的把戏,杜绝"庸医"的害人行为。

不断提高治疗效果,减少和杜绝整形美容手术并发症,是整形外科医师最基本的素质。整形外科医师必须具备救死扶伤的精神,要以极端负责的精神,认真地、兢兢业业地对待每一个受医者,精心细致地完成每一项手术,并将这种精神贯彻于整个手术的每一个操作步骤之中,贯彻于术前、术后的康复治疗之中。整形外科医师应记住:你的每一个手术操作,都是把你的名字、你的技能及你的人格雕刻在受术者身上的过程,你要爱护别人!你要爱护你自己!

(王炜、郝新光)

第二章　畸形学、综合征学及遗传学

第一节　畸形学

一、畸形学的概念

畸形学(dysmorphology)和畸胎学(teratology)不同,后者是一门古老的学科,是胚胎学和病理学的一个部分,虽然它也属畸形学,所探讨的也是异常胚胎发育和先天缺陷,但重点是在物理、化学、生物学等致畸、致变因素对胚胎孕育过程中的影响。我们现在所说的畸形学,则是临床医学中较新形成的一个分支学科,其主要内容是对新生儿中出现的各部位或器官形态结构上的各种缺陷进行归类、分析及阐述,通过追溯它们的致病原因、发病机制、发展进程、可能的预后,来推断它们的遗传关系、亲代素质、同胞及后代的再发风险,以提供防治依据。

由于生活水平的提高及孕产期防治工作的普及,新生儿中早产、滞产、感染等的发病率和死亡率逐渐下降,而先天性畸形、出生缺陷的发生率和死亡率则逐渐上升,这引起了社会对产前胚胎发育情况的特殊关注。大量遗传或环境因素所导致的形态发育异常也日益增多地为人们所报道。随着认识的深入,从仅仅是描述性的记录,逐渐被从致病原因和发病机制上的探讨所补充和取代;在儿科、妇产科、口腔科、胚胎学、医学遗传学、环境卫生学、流行病学等各学科领域,从临床、基础到社会等各方面共同参与,由 20 世纪 70 年代中期开始,逐渐形成了畸形学这一学科。

畸形学探讨的范围只涉及出生缺陷中器官及形态结构上的异常,不包括代谢、生化、免疫、功能(聋、哑、盲)、精神(智力)等方面的紊乱或障碍,也不包括产程中出现的损伤。

二、畸形学与整形外科学

对整形外科工作人员来说,先天性畸形的修复是整形外科工作中的一大领域。尽管对身体各部位各器官的畸形已设计了不少修复方法,积累了数十年经验,取得了不小的成就,但总的来说,只是从修复的观点就事论事,很少从病因或发病机制上进行探讨。虽然在整形外科的专著和杂志文献上对上述畸形胚胎的形成也作了一些介绍,但也只是略为提及,浅尝辄止,重视是不够的,因此,从畸形学的观点来深入认识这些畸形,还是具有一定意义的。举例来说,唇腭裂是整形外科日常工作中大量接触的病种,每个整形外科单位也都有以十、百计的治疗经验,但从畸形学的角度衡量,我们的认识就显得太不足了。我们一直把唇腭裂当作同一个畸形看待,单纯从修复的角度看不是什么问题,但在胚胎发育上,两者虽然有相同的地方,却还有着不同之处。上唇、齿槽嵴及切牙孔以前的硬腭部分是由原腭发育形成的,而切牙孔以后的硬腭和软腭是由次腭发育形成的,两者的始基不完全相同,发育的先后也不一致,由此而造成许多差异,因此在遗传学、流行病学、出生缺陷监测上,都是作为唇裂〔简写为 CL(p),带有或不带有腭裂〕及腭裂(简写为 CP)两种畸形分别进行对待的。大量的统计和研究资料显示:在 CL(p)中,男性发病多于女性(1.6∶1),并有明显的种族发病差异,黄色人种的群体频率最高,为 1.7/1 000 新生儿,属于常见病;黑色人种的最低,为 0.4/1 000 新生儿,属于少见病;而白色人种居中,为 1/1 000 新生儿(在遗传决定的疾病中,普遍被人接受的常见病和少见病的分界线是0.1%的群体频率)。这种结果是由遗传因素决定的。因为在人类学上,蒙古人种(黄色人种)、尼格罗人种(黑色人种即非洲人)和高加索人种(白色人种)的面骨发育存在着种属上的差异,这些差异造成了对此畸形的不同易患性。在 CP 中,畸形更多的是由环境因素引起,种族间发病的差异不大,平均的群体频率约为 0.45/1 000,女性比男性患者多,男女之比为 1:1.4。同时两种情况的再发风险也不相同,在 CL(p)中,如患者为女性,则其再发风险为 5%,如患者为男性,其同胞的再发风险为 3.9%;但在 CP 中,女性患者同胞的再发风险为 2.3%,而男性则为 6.3%。

再从另一方面来看唇腭裂,除作为一个单独的畸形表现外,还参与了许多综合征的组成,截止到 20 世纪 70 年代末就有统计资料显示:有 15 种常染色体显性综合征、14 种常染色体隐性综合征、3 种 X 连锁综合征、近 20 种染色体综合征,以及 16 种病因不明或非遗传病因的综合征,其中都有 CL(p)或 CP 的表现。不少患者在婴儿期就注定要夭折。

如果我们从事整形外科的人有这样一些认识,可能在对任何一例唇腭裂患者从检查到处理到和家属的接触中,就会多考虑一些问题,而不只是单纯的手术修复了。

三、正常胚胎的发育

在讨论先天性异常之前,有必要先复习一下正常胚胎的发育过程。在受精卵发育的最初 8 周,是人类胚胎发育的早期阶段,称为胚期。在这阶段的第 1、2 周,为受精卵开始卵裂,形成胚泡、胚盘,并植入宫壁时期。从第 3 周开始,形成 3 个胚层,并开始了细胞的分化、组织的发生、器官的形成和形体的建立。经过这前 8 周的胚胎发育,人体的部位和形态已基本形成,90% 的器官和系统已经建立,然后进入胎儿期,直至产出。在胎儿期主要是胎体的迅速长大和各组织器官的成熟与完善。

四、先天性结构异常的发生

先天性结构异常可由于遗传的原因或环境的因素,或两者共同作用所造成。环境因素对胚胎的致畸作用,随胚胎发育的阶段不同而各异。在胚胎期第 1、2 周致畸作用的损害如较重,则胚胎死亡,妊娠终止;如较轻,则由于此期细胞的分化潜能较大,能自行调整而得以补偿,因此不表现异常。在第 3~8 周细胞分化、组织发生、器官形成、形体建立的阶段,是最易受致畸因素干扰的时期,因此这段时期被称为敏感期或脆弱期。从第 3 个月开始进入胎儿期以后,由于各器官系统已基本形成,形体部位已基本建立,除中枢神经系统和泌尿生殖系统仍在继续分化,还有一定敏感性以外,整个胎儿对致畸因素的反应已迅速下降,引发畸形的机会也就少了。

五、先天性结构异常发生的分类

根据致病原因和其作用的时间,先天性结构异常可以分为 4 大类:①组织发育异常;②畸形;③变形;④毁形。现分述如下。

(一)组织发育异常

组织发育异常(dysplasia)是指在胚胎发育最早时期,3 个胚层形成、细胞分化、组织发生这一阶段出现的异常及由此引发的形态上的变异,换言之就是组织发生障碍的过程及其后果。其受累的结构在组织这一层次,可发生如血管瘤、色素痣、神经纤维瘤等。

这种异常可局限于一个部位,称为局限性组织发育异常(localized dysplasia),也可以随着组织的移行出现于身体各个部位,呈多发性或全身性分布,如多发性海绵状血管瘤、巨痣、神经纤维瘤病等。

这种组织发育异常,常带有一些肿瘤的含义,上述 3 种疾患,其实就是一种错构瘤,有的甚至有较高的恶变倾向,如结肠息肉瘤。有的为永久性,出生后还可继续发展;有的也可逐渐自行消失,如海绵状血管瘤;有的在出生时即已存在;有的在出生后才逐渐或迅速显现,如血管瘤、个别的畸胎瘤等。

(二)畸形

畸形(malformation)是指在胚胎器官形成和形体建立的阶段,由于某种内源性发育过程异常造成的某一器官或某一部分的结构异常,或身体某一区域的形态缺陷。据估计,在新生儿中约有 3% 带有比较严重的畸形,约 1% 有多发的畸形。

畸形的种类繁多,根据其发生的时期和情况的不同,表现亦千差万别。在器官和系统发生的早期,器官原基的形成要依赖不同细胞团之间的相互诱导及反应才能正常完成。如诱导因素或反应能力缺乏,可以出现器官不发育,如无眼、无耳、双肾不发育等;如诱导和反应不足,可以出现小头、小颏、小眼、小耳等;诱导和反应过盛,可出现多指、多乳头、多尿道等;诱导及反应出现时间差,可造成肾发育不全,这是由于输尿管芽与后肾发生不同步的缘故。

在器官原基形成以后,器官和系统要经过进一步的发育,如融合、移行、闭管、成腔、分隔、退化、消失等过程,这期间出现紊乱可发生:

1.融合异常　如唇裂、腭裂、眼睑裂、面裂、尿道下裂等。

2.移行异常　如肾位异常、睾丸未降、纵隔甲状腺、肠道回转失常等。

3.闭管异常　如心房、心室间隔缺损,及由神经管闭合异常造成的无脑、脑膜脑膨出、脊柱裂、脊髓脊膜膨出等。

4.管道成腔异常　如食管闭锁、肛门闭锁、外耳道闭锁、阴道闭锁等。

5.管腔分隔紊乱　如有些类型的心脏畸形、直肠阴道瘘等。

6.退化消失异常　如动脉导管未闭、美克耳憩室、脐尿管未闭、残遗尾等。

畸形的表现可轻可重,如悬雍垂裂为腭裂的最轻度表现,单侧上唇皮下裂或上唇切迹是唇裂的最轻度表现,而双侧唇腭完全裂则是两者的最重度表现了。

畸形是非特异性的,每一种畸形都可能是单独发生的一种缺陷,也可能是许多综合征中的一个组成成分。如我们熟知的并指、指偏斜、指屈曲、短指等都是常见的单发的手指畸形。但是据统计,并指又是48种不同综合征中的一个表现,同样,有偏指的综合征有36种,有屈曲指的综合征有20种,而有短指的综合征则有18种。

(三)变形

变形(distortion)是指非破坏性的机械外力持续作用于胎儿的躯体,使已经正常发育成长了的某个部分出现了形态或位置的异常。据估计,在新生儿中约有2%带有这样或那样的变形,如马蹄内翻足、先天性髋关节脱臼、先天性姿势性脊柱侧凸等。

引起变形的机械外力最多是来自子宫的压力,如首次妊娠的子宫伸展不足、双角子宫、向宫腔内生长的肌瘤等。但是变形发生的基本机制还是胎儿活动的缺乏,胎儿如有经常的活动,则即使是外力压迫,也不会持续地作用于一个固定不变的部位,也就难于造成变形。

功能上的障碍或早期发生的畸形也可以间接或继发地造成变形。如胎儿神经管闭合不全导致脊柱裂,则可产生下肢神经支配不全,肌力平衡的丧失,限制了胎儿下肢的伸展能力,不能改变肢体的位置,在长期持续外力的作用下就可以形成髋关节脱臼、马蹄内翻足等。早期发生的畸形还包括泌尿系统的严重畸形,如双侧肾不发育或发育不全、严重的多囊肾、输尿管闭塞等,也可以继发面部及双上肢的变形,即所谓的Potter序列。由于要保护胎儿有良好的活动范围和能力,不受外力的直接压迫,因此必须有足够的羊水将胎儿悬浮于子宫中。羊水的组成,一部分是跨过羊膜的漏出液,而大部分则是胎儿的尿液。任何能严重减少胎儿排尿量的泌尿系统畸形,都会造成羊水过少,限制胎儿活动,子宫直接压迫在胎儿身上而导致变形。据对新生儿位置性变形的调查研究发现:7.6%的畸形儿中伴有变形,而伴有变形的畸形主要就是涉及中枢神经系统和泌尿系统的。

畸形和变形比较,归纳起来有以下一些不同。

1.发生时间　畸形一般趋向于发生在妊娠早期的胚胎期,是器官形成和形体建立过程中的原发失误;而变形则趋向于发生在妊娠后期的胎儿时期,是原本已经正常形成了的部位的继发形态改变。但要注意这并非绝对,有些畸形如软腭裂、尿道下裂等也是发生于胎儿时期;动脉导管未闭、睾丸未降则发生在围产期;而第3磨牙不发生则出现于成人以后。另一方面,变形除了发生在胎儿时期外,有些也可能发生在出生以后,如进行性脊柱侧凸,严重大脑瘫中随年龄增长而出现的颜面畸形、肢体挛缩,婴儿时期因照顾不周出现的一侧偏头等。

2.受累层次　畸形牵涉的是器官水平,而变形则在身体区域即属体部范畴,多涉及骨-关节-肌肉系统。

3.遗传因素　很多畸形是有遗传因素的,在谱系中可以找到同样病例,在同胞和后代中可以出现再发。

变形一般都没有遗传背景，不可能出现家族中的同病、同胞和后代中的再发，除非是母亲子宫的致变原因保持不变，则也可能出现同胞间的再发，但这也不是遗传所致。

4.死亡率　在每一个围产期的普查统计中，畸形儿都有一定数量的死亡率，这是由于其中有不少是中枢神经系统或心血管系统的异常，而在变形儿中则很少有发生死亡的。

5.纠正　自然发生的纠正或用体位、姿势固定方法的纠正在变形中是可能的。有统计资料表明，90％的变形在出生后都能自发得到不同程度的纠正。这本不足为奇，因为在出生后，患儿不再受到子宫的压迫或约束。当然，自然纠正的可能程度还要取决于在胎儿时期致变约束力作用时间的长短以及变形的严重程度。在脊柱侧凸、先天性髋关节脱臼、马蹄内翻足的病例中，在一定范围内和一定程度上都可以用姿势固定方法来纠正。而在畸形中，除了极少数外（如房间隔缺损、睾丸未降等），自发纠正的很少见，一般均需经手术方法修复，用姿势固定方法来纠正的可能性很小。

（四）毁形

毁形（disruption）是指一个器官或一个器官的某一部分，或身体的一个区域原本正常的发育被破坏或干扰形成的形态缺陷，如宫内迷行的组织索带（一般是羊膜带）缠绕扭结造成的截指、截肢、环状缩窄等。毁形均为散在发生，没有遗传性。

畸形、变形、毁形三者的相互区别在临床上有其指导意义，但是三者又是互相关联，有时还是互相重叠的。有时要确定某个缺陷究竟属于哪类甚是困难，如有些类型的咬𬌗，既是畸形，又是变形。同样一个小颌、舌后缩和腭裂的所谓 Robin 序列，既可能是原发的下颌发育不良引起的畸形，又可以是羊水过少，胎头难伸，导致胸骨对下颌的压迫，限制了下颌发育造成的变形。严重的宫内压迫发生于胚期，可以产生肢体和体壁的同时缺陷，既含变形成分，又有毁形成分。还有些病例可见到在变形的基础上发生毁形。

（五）轻度异常及其临床意义

先天性异常的轻重主次是有区别的。重度或称主要的异常，如法洛四联症、先天性髋关节脱臼、唇裂等，是存在着功能障碍和形态破坏的重要性的；而轻度或称次要的异常，如内眦赘皮、扁平耳等，其在功能上没有什么重要性，在形态上妨碍也不大，总的说是无关大局。这里列举一个轻度异常的清单，并非想包括所有的轻度异常，只是提供一些例证，表示轻度异常大概包括哪些范围，以作为对比参照。

头部：头发分布模式的异常，枕部平扁，枕部骨刺，第三颅囟。

眼部：内眦赘皮，倒转型内眦赘皮，睑裂上斜，睑裂下斜，睑裂狭小，眦错位，眶距稍窄，眶距稍宽，上睑轻度下垂。

耳部：原始形态，扁平耳，两侧大小不等，耳后旋，小耳，招风耳，无耳屏，双耳垂，耳赘，耳前窦孔，外耳道狭窄。

鼻部：鼻孔狭小，鼻翼切迹。

口部：下颌稍小，不全唇裂，悬雍垂裂，舌系带短缩，牙列畸形。

颈部：轻度斜颈，轻度颈蹼，鳃裂瘘。

手部：发育不良的多指、双指甲、通关手，手皮肤纹理异常，小指偏斜，4、5 指短指。

足部：并趾，1、2 趾间裂，4、5 趾后缩，短拇，厚趾甲，高跟足。

皮肤：面颈外的单发血管瘤，色素痣，脱色斑，咖啡牛奶斑，多乳头，乳头异位。

躯体：腹直肌分离，小型脐疝，骶窝深陷，冠状沟型尿道下裂。

骨：肘外翻，膝外翻，膝内翻，膝反屈。

有统计表明，轻度异常的发病中以手部为最多，约占 24％，其次为眼部，约占 22％，面部（除眼部外）占 13％。71％的轻度畸形发生于头颈及手部。单发的轻度异常在人群中极为普遍，约见于所有新生儿中的 15％。但是不要忽视了这些轻度异常，异常虽然不严重，但它是个信号，起码说明胚胎在发育过程中有偏离正常的情况，提示我们应对患儿作比较全面的检查，看有没有隐藏的内脏器官的重大缺陷；还要作严密的随访，看有没有目前没显示但在成长过程中会逐渐出现的其他问题，如精神发育迟缓；另外还应了解一下是否同样的异常也存在于家族中的其他成员，或虽不是同样的异常，但在家族中有较多的成员带有这样或那样的异常。

要是轻度异常呈多发地出现于一个患儿，那意义就更为重要了。据统计，在带有 3 个以上轻度异常的新生儿中，90％有重度畸形，包括心、肾、脊柱等。在许多畸形综合征中，多发的轻度异常有很高的发病率。如在染色体 21 三体综合征中，临床所能检测出的所有畸形，有 79％是轻度异常；在染色体 13 三体综合征中为 50％；在 Turner 综合征中为 73％。在自发的精神发育迟缓患者中，42％都有 3 个以上的畸形，其中 80％是轻度异常。

第二节　综合征学概述

一、综合征学的概念

要了解什么是综合征学(syndromology)，不得不首先了解什么是综合征。综合征(syndrome)是一个古老的医学名词，源自希腊文，意为"同时发生的"，因此历来就被理解为是"一组同时发生的疾病症状和体征"。在众多的中外医学词典中，综合征一词下都列有以十、百计的条目。20 世纪 70 年代初期以来，国外开始出现将各种综合征编纂成册的专著，从而开辟了一个新的学科——综合征学。我国从 1979 年陈学伟编著《临床综合征手册》收集了 450 个综合征以来，直至 1994 年林丽蓉《医学综合征大全》共集录综合征 2 242 条的出版，已有五六种综合征学专著问世。这些论著都是以上述的理解为基础的。

也是在 20 世纪 70 年代初，美国的儿科学家 Norra 及加拿大的医学遗传学家 Fraser 在他们合著的《医学遗传学：理论与实践》一书中，专设了一章"综合征学"对多发性先天畸形进行探讨，给"综合征"提出了新的定义。"综合征"是指"一个先天性的，在发病机制上相互有关的，多种不同临床表现之组合"。"综合征学"即是"对各种先天性异常组合模式，即综合征的病因学及分类学的研究"，1982 年在一次国际专家工作组会议上对此给予了论证和确认。本节就是在这个认识的基础上进行讨论的。

之所以要把综合征界定在一个具有同一病因或同一发病机制上，是有其临床上，尤其是遗传学上的重要意义的。如现在非同一个家族的两个新生儿，同时都有尿道下裂及第 2、3 并趾和腭裂，经仔细检查，一个被诊断为 Smith-Lemli-Opitz 综合征，另一个则为几种畸形机遇性的偶合，那么这两者的后果是十分不同的。前者是一种常染色体隐性遗传病(到 1975 年文献报告已达 150 例)，除了表面上可见的这几种异常外，还可能有隐的先天性心脏病，泌尿系统的肾、输尿管异常及智力低下，一般多在婴幼儿时期夭折，因此对患儿的养育治疗就是一个很难处理的问题。再者隐性遗传病的父母，推断都属杂合子的携带者，如再生育，则患儿同胞此病再发的风险为 25％，因此对其父母是否适合再生育，也是一个需要慎重考虑的问题。但如果像后一个新生儿，3 种异常完全是偶合，则再伴发其他异常的可能性很小，同胞中再发这种三合一的风险就不存在，而且这 3 种畸形都是可以治疗并且疗效也是很满意的。

二、综合征的分类

(一)根据形成及发生层次的不同分类

根据形成及发生层次的不同，综合征可以分为 4 类：代谢异常综合征、组织发生异常综合征、畸形综合征及变形综合征。现分述如下。

1. 代谢异常综合征(dysmetabolic syndrome)　由于先天性代谢缺陷造成，具体地说是由于某种特异的酶或结构缺陷，或生成量异常，或活性过高过低而引起的代谢紊乱。常见的如白化病，是由于酪氨酸酶缺乏，不能生成正常代谢产物黑色素所致；又如新生儿中不少见的高苯丙氨酸血及苯丙酮尿症，是因为肝内苯丙氨酸羟化酶缺乏，其底物苯丙氨酸无法代谢，在体内聚集而形成高苯丙氨酸血症，过多的苯丙氨酸通过另一途径生成苯丙酮酸，从尿中排出，又形成苯丙酮尿症；再如有一种痛风症，是由于体内的磷酸核糖焦磷酸合成酶结构变异，酶的活性升高，使磷酸核糖焦磷酸的生成大大加快，导致其分解产物尿酸在体内大量增加，尿酸盐在组织中沉积就形成了痛风。

先天性代谢异常综合征至今发现的已超过千种,其中有不少属罕见疾病,在医学遗传学上属生化遗传学范畴,在此不予详述,但需要介绍一下它的特点:①大多数先天性代谢异常都是按常染色体隐性模式遗传的,这不是说它就是隐性遗传病,只是由于酶的生物合成与基因的剂量有关,而在生物体内大多数酶的活性都极丰富,卓有余裕,以保持机体的稳定性。因此在杂合子中虽有一个缺陷基因,还不足以影响酶的活性,只有在纯合子情况下才表现出其缺陷。但也有少数酶的活性本就不高,即使在杂合子中也可以有所表现,则亦可以呈显性方式遗传,如上述的痛风即是。②在小分子量的代谢异常综合征中,患儿一般在出生时表现正常,这是由于在宫内受到胎盘及母体代谢的补偿,但出生以后,随着患儿的生长,症状逐渐显现。在大分子量的代谢异常综合征中,胎盘和母体很难给以补偿,症状可能在胎儿时期或出生时即已显现。③除少数例外,一般代谢异常综合征不伴有先天畸形。

2.组织发生异常综合征(dyshistogenic syndrome)　相当于前节"畸形学"所述的发育异常,即在细胞分化、组织发生层次上的发育紊乱。其又可分为两类:一是单纯性组织发生异常综合征,另一种是错构瘤性组织发生异常综合征。

(1)单纯性组织发生异常综合征(simple dyshistogenic syndrome)　发生异常的组织仅涉及1个胚层,可以是常染色体显性,也可以是隐性模式遗传,Marfan综合征为其典型代表。Marfan综合征为一常染色体显性遗传病,临床主要表现为细高挑身材、长臂、长腿、蜘蛛指(趾)、晶状体异位、夹层主动脉瘤等,症状虽多样,但其基本病理则为各种组织如心内膜、大血管、骨、腱韧带中有硫酸软骨素A或C等粘多糖堆积,影响了弹力纤维及其他结缔组织的结构和功能,使相应器官发育不良,追溯其根源则是先天性中胚层的发育缺陷。

(2)错构瘤性组织发生异常综合征(hamartoneoplastic dyshistogenic syndrome)　发生异常的组织可以涉及1个、2个或所有3个胚层。其主要特点为临床表现包括错构瘤,并有真正肿瘤形成的趋向。一般都是常染色体显性遗传,但也有些病例为散发发生。Gardner家族性结肠息肉综合征可作为代表病例。其特征为结肠息肉、软组织肿瘤和骨瘤三联症。结肠息肉均为多发性,组织学上属腺瘤;软组织肿瘤可发生于身体任何部位,可以为纤维瘤、脂肪瘤、神经纤维瘤、平滑肌瘤等;骨瘤则好发于颌骨、腭骨、蝶骨。

3.畸形综合征(malformation syndrome)　是指几种发生于器官层次,表现于多处不相邻近区域,但是在发病机制上互有相关之畸形之组合。这是由于一个真正的畸形综合征,具有胚胎多向性的特点,在器官形成、体部建立的时期,能使同一发病机制在不同的器官及不相邻近的区域造成缺陷。除少数例外,一般的畸形综合征都不带有生化的紊乱。

4.变形综合征(deformation syndrome)　是指一组主要由机械原因造成胎儿已经正常发生和形成了的结构的变形和损害。这些损害可能集中在身体一个区域,也可能分散在多个部位;可能伴有功能上的障碍,也可能只是形态上的问题。由于完全是环境因素造成,所以没有遗传性。

以上综合征的分类为临床提供了一个大致框架,便于对各种综合征进行分析时,有一个可循的思路。但是要注意,虽然大多数综合征能依此归类,还是有少数综合征具有双重层次。如双侧肾不发育造成羊水过少引起的Potter综合征,为变形和畸形两个层次的重叠。痣性基底细胞癌综合征既有基底细胞癌、成神经管细胞瘤组织发生异常综合征的表现,又有眶距增宽、分叉肋骨、隐性颈椎裂、唇裂等畸形综合征的表现,也是双层次的重叠。更有Zellwegar脑、肝、肾综合征,据认为是一种铁及氨基酸代谢异常;其大脑呈现神经元的移行异常,属于组织发生异常;其动脉导管未闭、卵圆孔未闭是真正的畸形;另外还有由变形造成的肢体挛缩,这是全部4种综合征的交叉重叠。

以上所讨论的综合征是指一组先天的,在发病机制上互相有关的异常的组合。另外还有一种情况,在发病机制上互为因果的异常,即一个原发的单独的异常引出一个或多个继发乃至再续发的异常的组合,因为多少还是与综合征有所不同,故特名为"异常序列(anomaly sequence)"。如内生软骨瘤病,由于原发的软骨组织发育不良而引发一系列的长管骨及脊椎骨改变,是为组织发生异常序列。在无裂前脑畸形中,胚胎的前脑不在矢状面上分裂为两个大脑半球,横断面上分裂为端脑和间脑,冠状面上分裂为嗅球和眼球,由此继发无嗅脑、独眼或眶距狭窄、长鼻喙吻、唇正中裂、面中部及前颅底骨发育不全等一系列畸形,是为前脑畸形序列。在Robin综合征中,由于子宫局束,胎头伸展受限,下颌长期持续地受到胸骨压迫而发育不良,继发舌不能下降,再续发腭裂,则是变形序列,常称之为Robin序列。曾有文献报告一毁形序列,由于羊膜破裂,形成羊膜束带,进一步造成多发异常,如肢指截断、特殊的面裂、不对称的脑膨出等。

和前述的综合征一样,一个异常序列,有时也可由多种原因引起,如上面说的 Robin 序列,既可以是羊水过少子宫局束、胸骨压迫的结果,也可以是胚胎期内神经性肌张力不良导致下颌运动不足所造成,还可以因整个结缔组织发生异常时原发的下颌骨发育障碍而引起。

这里还要说说异常序列和综合征的关系。一个异常序列可以自成一病,如 Robin 序列在其单独表现时也称为 Robin 综合征。但它也可以作为一个综合征中众多异常表现中的一个组成部分,如在 11 长臂部分三体染色体综合征中,有 10 种单基因遗传病综合征中,胎儿乙醇综合征、乙内酰脲综合征、三甲双酮综合征中,都伴有 Robin 序列的表现。另外,一个综合征还可以包括不止一个异常序列。

(二)根据致病因素分类

如按致病因素来分,综合征又可分为遗传性综合征、环境因素引起的综合征及多因素综合征。

1. 遗传性综合征(heriditory syndrome) 完全是由遗传因素引起,又可分为:①谱系综合征(pedigree syndrome),是已知在家族谱系基础上发生的,由于基因突变造成,按孟德尔遗传模式传代,可以为常染色体显性、常染色体隐性或 X 染色体连锁遗传。②染色体综合征(chromosomal syndrome),由于染色体数量或结构异常引起。

2. 环境因素综合征(environmental factor caused syndrome) 由环境中致畸因素引起。致畸因素种类繁多,物理因素如电离辐射、紫外线、宫内局束等;化学因素如甲基汞(20 世纪 50 年代初引致日本的水俣病)、多氯联苯(20 世纪 80 年代中期日本西部地区的米糠油事件),尤其是作为化学因素之一的药物因素如反应停、氨甲喋呤、雌激素等;生物因素如风疹病毒、巨细胞病毒等。这些致畸因素由于是作用于胎儿成体或胚胎的体细胞,所以不会遗传给后代。但是要注意,一些致畸剂如辐射、紫外线及某些化学物质同时也是诱变剂,能作用于人的生殖细胞,引起基因或染色体的突变,这种遗传物质的改变则具有遗传性。

3. 多因素综合征(mulifactorial syndrome) 是指在遗传素质的基础上再受到环境因素的作用所引发的综合征。

病因、发病机制和临床表现的不一致性,在前面已讨论过,不相同的病因可以通过相同的发病机制,产生同一种综合征的各种临床表现。但是另一方面,相同的病因通过相同的发病机制也可以产生同一综合征的不同临床表现,如甲患儿表现有 A、B、C、D 4 种缺陷,乙患儿表现为 C、D、E、F 4 种缺陷,丙患儿也许却表现为 A、B、E、F 4 种缺陷,也就是说在同一综合征中,各种缺陷出现的频率是互不相同的,不是每一例综合征患儿都会而且必须表现出该综合征所有的全部症状。这是因为:①虽是同一个综合征中出现的异常,但每一个异常都有各自的外显率和表现度。②致畸因素作用于胚胎的时间不同、部位不同。如在反应停综合征中,在胚胎敏感期的早期,作用于胚胎的鳃弓部位,将产生头面部尤其是耳的残损,在中期作用于上肢芽,可产生上肢的畸形,在后期作用于下肢芽,则产生下肢缺陷,当然 3 种缺陷可有不同组合,或全部具备的也有。③遗传的背景不同。如 Turner 综合征发生于高身材家庭,患者就可能没有矮小的表现,Marfan 综合征发生于矮身材家庭,患者就可能没有细高挑和蜘蛛指表现。④接诊科室不同。如 Turner 综合征,在心脏科心脏缺陷的频率高,在内分泌科、妇科则性发育不全、原发闭经的频率高,在儿科、外科则以颈蹼、肘外翻的频率为高。⑤确认偏倚。所谓确认,是最初认定作为此综合征的代表病例,在谱系调查中即"先证者",确认偏倚是说最初认定的以此为法的病例没有包括全部应有的表现,实际上不足为法,因此后续报告病例的表现多有出入。

三、综合征的界定及意义

综合征的界定(syndrome delineation),是指对一组多发异常确定其是否为一综合征,并给以限界、认定及命名。

综合征界定的重要意义不应低估。与 19 世纪末 20 世纪初对传染病的界定一样,正是由于微生物学的兴起,人们借助微生物学的方法和手段,对传染病进行了广泛而深入的探索,摸清了各种传染病的发生和发展规律,才有了今天我们对绝大多数传染病能得以掌握它们的来龙去脉,据此进行诊断、治疗、预防、控制,甚至给以消灭的局面。对综合征也应当是一样,现在我们有许多遗传病学、分子生物学、环境卫生学、流行病学的方法和手段,当一个发生未明的综合征,借助这些方法和手段被界定以后,它的致病原因、发病机制、表现型病谱、自然病程、可能结局、遗传规律、再发风险等就都可以知晓,医生可以较好地掌握病变的规律,患者也可以得到较合理的治疗,家属的咨询可以得到更准确的解答。若能知道一个综合征的病因、发病机制,有一些遗传性疾病就可以通过基因工程进行治疗。如果能知道一个综合征的表现型病谱,医生就可据此预见并寻查目前尚未显现,但在日后可能发生的更为严重的临床问题,如心、肾、肝、脑等的缺陷,进行追随监测和采取预防措施。对于不利于存活,预后严重的病例,可以提前让家属作好思想上的准备。对于再发风险很高而又无法治疗的病种,一般不建议患儿父母再妊娠,以减少家庭和社会的负担,提高人口的素质。

据 Cohen 报告,从 20 世纪 70 年代开始,综合征界定的进程飞速发展。在 1971 年带有唇面裂的综合征还仅知 72 种,到 1978 年达到 154 种,到 80 年代末则超过了 300 种。1975 年带有颅缝早闭的综合征,记录有 18 种,到 80 年代末达到了 64 种。最复杂的颅面畸形——无裂前脑综合征,在 1971 年仅知 10 种,80 年代末见到了 41 种。这一方面是由于随着科学技术的飞速发展,人们生活和工作环境的日益复杂,在享受现代化提供的高度便利同时,也受到了现代化带来的对人类本身生存和繁衍的侵袭和干扰,通过对遗传因素、环境因素的改变,新的疾病种类、新的综合征亦不断出现。另外一方面,由于遗传学、分子生物学、环境卫生学及各临床学科的迅猛发展,扩大和加深了人们的认识,并且由于这些学科提供了许多新的、高效的检测手段和方法,使人们对过去没有认识到的问题有了新的认识,包括对综合征的界定。

第三节　整形外科有关综合征提要

在整形外科临床工作中有时会接触到一些比较复杂的畸形或病变,在综合医院里常能遇到对新生儿中有颅面畸形、唇腭裂、多指、并指等表现者的会诊邀请。对这些情况如何认识,其临床意义如何,应给以怎样的处理,是否仅凭其体表形态即给予急诊治疗(如唇裂的修复),以及如何减轻患儿父母的心理负担等,这些问题常需要进行一些查询和斟酌。这里汇集一些有关的综合征,以备临床检索参考,收罗远非完全,但可提供一点线索。

所列的综合征除了前文所界定的先天性胚胎病变引致的以外,还包括了后天形成已习惯名为综合征的少数病种。由于所谓的综合征一般都涉及身体多个方面,勉强归入哪一部位或某一系统器官,不是顾此失彼就是反复重叠,因此以下按综合征名称首字母顺序编排。通常习惯于用首次报道人姓名命名综合征,这固然尊重了首创者的劳动,但也有不便之处,因为有些不常见的综合征如仅用人名称呼,往往让人难以理解,而且有些一个人名之下就有多个性质完全不同的综合征,易致混淆。此处采用了一次国际命名会议(1925)上的合理建议,在人名之后再加以描述性或病原性的名称,则较易理解,有些综合征的命名可多达十余个,这里只择其最具代表性,最为通用的名称。

一、Apert 尖头并指(趾)综合征

法国神经病学家 Apert 于 1906 年首次报告了 Apert 尖头并指(趾)综合征(acrocephalosyndactyly syndrome)。

临床表现:头高而扁,由于冠状缝早期闭合,前额明显突出,皮肤有横形皱纹。眶距增宽,眼眶浅,致眼球突出,上睑下垂,睑裂外眦下斜,有外斜视、弱视,还可有先天性青光眼、白内障。面中部发育不良,鼻低平,30%患儿有高拱腭、腭裂或粘膜下裂、开殆。四肢畸形表现为手或足对称性并指或趾,一般是 2～4 指或趾完全并连成块,或指端骨性并连合并成一个总的指甲,拇、小指情况不定。还可有前臂短、尺桡骨融合、肩肘关节固定或发育不全及上肢运动障碍等。随着患者的成长,由于颅腔扩展的限制,可出现颅内压增高、视乳头水肿、视神经萎缩、视力减退或丧失、脑水肿、头痛、抽搐、听力丧失、智力发育迟缓等。

该综合征为常染色体显性遗传,但由于器官及智力发育的障碍,引起遗传适度降低,不适合婚配生育,且很少能存活到成年,故家族性发病不多,所见的多为散发病例。父母常显示生育年龄过高,为生殖细胞突变所致。

二、Carpenter 尖头并指（趾）综合征Ⅱ型

Carpenter 尖头并指（趾）综合征Ⅱ型（acrocephalosyndactyly syndrome Ⅱ）与 Apert 综合征有较多类似，1901 年由伦敦的 Carpenter 报告，比 Apert 还早，多年来人们一直认为这两者是同一种病，但经过较多病例的比较，认识到它们其实是两个不同的综合征。本征与 Apert 综合征的不同之处在于：①为常染色体隐性遗传，较 Apert 罕见；②颅缝早闭涉及冠状缝、矢状缝、人字缝多条颅缝；③除并指外还有拇指侧多指；④有下肢并发畸形，如漏斗骨盆、耻骨弓发育不良、髋外翻、髋关节脱位、膝外翻等；⑤肥胖；⑥有生殖器发育不全、性功能低下、男性有隐睾等表现。由于本征与 Apert 征一样也有尖头并指（趾），故称之为尖头并指（趾）综合征Ⅱ型。

三、Crouzon 颅面成骨不全综合征

法国神经病学家 Crouzon 于 1912 年首先报告了 Crouzon 颅面成骨不全综合征（cranio-facial dysostosis syndrome）。

临床表现以颅骨及面部畸形为主要特征。颅骨畸形是由于冠状缝、矢状缝、人字缝多缝早闭所造成，可以有舟状头、尖头、塔头、三角头、短头等各种不同表现。由于蝶骨大小翼及上颌骨发育不良引起眶距增宽，眶外壁及下壁过浅，眼眶容量过小，致眼球高度外突，眼睑不能闭合，又可导致暴露性角膜炎、角膜溃疡，还常见有外斜视、眼球震颤、虹膜缺损、青光眼、晶体异位等。上颌的发育不良还可造成上牙弓缩窄、牙列拥挤、全上牙反𬌗、腭弓高拱，另外还有双耳低置。随着患儿成长，脑的发育不能扩展，可致颅内压增高，发生头痛、癫痫、视乳头水肿、视神经萎缩、视力减退、智力发育障碍等情况。如到学龄前后能维持代偿，则以后的视力、智力发育可不再受影响，患儿可以正常生活。

本征为常染色体显性遗传，几近完全的外显率。

四、Demarquay-Richet 下唇陷窝唇（腭）裂综合征

Demarquay-Richet 下唇陷窝唇（腭）裂综合征〔lippit cleftlip（palate）syndrome〕由 Demarquay（1845）和 Richet（1862）先后描述，1954 年 Van de Woude 又有报告，故也称 Van de Woude syndrome。

临床表现：在下唇唇红正中线两侧有一对或多个，一般呈对称分布的陷窝，伴有唇裂，少数病例为唇腭裂。大多无症状，也可有少量唾液分泌。病理组织上为复层鳞状上皮瘘管夹有粘液腺泡或浆液腺泡。

少数病例可伴有下唇重唇、牙列不齐、脊柱侧凸，以及四肢、泌尿道、心脏等异常。本征为常染色体显性遗传，发病率约为 1/25 000，男女均可患病。

五、第一、二鳃弓综合征

第一、二鳃弓综合征（first and second branchial arch syndrome）为除唇腭裂以外面部排列居第二位常见的先天畸形，发生率为新生儿中 1/5 000～1/4 000，男女之比为 3：2。绝大多数为单侧，双侧发病的发生率占 5%～16%，两侧轻重常不一致。

本征为常染色体显性遗传，有较多的同胞间发病报告。但环境因素对其发生的影响颇大，1959～1962 年间联邦德国反应停致畸事件中，就有本病的重型新生儿 1 000 名左右，轻型新生儿 2 000 例左右。

本病因报道极多，故命名也十分不统一，其中包括单（双）侧颅面发育不全、单侧面部发育不全、先天性耳颅综合征、耳及鳃原性发育不全、耳及下颌发育不全、坏死性面部发育不良等等。

主要病变涉及由胚胎时期第一、二鳃弓及其间的第一咽囊、第一鳃裂和颞骨始基所源起的组织和器官，包括耳、颞、下颌、翼、腭部的骨、肌肉、神经各种结构，主要集中在颜面的下半部。

具体临床表现：耳郭从轻度畸形或耳位低置到仅余残存皮赘、痕迹耳垂乃至完全缺失、外耳道闭锁、中耳听骨发育不全，或锤砧骨融合致听力障碍或传导性耳聋。下颌骨轻症仅表现为升支及髁状突短小，关节窝平浅，重者整个升支不存在，患侧下颌骨体也发育不良，导致显患侧面部短小，咬𬌗面倾斜并有开咬𬌗。由于咀嚼肌群的发育不良导致两侧肌力不平衡，开闭口及前伸时下颌骨向患侧偏斜，有面横裂，可形成巨口。从口角

到耳屏的连线上,即上颌突与下颌突融合线上有残存的皮赘及软骨赘或鳃裂漏开口。患侧腮腺不发育可有面神经轻瘫。上颌窦底及鼻底升高,颞骨的鼓室及乳突发育不良。有少数病例还可伴有脊柱畸形如半椎体、部分椎骨融合、脊柱裂及侧凸等,也可有智力发育迟缓。

六、Edward 染色体 18 三体综合征

Edward 染色体 18 三体综合征(trisomy 18 syndrome)于 1960 年由 Edward 和 Patau 两人首次报告。本病为染色体疾病中最常见的一种,仅次于 Down21 三体综合征,发生率占新生儿中的 1/45 000,女多于男。该征因生殖细胞减数分裂配子形成时第 18 号染色体不分离所致,故多发生于高龄生育的父母。患者的核型,以标准的 18 三体为最多,少数可为易位型或嵌合型。

畸形的表现极为多样和复杂,涉及全身所有组织和系统,症状多至百种以上。重要的有小样儿,瘦弱;长头,枕部后突,眶距增宽,睑裂狭窄,上睑下垂;耳郭畸形并低置;上腭狭窄,唇腭裂,小下颌;脊柱裂,脊髓膨出;胸骨短,小骨盆;手呈特殊的握拳姿势,拇指及中、环指屈曲紧贴掌心,示、小指叠其上,船形足;肌张力高,四肢常处于屈曲强直位。内脏畸形包括室间隔缺损、动脉导管未闭、食管闭锁、肝外胆管闭锁、美克尔憩室、脐疝、腹股沟疝、马蹄肾、隐睾等。一般均在婴儿时期夭折。

七、反应停综合征

反应停综合征(thalidomide syndrome)又称 Lenz 综合征。

反应停是一种非巴比妥类安眠镇静药物,于 1959 年在当时的联邦德国产出,用于早期妊娠反应的剧烈呕吐有良好的效果,很快畅销,英、瑞士、瑞典、秘鲁、加拿大、日本、澳大利亚等国纷纷引入。1960 年初,先是在联邦德国,其后在各国相继出现新生儿面部畸形、四肢不全的严重异常。有统计数字表明:联邦德国发生了六千余例,英国八千余例,日本官方报道有三千余例,引起了卫生界的极度重视,经过艰苦的研究搜寻,1962 年联邦德国的 Lenz 终于证明此征是由反应停的致畸作用引起,因此又称之为 Lenz 综合征。

临床表现最突出的为面部和上肢畸形,尤其是后者。面部畸形以外耳发育不良为主,参见"第一、二鳃弓综合征"。上肢畸形轻中重不等,最轻如拇指畸形或缺损,拇、示指或 3～5 指变形或融合,中度者桡骨或肱骨缺如,严重者前臂及上臂完全缺如,双手直接与肩部相连,形同海豹,故又称为海豹肢畸形。下肢可与上肢有同样病变。少见的并发情况还有颈蹼、脊髓脊膜膨出、消化道狭窄或闭锁、无肾、无肛等。

据 Lenz 八百余病例的分析,阐明不同的畸形表现与反应停对胚胎作用的时间和部位有关。主要的致畸影响在末次月经后的第 34～50 天,即胚龄的第 3～5 周内,这一期间的前几天,药物作用于胚胎的鳃弓部位引发颜面畸形,如在中间几天药物作用于上肢芽部位出现上肢畸形,在后几天作用于下肢芽部位则出现下肢畸形。若药物作用的时间早,持续时间长,则出现全部面部和四肢的畸形。

此一事件为第一次发现的化学物致畸事件,震惊了全世界,1962 年前后各国相继取缔反应停的使用,才停止了海豹肢畸形的出现。由于反应停对成人体细胞没有严重的毒性作用,故对于麻风患者的发热、神经痛等仍在使用中,但是对于妊娠妇女则绝对禁用。

八、Frey 耳颞综合征

Frey 耳颞综合征(auriculotemporal syndrome)又名耳颞鼓索综合征(auriculotemporal and chorda tympani syndrome)、味觉出汗综合征(gustatory sweating syndrome)。该征是由于 1923 年 Frey 报告 1 例腮腺部位枪伤后的患者于每次进食时患侧耳颞部即出汗而得名,其实在 19 世纪末 20 世纪初就已有人报道过此种情况。

本征的特点为:于腮腺手术后数月至半年开始发生,每次进食或咀嚼时即出现手术侧耳颞部皮肤潮红、灼热、出汗不止,即使在冬季严寒季节,也是大汗淋漓。进食或咀嚼停止后数分钟潮红发热即消失,出汗也停止。此种情况不仅发生于腮腺手术后,还见于腮腺外伤、感染及颈部淋巴清扫手术后。对其发病机制亦存在许多不同看法,但以 Ford Woodhall(1938)提出的神经损伤后再生迷行理论(aberrant regeneration theory)最能为众人所接受。腮腺的分泌是由交感与副交感两类神经协同支配的,交感神经支配粘液的分泌,量少而

粘稠,副交感神经支配浆液腺的分泌,量多而稀薄。交感神经发自颈上交感神经节,随硬脑膜中动脉神经丛而进入位于卵圆孔下方的耳神经节,其节后纤维随三叉神经的耳颞神经支进入腮腺,同时分布于耳颞部皮肤的汗腺及小血管。副交感神经源自延髓的下涎核,通过舌咽神经、鼓室神经、鼓室神经丛及小岩浅神经,也进入耳神经节。其节后神经纤维和交感神经的节后纤维一起,分布到腮腺内,但是不分布于耳颞部的皮肤。在腮腺及腮腺附近手术、外伤或感染时,通过耳颞神经分布于腮腺及耳颞部皮肤的交感、副交感神经纤维都被切断,在神经再生过程中,司分泌功能的副交感神经节后纤维再生迷失方向,长入到被切断的支配耳颞部皮肤的汗腺、小血管的交感神经节后纤维中,于是在有咀嚼活动或味觉刺激时,副交感神经兴奋,就出现了耳颞部皮肤血管扩张、温度升高及出汗的现象。

九、睾丸女性化综合征

睾丸女性化综合征(testicular feminization syndrome)为一种男性的假两性畸形。轻症者肩宽臀小呈男性体态,但有乳房发育、阴茎似肥大的阴蒂、阴囊分裂如大阴唇、隐睾在腹股沟管或大阴唇内。发展充分者则完全如女性表现,体态苗条、脂肪丰厚、乳房发育良好、肩圆窄、臀宽大,外生殖器完全如正常女性,仅阴道为盲端,深浅不定,但子宫及附件缺如,隐睾也可能在腹股沟内。该征为X染色体隐性遗传病,性染色体型为男性XY或XO/XY嵌合体,据认为一般都由母亲携带传递,其子女男孩1/2为病者,女孩1/2为携带者。发病机制为控制性器官靶细胞上产生雄激素受体的基因发生突变,不能产生相应的受体,即使血液中雄激素并不缺乏,靶器官也对之不敏感、无反应,这就影响了雄性化的发展。女性化的程度如何,则取决于受体缺乏的程度。

十、Goldenhar 面耳脊柱发育不良综合征

19世纪即开始有Goldenhar面耳脊柱发育不良综合征(oculo-auriculo-vertebral dysplasia,OAV)的报告,但直到1952年,Goldenhar才确定其为一单独的综合征。本征主要特点为颅面脊柱发育不全伴有眼球的上皮样囊肿,因在胚胎第一、二鳃弓及相邻脊柱部位血循环障碍所致。

临床表现:面部单侧颧骨、上下颌骨、颞颌关节发育不良,呈小颌、高腭弓、反咬𬌗、唇腭裂或面横裂。眼部畸形包括小眼球、睑裂外下斜、上睑下垂或缺损、脉络膜缺损,角膜外侧缘的球结膜上有皮样囊肿或脂肪皮样囊肿,眉缺损,偶有眼肌麻痹。半数以上患者有耳部畸形,包括耳郭大小形状位置的异常,如小耳、副耳,95%有耳前赘皮,有外耳道狭窄或闭锁,由于中耳异常而有传导性耳聋,口角及耳屏的连线上有瘘管或盲端瘘孔。脊柱畸形可为寰枕融合、部分或全部颈椎的骨融合、椎骨破碎、楔形骨、半椎骨、颈胸椎侧凸、第1骶椎腰化、脊柱裂、脊膜脊髓膨出等。此外还可有肋骨异常、副肋等。半数患者有心血管畸形,如房或室间隔缺损、主动脉狭窄、右位心、大血管错位,甚至四联症等。其他还可有脑积水、肾畸形、智力低下、精神障碍等。本病并非罕见,至20世纪80年代,报告积累已超过150例,但并非每一病例都具有全部上述异常。此病并非致死性,很多畸形是可以手术治疗的。

十一、Kasabach-Merritt 血管瘤及血小板减少综合征

Kasabach-Merritt血管瘤及血小板减少综合征(hemangioma with thrombocytopenia syndrome)又名毛细血管瘤及血小板减少性紫癜综合征,于1940年由Kasabach及Merritt两人首次报告。

本征为血管瘤伴有血小板减少性出血倾向的疾病,血管瘤可以为单发的巨大型,也可能为多发散在性,可在体表的任何部位,少数病例也可在实质或空腔脏器如肝、脾、肾、骨、肌肉、肺、结肠内。出血性发作一般都在婴儿期,文献报道最早在出生后即有发生者。出血表现为广泛发生的出血点、瘀斑、紫癜,或聚积在血管瘤内,随着血管瘤的急剧增大,血小板迅速减少,计数可达10 000以下。用标记的血小板检查,发现血小板在血管瘤内大量堆集,血小板的寿命缩短,血管瘤内可形成大块血栓。发病机制据认为是血管瘤的内皮异常,由于血流淤滞,激活了凝血因子,导致血栓形成,引起血小板消耗性凝血障碍。血液检查除血小板计数减少外,还有红细胞碎裂、纤维蛋白原减少、纤维蛋白降解产物(FDP)增多、凝血酶原时间延长,最终导致播散性血管内凝血(DIC)。患儿可因DIC或颅内或内脏器官出血死亡。此病虽为先天性,但未见家族性报道,未发现有遗传

性。

临床可经放射治疗血管瘤而控制其发展，或手术切除血管瘤。只要血管瘤得到控制或被切除，血小板迅即上升。但手术引发 DIC 的风险极大。

十二、Klinefelter 睾丸发育不全综合征

Klinefelter 睾丸发育不全综合征(testicular dysgenesis syndrome)又称为曲细精管发育不全综合征(seminiferous tubules dysgenesis syndrome)、男性女乳无精子生成综合征(gynecomastia aspermatogenesis syndrome)。

1942 年 Klinefelter 收集了 9 例具有女性乳房、睾丸发育小、无精子、尿中促卵泡成熟激素(FSH)增高的病例，认为是一单独病种，称之为男性女乳无精子生成综合征。Jacob(1959)发现本征是由于 X 染色体重复造成，其核型为 47XXY。此征的发生率并不低，在男性群体中占 1‰～2‰，在精神发育不全的男性中占 1%，在不育的男性患者中占 10%。据分析，60% 的病例为母卵减数分裂时 XX 不分离所致，40% 的病例为父精减数分裂时 XY 不分离所致。

临床表现：在青春期以前症状不显现。青春发育期后，睾丸不发育，一直保持形小。阴茎阴囊发育可以正常，乳房发育如女性。病理组织表现为曲细精管发育不良，皱缩，透明性变，排列不规则，管间的弹性纤维缺如。Leydig 间质细胞增殖成团，精细胞生成少或根本不生成，因此患者虽能婚配，但无生育能力，除非是与正常核型嵌合的病例。

在以后又相继发现核型为 48XXXY、48XXYY、49XXXXY 及多种不同核型的嵌合体。随着 X 染色体数目的增加，畸形也相应增重，可以出现智力迟钝、精神障碍、尺桡骨融合、尿道下裂、阴茎阴囊发育不良等。

十三、Klippel-Feil 颈眼听综合征

Klippel-Feil 颈眼听综合征(congenital cervico-oculo-hearing syndrome)又名先天性短颈综合征(congenital brevicollis syndrome)、先天性颈胸椎融合综合征(congenital synostosis of cervico-thoracic vertebrae syndrome)，为 Klippel 及 Feil 于 1912 年首次发现并报告。

临床表现：最主要的为先天性颈椎骨性融合，从比较多见的轻度、单纯 1～2 个颈椎间隙间的融合，直到少见的全部颈椎包括枕颈的融合，甚至还有下胸椎与颈椎的广泛融合，并可有半椎体、椎体碎裂，由此而表现为颅底扁平、短颈、后发际低、颈蹼、斜颈、颈部活动特别是向两侧转动的限制、驼背、脊柱侧凸、脊柱裂等。除脊柱的畸形外还可有其他骨骼的异常，如颈肋、前臂或拇指畸形，1/3 的患者伴有高肩胛畸形。耳部的异常主要在听力，大多数是由于听神经核、听神经异常和内耳发育不良造成的神经性耳聋，少数则是由于中耳听小骨畸形、卵圆窗闭锁、外耳道闭锁造成的传导性听力障碍。眼部畸形有眼外肌麻痹、斜视、眼球向内转动时眼球后缩下陷、视网膜脉络膜发育不良、视力减退等。

神经系统症状还可有面神经瘫痪，由于锥体束异常所致的上肢两侧不自主的连带运动，称为镜像运动，此外还有四肢痉挛性无力，严重者最后可致进行性瘫痪。其他异常可有颜面不对称、高腭弓、腭裂、智力发育迟缓、心脏畸形如室间隔缺损，以及泌尿系统异常如一侧肾不发育等。

据证实，轻型病例为不完全外显的常染色体显性遗传，具有不同的表现度。严重的病例可能为常染色体隐性遗传。发病率为 1/42 000 新生儿，女性稍多见，发病机制为胚胎中胚层的发育障碍。

十四、Klippel-Trenaunay 血管扩张性肢体肥大综合征

Klippel-Trenaunay 血管扩张性肢体肥大综合征(hemangiectatic hypertrophy syndrome)，1900 年由 Klippel 及 Trenaunay 首先报告，1907 年由 Parkes Weber 再次报告。

临床表现：出生时即有或在幼儿时出现的单一肢体上的血管异常，包括鲜红血管痣、毛细或海绵状血管瘤、先天性动-静脉瘘、先天性大小隐静脉曲张。多数还伴有淋巴系统的发育不良，表现为淋巴水肿及皮肤改变。随患儿的成长，血管异常的扩展及加重，患肢骨组织及各层软组织过度发育呈现肥大，特别是在有动-静脉瘘的病例，肥大更盛，且温度增高。由于肢体两侧生长的日益不平衡，可出现代偿性的脊柱侧凸或跛行。

有的病例可伴有颈胸段椎管内的血管异常,由于异常血管的压迫或蛛网膜下出血的压迫,可以出现截瘫或 Brown-Sequard 脊髓性偏瘫。有的病例可伴有眼部的血管异常,如结膜毛细血管扩张、视网膜静脉曲张、脉络膜血管瘤或一侧青光眼等。个别病例可有多指、并指或蜘蛛指(趾)畸形。

本综合征为常染色体隐性遗传。在发病机制上亦有不同说法,有人认为是血管发育异常;有人认为是自主神经营养障碍;有人认为此征为两种不同的病变,其血管异常以血管痣、静脉瘤为主发生在下肢者,为 Klippel-Trenaunay 综合征,以动-静脉瘘为主发生在上肢者,为 Parkes Weber 综合征;更有人以为 Srturge-Weber 综合征也与此病属同一范畴,只不过是血管异常发生于面部及颅内部位而已。

十五、Larsen 腭裂多发性关节脱位综合征

Larsen 腭裂多发性关节脱位综合征(palatoschisis congenital multiple dislocation syndrome),1929 年由 McFarland 首次报告,1950 年 Larsen 为此作了详细描述。

临床表现:额部隆凸,眶距增宽,鼻梁平凹,面平扁,腭裂,双侧肘、髋、膝关节呈多发性脱位,手指圆柱状,甲宽掌短,呈马蹄内翻足。偶有脊柱裂、室间隔缺损。其为常染色体隐性遗传病。

十六、Marcus Gun 张口瞬目综合征

Marcus Gun 张口瞬目综合征(jaw-winking syndrome)又称张口提上睑连带运动综合征(jaw-win-king levator palpebrae synkinesis syndrome),为 Rober Marcus Gun 于 1883 年首次报告。

临床表现:多见于一侧先天性上睑下垂患者。当患者说话、进食、下颌张开或向对侧偏斜时,下垂的上眼睑即自动地突然提升,甚至比正常侧上睑提得还高,当下颌向患侧偏斜时,上睑下垂得更加厉害。也偶见于正常人,下颌张开时引起无下垂的上睑提升得更高。此征在双侧上睑下垂患者中比较少见。

该征为先天性或家族性不规则性常染色体显性遗传,女性稍多于男性。肌电图证实,下垂的上睑提肌的收缩伴随同侧的翼外肌收缩而发生,因此是翼外肌与上睑提肌的连带运动,发病机制为三叉神经与动眼神经之间的异常联结。至于联结部位是在中枢神经核,还是在从神经核下行的纤维束之间,或另有通路,目前尚不清楚。

另外在面神经瘫痪闭眼不全的病例中,有时可见下颌张开时面瘫侧的眼轮匝肌也自动收缩发生闭眼的现象,Marin Amat(1918)称之为反的 Marcus Gun 综合征,一般也称之为 Marin Amat 综合征。这是面神经支配的眼轮匝肌与三叉神经支配的翼外肌之间的连带运动,由于面神经瘫痪后发生的两神经之间的异常联系所致。

十七、Marfan 蜘蛛指趾综合征

Marfan 蜘蛛指趾综合征(arachnodactyly syndrome),1896 年由 Marfan 首先报告,1902 年 Achard 将其命名为蜘蛛指趾综合征,故又称为 Marfan-Achard 综合征。

该征为常染色体显性遗传,是一种单纯性中胚层组织的发生异常。其病理基础为骨及心血管内膜组织等中胚层发源的组织中有硫酸软骨素 A 或 C 等粘多糖堆积,影响弹力纤维及其他结缔组织纤维的结构和功能,从而导致有关器官或组织的发育不良。

临床表现:细高挑身材,四肢管状骨均细长,致身材不短,腿更显长,手长过膝,指趾如蜘蛛腿样。可能有鸡胸、漏斗胸、脊柱后弯或侧凸。各关节韧带弛弱,关节能过度屈伸,表现为双向活动关节。可有髋及膝脱位、头长、额凸、面容瘦削、塌鼻梁、高腭弓、耳畸形等。有眼眶凹陷、眶上缘突出、睑裂倾斜、虹膜缺损或变色、严重近视,可出现自发性视网膜剥离,有青光眼、斜视,大多数病例有晶状体移位。半数以上患者有心血管异常,最多见的是夹层主动脉瘤,另外可有心瓣膜异常、房或室间隔缺损。肺部可有肺囊肿、肺叶发育不全等。患者常因夹层主动脉破裂而致死。

十八、Möbius 先天性双侧面神经并外展神经瘫痪综合征

1880 年 Von Graefe 首先报告了先天性双侧面神经瘫痪病例,1888 年 Möbius 报告了先天性双侧面神经

并外展神经瘫痪的病例。

Möbius 先天性双侧面神经并外展神经瘫痪综合征（congenital bilateral facial and abducent nerves paralysis syndrome）的临床表现为：轻重程度不等的双侧面神经及外展神经瘫痪，如面部无表情、闭眼不全、眼球不能外展、闭口不紧、流涎、吮乳困难、发音不清楚等，严重者还可涉及到动眼神经、三叉神经运动支，以及第 9、10、11、12 脑神经，表现为眼外肌、舌、腭、咀嚼、吞咽等的运动功能障碍。部分病例还有外耳、中耳、内耳的异常，如外耳道闭锁、听小骨畸形、内耳发育不良引致的听力障碍或耳聋。另外还可有并指趾、缺指趾、智力发育迟缓等。以上症状在出生时即存在，但由于双侧发病，面部表现为两侧对称，故常未能即时发现，哺养一段时间后才逐渐发觉。其病因不清楚，男性稍多于女性，虽属先天，但似非遗传性。病理基础为有关神经的运动核发育不全所致。肌电图检查属于核上性病变。

十九、Mohr 口面指综合征 Ⅱ 型

Mohr 口面指综合征 Ⅱ 型（orofacio-digital syndrome type Ⅱ，OFDS Ⅱ）为 Mohr 于 1941 年首次报告。

临床表现：鼻根宽广，鼻尖裂，颧弓与上下颌骨发育不良，腭弓高拱或腭裂，中切牙缺如，上唇中央裂，舌正中裂或侧裂。短指（趾）、并指（趾）或多指（趾），小指内弯，常有听骨发育不良、传导性听力障碍。本病为常染色体隐性遗传，男女均可发病。

另有一类与本病症状基本相同，同时还有头发稀疏或秃发、眶距增宽、内眦或外眦移位，以及面部皮肤有汗疹或皮脂溢出等改变，智力常较低下，仅见于女性，为 X 染色体显性遗传，由 Papillon、Leage、Psaume 3 人于 1954 年首次报告，称之为 Papillon-Leage-Psaume 口面指综合征 Ⅰ 型（orofacio-digital syndrome type Ⅰ，OFDS Ⅰ）。

二十、Patau 染色体 13 三体综合征

Patau 染色体 13 三体综合征（trisomy 13 syndrome）由 Patau 于 1960 年最初报告。本病为一种染色体疾病。80% 的病例为标准的染色体 13 三体，其余为 D/D 易位型或染色体 13 三体与正常核型的嵌合体。新生儿中发病率为 1/25 000，女性多于男性。

临床表现：有小头、前额低、无嗅脑、眶距缩窄、小眼或独眼、虹膜缺损、视网膜发育不全、耳郭低置、聋哑，半数以上有唇裂或腭裂、小颌。大部分病例还合并有心脏畸形，如右位心、房或室间隔缺损、动脉导管未闭、大血管异位等。国外报道还有泌尿生殖系统异常，如多囊肾、肾积水、双角子宫、隐睾、尿道下裂等。90% 的患儿死于 1 岁以内，易位或嵌合型者个别报道能活到 10 岁。

二十一、Pierre Robin 下颌后缩舌后坠气道阻塞综合征

Pierre Robin 下颌后缩舌后坠气道阻塞综合征（retrognathia glossoptosis inspiratory obstruction syndrome），主要表现为下颌后缩或发育不良（小颌）引起颏舌肌的短缩或后退以致舌根后坠，在咽后部形成瓣膜样吸气障碍，并且由于舌的位置不良，阻碍了胚胎期两侧腭突的水平伸展、接触及融合而形成腭裂。患儿由于呼吸障碍，尤其是在睡眠或哺乳时，极易发生发绀缺氧，为新生儿猝死原因之一；或由于哺乳困难，使患儿出现一系列营养不良及呼吸道病变而一直处于疲惫衰弱状态。

除以上症状外，患儿还可出现心血管畸形如房间隔缺损、主动脉狭窄、右位心、动脉导管未闭等。另外还可伴有聋哑、近视、青光眼、白内障、颈椎畸形、智力发育迟缓等。

产生此综合征的病因多种多样，可以是因不同外显率的常染色体显性遗传引起；也可以是由于内外环境影响造成的先天性下颌骨原发发育障碍；还可以是胎位限制或羊水过少、宫内局束造成胎头屈曲不能自由伸展，胸骨对下颌持续压迫影响的缘故。由于本病是由一种下颌发育不良或异常后缩引发的一系列后续的结构变异，故又称为 Robin 序列。

本病其实远在 19 世纪末就已被发现并有过唇舌粘连手术矫治的报告，但未引起人们重视。直到 1923 年，巴黎的口腔科医师 Pierre Robin 根据他对此征制作口腔矫治装置的 20 年经验，对本病作了详细的描述才被人们了解，因而被称为 Pierre Robin 综合征。

二十二、Poland 胸大肌缺损并指综合征

Poland 胸大肌缺损并指综合征(pectoralis deficiency syndactyly syndrome),于 1841 年伦敦的医学生 Poland 在作一尸体解剖时发现并首次报告。

临床症状集中于躯体和上肢,男性多见,一般为单侧,极少有双侧发病。最轻度者仅为胸大肌的胸骨头部缺损和第 3～4 指并指畸形。严重的病例除整块胸大肌外,还涉及其下的胸小肌、前锯肌、肋间肌,甚至其邻近的部分背阔肌、腹外斜肌,乃至前胸部的部分肋骨、肋软骨。有的还表现为胸部反常呼吸、肺疝出、肩胛骨高位、患部皮肤和皮下脂肪发育不良,以及乳头高位,或女性乳房发育小或无乳房。手部畸形表现为不同类型的并指、短指、缺指、2～4 指中节指骨缺损、手指深浅屈腱融合、腕骨融合、尺桡骨融合等。个别病例还可伴有耳郭畸形、半椎体、脊柱侧凸、肾畸形、隐睾等。发病原因不清楚,虽也有家族发生、双胞胎同时发生和染色体畸变的报告,但目前尚未肯定其有遗传基础。基本病理为因胚胎时期上肢芽发育障碍所致。

二十三、Romberg 进行性单侧面部萎缩综合征

Romberg 进行性单侧面部萎缩综合征(progressive hemiatrophy of face syndrome)由 Romberg 于 1846 年详细论述,但在此前的 1825 年已有 Parry 作过最初报告,故又称为 Parry-Romberg 综合征。

临床表现:女性多于男性,一般于 20 岁前的青春后期开始发病,面部一侧(左侧较为多见)从皮肤开始出现萎缩,逐渐延及皮下脂肪、筋膜、肌肉、软骨及颧、颞、上下颌骨组织。病变一般不超越正中线,与正常组织界限分明,常在额部正中或稍偏出现一分界凹陷痕,称为"军刀痕"。病变呈慢性进行性发展,但可停止稳定于任何阶段。在组织萎缩同时,可出现皮肤色素脱失或增深、毛发脱失或白发、多汗或汗闭、患侧唾液分泌减少。个别病例有三叉神经痛、患侧面部感觉障碍或癫痫发作。

此征为非遗传性疾病,发病原因尚不清楚,有硬皮病学说、交感神经紊乱学说、三叉神经间质炎学说、血管运动营养神经学说、感染学说等,但均不能予以完整解释。

二十四、Rubinstein-Taybi 宽拇指趾综合征

Rubinstein-Taybi 宽拇指趾综合征(broad thumb great-toe syndrome),1963 年由 Rubinstein 及 Taybi 两人首先报告。

临床表现特点为拇指趾粗短、指趾端变宽如匙状,重者其他诸指趾也有同样形象,还可有另外的指趾畸形。其他还可有头面部发育不全,如小头、额宽、前额及颈后毛细血管瘤、上睑下垂、内眦赘皮、眼球震颤、虹膜晶状体脉络膜缺损、视神经萎缩、耳郭低置、腭高拱、小下颌等。部分患儿还有房间隔缺损、动脉导管未闭、双肾盂、双输尿管、隐睾等畸形。患儿一般身材瘦小属小样儿,精神、智力、语言发育均迟缓,易罹患呼吸道感染疾病。

目前病因尚不清楚,但有同胞间或家族中发病的报道,有人推测可能为多基因遗传。发病率并不低,在精神发育迟缓患儿中约占 1/350。上述各症状一般并不影响患儿的生存及寿命。

二十五、Sjögren 口眼干燥综合征

Sjögren 口眼干燥综合征(mouth-eye sicca syndrome)又称口眼干燥关节炎综合征(mouth-eye sicca arthritis syndrome)。早在 19 世纪末就已有人发现并报道过,但直到 1933 年瑞典眼科医师 Sjögren 对此作了广泛深入的研究,将患者的泪腺、腮腺、舌下腺、口腔粘膜作了组织学检查,论述了各种症状的全身联系,才对此征取得了比较明确的认识,故称之为 Sjögren 综合征。

临床表现为唾液分泌减少,致口腔唇舌干燥,可出现皲裂或溃疡,虽不断饮水也不能缓解。进食时,唾液不足,使咀嚼吞咽均感困难。腮腺、颌下腺先发生肿大,后期萎缩。泪腺分泌减少或无泪,导致眼球干燥,瞬目困难,视物模糊,可发生干燥性结膜炎或角膜炎,乃至出现角膜溃疡。重症病例除口眼干燥外,鼻、咽、呼吸道粘膜亦可波及,易引发呼吸道感染、支气管肺炎。皮肤也可干燥无汗。

在口眼干燥发生之前或之后不同时期,可以出现全身多关节的慢性进行性类风湿性关节炎,关节肿痛、

积液,发生功能障碍及畸形,还可伴发其他结缔组织疾病。

实验室检查常有嗜酸性粒细胞增多、血沉增快、球蛋白增高、类风湿因子阳性。在血液中出现抗自身组织抗体如抗核、抗唾液管、抗甲状腺、抗微粒体抗体等,说明本病属于自身免疫性疾病。

二十六、Smith-Lemli-Opitz 小头小颌并指综合征

小头小颌并指是从其外表畸形而命名,根据其涉及的内脏畸形又将其称为脑肝肾综合征(cerebrohepatorenal syndrome)。Smith-Lemli-Opitz 小头小颌并指综合征(nanocephaly micrognathiasyndactyly syndrome)于 1964 年由 Smith、Lemli 及 Opitz 3 人首先报告。

临床表现:出生常为小样儿(small-for-date infant),身材瘦小,体重轻,精神委靡,运动迟缓,常有哺乳障碍;头小、额窄、眉连、上睑下垂,有内眦赘皮、外斜视、眼球震颤、白内障、视网膜色素异常等,鼻梁宽短,鼻孔上翻,耳郭低置、畸形,高拱腭或腭裂,小下颌;短拇、指屈曲及 2、3 指趾并指,小指(趾)外侧多指;隐睾,阴茎小,尿道小,尿道下裂;相当一部分病例有肌张力异常,或亢进或减退。

在内脏异常中,约 1/5 病例有心血管畸形如四联症、房或室间隔缺损、动脉导管未闭、肺动脉狭窄等。肝脏肿大,肝内胆管发育不全,有肾囊肿、肾位异常、双盂肾及双输尿管等。另外亦有脑积水、脑干或小脑发育不良。

本征为常染色体隐性遗传,男多于女,有姊弟同胞病例的报告。至 20 世纪 70 年代中期报道已达一百五十多例。畸形具备不完全、程度不严重者可存活到成年,许多畸形可行手术治疗。

二十七、Sturge-Weber 面部及软脑膜血管瘤综合征

1879 年,Sturge 报告 1 例患儿右侧面部血管瘤并发左侧局限性癫痫发作,推测患儿右侧脑皮质应当也有血管瘤。1897 年,Kalischer 对一同样病例进行尸检证实了 Sturge 的推测。1922 年,Weber 认定 Sturge-Weber 面部及软脑膜血管瘤综合征(facial leptomeningeal angiomatosis syndrome)为一综合征,并发表了其典型的颅内钙化表现的报道。

临床表现:面部三叉神经尤其是眼支支配区域的皮肤及粘膜毛细血管型或海绵状血管瘤,表现为鲜红或暗红色,表面平坦或增生呈结节状,以一侧多见,也可为双侧,甚者延及颈胸部。出生时即有,随年龄增长而更趋明显并扩展。男性发病稍多于女性。由于大脑皮层软脑膜的相同血管病变,多数病例伴有局限性或全身性癫痫发作。在 X 片或 CT 扫描上可见有特征性的钙沉着影,尤其是在顶枕区。45% 的患者有同侧青光眼,是由于脉络膜或睫状体血管瘤的占位、眼球循环的淤滞或房水形成增加所致。部分病例有智力发育障碍。

该征与染色体畸变有关,曾在典型病例中发现第 22 号染色体三体。发病机制是因胚胎时期头部神经脊相应部位形态发生的异常,引起面部上皮、软脑膜、脉络膜的血管变异所致。

二十八、Taybi 耳腭指综合征

Taybi 于 1962 年首先报告了 Taybi 耳腭指综合征(otopalatodigital syndrome)。

临床表现:颅面部畸形有长头、方头、短头、额枕突出、眶距增宽、睑裂和口角下斜、鼻梁低平、眼小、口小、腭高拱或腭裂、牙列不整、咬𬌗不全等。耳郭有不同畸形,中耳听小骨畸形可导致传导性耳聋或听力障碍。指趾畸形有蹼指、并指、多指、弯指、指伸展不全等,足部较手部更显著。还可能有肘关节活动障碍、髋外翻等。该征有遗传性,但遗传方式尚不清楚。

二十九、Treacher-Collins 下颌面发育不良综合征

Treacher-Collins 下颌面发育不良综合征(mandibulofacialdysostosis syndrome,MFD)又名耳颅面综合征(otocraniofacial syndrome)、Berry-Franceschetti-Klein 综合征。

1846 年 Jhompson、1889 年 Berry、1900 年 Treacher-Collins、1949 年 Franceschetti 及 Klein 对本病相继有所报道。由于本征表现变异较多,故曾有较多不同命名。

该征为常染色体显性遗传,具有不同的外显率及表现度,半数以上病例为散发。其基本病理为第一、二鳃

弓衍生的器官和组织结构,以及按 Tessier 分类中第 6、7、8 型颜面裂构成组织的发育异常,一般都是双侧发病。

临床表现:轻重程度差异极大,最轻者仅见有轻度的睑裂外下斜,严重表现完全者有颧骨、颧弓及部分上颌骨的发育不良或缺失,致眼眶外侧壁、眶下孔以外的眼眶底部缺损,而显示颧部塌陷、睑裂下斜、下颌外侧缺损、内 2/3 下睑缘的睫毛缺失。下颌骨尤其是升支发育不良致此侧颜面短小、下颌后缩或小颌而有开骀、高腭弓或腭裂。耳部畸形有外耳道闭锁、中耳发育不良、传导性听力障碍、耳前窦道、耳前发际向腮部前移等。部分病例还有智力发育迟缓。

三十、Turner 卵巢发育不全综合征

1930 年 Ullrich、1938 年 Turner 先后报告了 Turner 卵巢发育不全综合征(congenital ovarian dysgenesis syndrome),1959 年 Ford 发现本征是由于女性患者 X 染色体缺失一条即核为 45X 所致。

临床表现:女性,体型矮小,面容呆板,智力较低,反应迟钝;颈短有蹼,后发际低;有上睑下垂、内眦赘皮、斜视、眼球震颤、白内障等;乳房、外生殖器、生殖道发育不良,呈幼稚型;子宫小,卵巢原始或缺如;肘外翻,指甲膨隆,手足背淋巴水肿。有些病例还可合并有心血管、肾、骨骼的其他畸形。

本病发病率不低,占新生儿的 1/2 500,60% 为 45X 核型,其后又相继发现了 XO/OO、XO/XXX 的嵌合型,及 X 长臂等臂染色体型、X 长臂缺失和 X 短臂缺失等型。另外还发现有 XO/XY、XO/XYY 核型,称为男性 Turner 综合征或 Ullrich-Turner 综合征,后两者除了核型外,临床表现与 Turner 综合征大同小异,难于区别。

第四节 表型遗传学

一、表型遗传学的概念

表型遗传学(phenogenetics)是讨论基因型和它的表述,即表现型或表型间相互关系的一门遗传学分支学科。具体地说,就是探讨基因如何控制或调节发育过程的种种有关问题,今天称之为发育遗传学或发生遗传学(developmental genetics)。

发育遗传学与胚胎学都是研究个体从受精卵开始的生长和发育过程的,但是两者有所不同。胚胎学研究的是这一过程中从细胞到组织、器官、系统直到完整个体,在形态、结构和功能上是如何演化的;而发育遗传学研究的则是这些演化的过程是如何受到遗传的控制的。

由于人的胚胎不易观察到,人的孕期、生存期都极长,人的婚配不容随意支配,人的家族成员样本太小,发育和遗传的关系很难在人类本身上观察并进行实验,所以,这方面的大量认识主要来自于动物,尤其是低等动物(如果蝇)及微生物(如细菌、噬菌体)等。

这里有必要介绍一下为什么果蝇和噬菌体是遗传学研究上的经典动物。除了它们易于在实验室里养殖外,主要原因就是繁衍下一代的速度较快。一个雌蝇在其短促的一生,产卵要以千计,在一年中可以观察到它 20～25 代的繁衍,它有 4 对排列明显的染色体。大肠杆菌的 T_4 噬菌体,从一个噬菌体进入大肠杆菌的细胞,最初 1 分钟内就出现了催化后期蛋白质合成的酶;5 分钟后这种酶就开始催化 T_4DNA 的复制,8 分钟后出现了 T_4 头部和尾部的蛋白质,12 分钟就完成了 T_4 完整颗粒的形成,再经过 12 分钟大肠杆菌内就含有 200 个左右的 T_4 噬菌体,这些噬菌体 DNA 再产生溶菌酶,破坏大肠杆菌的胞壁而逸出,完成其感染的一个周期。T_4 噬菌体总共只有 3 个基因,在仅仅 25 分钟内就完成了它一代的繁衍。生物虽然微小、低级,结构也简单,但是它在极短时间内演示了基因如何调控它的发育、生长、繁衍,对我们认识高等生物的发育遗传过程,给予了不小的启示。

除了从动物的观察和实验中得到关于人类发育的知识外,还有大量的认识来自人类本身的出生缺陷、先

天性遗传病或流产的死胎。从这些异常的发育,通过各种手段的分析和研究,追溯到染色体、基因 DNA 分子结构的变异,再反过来说明和印证基因对发育的影响。其实这种异常的发育也是发育遗传学的一个研究范畴。

生物的发育与船舶的建造可有一比。一艘船的建造,开始要有一本设计书,即蓝本,使用什么样的材料,形成什么样的构件,在什么时候,按什么次序,组装到什么地方,都是以指令方式写在蓝本上的。这些指令就相当于生物的基因,反过来说,基因就是指导生物发育的一些特殊指令——遗传信息,把什么样的材料(碱基),形成什么样的构件(氨基酸),按什么次序(编码序列和组织、器官形成的顺序),在什么时候(发育的不同阶段),配置到什么地方(氨基酸插入到特殊的多肽的位置上,组织、器官、系统各就各位)。染色体是基因的载体,就相当于指令的蓝本,人类的 46 枚染色体就相当于一本 46 页的设计蓝本。这样的比喻不尽恰当,但是也许有助于我们对生物发育过程的理解。

人的发育过程是从受精卵开始的。受精卵通过不断分裂——卵裂,形成含有多个细胞的细胞团,这些细胞经过排列分成 3 个胚层,各个胚层的每一个细胞都是依次地接受了上一代胞核的全部拷贝,具有完全相同的整套基因,也就是说带有完全相同的遗传信息。但是从这时起,3 个胚层的细胞就各奔前程,相继出现了各种不同类型、不同形态、不同功能的体细胞,它们分别地移行、聚集、组合,形成不同的组织,由组织而器官,由器官而系统,直到完整的个体。这种由具有完全相同遗传信息的细胞,演变成各种不同类型细胞的过程,就是所谓的"分化(differentiation)"。

那么分化是如何形成的呢?受精卵里虽然含有指导调控个体发育的全部基因,但是这些基因并不是在同一时间一起发生作用,而是大部分处于被遏制的封闭即失活状态,只是到了一定阶段,一部分特定的基因,才按照严格的顺序开始发生作用,即被解除了遏制——活化,产生不同的细胞和组织。那些暂时不需用的基因仍以封闭的状态传到这些新成的细胞或组织中,到下一个阶段,另一批基因再被激活,开始作用。个体的发育,就是按照这样的程序依次进行的,这就是当前公认的"基因活性差异学说(theory of differential gene activity)"。只有活化了的基因,其 DNA 才能被转录给 mRNA,mRNA 才能转译成氨基酸序列,氨基酸序列结合成肽链,不同的肽链组合成各种蛋白质,不同的蛋白质最后决定各种性状的表达,就是所谓的表现型,或称表型。

既然基因有失活的状态和活化的状态,那又是什么因素在调控不同基因的活性的呢? 大量的事实证明,任何一个基因,都要在一定的条件作用下,才能被激活,从而得到表达。一个基因表达的产物,又可成为激活其他基因的条件。

Jacob 和 Monod(1961)提出的大肠杆菌乳糖操纵子模型,首先开辟了基因调节的代谢遗传研究。大肠杆菌在含有乳糖的培养基中,能产生分解乳糖的半乳糖苷酶,将乳糖分解成为葡萄糖和半乳糖,以利用其能量;在只有葡萄糖的培养基中,它不产生半乳糖苷酶;在葡萄糖和乳糖都有的培养基中,它也只合成利用葡萄糖的酶,等葡萄糖用尽以后,再生成利用乳糖的半乳糖苷酶,这是由于存在一套乳糖操纵子的缘故。

乳糖操纵子包含两组基因:一组为结构基因,包括半乳糖苷酶基因 Z、半乳糖透酶基因 Y 和半乳糖苷转乙酰酶基因 A,3 个基因活化以后,分别产生相应的酶,执行乳糖的分解吸收作用。但是这一组基因的活化,还要接受另一组控制基因的节制。这组控制基因包含调节基因 I、操纵基因 O 和启动基因 P。在没有乳糖的情况下,调节基因 I 产生一种阻遏蛋白,遏制操纵基因的作用,使 3 个结构基因 Z、Y、A 都处于失活状态,不产生半乳糖苷酶。当只有乳糖存在时,乳糖进入菌体,诱导了调节基因 I 与它产生的阻遏蛋白结合,解放了操纵基因 O 和启动基因 P,3 个结构基因活化而产生半乳糖苷酶。

在有调节基因 I 突变的某些大肠杆菌菌株中,不能产生阻遏蛋白,因此在不含乳糖的培养基中,也生成大量的半乳糖苷酶,这就造成了不必要的浪费。有人把失去控制、产生过量不必要氨基酸的大肠杆菌,与正常的大肠杆菌共同培养,前者愈长愈少,后者则愈长愈多,说明这种浪费现象是生物进化上不能容许而必然要被淘汰掉的。

大肠杆菌的例子一方面说明了基因的遏制和活化现象,另一方面也说明了基因的调控完全是适应生理需要的。

大肠杆菌是原核生物,没有细胞核,其 DNA 及基因等核质直接散布在细胞质内。基因一旦活化以后,其

DNA转录和转译就同时在同地进行。而在具有细胞核的真核生物中,DNA的转录先在胞核内进行,转录出的mRNA要运出细胞核以后,才能在细胞质内的核糖体rRNA上进行转译。所以原核生物的操纵子模型,在真核生物内是不适用的。不过把基因分为结构基因和控制基因两大类,以及基因活性调控的概念,在真核生物中是同样适用的。

二、真核生物的基因调控机制

真核生物的基因调控非常复杂,就目前所知,有以下一些机制。

(一)细胞质的调控

将一种动物的体细胞核移植到另一种动物未曾受精而去了核的卵中,经过培育,在受植的卵中出现了两种动物细胞所共有的一些胞膜、核糖体、线粒体蛋白质成分,以及受植卵的特别蛋白质成分,但没有出现移植核体细胞特别的蛋白质。这说明细胞质能激活甚至是不同种动物胞核内一定的基因,移植的核取代了原来卵核的功能。这种胞质内所含的调控核内基因的成分,据认为就是DNA多聚酶。

就单一个细胞本身来说,原来卵的细胞质就不是均匀分布的,其中蛋黄颗粒、线粒体、各种细胞器,以及氧、葡萄糖、无机盐和一些酶,在整个细胞的不同区域或部分内,或浓或淡,或有或无,有些动物的卵还有极性之分、背腹之别。当卵裂的时候,同样的核分配到不同浓度的胞质成分或区域内,就会受到不同的影响,引起不同的基因反应,产生不同的表现,这样就出现了细胞的分化。

(二)染色体本身的调控

众所周知,在人类女性体细胞的胞核中,可见到一个深染的染色质小体,常可用来作性别的鉴定,这个深染的染色质小体实际上就是一个失活的、异固缩的X染色体。这是1961年时被发现的,在每一个体细胞内,只能有一个有活性的X染色体,除此之外的X染色体均要失活。因此在双倍体的人类中有一个X失活,如在有些染色体疾病中,染色体为XXX,则将有两个X失活。人类的X染色体失活,在胚胎发育的第16天左右,胚胎的组成细胞总数还不到5 000个以前,就已发生。男性的Y染色体大部分也是异染色质。所有细胞中的染色体上也都有异固缩的染色质部分。这些异固缩的染色体或染色体的异固缩部分,大多是无活性不能转录的,或者是活性很低虽能转录但不转译的。这就是染色体本身的调控。

(三)染色体蛋白的调控

在染色体中,DNA只占较小的部分,更大的部分为蛋白质。这些蛋白质,总的来分,可归为两大类:组蛋白及非组蛋白。组蛋白分子量极小,含有大量的碱性氨基酸——精氨酸及赖氨酸,所以呈碱性,带有正电荷。它借静电引力与带负电荷的DNA紧密结合。组蛋白与DNA同时在S期合成,DNA的复制一停止,组蛋白的合成也立即结束;用药物抑制DNA的合成,也就同时抑制了组蛋白的合成,显示了两者关系的密切。组蛋白与DNA的结合遏制了DNA的活性。实验显示,在同样条件下,从活组织提取的带有组蛋白的DNA和去掉了其组蛋白的DNA,都能在试管中合成RNA,即作为模板转录出RNA,但是在去了组蛋白的DNA试管中,RNA的合成远多于含有组蛋白的试管,可以为证。组蛋白又可细分为5种,同样的组蛋白存在于所有组织中和各种不同的动物中,所以组蛋白对基因的遏制不是特异性的。

除了组蛋白以外,另外还有许多其他的蛋白,统称之为非组蛋白蛋白质。它们的共同特点是呈酸性,能够选择性地与DNA上某一位点发生特异性结合,经过磷酸化以后而带有负电荷,夺取与DNA相结合的带正电荷的组蛋白,而释放了DNA,解除了组蛋白对DNA的遏制,也就是说非组蛋白蛋白质有活化基因的作用。观察中也发现,在生长活跃的组织或细胞内,非组蛋白蛋白质的含量也特高。非组蛋白蛋白质的化学结构,在各种不同种属的生物中,或同一生物的不同组织中,差别都很大。有人在一种细胞中就分离出多达500种不同的蛋白,所以它们有很高的特异性。因此人们相信,是非组蛋白消除组蛋白对基因转录的阻遏,而启动了转录过程。

(四)基因的调控

人类血红蛋白的合成是基因调控的最好说明。正常的血红蛋白,是由两组不同单体所组成的四聚体结构。在成人中,血红蛋白含97.5%的HbA和2.5%的HbA_2。HbA由两条α链和两条β链组成,即$\alpha_2\beta_2$。HbA_2由两条α链和两条δ链组成,即$\alpha_2\delta_2$。在胎儿中,从第3个月开始合成血红蛋白,但胎儿的血红蛋白HbF是由

两条 α 链和两条 γ 链组成，即 $\alpha_2\gamma_2$。在胎儿 6 个月以后，β 链的合成逐渐开始，而 γ 链的合成逐渐减少，出生后更急剧减少。到新生儿 6 个月左右，γ 链完全为 β 链代替。

已经知道控制 α 链合成的基因，在第 16 号染色体上；控制 β、γ、δ 链的 3 个基因，都位于第 11 号染色体上，相邻很近，呈连锁关系。在胎儿时期，控制 β 链的基因是被遏制的，处于失活状态，而控制 γ 链的基因，则是处在活化状态。随着胎儿的发育，β 基因逐渐解除遏制而被激活，而 γ 基因却逐渐失活。据研究，这个调控作用，是由也位于第 11 号染色体上，γ 链和 δ 链基因之间的另外一个基因执行的。这个基因对 β 和 δ 链的基因产生激活，而对 γ 链基因产生遏制。

为什么血红蛋白的组成，从胎儿到成人要有这样一个转变？据认为 γ 链的血红蛋白对碱更为稳定，对氧的亲和力要较 β 链为高。氧从母体循环到胎儿循环，要通过胎盘这一关卡，因此需要有比成人血红蛋白更高的氧的亲和力才能适应。联系到有一种 β 型海洋性贫血的遗传性血红蛋白病，患者血循环中存有大量的带有胎儿血红蛋白，即 HbF 的细胞，不是没有缘故的。这说明基因的调控，完全是根据生理上的需要。

还有一个在基因调控上研究得最广泛而深入的例子，也是常用来检验基因功能的，就是乳酸脱氢酶（LDH）的同功酶。LDH 是葡萄糖酵解即无氧分解中的一个重要的酶，它包括在电泳速度上依次递减的 5 种同功酶。这 5 种同功酶是由 H 和 M 两个不同的基因产生的两组不同的肽链，按不同的比例结合而构成的四聚体，分别为 $LDH_1(H_4)$、$LDH_2(H_3M_1)$、$LDH_3(H_2M_2)$、$LDH_4(H_1M_3)$、$LDH_5(M_4)$。不同的物种，同一物种的不同组织，以及同一组织的不同时期，这 5 种 LDH 的分布和含量是不同的，这表示这两个基因的相对活性在不同时间、不同地点是不相同的。如在人体胚胎的很多组织中，最初 H 和 M 基因具有同样的活性，因此 LDH_3 是最显著的同功酶。但在发育过程中，随着生理功能的需要，有些组织如骨骼肌中，M 基因更为活跃，LDH_5 及 LDH_4 就增高；在另一些组织如心肌中，H 基因更为活跃，LDH_1 和 LDH_2 就增高。在出生以后，成人的 LDH 同功酶分布模式才确定。

为什么说基因的调控也是根据生理的需要？在葡萄糖酵解中，最后一个环节是丙酮酸在乳酸脱氢酶的作用下产生乳酸。骨骼肌中富含 LDH_5 和 LDH_4，LDH_5 与丙酮酸有极强的亲和力，它能利用丙酮酸还原成乳酸而产生能量，以供剧烈运动中所需能量的补充，生成的乳酸，则经血循环运转到心脏等组织中去利用，因此 LDH_5 对骨骼肌的代谢是必要的。心肌富含 LDH_1 和 LDH_2，LDH_1 则对乳酸有较大的亲和力，所以心肌中的酶反应趋向于向丙酮酸生成的方向逆转，从血循环中移出乳酸，转化成丙酮酸，丙酮酸又在线粒体中完全氧化，供给心肌能量。

（五）胚胎的诱导

在个体发育过程中，还有一个不同类型的细胞或组织之间相互作用的现象，即一种组织可以对另一组织的分化施加决定性的影响，是为胚胎的诱导。最为熟知的例子，就是在脊索的诱导下，沿脊索背侧中线上的外胚层细胞增生，形成神经板，然后经过神经沟、神经褶的演化，形成神经管。神经管前端的前脑泡两侧，各长出一眼泡，眼泡又诱导其表面覆被的外胚层上皮，形成晶状体板，晶状体板凸入视杯，与表面上皮脱落形成晶状体。这说明被诱导者在发育到一定阶段后，又能对另外的组织起诱导作用。

关于诱导现象曾经有过许多实验研究，证明诱导是通过递质而作用的，不需要作用物与反应物之间的直接接触。不同种的生物组织之间，也可以发生诱导作用，但是诱导所产生的组织，是被诱导组织本身的基因型决定的，而不是诱导组织决定的。

（六）激素的作用

在有些双翅目昆虫中，如果蝇和摇蚊等，其唾液腺中的染色体非常巨大，约比其他染色体大过百倍，染色体上有很多明显的环形带样结构，这些环带结构就是其不同的基因。在幼虫的发育过程中，按一定的顺序，在一定的染色体上，一定部位的环带进一步膨大并呈现宽松，这些膨大宽松区和 RNA 的合成是相关的，有证据说明它们就是解除了遏制基因。幼虫的胸前腺产生有一种蜕皮激素，在幼虫发育的早期，如给以注射蜕皮激素，也可以促使其产生与发育期相同的膨大宽松区序列，这说明激素是可以解除基因的遏制并促进 RNA 的合成的。

在人类也已证明，多种激素对基因的活力都有调控作用。根据激素的受体在细胞中的定位及其作用机制，可将激素分为两大类：一类为类固醇激素。雌激素、雄激素、肾上腺皮质激素均属于此类。类固醇激素一般分子量均较小,在血液中与一些血浆蛋白结合而转输。在通过靶细胞时,能直接进入细胞内,在细胞质中有特异的可溶性蛋白质受体,与激素相结合,改变激素的构成,而成为活性复合物,进入胞核。如雌激素进入子宫内膜细胞内与雌激素细胞溶质受体复合物结合形成活性复合物,则能促使雌激素进入子宫内膜细胞的胞核内。活性复合物进入胞核后,迅速与 DNA 上的特异性接受部位相结合,而使基因活化。据认为,DNA 上的特异性结合部位,就是 DNA 链上的非组蛋白,与活性复合物接合后,即取消了组蛋白对基因的遏制。另一类为多肽类与儿茶酚胺类激素(如肾上腺素、去甲肾上腺素等),这类激素分子量大,不能直接进入细胞,而是与细胞膜表面的特异受体相结合,激活细胞膜上的腺苷酸环化酶,腺苷酸环化酶催化三磷酸腺苷,形成环磷酸腺苷(cAMP),cAMP 能催化细胞中多种蛋白质激酶而在许多代谢过程中发生影响,其中有的就与 DNA 上非组蛋白结合,解除组蛋白的抑制,而将 DNA 活化。

由此可见,某些激素能够调节身体其他器官和组织的基因,使其得到表达,由此维持正常的个体发育和日常的生命活力。生理学上早已阐明,激素在决定表现型的发育中非常重要,如生长激素使正常发育得以进行,性激素可控制性别的发育。

(七)抑素的作用

将尚未长出心脏或脑的蛙胚,放在含有成体蛙心或脑的培养基中培养,这个蛙胚不能长出正常的心或脑。这表明分化了的细胞,会产生某种物质来防止邻近组织发生同样的分化。其目的是很明确的,以防止出现畸形。这种物质被称为抑素(chalone)。现在已认识到,这种抑素能调控各种组织和器官的生长,使它们按适当比例的大小发育;这种抑素可以从不同的分化了的细胞及组织中提取出来,是一种糖蛋白,是组织特异性的,并能抑制有丝分裂。抑素的分离和认定是当前发育生物学上一个正在探索的课题,希望有朝一日能用于恶性肿瘤的控制上。

上面列举的这些基因活性调控的机制,或单独作用,或互相交织发生于整个发育的不同阶段,从 DNA 的转录、转译,多肽链的编排,直到蛋白质各级结构的形成,从分子水平到细胞水平,到组织水平。但是如何在器官、系统、形象、体态、功能、思维的发育上进行组织和调控,目前还知之甚少。从许多基因突变引起的遗传病来看,发病年龄很多是在胚胎时期,因此一出生就有所表达,但也有不少是在出生以后的儿童时期、成年时期,甚至是老年时期才显现的,如 X 染色体上的肌营养不良症基因,在 10～15 岁时才发生作用,遗传性秃顶在 25～50 岁、慢性进行性舞蹈病在 50 岁左右才发病,这些基因是如何调控的,就很难说清楚了。因为至今我们对人类基因,真正定了位,有了一些认识的还不足 10%,所以对人类发育成长的遗传调控问题,还不能得出一个系统的、完整的、详尽的说明,现在所能肯定的一点就是:发育的总过程,是以基因为主导,在环境的影响下,有条不紊地进行着的。

三、发育遗传学的现状和前景

当前,在生物学领域中,有一个国际性的、宏伟的"人类基因组计划(human genome project,HGP)"研究,准备在 2005 年以前,耗资 30 亿以上美元,对人类全部 10 万个左右的基因进行定位,并测出 35 亿个左右的碱基对在人类染色体上的排列顺序。1993 年 11 月在日本神户召开的人类基因组制图国际研讨会上的资料表明,已定位的基因仅为 3 000 个。从 1966 年起,每两年增出一版的国际权威著作,McKusick 编著的《人类孟德尔遗传》一书,到 1993 年第十版已记录人类单基因遗传性状达 6 457 种。进展虽然是巨大的,但是距离全部 10 万个基因数还相距甚远。人类的第 21 号染色体,是 23 对染色体中最短小的一对,约占整个基因组长度的 1.7%,其上基因的数目估算为 1 000 个,这是人类染色体中研究得最深入的一个,Down 先天愚型综合征及 Alzheimer 早老性痴呆症的基因都在 21 号染色体上,但是此染色体上确实定位的基因也还只有 28 个。基因定了位后还要把它一一分离出来,经增殖后分析其作用。由此可见,我们对于人类发育遗传的研究,只能算是万里长征中的第一步。1994 年,我国第一届人类遗传学学术讨论会主席在开幕词中说道:"人类遗传学中更具有挑战性和吸引力的研究领域是发育遗传学,即人类受精卵中发育的程序是如何编码在基因组上的,从而使其基因按一定的时空顺序表达、关闭、控制各种蛋白的合成,使多种细胞分化、各种器官形成,发育成为婴儿、成人。在这一过程中,各种基因间的相互作用是非常复杂的一个问题,而且调控基因比结构基因更为重要。但是目前人类发育遗传学还不是人类遗传学研究的热点。许多基本问题目前主要还是在用线虫、果蝇、拟南芥菜、斑马鱼、小鼠等经典生物进行研究。再过 20 年,人类发育遗传学也许将成为人类遗传学中的主要研究热点。"

第五节 细胞遗传学、染色体病及基因病

一、细胞遗传学的概念

细胞遗传学(cytogenetics)是细胞学和遗传学的一个交叉学科。应用细胞学的方法,从染色体的结构和行为以及染色体与其他细胞器的关系,来研究遗传现象,找出遗传机制和遗传规律,以及染色体异常与疾病之间的关系,这门学科就称为细胞遗传学。

细胞遗传学是摩尔根于 20 世纪 10 年代根据孟德尔奠基的现代遗传学发展而来的。孟德尔于 1865 年通过对豌豆杂交实验的观察,发表了《植物杂交试验》的论文,提出了对遗传因子的设想,认为遗传因子是成对存在且有显性隐性之分的,并推论出同对因子分离、异对因子自由组合的假说。孟德尔的工作一直没有受到应有的注意,直到 35 年之后的 1900 年,他的论文才被重新发现,受到生物学界广泛的重视。

在 19 世纪 80 年代,人们就在细胞核里发现了一些容易染色的物质,及其在细胞分裂过程中的活动表现,1888 年,Waldeyer 将其命名为染色体。1903 年,Sutton 发现染色体是成对存在的,其在减数分裂中的行为,和孟德尔设想的遗传因子的行为完全相符,因此认为遗传因子就位于染色体上。1909 年,Johannsen 命名此因子为基因。

从 20 世纪 10 年代起,美国的遗传学家摩尔根用果蝇进行了大量的遗传学实验研究,证实了孟德尔的分离和自由组合定律;发现了基因的连锁和交换的染色体背景;根据交换值计算出连锁基因之间的距离、相对位置,及它们的线形排列,绘出了最早的基因图;发现了伴性遗传的规律;提出了在个体发育中,一定的基因在一定的条件下,控制一定的代谢过程,从而体现在一定的遗传性状和特征的表现上。他和他的学生们还一共培育出了四百多种果蝇的杂交型。在如此大量实验观察的基础上,他提出了基因在控制遗传性状上是作用单位、在产生变异上是突变单位、在杂交遗传上是交换及重组单位的基因学说,由此开创了细胞遗传学这一新的学科。

20 世纪 50 年代以来,细胞遗传学应用于人类遗传学的研究后,取得了极大的进展。1956 年 Tjio 确定人类染色体为 46 条,随后各种染色体的显带技术、细胞融合技术、原位杂交技术、电子显微镜的观察、DNA 的酶切技术、聚合酶链式反应 DNA 体外扩充技术、基因克隆技术等相继发明和应用,使细胞遗传学又进一步深入到了分子遗传学的领域。

二、染色体及染色体病

(一)染色体

染色体(chromosome)是带有遗传信息编码的基因的载体,存在于细胞核中。各种生物染色体的数目均为定数。真核生物的体细胞一般都是二倍体(diploid),即每一号染色体都有相同大小、形态、结构的两条分别来自父母双方,互相配对存在,称为同源染色体(homologous chromosome)。生殖细胞经过减数分裂以后则均为单倍体(monoploid)。此单倍体即配子,所包含的全套染色体称为染色体组(genome),一个体细胞的全组染色体按一定方式排列起来就构成了核型或染色体组型(karyotype)。在人类,染色体共有 23 对,其中 1 对是决定性别的,在女性为 XX,在男性为 XY,称为性染色体(sex chromosome)。除此之外,其余 22 对则为常染色体(autosomal chromosome,autosome)。

每一个染色体都是由两条染色单体借一个着丝粒彼此相连合。着丝粒向两侧的延伸即为染色体的臂,着丝粒几近中央的为中央着丝粒染色体,着丝粒偏向一侧的为亚中着丝粒染色体,着丝粒靠近一端的为近端着丝粒染色体。染色体的两臂长短不一,分别称为长臂、短臂,以 q、p 分别代表。在近端染色体短臂的末端常连

有一小球形结构,称为随体。每一条臂的末端各有一染色粒,称为端粒,端粒的存在,使正常染色体两端间不发生融合,是染色体稳定性的保证(图 2-1)。

23 对染色体按照大小次序,并参照其着丝粒位置,随体之有无,分成 7 个组:A 组包括 1～3 号染色体,B 组包括 4～5 号,C 组包括 6～12 号,D 组包括 13～15 号,E 组包括 16～18 号,F 组包括 19～20 号,G 组包括 21～22 号,X 编入 C 组,Y 编入 G 组。

在染色体的显带技术处理下,每个染色体的长短臂上都出现一系列染色深浅相间的带,将长臂和短臂又各区分为几个区,一区中可以包含几个带,一个带又可包含几个亚带。区、带、亚带都以序号命名,从着丝粒起,向两端编号(图 2-2),如 1p33.1、1p33.2 分别代表第 1 号染色体短臂第 3 区第 3 带第 1、第 2 亚带。所以要有这些标志和命名,以便于基因的定位和染色体畸变的定位。

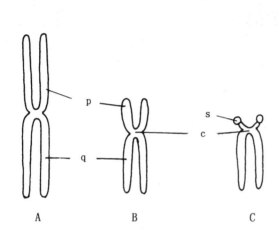

图 2-1　人体各型染色体示意图
A.中央着丝粒染色体　B.亚中着丝粒染色体　C.近端着丝粒染色体
p.短臂　q.长臂　c.着丝粒　s.随体

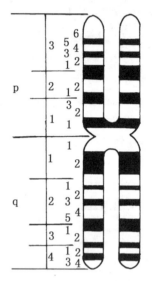

图 2-2　第 1 号染色体的区、带、亚带界标示意图
p.短臂　q.长臂

(二)染色体病

染色体病(chromosomal disease)也称染色体畸变(chromosomal aberration)、染色体突变(chromosomal mutation)、染色体异常(chromosomal abnormality)。自 1959 年发现 Down 先天愚型综合征是由于第 21 号染色体为三体(47,+21)、Turner 卵巢发育不全综合征是由于一条 X 染色体缺失(45,X)、Klinefelter 睾丸发育不全综合征是由于 X 染色体重复(47,XXY)以来,每年都不断发现许多染色体畸变与一定疾病的联系,至今已揭示了三百余种染色体病。据统计,在活产新生儿中有 0.5%～1% 的染色体病的发生率;在所有的自发流产儿中,有 50% 为染色体异常;在妊娠头 3 个月的自发流产中,则有 65% 为染色体异常造成的,说明染色体病并非少见。

染色体病主要分为两大类,一是染色体数目的异常,二是染色体结构的异常。不管是哪一类异常,都会造成染色体上基因的数目或其排列次序的紊乱,破坏基因作用之间的平衡,引起发育障碍或停滞,造成轻重不同的畸形,直到胚胎死亡流产。有些人也许侥幸自己不发病,但是也会祸及子孙,给后代遗留严重的染色体畸变。

1.染色体数目异常　可以是整个染色体组成倍的增减,称为整倍体(euploid)。在人类,正常体细胞都是由一精一卵两个单倍体结合而形成的双倍体(2n),不存在孤雌生殖的单倍体。但是在生殖细胞发育过程的减数分裂中,可以出现染色体不分离的情况而形成双倍体的精或卵,或在受精时一个卵接受了多个精子的受精,都可以使染色体组成倍增长而出现三倍体、四倍体,称为多倍体(polyploid)。多倍体一般在胚胎时期不能发育而致自发流产,但是临床上有过与双倍体嵌合而存在的三倍体的报告。

如染色体数目的异常不是整组的增减,而只是一对染色体,或某对染色体的一条有所增减,则形成非整倍体,也称异倍体(aneuploid)。非整倍体中某一对染色体全缺者(2n−2)称为缺体型,不见于人类。某对染色体缺失一条者(2n−1)称为单体型。单体型在人类比较多见,如前文所举的 Turner 综合征(45,X),在女性新生儿中发病率为 0.04%。在 G 组的第 21、22 号染色体中也有单体型的报告。但在其他各条常染色体中则尚未见到。这可能是由于 X 染色体本身就有一条失活,G 组染色体又是最小的,所含基因不多,缺失一条还不致影响胚胎的存活,但也会产生不少缺陷。

某对染色体增加一条或多条称为多体型。如 2n+1 为三体型、2n+2 为四体型。三体型是人类染色体数目异常中最多的一类,如第 8、9、10、13、14、18、21、22 号常染色体三体型均有报告。其中有几种是为人所熟知的,如 21 三体的 Down 先天愚型综合征,在人群中的发生率就为 1‰～2‰,在新生儿中发病率为 1/700～1/500;又如染色体 18 三体(47,+18)综合征,又称 Edward 综合征,是仅次于 21 三体的常见染色体病,新生儿中发病率为 1/4 500,其具有各种各样的畸形或缺陷多过百项。性染色体的三体型也是常见的,如 47,XXY,即 Klinefelter 睾丸发育不全综合征,发病率在男性群体为 1‰、精神发育不全的男性患者中为 1%、男性不育者中为 1/10;又如 47,XYY,新生儿中发病率约为 1/3 000,以其性格粗暴、富有攻击性、犯罪率高而闻名;还有 47,XXX,又称超雌综合征,也并非少见。

除了三体型以外,其他多体型在常染色体中未见,但在性染色体中则仍有报告,如四倍体 48,XXXX、48,XXXY、48,XXYY、48,XYYY,五倍体 49,XXXXX、49,XXXXY。

以二倍体为基准,染色体数目接近二倍体,只比二倍体稍有增减的,如上述的单体型、三体型、四体型,分别称为亚二倍体(hypodiploid)及超二倍体(hyperdiploid)。同样有亚或超三倍、四倍体。还有各对同源染色体多少不一,但染色体总数相当于二倍体的,称为假二倍体(pseudodiploid)。这些核型的变化在先天性畸形中虽少见,但在肿瘤细胞中却相当多见。

还有一种染色体数目的变异,就是在同一个体中带有两种或两种以上不同细胞系核型的细胞,称为嵌合体(mosaic),而且经常是一组异常细胞系和一组正常细胞系的嵌合。如嵌合型 Turner 综合征 45,X/46,XX,是一个性染色体单倍体和双倍体的嵌合。嵌合型 Down 综合征 47,XY,+21/46,XY,为一个常染色体双倍体和三倍体的嵌合。

2.染色体结构异常　　由于体内外各种因素的影响,染色体可以断裂成两个或多个节段。断裂后的断端富有粘着性,有些能原位重新愈合。有些不重新愈合,没有着丝粒的节段自行消失,有着丝粒的节段就形成了部分缺失,还有些断下的节段,既不重就原位愈合,也不自行消失,而是与其他断端接合,就形成了重复、倒位、插入、等臂、环状等各种畸变的染色体。这些畸变用显带技术,不仅能准确地定位是在哪一染色体的长臂,还是短臂的哪一区、哪一带、哪一亚带上,而且可以确定其重组的方式。

(1)缺失(deletion)　　是指染色体断裂后,断下的节段消失,可以分为末端缺失和中间缺失。

末端缺失(terminal deletion)相当多见,几乎每号染色体长臂或短臂都可发生,以 p⁻ 与 q⁻ 分别代表短臂及长臂缺失。由于部分缺失常造成有关节段的部分单体型,因此又称为某号染色体部分单体综合征(partial monosomy syndrome)。迄今已发现的末端缺失有四十余种,最著名的如 22q⁻,即第 22 号染色体长臂缺失。此染色体缺失为 1966 年费城研究小组在慢性粒细胞白血病患者的白细胞中首次发现,成为该病的标记染色体,被命名为费城染色体 Ph(Philadelphia chromosome),这是首次发现的染色体结构畸变与疾病的关系。其次为猫叫综合征(cri-du-chat),又称 5p⁻综合征,其缺失部分为 5p11→5pter,即第 5 号染色体从短臂 1 区 1 带直到短臂末端的部分。

中间缺失(intercalary deletion)为染色体的一臂发生两处断裂,其中间节段丢失,而两头的两断裂节段重新连结造成。迄今已发现的中间缺失有十多种。多见于婴儿期中的恶性肿瘤、视网膜母细胞瘤(即为第 13 号染色体长臂中间缺失所致)。

(2)倒位(inversion)　　一条染色体上发生两处断裂形成 3 个节段,中间的一个节段颠倒 180°后,与两端的两个节段重新连结,是为倒位。中间节段在染色体的一臂不包括着丝粒时,为臂内倒位(paracentric inversion),在人类尚未见到。中间节段包括着丝粒时为臂间倒位(pericentric inversion),在人类迄今发现已逾 50 种,除第 6、12、17、20 号染色体外,在其他常染色体及 X、Y 染色体中均有发生。

(3)易位(translocation)　　一条染色体断裂后,其断下节段错接到另一条非同源染色体上,是为易位。易位情况比较复杂,有许多形式。

1）单方易位(one-sided translocation)　如慢性粒细胞白血病，其第22号染色体长臂断裂后，断段易位到第9号染色体长臂的末端。

2）相互易位(reciprocal translocation)　是指两条染色体各发生一处断裂，断片互相交换，重新融合。如在非洲儿童中比较多见的Burkitt淋巴瘤，就是第8号和14号染色体长臂间的相互易位。相互易位是染色体结构异常中最多见的一种畸变，可以发生于各号染色体之间，多数是在长臂上。迄今有记载的相互易位有一百五十余种，约占全部染色体畸变种类的一半，在活产的新生儿中，发生率为1‰～2‰。由于在易位畸变中大多数为相互易位，虽然染色体的部分节段相互位置有所改变，但是没有或少有遗传物质的丢失，还保留了它原有的基因总数和基因作用，对患者本身的发育和成长一般无严重影响，故称之为平衡易位(balanced translocation)。而对于平衡易位携带者的子女，由于有的节段形成单体，有的形成三体，则会产生不同严重程度的影响，甚至流产。据估算，在群体中平衡易位者的发生率为2‰，即每250对夫妇中就可能有1例，所以不可忽视。

3）整臂易位(whole-arm translocation)　即指两染色体之间整个长臂或短臂的易位。

4）罗氏易位(Robertsonian translocation)　又称着丝粒融合(centric fusion)，是指两个近端着丝粒染色体在其着丝粒区发生断裂，两个长臂在着丝粒区相连，形成一个大型的中央着丝粒染色体，和一个不久将自行消失的小染色体。遗传学家们认为罗氏易位是进化过程中核型变化的来源之一。罗氏易位多发生在D组的13、14号染色体之间，D组和G组之间较少，如发生则常在第14与第21之间。在人类历史中已记载有15种不同形式的罗氏易位。

5）复杂易位(complex translocation)　是指3条以上染色体断裂，并互相交换其断裂的节段。

(4)重复(duplication)　在同一条染色体上某一区、带或节段连续两次或多次出现，是为重复。重复方向与原方向一致的为顺向重复，相反者为反向重复。其实，就整个染色体组而言，多倍体、多体型、部分多体型也都是重复。部分三体型的发生率是最高的，现已记载有八十多种。

(5)其他　还有环形染色体、等臂染色体、双着丝粒染色体等畸变。

(三)染色体检查的适应证

基于上述，我们对临床中遇到的下列一些情况，应建议作染色体检查：①比较复杂的多发性畸形；②智力发育迟缓，尤其是再伴有其他先天畸形者；③先天愚型小儿，染色体检查还应包括其双亲；④家庭成员中有多个先天畸形者；⑤非妇科疾病所致的习惯性或多发性流产者，应检查夫妇双方的染色体；⑥两性畸形，或性发育异常，原发闭经或不育者；⑦确诊为染色体畸变儿童之双亲；⑧怀疑为染色体平衡易位的携带者。

三、基因及基因病

(一)基因

基因(gene)是遗传信息的物质基础，是由脱氧核糖核酸(deoxyribonucleic acid，DNA)组成。DNA是结构非常复杂的生物高分子物质，基本组成单位主要为4种脱氧核糖核苷酸。这些脱氧核糖核苷酸按一定的方式、数量和顺序彼此首尾相连形成多核苷酸链，两条核苷酸链按严格的规定配对并联，形成一个双螺旋的DNA结构。每分子的DNA含有这些脱氧核糖核苷酸的总数从数千到数千万个。基因就是此结构上的以顺序排列的不同节段。

4种不同的脱氧核糖核苷酸是由4个不同的碱基分别与1个脱氧核糖缩合形成脱氧核糖核苷后，再与1个磷酸缩合而成。

4种不同的碱基分别为两种嘌呤和两种嘧啶，即腺嘌呤(adenine，A)、鸟嘌呤(guanine，G)、胸腺嘧啶(thymidine，T)和胞嘧啶(cytocine，C)。多脱氧核糖核苷酸的配对，就是碱基的配对。碱基的配对有一定的规律，1个嘌呤必定和1个嘧啶配对，而且必定是A和T、G和C互相配对。就是这样的不同碱基的组成和排列顺序决定了DNA分子的不同。

遗传信息就包含在DNA的碱基序列中，遗传信息的代代相传就是通过DNA分子的复制、增殖，而完整地传递到新制的DNA中去的。另一方面，DNA上的遗传信息又通过信使核糖核酸(mRNA)的转录和转译，依次决定核苷酸、氨基酸、多肽的形成序列。不同的多肽链组合形成各种不同的蛋白质和酶，各种不同的蛋白质执行机体各种不同的功能，从而决定生物体的各种性状。

据计算，人类 23 对染色体上共有碱基对 35 亿个，分为 10 万个左右的基因。大多数基因平均含 1 000～1 500个碱基对，都是单个存在。少部分基因包含较少碱基对，约只有 100～500 个，但重复存在，重复次数为百次、千次甚至万次，称为重复 DNA(repetitious DNA，repititive DNA)，这些重复 DNA 不参与编码作用。

并非所有的基因都决定蛋白质合成的分子结构。决定蛋白质合成的是一类结构基因。除了结构基因之外，还有一类基因称为控制基因，它们只起调控其他结构基因的作用。结构基因的突变，导致某一特定蛋白质的氨基酸构成或序列的改变，而控制基因的突变则影响一个或多个结构基因的功能。不论哪类基因的突变都会导致遗传性疾病。

人类的遗传病，除了前述的染色体病之外，由基因突变引起的基因病构成了另一大类。基因病的传递方式和正常性状的遗传方式完全相同，要了解基因的遗传方式，首先要知道遗传学上的两条基本规律。

(二)遗传的基本规律

1. 分离定律(law of segregation)　遗传性状是由位于同源染色体上相同位点上的一对等位基因所决定。在生殖细胞形成过程中，此对基因通过减数分裂彼此分离，进入不同的生殖细胞——配子中，所以在配子中只带有这配对基因的一个，在卵受精时又合二为一形成一个合子。

2. 自由组合定律，又称独立分配定律(law of independent assortment)　决定不同性状的不同对基因在形成配子中自由组合，分别进入不同的配子内。

分离定律和自由组合定律是 1865 年孟德尔提出的假说，当时还不知道有基因这样一个具体物质的存在，只是推论有这样一对"遗传因子"，经过将近一个半世纪的检验，证明这是迄今仍准的真理，所以在遗传学上称之为孟德尔第一和第二定律。

(三)性状和遗传病的传递方式

下面具体论述一下遗传性状包括遗传病的传递方式。遗传性状或疾病只关系到一对基因的，称为单基因遗传(monogenic inheritance)，与不止一对基因有关的称为多基因遗传(multigenic inheritance)。

1. 单基因遗传

(1)常染色体显性遗传(autosomal dominant inheritance)　是指一种性状或遗传病的基因位于某一对常染色体上，而且这种性状的基因性质是显性的。常规以大、小写字符如 A、a 分别代表显性及隐性基因，亲代基因型理论上可能有 3 种形式，即 AA、aa 和 Aa，前两者为纯合子，后一者为杂合子。在显性遗传病中，AA 和 Aa 都是患者，aa 是正常人。但是由于在群体中正常基因 a 突变成致病基因 A 的发生率很低，约在 1‰～1% 之间，因此 AA 的纯合子就更为少见，一般患者多是 Aa 杂合子。再者患者与患者的结合情况也不多，如有婚配也常在患者与正常人之间。按分离定律，患者有两种配子 A 及 a，正常人只有一种配子 a，随机结合将有以下几种可能(图 2-3)，即所生子女或为正常人，或为杂合子的患者。因此这种常染色体显性遗传有下列特点：①至少双亲之一是患病的杂合子；②患者父母以后每次生育有一半机会是正常人，一半机会是患病的杂合子；③患者的所有同胞中有 1/2 是患病的杂合子，这在一个小家系中可能观察不到，但如将几个婚配方式相同的家系合起来计算，就可显示出近 50% 发病的现象；④男女发病机会相等；⑤几代人连续不间断发病；⑥双亲无病则子女无患者。据统计，截止到 20 世纪 80 年代末，已记录的常染色体显性遗传性状及疾病已逾 2 500 种。

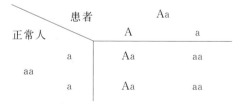

图 2-3　患者与正常人配子的随机组合

共显性遗传(codominat inheritance)：如果等位基因不存在显性和隐性关系，而是分别各自表达，则这种遗传模式称为共显性遗传。人类的 ABO 血型就是典型的例子。ABO 血型的基因位点在第 9 号染色体长臂的 3 区 4 带(9q34)，该位点有 3 个复等位基因 I^A、I^B 和 i。I^A 和 I^B 是共显性基因，i 为隐性基因，I^A 决定抗原 A 的产生,I^{B}决定抗原 B 的产生,i 不产生抗原 A 或 B,只产生一种 H 物质,与抗原 A 及 B 无关。因此 I^{A}I^A 或 I^{A}i 为 A 型血型者,I^{B}I^B 或 I^{B}i 为 B 型血型者,I^{A}I^B 为 AB 型者,ii 则为 O 型者。

在显性遗传中,有些个体虽然也带有同样的显性基因,但却不发病,这是由于不同的基因有其独特的外显率的缘故。在不同的内外环境影响下,不能发生相应的显现,这种情况称为不完全显性(incomplete dominant)。

显性遗传中还存在不同的表现度,即虽然具有同样的显性基因,但各人表现的轻重不同,程度各异,这是由于遗传背景和环境因素各人不同所致。

(2)常染色体隐性遗传(autosomal recessive inheritance) 是指一种性状或遗传病的基因位于一个常染色体上,而此基因的性质是隐性的。在杂合子 Aa 状态下,由于有显性基因 A 的存在所以并不发病,只有当是纯合子 aa 时才出现此性状或遗传病。杂合子本人虽不表现此性状或遗传病,却是隐性基因的携带者,可以将其传递给下一代。按分离定律推算,常染色体隐性遗传病有以下特点:①由于双亲都是同一性状或患者的机会较少,所以大多数双亲都是隐性基因的携带者;②同胞中有 1/4 为同一性状或患者,有 2/4 为隐性基因携带者,但由于表现型正常而未被发现,有 1/4 为正常人;③男女机会均等;④常为散发,系谱中未见连续遗传;⑤近亲婚配中后代发病风险大增,这是由于近亲间同时承袭上代隐性基因的机会远大于一般群体。迄今已记录的隐性基因性状及遗传病达 1 500 种。

(3)性连锁遗传(sex-linked inheritance) 是指基因在 X 或 Y 染色体上,性状或遗传病随 X 或 Y 染色体而传递。

1)X 连锁隐性遗传 红绿色盲及血友病 A 和 B 是典型的 X 连锁隐性遗传病。由于女性为致病基因的纯合子极少,而在杂合子情况下还存在有一正常的显性基因,所以也不发病。但是男性只有一个 X 染色体,只要有一个隐性基因就会出现相关的疾病,所以男性的发病率远高于女性。如我国,红绿色盲的发病率在男性为 7%,而在女性只有 0.5%。图 2-4 显示 X 连锁遗传中亲代不同配子间的随机组合,及在子代可能出现的表现情况。就 X 连锁隐性遗传来看,父为患者母正常,则子代中男性正常,女性均为携带者的杂合子;父为患者母为携带者,则子代中男 1/2 正常,1/2 发病,女性 1/2 为携带者,1/2 发病;父母均为患者时则子女全部发病;如父正常母为携带者,则子代中男性 1/2 正常,1/2 发病,女性 1/2 正常,1/2 为携带者;父正常母为患者,则儿子均发病,女儿均为携带者。由此可归纳出 X 连锁隐性遗传的特点:①男性多见,女性少见;②男性患者是由患病的外祖父,通过作为携带者的杂合子母亲传递而来,这种遗传方式称为交叉遗传(crisscross inheritance);③女性患者父亲一定是患者,母亲可为携带者或为患者。但绝大多数 X 连锁隐性遗传病,由于基因频率低,病情也严重,男性患者一般早逝达不到婚育年龄,故女性患者也极少出现。

父 \ 母		XX		Xx		xx	
		X	X	X	x	x	x
XY	X	XX	XX	XX	xX	xX	xX
	Y	XY	XY	XY	xY	xY	xY
xY	x	xX	xX	xX	xx	xx	xx
	Y	XY	XY	XY	xY	xY	xY

图 2-4 亲代不同配子间可能出现的随机组合

2)X 连锁显性遗传 显性基因位于 X 染色体上,女性有两条 X 染色体,故获得此显性基因的可能性要比男性多一倍,因此这种性状或遗传病的发生率女多于男。从图 2-4 中可见,如父亲患病,则所有的女儿均将患病,而所有的儿子均为正常;如母亲患病(一般都是杂合子),则女儿中各有一半发病,一半正常。

至今已知 X 连锁的遗传性状或疾病达 300 种,其中绝大多数为隐性遗传,只有极少数为显性遗传。

3)Y 连锁遗传 Y 染色体最小而且有大部分为异固缩状态,因此所含基因不多。Y 染色体上的基因没有与之配对的等位基因,只随 Y 染色体传递,因此只能是父子相传,并且常呈连续代代。已知的 Y 染色体上基因有睾丸决定因子、外耳道长毛因子。

4)从性遗传(sex-conditioned inheritance)和限性遗传(sex-limited inheritance) 在性连锁遗传中要区

别两种发病与性别有关,但却非性连锁,即有关基因不在 X 或 Y 染色体上者,它们是从性遗传和限性遗传。

从性遗传又称从性性状,基因在常染色体上,但其表现却男女有异,在男性中表现为显性,在女性中表现为隐性或不完全显性,只有在纯合子状态时才有所表现,但表现仍很轻。如早秃,为常染色体显性遗传性状,其杂合子在男性就已充分表现,在女性很少见,除非是纯合子,但即使是纯合子,表现也很轻微。

限性遗传也称限性性状,有关基因可在常染色体上,也可在性染色体上,可为显性,也可为隐性,但由于受解剖或生理的限制,只能在一定的性别中表达。不过不论在男性或女性表达,基因都按孟德尔规律向子代传递。如子宫阴道积水,由常染色体隐性基因决定,只有在女性纯合子时才能表现出来。男性的须型为常染色体显性遗传,但不在女性表达。在动物中也有相同情况,如奶牛的产奶量、鸡的产卵量的基因等。限性性状与从性性状不同,前者是表现有无的问题,后者是表现轻重的问题。

5)两种单基因性状或遗传病的遗传　两种由不同单基因决定的不同性状或遗传病分别位于两对不同染色体上时,按自由组合规律,两对基因各自独立地分离,也随机地自由组合。当两对基因位于同一对染色体上时,则两对基因不能各自独立分离或自由组合,而总是一起分离、一起组合,此之谓连锁(linkage)。但是连锁在一起的基因,也并非永远联系在一起,在减数分裂过程中,同源染色体配对之后,四分体的染色体单体的等位基因之间可以发生交叉,并相互交换一个节段,此之谓交换(exchange)。通过交换,两对连锁的基因又可彼此分开,这叫基因的重组(recombination)。连锁和交换是遗传学上又一基本规律,为 20 世纪 20 年代摩尔根所提出。

2.多基因遗传　有许多性状或遗传病不能按孟德尔遗传规律解释,如身高、体重的多少及血压、血糖的高低等,这是由于这些性状不是由单一对基因决定的,不像前面所提的红绿色盲、血友病、ABO 血型那样,是或有或无,或此或彼的所谓的质量性状。身高、体重、血压、血糖这些性状,只有轻重之差、高低之别,在群体中极大极小者少,绝大多数为中间状态,如按其发生频率绘出曲线,则表现为一个连续的起伏,两头低小,峰值居中,在统计学上称为呈常态分布或正态分布。这种性状称为数量性状。另外还有一类称为阈性状的,如先天性唇裂、脊柱裂等,或者有,或者无,不为患者就为正常人,其表型在群体中也不呈连续变异,也不按孟德尔遗传规律传递,这类阈性状也属于数量性状的范畴。

数量性状的遗传方式极为复杂,都有多对基因遗传的基础。但是每一对基因的作用都是微小的,因而被称为微效基因(minor gene)。各对微效基因之间并没有显隐之分,但是有正负之别,对此性状或遗传病或起添砖加瓦的作用,或有卸柱移梁的效能。在这些对微效基因的累积作用之下,再加上环境因素的影响,达到一定的阈值时就要出现有关性状或遗传病,因此称之为多基因遗传或多因子遗传(multifactorial inheritance)。

就多因子遗传病来说,遗传因素和环境因素的共同作用决定了个体是否易于患病,此称为易患性。易患性达到一定水平就要发病,此一限度即易患阈值。在易患性中遗传因素所占的比重称为遗传度(heritability),用百分率(%)表示。遗传度愈高,遗传因素在该病的易患性中所起的作用愈大。遗传度可以通过对该病在群体中的发病率和在患者一级亲属中的发病率按一定的公式计算得出。遗传度的测算也是判断一个疾病是否有多基因遗传基础的方法。只有在一级亲属中发病率明显高于群体中的发病率,才是多基因遗传所引起的。

多基因遗传病的特点:

(1)多基因遗传病的易患性属于数量性状,其变异是连续的,呈正态分布。单基因遗传病则属于质量性状,其变异是不连续的。

(2)亲属发病风险的估计　单基因显性遗传的一级亲属发病率为 50%,隐性遗传为 25%,多基因遗传的发病率则远低于此,且具有以下一些特点。

1)一级亲属发病率与群体发病率及遗传度有关　在遗传度为 70%～80% 的情况下,患者一级亲属的发病率近于群体发病率的平方根。如唇裂的群体发病率为 0.17%,其遗传度为 74%,患者一级亲属的发病率为 $\sqrt{0.17\%}$,即约为 4%。如遗传度为 100%,则一级亲属发病率约为 9%,遗传度为 50%,则一级亲属发病率将低于 2%。

2)亲缘关系愈近发病率愈高　如唇裂一级亲属的发病率为 4%,二级亲属为 0.9%,三级亲属为 0.4%,一般群体为 0.17%。

3)与患病儿童的数目有关　患儿愈多表明其父母所携带的有关基因也愈多,其易患性也更接近阈值。唇裂患儿的父母第二次再生唇裂的机会为 4%,如已生过 2 名唇裂患儿,则再生唇裂的机会为 10%,如已生过 3 例唇裂患儿,则再生唇裂的机会可增至 16%。

4)病情愈严重表明所涉及的有关基因也愈多　如单侧唇裂复发风险为 2.6%,双侧唇裂复发风险增至 5.6%。

5)发病阈值与性别有关　当一种多基因遗传病的发病率有性别差异时,表明不同性别的发病阈值不同。发病率低的性别能够发病,就说明其一定带有较多的易患性基因,因此其一级亲属发病的机会也相应增高。例如先天性幽门狭窄,男女发病率之比为 5:1,而女患者的儿子发病率为 20%,男患者的儿子则只有 5%,因为男性发病率高,其发病阈值低,所带的发病基因少。

多基因遗传病甚为常见,一些多发的常见病,如高血压、冠状动脉粥样硬化性心脏病、哮喘、糖尿病、消化性溃疡、类风湿性关节炎、精神分裂症、原发性癫痫,以及一些常见的先天性畸形,如无脑儿、唇裂、腭裂、脊柱裂、先天性髋关节脱位、先天性马蹄内翻足、先天性心脏病、先天性幽门狭窄等,都有多基因遗传的基础。随着人们认识的不断深入,将有更多的疾病被检出属于多基因遗传范畴。

3.散发性　许多遗传病可以散发形式出现。如在常染色体显性遗传病中,有些带有显性基因的杂合子由于受本身减弱修饰基因的影响,或外界表现环境的不具备而不外显,但是其基因仍按显性遗传规律继续传递,在一定的内外条件均具备时,再由其后代显现出来,就表现为散发性,其实是越代遗传,这是由于不完全的外显率或低的表现度的缘故。有些显性基因遗传病的散发是由于一个新发生的基因突变所致。如 Apert 尖头并指(趾)综合征,是一个常染色体显性遗传病,患者并不多,存活到青春后期者更少,极少有能达到婚育年龄者,因此多为散发病例,患者的双亲年龄都过高,推断是由于基因突变所致。在常染色体隐性遗传病中散发的情况更多,两个隐性基因携带者杂合子婚配,每次生育只有 1/4 的纯合子配对机会,所以完全可能在几代之后出现一散发病例。还有在特殊情况下,隐性基因杂合子也按显性基因方式外显,这种表现必然是散发的。

（郭光昭、李明山）

参考文献

〔1〕卢惠霖.中国医学百科全书:遗传学分册.上海:上海科学技术出版社,1984

〔2〕杜传书,刘祖洞.医学遗传学.北京:北京人民出版社,1983

〔3〕李璞.人类基因组制图,1993 年国际研讨会概况.国外医学遗传学分册,1994,17(3):113~114

〔4〕彭维,于皆平.临床综合征学.北京:人民卫生出版社,1989

〔5〕Cohen MM Jr. The child with multiple birth defect. New York:Raven Press. 1982

〔6〕Cohen MM Jr. Dysmorphology syndromology and genetics. In:McCarthy JG ed. Plastic Surgery vol. 1. Philadelphia W. B. Saunders. 1990. 69~112

〔7〕Dunn PM. Congenital postural deformitics. Brit Met Bull. 1976. 32:71

〔8〕Herrmann J. Naming and nomenclature of syndromes. Birth defect. 1974. 10~69

〔9〕Johnstone MC. et al. Embryogenesis of cleft lip and palate. In:McCarthy JG ed. Plastic Surgery vol. 4. Philadelphia W. B. Saunders. 1990. 2515~2552

〔10〕Marden PM. Congenital anomalies in the new born infants including minor variations. J Pediatr. 1964. 64:357

〔11〕McKussik VA. Mendalain interitance in Man. A catalogue of autosomal dominant. autosomal recessive and X-linked phenotype ed. Batimore John Hopkins Press. 1988

〔12〕Miller ME. Graham JM Jr. Compression related defect from early amnion rupture. evidence for mechanical terratogenesis. J Pediatr. 1981. 98:292

〔13〕Norra JJ. Fraser FC. Medical genefics. principle and practice ed. Philadelphia. Lea and Febiger. 1981. 275~290

〔14〕Smith DW. Classification nomenclature and naming of morphologic defect. J Pediatr. 1975. 89(1):162

〔15〕Spranger J. et al. Errors of morphogenesis. Concepts and terms recommendations of an international working group. J Pediatr. 1982. 100(1):160

第三章　整形外科手术的麻醉

第一节　整形外科手术与麻醉的关系

(一)整形外科麻醉的特点

整形外科手术涉及全身,手术内容包罗万象,变化多端,今天作了插管困难的颏颈粘连松解手术,明天可能作四肢显微外科手术,这两类手术的麻醉处理方法绝对不同,疑难程度各异。有时会有一米八的大个子和体重只有 3kg 的婴儿,在同一天同一个手术台作手术,无论麻醉方法的施行、器械的使用、处理、监测及恢复都常常是不同的。因此,麻醉医师在手术前应充分了解患者的全身状况及手术内容。整形外科医师如果能在术前几天邀麻醉科医师商讨某些特殊患者的情况,则对手术和麻醉均会带来积极的结果。假如订立一个制度,所有需要麻醉医师参与的特殊患者在入院时能够由麻醉科会诊一次,则对提高医院的医疗质量会大有帮助,因为整形手术中计划性手术占大多数,有充分时间考虑麻醉问题。

(二)婴幼儿麻醉

婴幼儿无论从生理学和解剖学上来看,麻醉实施都跟成人不同。"小儿不是成人的缩影",如果你安排一例婴幼儿手术与一例成人手术在同一天作的话,你第一个作的应该是婴幼儿手术而不是成人手术;如果同一天有好几个婴幼儿作手术,你必须先作年龄最小的,把年龄最大的一个放在最后,这样才是科学的安排方法。婴儿不耐饥饿,所以在手术前最好给哺乳婴儿的母亲规定一个最后喂奶的具体时间。

(三)颏颈瘢痕粘连的麻醉

整形外科医师都知道颏颈部重度瘢痕粘连对麻醉者是个棘手的问题。20 世纪 60 年代用过单纯静脉麻醉的办法,而不加用气管内插管,手术中患者出血颇多,呼吸道没有保障,进入 70 年代以后,改用了气管内麻醉,试用了许多方法才使插管成功。有人建议在局部浸润麻醉下先切开瘢痕,在颏颈粘连瘢痕挛缩松解后才插管,这样安全,其实不然,首先是局麻药液很难浸润厚达 2cm 的瘢痕,其次是经历手术→插管→再手术这一过程,容易使创面污染,难以保证无菌。最成问题的还是小儿颏颈瘢痕粘连,局部麻醉时小儿不能合作,必须先全麻后再插管,但颏颈粘连最忌的就是呼吸道没有保障前先给全身麻醉。现在已经有一种麻醉药既能麻醉小儿又能保障呼吸道,这就是氯胺酮。

(四)输血的问题

多次手术多次输血是烧伤后期整形患者的特点,在烧伤急救期这些患者都有过大量输血的历史,许多患者由此染上了肝炎,国外输血后肝炎的发病率为 2.4%～27.3%,国内为 7.6%～19.7%。我国于 1996 年在供血者人群中又发现庚型肝炎病毒携带者,这很可能是继乙型、丙型肝炎之后我国第三种致慢性肝病的病毒,艾滋病也日渐成为输血后的严重传染病,但在我国,输血后肝炎仍是最严重的威胁。因此,手术中减少输血已成为许多国家外科医师们努力的方向。印度自 1988 年使用自身输血方法以来,全印医学研究所已进行了 3 000 例自身输血。日本致力于开发"人造血",力争几年内出成果,据统计,全日本 300 张病床的医院,实行无输血手术的(包括输自己的血在内)已达 65.6%。

以上海市血液中心为例,虽然对供血者血液有严格的检验措施和程序,但还是有些肝炎患者未被检查出来,例如丙肝有两周的潜伏期,早期对供血者验血是查不出来的。此外,尚有 35% 的血液来源于外地。因此,减少手术时输血是十分重要的。

（五）肝炎问题

手术前作肝功能及肝炎病毒标志物检查是必要的，对肝炎化验报告的解释常使临床医生感到困惑，遇到肝炎免疫抗原抗体反应阳性的患者，如何作正确说明？虽然整形外科手术大部分是选择性手术，但是有些患者的确是需要抓紧时间作手术的，否则患者运动器官功能障碍时间久了，就会难以医治。笔者认为：对一些传染性不太强的肝炎患者，还是可以考虑作手术的，但必须加强术后手术室内及器械的消毒，并加强对手术医师及护士的保护，防止医师及护士的手被弄破。

一般临床医院不可能直接查获肝炎病毒，对相关化验结果的解释只有专门研究机构才能办到，因此只能利用免疫学方法检测肝炎病毒感染的标志物，随着检验手段的日新月异，项目越来越多，而且还在增加。以乙肝为例，经常要作的免疫抗原抗体反应是乙肝"二对半"，即第一对：HBsAg 和抗-HBs；第二对：HBeAg 和抗-HBe；第三对：HBcAg（需特殊技术才能检出）和抗-HBc。

乙肝血清"二对半"的检查结果可有 32 个组合模式，以下是最常见及传染性强的模式（表 3-1）。

表 3-1　乙肝血清"二对半"检查结果中最常见及传染性强的几种模式

序号	HBsAg	抗-HBs	HBeAg	抗-HBe	抗-HBc	标本出现率％
1	＋	－	＋	－	＋	30～40
2	＋	－	－	－	＋	10～15
3	＋	－	－	＋	＋	5～10
4	－	＋	－	－	＋	5～15
5	－	－	－	－	＋	5～10
6	－	－	－	＋	＋	2～10
7	－	＋	－	－	－	1～6
8	－	＋	－	＋	＋	0.5～5
9	＋	－	－	－	－	<1％
10	＋	－	＋	－	－	<1％

注：此表引自任西根等《乙型肝炎防治》，上海医科大学出版社出版，1993 年第一版。

上述检验的临床意义：

1.传染性强，俗称大三阳。

2.可能为急性感染或 HBsAg 携带者，传染性弱。

3.为急性感染趋向恢复或 HBsAg 携带者，传染性弱，俗称小三阳。

4.既往感染，仍有免疫力，或急性感染非典型恢复型。

5.既往感染，也可能是急性感染。

6.既往感染，也可能是急性感染恢复期，少数仍有传染性。

7.为被动或主动免疫后，或感染后康复期。

8.急性感染康复期，或既往感染。

9.急性感染早期或 HBsAg 携带者，传染性弱。

10.早期感染或慢性携带者，传染性强。

另有几种新的检查方法及其意义：①乙肝病毒脱氧核糖核酸（HBV-DNA），它是 HBV 的遗传物质，阳性时表示血清中存在 HBV 并复制活跃，传染性强，有些医院已能检测。②乙肝病毒 DNA 聚合酶（DNA-P），其意义同上。③前 S_1S_2 抗原抗体，这是近几年发现的 HBV 新一组抗原抗体系统，它存在于 HBV 的表面，是病毒复制的信号和具有传染性的标志，抗-前 S_1S_2 蛋白的出现则是疾病恢复的信号。④HBV-聚合酶链式反应（HBV-PCR），这是一种非常灵敏的技术，在病毒浓度很低时也能检出，阳性时说明病毒增殖很活跃，有传染性。PCR 结果阳性也就是 HBV-DNA 阳性，但 PCR 技术容易出现假阳性。

（六）减少整形外科手术中的输血

20 世纪 60～90 年代,手术过程中的失血已显著减少。如颏颈粘连瘢痕挛缩松解植皮术,以前失血可近 1 000ml,手术中必须输血。现在可不输或少输血,这是由于手术方法及器械的改进,止血器械的广泛应用,麻醉药、麻醉方法的进步,以及成分输血的推广等综合因素造成的。

缩短手术时间,可减少失血,这与手术方法的改进及手术器械的改善有关,例如电锯较之手工的旧式锯既准确又省时。局部注射生理盐水加肾上腺素(1：20 万),也可减少手术区域面的出血。如在皮肤供区预先作皮下注射,或取皮后局部创面敷以肾上腺素盐水纱布加压包扎,都可减少手术过程中的失血。又如微波手术刀,是利用微波能量辐射穿透切割组织,在内部引起自身组织包括血管的凝固,从而达到切割及止血目的,且对深部止血也有效。手术前用促血凝药物以及于术中静脉滴入凝血药物,在一定程度上均有助于控制术中失血。

静吸复合麻醉辅以肌肉松弛剂控制呼吸,常可获得一个干燥的手术区,切开皮肤时出血很少。肌肉松弛剂箭毒有降压作用,用于整形外科可能是有益的。控制性降压(induced hypotension)是特殊的麻醉方法,用硝酸甘油或硝普钠等降压药将患者血压降低 2.66～4.0kPa(20～30mmHg),在几个小时内是很安全的,可使出血量大为减少。

"先输自己的血,不够时才输他人的血",这不失为正确的指导思想。如何储备自己的血?有两个办法,一是手术前两三周开始为患者采血,一般每次采血 400～800ml,最多可采到 1 200ml,采血后给予补充铁剂,必要时用红细胞生成促进剂,手术时将贮存的血回输。第二个办法是在手术当天麻醉以后采血,采血量约为全身血容量的 10%～30%,一般可采 400～1 200ml,每采血 100ml,输回 250～300ml 代血浆和平衡液,手术中或手术末将采集的血回输给患者。

（七）麻醉恢复室

这是临床麻醉现代化的内容之一。由于整形外科全麻手术比较多,如果有了麻醉恢复室,手术结束即可将患者送入恢复室,由专职人员监测生命体征,直到完全清醒后再送回病房。

第二节　颅颌面手术的麻醉

从麻醉角度可将颅颌面手术分为颅面外科与颌面外科两部分。

一、颅面外科手术的麻醉

（一）颅面外科手术麻醉的特点

颅面外科在我国主要是从 20 世纪 70 年代逐渐发展起来的,主要包括对先天性颅面畸形,如眶距增宽症、Crouzon 颅面成骨不全综合征、颅缝早闭、尖头畸形等的治疗,患者中 12 岁以下的小儿约占 1/3;也可治疗后天获得性畸形,多系外伤造成。术中需在颅骨及面部骨骼进行较大的剖割和重新组合,有时因涉及颅内,需要神经外科医师协同,手术时间一般较长,达 7～8 小时或更长,手术本身可能对脑组织有一定的损伤或伴有难以估计的连续渗血。对麻醉的要求则是在大创伤、大出血的手术过程中始终保持内环境的稳定。为使患者在手术中十分安全,术后没有并发症,围麻醉期处理要周到,术中应严密监测生命体征,随时给予适当处理,这是保证手术成功的重要环节。另外,颅面外科患者如不伴有呼吸道畸形,插管困难的机会较少。

（二）术前准备

1.与家属进行谈话　因为颅面外科手术是创伤较大的整形手术,在术前应向患者家属详细解释,以取得合作。

2.进行术前检查及用药　对患者的心、肺、肝、肾等脏器功能需作全面检查,此外尚需检查血糖、电解质及凝血机制等。血红蛋白需在 12g/dl 以上,凝血机制亦必须完好,以防不测。

术前用药有两项必须执行:①维生素 $K_3$8mg 或维生素 $K_1$10mg,术前 3 天开始每天肌注 1 次。②术前 24

小时开始给予广谱抗生素,手术当天及术后继续给予有效剂量。

(三)麻醉诱导及麻醉维持

1.插管途径 首先应估计插管有无困难,一般经口插管即可。如果手术需要将面中部向前移动,则要求用经鼻插管,对手术干扰少。

2.麻醉诱导药的搭配 可以采用快速诱导。硫喷妥钠与维库溴铵的搭配最好,咬肌松弛程度比较完全。也可采用传统的硫喷妥钠与琥珀胆碱的搭配。

3.导管的选用 供经口插管用的 RAE 导管,其最大优点是可以最大限度地让开面部,减少麻醉装置干扰手术野暴露的弊病,现在 RAE 导管在国内已有供应,其优点逐渐为人们所认识。但它吸痰不便的缺点,如果术中要吸痰,则需拆除粘贴胶纸,或利用软性的吸痰管抽吸。

4.麻醉回路的选择 成人可使用多功能呼吸麻醉机,如有"F"形回路更佳。"F"形回路是将两根粗螺纹管并成了一根,长度有 1.5m,可使麻醉机远离手术台。

小儿体重在 15kg 以上(约 5 岁)即可使用紧闭麻醉机,但需将呼吸囊及螺纹管更换成小儿使用的规格,即呼吸囊为 1.5L 左右,螺纹管直径为 2cm。术中应作控制呼吸,并使用呼气末二氧化碳监测仪。低于 15kg 的小儿可用小儿麻醉回路,其前端是改良"T"形管装置,死腔量很小,能很方便地作控制呼吸,废气排除也方便。现今国际上通用 Mapleson D 回路(Jackson-Reesl 回路)及 BAIN 回路,都适用于小儿。为了不至于发生二氧化碳蓄积,必须十分注意氧的供应量,按下述公式供氧是必要的:氧供应量=2.5L+100ml/kg/min。麻醉过程中应作辅助或控制呼吸。利用上述回路作麻醉时,吸入麻醉剂可以由挥发罐被氧带出送入回路内,同时患者的呼气也很容易被收集排除。

麻醉的维持采用静吸复合麻醉,以吸入为主,加肌肉松弛剂作控制呼吸的现代麻醉技术,则较为理想。吸入恩氟烷或异氟烷,同时吸入氧化亚氮(笑气),辅以间隙地给予芬太尼、大量肌肉松弛剂,这样即使手术时间很长,手术结束时也只需用肌肉松弛剂的拮抗药,患者便会恢复自主呼吸,很快清醒。肌肉松弛剂也可使用传统的箭毒,利用其神经节阻滞作用,血压可稍有下降,从而达到减少出血的目的。箭毒首量成人可注射 5mg 以观察反应,如无太过剧烈的异常反应,以后每小时可追加 5~10mg,手术结束前 30~60 分钟停止使用,以便术毕用新斯的明 2mg 加阿托品 1mg 拮抗。

(四)术中监测

随着术中监测设备的改进,麻醉监测仪器已成为现代临床麻醉不可分割的一部分。麻醉安全性也随之显著提高。

1.呼气末二氧化碳($ETCO_2$)监测仪 应当在全身麻醉时启用,最理想的是每部全能麻醉机都配备一部 $ETCO_2$ 监测仪。成人长时间麻醉及小儿较长时间(如 2 小时以上)麻醉时应监测 $ETCO_2$。它能连续显示每一呼出气所含二氧化碳的量,用数字表示,正常值是 4.66~6.0kPa(35~45mmHg),或 4.0~5.0 容积%。成人用紧闭麻醉机作控制呼吸,设定的通气量是否合适,用 $ETCO_2$ 监测仪即可明了。如呼气末二氧化碳分压($PetCO_2$)越来越高,说明通气量不足,有二氧化碳蓄积,反之,如 $PetCO_2$ 越来越低,则是通气过度。一般 $PetCO_2$ 控制在 4.0~4.66kPa(30~35mmHg)较为理想,宁可通气过度一点,也不要通气不足。小儿麻醉使用 Mapleson D 回路或 BAIN 回路时,更需监测 $ETCO_2$。

现在的呼气末二氧化碳监测仪大多采用红外线光谱吸收原理。

2.脉搏-氧饱和度监测仪(Pulse-Oxymeter) 此监测仪对监测患者有无缺氧很有帮助,是麻醉监测工作的一大进步。它不仅用于手术室内患者的监护,而且可以用于病房危重患者的监护。它是无创性的连续监测。只要将探头夹在患者手指、足趾、耳垂或鼻翼等处,监测仪在数十秒钟以后即可显示出心脏每次搏动时末梢的血氧饱和度(SpO_2),以及每分钟心搏次数(HR)。生理状态恒定时这两个参数很少发生变化,一旦出现缺氧,SpO_2 数值立即会有下降,缺氧纠正后它又会很快上升。SpO_2 正常值是 95%~97%,如果给患者吸氧,SpO_2 可上升到 100%,这是最高值。

Pulse-Oxymeter 的基本原理是探头夹子的一侧同时发出不同波长的两个光束,穿过搏动中的小动脉,血管内的还原血红蛋白,吸收较长波长的光束,放走较短波长的光束,而氧合血红蛋白却相反;探头夹子的另一侧是接收器(包括分光光度计和换能器),它接收到不同波长的光量,将其转换为电讯号,输入经微机处理后,再用数字表达出来。

3. 创伤性动脉压与中心静脉压监测　①大型颅面外科手术要求有创伤性直接动脉压的监测,以便在每搏心跳时显示动脉血压,其较袖带式血压计更能迅速直接地反映循环系统的状态。常用桡动脉穿刺插管(踝动脉也可用),把血液引至换能器,将动脉压力转换成电讯号,经微机处理后以数字表达。虽然每搏心跳均能显示血压值,但监测时动脉血在管道内并不全程流动,因此每隔一段时间就要用肝素液冲洗,以防止血液凝固而影响测压结果。②测定中心静脉压值的相对变化常提示血循环容量的变化,为输血输液提供参考。常行颈内静脉穿刺置管,也可行股静脉穿刺,其优点是避开了手术区,但容易发生感染,置管时需上达膈肌以上(约需 40cm 以上)方能准确测压,在膈肌以下因受腹压影响,可导致压力失真。

4. 颅内压力监测　对大型颅面外科手术要不要监测颅内压力有着不同意见。澳大利亚阿特来德颅面中心麻醉科认为没有必要监测;笔者则认为凡经颅内径路的手术,均应监测颅内压力,那些畸形不太严重,可以用比较简单的颅外整复手术方法矫正的病例,可不必监测颅内压力。

目前笔者用的是简单腰部穿刺置管测压的方法,此处测得的压力与颅内压相等。利用普通硬膜外导管,由腰部置入蛛网膜下腔,留置腔内 3cm 即可,将脑脊液引出,接上消毒塑料管挂在盐水架上,在床边定一个零点,手术前先测得基础值,以后每次测量都从这个零点开始算起,观察其变化的相对高度。如果压力上升迅速达基础值 1 倍以上且持续不下,则表明有意义,上升迅速时可暂停手术,静观变化,或作过度通气,让二氧化碳迅速排出,使脑血管收缩,脑血容量减少,脑容积也随之减少,因此压力会下降;也可给予甘露醇点滴,或速尿、地塞米松等;也可放出脑脊液,成人一次放出 5～10ml 不会发生严重并发症。笔者主张应少量多次放出脑脊液,而不宜一次大量放出。小儿可用细硬膜外导管和细针头穿刺。术后带回病房继续监测 48～72 小时才拔除导管。

(五)麻醉管理

1. 麻醉导管的维护　颅面手术以经口插管为主,手术时常要移动头部,凿骨时有剧烈震动,易致导管脱出。据国外 42 例大型颅面手术的统计,有 3 例于凿颅骨时发生导管脱出,所以应当插深一些并牢固固定。另外,防漏气囊亦很可靠,如在导管周围填塞纱条则更好。

2. 作好大量输血的准备　如有可能当然是先输自己的血,但颅颌面手术中大量失血时,不输库血是不可能的。在笔者的病例中,早期输入超过一个自身血容量的库血是常事,但由于诸多环节的改进,特别是手术时间缩短了 1/3,输血量已大为减少。无论小儿或成人,输入库血都必须加温。

3. 防治心跳骤停　手术进行到分离眼球和眶内组织时,通过迷走神经发生眼心反射,心跳突然减慢,严重时可致心搏骤停。笔者曾见过心跳突然由 100 次/分下降到 40 次/分的病例,此时应立即暂停手术,并静脉注射阿托品,待心跳恢复后再继续手术。

4. 预铺复温毯　小儿手术时应先在手术台上铺好复温毯。

5. 注意记录尿量　尿量也是内环境稳定的一个有用参数,尿量最少应达到每小时 1ml/kg。

(六)大量输血后的处理

输入库血大于一个自身血容量称为大量输血(massive transfusion of blood),大型颅面外科手术难免需要大量输血,例如上海第二医科大学第九人民医院首例为 6 岁儿童作的眶距增宽症矫正手术,输血量达 2 000ml,约相当于 4/3 的自身血容量。

大量 4℃ 的库血输入,会引起患者体温下降,有时可降低到 34℃,从而导致一系列生化代谢紊乱及心脏功能抑制,因此必须将库血预行加温,市售的库血加温器可以采用。而最简单的办法则是将血袋置入 30～40℃ 的温水中待升温后再输入。手术台预置复温毯应是常规的方法。

大量输血时应尽量使用储存日期短的血液,最好储存期是在 5 天之内。实际上,储存 24 小时的库血其血小板的活性已基本丧失,储存 3 周的库血,Ⅱ 和 Ⅲ 凝血因子已被破坏达 85%～90%。出血倾向是大量输血的严重并发症,凝血因子存在于血浆中,大量输血时间隔输入新鲜冰冻血浆和血小板 1～2 个单位是明智的。库血内有一种由纤维蛋白网带血小板、白细胞构成的微小聚合物,它能阻塞肺毛细血管,引起呼吸窘迫综合征。库血储存时间越短,这种物质形成越少。另外,选用 20～40μm 的微孔滤器也是预防办法。

库血中大量枸橼酸结合体内游离钙,使游离钙减少而影响心肌活动,因此每输入 1 000ml 库血,应补充

10%葡萄糖酸钙或氯化钙5～10ml。高钾血症不多见，因钾离子可很快返回红细胞内。如有高血钾出现，可立即输入葡萄糖及胰岛素以促进钾离子进入细胞内，按胰岛素1单位配葡萄糖3～4g给予。库血中的枸橼酸盐代谢后生成碳酸氢钠，可引起代谢性碱中毒合并低血钾，所以大量输血后用碱性药要慎重；库血pH值较低，会引起代谢性酸中毒，但只要不发生低血压，组织灌注量有保证，酸中毒是能自行纠正的。

二、颌面外科手术的麻醉

涉及口周和下颌骨的手术，患者常有插管困难的因素，如小口畸形、下颌骨畸形、颞颌关节强直不能张口等。

（一）小口症的麻醉问题

瘢痕挛缩性小口畸形是整形外科较为常见的病症。典型的小口畸形犹如鱼嘴状，曾见有一成人口裂仅1.5cm，一5岁儿童口裂仅0.9cm。有经验的麻醉医师可以采用静脉慢诱导麻醉，在保持自主呼吸的情况下自鼻腔插管，此类患者必须具有颈颌后仰无限制，下颌能前移托起的条件，等到静脉给予麻醉药后才会避免气道阻塞的惊险场面出现。许多烧伤后期整形患者的瘢痕不仅限于口周，还包括鼻孔及其周围颈部，则宜在清醒时借纤维喉镜或其他简易工具如带亮光的导引器经鼻插管。如伴有鼻孔缩小，有的成人只能勉强用内径为6.5mm的导管（相当于8～10岁小儿用管）。麻醉要采取过度通气，避免二氧化碳蓄积，加强ETCO$_2$监测，术者需尽量缩短手术时间。小儿不合作时必须先给予基础麻醉，氯胺酮是目前最理想的药物，以3～4mg/kg肌内注射，入睡后呼吸道保持通畅，舌根不会后坠，然后经鼻腔插管。如果麻醉医师对盲探插管无把握，也可在加用局部浸润麻醉下切开口周瘢痕，施行经口腔明视插管。手术结束后，由于口周及颈部敷料包扎很厚，醒后拔管宜十分小心，应尽量吸尽胃内容物，此点要特别强调。

（二）下颌骨畸形缺损的麻醉问题

颞颌关节强直、下颌骨缺损及小下颌畸形，这些患者通常是口底窄小，颏舌肌下部不能提起舌骨，舌骨舌肌与茎突舌肌有后缩趋势，咽喉镜无法暴露气管入口，故只能作清醒经鼻腔插管。快速诱导是危险的，麻醉医师在术前应有充分估计。

第三节　颈部手术的麻醉与处理

颈部瘢痕挛缩可单纯表现为屈颈畸形，或构成颏颈瘢痕粘连，或颏胸粘连，是麻醉中十分棘手的问题。颈部瘢痕挛缩较轻，又能张口者，仍很难使用普通咽喉镜插管，勉强进入时必致口内及咽腔粘膜面创伤，而大多数患者鼻孔足够大。即使是轻度粘连的患者，也可用快速诱导插管，但安全的诱导方法还是慢诱导，严重颈部瘢痕挛缩患者的插管过程应在与手术医师合作的清醒状态下进行，才不致出现呼吸道梗阻的惊险场面。

（一）颈部瘢痕挛缩的分类

1.轻度颈部瘢痕挛缩　对颈部瘢痕轻度挛缩，颈伸受限，但头尚能稍向后仰，下颌能托起，口能张开放入喉镜者，可先试探能见度。此类型插管时可用慢诱导，如尚有左右活动度，很有经验的麻醉医师也可采用快速诱导。

2.颏颈粘连瘢痕挛缩　对颈部有大片挛缩瘢痕，头虽不能后仰，但颏颈部粘连的瘢痕仍没有造成颈部向前倾斜屈曲，下颌部虽有瘢痕，但仍能自如地托起下颌骨，口也能张开使用喉镜者，可先试探能见度。对这类患者可用静脉慢诱导插管，如口不能张开，应采用清醒法插管（图3-1）。

3.严重的颏颈或颏胸瘢痕挛缩　患者呈低头或斜头状，下颌部粘在颈前或胸前，下颌角及头被固定在颈屈曲位，则只能用清醒盲目插管（图3-2、图3-3）。

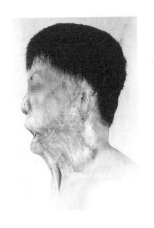 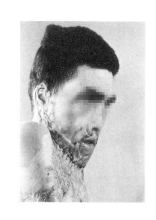 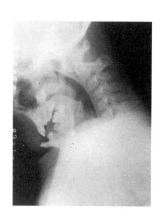

图 3-1 中度颈部瘢痕粘连　　　　图 3-2 严重颈部瘢痕挛缩　　　图 3-3 严重颈部瘢痕挛缩的 X 片所见

上述内容可概述于下表(表 3-2)。

表 3-2 颈部瘢痕挛缩程度与诱导和插管的选择

张口度	头能稍后仰,可托起下颌	头不能后仰,能托起下颌	呈低头畸形
能置放喉镜	慢诱导为主,也可快诱导	慢诱导	清醒插管
不能放喉镜	清醒插管	清醒插管	清醒插管

(二)慢诱导和清醒插管方法

1.慢诱导　保持患者自主呼吸,静脉给药,常用药物是 γ-OH,成人给予 5g,地西泮(安定)10～20mg,芬太尼0.1mg,体重 60kg 以上的患者可再加用氟哌利多 5mg。用药后约 10 分钟,患者即可进入深睡状态,下颌松弛,可放通气道,然后经鼻腔插管,有困难时可借咽喉镜协助。

2.清醒插管　有经验的麻醉医师会将插管的不适减至最低程度。其方法现介绍如下。

(1)插管前用药　可给予阿托品 0.25mg 静脉注射、芬太尼 0.1mg 及咪唑安定 2.5～5mg 静脉注射。咪唑安定有遗忘作用。

(2)粘膜表面麻醉　①药物:2%利多卡因总量 5ml 作口咽喷雾或滴入表面麻醉;或用利舒卡气雾剂行喷雾麻醉,该气雾剂含 7%利多卡因,而且喷射力强。②给药方法:鼻腔及咽喉部均要用表面麻醉,咽喉部可用 2～3mm 的细软塑料管,由鼻腔伸入,进入 12～14cm 时成人已到声门附近,用针筒将利多卡因间断注入,每次注药均需改变一下软管的位置及深度,以期达到满意的麻醉效果。③效果标准:粘膜表面麻醉效果关系到清醒插管的成败,其要求是经表面麻醉后患者已无主动吞咽动作。一次表面麻醉大约可维持 30 分钟。

(3)经鼻腔插管　成人用气管导管内径为 7.0mm 的已经足够,偏细一些的插管容易成功,而且通过鼻腔的损伤也小些。导管通过鼻孔即可停止前进,此时可借纤维光束窥镜将导管送入气管内。

(三)纤维喉镜或纤维支气管镜的应用

1.纤维喉镜　是专门为作气管插管而设计的,简单实用。光束在 4.5mm 的纤维喉镜,可套入内径为5.0mm 的气管导管,所以 4～5 岁小儿也能使用。一般常用的纤维喉镜只能套入内径为 7.5mm 的导管,因太粗,故术后喉痛发生率高。

2.纤维支气管镜　细的纤维支气管镜成人、小儿均能使用。例如能套入内径为 4.5mm 气管导管的小儿支气管镜,既可用于 4 岁小儿,也可用于成人,并且手术后咽喉痛发生率低。导光纤维中尚有空管道供吸引用,也可由此管道送入局麻药作粘膜表面麻醉,其效果肯定。纤维支气管镜的使用在临床上有"六要六不要"的原则,即:①要一开始就使用纤维支气管镜,不要在盲探插管失败时才用,这时咽喉部大多已有创伤出血,血液遮盖了镜面而不能观察目标。②操作者要站立在患者头顶部正前方,不要站在侧面,这样才不致发生方向上的错误。③要有完善的粘膜表面麻醉操作,不要让患者有吞咽动作。如果镜头一靠近声门前区(这个部位最敏感),患者就出现吞咽动作,则插管是不会成功的。如果出现吞咽,可通过吸引管道追加粘膜表面麻醉药。④要从镜头放入鼻孔时就开始循序观察,不要一插到底才观察。一般常在近会厌部 3～4cm 处仔细观察,然后逐渐接近,如果一插到底,就很难确定镜面的位置。⑤镜面圆盘标记要在12点处,不要在其他部位。只有标记在12点时,末端关节才能上下弯曲,才能找到声门。⑥要注意进入深度,如7cm大约在后鼻孔,10cm大约在口咽部,12cm以后则大约在喉咽已接近声门外区,不要置深度于不顾。

(四)麻醉维持

现今常以静脉吸入复合麻醉辅以非去极化肌松剂作控制呼吸,以吸入麻醉为主,吸入0.5%～1%恩氟烷或异氟烷,50%氧化亚氮可持续吸入到手术结束。肌松剂可用阿曲库铵,手术结束时用新斯的明2mg加阿托品1mg静脉给药以拮抗肌松剂。

(五)小儿严重颏颈粘连的处理

儿童患者不合作,不可能作清醒插管,必须先给予基础麻醉。最早曾用哌替啶(度冷丁)异丙嗪(非那根)合剂作肌内注射,但中枢抑制不够深,以后经多年筛选,认为用氯胺酮最好。氯胺酮具有维持肌肉紧张的特性,使肌张力不松弛,起效剂量为肌内注射3～4mg/kg,可使患儿迅速进入静止状态,不再哭闹抗拒,而整个呼吸道框架张力亦能完整保持,舌不后坠,呼吸不抑制,此时即可作外周静脉穿刺输液,又可迅速给予咽喉粘膜表面麻醉,选择一只鼻孔作气管插管,其处理与成人相同。医务人员如能取得患者信任,即使10岁小儿也能主动配合清醒插管。

第四节　唇腭裂修复手术的麻醉

一、唇裂修复手术的麻醉

(一)患者的选择

尽量在婴儿健康状态良好时作手术。现今单侧唇裂手术多在婴儿3～6个月时作,双侧唇裂以6个月以后作较为合适。

(二)氯胺酮基础麻醉下作唇裂手术

1.部分或完全性单侧唇裂均可在氯胺酮基础麻醉加局部神经阻滞麻醉下完成修复手术。其特点为:①手术时间不长,多在1小时之内。②麻醉方法简单,费用低,可在门诊手术室作,苏醒后即可回家。③氯胺酮和传统的全麻药不同,其特殊的"类僵强状态",可使患儿麻醉后呼吸道张力得以保持,相对比较安全。④脉搏-氧饱和度监测仪在术中应持续监测,以预报缺氧的发生。⑤笔者所在医院使用此麻醉方法已施行手术3 000例以上,无严重并发症和死亡的记录。

2.具体施行办法如下:①氯胺酮之剂量及用法。首剂以肌内注射给药,1岁以内为8～10mg/kg,前述3 000例以上即是按此剂量给药,1岁以上可适当减少。此剂量高于一般推荐剂量(4～6mg/kg),用药后加上完善的双侧眶下神经阻滞,可获45分钟左右的有效麻醉时间。婴儿在给予氯胺酮后,一般都开放踝部静脉,予以5%葡萄糖静脉点滴。如果首剂用药麻醉时间不够,可改为静脉给药1～2mg/kg,每次大约再维持十几分钟,不用辅助其他药物。如果静脉给药失败,则只能继续肌注给药,追加剂量为首剂量的1/2～2/3。两次氯胺酮注射间隔时间在15分钟以上,总用量很少超过200mg。②完善的双侧眶下神经阻滞通常是在消毒铺巾后由手术者施行。眶下神经阻滞效果如何,对基础麻醉会有影响,所以应该熟悉婴儿眶下孔的位置,务必使阻滞成功。药物多采用1%利多卡因加1:20万肾上腺素,每侧1～2ml。如改用1%利多卡因与0.5%布比卡因之混合液,再加1:20万肾上腺素,则效果也佳,且麻醉持续时间会更长,而毒性并不大。布比卡因最大剂量为3mg/kg,利多卡因则以4mg折合布比卡因1mg计算。③凡能开放静脉的均予滴注葡萄糖,通过此静脉路追加氯胺酮。④常规给予氧气吸入。⑤用脉搏-氧饱和度监测仪持续监测末梢血氧饱和度。⑥术毕测量肛温,在观察室内直到苏醒,并继续观察2小时后方能离去。

3.手术者应参与麻醉观察及协助麻醉才能使手术进程顺利,同时应做到:①应用唇夹减少切口出血。②出血尽量在切口处吸除或揩干,不要流入口内。③以不妨碍呼吸为前提,口腔内先塞入小纱布,以更好地吸附流入口腔内的血。④少量流入咽喉的血液不宜大力吸引,应当轻巧地吸出,否则会引起呕吐甚至喉头痉挛。⑤如果术中发生血氧饱和度下降,术者应检查有无出血堵塞喉头,或其他引起呼吸道阻塞的因素。麻醉者应检查有无呼吸抑制并先作胸部按压人工呼吸,以及检查肩部枕垫位置有无移动,最后作出相应处理。

4.氯胺酮基础麻醉的若干问题:①氯胺酮直接引起呼吸抑制者屡有报道,一般表现为潮气量骤减,但多半为一过性,迅即恢复,出现严重呼吸抑制的发生率为 $0.5\%\sim4.3\%$。笔者在使用氯胺酮早期曾统计过 190 例,有 7 例发生一过性呼吸抑制,挤压下胸部,呼吸迅即恢复,另有 1 例需气管插管人工呼吸 15 分钟后才恢复自主呼吸。氯胺酮的呼吸抑制应当引起重视。②误吸的潜在威胁。误吸来自创面的出血或返流的胃内容物,其后果是十分严重的。但笔者经历的三千余例唇裂氯胺酮麻醉,均未发生过这种情况,这主要归功于手术组良好的配合及严格的术前禁食常规。③氯胺酮麻醉无效,主要是肌内注射后无效,也有静注亦无效的。有人将剩下的药液用于其他患儿,却能起麻醉作用,这证明无效的产生不是药物质量问题,但此现象目前还不能解答。如遇此事,应先换一个批号的药品再用一次,如的确无效则只能改其他麻醉。

(三)需要气管内全麻的手术

1.需要进行气管内麻醉(endotracheal anesthesia)的几种情况　①单侧唇裂涉及骨性组织分离的手术;②双侧唇裂修复;③二期修复手术;④为了教学需要。

2.具体实施　基础麻醉后用 γ-OH 插管,导管可选用经口腔 RAE 导管,用气囊连"T"形管供氧,用氯胺酮维持麻醉。

二、腭裂修复手术的麻醉

(一)腭裂手术麻醉的几个相关问题

1.腭裂修复手术的分类　大致可分为 3 类:第一类是以封闭裂隙为目的的腭成形术;第二类是以改善发音为目的的咽成形术;第三类是对齿槽裂的修复。

2.腭裂修复手术的年龄　笔者所在医院腭裂修复手术的年龄,20 世纪 80 年代以 3～4 岁为多,90 年代以 2～3 岁为多,1 周岁以下作手术的也不是个别,最小的只有 8 个月。

3.对麻醉的考虑　腭裂修复与唇裂修复完全不同,必须作气管内麻醉,上述 3 类手术都可作气管内麻醉而无需气管切开。笔者所在医院 30 年来已作了该手术 6 000 例以上,全部是气管内麻醉。第一类与第三类手术以经口插管为主,也可以经鼻腔插管;第二类咽成形术一般是在学龄期以后年龄稍大些单独作,或与腭裂修复同时作。咽成形术麻醉时只能经口插管而不能经鼻插管,因为经鼻导管占据了咽后壁位置,会影响手术操作。

4.扁桃体肿大能否作腭裂手术　肿得很大的扁桃体会妨碍呼吸,最好是在腭裂手术之前先予处理。临床上往往是麻醉插管时才看到肿得很大的扁桃体,建议先切除一侧,这样创面较小,腭裂修复手术即可进行。扁桃体肿大者不宜作咽成形术。

(二)气管内麻醉的实施

1.诱导及插管　2～3 岁的患儿可行氯胺酮、γ-OH 慢诱导插管,较大患儿可用快诱导。选用经口腔 RAE 导管,内径(mm)按公式"3.5＋年龄/3"计算。

2.麻醉回路　全静脉麻醉可保持自主呼吸,用带气囊"T"形管供氧,笔者所在医院的 6 000 例腭裂手术大多用此装置;吸入麻醉用 BAIN 回路或小儿麻醉回路(即 Mapleson D 回路)作辅助或控制呼吸。

3.麻醉维持　①全静脉麻醉,用氯胺酮间歇静脉注射,必要时以芬太尼 $2\sim4\mu g/kg$ 静脉注射,或普鲁泊福(异丙酚)每小时 15mg/kg 微泵持续给药,间歇静脉注射氯胺酮。普鲁泊福是 20 世纪 80 年代后期开始用于临床的短效静脉麻醉药,其最大特点是代谢清除率极快,大约是硫喷妥钠的 10 倍,故给药后苏醒极快,反复用药没有蓄积作用,门诊患者用后即可回家,但对 3 岁以下患儿使用不多,尚需进一步观察。②吸入麻醉,如恩氟烷或异氟烷-50％氧化亚氮-氧的使用,苏醒亦快。

(三)1 岁以内婴儿的麻醉

气管导管用内径为 3.5～4.0mm 的附气囊导管,用全静脉麻醉"T"形管供氧行自主呼吸。插管过程要轻巧,深度约 12cm,仔细听诊双肺呼吸音,以检查插管深度是否适当。手术过程中应始终用手触摸婴儿腹部,眼观气囊及输液滴数,耳听心音。严格控制输液量,等量输血。要求手术快速,尽量发挥监测仪的功效,并注意体温变化。术毕送入苏醒室待拔管。

第五节　显微外科手术的麻醉

一、术前准备

(一)急诊显微外科手术

1.仔细检查全身损伤情况　整形外科的急诊显微外科手术包括断指(肢)再植,头皮撕脱再植,肢体复杂皮肤撕脱伤,伴有肢体开放性骨折、颜面部严重撕脱伤需要显微外科修复等。应当仔细检查有无合并其他全身性外伤,如有昏迷过程,应考虑脑震荡;耳内流出血性脑脊液,提示颅底骨折;昏迷患者若瞳孔双侧不等大,应予特别记录,大小用毫米标明。头皮撕脱伤,很可能合并有颅骨外伤,甚至整个头颅是从机器的齿轮下强拉出来的,必要时应请神经外科会诊。胸部、腹部是否另有隐蔽的实质性脏器损伤,如血气胸、腹腔内出血等,都要在显微外科手术前予以明确。

2.纠正失血休克等全身状态　伤员送来时,首先注意气道是否通畅,如有气道不畅,应立即处理,然后建立静脉通道,此时可同时启动监测程序,内容包括患者的血压、心率和心律、心音、尿量、体温,并应获取外周血象的资料。很多伤员是经过长途运输辗转来到医院的,受伤即刻和路途中都会有失血,如有四肢止血带应了解扎了多长时间,多数伤员的失血量难以估计,有些可能已作过初步补充容量的治疗,这方面的情况要及时向陪同人员问清楚。伤员的尿量一般都是减少的,如尿量正常,可能提示血容量尚可。头皮撕脱伤伤员来院后立即输入600ml全血常属必需。如血压过低,不要急于使用血管收缩药物,还是采用扩容的办法更为妥当,以输入全血、代血浆、平衡液为主,并准备抽取动脉血送血气及酸碱分析。如发生过休克,在未获得详细资料之前,先给些碱性药和可的松制剂是允许的,5%碳酸氢钠第一次可给2～3ml/kg(每千克体重给予5%碳酸氢钠0.5ml可增加二氧化碳结合力1%)。手术中每失血1ml可用3ml平衡液补偿,失血量在血容量10%以内的不必输血。成人血容量可按每千克体重7.5ml计算。

3.排空胃内容物　饱食后受创伤,由于疼痛恐惧等原因,胃的排空延迟,食物在胃内可潴留达十多个小时,此时全身麻醉是危险的,神经阻滞麻醉用镇静药物也应控制用量,不宜达到深睡的程度。术前最好给予胃管抽吸,或用机械刺激的办法催吐。催吐药很少使用,可能是因为它的后作用的缘故。

4.术前给药　术前药可在手术室内由静脉给予。

(二)选择性显微外科手术

按术前常规准备。

二、麻醉方法

(一)单次臂丛阻滞

上肢显微外科手术适用臂丛阻滞麻醉。

1.优点　臂丛阻滞(brachial plexus block)对上肢显微手术有独特的好处,由于它阻滞了外周交感神经,末梢血管扩张非常显著,对血管吻合大为有利。臂丛神经阻滞后,可见手臂浅静脉充盈,皮肤红润温暖,末梢血管增大明显,手指温度明显上升。麻醉前后手指血管容积和温度的相对变化见表3-3。

2.肌间沟进路与腋路的区别　现今许多医院都采用肌间沟进路与腋路两种方法,锁骨上接近法很少使用。前两种方法的主要区别点见表3-4。

此外,颈部肌间沟进路偶然会发生气胸,这是因为进针点太低,针尖刺伤肺脏所致。气胸常在2～3小时以后才表现出症状,如呼吸困难,摄片即可诊断。

表 3-3　麻醉前后手指血管容积和温度的相对变化

	麻醉前	臂丛阻滞后20分钟
血管容积	5.2±3.59	28.75±15.3
手指温度	23.9±3.88	34.1±4.72

注:此表引自《中华麻醉学杂志》1985,5(2):74,同济医科大学附属协和医院李成、刘俊杰。

表 3-4　肌间沟进路与腋路的主要区别

	适应证	阻滞不全	上臂止血带不适
肌间沟	上肢手术包括肩部	尺侧易阻滞不全	不会发生
腋路	上臂下 1/3 以远	桡侧易阻滞不全	会发生

3.臂丛麻醉阻滞不全的几种补救方法　①肘部尺神经阻滞。在肘部尺骨鹰嘴与肱骨内上髁之间的尺神经沟内阻滞。当肘关节弯曲,手掌贴于胸前时,即可在此处扪到尺神经,不必寻找异感即可在此沟内注射 0.25%～0.375% 布比卡因 2～3ml,注于神经周围,针头不要插入神经内。②肘部桡神经阻滞。肘微弯曲,在肘横纹处扪到肱二头肌腱和肱骨外上髁,在二头肌腱外侧 1cm 处作皮丘,由此处向外上髁进针,桡神经就在此处肱桡肌深部,寻到异感后注射 0.375% 布比卡因 5～10ml;如无异感,可将药液注射到外上髁前面,桡神经就在这里经过。③肘部正中神经阻滞。肘微弯曲,在肘横纹处扪到肱二头肌腱和肱骨内上髁,在两者之间中点作皮丘,正中神经在旋前圆肌深部,进针有异感即注入 0.25%～0.375% 布比卡因 5～10ml;如未找到异感,可将药液作扇形注射在皮肤与内上髁间的软组织内,注意肱动脉就在注射点外侧,应予避开。

(二)连续臂丛阻滞

虽然布比卡因一次注射可持续麻醉达 8 小时以上,但连续臂丛阻滞在显微手术中仍是有价值的。

有一种使用外套针(外管内针)进行连续臂丛阻滞的方法,是利用 20G 或 18G 聚四氟乙烯外套针,由肌间沟进针,有突破感或有异感时即停止进针,然后略微退出针芯,将外套管送入腋丛鞘 1～2cm,最后退出针芯即可固定注射 1% 利多卡因和 0.3% 丁卡因混合液 20～30ml(内加 1：40 万的肾上腺素)。2 小时后每隔半小时或 45 分钟追加麻药 5ml。

(三)连续硬膜外阻滞

腹腔内及下肢显微手术适用胸腰部硬膜外阻滞麻醉,这时外周交感神经大范围被麻痹,血管扩张区域很大,容易出现低血压。如患者原来已有较严重休克,则硬膜外麻醉是禁忌的,除非休克已经被纠正。

(四)阻滞麻醉与全麻的复合

这是一种既有理论性又有实用价值的复合麻醉,实际上多数儿童的麻醉可按此方法进行,即先作好臂丛或硬膜外阻滞,然后再加一个很浅的全身麻醉。不合作的小儿,先给予全麻,然后再作阻滞麻醉,这样可以发挥阻滞麻醉的特殊优点,有利于血管吻合成功。另一方面,患者全过程处于麻醉状态,因为手术区已无痛感,全麻用药理应减少很多。以上方法对成人一样有效。

(五)全身麻醉

考虑到显微外科手术历时较长,要求麻药无蓄积作用,对血管舒缩状态及血液凝固性不能有不利于血管吻合的影响。

一般来说,吸入麻醉其深浅度容易调节,能更好地配合手术需要,经过长时间麻醉后,患者更容易恢复清醒。恩氟烷、异氟烷、氧化亚氮等都是现今使用的吸入麻醉药。氧化亚氮配合低浓度恩氟烷或异氟烷及肌松剂,能更好地发挥其苏醒快的优点。更新一代的吸入麻醉药有七氟烷和地氟烷,其诱导和苏醒都更快、更完全,在国内已开始使用。

长时间吸入麻醉,麻醉机的排废系统应得到充分利用,一般是用轻微的负压将多余的废气吸除,使室内污染降至最低程度。

静吸复合麻醉比单纯吸入麻醉更臻完善,少量氟哌利多(2.5～5mg)会是有益的,它有 α 受体阻滞作用,能使外周血管扩张,同时又有加强全麻的作用。咪唑安定是较新的静脉麻醉药,效能大约是地西泮的2倍,每次可给予5mg。

安定类静脉麻醉药现已有特异拮抗剂,叫氟马西尼,每支为0.5mg,一般以0.2～0.5mg静脉注射。如果手术结束肌肉松弛剂作用已消失,患者仍未苏醒,多由安定类药物引起的,这时可给予氟马西尼以逆转其镇静作用。

肌肉松弛剂使患者能在很浅的全身麻醉下作手术,不仅用于麻醉插管,也广泛用于麻醉维持。新肌松剂阿曲库铵和维库溴铵都是非去极化肌松剂,已在临床广泛使用,在长时间麻醉时,用微泵持续输注比单次注射更为可取。阿曲库铵可按每小时0.3～0.6mg/kg输注,维库溴铵按每小时0.05～0.08mg/kg输注,新斯的明是其拮抗剂。国内还在使用的普鲁卡因-琥珀胆碱复合液,在长时间显微手术中有其不良的一面,主要原因是琥珀胆碱没有拮抗剂。

麻醉性镇痛药在静吸复合和肌松剂的作用下,可延长用药间隔到2小时给药,如芬太尼0.05～0.1mg,除万不得已外,一般不要使用拮抗剂纳洛酮,因为它不仅拮抗芬太尼的呼吸抑制作用,而且连镇痛作用也给消除了,常会引起患者的强烈反应。

三、手术中常用抗凝解痉药物

(一)低分子右旋糖酐

平均分子量为40 000左右,也有8 000或更小的,分子量越小效果越好,但从肾脏排泄也越快。血管吻合前半小时即可开始静脉输注500～1 000ml。其主要作用是降低血液粘稠度,改善微循环,使红细胞不易凝集。

(二)山莨菪碱

主要是用人工合成的654-2。其主要作用是解除血管痉挛,改善微循环,故可用于治疗休克。静脉注射后1～4分钟即起作用,表现为面色转红,甲皱循环改善等。每次静注5～10mg,或在500ml液体中加入10～20mg滴注。此药副作用很小。

(三)双嘧达莫

双嘧达莫本来是抗心绞痛药,现仅口服法仍在使用。显微外科手术时用来降低血小板凝聚,阻抑血栓形成。术中静脉输注双嘧达莫后,创面出血不易凝固。剂量为500ml液体内加入双嘧达莫5～10mg滴注。

(四)妥拉苏林

妥拉苏林为α受体阻滞剂,可使血管扩张。剂量为25mg,肌内注射,手术后也可每隔8小时肌内注射1次。

(五)酚妥拉明

酚妥拉明又叫利其丁,是α受体阻滞剂,能扩张血管。用法为:在500ml液体中加入5mg酚妥拉明,浓度为0.01%,缓慢滴入。

(六)肝素

过去在吻合血管时全身用肝素,现已较少应用,只在特殊情况下由有经验的医师使用。肝素抗凝及改善微循环的效果很好。用法为:局部用稀释肝素冲洗,以200ml生理盐水加肝素50～100单位,用注射器向血管吻合口局部灌洗或冲洗。

(七)局部麻醉药

可用0.25%～0.5%利多卡因或0.5%～2%普鲁卡因溶液在吻合口局部冲洗,但这样的用法吸收作用微乎其微。一般可加在肝素稀释溶液中使用。

四、显微外科手术中应注意的一些问题

(一)用药注意

阻滞麻醉用局麻药布比卡因可不加肾上腺素,以免去肾上腺素收缩血管的作用,而麻醉持续时间一般不受影响。

（二）低血压

1.处理持续硬膜外麻醉时由于交感神经抑制太广而导致的低血压,不宜采用通常注射血管收缩药的办法,因为血管收缩药会影响血管吻合的结果,此时最好是快速滴入平衡液或代血浆。

2.由于出血过多引起低血压,特别是动脉血管吻合完成后,静脉端出现大量出血时,应补充全血及血浆。至于红细胞悬液,不能单独输入太多,以免增加血液粘稠度。

（三）颤抖或不安

在阻滞麻醉下作手术,患者处于清醒状态,有时会发生不自主的颤抖,手术台亦随着轻微颤抖,影响**手术**视野。颤抖由下列几个原因造成:①患者情绪紧张;②局麻药物反应;③室温过低;④输血输液反应;⑤麻醉止痛效果欠佳;⑥体位不适或尿胀感。根据不同病因,应分别予以纠正。

女性患者情绪容易激动,除加强安抚外,可给予镇静药物。常用的有哌替啶及异丙嗪,也可给予哌替啶25mg 加氟哌利多5～7.5mg 静脉注射,但需注意在硬膜外麻醉时用氟哌利多可导致血压下降。

局麻药反应引起的颤抖,利多卡因较常见,布比卡因较少发生。传统的处理是静注咪唑安定 5mg,颤抖即会停止。

手术室温度平时要求在 25℃,显微外科则最好是 28℃,冬天最好有 30℃。

输血反应常在夏天发生,轻微反应只要减慢输血速度或给予地塞米松即可。但为了防止发生更严重的反应,通常是中止输入此袋血液并更换新的输血皮管。清醒患者在输入红细胞悬液时更易发生反应。

神经阻滞麻醉若止痛效果不佳,疼痛反应可致血管痉挛,应当改麻醉。

膀胱充盈可使患者辗转不安,常需导尿。由于大量液体的输入,尿液往往很多,有必要在每排泄1 000ml 尿液后补给钾离子 1g,因低血钾时可出现心律不齐。为防止术中膀胱充盈,在手术开始时应常规给予留置导尿,这样既可定时观察尿量,又可避免术中因膀胱充盈而造成患者不安。

（沈建南）

参考文献

〔1〕任西根,等.乙型肝炎防治.上海:上海医科大学出版社,1993.10～20,70～76

〔2〕汪良能,高学书.整形外科学.北京:人民卫生出版社,1989.92～108

〔3〕张涤生.整复外科学.上海:上海科学技术出版社,1979.24～36

〔4〕金贵元.当代临床麻醉进展.武汉:武汉大学出版社,1996.205～224

〔5〕Calvert C. Alpert. John D. Thomas general anesthesia. Clinics in Plastic Surgery. 1985. 12(1):33～42

第四章　组织移植生物学

第一节　移植的基本概念与分类

一、移植的基本概念

将个体的某一部分(如细胞、组织或器官)用手术或经其他途径移植到自己体内或另一个个体的某一部位的方法,叫做移植术(transplantation),常用于实验研究和临床治疗。被移植的部分叫做移植物(graft,transplant);手术则叫做移植术。献出移植物的个体,叫做供者(donor);接受移植器官的个体叫做受者(recipient)或叫宿主(host)。过去,移植术限指那些将器官和受者的血管相吻合的手术;而不吻合血管的组织移植称为种植术(implantation)。如今,移植术和种植术已成同义词,相互通用,而不在概念上保持上述区别。如果供者和受者为同一个体,则称为自体移植(autotransplantation)。在自体移植时,移植物重新移植到原来的解剖位置,叫做再植术(replantation),例如断肢再植术,而不称为断肢移植术。必须指出的是,移植术不包括用人工合成(如高分子材料)或合成金属等材料的体内应用,如人工皮肤、人工心瓣膜、镶牙、塑料或金属人工关节、义肢等等。因为这些人工制品不可能转化为生物体内的细胞和组织,虽能取代一定功能,但在体内始终是一个没有活力的异物,属于生物医学工程的范畴。

二、移植的分类

(一)按遗传免疫学的观点分类

如果供者和受者虽非同一个体,但有着完全相同的抗原结构,如同卵双生子之间的移植,称为同质移植(isograft,isotransplantation)。如供者和受者属于同一种族,但不是同一个体,如人与人、狗与狗之间的移植,叫做同种移植或同种异体移植(allograft,allotransplantation);而不同种族之间,如狐与狗、猪与羊之间的移植,叫做异种移植(xenograft,xenotransplantation)。同种异体移植常简称为同种移植,这是当今临床应用最多的移植类别。

(二)按移植物的活力分类

如果移植物在移植过程中始终保持着活力,在移植后能较快地恢复其原来的有效生理功能,则称为活体移植(viable transplantation)。与此相反的结构移植叫做支架移植(structural transplantation)或非活体移植(non-viable transplantation),其移植物(如血管、骨、软骨、肌腱及筋膜等)的作用是机械性的,通过移植仅提供支持性基质和解剖结构,从而使来自宿主的同类细胞得以定居。所以,结构移植时移植物内细胞的活力并非必要,事实上细胞多已失去活力,有时还需有意识地经过灭活处理后才加以移植(如冻干血管、骨库异骨等)。因此,同种结构移植在术后不会发生排斥反应。

(三)按移植方法分类

按照移植方法,移植术可分为游离移植、带蒂移植、吻合移植、带蒂游离移植和输注移植。

1.游离移植(free transplantation)　是指移植时移植物完全脱离供者,其全部血管、淋巴管已切断,移植时也不进行吻合,移植后从周缘的宿主组织生出新生血管,逐渐长入移植物内,建立血液供应,如各种游离皮片的移植。

2.带蒂移植(pedicled transplantation)　是指移植物与供者大部分解剖上的连续性已切断,但在移植过程中始终通过带有主要血管的蒂保持着有效血液供应,这种移植都是自体移植,如各种皮瓣移植。

3.吻合移植(anastomosed transplantation)　即移植物完全脱离供者后,通过移植物主要血管(包括动、静脉)和受体血管的吻合,在移植术完毕时,移植物的血液供应得到有效恢复。临床上开展的各种同种异体心、肾、肝等移植都是吻合移植。如果吻合的主要血管所在部位成蒂形,也可称为带蒂游离移植(pedicled free transplantation),临床上应用的带蒂游离皮瓣移植、带蒂肌肉瓣移植即属此类。也有同时移植两个脏器,如心肺、胰肾等的移植,习惯上称为联合移植(combined transplantation)。如一次同时移植 3 个或更多器官,则称为多器官移植(multiple organ transplantation),但这类移植器官往往有一个总的血管蒂,整块切除后仍连在一起,外形如一串葡萄,故又名器官簇移植(cluster transplantation)。移植时只需吻合其主要动、静脉主干即可。

4.输注移植(infused transplantation)　是指将有活力的细胞悬液,输入到受者的血液、体腔、组织、脏器内或包膜下层等处,例如输全血、输血细胞、骨髓移植、胰岛移植等。输注移植不需要也不可能吻合血管。

(四)按解剖学观点分类

从解剖学观点看,移植术可根据移植物的不同,分为细胞移植、皮肤移植、粘膜移植、脂肪移植、筋膜移植、软骨移植、骨移植、肌腱移植、肌肉移植、神经移植、血管移植、淋巴管移植、综合组织移植和器官移植或叫脏器移植。按脏器名称命名的如肾移植、肝移植、心移植等。

(五)按移植部位分类

移植时,将移植物移到受者该器官原来的解剖位置,叫做原位移植(orthotopic transplantation);移植到另一位置叫做异位移植(heterotopic transplantation)或辅助移植(auxiliary transplantation)。因此,原位移植时必须将受者的器官先加以切除,如原位角膜移植、原位肝移植、原位心移植等;而异位移植时可以切除也可以不切除受者原来的器官,如将肾移植到髂窝内、将甲状旁腺移植到皮下或肌肉内。如异位移植物的部位位于受者原来器官旁或切除原器官的一部分,以便于移植物的置入,则称为原位旁移植(paratopic transplantation)。

除了上述分类方法外,还可以根据不同情况和需要对移植进行分类。例如根据移植物组织的发育成熟程度,可分为胚胎组织移植、新生儿组织移植、幼龄组织移植和成人组织移植,这在实验性和临床应用的胰岛移植中有实用意义。

第二节　同种移植概论

一、同种移植的发展

(一)沿革

同种移植是目前临床应用的主要移植类型,用一个健康的器官取代一个丧失功能或患有致命性疾病的坏器官,是人类自古以来的一种愿望。器官移植应用至临床的历史是一个漫长的过程,历经了 4 个阶段。

1.幻想阶段　早在纪元前,中国和古希腊均有用器官移植来治病的传说。如在公元前 300 年,我国有扁鹊大夫为两人互换心脏以治病的故事,见于《列子·汤问》,原文云:"扁鹊谓公扈曰:汝志强而气弱,故足于谋而寡于断。齐婴志弱而气疆,故少于虑而伤于专。若换汝之心,则均于善矣。扁鹊遂饮二人毒酒,迷死三日,剖胸探心,易而置之,投以神药,既悟如初,二人辞归。"这段文章的大意是:扁鹊大夫见鲁公扈、赵齐婴两人有疾,给喝麻醉酒后使之失去知觉三日,施行剖胸换心,两人均愈。直到 18 世纪,才有许多学者开始做组织或器官移植的动物实验。

2.尝试阶段　动物全身的各种组织都被用作移植,根据 Woodruff 的总结,19 世纪已出现多种移植的报道,如游离皮肤、肌腱、神经、软骨、肾上腺、甲状腺、甲状旁腺等移植。从技术上看,这些移植并不吻合血管,而是将其切成薄片或小块埋入体内。临床上只有用异体骨移植修补骨缺损伤偶获成功,这实际上只是一种结构移植。

3.实验研究阶段　真正的器官移植动物实验到20世纪初才开始。1902年,Ulman首先用套接血管法施行自体、同种和异种肾移植,有的移植于髂窝,有的移植于颈部。而真正现代器官移植外科技术的奠基人,则是Carrel,但由于他对同种移植所带来的排斥反应既无认识,也无相应的处理措施,故移植后器官常难以获得长期存活。1902～1912年,Carrel和Guthrie首次用血管缝合法施行整个器官移植的动物实验,包括心、肾、脾、卵巢、肢体以及各种内分泌器官。他们对一只同种猫进行肾移植,猫存活了21日,直到发生排斥反应才死亡。根据Stickel的记录,还施行过肺、肝、部分胃肠道和胰腺等移植。在带血管的动物器官移植外科技术获得成功的鼓舞下,逐渐有人试用移植器官来治病。最早试用于临床的是同种肾移植。1936年,俄国Voronov首次为1例尿毒症患者移植尸体肾,供肾取自一个脑炎死亡者,术后48小时患者死亡。此后Woodruff、Dubost、Hamburger和Hume均有肾移植的报告。其中Hume报告9例,有1例是移植尸体肾于患者大腿部,患者存活了5个半月。由于对免疫排斥反应仍然缺乏认识,并且从未采取任何免疫抑制措施,因此在20世纪50年代以前,移植肾常难以获得长期有功能存活。

4.临床早期阶段　1954年,美国Murray首次施行同卵双生兄弟间的肾移植获得成功,使人们觉察到同质移植和同种移植的免疫学差别。1959年,Murray和法国Hamburger各自第一次在异卵双生同胞间施行肾移植,此2例受者均接受全身照射作为免疫抑制,移植肾获得长期存活。1962年,Murray第一次施用尸体肾作同种肾移植,改用硫唑嘌呤作免疫抑制剂,亦获得长期存活。这3次不同类型的肾移植相继获得成功,标志着现代器官移植时期的实际开始,人类长期向往的器官移植疗法终于得以实现。

现代器官移植是历经3个重要的突破才确立起来的。一是血管吻合技术的发展。二是短期低温保存供移植用器官法的成功:Belzer(1967)的持续低温脉冲式机器灌洗法能安全保存供肾72小时;Collins(1969)创用细胞内液型(灌洗)液作简单低温储存法,能安全保存供肾24小时,使离体供移植用的器官,从切下到移植后接通血管,始终保持着活力。三是用免疫抑制药物控制排斥反应的成功,如1961年硫唑嘌呤、1963年泼尼松(作为类固醇类药物的代表)、1966年抗淋巴细胞球蛋白(ALG)、1971年环磷酰胺的相继应用。

5.临床发展阶段　在临床肾移植成功的鼓舞下,20世纪60年代人类各种同种器官移植陆续开展,包括肝、肺、脾、胰腺、心脏、小肠、胰岛等移植。1968年美国通过脑死亡的哈佛标准,又在法律上保证在心跳着的尸体上切取脏器,以促使临床外科器官移植的稳步发展。但是临床器官移植的发展,在60～70年代并不是一帆风顺的。在常规免疫抑制药物的作用下(常规二联为硫唑嘌呤加泼尼松,常规三联再加ALG),有的器官移植如肾、肝、心移植获得了较广泛的应用和开展,60年代在移植物有功能存活方面有所进展。进入70年代后,移植数逐年有所增加,但其结果(移植物有功能存活和患者存活率)没有多大进展。如尸体肾移植1年有功能存活在70%～75%左右,心移植为70%,肝移植为60%,难以再提高;有些移植如胰腺、肺、小肠和脾等均趋于停顿或予以放弃,以致出现新的移植术式企图替代,如胰岛移植和心肺联合移植分别替代胰腺移植和肺移植,小肠移植和脾移植则不再试行。直到1978年,新一代强有力的免疫抑制剂环孢素A的问世,才使临床同种器官移植疗效获得迅速提高,取得了一系列引人注目的成就,这一时代又称环孢素时代,一直持续至今。

（二）现状

现代器官移植步入20世纪90年代,取得了十大进展:①3种应用最多的临床大脏器移植有功能存活率呈现大幅度的稳步提高。肾移植1年存活率已达95%以上,心、肝移植也分别达到90%与80%以上。②出现了大批10年,甚至20年以上的长期存活群,其移植器官功能良好,有生活、工作和社会活动能力,身体、心理和精神状态均处于正常状态。③移植数字成倍增长。到1989年,全球肾移植者已超过16万人次,心、肝移植者均超过4 000人次,骨髓移植者则以每年2 500～3 000例次的速度递增,新兴的胰腺移植已达1 500例次。④新的器官移植和移植术式不断涌现,如甲状旁腺、脾脏、肾上腺、睾丸、胸腺、神经组织移植和联合移植(心肺、胰肾等)相继兴起,对许多器官还开展了再次、三次和多次移植。⑤一度趋于低潮的移植,如肺移植、小肠移植等又呈上升趋势,相继出现了长期存活,如单肺移植已出现1～2年有功能存活,小肠移植在1989年已有了首例功能良好、存活半年以上的公开报道。⑥腹部多器官一期移植已成为当时器官移植新的探索热点,到1989年已有4例公开报道,开创了193日长期有功能的纪录;到了90年代初用于上腹部晚期癌肿,获得了最长达 21 个月的无复发疗效。⑦保存液取得突破性进展。1987 年美国 Wisconsin 医科大学(Belzer)创制了一种新的 UW 保存液。已经证明,其作低温灌洗可以连续安全保存胰腺或肾脏达 72 小时,保存肝脏达 30 小时或更长。⑧以环孢素 A 为主,辅以 OKT3、激素为代表的新的免疫抑制联用方案,已经成为全球性广泛应用的基本模式。环孢素 A 的应用为上述各种器官移植获得长期良好疗效创造了条件,被公认为现代临床器官移植功能的一项有力保证。新的免疫抑制剂 FK506 已开始用于临床。⑨开展器官移植的单位日益增多,出现了大批临床与研究相结合的大型综合性中心,并出现了全国性或跨国性配有现代化高速运送工具和用电脑控制的供、受者调度中心。⑩我国器官移植日益显露出自己的特点,以带血管的胚胎器官移植、经短期培养的胚胎胰岛移植和多种形式的脾脏移植三者为代表,构成了我国器官移植的特色,取得了令国际瞩目的成绩。毫无疑问,上述成绩的获得还与现代外科技术与麻醉的进步、通讯网络和高速运送供移植用脏器交通网的建立、以法律形式准许切取脑死亡者脏器在发达国家中的普遍推行等因素有关。据全球移植中心名录(Worldwide Transplant Centre Directory,WTCD)于 1996 年公布,国际上统计常见临床器官移植的单位、移植累积数和最长存活者均有明显提高(表 4-1)。

表 4-1　WTCD 1996 年公布全球临床器官移植情况

1996 年移植单位数	移植类别	病例总数	最长存活者(年)
597	肾移植	381 901	33
331	骨髓移植	76 444	22
259	心移植	39 877	21
113	肺移植	5 193	单肺 11
			双肺 9
209	肝移植	48 967	26
82	胰腺移植	1 743	17
139	胰肾移植	6 639	15

(三)我国移植外科的发展与特点

1. 开创与进展　我国器官移植的实验开始于 20 世纪 50 年代,首先在武汉、北京作了不同动物的肝、肾、肺同种移植的尝试,但当时均无报道。系统的、有计划的大样本动物实验开始于 70 年代初,如夏穗生组,于 1973～1977 年作了 130 次狗的原位肝移植,以期摸索出整套手术方式运用于临床。就临床大脏器移植而言,我国和国外一样,始于肾移植。最早报道为梅骅(1972)的 1 例亲属供肾移植,存活超过 1 年,影响较大。因此,70 年代末、80 年代初形成了我国临床器官移植的第一个高潮。1977 年肾移植在我国大城市中开始推行,临床肝移植在上海(林言箴组)和武汉(夏穗生组)分别开始。临床器官移植成为 1978 年第九届全国外科学术会议新兴主题之一,当时统计肾移植 210 例,肝移植 11 例,心移植 1 例,关节移植 2 例。到 1981 年在武汉召开我国第一次器官移植座谈会时,全国统计肾移植已达 800 例,肝移植 54 例,甲状旁腺移植 25 例,心移植 3 例,肺移植 2 例,骨髓移植 3 例。到 1983 年又陆续开展了同种肾上腺、胰岛、胰腺等移植。但是这一时间内所开展的多数大脏器移植效果仍不够令人满意,主要是由于当时缺乏有效的免疫抑制剂及医药费用昂贵,非一般患者和单位能够承担。1983 年以后,除肾移植外,我国多数大脏器移植暂时转入低谷,但也有新兴的内容,如脾移植。直到进入 90 年代,临床器官移植才又步入一个新的领域。

2. 现状与特色

(1)肾移植业成绩斐然　肾移植始终居于首位,而且呈稳步发展。到 1995 年底,已累积达 15 976 例次,1995 年开创了年度超过 2 000 例的纪录,达 2 382 例次。移植肾 1 年有功能存活率达 86.6%,5 年以上超过一千余例,最长存活已达 19 年。长期存活者,肾功能良好,有工作能力,身心和社会、家庭生活均处于正常状态。我国肾移植业已处于国际先进水平。

(2)大脏器临床移植出现好的转折　首先是心脏移植,20 世纪 90 年代已作 17 例,3 例存活超过 2 年,其中哈尔滨医科大学附属第二医院 1 例,患者存活已超过 4 年,且恢复了工作。肝移植到 1995 年底,累积达 80 例,天津第一中心医院所作原位肝移植 1 例,已存活 2 年半,肝功能良好;与此同时,浙江医科大学附属第一医院作了胰肾联合移植治疗 I 型糖尿病并发尿毒症 3 例,首例已存活 2 年半,患者不仅胰肾功能恢复,停用了胰岛素,且双目已完全复明,是亚洲最佳纪录。最近,我国还开展了腹部多器官联合移植治疗晚期上腹部癌肿,小肠移植治疗短肠综合征,后者有功能存活314天;北京安贞医院施行了单肺移植1例,有功能存活已1年。此外,还有心肺联合移植的报道。

(3)显示了我国器官移植的特色 首先是胚胎胰岛移植治疗Ⅰ型糖尿病,到1991年底已达939例,目前已超过1 000例,有良好疗效者735例,完全停用胰岛素者59例,时间1.5~86个月,是全球最大的系列单位报道。同济医科大学同济医院开展临床猪胰岛团悬液移植已达9例11例次,术后1个月内胰岛素减量平均达43.6%,最佳1例完全停用达半年,成为国际上将猪胰岛移植给人的3个国家中的一个。其次是带血管全脾移植共19例,我国占11例。治疗血友病甲,国外仅1例父亲供脾移植,且4天后脾破裂被迫切除,而国内仅同济医院即已有亲父母供脾移植4例,最长1例有功能存活已6年半,最近1例也已2年,彩色多普勒显示移植脾血供良好,因子Ⅷ凝血活性测定在10%以上,不再有或罕有自发性出血,移植前因自发性血肿纤维化而处于挛缩僵化的关节,已恢复屈伸活动,以上均属国际上疗效最优良的病例。第三是胚胎器官移植类型众多,现已达28种,其中胚胎甲状旁腺移植、肾上腺移植、胰腺移植都是国际上罕见的。

此外,我国还有自制的保存液,如同济医院的WMO-1号液,作用类似Collins液;国际标准HLA6位点配型已获推广,并运用了PCR技术;还有国产环孢素的生产和应用,如赛斯平,国产雷帕霉素也正在试制中。

二、细胞移植、组织移植和脏器移植

(一)细胞移植

将有活力的细胞群,制备成悬液,从一个个体输到另一个体体内,叫做细胞移植(cell transplantation)。接受移植细胞群的部位常为血液、体腔,也有植入到各种组织(如皮下、肌肉层)内和各种脏器(如脾、肾、肝)包膜下或实质内。

细胞移植属于器官移植范畴,因为它具有两个明显的特征:同种移植后必然发生不同程度的排斥反应;被移植的细胞在全部移植过程中始终保持着活力。然而,细胞移植和通常所说的器官移植相比较,又有其特点,如:①它不具有器官的正常外形及解剖结构,不是一完整的器官,而是一细胞群,移植时制成细胞悬液,无需吻合血管,因此,移植是通过各种输注途径来实现的;②供者细胞在分离、纯化、制备和输注过程中,多有损伤和活力丧失,为了取得疗效,要作大数量的高活力细胞群团移植;③移植物在体内是可以移动的,可在远离原来植入部位处遭到破坏,也可在远处发生局部症状和反应;④移植细胞多不在原来解剖位置,失去了正常生存环境,故对长期生长不利;⑤移植细胞经过几代传代繁殖后,就会发生变异,逐渐失去原器官的固有功能,因此,细胞移植的有效期多数是短暂的。

细胞移植的典型例子是输血,但现今,作为临床移植提出来的,则是骨髓移植。骨髓移植的适应证有两大类:肿瘤性和非肿瘤性疾病。肿瘤性疾病包括急性白血病、慢性髓性白血病、恶性淋巴瘤、多发性骨髓瘤、慢性淋巴性白血病、骨髓增生异常综合征;非肿瘤性疾病有重症再生障碍性贫血、遗传性免疫缺陷病、地中海贫血、骨硬化病和获得性免疫缺陷综合征等。到目前为止,仅在同胞间HLA(人类白细胞抗原)配型相符者间进行,并需输入足够的细胞数(一般为$5×10^8/kg$),才有一定疗效。近年来应用于临床的还有同种胰岛移植,我国多应用经短期培养的胚胎胰岛移植以治疗胰岛素依赖型糖尿病,这种方法有减少胰岛素用量的作用,少数患者能长期停用胰岛素。也有开展肝细胞移植治疗重症肝炎肝昏迷、脾细胞移植治疗重症血友病甲和晚期肝癌获得一定疗效的报道。

(二)组织移植

组织移植(tissue transplantation)包括皮肤、脂肪、筋膜、肌腱、硬膜、血管、淋巴管、软骨和骨等移植。除皮肤移植外,都属于结构移植或非活体移植,移植后的功能不取决于组织内细胞活力,而依赖于其机械结构。新鲜组织可用作移植,但常用的是经过处理后的组织。通常以冷冻或化学药品如汞剂作处理,其目的是达到无细菌、无真菌,但需完整地保存移植物的物理结构,不影响其韧性。总的来说,除皮肤移植外,上述各组织同种移植均未涉及免疫排斥反应,也可以说,上述各类新鲜或冻干组织移植免疫反应的强度与组织内剩余活细胞的数量成正比。除皮肤外,这些组织的主要成分是纤维和不定形的基质,不具有引起免疫反应的能力。但有实验指出,处于溶解状态的,变性不太严重的胶原,特别在某些辅助剂存在时,具有一定的免疫原性。

1.皮肤移植　是活体移植。同种皮肤移植采用游离移植,包括刃厚皮片、中厚皮片和全厚皮片。除皮片可取自新鲜尸体和自愿供皮者外,皮片的切取、移植以及供皮区处理和受皮区准备均同自体游离皮片移植(详见第五章"皮片移植")。同种异体皮肤移植后短期内(约两周左右),即发生极为强烈、典型的急性排斥反应,非目前通用的免疫抑制措施可以控制。皮片最后坏死脱落,迄今未见永久存活病例。临床上同种异体皮肤移植仅用于缺乏自体皮源的大面积烧伤时,其对早日消灭创面、防止感染和败血症有一定作用。

2.粘膜移植　用作修补粘膜创面缺损,常为自体移植,如眼睑粘膜可采用颊部粘膜修补。

3.脂肪移植　用于填平面部的凹陷畸形等,亦为自体移植。脂肪可取自腹部或臀部。移植的脂肪片易被吸收(可达20%～40%)。

4.筋膜移植　由于筋膜的韧性和不吸收性,可用于作吊带,如切取自体大腿阔筋膜作吊带牵引,以矫正面神经麻痹后的口角歪斜;在巨大腹股沟疝修补时,移植阔筋膜于腹股沟管后壁,以加强腹壁薄弱处。阔筋膜还可用作关节成形术时的隔离物。

5.肌腱移植　自体移植用于修补肌腱缺损或替代丧失功能的肌腱。如移植胫前肌腱到足部外侧,拇长肌腱到第1跖骨,以治疗急性脊髓灰质炎后遗腓骨肌瘫痪所致的严重足内翻。

6.肌肉移植　常用的是带血管神经蒂的肌肉组织,移植后利用其收缩能力,来替代丧失功能的肌肉。如移植股薄肌箍绕肛门,治疗肛门失禁;也可用于面神经麻痹、前臂肌缺血性挛缩等。

7.血管移植　用于:①修补血管缺损,恢复正常血液通路,常用于动脉瘤、动-静脉瘘和血管损伤切除术后。②作转流或分流用,以治疗原血液通道的梗阻。如切取大隐静脉在主动脉与冠状动脉搭桥,治疗冠状动脉梗塞。自体血管或经过处理的同种异体血管都可作为移植材料。临床上常用自体静脉来替代四肢小口径动脉缺损。由于静脉腔内有单向瓣膜,故应将静脉远端和动脉近端相接,以免血流受阻。

8.软骨移植　常用的是自体肋软骨,用来填补软骨或骨(如颧骨、颌骨、眼眶)的缺损,或用作鼻、耳再造的支架。

9.骨移植　移植骨可采自患者自体或其他供者。常用的是髂骨、肋骨、股骨和胫骨。骨移植用于填补骨切除术的缺损,修复缺失大块骨质的假关节,或在脊椎融合术和关节骨折时作内固定。

10.神经移植　参见第十一章"其他组织移植"。

11.大网膜移植　大网膜有很丰富的血管,再生能力强,易与其他组织发生粘连而形成广泛侧支循环。临床上常用来作带蒂或游离自体移植。

以上各种组织移植详见第十一章"其他组织移植"及第九章"显微外科技术在整形外科的应用"。

12.脑组织移植　是指选取供者脑组织或特定区域的神经原组织植入患者脑内,用于治疗相应的疾病。目前应用于临床的主要类型有:①脑内移植治疗帕金森病,包括自体肾上腺髓质移植、胎儿中脑黑质和肾上腺髓质移植等;②小脑移植治疗小脑萎缩,主要是单纯性小脑萎缩和晚期小脑皮质萎缩;③神经内分泌组织移植治疗神经内分泌疾病,如下丘脑前区移植治疗中枢性尿崩症,垂体移植治疗成人垂体前叶功能减退症和垂体侏儒;④脑组织移植治疗外伤性截瘫、癫痫和扭转性痉挛。脑组织大多源自胎脑,一般将其制备成悬液或匀浆,也有在短期内培养的。上述各类脑组织移植均有一定疗效。

13.胸腺组织移植　胸腺是人体的中枢免疫器官,移植后可提高人体的免疫功能,从而治疗晚期恶性肿瘤和免疫功能低下疾病。胸腺取自胚胎,制成细胞悬液或切成薄片以供应用。具体适应证为:①已不能切除、也不能行介入栓塞治疗的晚期肝癌或其他晚期恶性肿瘤;②支气管哮喘、牛皮癣、多发性神经根炎、肌炎等。

(三)脏器移植

用手术的方法,将整个保持活力的脏器移植到自己或通常是另一个体体内的某一部位,叫做脏器移植或器官移植(visceral transplantation)。在临床医学上作为一种医疗手术,可用来治疗一些已不能用其他疗法恢复脏器功能的致命性疾病。

脏器或器官移植有着下列特点:①移植物从切取时切断血管直到植入时接通血管期间,始终保存着活力;②在移植术当时即吻合了动、静脉,建立了移植物和受者间的血液循环;③如为同种异体移植,术后不可避免地会出现排斥反应。因此,器官移植属于活体移植,器官内细胞必须持续保存活力,于移植术后能尽快地实现有效的功能。从移植技术来看,器官移植属于吻合血管的游离移植。

目前,同种间的许多脏器如肾、心、肝等移植已成为医学上有实用价值的医疗方法。同胞间、异卵双生子之间、父代与子代间、亲属间以及非亲属之间的移植都属于同种异体移植。医疗用的同种异体移植,移植用的器官可来自活体或尸体;成双的器官如肾有可能来自自愿献出一个健康肾的活体,多半为同胞或父母;而单一生命器官如心脏,则尸体是唯一来源。如今常用的脏器移植有肾、心、肝、胰、胰肾联合、肺(单肺、双肺)、心肺联合、心肝联合、肝肾联合、脾、小肠,以及腹部多器官联合移植。此外,还有少见的卵巢、睾丸、甲状旁腺、肾上腺等移植。

不论哪一种移植,都需经过从供者身上切取移植物,直接或经过适当措施后,移植到受者的某一部位(即植入这一过程),特别典型的是脏器移植,其移植全过程如下。

1.切取 即从供者身上切取所需要的脏器。由于目前人的同种供者来源短缺,供不应求,所以从一个尸体上往往要切取多个脏器,也有只取单一脏器的,但均先作游离,以整块方式切取,切取中不可损伤该脏器,并应连其主要的血管(即动、静脉主干)和该脏器的生理管道(如肝脏的胆管、肾脏的输尿管等)。考虑到可能存在特殊供血管分布,如肾上下极的迷走血管支,肝动脉可能源自肠系膜上动脉,因此,应尽可能作较大范围的,包括大血管(如腹主动脉、下腔静脉大段)的整块切取。为了尽量缩短移植物的热缺血时间,切取动作要求迅速、敏捷,在切取的同时,即开始在原位作移植脏器的降温灌洗。

2.降温灌洗与保存 以腹部多器官联合切取为例,经腹部大切口,游离腹主动脉分叉处,远端结扎,近端切开,插入一带气囊导管,直至横膈下,气囊充盈,可阻断内腔,随即以低温(0～4℃)特制灌洗保存液从导管灌入,作重力灌注(高 1m,快滴而不成线)使腹腔脏器全部迅速降温至10℃以下。对某些器官还需在其特有的血供管道如肝脏的门静脉加作辅助低温灌洗,同时在下腔静脉作切口以便灌洗液流出。

灌洗保存液一般采用一种高钾、高镁、低钠的高渗溶液,常用的有各种 Collins 液、欧洲 Collins 液、Sacks 液、Ross 液等。我国也有类似的自制溶液,如上海的 HC-A 溶液、武汉的 WMO-1 号液等,能安全保存人肾的活力达 20～24 小时,肝脏为 8 小时以内。作为此类溶液的代表,Collins 液的成分见表 4-2。

表 4-2 Collins 液 的 组 成

C1	C2	C3	C4	组成	g/L	mmol/L
0	0	0	0	①KH_2PO_4	2.05	Na^+ 10
0	0	0	0	②$K_2HPO_4 \cdot 3H_2O$	9.7	K^+ 115
0	0	0	0	③KCl	1.12	$MgSO_4$ 30
0	0	0	0	④Na_2HCO_3	0.84	PO_4^- 57.5
		0	0	⑤盐酸普鲁卡因	0.10	Cl^- 15
0	0	0	0	⑥肝素	5 000 单位/L	HCO_3^- 10
			0	⑦苯苄胺	0.025	葡萄糖 126
	0	0	0	⑧葡萄糖	25.0	
0	0	0	0	⑨$MgSO_4 \cdot 7H_2O$	7.38	

注:①～⑥为高压消毒。

⑦加入后轻度混浊,24 小时变清。

⑧～⑨作为 50％溶液前加入,渗透压 320mOsm/L。pH 7.0(25℃)。

鉴于上述保存液的安全保存期较短,不便远距离运送的需要,目前已有 UW 保存液的问世,可安全保存人的肾、胰达 72 小时,肝脏 30 小时,其成分见表 4-3。

表 4-3 UW 液的组成成分

成分	每升含量	成分	每升含量
乳糖钾	100mmol	胰岛素	100 单位
KH_2PO_4	25mmol	青霉素	40 单位
$MgSO_4$	5mmol	地塞米松	8mg
棉糖	30mmol	别嘌醇	1mmol
腺苷	5mmol	羟乙基淀粉	50g
谷胱甘肽	3mmol		

UW 液的特点有:①不含葡萄糖,而用乳糖盐作为非渗透阴离子,加棉糖作为渗透支持;②含羟乙基淀

粉,作为有效胶体,发挥其渗透压力,可阻止有害的细胞间隙扩大;③以磷酸盐预防酸中毒;④用谷胱甘肽、别嘌醇对抗氧自由基。

3.运送 出于对供受者之间最佳选配的考虑,往往需要将移植物作一定距离甚至是远距离的保存运送。将切取的已降温的整块移植物浸泡在装满保存液(0~4℃)的双重无菌塑料袋中,周围敷以冰屑,放入一轻便塑料箱中,借高速交通工具送至受者手术室内。

4.剪修 移植物送进手术室内,室温不宜超过 20℃,除去双重塑料袋后,将移植物放入装有冰屑的无菌盆内,保持于低温状态。根据需要,从整块移植物中,分别切取所需要的脏器,游离并切除其他不需要移植的脏器和韧带等附近组织。移植脏器有小裂伤时,需作妥善修补缝合。特别需注意保留移植脏器的主要动、静脉主干,追踪到其起点,判明有无畸形支、迷走血管需要保留和同时移植的;血管蒂以及附带生理管道处(如肝的肝门胆管、肾的输尿管等)不可游离过度,以免损伤其血供,造成缺血性坏死,仔细寻找并结扎游离切除处的小血管残端,避免移植物恢复血供后发生出血。复查核实移植脏器及其主要血管、生理管道完好无损后,即可等待植入。

5.植入 多数脏器移植需要两个手术组,移植物切取组和受者手术组。有的受者手术如原位肝移植切除病变肝的难度极大,需要很长时间,在得悉供肝已安全运抵后,即可开始施行病变肝切除术。在异位移植时,如肾移植,可在供肾修剪时,开始作显露受者移植区的手术,要分离出足够的空间,仔细止血并游离出足够长度受区血管后,才可将供者移植脏器置入。此时,为了保持低温,宜在移植物周围以冰屑纱布保护或将移植物装入双重纱布袋内(夹层中装有冰屑),袋口应露出血管蒂,以利施行吻合术。

第三节 移植与免疫

一、同种移植的免疫学基础

(一)移植免疫反应

人和高等动物都具有识别移植到体内的同种异体组织或器官的能力,并加以摧毁、排斥,导致脱落,称为免疫应答(immune response)。经过 20 世纪 40 年代 Medawar 大量系统的实验研究,认识到同种移植物的排斥是由宿主(受者)对"非己"组织的特异性免疫反应所引起,50~60 年代,更进一步认识到同种移植物的排斥是移植物的抗原和宿主体内免疫活性细胞相对抗的结果。一般说来,这种对抗结果导致了移植物的被排斥,叫做宿主抗移植物反应(host-versus-graft reaction,HVGR),即排斥反应(rejection)。但是,同种移植在某些特定情况下,如移植的是免疫活性细胞,像骨髓移植时,也会发生移植物本身对受者组织抗原的免疫反应,这叫做移植物抗宿主反应(graft-versus-host reaction,GVHR),从而使受者产生一系列临床症状,如发热、腹泻、毛发脱落、皮疹、贫血、白细胞和血小板减少,患者易发生感染而死亡。

宿主抗移植物的免疫反应即排斥反应,根据受者对同种移植物抗原是否已处于致敏状态,可分为初次排斥反应、二次排斥反应和白色移植反应。

1.初次排斥反应(first set rejection) 是指受者第一次接受同种某一个体的组织或器官所发生的特异性免疫反应。以同种皮肤为代表,在移植术后最初 4~6 天,自体植皮和同种异体植皮的变化是一样的。术后约 2~3 天,从受者组织长入新生血管,两种皮片都呈红色。但从术后第 6~8 天开始,自体移植皮仍继续存活生长,有着正常功能;而异体移植皮则变紫绀色,水肿,镜下可见单核细胞(主要是淋巴细胞,也有一定数量的浆细胞)聚集,发展成血管周围浸润和毛细血管小动脉血栓形成,平均在 12 天内坏死脱落,此为初次排斥反应。其他同种组织、器官移植初次排斥反应的过程基本上是类似的。仅在所谓的免疫特惠部位,如脑内、粘膜下层、睾丸内、眼球前室、角膜原位等移植,或免疫特惠器官,如软骨等移植时,移植物存活期可以延长。

2.二次排斥反应(second set rejection) 是指一个受者在第一次移植术后,从同一供者再取另一移植物(同样的或另一种组织、器官均可),作第二次移植时,发生的一个加速的移植免疫反应。以植皮为例,仅 3~5

天,就会发生突然的血液供应中断,移植皮片周缘密布淋巴细胞浸润而逐渐坏死。

二次反应的发生与移植部位无关,关键是二次移植物必须取自与第一次移植物相同的个体,甚至只要少量细胞(如取自淋巴结或肝组织)就能激发二次反应。这种二次排斥反应有严格的个体特异性,因此取自和第一次供者不同的供者的同种移植物,作再次移植(如再次肾移植、再次肝移植),移植术后发生的仍是初次反应,而不是二次反应。

3.白色移植反应(white graft reaction) 如果上述的第二次移植是在初次移植后免疫排斥反应高潮的时候(在术后4天左右内),则会发生白色移植反应。整个移植物呈缺血坏死,血管完全没有发生连合,成为一个"无血管移植物",这是一种特殊类型的二次免疫反应,因为出现的细胞浸润还不足以引起如此剧烈的排斥毁损。白色移植反应还可以发生在ABO血型不合的肾移植和异种移植中。这类反应的主要原因可能是体液免疫反应,与播散性血管内凝血有关。

从典型的初次排斥反应来看,构成移植免疫反应有两方面的必需条件。一是移植物的抗原,即移植抗原或组织相容性抗原。在人类主要是ABO血型抗原和HLA系统。二是受者体内的免疫活性细胞,主要是淋巴细胞。移植免疫反应是一个十分复杂的免疫学过程。

现在还未阐明T细胞、B细胞、巨噬细胞、中性粒细胞、树状突细胞和K细胞均参与机制的全过程。一般认为首先是人体内的巨噬细胞或树状突细胞吞噬移植抗原,予以消化,经mRNA将抗原信息传递给T细胞和B细胞等。T细胞即分化、增殖,成为致敏,Tc细胞可直接杀死移植细胞,Te细胞能释放淋巴因子,如白细胞介素、武装因子、移动抑制因子等,发生急性排斥反应。B细胞介导的体液免疫也同时发生作用。

(二)免疫耐受机制的研究

从上文得知,使移植物被摧毁主要是免疫反应的结果。要使移植物长期存活,有两种办法,一是使其不发生免疫反应,即创制免疫耐受(immune tolerance);二是采用免疫抑制(immune suppression)的措施,主要是应用免疫抑制剂。这里先叙述免疫耐受,免疫抑制见下文。

免疫耐受机制的研究,近年来显示出有较大前景的有:

1.应用基因工程转染技术。国际上有用小鼠心移植作模型移植前先用H-2b MHCⅡ类(Ⅰ类)基因转染的L细胞处理受者动物,使受者动物的免疫原性发生改变,对转染基因形成耐受,延长移植物存活时间。

2.现已知道,将取自同一供者的双器官或多器官作联合一期移植,可以减弱排斥反应,这是英国Calne发现的剑桥耐受现象。例如肝肠联合移植使得较难成功的小肠移植获得有效功能,腹部多器官移植手术成功率较高。其机制远未阐明,理论有:①排斥反应有限论,认为受者产生排斥能力,有一个"量"的限制,据此,多个移植可分散免疫摧毁能力,导致排斥减弱;②多器官移植可以使受者的免疫反应受到控制,容易产生免疫耐受;③免疫僵持学说,表明带入受者体内的供者活性细胞和受者针对移植物的激活免疫细胞,相互对抗,达到了"平衡"和"制约"状态,以致不发生排斥和GVHR。

3.诱导获取同种移植物的"特异性免疫无反应性",即采取某些措施仅抑制受者对供者特异性同种抗原的排斥反应,而保留对其他抗原(细菌、病毒及其他供者的同种抗原)的免疫反应,从而使供者特异性移植物获得长期有功能存活,如用紫外线照射供者血、行者特异性输血或输注脾细胞结合应用免疫抑制剂。

4.利用微嵌合体现象来创制耐受,此由美国Starzl发现,亦称匹兹堡现象,即供者的抗原提呈细胞可以从移植物实体内逸出,分散到受者各部位淋巴器官中定居,导致免疫耐受。

5.降低移植物的免疫原性,即采用移植物体外短期培养、照射过客细胞和淋巴细胞清除等法以削弱其免疫原性。值得提出的是,利用裸鼠作中间宿主过渡,亦可减少移植免疫原性。

6.也有应用费城耐受现象,也称再教育论,从而来获取免疫耐受。如给糖尿病大鼠胸膜内注射胰岛细胞前,先用ALG将受者绝大多数淋巴细胞清除,以后,由胸腺再生出新一代淋巴细胞将与其接触过的移植抗原当作"自我"而不予排斥。

二、HLA系统与同种移植

HLA系统(人类白细胞抗原系统)是引起强烈移植反应的人类主要组织相容性系统之一。决定同种移植排斥反应的HLA存在于细胞膜上,是由位于第6对常染色体短臂上的许多连锁基因位点所控制和决定的。

基因是染色体上的一段,是配对的,一个来自父代,一个来自母代,处于相应位置上的配对基因,称为等位基因。从 20 世纪 60 年代到现在,抗原基因陆续被发现,按生物学功能,分为 HLA Ⅰ 类、Ⅱ 类和 Ⅲ 类抗原(指补体组分)。根据 1995 年的命名,HLA Ⅰ 类抗原基因是 10 个,HLA Ⅱ 类抗原基因是 23 个。Ⅰ 类基因中,HLA-A 类 59 个,HLA-B 类 118 个,HLA-C 类 36 个,HLA-E 类 4 个,HLA-G 类 4 个,均表达等位基因,其余 HLA-H、J、K、L 均为假基因,无表达;Ⅱ 类基因中,HLA-DR 类 145 个,HLA-DQ 类 41 个,HLA-DP 类 50 个,均表达等位基因。整个 HLA 系统抗原是非常复杂的,还存在着种族差异,远未查清。

HLA 配型对临床器官移植预后的影响,显然与移植器官的种类、供受者是否为亲缘关系及受者的免疫状态等情况有关。从目前临床材料来看,皮肤移植、骨髓移植与 HLA 配型关系明显。肾移植与 HLA 配型关系较大,可归纳为:①HLA 配型易取得符合的活体亲属肾移植的效果,较尸体供肾为好;②尸体肾移植的长期存活率,HLA-A、B 完全相符者较错配者为佳;③HLA-DR 位点相符较 HLA-A、B 更重要。但另一方面,肝移植的资料表明术后存活与 HLA 配型的关系不大。

三、同种移植的选配

(一)免疫学选配

有两大类抗原系统在器官移植排斥中起着明显作用,即 ABO 血型抗原和白细胞抗原。两者都是组织相容性抗原。人的活性细胞(包括各种器官细胞)的表面,都有这两类抗原。因此,同种异体间器官移植都会发生排斥反应。为了预防过剧的,甚至是致命的排斥反应,移植术前应作下列检查。

1.血型 ABO 血型必须相同。不同血型间的同种移植,特别在肾移植时,绝大多数会迅速发生超急性排斥反应。

2.交叉配合与细胞毒性试验 交叉配合(crossmatching)是指受者、供者间的血清与淋巴细胞的相互交叉配合。细胞毒性试验(lymphocyte-mediated cytotoxicity,LMC)是指受者血清与供者淋巴细胞之间的配合,也是交叉配合的一个组成部分。细胞毒性试验是临床上必须作的。如果受者以前曾经受过输血或有过妊娠,很可能其血清内已有预先形成的抗体(所谓"已致敏血清"),则细胞毒性试验可呈阳性,器官移植术后,就会发生超急性排斥反应。一般说来,肾移植时淋巴细胞毒性试验必须低于 10% 或呈阴性,才能施行手术。

3.混合淋巴细胞培养(mixed lymphocyte culture,MLC) 即将供者与受者的淋巴细胞放在一起培养,观察其转化率,是组织配型中最可靠的一种,有单相法和双相法,而以前者为佳。将经过丝裂霉素或照射处理的、已不会转化但仍保留其抗原特性的供者淋巴细胞,和未经过处理的受者淋巴细胞放在一起培养的,称为单相法;如果放在一起培养的供者和受者的淋巴细胞,都是没有处理过的,则叫做双相法。淋巴细胞转化率如超过 20%~30%,说明受者的淋巴细胞抗原与供者不同,即应放弃作器官移植。此法缺点是观察结果需 5~6 日,时间太久,限制了它的实际应用价值。

4.HLA 的血清学测定(HLA 配型) 国际标准是直接测定供者与受者 HLA-A、HLA-B 与 HLA-DR 共 6 个位点。历来统计表明,HLA 6 个位点配型与亲属肾移植、骨髓移植的存活率有较密切的关系。从近年资料来看,HLA 与尸体肾移植的预后也有很大的关系。如有报告说:3 002 例尸体肾移植 5 年存活率,在 HLA-A、B 完全相符时为 55.6%,而有 3、4 个位点不相符时为 39.6%。资料还表明:HLA-DR 配型对尸体肾移植的预后更为重要,HLA-A、B 和 DR 完全相符时,1 年移植肾存活率高达 93%,而 HLA-DR 相符但 HLA-A、B 有 1 个位点不符时,1 年移植肾存活率仍高达 89%,但如 HLA-A、B 完全相符而 HLA-DR 有 1 个位点不符时,1 年移植肾存活率下降到 70%。

但是,其他器官移植(如肝移植)和另有一些尸体肾移植的结果,并不符合上述规律,甚至出现相反情况,这显然与下列情况有关:①器官移植排斥并不单纯由 HLA 配型决定;②就 HLA 抗原系统来说,目前的认识也远不完善。最新资料发现,HLA Ⅱ 类抗原基因中,HLA-DR、HLA-DQ 在排斥反应中起主要作用,而 Ⅰ 类抗原仍有影响。近来,国内外的先进单位已采用 PCR 多聚酶链反应技术,把 HLA 配型提高到 DNA 分子水平。

此外,尚有血小板补体结合试验、花环试验、花结抑制试验等组织配型。

(二)非免疫学方面的选择

年龄不应超过 55 岁;没有血管性疾病、高血压、血液病、肝炎或恶性肿瘤;没有全身性感染和局部化脓性疾病；心、肝、肾功能要良好；体重与身材应与受者相仿；供移植用的器官的大小，要和切除的患者的器官相等或略小，不宜过大。

（三）受者选择

应严格遵守手术适应证；年龄一般不宜超过 60 岁，但目前已有受者超过 70 岁的报道；除需切除的器官外，其他重要器官功能良好，一般应能忍受大手术；没有感染性疾病。

以前认为肾移植术前输血可以导致超急性排斥，目前该看法有了改变。20 世纪 70 年代以来许多统计资料表明，术前输血反而能延长存活期，提高成功率 20%；至于输血次数、间隔时间等，则意见尚未统一。

四、排 斥 反 应

同种器官移植术后必然会发生排斥反应，导致移植物功能的丧失、毁损和脱落。排斥反应完全不同于无生命物进入体内所引起的非特异性炎性的异物反应。临床上，一般将排斥反应分为 3 类：超急性、急性和慢性。这种分类不单纯是时间上的概念，还包含着不同的发生机制、临床和组织学的差异及特点。

（一）超急性排斥反应

超急性排斥反应（hyperacute rejection）在移植术后 24 小时以内，甚至在手术中吻合血管完毕，血流恢复后的几分钟、几小时内发生。因此，超急性排斥反应有"手术台上排斥反应"之称。

超急性排斥反应出现在：①供、受者 ABO 血型不合；②受者血清内有细胞毒抗体存在，如在多次妊娠后，或行再次移植而移植物仍取自与上次移植相同的供者；③异种移植，这是由于移植物的抗原和受者血液循环中早已存在的抗体，两者之间发生对抗所致。因此，超急性排斥反应是一种体液性免疫反应。以肾移植为例，其过程是：预存抗体随血流进入移植肾的毛细血管内，和血管内皮细胞细胞膜上的抗原相结合，形成抗原抗体复合物，激活补体，产生中性粒细胞的破坏，释放出各种蛋白水解酶，破坏了血管内皮细胞，使其脱落，血管壁基底膜裸露，大量血小板在该处凝集，激活凝血系统，以致血管内发生广泛的血小板性血栓和纤维性蛋白性血栓，血管阻塞，移植物梗死。组织学的主要病变是肾毛细血管的微血栓栓塞，切面上可见严重的弥漫性出血。临床上超急性排斥反应一旦确诊，需立即切除移植肾。

（二）急性排斥反应

急性排斥反应（acute rejection）发生在移植器官功能恢复后，往往在术后几日，或 1～2 周后首次发作，然后在术后半年至 1 年内多次重复间隔出现。主要症状是突然发生寒战、高热，因移植物肿大而致局部胀痛，受者一般情况突然变差，一度恢复的移植器官功能减退，如肾移植者出现排尿骤停，血肌酐、尿素氮增加和血压升高；肝移植者胆汁分泌突然减少，黄疸明显，血胆红素、黄疸指数、碱性磷酸酶、转氨酶等都上升；心移植者出现呼吸短促、心律不齐和血压下降等，有时可闻及奔马律。组织学的主要改变是弥漫性间质性水肿和广泛的细胞浸润，开始主要是小淋巴细胞，以后还包括了巨噬细胞、大单核细胞、浆细胞和粒细胞等。移植物的小动脉和毛细血管内有纤维蛋白和血小板沉淀引起的梗死，肾移植出现肾小管坏死；肝移植可以发生肝小叶中心胆汁淤积和坏死。

急性排斥反应起主要作用的是细胞免疫或叫细胞介导免疫，即由移植器官细胞的 HLA 和受者的致敏淋巴细胞之间发生特异性免疫对抗所致。这种急性排斥反应历经 4 个连续性阶段：①识别。同种移植术后移植器官的细胞，由于其所带有的 HLA 不同，被受者的免疫活性 T 细胞识别为"非己"之物（即异体组织）。②活化。受者的淋巴细胞因此受到活化而进入致敏状态，成为嗜派洛宁淋巴细胞（母细胞样细胞）。③增殖。致敏淋巴细胞大量增殖。④攻击。大量增殖的致敏淋巴细胞对移植器官进行破坏，即为急性排斥反应。排斥反应引起明显的临床症状时，叫做排斥危象（rejection crisis）。由于每一阶段的形成都需要一定的时间，因此，首次急性排斥反应所致的排斥危象最早在移植术后几日（约 4～14 日）内发生。

（三）慢性排斥反应

慢性排斥反应（chronic rejection）发生在移植术后几个月之后，但也有早在几周内发生者，主要症状是进行性的移植器官功能的缓慢减退，以致丧失。如肾移植患者出现蛋白尿、水肿、高血压，终至慢性肾功能衰竭；心移植患者由于心肌缺血，发生心肌梗死、突发性纤颤或继发性阿-斯综合征。

慢性排斥组织学的主要改变是：①移植器官小动脉至中等动脉的弥散性纤维性内膜炎、内膜增厚，以至进行性的管腔狭窄和完全阻塞;②非常致密和广泛的进行性间质纤维化。虽然慢性排斥反应可能是细胞免疫和体液免疫共同作用的结果,但上述两种病变都导致移植器官慢性进行性缺血损害以至完全梗死。血管腔内含有大量免疫球蛋白和补体的沉积,是造成梗阻的明显因素,提示慢性排斥主要是体液免疫反应,是由于较小量的循环抗体长期抗击移植器官的结果。在肾移植时还可出现排斥肾小球炎,表现为上皮细胞肥大、空泡样变;心移植时主要出现进行性冠状动脉狭窄,系由高脂血症导致的血管内膜类脂浸润和排斥损害导致的内膜增厚所引起。

慢性排斥反应的诊断除临床和生化检验外,尚可进行移植器官的血管造影和活检。慢性排斥反应无需特殊治疗,其对大剂量类固醇和其他免疫抑制剂无多大效应。

五、排斥反应的诊断

(一)超急性排斥反应

随着移植物血供恢复后,短时间内即出现超急性排斥反应,给手术者以一个突然"打击",原来手术完毕时良好的移植物,如呈现正常色泽、充盈饱满的移植肾,迅速变成紫绀色,整个肿胀,甚至破裂出血,肾动脉吻合口的肾端侧搏动停止,功能很快衰竭,排尿停止,出现无尿,经排除肾动脉吻合口梗阻外,即可作出诊断。

(二)急性排斥反应

迄今还没有一个快速确切诊断急性排斥反应的指标,临床上的诊断一般依靠上文所述的综合性观察、生化改变、特殊性检查、免疫学方法和其他辅助性检查等。常用的特殊性检查有 B 超、彩色多普勒、CT、核素扫描、血流功能测定、移植物动脉造影和细针活检等。常用的免疫学诊断方法有白细胞游走抑制试验、淋巴细胞转化试验等。在肾移植时可见尿中纤维蛋白降解物升高,相对的 T 淋巴细胞较原值下降超过 10%。有的移植有特异表现,如胰腺移植作胰膀胱吻合术式时,可出现尿淀粉酶突然升高。

(三)慢性排斥反应

诊断依靠临床症状(移植器官功能停止的表现)、生化检验、B 超、彩色 B 超、核素扫描、ECT、移植物动脉造影、CT 以及细针活检的组织学表现等。

六、排斥反应的免疫抑制治疗

一个理想的免疫抑制治疗应该具备两个特殊性能:完全的特异性和无毒性。所谓特异性,就是说它仅仅对移植抗原引起的移植排斥反应有效,而不抑制或损害受者的整个免疫系统;所谓无毒性,是指对受者的正常组织器官是无毒的和无害的。可惜的是,目前还没有完全符合上述要求的免疫方法和药物。

(一)常用免疫抑制剂

现代常用的免疫抑制剂,有第一代的硫唑嘌呤、环磷酰胺和肾上腺皮质激素,第二代的抗淋巴细胞血清(ALS)或抗淋巴细胞球蛋白(ALG),第三代的环孢素 A 和单克隆抗体 OKT3。环孢素 A 的应用,使临床移植疗效大为提高,开创了移植的新纪元,被誉为环孢素时代。近年又有 FK506、雷帕霉素等新药运用于临床。

1.硫唑嘌呤　是一种抗代谢药物,能抑制核酸合成。因此,硫唑嘌呤主要是损伤正在进行分裂的细胞,并且主要作用于 T 细胞。硫唑嘌呤的副作用为抑制骨髓生长,以致白细胞数减少,其次是对肝有一定毒性,可引起胆汁淤积和肝炎。

2.环磷酰胺　是一种烷化剂,对细胞,特别是增殖旺盛的细胞具有毒性。临床适用于骨髓、肾、肝移植,特别是在引起肝功能损害时,可用来代替硫唑嘌呤。

3.皮质类固醇　常用的有甲泼尼龙、泼尼松、琥珀酸氢化可的松等。皮质类固醇对治疗急性排斥反应,特别是对排斥危象有效,作用机制可能为抑制吞噬作用,抑制蛋白、核糖核酸、抗体的合成,具有淋巴溶解和强有力的抗炎作用。它对 T 淋巴细胞的作用较对 B 淋巴细胞为强。常见的副作用是促进感染,引起胃肠道应激性溃疡,甚至导致大出血、糖尿病,长期服用后出现库欣综合征。

4.抗淋巴细胞球蛋白　临床应用的血清制剂,大都来自马、羊、猪或家兔。抗淋巴细胞球蛋白能直接作用于外周循环血液中的淋巴细胞,特别是 T 淋巴细胞,予以溶解或经调理后被网状内皮系统所清除。抗淋巴细胞球蛋白通常是与上述各类免疫抑制剂联用,特别是和大剂量甲泼尼龙联合冲击治疗急性排斥危象,逆转率可达 95％。它的副作用有因马血清引起的过敏反应,如麻疹、高热、全身不适、低血压甚至过敏性休克等。肌注可以引起局部疼痛、红肿和炎性硬块。

5. 环孢素 A(cyclosporine A,CsA)　是从两种霉菌的代谢产物中提取的一种环状多肽,有 11 个氨基酸,具有抑制 T 辅助细胞的作用。临床应用于肾、肝、心、胰等移植都获得比较满意的免疫抑制效果,提高了受体的术后存活率,并在不同程度上延长了受者的存活期,是新一代的最强有力的免疫抑制剂。其毒性较小,无骨髓抑制作用。主要副作用是有一定的肝肾毒性和过强的免疫抑制作用,以致削弱机体抵抗力而招致病毒感染和发生淋巴瘤。由于 CsA 吸收的个体差别较大,又易受胆汁影响,因此有了新山地明的问世,这是一种胶囊微乳剂,吸收稳定。我国亦生产 CsA,商品名为赛斯平,疗效与 CsA 相同。

6. 单克隆抗体　为针对人类各种 T 细胞亚群表面决定簇的单克隆抗体。常用的是 OKT3,其作用是针对 T3 受体的封闭,阻止淋巴细胞接受抗原传递。常见副作用为类"流感样"症状,如发热、畏寒、恶心、呕吐、呼吸困难等。

7. FK506　从放线菌酵解药中提取,为大环内酯类,作用于细胞分化时。早期阻断白介素 2、白介素 3、干扰素等产生。临床作用与 CsA 相似,突出特点为能有效地逆转 CsA 和皮质激素治疗无效的难治性排斥反应,在肝、心移植上,效果特优。副作用为有一定的肝、肾与神经系统的毒性,易致高血钾、巨细胞病毒感染等。

8. 雷帕霉素　类似于 FK506 的大环内酯类结构,可阻止白介素 2、白介素 6 等细胞因子信使传达,从而抑制淋巴细胞增生和分化。雷帕霉素与 CsA 有协调作用,副作用为引起高血脂、一过性高血压和高血糖。

9. 酶酚酸酯　多与 CsA 联用,起正协同作用,可逆转难治性急性排斥反应。

(二)免疫抑制治疗方案

临床历来的抗排斥反应治疗的实施方式是各类免疫抑制药物的联合应用,以期获取最大的抑制效能而又最大限度地减少有害的副作用。20 世纪 80 年代最常见的二联用药是硫唑嘌呤(或环磷酰胺)和皮质类固醇联合应用,如再加上 ALG,就成为三联用药。目前,环孢素 A 已成为主要免疫抑制剂,以其为主药,加用硫唑嘌呤、小剂量激素或再加上 ALG,就成为三联或四联用药。环孢素 A 的最初剂量,国际上习惯用每日 17mg/kg,我国用量较小,约为每日 6～8mg/kg,随后每月递减到每日 3～5mg/kg 作为维持量,维持服药血浓度谷值为 200～300ng/ml。硫唑嘌呤,开始剂量为每日 3～5mg/kg,以后维持在每日 2mg/kg,有的肝移植为每日 0.5～1mg/kg。类固醇中常用泼尼松,从每日总量 100mg 开始,术后递减 10 日到 30mg,半年内维持在每日 25～30mg,1 年末约为 7.5～10mg。ALG 常用剂量为 5～10mg/kg。FK506 用量为 0.15mg/kg,口服,每 12 小时 1 次。

根据用药和排斥反应发生的时间,可分为预防用药、冲击治疗和维持治疗 3 种。预防用药是指同种移植手术后的用药。冲击治疗是指发生急性排斥危象时的用药,原则是量大而期短。例如应用甲泼尼龙每日 1 000mg,连续 3～5 日,如尚未能逆转,称为难治性急性反应,可换用 ALG、OKT3 或新药 FK506、雷帕霉素、酶酚酸酯等,择优或联合应用,一旦危象逆转,立刻转入维持量用药,以防止排斥危象再次发生。此外应注意在预防和维持用药时宜用最小有效剂量,避免量大时削弱机体抵抗力而易致感染等严重并发症。目前,大多数学者主张免疫抑制剂应长期服用,甚至终身。如某种药物发生明显副作用,则应换用其他药物;有的因经济原因也需换药。换药时宜谨慎,作好定期随访,防止患者自行换药或停药,以保证长期疗效。

第四节　异种移植

一、异种移植的特点与分类

(一)异种移植的特点

异种器官移植是指在不同种族的动物或动物与人之间的器官移植。异种移植在临床迄今未获长期存活,但由于目前供移植用器官来源甚是困难,因此从长远来看,人们仍寄希望于异种移植。

早在 19 世纪与 20 世纪初,即已开始出现动物皮肤、肌腱、脏器在人体的移植,但均未获成活。1905 年,Princeteau 将兔肾切成片,移植于一尿毒症女性患者的肾包膜下,以治疗尿毒症,但结果并无功能。以后陆续有各种异种移植的尝试,其中以 1964 年为最多,Reemtsma、Hitchcock、Starzl、Hardy 等先后施行猩猩、猴、狒狒对人的异种肾、心移植,共 19 例,大多在几天内死亡,但其中有 1 例肾移植受者存活达 9 个月。这些移植的失败主要归咎于猛烈的超急性排斥反应。但从早期尝试中得出的以下 4 点结论仍然使医学界对异种移植抱有信心:①动物器官曾在人体内发挥过功能作用并能维持一段时间的生命;②Reemtsma 关于异种排斥可以用抗同种排斥的方法逆转的早期研究表明,排斥过程至少在某些方面与同种移植排斥相同;③异种同目移植的效果较异种不同目间略胜一筹,其排斥速度较慢;④有些异种移植患者可以长期存活(达 9 个月),表明异种移植有可能获得完全成功。

(二)异种移植的分类

根据上述早期异种移植的结果,1970 年 Sir. R. Calne 首次提出了异种移植分类法,即分为协调性异种移植和非协调性异种移植两种异种移植。进化关系较近,如同目间移植,存活以日为计的,类似于第一次同种移植排斥的异种移植,称为协调性异种移植(concordant xenograft),如猩猩与人、狗与狼、大鼠与小鼠之间的移植均属此类;而进化关系较远,排斥以分或小时计算的,类似于第二次接触抗原的同种排斥反应的异种移植,称为非协调性异种移植(discordant xenograft),如猪与人、狗与羊之间的移植。此后,Hasan 等为了进一步区分不同性质的异种移植间的排斥反应,将协调性移植又分为困难型和容易型:由抗体介导的排斥为困难型;由 T 细胞介导的排斥为容易型。如仓鼠对大鼠为协调性异种移植,Hasan 实验证明抑制抗体产生的药物如环磷酰胺可延长移植物的存活,但即使加上环孢素 A 也不能诱导出耐受,因而为困难型。又如实验证实,抗 CD_4T 淋巴细胞单克隆抗体可以诱导大鼠对小鼠心脏移植的耐受,因而该移植为协调性中异种移植的容易型。按此划分,狒狒对人为困难型;猩猩对人为容易型;而猪对人则为非协调性异种移植。

二、异种移植免疫反应的基础与特征

异种移植一旦接通血供,在几分钟或几小时内,即会发生超急性排斥反应,而告移植毁损失败,这是迄今为止仍难以克服的免疫排斥反应关口。究其原因,是人类在进化中逐渐形成和拥有了最快、最敏感、最直接的抵挡外来物体侵入的三大屏障:天然抗体、补体系统和内皮细胞激活反应。

(一)天然抗体

天然抗体(natural antibody)为自然存在的抗体,能对供者器官抗原发生特异性反应,导致补体系统激活。

(二)补体系统

补体系统(complement system)可以通过上述途径被激活,但也可以直接被供者器官内皮细胞抗原所激活,即所谓的替代途径。

(三)内皮细胞激活反应

静息状态的内皮细胞形成一层很薄的单层膜,作为组织与血细胞、血浆及蛋白质之间的屏障。这种静息状态的内皮细胞既不能激活凝集素,也不能激活粒细胞的附壁作用。但当通过上述两种途径,补体被激活,激活的补体和天然抗体一起主要攻击移植物的内皮细胞,使之激活,就会发生超急性排斥反应,即内皮细胞激活反应(endothelial cell activation reaction)。由于激活的内皮细胞与静息状态相反,可以促进血小板凝集,产生纤维蛋白,诱导粒细胞附壁,使血栓形成,血流阻断,最终可使移植物因缺血而失活。

为了对抗上述异种移植时的超急性排斥反应,有许多实验研究都设法加以防止,目前已取得了下列进展,如:①转基因研究。如将人 CD_{59} 基因转移并表达于猪动脉内皮细胞,可以产生抑制超急性排斥反应的作用,亦有应用 CD_{46} CDNA 克隆转移给猪获得同样效果。近来发现降解加速因子(decay accelerating factor,DAF)为另一种人类调节补体活性的膜结合蛋白。将 DAF 转移并表达于小鼠细胞,DAF 即可保护细胞在有人抗小鼠天然抗体存在的情况下,不受人类补体的溶解破坏。White、Moody(剑桥组)已成功地完成 DAF、A1、A2、A4 对小鼠基因的转移工程,并于最近完成了 DAF 在猪的表达工程。前者主要用于实验性基础研究;后者可能用于将来的临床异种移植。②适应现象。如很多临床研究中心用抗 HLA I 的抗体来克服同种超急性排斥反应。有些病例仅在移植之前除去抗体，并维持无抗体状态达一定时间，但是，在移植后可以观察到令人吃惊的现象，尽管循环抗体水平随即回升，并有补体的存在，而移植物却继续存活下去。因此，将这种抗体对抗原的"停战"状况称为"适应"。此外，也有研究发现，某些免疫抑制药物如酶酚酸酯、雷帕霉素、FK506等有延长异种移植物存活的作用，但其机制尚待进一步深入研究。

三、异种移植的临床应用

经过较长时间的停顿，临床异种脏器移植于1992年又重新开始，美国匹兹堡 Starzl 移植中心在其中起了重要作用。该组首先建立了严格的动物筛选系统和程序，初步挑选出不带能传染给人的病毒（如 SAS、CMV、EBV）的狒狒，并给以氟康唑等抗病毒药物，与患者作组织配型后，选择出最佳供者。Starzl 认为狒狒肝不会感染乙肝病毒，比较安全，因而选择狒狒肝给人，共作手术2例。首例作于1992年6月28日，患者名叫 Brian，男，35岁，术后使用 FK506、泼尼松、环磷酰胺、前列腺素等作免疫抑制治疗。24日后，24.04kg 重的狒狒所提供的肝长到了与54.4kg 重的 Brian 相配的大小。但患者于术后70日死于由真菌感染引起的脑出血。抗排斥药物用量过大可能是引起感染的原因，胆道泥样物阻塞也可能是死因之一。检查表明，阻塞物为胆固醇和胆色素构成的半泥土状物。尸检未发现狒狒肝有肝炎样损害。第2例：男，62岁，术前已进入肝昏迷期。根据第1例经验，治疗方案调整如下：①减少环磷酰胺剂量，FK506和泼尼松用量不变，希望能减少感染的危险性；②行胆道引流，定时冲洗并收集诊断信息；③将狒狒骨髓白细胞经静脉输入受者，以诱导免疫耐受。但患者可能由于外科手术技术的失误，导致胆肠吻合口漏，于26日后死于腹膜炎、败血症。

由于此两例的失败及移植珍贵动物狒狒肝给人引起了动物保护者团体的剧烈反对，故此类移植不再继续施行，从而转向应用猪肝。美国有一女性自身免疫性肝炎患者，1992年10月9日因肝昏迷入院，2天后仍无供肝，患者出现脑水肿，告病危，于11日施行猪异种肝移植作为暂时过渡，手术本身非常成功。术后已见有症状改善，次日肝具有功能并产生胆汁，脑压降至正常，凝血机制正常。此时医生充满信心，希望有时间找到合适的同种肝。再次日，经协商获得一转让肝，但患者却在预定手术时间前2小时，脑压回升，尽管提早进入手术室，但患者不久就告死亡。于是，临床异种脏器移植再一次趋于停顿。

但在异种细胞移植领域中，猪胰岛异种移植治疗人的 I 型糖尿病却仍在进行。其有利条件是猪胰岛细胞不具有强烈的抗原性，且可在移植前经体外培养、紫外线照射等预处理措施来清除免疫活性细胞，故异种胰岛移植的免疫反应较异种器官移植要轻得多；又由于猪与人的胰岛素结构极其接近，且猪胰岛素成功地应用于临床已达数十年之久，充分证实了它纠正糖尿病高血糖状态的安全性和有效性。因此于1989年，就开始了猪胰岛异种移植临床应用的尝试。迄今为止，瑞典 Uppsala 研究中心已有8例猪胰岛移植给人的报道，均经门静脉输入肝内，有3例于尿中测出猪 C 肽，最高达4 000pmol/24h，持续347天，但尚未能减少胰岛素用量。原苏联报道65例胎猪胰岛移植于 I 型糖尿病患者肌肉内，14例有效，胰岛素用量减少25%。我国同济医科大学同济医院报道9例猪胰岛移植，5例有效，胰岛素用量平均减少43.6%，有1例完全停用胰岛素达半年，胰岛有功能存活平均为3.8个月。总结以上情况，移植效果尚难满意，但可以看到两点：猪胰岛移植于人体内是安全的，至少在部分患者移植后可存活一段时间，并能发挥功能，可以说是一个良好的开端。

异种皮肤移植一般选用猪皮作游离皮片移植，由于剧烈的超急性排斥反应，未能存活，但起到了暂时覆盖创面（如烧伤创面）的作用；也可用混合自体皮移植，即在猪皮上作许多小洞，在洞内嵌入自体小皮片，当猪皮坏死脱落时，嵌入移植的自体皮片已能存活长大，有利于创面的愈合。

（夏穗生）

参考文献

〔1〕朱明德.临床治疗学.上海：上海科学技术出版社，1994.144～155

〔2〕刘雪梅.同种胰岛移植新进展.中国实用外科杂志，1994，14(12)：743

〔3〕吴阶平.大百科全书：现代医学.北京：中国百科全书出版社，1993.951，982～983

〔4〕何刚.新一代器官移植免疫抑制剂.临床外科杂志，1996，4(5)：281

〔5〕 何长民,石炳毅.器官移植免疫学.北京:人民军医出版社,1995.136～152,293～318

〔6〕 宋芳吉,张庆瑞.HLA 配型与器官移植.中国实用外科杂志,1994,14(2):708

〔7〕 陈忠华.第十五届国际器官移植学术会京都会议纪要.中华器官移植杂志,1995,16(2):87

〔8〕 陈知水.临床异种移植简介.临床外科杂志,1996,4(5):282

〔9〕 陈知水,夏穗生,于昌松,等.亲属脾移植治疗血友病甲长期存活的追踪报道.中华器官移植杂志,1996,17(2):51

〔10〕 姜汉英.临床脏器移植供体选配.临床外科杂志,1996,4(5):249

〔11〕 夏穗生.80 年代末临床器官移植进展的标志.中华器官移植杂志,1989,10(4):145

〔12〕 夏穗生.器官移植学.上海:上海科学技术出版社,1995.1～10,176～178,305～323

〔13〕 夏穗生.中国器官移植现况(第十五届国际器官移植学术会议的特邀报告).中华器官移植杂志,1995,16(2):90

〔14〕 夏穗生.我国器官移植发展的一次崭新检阅.中华器官移植杂志,1996,17(2):49

〔15〕 夏穗生,张伟杰,姜汉英,等.临床异种(猪)胰岛移植三例报告.中华器官移植杂志,1993,14(4):146

〔16〕 龚非力.移植免疫进展概述.中华器官移植杂志,1996,17(1):1

〔17〕 Bach JF, Chatenoud L. Immonology of monoclonal antibodies in solid organ transplantation: yesterday, today and to-morrow. Transplantation Science. 1992. 2(2):2

〔18〕 Gruber SA. Local immunosuppressive therapy in organ transplantation. Transplantation Proceedings. 1994. 24(6): 3214

〔19〕 Hayry P. Alatalo S. Myllarniemi, et al. Cellular and molecular biology of chronic rejection. Transplantation Proceedings. 1995. 27(1):71

〔20〕 Hewitt CW, Puglisi RN. Black KS. Current state of composite tissue and limb allo-transplantation: Do present data justify clinical application. Transplantation Proceedings. 1995. 27(1):1414

〔21〕 Lowson JH. Platt JL. Molecular barriers to xenotransplantation. Transplantation. 1996. 62(3):303

〔22〕 Meiser BM, Reichart B. New trends in clinical immunosuppression. Transplantation Proceedings. 1994. 24(6):3181

〔23〕 Orosz CG. Local cellular immunology of experimental transplant vascular sclerosis. Clinical Transplantation. 1996. 10 (1):100

〔24〕 Ota K. Teraoka, Kawai T. Transplantation in Asia: organ transplantation in Japan. Transplantation Proceedings. 1995. 27(1):1463

〔25〕 Rapaport ET. The current status of the HLA controversy in clinical transplantation. Transplantation Proceedings. 1995. 27(1):92

〔26〕 Rozental R. Bicans J. Shevelev V. et al. Organ and tissue transplantation in Latvia. Annals of transplantation. 1996. 1 (3):57

〔27〕 Sonlillou JP. Biological reagents for immunosuppression. Transplantation Proceedings. 1995. 27(1):106

〔28〕 Squifflet JP. A qiuck technique for en bloc liver and pancreas procurement. Transplant International. 1996. 8(5):520

〔29〕 Tibell A. Groth CG. Moller E. et al. Pig-to-human islet transplantation in eight patients. Transplantation Proceedings. 1996. 24(2):762

〔30〕 Wood KI. New concepts in tolerance. Clinical Transplantation. 1996. 10(1):93

〔31〕 Xia Suisheng. Organ transplantation in China: retrospect and prospect. Chinese Medical Journal. 1992. 105(5):430

〔32〕 Xia Suisheng. Organ transplantation. Chinese Medical Journal. 1996. 109(1):29

〔33〕 Xia Suisheng. Jiang Hongchi, Zhou Xiaoxia, et al. Treatment of hemophilia A by living mother-to-son splenic transplantation. Chinese Medical Journal. 1992. 105(7):609

第五章　皮片移植

皮片移植(free skin transplantation)的应用始于 19 世纪后叶,当初仅限于刃厚皮(Vollier-Thiersch 氏皮片)及全厚皮(Wolf 氏皮片)的采取和移植。自 1939 年 Padgett-Hood 发明鼓式取皮机后,外科医师可精确切取各种厚度的断层皮片,使取皮、植皮术在临床上应用更为普遍。

第一节　皮肤的解剖和组织学

皮肤由表皮、真皮、皮下组织及附属器(毛囊、皮脂腺、汗腺、甲等)组成(图 5-1),是人体最大的器官。成人皮肤平均面积约 1.5m²,占体重的 16％。正常人皮肤厚度随年龄、性别和部位的不同而有所不同。据 Soothwood 测量表明,人体皮肤厚度为 0.3～3.8mm,平均厚 1mm。女性皮肤比男性薄。眼睑皮肤最薄,约 0.3mm,足底皮肤最厚,特别是表皮层达 1.5mm。皮肤的厚薄通常随表皮的厚度而变化,但在大腿、背部,真皮要比表皮厚许多倍。不同人种的肤色取决于皮肤的黑色素和胡萝卜素含量;同一人种个体肤色深浅的变化,与遗传、生活环境、营养、职业等因素有关。

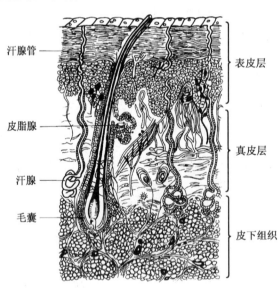

汗腺管　　　　　　　　　　　表皮层
皮脂腺　　　　　　　　　　　真皮层
汗腺
毛囊　　　　　　　　　　　　皮下组织

图 5-1　皮肤组织学结构示意图

一、表皮、真皮、皮下组织及附属器

(一)表皮

表皮分为基底细胞层、棘细胞层、颗粒细胞层、透明层、角质层。基底细胞层系表皮最底层,只有一层排成栅状的圆柱形细胞,是人体最具分裂和代谢活性的细胞;从分裂到死亡,也即基底细胞角化的演变过程。最下层的基底细胞在向上移动过程中合成角蛋白,并在细胞形态、大小、内容、排列等方面发生演变,先后产生棘细胞、颗粒细胞;在颗粒细胞层以上的细胞死亡后成为不断脱落的角质层。该过程平均历时 2 个月左右。

在表皮层中除上述角质形成细胞外,尚分布着黑色素细胞、郎格汉斯细胞(Langerhan's cell,Lc)及麦克尔细胞(Merkel's cell)。Lc 属于单核-吞噬细胞系统,来源于骨髓,分布于棘细胞层。在其表面有 Fe-IgG 和 C_3

受体及 Ia 抗体阳性,提示 Lc 参与免疫排斥反应。麦克尔细胞仅在电镜下才能见到,多出现于成人指端、甲床、唇、齿龈等处,位于基底细胞层,常与神经末梢构成复合体,称为 Merkel's 触觉盘,是接触感受器。

表皮和真皮之间是呈波浪状界面的基底膜,把两者紧密联结起来。基底膜为一层富有微孔的半透膜,营养物质、氧气及神经末梢均可从此通过并进入表皮。

(二)真皮

真皮位于表皮和皮下组织之间,含有胶原、网状、弹力 3 种纤维和皮肤附属器。从组织结构上来看,可分为上部的乳突层和下部的网状层。

1.乳突层　真皮向表皮内指状伸入,与下伸的表皮脚相互犬牙交错,成一形态和功能单位,即为乳突层。乳突层中胶原纤维较细且疏松,向各个方向分布。该层富含毛细血管网、淋巴网和神经末梢感受器。取皮至该层时,出血点似针尖样细小,愈合后不留或留下浅表瘢痕。

2.网状层　该层组织致密,胶原纤维粗而密,交织成网,外绕弹力纤维及网状纤维,平行于皮面排列。这些坚韧组织结构,增强了皮肤的屏障作用。该层血管较少,但口径较乳突层粗,出血点呈斑点状。有学者认为,该层损伤愈合后瘢痕明显。在真皮中分布着能合成胶原组织的成纤维细胞,以及有游走吞噬作用的组织细胞、肥大细胞等。

(三)皮下组织

皮下组织来源于中胚层,主要由脂肪组织和疏松结缔组织构成。胶原纤维束形成小梁,将脂肪组织分隔成小叶,纤维梁中富有血管、纤维、神经、淋巴管等。汗腺、毛囊也可见于此层。

皮下脂肪的厚度随性别、年龄、部位及营养状况而异。脂肪组织的柔性及疏松结缔组织赋予了皮肤在此层的滑动性。但在人体项部、足底、手掌等部,纤维小梁向真皮及筋膜延伸,因连接紧密而使这些部位滑动性较小。皮下脂肪不仅有隔热和缓冲外力的作用,而且也是人体营养储藏所在。当碳水化合物不足时,可由脂肪组织氧化来供应体能。

(四)附属器

1.毛发　由毛囊长出。人体 95% 的体表有毛分布,但各部位长短、粗细、疏密不一。通常将毛发分为头发、腋毛和阴毛、眉睫毛和鼻毛、毳毛等 4 种,毳毛分布最广。毛囊末端呈球状扩张,称为毛球;毛球的下端有一小团间叶组织突出,称为毛乳头,内有增殖力很强的毛母细胞。

头皮、背部、四肢伸面的皮肤较厚,毛囊深达皮下层。所有毛发都有生长、脱落并被新毛所替代的周期性。头发平均生长期约为 2 000 天,休息期为 100 天,健康人每天脱落头发一般不超过 100 根。

2.皮脂腺　呈分叶泡状腺体,几乎凡有毛囊之处必有皮脂腺,两者构成毛囊-皮脂腺单位,皮脂腺开口于毛囊上、中交界处。头皮、面颊、鼻翼部皮脂腺分布较密集,约为 $400\sim900$ 个/cm^2,分泌皮脂也最旺盛,是痤疮和皮脂囊肿的好发部位。

3.汗腺　是单管状腺,有大、小汗腺之分,平均分布密度为 100 个/cm^2,其分泌部呈蟠管状,位于真皮下 1/3 或皮下层,导管开口于皮面。小汗腺分布于全身各处,分泌含有各种电解质的低渗汗液(如 0.25% NaCl)。大汗腺在人体已退化,仅分布于腋、外阴及趾蹼等处,分泌除汗液外,尚含有蛋白质、糖和脂肪酸,汗液被皮肤表面细菌分解成饱和脂肪酸后,形成特殊臭味。

4.指(趾)甲　位于指(趾)甲末端,有保护指(趾)端的作用并有精细触觉,指(趾)甲终身生长不停,平均每周增长 $0.5\sim1.2mm$。甲床的血供丰富,尚有能调节微细血管舒缩的球体分布,是观察人体微循环情况的窗口之一。

二、血管、淋巴管、神经分布

(一)血管和淋巴管

由于皮肤血管具有强烈的舒缩性,因此可被视为瞬息的生物结构。皮肤的动脉先在真皮下形成真皮下血管网,该血管网在肉眼或放大镜下清晰可见,是带真皮下血管网皮片的切取层次。此后,动脉进入真皮,小动脉直径仅为 $15\mu m$,在网状层中构成真皮血管网,且逐渐失去肌层,在乳突层形成乳突下毛细血管网,最后将血液引流到细静脉网。真皮上中层的细小静脉多于细小动脉,与皮肤平行,其口径为 $40\sim60\mu m$,至真皮深层

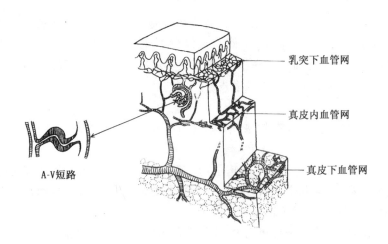

乳突下血管网

真皮内血管网

A-V短路

真皮下血管网

图 5-2 皮肤血管供应示意图

已变为 $100\sim400\mu m$,且出现平滑肌细胞(图 5-2)。基底膜以上的表皮内无血管分布。

真皮乳突层以下有毛细淋巴管网,收集该层中的组织间淋巴液,在皮下又汇成淋巴管网,然后形成与静脉伴行的淋巴管。四肢皮肤的淋巴管可通过从指(趾)蹼注射美蓝显示径路,供穿刺造影之用。

(二)神经分布

皮肤富含神经末梢和感受器,在表皮层中有司触觉的 Merkel's 触觉盘,真皮内有 Meissmer's 触觉小体、冷觉小体、热觉小体、环状小体等。

位于真皮乳突层下的神经纤维浅网和位于真皮深层的神经纤维深网,其末梢分支与邻近分支形成相互交错、重叠的结构,这样每个皮肤小点都有几种不同的神经纤维供应,使皮肤对某些感觉具有敏锐的判断力。

第二节 皮肤的生理功能

人体的皮肤与其他器官和组织一样,具有相应的功能,参与全身的功能活动,以维持机体和外界环境的对立统一,维持人体的健康。

(一)屏障作用

皮肤对于机械性、物理性、化学性及生物性刺激有保护作用。表皮角质层柔软而致密,真皮中胶原纤维和弹力纤维的抗拉性及皮下脂肪的软垫作用,可减轻外界的冲击。角质层表面有一层脂质膜,能防止皮肤水分过度蒸发,阻止外界水分进入皮肤,并能防止化学物质的渗透。角质层、棘细胞、基底层细胞和黑色素细胞可吸收紫外线,从而使人体减少紫外线的损伤。皮肤表面偏酸性,不利于细菌在其表面生长繁殖。

(二)感觉作用

皮肤中有极丰富的神经纤维网及各种神经末梢,可将外界刺激引起的神经冲动,通过周围神经、脊髓神经后根神经节(或三叉神经感觉神经节)、脊髓丘脑前束(触及压觉)和脊髓丘脑侧束(痛及温度觉),传至大脑皮层中央后回产生感觉。皮肤除了感受触、压、痛及温度等单一感觉外,还可感受许多复合感觉,如干、湿、光滑、粗糙、坚硬、柔软等,使机体能够感受外界的多种变化,以避免机械、物理及化学性损伤。

(三)调节体温作用

皮肤对保持正常体温,以维持机体的正常功能起着重要作用。

当外界温度或某些疾病使体温发生变化时,皮肤和内脏的温度感受器产生的神经冲动,及血液温度的变化作用于下丘脑的温度调节中枢,然后通过交感神经中枢控制血管的收缩和扩张,即可发生调节体温的作用。体表热量的散发,受皮肤表面热的辐射、汗的蒸发以及皮肤周围空气对流和热传导的影响。汗液的蒸发可带走较多热量,故对调节体温有重要作用。

（四）吸收作用

皮肤主要通过表皮和附属器发挥吸收作用。角质层在体表形成完整的半透膜,可吸收物质通过该层进入真皮。

正常皮肤可吸收少量水,及单纯水溶性物质如维生素 C、B 等,葡萄糖、蔗糖等不吸收,电解质吸收不显著,但少量阳离子如汞、钠、钾等,可通过角质层细胞间隙进入人体内。脂溶性物质如维生素 A、D、K,及睾酮、孕酮、雌激素、皮质类固醇激素等,可经毛囊、皮脂腺吸收,汗腺的吸收作用甚微。

皮肤的吸收作用受多种因素影响:①全身及皮肤状况。婴儿和老年人吸收能力比青壮年强;角质层薄,富有毛囊、皮脂腺、真皮下血管网的部位较其他部位吸收力强。②理化性质。透入物质的浓度、电解质离解度及分子量等理化性质。③外界因素。皮肤温度高,皮肤血管扩张,血流加快,则透入物质的弥散速度加快。药物或化妆品剂型亦可影响皮肤的吸收作用。通常粉剂、水溶液很难吸收,霜剂中少量药物可以吸收,油膏可促进药物吸收,有机溶剂(如二甲基亚砜、乙醚等)可增加皮肤渗透性吸收。

（五）分泌和排泄作用

正常皮肤有一定的分泌和排泄功能,主要通过汗腺及皮脂腺来进行。前者排泄汗液;后者分泌皮脂,形成表皮脂质膜,可润滑毛发、皮肤。

第三节　皮片移植的分类与适应证

（一）皮肤缺损的影响

当外伤或手术因素造成皮肤连续性被破坏和缺损时,必须及时予以闭合,否则可能产生常见的创面急性或慢性感染,如有重要血管、神经、肌腱失去皮肤软组织的保护,则可致创伤加深、加重。较大面积皮肤缺损时,可导致水、电解质、蛋白质的过量丢失,经久可致机体营养不良。创面瘢痕愈合影响美观或合并功能障碍时,日后需行整形治疗。

（二）皮片移植的适应证

外科医师面对创口,应对其所在部位、大小、深度、重要结构暴露的程度等作全面评估,再制订修复计划。考虑修复方法时,要优先选择简单的手段。可供临床选择的基本方法有:①游离创口周围皮下组织后直接缝合;②皮片移植;③局部邻近皮瓣移植;④远位皮瓣移植;⑤游离皮瓣移植;⑥皮肤软组织扩张术。其中皮片移植简单易行,可用于人体任何部位皮肤缺损的修复,只要受区有足够的血供来维持移植皮片生存的需要。皮片移植不适用于:①去除骨膜的皮质骨面及去除软骨膜的软骨面;②去除腱膜的肌腱;③去除神经外膜的神经;④放射治疗后的组织;⑤感染创口,细菌数 $>10^5/g$;⑥溶血性链球菌感染的创口;⑦异物存留,如钢板、螺钉、硅橡胶、羟基磷灰石等。

（三）自体皮片的分类及特点

自体皮片通常按皮片厚度可分为断层皮片(刃厚、薄中厚、一般中厚、厚中厚)、全厚皮片及含真皮下血管网皮片 3 种(图 5-3)。各种皮片的特点见表 5-1。

从表 5-1 中可见,刃厚皮片最薄,在各种创面上易成活是其优点,但后期收缩性、色泽改变(变深)最显著,主要用于肉芽创面、大面积烧伤及撕脱伤皮肤缺损的覆盖,在整形外科中应用价值较小,仅选择性用于鼻腔、外耳道、口腔内衬的修复。Gallico(1984)用自体皮培养不含真皮的表皮细胞覆盖烧伤创面,与刃厚皮片相似。

中厚皮片通常分为 0.3～0.4mm 的薄中厚皮片、0.5～0.6mm 的一般中厚皮片、0.7～0.78mm 的厚中厚皮片。由于身体各部位皮肤厚度不同,而且不同的人,皮肤厚度也不一样,因此上述厚度是相对值。中厚皮片存活较易,在收缩性、耐磨性、色泽改变等方面又近似全厚皮片,因此在整形外科中被广泛应用。

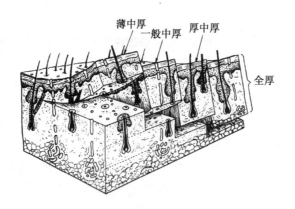

图 5-3　断层皮片和全厚皮片切取深度示意图

表 5-1　各种移植皮片的特点

种类	切取层次	皮片厚度（mm）	在创面上存活难易	存活后收缩性	弹性及耐磨性	色泽改变	质地改变	皮源量
刃厚	表皮＋真皮乳头层	0.2～0.25	易	40%	差	明显	较硬	丰富
中厚	表皮＋部分真皮	0.3～0.4（薄）	易		较差	明显	较软	
		0.5～0.6（一般）	较易	10%～20%	较好	较明显	较软	丰富
		0.7～0.78（厚）	尚易		好	不明显	软	
全厚	表皮＋真皮全层	不同部位厚度不一,平均 1mm	尚易	几无	好	不明显	软	受限
含真皮下血管网皮片	表皮＋真皮全层＋真皮下血管网	不同部位厚度不一	不易	无	好	不明显	柔软	受限

　　全厚皮片及含真皮下血管网皮片,移植存活较难,但存活后在质地、收缩性、色泽等方面改变不明显,是理想的皮肤移植材料。其皮源受到限制,且存活率显然不如刃厚和中厚皮片高,主要用于修复面部及功能部位（如关节周围、手掌、足底等）的皮肤缺损。如何提高全厚皮片和含真皮下血管网皮片的成活率及扩大移植面积,仍需继续研究、积累经验。

第四节　取皮、植皮术

一、术前准备

　　取皮、植皮术的操作虽然不复杂,但它的成败关系到治疗效果,对皮源紧张者,这一点显得更为突出。整形外科医师应作好术前准备、术中规范操作及术后谨慎管理 3 个环节,争取供区和受区一期愈合。

　　除急诊外,取皮、植皮术通常是择期手术,和其他外科手术一样,要求患者一般健康状况良好,无贫血,无低蛋白血症,无水、电解质、酸碱平衡紊乱及重要脏器功能障碍。

（一）供区选择

　　身体各部位皮肤的颜色、纹理、厚度、血液供应和毛发生长是不相同的,通常供区与受区越接近,皮肤性质越相匹配。

　　耳后和乳突区域的全厚皮肤常用于眼睑部的移植,该区域肤色、皮纹与眼睑部几乎无异;尚可用带有耳软骨的全厚皮修复鼻翼缺损。

　　一侧上睑皮肤可用于另一侧上睑皮肤缺损的修复,该部皮肤是人体最薄之处,仅 0.3mm,下面的眼轮匝肌也可一起移植,但要小心精确。老人因上睑皮肤松弛,对另一侧眼睑的修复特别有用。

　　锁骨上区的皮肤可作为面部皮肤移植的供区,无论是全厚皮片还是断层皮片,颜色与纹理都相似于耳后皮肤,但能提供更多的皮片量,可用来修复前额、鼻、颊、上唇和颌部缺损。由于该区取皮后往往留下永久性瘢痕和色素改变,在穿低领衣服时十分显露,许多医师已选择其他部位,并且皮肤软组织扩张术的应用和各种皮瓣的游离移植,已减少了对该暴露部位的需要。

上臂内侧及腹股沟区域的皮肤较隐蔽(后者更为优越),且提供皮量也较多,可用来修复手、足部位的缺损;用于面部则色泽稍逊。

胸侧、大腿、臀、腹部等部位是最常用的供皮区。来源于这些部位的皮片移植成活后,常会变成棕色或深棕色,皮片越薄,色素越深,暴晒后越显著,而且会持续很长时间。皮片移植后的色素改变问题是对整形外科的一项挑战。

耻骨上区、各骨突部、乳头和乳晕等应避免作为供皮区。需要大量皮源移植的烧伤患者,头皮可作为多次取皮的供区,5～7 天后可重复切取刀厚皮片。

供区术前以清洗为主,每日 1 次;对女性及儿童,除头皮外,供区不必强调剃毛;头皮剃发应在手术之日进行,眉部手术不需剃眉。手术时供区忌用碘酊消毒,以 75％乙醇或碘附(PVP-I)消毒为妥。

(二)受区准备

对无创口的受区应清洁洗涤 3 天,尤其是将行瘢痕切除的受区,还要用汽油或松节油清除凹凸不平瘢痕的污垢。

对开放性创面的受区,术前处理十分重要。要掌握皮肤移植的“黄金时间”——即创面上正常人皮肤表面的细菌数从 $10^3/g$ 增至 $10^5/g$ 所需的时间,一般是 6～8 小时。经过初期处理或血供丰富的头面部可延至 12 小时,此时间内经清创术后即可进行皮肤移植。

肉芽创面术前局部使用一定浓度的抗生素溶液湿敷换药,能使肉芽平实、渗出物减少。创面细菌数控制在少于 $10^5/g$、无溶血性链球菌感染时方可进行皮片移植。肉芽创面细菌定量检查是当今可用的最好方法,细菌数应少于 $10^5/g$,否则皮片移植是靠不住的。在缺少创面细菌量的检测设备时,也可用同种异体皮片移植来检验。有学者提出,每天用生物性敷料换药可减低创面的细菌量。

全身抗生素治疗对改变肉芽创面细菌量是无效的,有学者认为这种情况与肉芽创面上纤维蛋白渗出沉着有关。实验显示局部应用蛋白水解酶后,可提高经静脉给予的抗生素在局部的浓度。

植皮前刮除不健康的肉芽使创面平实,不仅能产生良好的受区血管床,也能减少皮肤表面的细菌数量。

二、取皮术

(一)徒手取皮

徒手取皮适用于断层皮片的采取。断层皮片的采取,必须要有薄刃口的刀片。一般可用剃须刀片,用持针器或止血钳夹住刀片,刀片与皮肤面呈 20°～30°角,作拉锯式切削供区即可取得。徒手取断层皮,较难取得较宽、较均匀的皮片,且边缘不整齐,其厚度同刀刃与肤面的夹角(角度愈大愈厚)及施加的压力(压力愈大愈厚)有关,操作中不易掌握。

(二)器械取皮

目前应用于临床的有 3 种取皮器械。

1.滚轴式取皮刀(humby knife)　目前国内已设计出长短不一的滚轴式取皮刀,供头皮、四肢、躯干的皮片切取,方便简单,可取刀厚和中厚皮片。与徒手取皮一样,该操作亦要掌握刀与肤面的角度或手所施加的压力。如方法正确,可取得较宽、较均匀的各种断层皮片,但缺点是厚度不够精确及边缘不整齐(图 5-4)。

2.鼓式取皮机(Padgett-Hood,drum dermatome)　尤其适用于同一厚度的皮片采取。该机有 3 种型号:8cm×20cm 的儿童型、10cm×20cm 的标准型和 15cm×20cm 的巨大型。它的工作原理是:将皮肤用胶水粘贴固定于金属鼓面上,刀片在预先调节好厚度的水平上贴近鼓面,拉锯和旋转切取皮片;鼓式取皮机刀片与鼓面的距离(即所取皮片的厚度)是通过调节盘来调节的。目前我国已生产出可锁定的调节盘,能防止取皮中调节厚度移动(图 5-5)。

鼓式取皮机取皮前,要在供区及鼓面涂布胶水或使用双面胶纸,使鼓面与供区皮肤面相粘贴。鼓式取皮机是精确的取皮器械,但取皮时手施加的压力也是重要的,压力太大,使所取皮片超出鼓的边缘,切缘呈锯齿

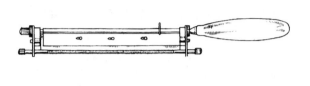
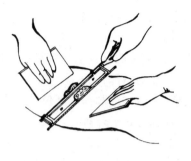

A   B

图 5-4   滚轴式取皮刀及滚轴式取皮

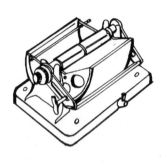

A

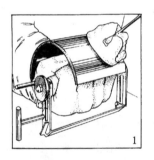
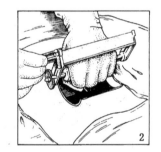

1   2

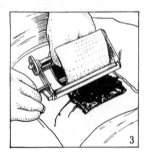
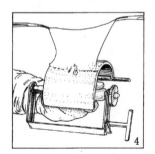

3   4

B

图 5-5   鼓式取皮机与取皮步骤

A.鼓式取皮机   B.取皮步骤   1.鼓面及供区皮面涂胶水（或贴双面胶纸）

2.鼓面与皮面胶粘   3.取皮   4.从鼓面上取下大张皮片

状;压力过轻,可使皮肤与取皮机脱离(脱鼓),取不到所需皮片的面积。

当完成皮片的切取后,从鼓面上撕下的速度要快,这样可使胶水大部分留在鼓面上,皮片上胶水残留很少。

3.电动或气动取皮机(electrical or air-driven dermatome)　很像理发电剪。电动取皮机用微型电动机带动刀片(图 5-6);气动取皮机是用高压氮气带动刀片切取皮片。目前产品的宽度是 7.8~10cm,切取长度可随意,其厚度是可调节的,操作方便、容易掌握。

在皮片切取时,要注意观察供皮区的失血量,尤其是儿童。据 Robinson 统计,供皮区的平均出血量为46ml/10cm×20cm,在供区使用肾上腺素可降低出血量。取皮后供区创面应以大网眼凡士林纱布作内层敷料,外以多层干纱布覆盖,加压包扎。

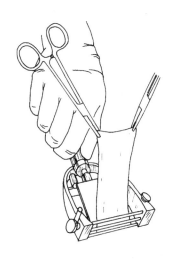

图 5-6　电动取皮机取皮

三、植皮术

断层皮片和全厚皮片的植皮技术相同,有 3 个步骤。

(一)创面止血

在植皮前清除受区创面的血凝块后,对活动性出血点应尽可能仔细止血。用电凝止血、结扎止血,或用温盐水纱布压迫渗血创面 5~10 分钟,均有良好的止血效果。四肢受区先用止血带的,需将其放松,待充血反应过后再进行一次彻底止血。

若受区创面充分止血无望时(常见于瘢痕切除松解、血管瘤切除、刮除肉芽组织的创面,及经切削痂的烧伤创面等),可采取延迟植皮。将已切取的皮片冷藏保存,受区创面用油纱布或异体皮覆盖后,加压包扎24~48 小时,再轻柔地清除创面覆盖物和血凝块,换以自体皮片覆盖,移植的皮片可用打包包扎固定。延迟植皮有助于提高皮片存活率,遇到创面难以彻底止血时宜下此决断。

对渗液较多的创面如肉芽创面、象皮肿切除后的创面等,采用筛状皮片,或通过特制网皮切割机制成的网状皮覆盖,这样,通过皮片上的孔隙引流渗出液,可防止皮下积液而提高皮片存活率。

(二)皮片固定

皮片固定的目的是使大张皮片紧贴于受区创面且不易移动。

1.缝合是最常用的方法,有间断和连续两种。一般是从皮片缘向创缘缝合,在距皮片缘 3~5mm 处进针,穿过创缘皮下,从皮肤出针打结。如果受区一侧创缘是皮瓣,应将皮片与皮下组织紧密缝合,防止皮瓣下血液渗入皮片下。

2.用外科无菌胶带放射形粘贴于皮片和受区皮肤之间,也可固定皮片,但要求创面肤面干燥、无渗出液,这样才能起到良好的胶粘固定作用。

3.使用不锈钢皮钉是目前固定皮片的简便方法,不但可以节省手术时间,而且能使皮片缘与创缘外翻对合良好。

在颈前、胸、腹壁、腹股沟等活动度较大的部位行整张皮片移植后,除将周边固定外,有时还将皮片与深部组织缝合一针,再用油纱布小卷条扣住以固定皮片。

4.模固定法常用于眼窝、阴道、鼻腔、外耳道等处的皮片移植,模可用硅胶、丙烯醇、牙印胶等制成。在手术中要加以修整,使模外皮片紧贴于受区创面,拆线后要更换一个更耐用的模(或假体)。移植于眼窝、阴道、鼻腔、外耳道等处的皮片常易收缩,即使是很短的一段时间也极易收缩,不能让皮片空置,因此,模或假体至少要保留 3~6 个月。

(三)包扎和制动

打包包扎法是最可靠的方法,适用于新鲜创面整张皮片移植的受区。间断缝合,留长线或在每个皮钉上穿长线分成数组,供打包用。用棉花或质软的细纱布,逐层堆在移植的皮片上,达适当厚度后进行交叉打包

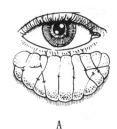 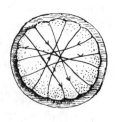

A   B

图 5-7 打包固定

包扎(图 5-7)。

单纯加压包扎可用于四肢各种皮片移植。对整张皮片移植,可将一层油纱布平展于受区,外加多层纱布和棉垫,用绷带加压包扎。对筛状皮片或网状皮片要用湿纱布包扎。在四肢植皮受区,往往需用石膏托或夹板作邻近关节功能位固定制动。

四、自体皮片移植的方式

(一)点状植皮

将刃厚皮剪成 0.3～0.5cm 的方形小片,移植于受区创面上,皮片间距不宜超过 1cm,皮片排列要均匀散布,避免排列成直行,以免日后挛缩明显;皮片越小,排列越密集,创面愈合越快,利用率越高,节省皮源。该植皮方法操作简单、易行,适用于体表皮源不够的大面积烧伤或撕脱伤的肉芽创面。愈合后留下鳞片状瘢痕,瘢痕挛缩明显,目前在整形外科已不再应用。

(二)邮票状植皮

邮票状植皮与点状植皮相似,仅将刃厚皮或薄中厚皮剪成邮票大小,进行移植,适用于患者皮源较不充裕的肉芽创面。该法现已较少采用。

(三)筛状植皮

在大张中厚皮片上用尖刀多处戳孔,大小约 0.5～1.0cm 左右,疏密按需要而定(图 5-8)。该植皮方式的主要目的是有利于局部引流,防止大张皮片皮下积血、积液,提高皮片存活率,适用于局部肉芽创面及新鲜创面,远期瘢痕挛缩较少。

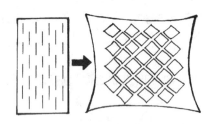

图 5-8 筛状皮片

(四)网状植皮

将大张中厚皮片通过网状制皮机切割成网状,可使原皮片扩张 3～11 倍之多,国内生产的网状制皮机多为扩张 3 倍。该植皮方式省皮、省时,适用于肉芽创面及新鲜创面。愈合后可见网状瘢痕,但由于瘢痕被网状皮片分割成许多小菱形状,故减轻了创面瘢痕挛缩,耐磨性亦较好(图 5-9),多半用于早期烧伤的创面覆盖。本植皮方式显然不适用于暴露部位。

(五)大张植皮

按受区大小切取中厚以上皮片,整张移植于创面上。该植皮方式愈合后局部光滑、挛缩性小,为整形外科修复体表缺损最常采用的方法。

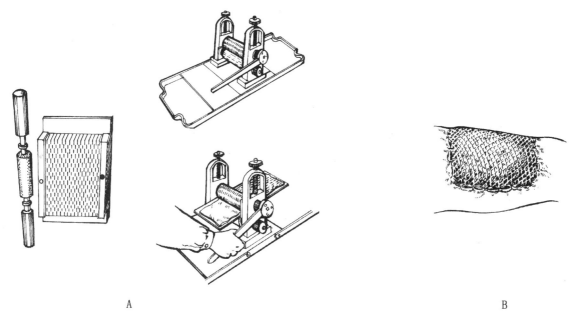

A　　　　　　　　　　　　　　　　　　　　　　　B

图 5-9　网状制皮机与网状皮片移植

五、术后处理

(一)受区处理

主要是观察有无影响皮片成活的并发症,如感染、血肿或血清肿的发生。

1.感染的防治　大多数皮片下感染不会发生在术后 24 小时内。低热、局部异味和疼痛加剧、创周红晕等是感染的征象。如发生乙型链球菌感染,皮片可能完全失活,绿脓杆菌对皮片存活的影响则要小一点。感染发生后不能单纯寄希望于全身使用抗生素,而要重视局部处理,如清除坏死组织、用有效抗生素湿敷换药以及加强引流等都十分重要。补充植皮应待感染控制后进行。

2.及时清除积血、积液　在肉芽或污染严重或术中不可能彻底止血等创面上植皮,术后第 2 天应检查。透过皮片很容易查明皮下积血、积液的存在,用 11 号尖刀片切一小口排尽积血、积液后重新加压包扎,每天 1 次,直到痊愈。如有皮片局灶性失活,应剪除,并予以补充植皮。

对用单纯包扎、打包包扎的无菌植皮区,如无异味、无发热、无疼痛加剧的情况发生,更换敷料可在 5～7 天后进行,过早更换敷料对创口不利。在更换敷料时要轻柔细致,不要强制撕拉内层敷料与创面的粘着,防止皮片滑动。有人认为,大多数植皮皮片的失败归咎于第一次操作不当的换药。

皮片在移植成活后 10 天,纤维性愈合已较牢固。临床上,头颈部拆线一般为 8～10 天,四肢、躯干部为 14 天;全厚皮及含真皮下血管网皮肤移植后,以再延长几天拆线为宜。

(二)供区处理

主要原则是预防感染、免受机械性损伤。

全厚皮和含真皮下血管网皮片切取后的供区通常采取缝合法闭合。断层皮片切取后的供区,由残存上皮细胞及附属器在创面上增生移行、相互融合而愈合。一般刃厚皮片供区在 10 天内愈合,中厚皮片在 14～21 天内愈合。

取皮后的供区是无菌创面,大多用无菌纱布加压包扎。研究发现,行暴露疗法的供区愈合速度较慢,如果用灯泡或热吹风烤干供区的方法,将减慢上皮生长,且干燥,使患者感到不适和疼痛,保持供区创面湿润可使供区愈合速度加快。

供皮区延迟愈合多数是因感染或皮片切取过厚所致,经处理后自行愈合无望时,可用刃厚皮片植皮。愈合后的受区与供区需行弹性包扎,这样可避免机械性损伤,又可减轻局部瘢痕增生反应。

第五节 皮片的存活与生长及生长后的特征

一、皮片的存活与生长

皮片的存活与生长过程,据 Suchel 和 Rmlolph Klein 研究,发现皮片移植后血管的建立有两个过程:①血浆营养期。当皮片被移植到受区创面上时,开始吸收受区血浆样液体,最初 48 小时内,皮片因吸收而使其重量增加(14 小时内增加 20%,48 小时内增加 30%),在毛细管作用下,这些流体在移植皮片毛细血管内皮空间包含着一些红细胞。当这个过程继续下去时,一个纤维网在皮片与受区之间形成,使皮片产生内源性固定。②血管再生与血循环的建立。在移植 48 小时后,血管芽在皮片与受区间活跃生长;术后 4~5 天内,受区的血管芽长入皮片,同时也有受区血管和皮片内血管直接吻合形成新的血管网,至此,皮片重新血管化并建立了循环。在临床上可见皮片明显转红,血液进入皮片后可抑制血管芽的过度增生。在皮片血管化的同时,新淋巴管也同时建立起来(图 5-10)。由此可作出以下结论:皮片移植后存活的关键时期是在移植后 24~48 小时内。皮片如能在 24~48 小时顺利过渡到血管化即可存活;超过这个时间,在体温下大多数皮片细胞将开始自溶,皮下积液或有异物、皮片滑动都会阻碍皮片血管化的过程,使皮片移植归于失败。

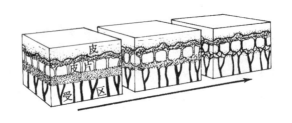

图 5-10 皮片移植后存活过程示意图

二、皮片生长后的特征

临床医师早就注意到皮片于受区存活生长后,在收缩性、色泽、耐磨性、皮肤附属器、感觉等方面均有一系列改变,这实际上反映了皮片在受区稳定的过程,通常需要 3~6 个月甚至更长时间。

(一)移植皮片的收缩性

移植皮片收缩可分为早期收缩和晚期收缩。

早期收缩又称为皮片的回缩,与皮片中所含弹力纤维的多少有关。皮片越厚,回缩性越大,如刃厚皮片回缩率为 9%~10%,中厚皮片为 20%,全厚皮片可达 40%。这种早期收缩是非生物性的,通过对皮片的拉张,基本上可恢复到原来的面积,手术中可通过对皮片进行有效的固定来实现。

晚期收缩通常是受区创面收缩而非皮片收缩,皮片仅在受皮区皱缩,并且表面积永久性缩小。晚期收缩可受下列因素影响:①皮片越厚,晚期收缩倾向越小,全厚皮片几乎无晚期收缩征象;②受区越坚硬,皮片收缩越少,植于骨膜面的皮片收缩较软组织表面的皮片收缩要小得多;③皮片完全成活的可减少创面收缩,皮片部分缺失的部位,则通过收缩和周围皮肤的上皮层扩展而愈合。

皮片收缩开始于植皮后 10 天至术后 6 个月,收缩力对创口产生持续而始终不懈的牵拉,即使有强大的肌肉力量也不能阻止其收缩。用模具或夹板或弹性绷带加压包扎,是阻止收缩的较好方法。

并非所有的收缩都是有害的,在某些部位如指尖,代替撕脱皮肤的皮片可收缩 50%,这样能把创周正常有感觉的皮肤都牵拉至创区内。

(二)移植皮片的色泽

取自耳后、上睑、锁骨上区的全厚皮片,其色泽与面部皮肤较相配;取自大腿、腹部的断层皮片,最大的缺点是其颜色会变为浅棕色或深棕色,与面部和其他暴露部位很不一致。Penten 报道取自相同供皮区的刃厚皮片较中厚皮片色泽更深。

皮片色素沉着是由于激素或阳光中的紫外线刺激黑色素细胞分泌更多的黑色素所引起,色素沉着可维持较长时间。Lopenos 发现从先前已取过皮片的供区上切取的断层皮片,可以保留原来已退色皮肤的特征。

避免移植皮肤直接暴露在阳光下,及定时涂抹能滤过紫外线的防晒霜,有助于防止皮片色素沉着;磨削术可减轻皮片的色素沉着;对退色的皮片,可通过一定波长的紫外线照射或文身法来改善。

(三)移植皮片的附属器结构

任何与皮片一同移植的皮肤附属器(如毛囊、皮脂腺、汗腺等)均可继续发挥功能,如果不包括或包括部分皮肤附属器,则不可能再生。因此只有全厚皮片移植后,才能保留生长毛发、分泌皮脂和汗液的功能。

在留有毛囊的全厚皮片中保留毛发生长功能,可用于眉毛、胡须的修复及永久性秃发的修复。移植的带毛囊的皮肤,毛发在 3 周内脱落,8～10 周后重新长出新的毛发。

皮脂功能通常被破坏,只有全厚皮或厚中厚皮片可在几个月后恢复功能。因此,皮片必须经常用含水羊毛酯或石蜡油涂布,防止术后干裂。缺少正常皮脂的润滑,皮片易发生迟发感染,使皮片产生浅表溃疡。

除了全厚皮片移植有泌汗功能外,刃厚及薄中厚皮片移植后,出汗功能将永久性丧失。泌汗功能的恢复和神经感觉的恢复相平行,因为神经支配是汗腺泌汗的前提,手掌、足底、腋窝的泌汗有情感性,而其他部位的汗腺泌汗与体温有关。皮片移植的泌汗功能情况由其受区决定。因此,腹部皮片移植到手掌后,其泌汗由情感控制而不是热刺激。

(四)移植皮片的感觉

只有当神经末梢长入受区皮片后,皮片才稳定下来。这些神经末梢可从创缘和创面长入皮片,并随机分布。但在皮肤附属器,神经分布则更有规律,这可能是由于这些靶组织对附近神经再生有趋化作用。

如果受区无致密瘢痕阻止神经纤维长入皮片,则其最终的感觉与周围皮肤感觉近似。Sturmer 和 Duran 发现在指尖断层皮片的两点分辨率平均为 5mm,对侧正常指尖为 3mm;又如指交叉皮瓣的两点分辨觉与断层皮片的两点分辨觉相似。

皮片恢复后,痛、触、热、冷感觉与受区相一致。植皮后 3 周感觉开始出现,1.5～2 年后恢复到最佳状态,起初有痛觉过敏,但数月后可恢复正常。

获得感觉的中厚、全厚皮片一般比较耐磨,如果手掌、足底等部位在皮片与骨组织之间有足够的软组织垫,则这些皮片可发挥正常的功能。显然,承重区的皮片、皮瓣很需要有保护性的感觉。

(五)移植皮片的生长发育与对受区的影响

有学者观察到,在皮片收缩停止后,皮片的生长发育与整个机体表面积的增长率一致,但各个部位增长的程度不一样;张力是影响生长发育的重要因素,皮片的增长率较瘢痕高。

皮片移植在骨膜表面,不仅皮片本身发育受限制,也会影响骨的发育。如在幼年时紧贴下颌骨表面移植中厚皮,下颌骨将不能正常发育,引起面部比例失调,严重者可产生鸟嘴畸形。

第六节　全厚皮片、含真皮下血管网皮片移植

一、全厚皮片移植

全厚皮片(full-thickness skin graft)又称全层皮片,包含表皮和真皮全层。这种皮片因富含弹力纤维、腺体和毛细血管等组织结构,存活后柔韧、富有弹性,能耐受磨压,后期收缩小,肤色变化不大,色泽和质地接近正常,功能和外观效果均较满意,在整形外科临床上应用十分广泛。

(一)适应证

1.颜面部皮肤组织缺损的修复　颜面部的增生瘢痕、色素痣、毛细血管瘤、皮肤癌等肿瘤切除后,无菌创

面均可采用全厚植皮修复。颜面部植皮可按额、眼睑、鼻、上唇、下唇和颏及颧颊等分区进行,或予以整张皮片全面部移植。眉毛缺损可用耳后毛发区头皮移植。

2.功能部位组织缺损的修复 颈、会阴、四肢关节及手足等部位的瘢痕挛缩或瘢痕增生,经松解或切除后用全厚皮片修复,可较好地恢复功能。

3.躯体外露部位皮肤缺损的修复 前臂及胸骨上窝等区的瘢痕和文身去除后,行全厚植皮则有利于外观的改善。

4.洞穴的衬里和器官再造 如尿道再造、阴道再造、外耳道成形、眼窝再造等,术中常采用全厚植皮。

5.某些特殊创面的修复 由于全厚皮片生长能力及抗感染能力较差,对受区创面血供和无菌条件要求较高,故一般不用于感染创面。但颜面的新鲜创伤经彻底清创或部分Ⅲ度烧伤切痂后,以及上、下眼睑肉芽创面切除后,也可审慎地选用全厚皮片移植。

总之,凡外观或功能要求较高及需耐磨部位的无菌创面,均可采用全厚植皮修复。

(二)手术方法与步骤

1.供皮区选择 供皮区应尽量选择与植皮区色泽和质地相似、隐蔽,可直接拉拢缝合的部位。取皮面积少者,多取自锁骨上、锁骨下、上臂内侧、耳后等区;面积大者,多取自侧胸、下腹、腋下、髂腰等部位。一般在上臂内侧不超过7cm、胸上部不超过8cm、腹部不超过9cm的情况下,供皮区多可直接缝合。由于全厚皮片供区无自愈能力,取皮面积过大而超出可以直接缝合的限度时,需另植断层皮片闭合之。

2.取皮

(1)徒手取皮 因切取的全厚皮片的大小和形状需与受区创面基本一致,以保持移植后原来的皮肤张力不变,易于成活,可先用消毒纸片或布片剪出与受皮区创面大小、形状相同的模型,将其铺放在供区皮面上,用美蓝绘出轮廓,然后依图形切取,这样可使皮片与植皮创面更加吻合,避免剪接。面积小时也可直接作梭形切口。皮片切取时有两种方法。一种是顺真皮与皮下脂肪间直接切剥取下,如见创面基底呈白色纤维结构的网格状,而皮片上又不带皮下脂肪组织,即为最佳层次。此法切取快,很少需要修剪,但供区缝合时,仍需切除皮下组织方能顺利闭合。另一种方法是将皮肤、皮下脂肪自深筋膜浅面一并切下,再逐步剪除脂肪,制成全厚皮片(图5-11)。此法较费时间,但利于供区闭合。皮片取下后,供区创面彻底止血,创缘略加游离而给予直接拉拢缝合。闭合张力大时可作辅助切口或局部皮瓣移植,必要时也可行断层皮片移植。

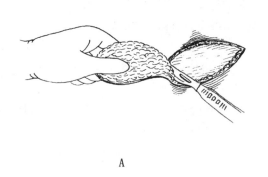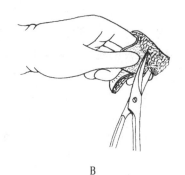

A   B

图 5-11 全厚皮的切取和修剪皮下脂肪

(2)取皮机取皮 可用于胸部等切取大块全厚皮片。其操作简单,皮片厚度均匀,但常因皮片边缘不齐而被剪除,浪费皮片,且供皮区必须以断层皮片覆盖,故此法少用于全厚皮片切取。

3.植皮 方法基本与中厚植皮相同。将全厚皮片贴合在创面,行边缘缝合,加压包扎或打包包扎,予以固定。

4.注意事项

(1)皮片修剪制备时,应掌握其厚度。过厚,带皮下脂肪,则不易成活;过薄,即变成中厚皮片,则丧失其性能。制成的全厚皮片,其底面应呈白色,有许多小斑点,即为伸向真皮的脂肪柱。腹部皮肤制成的全厚皮片,其底面40%为脂肪柱,60%为真皮;而耳后、上臂内侧等处的全厚皮片,80%～90%为真皮,脂肪柱少。

(2)受区创面止血一定要可靠。血肿是影响皮片成活的主要原因,而植于颜面及外露部位的全厚皮又不宜打洞引流,故对全厚植皮来说,彻底止血就更为重要。一般多采用温盐水纱布压迫,有时可加用1：50万～1：20万的肾上腺素纱布压迫止血,较大出血点可给以结扎或电凝。但电凝过多会造成组织表面碳化,影响皮片成活。

(3)关节部位受区创缘应呈锯齿状,避免直线瘢痕。如瘢痕不能全部切除,创面较深而边缘高起,应将边缘修成斜坡状,以利于皮片对合,或在沟处环形缝合一圈,将悬空的皮片与基底固定,以消除死腔。此外,保持一定的皮面张力亦十分重要,既不可过紧,也不宜过松。

(三)术后处理

术后包扎固定时间较长,首次更换敷料时间为术后10天;在南方地区因天气炎热、潮湿,可提前到术后8～9天。术后应每日检查敷料包扎有无松脱、异味、疼痛、渗出,以及植皮区周边组织的水肿程度等,要给予及时处理,特别是应注意眼部有无异物感、肢体有无指(趾)端血液循环障碍和神经压迫症状等。

(四)预后

如皮片成活良好,色泽近乎原色;如成活不佳,则可见花斑、水疱、表皮脱落甚至全层坏死。6～12个月后,皮片质地柔软,皮片下生长有薄层脂肪组织,其弹性亦随真皮内弹性纤维的再生而逐渐恢复,收缩较轻,颜色接近正常皮肤。但如皮片成活欠佳,则后期收缩较显著,色素沉着或减退,甚至有边缘瘢痕增生,影响功能与外观。

儿童全厚植皮后皮片可随发育而生长,对指蹼的修复有良好效果。

足跖全厚皮片厚韧耐磨,与手掌色调一致,移植后可满足功能要求,但感觉略迟钝。

二、含真皮下血管网皮片移植

含真皮下血管网皮片(free skin graft with subdermal vascular plexus)为日本塚田贞夫(1979)创用。这是一种最厚的皮片,包含表皮、真皮和真皮下血管网及其间少许脂肪。因其更富有弹力纤维、腺体、毛细血管和少许脂肪组织,完全存活后较全厚皮片更加柔软、松动而富于弹性,能耐受磨压,收缩小,犹如皮瓣的效果。该移植法在20世纪80年代较为盛行,但由于成活率不够稳定,易出现表皮水疱,形成花斑,影响效果,故限制了它在临床上的应用与推广。但若能注意移植特点,作小范围移植,仍可获得满意的结果。

(一)适应证

含真皮下血管网植皮主要适用于颜面、颈部和手足、四肢关节等部位无菌创面的修复,但对创面基底血供的要求高于全厚皮片。近年也有报道真皮下血管网皮片移植于功能部位的肉芽创面,能获得良好效果。

(二)手术方法与步骤

1.皮片制备 供皮区可选择腹部、胸部和大腿内侧等处。按所需面积将皮肤、皮下脂肪一并切取,行供区拉拢缝合或局部皮瓣转移修复。将切取的皮肤组织的皮面向下摊平,细心修剪脂肪组织,剔除脂肪层,但不要损伤真皮下血管网。如皮下脂肪较厚,也可先用取皮鼓按反取皮方法先切除较厚一层,再仔细修剪。皮片修剪时务必轻柔,不宜挤压及排空血管内的残留血,以利于辨认。

2.皮片移植 创面瘢痕及坏死组织等要彻底清除,肉芽创面须控制感染,止血要完善,皮片与创面紧贴,不留死腔;行间断缝合,皮片不可过松,包扎压力要适当,局部制动,包扎固定的时间应较长,首次更换敷料宜在14天后。如无菌创面植皮无感染迹象,可继续推迟开包换药时间至2周以后。

(三)血供建立

全厚皮片和断层皮片的存活通常历经两个阶段,即血清吸取阶段和血管再形成阶段。皮片通过创面纤维蛋白的渗出,与基底粘合,吸取不含纤维蛋白的血清,48小时后开始长出毛细血管芽,形成新生的毛细血管长入皮片内,8天左右皮片已有稳定的血液供应。但含真皮下血管网皮片的成活略有不同,国内外学者的实验均表明,这种皮片的成活,早期主要是皮片周围、基底与受区血管的吻合。由于皮片本身保留了原来的血管系统且较其他皮片为厚,故血管吻接的速度和数量决定了皮片成活的质量。钟德才等用活体观察法和微动脉灌注法,探讨了含真皮下血管网皮片移植后血供重建的过程,并认为真皮下血管网的作用主要是在移植后1周内。术后第3天,血管网已充盈血液;5～7天,血管开始吻接,以边缘为主;7天后基底部才有较多的血管吻接,并逐渐出现新生的真皮下血管网。皮片血供的重建有两种形式。一种是由受区创面的毛细血管芽向皮片长入,包括向退变的血管腔内长入,即在原血管腔内套入新生毛细血管;另一种是皮片和创面毛细血管互相吻接,使皮片原来的血管网得以保留,成为永久性血管。

(四)预后

根据同一病例、同一次手术中选择相近的两个区域,一处移植含真皮下血管网皮片,另一处移植全厚或中厚皮片作对比,未发现血管网植皮比全厚或中厚皮有更易成活的征象,且愈合后效果的好坏也报道不一。一般认为,术后8~12天,大部分真皮下血管网皮片呈紫红色,间有散在性的水疱,甚至部分真皮浅层坏死。皮片完全愈合后,会不同程度地遗留色素沉着与色素减退区,形成花斑,需较长时间方能逐渐接近正常肤色。对真皮下血管网皮片术后13、18天进行组织学观察,肉眼可见已成活的皮片其表皮及真皮浅层有坏死;新生的表皮细胞层下、真皮浅层有毛细血管生长,但有轻度变性,胶原着色变浅,细胞数目减少,真皮深层结构正常。因此应用此种植皮法修复颜面等部位时,存在效果不够稳定的问题。至于成活良好的血管网皮,其效果优于全厚植皮是没有争议的。

含真皮下血管网皮片的成活质量与皮片本身结构及生长特点有关,植皮操作技术对其也有影响。如皮片修剪时损伤血管网,或所带皮下脂肪太厚、创面感染未控制、止血不严密、固定不妥当、加压不均匀或时间太短等,对皮片成活质量均有影响,故植皮要求更高。

第七节　真皮移植

真皮移植(dermis transplantation)是指皮肤去除表皮后真皮组织游离移植,它包括真皮乳头层深层部分、全部网状层以及毛囊、皮脂腺、汗腺,也带有少量脂肪柱。真皮移植的临床应用始于 Loewe(1913)报道用真皮片修补腹壁疝和修复断离的肌腱。多年来,真皮移植物一直被临床用作组织加强、替代和充填的良好材料。当其作为组织加强物时,与筋膜有相似之处,但它的强韧坚固性质不同于筋膜,后者的有效张力仅限于纤维平行和纵形方向,而真皮在各方向均有强大的张力强度。真皮组织来源充足、质地柔软、结构致密、强韧而富有弹性,且毛细血管网密布而易于成活,埋植深层组织后,在较短期内即可与周围组织建立血供;其抗感染力较强,在稍差的条件下能成活,切取和移植操作也比较简单。真皮移植是整形外科一项常用而有效的治疗手段。

一、适应证

1. 作为组织充填材料而使局部丰满　主要用于颜面部凹陷畸形的修复,如颞部、颊部凹陷及轻度鞍鼻畸形等,也可用来修复鼻尖、耳轮等。

2. 充当组织加强物,替代筋膜,修复膜性缺损　如用于腹壁疝修补、硬脑膜修补等,也可用于 Peyronie病阴茎海绵体修补,还可用来覆盖颈部大血管,使其免受放射性损伤。

3. 替代肌腱和韧带　用于肌腱缺损的修复、关节成形术中韧带的重建,也可用于再造关节盘,如包裹颞下颌关节强直截骨术后的骨断端等。

4. 修复营养不良和感染的创面　不稳定瘢痕及难治性溃疡病灶清除后,真皮移植可促进愈合,防止复发。

5. 构成复合组织移植　如游离真皮脂肪瓣和吻合血管的真皮脂肪瓣移植,可用以修复和充填组织缺损与凹陷。

近年来真皮移植又有新的应用,即将异体真皮结合自体表皮(皮浆或培养的表皮细胞)移植修复深度烧伤创面。由于真皮内不含带组织相容性抗原-DR 位点的郎格汉斯细胞,排斥反应低,异体真皮移植后其胶原成分可长期保存,以后被吸收或同化。但其远期效果还有待于继续观察。

二、手术方法与步骤

(一)真皮的切取

真皮片的切取应选择在毛发稀少和皮肤较厚的部位,一般取自下腹部和胸背部,少量真皮片也可取自臀部外侧、腹股沟、臀股沟等处。

切取真皮可用滚轴刀,先切去设计范围内 0.3mm 左右厚的表皮层,不剪断表皮,退刀,再切取真皮片,表皮原位回植;也可用鼓式取皮机,先切取厚 0.6～1.0mm 的全厚皮片,粘于鼓面不切断,退刀,调节刻度至 0.3mm,再将鼓面上真皮切下,表皮回植供区;还可徒手切取梭形皮肤组织,再用鼓式取皮机制备真皮片,供区则直接拉拢缝合。

(二)真皮的移植

将取下的真皮片按所需要的形状、大小进行裁剪或重叠(一般不超过 4 层),且重叠的各层面积应依次缩小形成塔形,然后移植至受区;在保持适当张力的情况下,将其周缘边角与四周组织缝合固定,若为腔隙内埋置,可将边缘缝线两端引出皮外,结扎于小纱布团上固定(图 5-12),并加压包扎,制动。7～10 天后首次去除敷料检查。真皮也可翻转移植,即将其表皮面贴于创面,脂肪面向外,这主要应用在感染创面。

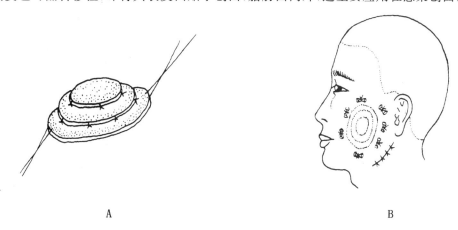

A	B

图 5-12　真皮重叠移植示意图

三、移植后的变化

真皮被移植至受区后,其愈合过程分为 3 个阶段。首先由组织液提供营养;至第 4 天,受区的血管自各个方向长入真皮内,或与真皮内血管吻接;随后发生组织转变,皮肤附件亦发生变化。

真皮片被埋置在体内后,上皮成分因废用退化,15 周左右表皮细胞消失;皮脂腺存活为 1 周～1 个月,一般在 2 周左右消失;毛囊存活为 10 周～5 个月,一般 2 个月后消失;而汗腺及其导管永久存活,并维持分泌功能,不形成囊肿,可能系由自主神经系统的无髓鞘交感性胆碱能神经支配所致,当真皮移植后,附近皮下交感神经长入,使支配汗腺的神经再生,加之汗腺管在真皮表面形成盲端,分泌物被邻近的毛细血管吸收;胶原和网状纤维则持久保存,故真皮移植物能一直保持着真皮组织的性状,而不被纤维组织取代。

真皮移植后 2 周,显微镜下经常可见到上皮样囊肿,主要来自毛囊,偶尔来自皮脂腺,另外,表皮残留也可导致囊肿形成。囊肿内容物不断积潴,囊壁扩张,压迫致使上皮性内膜破坏,囊肿坏死破裂,异物巨细胞聚集吞噬和肉芽肿形成,最后被纤维化。因此在临床实践中,极少见到有囊肿出现。

动物实验观察到真皮成活后,功能刺激可使其发生转化。如在张力作用下,用来替代肌腱的真皮,10 周后其组织学结构无异于肌腱;而在压力影响下,关节内移植的真皮于 6 个月后可变成关节盘。

四、预后

真皮移植易于成活,但成活后都会有不同程度的吸收,一般在 20% 以下,也可达 30%～50%。若受区创面止血不彻底,伤口感染,有表皮样囊肿形成及多层重叠移植等,可使吸收率上升。有实验表明,4 层真皮重叠移植,3个月后几乎全部吸收,而单层真皮移植后的吸收率为30%～50%,故认为真皮移植层数以少为好,若厚度不足,6个月后可再次移植。

真皮作为软组织充填材料,在修复凹陷畸形方面效果优于筋膜,尤其对于小面积的凹陷,但真皮缺乏滑动性,在肌腱修复重建方面效果不如肌腱移植。

第八节　烧伤创面植皮

一、创面准备

深Ⅱ度和Ⅲ度烧伤后3～5天,创面层次界限已较清楚,在患者全身状况允许的条件下,可行切痂或削痂植皮术,以减轻中毒、控制感染、恢复功能。

(一)切痂术

切痂术适用于Ⅲ度烧伤及手、足、四肢关节部位的深Ⅱ度烧伤。局限性深度烧伤可一次切去全部焦痂;广泛烧伤(50%以上)可根据病情首次切除15%～20%体表面积的焦痂,间隔3日左右行二次切痂,力争在2周内去除全部焦痂。切痂时按先肢体后躯干的顺序,肢体切痂应用止血带但不驱血。切除深度,除手背及颜面外,一般达深筋膜,若筋膜和肌肉坏死,也应一并切除。Ⅲ度烧伤周围的小范围深Ⅱ度痂皮通常也同时切除。对较大的完好的体表静脉应尽可能保留。小腿下段切痂时注意保护跟腱,女性胸部切痂尽可能保留乳房。焦痂切除后创面严密止血,用抗生素湿敷,行自体皮或自体皮结合异体皮、异种皮移植覆盖。

(二)削痂术

削痂术是切痂术的改良,即用滚轴刀将坏死组织削除,保留正常真皮和脂肪组织,适用于深Ⅱ度烧伤。削痂时需掌握深度:在上止血带时,如削痂以后创面呈白色、光泽,血管无阻塞,则已削到正常真皮;如创面色暗褐无光泽,甚至有瘀斑或栓塞的血管,则为需再次削除的坏死组织。无止血带时,应削至创面密布针尖样细小出血点为止。削痂时由浅入深,仔细观察后再削,务须彻底削除坏死组织。创面压迫止血或给予肾上腺素湿敷止血后,予以自体皮或异体皮、异种皮移植覆盖。较浅创面包以抗生素纱布即可,但Ⅲ度创面需行自体皮或自体皮结合异体皮、异种皮移植。

削痂创面移植自体皮后,因保留了真皮深层和皮下组织,远期观察外观接近正常,功能恢复良好。真皮深层残留的毛囊、汗腺可被吸收;也可能于日后形成囊肿,外观为0.1～0.2cm大小的点状隆起,挑破引流后数日内即可痊愈,远期外观和功能仍较满意。

(三)蚕食脱痂和药物脱痂

深度烧伤后2～3周,焦痂液化、分离,肉芽新生,可分批分区剪除焦痂,尽早植皮;亦可采用药物脱痂,如脱痂酶、消化酶(蛋白酶、胶原酶等)及中草药(水火烫伤膏、化腐生肌膏等),脱痂后创面,则根据自体皮源情况选择不同方法给以植皮。

(四)肉芽创面的处理

肉芽创面能否接受皮肤移植,目前主要依靠肉眼观察来决定,而不依赖于创面的细菌培养,因无法使肉芽创面完全达到无菌状态,且细菌中除溶血性链球菌外,一般也无碍于植皮的成活。一般适用于植皮的创面应为肉芽坚实、细致、平坦,色泽鲜红而较易出血,分泌物较少且无水肿。术前常用抗生素盐水湿敷2～3天,可根据创面培养和分泌物性状选择对应的抗生素。有肉芽水肿时,可用2%高渗盐水湿敷或剪除肉芽。术中可将肉芽组织削除一层,或用刀片刮除一层。经彻底止血和再次用抗生素纱布湿敷后,行刀厚或薄中厚皮片植皮。

二、植皮方法

自体皮片移植、自体皮与异体皮联合移植、微粒皮肤移植参见第十八章第二节"大面积深度烧伤创面的修复"。下面就皮浆移植及表皮细胞培养与移植进行介绍。

（一）皮浆移植

1. 自体皮浆大张异体（种）皮移植　将自体刃厚皮片尽量剪碎成显微镜下所见为细胞团的极小微粒，并加生理盐水调制成糊状皮浆，均匀地涂在大张异体（种）皮真皮面，移植覆盖创面。也可在异体（种）皮真皮面用刀片纵横划沟，沟距1～2mm，不切透表皮，将自体皮浆涂在沟内后再移植，此法也称耕耘种植法。

2. 自体表皮与异体（或自体）真皮混合皮浆移植　切取薄刃厚自体皮片和异体真皮，分别剪碎成细微颗粒后，按3∶1～5∶1比例混合，并加水或少量培养液（小牛血清）调成糊状，涂抹在大张异体（种）皮片上移植。

3. 异体皮夹带自体皮浆移植　在尸体同一供区先切取薄刃厚皮片，远端不切断，退刀后再切取深面的真皮片，远端切断，但使表皮与真皮仍相连。异体真皮底面覆盖在植皮创面上并固定，真皮浅面涂以自体皮浆，再以异体表皮覆盖。

皮浆移植因将表皮切碎成细胞团块，在移植时不需考虑皮肤方向性，即可成活。异体真皮内不含有带组织相容性抗原-DR位点的郎格汉斯细胞，排斥反应低。如自体皮浆混合异体真皮皮浆移植，或在异体真皮片上植以自体皮浆制成复合皮移植，则自体皮成活后，异体真皮成分也得以保留，后期瘢痕增生挛缩就会减轻，皮浆移植可扩展20～30倍。术后1月，创面被上皮覆盖，组织结构近似于正常皮肤，仅表皮细胞层次较少，无皮肤附件形成。3～6个月后，表皮层次增多而接近正常；结合异体真皮移植者，可见真皮层纤维排列整齐。

（二）表皮细胞培养与移植

表皮中含有4种细胞，即角质形成细胞、黑色素细胞、郎格汉斯细胞和麦克尔细胞。表皮细胞培养与移植，是指在体外培养表皮细胞，将由角质形成细胞分裂、增殖生成的表皮细胞膜片用于烧伤或整形创面的修复。1975年，Rheinwald和Green成功地进行了表皮细胞的体外培养，这一技术引起了烧伤整形界的极大兴趣。二十多年来，广大学者对表皮细胞的培养方法、培养液、添加剂及移植方法进行了大量研究，表皮细胞培养方法已日趋成熟，临床应用效果亦愈益肯定。

1. 培养方法　取材为正常皮肤。烧伤患者自体皮应在伤后24小时内取材，异体皮应在死后6小时内切取。取材部位以包皮外板及躯干四肢伸侧皮肤为首选。取皮前以肥皂水、苯扎溴铵及乙醇依次清洗、消毒供区。取下中厚或全厚皮肤后，放入含适量抗生素的Hank's平衡盐液中。在无菌实验室里，皮肤标本先用平衡液冲洗3次，去除皮下组织和部分真皮，再次冲洗1～2次，将皮肤切碎成小于1mm^{2}的颗粒，间隔约5mm分布在培养皿中，静置15～30分钟后缓慢加入培养液，深达3～4mm。加适量抗生素（如青霉素100单位/ml和链霉素100μg/ml）后置于37℃、5%～10% CO_2的培养箱中培养，隔日或隔两日换液。在接种后3天，可见皮粒边缘表皮细胞生长，2周左右复层化，3周连接成膜片，即可机械刮起或用0.25%分离酶分离，用于覆盖创面，或用以传代培养。上述方法中的基本培养液为DMEM（Dulbecco's modified Eagle medium）和10%～15%的胎牛血清（fetal calf serum，FCS），pH值为7.0～7.2。

另外，也可采用Rheinwald和Green介绍的细胞悬液培养法。将切取的断层皮片在pH值为7.2的、不含钙镁的磷酸盐缓冲溶液（phosphate buffered solution，PBS）中清洗、剪碎，再在含胰蛋白酶/EDTA（0.25%∶0.02%）的PBS中，于pH7.0、4℃的条件下消化12小时，制成单细胞悬液。角质形成细胞予以分离后，以5 000细胞/cm^{2}密度接种至致死剂量照射的3T3鼠成纤维细胞滋养层上。培养液含DMEM和HAM's F12、5%FCS、氢化可的松（0.4μg/ml）、转铁蛋白（5μg/ml）、霍乱毒素（10ng/ml）、胰岛素（5μg/ml），还可加25μg/ml的腺苷以抑制纤维母细胞生长。在37℃、5%CO_2的培养箱中培养，每3天更换培养液1次，首次换液时加入表皮生长因子（EGF）10ng/ml，10天左右表皮细胞生长连接成片。将此细胞膜片在含胰蛋白酶/EDTA（0.1%∶0.02%）的PBS中，于pH7.2、37℃的条件下消化3分钟，再在同样的PBS中于25℃下消化20分钟，收集原代培养后基底细胞比例增加的细胞悬液，再培养生成细胞膜片，以供移植。

2. 培养的表皮细胞移植

（1）表皮细胞膜片移植

1）自体移植　培养生长的表皮细胞膜片组织结构与正常表皮相似，多为2～6层，略呈透明。将细胞膜片机械刮取，或在含0.25%分离酶的DMEM溶液中以37℃的温度孵育1小时后分离。膜片展平后贴附在油纱上,转移覆盖清洁无菌创面,或即时去除异体(种)皮的创面,连同油纱一起缝合固定,外加疏松干敷料加压包扎。7～10天后首次更换敷料,保留油纱任其自然脱落。移植后1周,表皮层次结构已接近正常;术后1月,基底膜的基板已生长完全;1～2年后,基底细胞侧出现钉状突,真皮侧锚丝数量达到正常;2～5年后,胶原和弹性纤维成熟,结缔组织结构接近正常真皮。培养的表皮细胞膜移植成活后收缩较大,报道收缩较小者与网状植皮接近,而严重者可收缩至原膜片的30%～50%。另外,表皮细胞移植后有的出现水疱,需再植断层皮片。临床上已将表皮细胞膜移植用于治疗烧伤、下肢溃疡、巨痣、新生儿头皮坏死、表皮溶解性大疱症等,但其成活率不稳定,肉芽创面移植成活率低于20%,去除异体(种)皮后创面即时移植成活率大约为40%～60%,用于新鲜创面修复,成活率可达90%。

培养的表皮细胞膜片较脆弱,从培养器皿转移至创面很不方便。Ronfard(1991)将表皮细胞置于含高浓度纤维蛋白原及XⅢ因子等的纤维蛋白胶上培养,然后将培养的表皮细胞连同纤维蛋白胶一起覆盖创面,细胞面贴创面,纤维蛋白胶朝外。Kaiser(1994)将培养分离的表皮细胞与纤维胶成分相混合后直接覆盖创面,外敷异体皮。上述方法均有利于简化操作和缩短时间,临床应用数例,效果较满意。

2)异体移植　由于表皮细胞培养要达到临床实用面积至少需3周,自体移植难于及时解决大面积烧伤患者的创面覆盖问题;而经培养后冷藏的异体表皮细胞膜片不含有带组织相容性抗原-DR位点的郎格汉斯细胞,亦不刺激淋巴细胞转化,即不引起细胞免疫反应,且培养的异体表皮细胞移植不发生排斥,因而可解决创面的早期覆盖问题。尽管动物实验表明,异体表皮细胞膜片移植存在急性排斥反应,但在临床上和组织学上仍缺乏证据,并且利用Y染色体探针技术已证实异体表皮细胞膜片至少可存活1周以上。赵雄飞(1992)利用PCR技术,在术后92天的移植于女性患者的男性异体表皮膜片上检测到Y染色体。血型抗原和DNA指纹鉴定亦有助于检测异体表皮细胞的存在。培养的异体表皮膜片成活后,表面光滑,色素沉着轻,但界限清楚。至于异体表皮膜片会永久存活,还是会被自体表皮细胞所取代,目前尚无定论。

(2)培养的自体表皮细胞与异体真皮复合移植　Heck(1985)将创面上覆盖的异体皮于3～5天后去除表皮,在保留的真皮上植以自体表皮细胞,创面在2周后完全上皮化。Cuono(1986)将覆盖创面的异体皮在出现排斥前(3周左右)擦去表皮后,植以培养的自体表皮细胞膜片,皮片成活,扩展16倍,后来的研究和应用也都参照了这一方法。Langdon(1988)对2例自体培养表皮细胞和真皮复合移植患者进行随访观察,发现真皮和表皮交界的形成始于第7周,到第13周时已完成;表皮钉状突在11个月后出现。近年来,其他成功应用复合皮移植的报道亦日益增多。

(3)培养表皮细胞与人造皮复合移植　人造皮(artificial skin)是用牛皮胶原与鲨鱼软骨的硫酸-6-软骨素共聚沉淀,经冷冻干燥制成有孔的海绵状薄膜,再经戊二醛交联后附着一层硅胶膜所制成的有孔"真皮",厚度为0.3～0.4mm,孔径为50～150μm,毛细血管可沿膜孔长入人造皮。将人造皮移植于切痂创面,待3～4周自体表皮细胞膜片生成后,将人造皮的硅胶膜揭去,把自体表皮细胞膜片贴附其上,再行固定包扎。

另外也可行一次移植(Hansbrough,1989),即先在无硅胶膜的胶原-硫酸软骨素膜多孔面上培养纤维母细胞至成片,再在膜的无孔面接种自体表皮细胞,培养4天后,以油纱布覆盖表皮面转移覆盖创面。复合移植物强度优于表皮细胞膜片和人造皮,但逊于中厚皮。移植后10天,各层表皮细胞分化良好,表层角质化;基底膜开始形成,出现锚丝;毛细血管和纤维母细胞长入人造皮内。术后4周,真皮和表皮交界处出现钉状突,但无皮肤附件再生。

(4)复合皮片培养移植　1981年,Bell提出活皮肤类似物移植方法,即将自体表皮细胞接种在真皮类似物上,体外培养形成复合皮片移植。真皮类似物是体外培养出的纤维母细胞与胶原混合后,在pH7.2环境下形成的致密组织。将表皮细胞悬液分布在真皮类似物上进行培养。在有活力的真皮类似物上体外培养表皮细胞,可生成半桥粒、基板和锚丝,但真皮和表皮交界的完全分化成形只能是在移植后。动物实验观察到,活皮肤类似物在移植后5天有受区血管长入;到10周后,边缘的胶原束已类似正常真皮,钉状突开始出现。临床上,Hull(1990)用自体表皮细胞和异体纤维母细胞培养形成的皮肤类似物移植于Ⅲ度烧伤创面,6例中,2例移植物完全坏死,其他4例平均存活达84%。术后1月,移植物较脆弱,2～3月后表面光滑,随访18月,未见增生瘢痕和挛缩。Nanchahal(1989)用培养出的第二代异体表皮细胞和纤维母细胞再培养形成复合皮片,移植2例文身切除创面,复合皮片迅速被血管化,4年随访无收缩和瘢痕增生倾向;对另5例患者,于术后

2 年半用 Y 染色体探针检测到异体表皮细胞和纤维母细胞。虽然目前对该移植临床应用的报道较少,但由于培养的复合皮片可即时覆盖创面,因而仍有着广阔的前景。

(5)真皮片培养移植　1993 年,Ono 报道培养的断层真皮片可作为皮肤替代物。将患者背部、臀部的全厚皮去表皮制成 0.3mm 的真皮片,用 PBS 清洗后在含 EGF 的 DMEM 培养液中,于 $5\%CO_2$、$37℃$ 的条件下漂浮培养或贴壁培养。真皮片中含大量表皮附件成分,培养 2 周,真皮表面几乎全被上皮细胞覆盖,真皮边缘不但有角化细胞,还见有纤维细胞移行培养皿表面,真皮成分则有变性和空泡形成。漂浮培养时真皮片两面均覆有上皮细胞,贴壁培养则只有单层。培养 1 周后电镜观察时,有明显的上皮细胞生长和锚丝形成,毛囊附近角化细胞已形成数层,上皮化边缘可见单层细胞。培养 1 周时,冰冻切片免疫组织染色出现Ⅳ型胶原,2 周时分布扩展。Ono 认为培养的自体真皮片含表皮和真皮,是真正的"培养皮肤"。10 例溃疡患者片状真皮移植均成活,其中 7 例完全上皮化。片状真皮可在体外培养后直接移植替代自体皮。真皮片的培养和移植为烧伤创面的修复又提供了一条新途径,亦仍待进一步深入研究和临床观察。

第九节　皮片的保存

因创伤、烧伤等所致的大面积皮肤缺损,可引起机体体液大量丧失和细菌感染,甚至危及生命。特别是严重Ⅲ度烧伤,治疗上要求力争早期去痂植皮,覆盖创面,但自体皮源往往不足,需要采用异体皮、异种皮或生物敷料,所以,为满足急救所需,建立皮库、储存皮片就成为一项实际临床工作。尤其是在抢救成批的大面积烧伤患者时,即时可得到的异体皮片将大大提高患者的救治率。目前我国许多医院建立了皮库,在一定程度上满足了皮片的需求。

一、保存皮肤活力的储皮法

(一)储皮方法

1.普通冰箱储皮法　普通冰箱保存是临床上最简易的皮片保存方法。将皮片真皮面对真皮面折叠,用生理盐水纱布(可加入适量抗生素)或凡士林纱布包裹,置无菌容器内密封,于 0~4℃ 冰箱内保存。一般储存时间限于 2 周之内,储存 1 周后皮片活力即显著降低,移植后成活率较低。对 4℃ 冰箱内保存的猪皮蛋白合成能力的观察表明,储存天数与皮肤活力的百分率之间呈直线负相关,每过 4 天,皮片活力下降 50%;用台盼蓝表皮细胞染色法测定,皮片在 0℃ 冰箱内保存 1 周后,活力细胞数下降至 42%~49%;贾晓明等通过测定琥珀酸脱氢酶和氧耗量,检测 4℃ 下储存 48 小时的豚鼠和人体皮肤,其活力分别为 47.1% 和 41.0%。

皮片还可在不同溶液中或溶液湿润环境中于 4℃ 冰箱内保存;在 RPMI-1640 溶液(Roswell Park Memorial Institute-1640)中可保存 22 天。朱兆明以 2~4cm² 皮片/ml RPMI-1640 液储存 1、2 周后,皮片平均活力分别可达到 90%、68%。储存 1 周内可供临床使用,若 1 周内未用完者可行低温储存,也能获得良好效果。

Fahmy(1993)用含有 DMEM、HAM's F12、10%FCS、表皮生长因子、氢化可的松、霍乱毒素、转铁蛋白、胰岛素和 T_3 的细胞培养液 RM^+ 储存皮片,台盼蓝染色法测定表皮细胞活力,在储存后 10 天和 30 天,分别达到 85.9% 和 60.4%;而用生理盐水湿润储存后 10 天和 30 天,活力只有 8.2% 和 1.4%。但 RM^+ 储皮费用较昂贵。

此外,解放军 166 医院创用了中西药结合的储皮液,内含二甲基亚砜、梅黄素、泼尼松、氯霉素、氯化钾和氯化钠等。据报道,于储皮液中浸泡过的异体皮片,在 4℃ 下保存 8~9 个月后,在肉芽创面上仍可生长。

2.深低温冰箱储皮法　包括 $-20℃$、$-40℃$、$-80℃$ 3 种低温冰箱储皮法。将无菌条件下切取的断层皮片予以抗冻液处理(即在 Kreb 林格磷酸缓冲液 + 10% 二甲基亚砜 + 1∶5 000 呋喃西林液中浸泡 15 分钟,或于 20% 二甲基亚砜 + 6% 丙二醇中浸泡 30 分钟)后,装入无菌密封袋中,储存于 $-40℃$ 或 $-80℃$ 冰箱内。使用前可用 40℃ 水浴快速复温。

朱兆明等(1995)报告在-20℃的冰箱内储存60天后的尸体皮,琥珀酸脱氢酶含量和氧耗量均达到储存前的50%左右;观察37例平均储存8.3天的自体皮片移植,5～7天后全部成活。康绍禹等在-37℃下保存恒河猴皮肤(带皮下脂肪),5个月内6次组织学观察,发现无退变坏死,所切取的中厚皮片覆盖去痂创面均能良好成活。章冠东等报告-80℃冰箱储存死胎皮的变化,储存6个月,皮肤色泽、韧性、柔软度均无明显改变,组织学观察见表皮变薄,过度角化,基底细胞液化明显,皮肤活力从储存前的91%降低到80%左右;储存9个月后色泽加深变暗,韧性减小;储存1年后,表皮层变薄至残留1～2层细胞,基底细胞液化水肿,活力尚有64%,仍可使用。

3.液氮储皮法　液氮为无色、无味、无毒、透明的液体,比重为0.786,比热为水的1/11,在一个大气压下沸点为-195.8℃。皮肤等有活力的组织在-120℃以下的环境中,细胞内水分不再结晶,而在-196℃的液氮中储存,细胞代谢处于静止状态而得以长期存活。国外Berggren(1965)、Graham和Bondoc(1971)分别报道了液氮储皮法,最长的保存606天尚具活力。国内解放军304医院自1973年开始进行液氮储皮法的研究和临床应用,完善地建立了皮库,并对液氮储皮的设备、加工、抗冻、降温、储存和复温,以及皮片活力测定等方面进行了大量研究和技术革新,积累了丰富的经验。

(1)液氮储存皮肤的方法

1)皮源　主要为异体皮。凡无皮肤肿瘤,无传染病、皮肤病、艾滋病,非因感染引起死亡的尸体皮都可切取储存备用。对死亡者应在死后6小时内取毕。冰箱内保存24小时以内者也可选用。

2)皮片切取　将尸体的供皮区经肥皂水刷洗、消毒、铺巾后,用无菌滚轴刀切取中厚皮片;或先将尸体皮肤带皮下脂肪剥下,反复用肥皂水-过氧化氢溶液刷洗,流水冲洗,再用1∶1 000苯扎溴铵浸泡15分钟、灭菌生理盐水冲洗,继而切取中厚皮片。

3)抗冻处理　在无菌条件下,将皮片置于抗冻液〔10%～15%甘油林格液,或10%二甲基亚砜林格磷酸缓冲液(pH7.2)〕中浸泡15分钟。取出皮片,创面相对折叠,铺平装入无菌塑料袋内,封口并贴标签。抗冻液也可选用20%二甲基亚砜+6%丙二醇,浸泡30分钟。

4)降温　①将储皮塑料袋在-79℃干冰或-80℃冰箱内维持4小时或12小时后再浸入液氮内储存,或以1℃/分的速度控制降温至-80℃后再浸入液氮内储存。②储皮袋直接置入液氮中储存(玻璃化法)。

5)储存　将塑料袋浸入液氮里,或悬浮在距液面20cm之上,袋内温度可在1～2分钟内从-79℃降至-196℃。液氮每5～7天应补充1次。

6)复温　需使用皮片时,取出皮袋,立即置入灭菌的40℃恒温水浴中复温,3分钟内使塑料袋和皮片变软,越快越好。

7)使用　取出皮片,经生理盐水冲洗后即可使用。复温后的皮片只能在4℃冰箱中短时保存。

(2)液氮皮的活力　通过测定大块皮片储存24小时后的氧耗量和琥珀酸脱氢酶含量,液氮储存的异体皮平均活力在50%～60%之间;而玻璃化法液氮储存的异体皮平均活力在61%～79%之间。

在临床应用中,液氮储存皮可为大面积Ⅲ度烧伤抢救提供具有活力的覆盖物,从而能早期封闭创面,防止大量体液经创面蒸发,控制感染,提高救治成功率。液氮皮用于早期Ⅲ度切痂或深Ⅱ度削痂创面,皮片成活率可达90%。因经液氮储存后的皮片活力降低,在肉芽创面的成活率仅约50%。在清洁创面上,液氮皮的生长过程基本与新鲜异体皮相同,但可能出现水疱或表皮脱落,皮片转红也较慢,同样储存的自体皮的生长与新鲜异体皮基本无异。玻璃化法储存的皮片移植后成活率更高,异体皮可达94%,如结合微粒植皮或嵌植自体皮,可一次永久覆盖创面;自体皮覆盖肉芽创面也有70%左右成活。

(二)保存皮肤活力的测定

普通冰箱、深低温冰箱及液氮储存皮肤都是为了保存皮肤的活力。测定储存皮肤活力的方法很多,如测定细胞内酶的活性、用台盼蓝染色法鉴别失活细胞、放射性同位素示踪技术测定表皮细胞蛋白质合成能力,以及测定组织氧耗量、糖耗量和乳酸生成量,行皮块组织培养与储存皮的回植实验等。常用的有如下几种。

1.琥珀酸脱氢酶定量测定　琥珀酸脱氢酶在三羧酸循环中,能使琥珀酸脱氢生成延胡索酸,并将脱下的氢交给无色的四唑盐(受氢体),双四唑盐受氢生成蓝色的双甲四唑,单四唑盐受氢则生成红色的单甲四唑。测定颜色的深浅度即可表示相对的酶活性。实验须在无氧环境中进行。将皮片称重,剪碎后放入桑氏管中,抽去空气后充氮,在无氧环境下与四唑盐一起温育,生成有色的甲四唑沉淀物,用有机溶剂将其从皮肤中浸出,用分光光度计比色。活力相对值＝吸光度(A)/皮片重量(mg)。测定结果与皮肤的大小和厚度有关,即与所含上皮细胞量多少有关,故皮肤的大小和厚度应恒定。此法简便可靠。

2.台盼蓝染色法　用0.2％台盼蓝作表皮基底细胞染色,活细胞可排斥进入细胞的染料而不着色,失活细胞丧失这种能力而被染成蓝色,从而可鉴别活细胞与失活细胞。于显微镜下计数,可计算出活细胞的比率。皮片在0.3％胰蛋白酶中以37℃水浴孵化1小时后即收集基底细胞,按0.4ml 0.1％台盼蓝/0.1ml上皮悬液混匀后计数。要求皮片薄,染色后即时计数,活细胞与失活细胞分布不均时计数要多。此法在一定程度上反映了皮片活力,但对于存活细胞的功能状态、代谢能力、变性程度等不能反映出来,且当皮片活力低于新鲜皮的60％时,假阳性较高。

3.标记亮氨酸掺入试验测定法　亮氨酸是合成人体蛋白质的8种必需氨基酸之一。在表皮细胞蛋白合成代谢中,亮氨酸优先掺入到表皮基底细胞内,故其掺入量可反映表皮增殖情况。以放射性同位素氢酸(或C^{14}等)标记的亮氨酸作为示踪物,让它进入细胞与其他氨基酸一起合成蛋白质后,仍保持其放射性不变。测定组织的放射性含量,便可计算氢酸亮氨酸的掺入量。该数值作为皮肤活力的一项指标,能较可靠地反映细胞的代谢情况。

4.氧耗量测定　解放军304医院根据极谱原理设计的生物组织氧耗仪,可用来测定皮片内氧耗量。依据生物组织内氧耗比能量更易测得的原理,将测得的氧信号转变为电信号,输出的电流与被测皮片的氧浓度成正比,测定单位为kPa/min。储存皮氧耗值与储存前氧耗值相比较,就可得出相对的皮片活力。此法与琥珀酸脱氢酶定量测定的活力百分率有较好的相关性,而较后者简便、省时。

(三)移植效果

自体皮移植能长期生长,而新鲜异体皮、异种皮具有良好的活力,移植后能分别生长2周和10天左右,最后被排斥脱落。4℃、−20℃、−80℃冰箱储存皮及液氮皮在活力储存期内移植,移植后生长效果相似。但4℃冰箱储存皮时间短,最常用于残留自体皮保存;而液氮储皮法大多储存异体皮,可长期保存,是皮库的基础。

二、无皮肤活力的储皮法

(一)保存方法

1.甘油储皮法　甘油无色、无臭、带甜味,触之滑润,能与水混溶,具有吸湿性,在药剂工业中被广泛用作溶剂、润滑剂、抗菌剂及生物塑形材料等。自1983年开始,甘油作为皮肤保存剂投入临床实际应用,其效果肯定,在这一方面,荷兰的"欧洲皮肤库"积累了较为丰富的经验。

保存方法:将切取的新鲜尸体皮洗净,在7.5∶1 000苯扎溴铵液中浸泡15分钟,用生理盐水清洗后拭干。皮片浸入含等量的98％甘油和0.9％NaCl(V/V)无菌溶液中,加1g链霉素和80万单位青霉素,使皮片初次甘油化,时间大约为3～4小时;二次甘油化时,皮片置入含98％甘油和0.9％NaCl为10∶14的溶液中,于33℃持续混匀达3小时;再在85％甘油溶液中于33℃混匀3小时;最后在85％的甘油中于4℃冰箱内保存。皮片浸泡数日后呈半透明黄白色,以后色泽有所加深,逐渐硬化。使用时取出皮片,用微温盐水清洗约10分钟,使之软化。甘油保存的皮肤表皮细胞没有活力,可见到角质形成细胞和郎格汉斯细胞萎缩,而真皮中胶原纤维和弹性纤维在保存2年后仍无明显变化。

甘油贮存的皮片粘附性好,新鲜或无菌创面均能粘附。甘油皮常用作生物敷料覆盖烧伤创面,并能保持7～14天。甘油皮郎格汉斯细胞失去活力,皮片抗原性降低。

近年来,由于表皮细胞培养和移植的发展,异体皮的应用也有了新的进展。将覆盖创面2～3周的异体皮去除表皮(出现排斥反应之前),在其遗留的真皮面上植以培养的自体表皮细胞片,可永久性地修复创面。Schiozer(1994)报道用甘油储皮法保存的异体皮的真皮上,同样可移植培养的自体表皮细胞片,4～8个月后观察其外观良好。

甘油作为皮肤保存剂,除具有前述的降低皮肤免疫性外,还有抗菌作用,如结合应用抗生素则效果更好,并有一定的抗病毒作用。

2.戊二醛储皮法　Schethter(1975)首先报道戊二醛储存皮临床应用获得成功。现常用0.125％、0.25％或3％的戊二醛储存异体皮和异种皮。将无菌条件下切取的异体(种)皮在1∶1 000苯扎溴铵溶液中浸泡15分钟,用无菌盐水冲洗后浸入戊二醛溶液中,于室温或4℃冰箱中保存,可保存约3个月。使用前用0.01mol/L的磷酸缓冲液冲洗4次。也可将皮片在戊二醛中浸泡20分钟后取出,用0.01mol/L的磷酸缓冲液冲洗4次后装袋,放入-25℃冰箱内,可保存5~7个月。使用前用生理盐水冲洗,并快速水浴复温。

戊二醛储存的异体(种)皮没有活力,在临床上常作为生物敷料用于烧伤早期切、削痂创面或肉芽创面的覆盖。其优点为:粘附时间较长且牢固,有抑菌作用,无明显占位,不发生免疫排斥反应,不能建立血液循环,但创基有毛细血管和结缔组织长入戊二醛皮的细胞间隙。缺点是弹性差,随形性不佳。

皮片愈合过程:戊二醛皮呈黄色,质地较硬,移植后皮色不转红,粘附牢固,创面干燥。2周后皮片变干硬,颜色加深,周围自体上皮潜行长入,皮片渐起;3~4周皮片脱落,如用于感染明显的创面,皮片肿胀、积脓,脱落早。组织学观察:刚制备的戊二醛皮结构同正常皮肤,4℃冰箱保存4周后结构仍正常,真皮层单核细胞、淋巴细胞及异物巨细胞浸润,但未见反映免疫排斥的嗜酸性白细胞;4周后表皮变性,真皮不变性,其深层有富含毛细血管的肉芽组织长入以及自体上皮伸入。9~10周皮肤结构被破坏。

戊二醛能使结缔组织蛋白质发生交联、储存皮结构稳定,还能降低皮片的抗原性。戊二醛是高效杀菌剂,0.125％戊二醛储皮液在常温下3个月仍无细菌、真菌生长。其对葡萄球菌能明显抑制,其次为大肠杆菌、变形杆菌和绿脓杆菌。但是,戊二醛皮硬而不易塑形。许丰勋等采用医用胰酶先软化处理皮片,再储存在戊二醛中,效果较满意。因医用胰酶较昂贵,王树棣用工业用1398酶取代医用胰酶,将1398酶经120目筛过筛后用Hank's液配成2.5％溶液,pH值为7.2~7.4,以作为软化剂,软化处理的戊二醛皮较柔韧。动物实验观察到,术后14天,皮片和创面组织结合处胶原纤维间有多数新生的毛细血管和肉芽组织。胰酶和1398酶均能分解蛋白质,改变皮肤弹性纤维、网状纤维和胶原纤维的性质,使其结构松散,增加纤维间滑动性而使皮片软化。许丰勋又进一步制成了冻干软化戊二醛皮,临床应用尚满意。

3.冻干储皮法　皮肤冻干保存的研究始于20世纪50年代。Buchanan(1952)报道冻干皮在狗身上可保持22天。鲁开化(1982)报告了冻干皮的制作实验研究和临床应用,并在后来进一步改进了制作方法。将无菌的中厚皮片(0.4mm)先在含二甲基亚砜和甘油等的储皮液中浸泡15分钟,以抗冻来减轻组织细胞损伤并降低抗原性;取出皮片在-80℃冷冻箱中冷冻2小时,再在0~4℃干燥箱内持续50毫托真空干燥34小时,控制皮片含水量在5％以内;皮片装入塑料袋封口,抽真空后充氮,在常温下可长期保存(3~5年)。使用时取出皮片在生理盐水中浸泡30分钟,皮片完全软化后即可贴敷创面。冻干皮经盐水浸泡变软后,光镜观察可见表皮结构完整、层次清楚,上皮细胞胞浆及核染色质较正常皮肤深,结构致密,上皮钉仍存在;真皮乳头层亦较致密,血管仍可见,管腔变窄,胶原纤维结构亦正常;毛囊等皮肤附件结构完整。电镜见颗粒细胞、棘细胞、基底细胞及基底膜结构完整,细胞间桥粒清晰;真皮内成纤维细胞、胶原纤维、弹性纤维等结构正常。冻干皮移植的动物实验结果显示:①移植后4~7天,皮片贴附紧密,部分皮色转红;部分冻干皮表皮及附件正常;也有部分标本显示表皮及真皮浅层变性坏死,而真皮中有血管和肉芽组织长入及淋巴细胞、单核细胞浸润。②9~14天,皮片贴附仍紧密,但多见部分坏死,新生肉芽和细胞浸润更明显,自体皮向冻干皮生长延伸。

冻干皮作为生物敷料,可覆盖切、削痂创面达2~3周,能保护创面,减少渗出,对深Ⅱ度创面的保护有利于皮肤附件的再生以促进愈合。它还可与自体皮相间移植以节省皮源,并实现一次性覆盖创面。冻干皮抗感染能力弱,如用于感染创面或肉芽创面,则需2~5更换1次。

(二)移植效果

甘油皮、戊二醛皮及冻干皮都没有活力,临床上仅作为生物敷料用于覆盖创面,且大多为猪皮或尸体皮。Basile通过动物试验比较甘油猪皮和冻干猪皮,认为两者覆盖创面后,在粘附强度、保存时间、色泽、硬度、可塑性、局部和全身反应、免疫反应、创面细菌培养等方面均无明显差别。甘油皮和戊二醛皮制作简单,抗感染力较冻干皮强。

(马奇、高建华、姜平)

参考文献

〔1〕朱洪荫.中国医学百科全书整形外科学分册.上海:上海科学技术出版社,1986.8～11

〔2〕杨之骏,等.异体皮与自体皮混合移植烧伤治疗.第二版.上海:上海科学技术出版社,1985.70

〔3〕汪良能,高学书.整形外科学.北京:人民卫生出版社,1989.126～137,270～281

〔4〕张涤生.整复外科学.上海:上海科学技术出版社,1979.36～46

〔5〕Hafemann B. et al. Intermingled skin grafts with in vitro cultured keratinocytes-experiments with rats. Burns. 1989. 15:233

〔6〕Rheinwald JG. Green H. Serial cultivation of strains of human epidermal keratinocytes:the formation of keratinizing colonies from single cells. Cell. 1975. 6:331

第六章　皮瓣移植

第一节　概述

一、皮瓣的定义

皮瓣(skin flap)由具有血液供应的皮肤及其附着的皮下组织所组成。皮瓣在形成过程中必须有一部分与本体相连,此相连的部分称为蒂部。蒂部是皮瓣转移后的血供来源,又具有多种形式,如皮肤皮下蒂、肌肉血管蒂、血管蒂(含吻接的血管蒂)等,故皮瓣又称带蒂(或有蒂)皮瓣(pedicle skin flap)。

皮瓣的血液供应与营养在早期完全依赖蒂部,皮瓣转移到受区,与受区创面重新建立血液循环后,才完成皮瓣转移的全过程。

二、皮瓣移植的适应证

在皮肤软组织缺损的修复中,游离皮片移植与皮瓣移植是两种最常选用的方法。由于皮瓣自身有血供,又具有一定的厚度,因此在很多方面具有更大的使用价值,其具体适应证如下。

1.有骨、关节、肌腱、大血管、神经干等组织裸露的创面,且无法利用周围皮肤直接缝合覆盖时,应选用皮瓣修复。

2.虽无深部组织缺损外露,但为了获得皮肤色泽、质地优良的外形效果,或为了获得满意的功能效果,也可选用皮瓣。

3.器官再造,包括鼻、唇、眼睑、耳、眉毛、阴茎、阴道、拇指或手指再造等,均需以皮瓣为基础,再配合支撑组织的移植。

4.面颊、鼻、上腭等部位的洞穿性缺损,除制作衬里外,亦常需要有丰富血供的皮瓣覆盖。

5.慢性溃疡,特别是放射性溃疡、褥疮或其他局部营养贫乏很难愈合的伤口,可以通过皮瓣输送血液,改善局部营养状况,因此均需选用皮瓣移植修复。放射性溃疡皮瓣移植修复后,不仅创面得以愈合,而且剧痛等症状也得以缓解。

三、皮瓣的分类

传统的皮瓣分类方法为:①按皮瓣的形态来分。分为扁平皮瓣与管形皮瓣(简称皮管)。②按取材及修复部位的远近,即按转移方式来分。分为局部皮瓣(或称邻接皮瓣)与远位皮瓣(包括直接皮瓣与直接携带皮瓣)。

20世纪70年代后,按皮瓣血液循环的类型又提出了以下分类法:①随意型皮瓣。由肌皮动脉穿支供血,缺乏直接皮动脉。②轴型皮瓣。由直接皮动脉及肌间隙或肌间隔动脉供血。

以上这些分类方法,未能说明包含更多组织成分的复合皮瓣,如筋膜皮瓣、肌皮瓣、骨皮瓣、骨肌皮瓣和感觉皮瓣等。

因此,新的分类方法应该是以血液供应类型为主导,并结合转移方式及皮瓣组成成分的综合分类方法。

(一)随意型皮瓣

1.局部皮瓣(又称邻接皮瓣)

(1)滑行推进皮瓣

(2)旋转皮瓣

(3)交错或易位皮瓣　此种皮瓣又可称为对偶三角皮瓣或 Z 成形。国外专著称其为插入皮瓣。

2.邻位皮瓣

3.远位皮瓣　可包含直接皮瓣、直接携带皮瓣、管形皮瓣或游离皮瓣等。但关于管形皮瓣、筋膜皮瓣的归属,若按血液供应情况看,既可含知名血管,也可不含知名血管。含知名血管的属轴型皮瓣的范畴;不含知名血管的属随意型皮瓣的范畴。

(二)轴型皮瓣

1.一般轴型皮瓣

2.岛状皮瓣

3.肌皮瓣

4.游离皮瓣　比较准确的称谓应是"吻合血管的游离皮瓣"。

5.含血管蒂的皮肤复合组织游离移植　包括骨肌皮瓣、组合皮瓣及其他预制的轴型皮瓣等。

四、皮瓣的设计原则

(一)缺损的判断

皮瓣的应用主要是修复缺损,恢复功能与外形。因此,皮瓣的设计原则首先是要弄清楚缺损处的伤情,包括:①部位;②形状;③大小;④有无严重挛缩情况;⑤创基条件,是单纯皮肤软组织损伤缺损,还是多种组织(即肌肉、肌腱、神经、骨骼等)缺损,是新鲜创面还是肉芽创面,是清洁创面还是感染创面,是完全无血液供应,还是血液供应较差等;⑥周围的皮肤条件及血液供应情况。例如,颈前及关节部位的挛缩畸形与非关节部位的挛缩差别甚大,对瘢痕松解后缺损区可能增长数倍必须充分估计。遇到此种情况,可根据健侧或健康人相同部位的大小作预测,以减少设计上的误差。多种组织缺损是计划一次修复还是分期修复,传统的观念是,肌肉缺损的功能重建以及骨折骨缺损的复位和植骨,应留在单纯皮瓣修复后作二期手术;而现代的观点是,在条件允许时可以争取一期修复,即应用复合皮瓣(如肌皮瓣、骨肌皮瓣、带肌腱或神经的皮瓣等)修复。

(二)供皮瓣区与皮瓣类型的选择

皮瓣转移至受区到完全成活,依赖于血管蒂的供养。在头面颈部血管丰富的区域,长宽比例为3.0：1～3.5：1,躯干或四肢部为 2：1,小腿下段血供较差的部位为 1.0：1～1.5：1。Bakamjian(1965)发表了他应用胸三角皮瓣行咽再造的方法,这种未经延迟的巨大皮瓣转移的成功为头颈部整形再造带来了飞跃,并对 Esser 提出的轴型皮瓣的概念重新予以阐述。进一步的研究表明,若为按供血动脉走行设计的轴型皮瓣,其成活长度可以远远超过随意型皮瓣长宽比例的限制,供血动脉长度及灌注压将决定皮瓣成活的长度;若动脉压恒定,增加皮瓣的宽度并不能增加皮瓣成活长度。McGregor 和 Jackson(1972)设计了以旋髂浅动脉为轴心血管的腹股沟皮瓣(也称髂腰部皮瓣),并将皮瓣分为随意型与轴型两大类;Daniel(1973)把皮肤的血管解剖来源分为两类,即肌皮动脉及直接皮肤动脉。1975 年后,由于显微外科技术的迅速发展及肌皮瓣的出现,极大地改变了皮瓣的构成(或组成)及转移方式,各种复合组织瓣相继出现并普及推广,导致肌皮瓣及复合组织瓣很快用于整形外科各个方面,逐渐形成了为整形外科医师所接受的以下综合分类及皮瓣选择的原则。

1.血液供应方式　皮瓣血供来自节段性动脉、穿支动脉和皮动脉。肌皮动脉供应随意型皮瓣和肌皮瓣。皮动脉中除直接皮动脉外,尚有不少从肌间隔或肌间隙发出的皮动脉,在皮瓣形成与存活方面均甚重要(如腹股沟皮瓣、胸三角皮瓣、股前外侧皮瓣等)。见图 6-1。

皮瓣的血液供应是皮瓣形成与转移后存活的基础。因此,应尽量选用以血供丰富的轴型血管供血的皮瓣。

2.转移方式　皮瓣的转移方式可分为局部转移和远位转移。局部皮瓣可分为推进、旋转和插入皮瓣,远位皮瓣也可分为直接皮瓣、直接携带皮瓣、皮管及吻合血管游离皮瓣。由于解剖研究的深入,对皮瓣蒂部供血有了更多的了解,除皮肤皮下血管蒂外,皮下筋膜蒂、肌肉蒂、血管神经蒂,及单纯的动静脉血管蒂皮瓣均能成活,因此转移的方式也更灵活(图 6-2)。

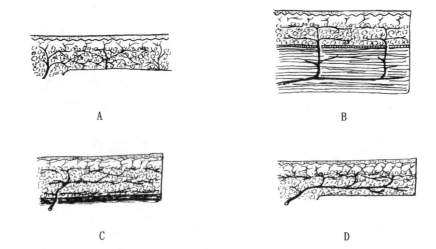

图 6-1　皮瓣的血液供应方式
A.随意型皮瓣　B.肌皮瓣　C.肌间供血皮瓣　D.轴型皮瓣

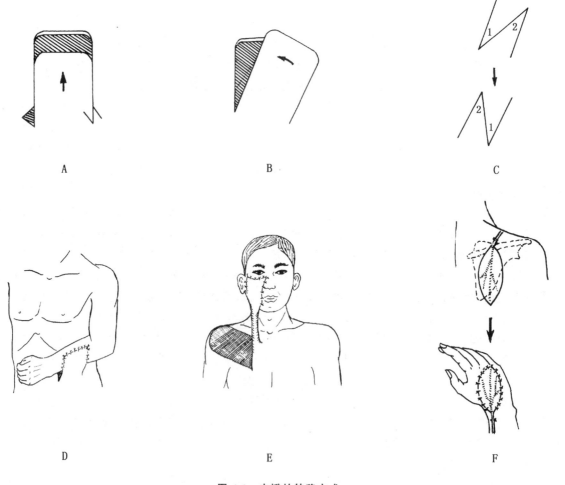

图 6-2　皮瓣的转移方式
A.推进皮瓣　B.旋转皮瓣　C.对偶三角皮瓣　D.腹股沟远位皮瓣带蒂移植　E.胸肩峰带蒂皮瓣　F.肩胛游离皮瓣

3.皮瓣的构成　有较薄的真皮下血管网皮瓣、含浅筋膜深层的皮瓣、含深筋膜层的筋膜皮瓣,到含肌肉的肌皮瓣,进而到含肌肉、骨等多种组织的复合皮瓣,以及单纯肌肉转移上再植皮的处理方式,皮瓣的构成多种多样。

由于对皮瓣血供解剖学研究的深入,全身各个部位已知可供临床选用的各类游离皮瓣供区已超过 100

个。为使创面与组织缺损的修复取得最佳治疗效果,在已提供的多种皮瓣中作出最佳选择是极为重要的,选择的原则大致有以下几点。

(1)选择皮肤质地、颜色近似的部位为供皮瓣区。如颜面颈部的修复选用胸三角皮瓣;足跟缺损首选跖内侧皮瓣;阴道、阴茎再造宜选择阴股沟皮瓣等。

(2)以局部、邻近皮瓣就近取材、简便安全的方案为首选。局部皮瓣的面积大小如不敷应用,可采用皮肤软组织扩张的方法来解决。

(3)应尽可能避免不必要的延迟及间接转移。

(4)皮瓣的大小,在设计时宜比创面大 20% 左右,在构成上应是受区缺什么补什么,争取一次修复。

(5)应尽量选用血供丰富的轴型皮瓣或岛状皮瓣转移,并尽可能与血供方向一致。

(6)应尽量选用躯干部较隐蔽的供区,尽量减少供皮瓣区的畸形与功能障碍。

(三)逆行设计

逆行设计(planning in reverse)也叫"试样",是皮瓣设计的预初步骤,其大致程序如下。

1.先在供皮瓣区绘出缺损区所需皮瓣大小、形状及蒂的长度。

2.用纸(或布)按上述图形剪成模拟的皮瓣。

3.再将蒂部固定于供皮瓣区,将纸型(或布型)掀起,试行转移一次,视其是否能比较松弛地将缺损区覆盖。这种在病床上根据患者实际情况和可耐受的体位模拟比试的设计方法叫逆行设计,它可以防止设计脱离实际情况,在术前讨论中是不可忽视和省略的。因为只有通过这种逆行设计,才能检验所设计皮瓣的大小、位置、形状能否与缺损区准确吻合,患者对这种体位能否耐受等,故任何皮瓣手术设计最后均应通过此种方法来检验。

第二节　随意型皮瓣

随意型皮瓣(random pattern skin flap)也称任意皮瓣,是由血供特点决定的,即在皮瓣中不含轴型血管,仅有真皮层血管网、真皮下层血管网,有时也带有皮下层血管网,但没有携带动脉轴心血管。因此,在皮瓣移植时应注意长宽比例的限制,在操作时注意剥离平面的层次,并力争皮瓣平整,厚薄深浅一致,以保持血管网的延续性不受损伤。随意型皮瓣按供区距受区部位的近远,又可分为局部皮瓣、邻位皮瓣及远位皮瓣 3 大类。

一、局部皮瓣

局部皮瓣(local skin flap)又称邻接皮瓣(adjacent skin flap),是利用缺损区周围皮肤及软组织的弹性、松动性和可移动性,在一定条件下重新安排局部皮肤的位置,以达到修复组织缺损的目的。局部皮瓣因色泽、厚度、柔软度与需要修复的受区近似,且手术操作比较简便,可以即时直接转移,手术多可一次完成,不需断蒂,一般修复效果比较理想,因而是整形外科最基础而常用的方法。

局部皮瓣的血供主要依赖于皮瓣的蒂部。一个皮瓣被掀起和转移至新的部位,在与受区建立新血液循环之前,皮瓣血供只有通过蒂部获得。因此,在设计皮瓣时,必须充分考虑到皮瓣蒂部是否有足够的动脉供血及充分的静脉回流;根据皮肤组织层次与血管网形成的特点,掌握好剥离的层次和平面,特别是近蒂部不能太薄,以防损伤血管网导致皮瓣血液循环障碍;除皮下蒂厚度外还要考虑蒂部的宽度,一般为 1:1,血液循环非常丰富的部位可达 1.5:1,并且蒂部不能有张力和扭曲。

(一)推进皮瓣

推进皮瓣(advance skin flap)又称滑行皮瓣(sliding skin flap),是利用缺损创面周围皮肤的弹性和可移动性,在缺损区的一侧或两侧设计皮瓣,经切开及剥离掀起后,向缺损区滑行延伸以封闭创面。

1.矩形推进皮瓣(rectangle advance skin flap)

(1)设计与操作 即在缺损的一侧沿缺损缘上下(或左右)作平行辅助切口,从皮下浅筋膜层剥离掀起,形成一矩形的单蒂皮瓣,将皮瓣向缺损区滑行推进,覆盖创面。此时在皮瓣蒂部两侧常出现皮肤皱褶(猫耳畸形),切除一块三角形皮肤,既可消除此皮肤皱褶,又能使皮瓣远端的张力减小或消失,使之在无张力下缝合及愈合。因此称之为单蒂滑行推进皮瓣(图 6-3)。

(2)临床应用 几乎可用于全身皮肤缺损的修复(图 6-4～图 6-7)。

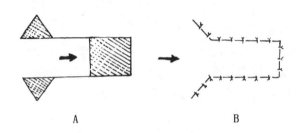

图 6-3 单蒂滑行推进皮瓣的设计与缝合

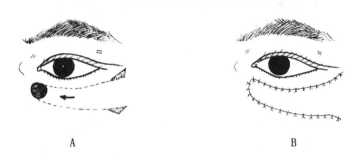

图 6-4 下睑黑痣切除,下睑内下方滑行推进皮瓣修复

A.术前及皮瓣设计 B.修复缝合后

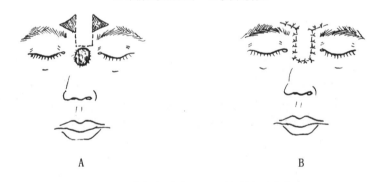

图 6-5 鼻根部瘢痕用滑行推进皮瓣修复

A.术前及设计 B.修复缝合后

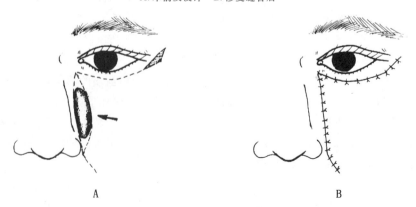

图 6-6 左侧鼻背旁肿瘤切除后用滑行推进皮瓣修复

A.术前及设计 B.修复缝合后

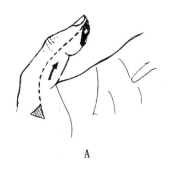 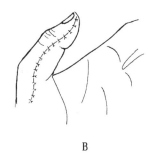

图 6-7　拇指掌侧滑行推进皮瓣修复

A.术前及设计　B.修复缝合后

对于较大的缺损或在皮肤较紧的部位,滑行距离将受到明显限制,遇到此种情况,可从相对的两个方向设计两个皮瓣,称之为双侧滑行推进皮瓣。这样不仅可以防止皮瓣滑行后张力过大,而且能使对应的两侧张力比较均匀,特别在头的局部还可保持两侧的对称性。临床上最典型的例子,是用两侧面颊部的扇形皮瓣修复上唇或下唇缺损(图 6-8)。

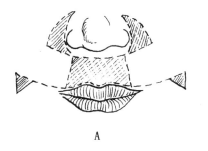 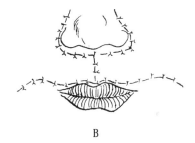

图 6-8　双侧扇形皮瓣滑行推进修复上唇缺损

2.三角形推进皮瓣(triangle advance skin flap)　此类皮瓣适用于错位的组织复位及组织长度的延长,用横轴加长纵轴或纵轴加长横轴均可。

(1)设计与缝合　即临床常用的 V-Y 成形术或 Y-V 成形术(图 6-9)。V-Y 成形术即在错位组织的下方作"V"形切开,并稍加剥离松解,使错位组织充分复位后,再作"Y"形缝合。

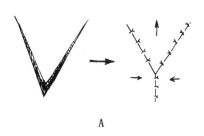 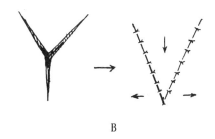

图 6-9　三角形推进皮瓣设计与缝合示意图

A.V-Y 皮瓣成形术　B.Y-V 皮瓣成形术

(2)临床应用　下睑或上睑外翻,可在外翻处瘢痕收缩部位的边缘作切开松解,一般均为"V"形切开松解后"Y"形缝合,即可达到较理想的矫治效果(图 6-10)。设计鼻小柱基部的"V"形切口,作"Y"形缝合,可使鼻尖部抬高(图 6-11)。

V-Y、Y-V 成形术在临床上是非常有用的一种手术方法;同时在医疗实践中,根据患者的挛缩程度与具体部位,V-Y 成形术有不少改良的设计方法,如 N-Y 及 M-Y 成形术在有些病例中的应用,可使延伸效果及外形改善的效果更优。

N-Y 成形术:对鼻翼旁瘢痕挛缩牵拉致使左侧鼻翼下移,可设计"N"形切口,"Y"形缝合使瘢痕得以松解,鼻翼复位且外形比较好(图 6-12)。

M-Y 成形术:此种设计应用了 V-Y 成形术的原理,因两侧作了两个辅助切口后,在松解挛缩的过程中可使周围正常皮肤得到充分利用,故延长的效果更好(图 6-13)。

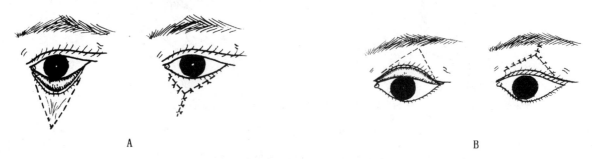

图 6-10　三角形推进皮瓣矫治上、下睑外翻
A.下睑外翻 V-Y 皮瓣成形术　　B.上睑外翻 V-Y 皮瓣成形术

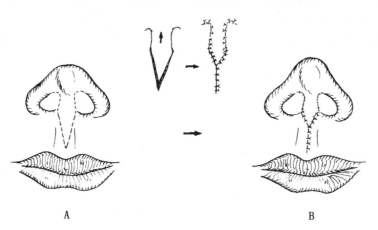

图 6-11　V-Y 推进皮瓣延长鼻小柱,抬高鼻尖的设计与缝合

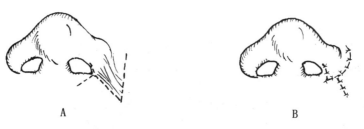

图 6-12　左鼻翼旁瘢痕挛缩牵拉鼻翼下移,用 N-Y 成形术修复的设计与缝合

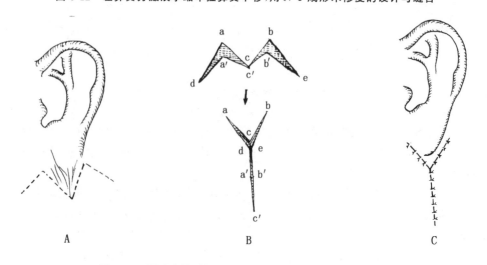

图 6-13　耳垂挛缩畸形,用 M-Y 成形术修复的设计与缝合

在 M-Y 成形术中,"V"形皮瓣两侧的两个三角皮瓣,在松解挛缩过程中根据需要也可形成一个 V-Y 加

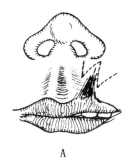
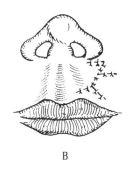

A　　　　　　　　　　　　　　　　　　　B

图 6-14　M-Y 成形术在实施过程中也可形成一个 V-Y 加一个 Z 成形术的设计与缝合

一个 Z 成形术(图 6-14)。

3. 双蒂推进皮瓣(bipedicled advance skin flap)　适用于头皮、面颈部及小腿的梭形缺损创面。

(1)设计与缝合　在创缘一侧或两侧的正常皮肤组织作切口,使皮瓣长度尽量超过缺损的上、下缘(即蒂的高度超出缺损的上、下缘)。然后将皮瓣从深筋膜与肌膜之间分离,形成双蒂皮瓣后将靠近缺损的一侧边缘向缺损区滑行推进,松松地、无张力地覆盖创面,继发创面最好游离植皮并打包包扎,这样既可避免张力,又有利于皮瓣的贴附与成活(图 6-15)。

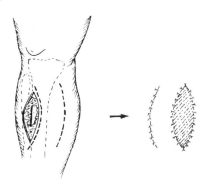

图 6-15　双蒂推进皮瓣的设计与缝合

(2)临床应用　双蒂推进皮瓣在临床上应用较多的是,用颈部双蒂皮瓣修复下颌缘瘢痕切除后的缺损(图 6-16)。另外在头部较大的缺损,也常用双蒂皮瓣转移修复,因这些部位有一定的弧度,双蒂皮瓣比较容易滑行推进。然而自从有了皮肤软组织扩张术后,经预扩张的皮瓣转移不会产生继发创面,已远远优于这种双蒂皮瓣。图 6-17 显示了头顶部两个双蒂皮瓣用于较大缺损的修复。双蒂皮瓣还可用于指端缺损,由于这种双蒂皮瓣修复指端缺损的外形较好,又有感觉功能,所以至今仍常被采用(图 6-18)。

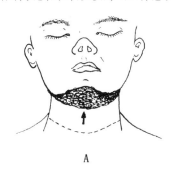
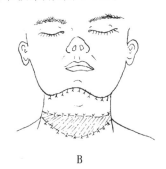

A　　　　　　　　　　　　　　　　　　　B

图 6-16　颈部双蒂滑行推进皮瓣的设计与缝合

4. 皮下组织蒂皮瓣(subcutaneous pedicle skin flap)　这种皮瓣与动脉岛状皮瓣不同,它的皮下组织蒂并不包含知名动脉、静脉。它的优点是充分利用了缺损区周围正常的皮肤组织,故皮肤质地近似,可以即时转移,转动灵活,愈合后平整,疗程短。Gersung(1887)首先用颈部三角形皮下组织蒂皮瓣修复癌肿切除后颊粘膜大块缺损。国内孙克正曾作过专题报道,并依据在应用时是否留有小皮桥,分为三角形皮下组织蒂皮瓣与

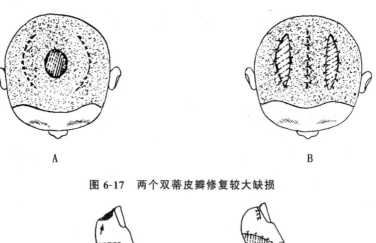

A　　　　　　　　　　　　　　B

图 6-17　两个双蒂皮瓣修复较大缺损

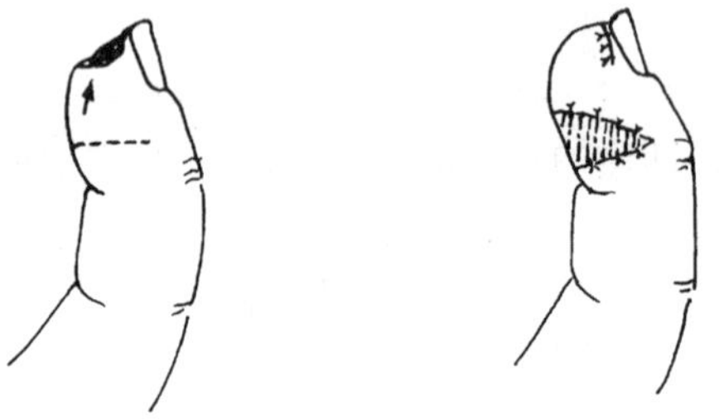

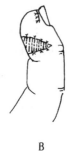

A　　　　　　　　　　　　　　B

图 6-18　双蒂皮瓣修复指端缺损

有小皮桥的三角形皮下组织蒂皮瓣,后者又称短斧头形皮瓣,并分为单三角、双三角、多三角、短斧头形、双短斧头形等多种类型。

(1)设计原理与缝合　皮瓣切口呈三角形或短斧头形,在缺损区的一侧或两侧。设计关键是依据皮瓣转移的方向,确定皮下组织蒂的位置及方向,其中又分单蒂和双蒂(图 6-19、图 6-20、图 6-21)。

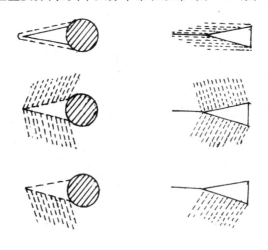

图 6-19　三角形皮下组织蒂皮瓣的设计、转移与缝合

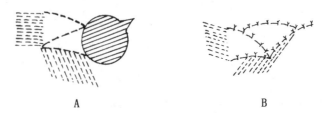

A　　　　　　　　　　　　　　B

图 6-20　多三角形皮下组织蒂皮瓣的设计与缝合

A.设计　B.缝合后

(2)临床应用　某女,分裂痣,上睑病变罹及睑缘外眦处,呈赘生样生长,范围为 1.2cm×2.7cm,下睑病

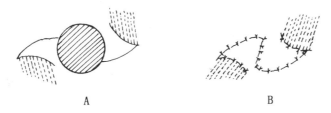

图 6-21 带皮桥的短斧头形皮下组织蒂皮瓣的设计与缝合
A. 设计 B. 缝合后

变范围为 1.0cm×1.8cm。术中切除上、下睑病变组织，仅保留睫毛，设计带皮桥的双短斧头状皮下组织蒂瓣 2cm×3.2cm、1.5cm×2.5cm，转至病变切除后的创面(图 6-22)。术后皮瓣 100% 成活，随访外形较满意且功能正常。

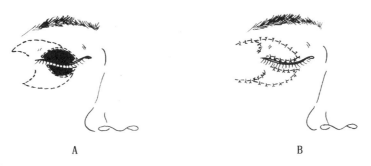

图 6-22 应用带皮桥的双短斧头状皮下组织蒂瓣修复眼睑分裂痣
A. 术前情况及切口设计 B. 皮瓣转移修复缝合后

(二)旋转皮瓣

旋转皮瓣(rotation skin flap,pivot skin flap)是在缺损边缘的一侧形成一局部皮瓣，按顺时针或逆时针方向旋转一定角度后，转移至缺损区进行创面修复覆盖。皮瓣近端的基点即为旋转的轴点，其旋转的半径长度应超出缺损的外缘。在临床上遇到缺损面积较大，周围正常皮肤的弹性和可移动性较小，不能用滑行推进皮瓣修复的病例，可选用旋转皮瓣，其尤其适用于圆形或三角形的缺损。

1. 设计与转移 旋转皮瓣必须根据缺损区周围正常皮肤的弹性、可移动性进行设计。首先其旋转弧切口长度一般应为缺损区宽度的 4 倍(图 6-23)；皮瓣的长度(相当于旋转半径)应较创缘略长(约>20%)，若等长或稍短，转移后必然会在旋转轴线上产生张力，最紧的地方通常也就是最远的地方所产生的张力最大，一般称之为最大张力线，在设计时要设法克服这条线上的张力(图 6-24)。

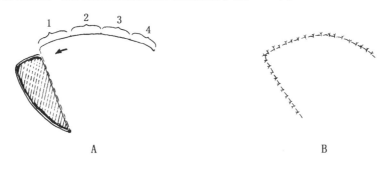

图 6-23 旋转皮瓣的设计之一:切口的长度
A. 设计(皮瓣切口长度 4 倍于缺损区的宽度) B. 缝合后

有时在转移过程中发现皮瓣尖端张力较大，可采用逆切切口或延长切口的方法减少张力(图 6-25)。

但在操作中必须注意，不论逆切还是延长切口，均需仔细观察蒂部血液循环，不要损伤主要供血动、静脉，必要时可切开皮肤，并将皮下组织向内推移，这样可以避免血管损伤。

对于圆形缺损利用邻近皮肤形成旋转皮瓣的设计，关键是所形成皮瓣的旋转半径必须超出缺损的外缘(图 6-26)。

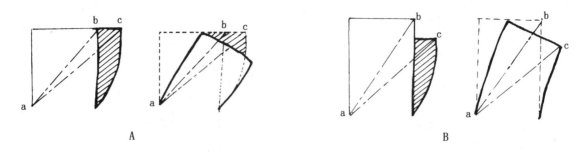

图 6-24 旋转皮瓣的设计之二：减少张力的方法
A. 张力大的设计（错误）　B. 张力小的设计（正确）

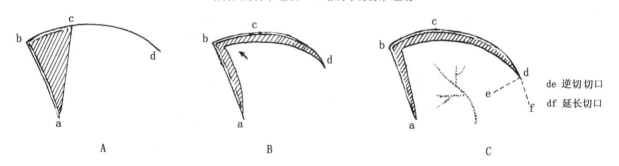

图 6-25 旋转皮瓣的设计之三：减少张力的方法，采用逆切或延长切口
A. 旋转皮瓣的切口　B. 皮瓣转移发现张力较大　C. 用逆切或延长切口的方法减少张力

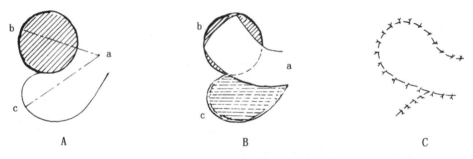

图 6-26 圆形缺损用旋转皮瓣修复的设计
A. 设计　B. 转移　C. 缝合后

2.临床应用　以下介绍 3 例应用。

病例 1：枕部汗腺癌伴溃疡形成，大小约 4cm×3cm，作超出病灶周边 1.5cm 圆形切除，致使缺损大小约为 5.5cm×5.0cm，深达骨膜表面。在其两旁设计两个椭圆形旋转皮瓣，分别长 7cm、宽 6cm，旋转后对位缝合，消灭创面（图 6-27）。

病例 2：男性，70 岁，左侧鼻翼旁基底细胞癌。在鼻背旁及面颊部设计一旋转皮瓣，游离后向内下方旋转推进，皮瓣松松地覆盖创面（图 6-28）。

病例 3：下睑板腺癌切除肿瘤后，下睑内 1/3 缺损，用旋转皮瓣修复（图 6-29）。

3.旋转皮瓣设计　旋转皮瓣在应用中，依据缺损的形状、大小及周围正常皮肤情况，可有以下几种设计。

（1）双叶皮瓣（bilobate skin flap）　即在缺损区的附近设计两个叶状皮瓣，第 1 个皮瓣靠近缺损区，大小与创面大致一样或稍大，第 2 个皮瓣仅为第 1 个皮瓣的 1/2 左右，两个皮瓣的轴线夹角在 60°～70°之间选择。第 1 个皮瓣转移至缺损区后，第 2 个皮瓣转移至第 1 个皮瓣转移后的继发缺损区，第 2 个皮瓣转移产生的缺损区则设法直接拉拢缝合，多用于颊面部，可不植皮而有较好的外形效果（图 6-30、图 6-31）。

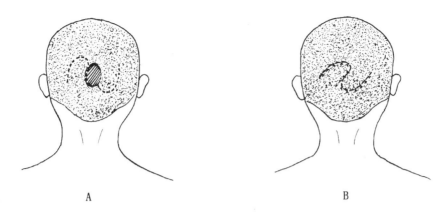

图 6-27　枕部肿瘤切除后,缺损区用旋转皮瓣修复

A.缺损区两旁设计两个旋转皮瓣　B.缝合后

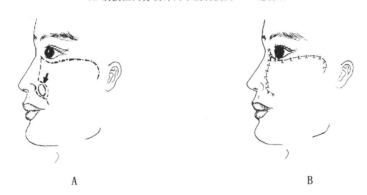

图 6-28　面颊部旋转皮瓣修复鼻翼旁缺损的设计与缝合

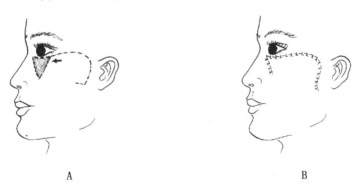

图 6-29　下睑部分缺损,用旋转皮瓣修复的设计与缝合

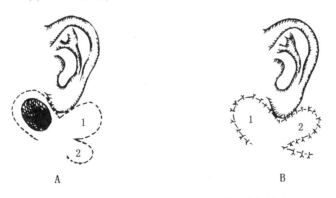

图 6-30　耳前缺损用双叶皮瓣修复的设计与缝合

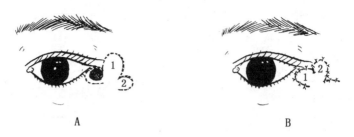

图 6-31 左眼外侧肿瘤切除后,缺损用双叶皮瓣修复的设计与缝合

(2)菱形皮瓣及其改良 菱形皮瓣(rhomboid skin flap)首先由原苏联学者林伯格(Limberg AA,1946)提出,即在梭形或菱形缺损的一边设计一菱形皮瓣,正好可转移至菱形缺损区(图 6-32)。Dufourmental 对上述菱形皮瓣进行改良,使所需转移的角度变小,转移后的张力也减小(图 6-33)。

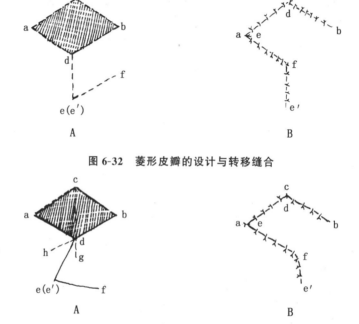

图 6-32 菱形皮瓣的设计与转移缝合

图 6-33 Dufourmental 改良的菱形皮瓣的设计与转移

另外,还可利用多个菱形皮瓣联合修复圆形或不规整的缺损(图 6-34),此种方法对背部、腹部或头部的圆形创面均适用。

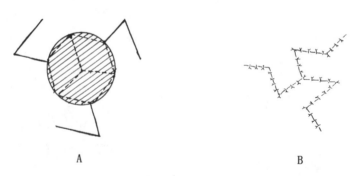

图 6-34 利用 3 个菱形皮瓣修复圆形缺损的设计与缝合

(三)交错皮瓣

交错皮瓣(transposition skin flap)又称易位皮瓣或对偶三角皮瓣,简称 Z 成形,其中单 Z 插入在国外称为插入皮瓣(interpolation skin flap)。交错皮瓣是整形外科、美容外科应用最多、最广的一种局部皮瓣,因操作简便、效果好而倍受医患欢迎。该皮瓣适用于蹼状瘢痕挛缩畸形的松解,条状、索状瘢痕及组织错位的修复,鼻腔、外耳道的环状狭窄,小口畸形的开大,以及肛门、阴道膜状闭锁畸形的整复等。由于交错皮瓣经过易位后延长了轴线的长度,即可达到松解挛缩的目的。另外,它可改变瘢痕的方向,使之与皮纹相吻合,还能使移位的组织、器官复位,从而达到改善功能与外形的良好效果。

1.设计原理与操作　在条状或索状瘢痕的两侧设计一定角度的两个三角皮瓣,角度与轴线延长的长度有一定关系,即30°角的皮瓣可延长25%左右,45°的皮瓣可延长50%,60°角可延长75%左右,角度大于60°后虽然延长的百分率可更大,但因蒂部相对太宽而不易转移。上述数字只是数学上的计算,在活体上远不能达到理论上的数值。

一些学者观察到60°角的皮瓣仅能延长28%~36%。在对患者进行术前预测时,可将索状瘢痕两侧形成的对偶三角皮瓣的垂直高度相加,即为皮瓣易位转移后的长度(图6-35、图6-36)。

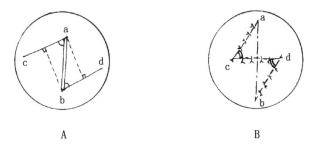

图 6-35　交错皮瓣易位转移后,瘢痕挛缩被松解延长的设计与转移后

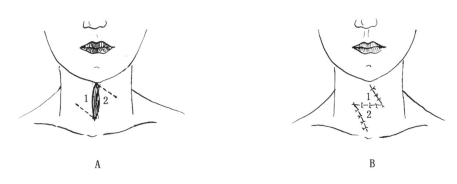

图 6-36　交错皮瓣设计原理在实际中的应用,松解延长了颈部挛缩瘢痕
A.术前　B.术后

交错皮瓣操作的要求与步骤:首先检查条状、索状、蹼状瘢痕挛缩的特点,周围有无可利用的正常皮肤,是否已受牵拉,松动性如何,设计两侧两个皮瓣的蒂部有无瘢痕及会不会影响血供等,搞清这些问题后用美蓝画出皮瓣切口线。

以索状挛缩的瘢痕为轴线切除瘢痕,直至正常组织的层次和边缘。然后按切口线切开两个三角皮瓣,并在深筋膜浅面剥离,将皮瓣掀起,注意剥离层次的平整一致,切勿深一刀浅一刀,以免伤及皮瓣上的血管网,分离至蒂部时宜改用小剪刀仔细地潜行剥离,使两个皮瓣能松弛地转位。在易位转移前必须检查深部的索状瘢痕挛缩是否已彻底松解,检查创基及皮瓣上的止血是否彻底,然后再缝合,其操作步骤见图6-37。

采用Z成形术松解与修复瘢痕挛缩,需注意防止皮瓣尖端缺血坏死。为避免其发生,首先在设计时应注意基部要宽、尖端要呈钝圆形;其次,皮瓣上特别是皮瓣的蒂部不宜有瘢痕,尤其不应有深在的瘢痕;在操作上亦需十分仔细,手术中止血要完善,术后宜适当加压包扎,以免皮瓣下形成血肿而影响皮瓣的血液循环,并且缝合时张力不可过大。

2.交错皮瓣的多种灵活形式　交错皮瓣除了对等的两个三角

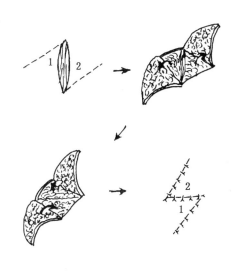

图 6-37　交错皮瓣实际操作步骤图解

皮瓣易位的形式外,还有多种灵活的应用方法,如不对等的三角皮瓣及单个三角皮瓣插入、多个三角皮瓣交错、四瓣及五瓣成形术、"W"形皮瓣成形术,以及三角形皮瓣与矩形皮瓣的联合应用等,现分述如下。

(1)不等三角皮瓣及单个三角皮瓣插入 不等三角皮瓣即在形成两个三角皮瓣时角度可以各异,一般在30°~90°之间变化,具体角度需视周围皮肤条件而定。有时在挛缩畸形的一侧完全是增生性瘢痕,另一侧有较松动的正常皮肤,此时可采用一种较独特的设计方法,即单个三角皮瓣插入法(也称单Z插入法)。具体设计是将瘢痕处作直角(90°)切开松解,形成创面,将另一侧正常皮肤处形成30°~60°的三角皮瓣插入其中,常可达到较好的治疗效果。其不论对面颈部、腋部、肘部、腘部,还是阴部的蹼状挛缩畸形,均是一种简便可行的松解瘢痕、延长长度的有效方法,但对于非常严重的挛缩畸形,依靠单个三角皮瓣插入尚难完全奏效者,往往只能是部分作皮瓣插入,另外残留的创面有赖于游离皮片移植来覆盖。还有一种情况是组织缺损致挛缩与外翻畸形,如对上下睑及上下唇外翻,腕部、肘部、腹股沟部的挛缩畸形,则是从邻近部位形成一长条形皮瓣插入此缺损的创面上,称为插入皮瓣。

不等三角皮瓣、单个三角皮瓣插入及插入皮瓣,临床应用都很广泛。现通过术前设计及转移缝合后的示意图简介如下(图6-38、图6-39、图6-40)。

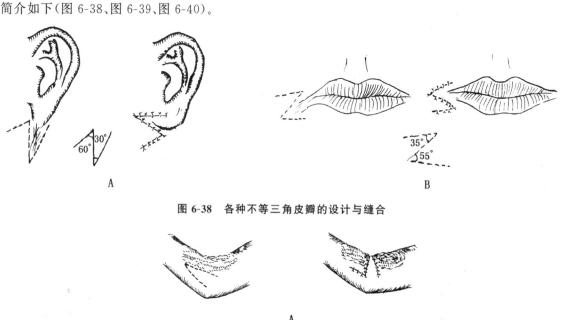

图6-38 各种不等三角皮瓣的设计与缝合

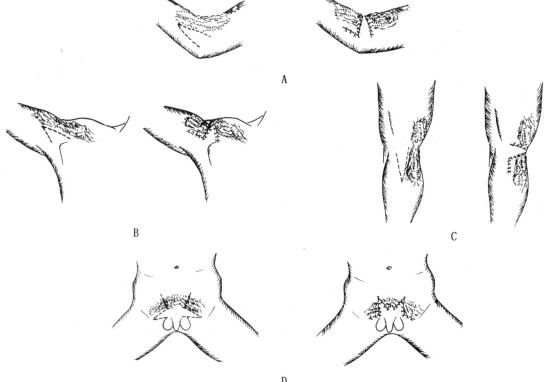

图6-39 单个三角皮瓣(单Z插入)的设计与缝合

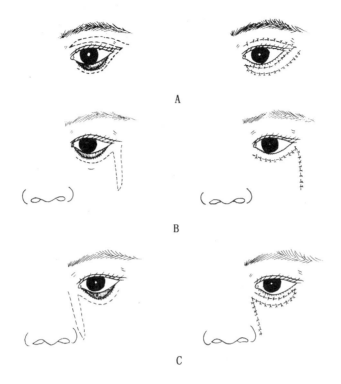

图 6-40　插入皮瓣的设计与缝合

（2）多个三角皮瓣交错　即连续多个 Z 成形术。当挛缩的条索状瘢痕较长,且四周软组织面积不够宽大、松动性有限时,则以采用多个三角皮瓣交错较为灵活。从数学上计算,同一长度的挛缩采用多个三角形皮瓣交错,较一对三角皮瓣交错延长的长度要更长些(图 6-41)。

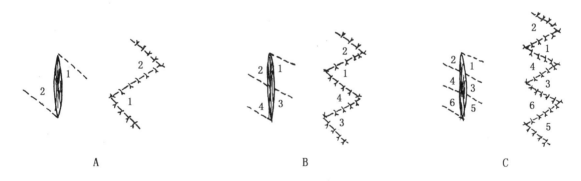

图 6-41　一对三角皮瓣交错与多个三角皮瓣交错延长长度的对比

A. 一对三角皮瓣交错(单个 Z 成形术)　B. 两对三角皮瓣交错(两对 Z 成形术)　C. 多个三角皮瓣交错(多个 Z 成形术)

此种多个三角皮瓣交错(连续多个 Z 成形术)在颜面、颈部、腋部、肘部等均可应用,一般以挛缩的长轴为中轴形成数对三角形皮瓣。该手术设计巧妙地利用局部被瘢痕拉长拉松的组织,交错易位后使挛缩得以松解改善,且这种松解后的缝因打断了直线挛缩而呈锯齿状,故日后不会再次形成挛缩,只要坚持功能锻炼,功能恢复的效果会更明显。

（3）四瓣及五瓣成形术　也是多个三角皮瓣易位交错的一种设计方法。它是根据病变部位的特殊情况,为了充分利用可松动的正常皮肤达到修复目的而设计的。

四瓣成形术是在挛缩部位的两侧先设计两个 90°角的皮瓣,然后再将此直角皮瓣沿角平分线平分为两等份,即成为 4 个三角皮瓣,经瘢痕松解转移后即可达到较好的松解挛缩的效果。其设计见图 6-42,临床应用举例见图 6-43、图 6-44。

五瓣成形术多用于一边为瘢痕组织,一边有可松动正常皮肤的蹼状瘢痕挛缩。五瓣法实际上是两对三角皮瓣交错及一个三角皮瓣推进(同 V-Y 原理)。其设计见图 6-45,临床应用举例见图 6-46。

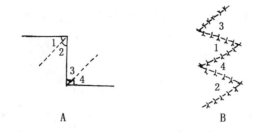

图 6-42 四瓣法的设计与缝合

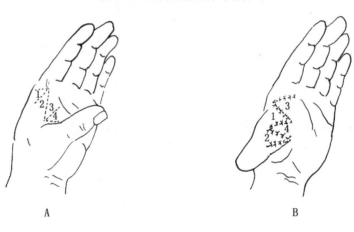

图 6-43 四瓣法临床应用之一:虎口挛缩松解的设计与缝合

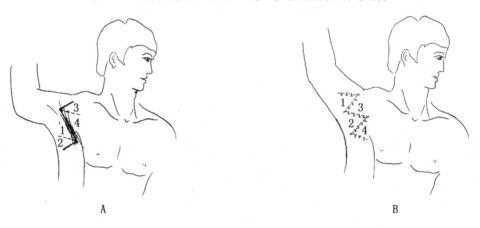

图 6-44 四瓣法临床应用之二:腋部挛缩松解的设计与缝合

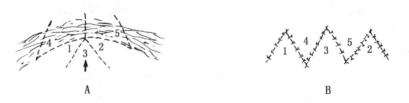

图 6-45 五瓣成形术的设计及缝合后

(4)"W"形(或"M"形)成形术 此为三角皮瓣交错的另一种切开与缝合的手术方法,可防止直线瘢痕形成,是属于推进及交错同时施行的一串皮瓣,特别适用于处理缝合针迹显著,呈蜈蚣脚样的线头状瘢痕(图6-47)。但这种"W"或"M"形成形术无松解延长瘢痕的效果。

(5)矩形皮瓣与两个三角皮瓣的联合应用 有时瘢痕呈片状挛缩,且此类瘢痕已萎缩,质地较松软,完全切除较可惜,但的确又有功能影响。此时可在其两侧松弛的正常皮肤处设计两个三角皮瓣,切口切开松解后,矩形皮瓣退缩形成的继发创面由两个三角皮瓣插入修复(图6-48)。有时还可同时设计两个矩形皮瓣与两对三角皮瓣,经转移后可以松解颈部的挛缩,以改善头部后仰功能(图6-49)。

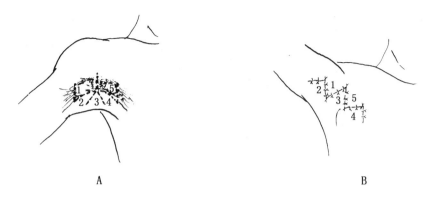

图 6-46　腋部蹼状瘢痕挛缩用五瓣成形术修复的设计与缝合

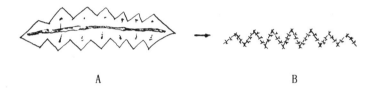

图 6-47　"W"形成形术的设计与缝合

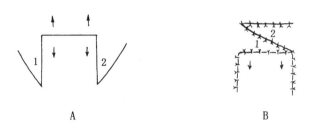

图 6-48　矩形皮瓣与两个三角皮瓣联合应用的设计与转移

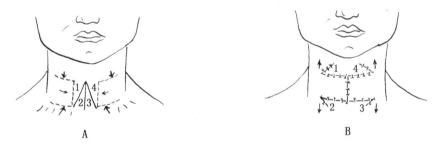

图 6-49　颈部同时设计两个矩形皮瓣与两对三角皮瓣

　　此种矩形皮瓣与三角皮瓣联合应用,可用于颈侧部、颈正中部片状瘢痕的修复;鼻唇沟皮瓣可用以修复下唇缺损及手指侧方的瘢痕松解等(图 6-50、图 6-51、图 6-52)。

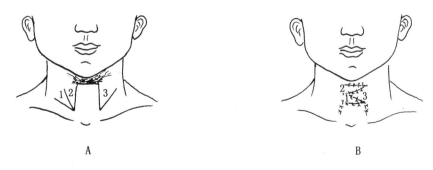

图 6-50　颈正中部片状瘢痕挛缩,以矩形皮瓣与三角皮瓣联合应用修复的设计与缝合

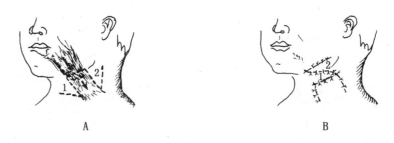

图 6-51　颈侧部的片状瘢痕挛缩,以矩形皮瓣与三角皮瓣联合应用修复

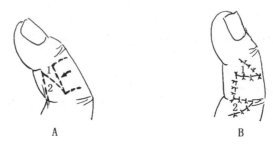

图 6-52　矩形皮瓣与三角皮瓣联合应用,松解指侧瘢痕挛缩的设计与转移修复后

二、邻位皮瓣

邻位皮瓣(ortho-position skin flap)与局部皮瓣的不同之处,在于它与缺损区不相连,供皮瓣区与缺损需修复区之间有正常的皮肤或组织器官。最常见的例子是额部皮瓣带蒂旋转移位修复鼻翼缺损,颈肩皮瓣或颈胸皮瓣修复颈部、口底、下颌缺损等。另一种类型是皮下蒂皮瓣通过隧道至邻近的缺损区。

不论是旋转带蒂皮瓣还是皮下蒂皮瓣,其设计与操作同局部皮瓣所述基本是一致的,故不再赘述。

三、远位皮瓣

当缺损区局部与邻位均无合适的正常皮肤组织可利用,或局部组织利用后外形破坏较明显,而修复后功能与外形改善并不明显时,可考虑用身体较远处、较为隐蔽的部位作为皮瓣供区,即远位皮瓣(distant skin flap)。根据皮瓣是直接转移还是通过中间站携带转移,又可分为直接皮瓣和直接携带皮瓣两种。

(一)适应证

1.对于四肢,特别是手部较大的缺损,局部与邻位无修复条件者,可用躯干或对侧肢体远位皮瓣修复。

2.头面部较广泛的缺损或畸形,局部无修复条件者,可用躯干部的皮肤组织,通过手或前臂携带皮瓣修复。

(二)远位皮瓣的优缺点及供区选择

1.优点　①远位皮瓣供区不在缺损区附近,缺损可获较好的恢复;②直接皮瓣可在急诊时及时修复缺损,既快又好;③手术比较简便,成功的把握比较大。

2.缺点　①修复后颈部常显臃肿,影响面部容貌及表情;②色泽有时仍不够一致(供受区不相匹配);③术后常需作肢体固定、上石膏,患者常难耐受,对老年患者可能造成关节粘连等。

3.供皮瓣区的选择

(1)直接皮瓣(direct skin flap)　即皮瓣自供区直接转移至较远处的缺损部位,常用于四肢缺损的修复。此种方法修复缺损既快又好,手术也较简便。

供区的选择:手部缺损,可选胸前锁骨下区、下胸、上腹部、下腹部、对侧上臂或前臂等;前臂广泛缺损,可选上腹部或下腹部;足踝部缺损,可选对侧大腿或小腿前内侧。

(2)直接携带皮瓣(direct carring skin flap)　即利用手或前臂携带,将胸部或腹部大片皮瓣先转至手或前臂,待建立血液循环后,再将皮瓣自胸、腹部分离,并转移至面颈部或下肢。此种方法比皮管转移节约时间,而且携带皮瓣面积较大。直接携带皮瓣供区的选择主要在胸、腹部,胸、腹部无正常皮肤时,大腿及侧腰部也可,但体位甚为不便,除非万不得已,一般宜选用其他方法。另外,胸、腹部携带皮瓣与预扩张同时施行也是一种改进的办法,可以进一步增加所供皮瓣的面积。

（三）手术方法及注意事项

1.皮瓣的设计及试样　依据缺损的大小及形状,用纱布剪样,将此图样移至胸、腹部的适当位置。若为直接皮瓣,即转至手部缺损区看是否合适,并考虑蒂部的位置与方向,供皮瓣区的继发创面能否直接拉拢缝合,蒂部创面是利用缺损区边缘反折的皮瓣还是另取皮片移植覆盖。若为携带皮瓣,还应考虑二期手术时如何处理蒂部的铰链和继发创面。

2.一期手术　用1%美蓝绘出皮瓣的大小与形状,沿画线切开皮肤、皮下组织直至深筋膜浅面,用锐性剥离的方法将皮瓣掀起,然后将手部移至皮瓣处,以检查皮瓣是否能覆盖手部缺损创面,此种体位患者能否耐受及皮瓣蒂部有无折叠等;再进行一次彻底止血,创面依次用过氧化氢溶液、1∶1 000苯扎溴铵或0.2%洗必泰清洗,然后缝合皮瓣。缝合的顺序是先缝合铰链部皮瓣边缘(若皮瓣下继发创面为游离植皮,则用连续缝合法先将皮片边缘缝合于铰链处,再缝合皮片与胸腹壁创缘,并在创缘四周1cm处留6～8根长线作固定包扎用),再缝合皮瓣与缺损创面的边缘,一般先用3-0丝线固定缝合数针,使皮瓣能平整地、无张力地完全覆盖缺损创面,然后将皮下组织与皮肤分层间断缝合。最后进行包扎固定,皮瓣下继发创面为游离植皮时,需按中厚皮片移植所述方法进行打包包扎,若继发创面经剥离后可直接拉拢缝合,也需减张固定缝合,并用宽胶布固定。为防止皮瓣移位、蒂部扭曲及撕脱,采用石膏固定通常是必须的。

3.二期手术　一般在一期术后3周施行二期手术。为了提前断蒂或行二期手术,可采用蒂部血液循环训练的方法或延迟术,一般蒂部阻断血液循环时间达1小时以上,皮瓣血管不受影响者,多能安全断蒂行二期手术。将手部与胸腹部切开后分别分层缝合。直接携带皮瓣的二期手术,是将皮瓣通过中间站(前臂或手)转移至需要修复的部位。皮瓣经手臂携带至修复区后,又要经过3周以上的时间才能再次断蒂,使前臂与受瓣区(修复区)分开才是三期手术(图6-53、图6-54)。

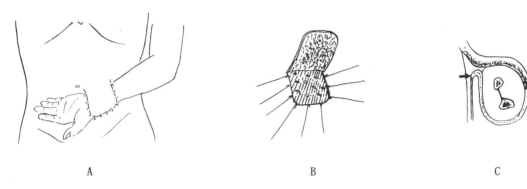

A　　　　　　　　　　B　　　　　　　　　　C

图 6-53　直接皮瓣修复腕部缺损

A.腹部直接皮瓣修复腕部缺损　B.继发创面游离植皮　C.铰链处的处理,游离皮片与腕部缺损创缘皮肤缝合

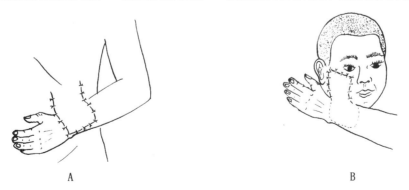

A　　　　　　　　　　　　　　　B

图 6-54　直接携带皮瓣将下胸部的皮瓣携带至右面颊部(前臂为中间站)

第三节　管形皮瓣

管形皮瓣(tubed skin flap)简称皮管,这是与扁平皮瓣相对而言,即在形成与转移过程中将皮瓣卷成管状而得名。皮管自 Filatov、Ganzer(1917)及 Gillies(1920)创用以来一直作为整形外科传统的治疗方法,至今仍有一定的应用价值。这是因为皮管具有一定的优点:①皮管在形成与转移过程中卷成管状,完全封闭,无创面暴露,故不易发生感染;②皮管在使用时已属延迟转移,其血管排列、血流方向均与延迟后的皮瓣相同,故血液供应比较充分,甚至在应用时修薄后还不致影响血供;③修复后挛缩机会也较少;④与皮瓣相比,皮管蒂较长,转移比较方便灵活,身体许多部位的皮肤、皮下脂肪均可被转移至需要的部位;⑤由于已形成圆柱形,因此对于耳轮、鼻小柱、阴茎、手指的再造非常适合,是皮瓣无法替代的。当然皮管也有一些缺点:①不能及时转移;②手术次数多,疗程长;③在转移过程中有时需行肢体固定制动,对老年人不太适合。

一、适应证及供区选择

1.耳鼻等器官不全缺损的修复或耳鼻再造,可选用颈斜皮管、颈横皮管、耳前皮管、上臂内侧皮管等。

2.拇指或手指再造,多选用胸肩峰皮管。

3.外生殖器如阴茎、会阴再造,多选用腹部皮管,其次为大腿皮管。

4.头面颈或下肢较大面积缺损的修复,可选用胸腹联合皮管或背胸腹联合皮管,有时长达 40cm 以上。

常作为皮管供区的部位见图 6-55。

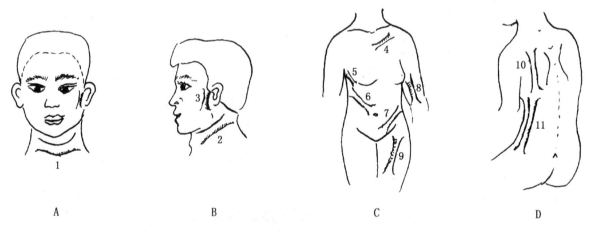

图 6-55　身体各部常用皮管示意图

1.颈横皮管　2.颈斜皮管　3.耳前皮管　4.胸肩峰皮管　5.侧胸皮管　6.上腹部皮管
7.下腹部皮管　8.上臂内侧皮管　9.大腿前内侧皮管　10.背部皮管　11.胸腹皮管

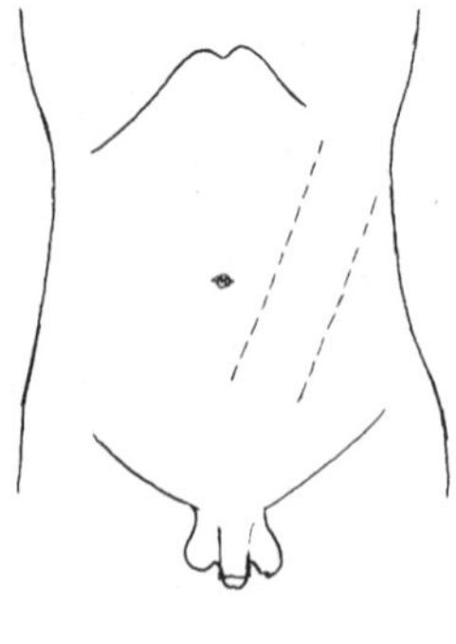

二、手术方法

首先是按需要设计皮管,手术可分为皮管形成术、皮管训练、皮管转移、皮管断蒂等步骤。

(一)皮管的设计

首先要选择好部位,如在下胸及腹侧壁,则以拟修复创面的大小为依据,在皮肤上用 1‰ 美蓝绘出两条平行切口(图 6-56),其长宽比例一般不超过 2.5∶1,但颈部或其他血循环较好的部位可增至 3∶1。

(二)皮管的形成方法与步骤

首先沿设计绘好的两条平行切口线切开,深达皮下脂肪层,仔细找出深筋膜平

图 6-56　皮管的切口设计

面,在深筋膜浅面剥离,剥离时刀片应紧贴深筋膜作劈裂剥离,不可任意用刀切割或用其他器械作钝性分离,以免损伤皮下脂肪中的小血管。剥离宜先从一侧开始直至对侧切口线位置后,再切开对侧皮肤下脂肪组织,使两侧相通,建议术者不要从两侧切口向中央剥离(图 6-57),因为若从两侧剥离经常有剥离层次深浅不匀的弊端,会造成过多的组织损伤。

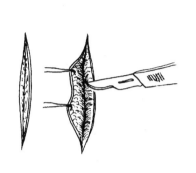
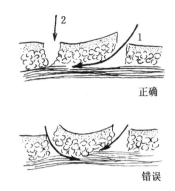

图 6-57　皮瓣剥离应采用一侧剥离的方法

　　皮瓣剥离完成后,剪去皮瓣边缘突出的脂肪颗粒,将皮瓣卷成一实心的管形。一般先在皮管两端各缝一针后提起作牵引用,然后在这两针之间用 3-0 白丝线缝合皮下(多采用水平褥式缝合),最后用 3-0 或 5-0 黑丝线缝合皮肤,缝合中注意不可太紧,张力不可过大。为防止术后皮管内出血肿胀,必要时可放置负压引流。

　　关于供区创面的封闭,一般皮管形成后的创面宽度若在 7～8cm 内,多可通过游离切口线两侧皮下组织而直接拉拢缝合,还可在其边缘作辅助切口,其目的一方面是为了减少张力,更重要的则是解决了皮管两端三角区的闭合(使此处创面能在无张力条件下一期愈合,避免裂开出现于创面)。为消灭三角区创面而设计的辅助切口很多,不同的方法各有其优缺点,但最关键的问题是:①应使张力减少到最低限度;②应使皮管上的缝合线与供区的缝合线错开而不致发生直线挛缩。现仅举 Pick 氏法(1949)与 Bunnell 氏法(1944),及 Limberg 氏法,见图 6-58、图 6-59。

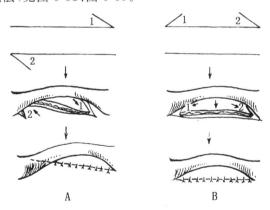
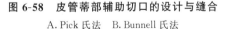
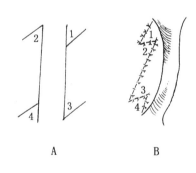

图 6-58　皮管蒂部辅助切口的设计与缝合
A. Pick 氏法　B. Bunnell 氏法

图 6-59　Limberg 氏法的设计与缝合

　　大型皮管若供区创面过宽,无法直接缝合时,可移植中厚皮片或全厚皮片以修复供区创面。

　　皮管长宽比例超过 3∶1 时,可在皮管的一侧,即平行切口的一侧留一条 1～2cm 宽的皮肤桥不切断,使皮管的血供不仅可来自两端,而且可来自桥部。经过 2～3 周后,在确定阻断桥部的血供不会影响皮管血液循环时,即可将桥部切断,缝合成全管状。

(三)注意事项

　　1.止血必须彻底　　这是皮管形成时能否安全而不发生出血、血肿,甚至皮管坏死的关键措施之一,在皮管形成过程中任何细小的出血也不能放过,可使用结扎止血或电凝止血,以双极电凝较为安全,术后放置负压引流,3～4 天后再拔除,这是一项安全措施。若术后发现皮管内有出血、血肿,则应拆除部分缝线让淤血流出,并放置引流条,仍无效时则应再次进行手术,将皮管拆开,清除血肿,彻底止血后再缝合。

2.**妥善处理皮下组织**　在形成皮管的过程中,有时会出现难以缝合的情况,主要是一些较肥胖的患者。对肥胖的病例遇到此种情况,可以修剪去一部分脂肪,皮管皮瓣在浅筋膜层分离制备,以保证在无张力下缝合,避免血循环障碍的发生;或者增加皮管的宽度,而不任意剪除脂肪层。

3.**注意皮管血液循环**　在手术操作中,如发现皮管有血循环障碍(如皮色苍白),应立即寻找原因。若系小动脉痉挛所致,可先用温盐水纱布敷5～10分钟,如血液循环恢复,可继续进行手术;否则,须将皮管拆开,缝回原处,3周后方可再形成皮管。如发现皮管颜色出现青紫,则应寻找静脉回流障碍的原因。若系皮管蒂部扭曲或张力过大,应设法排除,常用的方法是从邻近部位转移皮瓣,以缓解蒂部的张力。手术后发现皮管供血不足,可先试用血管扩张药物及疏通微循环的药物,如以低分子右旋糖酐、丹参注射液等静脉滴注并局部保温(38～39℃左右),高压氧舱治疗也有一定效果。此外,对于静脉回流障碍,可在伤口处拆除部分缝线,用肝素棉球擦拭的方法让淤滞的静脉血流出,水蛭(蚂蟥)疗法也有一定疗效。

4.**正确的包扎**　皮管与供区缝合后,应分别用凡士林纱布覆盖切口缝合区,并在皮管下放置干纱布3～4层,两侧再以疏松的纱布敷料衬垫。在皮管两侧放置的纱布卷应使之高度超过皮管,其上盖2～3层纱布后,再贴胶布,胶布应顺皮管长轴固定为好。若皮管下的创面较大,是游离植皮覆盖的,应该用游离植皮的方法进行打包包扎固定,但此包应该薄一些,以不增加皮管张力为度,上方皮管的切口应另用凡士林纱布隔开。这样既不影响皮管的血供,又能保证皮管下的皮片100%成活。

三、皮管携带转移

皮管形成后如果不能一次转移到拟修复的缺损处,则需先肢体携带、转移,也可以转移到身体固定的部位。在完成皮管转移后仍需尽可能将其修复回原来的状态。皮管转移受区需具备以下条件。

1.皮管一端转移到此处后能建立充分的血液循环。

2.所形成的切口不致妨碍局部的外观或影响今后的功能。

3.部位适当,皮管可顺利转移至拟修复的区域。

4.切口的方向及形状必须合适,便于转移。转移受区常用的切口为半月形切口或为铰链式皮瓣(图6-60)。

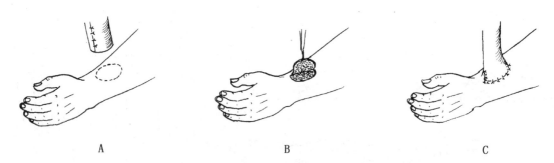

A　　　　　　　　　　B　　　　　　　　　　C

图6-60　皮管携带转移的设计与操作
A.在腕部拟作中间站处印模　B.半月形切开翻转后成圆形创面　C.皮管一端转移至中间站

四、皮管的血液循环训练

为了在反复转移过程中确保皮管血供安全,必须对皮管的血液循环有所了解,并且在断蒂前必须经过充分的皮管血液循环训练。其原理是:将拟断蒂端皮管的血液循环暂时阻断后,此端血压降至零,并由于缺血、缺氧而产生一些血管活性物质与代谢产物,如内皮素、一氧化氮、乳酸等,可促使血管扩张或刺激新生毛细血管生长,这样有利于另一端的血流顺利到达拟断蒂端。一般皮管血液循环阻断训练先从数分钟开始,然后逐渐延长,若延长至1小时以上皮管仍无缺血表现,说明此时皮管已能从一端供血至整个皮管而无血循环障碍,即可安全断蒂转移。方法有以下几种。

(一)橡皮筋阻断法

此法是用一条橡皮筋,将其环绕拟切断的皮管一端,再将橡皮筋的两端同时穿过一长约 1cm 的硬质橡皮管,适度拉紧橡皮筋后用止血钳将橡皮筋夹住即可,皮管的血液供应即被阻断。如皮管颜色无改变,阻断时间可逐渐延长,第一天可夹 5 分钟,以后再 10 分钟、15 分钟,每天可训练 1～3 次,直至夹住 1 小时以上无肤色变化及水肿时,表明皮管已能从保留端获得足够的血液供应,即可行皮管断蒂转移。该法压力比较均匀,用纱布在皮管周围衬垫后不易直接伤及皮管;缺点是要想将皮管下方皮肤多携带一些则不可能(图 6-61)。

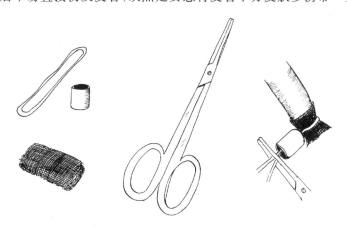

图 6-61　橡皮筋阻断皮管血运训练法

(二)肠钳阻断法

在较宽的皮管转移时,可用肠钳套上两根软橡皮管作为皮管血液循环训练的工具,操作时皮管上也应衬上 1～2 层纱布,且钳夹的力量适可而止,肠钳不宜全扣死,以防皮管损伤(图 6-62)。

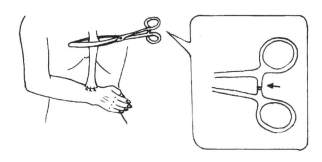

图 6-62　用肠钳行皮管血运阻断训练

(三)特制的皮管(瓣)血运阻断训练夹

特制的皮管(瓣)血运阻断训练夹简称皮管(瓣)血运阻断夹,由两块夹片及两根螺丝组成(图 6-63),通过拧紧螺帽,即将两块夹片夹紧。用时皮管皮肤表面亦应用纱布保护,两块夹片内方亦应有海绵衬垫。

(四)血压计或充气止血带法

用一气囊式血压计袖带束缚于携带皮管肢体的近侧端,充气的压力超过肢体的动脉收缩压即可,观察皮管颜色与温度的改变。如肢体远端麻木发凉后,皮管也发凉,颜色呈灰暗或紫灰色,则表示皮管远离肢体一端的血供尚未建立。如皮管远离肢体一端颜色、温度正常,表示皮管血供已来自受区。若整个皮管颜色、温度正常,甚至接近皮管处的肢体,表示皮管已建立了良好的血循环。此法应每天进行 1～2 次,并逐步延长阻断时间,一方面可观察血供建立的情况,另一方面也可以促进血液循环的建立(图 6-64)。

(五)延迟手术

这是一种常用而且效果比较确定的方法。常采用分次延迟切断的方法,每次切开 1/3～1/2,并将切开处切口内的血管结扎止血后缝合,经过 5～7 天后可行再次延迟或直接断蒂转移(图 6-65)。经实践证明,此法安全可靠,可达到促进另一端血管代偿性扩张,并增加血液供应的目的;另一优点是还可以超出皮管蒂根部,延迟携带一片皮瓣,扩大修复范围。

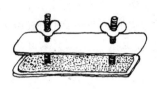

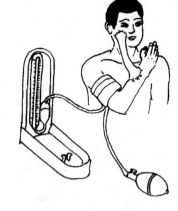

图 6-63   皮管（瓣）血运阻断夹   图 6-64   血压计皮管血运阻断训练示意图

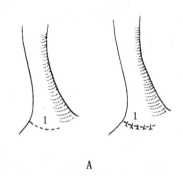

A

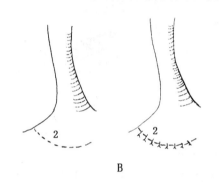

B

图 6-65   皮管延迟术的设计与缝合

五、皮管的转移

皮管形成后 3 周，经过血运阻断训练，证实皮管的一端切断后不会发生血循环障碍时，便可以切断，并在所需要的长度处剖开，切除皮管中心的纤维束，摊平皮管，即可转移至拟修复处，分层缝合。必要时在修复处新缝合的皮瓣下放置负压引流。因此，不难理解皮管的形成与转移，一般要经过 2～3 次以上的手术。除非皮管在形成时，另一端可以直接覆盖修复缺损区从而行直接转移外，一般情况下，均需经过血流阻断试验，证实血供建立良好后方可断蒂转移。

第四节   轴型皮瓣

轴型皮瓣(axial pattern skin flap)又称动脉性皮瓣，即皮瓣内含有知名动脉及伴行的静脉系统，并以此血管作为皮瓣的轴心，使之与皮瓣的长轴平行。但近 20 年来，轴型皮瓣的概念又有进一步发展，构成轴型皮瓣的血供类型除直接皮肤动脉外，尚有其他 4 种类型：①知名动脉血管干分支皮动脉血管网；②肌间隙、肌间隔穿出的皮动脉；③肌皮动脉的缘支、皮支；④终末支动脉等。据初步统计，全身各部轴型皮瓣已达一百余种，从而为就近取材修复创造了更加便利的条件，这样，轴型皮瓣在整形外科修复中的应用将更加广泛和普及。

一、血供类型

随着对皮瓣血供研究的不断深入，轴型皮瓣的临床应用范围不断拓宽，皮瓣的种类亦在不断增加，归纳起来其血供类型如下。

（一）直接皮动脉

直接皮动脉起自深部动脉干，通过结缔组织间隙，穿出深筋膜后在皮下组织内走行一段距离，行程与皮肤表面基本平行,沿途可再发出一些分支,但不发出肌支,而是浅出供应皮下组织及皮肤(图 6-66),可分别有 1～2 条伴行静脉。解剖学家对皮瓣血管构筑的研究证明,以直接皮动脉为轴的血管和相邻的皮动脉之间有丰富的吻合支,供养区有重叠,每个区域内一般有一条优势动脉,但若结扎此条动脉,相邻的动脉会代偿供应该区,可保证皮瓣的成活。

临床选用一个较理想的直接皮动脉皮瓣的原则应该是:直接皮动脉的位置、起源、分布范围比较恒定,并有足够的回流静脉,最好有伴行的感觉神经。目前临床常用的直接皮动脉皮瓣有:①以颞浅动脉为轴的颞顶部皮瓣、额部皮瓣;②以胸外侧皮动脉为轴的胸外侧皮瓣;③以腹壁浅动脉、旋髂浅动脉为轴的腹股沟皮瓣(即下腹部皮瓣及髂腰部皮瓣);④以耳后动脉为轴的耳后皮瓣;⑤以枕动脉为轴的枕部皮瓣;⑥以示指背桡侧动脉为轴的示指背皮瓣(也称旗状皮瓣)等等。

(二)知名动脉血管干分支皮动脉

知名动脉血管干分支皮动脉由知名动脉血管干发出小皮支穿出深筋膜后,再分出一些细小的分支供养皮下及皮肤,并相互或与邻近皮动脉间形成广泛的血管网,只要将知名动脉干分离出来,并与皮瓣长轴相平行所形成的皮瓣,也属轴型皮瓣的一个类型(图 6-67)。此种皮瓣供皮面积大,动脉干变异较小,血管位置恒定,口径粗,且两端皆可用于吻合,行带蒂移位或吻合血管移植均可。

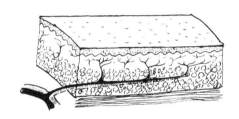 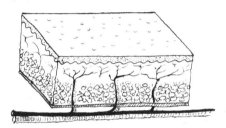

图 6-66　直接皮动脉　　　　　　　　　图 6-67　知名动脉血管干分支皮动脉

目前临床上已应用的有:①以桡动脉干分支皮动脉或以尺动脉干分支皮动脉为血供的前臂皮瓣;②以足背动脉干分支皮动脉为轴的足背皮瓣;③以胫前动脉干分支皮动脉为血供的小腿前部皮瓣;④以胫后动脉干分支皮动脉为轴的小腿后内侧皮瓣等等。在切取此种皮瓣时必须注意将主干血管从深部肌间隙中剥离出来,而且不可损伤主干与分支间的连续性,否则可能出现皮瓣血供障碍。

(三)肌间隙或肌间隔皮动脉

此种以肌间隙或肌间隔皮动脉为轴心动脉的皮瓣,其知名动脉发出较大分支在深部走行一段距离后才发出皮动脉,经肌间隙或肌间隔,再穿入深筋膜至皮下组织及皮肤(图 6-68)。因此这种血管属间接皮动脉,即多是主干的二级或三级分支,口径比较细,作带蒂转移一般没有什么问题;若欲作吻合血管移植,则需沿皮动脉向近端、向深部分离,并需结扎若干肌支,才能获得比较粗的血管蒂用于吻接。目前临床上已应用的属肌间隙、肌间隔分支皮动脉(间接皮动脉)的皮瓣有:①以旋肩胛动脉皮支(亦称浅支)或以旋肩胛动脉为血供来源的肩胛区皮瓣;②以胸肩峰动脉皮支为轴的锁骨下皮瓣;③以腓动脉穿支皮支为血供的外踝上皮瓣;④以尺侧上副动脉为轴心的臂内侧皮瓣等等。

(四)肌皮动脉

很早以前,人们就知道身体有些部位没有直接皮动脉,皮肤血供来自其下方肌肉的多数穿支,而肌肉的血供又来自深部单一或节段性的血管束。这些动脉主干均较粗大,贯穿肌肉时除发出众多的肌支外,还发出很多穿支,垂直穿过深筋膜至皮下,形成血管网,供养皮下组织及皮肤(图 6-69)。

如果用进入该肌肉的血管束作为血管蒂,将肌肉(或仅将血管剥离出来)连同皮下组织和皮肤一并完整地掀起,也可以形成一个吻合血管的或带蒂转移的肌皮瓣或轴型皮瓣。目前临床应用肌皮瓣的机会是比较多的,而不带肌肉(或带少许肌肉)的皮瓣有:①不带阔筋膜张肌的股外侧皮瓣,从肌纤维中将旋股外侧动脉升支剥出,连同肌肉表面的皮肤和皮下一并取下;②蒂部带少许背阔肌的胸外侧或胸背皮瓣,将胸背动脉连同背阔肌起始部约 2～3cm 的肌纤维一并切取,再向下结扎进入肌肉的肌支,而应用皮支形成皮瓣;③以臀上动脉浅支或臀下动脉发出的穿支为蒂的臀部皮瓣。

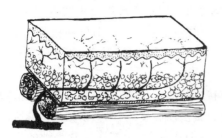

图 6-68 肌间隙或肌间隔皮动脉

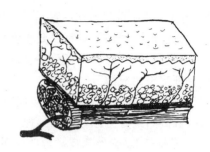

图 6-69 肌皮动脉

（五）终末支皮动脉

此类终末支皮动脉与直接皮动脉的不同点是：直接皮动脉没有肌支、关节支等，单纯供养皮肤；而终末支皮动脉同时有供养骨、关节等深部组织的分支，如手指、足趾的指、趾动脉即属此种类型。在应用时需结扎关节支，仅保留终末支皮动脉。由于不论手指与足趾均有双侧血管供应，故在临床上可以形成指、趾侧皮瓣转移修复手、足部较小的创面，如常用的中指桡侧或环指桡侧的血管神经束岛状皮瓣转移修复拇指指腹缺损，或用以弥补和改善皮管再造拇指后感觉较差及循环不足等。

二、适 应 证

轴型皮瓣首先由于含有与皮瓣长轴平行的知名血管，血循环丰富，其成活长度显著优于随意型皮瓣，这一点已为大量的临床实践所证实；第二，其应用方式灵活、简便，易于掌握及推广，多数情况下不经延迟即可直接转移，甚至可以在急诊条件下使用；第三，由于轴型皮瓣血供丰富，抗感染能力强，因此，皮瓣应用范围较宽，包括有污染、有感染的创面修复，只要清创彻底、引流充分，加上强有力的抗生素保护，一般均有可能一期愈合。

轴型皮瓣的以上优点，致使其适应证的范围，除前面已述的皮瓣适应证范围外更有所拓宽。它不仅可用以覆盖较深创面、修复凹陷性缺损，而且还扩展到功能重建与器官再造方面，其中亦积累了丰富的经验，从而明显减少了肢体创伤的截肢率。屈肘、屈指功能重建效果有了明显提高。除鼻、阴茎再造外，舌、唇、咽喉、食管、乳房、阴囊、阴道等再造也有了新方法。

三、皮瓣选择的原则及注意事项

（一）皮瓣选择的原则

解剖工作者与临床医师经过共同不懈的努力，对皮瓣移植术已揭示了一些比较普遍的规律。首先，人们对体表血管分布有了一个比较全面的认识，就是血管分区（angiosome）的概念，即从主动脉到毛细血管，血管是从大到小逐渐分支的，它是中胚叶层中首先特化的组织，而其余的是联结组织，血管是沿联结组织的构架生长的。如果联结组织很致密，血管就盘绕在其表面；如若联结组织松散，血管就长入其中。血管傍依骨骼，然后进行节段性分布，由深至浅走行于肌间隙或肌间隔之中，单一的血管系统供养复合组织单元。大量的灌注、铸型标本及放射影像研究均显示躯体动脉网呈三维立体构筑，由此可确定深部组织和皮肤供应血管的来源，同时也发现，遍布全身各层次与邻近血管区域之间均有广泛的吻合支互相联系，一个分区可有多条血管供血（多源性），以其中一支占优势，而其他分支可以代偿。这就是临床上多源（或多渠道）供血及跨区供血皮瓣能成活的解剖学基础。

皮肤穿支也一样。首先，它们由源动脉或一条肌支发出，沿肌肉、肌间隙或肌间隔浅出，穿过深筋膜后进入浅筋膜（即皮下脂肪组织层）联结组织的构架中，在脂肪小叶中穿行，最后到达真皮下层。第二，人们发现血管、神经的伴行现象及血管由定区向不定区的放散现象。在深部组织中，血管、神经常合在一起形成血管神经束，在表浅层，皮神经走行于深筋膜表面时常与相应血管伴行走很长一段距离。皮肤血管常固定在深部隔膜或骨的深筋膜外层，然后向非固定组织放散。第三，血管的大小及定位是组织生长和分化的产物，儿童及成年人掀起相同皮瓣可有相同数量的血管分支，说明这在胚胎时期已经确定，这样就可以解释为何体表不同区域血管密度和形态有所不同。第四，皮瓣的成活除动脉供血外，静脉回流也是重要因素，有时甚至更加重要。皮瓣回流静脉分为与动脉伴行及不伴行两类,真皮层与皮下脂肪层中有不伴行静脉,而在深部,静脉均与动脉相伴行。静脉回流好坏还与静脉瓣的方向有关,但压力改变后可造成瓣膜关闭不全,静脉血可以绕道回流。以上这些认识为皮瓣的选择与应用提供了依据。皮瓣的选择应遵循以下原则。

1. 根据受区部位、创面性质,及缺损组织的类别、深度、范围和功能重建的要求来选择相适应的皮瓣。首选距受区较近的,肤色、质地、厚度相匹配的,且转移方便的皮瓣。

2. 根据组织缺损与修复的需要,决定选择一般皮瓣还是复合组织瓣。解决创面覆盖仅用一般皮瓣即可;需要肌肉功能重建的,才选用带有运动神经的肌皮瓣;需要恢复感觉功能的应选有感觉神经的皮瓣;有骨缺损的,则应选用骨肌皮瓣。

3. 皮瓣切取后对供区的功能与外形无明显影响,应尽可能选择比较隐蔽的部位。

4. 选择血管恒定、变异较小、易于切取的皮瓣,尤其应尽量选择不损伤主干血管的分支皮动脉皮瓣。

5. 尽可能选择带蒂转移皮瓣或岛状皮瓣,尽量少选择需吻合血管的游离移植,以提高皮瓣成活率。

(二)手术操作注意事项

手术操作中,了解血管走行、掌握好剥离层次是关键。轴型皮瓣的皮动脉均有穿出深筋膜这一共同特点,因此一般均应在深筋膜下与肌膜之间仔细剥离,一定要保护好皮动脉,切勿损伤。若发现蒂不够长或需要寻找口径更粗一些的血管,则必须了解皮动脉的来源、走行,以便"顺藤摸瓜",沿着联结组织向近端、向深部追寻,有时需将肌肉切开,或沿肌间隙或肌间隔寻找,这样较易找到源头。

手术操作中的第二个问题是,若皮瓣的范围需要超越此条皮动脉的供血范围,则在操作时需仔细保留另一皮动脉穿支的完整性,不要破坏血管网,血流可通过吻合支,确保皮瓣的成活。

四、逆行皮瓣、逆行岛状皮瓣与逆行筋膜瓣

这是一种蒂在远端的皮瓣,自王炜、鲁开化等(1980)分别报道了前臂桡动脉逆行皮瓣与逆行岛状皮瓣用于手外伤的修复与拇指再造获得成功后,这一皮瓣由于操作简单又不需作血管吻合,因此得到了较快的推广与普及。先后有逆行筋膜瓣、胫后动脉逆行岛状皮瓣、不带桡动脉的逆行筋膜蒂皮瓣(或带骨间背侧动脉或带尺动脉的逆行皮瓣)、足背逆行皮瓣应用成功的报道。

在逆行皮瓣(reverse skin flap)中可有两种情况:一种是蒂在远端,血流也是逆流;另一种是蒂在远端,血管为返支,故血流并非逆流而是顺流。不管哪种情况,在皮瓣形成后,凭借动脉压的推动,血流均得以运行,组织细胞得到灌注,静脉血通过"迷宫"式回流。

逆行皮瓣或逆行岛状皮瓣均属于轴型皮瓣的一种,而逆行筋膜蒂皮瓣或逆行筋膜瓣则属于血管网供血,分别是随意型皮瓣和筋膜瓣。

逆行皮瓣或逆行岛状皮瓣,较易出现静脉回流障碍,同时皮瓣转移后感觉功能恢复较差,这是该皮瓣的不足之处。

第五节 游离皮瓣

利用显微外科技术完成吻合血管的游离皮瓣移植手术,自 Daniel 和杨东岳(1973)先后在临床应用获得成功以来,从当时的两个供区开始,经过二十余年的努力,至今已有一百余个供区,修复的部位遍及全身各部,解决了整形外科修复与创伤重建领域中许多疑难问题,缩短了疗程,提高了疗效,从而取得了令人瞩目的成果。但在吻合血管游离皮瓣适应证的掌握、皮瓣供区的合理选择,及提高成活率、减少并发症这3个方面仍需继续努力。对适应证的掌握,既要避免滥用,又要防止怕失败而不敢用。凡符合皮瓣适应证的,且不能采用带蒂转移者,是选用游离皮瓣的考虑对象。如果患者全身情况允许,受区血管条件好,有可供吻合的动、静脉(最好有两条),医院设备条件和医师技术条件具备,则采用游离皮瓣修补是较理想的选择。

皮瓣供区选择需经过以下条件筛选:①对供皮瓣区形态与功能影响较小,为较隐蔽的部位;②供皮瓣区

血管比较恒定,血管蒂较粗、较长,最好有感觉神经伴行;③皮瓣解剖剥离层次较清晰,操作比较容易。从各方面全面衡量,比较满意的有肩胛区皮瓣、胸脐皮瓣、股前外侧皮瓣、背阔肌肌皮瓣、阔筋膜张肌肌皮瓣等;缺点比较明显,但为满足特殊需要优点也很突出的皮瓣有前臂皮瓣及足背皮瓣;另外,各种复合组织瓣已成为解决一些疑难病例必不可少的有效方法。

一、命名与分类

游离皮瓣(free skin flap)一般应以血液供应血管,加上供区部位及所含组织3个方面的名称来命名。经过近十余年的实践,国内专家认为这样命名是比较准确、比较规范的。

吻合血管的游离皮瓣分类如下。

1. 一般游离部皮瓣

2. 肌皮瓣

3. 复合组织瓣　如骨肌皮瓣等。

4. 预制皮瓣(或称预构皮瓣)　①用大网膜或血管束预制;②用组织扩张法预制。

5. 串联皮瓣与并联皮瓣(组合皮瓣)

6. 静脉皮瓣　是在游离皮瓣移植中发展起来的非生理性皮瓣,分为:①静脉血营养的网状皮瓣与轴型皮瓣;②静脉动脉化皮瓣,亦分网状皮瓣与轴型皮瓣两类。

二、移植注意事项

游离皮瓣移植是一种先进技术,大大提高了组织修复的质量和效果,缩短了疗程,但同时也存在一定的风险和失败率。除了适应证选择及全身相关治疗外,关键在于技术及注意事项两大方面。一是一般显微外科操作技术,二是显微血管吻合技术,总的要求是高度无创、高度精细、高度准确的技术操作,最终目的是移植组织创伤小、反应轻、血供通畅,移植组织成活,功能恢复完善。

一般显微外科操作技术与显微血管吻合技术详见第九章"显微外科技术在整形外科的应用"。

三、预制游离皮瓣

预制游离皮瓣在现今可能有以下3种情况:第一种情况是将知名血管束移植于皮瓣内,经过6~8周,知名血管与皮瓣内原有的血管建立了良好的吻合,即可作为一块预制的轴型皮瓣,经过吻合血管后移植到需要修复的部位。如大网膜轴型皮瓣就是一种预制的游离皮瓣,一期手术时将一大片大网膜从腹腔引出到拟形成皮瓣部位的皮下组织内,主要供血动、静脉为胃网膜动、静脉,经过6~8周皮瓣血管化后,大网膜的血管与腹部皮瓣区血管间建立了广泛的血管侧支吻合,利用胃网膜血管作为血管蒂与受区血管吻接,皮瓣移植至全身所需修复的部位。类似这种情况的还有颞浅动、静脉预制耳后、颈上区游离皮瓣,胸背动、静脉预制上臂皮瓣,旋股外侧动脉降支及伴行静脉预制大腿内侧皮瓣,面动、静脉预制颈部皮瓣等。第二种情况是将皮片移植到含有丰富血供的筋膜、大网膜上,首先使其成活,再作为预制的游离皮瓣,通过吻接血管移植至需要皮瓣修复处。临床已使用的如:颞区植皮后,经过血管化形成轴型皮瓣,再移植至受区,于颞顶区作"T"字形切口,翻开两侧的头皮瓣,同时向两旁卷曲缝合,将中厚或全厚皮片移植至颞浅筋膜表面,待皮片完全成活,并经2~3个月皮片经过收缩稳定后,可以作为游离皮瓣移植修复缺损区。第三种情况是利用原轴型皮瓣的供区,用扩张法进行预制,这种预制可达到以下目的:①增加供区面积;②使皮瓣变薄且血液供应更加丰富;③可适当延长血管蒂长度。

以上所述预制游离皮瓣的主要优点是:①可以选择口径比较理想的血管,因而提高了血管吻合的成功率,同时血管蒂也比较长;②可以选择较理想、较隐蔽的皮瓣供区;③预制皮瓣可以比较薄、比较平整;④组织浪费较少,且可制成有感觉的皮瓣。其主要缺点是需要分期手术,时间较长。

四、串联皮瓣与并联皮瓣

（一）串联皮瓣

串联皮瓣是指在一块轴型皮瓣的远端，通过显微血管吻合的方法将另一块游离皮瓣接上，形成复合皮瓣，近端这块轴型皮瓣也叫桥梁瓣，皮瓣两端的血管必须符合显微血管吻合的要求，若血管过细就不能起到这种作用。一般选用知名动脉主干分支血管网皮瓣，如前臂桡动脉或尺动脉皮瓣、足背皮瓣、小腿内侧胫后动脉皮瓣等。串联皮瓣可用于修复广泛复杂的大面积软组织缺损（图6-70A）。

（二）并联皮瓣

并联皮瓣是指在吻合血管游离皮瓣转移过程中，从主干血管上留下一条分支血管，此分支血管又可再吻接另一块游离皮瓣，因此与串联皮瓣在远端吻接不同，该皮瓣吻接的是与主干血管相并的一条血管，故称之为并联皮瓣，其目的与上述相似，是为了增加覆盖面积，但形式又不尽相同（图6-70B）。

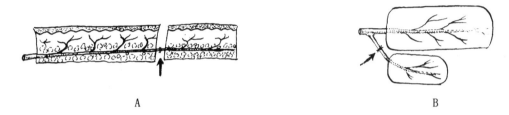

A　　　　　　　　　　　　　　　　　　　B

图 6-70　串联皮瓣与并联皮瓣示意图
A.串联皮瓣　B.并联皮瓣

五、静脉皮瓣

凡利用静脉作为血供来源的皮瓣总称为静脉皮瓣，依据血供类型的不同又可分为：

1. 静脉血营养的静脉皮瓣　又分为静脉血营养的网状皮瓣和静脉血营养的轴型皮瓣。

2. 静脉动脉化皮瓣　也分为网状皮瓣与轴型皮瓣两类。静脉动脉化皮瓣的特点在于用静脉代替动脉，通过非生理性的循环暂时维持较低水平的血供，待以后与受区建立新的血液循环，再逐渐取代这种非生理性的血液循环。

静脉血营养的静脉皮瓣，在选用时需特别注意收容区域及静脉网丰富的区域。由于血氧饱和度不够，皮瓣是在血供不够充分的条件下勉强成活；而静脉动脉化皮瓣由于压力较高的动脉血冲入静脉血管后，静脉迅速扩张，血流量迅速增多，故较常出现静脉回流不畅的弊端，因此，必须争取多吻合1～2条回流静脉，以利于皮瓣成活。总之，到目前为止，静脉皮瓣成活的机制尚未完全弄清楚，因此它在临床的使用亦比较慎重。

（鲁开化）

第六节　经吻合支跨区供血的反流轴型皮瓣

一、概述

（一）发展历史

皮瓣的形成与皮肤血管的分布有密切关系。Esser(1917)应用岛状皮瓣成功后，人们对皮肤血管的分布更加重视。Salmon(1936)在Mancholz(1889)研究的基础上增加了放射摄影，绘制了人体八十多支皮肤血管营养分布图。20世纪70年代游离皮瓣的出现，使瓣血管的研究更加深入。Daniel和Willians(1973)提出应根据血供来分类皮瓣，他们将皮瓣分为轴型皮瓣和随意型皮瓣。McGregor(1973)同时发现轴型皮瓣远端有超灌注现象,提出轴型皮瓣可携带随意型皮瓣作为整体掀起。陈宗基(1974)应用颈阔肌肌皮瓣时发现,颏下动脉可以通过细小的吻合支跨区供养对侧的肌皮瓣,并以此为基础,设计了以颏下动脉供血的对侧颈阔肌肌皮瓣修复下唇缺损,临床获得成功。进一步的研究形成了反流轴型皮瓣的概念,这就是:在特定的解剖区域,当该轴型皮瓣的血供被切断后,该皮瓣的营养可由邻近的轴型动脉通过细小的吻合支跨区流入而获得。这种由动脉经吻合支反流注入失去血供的轴型血管中以供养该区皮肤的皮瓣,就可以称为反流轴型皮瓣。自1980年起,笔者对此进行了一系列研究,且在临床应用上取得成功。Marty(1986)曾证明,一条颞浅动脉可以供给全头皮的血供,而任何其他的头皮血管(如额动脉、枕动脉或耳后动脉)则无此能力。因此,以颞浅动脉经吻合支跨区供血的耳后乳突反流轴型岛状皮瓣是可行的,而若以耳后动脉供血形成原颞浅动脉供应区的岛状皮瓣则不一定可行。

(二)反流轴型皮瓣的概念与临床意义

轴型皮瓣由于皮瓣中具有轴型血管而明显优于随意型皮瓣,它不受长宽比例的限制,可以制成适合修复区形态的岛状皮瓣经皮下转移,从而避免了"猫耳朵"的形成,其血供安全可靠;但轴型皮瓣转移的范围受血管长度和位置的限制而不能得到充分利用。反流皮瓣改变了轴型皮瓣原有的血供来源和方向,即切断皮瓣中轴型血管血供的原来来源(结扎并切断原来的蒂部血管),而使其血供由另一轴型血管,经过口径较小、数目较多的吻合支,跨区反流灌入皮瓣内原血管中,以滋养该皮瓣,这就可以使轴型皮瓣改变其血管蒂位置,或形成更长的血管蒂,从而能作较远部位的带蒂转移。反流轴型皮瓣的模式图如下(图6-71)。

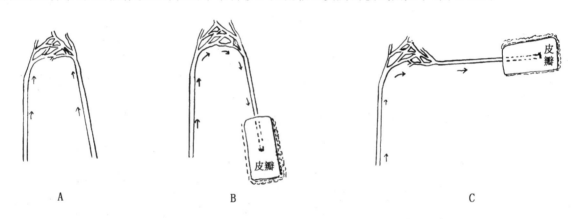

图6-71 反流轴型皮瓣模式图(箭头表示供血动脉血流方向)
A.正常动脉血流方向及其吻合支 B.反流轴型皮瓣血供由另一动脉经吻合支反流灌注获得
C.皮瓣蒂部延长,从而能作更远距离的转移

必须指出,上述的吻合支不是指在解剖学上已知的动脉弓、动脉环或知名交通支,并且也不是凡有吻合支的两个血管之间均可作为反流轴型皮瓣。反流轴型皮瓣必须具备最基本的两个条件:①供血动脉要有足够的灌注压,使血流能通过细小的吻合支去承担另一轴型皮瓣的血供;②皮瓣的静脉回流有保证。因此,任何一个新的反流轴型皮瓣,都需要通过解剖学和血流动力学的研究去探索和发现。

目前已用于临床的这一类反流轴型皮瓣有:以会阴动脉供血的大腿内侧股会阴沟皮瓣、以颞浅动脉供血的耳后乳突区皮瓣、以颈横动脉跨区供血的颈肩背反流轴型皮瓣、以眶上动脉供血的耳郭复合组织瓣和对侧额瓣、以对侧面动脉供血的颈阔肌肌皮瓣或颏下动脉跨中线供血的颏颈反流皮瓣,及以腹壁上动脉供血的下腹壁腹直肌肌皮瓣等。

二、耳后乳突区反流轴型皮瓣

(一)历史

耳后乳突区皮瓣(简称乳突皮瓣)是修复颜面的良好供区,其血供来源于耳后动脉。以耳后动脉为轴的耳后乳突皮瓣,其带蒂转移的范围和距离有限,不能用于眼、鼻等的修复。为此,Loeb(1962)首先用头皮携带乳突区皮瓣修复颊部缺损;Galcao(1981)则以含有对侧颞浅动脉的头皮蒂携带乳突皮瓣修复面部畸形,蒂宽不小于10cm,可以完成鼻的修复,以上方法均需多次手术。Guyuron(1985)以颞浅动脉供血的头皮去表皮携带一随意型耳后皮瓣,经皮下转移修复眼窝,希望一次手术完成,但去表皮的头皮埋在皮下仍能继续生长头发,仍需二次手术.笔者根据反流轴型皮瓣的设想,切断了进入乳突区的耳后动脉血供,制成以颞浅血管为血供来源,血流经吻合支反流灌入耳后动脉以滋养耳后乳突皮肤的反流轴型乳突皮瓣,则可延长血管蒂总长度达 12~20cm,从而延长了耳后乳突区皮瓣转移的距离,使该皮瓣可用于颜面任何部位的修复.

(二)应用解剖学

笔者对耳后乳突区反流轴型皮瓣作了解剖学研究,目的在于探索颞浅动脉顶支与耳后动脉之间的吻合形式,吻合支的管径、数量和位置,能否在结扎耳后动脉后形成由颞浅动脉→吻合支→耳后动脉的长蒂轴型乳突皮瓣,以及经吻合支反流灌注耳后动脉的血流动力,能否为乳突皮瓣提供足够的血流量等等.

1.尸体解剖学的研究　取成人尸体 8 具(男 5,女 3),儿童男尸 2 具,共 17 侧.于颧弓根上缘结扎颞浅动脉,自其远心端灌注 30% 氯仿油画红颜料后,在直视下沿颞浅动脉干追踪、解剖并测量血管外径、长度,记录颞顶部以及耳后乳突区的血管分布.结果是:①染料可以从颞浅动脉吻合支反流注入耳后动脉.②颞浅动脉顶支与耳后动脉的吻合区域位于耳郭上方的颞筋膜层,其下界距耳上极 2.0~4.2cm,上界距耳上极 4.9~9.0cm,上下界间距约 3.0~4.5cm,前后宽度约 3.0cm.明显可见的吻合支有 2~4 条,外径为 0.3~1mm.吻合方式有两种:一是梯状吻合,吻合支较粗大(图 6-72A);另一种是网状吻合,吻合支较细小(图 6-72B).③在部分标本中,耳后乳突区皮肤的血供除来自耳后动脉外,还有颞浅动脉顶支发出的耳后支,呈垂柳状下行,分布于耳后乳突区皮肤.④由颞浅动脉注入的染料,不仅可以进入耳后乳突区皮瓣的血管中,而且同样呈现超灌注现象.

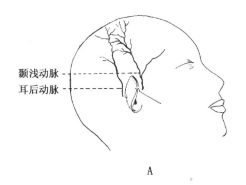
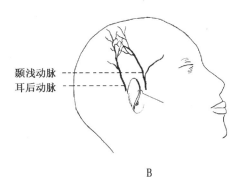

颞浅动脉
耳后动脉

颞浅动脉
耳后动脉

A

B

图 6-72　颞浅动脉与耳后动脉吻合交通支
A.颞浅、耳后动脉梯状吻合　B.颞浅、耳后动脉网状吻合

2.手术解剖观察　对 6 例应用反流轴型岛状乳突皮瓣者行术中解剖观察.结果发现:所有 6 例在耳上极上方 5.5~9.0cm 区段,均可见到颞浅动、静脉顶支与耳后动、静脉间有广泛的吻合支,都为阶梯状吻合,2 例伴有网状吻合.在乳突尖平面切断耳后动脉,形成岛状乳突皮瓣后,颞浅动脉的血流可通过吻合支流入耳后动脉向皮瓣供血,被切断的耳后动脉远端(皮瓣侧)仍有血液流出.此外,还可在筋膜蒂部,于耳后动脉与颞浅动脉之间将筋膜切开以延长蒂部,可使蒂的总长度达 12~20cm,转移距离可超过面部中线;而此时的皮瓣动脉(包括耳后动脉)搏动良好,且颜色正常.

(三)外科技术及应用

1.术前设计　颞枕部剃发,用多普勒超声血流仪探查颞浅动脉和耳后动脉的行径,以甲紫标记.根据修复部位所需皮瓣的大小和形状设计乳突皮瓣,其范围可自发际至颈部.如有需要,皮瓣可以分叶,也可与额部皮瓣或头皮皮瓣共蒂联合应用,并应注意筋膜蒂及其包含的血管的走行关系(图 6-73).

2.手术操作　手术在局麻或全麻下进行.

(1)蒂部切口　沿乳突皮瓣上缘皮肤的发际作切口,该切口向前越过颞浅血管标志线,再沿颞浅血管前缘向后上顶部方向作约 8cm 长的切口,并在此切口远端另作一横形切口,使切口呈“Z”字或“工”字形(图 6-74A),以便翻开头皮瓣后充分显露颞浅血管及两者之间的吻合支.切口仅切开皮肤,在皮下层

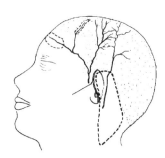

**图 6-73　耳后乳突区
反流轴型皮瓣设计**

锐性剥离,切勿伤及颞浅筋膜层。掀开头皮瓣,显露颞浅血管顶支和延伸至颞部的耳后动、静脉,以及它们之间的吻合网。

(2)皮瓣形成 在颞浅动、静脉前方 1cm 和耳后动、静脉后方 1cm 处切开颞筋膜,两切口在两组血管吻合网的远端交会。在颞深筋膜下、胸锁乳突肌腱膜和耳郭软骨浅面掀起包含颞浅动、静脉及耳后动、静脉的筋膜蒂皮瓣(图 6-74B)。

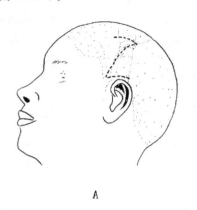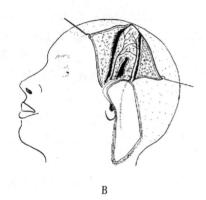

A   B

图 6-74 耳后乳突区反流轴型皮瓣手术操作
A.切口设计 B.皮瓣形成

(3)延长蒂部的方法 如果皮瓣转移到远处需要较长的蒂,可在筋膜蒂部颞浅血管和耳后血管之间,从耳郭上极处向上剪开筋膜蒂 3~6cm,以延长蒂部的长度,使皮瓣无张力地转到面部任何部位的受区(图 6-75)。

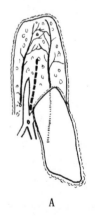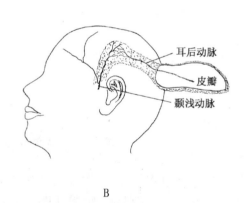

耳后动脉
皮瓣
颞浅动脉

A   B

图 6-75 耳后乳突区反流轴型皮瓣带蒂处理
A.剪开筋膜,制成反流轴型皮瓣的长蒂 B.皮瓣形成供移植

(4)皮瓣转移 在耳前颞部切口内形成至皮瓣受区的皮下隧道,将皮瓣经隧道转移至口、鼻、眼等受区。蒂部掀起的头皮瓣原位缝合,皮瓣供区游离植皮或用局部改形术闭合。

3.临床应用 笔者已用此皮瓣进行全鼻及部分鼻再造、全眶再造、眼窝成形、睑再造、睑外翻,以及鼻背唇颊血管瘤、巨痣等切除后即时修复的颜面部整形再造手术 32 例,均获得满意效果。由于该皮瓣的蒂为筋膜血管蒂,系经皮下隧道转移,故不需断蒂,可一次手术完成。

(四)反流轴型乳突皮瓣的血供问题

1.关于动脉血供 如上所述,并非所有轴型皮瓣的供血血管均有足够的灌注压通过细小的吻合支,从而承担另一邻近轴型皮瓣动脉的逆向血供。据研究,颞浅动脉是一支最大的头皮动脉。Nahai 曾有只吻合一条颞浅动脉和一条静脉行全头皮撕脱再植全部成活的报道。Marty 等经临床观察发现,只保留一侧的颞浅动、静脉,而将其余头皮血管全部阻断,仍可保证全头皮的存活,而耳后、枕、额等血管则做不到这一点。笔者在术中发现,皮瓣形成并在乳突尖平面切断耳后动脉后,仍可在皮瓣远端摸到耳后动脉的搏动。以上事实足以说明,颞浅动脉可以充分保证皮瓣的血供。

2.关于静脉回流 关于本皮瓣的静脉回流,是否可能因静脉瓣膜逆向而受到影响这一问题的回答是这样的:由于颞浅静脉和耳后静脉均无静脉瓣,且耳后静脉口径较颞浅静脉小,这样,由于静脉内的压力差,其回流方向将是由耳后静脉→吻合支→颞浅静脉。另外,术中保留了血管周围的筋膜组织,其中的小静脉及未发育成熟的静脉均无瓣膜,这些都可保证皮瓣的静脉回流。

三、颈横动脉供血的颈肩背反流轴型皮瓣

(一)历史

肩背部皮肤一直是修复头面颈大面积畸形的一个重要供区。以往多采用皮管法,分期转移修复。20世纪70年代游离皮瓣移植成功后,对肩背皮肤血管解剖学及皮瓣的研究飞速发展。Mathes(1978)报道了颈肱皮瓣;Lamberty(1979)报道了锁骨上皮瓣;Mecraw(1979)描述了上中部斜方肌肌皮瓣;Bertotti(1980)报道了旋肩胛皮瓣;Mocarthy、Manchot阐述了以脊柱旁后肋间动脉的皮肤穿支为轴的背部皮瓣;陈宗基(1986)应用以颈横动脉为血供的带蒂转移的背部巨长型皮瓣,修复头颈部畸形32例,无一失败;Hyakusoku(1990)报道了以颈浅动脉供血的背部皮瓣,方法与陈氏类似,但无血管解剖学的探讨;章建荣对颈横动脉跨区供血的颈肩背巨长型的带蒂皮瓣,作了详细的解剖学与临床应用关系的研究。

(二)应用解剖学

笔者对以颈项部为蒂的肩背部巨长型皮瓣的血供来源,进行血管解剖学观察,主要研究了:①颈横动脉的血流,是否可通过吻合支跨区反流进入背部及肩胛区的皮肤血管中,而滋养其相应的皮肤区域;②以颈横动脉跨区供血的血管解剖学特点为依据,来认识颈肩背反流皮瓣的设计原则。

取尸体26具(52侧),其中男尸15具,女尸11具。在颈部找到颈横动脉始发处,切断并结扎其近心端,自远心端灌注红色明胶,采取逐层解剖显露法,在手术放大镜直视下,观察血管走行方向、分支及分布情况。临床观察结果显示:

1.颈横动脉的出现率为100%,向后外走行,分别发出3支主支:①颈浅皮动脉。38/52侧在肩胛舌骨肌上缘发出一皮支——颈浅皮动脉,其近端外径平均为1.81±0.18mm(1.34~2.10mm),分布至锁骨前胸区及肩项颈区,并与颈横动脉浅支、枕动脉相吻合。②深支。颈横动脉继续向后外行近肩胛提肌前缘处,分为深浅两支,出现率为100%。深支行于肩胛提肌和菱形肌深面,与本皮瓣关系较小。③浅支。在斜方肌前缘,发出3支重要分支,即升支、外侧支和降支。升支穿出斜方肌后分布至颈项部皮肤。外侧支分布于肌肉与肩胛区浅筋膜。降支的起始外径平均为1.99±0.18mm(1.50~2.24mm),在斜方肌深层走行2.25±0.19cm后穿出肌层到皮肤,与肋间后动脉皮支、旋肩胛动脉皮支相互吻合,在第7颈椎水平线两侧,降支分支跨中线互相吻合。此支(即颈横动脉浅支分出的降支,以下简称为颈横动脉降支)与颈肩背反流轴型皮瓣形成的关系较为密切(图6-76、图6-77)。

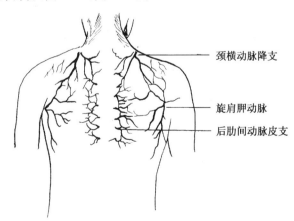

图6-76 颈横动脉降支与旋肩胛动脉及肋间动脉的关系

颈横动脉降支

旋肩胛动脉

后肋间动脉皮支

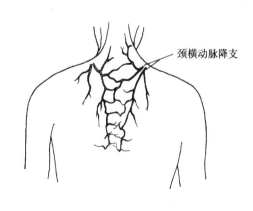

图6-77 颈横动脉降支跨中线吻合

颈横动脉降支

2.自颈横动脉远端注入的染料,可沿颈横动脉降支,通过降支与肋间动脉皮肤穿支之间的吻合支及降支与旋肩胛动脉之间的吻合支,反流注入后肋间动脉、旋肩胛动脉:①染料经颈横动脉降支注入后肋间动脉皮

肤穿支,形成血管链状吻合;②染料经颈横动脉降支进入旋肩胛动脉皮支,相互吻合构成血管网;③在第7颈椎水平,染料可沿发出的分支跨中线注入对侧分支。根据这个结果,在肩背部区域设计以颈横动脉降支为蒂(供血缘)的肩背部巨长型反流轴型皮瓣时,将有两种形式可供选择。

3.颈横动脉降支穿出斜方肌到皮肤的穿出点,位于第7颈椎棘突至肩峰的连线上,距后正中线2.52±0.28cm。

(三)临床应用

1.设计原则

(1)确定皮瓣转移时血管蒂旋转轴心位置　以颈横动脉降支穿出斜方肌的位置为皮瓣血管蒂的轴心点。如蒂部需要前移,则可自轴心点携带血管周围的肌肉,呈血管肌袖状连同血管蒂一起向前解剖至颈根前侧,使皮瓣转移的血管蒂旋转轴心前移。

(2)肩背部皮瓣位置的设计　已应用的有两种:①皮瓣设计靠外侧时,应以颈横动脉降支至旋肩胛动脉皮支的走行分布为皮瓣的主轴,形成的皮瓣范围自颈肩至旋肩胛动脉皮支所分布区域的皮肤(图6-78);②皮瓣设计靠背中线时,应以颈横动脉降支与后肋间动脉穿支相吻合形成的血管链为皮瓣的主轴,形成的皮瓣范围自颈部至肋间动脉皮肤穿支所分布区域的皮肤(图6-79)。

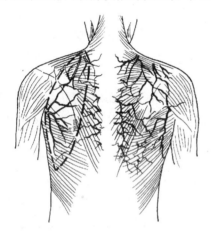

图6-78　颈横动脉降支与旋肩胛
动脉皮支相吻合,形成主轴血管
的颈肩胛反流轴型皮瓣的设计

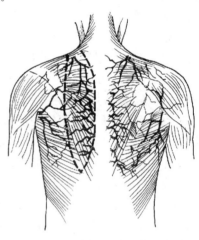

图6-79　颈横动脉降支与后肋间动脉
皮肤穿支相吻合,形成血管链为主轴
血管的颈背反流轴型皮瓣的设计

2.操作要点

(1)血管探查　用多普勒超声血流仪定出降支穿出斜方肌的位置及其走行,并根据上述两种皮瓣的选择,测定三边孔旋肩胛血管或后肋间动脉穿支的位置。

(2)估计缺损的组织量及所需蒂长度　可按Gillies创用的逆行设计法设计皮瓣。根据所测血管的位置及血管主轴的方向、缺损面积的大小和形状,在颈肩背区以反流血管为轴,画出皮瓣范围。考虑皮瓣有一定的收缩率,故皮瓣面积要放大10%。

(3)确定皮瓣宽度　皮瓣蒂部宽度一般在4cm左右即可。旋转有困难时,亦可前移蒂部,形成肌袖血管蒂的岛状皮瓣转移。

(4)不要损伤血管蒂　在深筋膜层深面,将皮瓣自远端向蒂部掀起,作肩峰与第7颈椎连线时,注意不要损伤血管蒂。

(5)蒂部处理　当皮瓣逆行掀起至血管蒂位置时,注意保护血管,勿使其裸露,以免发生痉挛,同时观察皮瓣的血液循环情况。皮瓣血液循环正常,旋转长度足够,则可直接转移至创面。若需要皮瓣继续向远方转移而蒂部不够长时(常因设计时未将皮瓣蒂长度延长2~4cm所致),可自血管蒂处带肌袖继续向前方解剖,以利于皮瓣向远方转移。肌袖宽度约为4cm。

(6)供瓣区处理　①仅作一侧颈肩背反流轴型皮瓣,宽度小于13cm者,多可作皮下潜行剥离后直接缝合;②作两侧颈肩背皮瓣者,一侧可直接缝合,另一侧则需植皮。

(7)术后上肢要固定 术后上肢内收向后固定,以利于供瓣区愈合。

3.临床资料 从1986~1995年,笔者用本皮瓣修复面颈部畸形32例,其中皮下肌蒂岛状瓣3例,皮瓣面积最大为34cm×13cm,长宽比例有达4∶1者,均获良好效果。

四、眶上动脉供血的反流轴型耳郭复合组织瓣

(一)应用解剖学

笔者对9具成人尸体标本(男7具,女2具)结扎两侧颈外动脉后,经颈内动脉内插管,灌注红色乳胶和塑料,使灌注液只循颈内动脉向其分支运行,以模拟颈内动脉在额部的终末支——滑车上动脉和眶上动脉的血流,观察其能否经额部血管吻合网反流注入颞浅动脉耳支。观察结果显示:

1.滑车上动脉出眶后均有主干随即穿过额肌,在额肌浅层上行,出现率100%,外径为1.41±0.22mm,与眶上动脉、对侧同名动脉相互吻合。

2.眶上动脉由眶上孔出眶后分为浅支和深支,其中浅支与滑车上动脉、颞浅动脉额眶支相互吻合;深支则贴骨膜向外上走行。

3.颞浅动脉在距耳屏上缘3.48±2.1cm处分出额支和顶支,其中额支水平行至眶外上角处转向内上,继而分为额顶支和额眶支。额眶支与眶上动脉有分支吻合。

4.以上分布在额部的血管互相吻合,构成丰富的额部血管网。

5.颞浅动脉行至耳郭前方时,向外后方发出3组分支分布于耳郭和耳颞皮肤,上组有2~3支,位于耳轮脚、耳颞皮肤处。

以上由颈内动脉灌注染料的解剖学研究表明:颈内动脉血流可以经滑车上动脉、眶上动脉→吻合支→颞浅动脉额眶支→颞浅动脉主干→颞浅动脉耳支,为临床应用以眶上动脉经吻合支跨区供血的岛状反流轴型耳郭复合组织瓣带蒂转移,一期修复鼻翼缺损提供了解剖学依据(图6-80)。

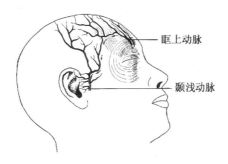

图 6-80 眶上动脉与颞浅动脉吻合

(二)临床应用

1.指征 主要用于较大面积的单侧鼻翼缺损的一期修复。

2.技术要点

(1)术前用多普勒超声血流仪检测眶上动脉、颞浅动脉有关分支的走行位置,根据鼻翼缺损情况和耳支血管位置,设计耳郭瓣。

(2)手术可在局麻下进行。鼻翼缺损区的瘢痕应予切除,以创造有良好血液循环的受床。

(3)解剖血管蒂时要沿颞浅动脉→颞浅动脉额支→额眶支切开皮肤,显露血管,注意保留血管走行轴两侧组织不少于0.5cm,并在血管轴旁开不少于0.5cm处切开额肌及筋膜,以保护血管,形成血管周围含有少量额肌和筋膜的蒂。

(4)按计划切取带蒂的耳郭复合组织瓣,经较为宽大的额部、鼻部皮下隧道,将耳郭瓣转移种植于鼻翼缺损处(图6-81、图6-82)。

3.临床资料 自1990~1995年,用此法修复半侧鼻翼缺损5例,鼻翼缺损伴鼻背或外周皮肤缺损2例,

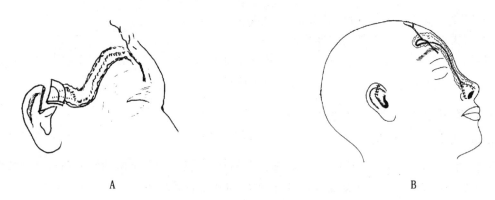

图 6-81　眶上动脉反流轴型耳郭皮瓣移植
A.耳郭皮瓣及蒂部制备　B.皮瓣穿过鼻部隧道作鼻翼缺损修复

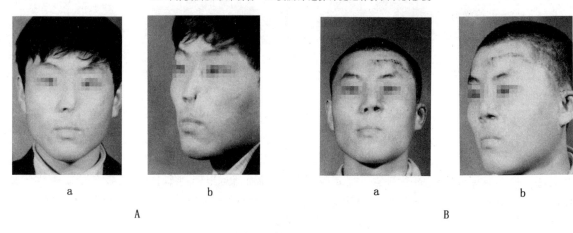

图 6-82　眶上动脉反流轴型耳郭皮瓣移植的临床应用
A.术前正侧位　B.术后正侧位

除 1 例为肿瘤切除并放疗后的半鼻缺损者,因种植床局部血液循环差而致术后远端部分坏死外,其余 6 例均获良好效果。

五、阴部内动脉供血的股会阴沟皮瓣

(一)应用解剖学

股会阴沟(阴股沟)位于尿生殖三角的外侧与大腿内侧根部交界的皱褶处。该处及其两侧附近皮肤的血供,是由阴部外动脉供给的。阴部外动脉系由股动脉内侧发出,有 2～3 支,分布于下腹部、股会阴沟区的大腿内侧,以及尿生殖三角外侧包括阴阜、阴蒂(阴茎)、大阴唇(阴囊)等部的皮肤,与阴蒂(阴茎)背动脉吻合。阴部外动脉发出的阴唇(囊)前动脉分布于阴唇(囊)前部和外侧,与来自会阴动脉的阴唇(囊)后动脉吻合。

阴部内动脉为髂内动脉前干的一个终末支,在穿出尿生殖隔下筋膜以前,发出会阴动脉;其主干则延续为阴蒂动脉。会阴动脉又分为会阴横动脉和阴唇(囊)后动脉。阴唇(囊)后动脉经会阴浅横肌的浅面或深侧前行至大阴唇(阴囊),供给大阴唇(阴囊)外侧的皮肤,并与发自阴部外动脉的阴唇(囊)前动脉相吻合。阴蒂(阴茎)动脉则前行穿尿生殖隔下筋膜进入浅层,向阴蒂(阴茎)走行。这些动脉不仅在同侧之间互相吻合,并且与对侧的同名动脉或其他分支动脉(如尿道动脉)互相吻合。会阴动脉的分支还与比邻的阴部外动脉的分支互相吻合,沿腹股沟下行分布于股会阴沟,形成一丰富的血管吻合网。

为观察会阴动脉能否经吻合支跨区注入股会阴沟的大腿内侧皮肤,笔者曾对 2 具女尸,自阴部内动脉灌注染料。结果显示:进入会阴动脉的染料可经吻合支越过股会阴沟到达大腿内侧皮肤。这为应用会阴动脉供血的大腿内侧股会阴沟皮瓣再造阴道提供了解剖学依据。

因此,大腿内侧股会阴沟反流皮瓣,是由阴部内动脉供血,血流经吻合支反流注入阴部外动脉,使整个皮瓣得到营养的一个新型皮瓣(图 6-83)。

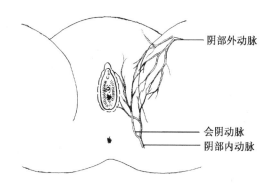

图 6-83　股会阴沟的血供情况

(二)临床应用

股会阴沟皮瓣在临床上已成功地用于阴道再造。

1.技术要点

(1)皮瓣设计　用多普勒超声血流仪测定会阴动脉走行作为皮瓣设计的参考。在双侧股会阴沟偏大腿内侧处,设计一长 10cm、宽 5cm 的皮瓣,皮瓣远端可达腹股沟,蒂部应含有会阴动脉。为了便于供瓣区直接缝合和避免未来阴道口的环状挛缩,皮瓣近端的皮肤切口呈"W"形(图 6-84)。

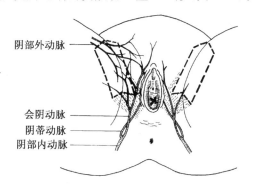

图 6-84　股会阴沟皮瓣设计

(2)形成人工阴道腔穴　在阴道前庭相当于阴道口部位作"X"形切开,并用手指沿膀胱、尿道与直肠之间形成人工阴道腔穴(图 6-85)。

(3)皮瓣形成与转移　按设计形成一蒂在下端的股会阴沟皮瓣,注意皮下蒂部周围组织应尽可能予以保留,切勿伤及会阴血管。在皮瓣蒂部和阴道口之间作皮下隧道,将皮瓣经皮下隧道转移至人工阴道腔穴口(图 6-86)。

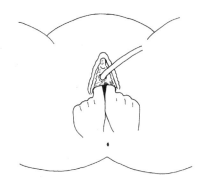

图 6-85　形成人工阴道腔穴

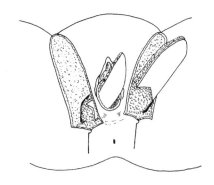

图 6-86　股会阴沟皮瓣转移

(4)人造阴道的形成　皮瓣对合缝合,形成一个远端闭合而蒂端敞口的筒状皮瓣。将筒状皮瓣作套叠式翻转送入腔穴内。皮筒蒂端开口的边缘与阴道口边缘缝合,从而形成一个由股会阴沟皮瓣作为衬里的新阴道(图 6-87、图 6-88)。

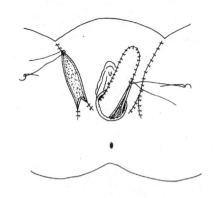

图 6-87　两侧股会阴沟皮瓣缝合成阴道

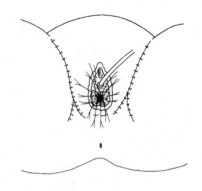

图 6-88　使人造阴道塞入腔穴

（5）人造阴道的处理　新阴道内填以碘仿纱条，股会阴沟供瓣区可直接缝合（图 6-89）。

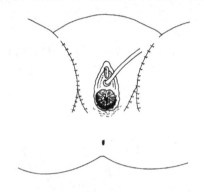

图 6-89　手术完成，人造阴道内填以碘仿纱条

2.临床资料　用本方法为 12 例先天性无阴道者行阴道再造，年龄为 16～38 岁。结果 12 例均获成功。

六、颏下动脉蒂的对侧颏颈皮瓣

（一）应用解剖学

颏下动脉为面动脉的一个恒定分支。面动脉行至下颌下腺后上处发出该支。颏下动脉发出后，沿颌下腺上缘，距颌下腺约 1cm 向前内走行于下颌舌骨肌浅面，除发出肌支供应颈阔肌、二腹肌、下颌舌骨肌外，尚发出 3～5 支皮支供养颏部皮肤，皮支动脉的出现率为 100％，与对侧颏动脉以及舌下动脉、下唇动脉均有吻合支沟通，形成丰富的皮下血管网。曾对 2 具尸体结扎面动脉近端其他分支后，自面动脉远端灌注染料，染料可经吻合支跨越中线，反流进入对侧颏下血管供给相应的皮肤，包括颏部及与之比邻的上颈部皮肤。解剖学的这个特点，为颏下血管跨中线供血的反流轴型颏下皮瓣的临床应用提供了依据。

（二）临床应用

颏下部位相对隐蔽，皮肤色泽、质地与面部皮肤近似，利用反流颏下皮瓣可延长蒂部，从而延长皮瓣转移范围。

1.操作要点

（1）用激光多普勒血流仪在两侧下颌骨下缘、咬肌前缘处的下颌下腺上缘探测到面动脉搏动后，继续沿下颌骨下缘下 1cm 左右处向前探测颏下动脉的走行，用甲紫标记，碘酒固定，以供皮瓣设计时参考。皮瓣宜以双侧颏下动脉走行连线为轴。

（2）根据缺损面积的大小与形状，在颏下区设计皮瓣，注意蒂的长度要足够，其蒂部的旋转中心可设在下颌下腺窝前缘。

（3）亦可同时带上颈阔肌，形成血管肌肉蒂的反流轴型皮瓣或肌皮瓣。

（4）皮瓣可作成岛状，或蒂部窄小而远端宽大。范围可包含整个颏下区及其比邻约 1cm 左右的颏颈皮肤。

（5）双侧血管蒂可以作为互蒂。

2.临床资料　笔者用该皮瓣修复下唇缺损(含唇颏缺损)11例,修复口腔粘膜缺损(包括肿瘤切除后、颌间挛缩-假性颞颌关节强直)27例,均获良好效果。

七、讨论与展望

1.本节介绍的血管经吻合支跨区供血的反流轴型皮瓣,经笔者临床应用后证明是可靠有效的。其机制除在解剖学方面的研究外,有关它的病理生理过程等相应的基础研究,则亟待深入进行。

2.皮瓣纵轴与正常血流方向相逆的皮瓣,都可称为反流皮瓣。基于这样的认识,那么,反流轴型皮瓣可由下列4种血管方式构成:动脉弓、动脉环、知名交通支及无名吻合支。前三者由于在正常生理循环状态下,动脉弓、动脉环和知名交通支中的血流,可以在两个不同的轴型血管之间自由往返运动,使一侧轴型血管的血液可以容易地流入另一侧的轴型血管,从而形成互蒂,例如以尺动脉供血的桡动脉前臂皮瓣。而动脉经无名吻合支跨区反流注入另一轴型血管,以滋养该血管供应相应区域的皮瓣,其生理机制显然与前三者不同。因此笔者认为:前三者可称为"跨区互蒂轴型皮瓣",而以轴型动脉经吻合支反流灌注入另一轴型血管滋养的皮瓣,称为"反流轴型皮瓣"为宜。

3.McGregor 和 Morgan(1973)提出"轴型皮瓣能够连同其相邻的随意型皮瓣作为一个整体被掀起",这个提法仍是以轴型皮瓣可以携带一个随意型皮瓣为依据,尚缺乏深入的实验研究基础。但是,这一轴型皮瓣的超灌注现象,已为众多学者所关注和研究。笔者(1980)发现,颞浅动脉耳支可以跨区供应整个耳后乳突区皮瓣,而无需在皮瓣中含有耳后动脉主干。笔者利用这一所见,成功地完成了一期全耳郭再造以及一期耳郭再造与同期中耳成形重建听力的研究,还用于以耳郭缺损缘为蒂的耳后乳突区皮瓣一期修复耳郭部分缺损,并取得成功。这表明,颞浅动脉耳支携带的耳后乳突区皮瓣,其携带面积远远超过 McGregor 所说的一个随意型皮瓣的范围。我们把这种现象看作是一个从"轴型皮瓣超灌注现象"向"经吻合支跨区供血的反流轴型皮瓣"的中间阶段型。这也可能与该区特定的解剖有关。

4.反流轴型肌皮瓣目前用于临床的有:以眶下动脉为供血源的眶颧眼轮匝肌肌皮瓣、以腹壁上动脉为供血源的下腹部横形腹直肌肌皮瓣,以及颈阔肌肌皮瓣等。

5.对反流皮瓣概念的认识和临床工作都是刚刚开始。无疑,它将扩大我们对皮瓣供区和应用范围的选择。一些新的反流皮瓣供区也会相继出现,其理论依据和基础研究也将进一步丰富。

（陈宗基）

第七节　带蒂皮瓣的转移、断蒂与修整

一、皮瓣的转移

将皮瓣从供区转移至拟修复的部位,这一过程称为皮瓣的转移,在时间上可分为即时转移和延迟转移,在方法上可分为直接转移和间接转移。

(一)即时转移

皮瓣的形成与转移在同一次手术中完成,称为即时转移。皮瓣可取自缺损区周围,邻近或邻位均可。轴型皮瓣、岛状皮瓣、远位皮瓣、对侧交叉皮瓣也可即时转移,最常用的有下腹部皮瓣或髂腰部皮瓣覆盖手外伤的创面、隐动脉神经皮瓣交腿转移覆盖对侧膝部关节外露的创伤或胫前缺损等。显微外科吻合血管的游离皮瓣也是即时转移修复的典型例子。

(二)延迟转移

皮瓣需要经过一次以上的延迟手术才能完成,皮瓣的完全形成及转移需在另一次手术完成,称为延迟皮瓣。

1. 皮瓣延迟 ①随意型皮瓣若皮瓣长宽比例超过 2∶1 时,需考虑先作延迟手术以保证安全。②长的皮管一般先作皮管形成术,皮管形成术实质上就是一次最典型的延迟术;然后再次手术将一端转移至修复区,更长的皮管在形成时为保证安全还要"留桥",中间需作一次断桥手术后才能转移。③轴型皮瓣超出轴型血管供血范围时,远端需多携带的部分也要先延迟。

2. 延迟手术的方法 将拟转移的皮瓣按手术设计画线,但需延迟的皮瓣仅切开两个边或第三个边的一部分(图 6-90)。切开皮肤、皮下组织直至深筋膜浅面,切断切口中的血管,结扎或电凝止血,并自深筋膜浅层予以剥离,止血后再原位缝合,必要时皮瓣下放置负压引流,这一手术过程称为延迟术。此项手术的目的是使皮瓣内的血管发生符合血供需要的方向改变,同时使血管扩张增粗,并增加侧支血液循环,以确保皮瓣转移后的安全,不致发生皮瓣远端的血供不足或静脉回流障碍。

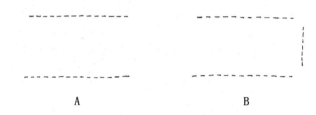

图 6-90 皮瓣延迟的手术切口线示意图

A. 两边切口 B. 第三边部分切开

3. 延迟术后皮瓣内血管构筑的变化 主要是血管排列方向和血管管径的改变。当切开剥离后,皮瓣两边的血管被切断,皮瓣从深筋膜浅面被分离后,从基底来的穿支血管也被切断,迫使皮瓣血供从两端的蒂部获得,同时皮瓣内部分动脉失去血管舒缩功能的神经控制,失去张力,管径扩张增粗;另一方面,血管内压力下降,因此易于通过吻合支血管,并接受来自蒂部有正常神经支配、压力较高的血液灌注,这样,由于血流量的增加,蒂部与吻合支之间的血管逐渐扩大增粗,最后形成了与皮瓣纵形长轴相一致的血循环系统(图 6-91),故也称之为"人为的轴型皮瓣"。

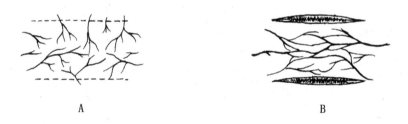

图 6-91 延迟后皮瓣内血管构筑的变化

A. 皮瓣延迟前 B. 皮瓣延迟后

延迟手术后皮瓣内血管的这些变化,有利于皮瓣转移后血液供应的改善。以上血管的变化主要发生在皮下浅筋膜层内的真皮下血管网,在术后即逐渐改变,至 10～14 天逐渐成熟。皮管的形成也可以算是一种特殊的延迟过程,其内部的血管变化与以上所述是相同的。

(三)直接转移

上述即时转移皮瓣或延迟转移皮瓣(或皮管),只要由供区能直接转移至受区,不经过中间站的辗转移植,均可称为直接转移。因而可以这样理解:直接转移主要是从方法上不必经过中间站的一种转移方式,这种方法不仅可以减少手术次数,缩短治疗时间,而且可以省去皮瓣在辗转移植过程中组织的损耗,因此临床上应尽量优选这种方法。

(四)间接转移

凡皮瓣或皮管形成后,需要经过中间站才能转移至受区,以达到修复目的的皮瓣转移方法,称为间接转移。因此在治疗选择上,间接转移只能用于缺损或畸形的晚期修复或器官再造。

1. 皮瓣的间接转移方法 皮瓣的间接转移通常是通过前臂或腕部携带的方法,偶尔也可以采取将一端转移至缺损区附近,待这一部分成活后,再将另一端转移过去的蠕行法,以达到修复目的。

2.皮管的间接转移方法　一般有 3 种,即腕部中间站携带法、跳行法和蠕行法。

(1)腕部中间站携带法　皮管形成后,一端经血运训练后即可切断,断面常为圆形或椭圆形。手术时最常采用的方法是,用皮管的断端在腕部桡侧适当部位的皮肤上作一血印,手术切开其周径的一半,形成"铰链",即恰好能与皮管断端互相吻合(图 6-92)。

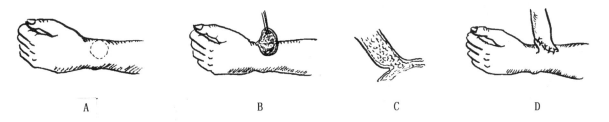

图 6-92　腕部中间站携带法皮管间接转移示意图
A.腕部制造半月形切口　B.掀起腕部半月形皮瓣　C.将皮管转移至腕部　D.手术完成

这种设计增加了接触面积,增强了血液循环,且活动度较好。当皮管与前臂建立了新的血液循环后,经过另一端的皮管夹持血运训练,便可切断另一端,将皮管通过前臂携带至头面及下肢等身体任何部位。

(2)跳行法　将皮管两端分别依次转移,有如步行,逐步转移至需修复的部位,称为跳行法(图 6-93)。

转移中,皮管断端与转移处的缝合方法亦可用上述的"铰链"式法,此法属于远位转移,转移过程中不必行肢体固定制动是其优点;但手术次数太多,时间长,且在每次转移中都有一定的消耗是其最大缺点,故目前已很少应用此法,多为其他方法所替代。

(3)蠕行法　该法以分别使皮管两端交替接近和分开,逐渐移行至需要修复的部分,状如尺蠖的蠕动而得名(图 6-94)。

此法的优缺点与跳行法差不多,且需时更长,故已较少使用。

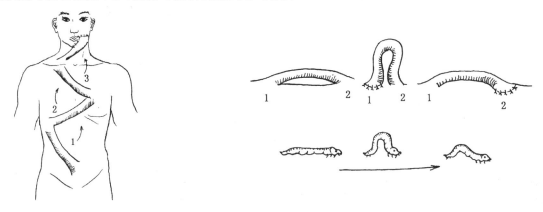

图 6-93　跳行法皮管间接转移示意图　　**图 6-94　蠕行法皮管间接转移示意图**

(五)皮瓣转移手术的几项要求

皮瓣转移手术常常是整个治疗成败的关键,故应高度重视,严格遵守下述各项要求。

1.无菌与无创操作技术　在皮瓣转移过程中,血供骤然减少,故对损伤、感染的耐受力降低,因而操作中应避免粗暴,避免增加不必要的损伤,以免影响皮瓣的活力。要注意无菌操作,必要时可外用抗生素以防止感染。

2.遵循操作程序　皮瓣转移手术有一定的顺序,一般都应先设计及剥离掀起皮瓣,经观察判断无血循环障碍后,再进行受区的手术操作,如瘢痕切除、深部组织的修复等。如术中发现皮瓣血供不足及发绀,必要时可缝回原处,相当于作了一次延迟手术,延期再转移。

3.严密缝合,严防张力,不留创面及死腔　皮瓣形成与转移至缺损的面积应稍大于创面,使之在严密缝合后不产生张力,深部与皮下均不留死腔,必要时放置负压引流。若皮瓣不够大而遗留有创面时,宜用游离皮片覆盖。

4.轻微压力敷料包扎及良好的制动　皮瓣转移后,适当的压力包扎有利于静脉回流,也可防止皮瓣下积血、积液;良好的制动是防止皮瓣蒂部牵拉、扭曲、折叠、撕脱的重要措施。肢体间、肢体与躯干之间的固定仍以石膏绷带法较为可靠。

5. 深部组织的同时修复问题　必须视具体情况慎重决定。若选用血循环丰富的轴型皮瓣及肌皮瓣,可考虑一次修复。若皮瓣血供不足或把握不大,仍以分次修复为稳妥,待皮瓣成活后 3～6 个月再作深部组织(如肌腱、骨、关节)的修复。

6. 去脂修整的时机　如皮瓣太厚,同时受区创基(受床)的血供条件良好,可以在皮瓣转移时适当剪去部分脂肪,但一定要保护好真皮下血管网。若创基血供欠佳,去脂有可能造成血循环障碍时,则需等待皮瓣成活 2～3 个月后再作晚期去脂修整术。

二、皮瓣断蒂术

不少皮瓣在转移至受区,经过 3 周左右,就与受区重新建立了血液循环,这时将皮瓣蒂部切断,并切除剩余组织或缝回原供区,这一手术操作过程称为皮瓣断蒂术,也是完成皮瓣移植手术的最后一道程序。

(一)哪些皮瓣需行断蒂术

除局部皮瓣、部分轴型皮瓣或岛状皮瓣,以及吻合血管游离皮瓣不必断蒂外,较多的皮瓣在带蒂转移后需行断蒂或断蒂修整术。如直接皮瓣、直接携带皮瓣、邻位皮瓣、邻指皮瓣、交臂或交腿皮瓣、间接转移皮瓣及皮管等,均需在转移后一定时间内施行断蒂术。

(二)断蒂的时间

皮瓣转移后,若无继发出血、血肿形成,无感染,无血供障碍等并发症时,一般可在 3 周左右断蒂。近 10 年来,在真皮下血管网薄皮瓣的应用中,有的学者提出在 5～7 天即可断蒂,关于这一问题,需视皮瓣与受区之间接触面积的大小、受区血循环的情况等因素,经综合考虑来决定。接触面积大、受区血供丰富、皮瓣较薄者可以较早断蒂,但大量的研究证明,真皮下血管网薄皮瓣最好在 7～10 天断蒂,一般较厚的皮瓣 14～18 天断蒂才比较安全。笔者建议仍应以血循环阻断试验时间为指标,即在血循环阻断 1 小时以上无血循环障碍表现者,断蒂才比较安全,并建议于皮瓣转移后 5～6 天起即可开始进行皮瓣蒂部血循环阻断训练。可从 5 分钟或 10 分钟开始,每天训练 2～3 次,时间逐渐延长。用这种训练方法作为断蒂前的准备,可保证安全,避免断蒂后出现血液供应障碍。

(三)断蒂的方法

1. 麻醉的选择　在皮瓣转移期间,由于肢体长时间制动,关节均有不同程度的僵硬。在断蒂时采用臂丛阻滞或硬膜外麻醉,有利于在麻醉条件下给肢体关节以适当的活动,以利于功能恢复。

2. 断蒂切口的确定　一般按预先设计施行,但到具体实施时,还要仔细计算,设计切口线时可偏向供皮区侧,以防皮瓣面积不够应用。断蒂时宜先切断一半,观察一段时间,若皮瓣无缺血或淤血等血供不良表现,即可完全断蒂。如有可疑,宜暂时中止,待 1 周后再完全断蒂。

3. 断蒂手术注意事项　操作时尽量不要作过多的剥离和修整,因为新建立的血液循环比较脆弱,特别是皮瓣与受区已愈合的部分应尽可能不要剥离。

三、皮瓣的修整

皮瓣转移覆盖缺损创面后往往还存在着一些问题,如皮瓣臃肿,不够平整;皮瓣感觉不能完全恢复;部分病例深部组织尚待进一步修复等。因此,皮瓣的晚期修整是一件比较复杂的事情,必须视具体情况区别对待。

首先在皮瓣尚未最后修整或感觉未恢复前,对皮瓣妥加保护,防止意外损伤及烫伤或冻伤,一旦损伤则较难愈合。

在未进行深部组织修复前,一般暂不考虑皮瓣的去脂修薄。深部组织修复宜在皮瓣转移术 3 个月后再施行。同时在皮瓣切开和剥离时尽量不要破坏供血动脉,不要作广泛剥离。

去脂术:皮瓣或皮管转移至缺损区,经过 2～3 个月后,若无需进行深部组织修复仅外形臃肿者,可考虑采用去脂修整术。大型皮瓣的去脂术往往需分次进行,每次仅去除一部分。具体方法是:在拟行去脂术的一侧,用 1% 美蓝于切口瘢痕一侧画线,并在皮瓣上绘出拟去除脂肪的范围,手术可在局部浸润麻醉或阻滞麻醉下进行。手术先从切口的内侧切开皮肤、皮下组织,用皮钩将皮缘钩起,在皮下浅层作水平方向的锐性剥离直到拟切除的范围为止,再从切口外缘切至深筋膜层,从瘢痕下方紧贴深筋膜下剥离,将部分脂肪及瘢痕呈片状切除(图 6-95)。

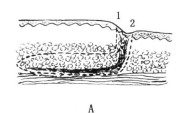
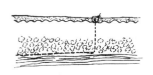

图 6-95 去脂术的层次及去除瘢痕脂肪示意图
A. 去除瘢痕及脂肪部分　B. 去脂缝合后

经彻底止血、放置负压引流后即可缝合,最好术后能适度加压包扎,以减少渗出及死腔形成,促进静脉回流,使创面愈合后皮瓣平整。

第八节　皮瓣移植的并发症及防治

皮瓣在形成与转移过程中,最重要的是保证皮瓣成活,然而在实践中却经常发生各种并发症,包括皮瓣血循环障碍(直至完全坏死)、皮瓣下血肿、皮瓣或皮管撕脱、皮瓣或皮管感染等。现分述如下。

一、皮瓣血循环障碍

皮瓣出现血循环障碍,导致皮瓣部分或全部坏死是比较常见而严重的并发症。皮瓣是否出现血循环障碍,从本质上看,就是血液供应是否充分,静脉、淋巴回流是否通畅。如皮瓣血供丰富、静脉回流良好,皮瓣就能成活;反之,如血液供应不足或静脉回流障碍,皮瓣就会出现血循环障碍。从皮瓣的术前设计、选择,到术中形成、转移、断蒂、修整去脂等都环环相扣,技术操作要求高,比较复杂,术后的护理监测也至关重要,每一环节上的失误均可导致皮瓣血循环障碍,因此,实际上并发症的发生数比游离皮片移植还要多些,而且后果也较严重。

(一)皮瓣血管解剖及病理生理的变化

1. 皮瓣移植后的血供变化　皮瓣在形成及转移过程中,血供变化与皮瓣内血管构筑的变化密切相关。皮瓣蒂部、中段及远端因术后血管增生和扩张的情况不同,其血供变化也不完全相同。

蒂部在皮瓣移植后,血管构筑的变化不明显,其血供与周围皮肤无明显差别。皮瓣中段术后即开始有血管的扩张和增生。术后第 3 天,血管密度极高,血流速度明显加快,围绕术前水平波动;术后第 5～7 天,血管扩张和增生缓慢,血流速度则达到术后最高峰,略高于术前水平;7～14 天,血管扩张和增生已不明显,血流速度又回到术前水平。皮瓣远端血管的扩张和增生略迟于中段。术后第 4 天,表现为中度的血管扩张和增生,出现缓慢的血流;术后第 7 天,血管呈轻度的扩张和增生,血流速度达到术前的 60%～73%;7～14 天,血管的扩张和增生开始消退,血流速度则逐渐接近术前水平。在皮瓣移植后血流变化的研究中,Pelmer Jurell 和 Norberg(1972)首先作了比较完善的动物实验报告。他们提出:皮瓣移植术后蒂部的血流接近术前水平(100%)波动,而皮瓣远端的血流,术后第 1 天仅为 18%,第 7 天达 65% 左右,术后 2 周达 75%～90%。

皮瓣移植后初期,血供依靠蒂部;血供重建从术后第 2 天开始,以后皮瓣的血供一部分来源于皮瓣的基底床和创缘;术后第 6～8 天,皮瓣内新生的小动脉已起到了较完善的作用;术后 1～2 周,小静脉建立了有效的回流。术后第 4 天,淋巴回流开始建立,到第 6 天已基本完善。

2. 移植皮瓣微循环变化的研究　皮瓣移植后往往要经历一个缺血过程,缺血时间的长短对微循环的结构和功能产生一定影响。高建华等用显微技术直接对大鼠移植皮瓣的血循环进行了观察,发现移植皮瓣缺血再通后,其微循环有一定的变化规律,为临床和实验研究提供了依据。

(1)缺血时间越长,微循环的反应能力越差　缺血时间在 3 小时以内的皮瓣再通后,微血管数迅速增加。一方面是微血管绝对量增加,即部分原来关闭的血管扩张开放;另一方面是微血管的相对量增加,即一些血管扩张、弯曲,单位长度增加。阻断 5 小时再通的皮瓣,其微血管数下降;阻断 7 小时再通后,皮瓣的微血管数明显减少,可减至原来的 2/3,血流速度亦减慢。这主要与缺血时间长、血管壁对儿茶酚胺等代谢产物应激反应低有关。

(2)缺血时间越长,微循环复通时间越长　阻断皮瓣血流 1 小时,很快可恢复到原血流水平;阻断 3 小时,恢复到原来水平需 2～3 小时;阻断 5～7 小时,则需很长时间才能复通,且恢复后血流量低于原水平。

(3)缺血时间越长,病理改变越明显　血流被阻断后,因缺血、缺氧,血管内皮细胞和血液成分发生病理变化。血管内皮下胶原纤维暴露和促凝血物质释放,可形成白色血栓和红色血栓。阻断血流 5 小时以内,皮瓣各层的毛细血管扩张,血管内皮细胞和组织细胞的线粒体肿胀,血管壁有纤维蛋白沉积及血栓形成。这种病理变化相对较轻,易消失,属可逆性变化。而阻断 7 小时以上的皮瓣,这种病理变化较为严重,一部分则成为不可逆损害。

(二)皮瓣血循环障碍的原因

1.内在性原因　包括:①皮瓣供区选择不当,如有血管变异或血管疾患;②皮瓣在设计中长宽比例过大(一般部位在 2∶1 之内,面颈部血供丰富的区域不超过 3∶1);③超出轴型皮瓣知名血管范围而又未行延迟术;④难愈合的创面周围组织不健康,曾行放射治疗有较多瘢痕或血供贫乏等;⑤静脉、淋巴回流不充分;⑥有过敏、瘢痕增生等不良体质因素,及动脉极易持续痉挛等。

2.外在性原因　即非患者自身体质、解剖变异等内在性因素所致,而是外加的原因,包括手术操作失误、固定不当、护理不周等引起。

(1)手术操作不当　①手术者基本功不足,剥离层次不能掌握在同一平面,深一刀浅一刀,不慎损伤了供养血管。②皮瓣形成过程中长宽不足,导致缝合后有张力,特别是横形张力危害极大,常致远端血循环障碍。③皮瓣转移角度过大,蒂部有扭转或有张力或有过深的折叠,影响血供或先影响静脉回流。④术中止血不彻底,致皮瓣下或皮管内出血,形成血肿,血肿不仅使局部张力增大,压迫血管影响血供,而且有多篇研究报道证明,皮瓣下血肿不单纯是内压力作用,血肿本身亦有毒性作用,可引起皮肤血管痉挛,危及皮瓣血供而造成远端坏死。血肿形成后,若在短期内(不超过 12 小时)予以清除,尚有可能挽救皮瓣;若时间过长(超过 12 小时),会造成不可逆损伤,那就很难挽救了。

(2)术后处理不当　首先要注意皮瓣的位置,一般皮瓣远端宜稍高于蒂部,以利于皮瓣的静脉回流。若体位不当、固定不良,皮瓣蒂部牵拉张力大,有扭转或折叠,则均易造成皮瓣血循环障碍。皮瓣近心端环形过紧的绷带缠绕包扎,可导致静脉回流受阻。

术后皮瓣下宜常规放置橡皮引流条或负压引流管,并应保持引流管的通畅。若未放置或放置后未保持通畅,则均不能达到预期目的,甚至可能导致负压引流的无效。

术后皮瓣有一反应性肿胀过程,特别是在术后头 4 天,静脉、淋巴回流尚未建立新的侧支循环。发现肿胀若未作必要的处理,将导致皮瓣肿胀加重,最后引起皮瓣血液循环障碍甚至坏死。必要时应松解或拆除部分缝线减张。

换药过程中如无菌消毒观念不强,则易引起局部感染;必要时术中、术后宜局部外用有效抗生素。

(三)皮瓣移植术后的监测

1.临床观察　临床观察指标包括移植皮瓣的皮肤颜色、温度、毛细血管充盈试验、血管搏动及出血特点等。这些观察方法简单,无需特殊仪器,在临床上常用。但临床观察是医师主观判断的方法,而非客观指标。另外,有些指标在血液循环障碍早期是不明显的,待颜色、温度等有明显改变时,皮瓣已进入不可逆损伤的程度,使抢救失去意义。因此,对这些方法的应用需要有丰富的经验。

2.测温方法　移植皮瓣缺血后,皮瓣的温度逐渐下降,可用仪器测定。目前有红外线温度计和热电偶温度计。前者仪器笨重,使用不方便,正在不断改进;后者使用较多。用热电偶测量皮瓣温度的结果显示:当动脉阻塞时,皮瓣中段的温度比周围正常皮肤温度低 3℃;当静脉衰竭时,整个皮瓣温度下降 1～2℃;如果皮瓣近端和远端温度相差 3℃，表明有血管危象。另外，有人研究观察，移植皮瓣在 28～38℃之间，温度每增加 1℃，皮瓣的血流增加 3.41%。

3.代谢的测定方法

(1)经皮氧分压测定 当组织缺血时，氧分压(PO_2)随之降低。使用经皮氧分压测定仪，可以连续观察了解组织内氧含量的动态变化。这种测定方法反应迅速，阻塞血管 5 秒钟，即可测出 PO_2 有显著下降。

(2)经皮下 pH 值测定 组织缺氧后，发生无氧代谢，组织内乳酸含量增加，其 pH 值下降。Glin(1972)报道，用测组织 pH 值的玻璃电极观察猪皮瓣内的酸碱度，发现 pH 值下降 0.35 时，移植皮瓣将发生坏死。以后又有人报道用改进的方法，可在 60 秒钟内分辨出是动脉阻塞还是静脉阻塞。pH 值检测方法能直接观察组织的代谢情况，值得进一步研究。

4.光电测定方法

(1)多普勒超声血流仪 多普勒效应是指当声源与接收器之间有相对运动时，接收器所收到的波的频率随距离的改变而改变的一种现象。基于此原理设计制造的多普勒仪，用于检测皮瓣的有多普勒超声仪和激光多普勒仪。多普勒仪检测灵敏、准确、安全，是较理想的检测技术。

(2)光反射体积描记仪 当一个恒定的光源照射皮肤时，结缔组织对光的吸收数恒定。血液流动时，血中氧合血红蛋白的多少决定反射光的强弱。用光反射体积描记仪可以敏感地测得皮瓣的血流变化，从而判断皮瓣血供是否有障碍。

(3)反射分光光度仪 亦是一种能快速指示血循环改变的检测仪。

5.生物染料法 荧光染料是唯一用于临床的生物染料。荧光是指在没有能耗和分子分解情况下吸收光能的一种发光形式。常规方法是每千克体重取荧光素钠 10～15mg，用生理盐水配成 5%～10%的溶液，快速静脉滴注。10～20 分钟组织渗透达最高峰，故为最佳观察时间。在暗室内紫外线下观察，如见皮肤呈黄绿色光，表明血循环良好；如呈蓝色或模糊不清，则示血循环不佳。此方法简单，可用肉眼观察。需要指出的是，这种方法并非直接测定移植皮瓣的血流量或血管内荧光素浓度，而是测定荧光素渗透血管后对皮肤的粘染量。本方法除有染料的副作用外，还有不能作定量观测的缺憾。Silverman(1982)由皮肤荧光计改良研制的光导纤维荧光计具有数据化指标。因仪器灵敏度高，可反复测量，故可动态观察皮瓣的血供情况，而且荧光素钠的浓度亦可减低。以后又有许多人在实践中不断改进，使荧光素钠的用量降低到每千克体重为 1.0～1.5mg。目前荧光染料方法被认为是最有发展前途的方法之一。

6.同位素方法 目前常用的同位素方法是，向移植物内注入同位素作清除试验，或从血管注入同位素作血流示踪，然后在一定时间内用 γ 摄像机作闪烁扫描比较。常用的放射物有 X^{133}、I^{131}、Tc^{99}、Na^{22} 等。用这种方法观察的结果是皮肤毛细血管的血流。但该法存在同位素来源不易、费用昂贵及同位素对人体有害等缺点。

7.其他方法 除上述方法外，还有电磁血流法、放射性微球测量法、X 线造影及显微镜观察等方法用于实验研究。

皮瓣血循环的判断方法经多年研究，有很大的发展。但到目前为止，尚未有完全符合下列要求的方法：①安全；②敏感；③可靠；④操作方便；⑤可反复检测和记录。上述检测方法只是临床诊断的辅助手段，而不能代替临床的一系列观察。但选用一种有效的检测仪，对整形外科医师的帮助和提高无疑是非常有益的。表 6-1 可供参考选择。

(四)皮瓣血循环障碍的治疗

在术中发现损伤皮瓣的供血血管或其他原因引起皮瓣血循环障碍(苍白或皮瓣发绀等)，最好的处理方法是停止手术，将皮瓣缝回原处，相当于作一次延迟手术。若缝回原处，皮瓣仍严重苍白并出现无血流现象时，需考虑将皮瓣取下，切成中厚或全厚皮移植覆盖创面。

若皮瓣转移后出现血循环障碍，需仔细分析可能的原因而加以解决。动脉痉挛可通过镇静止痛、保温、补充血容量、应用扩容抗凝等措施来疏通微循环。扩张血管的药物，常选用低分子右旋糖酐、复方丹参注射液静脉点滴；双嘧达莫 25～50mg 口服，每日 3 次；罂粟碱 120～240mg，分 4 次静脉给予；小剂量阿司匹林 0.3g，每日 2～3 次；链激酶、尿激酶及肝素在防治血栓形成时可以应用。在有缺血再灌注损伤时，还可以考虑应用类固醇类药物，如氢化可的松或地塞米松，以及自由基清除剂别嘌醇和超氧化物歧化酶等。有条件时可以行

表 6-1 皮瓣血循环判断方法比较

方法	优点	缺点	评价
临床观察	操作简单	不客观,不十分可靠,需一定经验	仅供参考
表面温度	价格便宜,操作简单,可重复使用	判断结果需一定经验	为目前监测游离皮瓣应用最多的方法
经皮氧试验	可了解组织内氧的动态变化	价格贵,操作不方便	已很少应用
经皮下 pH 值	价格便宜	结果不十分可靠	有可能用于埋植组织移植
多普勒超声仪	价格便宜,操作简单,可反复使用	只能测得较大血管的血流	游离皮瓣移植后的常用方法之一
激光多普勒仪	操作简单,可反复使用	价格贵,影响因素多	很有前途的一种方法,需改进
普通荧光法	价格便宜,可观察全皮瓣的血流	结果不客观,短期内不能重复使用	为了解全皮瓣循环的较好方法
皮肤荧光仪	能定量观察全皮瓣血流,操作简单	价格较贵	为定量观测全皮瓣血流的好方法
光反射体积描记仪	能区分是动脉还是静脉阻塞	结果不十分可靠	需进一步改进
电磁血流仪	能准确测定动脉的血流量	只能用于实验	为实验研究了解动脉血流量的好方法
放射性微球测量	能准确测定组织内的灌流情况	只能用于实验	为实验研究了解皮瓣灌流的最好方法
磁共振	能区分是动脉还是静脉阻塞	价格太贵,操作不方便	有应用前景

全身或局部高压氧治疗。

　　对内在性原因引起的静脉回流障碍,血液淤滞及皮瓣发绀,目前尚缺乏有效的措施,可采用适当压力包扎,抬高肢体或皮瓣远端,采取体位引流的方法。另有以下几种办法可能有一定的裨益:①将皮瓣边缘部分缝线拆除或剪开已结扎的创周边缘小静脉,用肝素、利多卡因生理盐水溶液经常擦拭,使淤滞的静脉血不断流出,直至3～5天,待毛细血管建立静脉回流,将逐渐消肿时为止,皮瓣有可能成活。②应用水蛭吸血及释放出抗凝血物质,既能减轻皮瓣肿胀淤血,又能防止血液凝固,有一定效果。③用局部降温的方法,减轻局部的新陈代谢。④用手指轻轻由皮瓣远端向蒂端按摩的方法,以利于静脉回流。有学者设计出一种自动正负压交替的装置,称为皮瓣起搏按摩器,经动物实验研究证实,其对改善静脉回流及促进皮瓣的成活有所帮助,临床初步应用也证实有效。⑤若系回流静脉损伤所致的静脉回流障碍,唯一有效的办法是应用显微外科技术行静脉吻合术或移植一段静脉。

　　二、皮瓣下血肿

　　上面已谈到皮瓣下血肿造成皮瓣坏死的原因,不仅仅是内压力的作用,血肿的毒性作用亦可使皮瓣内血管痉挛。皮瓣下血肿形成的原因有凝血机制问题,有的患者出、凝血时间在正常范围,甚至凝血酶原时间也正常,但术中常常出现出血不止。另一原因是术中止血不彻底,术中多看不出明显的出血点。如局麻药加入肾上腺素等药物(一般慎用),或应用电凝止血,或以温盐水纱布压迫止血等,都可能看不出明显的出血点;而术后由于肢体位置的固定、患者血压回升等多种因素,以及皮瓣(特别是轴型皮瓣)形成后,动脉供血丰富,静脉回流相对不足时,均可使血管内压,特别是静脉内压增加,暂时收缩的血管断口破裂出血。预防方法是:术前尽量查明有无出血倾向;术中彻底止血,选用可靠的止血方法,较大的血管以结扎止血为可靠。虽然术中止血较彻底,仍应常规放置引流条,或行负压引流,皮瓣边缘不要缝合太紧。必要时,术中、术后可预防性应用维生素 K_1、止血敏及立止血等止血药。发现皮瓣下有血肿时,宜立即拆除缝线,清除血肿,必要时再次进行手术探查,可用生理盐水冲洗;如有活跃的出血点,应设法予以结扎,然后放置半管形橡皮引流条或负压引流管。

三、皮瓣或皮管撕脱

在皮瓣或皮管转移过程中，应妥善固定与制动，以预防肢体活动或头颈活动时造成皮瓣的撕脱。临床上不乏见到因制动不佳，或患者睡梦中不自主惊叫，肢体猛烈活动而造成皮管撕脱的事故。有报道年轻患者因在床上放蚊帐，不小心踩空摔倒而造成皮管撕脱，甚至有人在断蒂手术前夜，或术前铺消毒巾，或在麻醉后去除石膏固定时，不慎将皮瓣或皮管撕脱。

发生皮瓣或皮管撕脱，一般需清创后重新缝合固定，手术至断蒂时间需重新计算。

四、皮瓣或皮管感染

一般来说，皮瓣或皮管在转移过程中较少发生严重感染。轻度感染多发生于皮瓣断蒂术后，尤其是蒂部下方有创面时。断蒂手术后局部血供较差及有张力时，更容易招致感染，且不易愈合。但在电烧伤、早期严重复杂热压伤或挤压撕脱的患者，一方面污染可能较重，另一方面是在早期清创时，难免因对失活组织辨别不准，而有坏死组织残留，则更易液化感染，甚至引起整个皮瓣都无法附着。

要预防感染，除增强全身抵抗力、合理使用抗生素外，还要注意防止厌氧菌感染；同时，对糖尿病、免疫功能缺陷或低下患者的特殊治疗亦不能忽视。

对局部清创应认真仔细，用大量盐水冲洗，必要时应用 1.5% 过氧化氢溶液、1∶1 000 苯扎溴铵或 0.5% 洗必泰溶液清洗，对失活组织应彻底清除；皮瓣转移到创面后，在皮瓣下注入有效的抗生素溶液，并放置引流条，亦有一定作用。

术后应及时观察，若发现有感染征象，要及时拆除缝线，将伤口敞开，充分引流，以防止感染扩散；伤口可应用湿敷或滴注的方法处理。

（李志海）

第九节　各种皮瓣移植

一、颞顶部皮瓣及筋膜瓣

头皮帽状腱膜表面有丰富的血管分布，从前至后至少可形成 4～5 对轴型皮瓣供区。以颞浅动、静脉顶支为蒂的颞顶部头皮瓣或筋膜瓣，国内桂世礽（1964）报道的颞动脉皮瓣，在颌面烧伤和其他畸形的治疗上包括眉再造等，均有一定应用；Harrii（1972）应用显微外科技术作颞部头皮瓣吻合血管的游离移植，修复对侧鬓角部瘢痕秃发。此后，颞顶部岛状皮瓣和筋膜瓣的应用受到进一步重视，并有了不少创新性的应用方法。

（一）应用解剖

颞顶部皮瓣（temporal-parieto scalp skin flap）的血液供应来源，为颞浅动、静脉及其分支。颞浅动脉为直接皮肤动脉，比较表浅，一般可以直接触及其搏动，必要时可用多普勒超声血流仪探出其走行，行程中有耳颞神经伴行，可以制成感觉皮瓣。颞浅动脉分布虽有很多类型，但由于头皮血管之间的交通甚多，故不管怎样设计，皮瓣一般都不会发生血供障碍。比较多见的类型是颞浅动脉主干越过颧弓根部上行约 2～4cm，即分为额支与顶支，主干长约 3～4cm，血管外径为 2.0～3.6mm。顶支在颞浅筋膜表面继续向上延伸，平均外径为 1.8mm，平均长 7～8cm，再分出 3～4 条分支与相邻的动脉间有较多吻合支，其伴行静脉为颞浅静脉，外径略粗于动脉。颞筋膜在两侧颞区皮下浅筋膜深面，从颧弓向上，前与额肌筋膜相连，向后与枕肌筋膜相连，帽状腱膜向外延续部与颞筋膜融合，很难分开。成年人颞筋膜瓣厚度约 1.5～2.0mm，较一般筋膜厚而致密。利用颞浅动、静脉既可形成皮瓣，也可单独形成颞筋膜瓣。

（二）适应证

1.颞顶部皮瓣　多用于修复额顶部或鬓角瘢痕性秃发或肿瘤切除后的缺损,另外亦可用于眉再造及男性上唇缺损的修复,带蒂移植或吻合血管游离移植均可。

2.颞顶部筋膜瓣　①可用于耳郭缺损的修复;②用于眼窝凹陷畸形、结膜囊狭窄;③用于轻度半侧颜面萎缩的充填;④用于严重烧伤或外伤后爪形手或骨、关节、肌腱裸露的患者;⑤用于鼻再造。

（三）手术方法与步骤

1.颞顶部皮瓣

(1)秃发或鬓角缺损的修复　过去对头皮缺损、瘢痕性秃发的修复仅限于小的缺损,采用广泛游离后直接缝合和局部皮瓣转移,或采用带毛发的全厚皮片点状栽植(也称"插秧法"),但这些方法常遗留秃发区,造成患者的精神负担。若采用同侧颞顶部皮瓣转移,或对侧颞顶部皮瓣行吻合血管的游离移植,则效果较好。现以吻合血管游离皮瓣为例简述如下。

1)皮瓣设计　首先剃光头发,仔细检查缺损部位的大小、范围,其次要了解受区可供吻合血管的条件,再在头皮缺损区用美蓝画出需要修复的鬓角及额颞部发际的形状与范围,一般宽度2～3cm已够,长度视需要而定。然后用消毒好的废胶片或纱布按所绘的图形剪下,放置到对侧颞顶部作比试。在画出皮瓣大小、形状前,必须先用手触摸或用多普勒超声血流仪探明颞浅动脉走行。要具体计算皮瓣转移后血管蒂的长度是否够用,皮瓣的大小、形状转至对侧后是否能吻合一致,以防出现新的创面或秃发区。

2)手术步骤　手术可在局部麻醉下或静脉复合麻醉下施行。患者取仰卧位,消毒范围应包括整个头部和面颈部,铺好无菌巾后,头部可以自由转动。手术从耳屏前颞浅动脉搏动处向前方旁开1cm作纵形切口,切开皮肤、皮下组织,找到颞浅动脉主干后仔细剥离,然后按预先画好的切口线从头皮瓣的一侧切开,直至颞浅筋膜下,在颞筋膜浅层分离,直至皮瓣的另一侧,这样就能将颞浅血管完整地保留在皮瓣内。皮瓣完全形成,彻底止血后暂时不要断蒂,用温盐水纱布包裹好备用。此时再行受区血管解剖及探查,在耳屏前扪出颞浅动脉搏动后,于血管搏动点旁开1cm作纵形切口,在腮腺上缘进行颞浅血管的游离解剖,观察动、静脉的质量、搏动情况及口径,以确定能否作为供吻合的血管。如若受区血管条件合适,随即按事先设计切除秃发区的瘢痕。受区血管及创面条件准备就绪后,再次测定比试皮瓣长短、大小无误后,即可将对侧皮瓣断蒂转移,一般断端一条血管只需上一个止血夹即可。受区及供血血管断端经清创、应用抗凝及扩张血管药物后,即可在手术显微镜下吻接。血管吻合成功通血后,转移皮瓣立即恢复血供,颜色转红润,创缘渗血,此时逐一止血缝合,皮瓣下常规放置负压引流管或半管引流条(图6-96)。

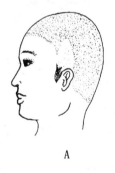 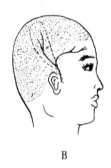 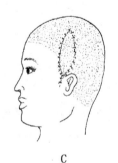 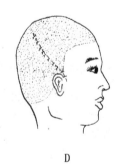

A　　　　　　　　B　　　　　　　　C　　　　　　　　D

图6-96　对侧颞顶部皮瓣修复秃发及鬓角缺损

A.左颞部及鬓角秃发　B.对侧皮瓣设计　C.吻合血管游离皮瓣转移后　D.供区的缝合

(2)眼眉再造术　应用颞顶部动脉岛状皮瓣转移行眼眉再造,经过数十年的临床实践,已成为一种比较成熟可靠的方法。只是再造的眉毛生长旺盛,有时眉毛过浓,需定期修剪,故对女性患者不能做得太宽,只要颞浅动脉及其分支完好就可选用。

1)皮瓣设计　若为单侧眉缺损,可以健侧眉作为标准,用废胶片按其大小、形状剪裁,作为单侧眼眉再造的设计依据。手术前需剃光头发,用手触摸或用多普勒超声血流仪测出血管走行,并用美蓝或1%甲紫画线。眼眉的设计必须考虑眉形,即眉之内侧可直立,外侧要逐渐向外向下,眉之长轴最好与血管走行一致,至少血管要达到眉毛全长的1/2以上,否则远端有血液循环障碍的可能。

2)手术步骤　按事先画出的切口线切开皮肤,在颞筋膜浅面找到颞浅动脉,然后沿血管走行剥离。临床经验证明,剥离颞浅动脉不必太彻底,宜多留一些血管周围组织,两边可留 0.5cm 左右的组织,形成较宽的血管蒂以防血管损伤,在剥离时发现从主干分出的小血管,均需结扎止血。在进入眉形皮瓣时需仔细观察血管的走行,一定要沿血管长轴调整皮瓣设计,皮瓣周边的出血点也应尽可能结扎止血。将所形成的岛状皮瓣从隧道通过进入眉缺损区时,一定要松弛无张力,隧道不应太窄,以防血管受压(图 6-97)。

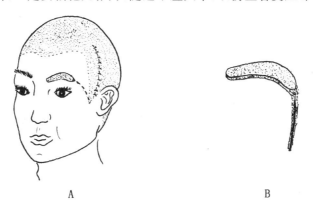

A　　　　　　　　　　　　　　　　　B

图 6-97　颞顶部动脉岛状皮瓣行眼眉再造术
A.岛状皮瓣通过隧道转移至眉缺损处　B.岛状皮瓣剥离时应留些血管周围组织

动脉岛状皮瓣行眼眉再造术后开始的数天,皮瓣动脉压高,回流不足,故皮瓣多肿胀明显,且有静脉回流障碍的临床表现,皮瓣呈紫红色,渗血多,但一般 4～5 天后即开始消肿,所以皮瓣周边留长线打包并加压包扎数天是必要的。

(3)上唇缺损的修复再造　颞顶部皮瓣带蒂转移还可用于男性上唇缺损的病例。因血液供应丰富,故一般不需延迟,术后毛发很快长出,可以代替胡须,但人中不易再造,是其美中不足之处。

1)皮瓣设计　基本上与眼眉再造的方法步骤一致,区别在于皮瓣是按上唇缺损的大小设计,多为(2.0～2.5)cm×(4.0～6.5)cm 的矩形瓣。

2)手术步骤　以耳前为轴点,仔细计算皮瓣的旋转弧,确定皮瓣设计的部位及蒂的长度。另外,皮瓣通过颧部皮下至上唇缺损部的通道时剥离要细致,注意不要损伤面神经及腮腺导管。

2.颞顶部筋膜瓣

(1)耳郭再造术　应用颞顶部筋膜瓣带蒂转移行耳郭再造,是在 20 世纪 80 年代开展耳部一期再造术的启发下逐渐发展起来的。手术设计及操作方法与颞顶部皮瓣所不同的是,手术首先作“T”字形切口,长约11cm,宽约 8cm,从毛囊下方或颞筋膜浅面向两侧翻开头皮瓣,切取长约 8～10cm、宽约 7～8cm 的颞筋膜瓣,向下翻转包裹已预先雕刻固定好的自体肋软骨耳支架,其表面再植皮,然后塑形包扎固定(参见第三十二章“耳郭整形与美容”)。术后 8～10 天拆线,但固定塑形的凡士林纱布小卷一般应在 3 周后才拆除。

除此一期再造法外,尚有在颞顶部筋膜瓣上先游离中厚植皮,二期再掀起筋膜瓣的方法。手术时揭起切口两侧的头皮瓣后随即缝合固定在两边,在中间的颞筋膜表面先植以中厚皮片,待所植皮片成活 2～3 个月后再作颞筋膜瓣转移,包裹自体肋软骨耳支架。其他操作及注意事项同上。

(2)眼窝凹陷畸形与结膜囊缩窄症的修复　血供丰富的颞顶部筋膜瓣是覆盖裸露创面的理想材料,因此可用于眼窝再造或眼睑再造。筋膜瓣的切取方法同前,血管蒂通过隧道引至眼窝部,可充填肿瘤切除后或外伤性的眼窝凹陷畸形与结膜囊缩窄症。如若腔隙很大,有时还需带部分颞肌同时移植。如若血管蒂稍短,担心筋膜瓣转移后有张力时,可将眼眶外缘的骨板凿孔,在眶上缘与眶下裂之间形成 2cm×1.2cm 的通道,让血管蒂通过以解除张力。

(3)半侧颜面萎缩症的充填治疗　半侧颜面进行性萎缩症(又称 Romberg's 症),若表面皮肤色泽正常,可于皮下潜行游离后,将颞顶部筋膜瓣转移下来充填在凹陷部位,四周可作数针固定缝合。如若嫌筋膜瓣的组织量不足,尚可于自体软骨或骨移植后,在软骨上与骨之浅面用筋膜瓣覆盖,外形则更加丰满匀称。

(4)第一、二鳃弓综合征所引起的一侧颜面短小畸形　只要检查证明同侧颞筋膜发育良好,也可用颞顶部筋膜瓣充填修整。

（5）上、下睑发育不良或下陷畸形　可用颞顶部筋膜瓣带蒂转移，通过隧道达上、下眼睑皮下，并在内眦韧带处予以缝合固定。

以上是颞顶部筋膜瓣临床应用的一些实例，若能应用显微外科技术开展吻合血管的游离移植，则还有以下一些应用范围。

（6）烧伤后爪形手或手外伤后创面的覆盖　此类手术首先必须掌握皮瓣修复的适应证，即有深部组织裸露而不宜游离植皮者。手术一般应争取分两组同时施行，一组在头部切取颞顶部筋膜瓣，另一组在手部行清创及受区血管的剥离准备，部分病例尚需行骨折复位、克氏针内固定以及关节脱位的矫正和固定，这些工作必须仔细认真地进行，如对失活组织的判断和处理，对于伤口的愈合及是否引起感染影响极大，不可忽视。此两部位工作完成后，将颞顶部筋膜瓣从蒂部切断，下一步操作按显微血管外科常规处理，在手术显微镜下吻合血管、神经，最后再在筋膜瓣上行中厚皮片游离移植。笔者曾遇一农民，男性，31 岁，右手被铡草机轧伤，致手掌腕部软组织逆行性撕脱，大、小鱼际肌挫伤，正中神经挫伤，尺动脉断裂并缺损 6cm，3～5 指血液循环差、发凉，第 3 掌骨骨折及屈肌腱外露。术中用左侧带颞浅动脉的颞顶部筋膜瓣吻合血管搭桥移植，即颞筋膜瓣近端的颞浅动脉（直径 2mm）与尺动脉（直径 2.5mm）吻合，颞浅动脉远端（直径 1mm）与指掌侧动脉（直径 1.5mm）吻合（图 6-98）；颞浅静脉（直径 2mm）与前臂尺侧一条皮静脉（直径 1.8mm）吻合。血管吻合成功，放松止血夹后血供恢复，手指血液循环立即改善，手指转红润、温暖。将颞筋膜瓣均匀地覆盖在腕部及掌心创面上，筋膜上再行中厚皮片游离移植。术后 8 天皮片成活，随访半年，功能、外形均好。

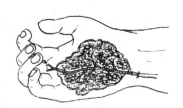

图 6-98　颞顶部筋膜瓣吻合血管游离移植，
用于伴有血管缺损的手外伤的修复

（7）拇指再造　拇指再造的方法很多，吻合血管的颞筋膜瓣包裹撕脱离断的拇指复合组织也是一种有用的方法。笔者曾收治一工人，男性，28 岁，左手拇指被机器齿轮碾断，伤后急诊来院，拇指近节指骨粉碎性骨折，末节断离，软组织从掌指关节平面以远撕脱，断端不整齐，挫伤较重，已失去再植条件。患者及单位领导既不同意足趾游离移植，又要求保留拇指长度，遂在急诊条件下清创，将断离拇指的皮肤、指甲、皮下组织剥除，保留伸屈肌腱残端及尺侧指神经。术中先将末节指骨（关节未破坏）用两根克氏针交叉固定后，缝合关节囊及周围软组织，然后缝合拇长屈肌腱及一条指神经（与近端桡侧指神经吻合），再将切取的左侧颞顶部筋膜瓣（11cm×7cm）包裹拇指创面，在手术显微镜下进行血管吻合，将颞浅动脉（直径 1.5mm）与桡动脉腕背支（直径 2mm）吻合，颞浅静脉（直径 1.6mm）与头静脉的分支（直径 2.5mm）吻合，血供恢复后再从右胸前切取 10cm×8cm 的中厚皮片移植于颞浅筋膜上，松松加压包扎。术后 8 天皮片成活良好，12 天拆线，经过 8 个月随访，拇指外形及功能良好，皮片感觉部分恢复（图 6-99）。

（8）全鼻再造　在个别情况下，鼻缺损也可用颞顶部筋膜瓣移植的方法修复，受区血管可选用面动脉及面总静脉。在治疗中要特别注意鼻尖及鼻翼部的塑形，植皮后要注意鼻腔与鼻孔的填塞，皮片成活后塑形及衬垫仍需维持较长一段时间。此法的缺点主要是筋膜与皮片仍有一定收缩，色泽较深。

（9）其他　筋膜瓣还可用于慢性溃疡、褥疮、放射性溃疡及其他难愈创面的覆盖。

3.筋膜-颞肌-骨复合瓣　以颞浅血管为蒂的颞顶部筋膜-颞肌-颅骨外板复合组织瓣的带蒂及游离移植均已用于临床。术后 5～6 天，运用骨扫描技术显示颞肌、颞深血管及骨瓣血供均良好，证实颅骨外板的血液供应也可由颞浅血管完成，这对颅骨畸形，特别是凹陷畸形的修复有一定价值。

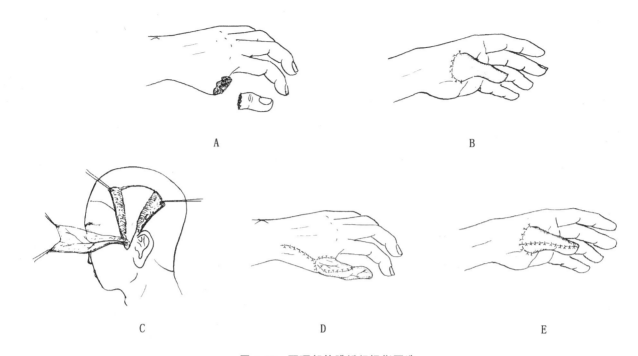

图 6-99　颞顶部筋膜瓣行拇指再造
A.伤情　B.将离断的部分剥去皮肤、指甲后固定在残端上　C.切取颞顶
部筋膜瓣　D.吻合血管筋膜瓣移植包裹拇指　E.筋膜瓣表面植皮

二、额部皮瓣

额部皮瓣(forehead skin flap)是常用的整形修复材料,应用的历史也很久远。近十余年来,由于对其血液供应有了进一步认识,方法也有改进,应用范围更有扩展。

(一)应用解剖

额部皮瓣一般包括皮肤、皮下组织及额肌 3 层,其下方为肌下疏松结缔组织及骨膜。皮瓣所包括的这 3 层连接紧密,神经和血管均位于皮下组织内,被纤维组织包绕和固定。额部皮瓣的血液供应主要包括两个系统:首先是颞浅动脉额支,其次是眶上动脉及滑车上动脉(图 6-100)。

这两组血管之间有丰富的吻合支呈网状分布,故以任何一支为供应血管,均可供养整个皮瓣并确保皮瓣的成活。颞浅动脉额支在耳屏上方约 3cm 处发出,平均外径为 1.6mm,走行于前发际区。滑车上动脉为眼动脉的终末支之一,与同名神经伴行,在眶的内上角穿眶隔向上走行,外径在 0.6mm 以上。眶上动脉出现率约为 72%,缺少者由滑车上动脉及颞浅动脉代偿,该动脉出眶上孔处,外径在 0.7mm 以上。3 条动脉间均有丰富的吻合支。额部皮瓣的静脉回流一般均为同名静脉,但颞浅静脉额支与动脉伴行的仅为 50%,且较为分散,故在手术时需特别注意。皮瓣的神经支配有面神经颞支、滑车上神经及眶上神经。

(二)适应证

1.全鼻、鼻下段及半鼻再造　额部皮瓣是首选的部位及材料。因其色泽、质地、硬度均较匹配,故再造鼻有感觉,外形又佳。

2.修复颊部缺损　包括洞穿性缺损的修复,如颊部全层缺损者,可将全额皮瓣远端反折成两层(创面对创面),内层修复粘膜层,外层修复颊部皮肤,反折部形成口角。

3.上、下唇再造　部分病例不能用邻近组织修复的广泛缺损,可采用双蒂不带毛发或带毛发的额部皮瓣修复(图 6-101)。带毛发的可用于男性患者,不带毛发的主要用于女性患者;蒂瓣可形成管状,精细的设计可使内层和外层缝合线成为红唇与白唇的交界线。

4.修复舌、口底及咽部的缺损　20 世纪 60 年代后发现使用过中线的额部皮瓣,不经延迟同样可以成活良好,这就为口内修复提供了方便。但对放疗后或有动脉硬化的老年人,仍应作对侧颞浅动脉和眶上动脉结扎延迟。

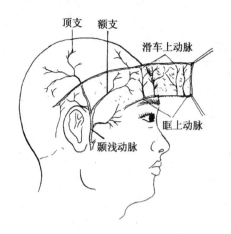

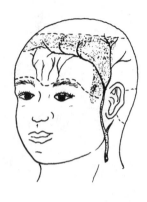

图 6-100　额部皮瓣的血液供应及动脉分布　　图 6-101　双蒂额部皮瓣的范围,上方为带毛发部,下方为不带毛发部

5.应用额肌瓣可治疗重度上睑下垂　因额部皮瓣转移后可遗留一定程度的畸形,故选用时需慎重。

（三）手术方法与步骤

1.额部皮瓣的类型与选择　可以根据组成分为肌瓣、皮下蒂皮瓣和肌筋膜瓣。临床上根据缺损的大小可分为:①全额皮瓣,即上界为发际,下界在眉缘上,中央在鼻根部可以稍低一些,两侧为颞部发际线,蒂在一侧或两侧眉外侧到耳郭后 2cm 处,这样可含颞浅血管及耳后血管在蒂内;②半额瓣,即远端不超过中线,上、下界同上,可形成岛状瓣立即转移;③部分额瓣,常用于鼻部分缺损的修复,蒂部根据需要可以在正中或额两侧。

2.额部皮瓣的分离与翻转　皮瓣应从远侧端开始分离,若蒂部为去上皮的岛状皮瓣,可将蒂部先剥离去上皮,最深也不应超过真皮下毛囊的平面,否则易损伤血管。翻转皮瓣应在额肌与骨膜之间的帽状腱膜下疏松结缔组织层,不要损伤骨膜。岛状翻转皮瓣的皮下蒂应较宽,一般与额瓣的宽度大致一致,皮瓣经颧弓的深面进入口腔,皮面转向口腔,缝于缺损处,可修复肿瘤切除后的创面(图 6-102)。

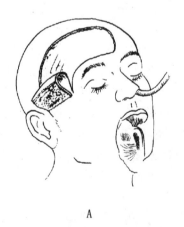

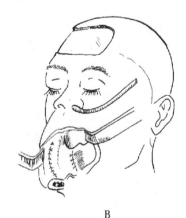

A　　　　　　　　　　　　　　B

图 6-102　岛状额部皮瓣经颧弓的深面进入口腔,修复咽侧壁肿瘤切除后的创面

简单的额肌瓣转移治疗上睑下垂时,用于悬吊的额肌瓣一定要保护好从外侧进入的神经,勿受损伤。

3.额部皮瓣行全鼻再造时常用的几种设计与手术方法　应用额部皮瓣行全鼻再造已成为首选的治疗方法,根据发际的高低及不同形态,归纳起来有以下几种设计。以眶上血管及滑车上血管为蒂的设计有:①额正中皮瓣;②额斜皮瓣;③皮瓣远端朝下的额中央皮瓣等。以颞浅血管主干或额支为蒂的镰刀状皮瓣的设计有:①镰刀状额中央皮瓣;②镰刀状额斜皮瓣;③皮瓣设计在对侧的镰刀状皮瓣(图 6-103)。

额正中皮瓣与额斜皮瓣一期再造均是以皮下蒂作为血供来源的岛状皮瓣,但也可带皮肤蒂,3 周后再作蒂部修整。其他几种类型的设计,尤其是镰刀状皮瓣,蒂部可以缝制成管状,也可在创面上先植皮,断蒂后再回复到原位。具体手术方法与注意事项参见第三十一章"鼻部整形与美容"。

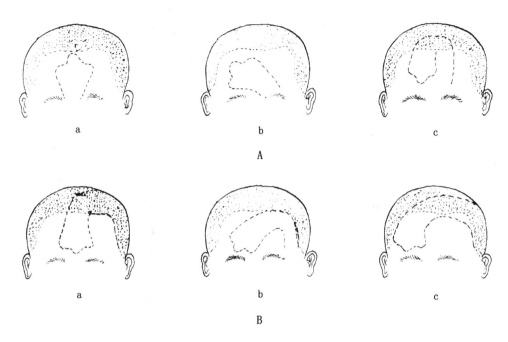

图 6-103　额部皮瓣鼻再造常用的几种设计

A. 以眶上动脉或滑车上动脉为蒂的额部皮瓣　a. 额正中皮瓣　b. 额斜皮瓣　c. 远端朝下的额中央皮瓣

B. 以颞浅动脉或其额支为蒂的额部皮瓣　a. 镰刀状额中央皮瓣　b. 镰刀状额斜皮瓣　c. 皮瓣在对侧的镰刀状皮瓣

三、耳后皮瓣

(一)应用解剖

1.耳后动脉　是起源于颈外动脉较细小的一个分支,起始端外径为 1.2mm,多数发自枕动脉起点的上方,少数起于枕动脉深段。动脉的起点在下颌角平面上方两横指处,距皮肤表面的深度为 2.1cm。耳后动脉与颈外动脉形成约 46°的夹角,紧贴乳突前沿耳根部上行,在乳突与耳郭软骨之间分为耳支与枕支。耳支发出后经耳后肌深面沿乳耳夹角沟继续上行,沿途发出数条小的横支分布于耳郭背面和耳后区,其终末支与颞浅动脉的顶支终末支相吻合。枕支也是耳后动脉的终末支之一,经胸锁乳突肌止端的表面上行,分布于耳郭后上方的头皮,其分支与颞浅动脉和枕动脉的分支均有吻合(图 6-104)。

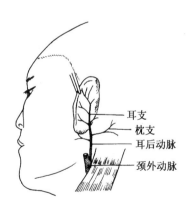

耳支
枕支
耳后动脉
颈外动脉

图 6-104　耳后动脉示意图

2.耳后静脉　耳后静脉汇集耳后动脉分布范围的静脉血与颞浅静脉顶支及枕静脉的属支交通,经耳郭后方下降,注入颈外静脉。耳后动、静脉多数密切伴行,有少数未形成大的静脉,变异较大。而颞浅动脉和静脉在耳前主干部分密切伴行,但到颞部时大部分呈相互分离,相距最远可达 2～3cm。

(二)适应证

以耳后动、静脉为蒂的耳后皮瓣(posterior auricular skin flap),可修复耳屏前区缺损、颧弓以下近中侧区的面颊部缺损,以及耳郭下半部缺损,包括烧伤后增生或萎缩性瘢痕、黑痣及血管瘤切除后等创面的修复。

(三)手术方法与步骤

1.以耳后动、静脉为蒂的耳后皮瓣

(1)皮瓣设计　根据受区皮肤缺损的形态和大小设计皮瓣。以耳后乳耳夹角皱襞为纵轴线,皮瓣最大范围可包括耳郭背面及乳突区的皮肤。在设计皮瓣时注意蒂部应有足够的长度,否则转移幅度较小,易造成张力。视需要可设计成皮肤血管蒂、筋膜血管蒂或单独血管蒂的岛状皮瓣或吻合血管的游离皮瓣等。

(2)皮瓣切取　按设计线切开皮肤,深及软骨膜和深筋膜层,沿此平面从皮瓣两侧向耳后皱襞方向剥离。当接近耳后皱襞时,由于血管位置稍深,在耳后肌群深层,应谨慎地将血管蒂分离,切勿损伤血管主干。将皮瓣完全掀起,彻底止血后将皮瓣转移至受区。皮瓣下放置引流。耳后供瓣区用中厚或全厚皮片游离移植覆盖(图6-105)。

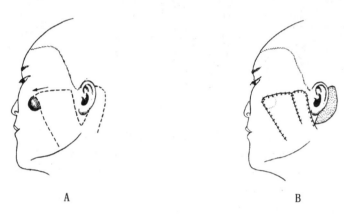

A　　　　　　　　　　　　　　　　B

图6-105　耳后皮瓣修复面颊部缺损
A.术前　B.术后

2.以颞浅动、静脉为蒂的耳后皮瓣　皮瓣设计与切取参见本章第六节"经吻合支跨区供血的反流轴型皮瓣"之"耳后乳突区反流轴型皮瓣"。

(1)用耳后反流轴型皮瓣作眼窝再造　宋建良(1992)应用该皮瓣行眼窝再造时,为防止外眦角的破坏,在眼眶外侧壁凿骨,将皮瓣经过骨性隧道引至眶内。这样可有效防止蒂部扭曲受压,且避免了外眦角的臃肿和破坏(图6-106)。

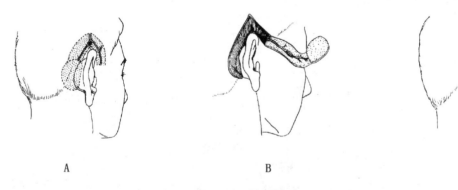

A　　　　　　　　　　B　　　　　　　　　　C

图6-106　颞浅血管筋膜蒂皮瓣眼窝再造示意图
A.皮瓣设计　B.皮瓣和血管筋膜的切取　C.眼窝再造术后

(2)用耳后皮瓣作全鼻再造　宋儒耀等(1988)报道了以颞浅动脉的额支、顶支、枕支,及耳后动脉分支和眶上动脉交通支为轴型血管的带筋膜蒂耳后皮瓣进行全鼻再造,获得成功。先在颞部设计一个"T"形切口,"T"形切口和耳后皮瓣近端切口的深度恰好在毛囊这一平面。皮瓣的两侧缘和远端深达乳突区骨膜和耳后软骨膜的表面。耳后动脉在皮瓣远端切断后结扎,将它完整地带入皮瓣内,"T"形切口掀起两侧头皮瓣后,在筋膜层内应清楚地见到颞浅动脉主干及其耳支、枕支、顶支、额支和眶上动脉的交通支。

耳后皮瓣向上方掀起后,要注意位于颅耳夹角沟内的耳后动、静脉和沿着发际走行的一条较大静脉应包括在皮瓣内。另外,还要有意地将皮瓣内侧缘的毛囊破坏。然后在耳后皮瓣的内侧缘向上向前作一弧形切口,切开头皮浅筋膜至深筋膜。将切断的颞浅动脉枕支和顶支结扎,注意保护颞浅动、静脉的额支。再沿皮瓣外侧缘向上向前作一短弧形切口,切开浅筋膜至深筋膜,在颞浅动脉耳支的下方切断并结扎颞动脉主干。此时要注意保存颞浅动、静脉额支与眶上动、静脉的交通支和颞浅动、静脉耳支的完整性。将两个弧形切口所包括的皮下组织及其内部的动、静脉和神经一并掀起,在手术侧前额的皮下形成一个宽阔的隧道,直至鼻缺损处。然后,以手术侧的鬓角为旋转中心,将耳后皮瓣通过皮下隧道转移至鼻缺损区,按常规完成全鼻再造。

（宋建良）

四、锁骨上皮瓣

锁骨上皮瓣(superclavicular skin flap)包括颈阔肌在内,亦称颈阔肌肌皮瓣,因其蒂血管为颈横动脉,故又称颈横皮瓣。皮瓣内含有颈横神经和锁骨下神经,属于良好的感觉皮瓣,较适用于四肢等需要恢复感觉功能的特殊部位的修复。锁骨上区肤色与面颊部皮肤相似,是面颈部软组织缺损修复或面部器官再造的理想供区。Morris(1983)首次报道以颈横动脉为蒂的游离锁骨上皮瓣的应用解剖;Hurwitz(1983)、曹谊林(1987)相继报道了该皮瓣的临床应用,在颌面部软组织缺损的修复中均取得了较满意的效果。汪涌(1994)对锁骨上皮瓣的血管、神经进行了显微解剖观察,给临床提供了较详细的解剖学资料。

(一)应用解剖

锁骨上皮瓣位于颈后三角的下部(即颈外三角下部)。颈后三角由胸锁乳突肌后缘、斜方肌前缘及锁骨上缘所构成。该皮瓣位于颈阔肌表面,可制成颈阔肌肌皮瓣。皮瓣的滋养血管是颈横动脉的肌支及其伴行静脉,由于伴行静脉较细小,皮瓣移植时常用颈外静脉或颈前静脉供吻接。

颈横动脉起于甲状颈干者为63.3%,颈横动脉分支,其浅支起于甲状颈干,而深支起于锁骨下动脉第2、3段者占26.7%,另有10%的颈横动脉直接起于锁骨下动脉第2段。颈横动脉发出后,在前斜角肌和膈神经前方及颈内静脉和胸锁乳突肌后方向外侧行进,并在锁骨上1.5~2.0cm处穿过颈后三角进入斜方肌深面。颈横动脉在胸锁乳突肌后缘下1/4区域发出肌皮浅支,起始端血管口径为1.1 ± 0.2mm。该肌皮支向外上或内上,有时向下发出分支,进入锁骨上区的颈阔肌及皮肤内。从起点到入皮瓣处,血管蒂长度平均为2.4cm。血管起点的体表投影在成年人为锁骨上方1.6 ± 0.6cm,离颈前中线5.3 ± 0.7cm。

颈横动脉的伴行静脉较细小,口径为1.1 ± 0.3mm,有时缺如,出现率仅为66.7%,只收集颈外侧三角底部组织、颈部斜方肌和少量锁骨上皮区的静脉血。因此,锁骨上皮瓣移植时,常选用颈外静脉或颈前静脉作为皮瓣的回流静脉,这些静脉的出现率为100%。

颈横神经又称锁骨上神经,是皮瓣的主要感觉神经,位于颈横动脉肌支的上方,自胸锁乳突肌后缘中点线穿出后,在颈阔肌深面呈扇形向下展开,于锁骨上方穿出颈阔肌。颈横神经来自颈丛,来自臂丛的锁骨下神经的内侧支、中间支在锁骨上方穿越锁骨下行之前,也有皮支进入锁骨上区的皮肤。

(二)适应证

1.锁骨上皮瓣的游离移植,可用于面、颊、颏部皮肤和皮下组织缺损的修复,也可用于鼻、耳、眼窝、唇等器官的再造。

2.锁骨上皮瓣的带蒂移植,可用于颈部食管或咽喉部小范围组织缺损的修复。

3.锁骨上皮瓣的游离移植,也可用于四肢重要功能区域小范围皮肤、皮下组织缺损的修复,或作为器官再造的皮肤覆盖。

4.锁骨上皮瓣根据需要可同时切取部分锁骨段,以制成带锁骨的复合皮瓣,扩大使用范围。但是,截除一段锁骨后,供区留下明显的功能损伤,不宜滥用。

5.锁骨上皮瓣可用于口内颊、舌和口底组织缺损的修复,对口内颊部的修复尤为适用。单纯颈阔肌肌瓣可覆盖下颌骨裸露的创面。

(三)手术方法与步骤

1.皮瓣设计 根据受区需要,在颈后三角的锁骨上区设计相应面积的皮瓣。以胸锁乳突肌后缘下中、下

1/4 交界处设 a 点,相当于颈横动脉皮支的起始处为准确的定点,可用多普勒超声仪探测。以胸锁乳突肌的止点(乳突)设 b 点,或以第 5 颈椎棘突设 b′点,或以肩峰为点 b″。ab、ab′或 ab″的连线均可构成皮瓣的纵轴,皮瓣设计在纵轴两旁。皮瓣宽度以小于 6cm 为宜,可直接缝合。因颈部是身体暴露区域,供区采用植皮或附加切口局部皮瓣转移均可留下大量瘢痕。设计皮瓣时应把颈外静脉或颈前静脉包括在皮瓣范围之内(图 6-107)。

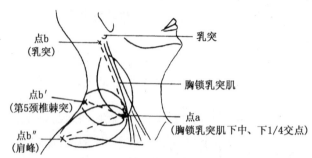

点b
(乳突)

乳突

点b′
(第5颈椎棘突)

胸锁乳突肌

点b″
(肩峰)

点a
(胸锁乳突肌下中、下1/4交点)

图 6-107　锁骨上皮瓣设计

2. 皮瓣切取　最适合用全身麻醉,选用颈丛麻醉时切勿刺伤皮瓣的滋养血管。患者取平卧位,头向对侧,肩部垫高。

(1)皮瓣血管的再定位　先在皮瓣远端切开皮肤、皮下组织及颈阔肌深面,由远蒂端向近端掀起皮瓣,借助于灯光透射辨别颈横动脉肌皮支在皮瓣内的走行方向。血管多半在胸锁乳突肌后方约锁骨上 4cm 处进入皮瓣,或是可以调整皮瓣设计。

(2)皮瓣游离　血管定位确定后,完全切开皮瓣的外侧及上端,仅保留胸锁乳突肌后缘的皮肤为皮瓣蒂,由远向近端掀起皮瓣。皮瓣从斜方肌、肩胛提肌、斜角肌表面掀起,保护好进入斜方肌的副神经和臂丛神经锁骨上部的部分分支。当皮瓣游离至胸锁乳突肌后缘时,寻找颈横动脉在甲状颈干的起始处。切断、结扎颈横动脉进入斜方肌的远端,切开胸锁乳突肌表面皮瓣内侧缘的皮瓣蒂,仅保留血管、神经不予切断,待受区准备完成后再切断之。

五、胸三角皮瓣及锁骨下皮瓣

胸三角皮瓣(deltopectoral skin flap)位于前胸上部,由胸廓内动、静脉的肋间穿支所供养。该皮瓣的皮下组织菲薄,皮肤细腻,质地、颜色及组织厚度与面、颈部皮肤相似,是面、颈部组织缺损修复的良好供区。Bakamjian(1965)报道应用胸上部区域的皮瓣带蒂移植,作咽、食管缺损的再造;Harii(1976)报道应用该皮瓣游离移植修复面、颈部皮肤缺损,并命名为胸三角皮瓣移植。

胸上部皮肤、皮下组织的血供,尚有胸肩峰动脉及其伴行静脉。胸肩峰动脉通过其胸肌支的皮肤穿支营养前胸上部的皮肤。还可利用胸肩峰动脉的皮支,直接制成独立的皮瓣供移植,称为锁骨下皮瓣(subclavicular skin flap)或肩峰皮瓣。

胸三角皮瓣在外侧可与臂三角皮瓣一并移植,构成皮瓣近、远端均有供吻合用血管的双血管蒂皮瓣,或应用组织扩张对移植皮瓣进行预扩张,以增大移植皮瓣的可供面积。

该区域的带蒂、岛状皮瓣移植,曾广泛用于手外伤皮肤缺损的修复。

(一)应用解剖

皮瓣位于锁骨下、第 4 肋间以上的区域,属轴型皮瓣。其轴心血管来自胸廓内动、静脉的肋间穿支。胸廓内动、静脉在胸骨外缘约 1cm 的区域,其肋间穿支过肋间肌,进入前胸上部的皮下。因第 2 肋间穿支有时也较为粗大,动脉直径可达 0.8～1.2mm 或更粗,可作为胸三角皮瓣的主要供养血管;第 3 肋间穿支也较粗,亦可作为皮瓣的供养血管;第 1、4 肋间穿支较细小,难以吻接。胸廓内动脉肋间穿支有 1～2 条伴行静脉,相对而言,静脉较细小,约为 0.6～2.5mm(胸肌发达及哺乳期妇女其肋间穿支动、静脉直径较为粗大)。由于伴行静脉的回流通路相对不足,因此该皮瓣游离移植术后常呈青紫,1 周内逐步好转。胸廓内动、静脉肋间穿支形成的血管蒂较短,只有 1～2cm,给移植手术带来一定的不便。

所需皮瓣面积较大时,可切取包括臂三角肌表面的皮肤、皮下组织在内的扩大胸三角皮瓣。皮瓣的一端以胸廓内动、静脉肋间穿支为蒂,另一端包括臂三角皮瓣的营养血管旋肱后动、静脉皮支。皮支从三角肌后缘中、下 1/3 区域穿过三角肌后缘进入皮下。

胸肩峰动脉及其伴行静脉,在锁骨中缘深处进入胸大肌的深面,称为胸肌支。胸肌支滋养胸大肌时,有较多的穿支进入胸部皮下,该血管又与来自腹壁上动脉血管的皮支在下胸部筋膜层构成血管网,这是胸大肌肌皮瓣及胸部筋膜瓣、筋膜皮瓣移植的血供基础。

胸肩峰动脉胸肌支的皮支,或三角肌支的皮支,从胸大肌三角肌间沟中穿出,进入胸上部的筋膜层,在锁骨下区肩峰处供养该区域的皮肤及皮下组织,这就构成了独立的、带血管游离皮瓣移植的供区,位于锁骨下方,称为锁骨下皮瓣或肩峰皮瓣。

胸肩峰动脉的皮支较为细小,其直径为 0.6~1.2mm。皮瓣移植时,可沿分支追溯到胸肩峰动脉的主干或主干属支,其直径可达 2mm 以上,而且相应地使移植皮瓣的血管蒂加长,更有利于移植手术操作。锁骨下皮瓣的静脉是胸肩峰动脉皮支的伴行静脉,也可以是单独存在的皮下静脉。

(二)适应证

1.胸三角皮瓣游离移植的应用　该皮瓣可用于额部、颊部、颏部、颈部的皮肤和皮下组织缺损的修复,也可用作眼窝、鼻、唇、咽、喉腔及颈段食管部分缺损的再造。必要时,还可修复四肢重要功能区域的皮肤和皮下组织缺损。

胸三角皮瓣供区位于身体较易暴露的体表,移植皮瓣的宽度超过 6cm 时,供区的缺损常不能一期拉拢缝合修复,需借助于游离皮片移植修复,术后供区局部可留下明显的丑态外观。

女性,特别是年轻女性应尽量避免使用本皮瓣移植。胸上部的胸骨柄区是瘢痕疙瘩的好发部位,因此,手术医师应权衡利弊,谨慎选用或避免使用本皮瓣。

2.胸三角皮瓣带蒂移植的应用　这是一种传统的整形外科组织移植的术式。由于应用了显微解剖理论及显微外科技术,从而使本术式得到改进、完善及应用范围的扩大。以胸廓内动、静脉肋间穿支为皮瓣营养的血管,可制成轴型皮瓣、岛状皮瓣、筋膜瓣或筋膜皮瓣,旋转移植修复周围的缺损,包括颈部、颏部、下半颊部皮肤及皮下组织缺损。该区也是下半面部恶性肿瘤切除后广泛软组织缺损修复或器官缺损再造首选的供区之一。带蒂移植还可用于咽、喉腔及颈部食管部分缺损的再造,咽、喉腔、颈段食管狭窄的整形。可以肯定,对于颈部器官缺损的再造,采用带蒂移植术式,远比游离移植术要来得容易且安全。

乳房癌术后,或大剂量放射线治疗后留下的胸壁顽固溃疡,可采用对侧胸三角皮瓣带蒂移植修复,但应排除供区胸廓内动、静脉受放射性损伤的可能。胸骨区或前胸区软组织或骨肿瘤切除后的皮肤、皮下组织缺损,以及骨支架缺损,在应用假体的同时,如果胸廓内动、静脉也完整无损,可取本皮瓣修复胸壁。对前纵隔的胸部食管瘘、食管狭窄进行修复时,胸三角皮瓣移植也可以是良好的选择。

3.预扩张胸三角皮瓣移植的应用　遇有颈、颏部广泛皮肤软组织缺损,或身体其他重要功能部位需要大面积皮瓣移植修复时,可于皮瓣移植之前,在其下放置皮肤软组织扩张器,使皮肤预扩张,以增加移植皮瓣的可供面积。

4.胸、臂三角皮瓣联合移植的应用　单纯胸三角皮瓣移植有时感到长度不够,不能满足需要时,可采用胸三角皮瓣与臂三角皮瓣联合移植。皮瓣的胸骨端有胸廓内动、静脉的肋间穿支,皮瓣的另一端有旋肱后动、静脉的皮支。通常采用胸骨端为蒂,行带蒂移植,修复面、颈部组织缺损,旋肱后动、静脉的皮支则与面部相应口径的动、静脉吻合。这样不但使皮瓣的长度足够,而且移植皮瓣存活的"安全度"也得到了提高。从理论上讲,联合皮瓣也可供游离移植修复缺损,但需要吻接两套动、静脉,其难度增加。

5.锁骨下皮瓣移植的应用　由于对该皮瓣轴心血管的供血范围尚未研究,故较多用于面部小范围皮肤、皮下组织缺损的修复,或用于鼻、唇部分缺损的再造。

(三)手术方法与步骤

1.胸三角皮瓣移植

(1)皮瓣设计　胸三角皮瓣的游离移植或带蒂移植,其设计方法是类同的。在胸骨旁线第 2 肋间或第 3 肋间设计点 a。取胸廓内动、静脉第 2 肋间穿支为皮瓣的血供来源时,点 a 设计在第 2 肋间胸骨旁线处;以第

3肋间穿支为皮瓣血供来源时,点a在第3肋间胸骨旁线处。通常取第2肋间穿支。点b设计在同侧肩峰。ab连线为皮瓣的纵轴,该轴相当于皮瓣血管的体表投影。皮瓣设计在纵轴两侧(图6-108)。

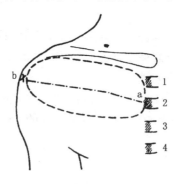

图6-108　胸三角皮瓣设计

a.第2肋间胸骨旁线交点　b.肩峰　—·—·皮瓣纵轴　-----皮瓣设计线

(2)皮瓣切取　患者取仰卧位,行全身麻醉或高位硬膜外麻醉。修复手部外伤性皮肤缺损时,多半选用局部麻醉。

1)胸三角皮瓣游离移植　首先探查皮瓣血管蒂的情况。按设计线先切开皮瓣蒂部的皮肤、皮下组织,直达胸肌筋膜。暴露胸骨旁线第2肋间时应取谨慎的操作,察看胸廓内动、静脉肋间穿支的状况。如果第2肋间穿支动、静脉能够供移植吻接,则按原计划切取皮瓣;一旦第2肋间穿支不良,则宜探查第3肋间穿支,并相应调整皮瓣的设计。

探明皮瓣血管的情况后,在胸肌筋膜下由皮瓣的远端掀起皮瓣。近蒂部时,分开肋间肌,以获取较长的血管蒂。

2)胸三角皮瓣带蒂移植　根据受区缺损修复的需要,决定皮瓣的范围、形态,及蒂部的长度和旋转移植的方式。选用轴型皮瓣、岛状皮瓣或随意型皮瓣移植。轴型皮瓣或随意型皮瓣移植,其蒂部有较多的皮肤及皮下组织相连,但移植时不及岛状皮瓣旋转幅度大。

按皮瓣设计线切开皮肤、皮下组织,直达深筋膜下,在胸肌筋膜表面掀起皮瓣,自皮瓣远端向蒂部逐步分离,防止伤及蒂部胸廓内动、静脉的肋间穿支。皮瓣掀起后作旋转移植,修复受区缺损,应防止皮瓣蒂部过度旋转及受压。如果作岛状皮瓣移植,则应将皮瓣蒂部皮肤、皮下组织一并切开,仅保留肋间穿支与皮瓣相连,移植时旋转更为方便,但也应防止肋间穿支过度扭曲及受压。

3)胸三角皮瓣移植的供区处理　手术医师仅重视皮瓣移植而忽视供区的处理是不够的。胸三角皮瓣可切取的范围,据各家报道为:宽5～12.5cm,长9～25cm。当皮瓣宽度超过6～7cm时,胸部供区的缺损往往不能一期拉拢缝合,需采取游离植皮修复。胸上部是易于裸露的部位,故供区的修复应遵循整形外科技巧细致进行。选用0.4～0.5mm厚的整张游离皮片覆盖创面,避免应用刃厚皮片、网状皮片或邮票状皮片移植,可防止供区遗留丑态瘢痕。

当皮瓣宽度小于6cm时,供区创面多半能经过周围组织潜行分离,然后一期拉拢缝合。为减少拉拢缝合时创口的张力,需仔细缝合皮下筋膜层,并使皮肤轻度外翻。最后用3-0单股尼龙线于皮内缝合皮肤,或采用5-0的尼龙线间断缝合皮肤。

2.预扩张胸三角皮瓣移植　当移植的胸三角皮瓣供区范围不够应用时,可采用皮瓣移植的预扩张技术。手术分两期进行,第一期手术是安置组织扩张器,第二期手术为进行皮瓣移植。

(1)胸三角皮瓣预扩张术　在选择皮瓣移植的区域内安置组织扩张器,一般多选锁骨下部。于胸三角皮瓣上缘作一横形切口,长5～7cm,直达胸肌筋膜下。在筋膜下作潜行分离,分离的范围相当于皮瓣设计的范围。然后将皮肤软组织扩张器埋入筋膜下的空腔内,组织扩张器的容量根据需要而定,多半为400～600ml,组织扩张器的注射阀门置于肩部或胸骨柄区。最后分层缝合皮肤。术后10天左右向组织扩张器内注射盐水,隔日或隔两日注射1次,注射盐水的量根据患者出现疼痛感,或是扩张皮肤变为苍白时停止。待达到扩张器设计的容量时,取出扩张器,进行第二期手术。

（2）预扩张胸三角皮瓣移植　　皮瓣预扩张后，在皮瓣的里面有一层纤维囊壁，可任其存在进行移植，也可将其切除后再进行移植。但切除纤维囊壁时宜谨慎，切勿伤及移植皮瓣内的轴型血管。

经过预扩张的皮瓣可供游离移植，但多半用作带蒂移植。如果预扩张皮瓣供游离移植，在安置组织扩张器时，其埋藏的位置应远离血管蒂，以防组织扩张后血管蒂周围纤维结缔组织增生，造成游离移植时血管吻合发生困难。

3.胸、臂三角皮瓣联合移植

（1）皮瓣设计　　术前用多普勒超声血流仪探查旋肱后动脉皮支在三角肌后缘的起点位置。以胸骨旁线第2肋间设计点 a，以旋肱后动脉皮支出处设为点 b，或以肩峰与三角肌止点间的中央设为点 b，ab 连线构成联合皮瓣的纵轴。皮瓣设计在纵轴两侧（图 6-109）。

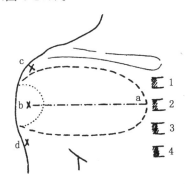

图 6-109　胸、臂三角联合皮瓣设计

a.第 2 肋间胸骨旁线交点　b.c、d 连线中点　c.肩峰　d.三角肌上点

— · — · 皮瓣纵轴　----- 皮瓣设计线　……… 背侧臂三角皮瓣设计线

（2）切取步骤　　在三角肌后缘 1cm 处纵形切开皮肤，探查旋肱皮支及其伴行静脉，它们在三角肌后缘中、下 1/3 交界处，由三角肌深面向三角肌表面的深筋膜层分布。追寻到三角肌深部，分离该血管。按整个皮瓣设计线切开皮肤，直达深筋膜下。当臂三角肌区血管蒂切断后，在三角肌表面掀起皮瓣，并继续向胸部到胸骨部掀起皮瓣，直到皮瓣到达近蒂部时。保护好胸廓内动、静脉的肋间穿支及静脉血管蒂至足够长度，并加以切断。供区的创面修复同胸三角皮瓣移植。

4.锁骨下皮瓣移植的设计及切取方法　　在锁骨下区近胸大肌三角肌间沟处，用多普勒超声血流仪探查胸肩峰动脉皮支出现的部位，约在锁骨下方 6～7cm，即头静脉沟区。以皮支穿过处为点 a，肩峰为点 b，ab 连线作为皮瓣的纵轴。皮瓣设计在纵轴两侧。

皮瓣切取时，先作锁骨下 6～7cm 处的横切口，暴露胸大肌三角肌间隙，仔细解剖皮下可能出现的细小动、静脉，一一予以保护。沿细小血管追寻主干，一旦见到皮瓣动脉及静脉后，根据血管的走行方向，调整皮瓣的设计，并作切口。皮瓣均在深筋膜深层掀起。由于皮支细小，故常设计为小皮瓣，修复小面积皮肤、皮下组织的缺损。曹谊林应用该皮瓣移植修复面颊部皮肤缺损，及行部分鼻缺损再造共 10 例，其中 9 例存活、1 例失败。皮瓣供区创面均能一期拉拢缝合。

（宋建良、王炜）

六、臂三角皮瓣及三角肌皮瓣

1980 年有人应用三角肌瓣移植修复肩部创口，同样三角肌皮瓣也可被用作局部转移或游离移植。从减少供区遗留功能和外形损害出发，三角肌皮瓣是较少被考虑选用的供区。但是，三角肌表面的臂三角皮瓣已被临床医师们所推荐。

臂三角皮瓣（deltoid skin flap）首先由 Fianklin（1984）系统地作了解剖及临床应用的论述。Russell（1985）报道了 10 例臂三角皮瓣移植者，9 例获成功，皮瓣面积为 4cm×6cm～33cm×13cm 不等。

臂三角皮瓣位于上臂后外侧三角肌表面，是一块薄型游离皮瓣。皮瓣设计及切取方便，皮瓣的血管直径适宜吻合，并有感觉神经进入皮瓣。移植皮瓣的面积较小时，供区可一期缝合闭合。如果面积较大，则需游离植皮修复,但其瘢痕及色素沉着区域易于暴露,有碍美容。

(一)应用解剖

臂三角皮瓣位于三角肌表面,是轴型皮瓣,由旋肱后动脉及其伴行静脉滋养,臂外侧皮神经随血管进入皮瓣。

旋肱后动脉是腋动脉第3段的分支。旋肱后动脉和伴行静脉与臂丛神经一起经过肱骨后方,穿过四边孔(上界小圆肌、下界大圆肌、外界三头肌外侧头、内界三头肌内侧头)行进在三角肌深面,并供养三角肌。神经的肌支支配三角肌、小圆肌等。神经皮支与旋肱后动、静脉皮支一起,在三角肌后缘中、下1/3区域,穿出三角肌、三头肌间沟,返转向前,进入三角肌表面的深筋膜层内,分布于三角肌表面和上臂后外侧的皮肤及皮下组织(图6-110、图6-111)。

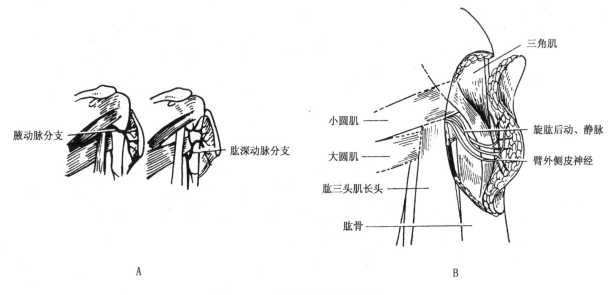

图 6-110 三角肌皮瓣血管、神经解剖

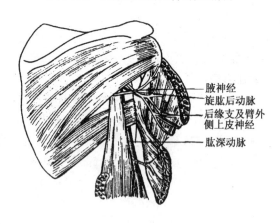

图 6-111 臂三角皮瓣应用解剖

(二)适应证

1.三角肌皮瓣可局部转移修复肩、背部有骨或深部血管、神经外露的创面,也可应用单纯的三角肌转移覆盖肩、背部创面,并在肌肉表面游离植皮。一般较少考虑选用游离三角肌皮瓣移植。

2.臂三角皮瓣适用于小范围皮肤缺损的修复。该皮瓣是手掌、手背皮肤缺损修复的良好选择,也可用作足背、足底皮肤缺损的修复。

3.如果要切取较大的臂三角皮瓣移植时,若宽度超过8cm,可应用组织扩张器先埋在皮瓣下作预扩张,使供区提供较多的移植组织。在切取皮瓣后,供区创面可缝合。

（三）手术方法与步骤

1. 在肱骨内上髁与肩峰间画一连线，该连线与三角肌、三头肌间沟的交叉点为点 a，点 a 邻近于旋肱后动、静脉皮支及神经进入皮瓣的部位，即皮瓣的蒂部。为准确划定点 a 的部位，可借助于多普勒超声仪在三角肌、三头肌间沟中探测。以肩峰顶点为点 b。ab 连线为臂三角皮瓣的纵轴。皮瓣设计在纵轴的两侧（图 6-112）。

2. 患者取仰卧位，供区肩部垫高，使肩后区暴露，多采用全身麻醉。

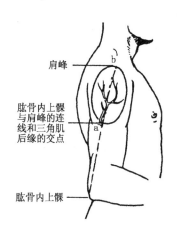

图 6-112　臂三角皮瓣设计

按皮瓣设计线切开皮肤，直达深筋膜深层、肌膜表面。在点 a 区留有 2～3cm 宽的皮肤暂不切开，留作蒂部，以保护皮瓣蒂部血管。在深筋膜深层解剖分离，由皮瓣远端向蒂部掀起皮瓣。边分离皮瓣，边在皮瓣深筋膜表面观察旋肱后动脉的部位。从三角肌、三头肌间沟处向前提起三角肌的后边缘，可见肌肉下方的血管、神经分布。为分离切取较长的血管蒂，可切断、结扎旋肱后动脉到肌肉上的分支，但勿伤及腋神经到三角肌的肌支。待血管神经蒂有足够长度，并在受区准备完成后，切断皮瓣的皮肤蒂及血管神经蒂，供游离移植。

3. 切取的皮瓣宽度在 5～6cm 时，供区可以一期拉拢缝合；超过 7～8cm 宽度时，供区常需用游离植皮修复。为防止供区于身体易暴露区域留下丑陋瘢痕，在供区修复时可采用整形美容外科无创伤技术，使皮下组织密切对合。皮肤用 5-0 丝线间断缝合，或用 3-0 单股尼龙线作皮内缝合。供区如用游离植皮修复时，瘢痕可暴露于体表。

（王炜、孟宪玉）

七、上臂外侧皮瓣

上臂外侧皮瓣（lateral upper arm skin flap）位于上臂外侧。皮瓣血供主要来自桡侧副动脉，属知名血管，具有血管蒂长、走行恒定、口径粗、易于解剖等优点。血管口径粗，可作为游离皮瓣修复远处创面；也可形成顺行或逆行转移修复肩及肘部创面。带有恒定皮神经的属于良好的感觉皮瓣。

（一）应用解剖

上臂外侧皮瓣的主要供血动脉为肱深动脉及其终末支桡侧副动脉和桡侧副动脉后支。肱深动脉大都直

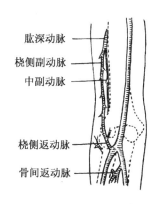

图 6-113　上臂外侧皮瓣解剖示意图

接起源于肱动脉，同桡神经伴行，进入桡神经沟内，通常在桡神经的后外或后内方下行，于三角肌止点处分为中副动脉和桡侧副动脉。桡侧副动脉在三角肌止点下 4cm 处又分为前支和后支。前支在肱肌与肱桡肌间隙内随桡神经下行，位置较深，向前进入前臂部，对皮瓣的血供构成关系不大；后支从桡侧副动脉分出后，沿臂外侧肌间隔后方，在肱桡肌和肱三头肌之间下行，位置逐渐浅出，其终末支进入肱桡肌和桡侧腕长伸肌，在走行中发出 1～6 个皮支，分布于上臂外侧皮肤。桡侧副动脉的肌支有 6～19 支，皮瓣游离移植时肌支都要一一结扎。真正构成上臂外侧皮瓣血供的血管蒂为桡侧副动脉及其后支，其起始端外径为 1.1mm，平均长度为 6.1cm（图 6-113）。

上臂外侧皮瓣的静脉分浅、深两组。浅静脉是头静脉，位于浅筋膜深面，沿肱二头肌外侧沟上行，进入三角肌、胸大肌沟内，沿途有皮下静脉注入，在三角肌止点处其外径为 3.1mm。深静脉为肱深静脉及桡侧副静脉，与同名动脉伴行，在三角肌止点处其外径为 1.9mm，稍粗于伴行的动脉。皮瓣游离移植时，浅、深两组静脉可依据受区的条件和需要，分别或同时与受区的静脉吻合，以确保静脉血回流通畅。

皮瓣的感觉神经主要是臂外侧皮下神经，在三角肌止点下 2.6cm 处穿出臂外侧肌间隔，分布于臂外侧下部皮肤。皮瓣移植时只要吻接臂外侧皮神经即可。

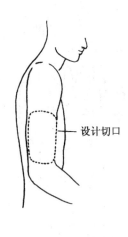
—设计切口

**图 6-114　上臂外侧
皮瓣切取范围示意图**

（二）适应证

1. 游离移植　该皮瓣血管解剖位置恒定，极少变异。动脉起始端口径平均为 1.1mm，伴行静脉更粗，有利于血管吻合，可游离移植修复四肢软组织缺损。皮瓣内携带有较粗的臂外侧皮神经，可用于手、足部的感觉功能重建。

2. 岛状转移　桡侧副动脉与肱深动脉相连。如果血管蒂位于近端顺行转移时，皮瓣可以向上修复肩部及上臂创面；如果血管蒂向远端逆行转移时，可修复肘部或前臂上部的创面。

（三）手术方法与步骤

1. 皮瓣设计　三角肌止点与肱骨外上髁的连线为臂外侧肌间隔和桡侧副动脉后支的体表投影。以该连线作为皮瓣设计纵轴，皮瓣的上界可达三角肌止点上方 5cm，下界可达肘部或肘下 5cm，前后界宽度在 5cm 之内，供瓣区可直接拉拢缝合，以不超过上臂前后正中线为合适（图 6-114）。为确保手术成功，术前可用多普勒超声血流仪探测桡侧副动脉的确切走行位置。

2. 皮瓣切取　沿设计线先作皮瓣后侧或远端切口，在深筋膜下向前分离至上臂外侧肌间隔，再作内侧切口，同样在深筋膜下向前分离至外侧肌间隔。循皮支血管向肌间隔深面解剖，仔细寻找位于肌间隔深面的桡侧副动脉后支，最后根据皮瓣转移形式决定蒂部位置及长度等。据芮永军报道，切取皮瓣时不必将头静脉包含在内，伴行静脉已足够维持皮瓣动、静脉循环的平衡。当需要同时修复神经缺损时，可将臂后侧皮神经及前臂后侧皮神经包含在皮瓣内，以提高皮瓣应用的质量。供区创面行中厚植皮。

八、上臂内侧皮瓣

上臂内侧皮瓣（medial upper arm skin flap）属于多源性供血皮瓣。Daniel（1975）在尸体解剖研究的基础上，首先提出了该皮瓣的临床应用。国内高学书（1982）也对该皮瓣进行了详细的解剖学研究。由于该皮瓣的动脉分支比较多，变异较大，手术有一定难度和风险，临床应用的报道并不多。但该皮瓣部位隐蔽，皮瓣较薄，皮肤纹细，质地好，是修复颌面部较为理想的供区，可以谨慎用之。

（一）应用解剖

根据李吉（1993）的统计资料表明，上臂内侧皮瓣的主要皮动脉有下列 6 支。

1. 尺侧上副动脉　是臂内侧皮瓣的主要血管蒂，多数起自肱动脉（88.6%），亦有起自肱深动脉（8.6%），少数起自肩胛下动脉（2.8%）。尺侧上副动脉发出后，逐渐向尺神经靠拢，贴附在尺神经内侧深面。其起始段位置较深，于臂中、下 1/3 交界处，穿过臂内侧肌间隙，到达臂的后方，位置较浅。在其走行过程中发出约 5～14 条肌支、1～4 支皮支。尺侧上副动脉起端外径平均为 1.7mm，血管蒂长 8.0～14.0cm。

2. 臂内侧皮动脉　起自肱动脉各段，出现率为 83%，大多数可出现 1～3 支，最多可达 7 支。皮动脉的长度平均为 5.0～6.0cm，平均外径 1.0mm。此动脉亦可作为该皮瓣的血管蒂。

3. 肱深动脉皮支　多发自肱深动脉的起始段，外径为 1.5mm，分布于臂内侧皮瓣的上部。

4. 肱浅动脉　多起自肱深动脉中段，出现率为 11%，外径较粗，一般在 2.0～2.5mm。

5. 腋动脉皮支　多数起自腋动脉中段，平均外径为 1.5mm，出现率仅为 5.4%。

6. 尺侧下副动脉　在胸大肌起点下方约 18cm 处直接发自肱动脉内侧缘，平均外径为 1.5mm，长度为 1.4cm。皮支出现率仅为 4%，分布于臂内侧下部的皮肤。

根据上臂内侧皮瓣各皮支的解剖特点，以选用尺侧上副动脉为佳，因该皮支动脉蒂长、位置恒定、解剖便利、口径较粗、血供范围大。如果尺侧上副动脉缺如或不发出皮支，则其他皮动脉就会变得粗大，其他粗大的皮动脉亦可作为血管蒂。术中根据解剖所见可灵活掌握。

上臂内侧皮瓣各供血动脉均有伴行静脉，分别注入相应的静脉主干。除伴行静脉之外，上臂内侧皮瓣的主要浅静脉是贵要静脉及其属支，它们口径粗，收集范围广。该皮瓣大部分静脉血通过贵要静脉回流。贵要静脉在肘窝前方穿于前臂内侧皮神经分支之间，沿肱二头肌内侧缘上行至臂中点稍下方，穿过深筋膜，循肱静脉内侧向外，至肱静脉近端再注入肱静脉，末端外径为 4.8mm，有 1～6 条属支，这些属支在皮下组织内互相吻合,呈弓状或网状。贵要静脉与头静脉之间还有直接交通支。手术中以贵要静脉作为皮瓣的静脉蒂比较合适,血管易于吻合,成功率高。

上臂内侧皮瓣的神经主要为臂内侧皮神经。该皮神经起自臂丛内侧束,经腋动脉之间达臂部,经肱动脉前面转至其内侧,行于贵要静脉的内侧,在臂中点稍下方穿深筋膜进入浅筋膜后一分为二,分别沿贵要静脉两侧下行。该皮神经在肱动脉上段时其横径为 2.3mm(图 6-115)。

(二)适应证

1.带蒂转移　　以尺侧上副动脉为血管蒂的上臂内侧皮瓣,可修复上臂上部和腋部创面;以尺侧下副动脉为蒂的逆行皮瓣,可用于修复肘部及前臂近端创面。

2.游离移植　　因该皮瓣皮下脂肪少,富有弹性,色泽好,部位也较隐蔽,是修复颌面部软组织缺损的理想供区。

(三)手术方法与步骤

1.皮瓣设计　　在上臂内侧以肱二、三头肌肌间沟为纵轴设计皮瓣,皮瓣形状不受限制。由于该皮瓣血供丰富,吻合支较多,皮瓣的切取面积有很大的可塑性。一般上界为腋窝皱襞边缘,下界为内外髁的连线,前界为上臂的前正中线,后界为上臂的后正中线(图 6-116)。皮瓣最大可切取 8.0cm×20.0cm,必要时可向下及向外扩展至臂外侧。

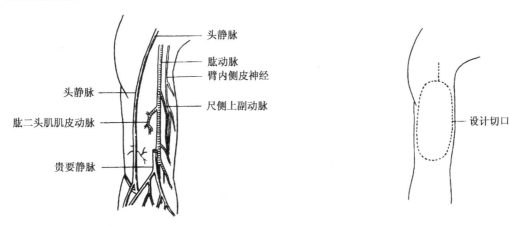

图 6-115　上臂内侧皮瓣血管及神经分布示意图　　　　图 6-116　上臂内侧皮瓣设计示意图

2.皮瓣切取　　在皮瓣近端正中沿肱二头肌肌间隙作一长约 5cm 的纵切口,依次切开皮肤和深筋膜,在肱二头肌肌间隙内找到肱动、静脉。然后在皮瓣后缘或前缘作纵形切开至深筋膜,在肌膜和深筋膜之间隙游离皮瓣,会合至内侧肌间隙后,切开皮瓣远端,找到血管神经蒂。但必须注意尺侧上副动脉位于尺神经的内侧深面,需将两者仔细分离,切勿损伤尺神经。

上臂内侧供瓣区无论面积大小,均可采用中厚皮片修复。直接缝合易引起瘢痕增生。

九、上臂后侧皮瓣

上臂后侧皮瓣(posterior upper arm skin flap)是一种带感觉神经的小型皮瓣。其部位隐蔽,血管蒂恒定,口径一般在 1～2mm,可作为游离皮瓣的供区;皮瓣切取时不损伤重要的血管神经组织,也不影响上肢的功能;供区创面在 5～6cm 内均可直接缝合。Masquelete 和 Rinaldi(1985)对上臂后侧皮瓣进行了详细的解剖学研究,并报道了 5 例成功的经验。国内仅见高建华(1989)对该皮瓣进行了 52 例成人上肢防腐尸体的解剖研究,临床应用了 4 例,其中 2 例为游离移植,效果良好。

上臂后侧皮瓣自 Masquelete(1985)报告以来,国内外应用的报道文献并不多,主要是因为上臂后侧皮下脂肪比较丰厚,皮瓣相应臃肿,皮瓣的部位亦给手术增添了困难。另外,因血管口径较细,手术风险大,笔者曾应用该皮瓣修复虎口,认为其适应证不广,尤其是游离移植,不乏有失败可能,故提醒临床医师应谨慎选用。

（一）应用解剖

上臂后侧皮瓣的血供主要由肱动脉或肱深动脉直接发出的上臂后侧皮动脉供给。Salmon 曾详细记述过这一起源于肱动脉的大皮支，并根据该皮支的起源、走行等解剖特点，称之为三头肌内侧头动脉。由于该动脉与上臂后侧皮神经伴行，故称之为上臂后侧皮动脉。

上臂后侧皮动脉起源于肱动脉内侧，根据高建华报道的中国人解剖学资料，主要起自肱动脉（76.9%），其次为肱深动脉（19.2%）和腋动脉（3.9%）。而 Masquelete 资料表明主要起源于肱深动脉或直接腋动脉。国内外的资料有一定差异。尽管起点不甚一致，但主干很恒定，均自背阔肌肌腱与肱三头肌长头交角外侧 2cm 处越过肱三头肌长头之间，经纤维束蒂下方穿越肱腱膜（图 6-117）。

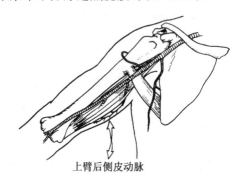

上臂后侧皮动脉

图 6-117　上臂后侧皮瓣动脉大体观

上臂后侧皮动脉沿途发出分支营养上臂后区皮肤，其皮肤供血区域有较大差异。经显微解剖和灌注标本显示，皮瓣面积可达 13cm×7cm。

上臂后侧皮动脉起始部外径平均为 1.4mm（1.0～2.5mm），蒂长平均为 6.2cm（4.0～8.0cm）。上臂后侧皮动脉一般有 1～2 根静脉伴行，外径为 1.3±0.3mm。

该皮瓣感觉由上臂后侧皮神经支配（支幅为 1.3±0.3mm），该皮神经与血管蒂伴行。它是桡神经发出的第 1 中间感觉支。经临床调查，该皮瓣区域的两点分辨觉在 2.0～2.5cm 之内。

（二）适应证

1.上臂后侧皮瓣具有质地优良、色泽与面部一致等特点，特别适用于面部创面的修复。该皮瓣还具有一定的感觉功能，也适用于手部创面的修复和感觉功能的重新建立。

2.岛状转移安全可靠，可用于各种原因引起的腋窝、侧胸壁等邻近部位软组织缺损的修复。

（三）手术方法与步骤

1.皮瓣设计　作硬膜外麻醉或全身麻醉。患者取仰卧位，前臂上举，将手置于头顶部。用美蓝先标记出肱三头肌和背阔肌的体表标志，然后在背阔肌与肱三头肌交角处与鹰嘴之间画一连线。该连线的上 1/2 为上臂后侧皮动脉的体表投影。动脉的皮肤线出点位于背阔肌与肱三头肌交角外 2cm 处。皮动脉的体表投影线为皮瓣设计的纵轴线。根据受区面积的需要设计相应大小的皮瓣。如为岛状转移，应充分考虑蒂的长度，以免蒂部张力过高而影响皮瓣血供。

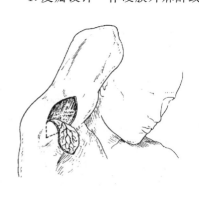

图 6-118　上臂后侧皮瓣
设计、手术体位和切取

2.皮瓣切取　根据血管蒂的解剖位置，切取皮瓣应从内外两侧或远端逆行方向进行。切开皮瓣设计缘后至肌膜表面，在此解剖层由远端向近端掀起皮瓣，约至近端 1/3～1/2 处可见上臂后侧皮动脉和伴行静脉。保护好深面的血管神经蒂，确认血管神经蒂在皮瓣内后再切开皮瓣近端，然后游离血管蒂至三头肌与背阔肌交界处的血管起始部（图 6-118）。

该皮瓣一般有 1～2 条伴行静脉，仅作伴行静脉的吻合就能满足静脉血回流的要求，故无需再吻合浅静脉。上臂后侧皮神经是该皮瓣的感觉神经，一般性创面的修复不需要考虑吻接神经，但对于特殊部位如手掌、虎口、足跟等要求重建感觉时，最好能选择受区合适的感觉神经与上臂后侧皮神经吻合。

对供区创面的处理,皮瓣宽度小于 6cm 时,可直接拉拢缝合。直接缝合有困难时,可作中厚或全厚植皮。

十、前臂桡侧皮瓣

杨果凡(1981)首先报道了前臂皮瓣的临床应用,随后,王炜、张涤生、鲁开化等先后报道了前臂逆行岛状皮瓣修复手部创面的应用。郑玉明(1985)报道了带桡骨块的前臂逆行复合岛状皮瓣行一期拇指再造的成功经验,使前臂皮瓣的应用范围不断扩大。

通常所称的前臂皮瓣是指以桡动、静脉为蒂的前臂桡侧皮瓣(radial forearm skin flap)。桡动脉主干血管发出众多分支形成丰富的血管网和吻合支营养整个前臂皮肤,是前臂皮瓣的解剖学基础。该皮瓣具有血管口径粗、位置浅表、解剖变异少、手术操作简便、皮瓣质地和色泽好、皮下脂肪少及厚薄均匀易塑形等诸多优点,曾在临床广泛应用。但是前臂会遗留明显的瘢痕而影响美观。其最大的缺点是,皮瓣切取后使前臂牺牲一条主要血管,损失较大。现在越来越多的学者认为在选择使用该皮瓣时应慎重,必须严格掌握手术适应证,并主张皮瓣切取后应移植静脉将桡动脉重新修复。

(一)应用解剖

前臂桡侧皮瓣的血供主要来自桡动脉,有两条恒定的伴行静脉。桡动脉自肘窝处从肱动脉分出后,沿肱桡肌深面向下走行,其内侧上 1/3 为旋前圆肌,下 2/3 为桡侧腕屈肌。动脉后方自上而下依次为旋后肌、指浅屈肌、拇长屈肌及旋前方肌。桡动脉依其与肱桡肌的位置关系可分为两部,上 2/3 被肱桡肌掩盖,平均长度约 11.7cm,称为掩盖部;下 1/3 段位置浅表,直接位于皮下,仅被浅、深筋膜覆盖,平均长度约 10cm,称为显露部(图 6-119)。

桡动脉起始端的外径平均为 2.7mm,前臂中部掩盖与显露两部交界处的外径为 2.3mm,故桡动脉皮瓣的远、近两端均可作受区动脉吻接之用。桡动脉主干,除了近端发出的桡侧返动脉和远端掌浅支两大分支之外,构成皮瓣血供的主要是在前臂行程中从两侧发出的许多皮支和肌支。其中掩盖部的皮支有 0~10 支;显露部的皮支约 4~18 支,平均 9.0 支。桡动脉掩盖和显露两部皮支的外径在 0.1~1.1mm 之间,大部分为 0.2~0.5mm。这些皮支在前臂皮下组织内形成丰富的血管网,并且与尺动脉皮支、骨间动脉皮支、肱动脉下端皮支等也有广泛的吻合,使皮瓣的切取范围远远超过了桡动脉皮支所供应的范围,皮瓣最大面积可达 35cm×15cm。

前臂皮瓣的回流静脉可选用头静脉或与桡动脉伴行的桡静脉。头静脉是前臂皮瓣主要回流的浅静脉,起自手背桡侧,沿前臂桡侧上行,与桡侧皮神经伴行,在肘窝处分别注入肘正中静脉或头静脉。在前臂中部,头静脉口径平均为 2.8mm。前臂皮瓣游离移植时,多以头静脉作为回流的主干。桡动脉伴行的两条桡静脉,平均外径为 1.3mm。皮瓣移植时单纯吻合桡静脉,皮瓣也能存活。

前臂外侧皮神经是肌皮神经的一个终末支,在肘窝肱二头肌腱外侧穿出深筋膜,位于头静脉深面,其上端横径平均为 3.0mm,可作为感觉皮瓣的吻合神经(图 6-120)。

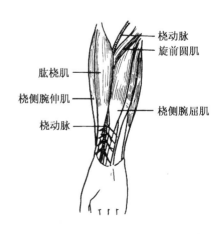

图 6-119　前臂桡动脉解剖示意图

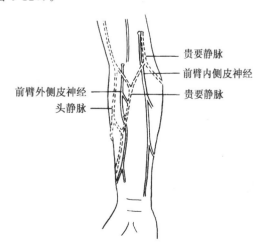

图 6-120　前臂浅静脉与皮神经

(二)适应证

前臂皮瓣的血管恒定、蒂长、口径粗、易于吻合,是临床游离移植使用最多的皮瓣之一。由于皮肤色泽好、质地柔软,较适合于面颈部软组织缺损的修复及器官再造。

1.口腔颌面部软组织缺损的修复　包括颌面部肿瘤切除术后软组织缺损、外伤瘢痕遗留畸形,及口底软组织缺损的修复等。

2.器官再造　如全鼻再造、阴茎再造、舌再造、眼窝再造等。

3.手部创伤引起的大面积皮肤软组织缺损的修复　可用于手部严重瘢痕挛缩畸形,切瘢畸形矫正后深部组织裸露者,以及虎口挛缩矫正后的创面修复。

4.拇指再造　该皮瓣切取后要牺牲桡动脉主干,对手部血供有一定影响,而且术后供瓣区留下明显的瘢痕,影响美观,尤其对年轻女性,选择时应慎重。特别要强调的是,不能轻易切取前臂皮瓣去修复下肢等次要部位的皮肤软组织缺损。

(三)手术方法与步骤

1.皮瓣设计　在肘窝中点与腕部桡动脉搏动点作一连线,该连线为桡动脉的体表投影,也是皮瓣设计的纵轴线。

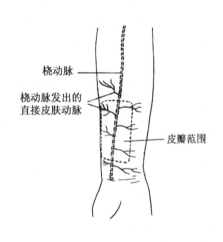

图6-121　前臂皮瓣设计示意图

由于桡动脉在显露部的分支明显多于掩盖部,因此前臂皮瓣游离移植时,应以桡动脉下段为纵轴。修复手部创面行逆行岛状转移时,皮瓣的旋转轴应位于桡动脉搏动处,皮瓣常设计在掩盖部。前臂皮瓣切取范围根据形态学资料,可以包括整个前臂皮瓣,并可延至肘上。但在实际应用时,上界应不超过肘窝下2cm,同时保留贵要静脉及其表面皮肤,不予切取,以利于手部的静脉回流及保证前臂的功能(图6-121)。

2.皮瓣切取　手术在气束止血带下进行。根据设计线,在皮瓣的桡、尺侧作适当的纵形切口。循深筋膜与肌膜之间向中线作锐性分离。尺侧分离至桡侧腕屈肌腱,桡侧分离至肱桡肌腱,注意勿损伤自桡动脉发出的细小分支。必须从桡动、静脉的深面掀起皮瓣,仔细结扎桡动脉发出的肌支。皮瓣切取有两种方式:①游离移植。切断皮瓣远端的前臂正中静脉、头静脉、桡动脉及其伴行静脉,分别一一结扎。此时已形成带桡动、静脉和头静脉蒂的前臂皮瓣。放松止血带后,观察皮瓣血液循环,确定皮瓣血供良好无误时,再切断血管蒂,确切结扎供区血管。②逆行岛状转移。前臂皮瓣在桡动、静脉近端切断之前必须用血管阻断夹阻断血供,观察手与前臂逆行皮瓣的血供情况。无异常时即可将桡动、静脉血管束近端切断并妥善结扎。皮瓣就可以通过皮下隧道行至受区进行修复。如果皮瓣体积过大,通过隧道有困难时,可以直接切开皮肤,并作适当分离以减少蒂部张力,供瓣区取中厚皮修复。

十一、前臂尺侧皮瓣

以尺动、静脉为血管蒂的前臂尺侧皮瓣(ulnar forearm skin flap),是继桡动脉皮瓣之后在临床上又被广泛应用的前臂皮瓣之一。此皮瓣较桡侧皮瓣位置隐蔽,皮瓣薄而柔软,毛发及皮下脂肪较少,是手外科和整形外科较常用的皮瓣。应用形式可分为吻合血管的游离移植和岛状转移,也可带上尺侧腕屈肌或掌长肌形成肌皮瓣,以扩大皮瓣的应用范围。

(一)应用解剖

尺动脉根据是否被肌肉掩盖分为两部。上1/3位置较深,位于旋前圆肌和指浅屈肌深层,称为掩盖部,其向下行于指浅屈肌和尺侧腕屈肌所形成的尺侧沟内。近腕部时,尺动脉行于尺侧腕屈肌与指浅屈肌的间隙内,位置浅表,仅被深筋膜覆盖,也称非掩盖部。在尺动脉下2/3非掩盖部,从两侧发出桡侧皮支和尺侧皮支。桡侧皮支平均为4.8支,发出后即分布于前臂掌面皮肤,并与桡动脉的尺侧皮支吻合。尺侧皮支较少,平均为

2.3 支,发出后经尺侧腕伸肌腱深面,分布于前臂背面皮肤。尺动脉有两条恒定的伴行静脉,口径比尺动脉略细,其间有数量不等的交通支。皮瓣逆行转移时,静脉血回流主要靠伴行静脉;游离移植时,静脉回流既可通过伴行静脉,也可利用贵要静脉。贵要静脉起自手背尺侧,沿前臂尺侧上行,在肘窝处分别注入肘正中静脉或肱静脉。皮瓣神经为前臂内侧皮神经,与贵要静脉伴行。

（二）适应证

适应证基本上与桡侧皮瓣相同,但切取后在前臂要留下明显瘢痕,影响美观,对于年轻女性须慎用。皮瓣切取后要牺牲前臂一条主要血管,对手部血供有一定影响。如时间允许,可切取自体静脉修复,以恢复血供,减少手部损害。

（三）手术方法与步骤

1.皮瓣设计　尺侧皮瓣以尺动脉在前臂走行的体表投影为纵轴,在前臂掌面尺侧半形成皮瓣。皮瓣上界可达前臂上、中 1/3 处,下至腕横纹,外界为桡动脉的内侧缘,内界为前臂尺侧缘。在该范围内,根据受区需要,可设计出合适的顺行或逆行皮瓣(图 6-122A)。

2.皮瓣切取　根据皮瓣转移形式,先在皮瓣的上极或下极切开皮肤,显露尺动、静脉血管蒂,然后在皮瓣两侧依次切开皮肤及深筋膜。在深筋膜下从皮瓣两侧向中线解剖游离,在接近指浅屈肌与尺侧腕屈肌之间时,必须在筋膜下分离,以保证尺动脉皮支完整地包含在皮瓣内(图 6-122B)。待皮瓣完全游离后,逆行转移阻断血管蒂近端 5～10 分钟,若皮瓣和手部血液循环良好,即可结扎近端血管蒂,供区创面最好用全厚皮片修复。

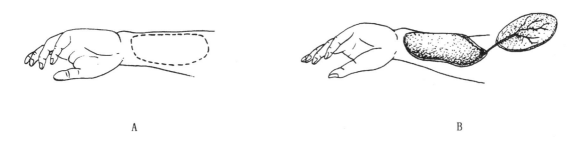

A　　　　　　　　　　　　　　　　　　B

图 6-122　尺侧皮瓣设计及切取示意图
A.尺侧皮瓣设计　B.皮瓣切取示意图

十二、前臂骨间背侧动脉皮瓣

前臂骨间背侧动脉位置浅表,血管恒定,该动脉构成的前臂背侧皮瓣切取面积大,供瓣区相对隐蔽,不破坏前臂主要血管,不影响手的血液供应。此血管的起始端口径细、蒂短,不宜作游离移植,主要适用于逆行岛状转移修复大面积的手部创面。手术操作简便、成活率高、安全性大,已在临床广泛使用。

（一）应用解剖

骨间背侧动脉起源于尺动脉发出的骨间总动脉,起点位置恒定,穿越骨间膜上缘至前臂背侧;有两条恒定的伴行静脉,经旋后肌与拇长展肌之间,走行于前臂伸肌浅、深两肌群之间;与骨间背侧神经紧密伴行,神经位于动脉桡侧。该动脉起点外径 1.5mm,沿小指伸肌与尺侧腕伸肌之间下行,途中发出 5～13 个皮支血管。其终末支在腕背与骨间掌侧动脉背侧支之间有弧形吻合支相连(图 6-123)。

网状吻合水平在尺骨茎突上方 2.5cm,口径为 0.5～0.9mm,位置比较恒定。该网状吻合支是构成前臂背侧逆行岛状皮瓣的解剖学基础。

皮瓣的静脉回流即通过两条伴行静脉间的众多交通支呈"迷宫"式逆流,仅伴行静脉就能满足静脉血回流的需要。

该皮瓣的感觉主要由前臂后侧皮神经支配。该神经自上臂背侧中部起于桡神经,在肘后进入前臂背侧,走行方向与前臂背侧动脉一致。如需要切取带神经的皮瓣,可仔细解剖此神经,并与受区神经相吻合。

（二）适应证

1. 主要用于修复手部软组织缺损，及手背、手掌皮肤软组织缺损等。

2. 可以解剖成带肌腱、骨组织的复合逆行岛状瓣，一次修复手部多种组织的缺损。

3. 由于皮瓣厚薄适度、不臃肿，又能携带较粗的感觉神经，故对拇指脱套伤的修复尤为适用。

4. 皮瓣血供好，抗感染能力强，可修复手部的感染创面。

（三）手术方法与步骤

1. 皮瓣设计　在肱骨外上髁与尺骨小头桡侧缘画一连线，其中、下 2/3 为前臂骨间背侧动脉的体表投影，必须按此轴心线设计皮瓣，皮瓣旋转轴位于尺骨茎突上 2.5cm 处（图 6-124）。因此，设计皮瓣不仅要考虑受区的部位、面积和形状，还要注意血管蒂的长度。以受区与旋转轴之间的距离为血管蒂长度。皮瓣切取面积可达 10cm×8cm。

2. 皮瓣切取　沿皮瓣远端蒂部纵轴线切开皮肤、皮下组织至前臂筋膜，在尺侧腕伸肌与小指伸肌腱之间分离出骨间背侧血管束及附带的部分肌间隔，浅面保留 1.5cm 宽的浅筋膜蒂，近端分离至皮瓣的远侧缘，远端至尺骨茎突上 2.5cm 处，为腕背弧形吻合支平面。然后切开皮瓣两侧缘的皮肤、皮下组织及前臂筋膜，在前臂筋膜与肌膜之间锐性分离皮瓣。为使血管蒂与皮瓣不脱离，切取皮瓣时需做到边分离，边间断缝合皮下组织与前臂筋膜的边缘。掀起皮瓣的两侧缘，在伸肌浅、深群之间，沿蒂部向近侧分离出骨间背侧血管束的上段及附带的肌间隔，但应注意不要损伤动脉的皮肤分支及骨间背侧神经的肌支（图 6-125）。皮瓣和血管筋膜蒂完全分离后，可以用血管夹阻断骨间背侧血管束的起始部。一般观察皮瓣血液循环 5 分钟后，如果皮瓣颜色无苍白及淤血征象，说明逆行供血良好，此时可以切断结扎血管。前臂背侧供瓣区取腹部全厚皮片移植修复。

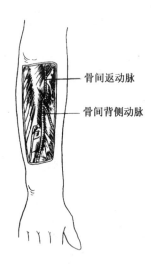

骨间返动脉

骨间背侧动脉

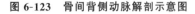

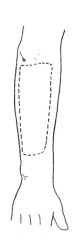

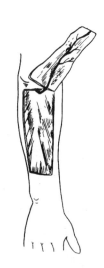

图 6-123　骨间背侧动脉解剖示意图　　　图 6-124　前臂背侧皮瓣切口设计　　　图 6-125　皮瓣切取示意图

十三、手指血管神经皮瓣

手部轴型岛状皮瓣的出现，标志着皮瓣应用进入一个新的提高阶段，显微解剖学的研究更加深入，显微外科技术的要求更加精细，治疗手段更趋多样化，疗效也得到进一步提高。

现将手部皮瓣的供血特点介绍如下。皮瓣血供类型，目前看法较为一致的是 McGregor（1973）和 Daniel（1973）提出的直接皮肤动脉和肌皮动脉两种类型。钟世镇（1984）描述直接皮动脉由深部的动脉干发出后，通过结缔组织间隙，穿出深筋膜后直接分布到皮下组织和皮肤。直接皮肤动脉都有两条或一条恒定的静脉伴行。而肌皮动脉直接来源于供应肌肉血供的动脉发出的垂直分支，通过肌间隔或肌肉到达肌表面后进入深筋膜。由肌皮动脉发出的分支供应皮肤的面积比较有限。目前临床上常用的手部皮瓣根据血供特点，除小鱼际皮瓣之外,其他均属于直接皮肤动脉皮瓣。根据手部血管普遍较细小及不稳定性,笔者将手部皮瓣再分为带知名血管皮瓣(如指动脉皮瓣、小鱼际皮瓣等)和带血管的筋膜蒂皮瓣(如掌背动脉筋膜蒂皮瓣、示指背侧皮瓣等)。后者血管细小,仅带血管蒂,成活困难,它必须携带一定量的筋膜蒂组织,才能保证皮瓣的血供和静脉回流。

Littler(1959)首先在临床上设计了以手指血管神经为蒂的指侧方非重要区皮瓣,修复重要的拇指、示指掌侧或指端的感觉功能。但由于皮瓣切取后将造成供指感觉功能障碍,从而使临床应用受到不同程度的限制。通常供区仅限于中、环指尺侧面。近年来通过众多学者的努力,使该皮瓣的术式不断得到改进和完善。Buchler 和 Frey(1988)报道了示指背感觉支指动脉岛状皮瓣,其保留了指掌侧固有神经,克服了带指神经引起的供指感觉功能障碍。Mutaf(1993)和宋建良(1995)相继报道了以指动脉为蒂的邻指环状皮瓣,扩大了皮瓣的切取面积,设计更灵活,转移更便利,适应范围更广。纪效民(1989)和 Kojima(1990)报道了指动脉逆行岛状皮瓣的临床应用,为指端软组织缺损的修复提供了一种新的术式。总之,无论何种术式,手指血管神经皮瓣(digital neurovascular bundle skin flap)均具有血管解剖恒定、血供可靠、位置相对隐蔽、质地与受区近似,以及能满足手部中、小面积软组织缺损的修复要求等优点。

(一)应用解剖

尺动脉的末端和桡动脉的掌浅支吻合形成掌浅动脉弓,从掌浅动脉弓分出的指掌侧总动脉及由正中神经和尺神经所分出的指掌侧总神经,在掌侧屈肌腱的两侧并行,于蚓状肌表面前行,至掌指关节附近,分别接受来自掌深弓的掌心动脉,并各发出一穿支连于掌背动脉,然后再分为两条指掌侧固有动脉,分别至第2～5指的相对缘。神经位于动脉掌侧,指掌侧固有神经在近侧基部恒定地发出一较大的背侧分支,斜形走向近侧指间关节的背面,供应同侧中及远的指背侧皮肤(图 6-126)。

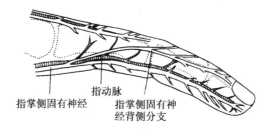

指掌侧固有神经　　指动脉　　指掌侧固有神经背侧分支

图 6-126　手指血管、神经解剖示意图

(二)适应证

1.拇指、示指指腹软组织急性创伤缺损者。

2.拇指、示指等重要感觉部位,用皮管或皮片修复术后需要重建感觉功能者。

3.手指掌侧瘢痕挛缩畸形,切瘢矫正畸形后骨、关节、肌腱暴露者。

4.神经损伤致使手指重要区域感觉缺失者。

5.手指重要感觉区有广泛瘢痕者。

6.与其他皮瓣组合修复拇指脱套伤或再造拇指。

(三)手术方法与步骤

1.指动脉侧方皮瓣

(1)皮瓣设计　皮瓣常选自中指或环指尺侧面,以一侧指血管束作为皮瓣的轴位血管。皮瓣可切取的范围,近侧以不破坏指蹼缘为原则,远端至甲根部,两侧不超过指掌、背侧中轴线,皮瓣旋转轴应位于指总动脉起始部。有些文献书上曾描写,血管蒂长度不够时,可游离掌浅弓,以结扎掌浅弓分支来增加蒂的长度,笔者认为这样做供区损伤太大,应予慎重。

(2)皮瓣切取　在气囊止血带下施术。沿血管蒂纵轴切开皮肤,找到指掌侧血管神经束。然后按设计线切开皮瓣四周皮肤,从深筋膜与腱鞘浅层之间的疏松层掀起皮瓣。如果不需要带神经,则分离血管蒂时必须精细操作,最好在镜下紧贴神经外膜游离血管蒂。将神经留在原位,使疏松结缔组织尽量多地保留在血管束四周,这样不易损伤动、静脉主干和分支,放松止血带后观察皮瓣血液循环情况,并进行彻底止血。最后,将皮瓣通过宽敞的皮下隧道转移至受区修复创面,供区用全厚皮片修复(图 6-127)。

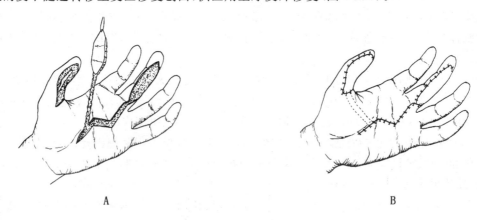

图 6-127 指侧方皮瓣修复拇指指腹示意图
A.皮瓣切取 B.修复术后

2.含指背感觉支指动脉皮瓣 Hiras(1992)报道皮瓣切取范围仅限于指中节背侧,面积最大为4.0cm×2.0cm,较适用于指尖软组织缺损的修复,将皮瓣内的指背感觉支与指端受区的指神经进行吻合,能够起到很好的感觉功能重建作用。其缺点是需要二次断蒂。夏双印(1994)设计了包括从掌骨头以远 1cm 起,至指背远侧横纹以远 0.3~0.5cm 止,宽至手指两侧中线,形成长 6~7cm、宽 2~3cm 的指背皮瓣,最大面积可达到7.0cm×2.7cm。该皮瓣与中、环指血管神经蒂的侧方皮瓣比较,最大优点在于:①不牺牲指神经主干;②供区影响小,皮瓣的感觉恢复一般亦比较完全,有资料表明,静止和移动两点分辨觉分别达5.9mm和4.9mm。

(1)皮瓣设计 根据伤指受区的需要,选择示、中、环指任何一指中节背侧皮瓣,常规以不超过远端指间关节背侧横纹为原则。

(2)皮瓣切取 ①手术在驱血止血带控制下进行。②先从携带血管神经束侧依次切开皮肤,显露血管神经束,最好能在显微镜下作精细操作。仔细分离血管神经束,在指动脉血管束四周尽量多地保留结缔组织,以保证伴行静脉的完整,防止静脉血回流障碍。③沿设计线切取皮瓣,在伸肌腱旁组织浅层掀起皮瓣。于皮瓣近端找到指固有神经背支,并沿其方向进行解剖分离至指背神经起始端,切断之,便形成了以指动脉为血管蒂的含指神经背侧支的轴型岛状皮瓣。④皮瓣通过切口或隧道转移至受区,修复创面,供瓣创面以全厚皮片游离移植修复(图 6-128)。

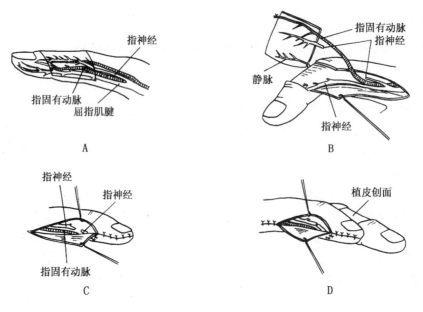

图 6-128 以指动脉为蒂的含指神经背侧支皮瓣手术示意图
A.皮瓣设计 B.皮瓣切取 C.修复创面 D.吻合神经

3.以指动脉为蒂的邻指环状皮瓣　邻指环状皮瓣是交指皮瓣的扩展应用。传统的邻指皮瓣仅适用于修复指掌侧小范围软组织缺损,对于指背创面或指端的脱套伤则难以采用。Mutaf(1993)设计了以指掌侧固有动脉为蒂的半环形岛状皮瓣,分顺行和逆行两种,旋转幅度和切取面积均明显增大,较适用于指掌侧或背侧大面积的软组织缺损,逆行转移修复指端脱套伤则更具有优越性。宋建良(1995)报道了临床应用的经验和术式的改进,皮瓣最大面积达到 4.5cm×2.5cm,具有动脉口径粗及供血充足等优点。逆行皮瓣依靠对侧指固有动脉经由指端腹侧血管弓,及甲床背侧血管网绕行供血。因指部静脉已无瓣膜结构,且深、浅静脉之间的吻合支能够相互灌流,故逆行皮瓣的静脉血由浅静脉至深静脉系统顺利回流,临床上未见静脉危象出现。另外,双侧指固有动脉的指背分支在指背相互交错吻合,使皮瓣切取的范围可越过中线到达另一侧指横纹。

(1)皮瓣设计　在伤指的邻指中节设计皮瓣,以一侧指血管束为皮瓣的轴位血管,皮瓣的近侧缘和远侧缘均不越过近、远指间关节纹,掌侧缘不超过指掌侧中轴线,设计包括全部指背皮肤、呈半环形的岛状皮瓣。皮瓣的短径以 2～3.5cm 为宜,需保留掌侧 0.8～1.0cm 宽的皮肤连续性,以保证术后远侧指端的静脉和淋巴回流。根据缺损部位的修复需要,皮瓣可顺行,也可逆行。

(2)皮瓣切取　在气囊止血带下施术。沿血管蒂纵轴切开皮肤,找到指掌侧固有动、静脉束。然后按设计线切开皮瓣四周皮肤,从深筋膜层掀起岛状皮瓣。分离血管蒂时必须精细操作,最好在镜下操作,紧贴神经外膜游离血管束,这样不易损伤动、静脉主干和分支。松解止血带,观察皮瓣血液循环情况并进行彻底止血(图6-129)。皮瓣蒂的长度可灵活掌握,以无张力和不发生扭曲为原则。供区创面行全厚植皮,面积不大时可从小鱼际部切取,以减轻手指供区的凹陷畸形。蒂部不宜游离太长,并在蒂部四周放置凡士林纱条进行保护,以防感染、干燥而影响血供。皮瓣 10 天断蒂,断蒂创面只需以凡士林纱条覆盖,行加压包扎即可。供指断蒂后应进行主动和被动锻炼,以利于指间关节伸屈功能的恢复。

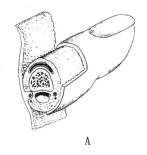 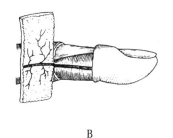 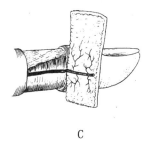

A　　　　　　　　　　　　　　B　　　　　　　　　　　　　　C

图 6-129　半环形岛状皮瓣的设计和切取

A.皮瓣切取剖面示意　B.皮瓣顺行切取　C.皮瓣逆行切取

4.指动脉逆行岛状皮瓣　纪效民(1989)、Kojima(1990)和张烽(1994)等先后报告了以指一侧固有动脉为蒂的逆行岛状皮瓣的解剖学研究及临床应用经验。张氏的解剖资料中,描述了指桡侧与尺侧固有动脉间有3～4 支吻合支,并称其为指横动脉。最远端的一支指横动脉位于远侧指横纹水平,逆行皮瓣的血供依靠对侧的指动脉,并通过远端指横动脉逆向循环供血。静脉血回流依靠两条恒定的伴行静脉完成。指部静脉无瓣膜,深、浅静脉之间可相互灌流,故不会出现静脉回流障碍。

(1)皮瓣设计　以患指一侧近节指动脉为纵轴设计皮瓣。皮瓣切取范围,近端以不破坏指蹼结构、远端不越过近节指间关节横纹为原则,宽度不超过指腹和指背的正中线。示指选择在尺侧,因为示指桡侧是构成虎口的一部分,属功能部位,不宜选择,再则位置比较显露,术后瘢痕明显。小指选择在桡侧,因尺侧是支撑摩擦部位,术后易引起瘢痕疼痛,故应尽可能避免。陈茂松(1995)报告了应用拇指桡侧指动脉逆行岛状皮瓣修复指腹缺损,提供了一种新的术式,但其最大缺点为感觉功能恢复欠理想,供区在大鱼际区和掌指关节交界处,属较重要的功能部位。

(2)皮瓣切取　①从皮瓣近端切开皮肤,显露血管神经束,然后从指背侧切开皮肤,在伸肌腱浅层掀起皮瓣,掌侧从腱鞘浅层游离皮瓣。②仔细分离血管神经束,最好能在手术显微镜下精细操作,在指动、静脉束四周尽量带一些结缔组织,以保证伴行静脉的完整。神经、血管分离后,用血管阻断夹夹断血管蒂近端,放松止血带,观察皮瓣血供情况,如见皮瓣红润、指动脉搏动良好,则结扎皮瓣指动脉的近侧端,将皮瓣作逆行岛状转移。③血管蒂旋转点以不超过远侧指间关节纹为原则。蒂部作开放转移,不打隧道,以防蒂部受压而影响皮瓣血液循环。供区创面行全厚皮片移植修复,常规打包(图6-130)。

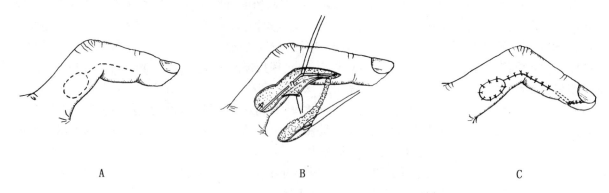

A   B   C

图 6-130 指动脉逆行岛状皮瓣的设计和切取
A.皮瓣设计 B.皮瓣切取 C.修复指端

十四、掌背动脉皮瓣

Foucher(1979)报道的示指近节背侧皮瓣是最早的以掌背动脉为蒂的岛状轴型皮瓣,在修复拇指或虎口软组织缺损方面具有较好的实用价值,在临床得到了广泛应用。Earley(1987)报道了以第2掌背动脉为蒂的中指近节背侧皮瓣的应用解剖,随后 Small(1990)应用于临床。国内宋建良(1992)、陆春才(1993)和俞光荣(1994)等相继报告了掌背动脉皮瓣(dorsal metacarppal artery skin flap)的解剖研究和临床应用经验,积累了有价值的解剖学资料,为临床的推广使用提供了理论依据。

Maruyama(1990)和路来金(1990)先后报告了以第1~4掌背动脉为蒂的手背逆行岛状皮瓣的解剖和临床应用,为手掌和手指的组织修复提供了一种理想的方法,并且手术操作方便,皮瓣最大面积可达 6cm×6cm,供区创面宽度在 2.5cm 以内者均可直接缝合。

(一)示指近节背侧皮瓣

示指近节背侧皮瓣的蒂部含有桡动脉腕背支第1掌背动脉、指背浅静脉及桡神经第2掌骨背侧分支,因此该皮瓣可形成带血管神经蒂的岛状皮瓣,属良好的感觉皮瓣。第1掌背动脉虽然出现率恒定,但有60%的血管在走行中呈不规则的网状类型,血管口径和走向存在较大差异。因此,蒂部必须带上宽阔的筋膜组织,方能保证动、静脉系统的完整,或者同时把示指背桡侧动脉也包括在蒂部内,以提高手术的成功率。

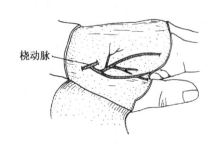

桡动脉

图 6-131 桡动脉腕背支和第 1 掌背动脉

1.应用解剖 第1掌背动脉起源于桡动脉腕背支,起端外径平均为 1.2mm。该动脉在第1骨间背侧肌浅层向前走行,位于第2掌骨中段 1/2 处,有60%的血管呈网状分支(图6-131)。感觉神经属桡神经第2掌背侧分支,起端横径为 2.4mm,该神经解剖位置恒定,主要支配示指背侧皮肤的感觉。

2.手术方法与步骤

(1)皮瓣设计 皮瓣远端以不超越近节指间关节为原则,两侧至侧方中线,近端根据皮瓣大小需要而定。面积较大时可向掌指关节近端适当延长。蒂部起点位于拇长伸肌腱与第2掌骨夹角处。蒂长可达 6~8cm,能满足拇指末节修复的需要。

(2)皮瓣切取 于止血带控制下施术。在蒂部起点与皮瓣之间作"S"形切口或直线切口。切开皮肤后,在浅筋膜中见到浅静脉及桡神经第2掌骨分支,不作分离,在切口近端仔细观察第1掌背动脉搏动。位置确定后,将动脉、静脉、神经与筋膜组织一并切取。皮瓣切取后从远端向近端逐渐游离,并通过皮下隧道转移修复缺损的软组织。隧道要宽敞,以防蒂部受压,影响血供。供瓣创面最好用全厚皮修复。手术操作中慎勿伤及伸肌腱膜,以防术后粘连和保证皮片成活。

（二）中指近节背侧皮瓣

中指背侧皮瓣是以第 2 掌背动静脉为蒂的、中指近节背侧带神经的岛状感觉皮瓣。第 2 掌背动脉口径粗，有两条恒定的伴行静脉，并携带有较粗的桡神经皮支。近 10 年来，有不少学者对该皮瓣的解剖进行了深入细致的研究，报道的文章也较多，其在临床上亦不断得到推广应用。

1. 应用解剖　第 2 掌背动脉起源于桡动脉腕背支，出现率为 98%，较其他掌背动脉恒定。起始部外径平均为 1.29mm，有两条恒定的同名静脉伴行。该动脉从桡侧腕背动脉发出后，沿第 2 骨间背侧肌浅层斜形穿过示指伸肌腱深面，走向第 2 指蹼中点，沿途有 2～4 支分支分别进入骨间肌和皮肤，呈典型的干状血管，血管长度平均为 7.1cm。然后分成两终末支分别走行于示、中指背相对缘。另有一穿支与指掌侧总动脉相吻合，该吻合支是构成掌背逆行岛状皮瓣的解剖学基础（图 6-132、图 6-133）。

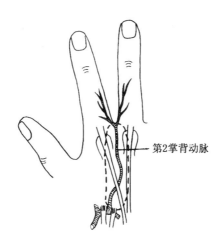

第2掌背动脉

图 6-132　第 2 掌背动脉解剖示意图

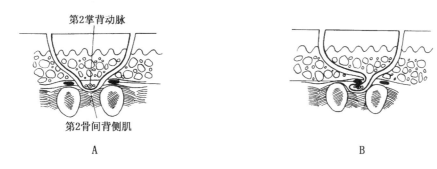

第2掌背动脉

第2骨间背侧肌

A　　　　　　　　　　　　　　　　　B

图 6-133　第 2 掌背动脉横断面示意图

A. 皮瓣远端横断面　B. 皮瓣近端横断面

神经肌支属于桡神经浅支第 2 指蹼分支，支幅平均为 2.33mm。

2. 适应证

（1）用于拇指软组织缺损的修复。因该皮瓣具有良好的感觉功能，所以是拇指腹侧软组织缺损修复的最佳选择之一。

（2）用于虎口挛缩松解后的创面修复。

（3）与指侧方皮瓣、示指背侧皮瓣等手部小皮瓣联合应用，以再造拇指。

3. 手术方法与步骤

（1）皮瓣设计　以拇指伸肌腱与桡侧腕长伸肌腱的夹角处设 a 点，第 2 指蹼中点设 b 点。ab 连线为第 2 掌背动脉走行的体表投影。然后根据受区皮肤软组织缺损的大小、形状，在中指近节背侧设计岛状皮瓣。切口范围远端不超过近侧指间关节横纹，近端以掌指关节为限，两侧在指侧中线。皮瓣面积能达到 6.5cm×

3cm，蒂长可达 8～10cm，能满足拇指末节修复的需要。

（2）皮瓣切取　①顺 ab 连线作"S"形切口或直线切口，切开皮肤后在浅筋膜中解剖桡神经第 2 指蹼支，然后牵向桡侧，加以保护。②于血管起始段切开深筋膜，在桡侧腕长伸肌腱和拇长伸肌腱夹角处见到桡动脉腕背支后，切开示、中指伸腱腱间结合。将示指伸肌腱牵向桡侧，显露第 2 骨间背侧肌，在其表面即能见到斜形走向的第 2 指蹼的第 2 掌背动、静脉束。③沿血管束两侧切开肌膜游离至蒂部，切开皮瓣远端和两侧缘，在深筋膜与伸肌腱浅层之间向近端掀起皮瓣。皮瓣近侧切口仅浅至皮下，以防伤及血管蒂和桡神经皮支。④为增加蒂的旋转幅度，皮瓣须从示指伸肌腱深面穿过，再从 a 点至受区打通宽敞的皮下隧道，以供皮瓣转移通过之需。皮瓣神经可绕过示指伸肌腱尺侧，再从其深面穿越，虽有一定张力，但不会影响神经功能。⑤中指供区行全厚植皮，操作中慎勿伤及腱膜组织，以防止术后粘连和保证成活。

（三）掌背动脉逆行岛状皮瓣

1. 应用解剖　第 1、2 掌背动脉已在上文中描述。第 3、4 掌背动脉较细小，且不乏缺如者，术中应加以注意。掌背动脉发出的分支主要集中在掌骨近侧及指蹼处两端。掌骨中段被伸肌腱群所覆盖，几乎无皮肤穿支，仅发出细小的肌肉分支。第 2～4 掌背动脉在指蹼处与指掌侧总动脉有较恒定的穿支。该穿支平均口径为 0.4～0.8mm，是逆行岛状皮瓣供血的解剖学基础。

2. 适应证　本皮瓣血管蒂长，转移便利，较适用于手掌侧、指背及指掌侧软组织缺损的修复。对手掌指关节背侧的烧伤瘢痕切除后，可以大面积的掌背皮瓣推进进行修复，腕部创面可植皮。

3. 手术方法与步骤

（1）皮瓣设计　以各指蹼点中心为血管蒂的旋转点，各掌骨间隙为掌背动脉的走行纵轴线；以血管的旋转点与受区之间的距离为蒂的长度，沿掌背动脉的纵轴线设计符合受区大小、形态的皮瓣。

（2）皮瓣切取　驱血后在止血带控制下施术。先切开蒂部皮肤、皮下组织，分开伸肌腱并切开伸肌腱群远端的腱间结合组织，在掌骨骨间肌群表层沿血管束两侧切开骨间肌肌膜，解剖掌背动、静脉，并保留 0.5～0.8cm 宽的深筋膜组织。然后沿骨间肌浅层切取皮瓣。蒂部游离至指蹼中点，从蒂的旋转点至受区创面作宽敞的皮下隧道，将皮瓣引至受区，修复创面。如修复掌侧创面时，皮瓣内可携带桡神经或尺神经皮支并与掌侧指神经作吻合，以促进皮瓣感觉功能的恢复。供区缺损不超过 2.5～3.0cm 时可直接拉拢闭合，否则宜行全厚皮片移植。

皮瓣切取时，近端以不越过腕背横纹为原则。腕背部在伸肌腱鞘组织浅层掀起皮瓣，切勿损伤腱鞘，否则术后易引起伸肌腱的粘连，影响伸指、伸腕功能。同样切开的腱间结合应原位缝合，否则容易引起伸肌腱的分离脱位及伸指力量减弱。

十五、掌背皮神经营养血管皮瓣

Bertelli（1992）介绍了以掌背皮神经伴行血管供血的逆行岛状皮瓣的解剖及临床应用的成功经验。宋建良（1994）对该皮瓣进行了显微解剖学研究，发现伴行血管口径和数量与皮瓣分支的粗细成正比关系。Ponten 氏筋膜皮神经皮瓣主要依靠深筋膜深层和浅层所含有的丰富血管网供血，但手掌背深筋膜位于伸肌腱深面，故皮神经筋膜蒂的组织成分中不含深筋膜结构。深、浅筋膜在指蹼处融为一体，该处深、浅血管形成网状形态的血管弓，使深、浅血管丛与这些伴行血管之间构成交通支，这些弓状的交通支是该皮瓣逆行供血的解剖学基础。临床资料表明，皮瓣筋膜蒂长度与筋膜蒂宽度之比达 4.8：1，说明血供可靠，蒂长可达 5～6cm，能修复指端、指腹及手掌等创面，供区创面不超过 2.5cm 者均能直接闭合。该皮瓣的最大优点是手术操作简单，易被推广。

（一）应用解剖

1. 桡神经浅支　在掌背分为内侧支和外侧支。内侧支横径为 2.4～4.0mm，然后分成第 2 掌骨背神经（横径 1.4～4.0mm）和第 2 指蹼支（皮神经横径为 1.6～4.0mm）；外侧支横径为 2.2～3.2mm。拇指背桡侧支横径为 1.8～2.2mm，均来源于前臂外侧皮神经；拇指背尺侧支横径为 1.1～3.2mm。

2. 尺神经浅支　内侧支横径为 0.8～4.0mm；外侧支横径为 1.4～3.4mm。

3. 皮神经及皮瓣血供　皮神经四周均有微细伴行动脉，一般为 1～2 支，口径为 0.2～0.4mm。它的分布和走行不像知名动脉那样恒定而有规律,走行中可穿入神经并与神经中央血管相吻合,血管口径变粗,然后再穿越神经外膜离开神经,同时相互间亦存在许多交通支,并且与真皮下血管、皮下血管网之间互相吻合,构成一网状的供血系统,使皮瓣筋膜蒂内组成了横向血管网和垂直的众多交通支,保证了皮瓣的血供来源。

（二）适应证

该皮瓣供区损失小,特别适用于指蹼、指背及指腹软组织缺损的修复。

（三）手术方法与步骤

1.皮瓣设计　以指蹼或掌指关节横轴线作为皮瓣筋膜的旋转点,受区与旋转点之间的距离为筋膜蒂所需长度。旋转点最远不要超过近节指骨中份,以防供血不足而发生皮瓣坏死。以皮神经走向为纵轴,在掌背侧适当位置设计皮瓣(图 6-134A)。

2.皮瓣切取　取皮瓣近端切口,解剖桡神经或尺神经皮支。根据皮神经确切部位,可将设计好的皮瓣位置作适当调整,解剖浅静脉并将其携带在皮瓣内。切开皮瓣两侧缘至伸肌腱膜浅层,并从腱膜浅层掀起皮瓣,切取蒂部时皮神经和浅静脉两侧应保留 1.0～1.5cm 宽的皮下筋膜组织。筋膜蒂的宽度应根据皮瓣的大小和蒂的长度灵活掌握,防止神经旁血管丛损伤,并保证静脉回流。蒂部旋转点与受区创面之间紧贴皮下,形成宽敞的隧道,将皮瓣旋转 180°后引至受区进行修复(图 6-134B)。

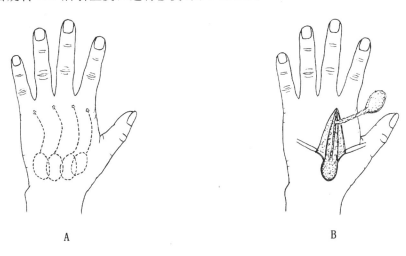

图 6-134　掌背皮神经皮瓣的设计与切取

A.皮瓣设计　B.皮瓣切取

近年来,Masquelete(1992)、Bertelli(1994)和王和驹(1996)分别报道了应用前臂和小腿的皮神经筋膜蒂逆行岛状皮瓣的成功经验,并认为在皮神经走行的任何部位都有伴行的血管网,因此都有可能形成皮神经血管蒂的岛状皮瓣。Morimasa、Hasegawa(1994)报道的病例中,皮瓣最大面积为10cm×13cm。皮神经的伴行血管随着神经支幅的增粗而逐渐变粗,呈正比关系。在这些研究的基础上,皮神经筋膜蒂皮瓣的供区和临床应用范围将逐步扩大。

十六、小鱼际部血管神经皮瓣

小鱼际皮瓣位于手掌尺侧小鱼际部。左焕琛(1985)在国内首先报道了小鱼际区的应用解剖;顾玉东(1992)报道了小鱼际皮瓣的临床应用。该皮瓣以小指固有动脉和尺动脉的直接分支供血,携带有完整的感觉神经,属于良好的感觉功能皮瓣,可形成顺行和逆行两种转移形式的皮瓣,常用于手部重要部位的感觉重建。

（一）应用解剖

1.小鱼际部皮瓣的血供和神经分布　尺动脉、尺神经在腕部通过 Guyon's 管、豆钩管及对掌管进入掌内。此三管全长约 3cm,总称为尺侧腕管,在腕管段发出血管神经分支。详细了解解剖结构可便于手术操作。尺神经和尺动脉在 Guyon's 管内分为深浅两支。动脉在豌豆骨的桡侧发出掌深支,进入手掌深面与桡动脉本干吻合成掌深弓。尺动脉干与桡动脉浅支吻合成掌浅弓。小鱼际区皮肤血供有两个来源:①小指固有动脉。该动脉发自掌弓的尺侧,走行在小鱼际的脂肪垫中,发出皮支供应小鱼际区远端 2/3 皮瓣。有少数病例该动脉直接发自掌深弓。②尺动脉掌深支。该动脉在穿越豆钩管前或在此管近端,小指短屈肌及小指展肌间的肌间隙发出分支以供应掌短肌及小鱼际区近端1/3皮瓣。两种来源的血管在皮下吻合成血管网,静脉均为伴行静脉。该皮瓣的神经支配来源于尺神经皮支,属多源性皮神经支配:①发出尺神经在前臂的中点,皮神经发出后沿尺动脉掌侧下降,分布于小鱼际皮肤并支配掌短肌。②尺神经浅支穿过 Guyon's 管的顶部,支配掌短肌、小鱼际区及尺侧一个半手指的皮肤。

2.小鱼际部皮瓣的范围 该皮瓣可切取的范围为:尺侧缘位于掌背皮肤交界缘,外侧缘位于小指长屈肌腱,近端位于腕横纹,远端不超过小指掌指横纹。该区皮下组织丰厚,并含有掌短肌和脂肪垫。小指固有动脉和神经位于脂肪垫、掌短肌及小鱼际筋膜之间。

(二)适应证

1.应用皮管或皮片移植修复的拇指或手指掌侧缺损,需要重建感觉者。

2.以豌豆骨附近为皮瓣转移的旋转蒂部,皮瓣能即时恢复感觉,是修复大鱼际区软组织缺损的最理想术式之一。

3.可急诊修复手指掌侧软组织缺损。

(三)手术方法与步骤

1.皮瓣设计 在掌中线中点与豌豆骨桡侧作一弧形连线,此连线为尺动脉掌浅弓行径的体表投影线。在此线上设计皮瓣所需要的宽度与长度,但不要超越该皮瓣可切取的范围。

2.皮瓣切取 ①切开皮瓣桡侧缘,在近端先找到尺动、静脉和尺神经,在远端找到掌浅弓。注意保护走向尺侧小鱼际皮瓣的分支,一般应有1~2个分支可包括在皮瓣内。②作皮瓣尺侧缘切口,找到尺神经浅支后,沿浅支向近端解剖,注意向小鱼际皮瓣发出的皮支。沿皮支向主干方向作干支分离,达足够长度后切断,以备在皮瓣移位后与受区皮神经吻接,重建感觉。③根据移位的部位结扎腕部尺动脉或掌心掌浅弓,同时需结扎掌浅弓所发出的指总动脉1~2支,以便皮瓣充分移位。④供、受区打通隧道,使小鱼际皮瓣转移时达到蒂部无扭曲、无张力和无压力。供区创面在 2cm 之内时可直接缝合,否则应全厚植皮。皮瓣最大面积可达6cm×4cm。⑤在受区解剖出指神经残端,与移位的小鱼际皮瓣内的尺神经皮支作束膜缝合。

(四)注意事项

1.小鱼际皮瓣不论是顺行转移还是逆行转移,其供血血管均较细小,不宜作吻合血管的游离移植,易引起手术失败。

2.手术中应注意皮瓣的解剖层次。皮瓣应在掌筋膜深层进行解剖,这样不易损伤血管、神经,可提高手术的成功率。

(宋建良)

十七、肩胛皮瓣

(一)应用解剖

1.肩胛皮瓣(scapular skin flap)的血管蒂 肩胛下动脉自腋动脉第 3 段发出(外径为 4.0~4.5mm),在肩胛下肌表面向下行走 2~3cm 后,分成为旋肩胛动脉(外径为2.5~3.5mm)及胸背动脉(外径为2.5~3.5mm)。旋肩胛动脉向后穿出三边孔到冈下肌肉表面,分成水平走行的肩胛皮动脉及向下走行的旁肩胛皮动脉两个终末支(图 6-135)。从肩胛下动脉发出至肩胛骨外侧缘血管蒂的长度为 4~6cm,而从肩胛骨外侧缘到皮瓣还可有 2~3cm 长的血管蒂(此处血管外径为 1.5~2.5mm)。

与动脉伴行的有两条静脉,其间有多数交通支相连接。三边孔处较粗的一条静脉外径可达 4.5mm 左右,较细的一条外径为 1.5~2.5mm。

2.肩胛骨内、外侧缘的结构及血液供应 肩胛骨外侧缘或腋缘,从关节盂至下角,是肩胛骨最强的边,由平滑扁圆的骨段组成。其血供来自旋肩胛动脉的肌肉骨膜交通支。

肩胛骨内侧缘从上角至下角,在成年男子长约 10~11cm。其血供通过皮肤与骨之间的筋膜系来完成。

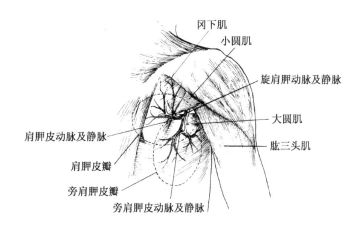

冈下肌

小圆肌

旋肩胛动脉及静脉

大圆肌

肱三头肌

肩胛皮动脉及静脉

肩胛皮瓣

旁肩胛皮瓣

旁肩胛皮动脉及静脉

图 6-135 肩胛皮瓣应用解剖示意图

(二)适应证

肩胛皮瓣的血管蒂恒定,解剖变异少,其长度和血管口径都能满足一般临床需要。皮瓣的采取比较容易,供区隐蔽,是临床修复软组织缺损常用的皮瓣之一。但此皮瓣没有感觉神经蒂,肤色和正常的面颈部皮肤相比略发黄,为其缺点。

一般按肩胛皮动脉的走行方向横形设计肩胛皮瓣,也可按旁肩胛皮动脉的方向斜形设计皮瓣(旁肩胛皮瓣)。根据供区的需要,皮瓣的大小可为 3cm×6cm～15cm×24cm。若结合肩胛及旁肩胛两个供区,皮瓣可扩大到 30cm×22cm。皮瓣的宽度不超过 9cm 时,供区可直接缝合;过大的皮瓣则需结合游离植皮关闭供区。

肩胛皮瓣很适合去除表皮后用以填充凹陷性软组织缺损。另外,皮瓣还可带肩胛骨外侧缘或内侧缘,形成骨皮瓣,修复骨及软组织复合缺损(如上颌或下颌骨及面部软组织复合缺损等)。

(三)手术方法与步骤

1. 带蒂移植 晚期烧伤患者腋窝瘢痕挛缩是临床常见现象,游离植皮修复后容易复发,为皮瓣修复的适应证。

术时彻底松解腋窝瘢痕,使肩关节能毫无阻力地外展 90°,根据此时腋窝创面的大小和性状,在旁肩胛区设计皮瓣。因包含有动脉,故皮瓣的长宽比例可不受限制。皮瓣表面有表浅或已软化的瘢痕仍可使用。在深筋膜表面掀起皮瓣,向前转移,间断缝合于腋窝创面。供区两面潜行剥离后可直接缝合。术后适当加压包扎,不必作上臂外展位固定。皮瓣愈合后可嘱患者作臂上举功能锻炼。

2. 游离肩胛皮瓣移植 肩胛皮瓣是最常用的中等大小的游离皮瓣之一。

(1)患者的体位 取侧卧位。因手术时间长,必须使用软垫和支撑,以防止下侧的臂丛神经血管受压。视受区位置的不同,有时在皮瓣采取后需改变体位。整个肩胛区直到棘突后正中线需消毒和暴露。上侧的上肢消毒后包扎,应仍能自由移动,暴露腋窝。

(2)皮瓣的设计 首先确定三边孔的位置。它位于肩胛骨外侧缘从肩胛冈到下角 2/5 处。在此处画一平行于肩胛冈的直线直到后中线,即是旋肩胛皮动脉的投影。以此线为皮瓣的轴,根据受区形状和大小设计皮瓣。皮瓣外侧缘需将血管蒂进入皮瓣处包括在内,尤其在皮瓣不大时需特别注意。

(3)皮瓣的采取 先切开皮瓣的上缘直达冈下肌、小圆肌,沿肌肉表面的疏松结缔组织层向下剥离,将皮瓣向下翻转,从分支到主干暴露肩胛皮动脉。切开皮瓣的内侧缘及下缘。皮瓣向外侧翻转,沿肩胛皮动脉的主干向外解剖到达三边孔。三边孔由上方的小圆肌、下方的大圆肌及外侧的肱三头肌长头组成。继续向三边孔内解剖,注意也由孔内发出的旁肩胛皮动脉,它应在出皮瓣处结扎,到大、小圆肌的细小肌支也应妥善结扎。进入三边孔后,有到冈下肌及肩胛下肌的肌支应结扎。到此处,皮瓣血管蒂的长度为 4～6cm。进一步解剖旋肩胛动脉到与胸背动脉汇合成的肩胛下动脉处,蒂的长度可增加到 7～10cm。为便于解剖,可向腋窝方向延长皮肤切口,以增加血管蒂的显露。

旁肩胛皮瓣和肩胛-旁肩胛联合皮瓣的采取方法与前述相同,只是皮瓣的大小和位置不同。

3. 游离肩胛骨皮瓣移植

(1)外侧肩胛骨皮瓣的采取 患者的体位、皮瓣的设计及采取均与前述相同。根据需要,皮瓣可以是肩胛皮瓣、旁肩胛皮瓣或两者的联合皮瓣。当皮瓣完全掀起,向外侧翻转,显露三边孔后,小心保护分布到起始于肩胛骨外侧缘诸肌的肌支(它们组成移植骨的血管蒂)。肩胛骨外侧缘从肱三头肌长头附着点到下角之上的部分可取作移植体,长约10～11cm,宽约2～3cm。用美蓝在肩胛骨背面标出采取的范围,沿画线切断小圆肌及大圆肌的上部,保留大圆肌附着在下角的部分。用摇摆锯截骨,注意保护肌支、肌袖、肩关节囊及下角。骨皮瓣完全掀起后,如有必要,可继续解剖血管蒂到足够长度。

若肩胛下角必须取走,为避免功能障碍,要在肩胛骨上钻孔,将大圆肌缝回其原来的附着点。

(2)内侧肩胛骨皮瓣的采取 内侧肩胛骨移植体通过骨膜-肌肉-筋膜与皮瓣联结,获得血液供应,因此肩胛皮瓣必须足够大,内侧达后正中线,完全覆盖移植骨。

先切开皮瓣的上缘和外侧缘,将皮瓣外侧部及蒂部掀起。切开皮瓣的内侧,将已掀起的皮瓣外侧部提起,用美蓝标出要采取的肩胛骨内侧缘的范围(在肩胛冈与下角之间,长可达11～12cm,宽可达2～3cm)。沿标记线切开冈下肌及骨膜,用摇摆锯截骨。切断菱形肌在截骨段的附着,翻转骨段,切断附着其深面的冈下肌、前锯肌,骨皮瓣完全游离。

在肩胛骨内侧缘钻多个孔,将菱形肌、前锯肌缝回原来的附着处。

十八、侧胸部皮瓣

(一)应用解剖

侧胸部皮瓣(lateral thoracic skin flap)的血管蒂可以是侧胸动脉、胸背动脉的皮支或副侧胸动脉。这些动脉的解剖变异较大,但一般总能找到一个动脉用作血管蒂(图6-136)。

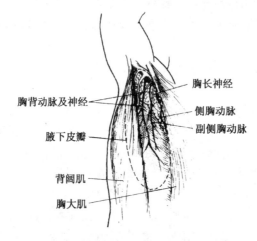

图6-136 侧胸部皮瓣应用解剖示意图

1.侧胸动脉 它于胸大肌的外侧缘从腋动脉第2段向下发出,分出几个细小肌支后浅出,称为皮动脉,供应本皮瓣。起点处的外径为1.2～1.5mm,蒂长8～10cm。10%～20%的病例此动脉缺如或细小,不能用作血管蒂。以侧胸动脉为蒂的皮瓣叫侧胸皮瓣,其位置稍前。

2.副侧胸动脉 有时在侧胸动脉和肩胛下动脉之间有直接皮动脉自腋动脉发出,此为副侧胸动脉,若较粗大,可用作皮瓣的血管蒂。

3.胸背动脉 是肩胛下动脉向下的延续,它在旋肩胛动脉以下2～3cm处发出皮支供应皮瓣。此皮瓣位置稍靠后,可称为腋下皮瓣。胸背动脉的皮支在10%～20%的患者中不存在。

4.皮瓣的静脉回流 上述动脉都有一根静脉伴行,回流到腋静脉。

5.皮瓣的神经支配 第3、4、5肋间神经的前支分布到皮瓣,因此可以形成神经感觉皮瓣。

(二)适应证

在男性,此皮瓣较薄,皮肤的颜色、质地好,适用于头颅部缺损的修复,也可用于修复感觉部位。一般适合于修复中等大小(如10cm×15cm大小)的皮肤软组织缺损。其供区隐蔽,多可直接缝合,是其优点;血管蒂解剖变异多,皮瓣采取困难,为其缺点。在女性,皮瓣采取与同侧乳房会有相互不利的影响。

(三)皮瓣的采取

本皮瓣一般都用于吻合血管的游离移植。

1.体位　患者取仰卧位,双上肢外展,显露双侧腋窝,以防一侧无血管蒂时可方便地探查对侧。

2.探查血管蒂　在腋窝顶部,与腋动脉表面平行作皮瓣上缘切口,解剖探查腋动脉向下发出分支的情况,以确定皮瓣的血管蒂。

3.掀起皮瓣　若侧胸动脉或副侧胸动脉(在较少情况下)可用,根据受区需要画出皮瓣的轮廓(侧胸皮瓣),其前缘应覆盖胸大肌外侧缘,后缘可达背阔肌,下缘可达第8肋间。切开皮瓣前缘,从前向后,自胸大肌和前锯肌表面掀起皮瓣,注意检查和保护直接皮片。在皮瓣完全掀起,仅留血管蒂相连后,要对皮瓣的血液循环情况观察一段时间。

若上述两动脉皆不能用,则可探查对侧腋窝或设计本侧以胸背动脉为蒂的腋下皮瓣(此皮瓣较侧胸皮瓣厚)。腋下皮瓣的前缘可达胸大肌外侧,后缘应覆盖背阔肌前部,下缘可达第8肋间。切开皮瓣的前缘,从前向后在前锯肌表面掀起皮瓣,到达背阔肌前缘附近后,注意寻找皮支并加以保护。若皮支不存在(即使皮支存在),也可将背阔肌前缘宽2～3cm的一条肌肉组织,包括胸背动脉进入肌肉的肌门保留在皮瓣上。皮瓣完全掀起后,应等待一段时间再观察血液循环情况。

十九、侧腹部皮瓣

侧腹部的皮肤由肋间血管神经的外侧皮支供应,可形成以肋间血管神经束为蒂的游离皮瓣或岛状皮瓣,故侧腹部皮瓣(lateral intercostal neurovascular skin flap)在国外文献中又称为外侧肋间血管神经皮瓣,并常携带肋骨作骨皮瓣游离移植。

(一)应用解剖

胸主动脉向两侧对称发出肋间动脉,后行到脊柱旁分出后支到脊髓及脊旁肌群,主干继续向后外行走,至肋角处进入上位肋骨的肋沟前行,并发出一较细小的侧副支沿下位肋骨的上缘外行。肋间动脉及侧副支最后都与胸廓内动脉相吻合。在肋沟内,肋间静脉最上、动脉居中、神经最下,组成血管神经束。血管神经束在肋沟末端(腋中线)处发出外侧支血管及皮支神经,浅出穿肋间内肌、肋间外肌,向外下入腹外斜肌。在第10肋间,外侧支于背阔肌稍前处穿出腹外斜肌分成前、后支进入皮下(图6-137)。第9、10、11肋间及肋下血管外侧支在皮下形成网状吻合,故以上血管若够粗大,均可作为皮瓣的血管蒂,但最常用第10肋间血管。其血管蒂长可达10cm,动脉外径为1.5～2mm,静脉为2～3mm。

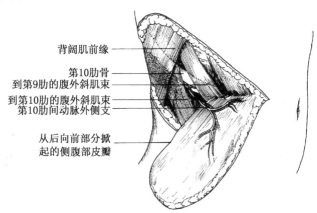

背阔肌前缘
第10肋骨
到第9肋的腹外斜肌束
到第10肋的腹外斜肌束
第10肋间动脉外侧支
从后向前部分掀
起的侧腹部皮瓣

图6-137　侧腹部皮瓣应用解剖示意图

一般在第9、10、11肋间及肋间区域采取侧腹部皮瓣,皮瓣的长轴平行于肋骨从外上到内下,其上端可达肩胛线第9肋骨水平,后端达肩胛线,下界至髂嵴,前界至腹直肌外缘。在此范围内,位于季肋部的皮肤最薄,质地最好。而腹直肌处的皮瓣最远端,血供可能不可靠。

（二）适应证

侧腹部皮瓣的供皮面积较大，皮瓣宽度达 10cm 仍能直接缝合，并可带有感觉功能。其血管蒂长，作岛状转移上可达腋窝，下可达骶部，特别适合修复躯干部的皮肤软组织缺损，也可用作游离皮瓣移植。

（三）手术方法与步骤

1. 岛状皮瓣移植　在患者立位时，根据受区大小及距离（蒂的长度）设计皮瓣和蒂部探查切口。一般以第 10 肋间血管神经束为蒂，若所需血管蒂较长，皮瓣应移向远端，从背阔肌前缘处斜向内下方。自骶棘肌外缘至皮瓣外上边，沿第 10 肋骨标画血管蒂探查切口。

术中患者取侧卧位，暴露下胸部及侧腹部。首先探查血管蒂，切开血管蒂探查切口的上段皮肤，切断背阔肌、后锯肌并牵开，直达第 10 肋骨表面。在肋骨下缘处切开骨膜，小心剥离到肋骨深面的肋沟，下牵骨膜，显露血管神经束，为便于显露，也可将肋骨下缘咬除。在血管神经束上侧切开骨膜，然后在其下侧切开骨膜、肋间外肌、肋间内肌，在肋间最内肌表面将血管神经束解剖游离出来，注意勿损伤胸膜，勿进入胸腔。继续向前下方延长切口，解剖血管蒂，到它发出外侧皮支处。切断腹外斜肌在第 10 肋骨上的附着，将外侧皮支解剖出来，直到其进入皮下处，前后分支均应妥加保护。在外侧皮支发出处的远端，结扎切断肋间血管束，完成血管蒂的解剖。整个解剖过程应在手术放大镜或手术显微镜下进行。

再次确认血管蒂的长度、皮瓣的大小和形状无误后，在肌肉表面掀起皮瓣，进行岛状转移。若皮瓣的血管蒂不够长，可向后牵开骶棘肌，进一步解剖血管蒂，或截断一小段肋骨，以利于皮瓣转移。

2. 游离皮瓣移植　游离皮瓣应以第 10 肋间为轴，其后界可达腋后线 5cm。先切开皮瓣的后上及下边，在深筋膜下向前下掀起皮瓣达背阔肌前缘，注意保护外侧皮支的后分支，它位于深筋膜的浅面。循后分支即可找到外侧支进入皮下处（参见图 6-137），比较第 9、10、11 肋间血管的外侧支，选一个较粗大者作为蒂。切断腹外斜肌，向近端解剖血管蒂到足够长度，将皮瓣完全掀起，进行游离移植。

二十、脐旁皮瓣

脐旁皮瓣详见第八章"肌皮瓣移植"第三节的"九、腹直肌肌皮瓣"。

二十一、髂腹股沟皮瓣

髂腹股沟皮瓣（iliogroin skin flap）的供血血管是旋髂浅动脉，解剖研究发现它和腹壁浅动脉共干约占 48%，故此皮瓣常可与下腹壁皮瓣联合使用。

（一）应用解剖

髂腹股沟皮瓣是典型的轴型皮瓣，由直接皮肤动脉旋髂浅动脉供血。旋髂浅动脉于腹股沟韧带下 2.5cm 自股动脉前面发出，外径 0.8～1.8mm。它有 48% 和腹壁浅动脉共干，腹壁浅动脉缺如占 35%，由腹壁浅或旋髂浅动脉分别发出占 17%。

旋髂浅动脉发出后，在大腿深筋膜深面向外上行走 1.5cm 后分成深、浅两支。浅支穿深筋膜，经过腹股沟淋巴结，浅出供应腹股沟区皮肤。深支继续在深筋膜下外上行，抵达缝匠肌，发出肌支，又过大腿外侧皮神经后，穿出在深筋膜表面行走（此处距离股动脉约 6cm），直达髂前上棘，发出终末皮支（图 6-138）。

腹壁浅动脉在腹股沟韧带下 2～3cm 处发出，向外上经腹股沟韧带中点穿腹壁浅筋膜深层，在其表面行走，发出多个分支。发出处的外径为 0.8～2.5mm，蒂长 2.3mm。

髂腹股沟皮瓣可设计为 10cm×25cm 大小，经延迟，其前端可携带 10～12cm 的随意型皮瓣。利用旋髂浅动脉深支，可携带髂前上棘骨质。

下腹皮瓣可设计为垂直皮瓣，宽 8～9cm，长 14～16cm，或水平皮瓣，宽 14～16cm、长 8～9cm。垂直下腹皮瓣的上端可达肋缘，水平下腹皮瓣可跨越中线达对侧腹壁，它们的供区都可直接缝合。

（二）适应证

在整形外科的发展史中，腹股沟皮瓣是第一个轴型皮瓣，通过对它及胸三角皮瓣、颞部皮瓣等的研究，McGregor（1973）提出了轴型皮瓣的理论。腹股沟皮瓣也是第一个在临床上用于移植的游离皮瓣（Dnaiel，1973），几个月后，下腹皮瓣成了第二个在临床用于移植的游离皮瓣（杨东岳，1973），他们开创了显微外科游

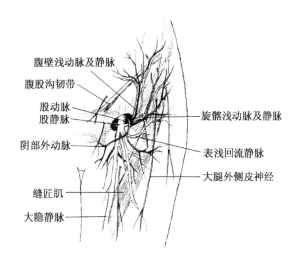

腹壁浅动脉及静脉
腹股沟韧带
股动脉
股静脉
旋髂浅动脉及静脉
阴部外动脉
表浅回流静脉
大腿外侧皮神经
缝匠肌
大隐静脉

图 6-138 髂腹股沟皮瓣应用解剖示意图

离皮瓣移植的新时代。但是这两个皮瓣的血管蒂解剖变异大、蒂短、血管口径小,游离移植时对显微外科技术要求较高。

体型较瘦的患者,尤其是青年男性,这两个皮瓣皮下脂肪薄、皮肤质量尚好,且供皮面积大、供区隐蔽,适合作皮肤软组织缺损的修复。若用于手外科作带蒂移植,则更有皮瓣蒂长、上肢各关节可活动的优点。它还可携带髂前上棘骨质,修复骨缺损;也可作为局部皮瓣,转移修复邻近皮肤软组织缺损。

体型较胖的患者,腹壁皮下脂肪很厚,妨碍皮瓣的采取和应用;已婚妇女的妊娠纹可影响皮肤质量。在这些情况下,可作邻位转移修复或将皮瓣的表皮去除,作为带血供的真皮脂肪移植。因其隐蔽、量大,故不失为良好的真皮脂肪供区。

(三)手术方法与步骤

下腹皮瓣的采取方法和髂腹股沟皮瓣相同,下面仅以髂腹股沟皮瓣为例加以叙述。

1.髂腹股沟皮瓣的设计 虽然旋髂浅动脉的起始和口径变异很大,但其走行和分布却很恒定,因此皮瓣的设计比较容易。

患者取仰卧位,髂下用软枕垫高。首先确定腹股沟韧带的位置,它是髂前上棘到耻骨结节的一条直线,用美蓝在皮肤上标出。在腹股沟韧带的中点稍内可触到股动脉,在皮肤上画出股动脉及其内侧的股静脉。然后画出旋髂浅动脉的走行,它于腹股沟韧带下 2～3cm 处自股动脉发出,平行腹股沟韧带走向外上,终止于髂前上棘处。皮瓣的内侧边在股血管处,外侧边可达髂前上棘外 8～10cm 处,上下边平行于腹股沟韧带,并分别在其上 2～3cm,其下 7～8cm。

2.皮瓣的掀起

(1)先探查血管蒂,后掀起皮瓣 此种方法适合于游离皮瓣移植。先切开皮瓣内侧缘,找到浅筋膜脂肪层内的大隐静脉,向上追踪到汇入股静脉处,可见引流皮瓣的浅静脉,继续解剖出 2～3cm 长的血管蒂。腹股沟淋巴结一般予以保留。触到股动脉的搏动,在此切开深筋膜,找到旋髂浅动脉,仔细研究解剖变异情况。若此动脉不能用,可改取下腹皮瓣或探查对侧腹股沟区。

若动脉可用,在深筋膜下向外上解剖约 6cm,到它穿出深筋膜处。切开皮瓣的远端,在深筋膜浅面掀起皮瓣,到缝匠肌外侧缘。切开深筋膜,小心结扎、切断发出到缝匠肌的肌支,慎勿损伤旋髂浅动脉主干。切开皮瓣的上下边,将皮瓣完全掀起。断蒂前要观察一段时间皮瓣的血液循环情况。

(2)从外侧向内侧掀起皮瓣 因不能事先探查血管蒂,故适合于带蒂皮瓣移植。皮瓣的设计同前。先切开皮瓣远端,向内侧掀起皮瓣,到缝匠肌外侧缘切开深筋膜,结扎切断肌支及保护动脉主干的情况同前,直到将皮瓣完全掀起。寻找旋髂浅动脉时,可先找到大腿外侧皮神经,再找与它交叉的动脉。

3.带髂骨的腹股沟皮瓣的采取 腹股沟皮瓣可携带 2cm 高、10～12cm 长的一条髂骨,通过骨膜供血。为保证血供,必须将髂前上棘包括在骨条内(图 6-139)。

皮瓣的设计应尽量精确,适合受区的形状。皮瓣的采取方法同前所述,在切开皮瓣远端时,向深层切开深

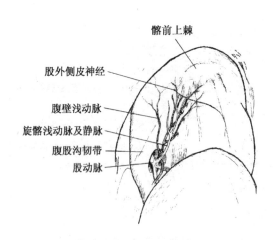

图 6-139 髂腹股沟皮瓣的血管蒂及髂前上棘示意图

筋膜及肌肉(缝匠肌、阔筋膜张肌和臀中肌),保留 2cm 的肌袖在骨条上。用摇摆锯或凿子截骨,将皮瓣完全掀起,观察血液循环情况,皮瓣边缘及骨条应有渗血。

二十二、臀部皮瓣

臀部皮瓣详见第八章"肌皮瓣移植"第三节的"十、臀大肌肌皮瓣"。

二十三、股后外侧皮瓣

股后外侧皮瓣(postelateral femoral skin flap)也叫股外侧皮瓣或股后侧皮瓣(即可以在这 3 个位置采取皮瓣),它以股深动脉发出的穿动脉为供血血管,主要用作游离皮瓣移植。

(一)应用解剖

1.**动脉** 股深动脉在股三角发出旋股外侧动脉、旋股内侧动脉后,向下行走于长收肌(浅面)及耻骨肌(深面)之间离开股三角,沿股骨嵴下行,向后发出穿动脉,在紧贴股骨嵴处穿过短收肌肌腱(第 1、2、3 穿动脉)或大收肌肌腱(第 4 穿动脉),进入股外侧肌间隔。其中第 2 穿动脉在穿出收肌腱之前,发出一分支供应股骨血供,而第 1 穿动脉与臀下动脉及旋股内、外侧动脉的分支有广泛吻合。

穿动脉在外侧肌间隔中几乎呈垂直走向浅面,沿途发出数个细小肌支供应股外侧肌、股二头肌,最后穿出阔筋膜,立即向四周分出数个分支,在阔筋膜浅面可形成发达的血管网,供应大腿后外侧皮肤。通常第 3 穿动脉最粗大,可作大腿后外侧皮瓣的血管蒂(图 6-140)。

第 3 穿动脉出阔筋膜的一点,在大转子到胫骨外侧髁连线的中点、股外侧肌和股二头肌之间的肌间沟处,可有上下 2～3cm 的变异。较少情况下,第 3 穿动脉较弱,第 4、第 1 或第 2 穿动脉是主要的供血血管。

第 3 穿动脉在绕过股骨嵴进入外侧肌间隔之前,外径为 3～5mm,可取蒂长 8～10cm。过股骨嵴后,外径为 2～3mm,蒂长 5～6cm。其穿阔筋膜处外径为 1mm 左右。

2.**静脉** 穿动脉有两条静脉伴行,相互之间有多个吻合支相互交通。常有一条静脉较粗,与动脉等粗或稍粗。

3.**神经** 股外侧皮神经的分支及股后侧皮神经,支配大腿外侧

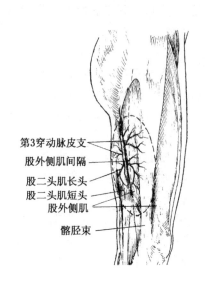

图 6-140 股后外侧皮瓣应用解剖示意图

及后侧的皮肤。

（二）适应证

大腿外侧及后侧的中下部，皮下脂肪最薄，皮肤质地好。大腿后外侧皮瓣的解剖较恒定，采取较容易，可带感觉神经，只需吻合一条动脉、一条静脉即可移植大面积的皮瓣，适合于面颈部及四肢皮肤缺损的修复。其供区也较隐蔽。和其他大腿皮瓣一样，其供区不能直接缝合，需要植皮，为其缺点。

（三）手术方法与步骤

1.皮瓣设计　患者取侧卧位，用多普勒超声血流仪探测4个穿动脉穿出深筋膜的位置，并标记在皮肤上。选择声音最强的作血管蒂（通常是第3穿动脉）。设计皮瓣时，血管蒂不必在中央，可在皮瓣的一边，以便尽量多地采取大腿外侧的皮肤。根据受区形状，皮瓣可呈尖角或不规则的凹凸形。

在第3穿动脉不能用作血管蒂时，由于第1、2穿动脉近臀部，皮下脂肪很厚，皮肤质量较差；第4穿动脉位置低，不利于采取较大的皮瓣，此时应改用对侧大腿或试用大腿前外侧皮瓣。

2.皮瓣采取　患者取仰卧位，臀部垫高，或取侧卧位，供区大腿在上。先切开皮瓣的前边和下边，从前向后在阔筋膜表面的疏松结缔组织层剥离，接近外侧肌间沟时，可以见到第3穿动脉穿出深筋膜后发出的向前分支；再从下向上剥离，以确定外侧肌间沟的位置。上两个方向的剥离均在距血管蒂穿深筋膜点1cm处停止。

切开皮瓣上缘，若需感觉皮瓣，注意寻找自上向下行走的股外侧皮神经，选择较大且位置适当的作神经蒂。向上切开皮肤，游离出足够长的神经蒂。切开皮瓣后缘，然后向下剥离皮瓣，及从后向前剥离皮瓣到距血管蒂1cm处，此时皮瓣已完全掀起，只有血管蒂尚未解剖。

在距血管蒂1cm处切开阔筋膜，并沿外侧肌间沟向上下切开，进入肌间隔。用两个深拉钩，避开血管蒂向前拉开股外侧肌，可见血管蒂行走在它的肌膜下（图6-141）。距血管蒂两旁0.5cm处切开肌膜，解剖游离血管蒂。细心结扎细小的肌支，直达外侧肌间隔在股骨嵴附着处。若所需血管蒂较长，可切开股骨嵴肌间隔附着处，进一步游离血管蒂至足够长度。

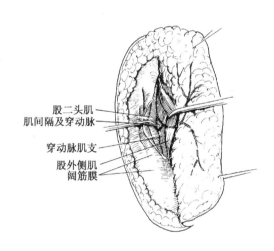

　股二头肌
肌间隔及穿动脉
　穿动脉肌支
　股外侧肌
　阔筋膜

图6-141　股后外侧皮瓣的血管蒂

二十四、股前内侧皮瓣及股内侧皮瓣

股前内侧皮瓣（antemedial femoral skin flap）和股内侧皮瓣（medial femoral skin flap）的血管蒂不恒定，一般只在股前外侧皮瓣的血管蒂弱小不可用，而股前内侧皮瓣或股内侧皮瓣的血管蒂粗大时才应用。因此临床上只是把它们作为股前外侧皮瓣的补充。

（一）应用解剖

1.股前内侧皮瓣　通常由旋股外侧动脉发出的无名内侧降支动脉供血。此动脉发出后，向内下行走在股直肌和股内侧肌之间的肌间隔内,到大腿中段,其末端浅出,在股直肌、股内侧肌、缝匠肌相会形成的狭长三角形中穿出阔筋膜,并立即向四周发出分支供应皮瓣(图 6-142)。两条静脉伴行动脉,其口径与动脉相仿。此皮瓣的血管蒂长达 10~12cm,血管外径为 2.5mm。两股前皮神经可取作皮瓣的神经蒂。

2.股内侧皮瓣 其血管蒂直接发自股动脉,在大腿中下段,于缝匠肌的后缘或前缘穿出供应皮瓣。此穿支血管也可来自缝匠肌、长收肌、股薄肌的股动脉肌支(图 6-143)。伴行静脉的口径与动脉相似,为1~1.5mm。大隐静脉沿缝匠肌后缘穿过,但对皮瓣的静脉回流影响甚少。同样,股前皮神经可取作股内侧皮瓣的神经蒂。

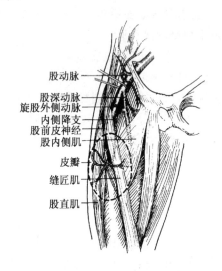

图 6-142 股前内侧皮瓣应用解剖示意图　　　　图 6-143 股内侧皮瓣应用解剖示意图

(二)适应证

如前所述,股前内侧皮瓣及股内侧皮瓣因其解剖不恒定,多用作股前外侧皮瓣的补充替代,在后者血管蒂弱,不能使用时可变换使用此二皮瓣。该二皮瓣有不必变换患者体位的优点。另外,股前内侧皮瓣的血管蒂很长,也适合作岛状移植。

(三)手术方法与步骤

1.在采取股前外侧皮瓣时,若其肌间隔皮动脉不存在或太细小而不可用时,即可沿阔筋膜浅面向大腿内侧剥离,寻找股前内侧皮瓣或股内侧皮瓣的皮动脉,并进一步打开肌间隔,解剖出血管蒂,依照新的血管蒂的位置,重新设计和采取皮瓣。

2.股前内侧皮瓣的皮动脉如果存在,其位置较恒定,可在术前用多普勒超声血流仪测出,并据此设计皮瓣。皮瓣的采取方法可参考股后外侧皮瓣的方法。股前内侧皮瓣可作游离移植或岛状转移。

3.股内侧皮瓣的皮动脉在股动脉浅面,不能用多普勒超声血流仪测出。为探查股内侧皮瓣的血管蒂,需先在股三角沿股动脉作皮肤切口,显露股动脉,向下延长切口,向前牵开缝匠肌,打开收肌管,沿途仔细寻找血管蒂。找到血管蒂后,再设计和掀起皮瓣。

4.若需感觉皮瓣,可保留股前皮神经。

5.即使皮瓣面积不大,也需游离植皮以修复供区创面。

(宋业光)

二十五、股前外侧皮瓣

以旋股外侧动脉降支为血管蒂的股前外侧皮瓣(antelateral femoral skin flap),自徐达传、罗力生(1984)报道以来,已在临床上被广泛应用。此皮瓣供区隐蔽,血管蒂长,管径粗,不损伤重要的血管、神经组织,取瓣后不影响肢体功能,故特别受欢迎。近年来临床应用形式已不只是作吻合血管的游离皮瓣。张绪生(1987)报道了顺行岛状股前外侧皮瓣的应用;张新力(1988)报道了股前外侧肌皮瓣的应用;张功林(1991)报道了逆行股前外侧皮瓣及筋膜瓣的应用；陈卢堃(1992)报道用股前外侧超薄皮瓣以形成尿道口、阴道口和肛门，获得成功；于立民(1995)报道以手携带法作吻合血管的股前外侧皮瓣，转移修复远部创面。临床亦有使用股前外侧皮瓣与腹壁下动脉皮瓣串联修复巨大缺损的报告。该皮瓣使用形式灵活多样，修复缺损的部位亦由四肢发展到头面颈、躯干。陈守正等(1989)利用此皮瓣完成了阴茎再造，随后又有人完成了眼窝、阴道和舌的再造。

（一）应用解剖

1. 旋股外侧动脉降支的解剖 股前外侧皮瓣位于股部前外侧区。股部前外侧区的皮肤是由旋股外侧动脉降支及其发出的股外侧肌皮动脉穿支和肌间隙皮支供养的。旋股外侧动脉降支在股直肌与股外侧肌之间下行，体表定位可在腹股沟韧带中点至髂前上棘与髌骨外上缘连线（髂髌线）中点的连线上，这一连线的下 2/3 段即为旋股外侧动脉降支的体表投影（图6-144）。旋股外侧动脉发自股深动脉或股动脉，分为升支、横支和降支，其中最粗大的分支为降支。降支走行于股外侧肌与股直肌之间，行向外下方，并分为内侧支和外侧支。内侧支主要供养邻近肌肉；外侧支发出肌支供养股外侧肌及股前外侧部皮肤。降支在肌间隙中可以作为皮瓣血管蒂的长度为 8～12cm，在发出第 1 个股外侧肌皮动脉穿支上方约 10cm 处，是截断和吻接的常用部位，此处降支的外径平均为 2.5mm（1.1～2.8mm）。从降支再发出若干肌皮动脉，这些肌皮动脉穿出深筋膜后，分为升支和降支，走行于深筋膜浅面，然后再发出分支至皮肤。在新鲜标本上，从降支插管作墨汁灌注，墨汁所显示的旋股外侧动脉降支血供范围约为 12.5cm×38cm，临床报道股前外侧皮瓣切取的最大面积可达 400cm²。

2. 肌皮动脉穿支的类型 降支对股前外侧皮肤的血供主要以肌皮动脉穿支和肌间隙皮支为主。肌皮动脉穿支是从降支发出小分支血管，穿过股外侧肌实质后至皮肤；而肌间隙皮支是降支发出小分支，从股直肌与股外侧肌间隙浅出，直接穿筋膜至皮肤（图 6-145）。罗力生根据临床所见，把这些血管分为 4 个类型：①肌间隙皮动脉型，占 8.3%。降支沿股直肌与股外侧肌之间下降，距起始部 8～10cm 处，发出 1～2 条肌间隙皮血管爬行于股外侧肌表面，直接进入大腿前外侧皮肤。此型属直接皮肤血管，游离容易，不易损伤，皮瓣成活率高。②肌皮动脉穿支型，占 80.6%。降支发出多个分支，平均 2.5 支，见 1 支者为多数，肌皮动脉穿过股外侧肌进入筋膜下，再穿出筋膜至皮肤。根据穿支经过股外侧肌部位的深浅，可分为浅型与深型。浅型约占 61%，穿支穿过股外侧肌厚度不超过 0.5cm；其余为深型，穿支穿过股外侧肌厚度在 0.5cm 以上。③直接皮动脉型，占 8.3%。降支无粗大的肌皮动脉穿支或肌间隙皮支，在距降支起始部 1.0～1.5cm 处，或在旋股外侧动脉横支上向外下方发出一细长的皮支，穿过筋膜进入皮下及皮肤，长约 5～6cm，行于股外侧肌表面，根部外径为 1.2～1.4mm。④无粗大皮支型。降支缺乏适合于作皮瓣轴心血管的皮支，从降支发出的都是细小肌支或皮支。至股前外侧部皮肤的肌皮动脉，其中第 1 支肌皮动脉穿支最粗，常常选用作皮瓣的主要血管，外径为 0.6～1.0mm，多从降支主干的末段或外侧支起始段发出。其他肌皮动脉从外侧支发出时，外径多在 0.6mm 左右或更小。第 2 支以下的肌皮动脉穿支呈阶梯状向下外侧股外侧肌发出，穿阔筋膜至皮肤。而张春报道 30 例股前外侧皮瓣移植，所见皮血管可概括为 3 个类型：Ⅰ型为肌皮动脉穿支型；Ⅱ型为高位肌皮动脉穿支型，即皮血管由旋股外侧动脉降支起始部出发至股外侧肌，穿支在肌中近乎垂直下行，浅出部位较高，而髂-髌连线中点附近再无粗大的穿支；Ⅲ型为肌间隙皮支型。周刚亦发现有一类型血管自旋股外侧动脉横支发出后，水平穿过股外侧肌与旋股外侧动脉降支平行下降，其直径有 0.5～0.8mm。

3. 皮瓣穿支的体表定位 第 1 肌皮动脉穿支或肌间隙皮支是皮瓣的主要分支血管。高建华等(1984)通过活体体表多普勒测量 100 例正常成年女性，在股前外侧部均能检测出声点。最响亮的声点即为第 1 肌皮动脉穿支声点，此声点有 92% 均落在以髂前上棘至髌骨外上缘连线中点为圆心、3cm 长度为半径的圆内，其中以外下象限最多，占 80%，然后依次为外上象限，占 7%，内下象限，占 3%，内上象限，占 2%（图 6-146）。

可以看出，旋股外侧动脉降支的第 1 肌皮动脉穿支是较为恒定的，以多普勒超声血流仪测定第 1 穿支，血流速度每秒在 12cm 以上。但是，最响亮声点并非总是恒定出现在髂-髌连线中点 6.0cm 左右直径的范围内，甚至可能测不出声点。对于髂-髌连线中点附近无粗大的肌皮穿支者，要考虑高位肌皮动脉穿支型，或有穿支缺如的可能。

4. 皮瓣的皮神经和静脉 股外侧皮神经是该皮瓣的感觉神经，它从腰丛发出后，穿过腹股沟韧带，分为

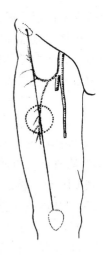

图 6-144　旋股外侧动脉降支的体表投影

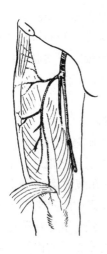

图 6-145　降支肌皮动脉穿支的分布

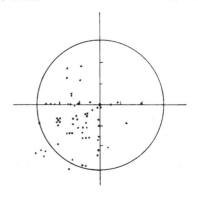

图 6-146　在髂-髌连线中点附近皮血管声点分布示意图

前支和后支。前支在缝匠肌与阔筋膜张肌之间的浅沟内下行,继而穿过深浅两层阔筋膜之间,在髂前上棘的前下方 7～10cm 处穿出深筋膜。后支在髂-髌连线内外 1cm 范围下行,进入股前外侧皮肤。在髂-髌连线中点,即第 1 肌皮动脉穿支浅出点附近,可见纵形的股外侧皮神经,呈扁平状,横径为 1.0～1.5mm。以髂-髌连线上 1/3 段作为定位标志,可找出此神经近端,并作为皮瓣神经蒂而制备带感觉的皮瓣。所有肌皮动脉穿支都有伴行的静脉,多数为一条;旋股外侧动脉降支则多数为两条伴行静脉(94.3%),外径分别为 2.3mm 和 1.8mm。皮瓣区浅层,相当于旋股外侧动脉降支附近,还有股外侧浅静脉干,外径为 3.5～5.5mm,必要时也可利用。

　　5.关于逆行股前外侧皮瓣的解剖　张功林等在下肢动脉灌注乳胶标本和铸型标本上,观察了旋股外侧动脉降支末端与膝关节周围动脉的吻合关系,并研究了逆行岛状皮瓣的静脉回流。发现膝上外侧动脉于股骨外侧髁上方 2.5～3.0cm 处起于动脉外侧壁,起始处外径为 1.8～2.2mm,经股外侧肌间隔行至膝关节前面,沿途分出肌支至股外侧肌和股二头肌,并有关节支至膝关节外上方,外径为 0.8～1.5mm。而旋股外侧动脉降支与膝上外侧动脉关节支或肌支都存在丰富的吻合。吻合部位多在髌骨上方约 2.5cm 处、髂-髌连线外侧 1.5cm 附近,吻合处外径在 0.6～1.5mm 之间(图 6-147)。利用这些吻合,切断皮瓣近端的旋股外侧动脉降支,可以构成逆行皮瓣。

　　逆行股前外侧皮瓣静脉回流较好。由于肌皮动脉穿支的伴行静脉、降支动脉的伴行静脉与股外侧浅静脉属支之间,在皮瓣区内有许多交通支,以及股外侧浅静脉与深静脉之间又有很多交通支,因而皮瓣逆行转移时,静脉血可以从动脉的伴行静脉回流到股外侧浅静脉,再汇集到股深部静脉中去,这些丰富的交通支在任何节段都存在而且无瓣膜。此外,降支动脉的两条伴行静脉之间,全长也有 3～4 处存在交通支,降支静脉在接受肌皮穿支静脉注入处及其以下段,也未见明显的瓣膜,这些都有利于逆行岛状皮瓣的静脉回流。

　　(二)适应证

　　1.适合于较大创面的修复,如较大的创伤、瘢痕挛缩等。一般认为皮瓣可取至 400cm² 或更大些。如在游

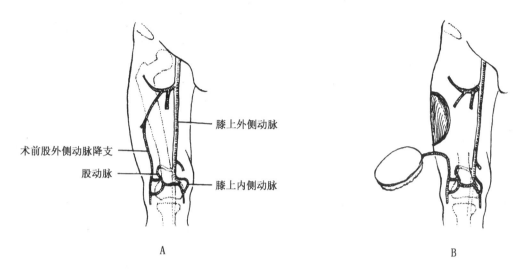

左图标注：
膝上外侧动脉
术前股外侧动脉降支
股动脉
膝上内侧动脉

A　　　　　　　　　　　　　　　B

图 6-147　逆行股前外侧皮瓣的血供

离中,从降支下段多取 1~2 个肌皮穿支,则皮瓣下缘可达髌骨上。

2.适合于较深层的组织缺损。因为大腿皮下脂肪厚,又可带上深筋膜以至部分的肌组织,所构成的皮瓣有时可达 1.5~2cm 厚,所以对大型凹陷性缺损,及需大量组织充填的部位较合适。特别是对头颅修复,强厚而结实的阔筋膜可以修复帽状腱膜。足踝部伴肌腱、韧带的损伤,可利用阔筋膜重建足踝部的韧带和肌腱。利用阔筋膜增厚的髂胫束部分,可以代替跟腱、重建拇指或指的屈腱和伸腱,也可以用作足底跖腱膜的修复。

3.适合于需要薄型皮瓣修复者。由于穿支比较恒定、粗大,容易游离,以穿支为中心,把穿支 3cm 以外的筋膜、皮下脂肪完全修薄,只保留真皮下血管网层,则构成带轴型血管的超薄皮瓣,可用于修复颜面、颈肩、手背、足背等部位的缺损。

4.取皮瓣时,同时切取股外侧皮神经,可以构成带感觉神经的皮瓣,用以修复足底、足跟、手掌等感觉恢复要求较高部位的缺损,使皮瓣能负重、耐磨,减少过冷、过热的损伤。

(三)手术方法与步骤

1.皮瓣设计　患者取平卧位,自髂前上棘至髌骨外上缘作一连线,在连线中点用多普勒超声血流仪先测出第 1 肌皮动脉浅出点位置,多数在以髂-髌连线中点为圆心、3cm 为半径的范围内,设计时把此点落于皮瓣的上 1/3 部中央附近。再根据缺损部位的需要,以髂-髌连线为中轴线画出皮瓣,可设计成椭圆形、菱形或半月形,面积在 15cm×25cm 左右。上界在阔筋膜张肌的远端,下界在髌骨上 7cm,内侧达股直肌内侧缘,外侧至股外侧肌间隔或更大些。若作逆行岛状皮瓣,最好把第 1 肌皮动脉穿支点设计在皮瓣中央;皮瓣尽可能向下设计,皮瓣的旋转点放在髌骨外上缘上 5~6cm,就能使皮瓣逆行翻转至膝下达 10cm 处。

2.皮瓣切取　解剖、游离第 1 肌皮动脉穿支或肌间隙皮动脉是切取皮瓣的关键。集各家的临床经验,现已有多种手术方法,比较常用的是会师法。按术前设计降支血管的标志线,在内侧作切口,并沿皮瓣内侧缘向下延长,切开皮肤、皮下组织及深筋膜。找到股直肌与股外侧肌之间隙,把股直肌与股外侧肌分开,即可找到旋股外侧动脉降支,顺降支向上、向内分离至起始部,但不必暴露旋股外侧动脉。沿降支由上而下分离,向内拉开股直肌,细心寻找降支向外侧发出的分支,如为肌间隙皮支,则游离十分容易,如为肌皮穿支,则追踪直至进入股外侧肌为止。同时将皮瓣的上、内、下周边切开,从阔筋膜下向外掀开皮瓣,越过股直肌表面后开始缓慢分离,在股外侧肌与阔筋膜之间仔细寻找进入筋膜的穿支。由于筋膜下只有少许疏松结缔组织,因此要辨认穿支并不困难。但有些穿支很细,操作中的反复刺激又常导致血管痉挛,外径仅 0.2~0.3mm,稍不注意就会被误伤。找到穿支后,沿穿支逆行追踪,剪开覆盖其上的股外侧肌,直至穿支全部暴露,并与降支有明确的连续为止(图 6-148)。

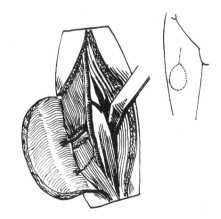

图 6-148　显露降支的肌皮穿支

有些穿支并非直接起源于降支,而是起源于肌支,即从降支分出1～2个肌支,进入股直肌或股外侧肌,从肌支再分出肌皮穿支。这种类型的穿支要一级一级地向上追踪,直至血管的连续性完全清楚。从降支发出的其他肌支,均要一一结扎,结扎时要离开轴型血管0.5cm以远。游离肌皮动脉穿支时,注意保留肌袖,以隐约显露为度。待降支与穿支游离完毕,再切断皮瓣的外侧缘。皮瓣外侧缘先不完全切断,还可以起一个固定和保护穿支的作用,以减少穿支被撕裂、拉断。动脉穿支沿途有静脉伴行,一般为一支,皮瓣的静脉回流全赖于此。分离穿支有困难时也可以采用全暴露法,即切开血管浅层肌肉,暴露全部血管分支,但血管周围仍应带少量肌袖,一直追踪血管至进入深筋膜。对于肌间隙皮支型,由于皮血管走行比较表浅,在手术切开皮瓣边缘时,必须逐层切开,切忌下刀过重,以免误伤位于深筋膜下的皮血管。对于高位肌皮动脉穿支型,降支在股直肌中下降,手术需切断较多的肌纤维,创伤较大,但只要仔细操作,也并非特别困难。

在解剖血管蒂的过程中,应注意保护好伴随旋股外侧动脉降支走行的股神经。股神经在降支的内侧面及前侧下行,降支切断后,要从股神经下抽出。股神经发出的肌支,要小心保护,如有损伤,会导致所支配肌肉的萎缩。有时在股直肌与股外侧肌间隙没有找到降支,即应向内翻起股直肌,探查至股直肌内侧缘,有些降支常在靠内侧较深的部位下降。有时多普勒超声血流仪测定的皮支位置与实际相距较远,也并非都是恒定出现于髂-髌连线中点附近,遇到此种情况,应向外侧分离皮瓣,仔细辨认股外侧肌浅面是否有浅出的分支,如有明显的搏动或外径大于0.5mm的穿支血管也可选用。此种血管绝大多数是从肌支发出的肌皮穿支,只要小心游离,也可找出与降支的连续性。在第1肌皮穿支周围的阔筋膜要保留,并使之与皮肤不分离,以防供给皮肤的肌支受损。如所需皮瓣较厚,可带上部分股外侧肌作肌皮瓣。如所需皮瓣较薄,可以将穿支周围3cm以外的深筋膜组织去除,或将皮下脂肪去除,只保留真皮下血管网,构成超薄皮瓣。

关于静脉选择,一般应保留两条伴行静脉作回流,股外侧浅静脉多不必吻合,除非特殊情况才使用皮下浅静脉,以增加皮瓣的血液回流。股外侧皮神经是该皮瓣的感觉神经,一般性创面修复也可不吻接神经;但在负重、需耐磨部位,或手掌侧面等有特别要求的部位,应选择股外侧皮神经以吻接。

(四)优点与缺点

1.皮瓣取自大腿前外侧,这是游离植皮常规供皮区,部位隐蔽,取瓣方便,不需术中变换体位。术者对该部位解剖结构熟悉,患者容易接受,术后包扎容易,无需特别固定。

2.最大的优点是与其他部位皮瓣相比,动脉血管蒂十分恒定,管径粗达2.5mm,蒂长8～12cm,有两条伴行静脉。伴行静脉属于深静脉系统,相互间及与浅静脉间有丰富的交通,无瓣膜。此外,静脉并非肢体的主要供血系统,切取后对下肢功能无影响。

3.供瓣部位有可利用的股外侧皮神经,可利用其构成带感觉的皮瓣。另外亦有股外侧浅静脉通过,必要时也可利用。

4.皮瓣设计形状不限,形式多样。按受区需要灵活设计,可将皮瓣游离移植到身体的任何部位;也可作带蒂顺行转移,修复髂峰、粗隆部、腹股沟以至会阴的缺损。黄建中(1992)报道带血管蒂转移,可修复阴囊缺损及后尿道狭窄等;也可带蒂逆行转移,修复膝关节周围以至小腿上部的缺损。利用旋股外侧动脉降支被切断的远侧断端,可以与另一块皮瓣的血管蒂吻接,以构成串联皮瓣,扩大皮瓣的面积,如有报道把脐旁皮瓣中的腹壁下动、静脉蒂与股前外侧皮瓣中降支远侧的断端吻接等。于立民(1995)还介绍了以携带法转移股前外侧皮瓣,通过腕部或踝部的血管携带皮瓣,以修复腹股沟区及小腿的缺损。

5.股前外侧皮瓣最大的不足是,需要细心寻找和游离肌皮动脉穿支,缺乏经验的术者,常会辨不出较细的穿支血管。分离穿支时要切开部分的股外侧肌,穿支越深,切断的肌肉越多,若穿支不直接从降支中发出,而是从肌支中发出,还要一级一级游离肌支。张新力(1988)认为,肌皮穿支在肌肉中有角状弯曲,游离中缺乏肌袖保护,移植时可能会被拉直,引起管腔挛缩、血流不畅而导致失败。因此,对穿支的游离是切取皮瓣的重点和难点。

6.皮瓣下脂肪相对较厚,尤其是女性,移植到头面、手背则显得臃肿。部分男性患者大腿外侧多毛,影响外观。供区多不能直接缝合而需皮片移植。

二十六、膝内侧皮瓣

膝内侧皮瓣(medial knee skin flap)又名隐动脉皮瓣或小腿内侧上部皮瓣。该皮瓣以隐动、静脉为蒂,故以隐动脉皮瓣命名最为普遍。但以皮瓣所在部位命名为原则,称作膝内侧皮瓣或小腿内侧上部皮瓣则更为贴切。

此皮瓣首先由 Aeland(1981)所介绍,国内高学书、陈绍宗等(1982)也先后应用于临床。由于它血管恒定、解剖容易、部位隐蔽,很快在临床被推广应用,但因皮瓣取自膝内侧,供区不容易直接缝合,需要植皮及膝关节暂时固定,稍有不便。随着新供区不断的发现,此皮瓣目前应用不多。

(一)应用解剖

膝内侧皮瓣的血管蒂主要为隐动脉及其伴行静脉。隐动脉为膝最上动脉的一个分支,膝最上动脉又称膝降动脉,从股动脉下端位于收肌管内发出,然后从收肌管前壁穿过收肌腱板至缝匠肌深面,随即分为关节支和隐支,并发出部分肌支到股内侧肌、缝匠肌。关节支分布于膝关节内侧;隐支在膝关节平面,于缝匠肌和股薄肌之间继续下行并浅出至皮下,分布于小腿内侧上部。也有关节支和隐支直接起始于股动脉的,约占40%。

隐动脉在浅出皮下之前,于缝匠肌与股薄肌之间行程约有 4.0cm,浅出至皮下后,行程更长。此段长度平均有11cm。隐动脉浅出至皮下后,分布于小腿内侧上半部,多数分布至小腿上 1/3 内侧,部分可达小腿中1/3内侧。隐动脉浅出皮下的部位约在胫骨内髁最突出部上 3cm,然后水平向后 2cm 处。隐动脉浅出皮下部的外径约为1.0mm,可供养皮瓣的范围,在股内侧下段约 10cm×12cm,在小腿内侧上段约 8cm×14cm。隐动脉有一条或两条伴行静脉,有一条的占 46%,两条的占 54%,其外径比动脉粗约 1.2mm,多数汇合至膝降静脉并注入股静脉,汇合处的外径达 2.2mm。在膝降动脉、隐动脉所供应的皮肤区域内有大隐静脉通过。在隐动脉浅出处,大隐静脉距隐动脉约 1.0cm,该部大隐静脉外径约 2.8mm。

隐神经同隐动、静脉一起穿过内收肌管,走行于缝匠肌深面,在缝匠肌与股薄肌之间伴行并浅出。隐神经浅出皮下后与大隐静脉伴行,其浅出部横径为 1.5~2.0mm。如需建立皮瓣感觉功能,可缝接伴行的隐神经(图 6-149)。

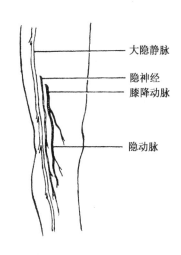

大隐静脉
隐神经
膝降动脉

隐动脉

图 6-149 膝内侧皮瓣的血管和神经

(二)适应证

1.最适合于修复膝部、腘窝以及其邻近软组织的缺损,作局部带蒂皮瓣转移。特别是在腘窝部瘢痕挛缩,切除瘢痕后有深部组织裸露而需要选用皮瓣覆盖时。

2.因为皮瓣内含有隐神经,游离移植时隐神经可与受区神经吻接,使皮瓣很快恢复感觉,故特别适用于负重部位如足跟等的修复。

3.由于皮瓣相对较薄,皮下脂肪少,故常用以修复手背、虎口及面颈等部位。

4.皮瓣蒂长,游离度较大,又位于下肢中部,可用作交腿皮瓣,修复对侧小腿、足跟、足背等部位的创面。特别是用于小儿足踝部创面,作交叉石膏夹板固定比较容易,且无并发症。

(三)手术方法与步骤

1.皮瓣的设计 在膝关节内侧正中作一平行于下肢的轴线,以该线为皮瓣设计的轴心,在该线两侧 6cm 范围内设计皮瓣。为查明皮瓣血管蒂的状况,可沿此轴线附近,以多普勒超声血流仪探测隐动脉的走行方向和血流量。把膝上 10~12cm 处设计为皮瓣的近侧端,皮瓣的远端视受区需要,可设计至膝下 10~12cm。最后画出皮瓣设计的范围。

2.皮瓣的游离 行持续硬膜外麻醉。患者取仰卧位,下肢外旋外展,常规消毒,上止血带。先在皮瓣的近侧及前部切开皮肤及深筋膜,慎勿损伤股内侧皮神经。显露缝匠肌,沿缝匠肌前缘钝性分离,向内牵开缝匠肌,在其深面与股内侧肌间即可找到膝降动、静脉及伴行的神经(图6-150A)。沿血管神经蒂向下游离出关节支、肌支及隐支,结扎切断关节支及肌支。隐支在缝匠肌与股薄肌间穿出深筋膜至皮下,为充分显露隐动脉,必要时也可以将缝匠肌之腱部切断,而从缝匠肌与股薄肌间隙中分离出血管神经蒂。可以单纯使用隐动、静脉和神经为蒂,但需要把隐动脉的前、后皮支包括在皮瓣内,也可把蒂向上延伸至膝降动脉,直至起始部。辨清血管神经蒂后,再切开皮瓣之前后缘及远端,在深筋膜下由远而近掀起皮瓣,至隐动静脉、神经蒂完全包括在皮瓣中;附近通过的大隐静脉,在皮瓣的远侧端平面切断后,也应尽可能包括在皮瓣内。在深筋膜下游离的同时,深筋膜与皮肤作适当缝合固定,避免分离。皮瓣充分游离后,先不要忙于切断血管神经蒂,应再次检查其连续性,牢固结扎好分支后,放开下肢止血带,检查皮瓣的血液循环情况,待受区准备完毕,再行断蒂(图6-150B)。切断血管蒂的操作,可以在缝匠肌与股薄肌间隙中进行,也可以从缝匠肌与股内侧肌间进入。

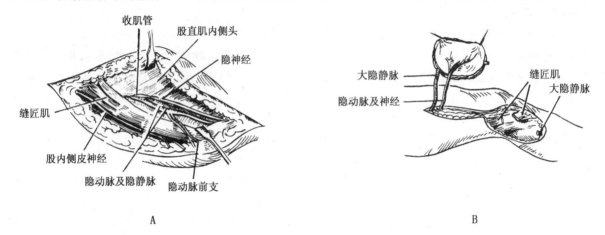

图 6-150　皮瓣游离操作示意图

A. 显露血管和神经　B. 膝内侧岛状皮瓣的游离

3.皮瓣供区的处理　供瓣区一般不宜作拉拢缝合。由于局部皮肤较紧,又是一个功能活动区,勉强拉拢缝合将会产生增生性瘢痕,并多呈直线,牵缩后影响膝关节功能,因此局部应行皮片移植,皮片选择应偏厚,缝合边缘尽量不作直线,特别在膝关节之前部。植皮后膝关节以石膏托临时固定,直至皮片完全愈合。

4.皮瓣的转移　膝内侧皮瓣可以带蒂移植,也可以游离移植,甚或作带蒂交腿移植修复对侧下肢的创面。转移中为增加血管蒂的长度和活动度,血管蒂应尽量向上游离至膝降动脉起始部,并在血管蒂部形成管状皮瓣,把血管蒂部封闭,或附以皮片移植,不留创面。

5.术中注意事项　游离膝内侧皮瓣时应注意少数病例可能有血管变异。有5%的患者缺乏隐动脉,部分患者隐动脉纤细,不宜作皮瓣血管蒂。因此术前应用多普勒超声血流仪作辅助检查,以判定血管状况。隐动脉浅出至皮下走行,切取皮瓣时,只要在深筋膜下游离就不会损伤血管,但其蒂部位于深筋膜下及缝匠肌之深面,游离时要特别小心,原则上不必裸露血管、神经。切开深筋膜分离血管时,应把血管部分的肌膜或肌肉带上,妥加保护,一般也不切断缝匠肌肌腱。血管蒂切断后,可从缝匠肌下抽出。若皮瓣要作带蒂转移,也可将整块皮瓣穿过缝匠肌肌腱下,移到缝匠肌与股内侧肌间隙中,充分游离血管蒂。

(四)优点与缺点

1.部位隐蔽,特别是在膝内侧部,从正面看,瘢痕多不明显,且常有衣服可遮盖,局部外观影响不大。

2.取瓣后不破坏重要的下肢血管、神经,也不会影响下肢的功能,对膝关节屈伸无影响。

3.皮质柔软细嫩、色泽好,毛发较少,皮下脂肪相对较少,皮瓣薄。成人皮瓣厚度不超过1cm,小儿不超过0.6cm。

4.血管蒂长,最长可游离达15cm,形成的带蒂岛状皮瓣转移范围较大。血管口径粗大,容易吻合。隐动脉恒定、变异少,血管走向较直、表浅,解剖中容易识别;大隐静脉可被利用,因而皮瓣静脉回流通畅,不发生皮瓣水肿。

5.隐神经可用于有感觉的皮瓣移植。

6.缺点为供皮面积相对不够大,只适用于中等创面的修复。

7.位于膝关节附近,取瓣后创面多不能直接缝合,局部植皮受床欠平整、固定困难,术后膝关节需用石膏托作暂时性固定。

8.切取隐神经后,隐神经支配的小腿前内侧直至踝部常有皮肤感觉丧失。

二十七、小腿内侧皮瓣

小腿内侧皮瓣(medial crural skin flap)由于血管恒定、设计灵活、形式多样、取材容易、厚薄适中、部位较隐蔽,近年来已在临床上得到广泛应用。

张善才等(1983)报道了尸体小腿内侧皮肤血循环的显色观察,并设计和完成了小腿内侧游离皮瓣移植11例。随后,黄文义等又介绍了以胫后动、静脉为蒂的小腿内侧皮瓣转移,修复四肢晚期缺损畸形,并提出切断胫后动脉后,可另取一段大隐静脉倒置修复缺损的胫后动脉,以保持下肢血液循环的畅通。

雷晓环(1983)、郭恩覃(1994)、丁小珩(1996)等又先后提出了单独应用胫后动脉发出的胫骨滋养动脉及其筋膜皮支设计皮瓣,可以作带蒂移植,也可作游离移植,不损伤胫后动脉主干。另外亦有使用较粗大的踝上皮支形成皮瓣修复足踝部缺损的报道。

戴松茂(1989)、陈运祥(1991)等在小腿内侧皮瓣移植的基础上,分别介绍了顺行或逆行的小腿内侧筋膜皮瓣,只要蒂部包括1~2支筋膜皮支,就可以养活大块的皮瓣,甚至上达髌骨下缘,逆转修复足部远端也获得了成功,因此小腿内侧皮瓣仍然是目前临床上颇受欢迎和实用的皮瓣。

(一)应用解剖

1.胫后动脉本干的解剖　胫后动脉干是小腿内侧皮瓣的主要供养动脉,从动脉发出后沿比目鱼肌与趾长屈肌间下行,依其被比目鱼肌掩盖与否,可分为掩盖部与非掩盖部。掩盖部平均长度约12.8cm;下半为非掩盖部,行于腓肠肌内侧缘与趾长屈肌间沟内,位置表浅,部分被浅筋膜覆盖,平均长度约13.5cm。胫后动脉的外径,起始部为3.0mm,中部为2.4mm,下端为2.3mm。

2.胫后动脉的内侧皮动脉　胫后动脉在下行中发出若干皮支和肌支,分别行向胫侧、腓侧、前方和后方。而向内侧发出的皮动脉,在小腿中下1/3段约有2~7支,多数为2~4支(75%),其发出部位以小腿中1/3之中下区和小腿下1/3之中上区为最多。也有学者将胫后动脉分为8段,认为内侧皮动脉以2/8和5/8段发出的皮支最多、最粗。胫后动脉皮支外径为0.5~2.0mm,掩盖部平均为1.3mm,非掩盖部平均为0.9mm。蒂长由上向下逐渐变短,上部皮支蒂长可达2.5~5.0cm,因此掩盖部皮支可以单独作为皮瓣的血管蒂;而下部蒂长只有0.2~1.1cm,不能单独用作血管蒂。这些皮动脉与隐动脉,小腿前侧、腓侧皮动脉,及小腿后部腘窝内、中、外侧皮动脉间均有广泛的吻合,并参与皮下血管网的形成(图6-151)。

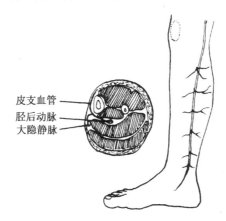

皮支血管
胫后动脉
大隐静脉

图6-151　胫后动脉的内侧皮动脉

有些皮动脉属于肌皮动脉,穿过趾长屈肌或比目鱼肌后再到达深筋膜而至皮下。需要保留这些肌皮穿支时,慎勿把它当作肌支而结扎,需细心解剖,保留部分肌袖以保证皮瓣的血供。

3.胫骨滋养动脉与踝上皮支　在小腿内侧的中下部也有一些特别粗大的筋膜皮支。如中部有来自内侧上部的肌皮动脉,起于胫后动脉后方,斜向下内,穿过比目鱼肌起点而分布于皮肤,途中发出一较大的骨膜支,称为胫骨滋养动脉。该动脉紧贴胫骨下行,至胫骨粗隆平面,发出一筋膜皮支。郭恩覃、卢范等通过20例成年新鲜尸体标本,及10例小腿内侧皮肤透明标本观测,见胫骨滋养动脉上径为2.04±0.6mm,其筋膜皮支外径也有1.2±0.3mm,于胫骨粗隆下9.65±2.8cm处突出深筋膜达真皮下血管丛。筋膜皮支自起始部至进入深筋膜的长度约为 5cm,其分布于皮肤的血管分支,可供养小腿内侧中部 8.3cm×5.0cm 的皮肤范围。丁小珩(1996)报道以胫骨滋养动脉筋膜皮支为蒂的皮瓣,其蒂长可超过一般的胫后动脉皮瓣,切取范围可达 14cm×8cm。

胫后动脉在踝上也有两个较大的皮支,于内踝上方 4cm 和 6.5cm 处分出。利用这些皮动脉,可设计小腿内侧踝上皮瓣带蒂转移修复足踝、足跟部缺损,也可利用此皮支作逆行筋膜皮瓣的营养血管。

4. 小腿内侧皮瓣的静脉　皮瓣的静脉,一般只需胫后动脉的伴行静脉,以及其皮支的伴行静脉。胫后静脉多数有两条(92.5%),部分段落有 3 条,走行在胫后动脉的两侧。在上端掩盖部,胫后静脉的外径平均超过 3mm,亦有外侧胫后静脉外径达 3.6mm、内侧胫后静脉外径平均为 1.8mm 的报道。在小腿中1/3或下端非掩盖部,陈尔瑜等统计内侧胫后静脉和外侧胫后静脉外径平均分别为 1.9mm 和 1.8mm,内外侧胫后静脉间有较多的交通支,一般为 5~7 支,且无瓣膜,所有皮支动脉都有 1~2 支伴行静脉,多数为 1 支。在小腿中 1/3 处,大隐静脉外径平均为 2.8mm。大、小隐静脉均可作为皮瓣的引流静脉。在踝部,大、小隐静脉与胫后静脉间有丰富的交通支,这些交通支在作逆转皮瓣时,对静脉回流起重要作用。

5. 皮瓣的神经　分布于小腿内侧的皮神经为隐神经,在股骨内侧髁后方、缝匠肌后缘发出后沿大隐静脉前方下降,除分出髌下支外,向大隐静脉前、后方发出若干皮支至小腿内侧皮肤,最后在小腿下方分为两个终支,分布至内踝及足内侧缘皮肤。隐神经在下行过程中有隐动脉及隐静脉与其伴行,并为隐神经的主要血供来源。隐神经较粗大,在股骨内侧髁平面,横径有 2.1mm;在小腿中 1/3 部,横径平均为 1.6mm。

(二)适应证

1. 顺行的带蒂皮瓣转移,可修复小腿前侧、膝关节、腘窝附近的软组织缺损。特别是胫骨的缺损、骨不连接或感染需要软组织覆盖时,可用小腿内侧皮瓣覆盖,或皮瓣加上比目鱼肌、趾长屈肌作肌皮瓣的充填修复,甚或可以带上部分胫骨片,作骨肌皮瓣移植。

2. 逆行的带胫后动脉的皮瓣或筋膜皮瓣,适合于修复下肢远段、足踝部、足跟以至足部的缺损。有介绍利用大块逆行筋膜皮瓣,上界可达髌骨下缘,逆转修复至足背远端。小腿下端逆转的皮瓣,如能带上腓肠神经,转移到足跟负重部(腓肠神经与受区的感觉神经吻接),可望足跟很快恢复感觉,而成为能负重、耐磨的带感觉皮瓣。

3. 小腿内侧中、上部的皮瓣,特别适合于作交腿皮瓣,修复对侧下肢踝部、足跟、足底等部位的缺损。对侧下肢无可利用的软组织作覆盖时,作这种交腿皮瓣移植,只要固定可靠、皮瓣蒂够长、蒂部处理好,成功率是很高的;也可利用胫骨滋养动脉筋膜皮支皮瓣作交腿移植,不损伤胫后动脉,这种筋膜皮支皮瓣还可以把远端 2/3 修薄,只保留真皮下血管网,构成超薄皮瓣,交腿修复足背、足底等部位缺损。

4. 皮瓣游离移植可转移至全身任何部位,包括头颈、上肢及躯干部,特别适合于范围中等、需要皮瓣较薄的部位,如面颊部、手背等。移植中可以利用胫后动脉远侧断端,或近侧断端与受区动脉吻接,灵活方便;也可用近侧断端与受区血管吻接,远侧断端另外吻接一块皮瓣而组成串联皮瓣,扩大修复的范围。

(三)手术方法与步骤

1. 以胫后动脉为蒂皮瓣的设计和切取　皮瓣主要取自小腿内侧中、下部,如需扩大,也可取至上部。以胫骨内侧髁与内踝连线作为皮瓣设计的轴线,或在小腿内侧胫骨后缘 1cm 处,相当于内侧肌间隙部位作一纵线,以此线作为皮瓣的纵轴。自小腿中、上 1/3 交界至内踝上缘设计皮瓣,前后可达小腿前后正中线,宽约 10cm。依受区需要设计出皮瓣的形状和大小。依据多普勒超声血流仪测定皮动脉搏动最大声响处,以决定皮瓣切取部位的高低。如仅包括一个皮动脉,应将搏动点设计在皮瓣的近侧中点部位;如想包括两个动脉搏动点,则应将两点都设计在皮瓣范围内,并画出皮瓣血管蒂显露的切口。

手术先切开皮瓣的后缘,达深筋膜下,最好包含部分肌膜,向前游离直达比目鱼肌与趾长屈肌间的间隙。透过深筋膜观察皮动脉的数目及其在皮瓣中的分布。如认为血供已可满足皮瓣的要求,再切开皮瓣的前缘,前缘切口不宜太靠近胫骨嵴,因胫骨内侧面皮下组织少,容易发生皮肤坏死,并注意保留胫骨骨膜的完整。向后掀起皮瓣亦至肌间隙部位,与后缘切口掀起的皮瓣在肌间隙部会师。结扎并切断从肌间隙血管向前后侧发出的小肌支,再切开皮瓣的远、近侧部分。切开近侧缘时,注意将大隐静脉及隐神经游离出来,以提供足够长度作吻合;在切开皮瓣远侧缘时,将大隐静脉、隐神经一并切断。待皮瓣的四周都切开后,再分离肌间隙。沿肌间隙从上而下分开,向深部游离,直至胫后动、静脉及胫神经完全显露。切断结扎胫后血管至趾长屈肌及比目鱼肌的肌支。将胫后血管与胫后神经分开,慎勿损伤胫后神经,再按需要切断胫后动、静脉(图6-152)。切断胫后动、静脉之前,应先作暂时性阻断,以观察足部血循环状况,判定胫前后动脉的侧支循环。若作为逆行皮瓣,需在发出皮支处近侧切断胫后动、静脉。切断前也需作暂时性阻断,以判定逆行皮瓣的血循环状态。

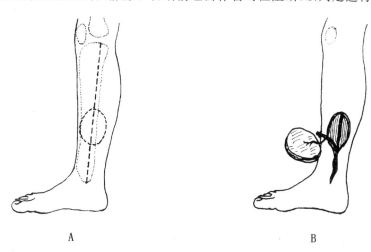

图 6-152　小腿内侧皮瓣修复足部创面

皮瓣切取后,为了保证小腿远端和足部的血供,可以在同侧或对侧切取一段与胫后动脉缺损等长的大隐静脉,将大隐静脉倒置,以免静脉瓣膜阻碍血流,然后将静脉吻接到胫后动脉近侧和远侧两个断端。如果皮瓣是带蒂移植,倒置的大隐静脉一侧与胫后动脉的断端需对端吻合,另一侧可行端侧吻合。供瓣区行游离植皮覆盖。

2.以筋膜皮支为蒂皮瓣的设计和切取　在小腿中段,以多普勒超声血流仪探明筋膜皮支的穿出点,选取声响最明显处,可能就是胫骨滋养动脉的筋膜皮支穿出点。以此为依据设计皮瓣,把动脉搏动点设计在皮瓣的一端或中央。先切开皮瓣前缘,至深筋膜,在深筋膜深层向后掀起皮瓣。在胫骨与比目鱼肌间隙之间找出胫骨滋养动脉及其筋膜皮支,辨认其至皮下的穿出点。再依穿出点位置调整皮瓣的设计。切开皮瓣的后缘及其他缘,掀起皮瓣,前后会师于间隙。向间隙深入追踪,直至完全显露胫骨滋养动脉和胫后动脉。按受区需要决定作带蒂移植或游离移植,其血管蒂可向上一直游离至滋养动脉的起始部。供皮瓣区用游离皮片移植覆盖,皮瓣范围较小时,也可拉拢缝合。

3.小腿内侧逆行筋膜皮瓣的设计和切取　术前先在内踝后方探测胫后动脉,画出其体表投影位置,同时描绘出大隐静脉的体表投影。再在小腿内侧设计皮瓣,皮瓣需比创面周围大 1～2cm,上界可达膝下 10cm,下界一般在内踝上 8～10cm。另外需要在内踝上设计一 4cm 宽的皮瓣蒂,把筋膜皮支包括在其中。手术先从小腿后正中线切开,达深筋膜下层,在肌膜表面向前游离,直达皮瓣前缘,再切开皮瓣的前缘及其他缘。游离中按需要可以把大、小隐静脉及腓肠神经包括在内。注意皮肤和深筋膜切勿分离,可适当缝合固定数针,游离至胫后动脉下端时需特别注意。在内踝上 4～6cm 处,常有 1～2 支粗大的皮支,这是逆行筋膜皮瓣的主要供血动脉。此外,踝部皮肤、皮下及筋膜层胫后动、静脉系统有极其丰富的血管网与胫前动脉和大、小隐静脉相连,也靠这些吻合支供应动脉血和引流静脉。转移中勿损伤这些血管,勿使皮瓣蒂部血管扭曲、受压和张力过大。

小腿内侧其他部位,也可以利用 1～2 个筋膜皮支及不离断的筋膜蒂设计、切取顺行或逆行的筋膜皮瓣。因为皮动脉穿过深筋膜后与小腿前后部的皮动脉有丰富的吻合,而且保留的筋膜蒂也可从筋膜上下的血管网,特别是筋膜层血管网和真皮下血管网获得丰富的血供。深筋膜深浅面血管网之间及与真皮下血管网之间,血管也相互沟通,从而保证了筋膜皮瓣的血供。其切取方法与小腿下端逆行筋膜皮瓣相同。

(四)优点与缺点

1.切取面积大,有报道可切取至 25cm×15cm。

2.皮肤质量好、较薄、柔软,毛发相对少。

3.可按不同形状设计皮瓣,以各种方式作转移,包括顺行、逆行、交腿、游离以及作串联皮瓣等。

4.可作成肌皮瓣或骨肌皮瓣。

5.供吻合的血管口径粗、解剖恒定、变异少、游离容易,血管蒂长,血管吻合后发生危象机会少。游离移植时,胫后动脉远、近侧断端都可作吻合。

6.皮瓣可带上隐神经或腓肠神经,构成带感觉的皮瓣移植。

7.供区相对隐蔽,取瓣后对下肢功能无影响。即使切断了胫后动脉,也可以用静脉桥接来恢复对远端的血供。

8.要牺牲肢体的一条主要动脉,即胫后动脉。

9.大约有19%的患者术后感觉下肢有不同程度的不适,患肢温度低,足踝部有刺痛、隐痛、间歇痛以至跛行,提示部分患者足部血供存在代偿不足。

10.大多数供区不能直接拉拢缝合,需行游离皮片移植。

11.部分患者伴有不同程度的足踝部淋巴水肿。

12.小腿逆行筋膜皮瓣虽不损伤胫后动脉,但蒂部处理比较困难,容易误伤筋膜皮支。蒂部留得太宽、旋转点太高,旋转起来很不方便;蒂部太窄,又会造成皮瓣回流不畅、肿胀以至远端坏死。蒂部的旋转也会使血管受压、扭曲,形成猫耳畸形及过于臃肿。

(五)注意事项

1.术前必须仔细检查胫前动脉、足背动脉及胫后动脉搏动情况。如有损伤或缺如,都不宜于切取小腿内侧皮瓣。

2.切取带胫后动脉皮瓣时,一般宜从后缘开始,向前掀起皮瓣,这样较易显露皮动脉。在分离肌间隙时,应在肌膜下进行,这样才能较好地保护皮动脉。

3.设计逆行岛状皮瓣时,要计算好血管蒂长度,以防皮瓣翻转后血管蒂过短,蒂部紧张,影响血液循环。

4.作逆行岛状皮瓣或筋膜皮瓣时,胫后动脉下端的游离不要超过内踝上缘,以免伤及深静脉至浅静脉的交通支,和伤及胫前、后动脉的交通支,包括内踝前动脉、内踝后动脉等。

5.游离筋膜皮支时,一定要保护好血管,保留其周围较多的软组织。有些属于肌筋膜皮支的,还应保留部分的肌袖。

6.皮瓣逆行转移修复足部创面时,以通过开放的切口为好,这样可以防止通过隧道时引起血管挤压和牵拉。

二十八、小腿外侧皮瓣

小腿外侧皮瓣(lateral crural skin flap)是作小腿及足部缺损修复较好的皮瓣。其皮肤质量好、位置隐蔽、血管恒定,可以顺行、逆行、交腿或游离移植,多用于逆行移植,故已广泛应用于临床。

陈遥良(1981)在研究腓骨滋养动脉时,发现腓动脉有分支供应小腿外侧的皮肤;经观察72例成人下肢后,于1984年在国内首先提出了这个新的皮瓣供区,并叙述了其解剖学基础。顾玉东(1986)报告5例利用小腿外侧逆行岛状皮瓣修复足部缺损,获得成功。同年,蔡锦方利用多普勒超声血流仪对腓动脉穿支进行定位监测,并把小腿外侧皮瓣作了游离,顺行和逆行移植11例,亦获得成功。自此,小腿外侧皮瓣行逆行移植越来越多,并主张最好携带小隐静脉或在受区多吻合一条静脉。徐中和(1988)应用未予静脉吻合的小腿外侧皮瓣修复小腿下段、踝周及足部皮肤软组织缺损9例,无一失败。在此基础上,出现了小腿外侧筋膜瓣修复软组织缺损,以及小腿外侧逆行岛状复合皮瓣,即包括小腿外侧皮肤、腓骨及其邻近肌肉的复合组织瓣移植。

(一)应用解剖

小腿外侧皮瓣的供应动脉为起自胫后动脉的腓动脉(图6-153),它沿着腓骨的内后方下行,大部分被拇长屈肌覆盖,沿途发出数支肌皮支。其中包括起端直接皮支、比目鱼肌肌皮支和拇长屈肌肌皮支等。

由腓动脉起端发出的直接皮支,经小腿外侧肌间隙直接进入皮下组织,血管口径较细,约为0.3～0.5mm。腓动脉在进入拇长屈肌肌腹前发出比目鱼肌肌皮支。该支在比目鱼肌肌腹内常分为两支,分别在小腿外侧上1/3处和中1/3近端穿出深筋膜进入皮下组织。突出肌膜处的血管外径一般约为0.5～1.0mm。拇长屈肌肌皮支在小腿中1/3段中点附近及小腿下1/3段由腓动脉发出,与肌腹呈垂直方向穿出肌筋膜,进入

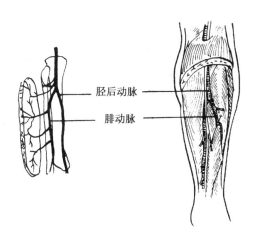

图 6-153 小腿外侧皮瓣的血供

（图中标注：胫后动脉、腓动脉）

小腿外侧皮下组织。

在临床上，小腿外侧皮瓣的主要皮支一般只见 2～3 条，多在距腓骨头下方 9～20cm 范围内，由小腿外侧肌间隙或肌肉的表面穿出，外径粗的有 1.4～1.8mm，长 4～5cm。这些皮支多属肌皮穿支，游离时必须逐个从肌肉中解剖出来，带上部分肌袖。范成全认为在腓骨头至外踝连线的中、下 1/3 交界处，往往有一支较粗大的直接皮动脉，应格外注意保护好。

腓动脉下降至外踝上 8cm 处附近形成两个终支，即外踝后动脉和穿动脉，参与踝关节动脉网的构成。外踝后动脉沿外踝后下降至足外侧缘和足跟。穿动脉在外踝上 5cm 处穿过骨间膜至小腿下端前面，并分为升支和降支。降支居筋膜下，循外踝前外侧下行，与外踝前动脉吻合。升支经腓骨长、短肌与趾长伸肌的间隙穿深筋膜至皮下，向上与腓浅动脉的终支吻合，升支外径一般在 0.6mm 左右。利用此升支及腓浅动脉终支，可设计外踝上皮瓣，逆转修复踝部及足跟缺损。这些终支和皮支，在踝关节平面与胫前、胫后动脉发出的皮支有丰富的吻合，即为小腿外侧皮瓣逆行转移的解剖学基础。

少数腓动脉（8%）替代了胫后动脉，成为小腿后部的主要血管干，故在切断腓动脉前，应进行阻断试验，观察小腿和足部的血供。

皮瓣的静脉为两支伴行动脉的腓静脉，另有浅静脉可利用，即小隐静脉。在小腿中、下 1/3 处，深、浅静脉有交通支。有些腓静脉内瓣膜比较多，作逆行转移时，回流可能有一定影响，为了利于皮瓣回流，最好将小隐静脉包含在皮瓣内。

皮瓣的神经为起自腓总神经的腓肠外侧皮神经，通过腓骨头后方向下行，分布于小腿后外侧皮肤。

皮瓣可切取的范围是：上至腓骨头，下达外踝下，前至胫骨外侧缘，后达小腿后正中线。亦有介绍可取至 32cm×15cm。

（二）适应证

前臂部、手部创面的修复，及虎口开大成形，小腿上部、膝关节、踝或足部创面的修复等，均可采用此皮瓣。皮瓣可采取顺行或逆行转移。尤其在足部严重外伤后，皮肤缺损较多，只要足部血管无损伤，则逆行皮瓣较为适合。有骨缺损时，可行带腓骨的皮瓣移植。

（三）手术方法与步骤

1.皮瓣设计　标记腓骨小头与外踝之间的肌间隔投影线，作为皮瓣的轴线，在轴线上设计皮瓣，以其中轴前 5cm、后 10cm 为前、后界。小隐静脉可包括在皮瓣内。小腿后外侧皮下的腓肠神经，若作带神经的皮瓣移植时，可一并切取。若需带腓骨，可将腓骨设计在皮瓣的中央或前、中 1/3 交界处。

2.皮瓣切取　沿皮瓣前缘全长切开皮肤至深筋膜，显露肌膜，在深筋膜深面由前向后翻开（亦可从后向前翻）。皮瓣翻至前肌间隔，即趾长伸肌与腓骨长、短肌之间时，可见到一些肌间隔皮支，这是由腓浅血管发出的，要结扎并切断由此肌间隔穿出的皮动、静脉。继续向后分离至比目鱼肌与腓骨肌之间，即外侧肌间隙附近，要注意寻找间隙或由比目鱼肌表面穿出的皮支或肌皮支。选择较粗的 1～2 条皮支或肌皮支作为皮瓣的轴心血管。校正皮瓣的范围，以保证皮瓣的血供。然后切开皮瓣另外 3 个边，在深筋膜下向已找出的皮支或肌皮支方向解剖。再顺皮动脉剖开比目鱼肌与拇长屈肌间的间隙,深达腓动、静脉主干。皮瓣作逆行转移时,还要将主干向远端游离,保证逆转后皮瓣无张力。皮瓣全部游离后,离断腓动、静脉和小隐静脉、皮神经。切取皮瓣后的供区创面,宽度超过6cm时,需游离植皮封闭创面。

（四）优点与缺点

小腿外侧皮瓣位置隐蔽、皮肤质量好,为非持重或着力部位,取瓣后对供区功能影响小。腓血管位置恒定、粗大,血管蒂长一般可取至10cm,有利于显微外科操作及皮瓣成活。该皮瓣只牺牲了一条小腿次要动脉,而提供了大块皮瓣;带有一条可利用的皮神经和两套静脉,既可作逆转皮瓣,也可作游离皮瓣。皮瓣的脂肪组织适中,适合于手外科、骨科及整形的特殊需要。其缺点是,腓血管主干及肌皮支发出部均需在小腿外侧肌间隙深部分离,把比目鱼肌、拇长屈肌分开后方可暴露,操作难度较大,亦较费时。

二十九、小腿前外侧皮瓣

周长满等(1983)在肉眼和显微镜下观察了88例成人尸体下肢标本,发现小腿前外侧是一个可利用的良好皮瓣供区,并报道了其显微解剖学基础。丰德宽、程永增等(1989)亦对14例成人小腿标本进行腓浅血管的观察研究,并成功地设计和切取了小腿前外侧皮瓣(antelateral crural skin flap)。自此,该皮瓣已有了不少临床应用的报道,较多地应用于四肢皮肤缺损的修复。该皮瓣在恢复受区感觉功能方面,有其独特的优势。

（一）应用解剖

小腿前外侧皮瓣的供应血管为腓浅血管。腓浅动脉在腓骨小头下方约4.7cm处发自胫前动脉,该部外径约1mm,与之伴行的两条静脉外径约为1.9mm和1.6mm。它们与腓浅神经紧密伴行,走行于腓骨长肌与趾长伸肌之间的小腿前外侧肌间隙内(图6-154)。

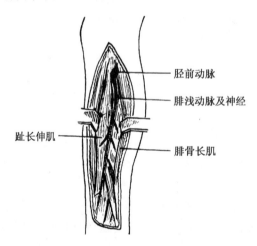

图6-154　腓浅动脉和神经

腓浅血管在下降过程中陆续发出一些肌支和皮支,约于小腿中部出肌间隙走行于深筋膜深面。腓浅血管位于肌间隙内的长度约9.87cm,在小腿中段出肌间隔后分为深、浅两支。浅支较粗,穿出深筋膜并分散于小腿外侧中部的皮肤,穿出深筋膜处的外径约0.4mm。深支较细,与腓浅神经伴行,仍走行于深筋膜下,至小腿中、下1/3交界处才穿出深筋膜,下行至外踝上,与小腿下部和胫前动脉、腓动脉发出的皮支吻合不多,故不适合于作逆行皮瓣转移。小腿前外侧皮瓣的范围可取至10cm×25cm。

（二）适应证

游离移植适用于较小范围的四肢创伤性皮肤缺损的修复,或者肿瘤、瘢痕切除术后的创面。因有腓浅神经伴行,故可用于足跟、足底部、手掌、手背创面的修复,及虎口开大成形术等,以利于受区感觉功能的建立。但由于腓浅血管下段与来自胫前动脉、腓动脉的肌间隙皮动脉的交通支不多,口径太小,故不易形成逆行供血的岛状皮瓣。作带蒂皮瓣转移时,只适用于小腿上部及膝外侧创面的修复。

（三）手术方法与步骤

腓骨小头至外踝前缘之间的连线即为小腿前外侧肌间隙投影线,以此线作为皮瓣的轴线,向轴线两侧设计皮瓣的切取范围。手术从腓骨小头下 4cm 处开始,向下切开皮瓣前缘的皮肤至深筋膜下,向后掀起皮瓣至小腿的前外侧肌间隙,注意细心分离从肌间隙穿出的皮支,并予以保护。此后再沿腓骨长肌与趾长伸肌之间向深部解剖,暴露腓动、静脉及伴行的腓浅神经,把间隙内 8～9cm 长的腓血管主干显露出来。继续向下分离至小腿中段,即见腓浅动、静脉分为深、浅两支。腓浅动脉浅支为小腿前外侧皮瓣的主要供血动脉,特别是在它穿出深筋膜处,应特别注意保护,此时可将较细的深支与腓浅神经分开,结扎切断深支血管,而把腓浅神经留在皮瓣内,腓浅血管的浅支则不再暴露。切开皮瓣其余周边的皮肤,于深筋膜下潜行分离至小腿前外侧肌间隙。皮瓣远侧缘要切断腓浅血管浅支、深筋膜及腓浅神经,将皮瓣向近端游离,作成带血管蒂的、含腓浅神经的带感觉皮瓣。皮瓣切取后遗留的创面由游离植皮覆盖。

(四)优点与缺点

小腿前外侧皮瓣的皮肤质量好、皮下组织少,因不需带过多肌肉,故皮瓣较薄,修复后不臃肿且美观。供区较隐蔽,取瓣后对供区功能影响小。腓浅血管为小腿非主要血管,位置表浅、恒定,易于解剖分离,且血管蒂较长,既可游离移植,也可带蒂移植。可切取腓浅神经,与受区对接,建立受区的感觉。缺点是血管外径较细,一般仅有 1.0mm 左右,且皮瓣弹性较差。

三十、小腿前部皮瓣

小腿前部皮瓣(anterior crural skin flap)是以胫前动脉及其伴行静脉皮支为蒂的皮瓣。该皮瓣的特点是:皮肤质量好,皮下脂肪少、柔软,血管恒定、粗大,吻合容易,手术体位方便操作。其主要缺点是:属于肌间隙血管类型皮瓣,皮支从间隙之深面发出,解剖血管有一定困难,局部无粗大的浅层静脉及感觉神经干可利用;且皮瓣可切取的范围不大,又在小腿前外侧面,比较显露,故近年来临床上应用不多。但在小腿其他部位皮瓣不能利用时,小腿前部也是一个良好的皮瓣供区。

(一)应用解剖

皮瓣的血液供应来自胫前动脉的肌间隙皮支。胫前动脉从腘动脉发出后,穿过小腿骨间膜,进入小腿前区,在小腿上部沿胫骨前肌与趾长伸肌之间下降,继而穿过趾长伸肌,行于胫骨前肌与拇长伸肌之间,至踝部移行于足背动脉。全长平均 29cm,其上、中、下部外径分别为 3.6mm、2.9mm 及 1.4mm,全程有 1～5 支皮支,多数为 3 支,这些皮支经胫骨前肌与趾长伸肌间的肌间隙浅出皮下(图 6-155)。

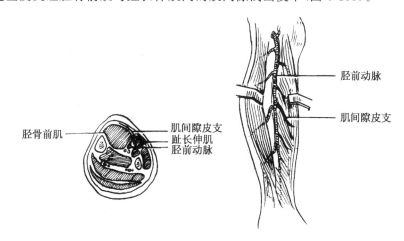

图 6-155　小腿前部皮瓣的血供

上部皮支起始部位较高,约位于腓骨头平面下 3～8cm,其浅出深筋膜的位置则在腓骨头平面下 8～15cm;下部皮支约在外踝上 17cm 处由胫前动脉发出,于小腿中、下 1/3 交界平面穿出深筋膜而至皮下。上、中、下皮支在皮下有丰富的吻合。皮支起始部外径平均为 1.2mm,全长约 5～7cm。皮支血供主要分布于小腿前外侧中、下 1/3 皮肤区域内。

小腿前部皮瓣只有一组深静脉回流,与胫前动脉干及其皮支伴行,多数为两条,外径粗于动脉,互有交通支;皮支的伴行静脉多数为一支,少数为两支,外径平均 1.2mm,较细,且较短,多不宜于单独作血管吻合用。

游离这些小静脉时容易造成损伤,应与皮支动脉及其肌袖同时切取,局部无浅组静脉可以利用。大、小隐静脉与此皮瓣距离较远。

皮瓣内无主要皮神经干,与胫前动脉伴行的是腓深神经,主要是运动神经。腓深神经在腓骨小头后下方由腓总神经分出,下行中先在胫前血管外侧,继而至前方和内侧,最后分布于小腿前肌群与足背肌,少数皮支只支配足背及第1、2趾相对缘皮肤感觉。在分离胫前动脉时,应保护好腓深神经,注意其与动、静脉的关系,切勿损伤,以免引起小腿前肌群的瘫痪。

(二)适应证

小腿前部皮瓣适合于范围较小及要求比较薄的皮瓣,如修复手部、前臂,特别是虎口开大成形或面颊部缺损等;也可作带蒂移植,修复小腿上部、膝部的缺损。

(三)手术方法与步骤

1.皮瓣设计　从髌骨外缘至外踝内侧作一连线,以此连线作为皮瓣的轴线。自腓骨小头平面下 3cm 向下设计皮瓣,按需要画出皮瓣上、下缘及内、外侧缘;或以多普勒超声血流仪探测胫前动脉走行方向及其穿支位置,在胫骨前嵴外 2cm 处自上而下地探测,定出皮支穿出点后依此设计皮瓣。

2.皮瓣切取　先从皮瓣的外侧缘切开,直达深筋膜。如皮瓣较小,在皮瓣的近端及远端作附加延长切口,将皮瓣向内侧掀起,在深筋膜下游离,找到趾长伸肌与胫骨前肌之间的间隙,小心寻找从间隙中穿出的皮支,沿皮支深入,向间隙内分离,直至显露出胫前动脉及皮支的起始部。再切开皮瓣的前缘及上、下缘,在深筋膜下向后游离,直至已经分离的胫骨前肌与趾伸肌间隙,并与从后向前游离的皮瓣会师于间隙内。胫前动脉游离后应注意做到:①确定选用一个皮穿支还是两个皮穿支,如需要两个皮穿支,应顺间隙向下游离,把第 2 个穿支完全解剖出来;②测定穿支长度,并确定胫前动脉切取的范围和切断的部位;③游离穿支时,保留血管周围较多的组织或部分肌袖,以保护血管;④细心地将腓深神经从血管束内解剖出来,其细小的肌支也不可损伤;⑤胫前动脉切断前,先阻断 5~10 分钟,以观察下肢远端的血液循环情况;⑥胫前动脉远端切断后,先保留皮瓣近侧血管蒂,观察皮瓣血液循环状况,如皮穿支无损伤,血供良好,再作皮瓣转移或切断蒂部作游离移植。

皮瓣供区多不能直接缝合,应尽量缩小并作皮片移植。

(四)优点与缺点

该皮瓣的优点是皮肤质量好、较薄,血管恒定,供吻合的血管口径粗,成功率高。缺点是血管蒂位置较深,分离有一定困难,皮穿支短,游离中容易损伤。切取胫前动脉会破坏小腿一支主要动脉干。皮瓣区域内无可利用的浅层大静脉及感觉神经干,故需要恢复感觉者,不宜采用此皮瓣。

三十一、小腿后部皮瓣

小腿后部皮瓣(posterior crural skin flap)最大的优点是皮肤质量好、柔软、较薄,供皮面积大,血供丰富,有多支皮动脉可以选择,而部位又相对比较隐蔽。但由于血管蒂较短、口径较细,特别是在小腿后部,切取时体位不方便,故未能被广泛应用。柏树令(1982)曾详细介绍了这一皮瓣的解剖和应用,以后也陆续有一些报道。

(一)应用解剖

1.动脉　小腿后部皮瓣动脉主要来自腘动脉,从腘窝穿肌腔隙而发出腘窝外侧皮动脉、腘窝中间皮动脉和腘窝内侧皮动脉。

腘窝外侧皮动脉是小腿后部皮瓣最常选用的动脉。其有 82.5% 起自动脉干,少数起自腓肠肌内、外侧动脉。起始部外径可达 1.5mm。起始部位多在股骨内、外上髁连线之上方 1.8cm,及小腿后正中线外侧 1.1cm左右。动脉起始后行向外下,蒂长约 3cm,然后在股骨内、外上髁连线下约 1cm 左右浅出深筋膜。动脉浅出至皮下后再分出升支、降支和侧支,其降支可达小腿中段,并与腓肠外侧皮神经伴行。由于其蒂长及出现率高,故而成为小腿后部皮瓣的主要供血动脉。

腘窝中间皮动脉的出现率不及外侧皮动脉高,只有 60%,约 80% 起源于腘动脉干,其余多发自外侧腓肠肌动脉。动脉起始部平均外径为 1.5mm,蒂长 2.5cm。其多数在股骨内、外上髁间连线上、下 1cm 范围内浅出深筋膜,浅出点多偏向小腿后正中线之外侧,少数在内侧或正对中线,浅出皮下后,其降支可下降至内、外上髁间连线下10cm。小腿后部皮瓣可以包含此动脉,也可以不包含此动脉。

胭窝内侧皮动脉出现率为100%,全部由胭动脉发出,多数为一条,少数为两条。其起始部位置较高,约在股骨内、外上髁间连线上方3cm,外径为1.4mm,蒂长2.5cm。起始后沿半腱肌与半膜肌深面下行,至内、外上髁间连线1cm上、下范围,及小腿后正中线内侧1.6cm左右浅出深筋膜,穿出深筋膜后同样分出升支、降支和侧支,降支可至内、外上髁间连线下6cm。

3支皮动脉的分支,在小腿后部、在深筋膜的浅面,以及在深面都有互相吻合,构成丰富的血管网(图6-156)。

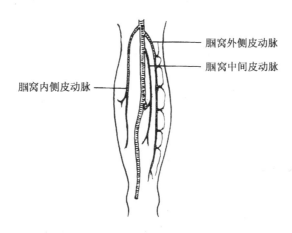

胭窝外侧皮动脉
胭窝中间皮动脉
胭窝内侧皮动脉

图6-156　小腿后部皮瓣的动脉

2.**静脉**　小腿后部皮瓣的静脉有皮动脉的伴行静脉和小隐静脉。每一支皮动脉都有伴行静脉,多数为一支,少数为两支,两支者到汇合处也多合干为一支。皮静脉直接汇合入深静脉。其注入点外径约2mm,胭窝中间皮静脉注入点外径较粗,可达2.2mm。

小隐静脉出现率为100%,沿小腿后正中线呈"S"形上行。其在下端位于中线外侧,中段与后正中线平行,上端则位于后正中线内侧,到胭窝部注入胭静脉,但有部分(27.5%)汇入到股静脉的分支上,并有少数(12.5%)直接汇入大隐静脉。小隐静脉于股骨内、外上髁间连线平面,平均外径为2.9mm;注入胭静脉者,其注入点外径可达3.6mm。

3.**神经**　支配小腿后部皮肤的皮神经有腓肠外侧皮神经、腓肠内侧皮神经及腓肠后神经3支。为小腿后部皮瓣建立感觉功能,以腓肠外侧皮神经最为常用。腓肠外侧皮神经出现率为100%。其起自腓总神经,起点横径为2mm,蒂长3.5cm,于股骨内、外上髁间连线平面浅出深筋膜而至皮下,与胭窝外侧皮动脉浅出皮下后的降支伴行下降。腓肠后神经,或称腓肠神经交通支,也起自腓总神经,有85%与腓肠外侧皮神经共干,5%在腓肠外侧皮神经起始部下方单独发出。其横径为2.2mm,蒂长3.5cm。该神经下行至小腿后侧中部附近,有90%与腓肠内侧皮神经合并而成为腓肠神经,10%继续单独下行。腓肠内侧皮神经起自胫神经,起点横径为1.5mm,行于深筋膜深面,于小腿中、下部浅出深筋膜至皮下,小腿后部皮瓣难以用此神经作为皮瓣的神经蒂。

(二)适应证

小腿后部皮瓣最适合于作带蒂皮瓣修复膝关节周围、膝上及胫前的软组织缺损,或作交腿移植,修复对侧的足底、足跟缺损。

(三)手术方法与步骤

1.**皮瓣设计**　以小腿正中线作为皮瓣的轴线,按所需面积大小画出皮瓣,上界不超过股骨内、外上髁间连线,下界可达内、外踝连线上10cm,内侧至股骨内上髁与内踝连线,外侧至外上髁与外踝连线,即可把皮瓣设计在小腿后面之中、上部。面积可达30cm×15cm。在设计之前亦可以多普勒超声血流仪探查皮支血管位置,按所测声点调整皮瓣,或把皮瓣设计在偏向外侧,以胭窝外侧皮动脉为主要轴型血管。

2.**皮瓣切取**　先切开皮瓣的远侧端,直达深筋膜,暴露腓肠肌;再切开皮瓣之两侧缘,从深筋膜下向上翻起皮瓣,小隐静脉、腓肠外侧皮神经及腓肠后神经应同时被掀起,细心结扎自肌间隙及肌肉表面穿至深筋膜的血管分支,不破坏肌膜,直至股骨内、外上髁间连线(图 6-157)。在蒂部分离时,特别要注意勿损伤腘窝内、中、外各组的皮血管,可以显露血管,也可以不完全显露血管。在肉眼观察下,或在皮瓣透光照射下,常可判定血管的轴线,即不再分离血管,形成带蒂皮瓣。

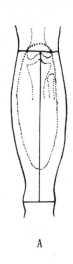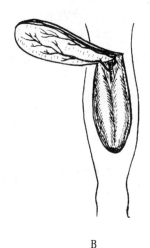

A　　　　　　　　　　　　B

图 6-157　皮瓣的掀起

若皮瓣需要转移的角度较大,可在确认保留一支或两支腘窝皮动脉后,切断其余皮血管。如皮瓣需转移修复膝关节外侧创面,可切断腘窝中间皮动脉及内侧皮动脉,仅以外侧皮动脉为蒂作皮瓣转移。这样可使皮瓣转移更灵活、范围更大。

皮动脉起始部外径只有 1.5mm 左右,故应用此皮瓣作游离移植的不多;如设备精良、技术熟练,也可作游离移植,并把小隐静脉设计在皮瓣中,以保证血液回流。保留腓肠外侧皮神经,可以构成带感觉的皮瓣移植。

供区多不能直接缝合,应作皮片移植。

(四)优点与缺点

该皮瓣的优点是:可供选择的皮动脉多,特别是外侧皮动脉,其口径粗、蒂长、位置恒定、出现率高,有小隐静脉可利用;皮瓣游离容易,无需完全显露血管,皮瓣薄、皮质好、供区隐蔽,可带腓肠外侧皮神经以构成有感觉的皮瓣,且皮瓣可切取范围较大。其主要不足是血管会有变异,出现率达不到 100%,血管外径作游离移植相对偏细小,伴行静脉少,少数病例缺乏皮动脉的伴行静脉。有些患者小腿后部皮肤多毛、皮质较糙。供区多不能直接缝合而需植皮覆盖。

(罗力生)

三十二、足背皮瓣

足背皮瓣(dorsal foot skin flap)由足背动脉及大、小隐静脉提供血液循环。笔者(1974)在临床上应用以足背动脉和大隐静脉为血管营养蒂的岛状皮瓣,修复瘢痕性马蹄内翻足,并获得成功。McCraw、Furlow(1975)首先报道应用足背皮瓣游离移植,修复各种创伤性软组织缺损 9 例,获得成功。后来,Daniel、Ohmori等(1976)亦分别报道了足背皮瓣的游离移植,其中特别提到利用腓浅神经的吻接来更好地恢复局部感觉功能。Leob 等(1977)应用足背皮瓣立即修复 2 例口底肿瘤切除后的组织缺损。笔者从 1977 年 8 月开始应用此皮瓣作游离移植,迄今已有一百余例。

(一)应用解剖

足背皮瓣的血供主要来自足背动脉和大、小隐静脉。吴晋宝等对 100 例中国人尸体足部标本进行观察分析,现简述如下。

1.足背皮肤的血液供应——足背动脉　足背动脉是胫前动脉的延续,从踝关节前方经伸肌支持带深面到达足背,贴附于趾骨头、舟骨、中间楔骨及其韧带的背面前行,内侧有拇长伸肌腱,外侧为趾长伸肌腱及趾短伸肌,表面为足背深筋膜所覆盖。其远侧经内侧楔骨与第2跖底间,进入第1跖骨间隙,表面有拇短伸肌越过,在第1跖骨间隙后端,分为足底深支和第1跖背动脉(图6-158)。足背动脉及其分支都发出一些细支穿出深筋膜,分布于足背皮肤及皮下组织,这是足背皮瓣的主要血供来源。此外,来自足底内侧动脉和足底外侧动脉的分支也分布到足背皮下。依据动脉来源和其分布区域,足背动脉分布到足背皮下组织的动脉分支基本上可以分为3组(图6-159)。

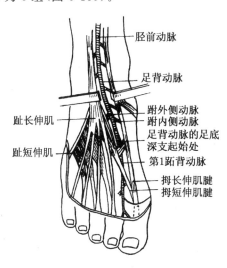

图 6-158　与足背皮瓣有关的足背动脉分支

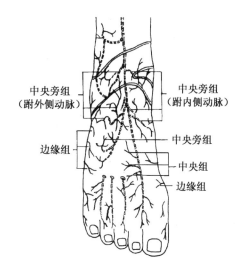

图 6-159　足背动脉分布到足背皮下组织的分支

(1)中央组　直接从足背动脉或第1跖背动脉发出。发自足背动脉的皮支,在深筋膜下向内侧或外侧行走一段距离后,即穿出筋膜到达皮下组织,共约4～7支。近侧分支常大于远侧,其分布范围亦较广,并分出细支到足背内侧皮神经上。

(2)中央旁组　近侧部分的分支由足背动脉本干及其跗内侧动脉和跗外侧动脉分出,它们先向内侧经拇长伸肌腱下行,或向外侧经趾长伸肌腱和趾短伸肌下行,最后穿出深筋膜到达皮下。这些分支分布于内侧者有2～4支,外侧者有5～7支。远侧部分的分支来自第2～4跖背动脉。除第1跖背动脉通常是足背动脉的延续外,第2、3、4跖背动脉的起点变异较大,它们可分别从弓状动脉、跗外侧动脉或足底动脉发出。因此,这个区域皮肤和皮下组织的血供来源变异也较多。

(3)边缘组　是来自足底内侧动脉或足底外侧动脉的分支,由足底经拇外展肌或小趾展肌和小趾短屈肌的深面,绕过跗骨或跖骨的侧缘转向背侧,分布于足背内侧缘或外侧缘附近的皮肤及皮下组织(图6-160)。

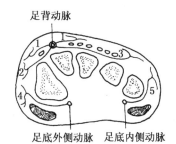

图 6-160　足背动脉到足背皮下组织分支切面图

McCraw、Furlow 指出,足背皮瓣的主要血供来自足底深支到伸肌支持带中间一段足背动脉的一些分支,如果皮瓣在这段中与血管蒂分离,皮瓣就会失去血供而不能成活。笔者认为这个观点是正确的,并发现这些分支主要就是跗内侧动脉和跗外侧动脉的一些分支。跗内侧动脉分支较小,直接终于皮肤。跗外侧动脉分支较大,它们走向皮下后,还进入趾短伸肌的下方,因此足背内侧部位皮肤常较外侧部位有较丰富的血液供应。

以上资料表明,足背皮瓣的动脉供应,主要来自中央组和中央旁组。边缘组的分布区域一般已超越足背皮瓣范围之外。中央组的动脉分支只被深筋膜所覆盖,手术中如能紧贴跗骨骨膜背面分离皮瓣,此组动脉分支就可以被完整地保留在皮瓣内。这是足背皮瓣动脉血供的主要来源。中央旁组的各个分支除跗外侧动脉的部分分支直接穿入皮下组织外,起始段都在肌腱或肌肉深面,最后才穿出深筋膜到达皮下,在掀开皮瓣时均可被结扎切断。但它们分布的区域仍可通过与中央组吻合的皮下动脉丛和皮内动脉丛处得到血供。

2. 足背静脉

(1)足背浅静脉 大致可分为浅、深两层。浅层形成一个接近真皮的静脉网,这些静脉的口径一般都很细小。它们起始于足背的内、外侧缘及组织背面,逐步汇集成一些较细的静脉干,越过足背静脉弓向内上方行走,最后成为几支较粗的足背浅静脉,在小腿中部注入大隐静脉。大、小隐静脉和足背静脉弓位置较深,可视作为足背浅静脉的深层。在所有足背静脉中,以大隐静脉的口径为最大。在吴晋宝等的研究中,于内踝下端水平测量,其外径平均有 3.05mm,最大口径为 4.3mm,最小为 1.7mm。大隐静脉是足背静脉弓内侧端的延续,常经内侧楔骨和舟骨侧,循内踝的前缘上行。它是足背静脉回流的主干,口径大,位置恒定,故可作为进行足背皮瓣游离移植时静脉吻合的首选。但这条静脉常因多次穿刺或输液而造成静脉炎,导致静脉回流不畅或阻塞,故术前应予以详细检查。

小隐静脉沿足背外侧缘上行,位置较深,一般在外踝后方接受跟外侧支静脉,以及由内侧越外踝而来的小隐静脉属支后,口径才显著增大,然后沿外踝后缘上行。小隐静脉在外踝后方测量时,其外径平均为 2.2mm,最粗者达 3.6mm,最细者为 1.2mm。小隐静脉在足背部变异较大,其分布区域可为延长的跟外侧支及来自内侧的小隐静脉属支所替代。小隐静脉比较粗者,其直接参与足背静脉弓组成的占 32%。

足背静脉弓在过去的解剖教材上都记载为:它的内侧端的延续为大隐静脉,外侧端的延续为小隐静脉。但在本组尸解标本中发现,多数足背静脉的主流,不是流向在足背外侧缘行走的小隐静脉,而是流向位于较内侧、越外踝前缘或表面上行的小隐静脉属支。为了和小隐静脉的主干相区别,称之为小隐静脉足背支。它的外径平均为 1.32mm,最粗达 2.3mm,最细者仅为 0.9mm。由此可见,足背静脉弓的外侧端多数不是直接走向外踝的下端,而是经外踝前缘或越过外踝,然后才注入小隐静脉。此点可供足背皮瓣移植时寻找静脉作参考(图 6-161)。

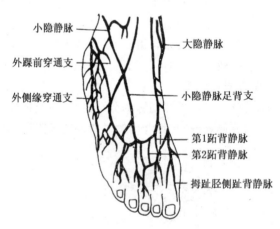

图 6-161 足背及外侧静脉的分布

在本组尸解中,足背静脉弓以单弓形式出现者最多,占 90%,呈双弓形式者占 9%,缺乏弓形者占 1%。

(2)足背深静脉 有两条,它们是足背动脉的伴行静脉,主要接受足背深部的静脉属支。其表面为足背深筋膜所覆盖。足背深静脉的远侧端较细,在接受跗外侧静脉和内、外踝静脉后,口径显著增粗。两条静脉相互有吻合细支,缠绕于足背动脉四周,和动脉关系密切。在伸肌支持带远端测量,足背内侧深静脉的外径平均为 1.39mm,最粗者有 2.4mm,最细者只有 0.6mm;足背外侧深静脉的外径平均为 1.35mm,最粗者为 2.6mm,最细者为 0.6mm。这些静脉对足背皮肤或足趾的回流作用不大,在大、小隐静脉阻塞不能应用时,可作为接受静脉吻合之用,但回流一般较差。

足背浅静脉和深静脉中间均有吻合支,大致有 3 种吻合形式:①大、小隐静脉与胫后静脉及足底静脉间的吻合;②大、小隐静脉和足背深静脉属支间的吻合;③足背静脉弓或第 1 跖背静脉与足背深静脉远端间的吻合。在这 3 种形式中,只有第 3 种是和足背深静脉有直接联系的。

3.足背皮肤组织的感觉神经分布　足背皮肤组织的感觉神经来自腓总神经深支,称腓深神经。它伴随足背动脉下行,向前分布于第 1 趾蹼间的皮肤组织及第 1、2 跖趾关节。但更主要的是其来自腓浅神经的分支。它们从外侧方向内侧下行,在浅筋膜上行走,分布于足背的大部分区域,直到姆趾近侧部位的背面。

虽然在一般皮瓣移植后,其皮肤感觉均可望在 3～6 个月后逐渐恢复,但如能同时吻接一条感觉神经,则感觉的恢复将更加迅速而完善。

(二)适应证

足背皮瓣的适应证与一般皮瓣移植的适应证大致相同,但足背皮瓣的面积被足背范围所限制,长宽一般无法超过 15cm×10cm。在笔者的病例中,最大面积达 14cm×10cm。术前必须首先检查是否确有足背动脉存在、胫后动脉有无损伤或阻塞、足背有无可供吻合的回流静脉。这些情况都可因先天条件或曾受各种创伤而造成变异。术前将血管分布情况用美蓝在皮肤上标出,以作为切取皮瓣时的参考。手术分切取皮瓣组和受区组两组同时进行。

(三)手术方法与步骤

1.根据移植需要,在足背上设计好切取皮瓣大小的图形,并用美蓝画出(图 6-162)。皮瓣的远端可接近于趾蹼,两侧可各到第 1 和第 5 跖骨内、外缘,近心端可达伸肌支持带上下。手术从皮瓣的远端向上方近心端进行。先在趾蹼上方作横切口,直达腱膜表面,注意应保持姆长伸肌腱、趾长伸肌腱腱周围膜的完整性。切断跖背静脉,分别予以结扎(图 6-163)。切断跖背神经支,不要误认为是血管而进行结扎,以免在术后引起疼痛。在第 1 跖间隙远端可能出现第 1 跖背动脉,亦予以结扎切断,使它包含于皮瓣中。

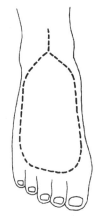

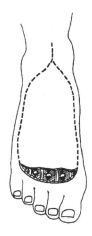

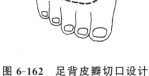

图 6-162　足背皮瓣切口设计　　　　　　　　　图 6-163　切开皮瓣远端,结扎跖背静脉

2.沿皮瓣的内、外侧各作切口,深度在深筋膜表面和伸肌腱的腱周围膜表面,注意保护大、小隐静脉和足背浅静脉,以便在切断皮瓣的血供前有较多的静脉血管可供选择。

3.从远端将皮瓣掀起,在姆短伸肌腱和姆长伸肌腱的汇合处将姆短伸肌腱切断(图 6-164),给予标志,使姆短伸肌腱包含在皮瓣中。继在第 1 跖间隙中进行解剖分离,解剖层次在骨间肌肌膜表面和姆短伸肌腱的深面间进行。

4.在两侧牵引趾长伸肌腱和姆长伸肌腱,以暴露第 1 跖背动脉(如果存在时);再在第 1 跖间隙的基底部结扎并切断足背动脉的足底深支及其伴行静脉(图 6-165)。

5.在足背动脉深面和跖关节表面分离足背动脉及其上方的皮瓣。此时在跖关节内、外侧有跖内侧动脉和跖外侧动脉,应在离足背动脉较远处结扎切断之(大概有 1cm 的距离),此处恰巧是姆短伸肌肌腹部位。拉开趾长伸肌腱,可切断姆短伸肌部分肌腹,以使这部分肌腹包含在皮瓣中(图 6-166)。为了防止将皮瓣和足背动脉间的组织联系拉断(主要是跖内侧及跖外侧动脉的小分支),在分离过程中,应随时将皮瓣的真皮下层组织和深组织分别予以定位缝合。这样皮瓣间的组织和血供联系就不至于因牵拉而中断,以保证足背皮瓣动脉供应系统的完整性。

6.将两侧皮肤切口在皮瓣近心端相连接。为了切取足够长度的足背动脉蒂,切口还可向小腿方向延长。

应分离足够长度的足背动脉和大、小隐静脉。必要时可以切开伸肌支持带,以便于向上方暴露胫前动脉。

7.待整块皮瓣除动、静脉血管蒂以外已游离完毕,即可等待受区准备妥善后予以断蒂并进行移植(图6-167)。

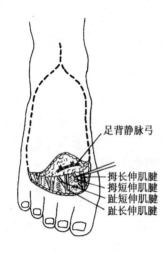

图 6-164　继续掀开皮瓣,切断拇短伸肌腱

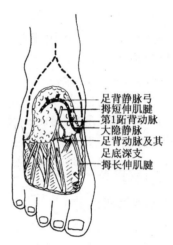

图 6-165　暴露足背动脉及其足底深支

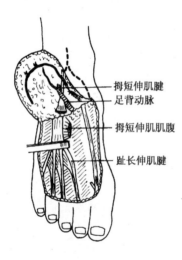

图 6-166　结扎足底深支,将足背动脉包含在皮瓣内

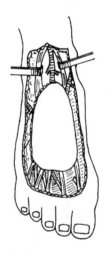

图 6-167　足背皮瓣除动脉及大、小隐静脉外,
已全部分离完毕

解剖足背皮瓣时,应特别注意勿切取过浅,随时保护足背动脉和皮肤间的联系,手术中应以锐性分离为主。皮瓣边缘血管较多,不作吻合的小血管应仔细一一结扎,防止术后出血。

8.受区血管吻合的处理　皮瓣完全离断后,即送交受区组,准备作血管吻合。在吻合血管前,应先将皮瓣在受区作适当缝合固定,并决定血管吻合的方位,保证吻合血管有一个稳定的组织移植床,防止扭曲。

由于足背动脉和大隐静脉口径较粗大,一般都可以在肉眼下进行血管吻合。但为了精确起见,还是以在手术显微镜下操作为佳。一般可在6～10倍的镜下操作。

9.足背皮瓣供区的处理　切取足背皮瓣后,足背部的创面可采取中厚皮片移植覆盖修复。术中笔者曾强调,切勿切除趾伸肌腱的腱周围膜,因为保留周围膜的完整,可保证植皮片成活和术后肌腱功能滑动正常。如腱膜受损伤,腱组织暴露,应设法应用邻近疏松组织覆盖,否则中厚皮片就不易在腱上成活,或在成活后造成肌腱粘连,发生功能障碍。

由于术中足背静脉均被切除,使足部静脉回流大大减少,故术后常可发生足部肿胀。所以应在术后常规应用弹力绷带包扎肢体3个月左右,以防止足部水肿,术后2～3个月一般都恢复正常。此外还可发生足趾背侧皮肤感觉迟钝,但一般均能逐步恢复。

(四)优点与缺点

足背皮瓣具有一定的优点,现列举如下。

1. 供应足背皮瓣的足背动脉和大、小隐静脉外径粗大,易于解剖,易于吻合。只要供区和受区选择恰当,又具有较熟练的显微外科技术,术中及术后处理适当,则足背皮瓣移植成活率很高。

2. 足背皮瓣皮下脂肪层较薄,皮肤组织致密、韧性大、角质层较厚,耐磨耐压,且易于塑形,是四肢外伤修复良好的软组织供区。

3. 足背皮瓣的供应血管蒂可解剖出很长一段,故使用方便。特别当受区具有较广泛的血管损伤时,可以在较远的正常血管床部位进行血管吻合术,而无需作血管移植术。

4. 足背皮瓣可以连同腓浅神经合并移植,手术中同时作神经吻合术,以使感觉恢复得更早。此外,该皮瓣还可以连同趾短伸肌一并移植,以恢复手部内在肌麻痹后的功能,甚至可连同一小段跖骨进行移植。笔者(1977)创用了足背皮瓣连同第2足趾合并移植以再造拇指。这些都属于足背皮瓣的扩大应用。

5. 足背皮瓣的供区创面采用中厚皮片移植修复,只要处理适当,一般都没有功能活动障碍。

6. 足背皮瓣可连同趾蹼皮瓣、胫前皮瓣一并移植,成为串联皮瓣,修复多处缺损。

足背皮瓣的缺点是皮瓣大小有一定限度,面积一般最大在 15cm×10cm 以内,无法供应更大面积的皮瓣。

(王炜、董佳生)

三十三、趾蹼皮瓣

趾蹼皮瓣(web skin flap of the foot)是由足背动脉及其属支所供养的皮瓣,因其具有特殊的形态和结构特点,同时具有良好的感觉,故在应用时有其特殊的适应证。该皮瓣的蹼状结构与手部虎口极为相似,因此多用于严重的虎口挛缩,以扩大虎口,也可用作瓦合移植,作拇指或手指再造。

(一)应用解剖

趾蹼皮瓣动脉血供来自第1跖背动脉。该动脉是第1足背动脉弓的主要分支,它沿着第1骨间肌表面向远端行走,在跖骨头部分成两根趾背动脉,供养拇趾与第2足趾相邻的两侧,并有穿支与足底的第1跖底动脉相沟通。如果第1跖背动脉有解剖变异,缺如或纤细,可选用跖底动脉为蒂,通过穿支与趾背动脉吻合(参见第四十四章"拇指及手指缺损的再造")。

静脉回流有两套,即深部的通过动脉的伴行静脉;浅部的通过足背静脉弓回流入大隐静脉。第1趾蹼皮肤由两组神经支配,皮瓣背侧大部分由腓深神经支配;而趾侧及拇趾与第2足趾相邻面,则由足底总神经分出的趾固有神经支配。

腓深神经在小腿伸肌支持带深面行于拇长伸肌腱与趾长伸肌腱之间,走向第1趾蹼,终末分成两根趾背神经。腓深神经沿途发出若干肌肉-关节支。

(二)手术方法与步骤

1. 皮瓣设计　根据受区的形态和范围设计皮瓣。该皮瓣供区的特点是,纵向范围可相对随意延长,甚至可连同足背皮瓣取下,但横向受到足趾距的限制,因此,必要时可将拇趾和第2足趾相邻部的皮肤取下,以增加该皮瓣的宽度。

2. 皮瓣切取　驱血后在止血带下手术。确定进入皮瓣的大隐静脉属支的走向,在兼顾切取大隐静脉、足背动脉及跖背动脉的情况下,于足背作"S"形切口。切开皮瓣背侧缘皮肤,形成"Y"形切口,在足背切口两侧皮下作潜行分离,解剖出大隐静脉及其进入皮瓣的属支,达所需长度,结扎分支。在伸肌支持带远端、拇长伸肌腱外侧分离出足背动脉,并用橡皮膜提起,继续向远端解剖达拇短伸肌。将该肌在肌腱部切断,并将肌腹向近端翻起,显露足背动脉在第1、2跖骨间隙的近端,分离出足背动脉足底穿支及第1跖背动脉,保护好第1跖背动脉,切断并结扎足底穿支。处理足底穿支是非常重要的环节,笔者的方法是在足底穿支周围作充分的钝性分离,略向背侧牵出,先结扎,然后切断。第1跖背动脉起始部变异很多,常见的有第1跖背动脉的起始及走行较表浅,而且纤细,很容易误认为是足背浅静脉。另一种情况是第1跖背动脉位置很深,但在跖骨头部位又转向浅层,注意到这个特点才不易引起损伤。趾蹼间皮瓣与足背皮瓣不同,后者只要保留足背动脉弓水平的皮肤穿支(皮肤穿支多见于足底深支相对侧的足背动脉弓的起始部),皮瓣的血供就没有问题。而前者必须保持第1跖背动脉及其终末分支趾背动脉的完整,否则该皮瓣远端的血供将会受到影响。如果第1跖背动脉缺如,或终末动脉未进入皮瓣而直接深入足底与跖底动脉吻合,则此时要改变术式,切取跖底动脉及分支趾固有动脉来供养皮瓣,但此时,皮瓣背侧的"V"形尖角不宜过长。

胫前(腓深)神经行于足背动脉的外侧,在第1、2跖骨间隙跖骨头近端浅出至皮下,进入皮瓣的皮肤感觉支是腓深神经的内侧支。必要时在内、外侧支交界处纵形劈开腓深神经,以保留外侧支的功能。

按设计皮瓣的画线切开皮瓣其余的皮肤,并向中心分离,皮瓣内是否包含趾固有血管神经束,应视切取的皮瓣大小而定。尽可能不切取趾固有神经及趾总神经,除非受区需要恢复精细的感觉功能。

松去止血带,行供区创面止血,检查皮瓣血供情况。皮瓣血供恢复后断蒂,创面作皮片移植。

3.皮瓣缝合　将皮瓣置于受区,缝合静脉、动脉及神经。用该皮瓣修复虎口时,将腓深神经与桡神经浅支作吻合。

(三)优点与缺点

该皮瓣有良好的感觉,两点分辨距离为8～15mm,而且它的神经支配十分恒定。该皮瓣血管蒂为足背动脉,蒂长、口径大,容易吻合,成功率高。皮瓣质地好,与手指、手掌及手背皮肤极为相似,特别适合于虎口区的软组织缺损,可使手术效果趋于完美。由于血管蒂较长,可形成带有神经的岛状皮瓣来修复足底负重部缺损;又因其具备良好的质地和感觉,故能有效地防止溃疡的发生。

该皮瓣的主要缺点是:切取皮瓣的面积有限;趾蹼背侧与跖侧的皮肤质地不同,在转折处皮下组织较厚,联系紧密、不易展平;在用于虎口以外的受区时形态欠佳。因此该皮瓣主要用于严重虎口挛缩的病例。

三十四、拇趾趾甲皮瓣

Marrison(1980)首先报告了应用拇趾趾甲皮瓣(big toe nail skin flap)重建拇指获得成功。在此之前,几乎没有什么好的方法能使再造的拇指具有良好的感觉及逼真的外形。尤其在修复拇指脱套伤时,应用拇趾趾甲皮瓣是其他任何方法所无法比拟的。该手术方法供足足趾数量不少,因此为大多数患者所接受,这也是拇趾趾甲皮瓣得以普及、推广的另一个因素。

(一)应用解剖

该皮瓣的动脉血供有两个来源:一是来自第1跖背动脉内侧分支——拇趾趾背动脉;另一个是来自第1跖底动脉内侧分支——拇趾的趾固有动脉(参见"足背皮瓣"及第四十四章"拇指及手指缺损的再造")。

(二)适应证

拇指脱套伤用拇趾趾甲皮瓣来修复是首选的方法。用这个方法行拇指再造,一般来说适用于在掌指关节以远平面缺失的拇指再造。用此法再造拇指多取髂骨作为骨支架,故再造的拇指没有指间关节,所以具有良好的掌指关节功能,这是术后拇指功能的关键。

对拇指离断伤,因软组织碾挫较严重,血管撕脱,已无再植条件或经再植失败的病例,可将软组织去除,把指骨原位固定作为骨支架。移植拇趾趾甲皮瓣包裹骨支架形成新的拇指,离体指骨属于管状骨,不同于髂骨(松质骨),前者重新建立血管较为困难,抗感染能力较差,因此在急诊时要彻底清创,严格遵循无菌操作,有效地预防感染。

(三)手术方法与步骤

1.供足选择　修复拇指应选择与患手居于同侧的足作为供侧,理由是:拇指的尺侧部分在手指对捏、夹持、握物功能中占主要地位,因此要求再造后的拇指在尺侧部要有良好的感觉,同时又不要有刀口瘢痕,只有在同侧切取拇趾趾甲皮瓣,才可以达到这项要求。在取瓣时,供足拇趾的胫侧一般要保留一个舌状皮瓣,这样移植到拇指时可使纵向缝合口位于拇指的桡侧。

2.皮瓣设计　在拇趾内侧保留一舌状皮瓣,舌状瓣的背缘距趾甲内缘约2cm并与之平行。如遇到趾过宽的病例,可在趾内侧部纵形劈开趾甲,舌状皮瓣宽度约1.5cm,尽量将拇趾内侧的趾血管神经束包括在舌状皮瓣内,这样在术后拇趾内侧可保留有感觉,从而使供足功能的影响减至最小;趾动脉保留在舌状皮瓣内,使皮瓣尖端血供丰富。切口向近侧延伸,在拇趾背侧作"V"形切口,"V"形切口的顶点可根据实际需要上下移动,在供趾的跖底同样也作一"V"形皮肤切口,拇趾背侧、跖侧切口在第1趾蹼相连。足背皮肤切口始于拇趾背侧"V"形切口的顶点,以足背动脉的体表投影为轴作一"S"形切口。有时拇趾趾甲皮瓣与足背皮瓣组合移植,不需作拇趾背侧"V"形切口,可直接将此部移行到足背皮瓣,形成一个整体。

3.皮瓣切取　在足背"S"形切开皮肤,达深筋膜,向切口两侧作锐性剥离,于切口内侧在皮下浅筋膜中作分离,解剖出大隐静脉,一直解剖至拇趾趾甲皮瓣边缘。在切口正中切开深筋膜,首先分离出小腿十字韧带与拇短伸肌之间的足背动脉,用橡皮片提起,切断拇短伸肌并向近端翻起,其深面可见足背动脉。在第1跖间隙基底分离骨间肌,显露足底深支并观察第1跖背动脉发出的部位,切断结扎足底深支,从第1跖背动脉的起始部向远端解剖第1跖背动脉,如动脉位置较深,需切开骨间肌。在趾蹼处可见到趾背动脉的分叉处,切断,结扎到第2趾分支。保护好到拇趾的分支,分离出腓深神经到拇趾背侧的分支。

拇趾趾甲皮瓣的切取方法有两种:①不带末节趾骨法。即皮肤切开后进行皮下游离,肌腱腱周膜要保持完整,在趾腹则要保留一层软组织。为保证甲床的完整,要从趾骨表面直接游离;为了保证末节趾骨血供,内侧舌状瓣不能与趾骨分离,供区作游离皮片移植。其缺点是甲床下趾骨表面皮片不易成活。②带末节趾骨法。即甲床下末节趾骨不分离,而在末节趾骨中点截断,这样末节趾骨远侧半仍然连在甲皮瓣上,用保留的拇趾舌状皮瓣覆盖裸露的趾骨。该法的主要优点是:甲床损伤的可能性小;固有舌状皮瓣覆盖趾骨断端,基本无趾骨外露,供区易于愈合;该法拇趾趾甲皮瓣移植后,末节趾骨与受区骨支架连接;再造的指甲非常稳定,不易发生旋转、移位及甲床与支架不密接。

皮瓣游离后,暂缝回原处,放松止血带,创面止血,观察甲皮瓣血液循环情况,不宜牵拉血管蒂,否则会引起血管痉挛。待受区血管准备完毕后,切断血管蒂及腓深神经(感觉支),移至受区,供区作皮片移植。如发现有较大区域的趾骨外露,必要时可作岛状皮瓣移植覆盖受区创面。

拇趾趾甲皮瓣主要用于拇指再造和拇指及手指脱套伤的治疗。笔者认为在治疗拇指脱套伤时要注意:供趾的趾骨及趾间关节的直径应小于受伤指骨及指间关节的周径,再加上保留一弓状皮瓣,趾甲皮瓣不能完全包裹拇指或在张力下勉强缝合。这时有必要将骨支架进行修整,这样可能使关节囊及肌腱的完整性受到影响。

(四)优点与缺点

该皮瓣的主要优点是:外形逼真,感觉功能好,供足足趾数量不少,手术一次完成。缺点是:如用移植髂骨作支架,再造拇指没有指间关节,在活动功能方面不及第2足趾移植;供瓣区皮片移植不易完全成活,趾底皮片缺乏弹性,不耐摩擦。

三十五、足外侧皮瓣

足外侧皮瓣(lateral skin flap of the foot)位于足背外侧面,该供区面积较小,但可作为带神经的岛状皮瓣,移位修复足跟负重部软组织缺损,亦可形成带有感觉神经的游离皮瓣,作受区的感觉功能重建。该供区对足部功能有一定影响,特别是穿鞋行走时,该区的感觉及耐摩擦的质地较为重要,因此要严格选择适应证。

(一)应用解剖

足外侧皮瓣的动脉是跟外侧动脉,跟外侧动脉有两根,分别起于胫后动脉和腓动脉。起于腓动脉的较粗,是腓动脉的主要终末支之一,平外踝上缘处外径为1.6mm。起于胫后动脉的较细小,由胫后动脉发出后斜行于跟腱的前方达外踝部,平外踝上缘处外径为1.0mm。跟外侧动脉绕过外踝,至第5跖骨底部。其分支参与形成踝关节网,与足背动脉及足底外侧动脉的分支相吻合。

皮瓣的伴行静脉多为一条,有时有两条。外径均粗于同名动脉,在汇入胫后静脉和腓静脉处,外径分别为1.7mm和1.1mm。皮瓣内有小隐静脉属支经过,吻合小隐静脉就可以保证游离皮瓣的静脉回流。

皮瓣的皮神经为足背外侧皮神经。该神经是腓肠神经的延续,从外踝后方转至足背外侧,在外踝尖下方约3cm处分为内、外侧两支,分布于足背外侧及足外侧缘。

(二)手术方法与步骤

1.皮瓣设计　皮瓣应尽可能位于足背外侧部,因足外侧缘对足部功能亦较重要。首先用美蓝画出皮瓣的范围及血管神经蒂的体表投影,不宜将较小的皮瓣设计在供区的远端,要接近外踝处,否则血管神经蒂成网状,难于解剖分离。

2.皮瓣切取　在跟腱与外踝间纵形切开皮肤,显露血管神经蒂,由浅入深的排列是:小隐静脉、足外侧皮神经、跟外侧动静脉。用橡皮片将血管神经蒂提起,锐性分离至皮瓣边缘,然后切取皮瓣,在深筋膜层将皮瓣掀起,检查皮瓣血供情况,移至受区(参见图48-18)。

(三)优点与缺点

该皮瓣的优点是:可形成有感觉神经的皮瓣,不损伤大血管,适合作足跟及足底外侧负重部小范围的软组织缺损修复。缺点是:供瓣面积较小,切取皮瓣过大会影响足部功能。

三十六、足底皮瓣

足底负重区皮肤软组织缺损的修复对供瓣要求较高,足底皮瓣(plantar skin flap)是要有感觉神经分布的带感觉皮瓣,更重要的是要有相同的组织结构,皮瓣皮肤要厚,耐磨耐压,皮下组织结构致密而不滑动。使用足底非负重区来修复负重区的软组织缺损,有其他皮瓣所不可比拟的优点,是修复此类损伤的首选供区。移植方式有:岛状皮瓣移植,修复同侧足跟负重部软组织缺损;游离皮瓣移植,修复对侧或同侧足底前部负重区。足底非负重区位于足底中间区内侧,该供区可成为足底内侧皮瓣。

(一)应用解剖

足底的动脉来自胫后动脉的两个终末支,即足底内侧动脉和足底外侧动脉。胫后动脉至内踝与跟骨结节之间,穿拇外展肌起点的深面,分为足底内侧动脉及足底外侧动脉。足底内侧动脉穿行于拇外展肌与趾短屈肌之间,其主干及其深面由起点至第1跖骨头,平均长9.8cm(施恩娟等,1983),行程中分出肌支和皮支。足底内侧动脉深支发出的皮支,在跖腱膜内侧浅出至皮下,分布于跖腱膜表面的皮肤,是足底非负重区皮瓣的主要血供来源。足底内侧伴行静脉,多数为两条,少数为一条,汇入胫后静脉处外径约1.5mm。

足底外侧动脉发出后行于趾短屈肌与跖方肌之间,斜向前外侧,至第1跖骨间隙近端与足背动脉的足底深支吻合形成足底弓。由于足底外侧动脉发出的皮支多分布于足底外侧缘及足底皮肤,足外侧缘亦是负重部位,因此以足底外侧动脉为轴型血管的皮瓣,在临床中很少使用。

皮瓣的静脉回流以深静脉为主,必要时亦可选用大隐静脉及其属支作吻接静脉,供皮瓣静脉回流。

足底内侧神经及足底外侧神经是来自胫神经的两终末支,与同名血管伴行,关系恒定,行程中发出皮支。因足底内、外侧神经在远端形成趾底总神经,故在切取皮瓣时不宜将足底内、外侧支主干切断,而是应将支配皮瓣的皮神经束分出供吻合,否则足底前部及足趾会出现感觉障碍(参见图48-19)。

(二)手术方法与步骤

1.皮瓣设计　根据受区的形态需要设计足底皮瓣,以选用足底内侧部为佳,其部位正处于足弓的顶部,是非负重区;亦可根据足底负重部与非负重部的角化层厚度及色差来确定皮瓣的位置。一般将皮瓣设计成纵向的圆形。

2.皮瓣切取　在内踝的后下方纵形切开皮肤,显露胫后血管并与胫神经分离,用橡皮片将胫后血管提起,解剖至皮瓣边缘。然后切开皮瓣的内侧缘与蒂部切口相连,切断拇外展肌,继续沿胫后血管向远端分离至足底内侧血管和足底外侧血管分叉处。如确定用足底内侧动脉作为皮瓣轴型血管,可将足底外侧动脉在起始部结扎切断。足底内侧血管的皮支一般为2~3支,在该动脉的起始部可见一皮支,分出后与主干平行向远端行进一段后,转向浅面进入皮瓣近端。继续沿足底内侧动脉深面向远端解剖,在皮瓣中部可见垂直进入皮瓣的皮肤穿支。皮肤穿支部位确定后,可切开皮瓣的外侧缘,于跖腱膜的浅层翻起皮瓣,在接近足底内侧皮肤穿支时,可进入跖腱膜深层,保护皮支。必要时在穿支周围应留少许肌肉组织同皮瓣一同取下。在切取皮瓣时注意保护趾总神经,因该神经位置较浅,有时会误认为跖腱膜组织而将其损伤(参见图48-20)。

在用足底内侧皮瓣修复同侧足跟时,不需要很长的血管蒂,有时亦可不切断足底外侧动脉,以足底内侧动脉起始部为原点,将皮瓣向足跟旋转。在作逆行岛状足底皮瓣修复足底前部负重区时,最好选用足底外侧血管为轴型血管的足底岛状瓣,因有足底弓,足底深支与足背动脉相连,可获得丰富的血供。

足底负重区软组织缺损、不稳定性瘢痕及溃疡形成,可使患者行走功能受到很大影响,故对修复条件要求较高。笔者认为修复皮瓣的质地对疗效是最重要的,足底内侧皮瓣是全身唯一符合这一要求的供区。皮瓣的感觉也是比较重要的,有些带感觉神经皮瓣,之所以术后行走未再破溃,是因为感觉存在起到了保护作用,而并非是真的承受了负重和摩擦。

（董佳生）

参考文献

〔1〕丰德宽,程永增,等.小腿前外侧岛状皮瓣的解剖学观测及临床应用.中华显微外科杂志,1989,12:4

〔2〕王炜,鲁开化,张伯勋,等.显微外科命名与适应证.中华显微外科杂志,1988,1:1

〔3〕百束比古,等.颈浅动脉皮瓣的发展应用.中华显微外科杂志,1992,15:198

〔4〕朱家恺.显微外科进展(第二卷).合肥:安徽科学技术出版社,1993.110～118

〔5〕朱盛修.现代显微外科学.长沙:湖南科学技术出版社,1994.182～210

〔6〕宋建良,等.颞浅血管为蒂的耳后皮瓣再造眼窝.中国修复重建外科杂志,1992,6:22

〔7〕宋建良,等.掌背皮神经营养血管及筋膜蒂逆行岛状皮瓣的临床应用.中华显微外科杂志,1996,19:176

〔8〕汪良能,高学书.整形外科学.北京:人民卫生出版社,1989.138～172

〔9〕张功林.逆行股前外侧岛状皮瓣的解剖学基础和临床应用.中国临床解剖学杂志,1993,11:138

〔10〕陈日亭.颌面颈手术解剖.北京:人民卫生出版社,1984.303～307

〔11〕陈守正.应用股前外侧岛状皮瓣一次完成阴茎再造.中华显微外科杂志,1989,5:141

〔12〕陈宗基,等.全耳郭再造及其同期行外耳道、鼓室成形术(附40例报告).中华医学杂志,1984,64:446

〔13〕陈宗基,等.耳后乳突区反流轴型皮瓣.中华整形烧伤外科杂志,1992,8:276

〔14〕陈遥良,等.小腿外侧皮瓣的显微外科解剖学.临床应用解剖学杂志,1984,2:3

〔15〕周长满,等.小腿前外侧皮瓣的解剖学.临床应用解剖学杂志,1983,1:97

〔16〕顾玉东,等.小鱼际皮瓣.手外科杂志,1992,8:65

〔17〕徐达传,钟世镇,刘牧之,等.股前外侧皮瓣解剖学.临床应用解剖学杂志,1984,2:158～160

〔18〕高学书,等.膝内侧隐动脉血管神经蒂皮瓣的临床应用.第二军医大学学报,1982,3:103

〔19〕高学书,刘麒,袁相斌,等.隐血管神经蒂的膝内侧皮瓣在同侧或交腿移位术的应用.中华外科杂志,1986,24:36

〔20〕郭树忠,鲁开化.皮瓣血液循环判断.中华整形烧伤外科杂志,1995,11:55

〔21〕章建荣,陈宗基.以颈横动脉为蒂的颈肩背反流轴型皮瓣.中华整形烧伤外科杂志,1995,11:287

〔22〕傅跃先,向代理,邱林,等.带隐动脉蒂皮瓣修复儿童膝与足踝皮肤缺损.中华显微外科杂志,1996,19:97

〔23〕鲁开化,刘建波.轴型皮瓣研究与临床应用的进展.中华显微外科杂志,1992,15:136

〔24〕鲁开化,罗锦辉,郭树忠,等.隐动脉轴型皮瓣在下肢创面修复中的应用.中华外科杂志,1986,24:762

〔25〕Acland RD. et al. The saphenous neurovascular free flap. Plast Reconstr Surg. 1981. 67:763

〔26〕Bertelli JA. et al. Neurocutaneous island flaps in the hand: Anatomical basis and preliminary results. Br J Plast Surg. 1992. 45:596

〔27〕Bertelli JA. et al. Retrograde-flow neurocutaneous island flaps in the forearm: Anatomic basis and clinical results. Plast Reconstr Surg. 1995. 92:851

〔28〕Chen Zongji, Chen Chao. Correction for extracapsular temporomandibular joint ankylosis with a cervical subcutaneous pedicle flap. Plast Reconstr Surg. 1990. 86:138

〔29〕Hyakusoku H. et al. Superficial cervical artery skin flaps. Plast Reconstr Surg. 1990. 86:33

〔30〕Masquelet AC. et al. Skin island flaps supplied by the vascular axis of sensitive superficial nerves: Anatomic study and clinical experience in the leg. Plast Reconstr Surg. 1992. 89:1115

〔31〕Tsukada S. Transfer of free skin grafts with a preserved subcutaneous vascular network. Ann Plast Surg. 1980. 4:500

第七章 筋膜瓣移植

第一节 概述

一、应用解剖

筋膜一般指皮肤与肌肉之间及肌肉与肌肉之间的结缔组织,包括浅筋膜、深筋膜和筋膜隔3部分。

浅筋膜(superficial fascia)即皮下组织,位于皮肤与深筋膜之间,由纤维束和脂肪小叶构成。筋膜内的纤维束连接皮肤与深部的深筋膜或骨骼。浅筋膜由浅、深两层构成。浅层是脂肪层,在身体各部厚薄不一,不同体质的人相差也很大。深层为膜性层,含有弹性组织,薄而富有弹性。浅筋膜的浅、深两层紧密相贴,不易分离。在浅筋膜浅、深两层之间含有浅部的血管、淋巴管和皮神经,有些区域包裹乳腺、表情肌和颈阔肌。

深筋膜(deep fascia)又称固有筋膜,由致密结缔组织构成。它包绕体壁和肢体,是人体结构浅部与深部的分界平面。人体各部深筋膜的厚薄与致密度,所含的脂肪、胶原纤维和弹性纤维以及强度等,均与该部所执行的功能相适应。四肢及颈部的深筋膜比较发达。人体多数部位,深筋膜的浅面与浅筋膜之间用钝性剥离易于分离,但在骨性突起的部位则贴附在一起,难以分离。深筋膜的深面与肌肉之间存在间隙,容易分离,故Hacrtsch称之为"外科平面",但在某些部位,深筋膜已成为肌肉附着的部位,则很难分离。

筋膜隔(fascial septum)是深筋膜与深部骨骼相连的结缔组织隔,常将肌块或肌群分隔,因此亦称肌间隙或肌间隔。

皮下筋膜层,特别是深筋膜层,有丰富的血管网,是皮瓣移植血液供应的重要来源。在皮瓣游离移植中,因其轴型血管分布在深筋膜层,因此需连同深筋膜一并移植;在皮瓣带蒂移植中,如果移植皮瓣蒂部包括深筋膜,则可改善血供,使皮瓣长宽比例从1∶1～3∶1,提高到3∶1～5∶1。

早在19世纪,即有人应用带有血管的筋膜皮瓣移植。Dunham(1893)应用带血管的颞部筋膜皮瓣修复面部缺损。Gillies和Esser(1918)已认识到深筋膜对皮肤血液循环的影响。McGerger发现,在切取胸三角皮瓣时把深筋膜也包括进去,皮瓣的长宽比例可增大些。Ponten等(1981)首先报道了这种新型皮瓣——筋膜皮瓣(fasciocutaneous flap)。它包括皮肤、皮下组织和深筋膜,强调筋膜皮瓣形成时带上完整的深筋膜,血供主要来自其深浅两层的血管网,可使不含较大皮动脉的随意皮瓣的血液循环更加丰富,长宽比例增大,可达到2.5∶1～3∶1而不发生皮瓣远端坏死。这是皮瓣形成方面的一个重大进展。而筋膜瓣移植的推广应用则是在20世纪80年代兴起的。Smith(1980)应用带血管的头皮筋膜瓣游离移植加植皮修复下肢溃疡;王炜、卫莲郡(1981)报告用头皮筋膜瓣游离移植加植皮治疗烧伤爪形手畸形;Tolhurst(1982)研究了腋部筋膜瓣;Walton(1985)报告了带血管的小腿后方筋膜瓣游离移植获得成功;Kim(1987)阐述了胸背部筋膜吻合血管游离移植的解剖及临床应用经验;金一涛(1989)则应用肩胛筋膜瓣游离移植加植皮修复手、足部皮肤软组织的缺损。

筋膜瓣移植(fascial flap transplantation)是在筋膜皮瓣移植的基础上发展起来的一种新型组织瓣移植。它的主要优点是:血供丰富;供区可保留皮肤,无明显继发性畸形,外观不受影响;筋膜瓣较薄,受区不臃肿,功能和外形较好。

筋膜瓣加植皮制成"薄型皮瓣",可用于修复重要器官皮肤、皮下组织的缺损。筋膜瓣可行带蒂移植,修复邻近部位的组织缺损。筋膜瓣还可携带皮瓣、骨瓣、骨膜瓣等,用于相应组织缺损的修复,或器官再造。

筋膜瓣的供区几乎遍及全身,对于大面积烧伤后正常皮肤缺损的患者,应用筋膜瓣移植,有广阔的发展前途。

二、筋膜瓣血管的解剖学基础

筋膜的血供相当丰富,主要来自3个方面,即直接皮动脉、肌间隔动脉和肌皮动脉穿支。这3组血管在筋膜层互相吻合,形成血管网。

筋膜和皮肤的血供由深至浅,其走行过程及各段的分布情况为:深部血管主干→分支经过及(或)分布于筋膜隔或进入肌肉→穿过及(或)分支形成深筋膜血管网→经过及(或)分布于浅筋膜→供养皮肤。

(一)筋膜隔血管

血管主干发往浅层的分支,除一部分浅居皮下的血管干可发直接皮支到达筋膜及皮肤外,多数分支要经过肌间隙或肌间隔到达浅层,沿途发出较长较粗的降支和较细短的升支(或称返支),相邻血管的分支之间相互吻合(图7-1)。这些血管在筋膜隔内发出小分支互相吻合,形成筋膜隔血管网。在手术应用上,截取粗大的肌间隔血管,可以作吻合血管的筋膜瓣或筋膜皮瓣游离移植。

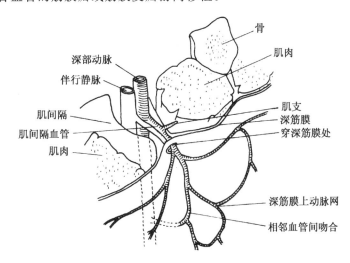

图 7-1 肌间隔血管的走行和分布(仿 Carriquiry,Plast Reconstr Surg,1985,76:360)

(二)肌皮血管

血管主干发往肌肉的分支部分穿出肌肉后到达深筋膜,称为肌皮动脉穿支。

(三)深筋膜血管网

从血管主干发出的走行于肌间隔或肌间隙的较粗大的分支血管,在穿过深筋膜前后,均发出许多分支与来自筋膜隔血管网及肌皮血管穿支的分支互相吻合,形成深筋膜下血管网和深筋膜上血管网(图7-2)。深筋膜上血管网较深筋膜下血管网吻合充分,参与吻合的血管亦较粗,为深筋膜的主要血供来源,是筋膜瓣移植的解剖学基础。

(四)浅筋膜血管网

刚穿出深筋膜的肌间隔血管分支和肌皮血管穿支,与直接皮动脉分支在浅筋膜深、浅两层之间互相吻合,形成浅筋膜血管网。筋膜瓣移植时主要利用深筋膜血管网和浅筋膜血管网。

三、筋膜瓣移植的主要特点

1.筋膜瓣比较薄,移植后外形不臃肿,且弹性好,柔软,有一定的韧性,能耐受一定的摩擦力。筋膜瓣两面均可覆盖创面,可作为空腔及凹陷部位的填充物。

2.筋膜瓣血液循环好,抗感染能力强,能控制感染,促进创面愈合。长宽比例可达到3:1~5:1。

3.供区范围广,即使供区有瘢痕存在,只要筋膜正常,仍可进行筋膜瓣移植手术。特别适用于大面积烧伤后皮源缺乏的病例。

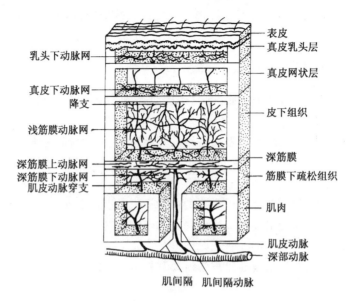

图 7-2　筋膜(皮)瓣血供模式图

4.临床应用较广,适用于头、面、颈、躯干、四肢创伤早期或瘢痕溃疡,以及肿瘤切除后血管、神经、肌腱、骨、关节等深部结构裸露的组织缺损创面的修复。

5.筋膜瓣可携带皮肤、肌肉、肌腱、神经、骨膜及骨块等组织,以修复相应组织的缺损或行器官再造。

6.转移方式灵活,可顺行、逆行、交叉、双叶、桥形、翻转和旋转等,可作带蒂移植和游离移植。

7.手术操作简单、方便、安全,易于普及推广。

四、筋膜瓣的分类及命名

由于筋膜瓣研究的不断发展,其命名、分类也在不断变化。目前运用较多的是下述分类方法。

(一)按移植方式及血供形式分类

1.带筋膜蒂移植　移植的筋膜瓣由一定宽度的筋膜蒂提供营养。

2.带血管蒂移植　移植的筋膜瓣仅以动静脉为蒂与供区相连。

3.游离移植　目前通常把不带血管的筋膜瓣移植简称为筋膜移植或筋膜游离移植,把带血管的筋膜瓣游离移植简称为游离筋膜瓣移植或筋膜瓣游离移植。

(二)按移植的组织成分分类

1.单纯筋膜瓣移植

2.复合筋膜瓣移植　包括筋膜皮瓣、筋膜骨瓣、筋膜骨膜瓣、筋膜肌瓣及筋膜神经复合组织瓣移植等。

(三)按解剖部位分类

1.颞部筋膜瓣

2.耳后筋膜瓣

3.额部筋膜瓣

4.腋部筋膜瓣

5.胸三角筋膜瓣

6.背部筋膜瓣　包括肩胛筋膜瓣。

7.侧胸(前锯肌)筋膜瓣

8.腹部筋膜瓣　包括上腹部、下腹部及髂腹股沟部筋膜瓣。

9.前臂筋膜瓣

10.示指近节背侧岛状筋膜瓣

11.股部筋膜瓣

12.小腿筋膜瓣

13.足部筋膜瓣

14.阴囊纵隔瓣、小阴唇返转皮瓣 虽然不是以筋膜瓣来命名,但其血供形式是依靠筋膜层的血管网,就其本质而言仍属于筋膜瓣的一类。

在众多的筋膜瓣中,对临床上应用较多的,将分节叙述如下。

第二节 颞部筋膜瓣移植

颞部筋膜瓣(temporal fascial flap)又称为头皮筋膜瓣,是一种多功能的筋膜瓣移植材料。颞部筋膜瓣游离移植加植皮术,其功能如同一块薄型的游离皮瓣移植。颞部筋膜瓣也可行带蒂移植,用于头面部组织缺损的修复。同时,该筋膜瓣还可携带皮瓣、骨瓣、骨膜瓣、毛发等移植,用于各类相应组织缺损的修复或器官的再造。颞部筋膜瓣以颞浅动、静脉作为其供养血管。

一、应用解剖

头皮筋膜包括颞部筋膜及帽状腱膜。中间为帽状腱膜,前达额肌,后连枕肌,两侧为颞部筋膜。Abul Hassna 等(1986)对颞部筋膜及其血供作了较深入的研究。

颞部筋膜在应用上可分为两层,即颞浅筋膜和颞深筋膜。颞浅筋膜表面有颞浅动、静脉分布,形成丰富的血管网。颞深筋膜覆盖在颞肌表面。颞浅筋膜与面部的表浅肌肉腱膜系统(superficial musculoaponeurotic system,SMAS)连成一片。

颞浅动脉是颈外动脉的终末支,起自腮腺处,于耳屏上 5～7cm 处分为顶支和额支。顶支沿途发出多支小分支,其中有 3～5 支发向枕部。颞浅静脉与颞浅动脉伴行。颞浅动脉的顶支或额支可根据需要分别应用,但较多的是采用包括两支在内的筋膜瓣移植。

颞浅动脉的耳前分支及顶支发往枕部的分支,与耳后动脉在耳后皮下及耳上颞枕部头皮下形成血管网,这是耳后筋膜(皮)瓣移植血供的解剖学基础。滑车上动脉、眶上动脉在额部帽状腱膜层构成血管网与颞浅动脉额支互相吻合,这是额部筋膜瓣移植或筋膜皮瓣移植的血供基础。

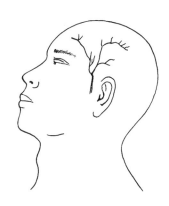

图 7-3 颞浅动、静脉分布示意图

颞浅动、静脉分布恒定,少有缺如。颞浅动脉的直径为 1.3～1.5mm,血管蒂长约 2～3cm,有时可达 6cm。筋膜瓣面积可达 17cm×14cm,其厚度为 2～5mm(图 7-3)。

二、适应证

(一)吻合血管的颞浅筋膜瓣游离移植加植皮

1.用于覆盖有关节、骨、肌腱外露而不宜选用厚皮瓣修复的受区,如手掌、手背、足跟、足背等。

2.用于下肢溃疡的修复或慢性骨髓炎清创后死腔的充填。

3.作为面部或其他部位器官缺损再造的衬里。

4.覆盖身体重要组织的外露,如脑组织外露,血管、神经等组织外露。

(二)带蒂颞浅筋膜瓣移植及复合筋膜瓣移植

1.带蒂颞浅筋膜瓣移植可用于轻度半侧颜面萎缩症的皮下充填。

2.带蒂筋膜头皮瓣可用于眉毛再造。

3.筋膜皮瓣可用于鼻全部或局部缺损的再造、眼窝再造及颊部缺损的修复等。

4.耳后筋膜皮瓣移植可用于鼻部分缺损的再造、眼睑缺损的修复、眼窝再造及颊部缺损的修复。

5.筋膜骨瓣或筋膜骨皮瓣可用于眶缺损、颧弓缺损及颅骨缺损的修复。

(三)带蒂颞浅筋膜瓣加真皮脂肪的复合组织瓣移植

带蒂颞浅筋膜瓣加真皮脂肪的复合组织瓣移植可修复因各种原因引起的面部凹陷畸形。

颞浅筋膜复合组织瓣综合了带血管蒂颞浅筋膜瓣移植和游离真皮脂肪组织移植的优点,克服了单纯颞浅筋膜瓣厚度过薄、游离真皮脂肪组织血液循环差且吸收率高,以及吻合血管游离组织瓣操作复杂的缺点,起到了扬长避短的效果。

三、手术方法与步骤

(一)筋膜瓣的设计

1.颞部筋膜瓣的设计　以耳屏前颞浅动脉搏动处定点为 a。用扪诊或多普勒超声血流仪探测颞浅动脉行向颞顶部的径路,测得颞浅动脉行走方向与顶部矢状缝的交点为 b。ab 连线构成颞部筋膜瓣的纵轴,筋膜瓣设计在纵轴的两侧(图 7-4)。

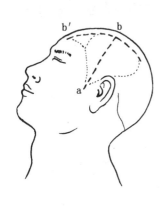

2.额部筋膜瓣的设计　筋膜皮瓣的点 a 同上,点 b′ 设计在眉与额部发际之间,点 b′ 与点 a 间的距离视受区所需的筋膜皮瓣大小而定。ab′ 的弧形连线构成额部筋膜皮瓣的纵轴,皮瓣设计在纵轴两侧(参见图 7-4)。由于筋膜瓣携带了大部或整个额部的皮肤及皮下筋膜,术前应仔细检查颞浅动脉向额部的分支状况。如果分支存在,可一期切取额部皮瓣;如果没有明显的动脉分支,为安全起见,可先作皮瓣远端 2/3 的延迟术。设计额部皮瓣时,筋膜血管蒂应尽可能宽一些,以提供较好的血供;也可采用皮肤及筋膜全层作为组织瓣的蒂,这就是传统的"镰刀形"皮瓣。

在额部筋膜皮瓣移植中,亦可应用滑车上动脉、眶上动脉作为轴型血管,制成额部筋膜皮瓣,一次转移,修复鼻缺损或行鼻再造。

图 7-4　颞部与额部筋膜瓣的设计

3.耳后筋膜皮瓣的设计　在耳后设计适当大小的皮瓣,为增加皮瓣的面积,皮瓣设计应尽可能地包括耳郭背部的皮肤及皮下组织。此筋膜皮瓣由 3 部分组成:①皮瓣包括耳后及耳郭背面的皮肤和皮下组织;②耳前的颞浅动、静脉,为皮瓣的血管蒂;③位于耳上颞部的三角形头皮筋膜瓣,底部宽度与皮瓣宽度相同,顶点至底部的距离一般为 6cm,头皮筋膜瓣内应包括颞浅动脉的顶支与耳后动脉相吻合的血管网,耳后筋膜皮瓣的血供通过此血管网从颞浅动脉获得(图 7-5)。为增加血管筋膜蒂的长度,可将颞浅动、静脉与耳后筋膜皮瓣之间的头皮筋膜作部分剪开。为保证皮瓣的血供,在与颞浅动脉顶支连着的头皮筋膜内,至少保留 1～2 支较粗的、由颞浅动脉发向枕部的小分支。此皮瓣面积为 6cm×6cm,颜色、质地、厚度与面部皮肤相似,适宜修复面部小面积的缺损(图 7-6)。

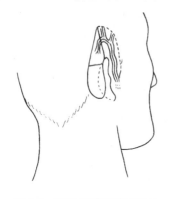

图 7-5　耳后筋膜皮瓣的设计

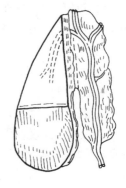

图 7-6　分离掀起的耳后筋膜皮瓣

4.筋膜骨瓣或筋膜骨膜瓣的设计　筋膜骨瓣或筋膜骨膜瓣的设计同筋膜瓣的设计,但是除了设计筋膜瓣外,还应设计切取一块与筋膜瓣血供相连的颅骨骨膜或颅骨外板。

5.颞浅筋膜加真皮脂肪复合组织瓣的设计　颞浅筋膜瓣的设计同上。颞浅筋膜复合组织瓣有 3 种应用模式:①把一块游离真皮脂肪组织瓣缝合固定于颞浅筋膜上。此术式适用于轻、中度面部凹陷畸形。②把两块游离真皮脂肪组织瓣,或一块真皮脂肪瓣和一块脂肪组织瓣,分别缝合固定于颞浅筋膜的深面和浅面。此术式适用于中、重度面部凹陷畸形。③把一块游离真皮脂肪组织瓣包裹在折叠的颞浅筋膜瓣内。此术式适用于凹陷范围不大而凹陷较深的面中上部凹陷畸形(图 7-7)。

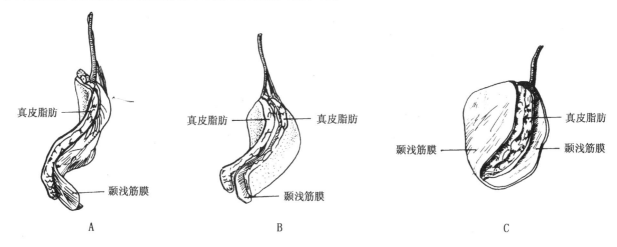

真皮脂肪　　颞浅筋膜　　A

真皮脂肪　　真皮脂肪　　颞浅筋膜　　B

颞浅筋膜　　真皮脂肪　　颞浅筋膜　　C

图 7-7　带蒂颞浅筋膜复合组织瓣的 3 种应用模式

(二)颞部筋膜瓣的切取

行局部麻醉或全身麻醉。在局部麻醉中避免加入肾上腺素或其他缩血管药物。头歪向一侧,在耳屏前上方颞浅动脉搏动处向颞顶部头皮设计"T"形切口。切开皮肤及皮下组织,在头皮毛囊深面与皮下筋膜之间进行细致分离,向两侧掀起头皮瓣。切忌过深,避免伤及颞浅筋膜表面的颞浅动、静脉;亦忌过浅,以免损伤毛囊,造成秃发。当头皮掀起到足够范围时,在颞浅筋膜表面用色笔标出需切取颞浅筋膜的范围,然后在颞肌肌膜浅面将颞浅筋膜自远端向蒂部掀起,形成含颞浅动、静脉的轴型筋膜瓣。待受区准备完成后,断蒂供游离移植或带蒂转移。需要时可将筋膜瓣连同颅骨膜或颅骨外板一起取下,并注意颞浅筋膜与颅骨膜或颅骨外板紧密相连,防止损伤颅骨膜或颅骨外板的血供。

额部筋膜瓣、筋膜皮瓣、耳后筋膜皮瓣的切取方法与上类同,在此不再一一赘述。

第三节　肩胛筋膜瓣移植

肩胛筋膜瓣(scapular fascial flap)位于背部肩胛区,在皮肤与肩胛冈下区肌肉之间,是胸背筋膜中血供丰富的中心区。其与背阔肌、斜方肌、前锯肌表面的深筋膜连成片,主要由旋肩胛动脉的皮支所供养。

Tolhurst(1982)指出肩胛旁皮瓣属于筋膜皮瓣;Kim(1987)应用肩胛筋膜瓣移植修复四肢、躯干及头皮缺损;金一涛(1989)报告了肩胛筋膜瓣加植皮修复手、足部皮肤缺损的经验。

一、应用解剖

肩胛筋膜是胸背筋膜的一部分。Kim(1987)在尸体解剖研究中,于旋肩胛动脉中注射造影剂,发现背阔肌、斜方肌的肌肉穿支及其表面皮肤均有造影剂出现。他的病例报告中,有 1 例患者背部、臀部有巨大创面,无法应用背阔肌肌皮瓣覆盖,而应用胸背筋膜及背阔肌肌皮瓣一并移植修复创面,并将其称为扩大背阔肌肌皮瓣移植。

旋肩胛动脉是肩胛下动脉的分支,由大、小圆肌与肱三头肌长头组成的三边孔内穿出到达背部筋膜层。旋肩胛动脉在经过三边孔时,分出肌支营养肌肉及肩胛骨,进入筋膜部分的动脉是旋肩胛动脉的皮支,皮支一般分为水平支及降支。旋肩胛动脉一般为恒定分布。王炜在三十余例肩胛皮瓣移植中仅发现 2 例没有明显的旋肩胛动脉皮支进入肩胛筋膜层。旋肩胛动脉常有两支伴行静脉。

肩胛筋膜与斜方肌、背阔肌、前锯肌表面的筋膜连成一片,构成胸背筋膜瓣。胸背筋膜瓣的移植面积可达

33cm×6cm。

二、适应证

肩胛筋膜瓣吻合血管的游离移植加植皮术,较皮瓣移植薄,适用于手、足部皮肤及皮下组织缺损的修复,从而避免了皮瓣移植臃肿需要修整的缺点。身体其他部位遇有骨、肌腱、神经、血管等组织外露时,均可采用筋膜瓣加植皮修复。另外亦有应用带蒂肩胛筋膜瓣移植加植皮修复腋部瘢痕挛缩畸形。

三、手术方法与步骤

(一)肩胛筋膜瓣的设计

前臂置于背后并内收时,在肩胛骨外缘上部可见一凹陷区,其中点相当于旋肩胛动脉皮支穿出处,即三边孔,定为点a;对凹陷区不明显者,可取肩峰尖与肩胛下角尖连线中点,用手指按压能触及一空虚区,即为三边孔所在。将肩胛下角定为点b。ab连线构成旋肩胛动脉皮支降支,以此为纵轴,筋膜瓣设计在纵轴两侧,为肩胛旁筋膜瓣。也可以取点a的水平延伸线与脊柱的交叉点定为b′,ab′连线构成旋肩胛动脉皮支水平支,以此为轴设计横形肩胛筋膜瓣(图7-8、图7-9、图7-10)。

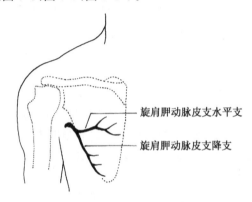

旋肩胛动脉皮支水平支

旋肩胛动脉皮支降支

图 7-8 肩胛筋膜瓣营养血管旋肩胛动脉皮支分布示意图

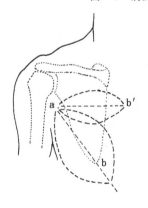

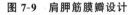

图 7-9 肩胛筋膜瓣设计

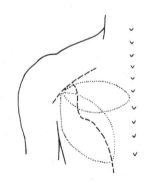

图 7-10 肩胛筋膜瓣切口设计

(二)肩胛筋膜瓣的切取

患者取俯卧位、侧卧位或半侧卧位,按筋膜设计作"T"形或"S"形切口,从两侧掀起筋膜瓣表面的皮肤。为防止掀起的皮肤坏死,宜保留真皮下血管网。待分离到足够的面积,即上达三边孔、下至筋膜瓣的下缘时,自下而上在大圆肌腱膜表面掀起筋膜瓣;至三边孔处,切断结扎旋肩胛动脉在三边孔内的较细小的肌支。待受区准备完成后,进行带蒂移植或断蒂后吻合血管游离移植。

第四节　胸部筋膜瓣移植

胸部是人体中皮瓣移植、肌皮瓣移植的较大供区。胸部的皮瓣与胸侧壁及背部皮瓣连成一片,其筋膜的血管互相贯通,因而也是筋膜瓣移植有发展前途的供区。

胸部所有的皮瓣移植供区均可制成筋膜瓣进行游离移植,也可作为带蒂移植。其中包括胸三角皮瓣、锁骨下皮瓣、胸外侧皮瓣、肋间外侧皮瓣等。但是胸部皮下脂肪较颞部、肩背部丰厚,肌膜较薄,因此作为筋膜瓣游离移植后,在富有脂肪组织的表面植皮,易造成植皮片坏死。在临床应用上,胸部筋膜瓣(thoracic fascial flap)游离移植不如采用胸部皮瓣移植或肌皮瓣移植,胸部筋膜瓣或筋膜皮瓣带蒂移植也较游离移植具有更大的前途。在胸部筋膜皮瓣带蒂移植的临床应用中,以胸三角皮瓣制成带蒂筋膜皮瓣移植的应用较为广泛。

一、应用解剖

关于胸三角筋膜皮瓣的解剖,在第六章"皮瓣移植"中已有详细阐述。

胸三角筋膜皮瓣血供较胸三角皮瓣丰富,除了胸廓内动脉的前胸穿支提供血供外,还多了一套深筋膜血管网,故皮瓣的长度可增加,由 20~22cm 增加至 24~27cm(图 7-11)。

二、适应证

胸三角筋膜皮瓣移植,可作面、颈部皮肤缺损的修复,颈部食管、咽、喉缺损的再造,以及胸壁缺损的修复。

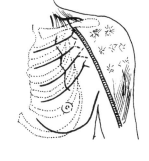

图 7-11　胸三角筋膜皮瓣血供

由于胸部筋膜血供与背部和腹部的血供相连,因此,胸、腹、背部筋膜皮瓣在胸、腹壁缺损的修复中可发挥重要作用。在临床应用上,更多的是与肌皮瓣联合运用,常用的有胸大肌肌皮瓣与背阔肌肌皮瓣移植。王炜应用这类肌皮瓣修复了胸壁骨肉瘤、血管内皮细胞瘤、纤维肉瘤切除后的巨大胸壁缺损,并用于治疗颈部食管瘘、食管狭窄等病变。

三、手术方法与步骤

在一侧上胸部,于锁骨下缘第 4 肋间、胸骨外缘旁开 2cm,以及三角肌区的范围内按需设计适当大小的胸三角筋膜皮瓣(图 7-12)。切开皮肤、皮下组织达深筋膜深面,自远端三角肌区向胸骨外侧分离。为了防止损伤胸廓内动脉的前胸穿支及保护深筋膜血管网,将胸大肌表面的肌膜与深筋膜一同掀起,在胸骨外缘旁开 2cm、动脉穿出处外侧 1cm 即应停止剥离,以免损伤蒂部主要血管,造成皮瓣缺血坏死。筋膜瓣或皮瓣转移后要舒平、固定,防止蒂部受压和扭曲。

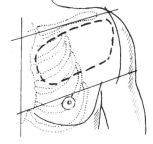

图 7-12　胸三角筋膜皮瓣设计

第五节　腹部筋膜瓣移植

腹部是带蒂皮瓣及游离皮瓣移植的发源地,是皮瓣移植供区的群集之处,也是筋膜瓣移植的良好供区,特别适用于带蒂筋膜瓣或筋膜皮瓣移植。

腹部筋膜瓣(abdominal fascial flap)移植有两方面特点:①腹部筋膜都有丰富的皮下脂肪,因此,较少应用腹部筋膜瓣游离移植加植皮的术式;②腹壁筋膜血供丰富,与胸部筋膜及股部内、外侧筋膜连成片,可联合制成筋膜瓣或筋膜皮瓣供移植。

腹壁筋膜瓣移植类似皮瓣移植,血供可来自皮下轴型血管,也可来自肌皮血管或肌间隙血管。其命名也与皮瓣类同,有下腹部筋膜瓣、髂腹股沟筋膜瓣、脐旁筋膜瓣、肋间外侧筋膜瓣(该筋膜瓣跨越胸腹)等。这些筋膜瓣可制成单个筋膜瓣、筋膜皮瓣供移植,也可制成联合数处的筋膜瓣、筋膜皮瓣供移植,以修复胸部、腹部、会阴部、股部皮肤及皮下组织缺损,或用于器官再造,如阴茎再造、阴道再造等。

腹壁筋膜携带脂肪及真皮移植,为软组织缺损引起凹陷畸形的修复提供了良好供区。

一、应 用 解 剖

腹壁血供十分丰富,供应深浅筋膜的主要血管来自下列几方面:①上腹部主要来自胸廓内动脉的腹壁上动脉;②下腹部主要来自髂外动脉的腹壁下动脉、旋髂深动脉,及来自股动脉的腹壁浅、旋髂浅动脉;③侧腹壁血管为肋间动脉。这3个部分血管在上腹及侧腹部,与胸肩峰动脉的胸肌支皮支、胸外侧动脉、胸背动脉的肌皮支、肋间动脉穿支在筋膜层互相吻合;在下腹部与来自股深动脉的旋股内、外侧动脉的皮支于筋膜层相吻合,这就是腹部筋膜瓣移植既可独立进行,又可联合移植的解剖学基础(图7-13)。

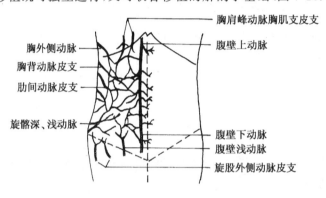

胸肩峰动脉胸肌支皮支
腹壁上动脉
胸外侧动脉
胸背动脉皮支
肋间动脉皮支
旋髂深、浅动脉
腹壁下动脉
腹壁浅动脉
旋股外侧动脉皮支

图7-13　腹壁血供模式图

在腹壁血管中,腹壁上动脉及腹壁下动脉的位置较深,在腹直肌鞘内。在两条动脉的行进过程中,有穿支穿过腹直肌前鞘进入腹壁皮下,并密集在脐部上下10cm左右的腹直肌前鞘区。故制作蒂在腹部近中线区的筋膜瓣时,应将腹直肌脐部周围的腹直肌前鞘包括在内,并保证腹壁上、下动脉中有一支完整无损而作为蒂部。

二、适 应 证

1. 下腹壁筋膜瓣及髂腹股沟筋膜瓣移植,或筋膜皮瓣带蒂移植,可用于会阴部创伤的修复、阴茎再造、阴道再造及腹壁缺损的修复等。

2. 腹壁上、下动脉筋膜瓣或筋膜皮瓣移植,可用于乳房再造、胸壁缺损及腹壁缺损的修复。

3. 对躯干部位肿瘤切除后巨大缺损的修复,可采用灵活机动的联合皮瓣,包括肌皮瓣、筋膜皮瓣及轴型皮瓣等几种皮瓣联合的带蒂移植。其设计有4种形式:①以背阔肌肌皮瓣、胸外侧皮瓣、肋间外侧皮瓣及下腹壁皮瓣制成联合皮瓣,几乎包括了半个胸侧壁及腹部,用于修复上腹、胸部巨大缺损。由于皮瓣的蒂位于胸侧壁或背部,因此在带蒂移植的同时,还可将皮瓣远端的腹壁浅动、静脉与受区的血管进行显微外科吻合。②以下腹部皮瓣、髂腹股沟皮瓣及腹直肌肌皮瓣联合,制成蒂在下方的联合皮瓣,用于修复对侧或腹中部的巨大缺损。③以下腹部、髂腹股沟及阔筋膜张肌皮瓣联合,修复髂部、下腹部巨大缺损。④用包括脐周腹直肌鞘在内的各种腹直肌肌皮瓣或筋膜皮瓣,修复上、下部侧腹壁的缺损,及巨大的胸腹壁肿瘤切除后的缺损,均能获得一期修复成功。

三、手 术 方 法 与 步 骤

(一)下腹部及髂腹股沟筋膜瓣或筋膜皮瓣

下腹部筋膜瓣以腹壁浅动脉为轴型血管,髂腹股沟筋膜瓣以旋髂浅动脉为供养血管。由于前者有时缺

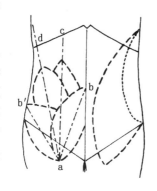

如,因此术前应作多普勒超声探测仪检查及物理检查以确定其存在。对于肥胖者,往往需经血管造影,方能了解血管存在与否。

筋膜瓣的设计与皮瓣设计类似,以腹股沟韧带下方 2cm 与股动脉搏动交点为点 a,脐孔为点 b,季肋缘锁骨中线交点为点 c,腋前线季肋缘交点为点 d。ab、ac 及 ad 均可作为下腹部筋膜瓣的纵轴。如果腹壁浅动脉存在,并有 1mm 以上的直径,同侧的腹壁均可制成筋膜瓣带蒂移植(图 7-14)。髂腹股沟筋膜瓣的点 a 同上,点 b′为髂前上棘或髂后上棘,ab′连线为该筋膜瓣的纵轴,筋膜瓣设计在血管纵轴两侧。这两种筋膜瓣可单独移植,也可联合移植。筋膜瓣在腹外斜肌腱膜表面逆行掀起。

(二)腹壁上、下动脉筋膜瓣或筋膜皮瓣

图 7-14　下腹部、髂腹股沟筋膜瓣设计

该筋膜瓣与腹直肌皮瓣及脐旁皮瓣设计类同。以脐孔为点 a,以同侧肩胛骨下角为点 b,以腋中线与脐水平线交点为点 c,以髂前上棘为点 d,以腹股沟韧带股动脉交叉为点 e。ab、ac、ad、ae 均可作为筋膜瓣及筋膜皮瓣的纵轴,筋膜瓣设计在血管纵轴两侧(图 7-15)。如果带蒂移植,各瓣可单独设计,也可联合设计成大的筋膜瓣。

腹直肌肌皮瓣可通过一侧腹壁下动脉携带整个下腹部肌皮瓣供移植(图 7-16)。因此,在保护好腹壁下动脉发向筋膜及双侧腹直肌前鞘的血管分支时,同样可制成类似形式的带蒂筋膜皮瓣供移植。

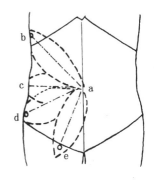

图 7-15　腹壁上、下动脉筋膜瓣或筋膜皮瓣设计

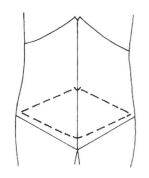

图 7-16　腹壁下动脉可制成携带整个下腹部皮肤的筋膜皮瓣

第六节　前臂筋膜瓣移植

前臂是多种皮瓣、筋膜瓣移植的供区。恰当地掌握手术适应证,前臂筋膜瓣(forearm fascial flap)移植修复手部创伤应是一良好的选择。

王炜(1983)应用带有桡动脉的前臂筋膜瓣游离移植加植皮术,修复手掌因大部分皮肤缺损造成的严重掌挛缩。术后前臂取筋膜的供区,仅留一小条线状瘢痕,而且修复手掌的筋膜瓣,也较一般皮瓣为薄。但由于前臂筋膜瓣仍然牺牲了桡动脉,故在使用上受到了限制。金一涛等(1984)报道应用前臂逆行岛状筋膜瓣移植加植皮术,修复手部烧伤瘢痕切除后的软组织缺损共 10 例,获得成功。因本术式也要牺牲桡动脉,故应谨慎选用。自 1984 年 7 月至 1985 年 6 月,在观察前臂筋膜血液循环的基础上,应用不带桡动脉,而仅包含一条皮下静脉的前臂逆行筋膜皮瓣修复手部软组织缺损 8 例,获得成功。张涤生、王炜等(1988)在"前臂皮瓣的进展"一文中,揭示了不牺牲前臂主干动脉的逆行筋膜瓣或筋膜皮瓣移植,使前臂筋膜瓣或筋膜皮瓣扩大了应用范围,且减少了并发症。

前臂筋膜瓣游离移植加植皮,或前臂筋膜带蒂移植加植皮,或筋膜皮瓣移植,是皮下组织少的"薄型"皮瓣移植,适用于手掌、手背皮肤缺损的修复,特别适用于手部严重创伤后畸形,或急症手外伤中广泛皮肤缺损的修复。

一、应用解剖

（一）前臂筋膜的基本结构

前臂筋膜分为深、浅两层。浅筋膜分布着丰富的浅静脉网,是静脉筋膜瓣移植或是静脉动脉化筋膜瓣移植的供区。深筋膜层为前臂筋膜,前臂的桡动脉、尺动脉、骨间掌侧动脉及骨间背侧动脉均在深筋膜层形成血管网。目前通常采用的筋膜瓣或筋膜皮瓣,包括前臂的深、浅筋膜在内。

（二）前臂筋膜瓣移植的分类

笔者曾应用各类前臂皮瓣、前臂筋膜瓣移植两百余例,包括前臂游离皮瓣移植(1979)、前臂逆行岛状皮瓣移植(1980)、前臂筋膜瓣游离移植(1983)、前臂逆行岛状筋膜瓣移植(1984)、前臂骨间背侧动脉逆行岛状皮瓣移植(1984),以及前臂不带主干动脉的逆行筋膜瓣或筋膜皮瓣移植(1986)等。根据移植组织的成分和血供形式,前臂筋膜瓣或筋膜皮瓣移植可分为下列几类。

1.前臂桡动脉游离筋膜瓣移植　吻接的血管为桡动脉、头静脉或桡动脉的伴行静脉。

2.前臂尺动脉游离筋膜瓣移植　吻接的血管为尺动脉、贵要静脉或尺动脉的伴行静脉。

3.前臂骨间背侧动脉游离筋膜瓣移植　吻接的血管为前臂骨间背侧动脉、头静脉或前臂骨间背侧动脉伴行静脉。

4.前臂桡动脉逆行岛状筋膜瓣(带蒂)移植或逆行岛状筋膜皮瓣移植、逆行岛状筋膜骨皮瓣移植、逆行岛状筋膜肌皮瓣移植等　其血供来源是尺动脉、骨间动脉,静脉回流是桡动脉的伴行静脉及头静脉等。

5.前臂尺动脉逆行岛状筋膜瓣移植或逆行岛状筋膜皮瓣移植等　其血供来自桡动脉、骨间动脉,静脉回流是尺动脉的伴行静脉及贵要静脉等。

6.前臂骨间背侧动脉逆行岛状筋膜瓣移植或逆行岛状筋膜皮瓣移植　其血供来自骨间背侧动脉,静脉回流是骨间背侧动脉的伴行静脉或头静脉、贵要静脉。

7.前臂桡侧逆行筋膜瓣移植或逆行筋膜皮瓣移植　筋膜瓣蒂部不包括前臂的主干动脉,血供依靠腕部深筋膜层的血管网。

8.前臂尺侧逆行筋膜瓣移植或逆行筋膜皮瓣移植　筋膜瓣蒂部不包括前臂的主干动脉,血供同样是腕部深筋膜层的血管网。

9.前臂背侧逆行筋膜瓣移植或逆行筋膜皮瓣移植　筋膜瓣蒂部也不包括前臂的主干动脉,血供同样是腕部深筋膜层的血管网。

上述第7、8、9三类筋膜瓣移植,以前臂桡侧筋膜瓣或筋膜皮瓣移植较为安全,成功率高,这是由于前臂桡动脉在前臂下1/3区域有10支左右的分支进入深筋膜层。7、8、9三类筋膜瓣或筋膜皮瓣移植因为不牺牲主干动脉,其适应证范围相对较其他前臂筋膜瓣、皮瓣移植为广。

（三）前臂筋膜瓣移植的血供基础

桡动脉于前臂肘窝下3～4cm分出后,在桡侧沟(肱桡肌及桡侧腕屈肌间沟)内行进,其深筋膜层的分支较多地分布在前臂远端1/2区域内。桡动脉近端1/2或1/3的范围内较少有直接皮支。其近端的分支有两组。一组接近于桡动脉起始部,这部分分支很难被利用。另一组是桡动脉的肌皮支及桡返动脉,肌皮支常有1～3支,在前臂中上1/3区域由桡动脉发出,穿过肱桡肌边缘部位,进入皮肤;桡返动脉是较粗的分支,多半在桡动脉的起始部分出,下行与桡神经伴行。桡动脉在行进过程中有11～14个分支进入筋膜层,主要分支在桡动脉的远端1/2部分。在前臂中部,常有一支较粗的可见分支,穿过肱桡肌肌腹、肌腱交界处的腱膜,进入前臂皮下。在腕部,桡动脉的皮支丰富,而且多半成对分出,这些分支参与构成腕部血管网。基于桡动脉近端1/2或1/3部分进入皮肤及筋膜层的分支,以肌皮支的形式为主,故在切取大片前臂筋膜瓣或筋膜皮瓣移植时,为保证血供安全,笔者习惯于切下肱桡肌边缘的肌腹,宽约1cm,以保护肌皮支进入筋膜及皮肤的部分。

尺动脉可应用于筋膜瓣或筋膜皮瓣移植的部分是在骨间总动脉分支的远端。尺动脉在旋前圆肌上方分出,沿途发出肌皮支及营养尺神经的分支。尺动脉与桡动脉一样,在腕部也有较多分支(两者统称为腕掌支),经指深屈肌深侧向外,与桡动脉的腕掌支吻合。尺动脉在腕横纹上方约5cm处,常有一支直径接近0.6mm

的皮支,如果该血管存在,必然有利于逆行筋膜瓣移植的成活。

骨间掌侧动脉及骨间背侧动脉由尺动脉的较大分支骨间总动脉分出。骨间掌侧动脉位置较深,位于指深屈肌及拇长屈肌之间,不能独立作为前臂筋膜瓣的血供来源。但其远端部分在旋前方肌上缘进入该肌的背面,并继续向远端下降,有分支达腕掌侧筋膜。更有一支穿过前臂远端骨间膜的裂孔,达腕背,与骨间背侧动脉吻接,参与腕背网的构成。骨间背侧动脉较骨间掌侧动脉为细,主要在前臂深、浅两层伸肌间下降,位置较浅,并有较多的分支进入皮下,更因为其到达腕部后加入腕背血管网,与骨间掌侧动脉相吻合,所以这是前臂筋膜瓣的供养血管。骨间背侧神经与动脉伴行,手术时慎勿使其受到伤害。

(四)腕部及手部血管网

前臂不带主干动脉的逆行筋膜瓣或筋膜皮瓣移植的血供来源,由腕部与手部相互沟通的血管网所提供。

桡动脉、尺动脉的腕掌支及腕背支,尚有多支无名皮支,在腕背部及腕掌部深筋膜层形成血管网。该血管网表浅层与皮肤及浅筋膜层血管吻接,深层与腕关节表面的血管网沟通。腕背网向远端发出 3 条掌背动脉,在伸指肌腱下,于第 2~5 指相邻缘达指蹼。

骨间掌侧动脉与骨间背侧动脉在旋前方肌下方的骨间膜裂口处互相吻合成襻,两支动脉又有分支进入腕背网及腕掌网,其吻合襻使腕背网与腕掌网除了侧面相互沟通外,又在中央部分使腕背、腕掌及深、浅两层沟通,形成一个立体的、四通八达的血管网。

尺动脉的末端与桡动脉的掌浅支构成掌浅弓,桡动脉的末端与尺动脉的掌深支构成掌深弓,在手掌区形成血管网,掌深弓的返支参与腕掌部血管网的构成。掌浅弓的指掌侧总动脉向远端分出指固有动脉,指固有动脉在指蹼处与腕背网分出的掌背动脉相吻合。

指固有动脉与指背动脉在近节指间关节附近及远节手指区互相吻合,这一系统多吻合的血管网,为前臂逆行筋膜瓣移植提供了血供基础。

二、适应证

前臂吻合血管的筋膜瓣游离移植,或逆行岛状筋膜瓣、筋膜皮瓣移植,由于要牺牲一条前臂的主干动脉,故应谨慎地选用。虽然在国际上某些国家仍称誉这是"中国皮瓣",但为了避免远期可能产生的不良影响,除特殊需要,一般较少采用。前臂逆行筋膜瓣或筋膜皮瓣带蒂移植,虽然不牺牲前臂的主干动脉,但该供区是身体易于裸露的区域,手术后有碍于美容,故也不宜轻易选用。其主要适应证为:

1. 手部严重的面积较大的皮肤缺损修复,选用前臂筋膜瓣或筋膜皮瓣移植,因手术简易,成功率高,术后受区功能、外形良好,特别适用于急症情况下手部严重的、面积较大的皮肤缺损创伤的修复。

2. 晚期烧伤爪形手畸形,由于关节畸形及伸肌腱的粘连或损毁,必须采用皮瓣进行修复;而身体上又因广泛烧伤没有相适应的皮瓣供区时,前臂筋膜瓣或筋膜皮瓣常是最佳的选择。

3. 某些手部先天性畸形,特别是拇内收畸形或手先天性发育不良,需要应用皮瓣移植才能扩大第 1 指蹼的病例,应用前臂筋膜瓣或筋膜皮瓣移植,是简单易行的方法。

4. 手背或手掌的皮肤撕脱伤、拇指的皮肤撕脱伤,也是前臂筋膜瓣、筋膜皮瓣移植的适应范围。

三、手术方法与步骤

目前临床上应用的吻合血管的筋膜瓣移植,主要是桡动脉筋膜瓣移植和尺动脉筋膜瓣移植。

桡动脉或尺动脉筋膜瓣移植的设计与前臂桡动脉或尺动脉皮瓣移植的设计类同(图 7-17)。为切取筋膜瓣,前臂作一"S"形切口,将前臂皮肤包括部分真皮下血管网,向切口两侧掀起,暴露前臂浅筋膜层。待皮肤掀起到足够范围时,将前臂筋膜自远端向近心端掀起,注意切取深筋膜时应保护肌腱周围的腱旁系膜,防止损伤。在桡动脉或尺动脉周围的皮支应予保护,防止筋膜血供受损。在受区准备完成之后,切下筋膜瓣及相关的主干血管,即桡动脉、头静脉或尺动脉、贵要静脉,或其伴行静脉,以供移植(图 7-18)。

不带主干动脉的前臂逆行筋膜瓣或筋膜皮瓣移植,是一种不损伤主干血管的手术选择。其设计仍以主干血管的体表径路作为筋膜瓣或筋膜皮瓣的纵轴,设计方法类似前臂逆行岛状皮瓣的设计,不同之处是其不包括前臂主干动脉,但带上完整的深筋膜,甚至连肌腱也一起切取(图 7-19)。

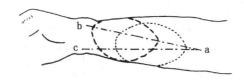

图 7-17　前臂筋膜瓣设计

a.肘窝中点下方2～3cm　b.腕横纹与桡动脉交点　c.腕横纹与尺动脉交点　ab线.桡动脉筋膜瓣纵轴

ac线.尺动脉筋膜瓣纵轴　……尺动脉筋膜瓣设计　------桡动脉筋膜瓣设计

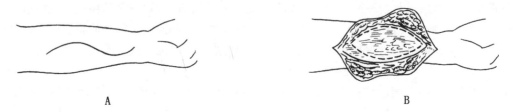

A　　　　　　　　　　　　　　　　B

图 7-18　前臂筋膜瓣切口设计及切取方法

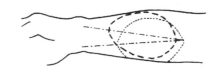

图 7-19　前臂逆行筋膜瓣或筋膜皮瓣的设计

　　前臂逆行筋膜瓣或筋膜皮瓣移植成活的关键是:保护好腕部的血管网,及保持筋膜瓣深筋膜血管网的完整性。其宽度宜控制在6～8cm以内,长宽比例以2:1～3:1较为安全,而且腕关节处筋膜蒂应在不影响筋膜瓣或筋膜皮瓣旋转的前提下,尽可能宽一些。特别是在桡动脉或尺动脉经过腕部区域的筋膜要完整,以保证筋膜瓣或筋膜皮瓣的血供。

　　临床经验表明,皮瓣的血液循环障碍由于动脉供血不足引起的较少,多数系静脉回流障碍所致,故设计筋膜瓣或筋膜皮瓣时应包括一条皮下静脉以利回流。在金一涛报告的前臂逆行皮下组织筋膜蒂皮瓣中,有4个皮瓣的长宽比例为5:1,而未发生血液循环障碍可能与此有关。防止患肢下垂及腕关节屈曲,亦有助于改善筋膜瓣或筋膜皮瓣的血供。

第七节　小腿筋膜瓣及小腿后筋膜瓣移植

　　位于小腿的皮瓣移植供区,以其筋膜层血管解剖特点而言,均可制成相应的筋膜瓣,包括小腿内侧、小腿外侧、小腿前外侧、小腿后侧及隐动脉供应区等。但在临床实践中,这些部位的筋膜瓣较多地用作筋膜皮瓣带蒂移植,用来修复小腿的创伤皮肤缺损,较少用作游离移植。

　　以小腿内侧筋膜瓣游离移植而言,是以牺牲胫后动脉、大隐静脉及小腿部浅层淋巴通道为代价的,因此该筋膜瓣移植应严格掌握适应证。

　　隐动脉皮瓣区域的筋膜瓣游离移植,因筋膜瓣供区是膝关节活动的重要功能部位,又是淋巴通道的必由之路,因此也属筋膜瓣游离移植的次选供区。

　　小腿前侧或小腿外侧区域制成筋膜瓣移植也不是理想的选择。因为在游离移植时,保留的小腿皮肤移植后易造成愈合不良,或产生溃疡,所以可能造成得不偿失的结果。

　　上述各类皮瓣均可制成相应的筋膜瓣或筋膜皮瓣进行带蒂移植,目前已广泛用于小腿、足及膝关节区域创伤皮肤缺损的修复。

Walton(1984)推荐小腿后筋膜瓣游离移植,并于 1985 年报告临床应用 6 例,其中 1 例失败,2 例因出血、血肿致部分坏死,1 例筋膜瓣远端裂开,其效果是令人失望的。笔者用该区域的筋膜瓣或筋膜皮瓣作带蒂移植,认为是修复膝关节及股下部皮肤组织缺损的良好选择。

一、应用解剖

小腿后筋膜瓣(posterior calf fascial flap)位于小腿后上方、腘窝下方。小腿后筋膜层的深浅面均有较丰富的血供。

小腿后筋膜瓣的动脉直接来自腘动脉的占 50%,其他来自腓肠外侧动脉等。根据尸体解剖及病例报告,筋膜的动脉外径为 1.0～2.0mm,平均为 1.2mm,有 1～2 条伴行静脉,外径为 2～3mm。如果筋膜瓣设计在腓骨头的水平,血管蒂的长度可达 8～10cm。在筋膜瓣移植中,腓肠外侧神经可包括在筋膜瓣内。

筋膜瓣切取的面积,可达 17cm×22cm。

二、手术方法与步骤

术前在小腿后上方用多普勒超声仪探查筋膜瓣动脉所在部位,根据探查结果确定筋膜瓣纵轴,或是以小腿后部中线与腓骨纵轴投影之间的中线,作为小腿后筋膜瓣纵轴。筋膜瓣设计在该线的两侧,小腿的上、中部。

根据筋膜瓣的设计范围,在筋膜瓣表面的皮肤设计"S"形切口。切开皮肤,在浅筋膜层表面掀起小腿上方的皮肤。为防止掀起的皮肤坏死,应使皮肤下面的真皮下血管网保持完整。在"S"形切口两侧的皮肤掀起到足够范围时,根据筋膜瓣切取范围,在腓肠肌表面,自下而上地切开并掀起筋膜瓣,大多数病例的血管蒂有腓肠外侧神经伴随。有的病例,筋膜瓣的血管蒂起源于腓肠内侧神经的伴行静脉,这时小隐静脉、腓肠内侧神经不得不包括在筋膜瓣内。当筋膜瓣解剖分离到蒂端时,仔细解剖腘动脉或腓肠动脉的起始部,并保护好相应的伴行静脉。待受区准备完成后,切断筋膜瓣蒂部血管供移植(图 7-20)。

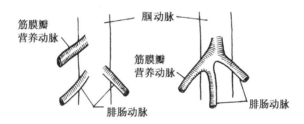

图 7-20　小腿后筋膜瓣营养血管来源的类型(仿 Walton RL,Plast Reconstr Surg,1985)

(施耀明、王炜)

参考文献

〔1〕王炜,卫莲郡.游离头皮筋膜瓣移植医治灼伤爪形手畸形.显微外科杂志,1981,8:77

〔2〕朱盛修.现代显微外科学.长沙:湖南科学技术出版社,1994

〔3〕何清濂,等.腹壁双血管蒂筋膜皮瓣一次完成阴茎再造.中华外科杂志,1986,24:216

〔4〕张涤生,王炜.前臂皮瓣进展.修复重建外科杂志,1988,2:2

〔5〕金一涛,等.前臂逆行岛状筋膜瓣在手外科的应用.中华外科杂志,1984,22:203

〔6〕施耀明,等.带蒂三明治式颞浅筋膜瓣修复面部凹陷畸形.中华显微外科杂志,1997,20:26

〔7〕Abul-Hassan HS, et al. Surgical anatomy and blood supply of the fascial layers of the temporal region. Plast Reconstr Surg. 1986. 77:17

〔8〕Bahman Guyuyon. Retroauricular island flap for eye socket reconstruction. Plast Roconstr Surg. 1985. 76:527

〔9〕Cormack GC. et al. A classification of fasciocutaneous flaps according to their patterns of vascularlzation. Br J Plast

Surg, 1984, 37:80

〔10〕 Kim PS, et al. The dorsal thoracic fascia:anatomic significance with clinical application in reconstructive microsurgery. Plast Reconstr Surg, 1987, 79:72

〔11〕 Ponten B. The fasciocutaneous flap:its use in soft tissue defects of the lower beg. Br J Plast Surg, 1981, 34:215

〔12〕 Smith RA. The free fascial scalp flap. Plast Reconstr Surg, 1980, 66:204

〔13〕 Tolhurst DE, et al. Fasciocutaneous flaps. Chirurgia Plastica, 1982, 7(1):11

〔14〕 Tolhurst DE, et al. The development of the fasciocutaneous flap and its clinical application. Plast Reconstr Surg, 1983, 71:597

〔15〕 Upton J. Discussion of surgical anatomy and blood supply of the fascial layers of the temporal region. Plast Reconstr Surg, 1986, 77:25

〔16〕 Walton RL, et al. The posterior calf fascial tree flap. Plast Reconstr Surg, 1985, 76:914

第八章　肌皮瓣移植

第一节　肌皮瓣移植的解剖基础

意大利外科医师 Tansini 于 1906 年首先在临床上使用了肌皮瓣,他在乳房切除后应用背阔肌肌皮瓣修复,获得满意效果。在此之前他曾应用腋窝向后背形成皮瓣修复乳房缺损,然而在多例手术后,经常有不顺利的情况,即皮瓣血供障碍,甚至 1/3 的皮瓣发生了坏死。为了探明皮瓣坏死的原因,他与解剖学教授一起研究,后来搞清了皮瓣基部有重要血管进入此区,血液供应主要来自旋肩胛动脉及胸背动脉,特别是胸背动脉,若将该血管与背阔肌及其上方的皮肤一并掀起,不仅修复的组织量足够,外形好,而且血供也很好。

Owens(1955)应用蒂在近心端的胸锁乳突肌肌皮瓣修复口角、鼻翼部皮肤缺损,他认为此法不仅增加了血供,而且可获得组织厚度和神经支配;Bakamjian(1963)将 Owens 的方法用于上颌窦癌的根治,且未作延迟,一期转移获得成功;Desperez(1971)用包括两侧背阔肌和斜方肌在内的肌骨复合皮瓣在中央部对合的方法,修复大的脑脊膜膨出;Orticochea(1972)用股薄肌复合皮瓣修复小腿较大的皮肤软组织缺损。

肌皮瓣的迅速普及推广是 20 世纪 70 年代后期的事,这主要归功于这一时期以下医师所作出的杰出贡献。在 1972~1973 年期间,McGregor、Jackson、Danid 等对皮瓣血供方面进行了深入研究,进而将其区分为轴型皮瓣与随意型皮瓣两大类,成为肌皮瓣、游离皮瓣发展的重要基础。其后 McCraw(1976)又对许多肌皮瓣的血供进行了研究。Mathes(1977)报道了临床大量应用的情况,证实肌皮瓣血供丰富,操作容易,在乳房重建,肿瘤、褥疮、放射性溃疡切除后的创面修复,以及急症创伤修复等方面,都有广泛的应用价值。此后,在全世界,包括在中国,肌皮瓣的应用就迅速地开展起来。

一、肌肉的血管解剖

人体肌肉的血供方式是复杂的,Mathes(1981)将可形成肌皮瓣的肌肉血供分为 5 种类型。

(一) I 型

I 型即单一血管蒂。进入肌肉的营养血管只有一组,如腓肠肌、股直肌、阔筋膜张肌等(图 8-1A)。

(二) II 型

II 型即优势血管加小血管蒂,有的学者称其为大小血管蒂。有 1~2 个大血管束,从肌肉的起点或止点进入,另外亦有一小血管蒂,如小趾展肌、拇外展肌、股二头肌、趾短屈肌、股薄肌、腓骨长肌、颈阔肌、半腱肌、比目鱼肌、胸锁乳突肌、斜方肌、颞肌、股外侧肌等(图 8-1B)。

(三) III 型

III 型即两个优势血管(或称双大血管蒂)。有两个大血管束同时来自不同动脉,如臀大肌、腹直肌、前锯肌、半腱肌等(图 8-1C)。

(四) IV 型

IV 型即节段性血管蒂。一块肌肉由几组节段性血管供养,如趾长伸肌、拇长伸肌、趾长屈肌、拇长屈肌、缝匠肌、胫前肌等(图 8-1D)。

(五) V 型

V 型即一个优势血管蒂,加次要的节段性血管蒂(又称一大血管蒂加节段性血管蒂),如胸大肌、背阔肌等(图 8-1E)。

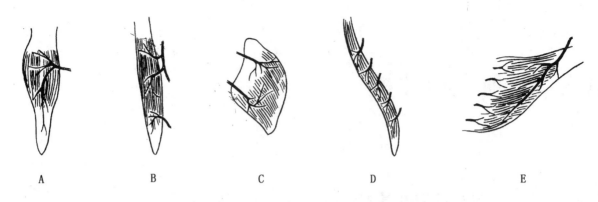

图 8-1　肌肉血管供应的 5 种类型

A. I 型(单一)　B. II 型(一大一小)　C. III 型(双大)　D. IV 型(节段性)　E. V 型(一大加节段性)

由此我们可以明确,肌肉的血供大多数是多源化的,各动脉支间有丰富的吻合支,但有一支管径最粗,供给该肌大部分血液,称为主要营养动脉。在临床应用时应力争保留或吻接此条主要营养动脉以确保肌瓣或肌皮瓣的成活。

二、肌皮瓣表面皮肤的血供

众所周知,肌肉表面皮肤的血供是由进入肌肉的节段性血管发出肌肉皮肤动脉穿支分出的皮肤血管供应的,又称为肌皮动脉系统(musculo cutaneous arterial system),见图 8-2。

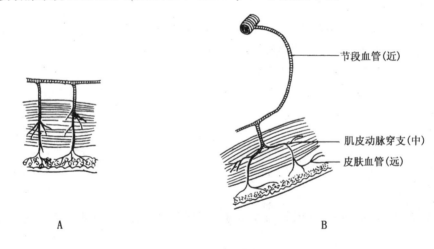

节段血管(近)

肌皮动脉穿支(中)

皮肤血管(远)

A   B

图 8-2　肌皮动脉系统示意图

肌皮瓣表面皮肤的血供方式可以细分为以下 3 种情况。

(一)肌肉皮肤血管穿支

肌肉皮肤血管穿支(musculo cutaneous perforator artery)简称肌皮穿支,是节段性血管和皮肤血管系统之间的连接血管。这些血管不仅在肌肉内有分支,而且有无数分支穿出肌膜及深筋膜,以近似垂直方向进入皮下脂肪层形成皮下血管网而成为肌肉皮肤穿支。这是营养皮肤的主要形式。

(二)肌皮血管缘支

肌皮血管缘支(septocutaneous branch)是肌皮动脉发出的侧支,主干没有穿过肌肉实质,而是沿着肌肉边缘的肌间隙进入皮下层,营养皮肤。

(三)皮下血管网

通过皮下血管网(subcutaneous vascular plexus),肌皮瓣表面皮肤可与邻近皮肤间的血管网形成广泛的吻合支,从附近皮下获得部分营养。实际上肌肉皮肤的血供是多样性的,在详细的尸体解剖观察后发现以下类型。

1. 由在肌肉之上水平走行的主干血管向上下发出肌支和皮支,如颜面表情肌等(图 8-3A)。

2.皮支与肌支分为两条,各自单独走行,如下肢的阔筋膜张肌等(图 8-3B)。

3.来自肌肉下方的血管在途中向肌肉发出分支,并贯穿肌间或肌肉,其终支再分至皮肤,如臀大肌等(图 8-3C)。

4.在肌肉内走行的肌支,向皮肤发出了数个垂直的穿支,如背阔肌等(图 8-3D)。

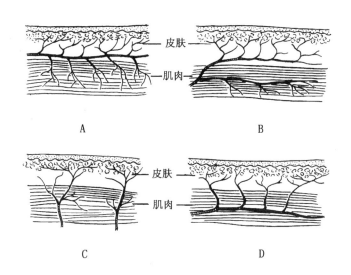

图 8-3　肌肉皮肤血供的多样性
A.如颜面表情肌型　B.如阔筋膜张肌型　C.如臀大肌型　D.如背阔肌型

第二节　肌皮瓣的分类及优缺点

一、肌皮瓣的临床类型

肌皮瓣(musculo cutaneous flap)是一种复合组织瓣,即利用身体某块肌肉(或一部分肌肉)连同其浅层的皮下组织皮肤一并切取,用于较大创面缺损的修复及肌肉功能的重建。由于可免除肌瓣转移后再在其上植皮,因此应用更广。临床应用的主要有以下 3 种类型。

(一)带蒂肌皮瓣

带蒂肌皮瓣(pedicled musculo cutaneous flap)的周缘 3 面均切开游离,仅保留蒂部的皮肤、皮下组织、肌肉及主要营养血管。带蒂肌皮瓣主要用于邻近转移或交腿转移(图 8-4)。

(二)岛状肌皮瓣

岛状肌皮瓣(island musculo cutaneous flap)即在上述带蒂肌皮瓣的基础上,根据转移或修复的需要,将蒂部的皮肤去除一部分使之成为岛状。在岛状肌皮瓣中又可分为单纯血管神经蒂、部分肌肉蒂、完全肌肉蒂、肌肉筋膜蒂等不同情况,但必须保留主要营养血管。这种方法主要是为了增加肌皮瓣的延伸长度及转移的灵活性(图 8-5)。

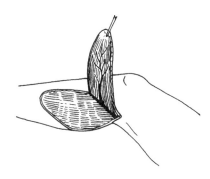

图 8-4　带蒂肌皮瓣示意图

(三)吻合血管游离移植的肌皮瓣

吻合血管游离移植的肌皮瓣(free musculo cutaneous flap by vascular anastomosis)即在岛状肌皮瓣的基础上,完全游离后转移至远位,通过与受区血管、神经的吻合,建立新的血供。

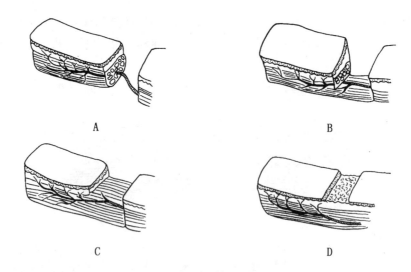

图 8-5　岛状肌皮瓣的不同类型
A.单纯血管(或血管神经)蒂　B.部分肌肉蒂(切断部分肌肉)　C.完全肌肉蒂　D.去皮肤的皮下筋膜肌肉蒂

二、肌皮瓣的优缺点

(一)优点

1.手术操作容易。

2.只要血管分布范围无变异,且没有搞错血管,则血液供应非常良好。

3.生物学的清除作用较皮瓣高,抗感染能力强,又可改善局部血液循环。

4.部分肌皮瓣面积大、体积厚,用于覆盖创面、充填缺陷作用明显。

5.带血管神经移植可以用于肌肉功能的重建。

6.应用显微外科技术,可进行远位转移。

7.几乎在身体的任何部位(头、颈、四肢、躯干等)均可形成肌皮瓣(图 8-6)。

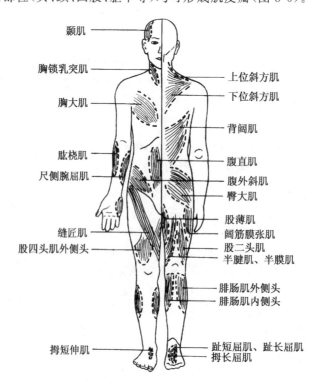

图 8-6　全身各部肌皮瓣位置示意图

（二）缺点

1. 因牺牲肌肉而致供区肌力减弱。

2. 供区常有凹陷畸形，影响美观，应严格掌握适应证。

三、肌皮瓣移植的适应证与选择原则

本着手术成功率高、功能与外形好、操作简单易行、对患者痛苦少、代价较小的原则，肌皮瓣临床应用的适应证有：

1. 修复软组织缺损，特别是较深的缺损，以及局部血液循环差而较难愈合的创面，如慢性溃疡、放射性溃疡、伴有慢性骨髓炎等感染的创面等。

2. 用于组织器官再造，如乳房、阴道等。

3. 用于肌肉功能的重建，如屈肘、屈腕功能等。

肌皮瓣的切取必须符合以下 3 条原则：①由肌肉表面或肌肉内走行的肌皮动脉供血给皮肤；②有协同肌可以代偿其功能，不会因为该肌肉转移后引起明显的功能障碍；③以血管蒂为轴，有相当大的移动或旋转范围。

另外，肌皮瓣的选择同样要遵守就近取材、就近转移、尽可能不损伤肌肉的运动及神经支配的原则。

第三节　各种肌皮瓣的移植

一、额肌肌皮瓣

在第六章的"额部皮瓣"中已述及额部皮瓣包括 3 层，即皮肤、皮下组织及额肌，故额部皮瓣从组成来说是含有额肌的肌皮瓣。关于额部皮瓣的应用解剖、适应证及手术方法已作了介绍，关于用全鼻再造手术的术式与手术方法，修复口腔咽侧壁肿瘤切除后创面，以及上、下唇的修复和再造、面颊部洞穿性缺损的修复等也作了描述，在此仅将额肌肌瓣与额肌肌皮瓣（frontalis musculo cutaneous flap）的应用情况作一补充阐述。

（一）额肌筋膜瓣用于治疗上睑下垂

1. 应用解剖　额肌居额部皮下，是枕额肌的一部分，前部为额肌，后部为枕肌，中央是帽状腱膜。额肌起自眉与鼻根部的皮肤及皮下组织，部分肌纤维与眼轮匝肌纤维相互交错，无骨性起点向上止于帽状腱膜。额肌由面神经颞支支配，作用时使前额起皱纹，协同提上睑。血液供应非常丰富，除滑车上动脉、眶上动脉外，尚有颞浅动脉额支供养。

2. 适应证　主要用于重度上睑下垂，单纯用上睑提肌缩短术效果不显著者。

3. 手术方法及步骤　在上睑缘上 6～8mm 外作弧形切口，与重睑成形术切口一样。切开皮肤、皮下及眼轮匝肌，沿睑板前筋膜向上打开眶隔，推开眶隔内脂肪，可见下方之上睑提肌，沿其浅面向上分离至眉下方。此时再在眉下作一横形小切口，长约 2cm，切开皮肤、皮下组织后在眼轮匝肌及额肌表面向上分离约 2cm，然后切至肌肉下，再由眼轮匝肌及额肌深面向上分离约 2cm，此时已形成肌瓣。接着可按患者上睑提肌的宽度，向上剪开两条纵形切口，内侧在眶上血管神经束稍外侧，向上剪开 1.5～2.0cm，外侧向上剪开 1.0～1.5cm 即可，防止面神经颞支分出的额支的损伤，然后将此额肌肌瓣向下拉至眶隔脂肪层下，与上睑提肌在睑板交界处缝合，这样借额肌的作用即可使上睑提肌上提，调整至健侧相对称的程度即可（图 8-7）。

上述的手术方法并不切断上睑提肌，仅在合适的位置上固定缝合；也可以将上睑提肌切断并与下移的额肌缝合，称为上睑提肌腱膜瓣与额肌吻合术。

（二）前额正中肌皮瓣上唇修复再造术

1. 应用解剖　前额部包括额肌及其上的皮肤，有多源性血管供应。若采取以颞浅血管额支为蒂，以耳屏前颞浅动脉主干搏动的部位为轴心，血管蒂长为 11～14cm，而由此轴心至上唇的距离一般也是 11～14cm。

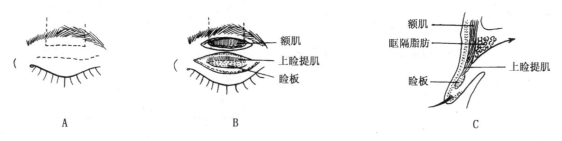

图 8-7　采用额肌肌瓣下移行上睑下垂矫治手术(简称额肌瓣悬吊术)示意图
A.切口线及额肌剪开的长度,内侧小于 2cm,外侧小于 1.5cm　B.睑板、上睑提肌的显露,额肌的下移
C.剖面图显示额肌通过眶隔内脂肪间隙下移至上睑提肌腱膜与睑板交界处

该皮瓣有耳颞神经司感觉、面神经颞支司运动(眶上神经与滑车神经虽分布该区,但形成皮瓣时多已切断)。

2.适应证　因外伤、肿瘤致上唇部分或完全缺损者。

3.手术方法及步骤

(1)手术前需对受区的大小、深度进行细致的了解与测量,并检查双侧鼻唇沟处有无可利用的组织。若鼻唇沟处完好,可形成两个三角形皮瓣翻转向口腔面作衬里组织,否则皮瓣下还需另行植皮。

(2)根据上唇缺损的大小及需要(男性需要有胡须),在前额部画出皮瓣的大小及形状,男性可带部分有毛发的头皮,并探明血管蒂的走行。

(3)沿一侧颞浅血管走行旁切开皮肤,达真皮层下分离并翻开皮肤,寻找与暴露颞浅动、静脉,沿其两旁各 0.5cm 剥离,形成带血管神经蒂的皮下浅筋膜组织瓣。

(4)在前额部沿切口设计画线,切开两侧及远端,直抵骨膜浅面,然后剥离掀起皮瓣。在蒂部时需留成扇形的皮下组织蒂。

(5)剥离隧道,一般在表情肌浅面剥离,严防损伤腮腺导管及面神经颊支、颧支,隧道要有足够的宽度。

(6)将皮瓣经过隧道引至上唇缺损处缝合,未经扩张的额部肌皮瓣转移后,额部的创面多需全厚皮片移植修复(扩张后的则可直接拉拢缝合),见图 8-8。

(7)术后皮瓣下及隧道处需放置负压引流 3～4 天。

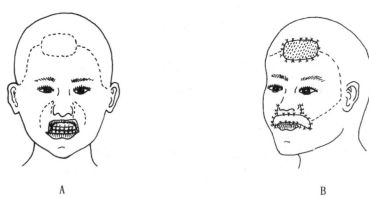

图 8-8　前额肌皮瓣带蒂转移修复与上唇再造

二、颞肌肌瓣与肌皮瓣

以颞浅血管供养的颞顶部供区,是一个立体的结构,血管走行于筋膜浅层,浅面有皮肤,深层有颞肌及颅骨外板。临床上可依据组织缺损的部位与需要,在颞顶部选用不同的组织,如皮瓣、筋膜瓣、颞肌肌瓣、颞肌筋膜瓣、颞筋膜-颞肌-颅骨外板复合组织瓣等。颞顶部皮瓣与筋膜瓣在上两章中已有介绍,在此仅补充阐述颞肌肌瓣与颞肌肌皮瓣(temporalis musculo cutaneous flap)。

(一)应用解剖

颞肌起于颞凹颞筋膜,止于下颌骨喙突及下颌支的前缘,是较薄的扇形肌肉,也是升颌肌群中最大的肌肉。由于其较宽,故有较大的体积,由三叉神经的颞深神经支配。营养血管主要是颞深动、静脉,其前支与后支均由颌内动脉发出,血管由附着端深面进入肌肉,在颧弓下肌肉内走行,颞浅血管与颞深血管之间有交通吻合支。近年的研究证明,以颞浅血管为蒂携带颞肌、颅骨外板转移,术后5～6天利用骨扫描技术,显示颞肌、颞深血管、颅骨外板骨瓣血供均良好。

(二)适应证

颞肌或肌皮瓣可转移至颜面正中、耳周、鼻唇沟、眼窝等部,因此可用于上述各部位组织缺损、凹陷畸形的修复与充填(图8-9)。

(三)手术方法及步骤

1.根据眼窝缺损、同侧面部凹陷程度的需要,或根据面瘫悬吊的需要,设计切口线及决定组织切取量。一般采用颞顶部纵切口线"T"字形切口,长约11cm。

2.单纯颞肌瓣或颞肌筋膜瓣可以翻转应用,而肌皮瓣只能旋转。

3.术中为防止肌瓣与筋膜分离,宜在进行剥离时及时将皮缘与肌瓣间固定缝合。

4.在修复眼窝凹陷畸形时,为了让肌瓣进入眼眶内,同时也为防止血管蒂受压及减少张力,可以将眼眶的外侧壁凿除一槽状(2cm×1.2cm左右),以利于肌瓣的填入,并需与眶缘骨膜缝合数针。

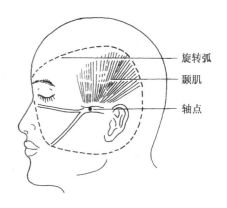

图8-9 颞肌或肌皮瓣可转移的范围

三、颈阔肌肌皮瓣

(一)应用解剖

颈阔肌位于颈前外侧部的浅筋膜内,为一薄而宽阔的长方形皮肌,与皮肤贴附密切,而与深部组织间较易分离。该肌起于胸大肌和三角肌筋膜,肌纤维由外、下向内、上方,越过锁骨和下颌骨下缘至面部。内侧界开始时是分开的,在两侧向上的过程中逐渐靠近,约成40°夹角,最后左右肌纤维交错,但亦有少数直至颏底也不交错者。颈阔肌肌纤维走行及交错情况见图8-10。

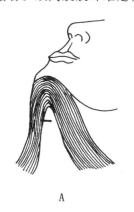 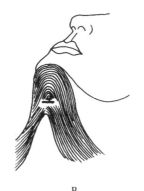 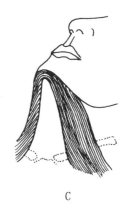

A   B   C

图8-10 颈阔肌肌纤维的起止走行方向及前部纤维交错的类型
A.舌骨平面上交错 B.舌骨平面下交错 C.完全不交错

颈阔肌的动脉供应是多源性的,包括颈横动脉浅支、甲状腺上动脉颈阔肌支、面动脉颈阔肌支、颏下动脉等,耳后动脉、肩胛上动脉及舌动脉也有分支进入该肌。

静脉回流主要通过颈前静脉和颈外静脉回流。颈前静脉在颈前正中线两侧,沿下颌骨肌及胸骨舌骨肌表面下行,至颈下部锁骨上方时转向外侧,穿过深筋膜,经胸锁乳突肌和舌骨下肌群之间,注入颈外静脉末端或锁骨下静脉,在颈部接受来自颈阔肌的1～2条分支。此外,颈阔肌尚有多条较小的静脉直接注入颈外静脉。颏下静脉、面静脉、舌静脉也有细小的颈阔肌支,因此静脉回流也是多条通道。

颈阔肌的运动神经来自面神经的颈支,颈阔肌区皮肤的感觉主要由颈丛的颈神经支配。

(二)适应证

由于颈阔肌肌皮瓣(platysma musculo cutaneous flap)面积大、皮瓣薄、血供好,多数表面无毛发,肤色

接近面部,易于切取、折转及塑形,因此是颌面部缺损修复较为理想的供区,其具体应用的适应证有:

1. 用于唇颊部、耳前部小范围皮肤缺损的修复。

2. 面颊部洞穿性缺损的修复,用于口内衬里较为理想,且不会毁容,患者乐于接受。

3. 用于覆盖下颌骨骨面的裸露创面。

4. 修复口腔内颊、舌和口底组织缺损,对口内粘膜缺损者尤为适用。

5. 吻合血管游离移植可用于面颊部、眼睑、眼窝缺损的再造,唇颊和鼻缺损的修复,效果较胸大肌皮瓣、肩胛区皮瓣与足背皮瓣为优。

(三)手术方法及步骤

1. 带蒂移植,以带真皮肌肉蒂的一期形成与转移法较为常用。带皮肤肌肉蒂二期法因需断蒂,目前已较少采用。

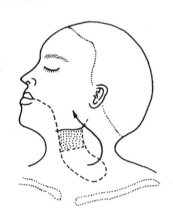

图 8-11　颈阔肌肌皮瓣带蒂转移至口内示意图

2. 肌皮瓣的蒂可以设计在颌下区面动脉附近(下颌角与颏孔间),蒂的宽度视需要而定,但以切取后创缘能够拉拢缝合为度,即用拇指与其他四指沿颈阔肌的方向能抓起,然后放下,其间的宽度即为蒂的宽度。

3. 颈阔肌肌瓣移位可移至牙槽嵴粘膜下,用以覆盖或包裹骨块,提供良好的软组织床,以利于植骨块的生长与愈合。

4. 切取皮瓣时,患者取仰卧位,肩下垫软枕,头偏向对侧。沿切口先切开肌皮瓣前缘,再切开后缘,最后切开远心端,掀起皮瓣,逆行剥离,直至颌下,其间对甲状腺上动脉和面动脉应特别注意标记和保护。在必要时可将面动脉的远心端与甲状腺上动脉的近心端吻合,从而增加皮瓣血流量。皮瓣的游离方法见图 8-11。

5. 若以颈阔肌的下方为蒂,在舌骨下区的血管不如舌骨上区恒定,并且管径较细,其中以颈横动脉发出的颈阔肌支出现率较高(达 92%)。回流静脉则选择颈前静脉或颈外静脉的颈阔肌支,如能携带颈横神经或锁骨上神经分支,则可制成带感觉的肌皮瓣,以提高修复效果。

(鲁开化)

四、胸锁乳突肌肌皮瓣

Owens(1955)首先报道胸锁乳突肌肌皮瓣(sternocleidomastoid musculo cutaneous flap)局部转移修复颌面组织缺损。Conley(1972)设计了带有锁骨的胸锁乳突肌复合组织瓣修复伴有骨缺损的口腔组织缺损。Ariyan(1979)进一步研究了胸锁乳突肌的血液供应、皮瓣设计及切取方法。为避免切取胸锁乳突肌肌皮瓣造成的"歪颈"后遗症,原林(1984)、周训银(1988)先后研究了胸锁乳突肌单头肌皮瓣的解剖学基础,并将其广泛地应用于临床。

(一)应用解剖

1. 胸锁乳突肌的形态　胸锁乳突肌起自胸骨、锁骨,斜向后上方,止于颞骨乳突及上项线。胸骨头起始部多为腱性,长约 3.3cm,宽约 1.2cm,起自胸骨柄前面同侧半的上 1/4 范围内,一般在胸骨柄和锁骨内侧端上缘处移行为肌性。锁骨头起自锁骨内侧半的内中 1/3 处,起始处的内侧端距锁骨内侧端 1.1cm,起始处外侧端距锁骨中点 2.5cm,锁骨头为肌性,有利于锁骨头带锁骨作成骨肌皮瓣。所带锁骨主要为锁骨内侧半,宜保留锁骨内侧端于原位,以保全胸锁关节及其功能。在肌肉起始处,锁骨头比胸骨头宽;但在肌肉中点,胸骨头的宽度和厚度都大于锁骨头。锁骨头向上行走时,大多逐渐走入胸骨头的深面。在锁骨上方,两头之间呈现一个三角形裂隙,即胸锁乳突肌三角。由于该肌的中下份两个头易于分离,可分离长度约为 7.6cm,因而有利于做成单头肌皮瓣应用。

2. 胸锁乳突肌的血供

(1)胸锁乳突肌的动脉　胸锁乳突肌斜跨颈部的全长,沿途接受许多来自颈部的动脉肌支血管,各家报道不一。Ariyan 认为该肌上部血供来自枕动脉的胸锁乳突肌支,中部来自甲状腺上动脉的肌支,下部为甲状颈干的肌支支配。国内的研究资料表明,该肌肉系多源性、节段性血供,其中出现率较高的是枕动脉、甲状腺上动脉和颈外动脉;其次为肩胛上动脉、耳后动脉和颈横动脉。

枕动脉的肌支:位置较深,不易显露,常伴副神经行走,主要分布于肌肉的上 1/3 段。

甲状腺上动脉的肌支:在胸锁乳突肌的中 1/3 或中下 1/3 交界处接近肌肉的深面,并于肌肉的两个头之间下行,沿途陆续分支供应肌肉的两个头。

颈外动脉的肌支:多起自颈外动脉壁外侧半,起点在舌动脉与面动脉起点之间。肌支起始后多立即跨越舌下神经,这一点可作为寻找肌支的标志。该肌支主要分布于肌肉中 1/3 段。

肩胛上动脉的肌支:位置较深,不易显露,经锁骨后面反向上行,到达胸锁乳突肌,仅分布于两头起始处。

颈横动脉的肌支:多在胸锁乳突肌的后缘附近进入肌肉,供应锁骨头的部分范围,不是该肌的主要血供。

以上诸支血管之间吻合十分丰富,使得胸锁乳突肌呈多源性、节段性的血供特点。上部主要为枕动脉的肌支;中部主要为甲状腺上动脉及颈外动脉发出的分支;下部主要为甲状颈干和颈横动脉的肌支(图 8-12)。

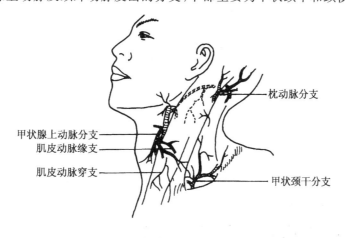

图 8-12　胸锁乳突肌血供示意图

(2)胸锁乳突肌的静脉　各支动脉肌支均有 1～2 支伴行静脉,其口径与相应动脉相同或略细,分别汇入附近的静脉。由于肌支静脉较细,故在设计皮瓣时,可考虑将颈外静脉包含在皮瓣内。颈外静脉越过胸锁乳突肌表面,在肌肉上、下缘处平均外径分别为 4.0mm 和 4.5mm。

3.胸锁乳突肌的神经　胸锁乳突肌的运动神经主要来自副神经,也有来自颈丛的小分支。副神经下行时多与枕动脉的胸锁乳突肌支伴行,副神经进入肌肉前后才分为胸锁乳突肌支和斜方肌支。肌支多在肌肉两个头的交界处附近集中进入肌肉的神经门,该门位于肌肉中 1/3 的上份。

4.胸锁乳突肌表面皮肤的血供　在胸锁乳突肌区表面的皮肤血供有两个来源:①肌皮动脉穿支。从肌肉的上半部穿出,主要是枕动脉的穿支;从肌肉的下半部穿出,主要是甲状腺上动脉的穿支,但均较细。②肌皮动脉缘支。各个肌块的边缘部分均有不穿过肌肉实质的缘支,而且是邻近皮肤的重要血供来源。从胸锁乳突肌前缘出来的前缘支,自上而下分别来自枕动脉、颈外动脉和甲状腺上动脉;后缘支来自枕动脉和颈横动脉。由于这些特征,该肌皮瓣转移时,表面的皮肤血供良好。尤其是由于肌缘支的供血,应用时皮肤区域可以成活的面积远比肌肉表面宽阔,因此若肌皮瓣转移长度不足时,可以将锁骨下方的皮肤加以利用,但范围不宜超过锁骨下方 4cm。

5.胸锁乳突肌表面皮肤的神经　胸锁乳突肌下部皮瓣供区的感觉神经来自颈丛皮神经的颈前皮神经和锁骨上皮神经。颈前皮神经为一支,从胸锁乳突肌后缘中点穿出颈深筋膜的浅层,水平稍下行向颈内侧,在末梢部进入颈阔肌和皮肤;锁骨上皮神经的内侧支和中间支分布到胸锁乳突肌下部供区。该两神经在胸锁乳突肌后缘中点穿出深筋膜,在胸锁乳突肌和颈阔肌之间向前下方斜行,开始往往形成共干,在近锁骨上方时分开,在锁骨上缘处穿出颈阔肌,分布到颈前下部和胸前壁的皮肤。

(二)适应证

1.修复同侧中下面部的皮肤软组织缺损。

2.修复颌面部洞穿性缺损及气管瘘时作为衬里组织。

3.携带肌肉可修复面部凹陷性缺损,肌段可代替咬肌修复咀嚼肌瘫痪,恢复咀嚼功能。

4.携带锁骨段可修复伴有下颌骨缺损的皮肤缺损。

5.用于舌再造。

胸锁乳突肌系节段性血供,血管口径较大,便于吻合,可作为吻合血管游离移植修复远位的组织缺损。但首先应考虑其他部位的组织瓣作为供区,当无适当组织瓣可利用时,可以考虑选择使用该肌皮瓣。

(三)手术方法及步骤

1.上端血管蒂全胸锁乳突肌肌皮瓣

(1)皮瓣设计 该皮瓣以枕动脉和甲状腺上动脉为血管蒂,将胸锁乳突肌下部形成皮瓣移位修复缺损。以乳突下 4cm 处为皮瓣血管蒂旋转中心,以此点至锁骨的距离为半径,根据要修复的受区缺损范围及形状设计皮瓣的大小。但皮瓣的最下界以不超过锁骨下 4cm,前后缘不超过肌肉边缘 3cm 为宜,上端视需要酌情切取,标出切口线及肌肉血管蒂位置。

(2)皮瓣切取 先作肌皮瓣蒂部切口,切开皮肤、颈阔肌及颈浅筋膜,行筋膜下分离,显露胸锁乳突肌前后缘。再切开皮瓣的前侧及下端切口,分离并切断胸锁乳突肌的两个肌头,从前到后,从上到下,依次切开皮瓣周缘,将颈深筋膜浅层连同胸锁乳突肌一起向上掀起,分离至血管神经蒂部。分离肌皮瓣时及时将深筋膜、肌肉及皮下组织缝合固定,防止皮瓣与皮下组织滑脱,亦可保护来自血管蒂部的肌缘支。

如受区部位较近,所需蒂部不长时,可以保留甲状腺上动脉至胸锁乳突肌的缘支,切断结扎该动脉至甲状腺的腺支。若受区较远,所需蒂部较长,可切断甲状腺上动脉,而以枕动脉为蒂,但要特别注意保护来自枕动脉的前上缘支。肌皮瓣转移后,供区可采用游离皮片移植修复,或于供区后侧设计一个三角形 V-Y 推进皮瓣修复,避免另外选择供区取皮修复。

2.上端血管蒂胸锁乳突肌单头肌皮瓣 若受区不需要全部胸锁乳突肌,可以利用该肌胸骨头及锁骨头两头之间容易分离,分离后不影响血供的解剖特点,设计为单头肌皮瓣转移,两头均可选择,由于胸骨头较表浅,因此较多被选用。此术式的优点是可以保留部分胸锁乳突肌的功能,避免了术后产生"歪颈"后遗症。

(1)皮瓣设计 以胸骨头肌皮瓣为例。皮瓣蒂部设计在乳突部位,以胸锁乳突肌胸骨头为中心,根据受区缺损大小设计皮瓣,可利用的皮瓣范围同全胸锁乳突肌肌皮瓣(图 8-13)。

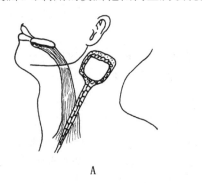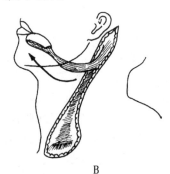

A   B

图 8-13 胸锁乳突肌肌皮瓣的设计

A.以肌下端为蒂 B.以肌上端为蒂

(2)皮瓣切取 皮瓣切取的手术操作与全胸锁乳突肌皮瓣相似,不同的是在掀起皮瓣下缘时,只将胸骨头附着处离断,保留锁骨头,于两头之间作钝性分离,如同时保留该皮瓣供区的锁骨上神经内侧支和中间支,可使皮瓣具有感觉功能。用于全舌再造时,可设计双侧胸锁乳突肌胸骨头肌皮瓣,这样术后在肌力上会平衡对称,其运动功能较为理想。

3.下端血管蒂胸锁乳突肌肌皮瓣 该肌皮瓣以甲状颈干及颈横动脉的小分支为血供来源,蒂部选在胸锁乳突肌下部的两头起始处,将胸锁乳突肌的上端肌肉及其表面皮肤形成皮瓣,但临床上较少应用。

4.胸锁乳突肌肌皮瓣游离移植

(1)皮瓣设计 游离移植的胸锁乳突肌肌皮瓣常选用肌肉的中下部分为供区。肌皮瓣上界平下颌水平,下界可至锁骨下 3cm,前后缘在肌肉前后缘旁开 3cm。

(2)皮瓣切取 显露血管蒂:于肌皮瓣前缘切开皮肤、颈阔肌及颈浅筋膜,选择保留 1～2 支皮下主干静脉,切开颈深筋膜浅层,于甲状软骨上缘平面处辨明颈外动脉,仔细找出自颈外动脉发出的甲状腺上动脉。该动脉向前下方行于颈总动脉之前,在胸锁乳突肌前缘分支处进入该肌,此肌支距颈外动脉起始处 2.1cm,血管外径平均为 1.1mm。结扎甲状腺上动脉的腺支,保护喉上神经。在胸锁乳突肌后缘旁开 3cm 处切开皮瓣后界,距乳突下约 4cm 处寻找副神经,切开神经外膜,保护斜方肌肌支,切断胸锁乳突肌的肌支,标记备用。

在保护好血管神经蒂的前提下,切开皮瓣周缘,于下颌角水平切断胸锁乳突肌上端,在胸锁骨上切断其起点,自颈深筋膜浅层分离肌皮瓣,待受区准备充分后再切断血管神经蒂,行吻合血管移植。供瓣区可采用游离皮片移植或局部皮瓣修复。

五、斜方肌肌皮瓣

斜方肌为项背部浅层扁而阔的一块肌肉,其血管供应和神经分布较恒定,可以形成不同类型的皮瓣或携带骨骼形成复合组织瓣,供区多可原位缝合。因此,斜方肌肌皮瓣(trapezius musculo cutaneous flap)是整形外科理想的供区之一。

(一)应用解剖

1. 斜方肌的形态 斜方肌位于项背上部,呈扁平三角形,两侧合成斜方肌。整块肌肉可分为上、中、下 3 部分。全肌的长、宽、厚平均分别为 34.9cm、14.8cm、1.1cm;上部肌纤维的长、宽、厚平均分别为 16.0cm、11.0cm、0.9cm;下部肌纤维的长、宽、厚平均分别为 22.9cm、8.1cm、0.6cm。

2. 斜方肌的血供

(1)斜方肌的动脉 主要来自颈横动脉及其分支。此外,营养斜方肌的血管还有枕动脉、椎动脉、颈深动脉、最上肋动脉及肋间动脉背外侧支,在斜方肌的外侧缘有肩胛上动脉的分支。

颈横动脉起源于甲状颈干者占 58.33%,起源于锁骨下动脉者占 40%,起源于肋颈干者为 1.67%。颈横动脉的全程分为颈、背两段。颈段:由起点到斜方肌前缘,平均长 47.0mm,外径 4.0mm;背段:由斜方肌前缘到颈横动脉深浅支分歧点处,平均长 63.1mm,外径 3.4mm。颈段起源不恒定,行径位置变化较多;背段行径位置恒定,易于解剖暴露。颈横动脉自发出后行向外上方,越过斜角肌、膈神经及臂丛神经,经肩胛舌骨肌进入枕三角。枕三角由中斜角肌、臂丛神经及肩胛提肌围成,系寻找颈横动脉颈段的标志。背段于肩胛骨上角外上方 15.1mm 处分为深、浅两支。翻开斜方肌确定肩胛提肌和肩胛骨上角后,即可见颈横动脉及其分支。

颈横动脉浅支的出现率为 100%,浅支除分布到斜方肌上、中部外,还发出分支供应肩胛提肌、肩胛舌骨肌下腹、冈上肌等。紧贴斜方肌下行的浅支,并分为 4 大分支:升支、横支、降支及肩胛冈支。升支:分布于斜方肌上部,平均长 49.4mm,外径 1.9mm;横支:分布于斜方肌中部,平均长 48.3mm,外径 1.9mm;降支:分布于斜方肌下部,平均长 135.6mm,外径 2.3mm;肩胛冈支:分布于肩胛冈上缘处基底部,平均长 48.6mm,外径 2.2mm。颈横动脉深支出现率为 100%,发出后绕过肩胛上角,于脊柱缘前沿菱形肌附着部深面下行,与浅支分支吻合,参与营养斜方肌中、下部,并与其他动脉分支吻合形成广泛血管网。

(2)斜方肌的静脉 斜方肌的回流静脉为各支动脉的伴行静脉,以颈横动脉伴行静脉为主要回流静脉。颈横静脉多行于颈横动脉下方,少数行于颈横动脉上方,个别行于动脉前方。静脉背段与动脉紧密伴行,静脉颈段与动脉逐渐分开,至锁骨上方多数汇入颈外浅静脉,少数汇入锁骨下静脉,汇入端平均外径4.3mm,背段中点平均外径 3.6mm,深支平均外径 2.4mm,浅支平均外径 2.7mm,浅升支平均外径 2.3mm,浅横支平均外径 2.4mm,浅降支平均外径 2.7mm,浅肩胛冈支平均外径 2.6mm。

3. 斜方肌的神经 斜方肌主要受到副神经和颈 3、4 神经的支配。副神经的长度(胸锁乳突肌后缘至斜方肌前缘)为 35mm,粗为 2.1mm。副神经主要支配斜方肌的运动功能。颈 3、4 神经的分布范围较小,支配斜方肌靠近上部前缘的肌纤维。颈 3 神经平均长 52mm,粗为 2.0mm;颈 4 神经平均长 58.3mm,粗为 1.9mm。颈神经前支在斜方肌前缘附近与副神经会合,支配其表面皮肤的感觉功能。

4. 斜方肌表面皮肤的血供 斜方肌表面皮肤系多血供来源:①颈横动脉浅支分布于斜方肌表面皮肤上、中部的外侧缘。因此,斜方肌上、中部的皮肤除可与肌肉一起制成肌皮瓣外,还能以颈横动脉浅支为蒂制成皮瓣。②肋间动脉后支的肌皮穿支,分布于斜方肌表面皮肤的内侧份。③颈横动脉的深支肌皮穿支,分布于斜方肌表面皮肤的下端部分,连同浅降支血管可形成下部斜方肌肌皮瓣。④枕动脉的肌皮穿支分布于斜方肌上部内侧份的表面皮肤。各血管之间存在着广泛的吻合支,相互沟通血液循环,形成斜方肌表面皮肤跨区供血的血循环特点(图8-14)。

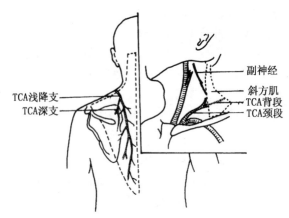

图8-14　颈横动脉(TCA)解剖示意图

(二)适应证

斜方肌肌皮瓣系多源性血供,诸血管在皮下形成丰富的血管网,故只要保留其中一支血管,即可保证较大面积的皮瓣血供;同时该肌皮瓣组织量大,可满足不同类型的组织缺损修复的需要。应用时可制成上斜方肌肌皮瓣、外侧斜方肌肌皮瓣、下斜方肌肌皮瓣及斜方肌复合组织瓣等多种类型,其适应证较广。

1.用于外伤所致的头面部及颈部组织缺损,如头皮撕脱伤后大面积颅骨外露、面颈部重要血管神经外露等。

2.用于颌面部及颈部大面积瘢痕挛缩的修复。

3.用于头颈部各种肿瘤扩大切除后的组织缺损。

4.用于颌面部及颈部放射性溃疡及各种炎性病灶切除后的组织缺损。

5.肌皮瓣可以去除表皮后用于充填半面萎缩症的凹陷畸形。

(三)手术方法及步骤

1.上斜方肌肌皮瓣　其较早由Demergasso(1979)报道应用于修复口腔缺损,并介绍了该瓣携带肩峰及肩胛冈形成复合组织瓣修复伴有下颌骨缺损的颌面部畸形。Ariyan(1979)应用该肌皮瓣行颈段食管重建获得成功。Bertotti(1980)将上部斜方肌制备成岛状组织瓣修复颌面部缺损,功能和外形均较满意。黎冠瑜(1984)、Netterville(1987)、朱辉(1990)分别报道了该瓣在颌面及颈部的应用。但由于该瓣蒂部较短,且易损伤副神经,供区多需皮片移植,有损于肩部功能和外形,故其应用受到一定限制。

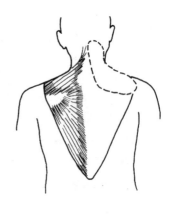

图8-15　上斜方肌肌皮瓣设计

(1)皮瓣设计　上斜方肌肌皮瓣主要利用斜方肌上部肌纤维表面皮肤来进行设计,血管蒂以颈横动脉浅升支为首选,其终末支与枕动脉的降支相互吻合,故亦可选用枕动脉为血管蒂。皮瓣以肩锁关节为中心设计,前切口线沿斜方肌前缘,后切口线与前切口线基本平行,上界最高可达乳突区,远端止于肩峰,肌皮瓣的形状及面积可根据所需修复的缺损情况灵活掌握。皮瓣的长宽比例一般为2∶1～3∶1,该肌皮瓣主要包括斜方肌的上部肌纤维及其表面覆盖的皮肤,其近端1/3为肌皮瓣,远端2/3为筋膜皮瓣。该肌皮瓣不经延迟即可达30cm×7cm大小,可以修复咽部、颊部、颈部及下颌面部的缺损;肌皮瓣经延迟术后面积可增大至35cm×8cm,可修复口底前部及鼻缺损。肌皮瓣转移后供区宽度不超过8cm时,一般可直接拉拢缝合(图8-15)。

(2)皮瓣切取　切开皮瓣的周边,在深筋膜层分离皮瓣远端部分,形成筋膜皮瓣,此时可见数根较粗的肌肉穿支血管进入皮瓣,应妥善保护。当游离至颈肩角处时,切断斜方肌,于该肌深面层次进行分离,形成肌皮瓣。术中要注意将皮肤与筋膜缝合,以免撕脱肌皮穿支血管而影响皮瓣血供,通过皮下隧道或切开皮肤将肌皮瓣转移至受区。供区可直接缝合或游离植皮修复。

上斜方肌肌皮瓣并非完全是一个轴型皮瓣,其主要依靠多数颈部、枕部等血管穿支及其吻合支形成皮瓣,严格地讲应属于任意皮瓣,所以转移范围受到一定限制;同时在分离皮瓣远端时在深筋膜层次进行,至颈肩角处转入斜方肌深面分离至蒂部,在分离过程中易损伤副神经,故该肌皮瓣的临床应用亦受到一定限制。

2. 外侧斜方肌肌皮瓣　外侧斜方肌肌皮瓣较早由 Demergasso(1979)报道应用于颌面部缺损的修复。Guillamondgui(1981)将该肌皮瓣远端超出肩锁角外 6～8cm,远端皮瓣较薄,用于颈段食管再造及咽部修复,尤其适合于放射治疗后的患者,因为肌肉组织血供丰富,利于术后愈合;同年,Gantz 将该瓣蒂部的肌肉部分切断,形成肌肉血管蒂,成为岛状肌皮瓣,由于该瓣较厚,尤其适合于较深组织缺损的修复,而且转移灵活。Kenyeres(1984)应用外侧斜方肌携带肩胛冈及部分肩胛骨内侧缘形成复合组织瓣,肩胛冈活骨块修复颧弓缺损,肩胛骨内侧缘修复眼眶外侧壁缺损,皮瓣部分修复面部皮肤缺损,术后外形良好,但皮瓣色素较深。张永福(1985)应用该瓣修复颌面缺损及半舌再造,还比较了 Gantz 法和 Guillamondgui 法的特点。Netterville(1987)将该岛状肌皮瓣远端部分(40%)形成任意筋膜皮瓣,用于修复口腔及鼻部缺损,效果良好。

(1)皮瓣设计　外侧斜方肌肌皮瓣主要利用斜方肌中部的肌纤维及表面皮肤形成肌皮瓣,并可延伸到斜方肌上、下部的外侧份,肌皮瓣的血管蒂选用颈横动脉浅支或浅横支。此肌皮瓣的旋转轴心在颈横动脉的近端,亦即颈横动脉浅、深支分歧点处。旋转弧度半径可达 15～20cm,包括血管蒂的长度和所携带的肌皮瓣长度。它可修复的范围包括腮腺、咬肌区、耳前后、颞颊区、下颌骨体部、同侧口底及颌下区。皮瓣设计可分为 Gantz 法和 Guillamondgui 法两种(图 8-16)。

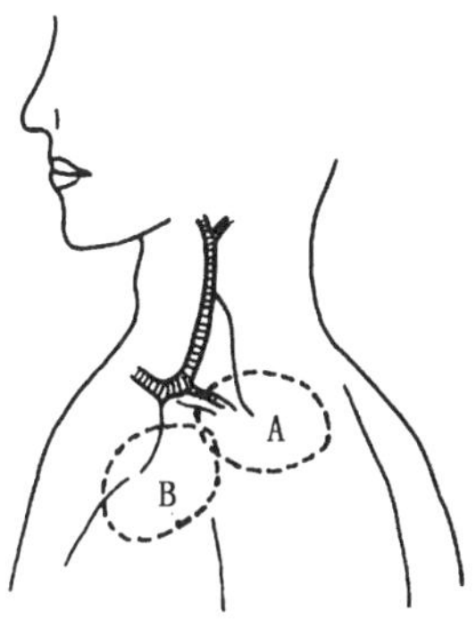

Gantz 法:该法皮瓣的旋转轴心点位于颈横血管束的近心端,以颈横血管束的长轴延线作为皮瓣的长轴,根据受区情况在斜方肌外上方设计皮瓣并标记。

Guillamondgui 法:该法皮瓣的旋转轴心点亦位于颈横血管束的近心端,不同的是皮瓣设计时以肩锁关节为中心,根据受区的情况标出皮瓣的范围。

(2)皮瓣切取

Gantz 法:沿设计线切开皮瓣四周,由外向内在斜方肌深面进行分离,注意勿损伤颈横动脉束,保留部分肌肉组织包绕血管束形成肌袖血管蒂。在斜方肌深面,血管继续在疏松结缔组织中向后、向外下行一段距离,可用手指在血管深面的疏松组织中分离,不可在血管与肌肉之间剥离,以免肌皮穿支断裂。形成肌皮瓣后转移至受区。如皮瓣宽度不超过 8cm,一般均能原位缝合。

图 8-16　外侧斜方肌肌皮瓣设计

A. Gantz 法　B. Guillamondgui 法

Guillamondgui 法:皮瓣切取步骤同 Gantz 法,只是分离肌皮瓣远端时,在深筋膜层进行,这部分不含肌肉,为筋膜皮瓣,至肩锁关节时离断斜方肌,于其深面继续向内分离肌皮瓣。供区往往需游离皮片移植修复。

Gantz 手术方法简便灵活,其皮瓣全长均带有较厚的肌肉,血供好,适合修复缺损组织量大而且较深的病例。而 Guillamondgui 法的肌皮瓣可超过肩锁关节,其远端部分不带肌肉,较薄,近端皮瓣带有肌肉蒂,较适合于凹陷不明显的缺损修复,如颌面部肿瘤行病灶切除加颈部淋巴结清扫术后的整形,皮瓣部分修复颌面部皮肤缺损,近端肌瓣部分可以覆盖颈部裸露的大血管神经。应根据临床修复需要选择肌皮瓣类型。

3. 下斜方肌肌皮瓣　Baek 和 Mathes(1980)分别报道以颈横动脉为主要血供的下部斜方肌肌皮瓣修复颌面部缺损。此后 Rosen(1985)、田敖龙(1988)及袁中华(1989)先后对该肌皮瓣进行解剖学及应用研究,将皮瓣远端设计到距肩胛下角下 10～15cm 处,使修复范围扩大到眶周及枕部。Urken 及 Netterville(1991)又分别对该肌皮瓣的应用解剖、手术方法及命名等方面作了阐述。宁金龙(1992)以颈横动脉浅降支为蒂设计下斜方肌肌皮瓣,远端达肩胛下角下方 17cm 处,移植后皮瓣远端可达颅顶及前额发际线处,覆盖范围较大,皮瓣远端超出斜方肌范围,故将其命名为"超长下斜方肌肌皮瓣"。百束比古(1992)报道以颈横动脉浅支为蒂的颈背部筋膜皮瓣可达 33cm×15cm;如将该筋膜瓣远端的脂肪组织去除形成真皮下血管网薄皮瓣,则长宽比例可达 5:1。靳开荣(1994)提出以颈横动脉深支为蒂形成下斜方肌肌皮瓣,但深支行走于肩胛骨内侧缘深面,分离较困难。章建荣(1995)报道了以颈横动脉为蒂的颈背反流轴型皮瓣,强调皮瓣设计部位应尽量与主血管轴方向一致。下斜方肌肌皮瓣已成为颌面外科修复中较好的皮瓣设计。

(1)皮瓣设计　主要利用斜方肌下部肌纤维及其表面皮肤构成肌皮瓣,血管蒂多选用颈横动脉浅降支。在棘突与肩胛骨内侧缘之间画一中垂线,即可作为颈横动脉浅降支的体表投影及下斜方肌肌皮瓣的中轴。以肩胛上角外上方 1.5cm 为旋转轴心,根据受区的远近和缺损范围,确定皮瓣的位置及大小。皮瓣远端可延伸至肩胛下角下 15～17cm,皮瓣两侧与肌肉同宽,皮瓣面积可达 36cm×13cm。下斜方肌肌皮瓣适用于颅顶、中上颌面部及颈部缺损的修复,基本上可满足颅颌面外科的修复需要。根据临床需要亦可设计为双侧下斜方肌肌皮瓣应用,其总面积可达到 36cm×25cm 大小(图 8-17)。

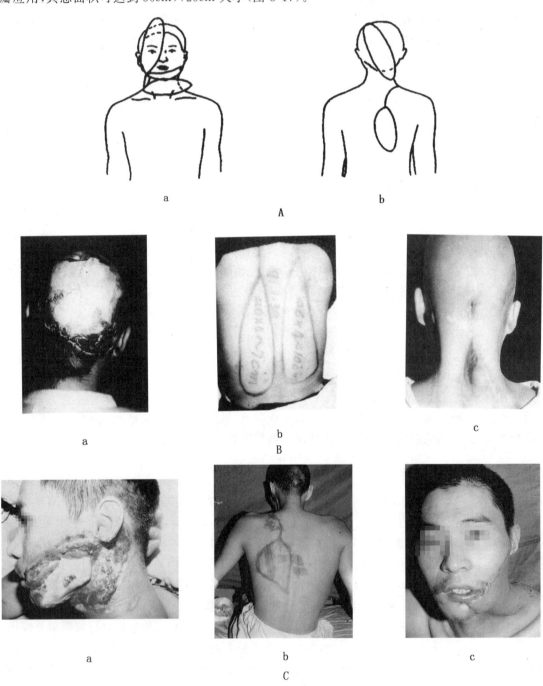

图 8-17　下斜方肌肌皮瓣的应用

A.下斜方肌肌皮瓣设计及转移范围　B.全头皮撕脱伤,应用下斜方肌肌皮瓣移植修复　a.术前　b.设计　c.术后

C.颌面损伤,应用下斜方肌肌皮瓣修复　a.术前　b.设计　c.术后

（2）皮瓣切取　切取皮瓣时远端自深筋膜层分离，至斜方肌下端时将其包含在皮瓣内，于斜方肌深面向上沿肩胛骨内侧缘找到颈横动脉浅降支，然后沿血管束两侧各约 2cm 切断斜方肌，形成肌肉血管蒂，分离至颈根部即形成下斜方肌肌皮瓣。术中尽量不要损伤深层的菱形肌，以免影响肩部功能。供区不超过 10～12cm 时一般可原位缝合。

4.全斜方肌肌皮瓣　将全部斜方肌组织及表面皮肤掀起形成肌皮瓣，可以选用颈横动脉浅支为血管蒂，并保留其他各主要分支，以肩胛上角为中心设计皮瓣。由于术中需将斜方肌起止点全部游离，使斜方肌功能全部丧失，影响肩部功能，故临床上较少使用。

5.斜方肌复合组织瓣　是指斜方肌肌皮瓣同时携带肩胛骨形成骨肌皮复合组织瓣，该复合瓣以肩胛上角外上方 1.5cm 处为旋转轴心点。如果切取带肩胛冈的复合瓣，可以肩胛冈为轴心，保留颈横动脉浅支肩胛冈支为蒂；如切取肩胛骨脊柱缘的复合瓣，可以脊柱缘为轴线设计，选用颈横动脉深支为蒂。斜方肌复合组织瓣临床上主要用于同时伴有骨质缺损的皮肤软组织缺损的修复。

六、胸大肌肌皮瓣

胸大肌转移术以往多用于重建肱二头肌功能。陈中伟（1973）、杨东岳（1978）报道吻合血管神经的胸大肌及胸大肌肌皮瓣（pectoralis major musculo cutaneous flap）移植修复前臂屈肌功能。Ariyan（1979）、Hurwitz（1979）分别报道应用胸大肌肌皮瓣修复头颈部肿瘤术后组织缺损和严重的颈部瘢痕挛缩。刘树滋（1980）用胸大肌肋骨复合瓣转移修复伴有骨缺损的软组织缺损。目前，胸大肌肌皮瓣是临床上用于修复颌面及颈部缺损的常用组织瓣之一。

（一）应用解剖

1.胸大肌形态　胸大肌是覆盖于前胸部的一块扁状肌，呈扇形。根据胸大肌的起点及血管神经分布特点，可将其分成锁骨部、胸肋部和腹部 3 部分。锁骨部起自锁骨前内侧端，起端宽约 5.86cm，厚约 0.75cm，肌腹长约 12.3cm，止端宽约 4.79cm，厚约 0.66cm，止腱长约 0.69cm。胸肋部起自胸骨外侧半上 6 个肋软骨前方，腹部起自腹直肌前鞘前叶，亦可起自胸肋骨远端前侧，胸肋部与腹部仅在起端分界明显，肌腹处无分段的自然界限，起点宽平均为 19.9cm，厚为 0.34cm，上缘长 15.2cm，下缘长 21.3cm，止腱长 3.54cm，宽 5.45cm，厚 0.17cm。3 部分纤维向外侧集中，以扁平腱止于肱骨大结节嵴。止腱分前后两层，前层由锁骨部及胸肋上部纤维组成，后层由腹部及胸肋下部纤维组成。

2.胸大肌的血供

（1）胸大肌的动脉　胸大肌的血供主要有 3 个来源，即胸肩峰动脉的胸肌支及三角肌支、腋动脉的胸肌支、胸廓内动脉的前肋间动脉和穿支。此外，胸最上动脉和胸外侧动脉的分支也供应胸大肌。这些血管在胸大肌的各部之间，以及各部肌肉内部，都有广泛的吻合。

胸大肌皮瓣常利用的血管为胸肩峰动脉，它起于腋动脉第二段，亦可起自第一段。起始处外径平均为 2.8mm，动脉向前内行，经胸小肌上缘，穿出胸锁筋膜后，分为三角肌支、胸肌支、肩峰支和锁骨支。胸肩峰动脉发出胸肌支之前，干长约 1.2cm。

三角肌支：是胸肩峰动脉行向外侧的直接延续，它在入三角肌前除发出肩峰支外，还发出 1～3 个小支分布到胸大肌锁骨部的外侧份。三角肌支外径约 2.1mm，游离段长度（发出分支前的一段）为 1.4cm。

胸肌支：行向下内方，全长平均 12.3cm，沿途发出 2～8 个小支后穿入胸大肌。其主要分布于胸大肌的胸肋部，亦可分布到胸大肌的腹部，并与胸廓内动脉的穿支在肌内形成侧支吻合。胸肌支外径平均 1.7mm，游离段长度 3.7cm，是胸大肌的主要血供来源。胸肌支缺如时，可由胸外侧动脉或外侧胸肌支代替。

锁骨支：为胸肩峰动脉的小分支，部分为双支型（占 24%）。少数锁骨支可起自三角肌支或胸肌支。该支行向内侧，主要分布于胸大肌锁骨部的内侧份，在肌内与来自三角肌支的分支形成侧支吻合。此外，锁骨支还发出小分支分布到锁骨内侧、锁骨下方和胸锁关节。锁骨支外径平均为 1.2mm，游离段长度为 1.4cm。

（2）胸大肌的静脉　胸肩峰动脉的分支均有静脉伴行，一般为一支，少数有两支。它们单独或几支合干后泄入腋静脉或头静脉，而不是汇合成一条总干。

3.胸大肌的神经　主要有胸前外侧神经和胸前内侧神经，它们分别发自臂丛神经的外侧束和内侧束。胸

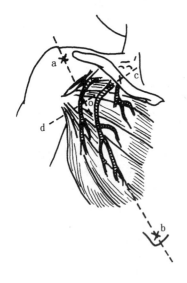

图 8-18 胸大肌血供示意图

前内侧神经经过胸小肌外侧缘或穿过该肌进入胸大肌的外侧部,支配它的下部。胸前外侧神经与胸肩峰动脉伴行,经胸小肌上缘进入胸大肌上端,支配胸大肌的锁骨部,两分支间互有交通支。

4.胸大肌表面皮肤的血供 主要来自胸廓内动脉的穿支,此外胸肩峰动脉在胸大肌表面发出许多外径在 0.3mm 以下的肌皮穿支,它们与胸廓内动脉穿支和胸外侧动脉的皮支吻合形成皮下血管网,共同支配胸大肌表面皮肤(图 8-18)。

(二)适应证

1.用于修复口腔颌面、肩颈部及上肢皮肤软组织缺损。

2.口腔及咽部洞穿性缺损时作为衬里,行舌及食管等再造。

3.胸大肌功能正常者,利用其转位术治疗小儿麻痹后遗症,对臂丛神经损伤所致的三角肌、肱二头肌瘫痪,重建肩关节外展及屈曲肘关节功能。

4.肌骨瓣或肌皮骨瓣可用于修复下颌骨缺损、肱骨骨不连接等,尤其是伴有皮肤缺损者。

(三)手术方法及步骤

在设计胸大肌肌皮瓣时,应根据手术需要,在胸大肌的 3 个部分找出独立的主要血管神经束。如:锁骨部的血管神经束应是胸肩峰动脉的三角肌支及其伴行静脉和胸前外侧神经的锁骨支;胸肋部的血管神经束应是胸肩峰动脉及其伴行静脉和胸前外侧神经的上胸肌支;腹部的血管神经束应是胸肩峰动脉的胸肌支及其伴行静脉和胸前内侧神经。胸大肌表面覆盖的皮肤有许多肌皮穿支血管供应。这样,胸大肌的 3 个部分都可解剖分离出血管束,并可分别或联合切取 3 个部分的胸大肌皮瓣。临床上常用的是胸大肌胸腹部皮瓣和胸大肌锁骨部皮瓣。

1.胸大肌胸腹部皮瓣

(1)皮瓣设计 自肩峰至剑突画一连线 ab,自锁骨中点作垂直于 ab 的连线 cd,两线交于点 o,cob 即为胸肩峰动脉的体表走行标志。以 cob 为中心轴,根据受区需要及所需蒂部长度,画出切取肌皮瓣的范围,其内侧可至胸骨旁,外侧可至腋前线,上至锁骨,下至肋骨边缘,足以满足颌面部及颈部缺损所需修复的组织量(参见图 8-18,图 8-19A)。

(2)皮瓣切取 先沿血管轴的方向切开肌蒂部皮肤,于浅筋膜下向两侧分离 3~4cm,再沿皮瓣外侧缘切开皮肤和胸大肌全层,在胸固有筋膜深面分离肌皮瓣,将此筋膜连同其浅面的胸大肌一并掀起,然后于胸大肌深面向血管轴的两侧向上作钝性分离直至蒂部。翻开部分胸大肌,寻找位于其深面的血管神经束,确认血管神经束后,即可沿设计线切开皮瓣内缘皮肤和全层胸大肌,皮瓣掀起时,沿四周将肌肉与皮下组织暂时缝合,以免肌肉与皮肤组织因牵拉而滑脱,影响皮瓣血供。在肌皮瓣蒂部,于血管神经束两侧 2cm 平行切开肌肉,形成肌袖包绕血管神经束。如患侧行颈淋巴结清扫术,肌蒂可适当增宽,既可覆盖裸露的颈动脉,又弥补了颈部外形上的缺陷。肌蒂达锁骨附近时,尽量减少肌肉,以便在越过锁骨时不致过分膨隆,并可减少因锁骨及皮下隧道对血管蒂的压力而引起血供障碍。皮瓣可经隧道转移至受区,供区拉拢缝合或游离植皮修复。

2.胸大肌锁骨部皮瓣

(1)皮瓣设计 根据修复缺损需要画出肌皮瓣的范围,上界可达锁骨下缘,下界至腋皱襞平面,内界至胸骨旁,外界接近三角肌前缘(图 8-19B)。

(2)皮瓣切取 先从胸骨旁第 2 肋骨上缘开始,经锁骨下向外达胸大肌在肱骨的止点,作皮瓣上缘切口,将肌筋膜与皮瓣的皮缘缝合固定。沿头静脉将胸大肌与三角肌分开,静脉留于三角肌一侧。向上将胸大肌上缘游离到位于锁骨上的起点外侧,作骨膜下剥离,使其起点全部游离。在三角肌、胸大肌和锁骨之间的三角内,沿头静脉向上分离,在肌肉上缘即可见到胸肩峰动脉的胸肌支及其伴行静脉和胸前外侧神经,予以妥善保护。切开皮瓣下缘,找出胸大肌锁骨部与胸肋部间的肌沟,顺肌纤维方向分离,将胸大肌锁骨部与胸壁及胸小肌分开,此时即已形成带血管神经蒂的胸大肌锁骨部肌皮瓣。肌皮瓣转移修复受区缺损,供瓣区可直接缝合或以游离皮片移植修复。

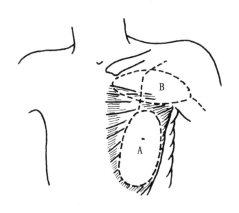

图 8-19　胸大肌肌皮瓣设计

A.胸大肌胸腹部皮瓣　　B.胸大肌锁骨部皮瓣

3.全胸大肌皮瓣　以胸肩峰动脉的主干为蒂,可将胸大肌锁骨部及胸腹部合并形成全胸大肌皮瓣。其优点是可提供大面积的组织瓣,也可依据胸大肌血管神经的分布特点,制成几个指状的肌瓣加以利用,用于修复前臂肌群缺损有独到之处。缺点是供区缺损大,毁形明显且完全丧失胸大肌功能,临床应用较少。

(宁金龙、展望)

七、背阔肌肌皮瓣

背阔肌肌皮瓣(latissimus dorsi musculo cutaneous flap)是身体上可供游离移植或带蒂移植范围最广、功能最多的皮瓣之一。该供区可制成移植的皮瓣、肌皮瓣、肌瓣、骨肌皮瓣、分叶皮瓣、复合肌瓣或复合骨肌皮瓣以及管状肌皮瓣等,是整形外科最常选用的移植皮瓣的供区。Baudet(1976)首先报告了背阔肌肌皮瓣游离移植成功的经验。在笔者千余例游离皮瓣移植的临床病例中,应用了三十多种皮瓣游离移植,而背阔肌肌皮瓣或肌瓣的移植几乎占病例总数的1/4。该供区优点多,如皮瓣血管分布恒定;供吻接的胸背动、静脉外径在1.5～2.0mm以上,移植皮瓣的血管蒂可长达6～8cm,王炜(1989)将该供区制成血管神经蒂长达12～17.5cm的肌瓣供移植;可供移植的皮肤可达(8～23)cm×(20～40)cm。背阔肌肌皮瓣移植后供区功能障碍虽不明显,但该肌是维持脊柱稳定平衡及臂内收内旋功能的肌肉,而且为呼吸的辅助肌肉,对某些功能不全的患者,此肌的存在是有意义的。因此特别是在儿童时期,应用此肌皮瓣移植时应慎重考虑。

(一)应用解剖

背阔肌肌皮瓣即移植背阔肌及其表面的皮肤和皮下组织。胸背动、静脉是该皮瓣的供养血管;运动神经是与血管伴行的胸背神经。

1.肌肉解剖　背阔肌是背部一块扁平且范围宽阔的三角形肌肉,位于胸侧部及下半背部的皮下。背阔肌起始部分的腱膜为腰背筋膜的后层,起于下部6个胸椎、全部腰椎及骶椎和棘上韧带,以及髂嵴的后部。其腱膜部分在季肋下部移行于肌腹部分,呈扇形向上,止于肱骨小结节及大圆肌前的结节间沟。背阔肌起于胸椎部分的腱膜为斜方肌所覆盖,背阔肌前缘下部与腹外斜肌及前锯肌交锁,中下部附着在前锯肌表面及下4根肋骨。背阔肌中部以上的前缘下方,为疏松的结缔组织,易与前锯肌分开,并构成腋后线的隆起;肌肉前缘向上只有疏松结缔组织与胸壁相连,并构成腋窝后壁,肌腹继续向上呈一束肌肉及肌腱,止于肱骨。背部背阔肌的上缘部分肌束起于肩胛下角。肌肉长约30cm,宽约18～20cm(图8-20)。

2.血管解剖

(1)胸背动脉及其伴行静脉　肩胛下动脉在腋动脉下方约3cm处分出旋肩胛动脉及胸背动脉两个终末支。胸背动脉的外径为1.6～2.7mm,有两条伴行静脉,外径3～4mm。

胸背动、静脉在背阔肌的内表面肌膜下行进,约位于肌腹前缘后方2～3cm处下降。胸背动脉通常情况下分为外侧支及内侧支两大分支,分布于背阔肌的内侧或外侧,有时内、外侧支外径相似,有时内侧支偏大,但较多的是外侧支偏大。内侧支及外侧支各有2～3个分支,在背阔肌肌腹中部内表面的肌腹下前进,该血管

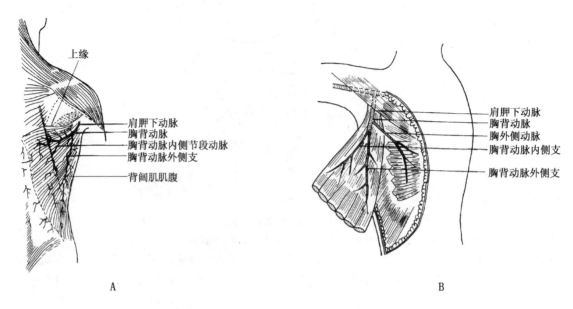

图 8-20 背阔肌解剖

A.背面观 B.掀起背阔肌,其内侧壁的血管分布

称之为胸背动脉的节段动脉及伴行的节段动、静脉,构成背阔肌各独立又互相吻合的血供系统。笔者于 1983 年注意到此解剖特点,制成背阔肌分叶肌皮瓣移植,并于 1986 年制成节段背阔肌游离移植(图 8-21)。

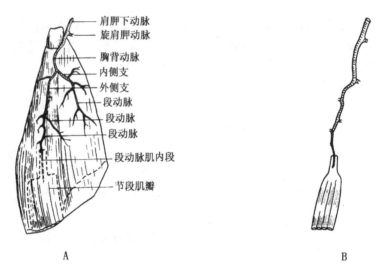

图 8-21 背阔肌节段肌瓣

A.背阔肌胸背动脉及其段动脉分布 B.背阔肌节段肌瓣

胸背动、静脉及其内、外侧支在背阔肌内表面肌膜下有数十条可见的小分支进入肌腹,并穿过肌腹进入皮下,供养皮肤。这是制成背阔肌肌皮瓣的解剖基础。

(2)胸背动、静脉的直接皮支 胸背动、静脉尚有 2～3 支直接皮动脉,经过肌腹进入皮肤,可被制成没有肌肉的"肌皮瓣",实际上应称之为胸背动脉皮瓣,可供移植。Angrigiani(1995)发现第一直接皮支位于腋后壁下 8cm,背阔肌前缘后方 2～3cm 处,穿过肌腹进入皮肤,血管直径为 0.4～0.6mm;第二穿支位于第一穿支下方 2～3cm 处,直径在 0.2～0.5mm,有时还会有第三支直接皮动脉出现。

(3)胸背动、静脉的吻合支 背阔肌的胸背动、静脉,有分支与供养前锯肌、大圆肌、腹内斜肌、腹外斜肌、斜方肌、腹直肌的血管互相吻合。实质上就是胸背动脉与胸外侧动脉、旋肩胛动脉、胸肩峰动脉、颈横动脉的降支、肋间动脉、腰动脉、腹壁上及下动脉、旋髂浅及深动脉、腹壁浅动脉的分布区所供养的皮肤、皮下组织、筋膜、腱膜组织,以及肌肉和骨组织之间有互相交叉的供养关系,这种血供结构使应用背阔肌肌皮瓣移植时,可联合上述动脉供养的组织块一并移植,构成范围更为广阔、种类更多的联合组织移植供区。

背阔肌还直接接受来自肋间动脉及腰动脉的供养,特别是第9、10、11肋间后动脉的外侧支及肋下动脉,这是外径较粗的皮动脉,有时可达1mm以上,可应用此动、静脉,制成吻合血管的侧腹壁游离皮瓣供移植。因此,以肋间后动脉外侧支的穿出处为轴心,可制成逆行旋转的背阔肌肌皮瓣,修复胸腹壁或乳房的组织缺损。

(4)胸背神经　背阔肌的支配神经来自臂丛后索的胸背神经,在肩胛下肌表面下降,在胸长神经的后方,位于胸背动脉的后外侧,在背阔肌的内表面肌膜下方,与动、静脉紧紧伴行下降。胸背神经也同样分出内侧支与外侧支,内、外侧支又分出2～3支背阔肌节段神经,支配背阔肌各个部分。由于神经紧随动、静脉分布于肌肉内,因此,在手术过程中只要保护好动静脉不受损害,也可使神经受到保护,并制成带血管神经的节段肌瓣供移植。

(5)血管神经蒂　胸背动、静脉及神经的起始部分,构成移植背阔肌的血管神经蒂,在通常情况下,其蒂长为5～8cm,易于供游离移植。应用节段背阔肌肌瓣移植时,其血管神经蒂较长。血管神经蒂包括胸背动、静脉及神经主干,并包括其内侧支或外侧支和部分节段动静脉、神经在内,因此可制成12～17.5cm长的血管神经蒂部,用于晚期面神经瘫痪的面部肌肉动力重建。

(二)适应证

1.带蒂移植

(1)胸腹壁缺损的修复,褥疮及骶尾部创伤的修复。

(2)屈肘、伸肘功能的重建。

(3)面部、颈部皮肤及皮下组织缺损的修复。

(4)乳房再造。

(5)颈部或部分胸段食管缺损的再造(管状背阔肌肌皮瓣)。

(6)慢性脓胸空腔的充填。

2.吻合血管的游离移植

(1)面、颈部肿瘤切除或外伤后皮肤缺损的修复。

(2)头皮撕脱伤等头皮皮肤缺损的修复。

(3)上、下肢或躯干部皮肤、皮下组织缺损的修复。

(4)肢体运动功能丧失的肌肉移植、运动功能重建。

(5)脓胸、肢体慢性骨髓炎等死腔的充填及治疗。

(6)咽、喉腔的再造或部分食管缺损的修复及再造等。

(7)面部瘫痪肌肉动力重建。

(8)骨肌皮瓣移植可用于面部、胸部、四肢的骨、皮肤缺损的修复。

(三)手术方法及步骤

1.皮瓣或肌皮瓣的设计

(1)血管、神经的体表投影　于腋窝后壁下方,扪及背阔肌前缘,在背阔肌前缘后2.5cm处画一平行于背阔肌前缘的垂线,该线即是胸背动、静脉,神经及其外侧支的相对体表投影。

(2)后背阔肌肌皮瓣的设计　以背腰部皮肤为主要供区的背阔肌肌皮瓣,称为后背阔肌肌皮瓣,这是最常选用的背阔肌肌皮瓣的术式。皮瓣主要部分位于背部。皮瓣设计如下:在腋窝下方2.5cm,与背阔肌前缘后方1.5～2.5cm垂直线的交叉处,设计点a,即胸背动、静脉及神经蒂的体表投影点,于骶髂关节上缘设计点b,ab两点之间的弧形连线构成肌皮瓣的纵轴。根据受区的需要决定皮瓣的大小及形态,皮瓣的宽度在6～8cm之间,供区可拉拢缝合。皮瓣的设计宜略大于受区皮肤缺损范围,约增加1～2cm宽度及长度,在皮瓣纵轴两侧,用美蓝绘出要切取皮瓣的范围,切取的范围可达15cm×35cm。该皮瓣多半用于游离移植,也可带蒂移植,用于修复胸腹壁的组织缺损(图8-22)。

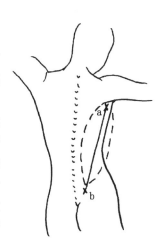

图 8-22　后背阔肌肌皮瓣设计(ab轴是设计皮瓣的纵轴)

（3）横形背阔肌肌皮瓣　是上半背部横形的背阔肌肌皮瓣,可用于乳房再造或胸壁缺损的再造。笔者（1990）利用此肌皮瓣制成管状背阔肌肌皮瓣,用于修复食管癌术后部分颈胸部食管缺损的再造（图 8-23）。该肌皮瓣设计的点 a 如上所述,在腋窝下方 2.5cm,背阔肌前缘后方 1.5～2.5cm 处,点 b 设计在肩胛下角下方 3～5cm 处,ab 连线构成肌皮瓣的横轴并向脊柱中线延伸。根据受区需要,在横轴上下用美蓝绘制出肌皮瓣的切取范围及形态。

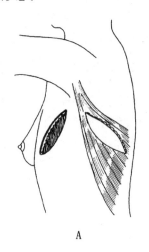
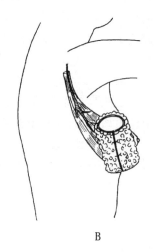

图 8-23　横形背阔肌肌皮瓣

A.用于乳房再造　B.制成管形皮瓣,修复颈部食管缺损

（4）逆行背阔肌肌皮瓣　是以腰动脉或肋间后动脉为滋养血管,行带蒂移植的背阔肌肌皮瓣,用于修复腹壁缺损或骶尾、髂区的褥疮,或其他原因造成的皮肤大范围缺损。皮瓣设计方法:在腋中线第 10 肋间设计点 a,上述肌皮瓣设计的点 a 为本皮瓣的点 b,即腋窝下方 2.5cm,背阔肌前缘后 1.5～2.5cm 处。本皮瓣的点 a,实际上不是一点,而是一个区域,即第 9、10、11 肋间及肋下动脉穿出的区域,ab 连线构成该皮瓣的纵轴,皮瓣设计在皮瓣轴的两侧。先作蒂部血管探查,如果在腋中线与第 9、10、11 肋下交界处有外径在 0.6～1.0mm 左右的动脉发现,选择其中条件最好的血管作移植皮瓣的蒂部,即可制成长 200 倍、宽 100 倍于血管外径的皮瓣移植,而不会发生移植皮瓣坏死,即 200D＝移植皮瓣的长,100D＝移植皮瓣的宽度（D＝血管外直径）。如外径 1mm 的血管蒂,制成移植皮瓣的长度至少可达 20cm,宽度可达 10cm,移植后不会发生移植皮瓣坏死。

（5）前背阔肌肌皮瓣　是以侧胸部及侧腹壁的皮肤作为供区的背阔肌肌皮瓣,实际上本肌皮瓣为背阔肌肌皮瓣及下腹部皮瓣的联合移植,可制成身体上最大游离皮瓣的供区之一。皮瓣的点 a 也是腋窝下方 2.5cm,与背阔肌前缘后 1.5～2.5cm 垂直线交界处,点 b 位于腹股沟韧带下方 2.5cm,股动脉搏动处,点 ab 连线构成该皮瓣的纵轴,皮瓣设计在皮瓣轴的两侧。该皮瓣可游离移植,适宜吻合胸背血管及腹壁浅或旋髂浅两套血管;也可制成带蒂移植,以胸背血管为蒂,或以腹壁浅或旋髂浅血管为蒂,进行旋转移植。为保证移植皮瓣全部成活,在蒂远端的皮瓣宜作血管吻接,很有经验的医师,在皮瓣制作及设计上作精确处理,皮瓣远端血管有时不吻接也能使移植皮瓣全部成活。前背阔肌肌皮瓣也可将点 b 设计在耻骨联合上方白线外侧 3cm 处,即腹壁下动脉的投影区,制成背阔肌、腹直肌联合肌皮瓣移植（图 8-24）。

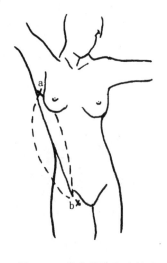

图 8-24　前背阔肌肌皮瓣设
计（ab 轴是设计皮瓣的纵轴）

（6）分叶及节段背阔肌肌皮瓣　根据背阔肌的内在血管解剖,用一血管神经蒂制成两块或多块皮瓣或肌皮瓣移植,称之为串联皮瓣。背阔肌还可制成背阔肌节段肌瓣移植,及节段分叶肌皮瓣移植作肌肉动力重建（参见第二十六章"面神经瘫痪"）,见图 8-25。

（7）联合背阔肌肌皮瓣　是指背阔肌肌皮瓣与相邻近的皮瓣制成一块皮瓣移植,或制成分段或分叶皮瓣

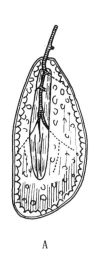 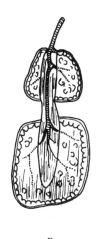 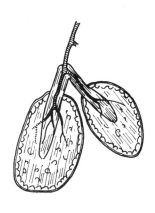

|　A　|　B　|　C　|

图 8-25　背阔肌节段肌皮瓣

A.仅有肌束的背阔肌肌皮瓣　B.串联背阔肌节段肌皮瓣　C.分叶背阔肌节段肌皮瓣

进行移植,可以是只有一个血管神经蒂,也可以是有两个以上的血管神经蒂。在临床上可选择的联合背阔肌肌皮瓣移植有:背阔肌肌皮瓣加肩胛旁皮瓣或肩胛骨皮瓣移植、背阔肌肌皮瓣加腹直肌肌皮瓣移植、背阔肌肌皮瓣加胸大肌肌皮瓣移植、背阔肌肌皮瓣加斜方肌肌皮瓣移植、背阔肌肌皮瓣加下腹壁皮瓣或骨皮瓣移植,以及背阔肌肌瓣加前锯肌肌瓣移植等。这些皮瓣可根据不同的联合方式进行具体的设计(图 8-26)。

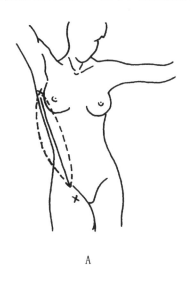 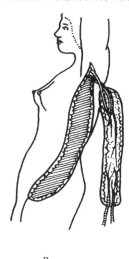

|　　A　　|　　B　　|

图 8-26　联合背阔肌肌皮瓣,与下腹壁皮瓣联合

(8)延伸背阔肌肌皮瓣　是一种后背阔肌肌皮瓣游离移植的术式。将后背阔肌肌皮瓣完全切取下来,在切断的胸背动、静脉间移植静脉,延长胸背动、静脉蒂部,使背阔肌肌皮瓣向远端延伸,以修复骶尾部、下腹部或髂股部皮肤缺损。

2.肌皮瓣的切取

(1)体位　前或后或横形背阔肌肌皮瓣的切取宜采取侧卧位或半侧卧位,臂外展,前屈 90°,将肘及前臂固定在支架上(图 8-27)。

(2)血管探查　背阔肌肌皮瓣设计完成后,在肌皮瓣设计线的前上部,即背阔肌前缘,作 6～10cm 长的切口,切开皮肤、皮下组织,直达胸壁肌肉肌膜表面,暴露背阔肌前缘。用示指及中指在背阔肌前缘下方疏松结缔组织内作钝性分离,此间隙很疏松,当示指深入到背阔肌下 2～3cm 处,即可扪及胸背动脉的搏动,探清动脉搏动的情况。通过触诊,手术医师可了解胸背动脉的直径及走向,然后切取皮瓣。

(3)皮瓣切取方法及解剖层次　探明胸背动脉情况后,全层切开肌皮瓣设计线的前边缘,用电刀由远向近心端,由前向后在胸壁肌肉表面掀起背阔肌及其附着在表面的皮瓣,在季肋下方及腰筋膜区,将背阔肌移

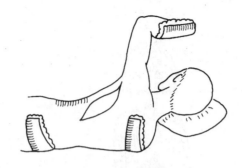

图 8-27　背阔肌肌皮瓣切取体位

行到腱膜,并与腹外斜肌起点交错在一起,此处宜用电刀边切开,边止血,减少术中出血。在第 9~11 肋间处有较为粗大的肋间后动脉的外侧支,后方有腰动脉,宜予以结扎。当肌皮瓣远端解剖完成后,再解剖胸背动脉血管神经蒂。如果有手术放大镜则可对胸背动、静脉作精细解剖,特别是对瘦小的妇女或儿童,用手术放大镜解剖,可使手术更为精确。结扎大圆肌的血管及旋肩胛动脉,使移植的肌皮瓣有较长的血管神经蒂。

待受区的血管、神经解剖完成后,即可切下肌皮瓣供移植。

如果是背阔肌肌皮瓣带蒂移植,则对血管神经蒂不作精细解剖,保留肌肉止点或切断肌点均可,根据需要而定。

联合肌皮瓣的切取方法:较为常用的联合肌皮瓣是背阔肌肌皮瓣加下腹壁皮瓣、背阔肌肌皮瓣加腹直肌肌皮瓣。患者采取半侧卧位,使切取肌皮瓣侧垫高。切取背阔肌肌皮瓣加下腹壁皮瓣作游离移植时,先分离背阔肌肌皮瓣,分离胸背血管神经蒂,予以切断、结扎,并标记之,再向下腹部延伸切口,直达腹外斜肌表面。掀起下腹部皮瓣,待受区准备完成后,切断下腹壁皮瓣的血管蒂(腹壁浅或旋髂浅血管),然后进行游离移植。

切取背阔肌肌皮瓣加腹直肌肌皮瓣时,可以先分离背阔肌肌皮瓣,也可先分离腹直肌肌皮瓣。为了保证这两块肌皮瓣能联合取下供移植,要特别注意保护脐周的腹壁下动脉的穿支不受损害,为此,一侧脐周的腹直肌前鞘需包括在移植肌皮瓣之内。

（王炜）

八、小指展肌肌皮瓣

小指展肌肌皮瓣(abductor digiti quinti musculo cutaneous flap)带有一支恒定的尺神经小指展肌分支,具有良好的动力功能,主要用于大鱼际肌瘫痪的功能重建,以恢复拇指的对掌功能。

虽然皮瓣面积不大,肌体体积小,但解剖结构恒定,操作简便,具有一定的临床应用价值。但是该皮瓣切取后小指将失去外展功能。

（一）应用解剖

小指展肌起自豌豆骨和豆钩韧带,肌纤维斜向下内,止于第 5 近节指骨基底部的尺侧结节,恰好在侧副韧带附着处的远端,并且有一部分移行于小指的指背腱膜。小指展肌平均长 7.4cm,肌中部平均宽 1.7cm,厚 0.7cm,具有屈曲和外展小指的功能。肌肉的血管神经来自尺动脉和尺神经深支,尺动脉在钩骨钩处位于尺神经的桡侧,发一深支与尺神经的小指展肌支伴行,作为血管神经束,在钩骨下方平均 1.0cm 的范围内进入小指展肌。其浅层皮肤除接受深层肌肉来的肌皮穿支外,直接从尺动脉发出的筋膜支平均 3.8 支,供应小鱼际区的皮肤。尺神经深支有 1~2 支,其中的一支在豆钩管内发出后直接进入该肌。根据小指展肌的解剖特点,它可单独形成肌瓣、皮瓣或肌皮瓣(图 8-28)。

（二）适应证

1. 小指展肌是位于小鱼际区内侧的一块长肌,一般作为肌瓣转移重建拇指对掌或外展功能;也可作肌皮瓣转移,同时修复大鱼际区的软组织缺损。

2. 该皮瓣较长,转移后可以到达腕部及前臂下部,因此前臂远侧的神经松解或神经瘤切除术后,可提供一个良好的血管神经再生床,用于解除顽固性疼痛的神经瘤。

3.该皮瓣能对腕部放射性溃疡、屈肌腱的粘连等提供较好的修复材料。

(三)手术方法及步骤

1.皮瓣设计　根据受区皮肤软组织缺损的面积、距离,在小鱼际区尺侧设计皮瓣,皮瓣的旋转轴位于钩骨钩处,单纯作肌瓣转移。在手掌尺侧缘作"S"形切口,以防止垂直瘢痕挛缩增生。

2.皮瓣切取　沿设计线作皮瓣一侧切口,切开皮肤、皮下组织至小鱼际筋膜,见到小指展肌后将皮瓣缘与小鱼际筋膜暂时性固定,以防止皮瓣与小鱼际分离。尽量在靠远侧切断小指展肌腱性附着点,可以延长该肌的腱性部分。在离屈小指短肌1cm处应仔细解剖寻找由深面入肌腹的血管神经蒂。为增加肌皮瓣转移幅度,可游离起始部的血管、神经,动脉可逆行向上带上一段尺动脉,神经可借助显微镜作束间分离。最后作皮瓣近侧切口,形成血管神经蒂小指展肌肌皮瓣供游离移植用(图8-29)。如重建拇指对掌功能,则肌瓣起点保持在原来位置,在拇指掌指关节桡侧作一2.5～3.5cm长的纵形切口,切开大鱼际筋膜后,暴露外展拇短肌的腱性部分和拇指背侧的伸腱装置,然后通过隧道将小指展肌引至鱼际隆起部,并将远端的腱性部分固定在外展拇短肌及伸腱装置上,以达到拇指对掌或内收、外展功能重建的目的。单纯肌瓣供区可直接缝合。肌皮瓣转移后供区创面用全厚皮片修复。

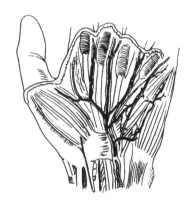

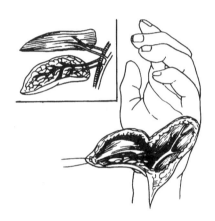

图8-28　小指展肌瓣血管神经分布　　　　　　　　**图8-29　切取小指展肌肌皮瓣**

(宋建良)

九、腹直肌肌皮瓣

Drever(1977)首先描述了以腹直肌及其滋养动脉为蒂的垂直方向的岛状肌皮瓣修复乳房下瘢痕切除后的皮肤缺损。以后,Robbins(1979)、Drever(1981)对这一技术加以改进并用于乳房再造。Hartrampf(1982)又首先应用单侧腹直肌为蒂携带下腹部大块的皮肤脂肪瓣行单侧乳房再造。由于这种方法不仅能为乳房再造提供足够体积的软组织,而且切除了腹部过多的皮肤和皮下脂肪,起到腹部整形的效果,因而日益受到人们的重视。Taylor(1981)对腹直肌及腹壁血供进行了解剖学研究,发现腹壁下动脉在脐旁有较粗大的穿支供养脐旁皮肤,通过对腹壁下血管及其脐旁穿支解剖分离技术的改进,将腹壁下血管为蒂的腹直肌肌皮瓣改造成纯皮肤瓣,称之为胸脐皮瓣或脐旁皮瓣,或带蒂转移,或行吻合血管游离移植,用于胸腹壁、腹股沟及股部皮肤软组织缺损的修复,也可用于会阴部器官的再造,从而拓宽了该组织瓣对组织器官缺损畸形进行修复与重建的范围。笔者自1989年以来应用脐旁皮瓣再造阴茎24例,熊世文(1991)应用此皮瓣再造阴道7例,均取得满意效果。

(一)应用解剖

腹直肌位于腹壁正中线两侧,中间被腹白线分隔,前后被腹直肌鞘包裹,上端附着于剑突前面及第5～7肋软骨,下端附着于耻骨崤以下的耻骨体前面。腹直肌的前面借腱划与腹直肌鞘前壁紧密相连,腱划多为3个,位于脐平面以上,少数第3腱划位于脐平面之下。成人腹直肌平均长30cm,上宽下窄,上段宽约7cm,下段宽约 2cm。腹直肌鞘后壁的下部有明显的半环线,其体表投影相当于脐耻间距的下中 1/3 交点平面的上、下 1cm 范围内。半环线以下无腹直肌鞘后壁。

腹直肌肌皮瓣(rectus abdominis musculo cutaneous flap)血液供养主要来源于腹壁上、下动脉。腹壁上动脉为胸廓内动脉的直接延续,经胸肋三角下达腹直肌,在腹直肌后穿入肌质内,于脐附近与腹壁下动脉的分支吻合。腹壁上动脉的起点平第 6 肋间隙,或平第 7 肋软骨或其下缘,血管起点至肌门的血管平均长 46mm,动脉外径为 2.1mm,伴行静脉两条,外径 2.8mm。腹壁下动脉约于腹股沟韧带上方 1cm 处发自髂外动脉的内侧壁,在腹股沟韧带内 2/5 与外 3/5 交界处,于腹横筋膜后向内上方斜行,越过腹直肌外侧缘后在肌后方上升,于半环线的前方进入腹直肌鞘内,在腹直肌鞘后叶与肌质之间上行,至脐旁附近形成终末支,并与腹壁上动脉及肋间外侧动脉皮支吻合。据 Moon(1988)报道,半环线以上腹壁下动脉与腹壁上动脉的吻合形式有 3 种类型。Ⅰ 型:腹壁下动脉以 1 支主要肌内动脉上行与腹壁上动脉吻合(29%);Ⅱ 型:腹壁下动脉约于半环线处以 2 支肌内动脉与腹壁上动脉吻合(57%);Ⅲ 型:腹壁下动脉以 3 支肌内动脉与腹壁上动脉吻合(14%)。腹壁下动脉于每侧腹直肌鞘的前面均有排列较为整齐的内、外两组穿支,内侧穿支管径较小,行程较短,供养腹直肌前面的皮肤;外侧穿支多从腹直肌鞘中 1/3 部穿出,呈放射状斜向外上方,经浅筋膜到皮下,供养腹前外侧皮肤。在这些穿支中,以脐旁穿支较为粗大,一般有 2~3 支,其中有一支最为粗大,多从腱划处穿出前鞘进入皮下,称为脐旁皮动脉,是脐旁皮瓣的主要供养血管,其外径为 0.2~0.8mm。该动脉走向平行肋骨,指向肩胛骨下角。腹壁下动脉起始口径平均为 3.4mm,伴行静脉两条,口径平均为 2.5mm(图 8-30)。

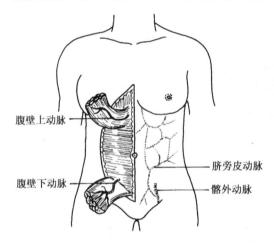

图 8-30 腹直肌肌皮瓣血供示意图

(二)适应证

1.乳房缺损畸形的修复与再造 乳房因恶性肿瘤如乳房癌根治术后,一侧乳房缺损,胸壁畸形,可用以腹壁上动脉为蒂的腹直肌肌皮瓣转移再造乳房。有单蒂、双蒂腹直肌肌皮瓣转移两种方法。单蒂法通常选择对侧腹直肌为蒂,其优点是可避免患侧因术后放疗对血管造成的损伤而影响肌皮瓣的血供,增大肌蒂的旋转角度,避免扭曲和张力过大,切取肌皮瓣后对腹壁抗腹压作用削弱程度较轻;缺点是肌皮瓣最远端的血供常难以保障。双蒂法由于有两侧腹壁上动脉供血,因此能保障整个肌皮瓣的血供;其缺点是肌皮瓣在转移过程中的旋转角度和灵活性均会受到一定限制,扭曲程度及张力相对较大,切取肌皮瓣后下腹壁薄弱,易导致腹疝形成,但经过肌鞘整形或补片修补,可减少并发症的发生。

2.胸壁缺损畸形的修复与再造 由于腹直肌肌皮瓣有良好的血供,可提供皮瓣的面积及组织量大,有较强的抗感染能力,因此,胸壁病变切除范围较少受修复所需皮瓣大小的限制,有利于彻底切除病灶。以腹壁上血管为蒂的腹直肌肌皮瓣可用于胸壁皮肤软组织缺损的修复、胸腔手术后感染或胸骨骨髓炎的治疗等。

3.食管缺损的再造 以腹壁上动脉为蒂的腹直肌肌皮瓣和胸三角皮瓣联合构成胸壁外皮管,可用于颈、胸段食管缺损的再造。

4.会阴部组织器官缺损的修复与再造 以腹壁下血管为蒂的腹直肌肌皮瓣可带蒂转移,用于髂、腹、腹股沟、股部中上段皮肤软组织缺损的修复。经改造设计成的脐旁皮瓣,可用于会阴部器官如阴茎、阴道、阴囊等的再造。

5.其他　以腹壁上动脉为蒂的腹直肌肌皮瓣及以腹壁下动脉为蒂的脐旁皮瓣,均可作为游离组织瓣吻合血管远位移植,用于头面部、四肢软组织缺损的修复;也可应用腹直肌前鞘皮瓣游离移植,进行跟腱-皮肤缺损的一期修复重建。

(三)手术方法及步骤

以腹壁上血管为蒂的腹直肌肌皮瓣最常用于乳房再造及胸壁缺损的修复。其设计形式常可分为 4 个类型,即垂直腹直肌肌皮瓣、横形上腹直肌肌皮瓣、横形下腹直肌肌皮瓣及"L"形腹直肌肌皮瓣(图 8-31)。

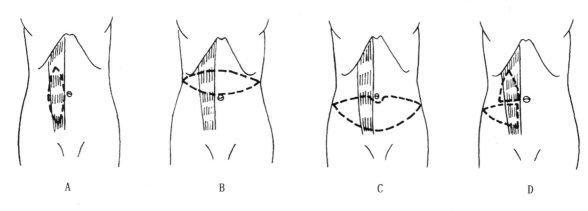

A　　　　　　　B　　　　　　　C　　　　　　　D

图 8-31　腹直肌肌皮瓣设计类型
A.垂直腹直肌肌皮瓣　B.横形上腹直肌肌皮瓣　C.横形下腹直肌肌皮瓣　D."L"形腹直肌肌皮瓣

本节以横形下腹直肌肌皮瓣行乳房再造及脐旁皮瓣行阴茎再造为例,描述设计及切取的手术方法。

1.横形下腹直肌肌皮瓣乳房再造

(1)肌皮瓣设计　按照乳房缺损范围在患侧胸壁定 b、a、c 3 点,健侧胸壁的相应点为 b′、a′、c′。健侧锁骨中点与乳房下皱褶的交点为 d′点,患侧的对应点为 d。a′d′间的距离为设计皮瓣宽度的参考值,健侧乳房基底横径为设计皮瓣长度的参考值。在腹部从耻骨上 1cm 开始,沿腹股沟弧度,按照胸壁确定的参考值设计横椭圆形肌皮瓣。为了腹壁供区整形的需要,将椭圆形上下两边向外延伸连接形成梭形。标记出对侧腹直肌的宽度及腹壁上、下动脉的走向,作为皮瓣的血管肌肉蒂。肌皮瓣设计请参见第三十四章"乳房整形与美容"图 34-24~图 34-26。

(2)手术步骤　全身麻醉,仰卧,屈髋屈膝 15°~30°,上半身抬高 15°~30°。先在耻骨上沿设计线切开皮肤、皮下、浅筋膜至肌膜浅层,在此层解剖皮瓣。当分离至血管蒂侧的腹直肌边缘时,切开腹直肌前鞘,显露、结扎并切断腹壁下动、静脉及腹直肌,将皮瓣连同该侧腹直肌及部分前鞘一并掀起至脐平面。向上再经血管蒂侧腹直肌切口切开皮肤及腹直肌前鞘,继续向上解剖腹直肌至肋缘水平,使皮瓣的血管肌肉蒂有足够的长度,便于旋转。脐原位保留。切除胸壁原有瘢痕并向四周剥离,上至锁骨下,内及胸骨旁,外达腋前线,下抵 d点水平。由腹直肌前鞘浅层向胸壁创面剥离,形成足以允许肌皮瓣通过的宽敞的皮下隧道。将切取的下腹部肌皮瓣通过皮下隧道,转移到胸部创面。为矫正再造乳房后锁骨下区的空虚感,可将移植的腹直肌肌皮瓣埋置在锁骨下区的部分表皮去除,填充于皮下,并用粗丝线将其与 b、a、c3 点缝合固定,超出创面下极的部分去表皮后向深面反折,缝合固定在肋骨骨膜上,如此塑形缝合,形成乳房。将切开的腹直肌前鞘折叠缝合,半环线以下可将剩余的腹直肌拉拢缝合,或用补片修复腹壁缺陷。腹部创面按腹壁整形技术广泛剥离,在较小的张力下拉拢缝合。最后重新确定脐的位置,进行脐的重建。

2.脐旁皮瓣阴茎再造

(1)脐旁皮瓣设计　以脐下 3cm、旁开腹中线 2cm 为起点,该点至肩胛骨下角为轴线设计皮瓣。皮瓣由 a、b、c 这 3 个部分构成,皮瓣 a 可形成尿道,皮瓣 b 可形成阴茎体,皮瓣 c 作为再造阴茎的蒂瓣(图 8-32)。

(2)手术步骤　硬膜外麻醉,取平仰卧位。先在 ab 邻接处切除 10cm×0.5cm 的一条表皮和真皮。然后全层切开皮瓣外侧部分皮肤至腹外斜肌腱膜浅面,向脐掀起皮瓣。在距腹直肌鞘外侧缘 1~2cm 处,可见 2~3支较粗大的脐旁穿支进入皮瓣。选用最粗大的 1~2 支作为皮瓣的轴型血管加以保护,注意务必包含脐旁皮

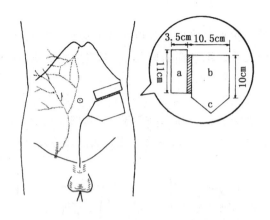

图 8-32 脐旁皮瓣设计

动脉。按设计将整个皮瓣及脐下腹正中切口切开,显露腹直肌前鞘。然后在选用的穿支旁开1～2cm处,梭形切开前鞘并向下延长切口,在腹直肌与后鞘之间显露腹壁下动、静脉,并循血管向髂外动脉始发点追溯解剖,直至所需血管蒂的长度。注意,在脐旁穿支穿出腹直肌及前鞘处,解剖该段血管蒂且带肌袖1～2cm,以免损伤血管蒂。至此形成以腹壁下血管及其脐旁穿支为蒂的岛状脐旁皮瓣,将其转移至再造阴茎受区。皮瓣a皮面朝里,间断皮内缝合卷成尿道,皮瓣b皮面朝外,包绕尿道间断缝合形成阴茎体,两皮瓣间植入肋软骨或硅胶棒作为支撑物。在距原尿道外口1cm处环形切开皮肤及皮下组织,两侧切缘略作皮下分离。其内侧切缘与再造尿道近端切缘以皮内缝合吻接尿道,再造尿道远端切缘与阴茎体远端切缘缝合形成新的尿道外口。将支撑物近端与残留阴茎海绵体或耻骨联合前筋膜缝合固定,完成阴茎再造。腹直肌鞘切口以"8"字法缝合,供皮瓣区直接缝合或以中厚皮片移植闭合创面(图8-33)。

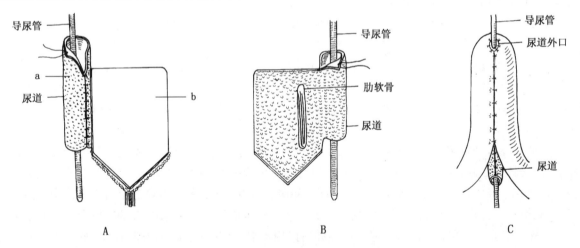

图 8-33 阴茎成形术

A.尿道成形 B.支撑组织植入 C.阴茎体成形

十、臀大肌肌皮瓣

自从 Fujino(1975)首次采用吻合血管的臀大肌肌皮瓣(glutaeus maximus musculo cutaneous flap)移植进行乳房再造成功以来,国内外学者对臀大肌肌皮瓣的解剖学研究以及临床应用均有较多报道。Sato(1976)、徐达传(1981)对臀大肌的应用解剖进行了详细的研究,为临床提供了重要的资料。Minami(1977)介绍臀大肌肌皮瓣修复骶骨、坐骨及股骨大转子褥疮,Bruining(1981)介绍臀大肌肌瓣重建肛门括约功能均取得满意效果。Hilton(1979)提出臀大肌可分别以臀上动脉及臀下动脉为蒂,形成臀大肌上部肌皮瓣及臀大肌下部肌皮瓣供作移植,从而提高了该肌皮瓣应用的灵活性。由于臀大肌肌皮瓣血供丰富,可提供的组织量大,且有两套主要滋养血管,可独立切取上部肌皮瓣和下部肌皮瓣,故临床上应用比较广泛。

（一）应用解剖

臀大肌为四方形强大的扁厚肌,内侧缘以较宽的短腱起自髂骨臀后线及其骨面、骶骨下部的后面和尾骨的背面,以及骶结节韧带和腰背筋膜等处。肌纤维向外下方斜行,分为上半部肌纤维束和下半部肌纤维束。上半部肌纤维束越过大转子,以腱膜连续于髂胫束,下半部肌纤维束以厚腱板止于股骨臀肌粗隆。臀大肌的主要滋养血管为臀上动脉和臀下动脉。臀上动脉出梨状肌上孔分成深、浅两支,深支在臀中肌深面分支供养臀中肌、臀小肌等;浅支在梨状肌上缘和臀中肌后缘之间浅出,在臀大肌深面分支入肌,主要供养中上部臀大肌、髂嵴后部及邻近的皮肤,并有分支与臀下动脉吻合。浅支动脉出梨状肌上孔处外径为3mm,伴行静脉1～2支,外径略粗于动脉。臀下动脉是髂内动脉前干终末支之一,出梨状肌下孔后行向外下方,发出分支至臀大肌中下部。臀下动脉穿出点的表面投影在髂嵴与坐骨结节之间垂直连线的下1/3与中1/3交点处的内侧。动脉穿出处外径为3.5mm,伴行静脉多为两条,外径粗于动脉。臀大肌受臀下神经支配,臀下神经在臀下动脉内侧出坐骨大孔,后与臀下动脉伴行,经梨状肌下孔伴行血管入肌(图8-34)。

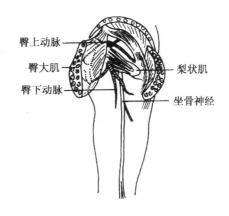

臀上动脉
臀大肌
臀下动脉
梨状肌
坐骨神经

图 8-34　臀大肌血供示意图

（二）适应证

1.带蒂肌皮瓣转移可用于修复邻近部位皮肤肌肉软组织缺损,及治疗骶尾部、坐骨结节、股骨大转子区褥疮。

2.双侧臀大肌肌瓣带蒂转移可用于肛门括约功能的重建。

3.吻合血管肌皮瓣游离移植可用于乳房癌切除术后乳房再造。

（三）手术方法及步骤

1.臀大肌上部肌皮瓣　以髂后上棘与股骨大转子尖端的连线为纵轴设计皮瓣。该线相当于臀上动脉走行的体表投影,其上、中1/3交界处相当于臀上动脉出梨状肌上孔处,可作为肌皮瓣旋转轴点。按设计先作皮瓣外上方切口,在髂后上棘与股骨大转子连线上寻找臀大肌和臀中肌间隙,钝性分离两肌之间的疏松结缔组织,掀起臀大肌即能见到走行于肌肉深面的臀上动脉浅支,应加以保护。在臀大肌深面向远侧钝性分离至与髂胫束移行部,作远侧肌皮瓣切口,切开皮肤及臀大肌移行部。根据血管走行情况作内侧切口,切开皮肤、筋膜,分离臀大肌,由远而近掀起肌皮瓣至臀上动脉浅支的血管神经蒂部。最后切断臀大肌的内侧附着部,形成臀上动脉浅支为蒂的肌皮瓣,即可供岛状转移。如作成游离肌皮瓣,则循浅支解剖一段血管蒂,于适当部位断蒂即可供吻合血管远位移植。

2.臀大肌下部肌皮瓣　在髂嵴与坐骨结节连线的中、下1/3交点处稍内侧,距髂嵴约12cm,距坐骨结节约5cm,此点相当于臀下动脉出梨状肌下孔处。以骶骨中部至股骨大转子连线为纵轴设计皮瓣,上界为髂后下棘至大粗隆之间的连线,下界平臀沟,外至大粗隆,内至髂后下棘垂直线。在皮瓣上界切口至大粗隆处垂直纵形切开皮肤及筋膜,钝性分离臀大肌,在梨状肌下缘解剖臀下血管束及臀下神经,并加以保护。按设计由外向内切开皮肤、筋膜,切断臀大肌下部在各部的附着处,掀起以臀下血管神经为蒂的臀大肌下部肌皮瓣,供岛状转移。如沿血管神经走行解剖一段蒂并在适当部位离断,即可供吻合血管神经游离移植。

3.全臀大肌肌皮瓣　沿臀大肌边缘设计皮瓣。按设计线切开皮肤、皮下组织及外侧的阔筋膜,显露臀大肌外缘。切断外下方臀大肌的肌腱部,于臀大肌深面钝性分离臀大肌、臀中肌间隙,由下向上掀起肌皮瓣,直至找到臀上血管束及臀下血管束。游离出臀大肌在骶骨的附着处并切断之,形成以臀上、臀下血管为蒂的全臀大肌肌皮瓣,即可作岛状转移。如同时保留两套血管束影响肌皮瓣的旋转,可结扎切断臀上血管,仍能保证全臀大肌肌皮瓣的血供。如需游离移植,可将两条供养血管各解剖一段,根据受区情况选择一个血管蒂或两个血管蒂,在适当部位断蒂即可供吻合血管远位移植。

十一、股直肌肌皮瓣

Tamai(1970)、陈中伟(1973)首先应用吻合血管神经的方法,用狗做了股直肌游离移植的动物实验并获得成功。以后,McCraw(1977)、Ger(1983)分别在临床应用股直肌肌皮瓣(rectus femoris musculo cutaneous flap)、肌瓣带蒂转移修复腹壁缺损。Badran(1980)报道用吻合血管神经的股直肌肌皮瓣游离移植治疗前臂Volkmann挛缩均获满意效果。国内外学者如陶永松(1980)、王启华(1981)、Angrigrani(1982)均报道了股直肌血供的解剖学研究结果,为股直肌肌皮瓣移植的临床应用提供了重要依据。股直肌肌皮瓣血管神经蒂位置恒定,解剖变异少,只要保留一条主要的血管蒂即可保障血供,血管蒂外径适于吻合,既可带蒂转移,也适于作吻合血管神经游离移植,用于创面修复及肌肉功能的重建。但切取肌皮瓣后会在不同程度上影响伸膝屈髋功能,因此不作为首选应用。

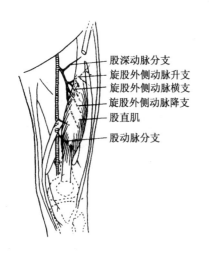

图 8-35　股直肌血供示意图

图中标注:
股深动脉分支
旋股外侧动脉升支
旋股外侧动脉横支
旋股外侧动脉降支
股直肌
股动脉分支

(一)应用解剖

股直肌是双羽状肌,属于股四头肌的一部分,位于股前部正中,以腱性直头与反折头分别起于髂前下棘和髋臼上缘。两头合并向下移行为肌质,然后缩成窄而厚的腱与股内、外侧肌及股中间肌融合成总腱,附着于髌骨上缘和侧缘,向下延续为髌韧带止于胫骨粗隆。股直肌的主要滋养血管为旋股外侧动脉降支的股直肌支,血管沿股直肌内侧缘下降,于髂前上棘下方约16cm处入肌,肌外长度约4cm,外径2.5mm,伴行静脉一条,外径为3.4mm。供养股直肌的血管尚有来自股动脉、股深动脉、旋股外侧动脉升支和横支等4组血管的分支,多在肌肉深面入肌。支配股直肌的神经为股神经的股直肌支,与血管伴行入肌(图8-35)。

(二)适应证

1. 带蒂股直肌肌瓣、肌皮瓣转移,用于耻骨联合、同侧股骨大转子及邻近部位因外伤、肿瘤、放射性溃疡、褥疮等病灶切除后创面的修复。

2. 一侧或双侧股直肌肌皮瓣、肌瓣转移可用于腹壁巨大缺损的修复和腹壁疝的修补。

3. 吻合血管神经游离移植,可用于四肢皮肤肌肉软组织缺损的修复,及前臂伸屈功能的重建。

(三)手术方法及步骤

以髂前上棘至髌骨中点连线为纵轴,腹股沟韧带中点下方约8cm处为旋转轴点设计皮瓣,外界为股外侧肌的内缘,内界为股内侧肌和缝匠肌的外缘,远端达腱止点。先作皮瓣外侧切口,切开皮肤直达肌膜,钝性分离股直肌与股外侧肌间隙,向外牵开股外侧肌,结扎切断股直肌外侧缘深面进入股直肌的小血管,在股直肌深面向远侧和内侧钝性分离直至肌皮瓣远侧和内侧缘。在皮瓣远侧切断股直肌腱并与股内、外侧肌分开。作皮瓣内侧皮肤切口,由远端向近端切取,掀起肌皮瓣,直至腹股沟韧带下约8cm处股直肌主要的血管神经束入肌部位。作肌皮瓣近端切口,并切断股直肌形成只保留血管神经蒂的肌皮瓣,供岛状转移修复邻近部位创面。如作游离肌皮瓣移植,则需循降支血管向旋股外侧血管起始部解剖血管神经蒂,结扎切断升支,于旋股外侧血管起始部、股神经的股直肌主干处切断血管神经蒂,供吻合血管神经远位移植。

十二、股薄肌肌皮瓣

Pickrell(1952)报道了股薄肌肌瓣带蒂转移重建肛门括约功能取得良好效果。Harii(1974)首先报道吻合血管的股薄肌肌皮瓣(gracilis musculo cutaneous flap)游离移植用于修复皮肤软组织缺损获得成功。朱盛修(1977)采用吻合血管神经的股薄肌肌皮瓣移植重建前臂屈肌功能也获得比较满意的效果。由于此肌皮瓣有较长的血管蒂,血管外径较粗,可携带神经移植,切取后对肢体功能影响不大等优点,因而临床应用较广。

（一）应用解剖

股薄肌为一条扁长带状肌,位于大腿内侧皮下,长收肌内侧,位置表浅。上端以扁平宽腱起自耻骨下支前面的闭孔前缘,向下逐渐变窄,经股骨内侧髁后方以腱索在缝匠肌止点的后方止于胫骨粗隆内侧面。股薄肌的主要营养血管为发自股深动脉的分支,血管自股深动脉发出后,斜向内下经内收长、短肌之间走行,于股薄肌中上 1/3 处(相当于耻骨结节下方约 8cm 部位)由肌肉深面入肌。血管入肌后在肌内纵形向下走行,沿途发出 3～5 支肌皮动脉穿过筋膜滋养浅层皮下组织和皮肤。动脉起始处外径约 2.3mm,肌外血管蒂长约 6cm。两条静脉与动脉伴行入肌。此外,旋股内侧动脉及腘动脉均有分支供养股薄肌。支配股薄肌的神经为闭孔神经前支,经长收肌深面至股薄肌上 1/3 处入肌,支配肌肉运动功能及皮肤感觉。股薄肌远端浅层有缝匠肌斜形通过,该处股薄肌无肌皮动脉发出,因此,可切取皮瓣的范围仅限于股薄肌上 2/3 部分皮肤(图 8-36)。

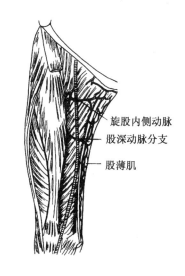

旋股内侧动脉
股深动脉分支
股薄肌

图 8-36　股薄肌血供示意图

（二）适应证

1.带蒂肌皮瓣转移可修复同侧腹股沟、会阴和骶尾部创面,以及治疗骶尾部、坐骨结节部褥疮。

2.带蒂肌皮瓣转移可用于阴茎再造和阴道再造。

3.带蒂肌瓣转移可用于重建肛门括约功能。

4.吻合血管神经肌皮瓣移植可治疗因外伤、骨髓炎、瘢痕、溃疡或肿瘤切除后皮肤肌肉缺损,以及需恢复肌肉功能者。特别适用于前臂挛缩肌肉的功能重建。

（三）手术方法及步骤

标示耻骨结节与膝关节内侧点,后者相当于半腱肌肌腱处,此两点的连线相当于股薄肌的内侧缘线。在连线的上、中 2/3 部后方 10cm 范围内设计皮瓣,以耻骨结节下约 8cm 处为肌皮瓣的旋转轴,从该点至皮瓣最远端距离应稍大于至创面最远端的距离,按创面范围绘出肌皮瓣切口线。先作肌皮瓣近端端内侧缘切口,切开皮肤、深筋膜,找到内收肌长头与股薄肌间隙,在肌间隙内、股薄肌中 1/3 处解剖分离进入该肌的主要血管蒂。然后沿股薄肌深面由近端向远端钝性分离,结扎切断远侧进入肌肉的细小血管分支。继作皮瓣外侧缘及远侧端切口,切开皮肤、深筋膜,切断股薄肌远端,由远而近掀起肌皮瓣,直至股薄肌中、上 1/3 处主要血管蒂入肌部,即可带蒂移植。如切断股薄肌近端,即可形成岛状肌皮瓣,也可按蒂长度需要解剖一段主要滋养血管及支配神经,离断后供吻合血管神经游离移植。切取时注意随时将皮肤与肌肉作暂时间断缝合固定,以免两者分离影响皮瓣血供。当术中寻找股薄肌有困难时,可在皮瓣远侧作延长切口,先找到缝匠肌。此肌为大腿唯一由外向下斜行的肌肉,易于辨认,股薄肌即位于其深面。找到股薄肌后,按逆行方法切取肌皮瓣。

十三、缝匠肌肌皮瓣

缝匠肌位于大腿前内侧面皮下,为一条带状长肌,可分别以上、下主要血管分支为蒂作肌皮瓣顺行或逆行转移。修复范围上可达臀部,下可达小腿中段,切取后因有协同肌代偿,故对下肢功能影响不大。王启华(1982)、熊树明(1983)提供的该肌血供的解剖学研究资料,为临床应用提供了重要的依据。缝匠肌肌皮瓣(sartorius musculo cutaneous flap)可作为独立肌皮瓣来应用,如王以强(1990)在 56 例成人下肢应用解剖学研究的基础上,设计了带血管蒂缝匠肌肌皮瓣顺行或逆行转移,用于股骨大转子区及股骨下段创面的修复及骨髓炎的治疗;其也可与其他肌皮瓣联合应用,如 Bin(1990)、范清宇(1990)报道缝匠肌与阔筋膜张肌肌皮瓣合用修复臀部巨大软组织缺损,均取得满意效果。但因缝匠肌血供呈节段性分布,缺乏明显优势滋养血管,可携带的皮肤量有限,因此临床应用有一定限制。

（一）应用解剖

缝匠肌起于髂前上棘,斜向内下,跨过髋关节及膝关节,下端经膝内侧下行,以腱膜止于胫骨体上端的内

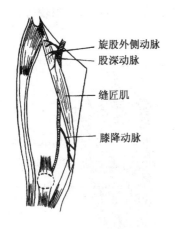

旋股外侧动脉
股深动脉
缝匠肌
膝降动脉

图 8-37 缝匠肌血供示意图

侧面,一部分腱膜移行于小腿筋膜。其血供呈节段性,上半部血供主要来自旋股外侧动脉及股动脉的众多分支,其中,约在腹股沟韧带下约 8cm 处有一相对较粗的血管,滋养近端约 15cm 范围内的肌肉。下半部血供来自膝降动脉、膝动脉缝匠肌支和腘动脉的分支,其中,膝降动脉的缝匠肌支是恒定的主要滋养血管。各动脉均有两条静脉伴行。缝匠肌的支配神经为股神经发出的缝匠肌支,多为 1~3 条,大多在 3/8 段处入肌,入肌点比较分散(图 8-37)。

(二)适应证

1. 以近侧为蒂顺行转移可修复耻骨区、会阴部创面,以及治疗大粗隆转子区褥疮和股骨上段骨髓炎。

2. 以远侧为蒂逆行转移可修复膝关节、腘窝及胫骨上端的创面。

3. 以膝降动脉为蒂的缝匠肌下部肌皮瓣可吻合血管游离移植,用于修复肢体皮肤肌肉软组织缺损。

(三)手术方法及步骤

1. 近侧为蒂的缝匠肌肌皮瓣 以髂前上棘与内收肌结节连线为纵轴设计皮瓣,旋转轴点位于腹股沟韧带下方约 8cm 处。先作皮瓣远端切口,切开皮肤、深筋膜,显露缝匠肌并切断。再按设计切开皮瓣皮肤、深筋膜,随时将皮肤与肌肉作暂时缝合固定,以免皮肤与肌肉分离影响皮瓣血供。在缝匠肌深面由下向外上分离掀起肌皮瓣,至腹股沟韧带下方约 8cm 处,仔细解剖显露供养肌肉的优势血管,切断并结扎影响转移的细小分支血管后,形成肌皮瓣即可带蒂转移,或离断缝匠肌近端作岛状肌皮瓣转移。

2. 远侧为蒂的缝匠肌肌皮瓣 以髂前上棘与内收肌结节连线为纵轴设计皮瓣,在内收肌结节上方 10cm 处为旋转轴点。按设计作皮瓣切口,切开皮肤、深筋膜,将皮肤与肌肉间断缝合数针作暂时固定,以免皮瓣与肌肉分离影响皮瓣血供。切断缝匠肌上端,在其深面自上而下向蒂部分离,结扎切断进入缝匠肌上部的血管分支,掀起肌皮瓣,至内收肌结节上方约 10cm 处,切开内收肌管,找到股动脉,解剖分离膝降动脉。然后切断血管蒂远侧端缝匠肌,形成以膝降动脉供血的岛状肌皮瓣,逆行转移修复创面。如切断蒂部血管即可供吻合血管游离移植。

十四、股外侧肌肌皮瓣

股外侧肌位于大腿前外侧,其主要滋养血管为旋股外侧动脉,既可带蒂转移,也可吻合血管游离移植,切取后对功能无明显影响。但由于其肌质肥大,且表面大部分无皮肤直接覆盖,临床上多以肌瓣移植充填巨大死腔,故应用受到一定限制。

(一)应用解剖

股外侧肌为股四头肌的外侧部分,其上 2/3 与深面的股中间肌的界线较清楚,而下 1/3 部分与股中间肌无明显界线,两者不易分开。其主要滋养血管来自旋股外侧动脉的降支。血管发出后在股直肌深面沿股外侧肌前缘下降,于该肌中、上 1/3 稍上方入肌,肌外血管蒂长约 6cm。股外侧肌上部为股直肌和阔筋膜张肌所覆盖,无直接肌皮血管进入皮肤,故此部分肌肉不能形成肌皮瓣。其远端部分有肌皮支直接经皮下进入皮肤,使该肌远侧可携带一岛状皮瓣,形成股外侧肌肌皮瓣(vastus lateralis musculo cutaneous flap)移植(图 8-38)。

(二)适应证

1. 带蒂转移可修复粗隆部褥疮。如组织缺损范围较大,皮瓣部分不覆盖应用,可在肌瓣上植皮修复创面。

2. 吻合血管游离移植可用于充填巨大死腔,修复皮肤肌肉缺损,也可用于治疗四肢慢性骨髓炎。

(三)手术方法及步骤

在大腿下 1/4 部外侧面设计皮瓣,前界不超过髂前上棘至髌骨外上缘连线,下界为髌上 4cm 处,皮瓣部分最大切取范围可达 7cm×10cm。先作皮瓣近侧纵形切口,切开皮肤、皮下组织及深筋膜,显露股外侧肌,辨清其与股直肌和阔筋膜张肌的解剖关系。钝性分离股外侧肌与股直肌间隙,在该间隙内显露旋股外侧动脉降支,追寻血管至入肌处。按设计作皮瓣四周切口,切开皮肤、皮下组织及阔筋膜,将皮缘与阔筋膜及肌肉作暂时缝合固定,以免两者分离影响皮瓣血供。在切口上部将股外侧肌与股直肌及股中间肌钝性分离,自上而下

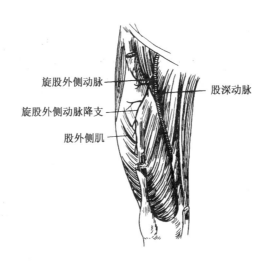

图 8-38 股外侧肌血供示意图

掀起远端携带一岛状皮瓣的股外侧肌肌皮瓣,即可带蒂转移。如需作游离移植,则将股外侧肌上端切断,并循降支解剖分离血管蒂至旋股外侧动脉的股动脉始发处,形成岛状肌皮瓣,按蒂长度需要离断血管,即可供吻合血管远位移植。

十五、阔筋膜张肌肌皮瓣

自从 Hill(1978)首次成功应用吻合血管阔筋膜张肌肌皮瓣(tensor fascia latae musculo cutaneous flap)移植以来,该肌皮瓣已成为较常用的组织瓣之一。Baker(1981)报道应用阔筋膜张肌骨肌皮瓣修复下颌骨缺损,黄爱玉(1985)应用阔筋膜张肌肌皮瓣进行功能性舌再造,范清宇(1990)应用阔筋膜张肌-缝匠肌联合肌皮瓣移植修复臀部巨大软组织缺损,均取得满意效果。该肌皮瓣具有滋养血管解剖恒定、管径粗、血供可靠,可供组织量面积大,且可携带强韧的阔筋膜等优点,既可带蒂转移,也适于作吻合血管神经游离移植。

(一)应用解剖

阔筋膜张肌位于大腿外侧,起于髂嵴前部外唇,肌腹扁而短,包于阔筋膜两层之间。在股骨上、中 1/3 交界处移行为髂胫束,止于胫骨外侧髁。主要滋养血管为旋股外侧动脉升支,血管发出后经股直肌深面与髂腰肌之间横向外上方,至阔筋膜张肌肌门处分数支入肌;此外还直接发出前、后缘支沿肌间隙进入皮肤,供养全肌及膝上 5cm 的大腿前外侧皮肤及部分髂嵴。血管入肌点约在髂前上棘下方约 8cm 处,升支起始处动脉外径为 3.1mm,伴行静脉两条,外径分别为 3.7mm 和 2.6mm。肌皮瓣区内有胸 12 神经的外侧皮支和股外侧皮神经分布,前者在髂前上棘后约 6cm 处下行,分布于髂嵴和阔筋膜张肌上部的皮肤。后者在髂前上棘内 2cm 处行于大腿前外侧,分布于该区阔筋膜张肌肌皮瓣远侧 2/3 部皮肤(图 8-39)。

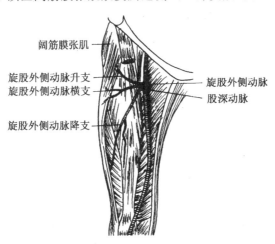

图 8-39 阔筋膜张肌血供示意图

（二）适应证

1. 带蒂或游离移植适用于肢体较大范围内皮肤肌肉软组织缺损并有深部重要组织外露创面的修复。

2. 带感觉神经血管蒂岛状肌皮瓣移植用于治疗骶尾部和股骨大粗隆部褥疮。

3. 带运动神经血管蒂岛状肌皮瓣移植可修复同侧腹壁缺损和治疗腹壁疝。

4. 吻合血管神经肌皮瓣移植可用于功能性舌再造。

（三）手术方法及步骤

根据受区组织缺损情况，在髂嵴上 2cm 至膝上 5cm 范围内设计皮瓣，前后界可超过肌缘 2cm。按设计先切开肌皮瓣内侧缘切口，将缝匠肌牵向内侧，找到股直肌与阔筋膜张肌间隙，将两肌分别向内、外侧牵开。于髂前上棘下方 8～10cm 处仔细寻找横过该间隙的旋股外侧动脉升支，在阔筋膜张肌深面沿升支主干解剖到入肌点，妥加保护。继作外侧缘和下缘切口达阔筋膜深面，自远端向近端掀起肌皮瓣，边切取边将皮肤与阔筋膜缝合数针作暂时固定。最后将外侧切口向上延伸并转向内侧，切断阔筋膜张肌在髂嵴的附着部，形成以旋股外侧动脉升支为蒂的岛状肌皮瓣直接转移，或断蒂供吻合血管神经游离移植。如需同时恢复受区感觉神经支配，可在髂嵴和髂前上棘处的切口内分别找出胸 12 神经外侧皮支和股外侧皮神经，使其包含在肌皮瓣内。如欲形成骨肌皮瓣，需在阔筋膜张肌的髂嵴附着部，将所需骨块连同肌肉及其表面皮肤一起切取。

十六、股二头肌肌皮瓣

股二头肌属股后肌群，其长头位置表浅，切取后有臀大肌及股后肌群代偿，对下肢功能影响不大，临床上多以股二头肌长头形成肌皮瓣或肌瓣带蒂转移应用。James（1980）首先报道股二头肌肌皮瓣（biceps femoris musculo cutaneous flap）转移用于转子区及坐骨区压迫性褥疮的治疗，并取得满意效果。陶永松（1981）对股二头肌的显微解剖学研究资料，为该肌皮瓣的临床应用提供了重要的依据。

（一）应用解剖

股二头肌位于股外侧肌后外侧，有长头和短头。长头与半腱肌、半膜肌共同起于坐骨结节，短头以肌质起于股骨嵴外侧唇和大腿外侧肌间隔，两头在大腿下部相当于腓骨小头上方融合成腱止于腓骨小头。股二头肌长头的主要滋养血管为股深动脉发出的穿支动脉，股深动脉自上而下发出第一、二、三穿支动脉，分别在不同高度穿过大收肌止点至股后部。第一穿支动脉于坐骨结节下方约 8cm 处至股后，在臀大肌下缘和股二头肌长头之间通常分为升支和降支。升支行向上外方，主要分布于臀大肌下部和大粗隆等部位。降支行向下内后，经坐骨神经深面下行至其内侧，除与第二穿支动脉升支吻合外，沿途恒定发出分支至股二头肌长头。动脉外径 1.7mm，肌外血管蒂长约 6cm，伴行静脉两条，外径 1.7～2.3mm。第二、三穿支动脉及旋股内侧动脉、臀下动脉、腘动脉的分支呈节段性分布供养股二头肌长头，但在血供上不起主导作用。股二头肌短头的血管大部分来自穿支动脉及腘动脉的分支，因其管径细小且短，临床上较少利用。支配股二头肌长头的神经为坐骨神经肌支，多与第一穿支动脉的肌支伴行入肌。短头的支配神经发自腓总神经，在肌的上内后入肌（图 8-40）。

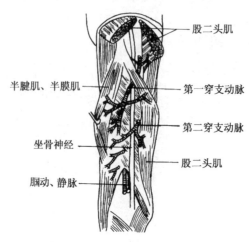

图 8-40　股二头肌血供示意图

（二）适应证

1.股二头肌长头肌皮瓣带蒂移植可用于邻近部位皮肤肌肉软组织缺损的修复,以及治疗转子区或坐骨区褥疮。

2.吻合血管神经游离移植可用于肢体肌肉功能的重建,如前臂伸屈功能的重建等。

（三）手术方法及步骤

以股二头肌长头为中心,按受区需要设计肌皮瓣。切取范围上界为臀沟,下界为腘横纹上10cm,相当于肌肉与肌腱移行处,外侧至阔筋膜张肌后缘,内侧至大腿后侧半膜肌、半腱肌外侧缘。先作坐骨结节下皮瓣的内侧切口,切开皮肤及筋膜,同时切开皮瓣上界切口的皮肤及筋膜,向上牵开臀大肌。以坐骨神经为标志,于股二头肌长头的外侧解剖第一穿支动脉,找到坐骨神经至股二头肌长头的肌支,妥加保护。按设计切开皮瓣外侧及下界切口,切开皮肤及筋膜,边切开边将皮肤与肌肉作暂时缝合固定,以免皮肤与肌肉分离,影响皮瓣血供。切断股二头肌长头与短头融合处,将长头下端切断后向近端掀起肌皮瓣,形成以第一穿支动脉及神经分支为蒂的股二头肌肌皮瓣,即可带蒂转移。如切断股二头肌长头上端,即为岛状肌皮瓣,分离一段蒂部血管神经后,断蒂即可供吻合血管神经游离移植。

十七、腓肠肌肌皮瓣

腓肠肌肌皮瓣(gastrocnemius musculo cutaneous flap)实际上包括腓肠肌内侧头肌皮瓣和腓肠肌外侧头肌皮瓣两个独立的肌皮瓣。临床上以腓肠肌内侧头肌皮瓣最为常用。McCraw(1976)首次介绍用腓肠肌内侧头肌皮瓣转移修复小腿前方、膝部软组织缺损。McCraw(1977)又通过显微解剖研究观察到腓肠肌的两个头各自有独立滋养血管,因而可形成内、外侧头两个独立的肌皮瓣。Salibian(1982)报道采用双蒂腓肠肌肌皮瓣移植,以增加皮瓣远端的血供,延长皮瓣长度,滑行修复胫骨下1/3创面。Linton介绍腓肠肌内、外侧头V-Y推进岛状肌皮瓣修复踝关节后方跟腱部皮肤缺损。国内开展此类手术的报道也较多,程绪西(1979)首先报道吻合血管腓肠肌内侧头肌皮瓣移植获得成功;朱盛修(1981)、方绍孟(1982)都先后报道腓肠肌内侧头肌皮瓣移植修复小腿各种原因所致的创面,并取得满意效果。

（一）应用解剖

腓肠肌位于小腿后侧面皮下,以内、外侧头分别起自股骨内、外侧髁。两个头的肌腹在腓骨头平面附近合并,向下移行为腱,再与比目鱼肌融合成跟腱,止于跟骨结节。腓肠肌内侧头的血来自腘动脉发出的腓肠内侧动脉,多数为一支,少数为两支,外径为2.1mm,肌外长度约4.0cm。血管在腘窝中线内侧2cm处入肌,供养整个肌肉,再分出肌皮穿支进入皮下,供养该肌相应的表面皮肤。腓肠内侧静脉与同名动脉伴行,入肌处外径约3mm。支配内侧头的神经多起自胫神经,少数与比目鱼肌神经或腓肠肌外侧头神经共干。腓肠肌外侧头的血供来自腘动脉的腓肠外侧动脉,供养肌肉及其相应表面的皮肤,动脉外径为2.3mm,肌外长度约4cm,伴行静脉一支,外径2.6mm。支配外侧头的神经大部分起自胫神经,少数与比目鱼肌神经共干(图8-41)。

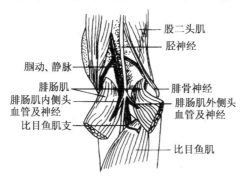

图8-41　腓肠肌血供示意图

（二）适应证

1.可用于开放性骨折、骨不连接、局部有广泛不稳定性瘢痕或伴有骨、神经、肌腱、血管外露创面的修复。

2.用于股骨下端、膝部、胫骨中上段慢性骨髓炎伴窦道形成、皮肤放射性溃疡,或因骨肿瘤切除后残留空腔合并皮肤软组织缺损的修复。

3.吻合血管神经的肌皮瓣游离移植可修复四肢皮肤肌肉大块缺损,重建肌肉功能。

4.用于膝关节人工假体或骨折内固定器材外露创面的覆盖。

5.岛状腓肠肌肌皮瓣推进转移可用于小腿下 1/3 部组织缺损的修复。

(三)手术方法及步骤

1.腓肠肌内侧头肌皮瓣   根据受区创面范围设计皮瓣,基部位于小腿后上方。外界为小腿后中线,内界不超过胫骨内侧缘,上界可达腘横纹,下界不得低于内踝上 5cm。先在腘窝处作皮瓣后上切口,切开皮肤及深筋膜,于小腿后正中线找到小隐静脉及腓肠神经,并将其牵向外侧。辨清内、外侧头及其肌间隙,钝性分离两头,找到腓肠肌内侧头与比目鱼肌间隙并作分离。于腓肠肌近端可见腓肠肌内侧血管神经束由肌肉深面入肌,应加以保护。继续由近而远钝性分离腓肠肌内、外侧头及内侧头与比目鱼肌间隙,依次作皮瓣前缘及远侧切口,全层切开皮肤、筋膜及肌肉或肌腱,由远而近掀起肌皮瓣,即可带蒂转移。如将肌皮瓣基部皮肤切开并切断腓肠肌内侧头起点处肌腱附着部,即可形成岛状肌皮瓣直接转移,或切断血管神经蒂作游离移植。

2.腓肠肌内、外侧头 V-Y 岛状推进肌皮瓣   设计肌皮瓣的远端即为小腿下 1/3 缺损区创缘的上端,两侧切口按创缘宽度向近端弧形汇合于腘窝屈曲皱纹处,使切口呈倒"V"形。先作肌皮瓣上端两侧切口,切开皮肤、深筋膜,显露腓肠肌内、外侧头及内、外侧血管神经束,并加以保护。沿两侧切口向下全层切开皮肤、筋膜及腓肠肌,在肌皮瓣远端腓肠肌肌腹与肌腱交界处横断腓肠肌,将肌皮瓣于腓肠肌与比目鱼肌间隙内向上钝性分离至内、外侧头起点处,并予切断,形成腓肠肌内、外侧头岛状肌皮瓣。屈膝位将肌皮瓣向下推进覆盖创面,通过 V-Y 成形直接缝合皮肤切口。

临床上除上述两种应用腓肠肌肌皮瓣移植的方式外,尚有以下方式:①腓肠肌外侧头肌皮瓣移植。显露血管神经蒂及切取肌皮瓣的方法可参照内侧头肌皮瓣的切取手术,只是所利用的血管神经蒂为腓肠肌外侧血管神经束,术中需加以解剖分离。此外,切取肌皮瓣时应注意避免损伤腓总神经。②双蒂腓肠肌肌皮瓣移植。在小腿后侧面作两条近乎平行的切口,切开皮肤、筋膜后钝性分离腓肠肌与比目鱼肌间隙,切断腓肠肌的跟腱移行部,在深筋膜深面向下分离皮瓣达踝关节水平,形成以上、下两端为蒂的双蒂腓肠肌肌皮瓣向前移位,用于小腿下 1/3 胫前部位创面的修复。③腓肠肌内侧头肌皮瓣交叉移植。手术方法与切取腓肠肌内侧头肌皮瓣基本相同,掀起肌皮瓣后将其交叉转移,用于修复对侧小腿皮肤肌肉软组织缺损。

十八、比目鱼肌肌皮瓣

比目鱼肌位于腓肠肌深层,其表面无皮肤直接覆盖,不能独立形成比目鱼肌肌皮瓣(soleus musculo cutaneous flap),因此,临床上一般多应用比目鱼肌肌瓣转移,并在其上植皮的方法修复创面。作为肌皮瓣应用,多与腓肠肌肌皮瓣联合切取形成比目鱼肌-腓肠肌肌皮瓣。Townsend(1978)对比目鱼肌血供的研究结果表明,保留内踝上 6~12cm 以内的血管供养支,形成以远端为蒂的肌瓣逆行转移,可修复足跟部创面,在临床上应用获得成功。Mathes(1980)曾将比目鱼肌与腓肠肌肌皮瓣联合使用,用于修复小腿上段创面,也取得良好的效果。

(一)应用解剖

比目鱼肌位于小腿后侧上半部,大部分被腓肠肌所遮盖。它起于腓骨小头,延至腓骨后、上 1/3 部,越过胫后血管神经,以薄腱附着于胫骨比目鱼肌线及此线以下之胫骨内侧缘的中 1/3 部,形成马蹄状起端转为比目鱼肌弓。短肌纤维从肌肉腱性隔到达其后面的腱膜,肌腹分为内、外侧两部分。在小腿中部该肌腱膜与腓肠肌相合移行为跟腱,止于跟骨结节。比目鱼肌的血供呈节段性,主要滋养血管来自胫后动脉,肌外侧部分由腓动脉的分支供养。胫后动脉始于比目鱼肌弓,是腘动脉的延续,在小腿后侧三头肌深部间隙内下行达内踝,沿途向比目鱼肌近侧发出 2~3 个分支,是该肌的主要供养血管。胫后动脉在行程中,向远侧端也发出 3~5 个分支,供养远侧部分肌肉,其中内踝上 5~7cm 处有两条血管分支对肌瓣逆行转移非常重要。各动脉分支多有静脉伴行。支配比目鱼肌的神经来自胫神经,在肌上缘分支入肌(图 8-42)。

(二)适应证

1.以近端为蒂的肌瓣顺行转移加植皮,可用于小腿中、下段软组织缺损的修复及胫骨骨髓炎的治疗。

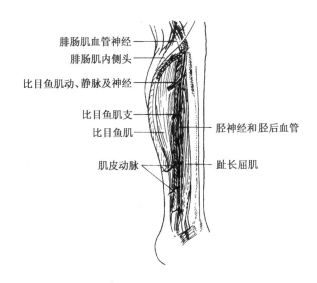

腓肠肌血管神经
腓肠肌内侧头
比目鱼肌动、静脉及神经
比目鱼肌支
比目鱼肌
胫神经和胫后血管
肌皮动脉
趾长屈肌

图 8-42 比目鱼肌血供示意图

2. 以远端为蒂的肌瓣转移加植皮,可用于跟腱、踝、跟部皮肤软组织缺损的修复。

（三）手术方法及步骤

沿小腿内侧胫骨内缘 1cm 作纵形切口,切开皮肤及深筋膜,于切口上部找到比目鱼肌与腓肠肌间隙,自内向外、自上而下钝性分离两肌,直至比目鱼肌与腓肠肌及进入跟腱的腱性部分,并予以分开,使比目鱼肌浅面完全游离。如以胫后动脉近侧端血管分支为蒂顺行转移,则在切口下部自下而上游离比目鱼肌深面,结扎切断胫后动脉向比目鱼肌远侧部发出的分支,向上掀起肌瓣,直至胫后动脉向比目鱼肌近侧发出的血管分支处,形成以上端为蒂的比目鱼肌肌瓣供转移修复创面。如以胫后动脉远侧端血管分支为蒂逆行肌瓣转移,则在切口上部自上而下游离比目鱼肌深面,结扎切断胫后动脉向比目鱼肌近侧部发出的血管分支,将比目鱼肌在腓骨上端及胫骨内侧缘的附着部分离或横形切断,向下掀起肌瓣,直至胫后动脉内踝上发出的主要血管分支处,形成以下端为蒂的比目鱼肌肌瓣逆行转移修复创面。

十九、趾短屈肌肌皮瓣

趾短屈肌由足底内、外侧动脉滋养,可分别以足底内侧动脉或足底外侧动脉为蒂形成肌皮瓣移植。Hartrampf(1980)首先报道应用趾短屈肌岛状肌皮瓣转移修复足跟部组织缺损,国内方绍孟(1986)也有类似应用报道。张放鸣(1987)对足底肌瓣血管神经的巨微解剖研究,为临床应用提供了重要的资料。趾短屈肌肌皮瓣(flexor digitorum brevis musculo cutaneous flap)由于皮肤质地坚韧,可携带神经移植,特别适合足底及跟部受摩擦及负重部位组织缺损的修复。切取后因有其他肌群可代偿,故对足部功能影响不大。

（一）应用解剖

趾短屈肌属足底肌的中间肌群,位于跖腱膜深面,起自跟骨结节,肌腹向前移行为 4 条肌腱,分别进入第 2～5 趾的屈肌腱鞘内,止于各趾的第 2 节趾骨底。血供来自胫后动脉的两个终末支,即足底外侧动脉和足底内侧动脉。胫后动脉经内踝后方转入足底,至拇外展肌深面分为足底外、内侧动脉。足底外侧动脉在拇外展肌深面发出后,于趾短屈肌与跖方肌之间前行,沿途发出分支入趾短屈肌和跖方肌,并有肌皮支穿过跖筋膜营养足底皮肤。于第 5 跖骨附近,足底外侧动脉转向内侧走行,穿过拇收肌斜头和骨间肌之间,在第 1 跖骨底附近与足背动脉深支吻合形成足底弓。足底内侧动脉发出后沿拇外展肌和趾短屈肌之间前行,沿途发出分支至拇趾侧肌群、趾短屈肌和足底内侧 1/3 部皮肤。胫神经在分裂韧带深面分为足底内侧、外侧神经,伴行同名血管入肌,支配足底肌及皮肤(图 8-43)。

（二）适应证

1. 带血管神经蒂转移用于同侧小腿下 1/3 部、踝关节及足部创面的修复,特别适用于足底及跟部负重部位皮肤软组织缺损的修复。

2. 吻合血管神经移植可用于手部大、小鱼际肌缺损的功能重建,以及对侧足底和跟部皮肤软组织缺损的

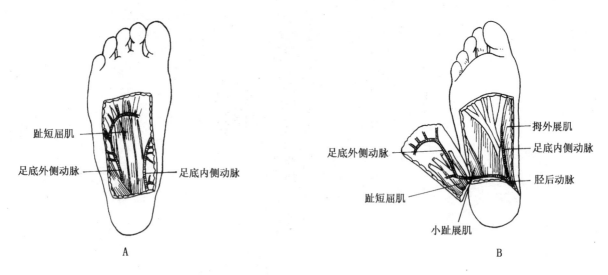

图 8-43 趾短屈肌血供示意图

修复。

（三）手术方法及步骤

于足底非负重区以趾短屈肌为中心设计皮瓣，远侧切口在跖骨远端 1/3 处，近侧切口在跟骨非负重处，外侧切口保留足底外侧皮肤 2～3cm，内侧切口可超过足底内侧缘 1～2cm。皮瓣近侧端切口向内踝后延伸。先作内踝后切口，纵形切开皮肤及支持韧带，显露胫后血管神经束，向内踝前下方延长切口与肌皮瓣内侧切口相续，并切开外侧切口的近侧部分。将跖筋膜及趾短屈肌在跟骨上的附着部切断，掀起肌皮瓣，显露胫后血管神经及足底内、外侧血管神经的分叉部。根据血管发至趾短屈肌分支的粗细多寡情况，决定选用内侧血管或外侧血管为蒂，两者保留其一则可满足肌皮瓣血供。如决定以足底外侧血管为蒂，沿足底内侧切口向前延伸至足底前端切口，切开跖筋膜及趾短屈肌肌腱，将离断肌腱的远端与相应的趾长屈肌腱作缝合固定。切开足底外侧切口皮肤、跖筋膜，将趾短屈肌与皮肤暂时缝合固定数针，以防皮肤与肌肉分离，影响肌皮瓣血供。在肌皮瓣远侧结扎切断足底外侧血管与足底弓的连系，由远侧向近侧掀起肌皮瓣，形成以足底外侧血管神经为蒂的岛状肌皮瓣，即可局部转移修复创面。若需增加血管蒂的长度，则需结扎切断足底内侧血管，保留胫后血管至足底外侧血管及至趾短屈肌分支的连续性，并向近侧解剖分离胫后血管神经束至所需蒂的长度。如欲形成以足底内侧血管神经为蒂的肌皮瓣，则于胫后血管发出两终末分支处，将足底外侧血管结扎切断，形成以足底内侧血管神经连接胫后血管神经的岛状肌皮瓣，便可供带蒂转移。如欲形成肌皮瓣游离移植，可将足底内侧或外侧神经从胫后神经主干劈开，按蒂长需要在适当部位离断劈开的神经及胫后动、静脉，即可用于吻合血管神经游离移植。

二十、拇外展肌肌皮瓣

拇外展肌位于足底内侧的非负重区，切取后不影响足的功能。以足底内侧血管神经为蒂形成的拇外展肌肌皮瓣（abductor hallucis musculo cutaneous flap）既可带蒂转移，也可吻合血管神经游离移植。胥少汀（1986）、侯春林（1986）报道拇外展肌肌皮瓣修复足跟皮肤缺损并取得满意效果。郭恩覃（1990）应用吻合血管神经的拇外展肌肌瓣游离移植治疗晚期面瘫取得成功。江华（1991）对拇外展肌的解剖学研究，为拇外展肌肌瓣、肌皮瓣的临床应用进一步提供了形态学依据。

（一）应用解剖

拇外展肌为羽状肌，起自跟骨结节的内侧突及分裂韧带，肌束向前移行为肌腱，与拇短屈肌同止于拇趾第 1 跖骨底的跖侧。主要滋养血管来自足底内侧动脉，血管从胫后动脉分叉处发出后，分布到拇外展肌多数为两支型，即深支和浅支。深支为足底内侧动脉本干，走行于拇外展肌与趾短屈肌之间，沿途发出数支小动脉到拇外展肌，起始处外径 2.3mm，伴行静脉多为一支，外径约 1.8mm。浅支在拇外展肌深面迂曲前行，于肌的中部附近浅出皮下，走行在肌的内侧缘，沿途发出分支入肌。除深、浅两支外，少数尚有足底内侧动脉边缘支,自足底内侧动脉发出后浅出于皮下,沿肌外侧缘行走,沿途发出分支到拇外展肌的外侧或内侧缘,并有细小分支到附近的皮肤。支配拇外展肌的神经有 1～4 支,均发自足底内侧神经,与同名血管伴行(图 8-44)。

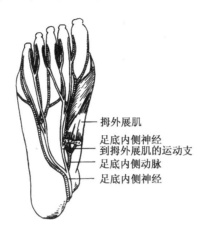

拇外展肌
足底内侧神经
到拇外展肌的运动支
足底内侧动脉
足底内侧神经

图 8-44 拇外展肌血供示意图

(二)适应证

1.带蒂肌皮瓣转移可用于足底、跟部、踝关节及小腿下段因肿瘤、放射性溃疡、外伤、褥疮病灶切除后皮肤软组织缺损的修复。

2.吻合血管神经肌皮瓣移植可用于对侧足底及跟部创面的修复,以及肢体部伴有凹陷畸形的小面积组织缺损的修复。

3.吻合血管神经的肌瓣移植可用于晚期面瘫的功能重建。

(三)手术方法及步骤

以拇外展肌为轴线在足底内侧非负重区设计皮瓣,皮瓣范围最远端以跖骨头的近侧为限,内侧在跖内缘,向外达中线,皮瓣近端切口向内踝下和内踝后延伸。先作内踝后侧纵形切口,切开皮肤及支持韧带,显露胫后血管神经,在跖管内由前向后依次为肌腱、胫后血管和神经。沿血管走行向远侧解剖直到拇外展肌起点深面的胫后动脉分叉处,切断该肌。按设计沿足底内侧动脉由近向远切开皮瓣远侧切口,横断跖腱膜,经内侧切口显露拇外展肌,由该肌胫侧向腓侧掀起肌皮瓣,即可见足底内侧血管神经束。在跖动脉弓的近侧结扎切断血管。在拇外展肌深面向近侧掀起肌皮瓣直至胫后动脉分叉处,形成以足底内侧血管神经为蒂的岛状肌皮瓣供局部转移。如血管神经蒂长度不充分,可结扎切断足底外侧血管,向近侧分离胫后血管神经束,将足底内侧神经与胫后神经主干劈开,即可增加血管神经蒂的长度。经此解剖分离后,在所需蒂长部位断蒂,即可供吻合血管神经游离移植。

(林子豪)

参考文献

〔1〕丸毛英.肌皮瓣与肌瓣.北京:人民军医出版社,1988

〔2〕宁金龙,吴仁秀,袁中华,等.下斜方肌皮岛状瓣及滑行肌皮瓣 9 例报告.中华显微外科杂志,1992,15:164

〔3〕宁金龙,汪春兰,李晓静,等.超长双下斜方肌岛状肌皮瓣修复全头皮撕脱骨外露感染 1 例.中华整形烧伤外科杂志,1993,9:86

〔4〕朱盛修.现代显微外科.长沙:湖南科学技术出版社,1994.310～327

〔5〕孙弘,侯春林.带血管蒂皮瓣肌皮瓣转移术.南京:江苏科学技术出版社,1988

〔6〕李吉.皮瓣和肌皮瓣显微外科解剖学.北京:人民卫生出版社,1993.126～147

〔7〕时述山,胥少汀.肌瓣与肌皮瓣的临床应用.北京:北京军区总院,1984.1～27

〔8〕吴仁秀.斜方肌皮瓣显微外科解剖学研究.中华显微外科杂志,1990,13:222

〔9〕吴仁秀,董吟林.活骨移植外科学.合肥:安徽科学技术出版社,1986

〔10〕 汪良能,高学书.整形外科学.北京:人民卫生出版社,1989

〔11〕 陈日亭.颌面颈手术解剖.北京:人民卫生出版社,1984.85～86,303～307

〔12〕 陈尔瑜,梅芳瑞.常用皮瓣和肌皮瓣的解剖及临床应用.重庆:重庆科学技术出版社分社,1987

〔13〕 展望,高学宏,宁金龙.超长下斜方肌肌皮瓣在头部肿瘤术中的应用.中国肿瘤临床,1996,7:473

〔14〕 Demergasson F. Piazza MV. Trapezius myocutaneous flap in reconstructive surgery for head and neck cancer:an original technique. Am J Surg. 1979. 138:533

〔15〕 McCraw JB. Magee WP. Kalwaic H. Use of the trapezius and sternomastoid myocutaneous flaps in head and neck reconstruction. Plast Reconstr Surg. 1979. 63:49

〔16〕 Rosen HM. The lower trapezius musculo cataneous flap for cranioorbital facial reconstruction. Plast Reconstr Surg. 1985. 75:318

第九章　显微外科技术在整形外科的应用

第一节　显微外科技术对外科技术及整形外科的促进和影响

Nylen(1921)最早进行显微外科手术,现代显微外科的先锋是 Jacobson(1960)。中国显微外科的迅速发展,以陈中伟(1963)断肢再植成功,及杨东岳足趾移植成功(1966)和游离皮瓣移植成功(1973)为起点。在整形外科的发展进程中,显微外科(microsurgery)已经产生异常广泛和深刻的影响,它是近代整形外科发展的阶梯。三十多年来的发展可以分为 3 个阶段:①起点阶段。1960~1973 年,从微血管吻合研究开始,至游离皮瓣移植成功。②大发展阶段。1974~1985 或 1986 年,显微外科百余种组织移植供区的发现及数百种治疗方法的创造和成功。③成熟、继续深入发展阶段。1986 年至今,显微外科广泛并成功地用于整形外科及修复重建外科的各方面,同时使组织移植的理论、实验研究及对移植物进行改造、预制的研究有了新发展。

显微外科是近代外科技术发展的新的里程碑。它使外科技术从宏观扩展到微观领域,给外科所属的许多专业带来了飞跃,诸如断肢(指)再植与移植的成功,游离皮瓣移植、游离肌肉移植及吻合血管的游离骨移植在临床上的广泛应用,游离器官移植给临床外科、实验外科带来新的变化,而且为相应的基础学科的发展提供了新的思路。

显微外科既是一门新颖的技术,又是一门新的边缘学科;显微外科既有各临床外科应用的技术问题,又有与这项技术相关的解剖学、生理学、生物化学、病理学及诊断学的基础理论研究。因此,目前国内外把显微外科作为一门独立的学科,称之为显微外科学或显微修复外科学。不少作者出了专著,并有专科杂志及定期性国际学术交流活动,在我国国内及国际上还成立了显微外科学会和显微修复外科学会。

(一)显微外科开创了整形外科组织移植缺损修复的新纪元

20 世纪 70 年代以前,在整形外科遇有大块组织缺损时,通常采用不吻合血管的带蒂组织移植,手术次数多,效果差,而且移植的组织数量受到很大限制。1961 年,笔者曾收治了一名演员,因车祸造成左小腿大范围皮肤撕脱伤合并开放性骨折。为修复小腿的大块皮肤及皮下组织缺损,先在两侧胸腹部制成了两条巨大的皮管;数周后进行第二期手术,将两条巨大的皮管分别接到手腕部及前臂,并充分制动;再数周后,待皮管能完全依靠手腕及前臂供血时,进行第三期手术,切断两巨大皮管的腹部蒂部,由前臂携带巨大的皮管移植到小腿;又经过数周,两巨大的皮管能完全依靠患腿的血液供应时,方进行第四期手术,切断皮管在手腕及前臂的蒂部,并使移植的皮管铺平,修复小腿的皮肤撕脱性缺损。显然,这是一项巨大的“系统工程”。在整个治疗过程中,任何一次手术的失误均可导致整个“工程”失败。该患者住院 1 年余,经历了十多次手术。如今,由于有了显微外科技术,这类创伤可用巨大的背阔肌肌皮瓣移植,一期修复,完成治疗。

显微外科使各类组织依靠血管吻合游离移植成活成为现实,大大拓宽了组织缺损修复的范围及领域。笔者从 1963 年起从事游离皮瓣再植及移植的实验性研究。自 1974 年开始,在临床上开展了三十余种游离皮瓣移植的应用,积累了千余例用于组织器官修复重建的经验。实践证明,在许多严重创伤及组织缺损的修复中,没有显微外科的方法就难以完成。如一男青年,28 岁,左小腿中及下 1/3 被 1 吨重物造成挤压、撕脱伤,胫腓骨中下段粉碎性骨折,其伤势较上述演员伤势还严重。伤后十余天撕脱挤压皮肤坏死,焦痂下已有感染征象,肢体远端血供尚存,为要求保留肢体转来我院。在全麻下进行左小腿彻底清创,采用“3,2,1 清洗”(3 次肥皂水洗涤,2 次 1：2 000 苯扎溴铵清洗,将坏死组织清理切除后,再用 1 次苯扎溴铵清洗),并在整个清洗过程中以大量生理盐水冲洗。清创后更换手术衣、敷料及手术器械。切除胫前区坏死皮肤及肌肉后,对碎成十余片的胫腓骨钻孔,用羊肠线缝合,三维固定。小腿中下 1/3 骨外露的皮肤缺损,取 15cm×27cm 的游离背阔肌肌皮瓣行吻合血管的移植修复。术后创口一期愈合。肢体长短、粗细和形态以及行走、弹跳功能均如伤前。

又如一男性,19 岁,因左侧从头顶、面颊至下颌缘的巨大神经纤维瘤入院。瘤体下垂大如足球,由于难以切除,不易修复而辗转就诊于全国各地医院,但未得到治疗。其在来我院之前,曾于某大医院试行切除,先结扎患侧颈外动脉,当切开肿瘤边缘后,因出血无法控制而被迫中止手术,输血 10 000ml,才避免生命危险。住我院后,择期再次手术,又因出血无法控制而中止,输血 10 000ml 才得救。后经数月的精心准备,选用低温低血压麻醉,经瘤体周围正常组织作为肿瘤切除的进路,并于切除前先作微波瘤体深部烧灼,术中对瘤体内多不胜数的直径 0.5～1.0cm 的主干血管采用"步步为营,分块结扎"的方法控制出血,历经 7 个小时,一次切除巨大的神经纤维瘤。面部骨及肌肉外露的创面,采用吻合血管的游离背阔肌肌皮瓣 12cm×27cm 移植修复,创口一期愈合。其后配戴假发及眼镜式赝复体,外貌近似常人,可以参加工作和日常的社会活动。

(二)显微外科技术大大拓宽了整形外科带蒂组织移植的内容及范围

整形外科带蒂组织移植的历史已逾千年,古老的印度及意大利法造鼻术至今仍被采用。这些方法虽在近代特别是第二次世界大战后有了很大发展,但在皮瓣移植方面,其长度及宽度的比例不能超越 2∶1、3∶1,少数可达 4∶1 或 5∶1 的界线。近年来由于显微外科游离皮瓣移植的诞生,对皮瓣血供的深入解剖学了解,加之对皮瓣血供动力学的深刻认识,有数十种岛状皮瓣、肌皮瓣、骨皮瓣、筋膜皮瓣相继问世,并用于临床,不仅使整形外科中带蒂组织移植的种类增加,而且可移植的范围也大为扩大,长宽比例的限制也被突破了。

笔者设计以带蒂皮瓣、肌瓣移植的方法,于 1973～1994 年进行了 11 例胸腹壁巨大恶性肿瘤切除后胸腹壁缺损的修复。采用钛钢或有机玻璃支架修复胸廓,用涤纶网修复腹壁,并用巨大的岛状背阔肌肌皮瓣加胸大肌肌皮瓣,或腹直肌肌皮瓣、腹外斜肌瓣、腹内斜肌瓣,或大网膜、阔筋膜张肌肌皮瓣等带蒂移植共同修复巨大的胸腹壁缺损,取得了成功。

病例 1,男,40 岁。胸骨肉瘤几次切除后复发,肿瘤上界达胸锁关节,两侧过乳头线,下及剑突,肿瘤向内压迫胸腔及心包,向外突出约为半只足球大小。切除肿瘤后,胸腔及心包敞开。经采用钛合金钢支架修复胸廓,以右侧岛状背阔肌肌皮瓣(18cm×33cm)及左侧胸大肌肌皮瓣覆盖缺损,肿瘤最终被切除,生命得到挽救。

病例 2,女,30 岁。右侧胸腹壁巨大血管内皮细胞瘤几经切除后复发,上及胸腔,下达脐下与腹股沟之间,后至肩胛中线,前近腹中线。肿瘤组织以压迫腹腔为主。肿瘤切除后,腹腔壁用腹直肌鞘及腹外斜肌和腹内斜肌瓣带蒂移植,如衣襟样重叠缝合修复,其表面皮肤因肿瘤瘤体向外生长而扩张,故皮肤缺损可以直接对拢缝合。

(三)显微外科扩展了整形外科一期器官再造的理论及实践

在显微外科问世之前,对于外伤、先天性畸形、肿瘤切除或后天性疾病造成的器官缺损,修复或再造的方法较少,而且受到很多条件的限制,手术效果也较差。应用显微外科带血管神经的器官移植后,为器官缺损的修复、替代、再造开辟了十分广阔的天地,真正达到了使患者"伤而不残,残而不废"的治疗目的。目前应用显微外科技术进行器官缺损修复及再造主要有以下几个方面。

1.运动器官缺损的修复和再造　最先采用显微外科技术进行器官再造的是运动器官。目前在临床上应用的有断肢(指)再植及移植、足趾移植作拇指再造或手指再造、多足趾移植作拇指及手指再造或多手指再造、跖趾关节移植或趾间关节移植作掌指关节或指间关节再造、跖趾关节移植作颞颌关节强直的功能再造等。

前臂严重 Volkmann 挛缩(缺血性挛缩)表现为前臂屈肌群大片坏死与瘢痕化。过去缺乏良好的治疗方法;显微外科则提供了吻合血管的肌肉移植方法,为这类严重创伤的功能再造带来了希望。

2.呼吸及消化器官缺损的修复和再造　因外伤或肿瘤切除造成的咽、喉、食管缺损,或上、下颌骨,口腔壁与舌的缺损,均可采用显微外科技术进行修复和再造。例如:游离肠段移植作咽喉再造或食管再造;游离皮瓣移植或带蒂皮瓣、肌皮瓣移植作咽和喉腔再造、口腔壁缺损再造及舌再造;吻合血管的骨移植或骨皮瓣移植作上、下颌骨的再造等。

二十多年来,笔者所在科室利用显微外科技术修复食管缺损三十余例,再造手指、拇指及手掌两百余例,再造阴茎一百余例,其他尚有再造乳房、耳郭、眼窝、阴道及肛门括约肌等病例,均获成功。

　　游离肠段移植再造食管,早在显微外科正式创立之前在国外即已有人开展,并取得了成功,但其推广及进一步发展改进的研究却不过近十几年。笔者所在医院进行的食管再造,包括采用肠段移植、肠襻片状移植,及近端带蒂血管吻合的肠段移植,并有带血管肌皮瓣、皮瓣移植食管再造等多种方法,积累了三十余例的经验。其中不少病例是在多次手术失败的情况下,最后用显微外科技术治疗而解除痛苦的。

　　病例1,男,43岁。食管化学灼伤,颈段及胸段食管狭窄,靠胃造瘘维持营养多年。其他医院曾经多次手术,均失败,其中包括空肠带蒂移植后肠段坏死,再进行结肠代食管术,结果远端结肠坏死,在胸骨柄处形成瘘口,留有颈段食管缺损,无奈又采用胸肩峰皮管再造食管,历经1年余的多次手术,又以失败告终后转来我院。入院后经积极强化营养及全身准备,取游离空肠带血管移植再造颈部食管,获得成功。患者经过多次手术失败的折磨,前后历时10年,终于依靠显微外科术式,获得新生。

　　在食管部分缺损的再造中,有的病例因长期营养不良难以承受较大的腹部手术,笔者设计双叶胸大肌肌皮瓣及岛状管形背阔肌肌皮瓣移植术式,进行颈段及部分胸段食管再造,取得了一期成功的效果。

　　病例2,男,60岁。食管癌切除行结肠代食管术后远端结肠坏死,致颈段及部分胸段食管缺损长达9cm。患者营养匮乏,卧床不起,估计难以承受大手术的创伤,故选用左侧岛状背阔肌肌皮瓣,皮面朝里卷成管状,再造食管,手术一次成功。手术创伤小,采用硬膜外麻醉及局部麻醉即告完成。

　　病例3,男,58岁。食管癌切除结肠代食管术后远端肠段坏死,形成食管瘘。瘘的后壁尚有残留的粘膜组织,前壁食管缺损长6cm,瘘周围皮肤呈现广泛化学侵蚀性炎症,患者营养状况不良,卧床不起。遂设计双侧岛状胸大肌肌皮瓣,左侧6cm×6cm用以修复食管前壁缺损,右侧6cm×8cm修复胸部食管瘘周围缺损。手术后早期虽局部有瘘,但经多次换药而愈。

　　3.泌尿生殖器官缺损的修复和再造　　应用前臂皮瓣游离移植作阴茎再造,不但可一次手术完成,而且外形及功能良好。由此推动了带蒂皮瓣移植作阴茎再造的一系列研究,如腹壁下动脉、脐旁皮瓣带蒂移植作阴茎再造,腹壁浅、旋髂浅动脉下腹皮瓣带蒂移植作阴茎再造,以及大腿前外侧皮瓣带蒂移植作阴茎再造等。这些术式也都是一次完成手术,效果良好。这些带蒂移植虽然没有进行血管吻合,但均应用显微外科技术进行皮瓣的分离、解剖及移植,而且显微外科技术应用得当与否,是手术成败的关键。因此,在临床上习惯将它们划为显微外科范畴。

　　妇产科、泌尿科所进行的输卵管吻合、输精管吻合、卵巢移植、睾丸移植等,都是因为显微外科的发展而诞生或发展的。女性阴道缺损采用显微外科皮瓣转移进行修复再造,外形及功能良好,而且无手术后挛缩的后遗症。

　　4.五官及头皮缺损的修复和再造　　鼻、耳、眶、颊、颅骨、头皮、唇缺损等,均是整形外科修复手术的难题。显微外科组织移植可达到这些器官一期塑形再造的目的,这是修复显微外科的广阔天地。目前在耳再造、鼻再造中,应用前臂预制,然后一期移植,在临床上取得了满意的效果。

　　多少年来整形外科的器官再造都需多次手术完成,一旦一次手术失败,可致前功尽弃。采用显微外科技术再造器官可一次完成,且其外形、感觉及运动功能良好。显微外科技术开创了器官再造历史的新篇章。

　　(四)显微外科推进了肿瘤切除及修复外科的进展

　　显微外科一方面用于肿瘤的切除,可使手术的精确度大大提高,既彻底切除病灶组织,又最大程度地保护了健康组织,特别是在颅内肿瘤的切除及颜面或肢体血管瘤的切除上,显微外科技术是必不可少的。另一方面,对肿瘤切除后局部存在的组织或器官缺损,显微外科技术提供了多种修复及再造的方法,使外科医师在肿瘤切除时,能够较彻底地清除病灶,而不用担心切除术后局部残缺的修复问题。

　　(五)显微外科促进了周围神经损伤修复技术的发展

　　由于显微外科技术在周围神经修复中的应用,从而形成一个独立的显微外科分支——神经显微外科。利用神经束膜缝合修复断裂的神经,或是神经束组吻合修复断裂的神经,使周围神经损伤的修复展现了新的一页。随之而产生的显微神经移植技术,包括吻合血管的神经移植,已被广泛地用于四肢神经损伤的修复。神经纤维在肌肉内种植,或是在皮肤皮下组织内种植,以达到肌肉运动及皮肤感觉的神经再支配,是近年来显微外科的新发展。周围神经显微外科修复技术同样也用于颅神经损伤的修复,如面神经损伤的修复,以及用肌肉移植作面神经损伤后面部表情肌肉功能的再造，这是在神经损伤功能再造中发展较快的领域，使神经损伤的修复、肌肉移植及肌肉神经再支配的过程融于一体。该领域已引起国内外学者广泛的研究兴趣。利用显微外科技术进行臂丛神经损伤的修复，或是断离神经的吻合，或是神经缺损的修复，以及跨肩神经转移移植等，为臂丛神经损伤的治疗开辟了新路。

（六）显微外科促进了淋巴管损伤、疾病修复的研究

淋巴管是细小的循环通路，但淋巴循环的研究远没有血液循环的研究那样深入。许多淋巴循环的疾病还没有被认识，无法诊断，更无法进行治疗。应用显微外科技术重建阻塞淋巴管的通道，是近二十余年来的新思路。国内外学者进行静脉-淋巴吻合，使阻塞的淋巴通道转流，以及应用淋巴管移植、静脉移植修复淋巴管缺损等，从此，阻塞性淋巴水肿的治疗有了新的起点。为适应这些治疗的发展，有关动物淋巴水肿模型的制造、淋巴管疾病的诊断、淋巴管疾病的各种造影诊断、淋巴管疾病的分类，以及淋巴循环的动力学、淋巴管瓣膜功能等研究，成为当今引起国内外学者广泛注意的新内容。这使得国际上又形成了一支专业队伍，即显微外科学的又一分支——显微淋巴外科学。

（七）显微外科将使整形外科走向更加辉煌的明天

显微外科技术的三要素是：①用光学放大手段；②辅以精密的显微手术器械；③完成高度精密、高度无创的手术。无疑这将使整形外科及修复和美容外科走向更加灿烂的未来。这些基本原则不仅促进了整形外科精密操作技术的发展与研究，也使与其相关的解剖学、组织学、组织血供的生理病理、组织生长及愈合，以及术后监护和功能康复研究等问题进一步深入，从而取得更加辉煌的成果。

1. 显微外科将成为整形外科医师必须掌握的基本技术之一。在新一代整形外科医师的培养中，显微外科已被列入外科基本知识及技能的范畴，可以预期新一代整形外科医师必定会应用显微外科技术三要素，把显微外科技术在整形外科的应用推向新的高度。

2. 组织、器官缺损的再造将进一步向前发展。不仅体现在以血管吻合的游离组织、器官移植方面，也体现在作组织、器官缺损的再造术中，并将在方法、功能及外形的完美等方面取得进一步发展，而且在以带蒂组织移植行组织、器官缺损的再造术时，会出现更多损伤小的供区，操作简便，成功率高，功能及外形均良好。在组织、器官缺损的急诊即时再造中，显微外科的介入，将为达到早期缺损的修复和重建日益发挥巨大的作用。

3. 对显微外科移植组织及器官的预制或改进会有进一步发展。鉴于显微外科移植组织、器官的供区有限，经过近二十年的挖掘，目前供区已几乎遍及全身。早在 20 世纪 80 年代即有预制游离皮瓣，用组织扩张器改进游离移植一次器官再造的研究，同时对移植组织血供的生理病理，及增加、促进移植组织成活可能性等一系列的研究，都将会更加深入扩展，以提高移植的成功率及术后的功能效果。

血管吻接成功是显微外科组织移植、再植成功的关键。多少年来人们研究的重点是在微创操作上下功夫，而基因工程采用血管内皮细胞相关因子的基因调控手段，促进吻合血管的内皮愈合，这为显微外科的广泛推广应用提供了保证。

4. 显微外科问世之后，有关神经损伤的修复及肌肉损伤后动力重建等有了很大进展，但是有关神经生长和再生、肌肉神经化，以及康复治疗等尚有很多难题有待克服，这不仅包括了外科技术问题，而且还有许多基础研究亟待开发及扩展。

组织工程研制的软骨、骨可作为身体内预制器官的支架，或制成带血管的组织块移植，修复缺损和行器官再造，这在 21 世纪将会成为现实。

5. 显微外科对美容外科的发展也将会起到重要的推进作用。高度精密、高度无创的操作，肯定会较一般美容手术技术取得更加优良的效果。在面部及身体外露区域的肿瘤切除，以及血管瘤、淋巴管瘤切除等采用显微外科技术，可使手术达到较理想的美容效果。近几年发展起来的内腔镜美容外科手术，也属显微外科的演变及发展，在不久的将来，内腔镜美容外科手术将取代不少美容手术，并取得创伤小、效果好的成果。

6. 显微外科在淋巴管的修复中，以及手部先天性畸形和小管道缺损（如泪小管）等的修复中，也将会进一步发展。这些都将使整形外科不断向前迈进，攀登新的高峰。

（王炜、李青峰）

第二节 显微外科的器械和设备

一、手术显微镜和手术放大镜

手术显微镜与手术放大镜是显微外科的最基本设备,对于直径在 2mm 以下的血管吻合,以及细小血管、神经的解剖,均应在手术显微镜与放大镜下操作。

(一)手术显微镜

手术显微镜有双人双目或单人双目,及落地式、悬吊式、台式或壁式等类型,其中落地式双人双目手术显微镜最为常用。

手术显微镜由光学系统、照明系统及机械系统 3 个部分组成。光学系统是显微镜的主件,通常有放大 6 倍、10 倍、20 倍及 40 倍的目镜及 200～275mm 的接物镜。放大倍数越大,手术视野越小。一般都具有 3 对目镜,第三对供示教。照明系统多采用冷光源内照明,由光导纤维传导。机械系统由机械支架及支架可升降的变焦马达组成。一台良好的手术显微镜,其变倍、调焦以及转动显微镜身均可由脚控开关来控制,此外尚应有摄影及录像转播的闭路电视系统等。

(二)手术放大镜

手术放大镜可帮助外科医师作精确的解剖及细微的缝合,可用于组织移植时的血管解剖,也可用于神经吻合、血管瘤手术的解剖切除以及尿道下裂的修补等。

手术放大镜有头盔式、台式及眼镜式几种,以眼镜式最为常用。有的手术放大镜伴有照明装置,由于附件沉重,较少被采用。放大镜的倍数以 3～4.5 倍为宜,5～6 倍的放大镜虽然能加强辨别能力,但由于视野较小,长时间应用易使术者眩晕不适,一般只能用于短时间的精细解剖。

二、显微外科手术器械

显微外科手术器械是完成显微外科操作的必要工具,其基本操作器械包括显微外科组织镊、持针器、剪刀、血管夹、冲洗针头等。

(一)显微外科组织镊

显微外科组织镊可用作夹持、提取组织,持线、打结以及分离组织等。如为笔式,可在拇、示、中指间随意转动改变方向。镊子尖端直径为 0.15mm,光洁,有 5～10mm 的接触面,持线时不易脱落。

(二)显微外科持针器

显微外科持针器用作持针、缝合、打结等,以半圆形柄、尾部弹簧启闭式为佳。新式持针器在示指接触部位有一细微杠杆,推向前端即成剪刀或镊子,可减少术中更换器械所需的时间。持针器有直、弯两种,弯型持针器弯度为 30°～45°,较直型更为适用。

(三)显微外科剪刀

显微外科剪刀用作修剪、分离血管、神经、淋巴管等,也可用作 5-0～11-0 线的剪线工具。为保护刀刃锐利,不可修剪其他组织及物质。其形态类似持针器,为半圆形柄,尾部弹簧启闭式,有直、弯两种,其尖端略呈圆形,以便安全地分离血管周围组织,而不至于误伤血管壁。弯剪刀弯度为 30°～45°。

(四)显微外科血管夹

显微外科血管夹用来夹细小血管,阻断血流。小血管夹的压强宜控制在 $30g/mm^2$ 以下。血管夹可以单个使用;也可以是带有离合臂的两只血管夹并联,两只血管夹间距离可调节,这种血管夹被用于血管端端吻合,有利于血流阻断、血管位置的固定及翻转缝合。

(五)冲洗针头及冲洗装置

冲洗针头及冲洗装置用在血管吻合前,可把管腔内余血冲洗干净;用于吻合过程中,能保持手术野湿润、清洁。用 4 号、4 号半针头，针尖要求平滑，不损伤血管内膜。

（六）其他手术器械

其他手术器械包括显微卡尺（用于测量小血管直径），以及显微外科血管钳等。

（七）显微外科缝针及背景材料

常用的显微外科缝线以单丝尼龙线最佳，因其具有较强的拉力，且表面光滑。国产 9-0 单丝尼龙无损伤血管缝针，适用于直径 1.0mm 以上的血管吻合；1.0mm 以下的血管及淋巴管吻合，可采用 11-0 无损伤缝合针。常用显微血管缝针规格见表 9-1。

表 9-1　常用显微血管缝针规格

针号	缝针直径(μm)	缝线直径(μm)	拉力(g)
7-0	200	50	50
8-0	150	38	50
9-0	100	25	25
11-0	70	18	10

国外显微血管缝针种类较多，缝针直径最小可达 50μm，针尖截面有 T 型、V 型等多种型号，缝线直径与国产相近。

在小血管吻合时，手术野下衬以显微外科背景材料，有利于血管吻合，特别是 1.0mm 以下的血管吻合。有了背景材料，可使手术野清晰易辨。可采用硅胶膜或塑料片，淡蓝、淡绿、乳白、奶黄等颜色均可。

三、显微外科其他设备

（一）双极电凝器

双极电凝器用于手术过程中止血。它可以电灼 1.0mm 以下的小血管或其分支，而不至于损伤周围组织。双极电凝器应具有足控开关或手控开关，功率可控制，并配有良好的显微外科电凝镊。

（二）血流检测仪

最常用的是超声波血流听诊器。它利用超声波探测体表血管状况，可检查体表细小的动脉及静脉。使用时将听诊器探头置放在有介质的皮肤上，检查有无小动脉或小静脉存在。动脉声呈节律的枪击声，短、急促；静脉声为"嘘嘘"吹风声，有时静脉存在但安静无声。超声波血流听诊器可于术前检查供、受区血管状况，也可在术中或术后检查吻合血管是否通畅。

（三）皮肤测温监护设备

激光多普勒、经皮氧分压测定仪、红外线液晶血流监测仪等都是显微外科术后的监护设备，可用作监测移植物或再植组织和器官的皮肤温度、血流状况、皮肤氧代谢状况，以便作出血供状况的整体分析。

（李青峰）

第三节　显微外科基本技术的内容及要求

显微外科手术基本技术包括两大部分：显微外科基本技术及小口径管道修复、吻合技术。显微外科基本技术是为适应显微外科所进行的组织切开、分离、暴露、切断、切除、结扎、缝合等技术。小口径管道的修复及吻合技术包括显微血管、神经、淋巴管、输精管、输卵管、输尿管、泪小管、儿童胆管的修复及吻合等。本书在相关章节分别叙述了显微血管、神经及淋巴管的吻合技术。对于小口径管道修复、吻合技术的重要性，是众所周知的，而对于显微外科基本技术的重要性，则往往需要在多次临床实践中逐步加深认识。后者是前者的基础，前者是后者的继续，两者相辅相成，才能顺利完成显微外科手术。

显微外科基本技术有别于一般外科基本技术。为达到彻底将病灶切除，成功地进行显微外科组织移植、器官修复或器官再造的目的,必须使一般的外科基本技术得到精炼和提高,成为高度无创、高度精细、高度准确的技术操作,这就是显微外科基本技术。为此,外科医师在学习显微外科小管道吻合技术的同时,一定还需要在显微外科基本技术方面,有一个适应和再训练的过程。

（一）显微切开和分离技术

为使组织切开时损伤小、准确,一般常用 11 号刀片或 15 号刀片,使切开过程犹如微雕技术一样。目前通用的刀片还不能适应显微外科技术发展的需要。11 号刀片虽然有刀头尖锐、切割准确的优点,但是刀刃部分太长,易造成周围组织的损伤,因此使用时应小心操作。一种刀头尖、刀刃长 3～5mm 的刀片,并且有各种偏角的刀刃,将会更加适用于显微外科。

显微组织分离是显微外科手术的必经过程。在受吻合血管、神经、淋巴管的解剖暴露中,均需采用显微分离技术,以锐性分离为主,用尖头刀片或锐利的剪刀分离。如需作必要的钝性分离时,宜使用显微血管钳、蚊式钳或镊子作小幅度的分离,每次幅度在数毫米范围之内。要完成这种分离、暴露的操作,手术医师的肘部及腕部要有支撑,用掌指关节、指间关节的活动及少量的腕部活动来完成操作。

（二）显微组织的提持技术

在显微外科手术中,忌用外科有齿镊子或血管钳扣齿夹持组织。应使用尖头、无齿的整形外科镊子、珠宝镊子或显微镊子提持组织。对于需吻合的血管、淋巴管及神经的镊持,只夹其外膜,不直接夹持血管、淋巴管、神经的全层组织,特别是不要用镊子夹持血管的内膜,以免损伤。

（三）显微组织的牵开及暴露技术

同一般外科技术一样,牵开及暴露是显微外科手术所必须的。为了达到少损伤及具有足够手术野的目的,均需采用手外科小拉钩。皮肤、皮下组织的牵开,采用 14～16cm 的单齿或双齿皮肤拉钩。在血管吻合时,多用小型自动撑开器暴露手术野,也可用缝线使创口缘外翻,与周围皮肤缝合作牵开。对于血管、淋巴管、神经的牵开,采用薄的橡皮片或塑料条牵引。宜采用彩色及不透明的橡皮片或塑料条,以防止其误留在组织内。

（四）显微外科的结扎及止血

在显微外科手术中,应广泛地应用双极电凝器来止血,使电凝处周围的组织损伤减少到最低程度。对于需作吻合用的血管的分支,其止血仍以结扎法为妥,可用 5-0 丝线或 6-0 尼龙线结扎。对于较大血管的止血,可用银夹或 3-0 丝线结扎。

（五）显微外科的清创技术

在进行显微外科组织移植、再植的清创术中,应贯彻微创技术,显微外科的清创技术同样要求达到清洗创口,去除坏死组织,并作组织缺损的修复准备。但是,显微外科对清创要求较一般外科严格,应尽可能彻底地清除坏死组织。由于手术过程中借助手术放大镜,对组织损伤程度的分辨有较为准确的判断,能将坏死组织及可能近期坏死的组织彻底切除。

显微外科清创中,要求创造具有良好血供的血管床或神经床,以便在组织移植及修复中应用。

清创是减少感染的有效方法。多次、无损伤的清洗是显微外科清创的特点之一,如前述所采用的"3,2,1清洗法"可作为早期污染创伤的清洗。

（六）治疗的总体设计及手术中的分组分工

显微外科的修复重建手术,有时需要几次手术才能完成。经管医师应对每一患者的治疗都有一总体设计,包括总体需要几次手术完成治疗任务,每次手术的任务及治疗目的,两次手术的时间间隔及术前、术中、术后其他治疗的配合等。经管医师还应对每次手术作细致的个别设计,包括手术内容、目的,多少医师参加手术,医师间如何分组,技术上如何分工,每组医师在手术过程中何时洗手上台,如何作好供、受区准备及组织移植的衔接,每个医师、护士站立的方位等,从而使手术有条不紊地进行。

第四节　显微血管吻合技术

对直径小于 2mm 的血管作吻合,应借助手术放大镜或手术显微镜进行操作,以达到理想的效果。

显微血管的吻合方法有 5 种,即缝合法、套管法、粘合法、机械吻合法及热凝吻合法。至今仍以缝合吻合法为首选,其吻合时所需器械简单,操作方便,术后通畅率高。血管吻合的形式有 3 种:端端吻合、端侧吻合及侧侧吻合。其中以端端吻合最为常用,吻合时血管吻合口容易准确对合,操作方法易于掌握,术后通畅率高。

一、显微血管吻合的操作技巧及注意事项

显微血管吻合是显微修复外科组织移植及再植的决定性步骤。在手术中,由于血管损伤清创不彻底、手术创伤、血管吻合欠佳、血管床血供不良、术后局部血肿形成、血管痉挛没有及时处理、制动欠妥及感染等因素,均可造成吻合血管狭窄或血栓形成,导致手术失败。一个训练有素的医师,应尽量避免上述不利因素的发生,保证手术成功。

(一)实验室能力与临床能力的差别

在实验室取得了熟练吻合血管技巧的医师,为其临床显微外科工作打下了坚实的基础。但实验室内的工作能力与临床工作能力有着明显的差别,这应引起年轻学者的重视。临床供区、受区的条件是多变的,实验室中血管吻合的条件较为恒定,处理方法相对单纯。在临床上,两条吻合的血管可能口径不一样,或许走行方向不一致,或许管壁厚度相差较多,再有血管床的变化,血管的位置深、浅不一等,都可能造成血管吻合的困难。一个刚从事显微外科的医师,对这些因素均应有思想准备,并对各种变化的情况要有相应措施。

在实验室里操作,操作者可有一舒适的座位进行血管吻合。但在临床上,特别是头颈部的显微外科组织移植手术,医师只能站立着进行血管吻合,其肘部及腕部均无良好的支撑,会给手术带来较大的困难。

(二)识别吻合血管正常与否

识别吻合血管正常与否,选择正常的血管进行吻合,这是手术成功的前提。正常的小动脉或小静脉呈充盈状态,卧于软组织中,周围有疏松结缔组织,管壁柔软,切断后管腔内壁呈乳白色,清晰,血管内膜、中膜紧密贴合,在 8~10 倍手术显微镜下,不易分辨血管中膜、内膜的界限。当外伤后,如撕脱伤、挤压伤、电击伤、放射性损伤或炎症后,血管失去正常形态。手术时应清除病变血管,直到完全正常的血管部位,这样才能保证血管吻合成功。笔者根据数千例急症或选择性显微外科手术病例的经验,认识到下列几种血管状况不适宜进行血管吻合,只有在彻底切除病变血管后,才能进行吻合。

1. 紫癜征　血管壁有青紫斑块,一种是散在的或密集的青紫斑点,常见于挤压撕脱伤,造成血管壁内出血,只有切除有紫癜的血管至正常部位,才能进行血管吻合。另一种是血管呈长条状青紫,多出现在小动脉,这往往是由于小动脉的分支断裂,没有结扎,在小动脉外膜下或小动脉周围形成血肿,这类血管没有必要整段切除,只需切开外膜,清除索状血肿,找到小动脉分支的出血处,予以结扎,即可供吻合。

2. 节段征　常见于小动脉损伤,血管交替呈现一段粗而厚实,一段细而空虚,这往往是由于血管撕脱伤,造成血管外膜下部分中膜断裂,或是中膜、内膜断裂所致;这种血管也可见于长时间缺氧的带血管组织移植术中,只有切除损伤血管,方能吻合。

3. 唧筒征　常见于小动脉的撕脱伤。表现为血管内膜肿胀,与中膜分离,两者之间的间隙明显加大,乳白色的血管内膜伸出血管口之外,而中膜及外膜后缩,形成望远镜镜筒样。这种情况多见于皮瓣游离移植时血管蒂长时间牵拉,或是由于血管长时间痉挛、缺氧之故。笔者发现此表现多见于老年患者,可能与血管硬化有关。这种血管应予彻底清除,直至正常血管腔,内膜、中膜紧密相贴,在 8~10 倍显微镜下不见明显中、内膜分离为止。

4. 网状征　为血管栓塞前的症状,在血管腔内有或多或少的银丝状纤维,附着于血管内膜上。常由于血管内膜损伤引起,或是外膜卷入吻合口内造成纤维沉着之故,因纤维素沉着在管腔内呈网状而得名。对这种血管,应去除内膜损伤部分,清除管腔内沉着的纤维素,进行彻底的管腔内冲洗,至内壁光滑无异物后,方可作血管吻合。

5. 血栓形成　即在血管腔内有血栓,可见于小动脉,也可见于小静脉,有白色血栓及红色血栓两种,后者常见于阻塞的小静脉。凡有白色血栓者,常是血管损伤所致,必须清除血栓,剪去损伤的血管,直至正常处。红色血栓可见于阻塞的静脉远端,如见于组织再植或血管吻合的组织移植血管栓塞早期。若出现静脉内红色血栓,可用镊子取出红色栓子,经仔细观察,如果内膜没有损伤,仍可供吻合。

6.血管板结征　是血管及血管床均有病变的表现。僵直的血管埋在广泛的瘢痕之中,血管细、硬、苍白,与周围瘢痕组织没有明显界限,硬结如板样。如勉强将血管分离出来,可见管壁增厚、动脉搏动不明显、静脉失去柔软及可变形等特点。剪开动脉,可见管腔严重狭窄,外径 1mm 以上的动脉,管腔犹如针尖一样,只有缓慢溢血,没有活跃的喷血。这样的血管,见于电击伤和撕脱伤后的 Volkmann 挛缩、肿瘤组织浸润及慢性炎症之后,特别是放射治疗之后。这类血管应予切除,直至正常节段,才能供吻合;或另取健康的血管供吻合。

(三)吻合血管前的准备

吻合血管前的准备工作是在供、受区血管解剖完成后进行的,包括一般准备工作及吻合血管准备。

1.一般准备工作　根据手术医师及其助手的眼屈光度与瞳距,调节手术显微镜目镜的屈光度与筒距。调节手术显微镜的放大倍数,当吻合直径为 1～2mm 的血管时,放大倍数宜为 6～10 倍;直径小于 1mm 的显微外科血管吻合时,放大倍数可达 10～16 倍。手术护士应将与显微手术无关的器械移开,将显微手术器械安放在手术医师及其助手取用方便的地方。将显微血管缝合针放在乳白色的塑料片上,或清洁的湿纱布上,便于传给手术者。配制好冲洗溶液:肝素 12 500 单位、利多卡因 400mg,加入林格液 200ml。吻合血管的肢体或头部需良好制动。手术野两侧各放置一块湿润的纱布巾或白色纺绸巾,以便吻合血管时,缝针在纱布上清晰可见。吻合血管的下方衬以天蓝色或明黄色或湖绿色的塑料片作为背景。

2.吻合血管准备　去除血管吻合口的外膜,防止血管外膜悬垂于血管腔内,是预防吻合血管栓塞的重要措施。血管吻合前,常规剥除吻合口周围血管外膜约 4～6mm。清除外膜的方法有两种:一是用镊子提起吻合口周围的外膜,如脱袖子一样,将外膜拉出吻合口外,予以剪除,剪除后,外膜自然回缩到离吻合口缘 4～6mm 处;另一种是用镊子提起吻合口周围的外膜,修剪去 4～6mm(图 9-1)。

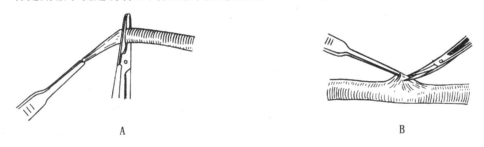

A　　　　　　　　　　　　　　　　　　　　　B

图 9-1　血管外膜修剪的两种方法

(四)吻合血管的注意事项

1.准确进针,针距、边距均匀　血管缝合的进针应一次完成,切忌反复穿刺血管壁。缝合血管的针距及边距视血管直径与管壁厚度而定,一般针距为 0.3～0.5mm,边距为 0.2～0.4mm。血管直径超过 1mm 时,针距及边距可再大一些。静脉吻合时,边距也可大一些,以保证吻合口外翻。当针距增大时,边距也应增大,方可使吻合口对合良好。管壁厚的血管,边距也可大于 0.4mm。

2.张力适宜,防止扭曲　吻合血管的张力太大时,易致血管壁损伤,轻者仅损伤内膜,严重时则引起吻合口撕裂。张力太小则可能产生吻合口血管折叠,血流不畅。吻合血管的扭曲是由于血管的两吻合口对位不良所致。在手术显微镜下操作,由于手术者集中思想观察镜下血管吻合口情况,加之视野很小,故显微镜视野外的血管发生的轴形旋转,在镜下常不易被察觉,常在血管吻合完成后,移开手术显微镜时才发现。发生这种情况时,只能拆开,重新缝合。这种失误不是罕见的,为此,术者在吻合血管前应将血管准确对轴、对位,防止扭曲及旋转,然后再应用手术显微镜进行血管吻合。

3.无创操作,创面湿润　血管吻合时,忌用镊子直接夹持吻合口,以免损伤血管内膜;只用镊子夹持外膜。手术野应经常用溶液冲洗,保持吻合血管的湿润状态。

4.密切配合,外翻对合　血管缝合吻合法虽可以由一人操作完成,但如果有一熟练的助手协助,不但可提高吻合速度,而且可使吻合口有效外翻。为使吻合口外翻对合,措施有两个:一是进针时缝针与血管壁间的夹角为 30°～45°,而不是通常的 90°,这种角度的缝合可使血管外膜的边距少一些,内膜的边距大一些,打结时内膜外翻良好;二是打结时手术者轻轻提起缝合针线,助手用镊子的两尖端轻压缝合线处的血管壁,可保证血管内膜外翻(图 9-2)。

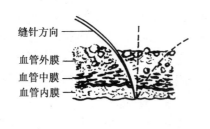

缝针方向 —
血管外膜 —
血管中膜 —
血管内膜 —

A

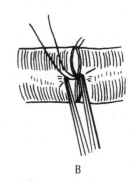

B

图 9-2 血管内膜外翻缝合法
A.进针方向,使缝针与血管壁呈 45°角　B.打结时用镊子轻压血管壁,使吻合口外翻

5.减少刺激,解除痉挛　及时解除吻合血管的痉挛状况,是保证显微血管吻合成功的关键之一。任何机械刺激、化学物质刺激及寒冷等,均可引起血管痉挛。避免上述刺激因素是防止血管痉挛所必须。而解除血管痉挛最有效的方法目前有下列几种。

(1)持续的热生理盐水纱布湿敷是最有效的方法,但往往费时较多,一般需 20 分钟左右,如果血管蒂很长,血管痉挛严重,费时可达 1 小时以上。笔者曾有 1 名足趾移植的病例,因吻合血管痉挛,一直等待了 3～4 小时,经积极处理,才解除了血管痉挛。

(2)高浓度的丁卡因(2%～10%)解除血管痉挛也很有效,但是药物剂量应小心控制。可采用小纱布吸取丁卡因对痉挛血管湿敷,能有效地解除血管痉挛。用 2% 利多卡因也可解除血管痉挛。

(3)机械扩张及液压扩张也是常用的方法,对于吻合口处的痉挛,只要用显微镊子伸入管腔内,轻轻撑开,即可解除痉挛,便于血管吻合。对于整段的不易解除的血管痉挛,可采用液压扩张,这较多地用于静脉,特别是静脉移植(图 9-3)。用液压扩张的血管,很少再度发生痉挛。

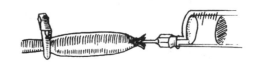

图 9-3 痉挛血管液压扩张法

6.及时配合术中用药　在显微外科足趾移植时,笔者习惯在游离移植的组织断蒂前,静脉快速点滴低分子右旋糖酐(分子量 2 000 以下)500ml,1 小时左右滴完。这不仅具有稀释血液的作用,而且可增加血流速度,有抗凝作用,同时对移植组织的缺氧状况还有保护作用。或许这就是笔者两百余例足趾移植无 1 例失败的原因之一,同时也是笔者所在上海第二医科大学第九人民医院近年来完成数百例游离皮瓣移植无 1 例失败的原因之一(在早期,曾发生过一些皮瓣移植完全坏死的情况)。

7.密切关注患者的全身状况　显微外科手术要求手术者长时间高度的思想集中。初学者往往容易把注意力全部集中于移植组织或再植器官的成活与否上,而忽视了对全身状况的严密观察,国内外均有显微外科手术后死亡的病例报道。因此不但在急诊手术时要密切注意全身状况,即使是选择性手术,也应密切注意。笔者曾遇到一单纯性游离皮瓣移植病例,术中发现创口渗血如出汗一样,情况异常,立即加速进行组织游离移植的血管吻合,关闭创口,并检查输血瓶是否有错,怀疑有 DIC 可能。后经多方面会诊及化验证明是 DIC,及时治疗,使患者转危为安。术后分析可能与输血有关。

8.温度适宜　手术室温度保持在 22℃以上,这是显微外科手术所必须的。寒冷季节,在无暖气供应的地区,这一点尤应注意。

9.术后制动　术后良好的制动,避免血管吻合处有任何张力性活动,同样是手术成功的重要因素。

二、显微血管缝合吻合法

用 9-0～11-0 的单丝尼龙无损伤缝针缝合血管。直径 1mm 以上的血管吻合用 9-0 线,直径小于 1mm 的血管吻合用 11-0 线。缝合方法有单纯间断缝合、单纯连续缝合、间断褥式缝合及连续褥式缝合等几种。

单纯间断缝合法是最常用、最安全的缝合方法，操作简单，吻合口对合准确，术后通畅率高。单纯连续缝合的缝合速度快，吻合后吻合口漏血现象很少发生，但缝线易被抽紧，造成吻合口狭窄，也难做到血管吻合口的准确外翻对合，这种缝合不适用于 2mm 以下的血管吻合。对于直径 2mm 以上的血管，可采用分段连续缝合，即将全吻合口分成 2～3 段连续缝合，既提高了吻合速度，又可防止吻合口狭窄。

间断褥式缝合法是使血管吻合口外翻对合的缝合方法，因此可防止术后血栓形成。由于操作较困难，平时较少采用。遇有两吻合口血管直径不等，或管壁厚度相差较大时，为了准确地使血管吻合口外翻对合，可使用此法。连续褥式缝合法最易造成血管吻合口狭窄，在临床上已很少应用。

（一）端端吻合法

端端吻合（termino-terminal anastomosis）恢复了血液的正常流向，能保持血液的最大流速及流量。为避免血管吻合时发生扭曲或吻合口对合不良，常采用二定点或三定点端端缝合。四定点缝合技术，因为定点缝线太多，影响手术操作，已很少应用。三定点缝合适用于管壁薄、内径小、前后壁呈贴合状态的血管吻合，如内脏静脉的吻合等。

1. 二定点端端缝合法　将两吻合的血管端端对合后，在吻合口缘 0°及 180°的部位，各缝 1 针，分别打结，留有 10～15mm 长的尼龙线，作为牵引，以利于其余缝合的操作。在第 1、2 针之间的中点，缝合第 3 针，再在第 1、3 针间的中点及第 3、2 针的中点，分别缝第 4、5 针。然后牵引第 2 针的牵引线，使血管翻转 180°，让血管吻合口的后壁缘暴露。在第 2、1 针间的中点，缝第 6 针，再在 1、6 针间及 6、2 针间，缝合第 7 与第 8 针。至此血管缝合结束（图 9-4）。检查吻合口对合是否良好，如有不佳，可加缝合。剪除牵引线。最后放松血管夹，如吻合口有少量漏血，用温热盐水纱布轻压吻合口片刻，即可控制漏血。如有喷射性出血，则应加缝 1 针。一般直径 1～2mm 的血管均缝 8 针。直径小的血管边距小一些，而直径大的血管边距应大一些。

二定点顺序缝合法是二定点缝合的改进，在技术熟练后可采用此法。第 1、2 定点缝合仍在 0°及 180°进针，第 3 针位于第 1、2 针间的上 1/3 部分，第 4、5 针进行连续缝合，留长线，剪断后间断打结（图 9-5）。这种缝合方法加快了吻合速度，而且在作第 4、5 针连续缝合时，吻合口的两边缘张开，有足够的视野，可见到对侧管壁，防止缝合到后壁上。后壁缝合同前壁缝合，第 7、8 针作连续缝合，分别打结。另外尚可采用"不等距二定点缝合"，先缝 0°及 135°，或 0°及 225°部位，使血管的前后壁周边长度不等而自然下垂，在缝合时可防止缝住对侧的血管壁。这种缝合方法的定点不易，初学者不宜采用。

2. 三定点端端缝合法　在两吻合血管口缘的 0°、120°及 240°方位各缝 1 针，使吻合口妥帖对合后打结，每结均剪去一根缝线，留下 10～15mm 尼龙线作牵引。然后再在第 1、2 针间，第 2、3 针间及第 3、1 针间，视管径大小，各缝 1～2 针（图 9-6）。三定点缝合法有 3 个方向的牵引线，可防止缝合到对侧管壁上，特别适用于管壁很薄的内脏静脉的缝合。对于技术不够熟练的医师，其定点不易准确掌握。

3. 翻转端端缝合法　是一种手术视野小，血管不易翻转暴露血管后壁时应用的缝合方法。两吻合的血管端均侧翻 90°，先在后壁中点缝合第 1 针，在第 1 针上、下方，分别缝合第 2、3 针及第 4、5 针（图 9-7）。血管后壁缝合完成后，再缝合前壁，缝合方法同上。

4. 盘端吻合法　是一种增加吻合口直径的血管整形方法，由杨东岳（1973）所创用。在腹股沟皮瓣游离移植时，由于腹壁浅或旋髂浅动脉过于细小，故设计在股动脉上切取一块盘状动脉壁，以增加腹壁浅或旋髂浅动脉的直径，提高游离皮瓣移植的成功率。股动脉壁的缺损，用 6-0～7-0 的尼龙线缝合。该方法可作盘端吻合（图 9-8），也可作盘侧吻合（图 9-9）。

5. "Y"形端端缝合吻合法　是一种增加血管吻合口直径，减少血管吻合次数的血管整形技术，由王炜（1983）创用。最初用于一名 4 岁女孩的肩胛皮瓣移植手术中。患者手部皮肤撕脱伤，取对侧肩胛皮瓣游离移植。供区皮瓣有两根伴行静脉，十分细小，直径只有 0.3～0.5mm。手部受区动脉情况尚可，静脉缺乏，只有一条静脉埋在瘢痕中，直径约为 1.0mm 左右。在此种情况下，采用"Y"形血管吻接，使供区的两条静脉侧侧吻合成一个静脉吻合口，再与头静脉端端吻合，手术一次成功。以后，这种吻合方式又推广到别的手术。日本学者将此术式推广应用，不仅使供区的血管吻合口可合二为一，而且受区的血管也可以合二为一，再与供区的一条血管作吻合。美国学者也报道了他们应用此术式成功的经验。"Y"形端端吻合的操作方法如下：去除血

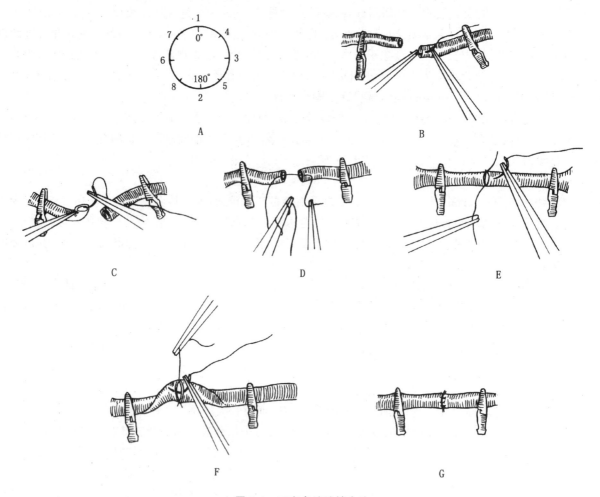

图 9-4 二定点端端缝合法

A.缝合定点方位及缝合法进针次序 B.第 1 针缝合方法 C.使吻合口外翻的缝合技巧:不用镊子夹持血管壁,仅轻轻地扶持,可使内膜边距大一点,外膜边距小一点 D.双套圈打结,防止滑脱 E.前壁缝合方法 F.后壁缝合方法:用牵引线将血管翻转180°,使后壁转到前面,然后逐针缝合 G.缝合完毕

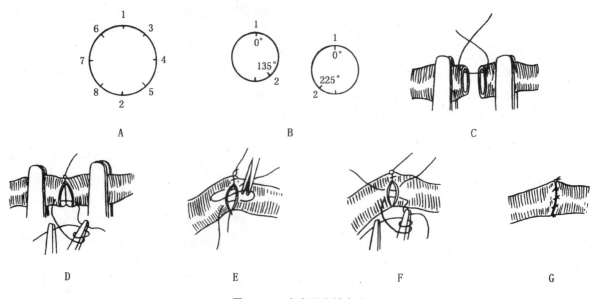

图 9-5 二定点顺序缝合法

A.二定点顺序缝合法的进针次序 B.不等距二定点缝合的第 1、2 针定点缝合的两种形式 C、D.二定点顺序缝合的定点缝合 E.第 3 针缝合完成后,第 4、5 针连续缝合,剪断连续缝针 F.使第 4、5 针分别打结 G.前后壁血管缝合完毕

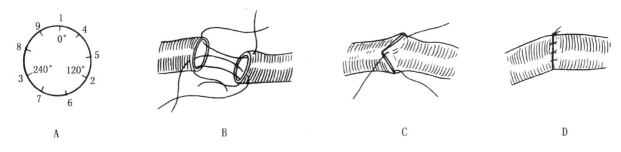

图 9-6　三定点端端缝合法

A.三定点缝合法的进针顺序　B.三针定点方位　C.三针定点的牵引方向　D.缝合完毕

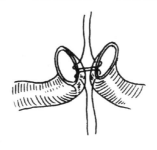

图 9-7　翻转端端缝合法

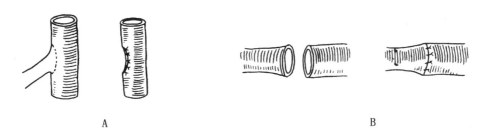

图 9-8　盘端吻合法

A.从主干血管上取带盘的吻合血管　B.盘端吻合

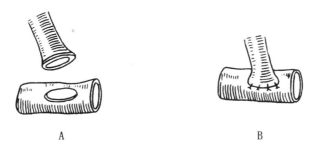

图 9-9　盘侧吻合法

管外膜,使两根血管口端修剪成一样齐,在相邻的血管侧壁制成裂口,其长度约是血管直径的1.5倍。将两血管的侧壁裂口作侧侧缝合,先缝合裂口的基底部,再缝合后壁,最后缝合前壁,使两个血管合并成一个。然后与另一端血管吻合口吻合。缝合法多采用二定点缝合。吻合完成后3条血管呈"Y"形(图9-10)。

　　6.等弧端端吻合法　在临床上,端端吻合的两条血管常会遇到血管直径相差较大的情况。如果两条血管的直径相比在1∶1.5的范围内,可采用等弧端端吻合法。血管直径较大的吻合口,针距宽一些,血管直径较小的吻合口,针距窄一些,但两者针距弧度相等。这样可使大口径的吻合口缩小,小口径的吻合口扩大,使两个口径不等的吻合口妥帖对合,防止吻合口漏血或血栓形成(图9-11)。

　　7.斜口对端吻合法　当端端吻合的两条血管直径相差在1.5倍以上时,可将较细的血管吻合口剪成斜面,以增加吻合口周径,再与口径较大的血管吻合(图9-12)。

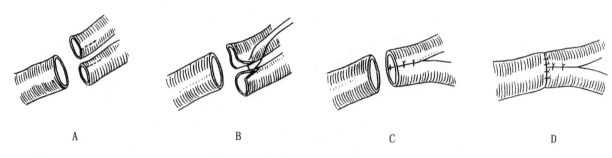

图 9-10 "Y"形端端缝合吻合法

A.在两细小血管壁侧壁造成裂口　B.将两侧裂口作侧侧缝合　C.将两小血管合并成一个吻合口　D."Y"形端端吻合

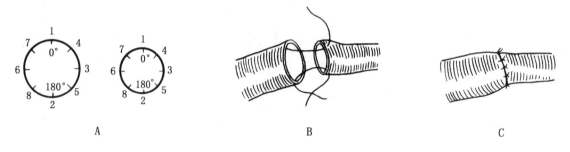

图 9-11 等弧端端吻合法

A.两吻合血管直径不等,可采用针距不等但弧度相等的缝合法　B.不同直径血管吻合的两定点缝合　C.缝合完毕

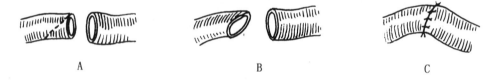

图 9-12 斜口对端吻合法

A.口径小的血管吻合口剪成斜面　B.将两吻合口对合　C.吻合完毕

8.侧裂口对端吻合法　此法类似斜口对端吻合法,用于两条吻合血管直径之间相差在 1.5 倍以上时。将较细的血管端的侧缘剪成裂口,裂口修剪成半圆形或椭圆形,以增加吻合口周径,使之与口径较大的血管作对端吻合(图 9-13)。

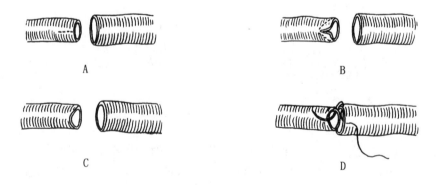

图 9-13 侧裂口对端吻合法

A.较小血管的侧壁作纵形切开　B、C.切除直径较小血管的部分侧壁,以增加吻合口的周径　D.进行不同直径的血管吻合

9.杈口对端吻合法　对于有分支的血管与另一血管吻合时,为了增加血管吻合口的周径,并尽可能避免牺牲吻合血管的长度,可利用分支基底部的血管壁膨出部分,制成喇叭口形,与另一血管作对端吻合或端侧吻合。其吻合步骤如同一般端端吻合或端侧吻合(图 9-14)。

10.斜坡缩口对端吻合法　当两吻合血管直径相差很大,如超过 1∶3 或 1∶4 时,很难作端端吻合,又无法选择端侧吻合,此时可采用斜坡缩口对端吻合。笔者(1977)曾应用此法作游离皮瓣移植,由于前臂受区静

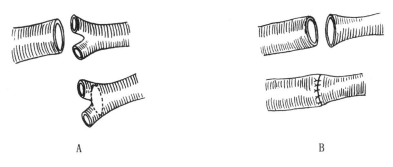

图 9-14　杈口对端吻合法

A.切除血管分支部,保留基底部　B.两血管端端吻合

脉直径有 3～4mm,而供区静脉直径只有 1mm,只得采用此法,使手术取得成功。O'Brien 在其《显微修复外科》一书中(1988)也描述了这种术式。其手术方法是将过于粗大的静脉吻合口予以缩小。如果吻合对端静脉的直径为 1mm,则将粗大的静脉端吻合口留出直径 1mm 的范围剪成平面,其余部分剪成斜坡形,斜坡的角度为 45°～60°。斜坡部分采用间断褥式缝合或连续缝合,务必使其血管壁有效地外翻缝合,防止术后血栓形成。留下的血管剪成平面部分,与供区静脉作对端吻合(图 9-15)。本术式只在特殊情况下使用。

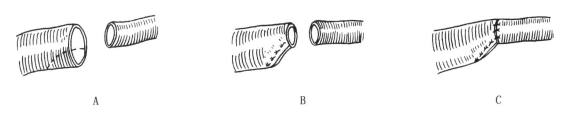

图 9-15　斜坡缩口对端吻合法

A.将粗口径的静脉吻合口部分管壁切除　B.切除后的侧壁作间断褥式缝合　C.将缝窄后的吻合口与另一静脉端吻合

11.套叠对端吻合法　是将一端血管的吻合口伸入到另一端血管管腔内,完成血管吻合,由于吻合时只需缝合 2～4 针,因此加快了吻合速度(图 9-16)。Lauritzen(1978)报道了鼠股动脉套叠对端吻合法实验的通畅率,动脉通畅率为 21/21,静脉为 19/21;术后 1 周内血管内膜愈合。陈中伟等也在实验室及临床上成功地应用此术式,作血管对端吻合。

图 9-16　套叠对端吻合法

A.将一血管端套入另一血管管腔内　B.用 2～4 针间断褥式缝合

(二)端侧吻合法

端侧吻合(end-side anastomosis)于两吻合血管口径悬殊太大,或受区血管不宜被切断作端端吻合时使用。

1.吻合口的制备　端侧吻合通常以供区血管的末端与受区血管的侧壁裂孔吻接。供区血管端剪成斜面。实验及临床实践均证明斜面的夹角以 45°～60° 为最佳,斜面应是顺血流方向,既便于吻合,通畅率又高。受区血管侧壁造成的裂孔为椭圆形,裂口的周径宜略大于供区血管的吻合口周径。裂口的制作,可用显微血管镊子提起血管壁,先去除外膜,再用显微血管剪刀,在侧壁上剪出椭圆形裂孔;也可用 7-0～8-0 无损伤缝针,在血管侧壁上缝合一针作为牵引,提起血管壁,再用显微血管剪刀,在侧壁上剪出椭圆形裂孔。企图以刀片在血管侧壁上作纵切口代替椭圆形裂孔是不可取的,因为血管壁的纵切口往往因血管壁的弹性而自然闭合,容易引起吻合口狭窄或栓塞(图 9-17A、B)。

2.端侧吻合的缝合方法　可采用二定点缝合法或顺序缝合法。二定点缝合法适用于缝合时血管前后壁易暴露的情况;顺序缝合法则用于吻合血管后壁不易显露的病例,即先缝合血管后壁中点,然后再顺序缝合后壁及前壁(图 9-17C、D)。

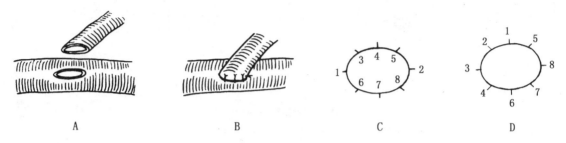

图 9-17　端侧吻合法

A.在受区血管侧壁造成椭圆形裂孔,移植血管端剪成 45°斜面　B.血管端侧吻合结束
C.二定点端侧吻合缝合次序　D.顺序端侧吻合缝合次序

三、其他显微血管吻合方法

缝合吻合法仍是当今显微血管吻合的首选方法,但缝合吻合法毕竟是手工操作,技术要求高,操作费时,因此改变这种手工操作,仍是我们努力的方向。其他显微血管的吻合方法有机械吻合法、套管吻合法、粘合吻合法及热凝吻合法等。

(一)机械吻合法

机械吻合法是应用特制的血管吻合器进行血管吻合。早在 20 世纪 50 年代,苏联制造了古道夫血管吻合器,即利用订书机原理吻合血管。吻合器的主件是可以离合的两瓣机械吻合钳及血管套环。吻合前,选择口径合适的血管套环,每一套环由两个半环构成,在套环内安放吻合血管的钽合金"U"形钉,把套环安放在吻合钳上。血管吻合时,将血管吻合口翻套在吻合钳的血管套环上,将吻合钳的两瓣合拢,加压,"U"形钉即被挤出,穿过吻合口缘,完成血管的对端吻合(图 9-18)。应用此器械作血管端端吻合,虽然吻合速度加快,约 2~3 分钟即可完成,但由于机械构造复杂,操作准备时间很长,而且此器械只能吻合 1.5mm 以上直径的血管,因此难以在临床上推广。但笔者应用此吻合器吻合小血管获得成功,如果能对此器械加以改进,还是有应用价值的。

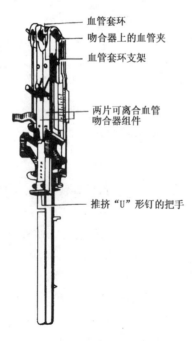

血管套环
吻合器上的血管夹
血管套环支架

两片可离合血管
吻合器组件

推挤"U"形钉的把手

图 9-18　古道夫血管吻合器

日本 Nakayama 血管吻合器,是又一种机械套环吻合法工具。器械包括精制的带有钉的套环及可离合的吻合器。吻合血管时,将血管套环安放在吻合器上,使吻合的血管翻套在血管套环上。将吻合器的两瓣结合,加压,即完成血管吻合,然后拆除血管吻合器(图 9-19)。Obtrup 曾报道选择兔子面后静脉作机械吻合,他认为此法优于缝合法。目前,一个训练有素的医师能用此缝合法在 5～15 分钟内完成 1mm 以下血管的吻合,而且通畅率可达 100%,因此这种机械吻合法已在临床上被推广。

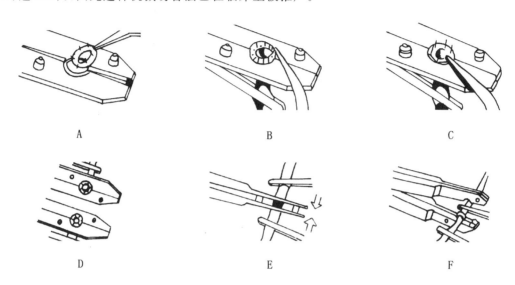

图 9-19　Nakayama 血管吻合器吻合血管过程

A.将吻合血管的套环安放在血管吻合器上　B.将受吻合血管穿过血管套环,使血管吻合口外翻,套在套环钉上　C.血管吻合口外翻完成　D.将两片血管吻合器在完成了血管吻合口外翻后,准备对合　E.两片血管吻合器对合,加压,完成血管吻合　F.移去血管吻合器

瑞典 Berggren(1987)报道了一种新的非离合的血管吻合器,也是由带有钉的血管套环与吻合器两部分组成。但其吻合器不是由两瓣组成,而是如钳状,血管套环放在钳端。将受吻合的血管套在套环上,关闭两钳端,即使两套环对合,完成血管吻合。Berggren 选用兔子的血管做实验,动脉直径为 1.6～2.4mm,36 个吻合口于术后观察 2～16 周,有 1 条完全阻塞,2 条部分阻塞,其余通畅。

(二)套管或套环吻合法

早在 19 世纪中叶即有人提出应用象牙、羽毛管作套管吻合血管,而近代多半是用金属套管,如不锈钢、铝等。由于套管吻合法可使吻合血管的内膜外翻良好,管腔内没有吻合材料暴露,因此通畅率较高。但对于外径在 1.5mm 以下的血管,管壁不易翻转,吻合较为困难。由于套管法均有套管留在组织内的缺点,近年来有人设计了可吸收的套管,并在实验室及临床上取得成功。金属套管分为有齿及无齿套管两种,多半用有齿套管。方法是将血管断端之一伸入套管腔内,将血管内膜翻转套在套管外,然后将另一血管端套在已翻转的血管壁上,并用细丝线结扎(图 9-20)。也有人应用聚乙烯制成血管套管,用于血管吻合。陈中伟等完成的第 1 例断肢再植中,曾用聚乙烯套管吻合静脉取得成功。血管套环类似套管,其区别仅仅是长度不同。套环也可分为有齿及无齿套环两种。此法虽然经过实验性研究,并有少数应用于临床,但终未得到推广应用。

(三)粘合吻合法

粘合吻合法即采用粘合剂粘合血管吻合口,以完成血管吻合。一般采用 α 氰基丙烯酸酯类做实验,该药物毒性较大,且效果不良。目前需研究出生物毒性较小的粘合剂,粘合吻合法才能继续向前推进。

(四)热凝吻合法

目前有人应用激光及电热凝固完成血管吻合,特别是激光吻合法已在实验室取得成功,并有部分人已将其用于临床。这是一项有发展前途的吻合方法。

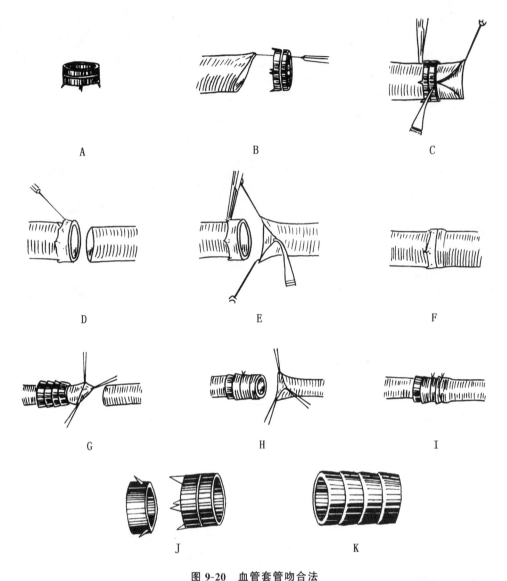

图 9-20　血管套管吻合法

A、B、C、D、E、F. 有齿套管吻合法　　G、H、I. 有槽套管吻合法　　J. 有齿套管　　K. 无齿套管

四、显微血管移植

在显微外科临床中,无论是断肢(指)的再植、血管创伤的修复、皮瓣的游离移植,或其他各类组织器官的移植,常会遇到吻合血管短缺,必须采用血管移植修复。勉强在高张力下缝合,必然导致血栓形成,手术失败,这是手术所禁忌的。

血管缺损的修复包括动脉缺损和静脉缺损的修复。在实践中,应将血管切断后的自然张力回缩与血管缺损区别开来。正常情况下,动脉切断后间隙在 1cm 以内时,两端血管对合是无张力的。如果是血管缺损,则其间隙往往超过 1cm,术者将两端血管对合时,可出现张力。这时可通过使两端血管长距离游离,改变血管的行径,变"弯路"为"直路",使两断端接近,便于吻合。但一般有经验的临床医师,仍愿意尽早采用血管移植修复缺损。

血管移植最为常见的是用静脉移植修复动脉或静脉缺损,也可以利用废置的动脉移植修复动脉或静脉缺损。至于人造血管的应用,在显微外科临床上及实验室里尚未取得较肯定的效果,目前尚未能广泛应用。

(一)显微静脉移植的优点

在临床显微外科中,遇有动脉或静脉缺损时,常选用静脉移植。因为静脉移植供区广泛,取材技术简便,有各种口径的血管可供切取,切取后对供区损害较小,而且移植静脉的血管痉挛易于解除。直径 1mm 以上的小静脉移植后,血管吻合的通畅率可达 100%。

(二)显微静脉移植的供区选择

可供移植的静脉几乎遍及全身。在手部的显微外科手术中,常在前臂屈侧或腕部屈侧切取静脉,此处静脉多,直径有粗有细,分支较少,血管壁较薄,较少受到静脉穿刺的损害。同时,前臂屈侧或腕部屈侧作移植静脉的供区时,可采用横切口,术后瘢痕少。前臂伸侧、腕部伸侧也有较多的静脉可供移植,但此处静脉直径较大,管壁也较厚。相对而言,伸侧作供区时术后瘢痕较为显露。

在下肢或躯干部作显微外科手术时,足背浅静脉的分支,或是大、小隐静脉及其属支,均可供移植。在肠段移植食管缺损的显微外科手术中,或在面部创伤、畸形的显微外科修复中,可用颈外、面后静脉等移植,修复动脉或静脉缺损。

静脉移植供区选择的注意事项如下。

1. 静脉移植供区部位的皮肤、皮下组织应良好,无新鲜或陈旧的深层组织损伤,无炎症感染迹象,无局部放射性损伤或电击伤史,无静脉炎或反复静脉被穿刺的病史。

2. 术前用手指触摸移植静脉,凡是静脉壁柔软,弹性和充盈良好,没有硬结的,均是良好静脉移植供区。冬季因寒冷可致表浅血管痉挛呈索条状硬结,局部热敷后能恢复血管弹性和充盈状况时,仍可供移植。

3. 用双指法测试移植静脉的血流方向,看血流是否畅通,而且可查出静脉瓣的部位。静脉移植时,应避免在血管吻合口处有静脉瓣存在。

4. 移植静脉的切取宜就地取材,并应选择身体的隐蔽区域,以免切口瘢痕过于醒目。

5. 供区静脉的直径应与受区缺损血管的直径相近。一般而言,移植静脉的直径宜略大于缺损血管的直径,避免管径偏小。

(三)静脉移植的外科技术

1. 在肢体或身体其他部位用美蓝描绘出要切取静脉的行径路线,采用符合于皮纹的切口或"Z"形切口暴露静脉。

2. 如果移植静脉的供区在肢体时,应采用止血带,保证手术在无血下进行。

3. 移植静脉切取后,其长度有 30% 左右的回缩,因此,当修复动脉缺损时,移植静脉的长度应大于动脉缺损的实际长度约 30%。又由于静脉本身具有 22% 的伸展性(Pribaz,1983),因此,当修复静脉缺损时,移植静脉的长度只需略长于放松状况下静脉缺损的间隙即可。

4. 供移植的静脉全长暴露后,用 3-0~5-0 丝线仔细结扎静脉的每一分支。由于血管缺损的修复可能是多处的,因此,移植静脉的总长度是多处血管缺损的长度之和。

5. 切取下来的移植静脉供修复动脉缺损时,应予倒置,以防止移植静脉内静脉瓣的存在,影响血流通过;用于修复静脉时,则其方向不变。为了使移植静脉切下后,容易识别血管的近、远心端,应在移植静脉的近心端作 3-0 丝线结扎作为标志。

6. 移植静脉切取后,有时会出现较严重的血管痉挛,应予以解除。以液压扩张法最为简单有效,也可采用热敷、化学药物等方法。

7. 移植静脉是在塌陷、不充盈状况下进行血管吻合的,有时移植血管扭曲不易被发现,特别是较长距离的血管缺损修复时更容易发生,因此,术者应仔细检查血管,防止扭曲。

8. 跨越关节的静脉移植,除了要适当增加移植血管的长度外,术后应制动,可用夹板或克氏针内固定 7~10 天。

(四)显微动脉移植

显微动脉移植在临床上较少被选用,有关文献报道也较少。动脉移植除了供区较少外,切取下来的移植动脉有时呈现严重痉挛,不易解除。在临床上,多半选用废弃的手指或肢体的动脉作移植,修复动脉缺损。O'Brien(1979)曾在兔子身上进行实验,用动脉移植修复静脉缺损,发现其移植通畅率与静脉移植相等。

(五)显微人造血管移植

很多人对人造血管移植在显微外科的应用进行了实验性研究。Parsa 及 Spira(1979)取直径 1mm、长 5mm 的聚四氟乙烯人造血管,修复鼠的股动脉及静脉缺损,观察 6 周,其通畅率为 0%。Lidman(1980)采用内径 1.0～3.0mm 的 PTFE 人造血管在兔、狗及鼠身上进行实验,其移植血管的通畅率为 23%(14/60),而 1.8mm 直径的人造血管,作兔颈动脉缺损的修复,通畅率为 83%(10/12),并且认为,肝素化或缝合方法的改进不能提高移植血管的通畅率。O'Brien 将内径 1mm、长 8mm 的 PTFE 人造血管移植到鼠股动脉上,其通畅率为 80%,平均观察时间为 40 天。由此可见,显微人造血管移植目前尚处于实验室研究阶段,未能用于临床。

(王炜、李青峰)

第五节　显微外科手术微循环监测仪器

目前对移植组织的术后血循环监护主要依靠临床观察,任何监测仪器都无法替代有经验医师的临床观察判断能力。各种仪器目前都存在着价格昂贵、操作较复杂、易受外界因素干扰等不足,有很多尚待完善之处,还难以在临床普及使用。但随着新技术的不断更新及新方法的创立,显微外科手术微循环监测仪器必将有着美好的前景,必定会有助于移植组织术后监测水平的提高。

(一)测定血流的仪器

测定移植或再植组织的血流状态是显微外科临床最常用的监护技术,主要仪器有以下几种。

1. 多普勒超声血流仪(UDF)　其原理是:当高频声波射入血流时,入射声波的一部分被流动的血细胞散射而导致散射信号的频率发生变化,即多普勒频移。这是一项简单、快速、安全及可多次重复的方法。UDF 要求测定时探头与血管具有很好的角度关系,当探头位置不合适时,就不易测出。因此,临床用于对组织瓣移植监测时,可作为辅助工具。

2. 激光多普勒血流仪(LDF)　是基于多普勒转换原理设计的一种新型血流探测仪。它测定的是光线频率的转换,而不是超声波。在确诊移植物有无血供的判断上,是有价值的。然而 LDF 在应用中明显地受到外界的干扰,需对其作用进行综合性评价。

3. 光电容积描绘仪(PPG)　PPG 作为血管性疾病的诊断方法,临床应用已有多年。其原理是:光电脉冲传感器中的发光二极管发出的红外线照射于皮肤表面(深度＝3mm),从皮肤表浅血管血液反射回的光线由传感器中的光敏晶体管接收,转变成电信号。反射的红外线量随局部血容量的改变而迅速改变,从而随血管的搏动,电信号呈现出脉冲样的变化,经放大后可以直接显示或记录。PPG 的优点是无损伤,可重复连续测定;缺点是易受外界光线的干扰、温度的影响及探头与皮肤接触的压力的影响。在静脉回流不足时,脉冲信号仍持续存在。所有 PPG 尚不能区别动、静脉阻塞。

4. 电磁血流测定仪(EMF)　当导电流体在磁场中经过时,形成一个移动的电导体,在磁场及流体流动成直角的方向上产生电动势,电动势强度与血流速度成比例,从而可测知流量。应用 EMF 可测定直径 1～2mm 血管的血流量。电磁血流计的应用在操作上要求极严格,任何一个环节有问题均可造成测定上的误差,这也是其临床应用受到限制的主要原因。

(二)测定组织代谢的仪器

经皮氧分压测定,经组织的气体交换水平取决于血循环的状况。目前使用的小型热化气体敏感电极(Clark 电极)和气体分析仪,是一种可提供准确的经皮非侵入性的气体分压监测仪器。Clark 电极是由加热元件加热到 43～44℃,此时 $TcPO_2$ 电极下皮肤的毛细血管扩张,血流量增加,提供的氧比皮肤所消耗的氧要多,剩余氧经电极的透氧膜与 Clark 电极内的电解质发生反应,产生电阻变化,因而电流的大小与氧的含量成正比。$TcPCO_2$ 的测定原理基本上与上述 $TcPO_2$ 一样。$TcPCO_2$ 是移(再)植组织活力的敏感指标,反应快速,有利于早期察觉血循环危象,准确可靠,可用于连续监护。但经皮气体测定也有其缺陷,它可受到全身氧状况水平、局部组织代谢的氧消耗、气体传导、某些探头性能及加温部位不同等影响。

（三）测定组织 pH 值的仪器

这是一种有损伤的侵入性检测仪,目前常用的电极有玻璃电极和锑电极。其原理是:pH 值可以反映移植组织瓣在血供不足、无氧代谢而造成乳酸堆积时的代谢变化。不同的 pH 值可导致电极内电传导率的改变,从而由电极的输出信号可测出组织 pH 值的变化。当组织瓣比邻近正常组织 pH 值大于 0.35 时就有坏死的可能。但所有组织 pH 值的测定都需将电极置于皮下或皮内,具有一定的损害性。

（四）测定皮肤色泽的仪器

其原理是:在皮肤色素不变,吸入氧分压恒定,心血管、呼吸功能正常的情况下,组织瓣的色泽主要随乳头下血管丛的血流量及血液氧分压状态的变化而不同。Jones 应用反射光光谱测定仪(RSP)进行游离皮瓣的色泽测定实验,可从某一波长的 RSP 分析来判断动脉输入及静脉回流的情况。所有成功的皮瓣 RSP 光谱位均高于失败的皮瓣。缺点是在应用不同波长光谱时要进行反射光的标准化,操作困难,不适于作连续测定。

（五）皮肤温度测定仪

移植组织血循环的改变可以出现局部组织温度的变化,临床常用半导体点温计进行测量。此方法在临床较易行,有经验的医师及护士能准确地应用该仪器测定皮肤温度,且避免受环境温度的影响。

（六）肌电测定仪

肌电测定仪适用于肌肉移植或肌肉皮瓣移植术后。这是利用肌肉在缺血 60 分钟后,对电刺激后的 M 波反应变化情况,来监测移植肌肉血循环的一种方法。一般来说,M 波在手术后 1～5 天内可消失,但如加强刺激及增加刺激时间,则仍可见到 M 波的出现。若未见到 M 波形时,则提示血液循环障碍。在临床上较有意义的临界线是肌肉移植后 90 分钟,即使是加强和延长刺激,其 M 波也全部消失者,常提示动脉栓塞。

此外,还有荧光素钠测定、同位素组织瓣清除率测定及组织间液压测定等方法,以辅助组织瓣血液循环监测,但同样都存在很多需进一步解决的问题,故影响了这些方法在临床的使用。如荧光素法尚不能明确组织瓣生存与可能坏死的界线,此外,该法还受到主观判断、客观环境、温度、注药时间等因素的影响。而组织间液压测定法需多次穿刺,对移植物有一定损伤,而且针头常易堵塞,影响测定。

第六节 显微外科血管术后常用药物

一、全身扩血管药物

（一）妥拉苏林

1.作用与用途 为 α 受体阻滞剂,是咪唑啉衍生物。妥拉苏林的作用机制有两种:一种是作用于交感神经,α 受体的阻滞使神经末梢去甲肾上腺素耗去,阻滞去甲肾上腺素对血管的作用;另一种是起到直接松弛血管平滑肌的作用。用药后皮肤、内脏、血管平滑肌中浓度很高,能抑制血管收缩,使血管扩张。本药是显微外科手术后的常用药,常用来预防和解除血管痉挛。

2.用法与剂量 其片剂与针剂均为 25mg。显微外科手术后常用针剂 25mg,肌内注射,每 6 小时 1 次,以预防血管痉挛,常与罂粟碱交替使用。

3.副作用 可引起中枢兴奋而发生恶心、呕吐、烦躁不安、畏寒、潮红、心悸等,发生率不高,一般较轻,但一次大剂量应用可引起体位性低血压。有消化性溃疡和冠状动脉供血不足者禁用。

（二）罂粟碱

1.作用与用途 本药属吗啡类药物,为鸦片中异喹啉类生物碱之一,是一种非特异性解痉药,可人工合成。它对血管平滑肌,尤其是对大动脉平滑肌有显著的松弛作用,且有一定的降压作用,能使全身血管床呈扩张状态。罂粟碱松弛平滑肌的作用机制可能是:其一,减少细胞膜和肌浆内质网对钙离子的通透性,降低平滑肌的兴奋性;其二,抑制环磷腺苷酸二酯酶,使平滑肌细胞内环磷腺苷积累,抑制化学递质的释放,从而使平滑肌兴奋性降低。

2. 用法与剂量　其片剂与针剂均为 30mg。口服后极易吸收,1～2 小时后体内血浓度可达最高点,作用可持续 2～6 小时,为显微血管手术后的常规解痉药。一般成人剂量为 30～60mg,皮下或肌内注射,每 6 小时 1 次,常与其他常用的扩血管药物如妥拉苏林等交替使用。手术中如发现血管痉挛,可用 3% 盐酸罂粟碱溶液滴入或注射于血管外膜之下,几分钟后即可解除痉挛。小儿用药宜注意减量。

3. 副作用　用药过量可引起恶心、呕吐、嗜睡等症状,还可引起房室传导阻滞。静脉注射剂量过大或速度过快时,可造成心室纤维颤动而死亡,故应注意。另外,长期使用者应注意成瘾及肝功能损害。

(三)酚妥拉明

1. 作用与用途　为 α 受体阻滞剂,是咪唑啉衍生物。其作用机制与妥拉苏林相似,α 受体阻滞作用较妥拉苏林为强,但持续时间不及妥拉苏林长。此外还有直接扩张小动脉和毛细血管的作用。其拟胆碱作用和组胺样作用可引起副作用。本品可用于显微外科血管手术后预防和解除血管痉挛。

2. 用法与剂量　其片剂为 25mg,针剂为 5mg。用于血管解痉作用的剂量,可肌内注射或静脉注射 5mg,每日 1～2 次。本药忌与铁剂配伍。

3. 副作用　可有心动过速、体位性低血压、恶心、呕吐、眩晕等。静脉用药尤需注意血压迅速下降。

二、局部扩血管药物

(一)硫酸镁

本药有直接扩张平滑肌的作用,故能扩张血管。在显微外科手术中,常用其 10% 水溶液冲洗或湿敷血管局部,可起预防或解除痉挛的作用。

(二)利多卡因

本药为神经阻滞麻醉剂。因阻断神经反射弧,可使阻滞的节后血管处于扩张状态。显微外科手术中常用 1%～2% 溶液冲洗或湿敷于血管局部,有较好的预防和解除痉挛的作用。

三、抗凝药物

(一)肝素

肝素存在于人体所有组织,主要由嗜碱性肥大细胞产生,是一种粘多糖硫酸酯,平均分子量 15 000,相当稳定,但可与组蛋白、鱼精蛋白形成无活性的复合物。国产肝素系从猪肠粘膜提取,分子量为 6 000～20 000。1mg 相当于 125～130 生物活性单位。

肝素的抗凝血作用与其分子含有大量带负电荷的基因有关。其抗凝作用主要是通过抗凝血酶 Ⅲ(AT-Ⅲ)来抑制凝血酶及凝血因子 Ⅱ、Ⅸ、Ⅹ、Ⅺ 和 Ⅻ 的活性来发挥。在 AT-Ⅲ 缺乏的情况下,肝素还能抑制 Xa 对凝血酶原的活性。

显微外科开展初期所应用的全身肝素化疗法(或称大剂量肝素疗法),由于抗凝疗效不易掌握,个体用量差异大,且需繁琐的实验室监测控制剂量,所以缺乏经验时常会发生严重的出血倾向,准确应用则确实有益于移植物血管危象的解除。

近些年应用小剂量肝素预防术后血管痉挛及血栓形成的报道很多,小剂量肝素的抗凝解痉机制为:①肝素为内皮细胞提供负电荷基质;②肝素为 AT-Ⅲ 提供活性的复合物;③肝素为内皮细胞的修复提供必要条件;④小剂量肝素主要作用于对血管痉挛物质的阻断。

小剂量肝素既有预防血栓形成的作用,又不易引起出血,显示了小剂量肝素的优越性。但随着显微外科操作的日臻成熟,小剂量肝素亦不作为术后常规应用药物,仅在术中血管吻合质量欠佳,血管内膜有病变或术后血管状态不稳定时才应用。

肝素一般以持续静脉滴注较为安全,其作用发生快,消失亦快。肝素静脉注射后 3 分钟起效,30 分钟时作用达最高水平,1 小时后开始下降,2 小时后基本恢复正常。肝素用量越大,凝血时间延长的程度也越显著,但其作用持续时限不受用量的影响。一般可先静脉注射首次剂量 62.5～125 单位/kg,然后将 24 小时所需剂量溶于 5% 葡萄糖溶液或生理盐水 1 000ml 内,以每分钟 1ml 的速度滴注。用药期间应进行实验室监测。

皮下注射可作为小剂量肝素的给药途径。肝素皮下注射后 30～60 分钟,血药浓度逐渐上升,2 小时达峰值,作用持续 12 小时。第 12 小时皮下注射肝素钙 12 500～20 000 单位,可以达到非常稳定的血浆肝素浓度(0.1～0.3 单位/ml)。皮下注射的优点:①吸收缓慢而均匀,能较长时间维持抗血栓形成作用;②应用小剂量肝素,不需要实验室监测,出血并发症少;③不引起 AT-Ⅲ 减少。肝素钙皮下注射引起的局部疼痛比肝素钠轻,血肿也少。

出血是肝素应用过程中的主要副作用,多系剂量偏高所致。与阿司匹林合用或间歇性静脉注射等,更易引起出血。如发生出血现象,可根据病情减少肝素用量或停用。出血严重需要立即中和肝素的作用时,按最后一次肝素用量,以鱼精蛋白 1mg 对肝素 100 单位的比例静脉注射鱼精蛋白,一般静脉注射 1% 硫酸鱼精蛋白 5ml 即可,必要时经 15 分钟后再补充注射 5ml。

(二)低分子右旋糖酐

低分子右旋糖酐系葡萄糖组成的多糖。由于分子中葡萄糖部分相互连接的方式和数量不同,而衍生出中、低、小 3 种分子量的右旋糖酐制剂,3 种右旋糖酐的分子量分别为 70 000、40 000 和 20 000。其粘度随分子量增大而增高,故中分子右旋糖酐粘度最大,为 0.210～0.260,低分子右旋糖酐粘度为 0.160～0.190,小分子右旋糖酐的粘度则在 0.160 以下;而在体内排泄的速度则随分子量的减小而增快,输入人体 1 小时后,中、低、小分子右旋糖酐分别从尿中排出 30%、50%、70%,24 小时分别排出 60%、70%、80%。比较起来,低分子右旋糖酐的粘度和排泄速度介于中、小分子右旋糖酐之间,其不仅能改善微循环,还能扩充血容量,具有较好的抗凝作用。

低分子右旋糖酐的抗凝机制:①使血液稀释,扩充血容量;②减少血小板数量;③使红细胞和血小板的负电荷增加,对血管壁的附着性降低,从而保持血管内壁的完整和光滑,使血液通畅,不致形成漩涡和导致血栓;④右旋糖酐可改变纤维凝块的机械性,促进纤维蛋白溶解。

使用低分子右旋糖酐的注意事项:①低分子右旋糖酐溶液连续应用数天后,患者红细胞、血红蛋白、血小板均可明显下降,出现稀释性贫血,因此心脏功能不全或有冠状动脉疾病的患者应慎用或不用。②右旋糖酐可使血液稀释,红细胞压积下降,当低于 20% 时,由于血液过度稀释,可使血液的携氧能力急骤下降,而出现全身缺氧。此时应立即停用并输血。③由于右旋糖酐能与血浆中纤维蛋白原和抗血友病球蛋白相结合,血小板又因吸附右旋糖酐分子而失效,所以连续应用后,可以发生出血现象。当血小板减少至术前 1/2 时,常会出现伤口渗血,甚至形成血肿。如将右旋糖酐减量或停用,则血小板就会上升,渗血就会停止。为减少出血并发症的发生,应将右旋糖酐限量于每天每千克体重 1.5g 以内,或成人每天不超过 1 000ml。④右旋糖酐可引起过敏症,轻度反应一般有恶心、呕吐、瘙痒、皮疹、发热、气促等。严重时可出现休克、寒战、潮红、支气管痉挛,甚至心跳、呼吸停止。输注低分子右旋糖酐时应密切观察患者的反应。

(三)阿司匹林

阿司匹林在临床上常用于抗炎、退热、安定、镇痛等。其抗凝作用机制为:①进入血液后易与白蛋白结合,使已与白蛋白结合的抗凝剂游离,而发生抗凝作用;②能抑制肝脏合成凝血酶原,通过抑制血小板释放二磷酸腺苷,从而阻碍血小板的凝集;③能使血小板中抗肝素因子不易释放,故减少了血管内栓塞的机会。

使用阿司匹林抗凝治疗时,应注意以下几点:①用量要小于常规用量,一般用 0.3g,每日 2～3 次,否则易引起出血;②注意观察阿司匹林的过敏反应,除发生荨麻疹、支气管哮喘、血管神经性水肿外,有时还可发生过敏性休克;③阿司匹林可引起过敏性皮疹,有多形性红斑型、水疱型和紫斑型 3 种类型,停药后一般可消退;④阿司匹林可引起消化道刺激症状,一般使用肠溶阿司匹林可减轻该副作用。

(四)双嘧达莫

双嘧达莫具有扩张血管和预防血栓形成的作用。机制为能提高血小板内环磷酸腺苷水平,抑制血小板功能。根据临床观察,双嘧达莫有降低血小板粘附性、聚集性和第 Ⅳ 因子的功能。其抑制血小板功能只有在血浓度达 $3.5\mu mol/L$ 时方可发生,若低于此浓度,则对血小板功能无影响。其与阿司匹林合用时效果更好,每次 25～50mg,每日 3 次。如血中浓度过高,可出现头痛、消化不良、肌肉软弱及眩晕等副作用。

(李华林)

第七节　显微外科的术后处理

显微外科是近 20 年来在外科基础上迅速发展起来的一门新技术,是正在逐步形成的一门新的边缘学科。术后的治疗或护理工作亦处于不断的发展之中。

显微外科护理工作和其他外科相比有其共性,但也有其特殊性。显微外科的治疗范围遍布全身各个系统,并不局限于某一个特定的解剖部位,因此需要医护人员不断学习各系统的全面护理知识,创建一套新的护理常规。显微外科的治疗手段大多是自体组织移植,不仅手术时间较长,而且术后观察、处理都较繁复,病情往往变化多端,历尽波折,因此要求医务人员一定要树立高度的责任感,做好患者的思想工作,争取患者的信任和主动配合,这样才能保证整个治疗的顺利完成。与此同时,细致的术后观察和护理,简化各种治疗手段,建立舒适安静的病室环境,保持病室一定的室温,以及尽量减轻患者的痛苦等等,这些都是术后非常重要的环节。现将术后护理工作的几个重要方面简述如下。

一、术后常规处理

1.以广谱抗生素预防感染。

2.常规应用低分子右旋糖酐 500ml,静脉点滴,每日 1~2 次。

3.常规应用复方丹参注射液,每日 8~16ml,放在 10% 葡萄糖溶液内静脉点滴。

4.必要时给予阿司匹林,每日 100~300mg;或妥拉苏林 25mg,每日 3 次。

5.对移植物温度、色泽、水肿情况、毛细血管反应等进行监护,每小时 1 次。

二、术后观察室的准备

显微外科患者术后,在一般情况下,需要 3~10 天的严密观察和重点护理,在此期间应建立一个舒适、安静、温暖、卫生的观察室和一套特护制度,这样既有利于防止交叉感染,同时也是保证手术成功的重要条件。如有术后监护室,则更有利于术后观察及处理。

（一）观察室的消毒

1.空气消毒　可采用 1:1 000 苯扎溴铵溶液喷雾,或乳酸 10g/100m³ 熏蒸。用药后门窗紧闭 1 小时,通风后使用。上述方法一般用于患者入室前的消毒。患者入室后可用紫外线照射法(功率 30W,照射 30 分钟,每日 2 次)。照射前患者需戴好防护眼镜。

2.用具消毒　用 1:1 000 苯扎溴铵溶液或 3% 来苏儿水擦洗,再用清水抹净,每日 1 次。

3.被服敷料消毒　都用高压蒸气消毒。

（二）观察室的治疗用具

除了一般的急救药品、器械、设备外,还需配制一些专门器材,如小型换药车、光电温度计或半导体测温仪、可调节吸引力的负压吸引器、立式烤灯,及调节体位的摇床、支架等。此外,根据手术的范围、部位,可增添一些专科设备。

（三）室温的调节

移植器官、组织的血液循环,对外界环境刺激的反应非常敏感。特别是寒冷的刺激可使移植物血管发生痉挛,导致栓塞和移植物坏死。闷热的环境可使患者烦躁不安,汗腺、皮脂腺分泌增加,易致创口感染。室温以保持在 25~28℃ 最为适宜,因此室内最好配备取暖、降温设备。

（四）单位隔离

入室的患者,必须先更换消毒衣裤。除生活必需品外,其他衣物用具不得携入室内。控制家属亲友探视,禁止其他患者入室探望。特别在呼吸道传染病季节,更需严格执行。室内患者的治疗和生活上的照顾,均由特别护士护理。

三、全身情况的观察和护理

显微外科患者术后的表现，有时仅是一只手断指，全身状况良好，有时生理反应和病理变化混淆不清，是多变而复杂的。医护人员往往容易把注意力集中在移植物的成活方面，而忽略了对全身情况的严密观察。有些并发症，如创伤严重、肢体高位离断再植的患者，常可能发生术后急性肾功能衰竭和脂肪栓塞；食管缺损修复术后可能发生纵隔炎和纵隔脓肿以及术后大出血等，应用抗凝药物后，可能有全身出血倾向，如消化道出血及发生硬脊膜外血肿造成的高位截瘫等。这类并发症不仅直接影响着移植组织的存活，而且也严重地威胁着患者的生命。面对这些复杂的因素，应严密地对各种生命指标和影响移植物存活的各项全身因素进行观察，发现问题及时处理，才能保证患者的安全和手术的成功。

（一）生命指标的观察

有条件的单位，应处于 ICU 的监护下，血压、脉搏、呼吸、体温、神态等的改变，常是各种病理状态出现的先兆。当然，在术后初期，由于麻醉作用、手术反应、饥饿、疲劳等因素，上述体征可以有一个短暂的波动时期。在一般情况下，要求每小时检查 1 次，直到平稳为止。但如果随着时间的推移，波动未见改善，反而有恶化趋势，则必须警惕并发症的存在，宜结合手术和用药的特点，深入检查，全面进行分析判断，找出问题的所在，及时予以处理和解决。

（二）血容量的判断和处理

血容量不足，可使心搏出量减少，血流迟缓，周围血管收缩。严重的血容量不足，可致血压下降，出现休克状态。因此，即使是轻度血容量不足，也会影响移植组织的血供，引起组织缺血性改变，增加循环的阻力。

血容量不足的一般表现为：患者口舌干燥，精神不振，食欲不佳，肢端皮温下降，体表血管收缩，皮色苍白，指甲床毛细血管充盈时间迟缓，小便浓缩，尿少，尿比重增高。严重的血容量不足，常表现为休克状态，患者烦躁不安，面色苍白，皮肤湿润多汗，呼吸脉搏急促，血压下降，中心静脉压明显下降（正常为 $10\sim15cmH_2O$）。因此，对血容量不足的处理应把重点放在预防上，准确估计手术时的失血量、术后创面的渗血或"滴"血量。对于显微外科术后，血容量的补充最好以鲜血为主，尽量少用晶体液或血浆代用品，注意切忌使用升压药物。血容量补足后，周围循环可见到明显的改善，如肢端温热红润、体表血管充盈扩张、毛细血管充盈时间增快（2 秒以内）、中心静脉压的测定表现回升趋势等，特别是颈外静脉的充盈，是一个比较可靠和容易对比观察的指标。

（三）出血倾向的观察和处理

显微外科术后，为了保证血流通畅，防止栓塞，常需使用一些抗凝和扩血管药物，使血流加速，防止血液内有形成分的聚集和粘着，改善周围微循环的阻力。因此会出现轻度的出血倾向，这是治疗上的需要。只要创面轻度渗血得到通畅的引流，局部不形成血肿，一般无需特殊处理。但应严密观察其发展趋势，根据所使用抗凝药物的性质，随时检查凝血时间和凝血酶原活动度，进行对比观察，目前已不主张常规应用肝素等抗凝制剂了。

严重出血倾向的发生，多因短期内输入较大剂量的速效抗凝药物，或长期使用慢效抗凝药物的积蓄所致。其表现为全身性的出血，包括皮肤、粘膜，及各重要体腔、内脏的出血，渗出的血液稀薄，不凝集，此时应立即停止输入。肝素引起出血时，可复查凝血时间，如在 20 分钟以内，尚可继续观察，一般 4 小时症状可缓解。但对凝血时间超过 20 分钟，症状又表现严重者，可考虑使用鱼精蛋白静脉滴入。使用鱼精蛋白、维生素 K_1 等凝血药物对移植再植物的血供有着不良影响，因此必须以全面的得失关系来衡量，慎重使用。良好的选择一般还是输入新鲜全血 400ml。

四、局部的观察和护理

（一）体位的安置

关于显微外科术后的体位有下列几个原则：①保证移植再植物的血供；②防止受压；③防止移植再植物血管蒂部的扭曲和张力；④有利于局部引流。以上原则应根据病情的发展和变化，随时予以调整。

肢体部位的手术，一般先置患处略高于心脏水平，如发现患处逐渐发绀、水肿，则表示静脉回流不畅，应适当抬高体位。如患处苍白,毛细血管充盈反应迟钝,常表示动脉供血不足,可将体位放平。体位的调节也常作为判断移植物血循环状况的一种检查方法。抬高患处5～10分钟,使皮色苍白,然后放平或低垂患处,在1～2分钟内如皮色不转红润,常预示移植再植物有血供障碍,应立即查明原因,积极处理。

其他部位手术,如伴有胸腔、腹腔、颅腔修复的显微外科手术,应根据专科的需要和上述4项原则,灵活掌握。

在体位调节和变化过程中,特别在多向活动的关节部位,如颈、肩、前臂、小腿和髋等部,应随时注意移植物的血供变化,防止血管吻接处的扭曲、受压和张力。

(二)局部的保温措施

移植或再植物的血液循环仅靠吻接后的血管蒂相通,对寒冷的刺激非常敏感。一旦发生痉挛,势必造成移植或再植物的缺血,严重或较长时间的痉挛是术后血管栓塞和移植组织坏死的常见原因。笔者曾遇到1例足趾移植的患者,因手术室室温较低,发生小动脉血管的严重痉挛,使用了全身和局部扩血管药物,但均未奏效,使手术难以进行。最后用干敷料包裹患处,置于烤灯下加温1个多小时,方使血管痉挛缓解。由此可见,保温不但是预防血管痉挛的重要措施,也是治疗血管痉挛的有效手段。在术后2～3小时内,移植物的温度常显著地低于正常部位,说明术后初期最容易发生血管危象。在此期间,保温复温措施就显得更加重要。

保温的方法,除了要求室温保持在25～28℃之间,全身用电热毯覆盖,肢体裸露部位穿着棉袖套外,患处可用60W普通电灯照射烘烤,照射距离约30～40cm。

(三)移植或再植物血液循环的观察和处理

1.体表移植或再植物的观察和处理

(1)色泽 术后移植再植物复温以后,色泽常较健处稍红,如色泽青紫,常提示静脉回流受阻,苍白则表示动脉供血不足。观察色泽变化时,应避免在强烈光照下进行,以免识别不清。

毛细血管充盈反应(capillary congestion reaction):是指用玻璃棒压迫皮面使之苍白,移去玻璃棒时,皮色应在1～2秒内转为红润;如超过5秒,或反应不明显,则都应考虑有血流障碍的存在。对于皮下脂肪肥厚的移植物,此种反应常不明显。此外,在静脉回流障碍的初期,因毛细血管内血液淤积,充盈反应反较平时活跃,应结合其他体征进行综合判断。

(2)皮温的测定 皮温的变化已被广泛证明是判断移植或再植物血循环情况最为敏感和有效的方法。复温后移植物的皮温,应等于或略高于健处1～2℃。如果低于健处3℃以上并伴有色泽的改变,常提示有血液循环障碍。此外,测录的皮温曲线也可反映出血液循环的动态,如皮温始终低于健处1～2℃,色泽保持正常红润,则可以认为是在正常范围之内。如皮温曲线逐渐下降或骤降,就必然存在血液循环障碍,需立即处理。在一般情况下,如皮温维持在31℃以上则属正常;如皮温降低到27℃以下,常提示动脉性血循环障碍;如皮温降低到27～31℃之间,常提示静脉性血循环障碍。凡是皮温突然降低3℃以上,或持续较健侧低3℃以上,均为手术探查的指征。

(3)血管的充盈和搏动 在移植物的浅层存在较大血管走行时,如足背皮瓣的游离移植,常可见到静脉的充盈和动脉的搏动,可作为一种可靠的观察指标。较小的或深层血管,借助多普勒超声血流仪来测定,则更为准确可靠。

(4)激光多普勒 以它来测定皮肤的微循环状况,是一新颖的观察指标,必须每小时进行观察,一旦发生血管危象,则宜每10～30分钟观察1次,以决定是否要进行手术探查。

另外尚可配合其他微循环监测仪器进行测定(详见本章第五节"显微外科手术微循环监测仪器")。

2.深层或体内移植物的观察和处理 处于深层或体腔内的移植物,很难直接观察其血液循环,只能通过移植物的全身和局部反应来判断(其处理方法应根据移植物的组织特性来定)。每个正常存活的组织,都有其一定的硬度和弹性,可借此进行对比观察。肠段游离移植修复食管缺损,置于颈部皮下者,可扪诊肠管的硬度和弹性,并能观察到阵发的蠕动波。置于胸腔内或胸骨后的肠段发生血液循环障碍后,可出现急性的炎症表现和脓肿形成,并伴有全身寒战高热、呼吸困难等中毒症状,局部疼痛,引流物骤增,逐渐转变成脓性。出现上述情况时,应及早诊断和进行适当处理,以免发生更严重的并发症。此时应注意脓液的引流,选用大剂量的敏感抗生素来控制感染,再次手术去除移植肠段,并妥善处理食管和残存肠段的瘘口。笔者在最初的手术病例中,曾有意识地将移植肠段的一端做造口术暴露于皮肤外,根据肠粘膜的色泽、蠕动情况以及肠液分泌来判断血循环情况。对于术中血管吻合有疑问的病例,暂时的肠道造口术还是有必要的。

五、血管危象的防治

所谓血管危象(vascular crisis),是泛指因吻接血管发生血流障碍,从而危及移植再植物存活的一种现象。造成血流障碍的原因有时是多方面的,有时是单一的,有时是综合性的;有的发生于血管本身,如血管痉挛、血栓形成、血管扭曲或张力,有的为血管外因素,如血肿、组织水肿,通过血管蒂的隧道过分狭窄,皮肤缝合张力过大等,都可压迫血管蒂,造成血流障碍。制动不牢固、体位改变使吻合口张力增加甚至撕裂,也是原因之一。

血管危象的严重程度和持续时间的长短,是影响处理效果的关键问题。长期的血流障碍,造成血管段广泛的栓塞或血液淤滞,可使移植再植物细胞缺氧水肿,导致毛细血管循环阻力增加。这种血管危象,虽经积极处理也常难以逆转,即出现所谓的不复流现象。

所幸临床上发生血管危象的病例,常属单一的因素,只要及时发现,积极处理,多数病例可望得到挽救。

(一)血管危象发生的时间

由于血管本身的问题而发生血管危象者,大多在术后 24 小时之内。此时是血管损伤后血内有形成分积聚的高峰阶段,而 24 小时以后这种现象开始逐渐减退。血管外因素造成的血管危象,则无一定规律,但都有一定的诱因或征象可查及,如水肿、感染、体位突变等。一般来说,术后 3 天,血管危象的发生率是较为少见的。

(二)血管危象的判断和处理

血管危象的判断并不困难,本章已列举了各种观察指标及其临床意义,其中任何一项征象的改变,都可被疑为有血管危象的存在。首先引起人们注意的是皮色的改变,然后再结合皮温测定曲线、毛细血管充盈反应等来判断,必要时还可通过药物处理、体位调节等诊断性治疗措施,以观察其发展趋势,从而使判断更为客观。

血管危象处理方法的选择,有时是相当困难的,很难用某些标准来决定手术探查的指征。处理血管危象的步骤一般是:①确诊血管复杂的病因,进行对症处理;②发现血管危象的征象后采取积极治疗,包括体位调整、保暖措施、抗痉挛和抗凝药物的应用等,并严密观察处理后的反应,同时积极作好手术探查的术前准备;③经上述处理半小时后,病情仍持续恶化者,应立即手术探查;④处理后 1～2 小时病情未继续恶化,但又未见明显好转者,也应立即手术探查。持续不解除的严重血管痉挛,也有手术探查和处理的必要。因此,一旦发生血管危象,其中多数都需进行手术探查,即使探查时没有发现吻合血管发生血栓,也有助于作出明确的判断、制定积极的治疗措施以及对预后作出估计,以便作好善后处理。

探查手术本身是一种创伤过程,对无菌、无创、无痛技术要求更高。手术前也必须对各种因素逐一检查分析,要做到探查手术有的放矢,探查范围也宜循序渐进,使创伤限制在最低程度内。

第八节　显微外科技术在整形外科应用的并发症及其防治

减少手术并发症的原则是:①能用简单手术收到同样效果者,就不采用复杂的显微外科手术;②应用不吻合血管的邻近组织转移修复,能收到相同手术效果时,不宜选用吻合血管的游离组织移植;③只能用次要部位的组织作供区,移植修复重要受区部位;④既要考虑受区功能与外形的良好恢复,也应尽可能地减少供区功能与外形的损失,切忌因此造成供区继发性畸形或功能障碍;⑤注意患者全身健康状况,根据各类病况防止并发症。

一个最佳手术方案必须是成功率高、受区的功能和外形好、供区影响小、操作简单、患者痛苦少、费用省的方案。此外还应考虑本院的医疗条件、术者的技术水平和患者的需要甚或是一些特殊的需要。

显微外科技术在整形外科应用的并发症的种类数以百计,但究其发生原因而论,可概括为下面5种,外科医师应根据不同的病因,采取相应的预防措施。

1.全身重要脏器的并发症　一般而言,显微外科手术本身不会直接引起重要脏器的器质性损害,但有几种常见的原因会引起重要脏器的损害,从而导致多种并发症的发生。例如:①患者原患有心脏、血管、肝、肾、肺、消化道等器质性病变,术前未被察觉,经过手术、麻醉,这类疾患暴发了或加重了;②术中或术后用药造成肝肾疾病、消化道出血等并发症;③大量失血、输血导致全身性疾病等;④严重肢体创伤显微外科修复,伴有脑或肺或肝或肾损伤的病例。前三类并发症,轻者影响手术效果,重者危及患者生命,但只要主持治疗的医师有丰富的临床知识及技术,又具有对发生上述并发症的警惕性,通过术前对患者仔细询问病史,仔细体检,术中术后的用药、输血等均有相应预防并发症的措施,则这类并发症是可以预防的。

2.全身性代谢性疾病、血液及内分泌系统的并发症　由于术前检查的疏忽,可能患者存有隐袭性疾病没有发现,而引起多种并发症,如严重贫血、血液凝结不良性疾病、糖尿病、甲状腺功能亢进或减退性疾病等。

3.麻醉并发症　显微外科技术在整形外科应用过程中,可采用各种麻醉方式,会有各种并发症的发生,术者及麻醉医师都应予以注意。

4.血管吻合组织移植并发症　凡是吻合血管游离组织移植均可能发生血管吻合失败,血栓形成,移植组织坏死的并发症。

5.组织移植供区并发症　显微外科的组织、器官移植,均是自体移植,必然给供区带来或大或小的并发症,应根据各种组织移植供区状况进行相应的预防及处理。

(一)血管吻合方法的错误

组织、器官移植,或修复中的血管吻合,均是小血管吻合,这要求手术医师有熟练的显微外科吻合技术,更要有高度负责的精神,及顽强的克服各种手术困难的毅力,才能达到手术成功。

1.动、静脉血管吻合错误　血管吻合中应静脉与静脉吻合,动脉与动脉吻合。但在吻合血管的组织移植过程中,由于供区由一组医师手术操作,受区血管吻合手术由另一组医师操作,很容易造成移植物动、静脉识别错误,从而导致吻合错误。在切取组织瓣的手术过程中,应将动、静脉分别标记。笔者习惯在静脉上用丝线套环作为记号,防止在组织移植的血管吻合中,发生动、静脉互相吻合的错误。

2.血管吻合方向扭曲　在小血管吻合中,应做到对线、对位、等弧度吻合,防止血管扭曲。这要求在血管吻合前,先在肉眼下检查血管行径方向,再在低倍手术显微镜下(2~4倍)检查血管行径方向,最后才在高倍的手术显微镜下(8~16倍)进行血管吻合,防止血管吻合后扭转。

3.血管吻合张力过大　小血管吻合应该是低张力吻合,吻合的两血管之间的距离,在无张力下为1cm。如果超过1.5cm以上,不宜勉强吻合,首先应作血管周围组织松解,使其间距为1cm左右;如果仍超过1.5cm,宜作关节屈曲,使周围组织松动以减少血管吻合的张力;如果尚不能缩小两吻合口间距,则宜作血管移植。

4.吻合血管折叠　这是由于吻合的两血管过长,造成吻合血管折叠及卷曲,导致吻合血管血栓形成,手术失败。

5.血管吻合口漏血　多半由于吻合血管的针距过大、边距太小所造成。小血管吻合的针距及边距,应在0.4~0.6mm。血管壁厚的血管吻合,针距及边距可大一些;血管壁薄的血管吻合,针距及边距可小一些。

6.血管吻合口内翻　这是最多见的造成术后吻合血管栓塞的原因。在吻合中要确保血管吻合并轻度外翻。

7.血管外膜在吻合口内悬浮　这也是造成吻合血管血栓形成的原因。在吻合血管前,应将血管外膜剥除5mm,防止血管外膜组织在吻合口漂浮。

8.吻合血管的内膜损伤　由于操作者使用的工具不良,或是手术者操作技术不熟练,或是没有在手术放大镜、手术显微镜下操作,可造成血管内膜损伤,血管栓塞,手术失败。

(二)吻合血管的血管床不良,血管栓塞

吻合的小血管应处于健康血供的良好的软组织床上。在瘢痕中,在坏死组织中,在骨裸露区作血管吻合,容易发生吻合血管术后血管栓塞,手术失败。

(三)血管移植错误

在吻合血管短缺需进行血管移植修复时,常见有下列几种错误。

1.移植血管外径悬殊太大,吻合不良,手术后血管栓塞,手术失败。

2.移植静脉方向颠倒,由于血管瓣膜存在,血流阻塞,造成手术失败。

3.对于直径2mm以下的小血管短缺,在目前尚没有理想的人造血管可供选择时,如将不成熟的人造血管应用于临床,会导致手术失败。

(四)血管吻合口撕裂

血管吻合口撕裂可发生在手术中及手术后。手术中血管吻合口撕裂是由于手术操作失误,造成缝线拉脱,吻合口撕裂;手术后血管吻合口撕裂是由于术后关节制动不良。这种并发症只要术者稍加注意,是可以防止的。

(五)血管痉挛,吻合血管栓塞

外径1mm以下的血管在吻合中,血管痉挛是血栓形成的重要原因,防止血栓形成在于下列几方面:①吻合血管环境在25～28℃左右;②受术者血容量充足;③手术操作者高度微创操作;④术前术后戒烟;⑤血管吻合之前已发生血管痉挛时,应积极处理。液压机械扩张是解除血管痉挛的有效方法,直到血管痉挛解除后再进行血管吻合。吻合后如出现血管痉挛,应在解除血管痉挛后再关闭创口。

术中及术后减轻血管痉挛的有效方法是:①环境温度加温到30℃左右,或局部热敷,红外线照射,但应注意防止烫伤;②局部用2%～10%利多卡因湿敷;③局部制动,减少刺激;④全身补充血容量;⑤低分子右旋糖酐500ml静脉滴注治疗,以改善微循环,有利于解除血管痉挛。

(六)术后血管危象的表现和处理

显微外科组织移植术后的血管危象,是指吻合血管的组织移植后发生吻合血管的痉挛、栓塞,危及到移植组织存活的症候群。

1.血管危象的表现　在许多显微外科专著中已多次描述,可概括为:①移植组织的皮肤颜色改变,由正常肤色变发绀,或苍白;②移植物皮肤温度降低,与健侧对照,降低2～4℃以上;③移植毛细血管充盈缓慢,或消失;④静脉回流中断;⑤吻接动脉阻塞;⑥激光多普勒检查发现移植物血流中断;⑦经皮氧分压较健侧明显降低等。以前5种表现最为直接,并无需重要仪器设备,有经验的外科医师一般均能掌握。

2.血管危象的处理　血管危象的病因判断最为重要。病因包括血管痉挛及吻合血管栓塞。吻合血管外因性痉挛的原因有:室温过低,低于20℃;患者肢体固定不良;环境嘈杂;吻合血管受压等。吻合血管内因性痉挛的原因有:血管吻合不良;患者精神紧张;睡眠不良;患者血容量不足;应用了引起血管痉挛的药物等。血管栓塞应早期诊断。

一旦发生血管危象,其处理要点有下列几点:①进行密切监护,每10～30分钟作1次记录;②判断血管危象的病因;③在严密观察下,血管危象经积极处理1～2小时完全没有解除者,即可手术探查,进行对症处理。血管危象出现后经过积极处理,时有缓解,但逐步恶化,经3～4小时没有改变者,也应手术探查。

第九节　显微外科组织瓣移植的并发症及预防

可供游离移植的皮瓣、肌皮瓣、肌瓣、骨皮瓣、筋膜皮瓣、神经皮瓣(以下简称皮瓣)等已有百余种。各种皮瓣游离移植或制成轴型皮瓣的局部转移移植,均可发生各自的并发症,应根据不同情况进行预防。从总体上而论,下列并发症应予避免,以达到显微外科组织移植后,取得功能、外形均满意的效果,并使供区损害最小。要注意,供区的损害,必须远远小于受区功能重建得到的益处。

(一)皮瓣移植的适应证选择不当

1.身体可供移植的各类皮瓣,笔者(1988)统计有54种,朱家恺(1997)统计已超过100种。对于一种组织、器官缺损的修复,选择何种皮瓣移植为好,是每一个医师都必须慎重选择的。每一种游离皮瓣都有它一定的应用范围,而每一类组织或器官畸形、缺损的修复,只有几种皮瓣移植是其最佳的选择。如阴茎缺损的再造,可供选择的优良皮瓣的供区,对于腹部及周身皮下脂肪较少的患者,可选用下腹壁皮瓣、大腿前外侧皮瓣带蒂移植;但如果是肥胖的患者,则前臂游离皮瓣是最佳选择。

曾有应用背阔肌肌皮瓣移植进行阴茎再造者,在肌肉没有萎缩之前,再造的阴茎往往很大,而且由于背部皮肤较厚,再造尿道不易,其手术效果往往令患者不满,让医师难堪,从而达不到应有的治疗目的。

2.面部组织、器官的缺损,采用显微外科组织移植修复时,应选用皮肤颜色、质地、厚度接近面部皮肤的供区,不然也会影响其效果。

3.每一种显微外科组织、器官移植,均可造成供区的损害。外科医师在选择皮瓣移植时,应选择供区损害少的皮瓣,修复功能缺损大的组织、器官。曾有人应用前臂皮瓣移植修复足背皮肤缺损,显然,前臂供区的损害,大于修复足背缺损所得到的外形及功能的改善,这是错误的选择。

(二)移植皮瓣、肌皮瓣、肌瓣等的部分坏死或全部坏死

移植皮瓣的部分或全部坏死,可造成手术失败。如果皮瓣移植修复四肢出现坏死情况,可造成重建功能丧失,外形丑陋;如果是作器官缺损的修复出现坏死情况,轻者造成再造器官修复的失败,导致器官瘘、窦道形成,局部或全身性感染,严重者可危及生命。如果用背阔肌节段肌瓣作心脏缺损及功能性修复出现坏死情况,则可能引起患者生命垂危或死亡。

预防移植皮瓣的部分或全部坏死宜注意以下几个方面。

1.选择最佳皮瓣进行移植 最佳皮瓣移植的条件根据移植受区的需要而定,即:①供区移植组织的色泽、结构、功能与要修复区域的组织缺损相似;②移植组织瓣的吻接血管外径较大,动脉外径在 1mm 以上,有良好的回流静脉;③如果有感觉神经可供吻合更好;④移植组织瓣内部的血供良好。

2.移植受区良好 ①受区有接受吻接的动脉、静脉及神经,并且直径在 1mm 以上,吻接血管本身及其周边组织血供良好;②受区没有残余感染,没有坏死组织或异物残留;③受区周边组织健康,血供良好;④受区在组织移植后能有效地制动,防止被吻接的血管因活动而产生张力,造成吻接血管的栓塞。

3.受区及供区手术的医师要有良好的协调操作,并有负责的精神 首先是保证血管吻合成功,同时也要重视每一手术步骤的操作,防止失误。例如:下腹部游离皮瓣移植,在供区准备完成后,断蒂移植前,作供区准备的医师离去,由于没有进行局部皮瓣的固定,可能会因为患者体位的改变,或助手们不小心,造成移植皮瓣的血管撕脱、血管损伤,有时会导致整个手术失败。

4.术后处理不当 皮瓣移植术后应认真护理。发生血管危象时积极处理,是移植物完全成活的保证(参见本章第七节"显微外科的术后处理")。

(三)移植皮瓣形态或功能不良

用于组织及器官缺损修复的皮瓣移植,不仅要保证移植后皮瓣存活,而且要求形态及功能良好。这就要求术者在术前对缺损区功能丧失情况有透彻的了解,移植皮瓣后使缺失功能得到良好恢复,并在手术后进行必要的康复治疗。

1.修复区皮瓣臃肿、下坠或毛发丛生 在颜面部或肢体体表软组织缺失修复时,由于游离皮瓣、肌皮瓣组织量、厚度选择不当,造成局部臃肿。例如:用阔筋膜张肌肌皮瓣移植,修复颜面的软组织缺损,移植后受区外形常较为臃肿,形态不佳。又如:选用腹股沟皮瓣游离移植,用于女性下面部组织缺损的修复,术后移植皮瓣臃肿下坠,两侧面部不对称,或有阴毛在面部生长,可造成女性难堪面容。

2.皮瓣修复区圆丘形畸形 皮瓣移植修复组织缺损时,总是呈圆形或椭圆形,皮瓣移植后,由于四周瘢痕的环形挛缩,造成术后圆丘形畸形。为预防圆丘形畸形,应选择梭形皮瓣移植,或在圆形或椭圆形皮瓣的四周加 Z 成形,以预防术后产生环状挛缩。

3.缺损修复区凹陷畸形或肌腱粘连 在四肢组织缺损区皮瓣移植的修复中,特别是伴有深层肌肉肌腱大量缺失的修复后,会有凹陷性畸形及肌腱粘连,这常常是由于移植的组织量不足,或对肌腱的处理不当所致。遇有这种情况,宜选择皮下组织丰富的皮瓣供区,并加以筋膜瓣移植,覆盖肌腱易于粘连的受区。

4.移植皮瓣供区的严重损害 有经验的整形外科医师,除了自己承担显微外科组织移植瓣的设计及主要操作外,同时也承担了供区切取组织瓣后的修复的设计及主要操作。轻视后者,造成供区功能障碍较为严重的有以下几种情况:①肢体远端供血不良。如前臂皮瓣移植术后手指发凉,足背皮瓣、小腿内侧皮瓣移植后足趾发凉、发绀,移植皮片坏死等。②腹壁疝。如腹直肌肌皮瓣移植术后引起腹壁疝。③腰疝。背阔肌移植后发生腰疝,与腰三角缺乏保护有关。④跛行。如腓骨骨皮瓣移植后导致跛行。⑤膝关节瘢痕挛缩。可发生在隐动脉皮瓣切取后。⑥肢体淋巴水肿。由于取背阔肌肌皮瓣,或腹股沟皮瓣,或髂骨骨皮瓣移植,少数有淋巴管畸形的患者,术后会发生下肢淋巴水肿。⑦足趾溃疡。取足底内侧皮瓣,损伤足趾的神经、血管,没有进行修复,轻者失去感觉,重者可出现溃疡。⑧手指坏死。取手指血管神经岛状皮瓣移植,手指另一侧血管神经不健全或损伤,术后可造成手指坏死。此外,还有许多意料不到的并发症,难以一一罗列。

(王炜、李青峰)

参考文献

〔1〕王炜,等. 微小血管端端吻合的新方法:"Y"形吻合法. 中华显微外科杂志,1985,8(1):53

〔2〕朱盛修. 现代显微外科学. 长沙:湖南科学技术出版社,1994.109~125

〔3〕杨东岳,等. 带血管的游离皮瓣修复颊部缺损1例报告. 中华医学杂志,1974,54:163

〔4〕陈中伟. 小血管套叠缝接的实验研究. 上海医学,1983,6:282

〔5〕O'Brien. Microvascular reconstructive surgery 1sted. Edinburgh:Livingstone,1977.1~39

第十章　皮肤软组织扩张术

第一节　概述

一、定义

皮肤软组织扩张术(skin soft tissue expansion)简称皮肤扩张术,是指将皮肤软组织扩张器(skin soft tissue expander,简称扩张器)植入正常皮肤软组织下,通过注射壶向扩张囊内注射液体,用以增加扩张器容量,使其对表面皮肤软组织产生压力,通过扩张机制对局部的作用,使组织和表皮细胞的分裂增殖及细胞间隙拉大,从而增加皮肤面积,或通过皮肤外部的机械牵引使皮肤软组织扩展延伸,利用新增加的皮肤软组织进行组织修复和器官再造的一种方法。

二、发展简史

皮肤软组织可以扩张是一种自然现象。妊娠妇女,随着胎儿的生长,腹部的皮肤软组织逐渐扩张;肥胖的人随着皮下脂肪的增多,表面的皮肤随之生长扩张;病理状态下,如肿瘤、疝等,均可导致表面的皮肤生长扩张。

在人类漫长的历史过程中,不自觉地应用皮肤软组织扩张的原理于美容也不乏例证。埃塞俄比亚和乍得的妇女将一小盘不断植入下唇,以延长下唇的长度,并以此为美。缅甸和我国部分少数民族的妇女在颈部不断加戴项圈,认为项圈越多,颈部越长,越美。

在医学上,始于 20 世纪初牵引延长肢体的方法实际上就应用了组织扩张术的原理。

整形外科医师将皮肤软组织扩张原理应用于临床已有几十年历史。分次切除术、牵引治疗关节部位严重瘢痕挛缩畸形、用模具压迫行阴道再造及小口开大等,通过外力使皮肤软组织生长增加,实际上与现在的皮肤扩张术原理一样。

真正开创现代皮肤扩张术的是美国的整形外科医师 Radovan(1976),他和生物医学工程师 Schulte 研究了第一个真正的皮肤软组织扩张器。1982 年,Radovan 首先在美国整形外科杂志上发表了应用皮肤扩张器行乳腺切除后乳房再造的 58 例临床报告。美国波士顿的 Austad 于 1975 年开始研制在硅胶囊内装入氯化钠,植入皮下后通过硅胶囊的半透膜渗透压作用将组织内水分吸入扩张器内,这种扩张器可以自行膨胀。由于扩张速率难以控制,因此在了解到 Radovan 的扩张器后他放弃了这一尝试。因扩张产生的皮肤的颜色、质地、结构和毛发均与受区相匹配,是理想的修复材料,并且扩张产生的皮瓣多数能保存感觉神经,供区继发畸形小,故具有传统的整形外科治疗方法无可比拟的优点。这一划时代的伟大创造与皮管、取皮鼓、显微外科技术、轴型皮瓣等发明或应用一样,是整形外科发展史上里程碑性的成果,是一种全新的、安全有效的、可广泛应用的整形外科新技术、新方法。

在我国,张涤生等于 1985 年首次在国内报道了皮肤扩张术在 10 例烧伤后遗畸形中的应用,紧接着,国产皮肤软组织扩张器的研制与应用在西安、重庆、成都、天津、北京、上海等地先后开展,西安第四军医大学西京医院、上海第二医科大学第九人民医院、北京医科大学第三临床学院等先后报道了皮肤软组织扩张器的临床应用。1991 年,鲁开化、艾玉峰主编的《皮肤软组织扩张术》一书出版。皮肤扩张术在我国已经得到了比较广泛的应用。

三、现状和展望

皮肤扩张术经过近二十年的发展,已经积累了比较丰富的实验研究资料和临床经验,该项技术已成为整形外科常规治疗手段之一。对于某些疾患,如瘢痕性秃发、鼻缺损、面颈部瘢痕的治疗,皮肤扩张术已成为首选的治疗方法。一些先天性畸形、体表肿瘤等,用扩张术治疗后的外形效果明显优于其他方法。扩张器的结构形态、容量大小,根据临床要求和实用需要不断有新的品种和规格问世,目前已有几十种不同型号和大小的扩张器可供整形外科医师选择。

扩张术的普及与扩张术相应配套设备器材(如恒压注水泵、外置性注水阀、负压引流装置等)先后进入临床,对于提高扩张术的效果,保证扩张术的安全可靠性以及提高扩张的效率有着很大的帮助。

尽管扩张术已被广泛应用于临床,但对于该项技术的基础研究和技术改进仍不断进行,更新的领域被开拓出来。例如用扩张术治疗腭裂可不用减张切口就能直接缝合裂口,又如最近报道的皮肤伸展器牵拉局部皮肤使其延长后直接缝合皮肤缺损区,以及利用重力牵拉皮肤组织使其延伸扩展达到修复目的的皮肤外扩张术等,均可获得与扩张术同样的效果。总之,皮肤扩张术仍在不断地发展和改进,短期内仍是整形外科研究的热点课题之一,其应用的前景将更加广泛。

第二节　扩张器的类型、结构与原理

皮肤软组织扩张器的类型,有可控型与自行膨胀型两大类,每类又有若干不同的规格和型号。

一、可控型软组织扩张器

可控型软组织扩张器(controlled tissue expander)主要由扩张囊、注射阀门(或称注射壶)和导管组成(图10-1)。该类型扩张器的优点在于可根据需要控制扩张容量和扩张时间。

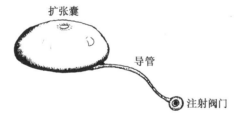

图10-1　扩张器主要结构

(一)扩张囊

扩张囊(inflatable bag or envelope)是扩张器的主体部分,依其容量大小及形态不同可分为许多不同规格和型号。不同形态规格的扩张器其功能和应用部位亦有所不同,随着皮肤扩张术应用范围的扩大,其规格及型号也不断增多。扩张囊的主要功能是接受充水,完成对皮肤软组织的扩张,要求扩张囊本身具有较好的弹力伸缩性、良好的密闭性,以及较强的抗爆破、抗撕裂能力,可接受额定容量以上的充水扩张。常用扩张器的形态规格及型号如下(图10-2)。

1.圆形　包括圆球形、半球形、椭圆形、铁饼形等,其容量为 30ml、50ml、100ml、140ml、300ml、500ml 不等。此类扩张器扩张后皮肤表面呈半球面状,中央扩展率最高,由圆心向外周其扩张率呈递减趋势,可用于所需要的各个部位。隆乳术用的充注式乳房假体,也是圆形的,常用的大小有容量为175ml±25ml 及 225ml±25ml 两种,有特制的可拔出的注水导管及防渗漏阀门。

2.方形　有长方形、立方形、冰袋形等,其容量相对较大,为 100ml、170ml、250ml、500ml、700ml 等。方形扩张囊扩张后仍呈方形,边和角比较圆滑,形成皮瓣后向前滑行推进较易。此类扩张器多用于躯干及四肢。

3.肾形　包括大、小肾形等,其容量为 20ml、30ml、50ml、100ml、250ml、450ml 等。此类扩张囊扩张后皮

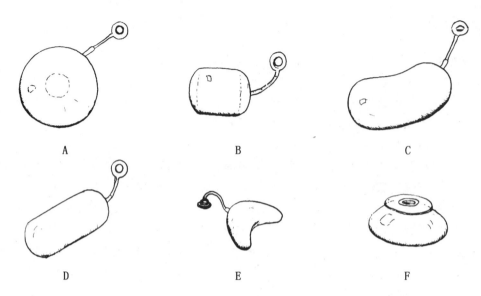

图 10-2　各种类型的扩张器

A.圆形　B.方形　C.肾形　D.柱形　E.新月形　F.顶部注射型

肤呈肾形隆起,内侧弧度较小,外侧皮肤扩展率大于内侧。多用于与其弧度相适应的部位,如下颌缘、颈部、眶下、耳后等。

4.柱形　主要有圆柱形、半圆柱状等,其容量有 10ml、100ml、200ml、400ml 不等。多适用于四肢的皮肤扩张。

5.特殊形　是指按特殊部位、特殊需要而设计的扩张器。如用于眶周的新月形、用于下颌部的马蹄形、用于脂溢性秃发的香蕉形、用于指背的长条形,以及为特定部位设计的定向型扩张囊(此型底面外衬以较厚的硅胶底盘,囊壁厚薄不等,需要向外扩张的部分囊壁较薄,不需扩张的部位则逐渐增厚)。双腔囊式扩张器的中间囊腔用于注水扩张,外层囊腔内装有可促进扩张、预防包膜挛缩、控制感染的药液。

(二)注射阀门

注射阀门(injection reservoir)又称注射壶,是接受穿刺,并由此向扩张囊内注射扩张溶液的主要部件。其形态大小不一,有半球状、乳头状、圆盘状等,直径为 1.0~2.0cm,高 0.7~1.7cm 不等。其结构主要为顶盖、底盖、防刺穿不锈钢片或尼龙片以及防渗漏装置。阀门又有双向及单向之分。所谓单向阀门,即在阀门内设有定向通过装置,注入盐水后,进入扩张囊的溶液受到定向阀门限制而不能返流回阀门内。其优点是减轻阀门所承受的内压,避免阀门穿刺部位渗漏;不足之处是当注液扩张致囊内压过高时不能通过阀门抽液减压,一旦注入量过多,囊内压过高,引起扩张处局部皮肤血供障碍时处理较困难。所谓双向阀门,是指既可通过其向囊内注液,又可通过阀门抽出囊内溶液。其优点是可以通过注入或抽出扩张溶液调节囊内压;不足之处是当囊内压较高时,扩张溶液有自阀门顶盖穿刺针孔外渗之可能。目前国产扩张器注射阀门均为双向。部分国产注射阀门耐受穿刺和防止渗漏等项性能指标已优于国外同类产品(图 10-3)。

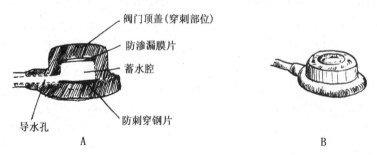

图 10-3　注射阀门结构

A.阀门剖面图　B.阀门外观图

外置性注水阀门,可以与内置性阀门相同,只是术中将穿刺注水阀门外置。另有一种特制的亦有注射导管的,其末端设置一个微型机械装置与导水管相连,当将注射器前端的乳头插入阀门后,可立即使阀门开通,拔出后则阀门自动关闭,称为活瓣式阀门(图 10-4)。

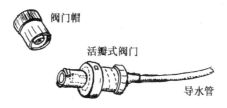

阀门帽

活瓣式阀门

导水管

图 10-4　体外注射用活瓣式阀门

双腔囊式扩张器注射阀亦为双腔,一个用于注水,一个用于注药。

目前国外尚有 Beker 氏永置型扩张器,这种扩张器外层为硅胶液囊腔,内层为扩张囊腔,多用于乳房再造。Elliott 氏磁定位型扩张器,在注射壶上有磁性装置,用磁定位器可明确壶的位置。

(三)连接导管

连接导管(connective tube)是指连接注射阀门及扩张囊之间的硅胶管。导管长度为 5～15cm 不等,直径亦因扩张囊大小而异,一般为 2～3.5mm,导管不宜过短或太长。导管管壁应有一定厚度,才不易被压瘪、扭曲、折叠。

(四)连接栓

连接栓(connector)采用不锈钢、铝合金、尼龙等耐酸碱腐蚀和耐氧化的较稳定材料制成。其主要功能是连接被剪断的导管,在扩张器重复应用时比较方便。

二、自行膨胀型扩张器

自行膨胀型扩张器(self-inflating tissue expander)最初由 Austad 设计,其原理是利用具有半渗透膜性能的硅胶膜囊壁内外的渗透压差使扩张囊自行扩张,扩张囊内含有一定容量的氯化钠饱和溶液。当扩张囊埋入体内后,体内组织液渗透压远低于囊内,故囊内外产生渗透压差,通过扩张囊半透膜作用,囊外的组织液慢慢地渗透入囊内。随着时间的延长,扩张囊逐渐充盈膨胀而达到自行扩张的目的。其优点是不需要定期向囊内注入盐水,操作比较方便。然而扩张速度和时间不易控制,一旦扩张囊密闭性遭到破坏,囊内的高渗盐水渗漏到组织间则可导致局部组织坏死,故临床应用较少。国内尚未见到同类产品。

三、扩张器的理化特性

皮肤软组织扩张器是由高纯度医用硅橡胶经硫化而成形,所以它具有硅橡胶所特有的性能。

(一)耐化学物质性能

一般说来,硅橡胶扩张器具有良好的耐化学物质性能。而以橡胶或乳胶为材料的扩张器(如气球、避孕套等),因其内含有较多的不稳定小分子化合物,且多具毒性,故植入人体后是有害的。乳胶易老化,遇煤油等油脂类易裂解。硅橡胶则具有一定的惰性,良好的硫化后无臭、无味,且不含或仅有微量不稳定物质,在与机体及其他材料接触时不会引起污染和损害。其与机体有很好的组织相容性,无抗原性,极少引起免疫排斥及过敏反应,无致癌、致畸、致突变的作用。体温环境下,硅橡胶在与体液及各种阴、阳离子及其他有机物质的长时间接触过程中,能保持原来的弹性及柔软度,不易老化,不变形,不被腐蚀、代谢及降解,具有良好的稳定性。

(二)机械性能

硅橡胶经硫化成形后具有较好的机械性能,其弹性回缩力较高,弹性伸长率不低于 450%～550%。其抗扯断能力为 543.6kg/2.54cm^2,抗撕裂强度为 27.2kg/2.54cm^2～36.3kg/2.54cm^2,永久变形在 7% 以下。扩张囊的弹性伸长率越大,抗扯断及抗撕裂强度越高,则扩张囊壁抗爆破、抗冲击力越好,埋入体内后不会因超容量注射充注液或受外界挤压而破裂。由于永久变形率较低,所以在超容量、长时间扩张后,放出囊内溶液后仍可使囊壁即刻恢复至原来形态。扩张囊外表光滑,边角圆钝,质地柔软,对组织的机械刺激较少,可减少组织对异物刺激的反应。上述的机械性能与胶料配方、炼制工艺以及硫化成形工艺有密切关系。

（三）物理性能

硅橡胶最突出的特性是在很宽的温度范围内（$-100\sim316℃$）保存着许多合乎要求的性能。硅橡胶有效使用寿命（弹性伸长率下降至 50% 的时间），据估算，在 $120℃$ 以下，可达 20 年之久，其最引人注目的特性是在适中的工作温度下，使用寿命更长。所以在临床上，应用高温高压灭菌消毒、煮沸消毒、化学熏蒸消毒、Co^{60} 源放射消毒等，不会使其性能受到明显的影响。

第三节　皮肤软组织扩张术的实验研究

对扩张术的实验研究，主要是针对扩张后皮肤增加的来源、扩张对局部血液循环的影响，以及扩张对皮肤组织形态学的影响几个方面来进行的。

（一）扩张后局部表面面积增加的来源

扩张后局部表面面积增加的来源一般认为由 3 个方面组成。第一是局部组织细胞的增殖细胞绝对值增加；其次是细胞间隙被拉开、增宽；最后是邻近皮肤组织被牵拉移位到扩张区。Brobmann 证实扩张区中心部位扩展率为 $75\%\sim100\%$，而周边只有 25%。他认为扩张后增加的面积只是由于皮肤组织延伸扩展的结果。Van de Kolk 的实验证实，皮肤纤维组织扩张后有重新排列向外扩展的现象，而皮肤的细胞间质有明显的增多，细胞有丝分裂增加，有新生的细胞形成。Parsons 认为表皮细胞的有丝分裂增加可以得到证实，而真皮层细胞增殖尚缺乏足够的证据。Austad 采用氚标记的胸腺嘧啶核苷放射自显影技术观测到，表皮细胞有丝分裂的增加在扩张进行 24 小时后就非常明显，48 小时后有丝分裂增加了 3 倍，$2\sim5$ 天后逐渐恢复至正常水平。他认为，单纯的机械性皮肤扩展，其面积增加是有限的，而细胞的增殖才是组织增加的主要来源。Schmidt 实验结果则显示周围组织移行所增加的面积为 $54\%\sim65\%$，而扩张区域自身面积的增加仅为 $28\%\sim34\%$。笔者认为上述所出现的结果差异主要是由于实验动物的不同所致，如猪的皮肤较厚，皮下组织较多，皮肤张力较大，扩张过程中周围皮肤的移行较少，而狗、兔等实验动物皮肤薄而松弛，皮下组织较少，故扩张时周围皮肤的移行较多。笔者通过对乳猪的扩张实验研究，发现小猪在扩张 6 周时间内，皮肤面积的自然增长率即达 26%，去除自然增长因素后局部面积增长了 69.7%。

（二）扩张对皮肤血流动力学及皮肤氧分压的影响

通过用同位素标记微球技术，测定扩张前后毛细血管血流量、流速及充盈时间等指标，发现主要有几个因素影响上述指标。一是扩张压力，当扩张压力高于局部毛细血管的灌注压（$3.33\sim4.00$kPa）时，局部血流即被阻断，但究竟多高的扩张压将会影响毛细血管灌注压，目前尚无绝对值，因为不同部位、不同时间的扩张压力对微循环的影响亦不同。鲁开化、艾玉峰等实验结果证实，随着扩张周期的延长，扩张局部皮肤对扩张压的耐受能力不断下降，其原因主要是经过一段时间扩张后，皮下组织变薄，主要的压力缓冲组织减少，皮肤表面直接面对压力的冲击使皮肤的应力下降。当注液扩张时，随着扩张囊内压力的升高，毛细血管充盈反应时间延长，当囊内压达到 $13.3\sim16.0$kPa 时，毛细血管充盈反应时间延长至 10 秒左右。但当其在注液量不变的情况下，随着皮肤软组织结构的适应性变化，扩张器的囊内压会逐渐下降，因而减少了对皮肤血流的阻断影响。有的学者认为，皮肤软组织受压后产生的一过性血流阻断，可启动毛细血管的自身调节机制，使关闭状态下的毛细血管床开放，局部的血流灌注很快得以恢复。经皮氧分压（$TcPO_2$）的测定显示在囊内压上升至 18.7kPa（140mmHg）时，$TcPO_2$ 值降为零，经 $10\sim20$ 分钟后开始回升，$48\sim72$ 小时后可恢复到扩张注液前水平。对轴型皮瓣的实验表明，扩张后皮瓣内轴型血管变粗，但多普勒超声血流仪测定其局部血流显示，扩张后 7 天、14 天、21 天时于注液扩张前测 $TcPO_2$ 值，分别为邻近正常皮肤的 75%、74% 和 71%，呈下降趋势。皮肤扩张对皮瓣成活的影响，用猪进行实验结果显示，扩张组、皮瓣延迟组皮瓣成活长度均有增加，而对照组成活率明显低于前两组。由此可见，扩张本身具有延迟的功效，且优于一般延迟术。扩张后皮肤软组织局部的血供得到了增强，从而提高了皮瓣的活力。

(三)对扩张后组织形态学的研究

大部分学者的研究结果及临床病理检验显示,扩张器埋入体内后,在其周围要形成一层包裹于扩张囊外面的纤维囊壁。囊壁主要由纤维结缔组织以及胶原纤维构成。2个月时囊壁达到最厚,一般为0.3～1.2mm,分为内层、中央层、过渡层和外层4层。表皮经过扩张后有增厚的现象,与扩张前对比增厚37.5%(约0.03mm)。皮肤的附件在扩张中无明显变化,但附件的间距扩张后较前增加20%～25%。真皮层扩张后变薄,厚度减少了25%,但并未对皮肤的血供造成影响。有的学者发现当扩张5周以上时,真皮层反而增厚,此结果的不同是因实验动物模型不同所致。皮下组织经扩张后厚度下降50%。关于扩张对周围神经的影响,其研究主要是针对神经干的延长度,以及扩张时间、扩张速度、扩张囊内压等对神经血供、营养及传导功能的影响等。结果证实,慢速扩张可延长周围神经一定长度而不损害其传导功能。对长段神经干的缺损,由于受到局部和神经干自身条件的影响,其延长程度是有限的。扩张可以使肌肉细胞增殖,而并非单纯的肌纤维拉长。扩张可以使肌纤维发生萎缩,扩张结束一段时间后恢复正常。扩张对骨组织的长期压迫可使扩张囊基部的骨皮质轻度吸收。

笔者通过特异性免疫组织化学(抗S-100蛋白抗体、神经原稀醇化酶、波形蛋白单克隆抗体)染色证实,皮肤软组织扩张后新生毛细血管与神经末梢均有明显增加,毛细血管增加62.9%,神经末梢增加27%。

第四节　基本手术操作方法与注意事项

一、扩张器的选择与准备

(一)扩张器的选择

扩张器的选择要根据拟修复的部位、形态及病变范围和可供扩张的正常皮肤的大小形态来决定。扩张器的形状主要取决于可供扩张部位的形态。多数情况下,头皮选择长方形、肾形、长柱形或香蕉形,额部选择长方形,面部选择圆形或长方形,眶周选择新月形,鼻背选择三角形,耳区选择肾形,颈部选择肾形或长方形,手指选择细长形,阴囊选择小圆形(图10-5、图10-6、图10-7)。

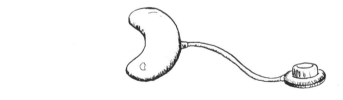

图10-5　眶周用新月形扩张器

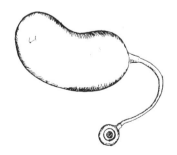

图10-6　耳后用小肾形扩张器

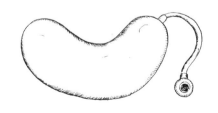

图10-7　颈部用大肾形扩张器

扩张器的容量一般取决于需要修复的面积大小和可供扩张的正常皮肤的面积大小。根据第四军医大学西京医院整形外科中心一千余例次的临床经验总结,修复1cm²秃发区的头皮扩张容量为3.5ml,面颈部扩张时修复1cm²的缺损需要4.5～5ml的容量,躯干和四肢的修复扩张容量介于上述两者之间。

（二）扩张器的检查和消毒

新扩张器使用前需要检查其是否有破损，可向扩张器内注入 10～20ml 的生理盐水，或注入气体将扩张囊放入水中，检查是否有渗漏。

扩张器由医用硅橡胶制成，容易吸附沾染灰尘，沾染灰尘的扩张器植入体内后易刺激纤维包膜增生。因此，使用前应避免接触灰尘，如果已沾染灰尘，应认真清洗。如果使用过的扩张器重复使用，应用稀盐酸溶液或 0.25％胰蛋白酶溶液浸泡 24 小时后再进行清洗，以免植入体内后引起异体蛋白反应。

扩张器可采用高压蒸气、煮沸、环氧乙烷和放射消毒，但不宜采用浸泡和甲醛熏蒸消毒，因后两种方法很难杀灭囊内的细菌。煮沸或高压消毒前要将扩张囊内气体抽空，以防消毒中膨胀破裂。

二、扩张器植入术（一期手术）

（一）扩张区域的选择

供区与受区解剖部位越近，修复后皮肤的色泽、质地、毛发分布越匹配，治疗的效果越好，所以选择扩张区域时应首选病变区的邻近部位。如相邻的区域已无供区可用时，可选择远位进行扩张，如胸部扩张后转移至面部。

选择供区的另一考虑因素是供区继发畸形是否相对隐蔽。因扩张皮瓣转移时，多数情况下需要有辅助切口，埋植扩张器前需要预测未来扩张皮瓣的切取转移方式和转移后皮瓣边缘所处的位置，所以应尽可能将切口瘢痕置于相对隐蔽的位置。

拟扩张区域皮肤血管的来源和走行方向也是决定扩张器埋植部位的重要因素。拟埋植的部位应离扩张皮瓣血供的主要血管从深部穿出的部位有一定距离（如胸三角皮瓣预扩张时要保护胸廓内动脉穿支），并应切断那些不必要保留的血管，达到皮瓣延迟的效果，如胸三角皮瓣预扩张时可切断颈横动脉颈段皮支和胸肩峰动脉的皮支等。

扩张区的选择同时需考虑不损伤重要的组织和器官，不影响功能，不引起周围器官的变形。

（二）切口的选择

扩张器植入时切口的选择要根据扩张器埋植的部位而定。如果在病变的邻近区域埋植扩张器，则切口可选择在正常组织与病变交界处，或病变组织一侧距离交界处 1～2cm。如果病变组织两侧均埋植扩张器，而病变组织又不太宽，可在病变组织中央作切口，向两边分离埋植扩张器。如果是远位埋植，则切口宜选择在比较隐蔽的部位（如额部扩张时作头皮内切口，或选择在二期转移扩张皮瓣的边缘）。

切口一般与扩张器的边缘平行。切口的长度一般以能充分暴露拟剥离的腔隙而又不越过病变范围为度。一次埋植多个扩张器时几个扩张器可共用一个切口，亦可分几个切口。也有人主张切口与扩张囊应垂直，他们的理由是扩张囊不易自切口处外露（图 10-8）。

（三）埋植的深度

扩张器埋植的深度因供区和受区的不同而异。头皮扩张时扩张器一定要埋植于帽状腱膜深面、骨膜表面。额部宜植于额肌深面。面颊部宜在皮下组织深面、SMAS 层浅面。耳后位于耳后筋膜浅面。颈部位于颈阔肌的浅面或深面。躯干和四肢扩张器一般植入深筋膜的浅面，部分可埋植在深筋膜深层肌膜的表面。

（四）扩张器埋植腔隙的剥离

首先将扩张器放于拟埋植部位的皮肤表面，用美蓝画出手术切口线、扩张囊埋植的位置和注射壶埋植的位置。其中扩张囊埋植的组织腔隙剥离的范围应比扩张囊周边大 0.5～1cm（图 10-9）。

切开皮肤时刀口须垂直于皮肤表面，一直切到需要剥离的平面。剥离一般采用剥离剪（扁桃腺剪）钝性剥离。头皮、额部、耳后区一般层次较清楚，完全以钝性分离即可完成，这些部位也可用尿道探子或手指推开。颈前部、躯干和四肢组织分层也较清楚，应以钝性剥离为主，但需注意分离结扎沿途遇到的深部血管穿支，其中结扎与电凝不要离表面的组织太近，以防影响其血液循环。面颊部和侧颈部组织分层不十分清楚，剥离时先用剥离剪钝性分离形成许多腔道，钝性分离不开的部位可剪开。剥离尽可能在直视下进行，光源可直接从切口射入，有条件时亦可用带冷光源的拉钩将光线射入。术者必须对埋植扩张器部位的组织解剖非常熟悉，以免损伤重要的组织器官。剥离过浅可导致表面皮肤坏死，而剥离过深将有可能伤及重要神经血管组织，特别

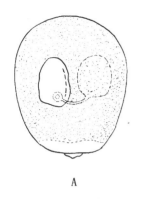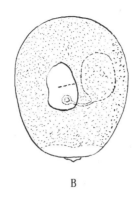

图 10-8　埋植切口选择

A. 与瘢痕边缘平行的切口　B. 与瘢痕边缘垂直的切口

图 10-9　埋植腔隙的剥离范围

（剥离范围大于扩张囊周边 1cm）

是在面颈部时更应仔细认真。

剥离过程中遇到较大的血管或活跃的出血点应立即止血。剥离完后可用温盐水纱布填塞压迫 5～10 分钟。如果是分离多个腔隙，可在分离完每一个腔隙后填塞，全部分离完后再依次止血。大的活跃出血点应结扎或缝扎，小的出血点可电凝止血，肾上腺素应慎用，以防术后反弹出血。

埋植注射壶的组织腔隙剥离可略浅一些，以利术后注射，但如果表面为瘢痕则不宜过浅，以防表面组织坏死而注射壶外露。也有将注射壶置于体外的外置法，其优点是注射时患者没有疼痛，同时免除了注射壶埋植和取出时的剥离，减少了创伤和出血，但注射壶外置也有诸多不便，故并不被多数医生所选用。

（五）扩张器的植入和切口的关闭

放置扩张器前应在手术台上向扩张器内注入适量生理盐水（一般为 10～20ml），再次检查扩张器是否有渗漏。植入的扩张器应舒平。注射壶植入时注射面应向上，导管可有弯曲，但不能形成锐角，更不能折叠。扩张器植入后在扩张器下面放置剪有数个侧孔的负压引流管，负压管远端必须放置到组织腔隙的最底部。

缝合切口时先在距切口边缘 0.5～1cm 处将表面组织与深部组织缝合数针，以防扩张器移位到切口深面。然后分层缝合切口，但头皮可全层缝合。缝合需在直视下进行，以防刺破扩张器。

缝合完成后，可穿刺注射壶进行回抽或再注入 5～10ml 生理盐水，以证实注射壶没有翻转，导管没有折叠，扩张囊没有破裂。负压引流管也要回抽检查，看能否形成负压。发现问题可在术中即时进行处理。

（六）术后处理

术后早期扩张器埋植区可适当加压包扎。面颈部埋植扩张器者，术后 3 天内最好进流食。全身应用抗生素（3～5 天）。负压引流瓶应保持持续负压，引流管中的引流液变为淡黄色后即可拔除引流管。如果切口位于正常组织内可按时拆线，如位于瘢痕病变组织内，拆线时间可推迟 3～5 天。

三、注液扩张

（一）注射液的选择

最常选用的注射液是注射用生理盐水。扩张囊为半透膜，小分子物质在渗透压的作用下可自由进出，因此，注射液应为等渗溶液。可在生理盐水中加入止痛（如利多卡因）、抗感染（如甲硝唑、庆大霉素）、防止纤维包膜形成和挛缩（如地塞米松）及促进扩张（如茶碱类）的药物。

（二）注射时间

实际上在手术时即已开始了注液扩张。手术中扩张囊内的注液量视扩张器的容量、表面皮肤的松弛度和注液对切口张力影响的大小而定，一般为 10～20ml，最多可达 80ml。

术后开始注液的时间，在对切口张力影响不大的前提下，一般宜早不宜晚，多数情况下可于术后 5～7 天开始注液，即尚未拆线前就可注水。但如果注液对切口张力影响比较大，应推迟注液的时间或推迟拆线的时间。

每次注液的时间间隔目前尚无统一标准。有用微量注射泵持续注射的方法，也有每天向扩张囊内注液的快速扩张法，目前多数采用间隔 4～5 天注射 1 次的常规扩张方法。理想的方法应该是微量泵恒压持续注射法。

完成注液的时间因扩张的部位、扩张器的大小、需要修复的面积多少不同而异,每次注射量为总量的10%～20%。

目前常用的扩张方法与速度有以下几种。

1. 即时扩张(术中扩张)　指在术中施行注水扩张,达到一定容量后维持扩张压 30～60 分钟,而后放水减压 10～20 分钟再注水扩张,如此反复 2～3 次,使皮肤松弛能满足修复需要为止。此法多用于较小面积缺损的修复。

2. 快速扩张(急性扩张)　每天注水 1 次,7～14 天完成扩张。

3. 亚速扩张(亚急性扩张)　2～3 天注水 1 次,3～4 周完成扩张。

4. 常速扩张(常规扩张)　4～5 天注水 1 次,6～8 周完成扩张。

5. 慢速扩张(慢性扩张)　7～10 天以上注水 1 次,8 周以上完成扩张。

(三)注射量

每次向扩张器内注射的量取决于表面皮肤的松弛度和扩张器的容量。每次注水时,以扩张囊对表面皮肤产生一定的压力而又不阻断表面皮肤的血流为度,压力不应高于 5.3kPa(40mmHg)。如果注射后表面皮肤变白,充血反应消失,或用激光多普勒血流仪、经皮氧分压等仪器测定发现血流被阻断,应等待 5～10 分钟,如血流仍不恢复,则要回抽部分液体,直到表面皮肤血流恢复。

(四)注射方法

1. 内置性阀门注水　常规消毒注射壶表面皮肤及操作者左手示指和拇指,用左手示指和拇指固定注射壶,右手持注射器,选用 $4\frac{1}{2}$ 或 5 号注射针头,垂直刺入,注射壶对准阀门中央部位通过皮肤,达到有金属抵触感为止,缓缓推入注射液。如果要继续注射,应将注射器拔下,抽液后再注射。注射完拔出针头后局部再用乙醇消毒 1 次。

2. 外置性阀门注水　去除导管末端阀门的保护帽,用碘酒、乙醇消毒注水阀门后,将已消毒的注射器前端的乳头与注射阀门连接,将溶液推入,拔掉注射器,阀门自动关闭,戴好阀门防护帽。

四、扩张器取出和扩张后皮瓣转移术(二期手术)

当皮肤软组织经过充分的扩张达到预期的目的,即可取出扩张器,形成扩张后皮瓣,在保留足够的组织覆盖供区的同时,用扩张产生的"额外"组织修复受区。如果一次扩张不足以修复全部病变区,可在二期手术转移后的扩张皮瓣下再次埋植扩张器,进行"接力"扩张(也称重复扩张);也可于伤口愈合后半年再次埋植扩张器扩张。

(一)扩张后皮瓣的设计

设计方式取决于受区的要求和供区的条件。设计时应遵循以下原则:①充分舒展具有立体形态的扩张后皮瓣多数呈半球面体,最大可能地应用扩张获得的组织;②尽可能地减少辅助切口,或将辅助切口置于相对隐蔽的位置,尽可能与皮纹方向一致;③顺血供方向设计皮瓣,如为轴型皮瓣则不应超出其血供范围,如为任意型皮瓣,其长宽比例可比未扩张皮瓣略大一些,但不能过大;④皮瓣远端携带的未扩张皮瓣不宜超过 1：1 的比例,最好不要超过扩张区的边缘;⑤扩张皮瓣的设计同样应该遵循常规皮瓣设计的一切原则。

扩张后皮瓣设计有以下几种方式。

1. 滑行推进皮瓣　在扩张皮瓣的两侧设计一个或数个小的三角瓣,相互交错使整个皮瓣向前滑行推进,亦可于两侧形成直线或弧形切口向前滑行推进。其优点是设计和操作简单,比较安全;缺点是向前推进的距离有限,一般仅能延伸 4～7cm(图 10-10)。

2. 旋转皮瓣　形成的皮瓣以邻近修复区的一侧为蒂,形成一与受区平行,并能依一定轴线向受区旋转的皮瓣,多用于面部(图 10-11)。

与修复区相邻的一侧为皮瓣的蒂部,皮瓣的一侧位于扩张组织与修复区交界处,切取扩张后皮瓣向病变区旋转的同时向前推进修复创面。其优点是辅助切口少;缺点是扩张组织有时难以充分展平。

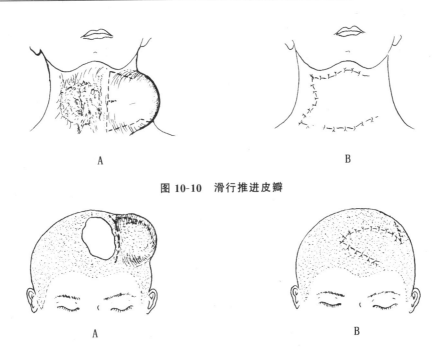

图 10-10 滑行推进皮瓣

图 10-11 旋转皮瓣设计

3.易位皮瓣(交错皮瓣) 以顺血供的一侧为蒂,形成一个较长的三角皮瓣(或舌形或长方形皮瓣)。其蒂部一侧靠近受区,皮瓣远端位于远离受区的部位。所形成的皮瓣与受区之间相隔有一部分扩张与未扩张的正常皮肤,形成的皮瓣插入受区,这样扩张后的皮瓣可获得充分利用。该皮瓣多用于发际、鬓角和不规则部位(图 10-12)。

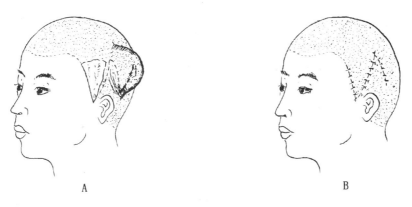

图 10-12 易位皮瓣设计

易位皮瓣的优点是转移的距离比较远。尽管皮瓣设计有以上 3 种简单的分型方法,而实际操作时,常常是根据患者的具体情况灵活地进行设计,常有两种或两种以上的方式相互结合。在手术前画出皮瓣设计基本图形,手术中取出扩张器后再根据皮肤的松紧度和血管走行进行调整。

(二)手术方法与步骤

1.先取出扩张器,其切口可以是原先埋植时的切口,也可位于正常组织与病变组织交界处,亦可以是设计皮瓣的边缘。切开皮肤、皮下组织直达纤维包膜的表面,用血管钳分开纤维包膜或采用切开腹膜的方法切开纤维包膜,待纤维包膜形成一裂口后即可用剪刀剪开全部切口,注意防止刀片或剪刀尖等锐器刺破扩张囊。取出扩张囊后顺导管钝性剥离取出注射壶,剥离时要一直紧贴导管和注射壶。由于注射壶大,导管细,只有充分松解开全部纤维包膜后方能取出注射壶。

2.扩张囊基底部周边形成的横断面为三角形的比较厚的纤维环,对皮瓣的舒展有影响,应将其切除。对于囊壁上的纤维包膜是否去除,要视具体情况而定。如果影响皮瓣的舒展,要仔细剥除或多处切开,否则可留于原位待其自行吸收(图 10-13)。

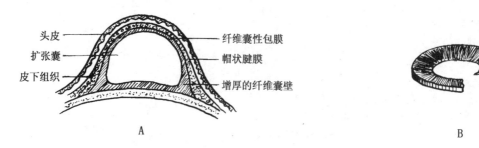

头皮 —————— 纤维囊性包膜
扩张囊 —————— 帽状腱膜
皮下组织 —————— 增厚的纤维囊壁

A　　　　　　　　　　　　　　　　　　　　B

图 10-13　扩张囊基底部形成的纤维组织环
A.纤维环剖面示意图　B.切下的纤维环的平面观(断面呈三角形)

3.二期手术时须先取出扩张器形成扩张后皮瓣,根据可供修复的材料的多少决定病变组织切除的面积,以防止先切除病变组织后扩张皮瓣不足而陷于被动的局面。

考虑到扩张过程中皮肤软组织需持续保持一定的张力,皮瓣转移后亦应保持一定的张力,如果皮瓣太松而回缩率过高,有可能导致皮瓣中的血管迂曲而影响血液循环,因此,扩张皮瓣下亦应放置负压引流管,术后适当加压包扎。

伤口愈合后,应采取防止瘢痕增生、对抗皮瓣挛缩的措施,如应用弹力外套、颈托、支架等。术后早期扩张皮瓣变硬,并有回缩的趋势,一般术后 6 个月左右能够软化并恢复自然弹性。

第五节　皮肤软组织扩张术的临床应用

一、皮肤扩张术在头部的应用

(一)应用解剖

头皮由外向内依次为皮肤、皮下组织、帽状腱膜、疏松结缔组织和颅骨骨膜5层结构。头皮中有大量的毛囊及其他皮肤附件。头皮有以下结构特点:①皮肤厚,皮下组织薄,缺乏弹性和伸缩性。②含有丰富的毛囊。头发的密度因人而异,一般为79~156 根/cm²,不同部位其密度也不同,顶部最密,枕部次之,颞部最稀。毛囊耐缺血能力差。③皮肤、皮下组织和帽状腱膜及枕额肌 3 层紧密连接,难以分开,而这 3 层组织通过疏松结缔组织与颅骨骨膜相连。④头皮由额、颞、枕 3 组血管供血,相互之间有丰富的血管吻合,血供非常丰富,形成头皮瓣时尽管蒂部较窄,但仍可满足皮瓣血供的要求。由于头皮缺乏弹性,切开头皮后不能靠组织收缩或血管弹性回缩止血,因此出血较多。头部神经分布较丰富,后头部主要有枕大神经、枕小神经、耳大神经,前头部主要有眶上神经、滑车上神经、耳前神经等(图 10-14~图 10-17)。

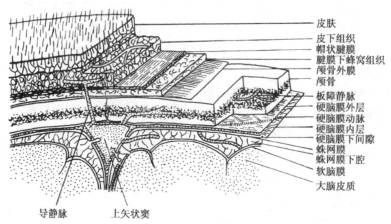

皮肤
皮下组织
帽状腱膜
腱膜下蜂窝组织
颅骨外膜
颅骨
板障静脉
硬脑膜外层
硬脑膜动脉
硬脑膜内层
硬脑膜下间隙
蛛网膜
蛛网膜下腔
软脑膜
大脑皮质

导静脉　　　上矢状窦

图 10-14　头皮解剖

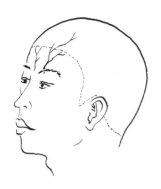
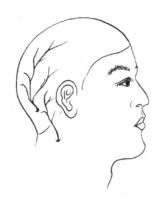
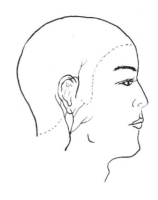

图 10-15　眶上神经、滑车上神经　　　　　图 10-16　枕大神经、枕小神经　　　　　图 10-17　耳大神经

（二）头皮扩张的原理与适应证

头皮扩张时尽管有表皮和深部组织的生长扩张，毛囊的数量并没有增加，因此在扩张后的皮瓣上，实际上是剩余毛发的再分布，术后供区头发变得稀疏，但由于分布均匀，效果仍较满意。

头皮扩张术适合于局限性秃发的患者，不适合于弥散性秃发或秃发面积过大（一般不超过头皮的 1/2）的患者。其主要适合于下列秃发患者。

1.瘢痕性秃发　由于烧（烫）伤、创伤、头皮撕脱、感染、手术等原因造成头皮缺损，毛囊不能再生，形成瘢痕性局限性秃发。

2.头皮缺损伴颅骨外露或缺损　由于头皮撕脱伤、电击伤等，造成头皮缺损甚至颅骨外露坏死缺损，可应用扩张后头皮覆盖外露颅骨。

3.脂溢性秃发　经药物治疗头发仍不能再生的脂溢性秃发，可采用头皮扩张术前移发际或消灭秃顶。

4.头部肿瘤和斑痣　对于头部巨痣、疣状痣、血管瘤、神经纤维瘤和早期恶性肿瘤等，可在病变周围进行预扩张后再切除病变组织，并用扩张后的头皮覆盖创面。

（三）扩张器植入术

1.术前准备　一般术前剃去头发。如果患者不愿剃发时，可于术前 3 天用 1∶2 000 苯扎溴铵每天洗头 1次，术前仅剃去手术切口处 2～3cm 宽的头发。

2.麻醉　儿童多选用基础加局麻，成人则多选用强化加局麻。在局部神经阻滞麻醉的基础上，用低浓度局部麻醉药每 15～20ml 加入 1 滴肾上腺素在帽状腱膜下浸润，可达到止痛、减少出血和有利于剥离的效果。

3.扩张器的选择　根据笔者临床经验，每修复 1cm^2 的秃发区需要 3～3.5ml 的扩张容量，据此决定扩张器的大小。

4.扩张部位和切口的选择　一般选择邻近容易扩张和便于二期手术的部位埋植扩张器。枕部组织致密，层次不清楚，不易剥离，出血较多且不易止血，因为扩张过程中患者不能仰卧，除非必要，一般不选为扩张区。扩张器注射壶一般植入秃发区、耳后或额部，应距离扩张囊有一定距离。如果秃发区瘢痕太薄则也不宜埋植，以防瘢痕坏死、注射壶外露。

切口一般选择在正常头皮与病变区交界处，与扩张器边缘相平行。如果颅骨外露，可选在外露颅骨边缘 1.5cm 的正常头皮内。如果同时埋植几个扩张器时，两个扩张器可共用一个入路切口。有时也可选择与扩张器边缘垂直的切口，该种切口术后早期即可开始扩张，并且扩张器不易从切口外露。

5.扩张器埋植腔隙的剥离　切开皮肤、皮下组织及帽状腱膜后，在帽状腱膜和颅骨骨膜之间用剥离剪刀或尿道扩张器进行钝性剥离，也可用手指进行分离，因此层结构疏松，容易剥离，加之穿支血管很少，出血也不多。埋植注射壶的腔道不宜过大，注射壶恰好能通过即可，以防术后注射壶向扩张囊方向移位。由于剥离形成的腔隙内很少有大的出血点，一般用湿纱布填塞压迫止血 5～10 分钟即可，术后也较少形成血肿。

6.扩张器的植入　由于头皮松动性有限，埋植扩张器时囊内注液量不宜过多，一般 10～20ml 即可。扩张器下放置负压引流，直视下全层缝合头皮切口，缝线可密一些，便于切口边缘止血，术后适当加压包扎。负压引流管插入抽成真空的输液瓶内(图 10-18)。

(四)扩张器的注液扩张

头皮注液扩张可于术后 3 天拔除引流管后即开始,亦可待伤口基本愈合后再开始注液,拆线时间推迟到术后 10～14 天,甚至更晚。

注液时间和量因人而异。一般小儿头皮弹性好,易扩张,间隔可短一些,每次注液量可多一些。但因毛囊耐缺血能力差,压力过大可因缺血造成毛发脱落,故每次注液量也不可过多。遇到注液后头皮疼痛者,可采用少量多次注液的方法,亦可在扩张囊内注入局麻药。对剧痛者可用利多卡因行神经阻滞封闭。

(五)扩张头皮瓣的转移

二期手术可在头皮止血带下进行,以减少术中出血。手术应注意以下几点:①术前先进行初步设计,如有数个扩张区时,应依先后逐一形成皮瓣,每形成一个皮瓣即转移固定于秃发区,下一个皮瓣根据上一个皮瓣修复情况设计。单一扩张区可取出扩张器再根据皮肤松弛度进一步设计皮瓣。头皮血供丰富,皮瓣长宽比例比较大,蒂部比较窄时一般也能保障其血供。②扩张头皮瓣可采用滑行推进、易位和旋转皮瓣,其中滑行推进瓣应用较多。由于头皮缺乏弹性,皮瓣旋转的角度不宜过大,否则容易形成"猫耳朵"。③头皮瓣形成后根据皮瓣的大小决定切除瘢痕秃发区的面积。④头皮瓣转移时,如有可能,需尽量考虑毛发的生长方向。⑤为防止术后切口瘢痕过宽,缝合时应先缝合帽状腱膜,再缝合皮肤和皮下组织。如为直接全层缝合,拆线的时间应晚一些。⑥头皮扩张过程中常见到因压迫造成颅骨外板的吸收,一般后期能自行恢复,可不予处理(图 10-19、图 10-20、图 10-21)。

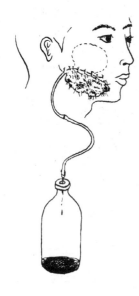

图 10-18　负压引流

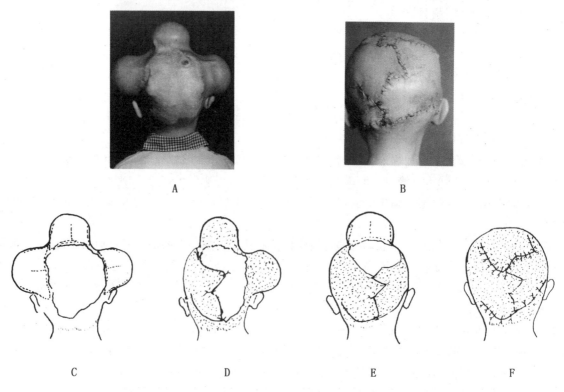

A　　　　　　　　　　　B

C　　　　　　D　　　　　　E　　　　　　F

图 10-19　多部倍扩张的分布设计

A.瘢痕秃发(180cm²)扩张后　B.修复术后　C.总体切口设计　D.先将第一个皮瓣转至秃发区

E.根据第一个皮瓣覆盖范围将第二个皮瓣转至秃发区　F.根据前两个皮瓣覆盖情况形成第三个皮瓣

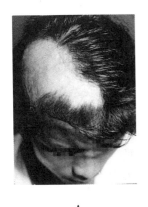 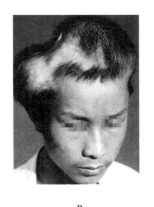 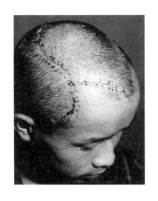

A B C

图 10-20 瘢痕性秃发

A.术前 B.扩张后 C.术后

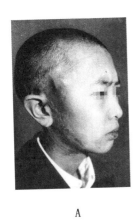 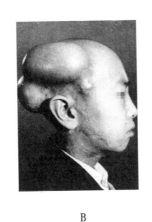 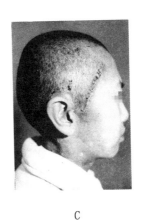

A B C

图 10-21 鬓角缺损

A.术前 B.扩张后 C.术后

二、皮肤扩张术在面颈部的应用

(一)适应证

1.颜面颈部较大的增生性或萎缩性瘢痕。

2.较大范围的色素痣。

3.较大范围的毛细血管瘤或混合型血管瘤。

4.外伤性文身。

5.神经纤维瘤及部分可切除的皮肤恶性肿瘤,如基底细胞癌或鳞状上皮细胞癌。

6.洞穿性缺损的修复。

7.上下唇、上下睑、眼窝、耳、鼻等器官的再造。

(二)扩张方法的选择

扩张部位的选择直接影响到二期手术的皮瓣形成与修复的效果。由于面部有明显的解剖分区(图 10-22),所以扩张后皮瓣转移时亦应遵循分区原则形成皮瓣,如此就要求手术医师在埋植扩张器时,即应预想到扩张完成后皮瓣形成的形态、大小及蒂部所在位置。

1.病变组织周边正常皮肤软组织的扩张,视病变大小及周围正常组织的大小决定扩张囊放置的位置及数目。扩张后的皮瓣以局部皮瓣的形

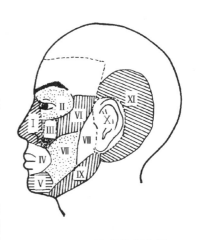

图 10-22 面部的解剖分区

Ⅰ.鼻区 Ⅱ.眶区 Ⅲ.眶下区 Ⅳ.唇区 Ⅴ.颏区 Ⅵ.颧区 Ⅶ.颊区 Ⅷ.腮腺咬肌区 Ⅸ.下颌颈区 Ⅹ.耳区 Ⅺ.颞区

式转移。

2.远处皮肤软组织扩张后带蒂转移至面颈部,目前常用的是颈胸部供区的预扩张,然后带蒂转移,如胸三角皮瓣、锁骨上皮瓣、胸肩峰皮瓣等。前臂、上臂皮瓣的预扩张也可转移至耳鼻部及面颊部。

从颈胸部形成的皮瓣转移至面颈部时一定要确保蒂部的血供,这就要求:①皮瓣设计时必须将知名的轴型血管设计在皮瓣蒂内;②操作时要妥善保护血管,防止损伤;③在转移后防止蒂部的扭转、折叠,或牵拉形成张力。有时蒂部缝成管状过紧会影响血供,遇到此种情况,应采用皮瓣创面植皮的方法解决。术后确实有效的石膏固定亦甚为重要。

3.颜面部埋植扩张器的剥离层次,应位于腮腺咬肌筋膜浅层,保持在一个平面上进行,注意彻底止血。颈部扩张修复面部的剥离层次,一般在颈阔肌浅层或深层平面进行。颈部沿胸锁乳突肌走行方向自下而上沿途发出数支肌皮动脉,剥离至此处时易出血,应注意此部位的止血。埋植区一定要留置负压引流2～3天。术后常规应用抗生素防止感染。

4.注液中注意事项:面部注液扩张,张力不可过大,避免造成血供障碍,注液时要注意无菌操作,防止感染。面部扩张容量的预计,依修复1cm²区域需4.5ml左右容量计算。如用颈部扩张修复面部,则应按1cm²区域需5ml以上计算。

(三)面部扩张后皮瓣的设计

应用扩张后皮瓣治疗修复面颈部瘢痕或缺损的关键是要满足外形上的要求。首先,根据器官的分布,颜面有不同的分区,如额区、眼眶区、鼻区、面颊区、口周区等等,在修复时必须充分注意到每个区域的特点和要求,切口线一般宜与轮廓和分区界线相一致(如鼻唇沟、眼眶区等)。另外,眼、鼻、口等部位均不能有张力或牵拉,因为有张力或牵拉必然会造成器官的移位及变形(如眼睑外翻、口角歪斜等),故在皮瓣转移之前,必须预测扩张后产生的"额外"皮肤软组织的量是否能够满足修复的需要。具体注意事项如下。

1.面中部鼻翼平面以上需要修复者,扩张后皮瓣形成一个蒂在内下的旋转皮瓣,比较合理(图10-23)。

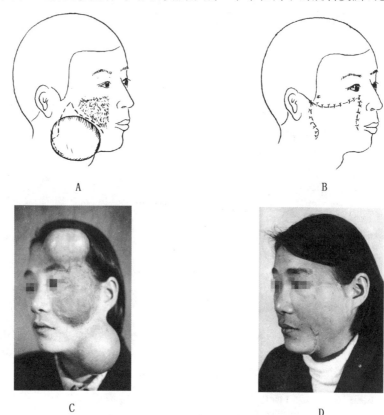

A　　　　　　　　　　　　　　　　　B

C　　　　　　　　　　　　　　　　　D

图10-23　面部扩张后蒂在内下方的皮瓣设计

A.术前设计　B.皮瓣形成后　C.扩张后　D.修复术后

2.以面下部皮肤损伤为主者,扩张区选在外上方为多,在二期手术时,形成一个蒂在外上的旋转皮瓣较

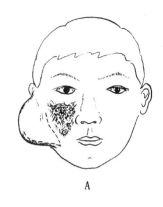
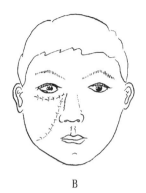

A　　　　　　　　　　　　　　B

图 10-24　面部扩张后蒂在外上方的皮瓣设计

A.术前设计　B.皮瓣转移至受区后

好(图 10-24)。

3.颈部扩张修复面部多采用滑行推进或易位皮瓣(图 10-25)。

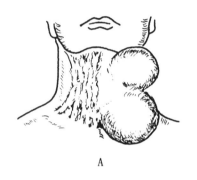
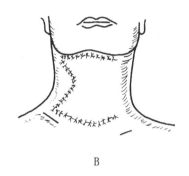

A　　　　　　　　　　　　　　B

图 10-25　颈部扩张后滑行推进皮瓣

三、皮肤扩张术行全鼻再造及鼻部分缺损的修复

在两千七百多年全鼻再造的历史中,众多学者先后采用了额部皮瓣、镰刀状皮瓣、前臂皮瓣、上臂皮瓣、游离皮瓣等诸多皮瓣,均取得了较好的效果。但前额皮瓣仍为首选,因为额部皮瓣造型稳定而挺拔,色泽与整个颜面协调和谐。上述所有方法中有一个共同缺点,即供瓣区缺损需通过中厚或全厚皮片移植修复,致使供区遗留一个不平整、色泽不一致的植皮瘢痕。应用皮肤软组织扩张术行全鼻再造则可克服上述不足,在解决供区继发创面的修复上更具明显的优越性,此法操作简单,效果良好,颇为可取。现将全鼻再造及鼻部分缺损修复的手术方法介绍如下。

(一)额部扩张全鼻再造

一期手术是在额部埋植扩张器于帽状腱膜及额肌下,这首先涉及采用额正中皮瓣还是额斜皮瓣,一般需视额部发际的高低而定。发际较高者(即从发际到眉间距离大于 7cm 以上者),应尽量选用额正中皮瓣;发际较低者(即发际至眉间距离小于 6cm 者),则只能选用额斜皮瓣。扩张器的选择可为圆形、长方形或长柱形,但以长方形较好。手术切口多选择在前额发际内或发际缘,多采用横形或弧形切口,长约 5～7cm。

切开皮肤、皮下深达帽状腱膜层下,然后用扁桃腺剪潜行分离或用 F7～8 号金属尿道扩张器钝性剥离。剥离的囊腔范围事先用美蓝绘出周边界限,一般要比扩张囊周边大出 1cm。7～8 天拆线,以后每隔 3～7 天在严格的无菌操作下通过阀门一次注入灭菌生理盐水 10～20ml。在注水时一定要观察有无疼痛及局部色泽的改变。若明显苍白,毛细血管充盈反应在短期内不能恢复,则需回抽少量液体使肤色转红润。注水达到预定容量后即考虑二期手术。扩张总容量一般为 170～200ml 左右。

二期手术包括在扩张后的额部皮肤上设计三叶皮瓣、取出扩张器、切除鼻部瘢痕以及皮瓣转移鼻再造塑形等步骤。部分病例若鼻孔狭小尚需先作鼻孔开大术,若鼻翼鼻侧及中隔软骨或鼻骨缺损,尚需考虑支撑问题。在扩张后的皮肤上作设计时需想到扩张器取出后有 10%～15% 的回缩,因而不论长度及宽度均不能小于 7cm,鼻尖及鼻中隔缺损者可用自体肋软骨雕刻成"L"形鼻支撑组织,将鼻背、鼻尖垫高,并可修两薄片肋软骨缝合固定成飞鸟状修复鼻翼(图 10-26)。在瘢痕切除时尚需保留衬里组织。一般采用将表面可利用的瘢痕表皮翻转的办法留作衬里组织,不够应用时也可用两侧鼻唇沟的翻转皮瓣形成衬里。皮瓣形成后及扩张器取出后要进一步向下剥离,形成皮下血管蒂,并特别注意防止静脉的损伤。在转移的过程中防止蒂部扭曲、折叠及受压。岛状皮瓣通过的隧道一定要分离宽敞些,必要时可将鼻根部的皮肤切开,皮瓣转移后再将蒂部的皮肤缝合。在定点缝合时,两侧鼻翼基部应与鼻小柱基部在同一水平线上,鼻小柱略向内收,防止过宽。在鼻翼旁及鼻背缝合时,皮下一定要固定对合好。皮肤采用内翻缝合,使鼻与面颊及唇部形成一定的角度。术后鼻孔内用填入凡士林纱布的指套填塞,并外用 6 条纱布卷固定辅助塑形。过去教科书及杂志上介绍的从鼻翼两侧上方用橡皮片及贯穿缝合的方法有阻断血流的可能,所以最好不用。

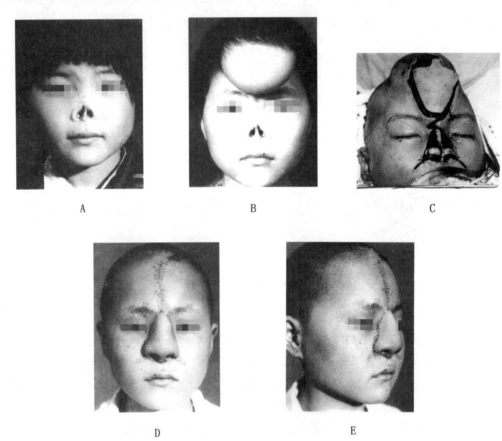

图 10-26 鼻再造鼻背及鼻翼软骨支架
A. 术前 B. 扩张后 C. 术中行肋软骨移植,鼻背及鼻翼软骨成形 D. 术后正位 E. 术后侧位

(二)面颊部扩张后皮瓣全鼻再造

首先必须指出这一方法并非全鼻再造的首选方法,只适合于额区无正常皮肤而面颊部皮肤正常的病例。手术需分三期或四期方能完成。一期为扩张器植入,可采用鼻旁切口或鼻唇沟处切口,将容量为 100～140ml 的小肾形或圆形扩张器植入面颊部皮下、面部表情肌浅面,颊部在 SMAS 层下与颊部筋膜间,耳前及腮腺区则在 SMAS 层腮腺筋膜之间,千万小心勿损伤面神经的额支、颊支及腮腺导管。二期为取出扩张器后行面部已扩张的皮瓣向鼻部旋转推进。由于全鼻再造术皮瓣长宽均需 7～7.5cm,故扩张必须充分,实在不够用时,只要向前移位后再将扩张器埋入行二期扩张(这样整个全鼻再造术就要四期手术才能完成)。在皮瓣转移过程中,皮瓣的设计极为重要,从面颊部几乎是同一平面转移时,因为鼻部上窄下宽,上低下高,呈一锥体形,易发生鼻根、鼻背部皮瓣多余,而对侧鼻翼与鼻小柱处皮瓣不够应用的矛盾,比较理想的设计应为旋转皮瓣,旋转弧度约 90°(图 10-27)。

此时再造的鼻同侧因有皮瓣蒂部相连,故外形还不够对称,需要在术后 3～6 个月再作一次断蒂修整术(图 10-28)。经过此手术才能使鼻翼及鼻背旁与面颊部形成一定的角度,两侧也才能对称协调。

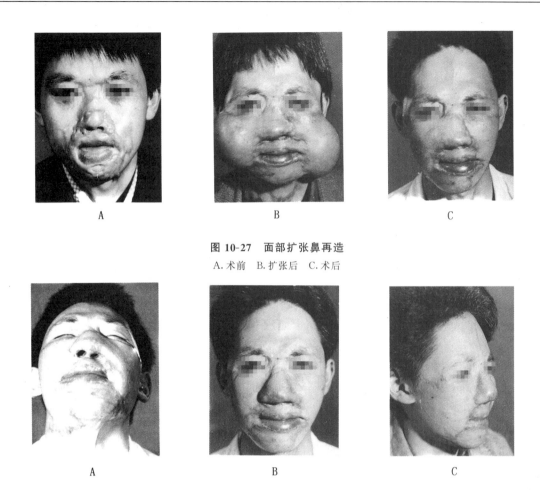

图 10-27　面部扩张鼻再造
A.术前　B.扩张后　C.术后

图 10-28　鼻再造术后修整
A.修整术前　B.修整术后正位　C.修整术后侧位

（三）前臂扩张后皮瓣鼻再造术

20 世纪 70 年代末即有前臂皮瓣带蒂移植或吻合血管移植行全鼻再造的报告。但是前臂皮瓣有两个主要缺点，即牺牲桡动脉主干及前臂留下植皮后的痕迹，因而使其受到一些学者的抵制。而扩张后的前臂皮瓣转移后可以直接缝合无需植皮，克服了其中一个缺点。自从非生理皮瓣——静脉皮瓣试用以来，我们设想，将一条前臂静脉预先动脉化，然后用扩张器扩张，这样在下一期手术时则可用动脉化的静脉与另一条回流静脉作血管蒂，再行带蒂转移或吻合血管游离移植行全鼻再造术，这样就不需要牺牲前臂主要供血的尺、桡动脉。这一方法经过动物实验与临床试用证明是可行的，从而为扩张后皮瓣行鼻再造术又增添了一新的方法。皮瓣预制完成后带蒂转移可有两种术式，一种是先转移至鼻根部，二期断蒂时再修复重建鼻翼及鼻小柱；另一术式是行转移至鼻尖修复好鼻翼及鼻小柱，断蒂时再修复鼻背上 1/3 及鼻根部。这两种术式各有优点，有待今后在临床实践中积累更多的经验。

（四）鼻部分缺损的修复

对鼻下部缺损或半鼻缺损，可考虑作鼻下部再造术或半鼻再造术。大部分病例可应用扩张后的额部皮下蒂岛状瓣、血管蒂岛状瓣，根据缺损部位及范围形成星状、龟形以修复双侧鼻翼、鼻尖、鼻小柱，其方法与全鼻再造术相似。若鼻部有小的洞穿性缺损以及鼻翼、鼻尖、鼻小柱缺损，也可用扩张后的额部皮瓣、唇颊或面颊部皮瓣修复，手术方法同常规的鼻部分缺损的修复，所不同的是需行扩张器一期埋植术。这样虽然多了一次手术，但皮瓣转移后局部较松弛，可在无张力的条件下直接缝合，而无需植皮，故一般均能取得较传统方法更满意的效果。

四、皮肤扩张术耳郭再造

(一)外耳应用解剖

耳郭两侧对称位于头颅两侧的眼与枕外粗隆突水平之间,相当于眉弓与鼻翼水平之间的位置。其长轴与鼻梁平行,耳郭与颅侧壁约呈30°角。耳郭由皮肤、软骨、韧带和肌纤维等组织构成。其软骨是维持耳郭形态的弹性支架。皮肤较薄,前面皮下组织较少,故与软骨粘连较紧密,后面皮下组织略多于前侧,故皮肤亦较松弛。耳郭表面凹凸不平,呈扁片状,厚约4mm左右。耳郭外周缘为较圆滑的耳轮、耳轮脚,呈"?"形,上端始于耳甲,下端止于耳垂上部。向内与耳轮相对应的一弧形隆起称为对耳轮,其上端分叉,形成对耳轮上脚和下脚,两脚之间形成一个三角形凹陷窝。对耳轮上半部低陷于耳轮平面以下,下半部略高出于耳轮平面。耳轮、对耳轮之间形成一个狭长凹陷称为耳舟。耳郭前侧中央有一较大的凹陷,称为耳甲,耳甲后壁与颅侧壁形成约90°夹角。耳甲被耳轮脚的延伸部分割成上下两部分,上部为耳甲艇,下部为耳甲腔。外耳道前侧缘有一隆起的屏障为耳屏,与对耳轮下端的对耳屏相互对应,两者之间的凹陷为屏间切迹(耳郭解剖参见第三十二章"耳郭整形与美容")。

(二)适应证

1.耳郭先天畸形　与胚胎发育障碍有关。外耳道起源于第一鳃沟及邻近的一部分第一、二鳃弓的发育。胚胎3个月,外耳道即已形成,若在此期间内,第一、二鳃弓出现发育障碍,则可出现各种耳郭畸形,如无耳、小耳、隐耳、杯状耳、招风耳等。第一鳃弓发育障碍,则可出现外耳道闭锁、狭窄等外耳道畸形。

2.外伤性耳郭缺失或部分缺损　外伤性耳郭缺失多因车祸外伤等造成,耳郭全部或部分撕裂、脱落,部分可与头皮撕脱并存,另外尚有咬伤、切割伤等。单纯的耳郭撕脱或切割伤,局部皮肤条件往往较好,但存在着面积的不足,故需行局部周围皮肤的扩张。选择此种适应证时,应考虑到损伤当时的情况以及局部瘢痕的程度,对于伴有头皮撕脱或局部皮肤缺损较多并有深部组织瘢痕形成者,选择时要慎重。

3.烧伤后耳郭畸形　烧伤后耳郭畸形,往往伴有耳周皮肤的瘢痕,会给皮肤扩张术带来一定困难。在烧伤后早期(3~6个月之内),局部瘢痕尚处于活动期,瘢痕较硬,无弹性,抗感染能力较差,故扩张术应选择在伤后半年以后为好。对于Ⅲ度烧伤并累及皮下组织,创面经小片状植皮(如邮票状、点状)后愈合者,不宜行皮肤扩张或应慎重选择。

4.感染所致耳郭畸形　由于各感染因素可致全耳软骨炎,使耳郭丧失支架,终致畸形。

5.其他原因所造成的耳郭畸形　尚有肿瘤、冻伤、火器伤等原因所致的耳郭畸形。当局部条件及全身条件允许时,均可采用皮肤软组织扩张术行耳郭再造或进行局部的修复。

(三)手术方法

先天性耳郭畸形不宜过早行耳郭再造(再造耳无生长能力),过去教科书均主张在12岁以后进行。近年来不少人认为7~8岁即可施行,可切取2~3条肋软骨制作耳支架。后天性耳郭缺损多因各种创伤,如撕脱、切割、咬伤、烧伤及感染等引起,其修复再造时间除年龄过小者外,均可于创伤愈合3~6个月后进行。

(四)一期扩张器埋入手术

根据拟再造耳郭的大小、位置及局部皮肤情况,设计扩张器埋入的位置及范围,并选择扩张器的形状、容量。由于耳周可供扩张的区域较小,一般选择100~140ml容量、小圆形或小肾形的扩张器。扩张部位可以耳后皮肤区为中心,若耳后皮肤无发区过于狭小,可考虑耳前耳后两个部位同时扩张。对残耳较小,外耳道闭锁者,可以残耳部位作为扩张中心,连同耳前耳后同时扩张(图10-29、图10-30)。

手术可在全麻或神经阻滞加局部浸润麻醉下进行。手术切口应选择在耳后发际内1.5cm处,切口线与耳郭长轴平行。用剥离剪刀在皮下潜行剥离。由于局部皮肤较薄,皮下组织较少,且与耳后筋膜层粘连紧密,故操作时要避免使用过于粗暴的钝性剥离。若以残耳为扩张中心时,需用小弯剪刀将隆出于皮肤平面的残耳内残留软骨剥除或剪断。剥离时要在软骨表面随着其凹凸的弧度,紧贴软骨面一点一点剥离,注意勿伤耳前及耳后动脉分支,造成活动性出血。如遇有出血,可用湿纱布填塞压迫止血,尽量在直视下找到出血点(必要时可延长切口扩大视野),而后用双电凝或结扎止血。尤其是在耳前的颞浅动脉分支,距切口最远,位置又深,一旦出血不易迅速止住,故当止血较困难时,宜果断地扩大切口彻底止血。

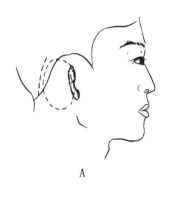 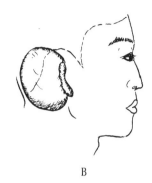

A   B

图 10-29 耳后皮肤扩张

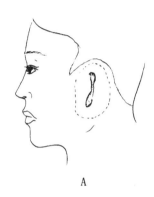 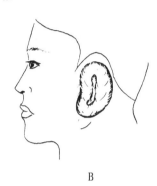

A   B

图 10-30 以残留耳为中心扩张

在植入扩张器之前,再次检查剥离腔隙,确信无出血后方可将扩张器植入。腔隙一定要够大,植入扩张囊后一定要展平,扩张囊深面留置负压引流管,适当加压包扎。术后 3～4 天,负压引流管已无血性或较多血浆性液体流出时即可拔除引流管。术后 7～10 天拆线。

(五)注水方法及注意事项

拆线后即注入扩张溶液,每次可注入生理盐水或复方甲硝唑溶液 10～15ml,每 3～7 天注入 1 次,注射时注意无菌操作。由于局部皮肤薄,弹性差,加之剥离层次浅,范围广,故扩张中心部位血供明显减少,又因扩张区深面为较硬的颅骨,一旦注入溶液后,囊内压逐渐升高,对周围组织产生的压力也越来越大,当压力增加到一定程度时,将会使血管受压、血供受阻。如皮肤所受压力不能在短期内得到缓解,则可造成承受张力及压迫最大的中央薄弱部位皮肤出现缺血坏死。所以注射扩张时,一定要防止囊内压过高。一旦发现囊内压过高,皮肤张力太大,局部皮肤出现苍白区时,应立即将囊内液抽出 5～10ml,并密切观察,直至苍白区转红恢复血供为止。对于发生感染或出现皮肤将要破溃的倾向时,应立即停止注液,并积极采取抗感染及局部保护性措施,如全身给予抗生素、抽出部分扩张液,以及局部避免摩擦、挤压等,若无好转,甚至出现破溃时,宜尽早行二期手术。

(六)二期扩张器取出耳郭成形术

一般在扩张容量达到要求后,距一期手术 3～6 个月以上再行二期手术。临床经验证明,扩张已达预定容量后,间隔的时间越长,再造耳郭挛缩程度越小,局部的皮肤、皮下组织变薄,周围皮下瘢痕组织少而软,再造耳郭形态好。故耳郭再造的病例推迟二期手术时间对防止术后再造耳的挛缩是有益的。例如刘某,女,21 岁,先天小耳畸形,行皮肤扩张耳郭再造术,二期手术在一期手术后 11 个月施行。在二期术中,见扩张中央部位皮肤菲薄,扩张囊周围瘢痕组织较少而软,应用自体肋软骨为支架,再造的耳郭形态非常满意,随访 2 年余无明显挛缩。

二期手术时,取出扩张器后,可将扩张腔隙四周潜行剥离 2cm 左右,如周围及深部有较多的瘢痕,可以切除,必要时可以剥除内侧面所形成的纤维囊壁。剥出残耳基部的耳软骨或深部筋膜组织,用以固定软骨支架。在扩张的下部相当于耳垂部下方设计一"V"形切口,使"V"形切口的后侧切口线与耳后的切口线相连,切开后使下部形成一个三角瓣,用于形成耳垂。此切口尚有利于使扩张皮瓣向上向前推移,形成颅耳切迹。将

已雕好的软骨支架包埋于扩张后皮下腔隙内,用 4 号丝线或尼龙线固定于残留耳软骨或耳后筋膜上。固定时

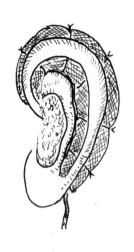

**图 10-31　耳再造术后
油纱卷固定塑形**

要注意耳郭的位置及颅耳角的角度等。软骨支架固定后,用手指捏起扩张后皮肤,使之与软骨支架紧贴。此时注意耳轮缘皮肤要保持一定松弛度,同时耳郭支架的耳轮边缘一定要宽一些,平整一些,以免耳轮部软骨的顶压造成血供障碍。右手拇、示指捏住耳轮部皮肤,用中、环指将扩张后皮瓣推挤向耳根部,同时用左手将耳前皮肤推向耳甲腔内,以此确定耳根部前后皮肤的位置。用 4 号丝线从内侧面将皮肤固定于相应的耳根基部残留软骨或筋膜软骨或筋膜上,前后各固定 2~3 针,但应注意保护皮瓣上的主干血管。为更好地形成耳郭上端的颅耳切迹,在形成切迹最低部内侧亦固定 1 针。将耳垂部三角瓣向耳垂部软骨支架深面反折 2cm,固定缝合形成耳垂。缝合耳后供区创面,放置负压引流管,抽吸负压使耳郭形态显示出来。检查位置、形态及大小,如满意,用两条细油纱卷分别填压在耳轮与对耳轮之间及耳舟和相对应的耳后皱襞处,用 1 号丝线贯穿耳郭全层缝合 3~4 针,将纱卷固定,打结时勿太紧。耳甲腔内填塞松散纱布条或干棉球,耳后呈楔形 35°~40°夹角以维持颅耳角度。包扎时外层先用松散纱布将耳郭四周垫匀,用 4 号丝线在四周缝合 6~8 针打包固定,外层再用纱布绷带包扎。术后 3 天拔除负压管,7~10 天拆线。固定耳郭的油纱条及耳后纱布卷需维持 3 周后才拆除(图 10-31)。

(七)再造耳郭支架材料的选择

1.自体肋软骨　是耳郭再造中的首选材料。新鲜的自体肋软骨具有活力,填入耳郭内的大部分软骨细胞可以成活,软骨可以与周围组织形成纤维连接而获得营养,故取材时不必带软骨膜。移植后软骨细胞代谢功能降低,因此可以发生退行性变而被部分吸收,但较经处理的异体、异种软骨吸收率低。

2.异体、异种软骨　在哺乳类动物中,软骨是唯一可以进行同种、异种移植而不发生或发生较弱的免疫排斥反应的组织,其可能的原因为:①软骨细胞的基质无抗原性;②软骨无血液循环或淋巴循环,软骨细胞又受到基质的屏蔽,抗原不能释放,因此不能激发机体产生抗体。取有活力的软骨,是将新鲜异体或异种软骨取下后,剥除皮肤及软骨膜,用二甲基亚砜保存液处理后,贮存于−80℃的冰箱内或−196℃的液氮中,普通 4℃冰箱内只能保存 4~6 周,而−196~−80℃的深低温条件下可贮存数月至数年之久。如不需保存软骨的活力,可将软骨浸泡于 1:5 000~1:2 500 的硫柳汞溶液或 75% 的乙醇中,在 4℃冰箱或室温下保存。异种软骨主要为小牛鼻中隔软骨、肋软骨或猪耳软骨等。

3.硅橡胶支架　通过国内外大量临床应用及动物实验观察,硅橡胶具有良好的理化稳定性,不易引起机体的免疫排斥反应,无毒副作用,可以制成较薄的具有一定强度和弹性支架的模型,形态逼真。现市场上已有不同型号的商品供应。但因耳郭皮肤较薄,埋植位置较浅,故植入后脱出率较高,特别在扩张局部皮肤条件不好时,如有炎症反应,皮肤有瘢痕或皮肤过薄等情况,应慎用或不用。有人应用钛钢丝网状材料作支架,亦取得一定效果。

(八)再造耳郭支架的塑形

取下的软骨具有一定的厚度及曲度,雕塑成形时,要用事先准备好的 X 线胶片剪成模型大小形态,在肋软骨上标出雕塑线条。先用尖刀片沿距软骨外侧缘 2mm 处与其弧度平行、垂直切刻 4~6mm 深,而后用柳叶刀或大刀片于内侧缘 2mm 厚处平行将刀锋插入,达外侧缘垂直切口止(勿穿透外侧缘)。慢慢将肋软骨劈开,而后于深层再用同法剖开一片,如此将肋骨剖为厚薄大致相等的 3 片,最下面的一片带有一条隆起于软骨片的较圆滑的肋软骨缘,此片可形成耳轮软骨。另外两片,一片与耳轮软骨垂直固定在一起,形成耳轮脚、对耳轮及耳甲腔后壁。另一片用以形成耳屏及耳甲腔前壁。3 片软骨塑形时要用细钢丝或尼龙丝固定在一起。另外亦可用整体雕刻塑形,外形也较满意(图 10-32、图 10-33、图 10-34)。

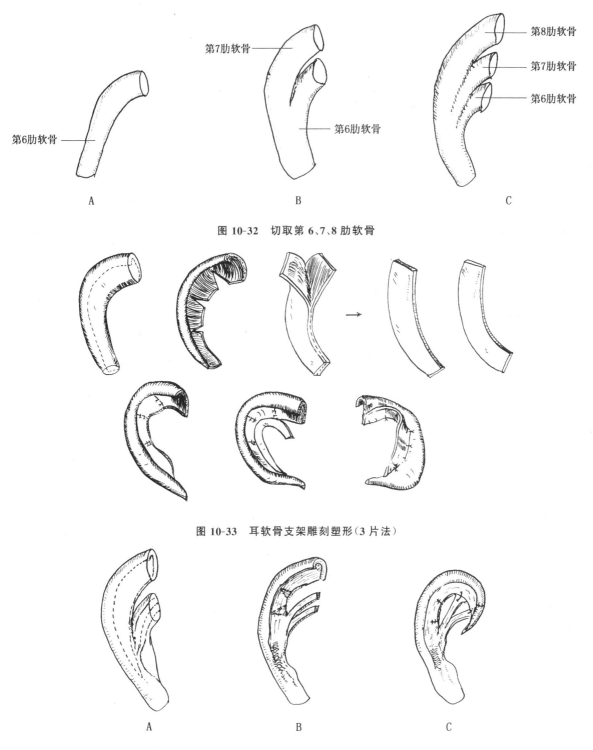

图 10-32　切取第 6、7、8 肋软骨

图 10-33　耳软骨支架雕刻塑形（3 片法）

图 10-34　耳软骨支架正体雕刻法

五、皮肤扩张隆乳术及乳房再造

Cromin 和 Gerow(1963)首先使用硅胶囊乳房扩大整形术获得成功后，这一技术已得到广泛应用。在我国，隆乳术发展很快，上海、成都、北京等地已能自制不同型号的硅胶囊假体，内含硅凝胶液。这种假体质地柔软、透明、壁薄，可有不同形状。主要缺点是：一旦囊破硅凝胶液外溢，处理较为困难，另外，对不对称的乳房隆乳也难以取得对称一致。为此，国内外出现了充注式可调节的硅胶囊假体。Hilton(1987)应用的双层硅囊假体，其外层囊充盈少量液态硅胶，内层囊用以充盈生理盐水，两层囊内设有特殊阀门，连接管通过阀门与囊相

通。隆乳早期将微型注射壶及导管埋在皮下,定期注射进行调节,3～6个月后获得理想的乳房大小及外形后,可通过小切口将注射壶及导管拔除,特殊阀门即自行封闭。

女性乳房再造,可以通过多种方法完成。简单的假体植入能够满足大多数乳腺切除术后乳房再造的要求,尤其是单纯腺体摘除者,效果更佳。对于不能承受永久性硅胶假体者,可以通过扩张术预制组织充填腔隙,而后行背阔肌或腹直肌真皮脂肪瓣转移充填。扩张预制腔隙的方法适用于胸部保留有质地良好皮肤且能够承受扩张者。对近期局部实施过放射治疗,或局部有放射性瘢痕及皮肤萎缩者慎用。

(一)乳房应用解剖及分型

根据乳房前突长度,可将乳房形态分为4型:①圆盘形。乳房前突的长度小于基底周围半径。②半球形。乳房前突的长度等于乳房基底周围半径。③圆锥形。乳房前突的长度大于乳房基底周围半径。④悬垂形。乳房前突长度更大,呈下垂状态。

从美学观点看,半球形最漂亮。乳房位于胸前浅筋膜内,其位置上缘平第2肋或肋间,下缘平第6肋或肋间,内侧缘达胸骨旁线,外侧缘至腋前线,其深面为胸大肌、前锯肌、腹外斜肌腱膜、胸肌筋膜以及腹直肌鞘上部的表面。乳腺腺体大部分在胸大肌浅面,较大乳房外侧的腺体可超过胸大肌外缘前锯肌表面。胸大肌为一厚扇形肌,起自锁骨内侧、胸骨及上6个肋软骨、腹直肌前鞘,止于肱骨大结节嵴,胸大肌的深面为胸小肌和前锯肌,有一层疏松组织相隔,这层组织易于分离,成为胸大肌下埋植乳房假体较理想的部位。

(二)手术方法与步骤

1.隆乳术

(1)适应证　主要有:①先天性乳房发育不良;②哺乳后乳房萎缩;③双侧乳房不对称;④乳腺肿瘤切除后;⑤乳房重建后乳房不对称。

(2)术前设计　①定位。设计时患者直立,用美蓝画出拟剥离囊腔的范围,上界抵第2肋缘下,外侧至腋前线偏内侧,内至胸骨旁线,下界到乳房下皱襞或第6、7肋骨(图10-35)。②切口选择。a.腋部切口:位于胸大肌外缘,腋窝内皱襞处,可使乳房区无瘢痕,不损伤乳腺组织,适合于硅囊放置在胸大肌下,为目前最常用的手术切口之一;b.乳晕外围切口:位于乳晕下缘和皮肤交界处,瘢痕不显露,适于乳晕直径较大及乳腺组织少的患者;c.乳房下皱襞切口:在乳房下皱襞处略高于乳房下皱襞作切口,切口内侧在乳头垂直线上,然后向外延长3.5～4cm,此切口适合于硅囊放置在乳腺下,暴露较好,但瘢痕较明显。③硅囊植入层次的选择有乳腺后间隙和胸大肌下植入法两种。乳腺后间隙血管分布少,易分离,乳房外形较好,但植入囊距乳腺组织较近,一旦发生植入体周围纤维囊性挛缩,可直接影响乳腺组织使乳房变形,对未婚青年女性或乳房发育极差的病例,不宜植入此间隙内。胸大肌下植入法由Dempsey(1968)首先报道。其优点是:植入体与乳腺组织之间隔有胸大肌,对日后乳房的正常生理病理检查无影响;术后纤维囊挛缩的发生率低,即使发生,对乳腺组织及其外形的影响亦较小;肌下钝性分离容易,出血少,易于保护第3～5肋间外侧神经,使乳头感觉不受影响。但是胸大肌收缩时,可能将硅囊挤向上方形成乳房上部较明显隆起而乳头朝下的缺点,特别是埋入大硅囊时更为明显。因此剥离囊腔时,下缘及内侧缘应尽可能偏下、偏内侧而上缘及外侧缘不宜剥离得过于广泛。国外还有人将下缘侧的胸大肌与腹直肌前鞘、腹外斜肌腱膜的连系切断,防止胸大肌收缩将硅囊推向上方,从而获得较好的乳房形态。

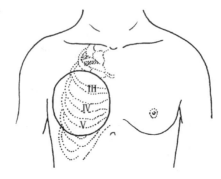

图10-35　乳房再造扩张定位

（3）麻醉选择 根据患者具体情况选用全麻、高位硬脊膜外连续麻醉、肋间神经阻滞麻醉（第3~6肋间神经）加局麻。一般多选用后两种。

（4）手术操作

1）胸大肌下硅胶囊假体植入术 ①腋路胸大肌下隆乳术。沿腋窝皱襞切开长约3~4cm达深筋膜，显露胸大肌外缘，切开胸大肌筋膜，在肌的深面稍作钝性分离后，用乳房剥离器在胸大肌下形成受植囊腔。一般在此平面分离容易，出血不多，分离后用湿纱布填塞压迫片刻即可止血。检查无活跃出血点后，注入抗生素液或去炎松。通过腋路切口将硅囊置入肌下腔隙内，植入前应检查硅囊是否完好，植入后用手指将硅囊摊平并将其放置在预先设计的位置上，注入生理盐水扩张至所需大小后，拔出注水导管。分层间断缝合胸大肌与前锯肌筋膜、皮下组织及皮肤。②乳晕缘切口隆乳术。沿切口切开皮肤，于皮下和乳腺之间向下钝性剥离至乳房后胸大肌浅层，用手指将乳腺组织稍加钝性分离，再分离胸大肌至胸大肌下层，然后伸入手指，按术前标记的范围剥离囊腔，注意囊腔下缘应达乳房下皱襞。置入硅囊并调节硅囊位置，注入生理盐水，分层缝合切口。③乳房下皱襞切口隆乳术。按设计切口切开皮肤、皮下组织达乳腺腺体下缘，将腺体向上推移，自胸大肌下剥离囊腔至所需范围，然后置入硅囊，分层缝合切口。

2）腺体后假体植入术 乳房下硅囊隆乳术：硅囊植入与分离囊腔的位置是在乳腺后间隙胸大肌浅面，其切口及操作方法基本与肌下硅囊隆乳术相同。

2.扩张术乳房再造

（1）乳房再造一期手术 在皮下或胸大肌下埋入预设计好的扩张器，定期注液扩张，每1~2周注水1次，每次20~30ml，充注至250~400ml的预定容量。

（2）乳房再造二期手术 取出扩张器，植入永久性假体（注水式或硅凝胶假体），或者用带蒂的肌肉真皮脂肪瓣充填。

（三）术后处理

术后于乳房假体上极及外侧部位用较多敷料压迫，适当加压包扎，防止胸大肌收缩引起乳房假体位置上移。术后1周内禁止上臂活动，手术后3天应开始行乳房按摩，持续半年左右。术后7天拆线，配戴合适的软质胸罩。

（四）并发症及注意事项

详见第三十四章"乳房整形与美容"有关章节。

六、皮肤扩张术在肢体的应用

1976年，当Radovan发明可控型皮肤软组织扩张器后，临床首例应用于治疗患者上肢文身。其后，皮肤软组织扩张术被广泛应用于全身各部位。皮肤软组织扩张术为整形外科、骨科、手外科治疗肢体疾患、修复和重建外形与功能，提供了一种全新的方法，达到了以往用传统方法所无法达到的治疗效果。

（一）适应证

按照肢体皮肤软组织扩张术应用目的的不同，可将其适应证分为以下几个方面。

1.改善外形 肢体外伤、烧伤感染、肿瘤所致皮肤瘢痕和缺损、深部组织外露，以及色泽、形态异常及畸形的修复。

2.改善功能 用于肢体关节部位的伸屈功能的恢复。

3.轴型皮瓣的预扩张 在肢体切取轴型皮瓣后，供瓣区多不能直接缝合，而需要植皮。术后供瓣区外形欠佳，应用皮肤软组织扩张术可以克服这些不足。

四肢是静脉动脉化皮瓣的主要供区，将静脉与动脉吻合后形成静脉化皮瓣，扩张预制后再行远位转移或吻合血管游离移植。

4.周围神经血管的扩张 周围神经缺损比较长时，修复比较困难。而采用扩张术则可适当延长周围神经的长度，为周围神经缺损的修复提供了一种新的方法。周围血管缺损或游离皮瓣血管蒂较短时，也可采用扩张术延长皮瓣血管蒂。

(二)手术方法与步骤

1.皮肤软组织扩张器在四肢的埋植 埋植扩张器的切口一般选在病变部位的边缘。埋植扩张囊的平面一般位于深筋膜下,采用钝性分离,剥离比较容易,但肌间隔表面剥离比较难。一定要分离切断并结扎从肌间隔穿出的血管,以防术后形成血肿。但从肌间隔穿出的皮神经要尽可能予以保护,防止术后肢体感觉缺失。注射阀门应埋于皮下浅层,特别是比较肥胖的患者,以便术后注射生理盐水时触摸定位和固定。术后必须放置负压引流装置充分引流。与面颈部比较,术后包扎的压力可略大一些,以减少渗血。扩张器埋植时应避开神经易受压的部位,如腓骨小头、尺神经沟等,以防术后压迫神经引起麻痹。埋植比较深时,应避免将扩张器直接置于大血管表面,防止术后肢体血液循环受到影响。

2.注射盐水 早期每次注射量可大一些,间隔的时间可短一些,但后期若肢体远端有水肿或出现神经压迫症状,则每次注射量要少一些,间隔时间要长一些。肢体埋植扩张器后,一般活动不受影响,也不必限制活动。但关节周围埋植扩张器后,扩张后期关节屈伸活动将部分受限。

3.二期手术扩张后皮瓣转移 当估计扩张产生的"额外"皮肤足够时,方可考虑行二期手术。如果勉强缝合切口,张力太大,术后瘢痕增生明显,治疗效果就要受到影响。在肢体转移扩张皮瓣时,多选用滑行推进皮瓣,皮瓣两侧采用多个三角皮瓣易位的方法,以利皮瓣向前推进,充分舒展具有三维空间结构的扩张组织,使之得到充分利用,这是手术成功的关键。术后早期由于扩张时皮瓣变薄,皮下组织含量减少,肢体局部略显低凹,后期一般都能逐渐恢复到正常的厚度和外形(图10-36)。

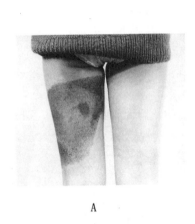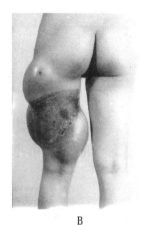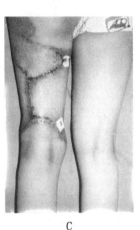

| A | B | C |

图 10-36 左股后巨痣(320cm²)

A.术前 B.扩张后 C.修复术后

(三)并发症

据文献报道,四肢应用皮肤软组织扩张术时,并发症发生率较高,特别是皮肤软组织扩张器外露比较多见。Antonyshyn 报道下肢应用皮肤软组织扩张器,其并发症的比例高达83%,认为下肢并发症的发生率比上肢高。笔者在实践中发现,四肢并发症的发生率约为15%,远低于面颈部;在临床应用中无血肿及感染发生,只有2例扩张器部分外露,其最终治疗效果受到了部分影响。预防扩张器外露的关键是埋植层次要合适,术后注射生理盐水时,要根据表面的皮肤张力决定每次注射量和间隔时间,这样才不致因为压力过大而引起表面皮肤坏死。少数病例肢体远端在扩张过程中因周围神经受压出现麻木,或因淋巴回流受阻而出现水肿,二期手术取出扩张器解除压迫后一般都能很快恢复,且无后遗症状。

七、供皮区与供瓣区扩张术

大面积烧伤患者,所剩的可利用皮源十分有限,用皮肤软组织扩张器扩张有限的供皮区皮肤,不但提供了更多的"额外"供区皮肤,而且使供皮区直接缝合显得更为容易。

皮肤软组织扩张术能提供"额外"皮肤,通过形成推进、旋转、易位皮瓣等多种形式修复邻近部位的皮肤软组织缺损,在较远部位皮肤软组织缺损中同样可以应用。对较大创面常用的皮瓣不能完全覆盖时,亦可先用扩张器行皮瓣预制,二期再行皮瓣转移。经扩张后的皮瓣变薄,在一定程度上解决了皮瓣移植后臃肿的弊端。

（一）供皮区扩张

1.腹部供皮区扩张　腹部供皮区多选在下腹部，或是未烧伤部位的正常皮肤区域。扩张器埋植深度多位于腹外斜肌腱膜浅层，扩张位置多位于腹股沟上方，与腹股沟韧带平行并沿髂嵴上方，向髂腰部延伸。为使切口隐蔽，可选在脐至耻骨联合之间，横形埋植一长形扩张器，使二期术后的切口线类似于去脂术切口。

2.侧胸部及背部供皮区扩张　供区选在侧胸部或背部时，扩张区轴线与肋弓平行，可获得最佳效果，二期术后切口才更隐蔽。

3.浅Ⅱ度烧伤后表浅瘢痕区扩张　在全身供皮区严重紧张者，可选浅Ⅱ度烧伤愈合后区作为供皮区，以解决修复手、肘等重要关节部位时皮源不足的情况，扩张器应埋植于深筋膜浅层。

4.扩张注液容量与可获取供皮面积的关系　一般情况下，供皮区扩张时扩张器应选择长形或大肾形，以利于供皮后创面的闭合。注液扩张多选择常规速度扩张，扩张总量根据所需要面积而定。扩张器的额定容量，一般为200～450ml左右，而扩张总容量可充注至1 000～1 500ml左右。根据临床应用统计，每获得1cm^{2}的"额外"皮肤面积，需在腹部注水5.5～6.5ml，在胸背部注水5.25ml左右。

（二）供皮瓣区扩张

1.肩胛区皮瓣扩张

（1）适应证选择及注意事项　肩胛区皮瓣的主要供血动脉是旋肩胛动脉浅支。此皮瓣具有面积较大、皮下脂肪薄、供区宽达8～10cm、常能直接缝合等优点。临床上常用岛状皮瓣的形式修复腋窝、肩部、前臂内上及侧胸上部等邻近部位缺损，也可形成游离皮瓣修复下颌、面颊、手掌、足跟等远部组织缺损。旋肩胛动脉主干粗2.5～3.5mm，蒂长30～80mm，伴行静脉一般有两条，粗约3.5mm，无伴行神经。皮肤感觉由2～3条胸脊神经支配。主干血管体表投影为肩胛角与肩胛下角连线，旋转轴点在三边孔或腋窝顶。扩张前皮瓣范围，上界不超过肩胛冈平面，内侧位于后正中线旁开2cm处，下界位于肩胛下角5cm以内。

用多普勒超声仪探测出旋肩胛动脉的准确位置，标出其走行方向，以其为轴线，根据需要画出皮瓣大小及部位。根据皮瓣大小、形状以及皮瓣与受区所需面积的差异，选择与之相应形状、相应容量的扩张器。

（2）手术方法与步骤

1）皮瓣预制扩张器一期植入术　患者侧卧，手术侧在上，上肢向前。在术区标出扩张囊及注射壶埋植位置。依皮瓣设计的大小沿皮瓣外缘或背阔肌外缘切开皮肤及皮下组织。切口长约10～15cm，达深筋膜层时用皮钩拉开伤口。在直视下向脊柱侧分离，注意要紧贴肌膜浅面，保护深筋膜完整地连同皮瓣一并掀起。结扎切断小的肌皮穿支血管。剥离平面不要过高，防止扩张器植入后纤维组织形成，使血管蒂周围组织粘连变硬，影响二期转移。如欲在背阔肌深层埋植扩张器，亦同样从背阔肌外缘切口进入，至背阔肌深面改为钝性分离。注射壶放到切口外侧缘皮下，缝合固定数针以免滑脱。扩张囊深层要放置负压引流管。

2）皮瓣转移扩张器二期取出术　患者侧卧，麻醉后先沿原一期手术切口线切开皮肤及皮下组织（皮肤上原一期手术切口瘢痕可予以切除），用止血钳钝性分离皮下组织，至扩张器纤维囊浅面时，采用类似腹膜切开的方法，用两把镊子夹起扩张囊外纤维膜，扩大切口，或用电刀切开包膜，沿设计皮瓣大小切开，掀起皮瓣，深面的纤维囊可予以剪除，使皮瓣更易伸展。术中注意皮瓣近血管蒂部因扩张而形成的纤维增生应仔细予以剥离，尽可能全部去除。

2.胸三角皮瓣扩张

（1）适应证选择及注意事项　胸三角皮瓣是指胸前上部、肩三角区皮瓣。主要血供来自胸廓内动脉的胸前穿支，向外与颈横动脉颈段皮支及胸肩峰动脉皮支吻合。此皮瓣可用于修复面颊、口内、下颌、颈部软组织缺损，也可用于口咽、食管的重建。修复面积最大为：上自眉弓平面以上，下抵颌缘，内起鼻唇沟，外达耳前。皮瓣断蒂时，可同时修复颏及颌颈部。

（2）手术方法与步骤

1）皮瓣预制扩张器一期植入术　沿皮瓣设计线，首先切开皮瓣上缘皮肤及皮下，直达深筋膜，切口长约10～15cm，在深筋膜层下紧贴胸大肌浅面用利刀锐性向皮瓣下缘及皮瓣两端剥离。注意保存完整的筋膜层，以免损伤营养血管。分离过程中需结扎由颈横动脉、胸肩峰动脉以及胸外侧动脉发出的分支。皮瓣向外侧游离超过胸大肌、三角肌间沟时,应仔细解剖以防损伤静脉。若拟以胸廓内动脉穿支为蒂时,剥离时可结扎皮瓣远端的胸肩峰动脉穿支,同时也起到了皮瓣延迟作用。有时拟将胸三角皮瓣转移至面颊部,希望皮瓣更薄些,这样在预制皮瓣时,皮瓣远端可以在皮下脂肪层剥离,而不是在深筋膜下;但接近蒂部时要逐渐厚一些,即呈一个斜坡状,以保证蒂部血管不受损伤。扩张囊内注入生理盐水 20～30ml,经检查证实无漏水后,可将扩张囊放入已剥离好并彻底止血的囊腔内并展平。术毕放负压引流,术后 2～3 天拔除负压管,8～10 天拆线。伤口愈合后应定期注水扩张。在二期手术中,皮瓣设计是否合理非常关键,最简捷的方法是将受区预修复的范围用美蓝标出,而后用数层展平的湿纱布将其轮廓拓下,用剪刀沿拓下之切迹剪下,将剪下的纱布模片敷在扩张区拟形成皮瓣的位置,描下其轮廓即可。

2)皮瓣转移扩张器二期取出术　沿原一期手术切口线切开皮瓣上缘皮肤及皮下,切除一期手术瘢痕,至扩张囊外纤维包膜浅面。采用切开腹膜的方法打开包膜后,用剪刀扩大切口,取出扩张囊。切开皮瓣的远端及下端,皮瓣掀起后可去除内面的纤维包膜,以利于皮瓣伸展。当皮瓣掀起至接近胸骨旁 1cm 时,应在深筋膜深面解剖,以免损伤胸前穿支动脉。形成的胸三角皮瓣可行带蒂转移或吻合血管游离移植。如果在皮瓣与受区之间隔有正常皮肤,可将皮瓣近心端卷成管状,远心端移位修复缺损;也可将皮瓣近心端表皮切除,保留适当大小的皮瓣,在受区与胸廓切口间作宽阔的皮下隧道,经隧道将皮瓣引至受区。供瓣区经扩张后有"额外"的皮肤,多可直接拉拢缝合(图 10-37)。

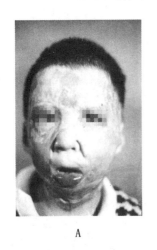 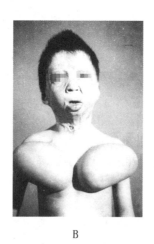 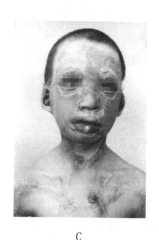

A　　　　　　　　　　B　　　　　　　　　　C

图 10-37　全颜面颌颈部烧伤后瘢痕
A.术前　B.扩张预制胸三角皮瓣　C.面及颌颈部扩张皮瓣修复术后 6 周

第六节　并发症及其防治

皮肤扩张术需两次手术和 1～2 个月甚至更长时间的注液扩张,整个疗程长达 3～4 个月,容易发生并发症,轻者影响治疗效果,严重者可导致治疗的失败而前功尽弃。并发症发生率,国内外统计有很大差异,为6%～69%。扩张术时间较长与并发症发生率较高,是亟待解决的问题。因此,对并发症的预防和处理应引起高度重视。

影响并发症发生率的因素主要有:①术者操作的熟练程度,一般操作越熟练,并发症的发生率越低;②患者的个体因素,如年龄、身体素质等;③扩张器埋植的部位及层次、病变种类、扩张部位组织健康程度等均与并发症的发生率有关,其中不同部位并发症的发生率差别很大,一般而言,颈部并发症发生率最高,头皮最低,躯干和四肢居中;④扩张器的质量,质量不佳可因扩张囊破裂而被迫中断扩张,注射壶太厚也易造成局部皮肤坏死。常见的并发症介绍如下。

（一）血肿

血肿多数发生于埋植扩张器后 24 小时以内，少数患者发生在术后 14 天以内和第二期手术后。

1. 发生血肿的主要原因　①在剥离面颊部和颈部组织埋植腔隙时层次不清，由深部向表面垂直穿行的血管比较多，术中容易被切断；②止血不易彻底，埋植扩张器时因为形成的腔隙难以在直视下操作，容易造成血管损伤而止血又不彻底；③引流不通畅，包括引流管放置不够深、脱出或堵塞；④全身有出血倾向；⑤局部应用肾上腺素，术后反弹出血；⑥血管断端结扎不牢靠或电凝不彻底，术后活动扩张器摩擦发生再出血。

2. 预防及处理方法　预防措施为：①面颊部和颈部埋植扩张器时一定要高度重视血肿的预防；②尽可能在直视下操作，在情况允许时尽可能采用比较大的切口，采用冷光源、直射光或透过表面组织的透射光照明，并充分暴露和显示剥离形成的腔隙；③止血务必彻底，仔细检查所有的创面，大的出血点必须结扎或缝扎，电凝只能用于小的出血点，慎用或不用肾上腺素，止血彻底后方可植入扩张器；④负压引流管要放至剥离形成腔隙的最深部，在切口处缝合固定以防术后脱落，用注射器抽吸证明有负压后再包扎伤口，术后及时更换负压瓶，保持持续的负压引流，引流液清淡后拔除负压引流管；⑤术后 3 天局部制动，面颈部手术后进流食，适当加压包扎，可全身或局部应用止血药。

发生血肿后的临床表现为术区肿胀明显，表面张力增加，并逐渐加重。扩张器表面的皮肤青紫甚至出现淤血斑，引流管堵塞，颊部可压迫颊粘膜使之突入上下齿间，颈部可压迫气管而影响呼吸甚至出现预防动脉窦受压症状。发现血肿应及时进手术室在无菌条件下清除血肿并彻底止血，如果处理及时，一般不会影响治疗效果。血肿不清除易引起感染，在吸收过程中可形成较厚的包膜，影响二期手术效果。

（二）扩张器外露

扩张器外露多见于切口处外露和扩张顶端表面皮肤破溃时，有扩张囊外露及注射壶外露两种情况。

1. 扩张器外露的原因　①切口选择不当，如位于不稳定瘢痕表面，扩张器离切口太近或扩张器移位到切口下，可造成切口愈合不良；②剥离层次过浅或损伤表面主要血管引起皮肤坏死；③扩张器未展平，折叠成角；④注水过程中一次注水量过多，阻断皮肤表面血循环，这是导致扩张器从表面外露的最常见原因；⑤注射壶太厚或早期包扎过紧，压迫表面皮肤使之坏死；⑥感染和血肿影响切口愈合或继发表面皮肤坏死。

2. 预防及处理方法　预防措施为：①切口应距扩张器边缘最少 1cm，切开时务必垂直切入并达拟埋植的层次后再剥离，剥离过程中避免用锐利的器械对切口缘的组织反复牵拉；②关闭切口时应分层缝合，并且在距切口 1cm 左右处将皮瓣与深部组织缝合固定几针，以防止扩张器移位到切口下；③剥离层次要清楚，结扎或电凝止血时离表面皮肤有一定距离；④分离的腔隙周边要比扩张器大 1cm，扩张器要展平，如果注液过程中发现扩张囊有折叠成角现象，应加快注液的速度并轻轻按摩使其尽快展平；⑤一次注液量不可过多，如发现表面皮肤颜色苍白，充血反应消失，等待 5 分钟后不能恢复正常，应立即回抽部分液体直到血循环恢复，也可在注射过程中使用经皮氧分压仪或激光多普勒等仪器监测微循环。

发现扩张器从切口外露，应尽快处理，或进一步剥离后将扩张器向深部埋植，或回抽部分液体，在最小张力下重新缝合切口。如果注射壶外露，可采用体外注射法。若由于扩张部位皮肤破溃，扩张囊外露，应尽快行二期手术。

（三）感染

1. 造成感染的原因　①切口附近有感染灶；②术中无菌操作不严格；③扩张器外露；④血肿；⑤扩张器表面或周围感染灶如疖肿等向扩张囊周围扩散；⑥向扩张囊内注液和更换负压引流瓶无菌操作不严格；⑦全身抵抗力低所致的血源性感染。

2. 预防及处理方法　预防措施为：①严格无菌操作；②术区及附近有感染灶应暂缓埋植扩张器手术；③全身有感染灶时应积极处理；④向扩张器内注射的液体中加防止感染的药物；⑤积极处理血肿、扩张器外露等并发症。

如果扩张器周围发生感染，除红、肿、热、痛等局部表现外，引流液可变得混浊，严重者发烧，淋巴结肿大，白细胞数升高，诊断一般比较容易。抗感染的措施有：①全身大剂量应用敏感有效的抗生素；②将扩张囊内液体更换成含抗生素的液体；③早期可直接从引流管中向扩张囊周围冲洗及滴注抗生素，边滴注边引流，后期可切开放置引流管滴注；④加快扩张速度使扩张器展平，减少死腔。若感染经上述处理无效时，宜取出扩张器,取出扩张器后感染一般都能得到控制。

(四)扩张器不扩张

1.扩张器不扩张的原因 ①扩张器有破损,植入时未能发现;②术中误伤扩张器,特别是缝合关闭切口时误伤扩张器而未发现;③注液过程中压力增加或扩张器粘接部质量不佳而裂开;④导管折叠成锐角;⑤注射壶移位到扩张囊下或翻转;⑥穿刺注液时因注射壶离扩张囊太近而误伤扩张囊;⑦两个扩张器一起埋植时,注液过程中一个扩张器压迫另一个的导管。

2.预防及处理方法 预防扩张器不扩张的关键是术前选购优质扩张器并于消毒前、埋植前仔细检查,特别是埋植前要向扩张器内注入 10～20ml 生理盐水后检查有无渗漏及破裂。操作过程中避免锐器与扩张器接触。注射壶埋植距扩张囊应有一定距离。

如果因扩张器导管折叠、注射壶移位或翻转等原因造成不能向扩张器内注液,可行局部切开并针对有关问题进行矫正。

(五)皮瓣坏死

1.造成皮瓣坏死的原因 造成皮瓣坏死的原因主要是由于皮瓣血循环障碍引起,包括皮瓣长宽比例过大、损伤了主要供血血管、蒂部受压,以及皮瓣转移时过于松弛造成皮瓣内血管迂曲,引起血液回流不畅造成淤血和皮瓣下血肿等。

2.预防及处理方法 应严格遵守整形外科皮瓣设计的原则;皮瓣近端和远端尽可能不要超过扩张区;剥离纤维囊壁时要十分仔细,扩张囊要充分展开并保持一定的张力。

如果皮瓣远端出现青紫等回流不畅的表现,可在皮瓣远端轻微加压包扎以利回流。

(六)其他并发症

1.疼痛 多见于头皮、额部和四肢,以成人多见。注液扩张后期每次注液后可发生剧烈疼痛,有时疼痛难以忍受。可采用少量多次注射、缓慢持续注射和扩张注射液体中加入利多卡因等局麻药,以及局部神经封闭等方法来缓解疼痛。

2.神经麻痹 多见于肢体,面颈部偶有发生,一般为扩张器压迫所致,二期手术后一般能自行恢复。

3.骨质吸收 头部多见,主要是由于扩张器压迫所致,二期手术后 2～3 个月能自行恢复。

4.肢体水肿 由扩张器压迫影响淋巴回流所致,二期手术后能自行恢复。

5.头发脱落 少见,因扩张速度过快引起毛囊缺血所致,减慢扩张速度后能自行恢复。

6.颈部压迫表现 包括颈动脉窦受压引起的恶心、呕吐、面色苍白、血压下降等症状和体征,一般很少见,回抽部分液体后可恢复。

(艾玉峰、鲁开化)

参考文献

〔1〕 王其芳,等.扩张头皮修复瘢痕性秃发17例.中华整形烧伤外科杂志,1988,4(3):174

〔2〕 艾玉峰,鲁开化,等.国产皮肤软组织扩张器用于烧伤晚期整形.中华整形烧伤外科杂志,1988,4(4):247

〔3〕 汪良能,高学书.整形外科学.北京:人民卫生出版社,1989.206～211

〔4〕 张涤生,冷永成.整形外科手术图解.南京:江苏科学技术出版社,1996.157～164

〔5〕 张涤生,金一涛.皮肤软组织扩张术应用于烧伤晚期整复.中华整形烧伤外科杂志,1985,1(4):241

〔6〕 查心坤,戴永贵.现代美容外科学.北京:人民军医出版社,1995.447～457

〔7〕 俞宝梁,等.应用国产皮肤软组织扩张器修复瘢痕挛缩畸形.中华整形烧伤外科杂志,1988,4(4):249

〔8〕 鲁开化,等.皮肤软组织扩张术的适应证与并发症(临床应用100例分析).修复重建外科杂志,1988,2(3):43～45

〔9〕 鲁开化,艾玉峰.皮肤软组织扩张术.北京:金盾出版社,1991.10～18

〔10〕 黎鳌,杨枫,郭恩覃.手术学全集:整形与烧伤外科卷.北京:人民军医出版社,1996.395～443

[11] Adamson JE. Nasal reconstruction with the expanded forehead flap. Plast Reconstr Surg. 1988. 81(1):12

[12] Antonythyn O. et al. Tissue expansion in head and neck reconstruction. Plast Reconstr Surg. 1988. 82:58

[13] Autonythyn O. Gruss JS. Mackinnon SE. et al. Complications of soft tissue expansion. Br J Plast Surg. 1988. 41:239

〔14〕 Bannerot H. Garnier D. Forum on tissue expansion. fast continuous tissue expansion. a. 3-years evaluation of its use from a retrospective study of 78 cases. Ann Chir Plast Esehet. 1993. 38:41

〔15〕 Lundborg G. Rydevik B. Effects of stretching the tibial nerve of the rabbit. J Bone Joint Surg. 1973. 556:390

〔16〕 Mackinnon SE. Gruss JS. Soft tissue expanders in upper limb surgery. Journal of Hand Surgery. 1985. 10A:749

〔17〕 Milner RH. The effect of tissue expansion on peripheral nerve. Br J Plast Surg. 1989. 42:414

〔18〕 Nordstrom RE. Auricle reconstruction with the help of tissue expansion. Facial Plast Surg. 1988. 5(4):338~346

〔19〕 Quaba A. Reconstruction of a posttraumatic ear defect using tissue expansion:30 years after Neumann. Plast Reconstr Surg. 1988. 82(3):521~524

〔20〕 Stark GB. et al. Rapid elongation of arteries and veins in rats with a tissue expander. Plast Reconstr Surg. 1987. 80:570

第十一章 其他组织移植

第一节 粘膜移植

一、概述

粘膜由上皮和真皮组成,含有丰富的血管结构。口腔、咽部和食管的粘膜为复层鳞状上皮,消化道的其他部位为单层柱状上皮,泌尿系粘膜为移行上皮。按其结构和生理特点,可分为干燥粘膜和湿润粘膜。唇红部位的粘膜和粘膜下层无腺体存在,表面干燥,称干燥粘膜。而口、鼻、结膜和阴部的粘膜及粘膜下含有较多的粘液腺及浆液腺,经常处于湿润的环境中,称之为湿润粘膜。

粘膜移植(mucous membrane transplantation)与皮片移植有若干相似之处,如具有强烈的抗原性,只能进行自体移植;移植方式有游离移植、带蒂移植和复合组织移植;移植后的成活过程也分为血浆营养期和血管营养期;断层移植片比全厚移植片容易成活;血肿、血浆肿、移植片的滑动、感染及植床血供不佳可引起移植失败;移植成活的粘膜可发生挛缩等。但粘膜移植片和皮片甚至不同部位的粘膜之间亦有许多不同之处。粘膜移植片移植后,典型的血浆营养期为48小时,第2~4天便发生再血管化,开始重建血液循环。第4~5天,移植片内淋巴引流恢复。Baskin(1995)认为,进行颊粘膜移植欲达到最大成功需要4个条件,即受区血供佳、快速有效地获得弥散营养、快速有效的血管连接,以及在新血管形成和粘膜愈合过程中的制动。

粘膜移植后的生物学行为研究,以对膀胱粘膜的研究较为充分。在愈合初期,膀胱粘膜之上皮层部分退化,但能够完全再生,此点和厚的皮片不同。后者在愈合过程中上皮始终保留着,再生是来自乳头基层,犬的上皮再生时间为16天。Fairbanks(1992)指出,膀胱粘膜移植片的上皮化为12~14天。在完成上皮化之前,移植片的行为不稳定,因此移植片的固定时间至少需要2周。犬颊粘膜移植后同样发生早期的上皮退变和其后的再生过程。至术后21天,临床和组织学检查均证明能达到基本愈合。

在组织学上,各种粘膜可能具有相当大的区别,如颊粘膜的上皮层非常厚,相当于膀胱粘膜上皮厚度的4倍,表明颊粘膜具有坚硬而不易弯曲的机械力学特征。对粘膜弹力纤维进行染色,证明其含有大量的弹性蛋白。以上解释了该种粘膜为何弹性较大,容易切取和缝合。此外,颊粘膜之固有层含有丰富的血管结构,使受区血管容易长入,同时其固有层相对薄又便于获取弥散性营养,故移植成功率高。另外,颊粘膜还具有抗菌特性和较强的再生能力。临床实践证明,口腔粘膜损伤后能够很快愈合而不发生感染,而且有些口腔手术并不需要作抗菌准备。Schonwetter(1995)发现牛舌的粘膜含有一种丰富的抗菌肽,还有人证明颊粘膜也含有蛙皮肤中的抗菌肽和气管中的抗菌肽。这些肽具有抗菌作用,能促进愈合,尤其是在粘膜松弛的部位。鉴于粘膜再生能力较强,切取粘膜的供区创面即使不作缝合也能自行愈合。有实验证实,犬气管粘膜2cm×4cm大小的缺损,2周便可自行修复。但是自行愈合的创面也会产生挛缩,也要经历逐步变软的过程。如颊粘膜再造尿道后,往往需要进行6个月的持续扩张,才能防止狭窄。用于眼窝再造的粘膜片不仅厚度要大些,而且术后要有充分的加压固定时间。

在临床工作中,常可用移植皮片的方法修复粘膜缺损,这些皮片是否因长期处在湿润的环境而化生为粘膜,尚无客观证据。有报告指出,用颊粘膜细胞移植治疗慢性乳突炎时,颊粘膜细胞呈现出宿主上皮细胞的特征,即鳞状上皮外观。用皮片代替粘膜时,两者颜色不同,相接之处挛缩程度也较大,容易形成硬而厚的瘢痕组织,较易引起损伤。

二、适应证与禁忌证

粘膜移植在整形外科主要用于唇红缺损和有视力的眼睑粘膜缺损(如睑球粘连分离术后)的修复,也用于鼻泪管和尿道再造。受区有明显炎症存在时暂不宜手术。

三、供区选择

干燥粘膜移植片多取自下唇;湿润粘膜主要取自上、下唇内侧和颊部的粘膜。女性患者需要较大面积粘膜片时亦可取自阴道壁,但一般少用。

四、手术方法及注意事项

(一)干燥粘膜切取

干燥粘膜切取采用粘膜下浸润麻醉,使粘膜隆起,然后用止血钳夹持保安刀片或用特制小型滚轴刀徒手切取较薄粘膜片;亦可用手术刀切取小块较厚粘膜片而将供区创缘直接缝合。较薄粘膜片的供区创面,压迫止血后,暴露或贴敷单层油纱布半暴露即可(图 11-1)。由于干燥粘膜处于暴露部位,切取所形成的瘢痕将影响外观,故目前多切取处于隐蔽部位的湿润粘膜。

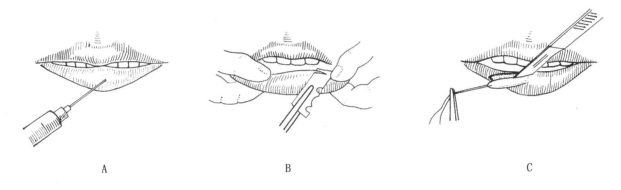

A   B   C

图 11-1　下唇(干燥)粘膜切取

A.粘膜下注射含肾上腺素之局麻药物　B.切取刃厚粘膜片　C.切取全厚粘膜片

(二)湿润粘膜切取

切取颊部粘膜时,腮腺导管口为乳突状,正对第 2 磨牙,应首先加以保护。粘膜供区应在腮腺导管口下方至前庭反褶处(即牙龈与唇颊之间的间隙)。标出供区,局部注射 1% 利多卡因(含 1 : 10 万肾上腺素)作浸润麻醉并减少出血,用手术刀和剪刀将粘膜和粘膜下层一并切取。Baskin(1995)主张从第 2~3 磨牙下方向腭部解剖,供区用肠线拉拢缝合。成人颊部可切取 6cm×2.5cm 的粘膜,儿童可提供(4~5)cm×(1.5~2)cm 大小的粘膜。取下的粘膜应将粘膜以外的组织(粘膜下脂肪和腺体)全部去除,修剪成粘膜片即可移植(图 11-2)。

下唇或上唇内侧的粘膜切取较为简单。助手协助将唇粘膜显露,进行切取,方法同上,供区直接缝合。不宜将颊部和唇内侧的供区连成一片,以免引起口角明显的瘢痕挛缩畸形。术中还需注意充分止血及移植后加压固定。

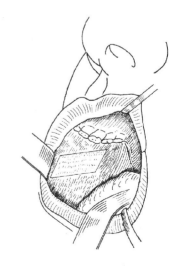

图 11-2　颊(湿润)粘膜切取

(陈绍宗)

第二节　脂肪移植

一、概述

自体游离脂肪组织移植在整形外科领域沿用已久。Van de Meulen(1889)首先报告了游离脂肪移植的临床应用。Neuber(1893)用多个小块脂肪组织移植修复软组织缺损畸形。Lexe(1909)采用腹部脂肪块移植治疗眶下区凹陷、半侧颜面萎缩。此后又应用脂肪移植(fat transplantation)治疗鞍鼻畸形、乳房缺损、小乳症等。但在一个历史时期里,脂肪移植的应用也有误区,有时甚至错误地用于骨髓炎引起的骨缺损、关节强直、颅骨及脑膜缺损等。由于游离脂肪组织移植后吸收严重,容易发生中心部位无菌性坏死,而且对感染的抵抗力亦较低,故不带血供的脂肪块移植疗效不十分满意。游离脂肪组织移植以后,体积减少50%～60%,大部分被纤维组织所代替,脂肪组织移植成活的关键在于血供的再建。20世纪60年代后期,随着显微外科技术的发展,吻合血管的大网膜游离移植和带血管蒂的筋膜脂肪移植在临床应用,不带血供的脂肪块移植因不易成活而较少被选用。

为了增加脂肪移植物的存活,Ellen Bogen(1986)采用颗粒状脂肪组织移植治疗痤疮、外伤后组织缺损、鼻唇沟过深、眼睑凹陷、面部萎缩等小面积的畸形,取得了良好效果。其方法是将切取的脂肪块修剪成约4～6mm的脂肪颗粒,在严格的无菌操作下进行胰岛素液外用处理,然后把颗粒状脂肪移植到受区,术后辅助服用维生素E,预防脂肪细胞分解破坏。他发现眼睑凹陷畸形的患者,施行颗粒状脂肪移植术后,随着患者体重的增加,移植区逐渐凸起,类似睑袋,需要再次手术。将多余的脂肪组织切取作病理切片观察,可见到正常脂肪组织结构,周围有炎症细胞浸润形成包裹。他认为颗粒状脂肪组织移植后不但能够成活,而且逐渐有正常的脂肪细胞生长。近年来,应用颗粒状脂肪组织移植治疗颜面部凹陷畸形、乳头凹陷畸形、半侧颜面萎缩以及颜面局部除皱等,均取得了良好的效果。也有人采用颗粒状脂肪组织注射治疗小乳症。但是,在临床应用中,注射脂肪后发生液化坏死及感染而失败的病例并不是罕见的。因此,在选择大量颗粒状脂肪组织移植或注射时,应持慎重态度。每次颗粒状脂肪组织移植的数量不宜过多,间隔的时间、移植的方法和途径等,还有待于进一步研究总结。

Nguyen(1990)对颗粒状脂肪组织的抽吸和切取作了对照,病理切片显示:应用负压脂肪抽吸法获得的脂肪颗粒,其中90%的脂肪细胞受到损伤和破坏,完整的脂肪细胞仅有10%,应用吸取脂肪混悬液移植,必然导致液化、吸收和纤维化。这提示我们,颗粒状脂肪组织在吸取过程中,其损伤程度对移植效果有直接影响。超声脂肪抽吸机吸取的脂肪混悬液,不宜作为移植供体。笔者在1988年进行颗粒状脂肪组织游离移植的实验研究中,用外科技术切取脂肪颗粒,经切片观察,脂肪细胞的完整率为95%。将颗粒状脂肪加胰岛素液外用作对照研究,结果组织学变化和移植后的体积变化无显著性差异,胰岛素外用对移植的脂肪细胞无明显的保护作用,通过6个月的观察,移植脂肪颗粒的体积减少了45%。影响体积变化的因素主要与以下几方面有关。

1.**移植脂肪组织的损伤**　颗粒脂肪组织移植需把脂肪组织修剪成小颗粒或用注射器抽吸,手术中不可避免地造成部分脂肪细胞的破坏,损伤的程度将对移植结果有直接影响,破碎的脂肪细胞过多,则移植物液化吸收就严重。

2.**移植脂肪血液循环的重建**　采用颗粒状脂肪移植的目的就是为了使脂肪细胞能在早期缺血的情况下,更多地获得基底床的营养,增加脂肪细胞成活的数量,通过成活的脂肪细胞吸收合成甘油三酯,分化成熟后来维持移植物的体积。

3.**移植数量与受区面积的影响**　受区面积小,移植的脂肪组织颗粒少,则容易成活,并且能够维持受区一定的体积。否则,移植的脂肪颗粒数量过多,基底床的养分难以满足过多脂肪细胞代谢的需要,则必然导致部分脂肪细胞变性、液化及坏死。

4.移植受区血供条件的影响 受区应选择血供丰富,不容易活动的部位,使移植物有良好的生长环境,宜于脂肪细胞的成活。有实验证实,碱性成纤维细胞生长因子能促进再血管化过程,有利于脂肪细胞的成活。而过于活动的部位,移植脂肪的稳定性差,不利于血液循环的重新建立。

5.感染 脂肪组织抗感染能力差,血供也较差,容易发生感染。作脂肪移植手术时应该严格无菌操作,术后给予抗生素,一旦发现感染或脓肿形成,要尽早把移植物取出或引流。

脂肪移植治疗颜面部凹陷畸形等疾病时效果比较显著,在手术中为了避免由于脂肪细胞变性、液化而造成的体积减小,移植脂肪的注射量一般应比实际需要量多30%～40%。

二、适应证与禁忌证

(一)适应证

1.面部软组织缺损或凹陷畸形 颜面部血供丰富,脂肪移植后容易成活,一次充填或注射效果良好。如果移植量过多,一般需要作2～3次脂肪移植。

2.半侧颜面萎缩、小范围凹陷畸形。

3.小乳症 近年来,有人采用颗粒状脂肪组织注射施行隆乳术,但是临床上还存在许多争议。

4.颜面美容手术 如鼻唇沟过深、眉间皱纹、鱼尾纹等,均可采用脂肪移植。由于重睑术或睑袋切除术造成的眶隔脂肪切除过多,也可以采用脂肪移植进行修复。

(二)禁忌证

1.受区感染 对于有感染病灶的受区,不能作脂肪移植。脂肪移植术必须在严格的无菌条件下进行,即使是轻微的感染,亦可导致脂肪液化坏死,如果是真皮脂肪复合移植则真皮也可能发生坏死。用脂肪注射隆乳,可能因感染导致严重后果。

2.受区血液供应不良 这是相对禁忌证,瘢痕组织的受区由于血供较差,移植脂肪不易成活。

3.肌腱和神经吻合修复的受区 以往认为肌腱和神经吻合后,用脂肪移植隔离周围组织,可防止粘连,但实践证明移植物缺血后易于变性,机化后更容易形成瘢痕。

4.硬脑膜缺损和预防手术后粘连 在修复硬脑膜缺损和预防腹部手术后粘连时,也应该禁忌应用脂肪移植。

三、脂肪组织游离移植后的组织变化

脂肪组织游离移植后的早期,移植脂肪处于广泛缺血状态。最初4天,移植脂肪周围出现大量的受区细胞浸润。移植后第7天,可见移植物周围有毛细血管长入,切片中毛细血管扩张,有大量的红细胞。移植后第14天,在脂肪颗粒的间隔有较大的血管生长。1个月后,可见到脂肪颗粒的中心部位有丰富的毛细血管分布。移植术后2个月,成脂肪细胞的胞浆中有空泡样的脂滴形成,细胞体增大,胞浆呈泡沫样改变,细胞生脂功能开始活跃。6个月的切片中,移植物的结构基本与正常脂肪组织相似。

四、手术方法及注意事项

(一)颗粒状脂肪组织的吸取

供区一般多选择在腹部、上臂内侧、大腿或臀部等皮下脂肪组织丰富的部位。严格消毒后,采用10ml或更大的注射器、16号针头,局部注射0.5%利多卡因加1∶20万肾上腺素液,注射量根据供区面积和脂肪的厚度而定。在针筒内吸入2ml生理盐水,将针头斜面朝下刺入皮下脂肪组织,用持续负压,在脂肪组织中呈放射状反复抽吸,注意保持针头行进的平面,抽吸达到所需要量后,供区加压包扎。然后,将抽吸的脂肪液沉淀,去除液体部分。受区准备完毕后,将脂肪颗粒注射到受区,一般要过度矫正30%～40%,注射后塑形,加压包扎。一次注射量不可过多,一般认为不宜超过50ml。

(二)颗粒状脂肪组织的切取

在供区切取所需要的脂肪组织,用刀片或剪刀修剪成直径为4～6mm大小的脂肪颗粒,以生理盐水冲洗,尽量减少对脂肪细胞的破坏,备用。受区在隐蔽部位、原瘢痕处或凹陷的周边作小切口,将处理好的脂肪颗粒置入,缝合后加压包扎。

(三)真皮脂肪组织的切取

用鼓式取皮机或取皮刀,按设计的形状、大小切取刃厚皮片,不断蒂部,用刀片切取真皮脂肪组织,供区创面止血后,把皮片缝回原处,打包或加压包扎。把真皮脂肪按设计大小、厚度和形状修剪后,移植到受区,固定缝合,塑形,加压包扎。

(祁佐良)

第三节 筋膜移植

一、概述

筋膜组织细密而薄,质地柔软,富有弹性和伸延性,是坚韧而滑润的结缔组织。其基质由成纤维细胞构成,比较容易适应新的环境。据计算,人体阔筋膜的平均张力强度为 $492kg/cm^2$。0.5cm 宽的网状阔筋膜张力为 3.83kg。兔腰背筋膜强度为 1.3～2.5kg。人体的筋膜(深筋膜)分布十分广泛,但各部位筋膜的厚度和强度不同。在整形外科领域,移植单一的筋膜组织用于修复目的者,主要是阔筋膜,其次为颞筋膜,其余部位的筋膜多用于和浅面的皮肤组织一起移植,最典型的莫过于各种筋膜皮瓣。

在筋膜移植(fascia transplantation)中,自体筋膜条或筋膜片移植以后,成纤维细胞不仅能保持活力,而且能保持原有的结构和性能,原因在于其移植后总是处在不断的机械刺激之中。筋膜游离移植成活的关键在于受区具有丰富的血供,而且移植体要与周围组织密切接触。Peer(1995)证明,人自体筋膜移植到腹壁脂肪后第 2～3 天,血管即可长入。鲍卫汉(1987)发现兔腰背筋膜自体移植后,无论有无张力或张力是否持续存在,均能成活。大多数移植片能保持原来的外观、组织形态、紧张程度及部分或全部张力强度。但也有部分移植片变细变薄,部分或完全被吸收。

筋膜组织虽然具有较好的弹性或伸延性,但是存在一定的临界值,其张力强度也会随着年龄的老化而降低。筋膜的临界值与筋膜所受到的牵拉力和这种力持续的时间有关,如长 1.7cm、宽 1.0cm 的人体新鲜筋膜片被牵拉的临界长度为 30% 左右,超过此临界值或者长时间地被牵拉,则会逐渐伸长,不能回复到原来的长度,弹性消失乃至断裂。用筋膜条悬吊进行口角下垂畸形矫正时,由于健侧肌肉牵拉和重力的作用,筋膜被拉长,强度下降,可能是畸形复发的原因。因此,适当增宽悬吊用筋膜条的宽度,同时在筋膜条与受区组织达到牢固的愈合之前,应用口角拉钩或胶带作外力协助提起口角,减轻筋膜条的负荷,可能对防止畸形复发有一定意义。

阔筋膜除用于游离移植外,亦可带蒂移植,用以形成阔筋膜襻代替静脉瓣膜,治疗大隐静脉曲张。柏树令等(1994)证明,不同部位的阔筋膜,其血供来源和血管走行方向也不同。如股前、后侧之筋膜,血管走行基本与肢体纵轴相平行;而股内、外侧的血管,则与肢体纵轴垂直或近似垂直走行。因此,在股前、后侧取阔筋膜时应作纵形切口,在股内、外侧切取时,应作近水平方向切口。颞筋膜和胸背筋膜均可作为单一组织进行带蒂移植,前者可用于耳再造时包裹肋软骨支架、充填面部凹陷性缺损和颞下颌关节成形术中充填截骨间隙等,已为人们所熟悉。而胸背筋膜的应用还不多,尚待开发。Kim(1987)报告用微球技术研究旋肩胛动脉的解剖分布,并对该筋膜不同水平的横断面进行组织学研究,证明斜方肌肌皮瓣、背阔肌肌皮瓣、肩胛皮瓣和肩胛旁皮瓣的血管分布相互重叠,并通过位于胸背筋膜内的旋肩胛血管互相连接。该筋膜范围非常广泛,位于整个后胸部,上界为肩胛冈,内界至棘突,外界在腋后线,下界是髂嵴,血供丰富,薄而柔软,既可携带上面的皮肤和肌肉,又可单独作为血管蒂筋膜瓣转移或吻合血管移植,故从功能和美容方面,从扩大上述皮瓣和肌皮瓣面积或设计灵活形式的皮瓣考虑,具有一定应用价值。

二、适应证与禁忌证

筋膜移植的适应证较广,包括:①面神经麻痹、上睑下垂和睑外翻悬吊;②肛门括约肌功能丧失和手部肌腱损伤的修复;③面部软组织凹陷畸形缺损(尤其是软组织被粘连到骨面引起的凹陷)的充填;④疝、胸壁和腹壁缺损的修补;⑤覆盖截骨术的骨端,防止断端长在一起。

受区存在感染、血供不佳和无良好的软组织覆盖时,忌作筋膜移植。

三、供区选择

用于肌肉悬吊的筋膜取自阔筋膜;充填面部凹陷时依情况取自阔筋膜或颞筋膜;覆盖耳郭后面缺损可用颞筋膜或耳后筋膜。

四、手术方法及注意事项

(一)阔筋膜切取

1.筋膜片切取　局部浸润麻醉,在大腿前外侧作纵形切口,剥离皮下组织显露阔筋膜后,用手术刀切取。需要较大块筋膜时,可作"S"形切口或两个平行皮肤切口切取。片状筋膜切取后,如缺损区较窄,将两侧筋膜拉拢缝合即可。不能缝合者则将筋膜切口扩大,以防肌疝发生。术后供区应作压力包扎,卧床3～5天,防止血肿和肌疝。

2.筋膜条切取　用筋膜抽取器切取较为便利,没有筋膜抽取器时,也可作较长的纵"S"切口,直接用手术刀切取。使用抽取器时,先在膝上外侧作一纵形(或横形)小切口,显露阔筋膜。继之在阔筋膜上作两个纵切口,各长2～3cm,以其为确定筋膜切取的宽度。在该处切断筋膜,并用血管钳夹住,使近断端从抽取器内套管的小窗中穿出,用止血钳夹住后向远侧牵拉,沿着阔筋膜纤维方向,将抽取器向近侧方向渐渐推进。达到要求长度时,推进外套管并辅以旋转动作,即可切断筋膜条之近端而抽出。筋膜切取宽度为1.5～2.0cm,不易发生肌疝,缺损部位也可自行修复。取下的筋膜应保持湿润,尽快移植。用于上睑下垂或面瘫悬吊的筋膜条,悬吊的紧张度应比矫正所需者略大。筋膜供区需加压包扎和制动。

(二)颞筋膜切取

在耳前上方触及颞浅动脉搏动,由此向颞顶部头皮作"T"形切口达毛囊深面。在毛囊和颞筋膜间的皮下组织中钝锐结合剥离,充分显露颞筋膜。用作岛状瓣移植时,按所需筋膜大小将其切开,保留颞浅血管蒂,即可进行转移(参见第七章"筋膜瓣移植")。若携带邻近发际的小块皮肤,可修复小面积耳轮缺损,即形成岛状皮瓣。用颞浅筋膜瓣进行颞下颌关节成形术时,注意切勿损伤越过颧弓向前上方走行的面神经颞支和颧支。

第四节　软骨移植

一、概述

软骨由软骨细胞及其周围的软骨粘蛋白和纤维网构成。不同类型的纤维迂回通过软骨粘蛋白形成支持组织,决定着基质的实际特征和软骨功能。根据基质特征,分为透明软骨、弹性软骨和纤维软骨3种。弹性软骨含有弹力纤维,其他两种软骨皆含胶原纤维。但透明软骨的胶原纤维薄而细,纤维软骨的胶原纤维较粗而明显,软骨基质较少。透明软骨覆盖于关节面,联结骨性肋骨和胸骨,形成咽、气管、鼻翼和鼻中隔的骨性物质;弹性软骨一般位于柔软易弯具有支持作用的部位,如外耳、会咽和咽部;纤维软骨则位于有坚硬支持作用或需张力强度的部位,如椎间盘、韧带和肌腱附着于骨的地方。整形外科通常使用的软骨为透明和弹性软骨。

完整新鲜的软骨,具有内聚应力保持其解剖形态,当某一侧的完整性被破坏时,即可引起变形卷曲,这是有活力的标志。发生最大程度的变形约需30分钟,故雕刻好的软骨应待这段时间度过再植入为好。

软骨内虽无血管结构,但因其细胞代谢功能低下,可靠吸取周围组织液中的营养而成活,约 2 个多月即可与周围组织形成纤维性或纤维骨性粘连而愈合。兔鼻中隔软骨原位移植后 1 周,软骨膜边缘发生白细胞浸润、水肿、松弛、细胞破坏;软骨则发生退变,表现为水肿,结构分解,软骨细胞浆空泡形成和基质局部分离。2～3 周后,新软骨开始形成,但仍有局部白细胞浸润和软骨膜水肿。6 周后,炎症大部分消退,软骨膜发生改造,可见不同成熟阶段的新软骨。12 周后,软骨膜只有局灶性炎症反应,小圆形细胞浸润,有血管形成,软骨细胞均能成活,可见到无活力的软骨细胞被活细胞包围的现象。人和兔的鼻中隔软骨非常相似,移植后 6 个月,除新形成的软骨细胞外,还有退变的细胞。10 个月时,中央的软骨细胞大部分为柱状排列,14 个月后仍可见退变的软骨细胞,甚至在 3.5 年之后,中心还有血管长入细小而无活力的软骨细胞,说明未完全愈合。据报道,鼻中隔软骨(透明软骨)和耳软骨(弹性软骨)在愈合过程中,软骨细胞的病理变化是一致的,也证明软骨移植(cartilage transplantation)后的愈合对血管有明显的依赖性,而且愈合速度随着软骨细胞与血管距离的增加而减慢。移植体的不同部位在愈合速度上也不相同,一般在边缘区域退变和再生较快,血管数量也较多。

移植软骨时是否要带上软骨膜? 软骨膜是否可以促进软骨与受区愈合? 关于这两个问题曾有过较长时间的争论,目前看法已趋向一致:①软骨膜能阻止结缔组织侵入受区;②软骨膜能保留软骨细胞活力,促进愈合;③内层软骨膜能防止吸收,具有保护功能;④软骨膜能促进新软骨形成。Gubisch(1995)认为,对软骨膜认识上的矛盾是由于实验中未能区分软骨膜的内、外层,他证明作粘膜下软骨切除时,实际上内层软骨膜因和相邻的软骨融合而被一起取下,并证明内层软骨膜具有防止软骨吸收的作用。Critique(1983)也证明带软骨膜移植后,移植片厚度和重量比单纯移植软骨要大得多。

对软骨膜再生软骨的能力,目前尚处在实验研究阶段。Skoog(1989)将兔肋软骨和耳郭软骨膜包绕于硅棒并封在透析袋中,分别置于膝关节髌上囊和腹腔,2 个月后取出镜检。在体外实验中,对小块软骨膜用组织培养液孵化,并加入小牛血清、表皮生长因子、血小板衍生因子、滑膜液或人血清蛋白,证明:置于膝关节内的软骨生长良好,置于腹膜内者很少生成软骨。凡用表皮生长因子、血小板衍生因子和滑膜液的培养物,软骨膜纤维细胞均明显分化为软骨细胞,故认为软骨膜纤维细胞的分化在体外由生长因子启动,滑液含有促进和增加软骨膜生成软骨的因子。Ljung(1995)将肋软骨膜转移到膝关节,0 和 6 天取标本镜检,并用免疫组化和原位杂交法分析血小板源性生长因子 β(PDGF-β)受体蛋白和信使核糖核酸(mRNA)的存在与否,以确定软骨生成早期是否涉及到 PDGF-β 的刺激作用。结果显示:0 天标本只有少数阳性免疫组化反应,6 天标本有软骨膜增殖和软骨样成熟的征象,免疫化染色反应广泛,主要位于增殖的软骨膜细胞中,有的软骨细胞也有。原位杂交证实了 PDGF-β 受体的 mRNA 表达,说明软骨再生早期阶段与 PDGF-β 的刺激作用有关。

软骨移植后的吸收问题,有关的研究资料较少,认识上极不统一。一种意见认为,吸收是由于对软骨的损伤造成。而另一种意见认为,吸收主要是由损伤造成,但不能代表全部原因,因为偶能看到有结缔组织锥深入到基质中,而这种组织锥术前可能就存在,2 周内不可能形成。还有人认为软骨吸收属于自身免疫疾病征象,但未证明有抗体的存在。

软骨移植后是否能生长,为多数学者所关注。如果在幼年时用耳郭软骨修复鼻翼缺损或用肋软骨支架进行耳再造,而这些被移植的软骨能与供区软骨相应生长,则可通过与正常侧对比预期鼻翼或耳郭未来的生长,指出移植片要取多大,避免成年时进行二期手术。Farks(1974)曾测量 6～18 岁正常人的耳郭和鼻翼,发现 6 岁时耳郭生长已近完成,到 18 岁耳长度增加 7.2mm,鼻翼长度增加 9mm,鼻翼和耳郭生长基本相等,认为可预期耳软骨移植到鼻翼后能与正常侧鼻翼同步生长。Gubisch(1995)和 Brent(1992)的实验及临床研究均支持移植软骨生长的观点。前者证明幼兔鼻中隔原位再植后能够生长,生长方式为添加性生长,即软骨膜内层的骨原细胞向软骨表面不断添加新的软骨细胞和细胞间质,使软骨向周围扩大;后者对 500 例 5～62 岁耳再造患者进行调查,随访 1～17 年(平均 5.3 年)发现,其中 5～6 岁手术者 25 人,6～7 岁 201 人,8～10 岁 102 人,41.6% 的儿童再造耳长了几个毫米。有学者指出,人鼻中隔的不同区域有与年龄相关的不同生长行为。一般认为软骨再生从切缘和软骨膜处发生,移植体与受区软骨之间周围部分产生连接,先决条件是软骨要有活力。此外,不同发生阶段、不同部位的鼻中隔软骨,其细胞增殖和基质形成的活性也不同,活性最大的区域是后上区,继之为前上区和中央区,因此,从鼻中隔后上区切取软骨最好。

为了适应于填充不同形态的表浅性损害和缺损,Cottle(1951)首先采用对软骨压榨成形的方法。压榨后是否仍保持细胞活力,能否形成新软骨,以及术中未用完的软骨可否将其保存留待以后再用? 这些问题仍有待研究。Bujia(1994)证明,压榨过的软骨,多数细胞产生不可逆性损伤,活软骨细胞比例取决于受压程度,一般在10%～30%之间。而切割的软骨,多数细胞保持其活力并增殖。Ruddermam(1994)证明,用含庆大霉素、氯霉素、林可霉素和头孢菌素生理盐水溶液－23.3℃贮存4个月的未压榨耳郭软骨,植入皮下3个月时软骨保留量为91.34%。虽然大多数细胞无活力,但有血管长入,周围有明显的新生软骨细胞。而贮存的压榨过的软骨,保留量为74.19%,多数软骨细胞已经失活,但有血管侵入,并有类骨质(前骨质)形成。新鲜的未压榨的软骨中,均为活的软骨细胞,软骨保留量为94.54%。压榨的新鲜软骨保留量为69.73%,活软骨细胞为70%～90%。Guyuron等(1994)也报告186例鼻中隔成形术,用贮存的自体软骨行修整术,认为软骨保留量和新鲜软骨一样多,二次手术中无需再取新软骨。

近年来,用扩张耳部皮肤的方法进行耳再造术也时有报道。皮肤被扩张后,虽能增加血管结构和扩大面积,但也会引起炎症反应。这种炎症反应对移植软骨支架有无影响曾引起关注,但国内资料证实,扩张引起的这种炎症反应对软骨置入的生长存活无明显影响,无明显感染发生。Mutaf(1994)研究认为,软骨植入被扩张过的皮肤中比植入未扩张的皮肤中生长量要多。从此观点看,儿童用皮肤扩张术进行耳再造是可行的。

二、适应证与禁忌证

软骨移植主要用作充填和支持材料,如修复颅骨、颧骨、额部、颏部和眶部等位于皮下的硬组织凹陷性畸形或缺损、下颌骨髁状突截除或脊柱裂所形成的腔穴形缺损、眼球摘除后眶内充填、耳郭再造术支架材料及鼻翼陷落的矫正等;也可和与其连接的皮肤或粘膜一起移植,如用耳郭和鼻中隔复合组织修复鼻翼和眼睑缺损。感染和受区血供条件差,则不宜进行软骨移植术。疑有梅毒的鞍鼻患者应检查血清康氏、华氏反应,阳性者应先行驱梅治疗。

三、供区选择

小块而薄的软骨片从耳郭切取即可。如需用较大的软骨块进行移植,可从第7、8、9或第6、7、8、9肋软骨连接处采取,一般取右侧,以避免误伤心包。

四、手术方法及注意事项

(一)耳郭软骨切取

局部浸润麻醉下,在耳郭后方皮肤上作纵形切口,分开皮肤,显露软骨。按需要切断软骨周围,仔细与软骨前方皮肤剥离,取下软骨。如不携带软骨膜,可用剥离器分离软骨膜,将其留在原位,但操作较困难,有可能损伤软骨。止血后,缝合皮肤切口,加压包扎。

如将软骨和耳前方皮肤一并切取,应在耳郭前方皮肤上作切口,深及耳前皮肤和软骨,锐性剥离使之与耳郭后方皮肤分开。耳郭上供区缺损用全厚皮片修复。如需切取全层耳郭组织,应按实际缺损用X光底片制作模型,置于耳郭适当部位(一般靠近耳轮缘),用美蓝做出标记。之后,在拟切取的移植片上穿一针缝线作牵引,用利刀切取。供区缺损小者可直接缝合;缺损大者,应修整缺损区创缘,使其成为楔形或锯齿状,以便使缝合后的耳轮呈自然延续状态(图11-3)。移植片的体积不宜过大,作为复合组织移植时,其长和宽均不得超出1.0～1.5cm,否则可能影响血供重建。作局部浸润麻醉时,不应把局麻药物注射到耳郭前方皮肤与软骨之间,以防止软骨与前方皮肤分离,影响移植片成活。切取耳软骨移植片应遵循无创原则,减少损伤,移植时还应设法增加移植片与植床的接触面并妥善固定。

(二)肋软骨切取

手术在局麻下进行。沿拟切取的肋软骨走向作斜形切口,切开皮肤、皮下和腹直肌前鞘,纵形分开或切断腹直肌纤维,显露肋软骨。纵向切开软骨膜,并在切开的两端各作一横形切口,使软骨膜切口呈"H"形,用骨膜剥离器分离软骨膜。充分显露拟切取的软骨,在拟切断点软骨下方垫以尖端弯曲的剥离器,用手术刀切断软骨将其取下(图11-4)。如需切取较大的软骨块,应注意保持软骨间的纤维连接稳定。剥离软骨膜时应仔细,不要用力过猛,以免损伤胸膜,穿透胸膜。应立即缝合,术后严密观察,必要时作闭式引流术。切下的软骨块应立即用生理盐水纱布包裹,防止干燥和滑落,妥善保管。手术切口在关闭前仔细止血和冲洗,然后分层缝合软骨膜、腹直肌前鞘、皮下和皮肤。用胶布封闭伤口,适当加压包扎。术后给予抗生素,10～12 天拆线。

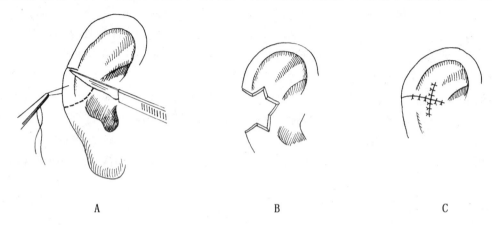

A   B   C

图 11-3 耳郭全层组织切取及供区闭合

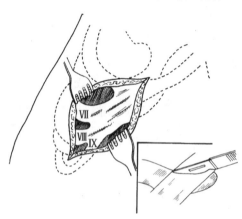

图 11-4 肋软骨切取

(三)鼻中隔软骨切取

鼻中隔软骨常与一侧的粘膜同时切取。切取前宜用复方薄荷油(薄荷脑和樟脑各 1g 加液体石蜡至 100ml)滴鼻 3～5 天,每日 2～3 次,以保护鼻粘膜。采用局部浸润或丁卡因表面麻醉。在距鼻小柱和鼻中隔顶端各 0.6cm 处,作经一侧粘膜和软骨的纵切口,伸入剥离器,在对侧粘膜下剥离达一定范围后,扩大原切口,取下移植片。如在对侧粘膜和软骨膜下注入生理盐水,则便于切取(图 11-5)。取下的移植片要防止干燥,两侧鼻腔则充填凡士林或碘仿纱条,维持鼻中隔于中位。切取移植片时,不要穿通鼻中隔对侧的粘膜,以免造成穿孔,注意勿使移植片的软骨和粘膜分离。

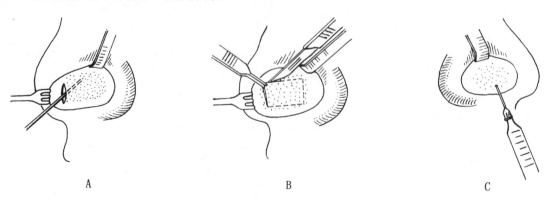

A   B   C

图 11-5 鼻中隔粘膜软骨切取

A.在对侧粘膜下剥离   B.切取粘膜软骨   C.对侧粘膜下注射生理盐水,便于和被切取的粘膜软骨分离

第五节 骨移植

一、概述

骨移植(bone transplantation)成功的首次报道距今已逾 300 年,用于融合关节和修复骨缺损成功也已有 80 年历史,如今临床应用十分广泛。在整形外科领域,自体骨移植最常用的是髂骨和肋骨,亦可取自腓骨和胫骨,颅骨外板也可作为骨移植的材料。

根据植骨的组织结构,可分为松质骨和皮质骨(密质骨)。前者生长速度较快,后者强度较高。新鲜自体骨较库存异体骨移植为优。

骨移植到骨缺损区或皮下和肌肉组织中,均能与受区建立血液循环而成活。Laland(1984)证明,犬肋骨移植片移植到胫骨长方形缺损区和皮下 1 周,至少在植骨与受骨结合部的一处髓质中有血管侵入,血管穿透的深度平均为 7mm(0~28mm)。此时,因骨膜的血管侵入不明显,植骨中央很大部分尚无血管。第 4 周时,来自髓质和骨膜的血管已跨过植骨的全长,来自骨膜穿支的血循环较第 1 周显著增多。此外,移植于骨缺损或皮下的骨,不管是否保留骨膜,其再血管化的速度和方式均无差别。

骨移植后,表浅的骨细胞可靠吸收植床的营养成活,而深部的骨细胞则自溶。自体植骨可通过以下两种方式与受骨愈合。

(一)爬行代替

其主要过程包括:①植骨周围炎症水肿,巨噬细胞侵入,吞噬髓腔和哈氏管内的坏死物质;②毛细血管伴随原始间充质细胞长入髓腔;③成骨细胞产生新骨,包围死骨;④破骨细胞清除死骨,新骨完全代替。

(二)骨诱导

植床周围组织中的间质细胞,受植骨的刺激(诱导)转化为成骨细胞,侵入植骨而形成新骨。松质骨比皮质骨诱导骨生成的能力更强,诱导物质的主要成分是骨形态发生蛋白。

松质骨和皮质骨移植后的早期反应是相似的,毛细血管和原始间充质长入植骨髓腔的时间约需 2 周,其后,植骨的存活过程则视其组织结构而有所不同。成骨(或称诱导骨生成)能力主要取决于能否吸收到它所需要的营养。由于松质骨是开放结构,容易从受区获得弥散来的营养物质,故表面的细胞能够继续存活。毛细血管能很快侵入移植骨,继之原始间充质细胞分化为成骨细胞,很快在坏死的骨小梁周围聚集,形成骨样组织,死骨被清除前新骨已经形成。皮质骨因阻碍弥散营养的吸收,血管只能通过哈氏管长入植骨。在血管长入前,破骨细胞先要清除哈氏管内的死骨,扩大哈氏管,死骨清除后才能形成新骨,故骨代替过程较慢。

Burchardt(1983)认为松质骨和皮质骨移植片在组织学上有 3 点不同:①松质骨比皮质骨再血管化快而完全;②松质骨爬行代替在最初为添加性骨形成期,继之为吸收期,而皮质骨的爬行代替过程相反;③松质骨修复随时间延长而完成,而皮质骨则作为死骨和活骨混合物继续保留着。此外,植骨块的机械力学强度与修复过程也有关,松质骨最初强度较大,而皮质骨较弱。

植骨与受区结合的过程除取决于植骨的血管再生以外,还要有其他环境因素参与。Bassett(1962)认为新骨形成需要 3 个条件:①有可以生成骨的细胞;②有足够的营养条件;③适当的诱发产生对新骨的刺激。Burchardt(1983)认为愈合过程取决于两者的密切接触、移植时间和下列互相依赖过程的平衡:①骨母细胞增殖;②成骨细胞分化;③骨诱导(osteoinduction),指组织受到影响而形成骨的机制,需要诱发刺激,如一块骨、成骨细胞或利于骨形成的环境等;④骨传导(osteoconduction,osteoacusis),指毛细血管、周围组织和骨母细胞从植床进入植骨的过程;⑤植骨的生物力学特征。因此,在临床实践中要注意保护植骨上的骨细胞,如减少手术创伤和暴露于空气,避免手术灯照射,避免消毒药品、抗生素等杀伤骨细胞。

除移植骨的再血管化速度和骨的结构特征等影响骨生成以外,还有许多因素,如骨的固定方法、骨的胚胎起源等亦影响着骨移植的成败。所谓植骨的胚胎起源,是指其为膜性骨还是软骨内骨,移植后再血管化和被吸收情况可能不同。一些人认为，膜性骨移植后大多数存活，吸收少，再血管化速度快；软骨内起源骨吸收多，再血管化速度慢，移植后大部分被纤维组织取代。但也有实验证明未必如此，如 Pinholt(1994)将大鼠同源锁骨、下颌骨、胫骨和髂骨植入背部肌肉，移植前用组织形态测定法测量软组织间隙总面积和植骨面积的比率，移植后 3 周用 Ce^{141} 微球沉积法评价再血管化程度，其结论不支持上述观点。因为下颌骨和锁骨是膜性骨，髂骨和胫骨是软骨内骨。较多人认为再血管化和植骨的存留量之间并无恒定的关系，而是与骨的结构特征有关，血管化快慢取决于所含松质骨的多少。Chen(1994)通过测定兔锁骨和髂骨移植到口鼻部骨膜下后再血管化和破骨细胞活性，分析植骨的存留量，证明锁骨为 72%，髂骨为 32%，两种骨的松质骨部分破骨细胞活性与再血管化比皮质部分显著增加，支持 Pinholt 的结论。

不同固定方法（如嵌植、骨片螺钉和钢板螺钉）对植骨的影响，是针对生长期的幼骨发育提出的。Fearon (1994)观察自体颅骨移植片用不同方法固定对正在生长的猪的颅面骨发育的影响，发现不作任何固定时猪的颅面部最长，骨片螺钉固定者次之，钢板螺钉固定者最短，同时植骨后颅面宽度也显著增大，提示骨的生长中心可能发生变化。Yaremchuk(1994)对幼猴作眶上和额骨截骨术，观察到钢丝、钢板螺钉和广泛的螺钉 3 种方法固定对颅骨生长均有限制，但以钢丝固定法影响最小，广泛螺钉固定者影响最大，表明对幼猴颅骨生长的障碍程度随金属固定件增多而增加。

对骨移植的认识远未结束，实际上植骨本身和受区对移植过程均发生反应，均对修复过程产生影响，骨吸收和骨形成两个过程的平衡将决定最终的修复结果。最近有假说认为，生长因子可刺激骨的修复，调节骨吸收与骨形成的过程，并取得了一定结果。Finkelman(1994)观察到颅骨移植体比其他部位的供体成活多，并具有抗骨质疏松症之能力，提出颅骨可能含有一种以上生长因子的假说。通过对 10 例 64 岁以上男性尸体取颅盖骨、髂嵴和椎体的标本检查，证明颅盖骨中胰岛素样生长因子 II（IGF II）和转化生长因子 β（TGF-β）的含量比其他骨显著增多。Eppley(1991)还证明，假如在兔受过大剂量照射的下颌骨切除区（受区），于移植髂骨修复前 2 周预先给予碱性成纤维细胞生长因子（bFGF），可使 50% 动物的植骨产生愈合，在邻近受区的皮质骨边缘可见活跃的骨形成，改善了被照射区的血管数和细胞质量。而不用 bFGF 处理的受区，则均形成死骨，不产生愈合。此初步结论提示，bFGF 除能促进软组织的愈合外，也能促进骨的愈合。

二、适应证与禁忌证

在整形外科领域，移植骨主要用作支持和保护性组织，填充体表凹陷，修复颅骨、眶骨、颧骨及上、下颌骨的缺损和畸形，以及用于手指再造和手指延长术等。随着颅面外科的发展，骨移植的应用更加广泛。受区存在感染、血供不佳和无良好的组织覆盖者为禁忌证。原有感染的骨折部位植骨，必须在创口完全愈合后 3～6 个月方可施行手术。

三、供区选择

自体骨移植多选自髂骨、肋骨、胫骨、腓骨及颅骨外板，术者应向患者和家属说明其必要性。

四、手术方法及注意事项

（一）髂骨块切取

取髂骨侧臀部垫高，一般采用局部浸润麻醉。先将髂嵴部皮肤向下牵拉，沿髂骨嵴作皮肤切口，切口前端不超过髂前上棘。切开髂嵴肌肉附着点和骨膜，在内、外板骨膜下剥离即可显露髂骨（取单侧骨板时，仅剥离该侧骨膜）。放松皮肤的牵拉，皮肤切口即回到髂嵴上方，如此形成的瘢痕可避开骨缘和皮肤的摩擦。然后根据所需取骨的范围，用骨凿或电锯取下骨块。患者取仰卧位时，可切取髂骨的前 1/3 部分，但要保留髂前上棘，以便维持缝匠肌和股薄肌起始部的完整性。尚可保留髂嵴一骨块，切取髂骨翼部骨块供移植。取俯卧位时，便于切取髂骨的后 1/3 部分，包括髂后上棘。髂骨嵴的内板比外板容易切取，而且切取外板容易破坏臀肌的附着点，使术后感到臀区疼痛不适，甚至引起跛行。骨块取下后，应用明胶海绵加凝血酶或用骨蜡填塞髓腔止血，也可用温热盐水纱布压迫止血。止血完后分层缝合骨膜和皮肤，尽量使软组织之间、与骨之间贴合，不遗留死腔。如渗血较多，切口内应放置橡皮引流条，并给予加压包扎。

（二）肋骨移植体切取

以气管内插管全身麻醉为佳,也可采用局部浸润麻醉,一般取右后肋。皮肤切口沿第 7 肋从腋前线向肩胛骨下角方向,切开皮肤、皮下和背阔肌。继之分开斜方肌和前锯肌纤维,向上、下方充分剥离,即可显露第 2～10 肋骨。根据所需植骨的长度和曲度要求,将选定的肋骨骨膜切开、剥离。剥离肋骨上缘骨膜时要从后向前推,剥离下缘时要从前向后推,然后再剥离肋骨深面的骨膜。将肋骨完全游离后用肋骨剪剪断,取下肋骨。骨断端用骨蜡止血,冲洗肋骨床,分层缝合各层组织。用宽胶布封闭伤口,以减轻术后疼痛,但不宜用长条胶布固定,以免妨碍呼吸。需要用多条肋骨移植时,应间隔采取,以免造成胸壁塌陷。术中慎勿穿透胸膜,术后还应严密观察呼吸情况。

（三）腓骨移植体切取

一般切取腓骨的中 1/3 段,也可切取近侧段包括腓骨头。但腓骨的远侧 1/4 段应当保留,以便维持踝关节的稳定。在小腿外侧沿腓骨干作纵形皮肤切口,自腓骨长、短肌和比目鱼肌间隙进入,直抵腓骨。在骨膜下分离,将腓骨长、短肌向前方牵开,显露腓骨干。然后按所需长度,在截骨平面钻孔,并用骨刀截断,也可用线锯或电锯由两端截断。如需将腓骨头一并切取,应延长皮肤切口,首先在股二头肌止点的后内侧显露腓总神经,适当游离后牵开保护。腓骨头和胫骨之间的胫前血管亦应注意保护。切取腓骨近段后,股二头肌肌腱要与腓侧副韧带和附近的软组织缝合固定。

（四）胫骨移植体切取

在胫骨中 1/3 前内侧面作弧形皮肤切口,"H"形切开胫骨骨膜后进行剥离,内侧至胫骨内缘,外侧至胫骨嵴,按需要用骨凿或电锯将骨块取下,亦可用钻在拟切取骨片的四周钻数个定位孔,再用电锯或骨凿取下。胫骨的前缘和内缘应保留,不得暴露髓腔。

第六节　神经移植

一、概述

神经移植(nerve transplantation)是 1870 年由 Phillipeaux 和 Vupian 首先报道的,但进展并不快,由于缺少理想的供区,找不到合适的神经替代物,影响轴突跨越移植段的因素较复杂,使神经移植的进展缓慢。多年以来,在对周围神经再生的实验研究中,人们发现了接触引导、神经趋化性和神经营养性等因素,影响着再生轴突的生长和定向。以神经移植修复神经缺损的方法,即是利用接触引导的观点,早已成为现代周围神经外科修复的主要依据。后两者虽仍属于实验性结论,但对临床有所启示,而且确有个别用此理论指导修复短距离神经缺损而取得一定效果的报道,为周围神经外科展现了新的希望。

神经移植段取下之后,很快即出现 Waller 氏变性,其存活和变性过程均须在良好的血供条件下才能顺利完成。如果血供不充分,变性和再生过程将被延迟,胶原纤维增多,轴突向前生长受阻。移植段的血供重建有两种方式,即神经外方式和神经内方式。前者是指植床各组织中的血管通过神经外膜和束膜长入神经,于移植后第 3～4 天出现,第 5 天最为明显,持续达 5～6 周;后者是指远、近侧神经干内的血管通过吻接区长入移植段,出现在移植后第 6～8 天,此后以此种方式为主,持续约 24 周。

影响移植段成活和功能恢复的因素,除了植床血供条件以外,还与移植神经的长度、直径和结构有关,最根本的因素是缺血坏死的发生与否。由于来自植床的新生血管要通过较坚韧的束膜再长入束内,比经过吻接区的血管长入更加困难,血管形成的时间推迟,所以移植段的中间部分较其余部分更易受到缺血性损害。移植段短者,能迅速地依靠近、远侧神经干血管长入重建血循;移植段长者,中央部分则完全依靠受床血管的长入。由此观点出发,强调移植受床血供,避免瘢痕组织区移植神经,禁用生物性或非生物性材料包裹神经是必要的。

作为神经移植供体,应该具备解剖恒定、易采取、对供区影响小、外径与受区神经相等或稍大和再血管化速度快等特征。Sunderland(1978)和 Daniel(1977)还提出,束的粗细以及外膜与束膜的比例和移植段的成活密切相关。发现外膜少但具有较多小束的神经重建血供较快,只有 2~3 个束的神经,中央不容易及时建立血供。外膜组织多时,新生血管长入费时,中央各束更容易受到缺血损害。此外,有些人也主张选择供体时不仅要重视神经束的结构,还要重视束的搭配和准确对位,因为只有长入移植段束内的轴突才能通过整个神经段,只有长入远侧神经段的轴突才能长向末梢,具有恢复功能的条件。但是神经缺损段与移植段的束型不可能完全一致,应选择束排列紧密、束间组织少的移植体,增加与神经缺损区断端搭配的机会,以利于再生轴突长入。

通过保留血供来避免神经移植时出现短暂缺血期的方法,早在 20 世纪 40 年代就有人尝试,1976 年 Taylor 有成功报道。带血管神经移植的主要优点,是移植体不依赖受床的血供条件,保留了神经旁组织,对纵向拉力不如游离神经移植敏感,并可改善受区总的血循环状况,但尚未能证明带血管神经移植明显优于游离移植。

用非神经组织修复周围神经缺损的研究,从 20 世纪 50 年代开始。非神经移植体多种多样,大致分 3 类:①非自体神经组织,如动、静脉,以及假性滑膜鞘管、肌腱和腱管、骨骼肌等;②人工合成材料,如硅胶管、聚四氟乙烯管、聚脂管等;③异体生物材料,如异体动脉、羊膜、胶原管等,但距离实际应用尚甚远,仍在继续研究之中。

运动束与感觉束的区分,是周围神经外科的难点之一。顾小松、严志强等(1996)在提取兔脊神经感觉神经元特异蛋白,制备抗脊神经感觉神经元单克隆抗体的基础上,用酶联蛋白 A 法及蓝标抗体法显示感觉神经纤维,证明准确而迅速。在此基础上,提取人脊神经感觉神经元特异蛋白,并制备了相应的单克隆抗体,用 ABC 法可在 40 分钟内显示感觉纤维,向临床应用前进了一步。

神经植入术(nerve implantation)是近年出现的一种神经移植术。运动神经植入术是将邻近的运动神经分支植入失去神经支配的肌肉,使其恢复运动功能,已证明可再生新的运动终板。感觉神经植入术,是把神经植入失去神经支配的皮肤或感觉功能不良的皮瓣之中。神经来源为体表次要皮神经,如腓肠神经、前臂外侧皮神经、股外侧皮神经等,需将移植体的一端和失感觉区的神经近断端作外膜缝合 2~3 针;也可将邻近创区的次要皮神经直接植入,不需作神经吻合。移植神经的远端植入失神经皮肤的皮下组织,以靠近真皮为好。陈绍宗等证明,植入的神经不仅能再生正常形态结构具有触、压、痛、温、冷感觉功能的游离末梢,而且能再生触觉小体、环层小体、麦克尔细胞-轴突复合体以及 Ruffini 和 Krause 5 种感觉小体,其中以触觉小体为最多,6 个月再生率可达 70%,12 个月可达 90%。该小体为快适应纤维感受器,能提供两点分辨觉。同时还证明感觉功能重建的机制是再生轴芽长入溃变的神经内膜管,与终器建立联系,使之获得神经再支配。神经植入术后有一段感觉过敏过程,是再生神经尚未发育成熟的表现,随时间的推移会逐渐消失。为增加轴突发芽机会,植入的神经可以采用曲折分布的方式,以扩大支配面积,促进感觉功能快速重建。

二、适应证与禁忌证

各种原因造成的周围神经缺损长度超过 2~3cm(手指神经缺损长度超过 0.5cm),经过各种使两断端接近的措施(如游离神经、神经移位和调整肢体位置等),不能在无张力下直接缝合远、近断端者,应作神经移植。植床瘢痕组织多、血供不佳或感染未得到控制者,禁作游离神经移植。

三、供区选择

位于体表的皮神经,切取之后对该区皮肤感觉功能影响不大者,均可作为供体(神经切除后,麻木区可因邻近皮神经长入而逐步缩小,即为侧支神经支配)。应根据具体情况,选择位置较隐蔽的供区。对于较粗大的皮神经,亦可只取其中几个束而不必切取全干。常用作移植的神经有腓肠神经、隐神经、耳大神经、股外侧皮神经、小腿内侧皮神经、前臂外侧皮神经和臂内、外侧皮神经等。桡浅神经切除后可能会引起痛性神经瘤,一般不宜采取。已离断而废弃的肢体,如有完好神经存在,应首先考虑利用。

四、手术方法及注意事项

(一)腓肠神经切取

腓肠神经长25～35cm,由胫神经在膝关节平面稍下方腓肠肌两头之间发出,分布于小腿后外侧。在小腿上半部位于深筋膜下,分支少,在中、下1/3交界处穿出深筋膜至皮下,向外踝和足外侧走行。切取时,采用局部浸润麻醉,在外踝后方作1～2cm长的纵形皮肤切口,分开皮下组织,以小隐静脉作为标志,在其附近找到腓肠神经(图11-6)。据统计,神经位于血管外侧者占56%,位于内侧者占22%,在其深面者为12%。神经干内有4～5个束,横径3.3mm,前后方1.4mm。将神经与小隐静脉分开,轻轻挑起,沿神经通路向近侧延长皮肤切口,按需要长度切取神经,切取长度应比实际缺损长度大15%。将取下的神经段展平于生理盐水纱布上,去除神经外面的脂肪和结缔组织,准备移植。用多个小切口逐段抽出的方法切取神经,易损伤神经,不宜采用。

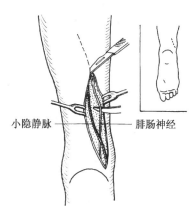

图 11-6　腓肠神经切取

小隐静脉　　　　　腓肠神经

(二)前臂外侧皮神经切取

该神经为肌皮神经的续行段,至前臂分成前、后两支,分别在前臂外侧的前、后面下行。切取时,在肘前桡侧、肱二头肌腱外侧2～3cm处,向前臂远侧方向作"S"形切口,在深筋膜浅面寻找。此神经较细,但外径和神经束的数量与指神经相仿,束的排列紧密,作神经植入时,末端可携带细小分支和一些皮下组织,以增加再生神经末梢数量。一般取10cm长神经作皮肤6cm切口即可。

(三)股外侧皮神经切取

自髂前上棘下方8～10cm处向远侧作纵形或"S"形切口,分离皮下,在皮下脂肪深层寻找,按需要切取移植段。解剖应仔细,凡皮下组织中的神经小束慎勿轻易切断,应作为线索顺之寻找主干。股外侧皮神经也较细,但束排列尚致密,适宜修复指神经。

(四)桥接移植

桥接移植即将取得的神经移植体置于拟修复神经的两断端之间,准确对合神经束,在手术显微镜下用9-0～11-0无创缝线作外膜或束膜缝合。移植的神经段应完全置于健康组织(如肌肉、蜂窝组织或脂肪组织)中。用细小神经修复较粗大的神经缺损时,可将其按所需长度分为数股,合并后作电缆式移植(图11-7),每股的断面均应与神经的断端对合。

(五)神经植入术

神经植入术适用于手、足部位感觉神经撕脱、损伤或瘢痕化,而无法作桥接移植的病例,也用于因软组织和神经同时缺损,用皮瓣修复后感觉功能不佳者。以手指神经损伤为例,单纯神经缺损而手指掌侧皮肤仍可利用者,仅作神经植入即可。方法:作手指侧中线切口,自该侧从腱膜浅面掀起掌侧皮瓣。将取得的皮神经全程铺于皮瓣之下,一端与指神经的近断端作外膜缝合2～4针,另一端(末端)固定于指腹,皮瓣原位缝合即可。为增加植入神经的分布面积,以增加轴突发芽机会,促进感觉功能恢复或重建,可将移植体迂回曲折放置。用较厚的皮瓣修复足底负重区时,可在皮瓣的皮下面作浅表切开或作成隧道,将神经移植体引入皮瓣中央固定。皮瓣面积较大者,可植入带分叉的移植体或植入1条以上的神经,单独或共同与创区附近的神经断

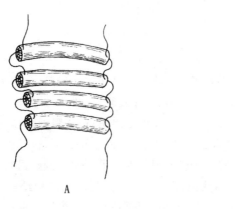

图 11-7　电缆式神经移植

端缝接;亦可以在皮瓣皮下面做几个小洞,将神经移植体末端分成细束,分别植入洞穴中,固定在真皮组织间隙内。前者可称全程植入,后者为洞穴式植入。以前者较为简便,而且因失神经支配皮肤与神经接触面大得多,轴突发芽机会多,感觉功能再建较快而完全,用 2 倍放大镜在门诊即可进行手术。笔者曾给用交腿皮瓣(11cm×7cm)修复足跟底缺损的患者植入一分叉形神经,术后感觉功能重建效果良好。

　　神经移植适用于周围神经损伤后缺损的修复。较小的神经缺损可以通过远、近侧神经干的游离而延伸修复,当神经缺损达到一定长度时,只能通过神经移植来修复。对于这一缺损长度的认识,从机械力学角度考虑,尸体神经物理性能的极限是延长 9%～26%(Sunderland、Bradler,1961),也就是说,在成人,正中神经容许的极限缺损长度为 5～8cm,在这一范围,可以通过游离神经干来延伸直接缝合。但从生物学角度来观察,过大的张力将导致吻合口瘢痕化,从而使修复失败。研究表明,当神经缺损达总长的 3% 时,吻合处张力的增加极为显著(Millesi,1972),不利于功能的修复,电生理研究也支持这一结果。顾玉东(1982)则认为这一缺损长度应是神经直径的 4 倍。而另一方面,当神经缺损达 8% 时,如直接缝合,其张力也将使神经干处于缺血状态。因此,当神经缺损达到一定长度时,神经移植修复效果将优于直接缝合。

　　神经段移植后,移植段首先发生华勒变性,出现轴突与髓鞘的崩解,巨噬细胞浸润、吞噬、清除崩解产物,同时雪旺细胞分裂增殖。这是移植神经段为接受再生轴突长入的启动过程。在这一过程中,移植神经段的血供起了十分重要的作用,是完成这一病理过程的基础。如移植神经段得不到充足的血供来完成这一过程,移植神经段将出现坏死和纤维瘢痕化,从而使神经修复失败。由此可见,影响神经移植效果的主要因素是移植神经段的血供情况,这与移植神经的粗细、长度和受区移植床条件有关。游离移植神经早期依靠周围组织液的渗透来获得滋养,4～6 天后,周围血管长入才重新获得血供。如果移植神经较粗或较长,难以通过组织液渗透而获得滋养,中心将发生变性、坏死和纤维化。受区移植床差,移植神经段在一定时间内得不到血管化,也将发生变性、坏死和纤维化。因此,游离神经移植需要良好的移植受床,同时在操作上应注意使移植神经能获得较大的与周围组织床的接触面,较粗的神经应解剖为多束分别移植,较细的神经束组合成电缆式神经移植时,神经束间不宜缝合、固定。而当移植受床严重瘢痕化,以及移植神经较粗较长时,则应考虑作带血管的游离神经移植。

　　游离神经移植供体,常用的有腓肠神经、耳大神经、隐神经等。腓肠神经因其分支少,有较长长度,且切取后造成的局部感觉障碍少,而往往成为首选。带血管的神经游离移植供体主要有:带桡动、静脉的桡神经浅支,吻合伴行动、静脉的腓浅神经,带腓动、静脉或小隐静脉动脉化的腓肠神经等。供体的选择应以创伤小、供区的功能障碍少为原则。

　　目前,带血管的神经游离移植有以下指征已得到学者们的认可:①长段神经缺损(超过 10cm);②严重的瘢痕化移植受床;③修复直径粗大的神经缺损;④伴有大血管的缺损。此外,也有学者认为在游离神经移植修复神经缺损失败时,也应行带血管的游离神经移植。带血管的神经移植作电缆式缝合时,应仅在外膜作纵向切口,挑出轴突切断吻合,以保证整段神经的血供。

　　神经的异体移植,目前尚处在实验阶段。有报道将猴子的异体神经经放射线照射后进行移植,在 1.5～3cm 的神经移植中,75% 能有轴索生长;如移植神经较长(7～11.5cm),则仅有 40% 左右能生长。冷冻处理后移植的神经,随着时间增长有纤维组织增生现象(丁文龙,1992),是否为某些较弱或隐藏的抗原的表达尚无定论。另一方面,也有学者认为,应用免疫功能发育未完成的胎儿神经移植,基本可不受免疫排斥的影响,这点值得注意。

一般说来,如神经损伤时间不长(不超过 6 个月),局部血供良好,无瘢痕组织,无局部感染,加上手术操作细致,无过度紧张的拉力,则手术后恢复的机会很大。时间过久也并不是一个绝对的禁忌证。陆裕朴曾对受伤多年(2～21 年)的晚期神经损伤患者进行修复手术,其中包括 1 例 5 条各长 20cm 神经缺损修复的患者,均获得较为满意的效果。单纯的感觉神经损伤,进行断端吻合,一般均能获得较好的恢复。单纯的运动神经如面神经损伤后,如能立即或在伤后不久作吻合术或移植术,术后数月到 1 年左右常可恢复正常的表情肌活动。但对运动神经来说,如时间较久,所支配的肌肉已有严重萎缩,则手术效果往往很差。例如正中神经损伤后,如手部内在肌已有严重萎缩,则正中神经断端重新吻合或移植手术后,通常只能达到感觉的恢复,内在肌的功能恢复往往很少或没有。同样,尺神经与面神经损伤也有类似情况。混合神经的修复则因为功能束匹配的问题尚不能得到有效解决,故效果较单纯感觉或运动神经的修复要差。

(陈绍宗)

第七节　肌肉移植

一、概述

肌肉移植(muscle transplantation)一般都是指骨骼肌移植。肌肉移植是修复肌肉瘫痪导致功能障碍的主要手段。一个多世纪以来,肌肉移植技术无论在动物实验方面,还是在临床应用方面,都取得了显著的进步。

1874 年,俄国病理学家 Zielonko 首先做了游离肌肉移植的实验,他将蛙大腿的骨骼肌移植到淋巴囊,发现植入的肌肉未能建立血供,术后第 3 天就开始出现缺血坏死,60 天后已经完全被纤维组织所代替。此后,许多学者在动物和人体上进行游离肌肉移植的研究,但均未取得成功。

1951 年,Peer 和 Walker 对游离骨骼肌移植进行研究,取得了一些进展。他们提出:①如果把骨骼肌移植到血供较好的受区,在 3～4 天就可以重新建立血液循环,但是,受植床的毛细血管长入移植肌肉的深度仅为 2～3mm,深部肌肉纤维不能获得血供,而发生变性坏死、吸收和纤维化。小块的肌肉移植则有成活的可能性。②移植前 2～3 周,如果将供肌预先去神经支配,降低肌肉内氧化酶的活性及肌肉的代谢率,肌肉移植后容易成活。如果将邻近的运动神经纤维植入移植肌肉,则移植肌肉有可能重新获得神经支配。③移植肌肉必须保持肌腹的完整性。④肌肉移植后长度松紧要合适,以保持肌肉原有的张力。

1960 年,Studitsky 和 Bosova 用鼠的腓肠肌做游离移植的实验,移植前 2 周腓肠肌预先去神经支配,移植时把腓肠肌制成碎块,术后碎块肌肉虽能成活,但功能恢复较差。1971 年,Thompson 把狗完整的前肢肌肉分别游离移植到面部咬肌、口周肌肉及后肢缝匠肌和股薄肌之间,将实验分成两组,其中一组于移植前 2～3 周预先去神经支配。结果移植前未去神经支配的移植肌肉仅有半数存活,存活部分的移植肌肉只有原来的 5%～10%,而预先去神经支配组的移植肌肉有 70%存活,体积则达到原来的 80%以上,经过组织学切片观察,正常肌纤维占 75%。同年 Thompson 又报道了用不吻合血管神经的趾短伸肌和掌长肌移植治疗单侧完全性面瘫的病例,在移植前 2～4 周把趾短伸肌预先去神经支配,然后把肌肉移植到患侧面部及口周,去除肌肉外膜,使移植物靠邻近肌肉提供营养和神经支配。术后 4～18 个月,所有 8 例患者都获得了较满意的肌肉运动,而且组织学检查及肌电图检查均证实移植肌肉是存活的。他认为移植前供肌预先去神经支配能够提高肌肉的生存能力。

Hamacler(1948)报道 1 例急性脊髓灰白质炎后遗症导致嚼肌瘫痪的病例,应用双侧带蒂胸锁乳突肌瓣转移重建嚼肌功能,随访二十余年效果良好。此后,这种带血管神经蒂的肌瓣、肌皮瓣转移术得到了蓬勃发展,尤其在治疗近距离肌肉瘫痪及重建组织缺损方面效果非常显著。佐佐木(1970)首先用狗的腹直肌作吻合血管神经的原位再植,术后观察3～9个月,移植的40块肌肉中28块成活,这些成活的肌肉均具有正常的再植结构和收缩能力。O'Brien(1973)首先为1例臂丛完全缺损的患者应用吻合血管的股薄肌游离移植重建屈肘功能,但神经功能没有恢复。陈中伟(1973)应用吻合血管神经的胸大肌肌皮瓣重建前臂肌肉功能,为肌皮瓣移植开辟了新的供区。Harii(1974)采用吻合血管的股薄肌游离移植修复头颈和下肢畸形,外观组织缺损得到明显改善。

二、骨骼肌的组织结构

骨骼肌借肌腱附着于骨骼或韧带,由肌纤维(肌细胞)和结缔组织膜构成。肌纤维是骨骼肌的基本功能单位,为细长圆柱形的细胞,长1～30cm,直径为10～100μm,肌纤维内有多个甚至几百个椭圆形的细胞核,位于细胞边缘。肌纤维内的胞浆称为肌浆,内含许多与细胞长轴平行排列的肌原纤维,肌原纤维之间有大量的线粒体和糖元以及少量脂滴。肌原纤维由收缩蛋白-肌丝构成,每条肌原纤维上显有明带和暗带相间的横纹,明带中间有一条较深的细线称为Z线,相邻两条Z线之间的一段肌原纤维称为肌节,是肌原纤维的结构和功能单位。一般认为肌纤维乃至肌原纤维的数目自童年后就不再增加,肌肉组织粗细的变化是因肌纤维内肌浆多少而有所不同。

肌纤维周围有少量的结缔组织称为肌内膜,其内含有丰富的毛细血管。大量平行的肌纤维聚合成束,很多的肌束又集合成解剖上的每一块肌肉,在整块肌肉外面的结缔组织为肌外膜,它是一层致密结缔组织膜,含有血管和神经,这些血管和神经的分支伸入肌肉内,分隔和包围大小不等的肌束,形成束膜。这些结缔组织除有支持、联系和保护肌组织的作用外,对单个肌纤维的活动和一束肌纤维的群体活动亦起着调节作用。

骨骼肌纤维有红肌纤维和白肌纤维两种。通过组织化学的酶活性定位法可将两种纤维清楚准确地加以区别。红肌纤维内含肌红蛋白和细胞色素较多,在红肌纤维周围毛细血管分布密集,肌浆内酯酶和线粒体含量丰富,而磷酸化酶和ATP酶含量较少。白肌纤维则相反。由于两种肌纤维的组织结构不同,因此在功能上也存在差异。红肌纤维收缩为糖的需氧代谢,收缩反应缓慢,持续时间较长,故又称为慢缩肌纤维。而白肌纤维收缩为无氧酵解,细胞膜皱褶较少,收缩反应快,持续时间较短,故又称为快缩肌纤维。在一块肌肉中,红肌纤维和白肌纤维混合存在,在不同的肌肉中两种肌纤维所占的比例不同。

三、骨骼肌移植后的再生与再神经化

骨骼肌的再生能力是很低的,骨骼肌细胞的有丝分裂甚为少见。在肌肉受到轻微损伤时,肌纤维剩下的未受损伤的残断便能长入残留肌肉的肌膜内,受损伤部位的肌卫星细胞转变为成肌细胞,进行分裂,并分化为肌纤维,填补受伤部位。在肌肉受到较大损伤时,受损部位成纤维细胞浸润,最后由结缔组织充填,骨骼肌再生时,必须有支配肌肉的运动神经纤维存在才能完成。

骨骼肌游离移植后的肌纤维和神经再生均取决于血液循环的重建。肌肉游离移植后早期,肌肉的血供完全中断,血管内皮细胞发生严重变性及部分崩解,原有血管已遭到内源性破坏。移植后第1天,移植物除表层肌纤维由移植床组织液维持生存外,中心部位处于广泛缺血状态。移植后第4天,肌肉周围开始有血管新生,并有大量的组织细胞浸润,如多形白细胞、巨噬细胞及淋巴细胞等,这些细胞起着吞噬和清除坏死肌浆的作用,而且这种吞噬过程是向心性进行的,5～7天时,能够达到肌肉的中心部位。骨骼肌再生最早在移植后3天出现于移植物表层存活的肌纤维深部,其内可见新的肌细胞,这些肌细胞被认为是肌卫星细胞转变的成肌细胞。移植后7天,在移植肌肉的外周有新生的小动脉向肌肉生长,2周左右,可见小动脉、小静脉已延伸到移植物的中心部位。1个月后,移植肌肉毛细血管丰富,新生的血管口径变粗,小动脉、小静脉在肌膜之间呈网状分布,肌纤维呈均匀分布。而部分无血供建立的肌肉成纤维细胞增生,坏死的肌纤维被清除,由纤维组织所代替。随着运动神经纤维的再支配,移植肌肉的结构不断完善,可产生收缩功能。

运动神经的再生是游离肌肉移植功能恢复的决定性因素。各种游离肌肉移植的方式不同,再神经化的过程也不完全相同。带血管神经蒂的肌肉移植主要依靠吻合神经的近心端再生,新生的雪旺细胞增殖形成髓

鞘,轴突不断延伸,长入移植肌肉,从而获得神经再支配。不吻合神经的游离肌肉移植,再神经化的方式有两种,一种是肌肉-肌肉神经化,即移植肌肉去除外膜,使肌纤维直接与受区的肌纤维接触,受区肌肉的神经末梢在失神经肌肉某种因素的诱导下,能够向移植肌肉长入;另一种是神经-肌肉神经化,移植肌肉邻近受区的运动神经纤维,向移植肌肉发出支芽再生。关于再神经化的机制尚不清楚,有人认为肌纤维内可能存在某种神经诱导因素,当肌肉失神经时这种因子被激活,并且作用于周围神经纤维和神经元,从而诱导神经再生,并能够定向长入失神经的肌肉。

(祁佐良)

第八节　肌腱移植

一、概述

肌腱移植(tendon transplantation)主要用于修补肌腱的断裂与缺损,多采用游离移植的方式来进行。人体内存在滑液内肌腱与滑液外肌腱两种肌腱。滑液内肌腱是指腱鞘与滑液囊包绕的肌腱;滑液外肌腱是指滑液囊与指(趾)腱鞘外的肌腱,其表面为腱旁疏松组织所包绕。这两种肌腱在生化组成、形态结构、营养与创伤愈合机制上均不相同。除血管滋养外,滑液内肌腱还可通过其表面存在的滑液推进系统,通过滑液而获得营养,但仅靠滑液营养,肌腱愈合是不完全的。两种肌腱的愈合过程,都通过细胞反应、纤维蛋白沉积与细胞迁移、再塑形 3 个阶段完成。但在行肌腱移植时,应选择具有相同组织特性与环境条件的肌腱供体,以获得更好的疗效。如滑液内肌腱移植于腱鞘内,在相同条件下比移植滑液外肌腱效果更好(Gelberman,1992),这是因为不同的肌腱具有不同的营养与创伤愈合机制,如将腱鞘外肌腱移植于滑液内,移植体中的腱细胞不适应于滑液内环境,发生死亡,而由受区腱鞘内肌腱腱细胞长入替代(Amiel,1986),移植肌腱此时仅起到生长引导支架的作用。这一愈合过程也就远较移植段腱细胞不发生坏死的同种肌腱移植的愈合时间为长。在后一种情况下,移植段腱细胞与受区肌腱腱细胞均参与愈合活动。这些情况表明肌腱移植存在着在供体组织特异性上的选择。

肌腱移植后是否发生粘连,在滑液内肌腱,主要与滑膜层存在有关。滑膜层由于其形态结构及生化组成的特性,对保持肌腱表面的水化状态、防止肌腱与周围粘连等方面起着重要作用。因此,进行肌腱移植手术时,应连同滑膜一起切取移植,避免损伤。滑液外肌腱的移植,由于没有滑膜层的保护,易与移植受床产生粘连,但术后可随着肌肉收缩、牵拉,以及酶的降解作用,粘连组织可逐渐松解、伸长,使肌腱可在一定范围内滑动。不论何种肌腱移植,精细、无创的手术操作均是关键。这些操作要求应包括肌腱吻合处的平整、滑膜的完整以及对移植床尽量少的损伤等。此外,防止粘连的另一个主要措施是术后早期活动,根据修复肌腱的位置和缝合方式,在控制下进行主动或被动活动。同时,早期活动还可通过压力的舒张,以促进滑液内肌腱的代谢和生长。

自体肌腱是最好的移植材料。虽然多年来也有人对应用异体肌腱或动物肌腱移植的问题进行过研究,但目前还未能作出定论。组织工程人造肌腱研究是当今的研究热点,期望在 21 世纪初被用于临床。

通常以掌长肌腱为游离肌腱的主要来源。这条肌腱的周径较小,横断面为椭圆形,腱膜组织丰富,采取方便,切除后不造成任何功能障碍。但在患者因先天缺失而没有掌长肌,或是不愿在前臂作切口时,则可用趾长伸肌腱、跖肌腱或切除下的指浅屈肌腱等代替。后两种肌腱不是很理想,跖肌腱质地较硬,采取时也不方便,指浅屈肌腱较粗,且无腱膜组织。在同时需要多条肌腱移植时,可采用足背的第 2～4 趾长伸肌腱。

肌腱移植初期,靠血浆扩散和腱鞘的滑液来维持营养,但植腱的成活最终有赖于再血管化。再血管化有两条途径:①肌腱床血管与移植腱血管直接吻合(初期再血管化);②毛细血管长入移植腱,形成新的血管网(二期再血管化)。人的无腱鞘肌腱异位移植后 3 天,移植腱内部即可看到红细胞,说明已有血管沟通,但一般认为移植腱成活以二期再血管化为主。10～14 天移植腱和腱床之间有毛细血管开始沟通，第 6 周即形成新的动脉系统。

移植腱与断腱缝合以后，其愈合过程分为 3 期：①细胞反应期（2 周内）。主要表现为肌腱缝合处形成肉芽组织，呈半透明梭形红色团块，并与周围组织粘连。②纤维蛋白合成期（2～3 周）。主要表现为开始出现胶原并逐渐增多，纤维排列方向与肌腱长轴垂直逐步变为一致。③瘢痕组织改建期。主要表现为炎症逐渐消失，周围组织粘连逐渐被吸收，胶原纤维恢复正常排列。全部过程完成需 6～9 个月。

滑囊的滑液和肌腱的血供，对肌腱的营养和修复具有十分重要的意义，对其进行研究的目的，在于促进肌腱术后的愈合，防止粘连。有实验证明，家兔膝关节内一段游离肌腱依靠滑液便能成活，鸟肌腱在无菌培养基中 DNA 和胶原合成均可增加。在 20 世纪 70 年代早期，即有人证明了纤维鞘管区的滑液对肌腱营养作用的重要性，并发现修复纤维鞘管肌腱的愈合质量和速度优于切除纤维鞘管者。在肌腱外科中，如能尽量保护滑液鞘，则不仅能促进肌腱愈合，还能防止粘连。对肌腱血供进行研究，是当今腱外科的热点课题。Azar（1983）、Kleinert（1988）等认为肌腱血供的基本规律是：①为节段性，大致分为 3 段，近段由肌肉与腱联合及长系带提供，中段由长、短系带分节段单独提供，远段由短系带提供，腱在骨的附着处尚有来自骨组织的血供；②系带血供来自指动脉，前臂远侧和掌心部肌腱血供来自周围组织；③腱内有微血管网存在者粘连少，愈合牢固，无血管网者愈合强度差，粘连多。高崇敬等（1990）对 40 例新鲜成人足标本进行解剖及透明标本和组织切片研究，证明趾长伸肌腱滑液囊外近侧端血供为肌血管的延伸；滑液囊及肌腱滑囊段血供主要来自胫前动脉、跗上外侧动脉和足背动脉；滑囊远侧段血供来自跖背侧动脉。杨志明等（1992）证明成人屈指肌腱血管构筑具有明显的规律性：①无论是屈指深肌腱或浅肌腱，也不论肌腱所处的平面，腱表面血管多，血管构筑较为复杂，可呈网状、襻状或纵向干型，而肌腱内血管数量少，构筑较简单，呈纵横分布；②在鞘管内和手掌近侧屈指肌腱的血管主要位于肌腱的背侧，在前臂和手掌中部则分布较均匀；拇长屈肌腱在腕管和手掌部主要分布于掌侧，而在鞘管区则偏向桡侧；④肌腱内的血管均位于腱束间结缔组织内；⑤肌腱内的纵向血管呈节段分布，不贯穿肌腱全长。用体视学方法观察屈指肌腱的血管密度，发现成人屈指肌腱与血管体积比为 0.45%，单位体积的血管长度为 1.9，不同屈指肌腱的血管密度无显著差异，同一屈指肌腱在鞘管区的血管密度、长度，比在掌、腕和前臂段低。

肌腱移植或修复后发生粘连是肌腱功能恢复不佳的主要原因，在发生粘连的诸多因素中，对肌腱血供的干扰是重要因素之一。为了减少粘连，必须尽可能保存肌腱的血液供应，在临床工作中可以采取以下措施：①带血管的肌腱移植术；②保存腱系膜和腱纽的完整；③选择血供好的腱段作游离移植；④采用两期肌腱修复手术。与手术有关的预防措施有：①皮肤切口应垂直或斜形跨越肌腱，使之与肌腱接触面减少；②肌腱吻合点应放在血供良好的软组织处，避开腱鞘、韧带、关节囊、骨性沟管或裸露骨质，不能避开时，可将其部分切除，以开阔通路；③肌腱吻合点要光滑，避免血肿形成；④行无创操作，避免移植腱干燥。

用药物预防腱粘连的研究包括：①用氨基丙腈抑制赖氨酰基氧化酶，从而抑制胶原和弹力纤维的交链；②局部注射或口服异丁苯丙酸溶剂，可减少肌腱滑动所需之力；③行氦-氖激光照射，减少炎性渗出，促进水肿吸收，促进滑液分泌；④肌表面和腱鞘内涂以几丁糖胶溶液，抑制成纤维细胞活动，形成生物屏障。

两期肌腱移植术是指第一期手术植入一个人工腱，形成假腱鞘，二期手术再移植自体肌腱。曾用过的人工腱材料有玻璃纸、丝绸、火胶棉、钽丝、不锈钢管、聚四氟乙烯或聚乙烯包裹金属线或丝线等，其中大多存在排异反应，或因妨碍手指活动而增加了关节僵硬的发生率。Hunter（1971）应用硅橡胶-涤纶人工肌腱修复 150 个屈肌腱缺损，80% 的手指取得了较好效果。1983 年他又在 8 只猴的 32 个手指中植入硅橡胶人工腱，证明形成的假腱鞘具有内膜、中层和外膜结构。内膜层能分泌滑液样物质，中层有大量胶原，外膜则有丰富的血管结构。这些结构具有稳定的形态学特征，因而为二期肌腱移植提供了可靠的肌腱床。经后来的临床应用证明，移植肌腱很少发生粘连。他认为此法特别适用于腱床严重破坏的病例，在植入人工腱时，还应该同时修复滑车。此法已在国内外广泛应用。

预防肌腱粘连的方法虽多，但术后早期活动仍是最重要的手段之一。Merle（1980）根据国外 12 个手外科中心的经验提出，术后应该使用弹力支架进行早期活动，24 小时后即可开始，一般使用 3 周。修复屈指肌腱要运用主动伸展、被动屈曲的支架，反之亦然。

二、适应证与禁忌证

(一)适应证

肌腱移植的适应证主要有：①肌腱缺损；②肌腱断裂后早期未作修复，因弹力减退而断端不能拉拢缝合；③肌腱严重损伤，广泛粘连，无法作肌腱松解术者。

(二)禁忌证

肌腱移植的禁忌证主要有：①手指关节僵硬或强直；②手指掌侧瘢痕组织较多；③受区有感染存在。

三、供区选择

临床上最常应用的自体肌腱供体是掌长肌腱、跖肌腱和第2、3、4趾长伸肌腱。掌长肌腱位于前臂屈侧中央，深筋膜的深面，桡侧腕屈肌和尺侧腕屈肌之间，腱长10～12cm，该腱是人体变异最大的肌腱之一，异常发生率约为9%，可以从起点到止点均有肌腹，或只存在于其行程中的中央或远侧部分，也可以是双肌腹或分叉。据报道，白色人种双侧掌长肌腱缺如者占23.3%，亚洲人是4%，单侧者占1%～2%，以左侧多见，性别差异不明显。也有报道掌长肌腱缺如发生率为15%，双侧掌长肌腱缺如者中3%有单或双侧跖肌腱缺如。跖肌腱起自股骨外侧髁、膝关节囊和腘斜韧带，肌腹长7～10cm，肌腱细长，为20～25cm(也有报道认为男性腱平均长度为30.8cm，女性为28.8cm，宽4.2cm)。该腱于腓肠肌和比目鱼肌之间下降，附于跟骨内侧。腱的胶原纤维束构造特殊，腱周组织少，整个肌腱可以展开成为一条宽而扁的带，可分成几条供多根肌腱移植用，但剖开后因无腱周组织包绕，故易发生粘连。

掌长肌腱术前检查：手指伸直，拇指和小指指腹用力接触，大小鱼际尽量靠拢并使腕关节作小范围屈伸运动，掌长肌存在者则呈弓弦状明显突出于皮下，清晰可见。

跖肌腱检查：因其位置较深，无法用手法检查。Mackay(1990)研究用同步超声仪(7.5MHz线形排列探针)检测30名志愿者，证明比较容易确定跖肌肌腹的存在，亦可确定肌腱的直径和走向。该法具有无损伤性，优于断层或磁共振成像法检查。

四、手术方法及注意事项

(一)掌长肌腱切取

局部浸润或臂丛阻滞麻醉下，于腕横纹正中作1cm长的横切口，在皮下解剖，即可显露肌腱。通过牵拉夹住其远断端的止血钳，了解肌腱走向，循其行径在前臂皮肤上作数个1cm长的横切口，用细长剪解剖，逐段抽出肌腱，连同腱系膜和腱旁膜一并取下(图11-8)。亦有采用向近侧作长切口直到能获取足够长度的肌腱，但前臂瘢痕太明显。术中应注意，掌长肌的近侧部分覆盖在正中神经的内侧面，游离和切取肌腱时不要损伤神经。取下的肌腱应用生理盐水纱布包裹，防止干燥，并避免夹压肌腱和触摸损伤，争取尽快移植。

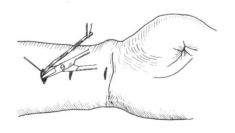

图11-8　掌长肌腱切取

(二)跖肌腱切取

先在内踝后方作2～3cm长的纵切口，达深筋膜，钝性分离，在跟腱外侧找到跖肌腱。切断止点，用止血钳夹住断端，在小腿中、上1/3交界处，胫骨内缘后方作5cm长的纵切口，注意保护大隐静脉和隐神经。切开深筋膜，在腓肠肌内侧头和比目鱼肌之间找到跖肌，从肌肉、肌腱交界处切断，自远侧切口抽出。由于该肌腱较长，位置较深，用肌腱抽取器切取较为方便。取下的肌腱应保持湿润。在跟腱旁寻找跖肌腱时，需和跟腱副

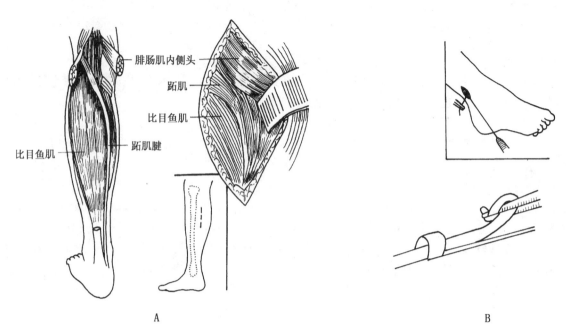

腓肠肌内侧头

跖肌

比目鱼肌

比目鱼肌　　　跖肌腱

跖肌腱

A　　　　　　　　　　　　　　　　B

图 11-9　跖肌腱解剖及切取

A.跖肌腱解剖　B.用肌腱抽取器切取跖肌腱

支相区别,后者无腱旁膜(图 11-9)。

(三)第 2、3、4 趾长伸肌腱切取

趾长伸肌位于胫骨前肌与拇长伸肌外侧,起自胫骨外侧髁外面,腓骨前面上 3/4 与邻近的骨间膜和深筋膜深面,下行至小腿中、下 1/3 交界处由内侧开始逐渐变为肌腱,通过伸肌支持带深面,跨过踝关节前面至足背,分为细支,止于外侧四趾中节及远节趾骨基部的背侧,腱长约 12~15cm。切取时,在肌腱行径上作几个横切口,以便分段抽出肌腱。如同时移植几条肌腱,最好作一较大的弯曲斜切口。找到肌腱止端后切断,用止血钳夹住断端,按所需长度完整取下肌腱和腱鞘。趾长伸肌腱的副支应全部切断。切取肌腱不宜使用肌腱抽取器。

(四)手指屈肌腱移植方法

手指屈肌腱移植方法参见第四十章"手及上肢肌腱损伤"。

第九节　血管移植

一、概述

在血管移植(blood vessel transplantation)中,一般的小血管缺损,不论动脉与静脉,均宜用体表的自体静脉移植修复。这些静脉位置表浅,数量多,切取方便,而且移植到动脉后的愈合过程,与动脉之间吻合的愈合过程相似,所需时间并无明显延长,可能与动脉血氧分压较高,静脉内皮细胞活力增强有关。Gluck(1898)最早使用静脉移植修复动脉,但首例成功的报道是 Carrel 和 Guthrie(1906)将狗的颈外静脉移植到颈动脉。此后,自体静脉便作为一种血管代用品广泛应用于临床。第二次世界大战以前,大部分情况下采用结扎止血或截肢的办法处理动脉损伤,战后才逐渐转用移植静脉的方法处理。

自体静脉移植到动脉以后,静脉管壁各层发生一系列变化,这些变化既参与愈合过程,又影响近、远期的通畅率。

内膜改变:经过 4 个阶段,即:①内皮细胞脱落阶段(2~3 天)。其与手术、缺血、动脉血流冲击、灌注等损伤及血流阻滞时趋化物质聚集、白细胞粘附迁移等有关,脱落的细胞形成附壁血栓。如果血流灌注速度过低,血凝活性过强,便发展为早期栓塞。②过渡阶段(1周内)。残留的附壁血栓开始演变为致密平滑的被膜,残存的血管内皮细胞、裸露的内膜下层组织和机化血栓三者并存。③内膜重建阶段(6周)。新生的内皮细胞来自残存内皮细胞的增殖,也来自邻近的内皮细胞再生代替和血管中膜的肌内膜细胞的分化。此过程在静脉移植后即开始,需6周以上完成。④内膜增厚阶段(2～4个月)。主要变化是内膜增殖和粥样硬化。如果内膜增殖相对稳定,将不影响通畅率。如有泡沫细胞侵入即形成类粥样硬化灶,管腔变窄乃至阻塞。

中膜改变(6周):最初为水肿,炎细胞浸润,灶性出血。之后,部分平滑肌细胞坏死,部分转化为成纤维细胞,最终被胶原纤维和成纤维细胞代替,导致中膜纤维化,增厚变硬。

外膜改变(约2个月):开始时胶原纤维束断裂,滋养血管栓塞,72小时开始新生滋养血管,2个月即达到正常水平,纤维组织也逐渐增多,外膜增厚。

影响自体静脉移植的因素很多,随着电子技术和生物力学等的不断发展而逐渐被认识,简单说来有以下几个方面:①手术创伤。各种手术操作和手术器械均可能造成损伤,如解剖、游离、结扎、机械扩张、长时间缺血、干燥、导管和机械刺激及牵拉等,可造成静脉内皮细胞脱落、血小板及纤维素沉着、内膜下层炎细胞浸润、中层及外膜出血等。Moore(1985)通过光镜和扫描电镜观察,认为“无损伤”血管钳或夹在早期会使内膜脱落、撕裂,最终形成血栓。晚期可因内膜损伤处的平滑肌增生而导致管腔狭窄。②保养液。离体静脉用适当的保养液处理,能增强内皮细胞对各种因素的耐受性,减轻病理改变,提高通畅率。一般的保养液均含蛋白质,主要用其减少内皮细胞的代谢性损伤。有报道用pH为7.4的0.2%戊二醛溶液保存离体静脉,可保持静脉瓣的抗拉强度和管壁的扩张性。③温度、pH值和酶。温度对内膜的影响同保养液性质和扩张与否紧密相关,但具体做法仍有争论,如用37℃保存,还是用4℃,或者先用37℃营养液扩张,再以4℃保存,以及两种方法对内膜产生PGI_2的影响等。酸性环境下血管壁僵硬,碱性条件下血管扩张,以pH值为7.0的较好。弹性蛋白酶能使血管壁僵硬,而胶原蛋白酶可使其扩张。④离体时间。血管内膜对缺氧异常敏感,离体10分钟即可引起内膜严重损伤。缺氧时间超过耐受时限,则内皮细胞变性坏死并脱落,内皮下胶原纤维裸露,血小板和纤维素沉着,发生血栓。缺氧对血管平滑肌也有损伤作用。⑤血管壁缺血。这是动脉粥样硬化和内膜增生的主要原因。在血管移植后滋养血管未形成之前,内膜改变呈进行性。⑥血液动力学及生物力学因素。以往的研究多从血管通畅性和管壁形态学变化观察,近年来也比较重视研究力学因素对血管移植命运的影响。血管壁的组织结构、力学性质及流经该段血管的血流动力学三者间的相互联系,共同影响着血管移植的命运。目前有许多人把零应力状态作为考察血管组织重建的一种途径。⑦液压扩张因素。研究内容涉及对血管壁各层的影响,尤其是内皮细胞形态学和功能的变化。理想的扩张应是既克服血管痉挛和管径差异,又能最大限度地保留内皮细胞的形态与功能。

自体静脉移植的研究已近1个世纪,但仍有许多问题尚未解决,如对内膜增生的机制仍有争论,增生内膜的来源尚缺少直接证据;不同压力扩张后静脉段的生物力学和内膜细胞功能目前仍不完全清楚。

在临床实践中尚有许多细节问题,如解痉药物如何应用、静脉移植段的周围组织是否应去除、近远期通畅率问题以及对用自体小动脉修复大动脉缺损的方法等,均存在着不同看法,有待于进一步研究。

自体动脉血管移植的成功率较高,晚期效果好。在整形外科,一般选择对功能影响较小的动脉作移植材料,如用颞浅动脉修复指动脉缺损。但在实际应用中因供区有限,取材困难,取下的动脉血管痉挛而不易解除,况且一般动脉缺损均可用自体静脉修复,故临床实际意义较小。有研究提示,小动脉缺损范围很小时,张力缝合后血流量和内膜增生情况优于静脉移植,但微动脉瘤发生率较高,可能是因为管壁张力大、吻合口薄弱而形成局限性膨大。

二、适应证与禁忌证

存在下列情况时宜作血管移植术:①有重要意义的血管损伤或缺损;②显微外科手术中血管蒂短,或移植后血管栓塞需再次手术;③肢体缺血性病变及淋巴管阻塞;④血管断端回缩,缝合口有张力。如移植体有明显粥样硬化改变、受区存在感染或无良好的皮肤组织覆盖,则均应视为禁忌。

三、供区选择

静脉移植体的供区较多,一般取自肢体的浅表静脉,如头静脉、贵要静脉及其属支,手背、足背静脉网及大、小隐静脉及其属支等。缺损血管直径大于 1mm 者,可取手背的静脉;小于 1mm 者,可用前臂屈侧知名静脉的交通支;大于 2mm 的血管缺损,可选用头静脉或大隐静脉。总之,选择原则是供、受区血管口径大致相等。深部动脉的伴行静脉管壁薄,分支多,两条伴行静脉之间有较多的交通支,而且位置较深,不宜选用。

四、手术方法及注意事项

(一)自体静脉移植

1.移植体切取 沿所选择血管的行径画出标记,沿血管旁用较小针头作局部浸润麻醉。切开皮肤,显露位于皮下组织中的静脉。钝性游离血管,逐一结扎切断血管分支。按比实际缺损大 30％ 左右的长度,在已游离血管的近、远端各上一把止血钳。之后,在两血管钳的相对面用利刀切断血管,取下后用生理盐水纱布包裹备用。因有静脉瓣存在,最好在取下的血管的一端用缝线穿过外膜做出标记,以便识别血管瓣膜的方向。取下的静脉段如发生痉挛,可用液压扩张或热敷解除,注意不得损伤内膜。术中应使皮肤切口长度与切取的静脉段长度一致,以利于显露和不致损伤血管。不宜采用作多个小切口来采取血管。结扎血管分支时,应在血管分出点用细线准确结扎。离分出点太远,分支残端可因动脉压力而扩张,形成动脉瘤样改变;离起点太近,又可导致静脉管壁局部狭窄。

2.移植 将切取的血管移植段倒置,使静脉瓣的方向与血流方向一致。受区血管的近、远断端各上一个压力适合的血管夹。按两定点或三定点缝合法,用无损伤尼龙线与动脉一端的前壁吻合。前壁缝合完毕,翻转移植段再吻合后壁。同法吻合血管的另一端。吻合口切割要整齐,对合应准确,使内膜外翻。缝针穿过管壁应一次到位,边吻合边用抗凝液冲洗吻合口。血管吻合完毕先放松吻合口远侧的血管夹,再放松近侧的血管夹。

(二)自体动脉移植

动脉移植与静脉移植相似。以切取颞浅动脉移植段为例,先检查耳前区血管搏动情况,沿搏动行径做出标记。局部浸润麻醉下,沿标记线切开皮肤,在皮下组织浅层显露颞浅动脉。用显微血管钳钝性游离血管,结扎切断分支,按所需长度取下。

第十节 毛发移植

一、概述

毛发移植(hair transplantation)是指含毛发的皮片或皮瓣的移植,主要用于眉毛、睫毛缺损和秃发的治疗。毛发缺损或丢失多由烧伤、感染、各种类型的创伤和秃发症(多见于男性患者)引起,麻风病也可造成毛发缺损。毛发移植片的供区多选自头皮,对于范围不大的眉毛缺损或睫毛缺损,也可取健侧眉毛或鼻毛来修复。移植的方法包括条状移植、小块移植、打洞移植,以及各种局部皮瓣、皮下蒂皮瓣、岛状皮瓣、游离皮瓣和血管植入有发区预制的岛状皮瓣(二次血管化皮瓣)等。只要在切取和移植时不损伤毛囊,不损伤各类皮瓣蒂部血供,供区血供条件好和掌握正确的整形外科操作,移植一般都会成功。

毛发移植后得以成活,有赖于和受区建立血液循环,与一般意义的皮片或皮瓣移植相同。毛发带蒂移植(如皮下组织蒂、血管蒂、皮肤血管蒂或植入血管预制皮瓣的二次血管化血管蒂)因无血供中断或仅短时中断,故毛发成活率高,移植后不经过毛发脱落和复萌的过程,故生长茂密如常。用颞浅动脉头皮岛状瓣再造眉毛时,眉毛粗壮浓密,边界截然,生长速度较快,需不断修剪。含毛发皮片移植后的成活过程经历血清营养和血管营养两个阶段,血供来自创缘和创底,血管化方式也与一般皮片移植相同。但因毛囊位置较深,毛发移植片必须含有一定的脂肪组织,故比一般的全厚皮片还要厚,需要更长的时间方能重建血供,这样势必对毛囊的活力造成影响。如欲加速血供重建,必须将脂肪组织修薄。修薄脂肪时慎勿损伤毛囊根部。用皮肤扩张器扩张头皮形成头皮瓣修复秃发区的方法,也属毛发带蒂移植。临床发现头发密度随着被扩张的程度而下降,并可引起毛发脱落,尤其是经过二次扩张的头皮毛发密度更小,可能与毛发距离拉大或因压力过高、缺血时间太长有关。

头皮皮片移植后,如呈葡萄酒样淡紫色,为移植成活之征象。有时移植片表面会产生一层痂皮,并非表示坏死,切勿去除,以免误拔毛发。大部分移植成活的移植片于术后 1～3 周开始生长毛发,但 3～4 周后相继脱落,2～3 个月后复又萌出并保持不断生长的特点。如果移植片面积很小,也可以不经历上述过程。眉毛移植后的成活过程与头皮不同,不发生毛发脱落和再生现象,但也保留其不增长的固有特点。

研究表明,人的头发生长有 3 个周期。第一个周期称为毛发生长初期,此期毛发生长活跃,可维持 3 年。第二个周期为毛发生长中期,特征是毛发从活跃生长变为缓慢生长,持续只有几周时间。第三个周期为毛发生长终期,毛囊代谢迟钝,在毛发生理性脱落前持续约 3 个月。毛发生长周期或由位于活跃的基质区下面的真皮乳头调节,或由乳头与基质间真皮和表皮的相互作用来调节。还有人指出,大多数哺乳动物的毛囊活动周期在全身各部位是同步的,而人和豚鼠毛囊的活动并非这样,邻近的毛囊可能处在不同的毛发生长期,因此毛发移植的结果可能与供区也有关系。用游离移植的头皮条进行眉再造术,已有相当长的历史,至今仍被广泛采用。其优点是手术简单易行,毛发生长密度适宜,再造眉较自然,毛发生长速度也较慢。刘小蓉等(1994)报道再造的 113 条眉中,生长良好者 93 条(82.30%),生长稀落者 15 条(13.27%),感染者 4 条(3.54%)。供区以耳后发际边缘为最佳,因该区域头皮较薄,皮下脂肪少,毛发方向与眉毛的走向基本一致,而且发际边缘的毳毛在移植后会变黑变粗,不仅增加毛发宽度,也使眉毛与面部之间有一个移行过程,因而比较自然。用于再造眉毛的头皮条宽度一般主张为 0.4～0.5cm,也有主张为 0.5～0.6cm,应视具体情况而定。有人提出应依据脸形确定眉毛的形状,如圆形脸眉毛宜稍粗长,椭圆形脸眉形宜略细而眉尾稍变弯曲下垂;眉峰一般在中、外 1/3 交界处,眉头位于经内眦的垂线,眉尾则在人中与外眦连线的延长线上等。但无论个人审美观点如何,均应在术前反复测试,并征得患者同意。

游离头皮移植片的切取方法,可用手术刀直接切取,亦可用环刀打孔切取。环刀有方形和圆形两种,规格不一,受区打孔用的环刀应比供区环刀直径小 0.5mm,用这种方法再造眉毛较费时,而且需补充移植。但无论用何种方法切取头皮移植片,刀口方向均应与头发的生长方向一致,以减少毛囊破坏到最小程度。

用环刀进行头发移植的方法,主要用于秃发的治疗,为 Okuda(1939)提倡使用。由于该法简单安全,且效果好,近年来已日趋流行。白色人种男性秃发症患者较多,中国人要求治疗者以瘢痕性秃发患者为主。王善昌等(1995)报告根据中国人头发总数少、头发为直线型和头发与头皮色泽反差大等特点,采用"L"形排列植发,结合烫发和在移植的发束间头皮文身的办法,提高植发覆盖面积,增加美容效果;采用半圆形皮片移植法,减少牺牲受区头发并增加空间头发数量;采用将受区打孔进行袋状分离,增加皮片与受区接触面积和厚度的方法,可提高瘢痕性秃发的治疗效果。

二、适应证与禁忌证

各种类型秃发,眉毛、睫毛(尤其是上睑睫毛)缺损或胡须缺损,均可进行毛发移植。女性眉毛缺损宜用头皮条游离移植修复,男性可用颞浅血管蒂岛状头皮瓣。受区有感染存在或局部血供不佳时,不宜进行毛发移植。

三、供区选择

头皮片切取以在耳后部位为好,尤以靠近发际处为最佳。应注意使毛发的主流方向指向外侧,再造眉内侧端的毛发稍偏向上方,外侧端略向下方。眉毛缺损面积不大者,可用同侧眉毛皮下蒂皮瓣,或取对侧眉全厚皮片修复。睫毛缺损适宜用眉毛或鼻毛全厚皮片修复。

四、手术方法及注意事项

（一）头皮条移植（眉再造）

术前患者取坐位，以健侧眉为准，仔细测量眉毛缺损的长度、宽度和弧度，在损伤区皮肤上用美蓝或甲紫做出标记。两侧眉毛均缺损者，应以眉弓为标志定位，并征求患者的意见。用一块旧 X 光片描出再造眉形状，剪下模型。剪短（不剃光）耳后发际内头发，将模型移至头皮，做出标记。之后，在局麻下沿画线顺头发方向斜形切开皮肤，深度达帽状腱膜，自该层浅面取下皮片，供区直接拉拢缝合。继之，在放大镜下用小剪刀去除过厚的脂肪和毛囊球之间的脂肪，注意慎勿损伤毛囊。取下的移植片应用生理盐水纱布包裹备用，并妥善保存。眉再造处的皮肤切口，一般在眉标记区中央与之平行切开，深度接近骨膜，略向两侧剥离即可。但为增加与受区的接触面积，Converse 主张受区创面为"W"形，头皮条下方中段构成"V"形以适应受区。刘小蓉采用剥离切口下缘，使所作切口成为植眉的上缘，认为可松解上睑皮肤，矫正上睑外翻，或使上睑松弛以利于同时作重睑成形。皮片移植后，用小针细线严密缝合，注意慎勿穿过毛囊。之后行加压包扎，14 天拆线，以后再继续包扎一段时间。如有痂皮形成，应让其自行脱落，不得人为揭去。

（二）环刀打孔头皮移植

供区一般选自枕外粗隆上下，经 0.5％利多卡因（含 1：20 万肾上腺素）浸润麻醉后，用 4.25mm 直径的环刀打孔，切取圆形皮片，一次取两排或根据需要而定，供区创面直接缝合。受区则用 3.75mm 或 4mm 直径的方型刀在秃发区均匀打孔，深达骨膜，孔间距离为 3～4mm，将所取皮片植入孔内即可。如秃发区面积较大或供区有限，可在秃发区作"L"形移植，含头发数量多的 3～4 排皮片放在发际和头发分路处，头发少的皮片则均匀移植于其他区域（图 11-10）。对于前发际秃发而受区仍留有一定数量头发的秃发患者，宜用半圆形皮片移植，即将 4.25mm 直径皮片在镜下对半剖开，切割方向与毛干平行，受区作 4mm 纵形切开，深达骨膜，插入扩张棒，止血后将皮片嵌入（图 11-11）。

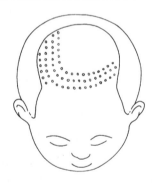

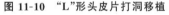

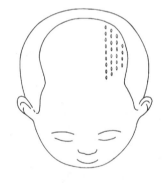

图 11-10 "L"形头皮片打洞移植　　　　图 11-11 半圆形头皮片打洞移植

本手术有时需重复进行，如第一次术后受区头发生长太稀，可间隔 3～4 周进行补植。同一供皮区亦可重新取皮。受区打洞方向应与该区头发自然生长方向一致，供区打洞切取皮片时要与毛干方向一致，尽量减少对毛囊、毛干的损伤。因供区受限而头发分布不够均匀者，可移植较小的皮片，并结合秃发区头皮缩小术来解决。取下的皮片应去除多余脂肪组织，用生理盐水或林格液保持皮片湿润。植皮区应用含抗生素的敷料和纱布覆盖，并用弹力绷带加压包扎 1～2 天。

（三）鼻毛移植

鼻毛移植适用于修复睫毛缺损，尤其是上睑睫毛缺损，因其功能较重要，而且容易被看到。可采用浸有局麻药液的棉片或棉签填塞鼻腔麻醉。具体方法是将浸有 2％丁卡因并含有肾上腺素溶液的棉片置于鼻前庭拟取鼻毛处，15 分钟后取出即可进行手术。鼻前庭区可取 15mm 长、2～3mm 宽的带鼻毛的皮肤（图 11-12）。上睑睫毛约 2～5 行，下睑睫毛约 2～3 行，可按受区需要切取，切取后的创面用碘仿纱条填塞即可，亦可缝合数针。修复上睑睫毛缺损时，在睫毛缺失处的睑缘上方 2mm 作与睑缘平行的切口，略向两侧分离后嵌入含鼻毛皮片，用 6-0 细丝线从一侧创缘皮肤穿入，经移植片底部从对侧创缘皮肤穿出，打结固定皮片。注意线结不可过紧，术后需加压包扎，7 天即可拆线。

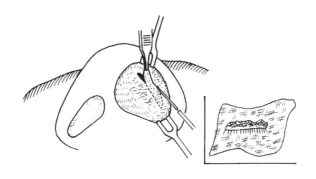

图 11-12　全厚鼻毛皮片切取

（四）眉毛移植

眉毛移植用于睫毛再造。局部浸润麻醉下，顺眉毛生长方向在同侧眉毛中央区域，切取含2～3排眉毛的条状皮肤，供区用5-0或6-0丝线缝合。在放大镜下修去皮片多余的脂肪，用盐水纱布保持皮片湿润。之后，在睫毛缺损区睑缘上方2mm处作平行切口，按上述鼻毛移植法移植（图11-13）。

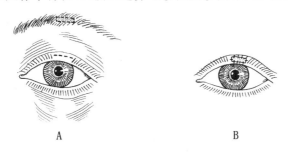

　　　　A　　　　　　　　　　　　　　　　　　B

图 11-13　眉毛移植片切取进行睫毛再造

第十一节　大网膜移植

一、概述

直到19世纪末，人们才开始逐步认识大网膜的功能。大网膜在整形外科的应用始于20世纪初。Durmond和Morsion（1914）报告用大网膜移植（greater omentum transplantation）修复胸部巨大肿瘤切除后的创面。Jobet和Lambell（1926）报告用网膜移植治疗肠创伤。Kiricuta普及了大网膜带蒂移植的应用，而网膜吻合血管移植则是由Mclean、Buncke和Harii首先报告的。

大网膜具有抗感染、免疫、再血管化、吸收、调节胃肠道血循环及分泌等多种功能，曾被誉为"腹腔内宪兵"、"腹腔长柄扫帚"、"有理性器官"和"艺术王国"等。网膜上的乳斑由成丛的各种类型、大小不同的淋巴细胞、未分化的间质细胞和粒细胞等组成，这些细胞具有强大的潜在分化能力，一旦受到刺激，细胞大小和形状均产生很大变化。有学者还发现，猪的大网膜被完全切除后可造成生长延缓，认为网膜具有调节躯体生长的作用。当腹腔某处发生缺血、感染，及无菌性、机械性或化学性损伤时，大网膜便迅即与其粘连，6小时即能产生毛细血管芽，侵入网膜和缺血组织间的纤维粘连，24小时内产生密集的血管网，以后的48～72小时则形成肉芽组织，但网膜并不粘连到血供好的部位。当网膜从腹腔内取出并转移以后，仍能保持这种特点，能与被修复的组织迅速粘连，结为一体而建立侧支循环，从而显著改善缺血组织的血供。有实验证明，猫网膜放到脑表面后，两者之间产生许多血管连接；把网膜提取液注射给兔，可引起兔角膜血管生成；将网膜提取物注射到缺血区，可增加血液灌注量。其机制可能是：网膜组织的内皮细胞合成碱性成纤维细胞生长因子，刺激各种细胞的生长和分化，诱导趋化和促有丝分裂活性，刺激血管新生（Bikfalvi，1990）。

临床实践发现,用大网膜修复体表缺损时,网膜上面如果不立即用皮片覆盖,就会经历肉芽组织形成的缓慢过程,使网膜硬化。如能立即移植皮片,则能保持网膜特有的柔顺性。在猪的网膜上移植中厚或全厚皮片,6天即能全部成活,而且可进行吻合血管的移植。在兔的带蒂网膜瓣上移植中厚皮片,3天断蒂,皮片成活40%,组织学检查可见网膜内纤维母细胞和毛细血管增生;4天皮片成活69%,纤维母细胞和毛细血管已向皮片推进;6天皮片成活达98%,新生的血管已明显扩张充血。在人的大网膜上移植皮片,7~10天即可充分血管化,皮片越薄,血管化速度越快。术后1个月左右,成活的网膜组织发生纤维性变,失去其过度柔软的特性,与皮片和深部组织粘连紧密而坚韧,组织学上表现为纤维透明样变性,但其内皮层仍保持不变。

大网膜上具有丰富的血管网,用网膜携带肌肉、皮瓣或骨组织,均能使之再血管化。用网膜包绕骨块还可以促进新骨的形成和改建。由于网膜的静脉血管缺少静脉瓣,用网膜修复下肢缺损时,行走或劳动过久即会出现肢体水肿,但休息后便可消失(可用穿戴弹力袜预防)。

网膜有两个动脉弓,胃网膜左动脉和胃网膜右动脉形成大网膜上动脉弓,网膜左和右动脉下行至大网膜游离缘吻合成下动脉弓,又称Barkow氏弓或Haller氏弓。上动脉弓向大网膜内发出5~10条网状动脉,这些动脉互相吻合,形成丰富的血管网(图11-14)。彭新民等(1985)测量大量人活体网膜数据,简介如下:大网膜长度(胃大弯中点至大网膜下缘),男性为23.3±6.20cm,女性为25.8±4.4cm;宽度(网膜长度中点垂直于两侧缘的距离),男性为30.0±4.0cm,女性为29.3±5.4cm;面积(长×宽),男性为702.5±236.4cm²,女性为777.2±224.0cm²。网膜血管外径:胃网膜左动脉,男性为1.8±0.5mm,女性为1.7±0.4mm;胃网膜右动脉,男性为2.9±0.9mm,女性为2.8±0.4mm。大网膜下缘的弓长,男性为31.7±9.2cm,女性为28.6±7.6cm。大网膜血管弓总长(即网膜前叶左、中、右动脉弓之和),男性为65.1±11.2cm,女性为67.2±9.5cm。由于大网膜血管的总长度决定了带蒂移植的距离,一切最佳剪裁方案都受制于网膜血管的总长度,故上述数据对临床很有参考价值。

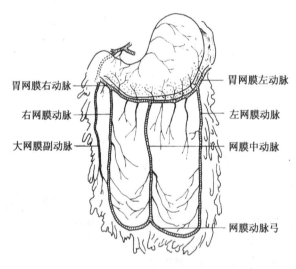

图11-14 大网膜的血管解剖

网膜游离移植的实用价值较小,一般认为只有当缺损面积较小,被修复的组织血供较好时,才能获得成功。但Kiricuta(1980)曾对10例较大而又非常难处理的创面,用网膜游离移植进行治疗,结果7例获得完全成功。其经验是:①被修复部位血供好,止血一定要完善;②网膜上移植皮片的厚度比要修复的面积更为重要,中厚皮片比全厚皮片成活好,网膜脂肪少比脂肪多要好;③用局部冷却的方法(如冰袋),可降低网膜组织的代谢,延长网膜耐受缺血的时间,增加愈合的机会。Chamorro(1993)报告,大鼠坐骨神经1cm长缺损用对侧坐骨神经移植体修复后,与对照组相比较,用网膜片包裹的神经移植体内血管数和再生的轴突数多,而纤维化的区域小,腓肠肌的收缩幅度大,认为与网膜内皮细胞合成酸性和碱性成纤维细胞生长因子有关,它们具有血管生成和神经营养的作用。

进行网膜移植需作剖腹术,对患者损伤较大,也曾发生过肠粘连、肠扭转和因腹膜炎致死的报道,故需严格掌握适应证,也需征得患者同意。由于对腹膜的情况事先不了解,有时难以判明有无腹膜发育不良、短缩或粘连,故拟作网膜移植前,应备有其他治疗方案,以便届时可采取相应措施。笔者曾报道在取网膜前先用腹腔镜进行预测,了解网膜的具体情况,避免开腹手术的盲目性。Saltz(1993)还报道用腹腔镜切取网膜瓣,为1名膝关节复发感染和骨外露的患者进行网膜移植成功。从理论上讲,这种方法切取网膜对患者损伤小,合并症少,应成为今后发展的方向。

二、适应证与禁忌证

(一)适应证

大网膜游离移植应严格选择适应证,下述的第 1 条是可选的适应证,而第 2～6 条是尽可能不要选用的适应证。

1.体表各部位较大面积缺损或深部组织外露,无法用一般的皮瓣修复;或因损伤部位血供过度贫乏,无法提供皮瓣移植的血管床。如大面积头皮撕脱、颅骨裸露的创面,胫骨骨折、骨不连接伴有皮肤缺损和溃疡的创面,以及胸、腹壁缺损修复的衬里等。

2.可用作充填材料修复萎缩性凹陷或腔穴,如半侧颜面萎缩、慢性骨髓炎清创后的腔穴等。

3.修复皮肤软组织深度缺损,如皮肤放射性损伤或褥疮等慢性顽固性溃疡切除后的创面。

4.改善肢体血供、静脉或淋巴回流,如血栓闭塞性脉管炎和慢性淋巴性水肿等。

5.严重手外伤,可用"大网膜手套"覆盖骨、肌腱和神经等。

6.形成大网膜轴型皮瓣、骨皮瓣,修复远距离软组织和骨的缺损。

(二)禁忌证

1.大网膜发育不良。

2.有腹部手术史(网膜可能粘连或短缩)。

3.有腹腔感染史(网膜可能粘连或纤维化)。

三、供区选择

由胃大弯至横结肠,全部或部分大网膜均可采取。

四、手术方法及注意事项

硬膜外或全身麻醉下,作上腹正中或旁正中切口。开腹后,将胃和大网膜提至腹腔外,展平,检查网膜发育情况和血管分布类型。带蒂移植时,根据修复组织的部位、距离,选择胃网膜左或右动脉为蒂,沿横结肠游离大网膜。如以胃网膜右血管为蒂,则在靠近脾下极处切断胃网膜左血管,再沿胃大弯与胃网膜动脉弓间游离,逐一结扎切断胃网膜动脉弓发至胃壁的分支。之后,根据网膜血管分布情况,按受区需要覆盖的面积、长度和宽度,对大网膜进行合理剪裁和延长(图 11-15)。延长大网膜时,必须注意防止血管损伤,出血点应一一仔细结扎,防止网膜内血肿发生。为保证网膜瓣的最远端有足够的血供,在剪裁之前,可用小血管夹阻断其他方向来源的血流以证实。转移至受区的皮下隧道应足够宽大,切忌使网膜瓣长距离途经腹腔内,可通过腹膜后隧道,并加以固定,以免发生内疝和肠粘连。为防止血液循环障碍,可在网膜出腹腔处的腹壁腱膜上作一小的横形切口,也可将皮下隧道切开,置入网膜后再将其缝合。进行吻合血管的网膜移植时,切取网膜瓣的方法与上述相同,血管蒂要有足够的长度。由于胃网膜右动脉血管蒂较长,口径也较大,故常选作吻合的血管。切取网膜瓣时,不必将网膜全部取下而造成浪费,可根据血管分布和所需网膜面积进行切取,未被切取的网膜组织应展平放回原处。有条件者,可先用腹腔镜了解网膜的情况,避免剖腹的盲目性。

带蒂网膜瓣转移到受区后,周边作数针固定。用于覆盖缺损时,如网膜面积较大,可用手轻轻挤拢使其适合创缘,不宜将网膜折叠。皮下隧道内应放置橡皮引流条,防止渗出液由伤口渗入腹腔内。网膜上可立即移植中厚皮片,包扎压力不宜过大。亦可用油纱布等暂时包扎,第二次手术再移植皮片,手术间隔不大于 1 周。

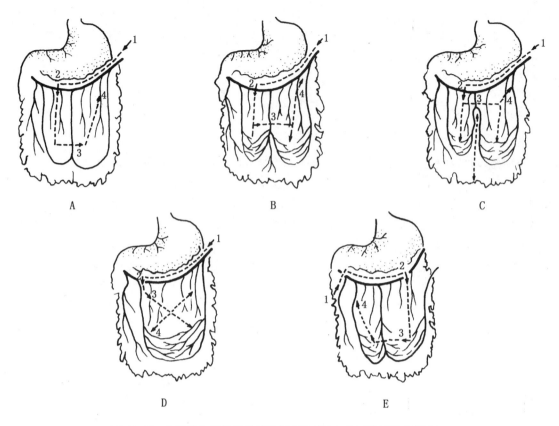

图 11-15 大网膜血管分布类型及延长法(图中序号表示手术顺序)

（陈绍宗）

参考文献

〔1〕王善昌,等.国人自体头发移植术的研究.中华整形烧伤外科杂志,1995,11(2):122

〔2〕邓全美,等.大网膜外科及其生理研究(文献综述).国外医学外科学分册,1986,4(4):196

〔3〕北京积水潭医院《手外科学》编写组.手外科学.北京:人民卫生出版社,1978.310～312,330～336

〔4〕严志强,等.快速免疫组化法区分人周围神经性质.中华显微外科杂志,1996,19(1):3

〔5〕杨志明,等.显微外科技术修复肌腱的实验研究(二):成人屈指肌腱血管密度研究.中国修复重建外科杂志,1992,6(3):174

〔6〕张廷才,等.兔大网膜微血管构筑.Chinese J Clin anat,1993,11(3):220

〔7〕陈绍宗,等.神经植入重建皮瓣感觉的实验研究和临床应用.中华整形烧伤外科杂志,1991,7(3):164

〔8〕陈绍宗,等.大网膜移植前的腹腔镜预测.中华整形烧伤外科杂志,1995,11(6):439

〔9〕赵黎,等.自体静脉移植血管力学特性和血流动力学变化.中国修复重建外科杂志,1993,7(2):91

〔10〕钱济先,等.液压扩张对移植静脉显微结构成分影响的定量分析.中国修复重建外科杂志,1995,9(2):72

〔11〕徐永清,等.氦-氖激光对损伤肌腱粘连及愈合影响的实验研究.中国修复重建外科杂志,1992,8(2):65

〔12〕高崇敬,等.趾长伸肌腱及其滑液囊血管的应用解剖.中国临床解剖学杂志,1992,10(1):14

〔13〕彭新民,等.活体大网膜测量数据及其临床意义.临床应用解剖学杂志,1985,3(2):100

〔14〕鲍卫汉,等.自体筋膜移植物物理性状的实验研究.中华外科杂志,1987,25(10):601

〔15〕Baskin LS. Duckett JW. Buccal mucosa grafts in hypospadias surgery. Br J Urology. 1995. 76. suppl 3. 23～30

〔16〕Brent B. Auricular repair with autogenous rib cartilage grafts:two decades of experience with 600 cases. Plast Reconstr Surg. 1992. 90(3):355

〔17〕Chamorro M. Carceller F, et al. The effect of omental wrapping on nerve graft regeneration. Br J Plast Surg. 1993. 46

(5):426

〔18〕Fiala TGS, Barker F, Ragland R. The effect of rigid fixation on craniofacial growth of rhesus monkeys. Plast Reconstr Surg. 1994, 93(1):1

〔19〕Finkelman RD, Eason AL, Rakijian DR, et al. Elevated IGF-Ⅱ and RGF-β concentrations in human calvarial bone:potential mechanism for increased graft survival and resistance to osteoporosis. Plast Reconstr Surg. 1994, 93(4):732

〔20〕Goldsmith HS, Griffith AL, Kupferman A. Lipid angiogenic factor from omentum. JAMA. 1984, 252(15):2034

〔21〕Gubisch W, Greulich M, Donath K. Experimental and clinical study on the vitality of orthotopic cartilage transplants. Plast Reconstr Surg. 1995, 95(4):663

〔22〕Hata Y, Matsuka K. Eyelash reconstruction by means of strip skin grafting with vibrissae. Br J Plast Surg. 1992, 45(2):163

〔23〕Kim PS, Gottlieb JR, Harris GD, et al. The dorsal thoracic fascia:anatomic significance with clinical applications in reconstructive microsurgery. Plast Reconstr surg. 1987, 79(1):72

〔24〕Kiricuta I. Use of the omentum in plastic surgery. Elmsford New York:Pergamon Press. 1980, 31~41, 82~89, 230~231

〔25〕Li Li, Robinson JB, Rohrich RJ. Effect of skin-graft harvesting on hair growth:implication for the study of alopecia. Ann Plast Surg. 1995, 34:539

〔26〕Ljung A, Skoog V, Widenfalk B, et al. Expression of platelet-derived growth factor-β receptor in chondrogenesis of perichondrial transplants. Scand J Plast Reconstr Surg. 1995, 29:289

〔27〕Mackay IR, McCulloch AS. Imaging the plantaris tendon with ultrasound. Br J Plast Surg. 1990, 43(6):689

〔28〕Millesi H. Peripheral nerve surgery today:Turning point or continuous development? J hand surgery. 1990, 15B(3):281

〔29〕Olivier TV, Mitchell GM, Crowe DM, et al. Effect of cold storage on the subsequent structure and function of microvenous autografts. Br J Plasr Surg. 1994, 47(8):548

〔30〕Pinholt EM, Solheim E, Talsnes O, et al. Revascularization of calvarial, mandibular, tibial and iliac bone grafts in rats. Ann Plast Surg. 1994, 33:193

〔31〕Rudderman RH, Guyuron B, Mendelsohn G. The fate of fresh and preserved noncrushed and crushed autogenous cartilage in the rabbit model. Ann Plast Surg. 1994, 32(3):250

〔32〕Saltz R, Stowers R, Smith M, et al. Laparoscopically harvested omental free flap to cover a large soft tissue defect. Ann Plast Surg. 1993, 217(5):542

〔33〕Skoog V, Widenfalk B, Ohlsen L, et al. The effect of growth factors and synovial fluid on chondrogenesis in perichondrium. Scand J Plast Reconstr Surg. 1990, 24(1):89

第十二章　生物材料在整形外科的应用

第一节　整形外科常用生物材料概况

　　自体组织移植虽然是整形外科手术中最常用的治疗手段,但自体组织取材有限;对于缺乏组织供区,无法提供修复所需的组织量,或是不愿意接受供区损伤的患者,便需要用异体、异种组织或组织代用品来修复。异体、异种组织往往存在免疫排斥、吸收、变形或生物力学性能不够理想等问题,为此,按不同需要制作的生物医学材料作为各类组织的代用品,在临床应用中一直发挥着重要作用。

　　生物医学材料简称生物材料(biomaterial),是应用于人体体内,也包括间接与人体接触的材料,所以它是体内植入材料、医疗用材料和假肢用材料的总称,在临床医学上是非药物性的。国际标准化组织(ISO)在1987年对生物材料定义为:以医疗为目的,用于和活组织接触以重建功能的无生命材料,包括那些具有生物相容性的或生物降解性的材料。

　　整形外科生物材料的应用包括体表修复材料(如人工皮肤、修复体材料)和体内植入材料。其中以体内植入材料临床应用较多。体内植入材料主要应用于如下几个方面。

　　1.充填材料　　分为软组织充填材料和骨充填材料。软组织充填材料,用于因先天(如发育不足)或后天(如肿瘤术后、外伤等)因素造成的软组织发育不足和凹陷畸形。临床上常见的隆胸及半侧颜面萎缩症的材料充填治疗均属于这一类。骨充填材料,用于四肢长骨、颅骨或颌骨等先天性发育畸形,及后天性病灶搔爬或切除后的骨缺损、窝洞等。

　　2.人工骨、人工软骨　　如人工颅骨、人工颌骨、人工肋骨、人工椎体、人工骨盘、人工鼻翼软骨和人工耳软骨等。

　　3.人工关节　　如人工髋、膝、肘、指(趾)、颞下颌关节等。

　　4.人工韧带、人工肌腱　　如人工交叉韧带、人工跟腱等。

　　5.人造血管。

　　6.种植体及固定材料　　如携带赝复体的种植体以及修复固定用材料(各种夹板、螺丝、螺钉等)。

　　科学技术的不断进步,带动了对生物材料研究、开发与应用的迅速发展,有些生物材料已更新换代,并不断有具备更加完善的生物学性能、更适合人体需要的新型材料问世。尤其自组织工程学研究问世以来,随着组织工程技术的不断提高,必将为整形外科的修复材料带来一次飞跃。这些生物材料在整形外科领域的应用越来越广泛,并将发挥越来越重要的作用。

第二节　整形外科常用生物材料的种类与特点

　　生物材料包括天然材料和人工合成材料。无论哪一种,作为生物材料均要求有良好的生物相容性,任何超出限度的对机体产生的不良反应,轻则导致治疗失败,重则造成机体局部或全身性损害。生物材料,特别是体内植入材料应具备下列条件。

　　生物学方面:具备优异的人体相容性,不引起毒性反应、炎症反应、异物反应、变态反应,无抗原性、无致癌性;还要求具备人体组织的生物亲和性,及抗血栓性等人体安全性。

生物力学方面:要求材料有一定的强度,能耐受一定的拉力和压力,能承受一定的负荷,弹性模量要接近于骨,具有很高的耐磨损度并能耐老化等,主要包括生理环境下的硬度、断裂强度、屈服强度、弹性模量、挠曲强度、剪切强度、抗冲击强度和耐磨损度等。用于机体不同部位的材料,其生物力学性能要求是不同的。良好的生物力学条件可以促进材料与人体组织界面的牢固结合。

化学方面:要求具有稳定的化学性能,长期植入而不发生构造改变,还要具有良好的耐蚀性,能耐腐蚀疲劳,耐磨耗腐蚀疲劳,不产生有毒物质的溶出物。

其他方面:要求为非磁性,便于加工、塑形,易于消毒、灭菌等。

上述条件是从临床医学和生物学角度对生物材料的一些基本要求。不同的材料,因材料特性不同,机体相应的反应也不同。即使是同一种材料,用同一种方法,因个体差异,机体对材料的反应也可以不同。机体对材料的反应,与生物材料的种类、特性、表面结构、形态、植入方法、植入部位和功能状态等密切相关。

整形外科应用的生物材料大致可分为 3 大类,即高分子类生物材料、无机非金属类生物材料和金属类生物材料。

(一)高分子类生物材料

1.种类　包括硅橡胶、聚甲基丙烯酸甲酯、聚四氟乙烯、高密度聚乙烯、聚乳酸、聚羟基乙酸、聚酯(涤纶)和聚酰胺(尼龙)、聚氯乙烯、聚丙烯腈等。

2.特点　这类材料具有各种有利于人体应用的性能,诸如在水溶液中的稳定性、在周围环境中的耐化学腐蚀性、易于加工成形、基本无毒等。当今临床应用的高分子材料在生物相容性和物理性能(在作为人工骨材料时)方面都不够理想,在生理环境中都有不同程度的降解作用。长期植入材料在体内的稳定性、组织毒性反应,以及致癌性等问题,迄今尚有争议。

(二)无机非金属类生物材料

1.种类　包括人工合成的陶瓷类材料和天然形成的珊瑚、蚕丝等材料。在这类材料中,以生物活性或表面活性陶瓷和玻璃较好。陶瓷是金属与氧或其他阴离子结合的稳定化合物,自 1963 年开发应用至今,作为人体植入材料的陶瓷缩减到 3 大类:①生物活性或表面活性陶瓷(羟基磷灰石及某些含磷、钙和钠的硅基玻璃);②可吸收陶瓷(磷酸三钙);③非反应或接近惰性陶瓷(致密氧化铝、微晶玻璃陶瓷和碳)。

2.特点　这类材料,尤其是其中的生物活性材料的生物相容性很好,但普遍存在曲强度小、抗张强度低、缺乏机械强度、在受到一定压力作用时易发生折断等缺点,因此较多用于对骨窝洞类缺损的充填性治疗。为了弥补上述不足,可将这类生物活性材料喷涂在金属或其他硬质材料表面,形成兼有两者特性的骨生物材料。目前这类材料已用于临床,但是这种工艺有涂层材料与金属等底核剥离、涂层厚度难以掌握、涂层材料吸收,需防止涂层材料的晶格变化等问题,尚待进一步研究解决。

(三)金属类生物材料

1.种类　包括纯钛、钛合金、镍钛形状记忆合金、钴-铬合金、不锈钢、金、钽、锆及磁性金属等。

2.特点　这类材料往往具有较高的机械强度,耐磨耗,能负重,生物相容性优良。缺点是加工、塑形较难,实际应用中往往需要预先成形,而且生物活性较弱,无诱导新骨再生能力,如果要获得与组织的良好结合,对手术要求较高。金属类材料作为承受应力部位的人工骨、人工关节、种植体,及修复固定用的螺丝、螺钉等材料,常常是独树一帜,发挥着不可替代的作用。

第三节　高分子生物材料及其应用

一、硅橡胶

(一)理化性能及应用现状

硅橡胶(silicone rubber)是硅、氧及有机根组成的单体经聚合而成的一族有机聚硅氧烷,亦为聚硅酮(silicone)的一种。多数医用聚硅酮为二甲基聚硅氧烷,其物理性状由聚合物内的单体数目决定。单体数越多,聚合物粘度越高,硬度越大。因此,硅橡胶可制成液态油状、乳状、胶胨状、网状、膜状、海绵或泡沫状,及弹性固体块状等形态。

硅橡胶具有良好的理化稳定性和生理惰性,体内长期埋植,能耐组织液腐蚀,不被机体代谢、吸收和降解。它还具有疏水性、透气性、耐热性、较好的血液和组织相容性,以及良好的工艺性能。从 20 世纪 40 年代中期开始,它在医学领域获得了迅速而广泛的应用。

液体硅橡胶注射,曾被用来隆鼻、隆胸或用作半侧颜面萎缩及其他凹陷畸形的充填整形。这是一种对机体有损害的物质,20 世纪 50～60 年代在国外曾盛行一时,我国在 20 世纪 80 年代应用较多。因固化不全的硅橡胶向四周组织渗透扩散,可引起不同程度的炎症反应、肉芽肿,甚至组织坏死等,并发症发病率高,后果严重,故目前已不使用。

膜状、海绵状,特别是块状弹性固体硅橡胶,可作为隆鼻、隆颏、隆额成形术,或软、硬组织凹陷畸形等的充填假体,亦可作为乳房假体的硅橡胶囊,以及人工腱鞘、神经吻合口的外膜和关节头的包膜等。

(二)生物学性能及病理组织学表现

固体硅橡胶具有良好的生物学性能。硅橡胶假体植入组织后,组织不能长入材料内,在其周围形成纤维包膜(以下简称包膜)。包膜的厚度与硅橡胶假体的形态、表面粗糙度、植入部位、与周围组织的相对活动度、手术及愈合过程(损伤大小、污染、血肿、感染等)、患者的体质等有关。在肉眼下,包膜与假体有腔隙,包膜外层是与周围组织色泽相近的疏松结缔组织,易与包膜内层分离。包膜内层组织致密,不易钝性分开。

光镜下,植入后 3 周,包膜的内表面由薄层纤维组织构成内膜,其内主要为增生活跃的成纤维细胞,胶原纤维排列紊乱,处在不成熟的合成阶段。内膜下有较多的炎性细胞浸润,主要为单核吞噬细胞和淋巴细胞,少见血管结构。这与创伤修复早期有丰富的毛细血管网不同。植入 40 天时,包膜的内层表面纤维组织较前增厚,开始呈层状排列,成纤维细胞增生更加明显,有部分近假体的成纤维细胞变为成熟的梭形纤维细胞;有的区域可见到胶原纤维玻璃样变。植入 6 个月后,包膜的形态结构表现较稳定,即内层表面大部分成纤维细胞转变为较厚的、呈层状排列的成熟纤维细胞,仍有部分呈玻璃样变,整个包膜内层类似正常人的致密结缔组织,但纤维结构略松散,裂隙较多;炎性细胞浸润比早期明显减少;毛细血管网消失,但在内层与外层交界处,可见毛细血管网。包膜的外层为疏松结缔组织,其内的纤维束与内层纤维束延续,纤维束间有基质、散在的纤维细胞和血管网。

电镜下,植入 3 周和 40 天时,包膜富含成纤维细胞,其粗面内质网发达,有一些成纤维细胞正在释放胶原纤维,说明此时胶原合成旺盛。还观察到有较多核大、异染色质呈块状位于核膜周围、胞质溶酶体丰富的异物巨细胞。在光镜下呈层状排列的包膜内层纤维组织,在电镜下便是呈束状近似于平行排列的胶原原纤维。胶原原纤维有周期性明暗带,束间呈平行和交织排列,束状排列的胶原原纤维形成胶原纤维。包埋胶原纤维的基质均匀透明。

在有硅橡胶颗粒渗出的假体包膜内,可见到大小不等的、呈空泡状的硅橡胶圆形异物,其周围有炎性细胞浸润。电镜下有异物巨细胞包围并吞噬异物。

挛缩包膜的病理表现:正常情况下,硅橡胶周围的纤维包膜将材料包绕,具有限制假体移动的程度、减轻外力对假体的损害、防御一定的感染等能力。在一定的条件和某些诱导因素的作用下,这种纤维包膜可发生挛缩。挛缩包膜可使假体变硬、变形,是硅橡胶临床应用的主要并发症之一。

肉眼下,挛缩硬化的包膜紧包假体,与假体无腔隙。与未挛缩包膜相比,挛缩包膜的外层无明显区别,但内层稍厚,很致密,分离时可见呈银白色的交织状纤维,包膜离体后有轻度弹性收缩。

挛缩包膜的内层由致密、平行排列,并具有很强张力的胶原纤维束构成,外层由直径很小的网状纤维构成。挛缩包膜与同时间未挛缩的包膜相比,包膜内层的胶原纤维较厚。电镜观察发现,挛缩包膜中存在着具有平滑肌收缩性质的肌成纤维细胞。Baker、刘立刚等的研究认为,挛缩包膜与未挛缩包膜的肌成纤维细胞存在量的差别,挛缩包膜中的肌成纤维细胞含量大。胶原纤维本身不含有收缩蛋白,无收缩功能,致使包膜收缩的是肌成纤维细胞的作用。与此相反,Ginsbach 的研究却认为,挛缩包膜内虽然发现肌成纤维细胞,但含量很少,与包膜挛缩没有关系。有关纤维包膜挛缩的成因及预防,是至今尚未解决的难题。

(三)临床应用及有关注意问题

固体硅橡胶具有术中可雕刻塑形、颜色可调配、有弹性、易清洗、可反复灭菌而不发生理化性能改变、可代替软硬两种组织等优点,在整形外科的应用范围很广。但有一些应用(如人工关节),因疗效欠佳,在临床实践中逐渐被淘汰。目前,硅橡胶主要用于如下几个方面。

(1)作为以增加组织量为目的的充填假体。例如:隆鼻、隆颏、隆胸及增厚、增高颅骨、颧骨等。

(2)作为修复软、硬组织缺损或凹陷畸形的充填性材料。例如:颅骨、下颌骨、颧骨、腕骨等骨缺损的修复,用于半侧颜面萎缩、上下颌骨发育不良、颧弓塌陷、上睑凹陷;及眼球向上颌窦下陷或萎缩凹陷眼球的眶内充垫物等。对骨缺损或凹陷的修复,已被生物相容性更佳、更具骨特性的其他生物材料所替代。

(3)作为腱鞘、外膜或包膜等间隔性材料应用。例如:为防止肌腱术后粘连,硅橡胶膜可作为手部屈指肌腱吻合或移植处的腱鞘、神经吻合口或移植处的外膜、掌指关节头或颞下颌关节头的包膜等。

(4)作为软骨支架应用。例如:耳郭软骨支架,鼻翼、鼻尖、鼻小柱等软骨支架。由于软骨组织工程的迅速发展,硅橡胶作为软骨支架的应用,将被人工培植的自体软骨组织的应用所取代。

(5)作为暂时性人工表皮、短期创面敷料及治疗或预防增生性瘢痕而应用。

因其他章节对上述有关疾病的术式已有详尽介绍,下面仅就常见病症在使用硅橡胶过程中的有关注意问题进行探讨。

1.隆鼻　用固体硅橡胶假体隆鼻,是目前隆鼻术中应用最多、效果较佳的一种方法。硅橡胶假体可采用市售已预制成带鼻尖、鼻翼、鼻小柱等各种形状和型号的假体,目前常用的有两种,一种是柳叶形,另一种是"L"形。

隆鼻虽然是简单的手术,但处理不当,会增加假体术后移动、歪斜、感染、排异,甚至引起皮肤破溃、坏死、糜烂等并发症发生的机会。采用硅橡胶假体隆鼻,除须严格遵循整形、美容手术无菌、无创等一般手术原则外,还应特别注意以下几点。

(1)硅橡胶假体基底与植床要尽量贴合。这样可以增加假体与植床及周围组织间的相对稳定性,减小活动度,促进愈合,减少过厚的纤维包膜形成。

(2)硅橡胶假体的形状、大小选择和修整要适当。假体过大,勉强插入,会使鼻背或鼻尖有过大张力,加上术后肿胀、血供不佳,可致皮肤坏死或假体从鼻尖、切口等处穿出。对于"L"形假体,须注意鼻小柱设计不要太长。柳叶形假体的鼻尖端雕刻不要太硬过尖,否则长期刺激,可使鼻尖皮肤破溃。

(3)骨膜下隧道要大小适当、左右对称。隧道过大则无固定作用,假体易发生移位;过小,假体容易穿出或致皮肤坏死;左右不对称,则是造成假体歪斜的直接原因。除要求剥离的隧道必须在骨膜下外,须注意鼻前端的皮下隧道不要剥离过浅,否则长期摩擦或触动刺激,也可致鼻尖皮肤破溃,假体穿出。

(4)要减少硅橡胶假体的表面污染。硅橡胶表面带有静电,容易吸附尘屑、纤毛而难于清除,任何污染物都将增加机体对假体的异物反应,所以术中要尽量以器械持取假体,少用手接触,注意清洗,以防滑石粉或布纤毛、线头、修整掉的碎屑、组织残渣等异物被带入手术创口。

(5)要为硅橡胶假体提供一个良好的与机体愈合的环境。不良的愈合环境,可使假体周围的纤维包膜形成加厚。过厚的包膜挛缩,可使内植假体被动变形,影响美观。所以,在硅橡胶假体周围的纤维包膜稳定之前(2～6个月),要尽量减少或避免触动、撞击等不良刺激,以保证包膜纤维的正常转化。

2.隆颏　侧面观颏部后退以及拒绝正畸和正颌治疗的上颌前突病例,根据患者的愿望,均可采用硅橡胶颏假体隆颏。隆颏手术损伤小,操作也较容易,术后效果显著。需注意的是:假体应与植床尽量贴合,假体大小的选择要适当,贴合下颌骨的假体与两侧下颌体的过渡要自然。另外应注意假体在骨皮质较厚的颏顶部时,如果张力太大,可造成接触部分的骨吸收。

3.额骨、颧骨、颅骨等的充填及再造手术　因先天发育不足或后天(如肿瘤术后、外伤等)因素造成的额部扁平、颧弓塌陷、颅骨内陷或不对称等病症,均可采用硅橡胶假体充垫扩大,使畸形得到部分或完全矫正。对额部扁平病例,需注意假体充垫后,当有纤维包膜收缩时,可使假体边缘弯曲变厚,边缘出现台阶。在颧、颞部植入假体时,注意植入的层次不要太浅,与额部植入时一样,纤维包膜收缩,也会使假体边缘变得明显,从而影响美观。

4.半侧颜面萎缩或上、下颌骨凹陷畸形的修复　对半侧颜面萎缩的治疗,临床上常考虑用柔软、弹性良好的海绵形硅橡胶充垫。海绵形硅橡胶呈多孔海绵状,这种结构易吸附水中杂质、消毒液体和气体,长久不能清除,所以对这种假体应避免用煮沸和化学方法灭菌;否则,假体将发生严重的组织反应。无论上颌骨、下颌骨凹陷畸形,还是半侧颜面萎缩,在假体植入时均应注意以下几点:①假体植于较深的、良好的受植床上;②植床应适当宽松,避免过小;③假体雕削时避免过尖的棱角;④假体固定良好,避免移动。

5.上睑凹陷的治疗　对外伤或重睑术后形成的上睑皮肤与眶隔组织粘连导致的上睑凹陷,用硅橡胶作为间隔物进行充垫,既可解决粘连问题,又能使凹陷得到改善,在一些病例的应用中已取得了良好效果。但也有因硅橡胶周围纤维包膜挛缩,使充填的硅橡胶轮廓分明,需重新手术的病例。

6.漏斗胸的矫正　对不愿接受创伤较大、较复杂的漏斗胸矫正手术的患者,可通过胸部插入硅橡胶假体的简单方法,矫正一定程度的漏斗胸。轻度漏斗胸在女性病例,通过隆乳手术便能得到矫正。

7.隆乳(隆胸)　隆乳材料经过凡士林(1899)、石蜡(1900)、液体硅橡胶(1919)注射的阶段,一直无较大发展,直到1963年,Cronin和Gerow发明了硅凝胶乳房假体,用这种囊性硅胶假体植入法隆乳,以其造型优美、手感逼真、副作用小的优点,迅速被普及推广。

在相当长一段时期内,人们认为这是一种比较理想的乳房整形内植材料,但随着临床应用的增多和观察时间的延长,渐渐发现通过硅橡胶膜渗漏的液体硅凝胶会对组织造成伤害,因而成为一种有争议的材料。一种观点认为它可能引起各种自体免疫性疾病,如硬皮病、类风湿性关节炎、红斑狼疮,以及血管炎、淋巴结病、肝肉芽肿、甲状腺炎、肺炎等,有的报告甚至认为硅凝胶乳房假体可导致乳腺癌的发生。1992年4月,美国食品和药物管理局(FDA)正式提出硅凝胶假体对人体有害,全国暂停生产和使用该假体。相继,日本、法国、澳大利亚等许多国家也给予了类似的限制。但近年来,以美国整形外科教育基金会前主席Broudy为代表的一批美国整形外科医师进行了广泛研究,又发表了多篇论文,认为上述被称为“美国病”的疾病与硅凝胶假体的应用无直接关系。

1979年,Radovan首先报道用硅橡胶囊组织扩张器再造乳房,将乳房切除后组织量不足的胸部组织充分扩张后,再更换硅凝胶假体或直接在扩张用硅橡胶囊内注射盐水,以代替硅凝胶假体隆胸,同样取得了良好的效果,这为日后的盐水充注式乳房假体开辟了新的渠道。继囊内注入盐水之后,人们又尝试在囊内注入右旋糖酐、聚烯吡酮(PVP)、植物油以及制成双层乳房假体等,目前较为肯定的是应用充注式盐水假体,并在全世界得到推广。

盐水充注式乳房假体结构是一个硅橡胶制作的空囊,底盘装有自封闭式注射阀,配有注射导管。目前的进口和国产制品在使用时,只需将注射导管针插入假体空囊底盘的阀门内,再将空囊底盘朝下,置入分离好的胸大肌后间隙内,经导管注入适量生理盐水后拔除注射导管即可。其他操作和注意事项与放置硅凝胶假体基本相同。充注式乳房假体植入后的手感没有硅凝胶假体好,比硅凝胶假体稍硬,但由于其囊内注入物为生理盐水,即使发生渗漏或破溃,均不至于对机体造成伤害,是目前国内外较普遍应用,且安全性较高的乳房假体。

双层(凝胶＋盐水)乳房假体,综合了硅凝胶手感好和生理盐水安全性高的优点,将假体制成双腔。内腔充填硅凝胶,外腔充注生理盐水,后者可在使用时根据需要调节大小。使用时也是在阀门内插入导管,吸尽空气,置入假体后注入适量生理盐水,外形满意后停止注水并拔除注射导管,阀门会自动关闭。

PVP 为一种化学性能稳定、不被人体组织分解变性、无毒性的高分子聚合物。过去曾用作代血浆,至今仍用于药物制剂及食品、饮料、化妆品等方面。目前有将 PVP 与水混合成的 PVP 水凝胶作为充填剂的乳房假体,已在一些国家和地区使用。几年来应用反应良好,由于时间尚短,还未见有远期随访报道。

对乳房假体的改革,不仅限于对硅橡胶囊的注入成分的改变,还针对渗漏、包膜挛缩、材料老化等问题,或对硅橡胶囊膜进行加固处理,或设计成粗糙、晶格表面而使假体周围的胶原纤维呈不同方向生长,以防止挛缩发生等,但这些努力仍不能完全避免包膜挛缩或渗漏等发生,对某些新型乳房假体尚缺乏长期的观察结果。

8. 应用硅橡胶体内植入的常见并发症及其处理 由应用硅橡胶导致的常见并发症,有感染、血肿、假体外露、纤维包膜挛缩、假体破裂、组织钙化、假体成分渗漏等,在此仅就液态硅胶导致的并发症及其处理进行介绍。

液态注射硅胶目前已停止使用,但早年注射硅胶遗留下来的后遗症,至今仍然存在。硅胶注射后常引起局部组织红肿等较明显的炎性反应。硅胶在凝固之前或聚合不全的硅胶单体,可直接向四周组织渗透、扩散,形成与周围组织融合的疏散体,也可沿着淋巴、血管、网状内皮系统游走到淋巴结、肝、脾,甚至是骨髓。由于这种游走硅胶与组织间没有包膜,扩散境界又不清,一旦发生,完全清除极其困难,从而给受术者身心带来严重的影响。

由注射硅胶造成的后遗症,常见的有鼻梁臃肿偏斜、鼻背凹凸不平、鼻背肤色改变、局部不适、皮肤橡皮样改变、皮肤坏死糜烂,以及淋巴结、肝、脾等组织炎性肉芽肿等等。国外还有各种自体免疫性疾病的报道,如硬皮病、类风湿性关节炎、红斑狼疮,甚至有导致乳房癌和死亡的报道。

对弥散在身体各处、以硅胶异物为中心的组织肉芽肿或钙化小结,尚无法清除。对面部严重影响美观的异物肉芽肿,可采用较隐蔽的小切口,在保留鼻背部皮肤完好的情况下,尽量将异物刮除。为矫正刮除后的凹陷畸形和避免皮肤与深部组织的粘连,可同期植入自体组织或固体硅橡胶鼻假体再次隆鼻。有皮肤破溃、糜烂的患者,应在病灶清除、创口愈合半年以后再行第二次隆鼻。对乳房内注射硅胶所致并发症的处理,轻者可行异物刮除,但很难清除干净;严重者需进行乳房切除。

(四)硅橡胶应用的研究进展

硅橡胶的应用不仅在整形美容外科,而且在心脏外科(如人工瓣膜)、神经外科(如神经包膜)、泌尿外科(如导尿管)、眼科(如隐形眼镜、视网膜脱落植入体)、骨科、烧伤科、皮肤科等均有应用。其在生物材料发展日新月异的今天,仍占有不可缺少的重要地位。

1. 硅橡胶在创面愈合中的应用 利用硅橡胶膜具有良好的伸展性、水和气体通透性、细菌屏障作用,及无毒、无刺激、无抗原性等特性,近年来硅橡胶在创面愈合中的应用越来越受到重视。

(1)作为制约性或活性敷料应用 目前可将敷料分为 3 种:①惰性敷料。指单纯保护创面,即对创面愈合无促进而只起保护作用的敷料,如棉花、纱布等。②制约性敷料。指能为促进创口生长提供微环境的敷料。③活性敷料。指在保护创面、促进愈合的同时,可按需要进行止血或释放抗生素、酶等活性药物的材料。其中,活性敷料是最有发展前途的一种敷料。

利用硅橡胶具有良好水、气通透性的特性,作为药物的载体植入体内或覆盖创面,可使药物持续释放。Quinn 等报告,硅胶膜的伸展性接近于正常皮肤的 40%,水蒸发转移率约为正常皮肤的一半,所以硅橡胶膜除具有药物载体释放活性药物的功能以外,还具有屏障作用,能防止各种细菌侵入创面,防止创面水分丢失,保持创面湿润,有利于上皮细胞的再生;可用于关节部位创面而不影响关节活动,可抑制瘢痕增生,通过半透明的硅橡胶膜,还便于观察创面愈合情况。国外早在 20 世纪 60 年代初,就对液体硅胶浸泡创面可预防感染、促进烧伤创面焦痂分离和创面新生肉芽组织形成有了认识。将硅胶膜用于创面的治疗也早有报道,但作为一种活性敷料来重视其发展,不过是近几年的事,在我国还刚刚处于起步阶段。国内医院目前应用的敷料多以惰性敷料和制约性敷料为主,为此,重新认识硅橡胶的这一功用,有针对性地开发能促进组织再生,有抗炎、止血,甚至抗癌等作用,并能使创面尽快愈合的活性敷料,对以修复残缺创面、恢复外形、重建功能为目的的整形外科,有着特殊的实际意义。

(2)作为暂时性人工表皮应用 组织工程学的迅速发展,使人工培养的各种组织细胞的应用成为可能。

在缺乏组织供区,有待人工培养的表皮细胞移植的大面积表浅创面上,或在用来修复深部创面的人工真皮上,均可采用极薄(约 $60\sim100\mu m$)且柔软,并具有通透性和配有抗感染等作用的硅胶膜作为暂时性人工表皮应用。这种人工表皮在抗感染,且不影响创面氧交换的同时,可防止因创面组织液丢失造成的干燥,从而为进一步的自体或异体表皮细胞移植,提供一个良好的基床。

2.硅橡胶在瘢痕治疗中的应用　瘢痕常会导致外形与功能改变,瘢痕的治疗也是整形外科领域中尚未完全解决的难题之一。Rerkins 等(1983)首先报道了硅橡胶膜对治疗增生性瘢痕有效。它可使增生性瘢痕成熟软化,对瘢痕的质地、颜色、高度、挛缩度和伸展性,均有明显的改善。近年来,这种治疗方式不断有临床应用报道,也都获得了良好的治疗成绩。硅橡胶膜抑制瘢痕增生的机制尚不十分明确,可能与硅橡胶膜能使瘢痕皮肤(角质层)的水分蒸发减少,以及由于硅橡胶膜缓慢释放的硅酮油,使瘢痕组织软化等有关,有待对其作用机制作进一步研究。

3.硅橡胶对机体免疫系统的影响　硅橡胶的临床应用已有七十余年历史,人类有幸对应用了如此之长的生物材料进行充分的全面观察、分析与研究。这其间,最令世人震动的莫过于 1992 年美国正式宣布硅橡胶乳房假体对人体有害,而暂停使用的报道,这种有害,便指硅橡胶对人体自身免疫系统的影响。

许多研究证明,液态油状硅橡胶可以引起免疫反应,由硅油引起的免疫反应可能是迟发性免疫反应。由于这种硅橡胶呈非分解性油状,当渗入组织后,可引起局部组织炎症反应,刺激吞噬细胞浸润、成纤维细胞增生,使硅橡胶异物被包绕固定;随着炎症的减轻,吞噬细胞随之消退,致使被纤维包绕的硅油又从包膜内渗出、移动,造成另一处组织的炎性反应,如此循环往复,产生了硅橡胶的移动扩散,从而形成迁延性局部炎性反应。硅橡胶的移动主要是沿着网状内皮系统扩散,硅橡胶对嗜中、单核、红细胞以及淋巴结、肺、肝、脾等均可产生影响。Sanger 等报道了硅橡胶异物反应,提出纤维化还可以导致该处神经的收缩性损害。此外,Goldblum 等认为硅橡胶能使血中的 IgG 抗体水平升高。Press 等报告使用硅橡胶假体隆乳患者的抗核抗体值增高,刘立刚、宋业光报告硅橡胶假体的包膜中存在大量活性高的单核吞噬细胞,因此认为包膜中的免疫反应为细胞免疫,没有体液免疫参加。

对硅橡胶引起免疫反应的过程尚处于推测之中,还有必要从免疫学、病因、病理、临床、治疗等多方面、多角度,对硅橡胶导致免疫性疾病的发病率、对网状内皮系统的损害程度,以及对液态油状硅橡胶后遗症的治疗等作进一步的深入研究。

二、聚四氟乙烯

(一)理化性能及应用现状

聚四氟乙烯(polytetrafluoroethylene,PTFE)是一种有机氟化物四氟乙烯的多聚体。商品名有 Teflon、Gore-Tex 和 Proplast。聚四氟乙烯的理化性能稳定、无毒、耐高低温(温度范围为 $-200\sim250℃$)、耐化学腐蚀,有海绵状、膜状、片状、块状和圆筒管状等不同形态。材料特点是光滑不粘、摩擦系数极小、摩擦特征与冰相似、易塑形、有低弹性和一定的柔韧性、不易撕折,适合于软组织或有一定柔韧要求的血管、韧带等缺损的修复。

Gore-Tex 是一种极其稳定的四氟乙烯多聚体,其膨体状态由平均长度为 $10\sim30\mu m$ 的聚四氟乙烯纤维相连而成。

Proplast 是由碳素纤维加强的聚四氟乙烯聚合体的衍生物,强度和韧性均大大增加,也可以代替骨组织应用。Proplast 呈微孔状,孔径为 $80\sim500\mu m$,组织可长入孔内将材料固定。聚四氟乙烯的缺点是机械性能不够好,不适合提供结构的支撑作用,不能用于承受较大切应力的部位。它在切应力的作用下可形成颗粒,从而导致慢性炎症反应,引起感染、骨吸收和慢性疼痛。

PTFE 从 20 世纪 60 年代开始应用于临床,至今在血管外科领域已有逾 100 万例血管或心脏瓣膜修补应用而没有排斥的报告,取得了良好的疗效。在整形外科、神经外科、颌面外科等领域,也采用海绵状、片状或块状 PTFE 充填骨组织缺损或面部软组织凹陷。近年来还广泛用于腹壁、胸壁缺损的修补。在整形美容外科领域,由于其良好的生物相容性、柔韧性及易雕刻塑形等优点而倍受青睐,不断有用于颅颌面部凹陷畸形的充垫、永久性面瘫的悬吊、面部除皱和隆鼻、隆颏及牙槽充填等的新报告,同样取得了良好的疗效。

（二）病理组织学表现

聚四氟乙烯具有良好的生物相容性，尚未见有致癌报告。聚四氟乙烯植入组织后，与固体硅橡胶周围的组织反应类似，但异物及炎性反应均比硅橡胶明显，最终组织也在其周围形成纤维包膜将其包围。但膨体聚四氟乙烯及呈微孔状的 Proplast，由于组织可长入微孔内，并无纤维包膜形成。

（三）临床应用及有关注意问题

由于聚四氟乙烯的材料特点，用其制造的人工血管或心脏瓣膜，因材料光滑、摩擦系数极小、柔韧而不变形，在作为人工血管等的修补中，取得了较高的成功率。在整形外科领域，以 PTFE 作为充填或悬吊材料的应用较多。PTFE 作为隆鼻等充填材料，具有如下特点：①可按需要术中塑形；②比硅橡胶软，术后更趋自然；③无硅橡胶那种透明感；④组织可长入材料内，假体远期固定较好；⑤因硬度欠佳，用于支撑鼻小柱、鼻尖显不足；⑥术后需外固定巩固塑形，以防止愈合前的外形改变；⑦因张力过大造成的穿出率相对较低。Owsley 等报告了用 PTFE 隆鼻 106 例的经验，采用与硅橡胶隆鼻一样的切口，分离骨膜下隧道，材料经塑形后用线牵引到鼻根部，外固定 1 周，结果没有 1 例发生感染、异物反应、移动等合并症。近年来，笔者所在科室采用 PTFE 作了大量隆鼻及颅颌面部组织缺损充填手术，同样取得良好效果。由于 PTFE 具有人体筋膜的特点，用 PTFE 行上睑下垂、永久性面瘫的悬吊，以及用其充填在鼻唇沟、唇周、额部、眶颧部等，可以修复凹陷缺损或减少皱纹，起到除皱的效果。需注意用 PTFE 作人工韧带时，因耐磨损性差，磨损颗粒在组织中有明显的异物反应，可引起关节或其他周围组织的慢性炎症。PTFE 除最常用于血管、心脏瓣膜修补外，也可作为防止神经、肌腱、关节、皮肤、粘膜等粘连的间隔物。俞长泰报道，用 PTFE 膜保护创面，可引导 1.5cm×2.0cm 范围内的眼结膜自身修复，为代替粘膜移植修复结膜缺损寻求了一条新路。

三、高密度聚乙烯

（一）理化性能及应用现状

高密度聚乙烯（high density polyethylene，HDPE），商品名为 Medpor，1976 年开始出现临床报告。由于很多医生对一度广泛应用，1939 年就已商品化的（低密度）聚乙烯的硬度、毒性、致癌性等安全问题持有疑虑，因此在相当长一段时期，HDPE 的应用仅限于头颈部范围。近年来，在整形美容外科领域频频见到这种材料的应用报告，对其生物相容性及临床应用的可行性有了进一步的认识和评价。

HDPE 的成分与聚乙烯相似，但物理特性不同。市售成品 HDPE 呈白色，表面粗涩、多孔，孔的大小为 40～200μm，孔与孔之间相互通连。HDPE 有一定的柔韧性和相对不可压缩性，只要用（专用）刀便可雕刻成形。成品 HDPE 有 1.5mm～1.0cm 不同厚度的板块状，也有按颌骨、颧骨等不同需要制成的几种假体。HDPE 可用高压蒸气消毒，但如超过 110℃，可能引起变形，所以通常用环氧乙烷气体消毒。由于材料多孔，易匿藏细菌，消毒要格外严格，往往需要进行二次消毒，才能放心使用。HDPE 的机械性能欠佳，不适合用于负重部位。

（二）生物相容性及病理组织学表现

从动物实验到临床应用，一些学者对 HDPE 进行了短则 1 个月、长至 2 年的时间不等的光镜及电镜观察，结果认为，HDPE 具有良好的生物相容性，植入后，纤维或骨组织可长入小孔内，同时有血管长入，血供良好，异物反应极轻。HDPE 由于与长入小孔的组织密切接触，而使其呈安定状态，不会发生像硅橡胶那种在纤维包膜内的活动，或由包膜挛缩导致的变形。骨内植入的 HDPE 具有一定的骨传导性。

（三）临床应用及有关注意问题

HDPE 应用病例报告较多的是对颊部、眶弓、眶底、上下颌骨、颧骨、颞部、耳部等头及颜面部的修复。Berghaus 等（1985）在头颈重建的手术中使用了 HDPE，结果全部获得良好的效果。Bikhazi 等（1990）报告了临床应用 HDPE30 例的经验，同样获得较佳疗效。特别是在隆颏的治疗中，HDPE 与周围组织能获得完全的固定，几乎不引起骨吸收，经病理组织学检查证实了前述的良好生物相容性。保阪善昭等（1995）总结了临床应用 8 年、共 26 例的经验，认为 HDPE 特别适合于下颌骨、颧骨、眶底等骨组织重建或美容外科手术，但也有报告 HDPE 用于隆鼻有外露的危险，尤其是"L"形假体。Wellisz（1993）报告了用 HDPE 作耳再造的经验，认为 HDPE 作为自体软骨移植耳再造的辅助材料是安全的；如果全部采用 HDPE 行耳再造，必须要有血供良好的颞肌筋膜覆盖。

HDPE 临床应用中的最大问题是感染,故术前材料的灭菌要严格,使用前还要放在含抗生素的盐水中,以便使溶在小孔中的抗生素术后徐徐扩散,减少感染发生的机会。要充分注意无菌原则,尤其在采用口腔内切口时,因材料易被细菌污染,患者必须在术前全身使用抗生素,可能的话应尽量避免口腔切口。另外,因机械强度不够,HDPE 不能用于应力集中部位,否则会因磨耗产生颗粒,引起组织慢性炎症。

四、聚甲基丙烯酸甲酯

聚甲基丙烯酸甲酯(polymethylmethacrylate,PMMA)俗称有机玻璃,为一种热塑性丙烯酸树脂类塑料。PMMA 的理化特点是质硬而轻、透明、耐光、不导电、不导热、能透过 X 线、机械性能较佳、火烤下易塑形。

PMMA 植入组织后,组织不能长入材料内,在其周围形成纤维包膜。与硅橡胶相比,PMMA 对组织的刺激性较大,故其周围组织的炎性反应较明显。尽管如此,由于其具有良好的机械强度,20 世纪 50 年代起就开始用于颅骨、下颌骨等骨缺损的修复,曾一度是临床上需要满足一定机械强度或负重部位骨缺损修复的首选材料。另外也有隆鼻、固定人工关节或作为防止关节粘连的间隔物等应用。

成品 PMMA 为板材,厚度不等,为便于与周围组织固位牢固和排除积液,术前可将其钻孔成筛状,用乙醇浸泡(2 小时)或煮沸(30 分钟)灭菌,术中以酒精灯烘烤塑形。采用 PMMA 行颅骨成形术,术后易发生头皮下积液,远期因老化脆裂可发生变形。近年来,由于其他生物相容性及理化性能更好的生物材料不断涌现,以及实验发现 PMMA 释放的小量单体和添加剂可能与癌形成有关等,使 PMMA 的应用减少。

五、生物可降解材料

生物可降解材料(synthetic biodegradable materials),包括人工合成的生物可降解性聚合物和天然材料提纯的可降解材料,如粘多糖(氨基多糖)、胶原等。在此只介绍属于高分子生物材料的人工合成生物可降解性聚合物——聚乳酸(polylactic acid,PLA)和聚羟基乙酸(polyglycolic acid,PGA)在整形外科的应用。

生物可降解性聚合物,亦称生物可吸收性人工聚合物,是一类以材料在机体内能发生大分子裂解,逐步分解为小分子,降解产物被机体重吸收,并代谢排出体外为特征的高分子生物材料。这类材料的医学应用包括:①组织工程中的支架材料;②骨固定材料;③外科缝线;④软组织植入;⑤缓释药物控制释放系统。

(一)PLA 和 PGA 的一般理化性能及应用现状

PLA 和 PGA 均属于脂肪族聚酯生物降解材料,PGA 又叫聚脂肪酸或聚乙二醇酸。PLA 和 PGA 在体内均能逐步分解成小分子,并通过体内代谢排出。PLA 有 3 种异构体,即 L 型聚乳酸(PLLA)、D 型聚乳酸(PDLA)和 DL 型聚乳酸(PDLLA)。PLA 类材料,在体内水解脱脂后生成 L-乳酸,经乳酸脱氢酶作用氧化成丙酮酸,而丙酮酸可合成葡萄糖参加机体新陈代谢,最终生成 CO_2 和 H_2O,经皮肤、肾、肺排出。PGA 由 PGA 自身的环乙交酯而制得,PGA 在体内降解后生成羟基乙酸,也可参加体内代谢并排出。

合成的 PLA 和 PGA 经拉丝编织,或经一定的温度、压力,通过模具及其他处理方法,可制成外科可吸收缝线、骨固定板、螺钉、供功能性活细胞附着和代谢的基质、缓释药物的载体等等。

可降解性聚合物有很多,PLA 和 PGA 是较受瞩目的两种。PLA 和 PGA 还可与其他聚合体再聚合而形成另外一种性质不同的共聚物,如由 PLA 和乙交酯、交酯的共聚物(商品名 Vicryl,一种缝合线),及 PLA 和 PGA 的共聚物、PLA 与聚氧化乙烯共聚物(骨固定材料)等等。根据共聚物分子量大小、分子量分布、分子结构、结晶度、加工工艺、表面化学和表面结构、残余单体等低分子化合物含量,以及材料的宏观形状、大小、承受负荷等条件的不同,PLA、PGA 或其他共聚物的机械性能、降解速度及生物相容性等会有很大的差别。

PLA 最早由 Kulkarni 等(1966)报告。PGA 则由 Herrman(1970)开始开发应用。之后,又对两者作为外科缝线、骨固定材料的机械性能、组织反应、分解、吸收、排泄等进行了多方面的研究。目前,包括 PLA、PGA 在内的各种可吸收缝线,及可降解骨吸收板、钉已广泛用于临床,并取得了良好的成绩。随着组织工程的发展,PLA、PGA 等生物可降解材料因能为各类功能活细胞生长、代谢、移植提供可控制的环境,而成为组织工程进一步发展的关键,并越来越受到瞩目。

(二)生物相容性、病理组织学表现及临床应用

Kulkarni 将 PLA 植入豚鼠体内,结果未引起周围组织炎症反应,且 PLA 逐渐被组织吸收。Cutright 和 Hunsuck 用 PLA 缝线修复猴下颌骨骨折,12 周后缝线被完全吸收,局部可见内皮细胞和巨细胞。Getter 等 (1972)用 PLA 平板和螺丝钉成功地修复了狗下颌骨的实验性骨折。郑谦等将 PDLLA 夹板用于狗下颌骨骨折时观察到,PDLLA 植入后早期有异物反应,表现为材料周围组织充血水肿,淋巴细胞、巨噬细胞浸润,中性粒细胞很少,材料很快被纤维包绕,2 个月后,这种异物反应消失。从 20 世纪 80 年代中期开始,PLA 制作的板、钉进入临床应用,在一些上下颌骨、颧骨、踝关节的骨折治疗中,取得了良好的效果。实验证明 PLA 可以加速颌骨早愈,但 PLA 的强度很低,只适用于不负重部位;与同类金属夹板、螺钉相比,PLA 尺寸较大,分解需要一定的时间。Bos 等认为,PLA 完全降解、吸收大概需要 3 年时间。PGA 比 PLA 降解速度快,经纤维加强的 PGA 能用于海绵骨较多部位骨折的修复。Bostman 对数百例 PGA 应用患者作了与金属材料的比较,结果再手术率和感染率无显著性差异,但在应用 PGA 的患者,约有 8% 发生迟发性无菌性术区肿胀,从而推测,可能是由于 PGA 分解过快,组织细胞来不及处理分解产物,过多的降解物引起组织反应所致。病理组织观察也证实,在分解的 PGA 颗粒周围,有很多吞噬细胞和多核巨细胞浸润。

用生物可降解材料作骨内固定板、钉,与金属板、钉比较,主要有以下优点:①植入后不需要再手术取出;②不会像金属板那样因阻断作用而造成局部骨质疏松,引起自发性骨折或延迟性骨愈合,甚至不愈合。但作为骨内固定材料,重要的还是必须具有足够的机械强度,以保证骨折断端愈合过程中的相对稳定性。PLA、PGA 虽然在一些不负重骨折固定的治疗中取得了某些成绩,但还不适用于负重部位。为适合临床需要,一些经强化的 PLA 或 PGA 材料不断出现。松末吉隆(1995)报告了应用高强度 PLLA 治疗海绵骨(关节内及关节周围骨)骨折,作移植骨的固定和截骨术时的骨片固定,共 200 例,有 96% 的病例骨折断端形成骨性结合,取得了良好的效果。这种高强度 PLLA 与未加强的 PLA、PGA 相比,并发症较少,但材料完全降解吸收需要 5 年;而材料降解得过快或过慢,均会给骨愈合带来不利影响。为此,仍有待于进一步改善 PLA、PGA 的性能,开发更加理想的,具有良好生物相容性、机械强度及适当降解速度等的新型生物降解骨内固定材料。

(三)PLA、PGA 在组织工程学中的应用

组织工程的目的,简单地说就是人工复制和还原组织器官。这是应用生物学和工程学原理,开发能够修复、维持或改善组织功能的生物代用品的一门科学。方法是:将体外分离培养的活细胞种植于天然或人工合成的基质上,应用某些刺激组织生长的因子,使细胞繁殖,形成功能结构,再将这种有生机的预制组织、器官植入体内,达到修复病损、重建功能的目的。目前对组织工程的研究有 3 大焦点:

1. 分离培养的种子细胞能否适应载体(基质)、成功构筑组织器官的问题。

2. 开发能为种子细胞提供生长、代谢、发挥正常功能的理想载体(基质)问题。

3. 复合组织的工程化和已工程化的组织器官植入后,能否实现替代原病损组织器官,发挥正常功能作用的问题。其中,可以说开发理想细胞载体(基质)问题是组织工程进一步发展的关键。PLA、PGA 因能为细胞生长、代谢提供良好的环境和框架,并能逐步降解、排出,作为这种理想载体的常用材料,倍受瞩目。可以作为基质的材料,还有羟基磷灰石、聚酐、聚乙磷酸二酯,及天然提纯的粘多糖、胶原等。

用 PLA、PGA 作基质,已能成功地为软骨、骨、皮肤、血管、肌肉、肝、胰、神经等几乎各类细胞的生长提供载体、框架作用,但只有工程化的软骨组织可能最先推向临床应用。软骨由单一的软骨细胞组成,易分离、培养和存活。Vacanti(1992)用软骨组织工程化技术预制的人耳软骨已获成功。软骨细胞及其他细胞组织工程的发展将给医学各个领域,特别是以修复形态、重建功能为目的的整形外科带来一次巨大革命。

六、聚酯和聚酰胺

聚酯(polyester)俗称涤纶,聚酰胺(polyethane)俗称尼龙,两种材料的成分有别,但用途基本相同。它们在整形外科领域主要用于替代人工颌骨、肌腱、筋膜或血管等。

聚酯和聚酰胺商品名为 supramid,具有良好的抗血栓性,优异的物理、机械性能和组织相容性。其成品质柔软,有韧性,可制成片材、网片或网管状、泡沫状、膜状等。涤纶和尼龙植入组织后,材料周围的组织炎性反应很轻,组织可长入网眼内,从而使材料固定。

涤纶或尼龙比较有前途的应用是作为血管移植材料。Herrin(1978)首创将自体静脉内皮细胞种植在涤纶人工血管内膜,再造人工血管的技术。Granam(1979)又将体外培养的内皮细胞种植在涤纶管内再造血管,取得了一定疗效。在尚未能达到应用可吸收降解材料等组织工程技术成功制造人工血管的今天,聚酯或聚酰胺作为复合人工血管的夹层材料,动物实验和临床观察均取得了良好的效果,故仍不失为一种极具开发潜力和应用前景的血管移植材料。聚酯和聚酰胺目前仅偶尔用于面部(如鼻背)增高手术,在作为充填材料时,要将材料网卷成所需的大小和形状,组织通过长入网内使材料固定。聚酰胺也可作为乳房假体植入。而涤纶网条可用于上睑下垂或晚期面瘫的悬吊修复,但需注意,受面部表情肌频繁活动的长期刺激,材料偶可造成面部溃疡。另外,材料要严格灭菌,否则材料网内匿藏的细菌可引起组织慢性炎症感染,而且组织长入材料网中,去除也较困难,这些在面部整复手术应用中均应引起注意。

以上仅就整形外科较常用的高分子生物材料进行了介绍。医用高分子生物材料种类繁多,其他还有:聚丙烯腈(创伤或灼伤创面覆盖材料)、聚氯乙烯(即塑料,用于各种体内外导管等)、氰基丙烯酸酯(组织粘合剂)、聚乙烯醇(止血纤维、可吸收缝线)等等,不胜枚举,在当前整形外科生物材料的运用中均显示出极为旺盛的生命力。

七、医用高分子生物材料的致癌、致突变性

医用高分子材料由不同类型的化学物质聚合而成,绝大多数医用高分子材料化学性能稳定,但由于含有各种添加剂和未聚合的单体,与组织长期接触可能会引起各种反应,造成组织炎症、坏死甚至是肿瘤产生。因材料加工处理不当,或由于材料老化,其各种有害成分析出,也可能致癌、致突变。

关于致癌与致突变之间的关系大致有两种说法。一种观点认为致癌物可引起致突变作用,而致突变物不一定能致癌;另一种观点则认为致癌是在致突变的基础上产生的。无论致癌、致突变的关系如何,化学物质能导致致癌、致突变早已定论。而高分子材料的致癌性、致突变性正有待于进一步研究。下面就近年来有些高分子材料可能致癌、致突变的临床报告及相关研究进展作些介绍。

由于硅橡胶在人体应用、观察和研究的时间最长,有关高分子材料致癌的报告仍以硅橡胶最多。事实上,硅橡胶是否真的会致癌,目前尚未明确,但从一些临床应用硅凝胶隆乳的病例同时发生了乳房癌来看,至少应考虑到致癌可能与硅橡胶植入有关。Synderman 等(1960)在 2 516 例隆乳组织切片中,发现有 7 例乳房癌(0.3%);Harris(1970)报告在 16 660 例隆乳患者中,有 2 例发生乳房癌;De Cholnolky(1970)报告在 10 941例中,有 7 例发生;Ortiz-Monasterio 等(1972)报告 181 例中,有 1 例发生乳房癌;Deapen 等(1987)报告在 3 111 例中,有 9 例发生;Pitanguy 等(1992)报告 181 例中,有 3 例发生乳房癌;大久保正智(1995)在 145 例隆乳患者中,发现有 3 例乳房癌,1 例癌前病变。那么硅橡胶是否能致癌呢?有相当一部分学者对此持肯定态度,他们在硅橡胶乳房假体,尤其是使用液态硅凝胶隆乳的注入部位,发现组织内的硅凝胶颗粒与癌细胞相混合,还发现有硅凝胶颗粒侵入的腋窝淋巴结,同时也有癌细胞的转移。而另外也有学者认为,硅凝胶与癌同时存在可能完全是一种巧合。Brody 等强调,安放硅凝胶假体的隆乳术后,乳房癌发生率并不高于通常女性人群乳房癌的发生率。

随着科学的进步与发展,对高分子材料是否致癌的实验方法与评价手段也越来越完善,尽管有些材料尚无临床致癌的确凿证据,但通过动物实验,也明确证实了某些高分子材料具有致癌或致突变的作用,或者与癌的形成可能有关。不同的高分子材料,用于动物体内所产生的肿瘤亦不同。Hueper 等(1964)将完全硬化和不完全硬化的硅橡胶植入 35 只和 30 只大鼠背部皮下,结果发现,不完全硬化组材料周围形成了 10 个肉瘤;同时又将不同类型的聚氨酯泡沫及片材给大鼠植入或口服,发现肿瘤的形成亦有差异,经腹腔及皮下植入,可产生肠粘膜、肝脏及腹膜癌,而皮下结缔组织、结肠壁、胃壁则产生肉瘤。近年来(1995~1996),国内朱明华等也有类似报道,即小鼠体内植入硅橡胶可产生浆细胞瘤,聚氯乙烯在促癌剂的作用下产生小鼠肺癌。Weiss(1991)对聚氨酯乳房假体作了详细的临床观察,发现材料的降解释放增加了乳房癌的危险性。总结病例,可以发现由植入物引起的癌变绝大多数具有较长的潜伏期,所以肿瘤的发生也较晚,70%以上在植入 15 年以后发生。

目前,通过动物实验证实的化学性致癌物质至少有两千余种,而确认对人有致癌作用的仅为三十多种,

同样,高分子材料的动物致癌结果与实际临床上的癌症发生并不一致。无疑,动物的致癌实验,尤其是动物长期致癌的实验结果,对提示材料对人体有潜在的致癌危险性有着重要的参考价值。但动物的致癌性还不能与人的致癌性相混淆,对人的致癌作用必须经过多次反复的组织学及流行病学调查后才能定论。

致癌的因素是多方面的,有化学、物理、生物、遗传等等。高分子材料的致癌原因,除可能由于在非常态时某些聚合物中的单体渗出,或在材料加工过程中产生了有毒物质,及某些直接致毒原料、添加剂等的化学作用外,材料的外形、材料周围纤维膜的厚度及成熟度等物理因素,与致癌率也有直接关系。不使用固化不全或液态的硅橡胶,可避免硅凝胶颗粒及其他高分子材料内的有毒物质渗出;不采用连续相隔的片状材料埋植,可减少材料与组织间的相对运动,减轻材料周围包膜的厚度;以及尽量不破坏周围组织的生态环境等,这些对预防肿瘤的发生都会有积极作用。在我国,临床应用高分子材料的时间还不算很长,尚缺乏有关这方面研究较系统、完整的流行病学报告。虽然国外报道某些高分子材料致癌、致突变性的机率很小,但对整形外科领域庞大的材料应用群体而言,哪怕是很小的机率,因危及生命,也应引起足够重视。今后有必要对"材料与免疫"、"材料与癌"等有关医用材料的安全性问题,作进一步深入的研究,才能防患于未然。

第四节　无机非金属生物材料及其应用

无机非金属生物材料包括人工合成的陶瓷类材料和天然形成的珊瑚、蚕丝等材料。在这类材料中,以生物活性或表面活性陶瓷和玻璃倍受欢迎和瞩目。陶瓷是金属与氧或其他阴离子的稳定化合物,自 1963 年开发应用至今,作为人体材料的陶瓷可归纳为 3 大类:①生物活性或表面活性陶瓷(如羟基磷灰石和某些含磷、钙和钠的硅基玻璃);②可吸收陶瓷(如磷酸三钙);③非反应或接近惰性陶瓷(如致密氧化铝、微晶玻璃陶瓷和碳)。下面择其主要者就材料的特性和应用进行介绍。

一、羟基磷灰石

(一)一般理化特性及应用现状

六方磷灰石结构材料有很多种,如羟基磷灰石(hydroxyapatite,HA)、磷酸盐磷灰石、氟磷灰石、氯磷灰石等,HA 是这一系列中最重要的材料之一。由于 HA〔$Ca_{10}(PO_4)_6(OH)_2$〕与人体骨与牙釉质内天然的 HA 的组成成分和晶体微观结构类似,从而使其具有极好的生物相容性。人工合成的 HA 与人体骨骼内天然的 HA 的显微结构有两个主要差别:①晶体均为六方晶体,但天然 HA 晶粒尺寸较小,人工合成的 HA 通常较大,形状也较多样;②人工合成的 HA 晶粒取向较混乱,而天然 HA 的晶粒取向是择优的。

目前 HA 系列按加工和来源不同,可分为两大类:①由化学原料合成的 HA(如致密型 HA、多孔型 HA、颗粒状 HA);②由天然材料加工而来的 HA(如珊瑚型多孔 HA 和脱蛋白骨)。HA 的加工、制造条件(如烧结温度、物相组成等)不同,理化及生物学特性也有所不同。根据其理化特性可以区别各类 HA,但临床上常采用以物理特性进行分类,如按形状分成块状、颗粒状;按多孔性分成致密、大孔、微孔;按结晶性分成结晶型和非结晶型等。致密型 HA 无孔,有块状和颗粒状两类,块状 HA 很硬,难以雕刻成形,且无纤维、骨组织长入;颗粒状 HA 在被纤维、骨组织包绕之前,因缺乏结构的完整性和力学稳定性,材料难以保持在所需要的部位,于几周或数月内有移位的可能。多孔型 HA 呈块状,内部有规格不等的小孔连通,骨组织可长入材料内,可与HA 形成骨性结构,从而使其具有骨传导性。多孔型 HA 脆性较大,也难以雕刻塑形。临床上以多孔型 HA 和颗粒状 HA 应用较多。实验证明,HA 具有优良的生物相容性、无毒、无刺激性、无排斥反应、不老化、不致敏、不致癌。

HA 自 20 世纪 70 年代开始进入临床,由于具有优良的生物相容性,可与骨组织发生化学性结合,并可微弱促进骨生成,从而使其在临床上受到广泛应用。临床上 HA 多作为骨缺损充填材料、不负重部位的人工骨或涂层材料应用。多孔型 HA 的缺点是脆弱,缺乏足够的强度和坚韧的耐磨性,用于应力集中部位易发生破折。为了完善 HA 的理化及生物学性能,近年来,HA 与骨形成蛋白、胶原、某些高分子材料、金属、骨水泥、碳纤维等复合材料的应用大量涌现。

（二）生物学性能及病理组织学表现

任何材料，只要将其植在与骨或骨膜接触、有成骨细胞存在的部位，便能引导出新骨再生，叫做具有骨传导性（osteo-conduction）。而在没有成骨细胞存在的软组织内也能引导出新骨再生，叫做具有骨诱导性（osteo-induction）。HA 具有良好的骨传导性，但不具有骨诱导性。HA 植入骨组织后，周围新骨细胞再生活跃，再生的骨细胞可以来自周围的骨床，也可以通过材料表面钙、磷等离子溶解，使材料周围骨组织 Ca^{2+}、PO_4^{3-} 浓度增加，溶解于钙池，再重新沉积在 HA 表面。形成界面层的骨性结合 HA 与骨组织间无界面反应层，材料表面极微弱的 Ca^{2+}、PO_4^{3-} 溶解，然后再沉积，使界面处 Ca^{2+}、PO_4^{3-} 无明显改变，材料表面也无明显的降解、吸收迹象。无论光镜或电镜观察，均证明 HA 与骨之间没有纤维长入，结合牢固，与骨组织能达到较理想的生物结合。HA 植入软组织，在 HA 周围会形成很薄的纤维包膜，基本上没有炎性细胞浸润。

（三）临床应用及有关注意问题

1. 用于充填骨窝洞类缺损　可以用颗粒状 HA，也可以用多孔型 HA。颗粒状 HA 可于术中用盐水或树脂等液体调和后进行充填。须注意在 HA 凝固前或 HA 未与组织结合前，HA 颗粒有移动或游走的可能。用树脂调和的 HA，因树脂内的单体渗出会影响 HA 的组织相容性，因此在临床应用中可造成 HA 材料排异外露。多孔型 HA 作充填治疗，术中需按缺损大小对材料进行修整，要使材料尽量与骨组织密合并避免过尖的棱角，以免影响美观或受机械刺激，导致从皮肤穿出。在这类应用中，材料是靠窝洞本身的形状和周围组织拉拢缝合作早期固定的，无需附加固定措施，必要时可对窝洞的形状略加修整，或作成软组织隧道，以利于 HA 固位良好。20 世纪 80 年代，用颗粒状 HA 充填小的骨缺损、增高牙槽嵴、行颌骨充填、隆鼻等曾盛行一时，因存在材料移动和凝固时间长、塑形后近期形状不稳定或发生变形而影响疗效等缺点，目前已较少应用。

2. 作为人工骨应用　因生物相容性极好，块状 HA 目前仍是不负重部位骨缺损的常用材料，临床多用于上下颌骨、颧骨、眶弓、眶底的修复，也可用于隆颏、隆颅或隆鼻等的治疗。

多孔块状 HA 需预制成所需颌骨或其他缺损骨的形状，术中再略加修整。孔的大小会直接影响材料的硬度，孔越大，材料越脆；孔越小，材料越硬。因材料质硬、较脆、缺乏韧性，术中雕刻和固定均较困难，材料需与周围骨组织有较好的嵌合，或通过周围软组织固位。用于隆鼻时，因其表面粗糙，脆性大，易折断，给置入操作带来一定困难，须注意不宜用于鼻尖及鼻小柱的整复。多孔型 HA 不能用于应力集中部位。致密型 HA 因组织不能长入，质硬又脆，塑形及固定均很困难，临床已较少应用。

3. 作为复合材料应用　HA 与不同的材料复合，在保持其优点时，会同时兼备其他一种或两种以上材料的特性，使其能适合临床的不同需要，发挥更大的实际应用价值。HA 复合材料大致有以下几种：①HA 与天然生物材料的复合。天然生物材料主要是指一些从动物结缔组织（如骨、肌腱）或皮肤中提取，经特殊化学处理，具有某些活性或特殊性能的蛋白质物质，如骨形成蛋白（bone morphogenetic protein，BMP）、胶原、纤维蛋白粘合剂等。②HA 与有机生物材料的复合。有机生物材料是具有一定生物相容性的合成高聚物材料，如涤纶等。③HA 与无机生物材料的复合。如与金属合金材料的复合等。④HA 与生物自身材料的复合。如与自体红骨髓或脱矿化骨的复合。⑤HA 与多种材料的复合。如 HA 与骨形成蛋白及明胶蛋白的复合、HA 与磷酸三钙（tricalcium phosphate，TCP）及胶原的复合、HA 与胶原及自体骨的复合等。下面就复合材料的应用列举一二。

（1）HA 与 BMP 脱钙骨基质等骨诱导剂的复合应用　如前所述，HA 具有骨传导性，但不具有骨诱导性。BMP 是目前骨诱导剂中效果最好的一种。HA 与 BMP 复合后可以弥补 HA 无诱导性的不足，大大促进了 HA 与骨、软组织的愈合速度，据邹敬才等报告，愈合时间大致可提前 2 个月。目前，HA 与 BMP 复合或同时再复合胶原等已广泛用于各类骨缺损的修复，尤其是用于颌面部不负重部位的骨的修复与充填，取得了良好效果。根据同样原理，BMP 与其他不具诱导能力的材料，如纯钛、磷酸三钙、玻璃陶瓷、某些高分子材料的复合应用，也取得了同样的促进愈合效果。

（2）HA 与具有粘附力的蛋白或化学物质的复合应用　颗粒状 HA 固位塑形性较差，需要借助一些具有固位塑形作用的溶剂或粘合剂配合使用。具有粘附力的蛋白质或化学物质，主要有胶原蛋白、纤维蛋白粘合剂、硫酸钙及一些树脂等高分子材料。粘附剂的首要条件是同样具有良好的生物相容性，否则将对 HA 的生物性能产生不良影响。经粘合剂调和后,HA 多呈糊状,术中充填后,再辅以轻轻按压塑形,大大减少或避免了 HA 颗粒的移位游走。这种复合材料也可在术前预制成形,经冻干或干燥处理变成固体后应用。经改制的复合材料,根据复合的材料不同,往往兼具诸如韧性、强度等方面的改变。这类材料应用较多的是作为眶内骨充填材料。

(3)HA 与金属材料的复合应用　金属是惰性材料,与 HA 比较,具有足够的机械强度,是负重部位骨、关节缺损常用的材料,但其生物活性不够活跃。利用 HA 能微弱促进骨生成和优异的生物相容性,HA 或其他生物活性材料(如 TCP)可弥补金属材料的不足,作为涂层材料与金属复合应用。经 HA 或 TCP 等其他生物活性材料喷涂的金属底核复合材料,可作为身体负重部位骨缺损、固定用螺钉或种植体材料,在临床应用中深受欢迎。目前这类材料尚有喷涂厚度难以掌握、喷涂层与底核剥离、需防止喷涂过程中材料的晶格变化等技术问题,均有待于进一步解决。

(4)HA 与 TCP 的复合应用　HA 与 TCP 均是生物相容性很好的陶瓷类材料,HA-TCP 复合材料有如下特点。

1)由 HA 和 TCP 两种与骨内无机成分基本相同的材料组成,复合材料同样具有优异的骨亲和性、骨传导性。

2)HA 有脆弱易断、强度不足的缺点,与 TCP 混合烧成后,HA 的强度约增加 4 倍以上。

3)术中可进行一定加工,制成所需要的形状。

4)除用于一般不负重部位骨缺损的修复外,还可用于能承受一定负荷的骨缺损部位;用于颅骨大面积缺损、髂骨缺损的修复;用于上、下颌骨发育不足的修复;还可用于眶骨畸形的修复充填、斜头畸形的矫正、鞍鼻的矫正、肋骨或胫骨缺损的修复等。

(5)HA 与其他材料的复合应用　HA 除与 BMP、胶原及其他粘附剂、固形剂复合应用外,还可与具有成骨活性的骨髓、某些蛋白质等复合应用。为弥补 HA 较脆弱、不耐磨等机械性能缺陷,近年来用碳素纤维加强的 HA、涤纶布包裹的 HA,以及将 HA 与粘接剂(如丙烯树脂)、磷酸钙、涤纶网或其他骨吸收材料同时复合的多种成分复合材料也开始用于临床。这类多成分的复合材料,往往兼备各种特性,适合于关节、人工胸骨、肋骨或其他负重部位骨缺损的修复,在临床上已取得了一定成绩。多种材料的复合应用能弥补材料间的相互不足点,极具开发和应用前景。

二、钙磷陶瓷

(一)一般理化特性及应用现状

钙磷陶瓷(又称磷酸钙陶瓷)与生物惰性材料相比,由于其组成、结构与机体骨、牙硬组织的无机成分相接近,植入体内对组织细胞无不良刺激、无抗原性、不引起过敏反应、不影响正常骨的自然矿化过程、能促进组织修复、具有良好的组织相容性及骨引导作用,是目前比较理想的用于骨组织修复的复合涂层材料。

钙与磷酸根离子形成的化合物有很多种,每一种化合物均有各自的晶体结构和各自的钙磷组成比,其中以 TCP 较引人瞩目。

TCP(CaO-P$_2$O$_5$)的强度比 HA 高,与骨组织的亲和性更加好。成品的 TCP 目前有 3 种应用类型:①用于充填各种骨缺损的颗粒状 TCP;②多孔型 TCP;③致密型 TCP。多孔型和致密型 TCP 有各种尺寸,可预制成所需的形状,用于颅骨、眶底、颌骨等的修复。

(二)生物学性能及病理组织学表现

TCP 具有极好的生物相容性,其光镜和电镜下组织学表现基本同 HA,所不同的是 TCP 促进骨生成作用明显,在体内可产生降解吸收,通过降解吸收刺激和促进周围新骨生长。在 TCP 材料表面可以看到明显的不规则吸收,吸收区有新生骨组织长入。在材料与骨结合界面,发现有 Ca、P 等元素的急剧改变,TCP 与骨组织直接连接,无软组织间隔,材料晶体与骨的晶体无连续性,骨胶原直接长入材料中。TCP 在骨修复过程中起到了引导新骨再生和合适的生理支架作用。

(三)临床应用及有关注意问题

TCP 的临床应用方法及适应证与 HA 基本相同。与 HA 比较,TCP 促进新骨组织的长入与固定更早,为早期骨生长提供支架。具体应用方法不再赘述。

三、氧化铝

实验室与生理学检测均证实氧化铝在活体中不会释放出铝离子,植入以后很快被机体组织包裹,无明显生化效应。其组织相容性不如HA,与不锈钢无显著差异。氧化铝属于坚硬、牢固、耐磨的一类物质。Boutin(1972)首先报道应用氧化铝复合物进行全髋关节置换以后,还有作为人工骨充填材料、种植体材料等的报告。其最大缺陷是脆性大,易在负荷时折断,临床上已较少使用。

四、碳

缓慢加热聚合纤维、人造丝、聚合丙烯腈或煤焦油等,驱除其挥发性成分留下纯碳,便可以得到除金刚石与石墨以外的另一种形态的碳。碳纤维具有很好的强度与可加工性。碳纤维可用于人工肌腱和韧带的置换,但因纤维间相互摩擦导致断裂,只取得了有限的成功。碳纤维最新和最有前途的应用,是作为主要承重复合材料植入物的增强成分,目前动物实验已获成功并已用于临床。

五、硅酸盐

常用的硅酸盐类材料有:

(一)生物玻璃

生物玻璃(bioglass)是一种硅酸盐类骨替代物,出现于20世纪70年代末。该材料植入与骨直接接触时,材料表面可形成磷酸钙碱性层,从而使骨与其产生骨结合。生物玻璃不能被骨组织代替,它是一种很好的骨替代物。

(二)离聚物

离聚物(ionogron)是一种多孔性硅酸盐类离聚物材料,可作为骨缺损的充填材料。其呈颗粒状,植入后不吸收,在纤维骨组织包围前有变形和移位的可能。

(三)离子化骨水泥

离子化骨水泥(ionomeric cement)由硅酸铝钙玻璃粉末和聚羟酸反应形成。材料经调和呈糊状,10分钟后固化,固化前可塑形,该材料与骨能结合,但骨组织不能替代和长入材料内。目前骨水泥还存在松弛和单体毒性等问题,有待于开发更加理想的骨水泥。

生物活性材料因具有极佳的生物活性而被许多人看好,但这类材料一个普遍的共性是存在曲强度小、抗张强度低、在受到一定应力作用时易发生折断等缺点。因此在骨窝洞类缺损的充填性治疗上较为理想。近年来已有一些弥补材料缺陷的复合材料被陆续开发和应用,这将使生物材料的生物性能越来越完善、越来越适合人体的需要。

第五节　金属类生物材料及其应用

金属类材料在诸多生物材料中,由于具有较高的机械强度,可作为承受应力部位的人工骨、人工关节等材料。实践已证明,在所有金属类材料中,以钛及其合金的生物相容性最好。除了钛及其合金以外,不锈钢、金、钴-铬合金等也为整形外科所常用。

一、纯钛及钛合金

(一)一般理化特性及应用现状

金属钛元素发现于1790年,但在20世纪40年代末才建立钛的生产工业。钛比重小、强度大、耐高低温,具有极好的耐腐蚀性、生物相容性及良好的理化、力学和综合工艺性能。

纯钛的外表与钢相似,不会生锈,呈银灰色,其粉末为深灰色。钛的比重小,只有铁的一半稍多,能满足医学上"轻量化"的要求。钛的导热性差(比钴-铬合金、镍-铬合金和金合金差),可以避免钛植入体下面组织的冷热刺激。钛的磁化率低,与磁性金属配合使用时不会被磁化,不形成磁场,对周围组织无不良影响。钛能耐高低温,高压消毒后不影响钛的机械性能。钛植入人体后,在高温环境下患者无不适及烧灼感,在所有金属材料中,钛的弹性模量最接近人体的骨组织和牙釉质,这样可以避免因弹性模量相差悬殊、界面产生应力集中所导致的骨细胞坏死。在化学性能方面,钛元素活泼性高,几乎能与所有的元素作用。由于钛与氧有极强的亲和性,故在含氧环境中极易形成一层薄而坚固的氧化物薄膜。这种薄膜厚约 $50\sim100\text{Å}$,稳定而致密,表层为 TiO_2,下面依次为 Ti_2O_3 和 TiO。氧化层几乎不被组织吸收,损伤后会很快自行修复。实际上,与机体组织、体液、唾液等直接接触的就是这层氧化膜,该膜能耐氧化溶液、氯化物溶液以及其他多种化学介质的侵蚀,从而使钛在工业腐蚀气体中或在大气、海水中,在许多酸和盐类溶液中或人体组织液、唾液中,在氧化性和中性介质中,均具有优良的耐腐蚀性能。

钛比铝重不到 2 倍,但强度比铝大 3 倍。钛比铁强韧很多,但低于钴-铬合金、镍-铬合金和 316L 不锈钢。对于承受一般负荷如颅骨、颌骨、肋骨等,以及作为种植体和固定螺钉的材料,纯钛的强度已足以建立起稳定的骨支架。但对于制作既要负重,又要耐磨的人工关节时,其强度和硬度有些不足。纯钛的力学性能受杂质元素含量的影响,一般在一定限度内,杂质元素含量越高,纯钛的强度就越高,塑性相应下降。因此,应当根据不同的需要选择合适型号的纯钛。利用这一特性,可用合金化来提高钛的强度,改善纯钛的耐磨性。钛合金的比强度(即强度与密度之比)是不锈钢的 3.5 倍,是目前所有工业金属材料中最高的,因此钛合金是负重部位骨缺损(如关节)的常用材料。钛具有优良的加工性能,可以进行切削、铣、磨、铸造、焊接、烤瓷等。因钛的化学性质非常活泼,高温下易与氧、氢、氮等元素发生剧烈反应,从而使材料脆化,损害钛的性能,所以在钛的加工制作中要注意到这一点。

钛于 20 世纪 40 年代初被介绍到医学领域。1950 年,英国人首先报道使用钛制作人工股骨头。Brånemark(1965)率先将钛制人工牙根用于无牙颌病例。至今,用纯钛制作的 Brånemark 种植体,在无牙颌的治疗中已取得了令人瞩目的成果。Levental(美国,1957)开发了钛制人工骨、关节。Simpson(1961)首先报告应用钛板作颅骨成形术。此后,美国、日本等许多国家均有用微细小孔的钛网,来修补颅骨和硬脑膜缺损的报告。结果证实,钛网与硬脑膜结合性良好,能给软脑膜和脑足够的支持,并能有效地保护脑脊液系统。实践证明,以前凡是用不锈钢和钴-铬合金制成的各类外科植入体,均可用钛来制作,并且纯钛与人体有着良好的生物相容性。60 年代末,美国研制成功钛制主动脉瓣并用于临床。我国从 1972 年开始开展钛及钛合金人工骨与关节的临床应用和研究,取得了较满意的效果。70 年代以后,钛在医学领域的应用已比较普及,不断有各类钛制人工关节、种植体,以及钛制人工椎体、人工喉、额骨、心脏瓣膜、心脏起搏器等的开发和应用。随着钛在临床实践中所取得成绩的不断提高、作为医用生物材料研究的不断深入,钛以其渐为人知的极佳的生物相容性,在人体植入用生物材料中,作为金属类生物材料的代表,在医学领域的应用越来越广泛,涉及骨科、整形外科、口腔科、耳鼻喉科、手术医疗器械以及制药行业等多个领域。

(二)生物学性能及病理组织学表现

钛作为人体植入生物材料已有几十年历史,对于钛作为骨代用品的应用,就像硅橡胶作为软组织充填材料应用一样广泛。为此,对钛的生物学性能的研究也比较深入。实验证明,纯钛的生物相容性极佳,而钛合金的生物相容性不如纯钛。钛植入人体后不会引起炎症、过敏性和变态反应。它无致癌性、无抗原性、无毒,还具有抗血栓性,与人体骨组织可产生骨性结合(骨整合)。所谓骨整合,就是指生活的骨与功能中的种植体表面形成形态和功能上的直接接触,两者间无光镜下可见的软组织长入,并能使种植体的负荷持续传导,分散在骨组织中。最初获得骨整合的是 Brånemark 将钛制种植体植入狗下颌骨的实验,以后 Albrektsson、Young 等许多学者又分别在狗、兔、羊、猴等不同动物的颌骨、胫骨、股骨上进行了实验,尽管采用的种植体类型(螺丝、多孔等)和术式不同,但均证明了纯钛制种植体或其他材料制种植体的钛部分,与骨组织产生了直接结合,界面未发现任何纤维组织。以后,Brånemark、Ledermann、Grundschober、Kisch 进一步在纯钛种植体的临床应用中,支持了钛能与骨形成紧密、牢固直接结合的论点。

20 世纪 80 年代开始,对钛-骨界面的超微结构研究增多。Albrektsson 等的扫描电镜、透射电镜研究证实,在钛-骨界面未发现纤维组织,钛-骨结合紧密。Brànemark 等电镜观察到骨组织长入金属表面 100～200Å,形成了有钛氧层和葡聚糖蛋白的界面。Schroeden 认为,骨组织有极为纤细的骨嵴长入金属表面。甚至有人发现,种植体-骨界面有骨逐渐均匀移行为金属的形态改变。最近,Serre、Trisi 等对人体内植入 7～20 年的钛-骨结合标本作了电镜等系列观察,结果也证实了钛-骨之间为紧密的骨性接触。国内邹丽剑等(1996)对钛周围的组织反应及钛-骨结合的机制也有较系统的研究和报告,结果认为钛周围的骨组织是呈双向性生长的。一种是钛能引导远离材料的皮质骨或松质骨内的成骨细胞再生,使新生骨组织向材料生长;另一种是钛在富含成骨(或软骨)替能的骨髓内,能够作为骨生成的支架,直接引导新骨组织的沉积。采用普通光镜、偏光和荧光显微镜可观察到,钛植入骨内 30 天时,材料周围的新骨组织再生活跃,由来自骨床和直接沉积于骨髓内的骨组织在材料表面共同形成一薄骨壳,骨壳内骨细胞排列不规则,而位于皮质骨内的材料,30 天时已基本形成了骨整合;90 天后,骨髓内材料表面的骨壳加厚,与材料结合的新骨组织均趋向于成熟板层骨;180 天后,材料与骨组织形成了牢固的骨整合。实验还证明,胎儿脱钙骨基质、骨形成蛋白等骨诱导剂,同样能促进钛-骨的骨整合过程。扫描电镜和透射电镜观察到,钛-骨结合紧密,钛-骨界面上存在大小不一的高电子密度的钙球,有的钙球相互融合,形成更大的钙球或是一片钙化骨组织,直接附着在钛的表面,与钛融合为一体。用 X 射线能谱分析及飞行时间二次离子质谱分析发现,钛虽然是无生命的金属材料,但植入人体后,材料表面与骨组织间却存在诸多离子的相互渗透与交换,从而证明钛-骨之间既存在物理性结合,也存在化学性结合。

相反,也有一些研究认为钛-骨之间并不能形成骨整合。早在 20 世纪 70 年代初,Manderson Babbush 及 Doms(1980)将钛及钛-6 铝-4 钒制种植体植入大鼠及狗的长骨 1 年,发现骨与材料的界面存在软组织层。Kohler 等的研究报告表明,在钛制种植体周围发现 50～250Å 的软组织层。Cook、Johnson 等通过与 HA 涂层种植体的对比研究,均报告钛种植体只是在极有限或占 50% 的界面与骨组织直接接触或毗邻,其余部分界面均见一薄层纤维组织。针对这类报告,主张用钛制种植体材料的学者们解释为:钛-骨之间形成软组织界面并不奇怪,关键要清楚是采用了哪种种植方法,是采用了什么样的钛种植体所引起的。对 Brànemark 种植体系统,经过三十多年的基础与临床应用研究证实,钛制种植体要获得完全性骨整合,比其他种植体更强调最低限度侵袭(主要是温度和机械性损伤)的外科术式,种植体不能过早负荷,以及防止脂类、异体蛋白,甚至是异种金属对种植体污染的技术操作等等,否则将不可避免地形成种植体的另外一种界面——纤维结合。这种纤维组织结合可分为高分化纤维组织结合和低分化纤维组织结合,低分化的纤维结合常形成各种厚度的、非粘着性的纤维包膜包绕植入体,或因急、慢性炎症反应将植入体排出。对高分化纤维组织结合,目前认为它属于正常种植体结合的另外一种形式。1990 年,美国种植牙科学会将其解释为:种植体和骨界面有健康、致密的胶原韧带组织,它可以将种植体的负荷传导至骨。事实上,由于骨整合受种植体材料本身的性能、外形设计、表面结构及其处理、手术方式、种植部位(骨床条件)、位置关系、固位稳定性、功能状态、术后长期护理情况等诸多因素的影响,目前临床应用的负重种植体多呈骨性与纤维性结合都有的混合性界面表现。一般认为纯钛种植体用光学显微镜观察时,骨内段表面分别有 95% 和 50% 与骨组织直接接触,就已经达到了骨整合。

事实上,钛与骨组织的结合并不是一成不变的,骨整合与纤维性结合在一定条件下可以相互转变,这一转变的机制、过程是复杂的,但已肯定与适当、合理的生物力刺激有关。决定钛-骨组织界面结合情况的因素很多,人们一直在探索这些不同因素对钛植入机体后生物学性能的影响,以便使钛及按照一定需要制成的钛合金、钛类陶瓷等生物材料能够成为更为理想的骨代用品。目前,在这方面尚有许多问题不甚清楚,有待于继续研究。

(三)临床应用及有关注意问题

纯钛及钛合金在整形外科领域的应用主要在以下 3 个方面:①人工骨,尤其在修复负重部位骨缺损时常用;②人工关节,钛合金是人工关节的常用材料;③种植体以及骨固定用夹板、螺钉等。

由于钛及钛合金具有充足的机械强度,在作为人工骨应用时,加工困难是它的不足,临床应用中往往需要根据缺损的大小进行预制成形,术中再略加修整。钛在作为种植体、固定用夹板、螺钉及人工关节应用时,由于其极佳的生物相容性及机械强度,临床上取得了很高的成功率。

钛在临床应用中,除一般外科手术应考虑到的全身、局部状况,及无菌、无创操作原则等对愈合的影响外,还应特别注意以下几个方面。

1. 植入时材料与骨组织要尽量密合,材料与组织间正好契合或以 1mm 以内的缝隙较佳。如果大于 3mm,钛-骨间形成骨整合的机率将降低,从而影响远期治疗效果。

2. 与其他材料相比,更强调手术的精细及无创操作。因钛的生物活性较弱,术中要尽量减少对周围组织的损伤,尤其要注意机械与温度的损伤。据 Brànemark、Albrektsson 等报告,引起骨损伤的临界温度是 43℃,如超过 47℃将造成骨坏死,所以要求用骨钻钻孔的速度应低于 1 500 转/分,同时用冷却的生理盐水降温,以尽量减少温度对骨组织的损伤。

3. 最好能保持材料与骨组织在不负重状态下愈合(3～6 个月)。如果配合应用 BMP、骨基质等骨诱导剂,或其他促进骨愈合的措施,如微电流刺激、生长因子、高压氧等,可以缩短钛与骨达到骨整合的时间。

4. 材料表面或与组织接触的边缘应避免过锐,以防止因经常性的摩擦造成头皮破溃、材料外露。钛材外露是钛板颅骨成形术后较多见的并发症,原因除材料边缘过锐,直接摩擦穿破头皮外,还可能由于术中损伤较大、间隙太宽,使材料与骨组织界面未形成骨整合所致。由于材料与骨组织间的相对不稳定性,致使材料外露。

5. 要求植床条件良好、无感染、无囊肿或肿瘤等。实践证明,在骨密度高、血供佳的部位植入,更易获得骨整合。

6. 除防止一般布纤毛、线头等的表面污染外,还要防止脂类、异物蛋白,甚至是异种金属对种植体的污染。

7. 临床应用证明,纯钛是穿经粘膜、皮肤种植于骨内,长期与外界相通,而能保持与软、硬组织结合良好,不引起逆行感染的最佳材料。在作为人工牙或其他穿经粘膜、皮肤骨内固定用螺钉、种植体材料时,要特别注意种植体颈部(穿经皮肤、粘膜处)的清洁卫生,这是保持种植体持久应用的必要条件之一。

8. 在钛-骨之间达到骨整合前,应避免过早或过重负荷。

9. 在作为义眼、义耳、上颌骨等赝复体,及骨内固定用种植体或种植牙应用时,要注意所承受的上部赝复体构造或咬殆力的合理性。每个种植体的负荷分配要均匀,适当的生物力刺激会促进骨整合形成及纤维性结合向骨整合的转化。相反,过重负荷和不适当的生物力刺激,将导致种植失败。

10. 在材料植入骨内 3 个月内避免 X 射线照射。实验证明,过早的 X 射线照射,对钛-骨整合会有影响。

此外,钛植入人体的宏观形态设计、材料表面处理与粗糙度等也与愈合状况有关。目前,世界上正在使用钛制种植体或人工关节、人工骨的患者已超过百万。作为人体最常用的生物材料之一,还有必要进一步了解钛-骨结合的机制,及影响或促进钛-骨结合的因素,以便使其发挥更大的作用。

二、不锈钢

不锈钢如铬不锈钢、铬镍不锈钢等是一种不生锈的金属,比重较大,约为人体骨比重的 2 倍,一直作为手术器具材料广泛使用。作为人工骨材料,不锈钢价廉且较易加工,但耐人体组织液腐蚀性能差,天长日久后会出现腐蚀和断裂,从而成为妨碍与骨组织结合的原因。

三、钴-铬合金

钴-铬合金在耐蚀性、耐疲劳性及耐磨耗性等方面优于不锈钢,但价格较高,加工比不锈钢难。目前对大的人工关节(膝、股等)多使用钛合金,但在产生摩擦部位仍需使用钴-铬合金。

四、黄金

黄金作为人工骨自古就有应用,因机械性能及生物相容性不够理想,且价格昂贵,逐渐被其他较好的人工骨材料替代。但在整形外科领域,仍有用金丝作缝合线治疗睑外翻或下垂的报告。在永久性面瘫上睑不能闭合病例的治疗中,金作为上睑负重内置体仍较常用,并取得了较好的治疗效果。

上述金属类材料普遍存在的缺点是:加工塑形比较困难,实际应用中往往需要产品预制成形,或术中需要特殊的工具加工。另外,金属类材料生物活性较弱,无诱导骨再生能力,对手术的技术要求也较严格。

寻找机械性能与骨质相似,又有高度生物相容性的理想的骨代用品,使人不必采用自体骨,以达到修复骨缺损或畸形的目的,是目前医学界一直在探索的一个重要课题。但迄今为止,无论哪一种骨生物材料,或多或少均难以从机体亲和性、强度、耐磨耗性、耐腐蚀性、无毒性等各方面完全满足人体的要求。

第六节 整形外科生物材料的应用展望

整形外科未来的生物材料将趋于向复合材料的方向发展。例如,金属、高分子类生物材料对机体无害,但对组织没有积极的亲和性;而 HA 等活性陶瓷材料的强度欠佳。因此,将金属的强度和陶瓷优异的机体亲和性相结合的活性陶瓷涂层复合材料,正为人们热衷研究和应用。此外,杂合材料、智能材料和梯度功能材料将是人们努力探索的新方向。杂合材料(hybrid material)是指将生物材料与活细胞混合的材料,这种材料因有与人体组织相通的部分而容易成为机体的一部分,期待着将来有这种材料的人工关节出现。智能材料(intelligent material)是指可模拟人类智能的生物材料,这种材料可以最先诊断自己的异常并立即自行调节、自我修复。例如,在幼儿期植入的人工骨或关节能随年龄而增长。梯度功能材料(functionally gradient material,FGM)是指材料在保持其本来性状的同时,在某种条件下又能出现另一种材料的性状。例如,让陶瓷与金属间或塑料与金属间的界面逐渐变化,使其具有与原来材料不同的复杂的梯度功能,从而使材料的特性互补,而同时具备优异的组织亲和性、强度、耐磨耗性等等。

无论多么好的材料,如果在制造时存在结构、设计欠缺,或在植入时医师操作不当,都将导致临床上的失败。另外,为了及时发现和解决问题,生物材料应用后的追踪观察亦十分重要。

人体是以生物大分子为基础的各个层次上的严密组织,由先天或后天因素造成的任何一种明显的结构与功能缺陷、病损或老化,都将对机体产生很大的影响。作为替代人体组织的生物材料,在以恢复外形、美观与功能为目的的整形外科领域里,将发挥越来越重要的作用。

第七节 体表人工修复体

体表人工修复体(以下略为体表修复体)也称赝复体,是指对体表或其附近的缺损、畸形,通过装载用生物材料制作的假体来覆盖缺陷、恢复外观,同时也改善一定功能,使患者重返社会的一种治疗手段。

一、适应证

1. 缺损范围较大且复杂,用整形手术方法难以修复者。
2. 年龄较大或体弱多病,不能耐受手术而进行缺损修复者。
3. 已采用手术修复,但治疗失败,或预见用手术修复不易获得理想效果者。
4. 恶性肿瘤根治术后,有再发可能,需要便于观察的缺损区。
5. 肿瘤术后,缺损区又经放疗,组织纤维瘢痕化,血供欠佳,无条件手术再建者。
6. 对手术恐惧或拒绝提供自体(异体)组织修复者。
7. 经济困难,不能承担复杂的整复手术费用者。

二、种类

整形外科常用的体表修复体,按照部位可分为:
1. 头颅部修复体 如颅骨修复体。

2.颌面部修复体　这是最常见的一种,种类也较多,包括颜面部所有的软、硬组织修复假体。如义眼及眶部修复体、义耳及鼻修复体、上下颌骨修复体、大范围的面中部修复体和颊部修复体等。

3.胸部修复体　如乳房切除后的乳房修复体。

4.手修复体(手赝复体)　即假手和工具手。

三、优点与缺点

一般体表小的缺损、畸形,或能够用整形手术修复的大缺损,患者多喜欢用自体或异体、异种组织修复。采用体表修复体治疗的患者,多由于目前的修复整形手术尚难达到良好的治疗效果,或患者的自身条件无力承受较大的手术治疗,因此体表修复体的优缺点,也是显而易见的。

(一)优点

1.不采用自体组织修复,对机体无损伤。

2.治疗时间短、痛苦少、费用小。

3.修复体可自由摘戴,颜色可自由调配,美观自然。

4.对肿瘤术后的缺损区,容易检查肿瘤是否复发。

5.赝复体对面中部大部分缺损或上颌骨缺损恢复咀嚼功能方面,是以往任何手术修复方法都无法比拟的。尤其在骨结合种植体作为赝复体修复的骨内固定源以后,使赝复体修复这一优越性更加突出。

6.外形逼真,能相当程度地满足患者的美观要求。

(二)缺点

1.固定问题。尽管目前有些赝复体可通过穿皮肤、粘膜与骨结合的种植体作为固定源,但相当一部分体表修复体仍需靠缺损区倒凹、眼镜类装饰物、粘接剂或固定用胸罩、胶带等来固定。修复体常固定不稳,患者不能参加较剧烈的活动,甚至因长期使用粘接剂而致皮炎。采用种植体作固定源者,则需经常持久地保持种植体颈部及赝复体的清洁卫生。

2.患者很难将其视为自己身体的一部分,使用上较麻烦,一些年龄小的孩子宁愿丢弃赝复体而用布遮挡。

四、一般制作程序

在我国,颜面部修复体绝大多数由口腔修复科负责制作,还有少部分如义眼、乳房修复体或假手等,由眼科、整形外科、手外科或假肢厂等来承担。不同部位的体表修复体,其制作方法会有很大的具体差别,但从制作程序上来讲,一般均按以下制作过程进行。

1.缺损区印模。

2.制作缺损区石膏(阳)模型。

3.在阳模上制作蜡,恢复缺损原型。

4.包埋蜡缺损原型。

5.制作缺损区阴模及固定装置。

6.调和硅橡胶树脂。

7.上着色剂。

8.压入阴模。

9.加热。

10.取模,磨光,完成制作。

五、临床应用中的有关问题

(一)体表修复体的修复原则

1.早期修复　早期修复可以及时恢复缺损外形、改善部分丧失的功能、消除患者的恐惧和悲观情绪。一般永久性修复在创口愈合后2~3个月进行,如果以种植体作骨内固定源者,要在3~6个月时进行,在这之前可以采用临时性修复体。对伴有涉及口腔的颌骨缺损病例,临时性修复体可以保护创面、防止感染、预防或减轻面颊部软组织萎缩和瘢痕形成、改善饮食、增加抵抗力,并能防止发音改变。上颌骨的缺损对发音功能影响较大,缺损时间愈长,恢复也愈困难。所以,早期修复在恢复外形、功能及心理健康等方面均十分重要。

2.尽可能恢复正常外形 体表修复体以能逼真再现用手术方法难以达到的解剖外形为特点,因此,修复体的制作应特别注重恢复外形。但对丧失咀嚼、语言、吞咽、吸吮及呼吸等生理功能的患者来说,仍以尽量恢复生理功能为主,同时亦应尽可能恢复面部外形。

3.固位牢靠 修复体的牢靠固定,是修复体发挥功能作用,避免活动时脱落、丢失的保障。修复体的固位是修复体成功应用的关键性问题,尤其对缺损组织多、范围广、支持组织少的情况。目前,种植体作为修复体的永久性骨内固定源虽然可以解决这一难题,但对这一方法尚未普及应用的今天,依靠卡环、基托、胶带、饰物、粘接剂等传统固定方法仍时常采用。所以,为防止修复体的翘动或摆动,要尽量保留可利用的残余组织,以获得固位和支持。科学的设计与制作是修复体获得稳定固位的关键。

4.简单轻巧,方便舒适,易清洁 修复体的制作不要过重和过于复杂,否则会对周围组织产生压力,增加固定的难度,也会使患者摘戴不便或难以清洁。

(二)体表修复体的材料要求

1.外观 成功的面部修复体,要求外观自然、不显眼、质地柔软、不能发光发亮。性状、颜色、表面沟纹及透明感应与邻近及对侧组织一致。修复体的边缘止于面部自然凹沟内或止于正常解剖外形边界处,以尽可能隐蔽连接线。为了掩饰修复体边缘,修复体上可以使用化妆品,以获得更好的美观效果。

2.制作 修复体的制作使用普通修复器械即可,材料最好能满足可调和性、再利用性及时间作业性要求。材料的内部及表面色彩要尽可能相同。

3.物理特性 修复体往往戴在可动性软组织上,要求必须具有适当的柔软度,所以一般都用软性材料(最常用的是硅橡胶)制作。理想的柔软度,应能保持修复体外形的稳定,边缘薄而不卷曲,具有足够的边缘强度。修复体材料要求不受温度变化影响,不会因寒冷和阳光直晒而变形或退色,还要求热传导性较低。

4.生物学及化学特性 要求材料具有机体适应性,无毒,不致敏,不致癌。对于紫外线、氧、唾液、皮肤及鼻分泌物、粘接剂及化妆品等影响,均能保持安定状态。此外,材料还应具备不易污染的特性。一次成功的修复体制作,至少应能使用半年。

有关各种修复体的详细分类及制作过程,请参阅相关书籍,在此不另作介绍。

(邹丽剑、薛淼、高景恒)

参考文献

〔1〕朱明华,黄聘和,曾怡,等.高分子生物材料应用与致突变、致癌效应.北京生物医学工程,1996,15:116~120

〔2〕刘立刚,宋业光.硅凝胶乳房假体置入后纤维包膜的研究.中华整形烧伤外科杂志,1992,8:174~176

〔3〕邹丽剑,王炜,张涤生,等.胎儿骨基质对纯钛种植体-骨结合的作用研究.中国修复重建外科杂志,1998,12:158~162

〔4〕邹丽剑,张涤生,王炜,等.不同纯度纯钛的生物学性能研究.中华整形烧伤外科杂志,1997,13:8~11

〔5〕汪良能,高学书.整形外科学.北京:人民卫生出版社,1989.1049~1059

〔6〕张晨,高景恒.组织工程的提出及其研究现状.实用美容整形外科杂志,1996,7:46~49

〔7〕侯文明,司徒朴,王韦.羟基磷灰石复合材料的复合作用的研究.生物医学工程学杂志,1995,12:182~185

〔8〕徐君伍.口腔修复学.第三版.北京:人民卫生出版社,1996.368~378

〔9〕薛淼,吴曙春.生物医学材料.化学通报,1989,4:1~4

〔10〕松末吉隆.生物体内吸收性骨接合材-高强度ポリ-L-乳酸制骨接合材む中心に.整形外科,1995,46:269~276

〔11〕福田修,大浦武彦,児岛忠雄,等.体内埋入物の问题点とその展望.形成外科,1995,38:341~419

〔12〕Albrektsson T. Direct bone anchorage of dental implants. J Prosther Dent. 1983. 50:257

〔13〕Albrektsson T. Sennerby L. State of the art in oral implants. J Clin Periodontol. 1991. 18:474~481

〔14〕Bos RRM. Rozema FR. Boering G. et al. Bio-absorbable plates and screws for internal fixation of mandibular fracture. J Oral Maxillofac Surg. 1989. 18:365

〔15〕Brånemark PI. Zarb GA. Albrektsson T. Tissue-Intergrated prosthesis. Chicago；Quintessence Publ Co. 1985

〔16〕Cook SD. Baffes GC. Palafox AJ. et al. Torsional stability of HA-coated and grit-blasted tianium dental implants. J Oral Implantol. 1990. 18；354～358

〔17〕Cutright DE. Hunsuck EE. Fracture reduction using a biodegradable material polylactic acid. J Oral Surg. 1971. 29；393～397

〔18〕Getter L. Cutright DE. Bhaskar. et al. Fracture reduction using a biodegradable material. polylactic acid. J Oral Surg. 1972. 30；344

〔19〕Ginsbach G. Busch LC. Khnel W. The nature of the collagenous capsules around breast implants. Plast Reconstr Surg. 1979. 64；456～464

〔20〕Kulkarni RK. Moore EG. Hegyeli AF. et al. Polylactic acid for surgical implants. J Biomed Mater Res. 1971. 5；169～181

〔21〕Owsley TG. Taylor CO. The use of Gor-Tex for nasal augmentation；A retrospective analysis of 106 patients. Plast Reconstr Surg. 1994. 94；241～250

〔22〕Perkins K. Davey RB. Walis A. Siliconegel；A new treatment for burn scars and constructure. Burns. 1983. 9；201

第十三章　组织工程学在整形外科的应用

第一节　概述

一、组织工程学的产生与发展

在整形外科领域中,组织器官缺损或功能丧失的修复一直是临床治疗中的难点。治疗方法有异种、同种异体、自体组织移植及人工合成代用品的应用等。异种移植可引起急性排斥反应;同种异体移植因供体的匹配、受体的同化、组织保存及传染疾病等问题,限制了它的应用;自体移植来源有限且会造成供区缺损,所取组织可能因为血供较差而影响其存活或难于塑形;人工合成代用品存在易感染和被排除体外的危险,并且可能与宿主的免疫系统发生反应。人们一直在寻找修复或替代组织器官缺损的理想方法。

早在 20 世纪 50 年代,人们应用营养液和酶将组织离解为有功能的细胞成分,从而开始了体外细胞培养的研究。细胞工程的诞生使大规模细胞制备成为可能。进入 20 世纪 80 年代后,随着组织分型培养技术的普及,在体外对细胞间的相互作用进行了研究,使重建有功能组织的技术成为可能。

Green(1977)试图将分离的软骨细胞种植于去钙的骨内形成软骨,但没有成功。Grande (1989)通过注射自体软骨细胞悬液修复兔关节软骨缺损,因细胞无附着的锚基,修复效果不理想。人们一直在寻找理想的传送细胞的物质——细胞载体。Vacanti 等(1988)从一种属海草类的羊齿植物的生长方式中得到启示,提出了三维立体培养的概念。这个概念在后来的实验中得到证实。他们将分离的胎鼠和成鼠肝细胞、胰岛细胞及小肠细胞种到三维的聚合物支架上,发现细胞吸附在支架表面,在体外培养期间可以存活,并可由支架携带回植到体内,从而确立了细胞外基质替代物即细胞培养支架在组织工程学中的地位。细胞培养支架为细胞提供了锚基,可携带大量细胞到特定的部位,同时起到机械支撑作用,防止细胞受到周围环境中的压力和张力,为组织形成提供了潜在的空间,并有引导组织再生的作用。另外,细胞培养支架也为细胞提供了生存的三维空间,有利于细胞获得足够的营养物质,进行气体交换,排除废料,使细胞按预制形态的三维支架生长。

软骨组织是当今组织工程学研究最多的组织。因为软骨只含有一种细胞,即软骨细胞,这种细胞可以大量分离出来并易于存活和培养。软骨细胞的耗氧量低,是肝细胞耗氧量的 2%,在活体内不需要血管而通过扩散作用获得营养。Vacanti(1988)将分离的软骨细胞接种于生物相容性良好、可生物降解的合成材料上,在裸鼠体内形成了新的软骨组织。Vacanti(1991)将牛的肩关节软骨细胞接种于非编织的可降解缝线上,植入裸鼠皮下形成了新的透明软骨。Paige(1995)对可注射性聚合物作为细胞载体进行了研究,将含钙藻酸盐水凝胶与软骨细胞混合后注射到裸鼠背部皮下形成了新的软骨组织。关于软骨组织工程的应用研究也有报道,如利用组织工程化软骨替代鼻中隔软骨、颞下颌关节的研究(Puelacher,1994),修复关节软骨缺损(Grande,1995),人耳郭形态软骨的预制(曹谊林,1997),以及复合组织如气管组织的研究(Vacanti,1994)等,都为临床应用开辟了广阔的前景。

皮肤是第一个应用于临床的组织工程化组织。Allen(1994)采用组织工程化人工真皮治疗深度烧伤创面获得了成功。Black(1994)以组织工程化人工真皮治疗慢性溃疡,疗效明显优于对照组。这些研究将有助于解决困扰临床医师已久的皮肤来源问题。

总之,随着一些基础问题如细胞来源、细胞保存、细胞老化及基因治疗等问题的解决,随着材料学所涉及的细胞载体的发展,组织工程技术必将从实验室过渡到临床应用,并进一步带动神经、角膜等组织,以及肝、胰、肾等器官组织工程的动物实验及临床应用的研究。这将使人工制造生物组织和器官成为现实。我们期待着这一医学辉煌前景的到来。

二、组织工程学的概念和研究方法

组织工程学(tissue engineering)是一门跨学科的新领域。它是应用工程学及生命科学的原理,产生一种可以恢复、维持或改善受损组织和器官功能的新的组织和器官,具有下面 3 个优点:①以少量的组织和器官形成大块的组织和器官,达到真正意义上的无创伤修复创伤。分离的细胞可在体外进行培养、扩增,使细胞数量大大增加,从而形成较所取组织和器官大得多的新组织和器官。②利用有功能的活的组织和器官修复。因形成的组织工程化组织和器官具有原组织和器官的功能及形态,从而达到真正意义上的功能重建。③可按损伤组织和器官的形态进行修复。组织工程化组织和器官可按损伤组织和器官的大小及形状进行预制,从而达到真正意义上的形态重建。

组织工程学的研究方法如图 13-1 所示。将分离的高浓度有活力的细胞种植于生物相容性良好、可生物降解的合成聚合物或天然的细胞载体中,体外培养后回植到体内达到形成新的、自身的、具有功能的活体组织和器官的目的。细胞载体将细胞携带到特定部位,其表面具有特定的修饰物质如生长因子等,具有促进细胞分裂和组织形成的作用。在细胞分泌基质逐渐形成组织的过程中,细胞载体不断降解,其降解产物被机体代谢排出体外。

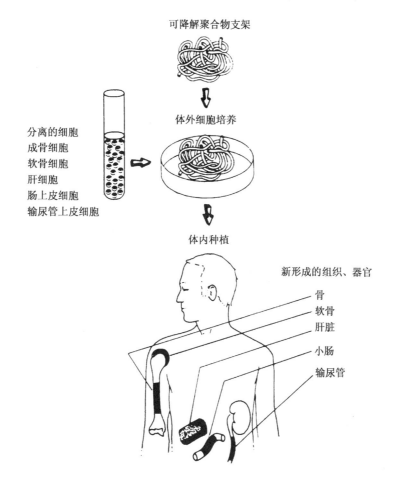

图 13-1 组织工程学研究方法示意图

细胞载体目前按其来源可分为人工合成的高分子聚合物及天然生物材料两大类,按其物理性状可分为固体和液体两类。固体的聚合物可呈非编织的缝线状、无纺网或泡沫状。其代表物质有聚羟基乙酸(PGA)、聚乳酸(PLA)及聚乳酸和聚羟基乙酸的双聚合物(PLGA)。天然的细胞载体是从人或动物的组织中提取,如胶原等。这些固体的载体可以是开放性的,也可以是封闭的。开放、多孔、三维空间的细胞载体为植入的细胞提供了网状或多孔结构，回植后与宿主组织融为一体，细胞和分子可以在宿主组织与植入的细胞之间自由移动，促使新组织容易形成，同时也提供了最大程度的扩散系数。在载体完全降解后，形成了新的组织和器官。密闭的载体通过膜性结构将细胞与机体分隔开来，这层膜允许营养物质和气体通过，对于抗体和免疫细胞则是一道屏障。膜性结构内细胞分泌的活性物质透过膜进入体内，参与调节人体组织和器官的功能与代谢活动。

液体细胞载体的主要代表为藻酸盐水凝胶，其在室温时为胶胨状，在4℃时呈水溶液状，可利用此特性将其与细胞混合后注射到体内形成新的组织和器官。

第二节　皮肤组织工程

皮肤作为人体最大的组织，是与外界环境接触的屏障。它是一种复杂的高度有序的组织，具有持续增殖的表皮。表皮由角质细胞为主的细胞构成，包括角质层、弹性蛋白、纤维蛋白、角质蛋白、明胶、肌动蛋白及原胶原蛋白等，构成结缔组织层以发挥皮肤较强的抗张力作用。临床有关皮肤替代的应用研究报道较多：Yannas(1982)使用体外培养的角质细胞在体内介导新皮形成的复合材料；Cuono(1986)使用了冻干异体皮；Bell等(1979)应用了牛胶原提取的全厚皮等价物；Hansbrough(1992)对生物工程化皮肤进行了评价。人工真皮(dermagraft)是利用组织工程技术形成商品化用于临床的真皮替代物。它可诱导正常的皮肤愈合过程，已用于治疗大面积烧伤患者的暂时性皮肤覆盖(Allen等，1994)及慢性皮肤溃疡的治疗(Black，1994)，同时它也是研究体外上皮化和胞外基质与粘附上皮相互关系的良好模型(Landeen等，1992；Contard等，1993)。人工真皮的基础是人二倍体成纤维细胞的培养，后者在聚合物支架上生长并分泌基质蛋白和生长因子。细胞来源于新生儿术后包皮按标准方法培养的成纤维细胞株(Jakoby，Pastan，1979)。母血样应常规检测传染性疾病，包括艾滋病病毒、T淋巴细胞依赖性病毒、单纯疱疹病毒、巨细胞病毒、肝炎病毒等。培养细胞的初次筛选包括细菌、支原体及8种人病毒。取第3代细胞建立主细胞库，取第5代细胞建立操作者工作细胞库。细胞库还需符合美国食品药物管理局(FDA)及欧洲专利医学制品联合会的检测标准。将第8代细胞接种于聚合物支架上，此时细胞总数已增加30倍，约为生长周期一半时的细胞型。这样1份包皮可制得23 222m^{2}的人工真皮，优于尸体皮移植，且安全。接种的细胞初浓度为$10^5 \sim 3 \times 10^5$个/cm^2，4~7天后，细胞以几何倍数增殖到$0.8 \times 10^6 \sim 1.5 \times 10^6$个/cm^2。第1周几乎无胶原生成，而7天后至收获细胞的第16~25天，基质产生旺盛。胶原沉积很可能超过25天，但一般在胶原沉积速率较高时收获人工真皮。

用于治疗严重烧伤患者的人工真皮(dermagraft-TC)是将上述制得的人成纤维细胞接种到一层尼龙网上，并粘贴一层薄的硅胶膜。尼龙网构成了人工真皮组织生长的三维空间，硅胶膜则充当人工表皮(无免疫原性)，可阻止液体丢失。随着细胞生长，逐渐分泌蛋白及各种因子产生三维组织基质(Mansbridge，1995)。在生长期末分离密闭的反应体系，以封闭每个生物反应体或反应盒，进行包装。密封盒储存于-70℃冰箱内供临床医师使用。临床上对10例烧伤患者采用dermagraft-TC和尸体皮同时治疗，结果前者可覆盖创面达6周以上，后者可覆盖创面2~4周，显示了人工真皮对创面覆盖的良好效果。

治疗皮肤慢性溃疡采用的是与dermagraft-TC性质相似的一种新生儿成纤维细胞产品，即抗溃疡人工真皮(dermagraft-Ulcer)，可极大地改善目前对慢性皮肤溃疡的治疗效果。成纤维细胞接种于网状聚合物支架上，细胞在此三维空间生长，最终目的是模拟新生真皮的生长环境，刺激正常真皮生长并可避免真皮损伤产生瘢痕。此产品可冻存，供医师直接使用。在一组50例患者的临床前期试验中，8例使用dermagraft-Ulcer治疗，结果50％的创面愈合，而接受常规治疗的对照组仅有8％创面愈合。治疗组的创面随访4个月~1年，均未复发。在一组静脉性溃疡的治疗中，dermagraft-Ulcer治疗组复发率为6.3％，而对照组复发率为19.7％。以dermagraft-Ulcer治疗临床常见的压迫性溃疡也有效，治疗组治愈率为46％，对照组治愈率为25％。dermagraft-Ulcer对糖尿病溃疡的治疗也显示了令人欣喜的结果，其结果正在统计中。

综上所述，成纤维细胞体外组织工程化产品——人工真皮的应用是一种可行、有效的治疗方法。目前该法已应用于严重烧伤和皮肤溃疡的治疗,显示了令人鼓舞的临床应用前景。

第三节 软骨组织工程

一、概述

软骨损伤或疾病后自发修复能力有限。早期骨关节炎的发生主要是由于损伤的关节软骨所致。全身软骨结构的缺损或损伤很难重建或修复,常常需要人工假体来替代。在软骨结构的重建过程中,使用合成材料有许多潜在的危险和并发症,且感染、外露、断裂、植入体的松脱及与宿主免疫系统的反应都限制了它们的使用。软骨重建如耳的再造,常用的方法是从患者自体远处部位切取软骨,然后雕刻成所需的形状。此方法虽然造成了继发性的病损,但可获得较满意的外观或功能上的效果。异体移植存在着供体匹配、组织保存、供体不足、感染机会增加及传播疾病等问题。

有报道采用骨膜修复关节软骨缺损后持续被动运动可刺激软骨的形成,但软骨膜或骨膜的应用一直没有成功。Miura(1994)将骨膜暴露于生长因子(如转化生长因子),能刺激骨膜形成软骨组织,但有待于长期观察形成的软骨是否存在退化和吸收问题。Brittberg(1994)采用培养的自体软骨细胞悬液修复人膝关节较深的软骨缺损,先以取自胫骨前方的骨膜瓣覆盖软骨缺损,再将软骨细胞悬液注射于软骨缺损部位,结果软骨缺损得到了不同程度的修复。

Green(1977)试图将分离的软骨细胞种于脱钙骨中形成软骨,但没有成功。采用细胞悬液形成软骨遇到困难后,传送细胞的装置即细胞载体得到了发展。许多天然材料被用于细胞载体,并获得了不同程度的成功。Wakitani(1989)和Kimura(1983)将软骨细胞接种于胶原凝胶内形成了软骨。这种凝胶不仅能传送细胞,而且在培养期间能使细胞保持原有的表型,在单层培养期间避免分化。Itay(1987)采用纤维蛋白胶传送细胞,结果软骨缺损很少修复,主要是因为纤维蛋白胶影响了细胞的活力和功能。Upton(1981)采用纤维蛋白胶和胶原海绵利用软骨膜形成透明软骨,但新形成的软骨与周围软骨之间没有形成很好的界面愈合。Hsieh(1996)研究了利用多肽刺激软骨细胞形成软骨组织,取得较好的效果。最近,遗传工程也作为一种新方法来修复关节软骨缺损。Kang(1996)将外源基因通过逆转录病毒引入兔关节软骨细胞,用转化的细胞异体移植修复关节软骨缺损。这种方法通过逆转录病毒介导的转基因使转染细胞能刺激基质的合成,具有很大的应用潜力。

可供移植的组织和器官的不足促使人们寻找其他方法,其中之一是在20世纪80年代早期提出的采用组织工程技术形成新的组织。Vacanti(1988)将分离的软骨细胞种植于生物相容性良好、可生物降解的合成材料上,结合组织培养技术形成了新的软骨组织。Vacanti(1991)将牛的肩关节软骨细胞接种于非编织的可降解缝线上,种于裸鼠皮下形成了新的透明软骨,并采用不同染色方法对不同时间形成的软骨组织进行了组织学评价。以5-溴脱氧尿核苷或荧光染料标记细胞,证实新生成的软骨是由植入的细胞产生。Puelacher(1994)通过控制聚合物的类型和数量而改变聚合物支架的形状、大小、降解时间及对细胞的吸附力,并筛选出软骨形成的理想细胞浓度。

Paige(1995)对可注射性聚合物作为细胞载体进行了研究。将含钙藻酸盐水凝胶与软骨细胞混合后,注射到裸鼠背部皮下形成了新的软骨组织,也可将含钙藻酸盐水凝胶与软骨细胞的复合物注入一定形状的模具内,成形后再回植到体内形成具有特定形状的软骨组织。

关于软骨组织工程的应用实验研究也有相继报道。Puelacher(1994)进行了组织工程化软骨替代鼻中隔软骨及颞下颌关节的研究;Vacanti(1992)尝试在裸鼠体内形成人耳郭形态软骨,但未获得满意结果;曹谊林(1997)在国际上首次成功地于裸鼠体内形成了具有精细三维结构和皮肤覆盖的人形耳郭软骨;Vacanti(1994)在裸鼠体内成功地形成了衬有纤毛柱状上皮的管状软骨复合组织,并进行了气管替代动物实验研究;Grande(1995)利用软骨细胞-支架复合物成功地修复了兔关节软骨缺损;Zimber(1995)利用生长因子对可降解聚合物进行修饰,发现能促进细胞分裂和组织形成。综上所述,利用自体细胞形成组织工程化软骨来治疗损伤或患病的关节软骨或重建体内软骨结构,在不久的将来会成为一种普遍应用的手段。

二、组织工程化人耳郭形态软骨的动物实验研究

全耳郭再造目前主要有下列两种方法:人工合成代用品和雕刻的自体肋软骨支架移植。人工合成代用品所用的硅橡胶和聚丙烯不受来源限制,由于是预先成形,因此不必在手术台上花很长时间进行塑形,它们有统一固定的形状。然而这种植入物同样具有其他人工合成代用品的缺点,如易感染,具有被排斥的危险、长期留置后的不稳定性及与宿主免疫系统之间的相互反应等。

最早由 Tanger(1959)提出,由 Brent(1992)逐渐完善的采用自体肋软骨雕刻移植进行全耳再造克服了人工代用品的缺点,是目前仍在沿用的全耳郭再造方法。Brent 进一步证实了自体组织移植物具有长期稳定性甚至可以长入体内这一观点。但雕刻肋软骨需要花费大量的手术时间,且精细结构不明显;切取肋软骨可导致供区损伤,有时所取肋软骨亦不能满足要求。

组织工程技术使按预先设计的形状形成软骨成为可能。Vacanti(1992)尝试在裸鼠体内形成人耳郭形态软骨,但其形态与人耳郭形态相差甚远。曹谊林(1997)第一次在裸鼠体内形成了具有精细三维结构和皮肤覆盖的人形耳郭软骨,此项成果获得全美整形外科协会颁发的最高荣誉奖——James Barrett Brown 奖。下面简要介绍曹谊林在裸鼠体内形成人耳郭形态软骨的基本方法。

1.聚合物支架预制 以人耳郭为模板,浇铸石膏耳模型。将厚 $100\mu m$,纤维直径 $15\mu m$ 的聚羟基乙酸在 1%(重量/体积)的聚乳酸二氯甲烷溶液中浸泡 2 分钟,然后取出按石膏耳模型塑成成人耳郭形状,置于 35mm 聚苯乙烯培养皿中待用。

2.软骨细胞分离 无菌条件下分离暴露新鲜牛(死亡 6 小时内)前腿的盂肱关节和肱尺关节的关节面。从每个关节的表面锐性刮取软骨碎片,按 Klagsbrum 所述方法,以Ⅱ型胶原酶(3mg/ml)在 37℃恒温震荡器内消化 12～18 小时后,经过滤、漂洗、计数制成细胞悬液,浓度浓缩为 5×10^7 个/ml,且活细胞数超过 85%。

3.细胞接种及移植 将 3ml 的软骨细胞悬液(细胞总数为 1.5×10^8 个)种到 PGA 支架上,以 5-溴脱氧尿核苷标记后,在 37℃培养箱中放置 4 小时使软骨细胞吸附到 PGA 纤维上,加入含 10%胎牛血清的 F-12 培养液(含抗坏血酸 5mg/ml、L-谷酰胺 292μg/ml、青霉素 100 单位/ml、链霉素 100μg/ml),在 37℃5%CO₂ 培养箱中培养 1 周。培养液每 3 天更换一次。培养期间定期在倒置显微镜下观察软骨细胞的吸附及基质产生情况,并作扫描电镜检测(图 13-2,图 13-2～图 13-5 均摘自 Yilin Cao,Vacanti JP,Paige KT,et al. Transplantation of chondrocytes utilizing a polymer-cell construct to produce tissue-engineered cartilage in the shape of a human ear. Plast Reconstr Surg,1997,100:299)。

在全麻状态下,采用严格无菌技术将培养的软骨细胞-支架复合体埋置于裸鼠背部皮下,以与聚合物形态相似的硬模胶在皮肤外固定 4 周。4 周后去除硬模胶固定,在裸鼠背部已可见到人形耳郭形成。进一步的观察证实新形成的软骨能完全抵抗周围皮肤的压力和张力,已完全具有了正常耳软骨的功能。图 13-3 为 12 周时裸鼠背部形成的具有精细三维结构及皮肤覆盖的人形耳郭,图 13-4 为 12 周时剥去皮肤的组织工程化软骨,具有精细的人耳轮廓,其表面有软骨膜,提示可采用全厚皮片移植来覆盖新形成的软骨。组织学检查(图 13-5)证实为成熟的软骨组织,特殊染色证实了硫酸软骨素的存在。抗人的Ⅱ型胶原单克隆抗体免疫组织化学检测证实有Ⅱ型胶原存在。细胞标记物检测证明新形成的软骨由植入的细胞产生。

本实验的研究结果是比较初始的,有许多问题尚需进一步探讨。如应对新形成软骨的生物力学进行测定以评价其是否达到了正常耳郭软骨的生物力学要求;在细胞来源方面,本研究采用了只有一种细胞类型的关节软骨作为细胞来源,而耳软骨因含有成纤维细胞成分,在组织培养过程中有过度生长倾向,可能会抑制软骨的形成。这些问题的解决将为临床全耳郭再造开辟广阔的应用前景。

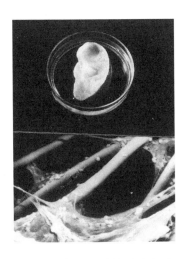

图 13-2　软骨细胞与聚合物支架体外培养示意图

上图:软骨细胞种植于人耳郭形态的聚合物支架上体外培养　下图:软骨细胞吸附在聚合物支架纤维上,有旺盛的基质分泌(扫描电镜)

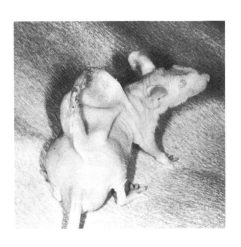

图 13-3　12 周时裸鼠背部形成的具有精细三维结构及皮肤覆盖的人形耳郭

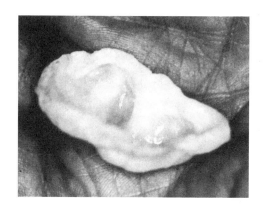

图 13-4　12 周时剥去皮肤的组织工程化软骨,具有精细的人耳轮廓

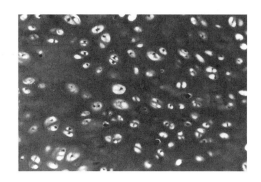

图 13-5　12 周时组织工程化软骨的组织学照片,示软骨细胞沉淀在嗜碱性基质中,周围有软骨囊形成(HE 染色,×320)

第四节　骨组织工程

关于骨缺损的治疗,目前主要有两种方法:一是使用有机或无机骨永久性地替代骨组织,如骨水泥可通过注射方式对不规则的骨缺损进行充填,采用金属材料制作的股骨头可对坏死的股骨头进行替换。这两种材料均能获得高强度的机械力学支持。当一种十分强硬的物质替代骨组织时,它会吸收骨组织原来所承担的日常活动时产生的应力,形成应力遮挡,使骨组织失去对骨缺损的再生反应,所以上述替代物邻近区域仍处于骨缺损状态。二是用骨组织重建骨缺损,包括自体和异体骨移植。它们可提供支架,使缺损邻近骨组织长入并产生新的细胞外基质,进行骨重塑。尽管上述方法得到了广泛的应用,但异体骨移植存在一定的危险性。未加工的异体骨可携带病毒,如肝炎病毒、艾滋病病毒,或可能遭受免疫排斥反应;加工后的骨组织虽已得到广泛应用,但加工后的骨组织失去了正常的骨诱导能力。自体骨移植受来源及产生新创伤的限制,但它有骨传导和骨诱导功能,有成骨细胞存在,且无传播疾病的危险。

组织工程学是近年兴起的一个新领域,其不受来源限制,不会传播疾病,不存在免疫排斥反应,为骨缺损的修复开辟了广阔的前景。目前对骨组织工程的研究主要集中在下列两个方面。

一是骨组织诱导。使用一种孔性可降解支架来充填缺损。这种支架具有骨诱导和骨传导能力,能引发成骨细胞及该区域其他细胞长入并吸附于支架上。细胞生长于支架中,且不会超出支架生长。随着基质堆积,骨组织逐渐形成,并重新塑形。由于其具有愈合和重塑的潜力,可使非有机组合的孔状物质随组织长入形成有机结构的骨组织。这类物质主要有生物陶瓷及聚延胡索酰丙烯。

二是细胞传输。骨传导支架上的自体成骨细胞或成骨母细胞,对于骨缺损的愈合具有重要的功能。成骨细胞移植有助于骨组织长入和细胞外基质形成。移植细胞能释放广谱生长因子促进骨诱导和骨再生。所以细胞传输在具有骨移植优点的同时,避免了供体来源受限、供体部位损伤及免疫排斥反应。多聚α羟化酯对于骨移植来说是一个很有前途的细胞传输物质。其他具有传输细胞功能的物质有 PLA、PGA 及 PLGA。

Vacanti(1993)将牛骨膜细胞种于 PGA 无纺网内形成细胞-支架复合物种入裸鼠皮下形成了新的骨组织。细胞-支架复合物体外培养期间,培养液上清液免疫组化染色骨特有蛋白骨钙素阳性,说明有功能成骨细胞的存在。细胞-支架复合物体内回植,于不同时间取材进行大体及组织学观察,早期标本中可见到软骨组织,但其中有点状血管侵入,以后逐渐形成成熟规则的骨组织。10 周后标本具有骨的形态,其中有明显血管增殖、区域性的软骨膜内骨化、小的软骨岛及骨髓细胞成分。

Kim(1994)采用软骨细胞-PGA 复合物和成骨细胞-PGA 复合物修复裸鼠颅骨 2cm×2cm 大小的缺损获得成功。实验证明 9 周、12 周后,以软骨细胞-PGA 充填的骨缺损内为软骨组织,以骨膜细胞-聚合物充填的骨缺损已被新的、规整的骨组织修复,而单纯聚合物充填和未作任何充填的缺损均未修复。

曹谊林(1995)将体外培养的牛骨膜细胞-PGA 复合物种于裸大鼠右侧隐动、静脉血管束周围,6 周时肉眼及组织学观察形成的组织主要由软骨构成,其中有些骨样小岛,随着时间延长、血管侵入,骨样组织逐渐形成带有血管蒂的有规则骨小梁的骨组织,表面有丰富的毛细血管出血。经带血管蒂移植该骨能成活,并可修复骨缺损。Freed(1993)有选择地将软骨细胞或骨膜细胞(成骨细胞)种于聚合物上,或将种有软骨细胞和骨膜细胞的聚合物缝在一起形成了骨和软骨复合结构。早期的标本显示只有软骨形成,随着时间延长,肉眼和组织学证实有新的骨和软骨形成。骨组织主要存在于种有骨膜细胞的聚合物一侧,而种植软骨细胞的一侧无骨组织形成,只有软骨组织形成,在骨和软骨之间形成了明显的界面。这个实验说明,骨膜细胞或成骨细胞种到体内后先形成与软骨类似的组织,最后通过软骨内骨化方式成为成熟骨组织,而软骨细胞以类似方式形成成熟的软骨组织(Asselmerer,1993)。

今后骨组织工程的研究主要是将不同学者的研究方法结合起来,如使用生物力学特性较好的新的可降解聚合物支架(Yaszemski,1995);在体外以生长因子或生物反应器的作用促进或刺激细胞生长及组织形成(Wākitani,1993)。通过技术的不断完善,将开始着手于组织工程化骨和软骨对人类不同方面的临床应用研究。

第五节 其他组织和器官的组织工程

一、肌腱组织工程

肌腱移植是临床上常用的一项技术。但自体肌腱来源有限,且通过爬行置换的过程而形成,已非原来的肌腱。异体肌腱也有应用,但存在排异和感染的可能。在 20 世纪 70～80 年代,各种人工代用品已被试用,如应用碳纤维作为支架,它在体内最终被纤维组织替换,而发挥肌腱或韧带功能,但碳分子并不消失,甚至 8 年后仍可出现于局部淋巴结中,故现已停止使用。近年来,由 Dacron 诱导生成的纤维组织十分近似瘢痕或肉芽组织,但可引起炎性或异物反应。胶原性肌腱代用品亦被试用过,但已证明它可被受体纤维母细胞侵入而导致吸收。因此应用组织工程技术再生肌腱目前已成为研究目标之一。曹谊林(1994)首次报道了以肌腱细胞与 PGA 复合培养,成功地形成与自身肌腱相似的组织工程化肌腱组织。他将新生小牛肌腱组织经胶原酶消化后分离出肌腱细胞在体外接种到聚羟基乙酸支架上,体外培养 1 周后种到裸鼠皮下。10 周后取材进行大体及组织学观察,种有肌腱细胞的聚合物形成了与正常肌腱相似的肌腱组织〔图 13-6,图 13-6 和彩照 1 均摘自 Cao Y,Vacanti CA,Paige KT,et al. Generation of neo-tendon using synthetic polymers seeded with tenocytes. Trans Pro,1994,26(6):3391〕,而未种有肌腱细胞的聚合物无肌腱形成。其胶原纤维排列方式与种植时聚合物置放位置无关。10 周后所有新形成肌腱组织的胶原纤维均呈平行排列(彩照 1)。对新形成肌腱的生物力学测定表明,8 周时其抗张强度已达正常肌腱的 30%。对组织工程化肌腱的长期生物力学特性观察尚有待于进一步研究。

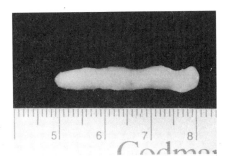

图 13-6　10 周时形成的组织工程化肌腱大体观,与正常肌腱基本相同

二、周围神经组织工程

研究表明,周围神经横断损伤后能够再生。临床上将横断神经以显微外科技术端端缝合,能修复神经。当神经损伤造成的缺损太大时则难以愈合。以自体神经移植物桥接,有助于修复,但取材有限。在动物模型上,以合成或天然的(如胶原、硫酸软骨素)多聚物制成神经导向物可以促进神经再生,并且能够保护再生的神经不受渗透的瘢痕组织的影响,引导新生轴突向目标端生长。将雪旺细胞接种于多聚物膜上,形成神经再生室,更有助于神经缺损的修复。

第六节　基因治疗的手段和方法

现代分子生物学的进展使我们能够在分子水平阐明许多遗传性疾病和获得性疾病的发病机制,也使我们更加希望能从修正基因的角度来治疗疾病。从广义上讲,基因治疗(genetherapy)即为将基因转入细胞内以治疗疾病或防止疾病的发生。传统的治疗方法一般是针对疾病的某一过程,如炎症或功能异常来进行治疗;基因治疗则是直接针对致病基因的异常表达或某一基因的缺失,从而达到防治疾病的目的。

基因治疗作为一个飞速发展的治疗手段,1985 年,全世界引用基因治疗的文献仅 11 篇;1990~1995 年,全世界发表有关基因治疗的文章达 7 000 篇;到 1996 年 7 月,美国国立卫生院和食物药品管理局共批准 149 项临床基因治疗计划。随着基因治疗的发展,这一手段也将逐步被应用于整形外科领域。

一、基因治疗的手段

基因治疗是通过将治疗基因转入细胞内来实施的。其目的是诱导细胞合成转入基因所指导的蛋白质。现将转基因的手段简述如下。

(一)重组病毒载体引导的基因转入

由于病毒能有效地将自身的核酸转入宿主细胞内,因而是非常好的转基因载体。已有一系列病毒被用作转基因载体。最常用的病毒包括反转入病毒、腺病毒、副腺病毒、牛痘病毒和单纯疱疹病毒。组建重组病毒载体的原则是把用于基因治疗的特殊基因替换病毒的致病基因。例如,将病毒中导致病理变化的基因和病毒复制基因去除,而把指导某一蛋白合成的基因放入到病毒中。当重组病毒进入细胞后,失去了致病和自身复制的能力,其所携带的基因就能指导这些细胞合成所需的蛋白质,从而达到基因治疗的目的。

采用重组病毒作为转基因载体的优点是转基因的效率非常高。在建立转基因细胞株时,效率可接近100%。反转入病毒所导入的基因可以嵌入到细胞的染色体内,使之成为细胞整组遗传基因的一部分,从而达到长期表达转入基因的目的。重组病毒载体的缺点是制作过程复杂,需要做一系列的安全检测,以确保其非致病性。另一问题是在病毒载体的生产过程中,有些载体病毒可通过 DNA 的重组而重新获得致病能力。例如,单纯疱疹病毒载体虽然不能自身复制,有时却仍然具有毒性作用。另外,由于反转入病毒能随机嵌入细胞染色体内,因而也存在细胞基因突变的可能性和潜在的致癌性。由疫苗注射而产生的免疫性使得某些病毒载体的使用受到限制,如牛痘病毒。虽然病毒载体有不足之处,但它们仍是转基因的有效手段。如反转入病毒载体和腺病毒载体已被成功地用于皮肤表皮细胞和纤维细胞的基因转入。有关各种病毒载体优缺点的比较详见表 13-1。

表 13-1　各种病毒载体优缺点的比较

病毒载体	优　点	缺　点
反转入病毒	转基因效率高,能将携带的基因稳定地嵌入细胞染色体内,能用于多种细胞的基因转入,临床应用较为安全	仅适用于高度分裂细胞的基因转入,能诱发宿主细胞的基因突变,转入的基因不得大于 7 000 个碱基对,载体病毒有可能恢复致病能力
腺病毒	转基因效率高,体内基因表达率高,能用于多种细胞的基因转入,不会导致宿主细胞基因突变,能将基因转入低度分裂的细胞	可引起宿主的免疫反应,基因不能嵌入细胞的染色体内,基因表达期短暂,转入的基因不得大于 7 000 个碱基对,载体病毒有可能恢复致病能力
副腺病毒	基因转入不依赖细胞分裂,体内基因表达率高,能用于多种细胞的基因转入,不引起宿主的免疫反应	转基因效率低,载体生产困难,病毒有可能恢复致病能力,转入的基因不得大于 5 000 个碱基对

（二）化学试剂引导的基因转入

用于基因导入的常用化学试剂包括微脂粒和磷酸钙等。该法的特点是将所需转入的基因放到具有表达功能的非病毒性载体中。这种载体称作质粒(plasmid)。当质粒与微脂粒混合后会形成一复合体并被细胞吞噬从而达到转基因的目的。磷酸钙则能使细胞膜的通道短暂开放,以便质粒进入细胞内。化学试剂引导的基因转入的优点是没有明显的副作用,操作简单,特别适用于体外的基因转入。这类手段的缺点是效率较低,较难维持长期的基因表达。随着技术的不断改进,如采用具有自身复制功能的质粒等,这类手段将会得到更广泛的运用。

（三）电击引导的基因转入

当细胞被电击后,细胞膜会暂时呈多孔状。此时若将细胞放在含质粒 DNA 的培养液中,质粒可进入细胞内,并且其所含的基因能得到表达。此法多用于体外悬浮细胞的基因转入。

（四）DNA 直接注入法

已经发现将 DNA 直接注入不同的组织中,其所含的基因可在肌肉、心脏、肝脏、大脑、皮肤及其他器官中得到表达。其中肌内注射的效果最佳。与其他方法相比,虽然直接注射的基因表达率较低,但注入肌肉内的 DNA 能维持较长时间的基因表达,故仍为体内转基因的一个良好手段。据发现,肌肉内直接注射 DNA 疫苗能有效地诱导特异的体液和细胞免疫力,表明注入肌肉内的基因能较好地指导蛋白质的合成。

（五）DNA 颗粒射入法

此法最早用于植物的基因转入,现已被用于多种哺乳类细胞的体外或体内的基因转入。其原理是将 DNA 涂在金微颗粒($1\sim5\mu m$)的外面,然后用高速发射的装置(又称基因枪)将 DNA 金微颗粒射入细胞或组织内。DNA 通常为带有治疗基因的质粒。采用金作为 DNA 的载体颗粒是因为金具有高密度、化学性质稳定和无毒性等特性。DNA 颗粒射入的深度可自由调节。一般皮肤的射入深度为 $50\sim100\mu m$,而肝脏的射入深度则可达 $500\mu m$。DNA 颗粒射入法被用于多种细胞体外或体内的基因转入,是基因治疗的一种良好手段。此法使用得当则很少产生副作用。其唯一潜在的不良因素是留在体内的金颗粒。如果 DNA 颗粒射入的组织为皮肤的表层,则射入的金微颗粒最终会因表皮细胞的再生而被排出体外。若射入的组织为内脏器官,则金微颗粒可长期置留在组织内,其副作用尚需调查。

二、基因治疗的方法

基因治疗的方法可分为经体外疗法和不经体外疗法两种。

(一)经体外的基因治疗

经体外的基因治疗(ex vivo genetherapy)过程包括从患者身上获取组织,在体外作细胞培养并将治疗基因转入培养的细胞内,最后将获得基因的细胞送回患者体内(图13-7)。经体外的治疗方法最适用于获取组织方便的治疗方案。

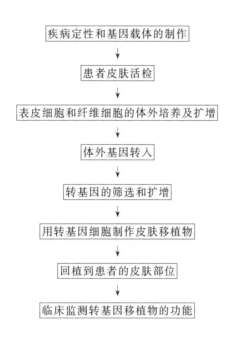

图 13-7 经体外的基因治疗(以皮肤作为靶器官为例)

皮肤因取材方便,所以是经体外基因治疗的理想器官。由于转基因的过程是在体外进行的,因此能够采用最有效的转基因手段,并能对转基因后的细胞进行筛选,从而确保回输的细胞都能表达被转入的基因。基于此优点,经体外疗法具有较高的疗效。

用于经体外疗法的常用转基因手段包括病毒载体、化学试剂引导、电击及 DNA 颗粒射入等。

(二)不经体外的基因治疗

不经体外的基因治疗(in vivo genetherapy)与经体外治疗的显著不同点是将基因直接送入患者的组织中(图13-8)。该疗法的主要缺点是基因表达期相对短暂,转基因效率低。相对于经体外疗法而言,不经体外疗法虽不十分成熟,但仍能用于皮肤、肌肉或其他组织疾病的治疗。

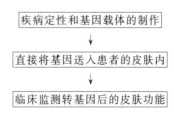

图 13-8 不经体外的基因治疗

用于不经体外疗法的常用转基因手段包括组织内直接注射质粒 DNA、重组病毒载体、DNA 颗粒射入和微脂粒毛囊渗透等。

第七节 整形外科领域的基因治疗

基础科学研究手段的不断发展使得我们能够深刻了解与整形外科领域有关的一些生物学现象,诸如创伤愈合过程、神经和肌肉的再生过程,以及血管吻合口血栓形成机制等。整形外科领域的研究也将着重于促进伤口愈合和伤口的无瘢痕愈合,促进外周神经的再生和修复,预防失神经支配的肌肉萎缩,防止血管吻合口血栓形成,以及运用组织工程修复组织缺损和促进皮瓣血液循环的建立等。基因治疗作为一种有效的治疗工具,将在上述领域里发挥重要作用。本节仅列举一些应用以说明其重要性。

一、基因治疗在创伤愈合中的应用

创伤愈合是指组织对创伤的反应和修复过程。在这一修复过程中,生长因子起着重要作用。这些作用包括:①引导嗜中性细胞和巨噬细胞进入受创区域以清除坏死细胞和病菌;②促使纤维细胞和表皮细胞的增殖;③增进其他生长因子的合成;④肉芽形成;⑤促进细胞外间质分子的合成和堆积;⑥瘢痕形成。

参与创伤愈合的主要生长因子包括源于血小板的生长因子(PDGF)、组织转化生长因子(TGF-beta)、表皮生长因子(EGF)、角质细胞生长因子(KGF)、胰岛素生长因子-1(IGF-1)和碱性纤维细胞生长因子(bFGF)等。生长因子的作用复杂,既可以促进伤口的愈合,又可导致不良的愈合结果如瘢痕增生。比如,bFGF能加速猪的供皮创面的愈合。联合使用PDGF、TGF-beta和EGF能促进伤口的胶原沉积和愈合。PDGF与TGF-beta或bFGF合用能使患糖尿病鼠的伤口得到愈合。相反,创面局部TGF-beta过量及持续的存在会导致瘢痕形成和收缩。正确运用基因治疗手段,既可促进伤口的愈合,也可防止不良的伤口愈合。

Vogt等用反转入病毒载体将beta-半乳糖苷酶基因转入猪的表皮细胞内,然后再将这些表皮细胞撒在猪的全厚层皮肤供皮区创面。4周后,皮肤活检显示转基因细胞存活良好并能表达beta-半乳糖苷酶。与此同时,他们也将人类生长激素基因转入猪表皮细胞内并将细胞放回创面,结果表明置有转基因细胞的创面比无转基因细胞的创面愈合更快。Andree等则将带有人类EGF基因的质粒DNA-金颗粒用基因枪直接射入猪的断层皮肤供区创面,基因治疗后创面渗液内所含的EGF是对照组的190倍,且创面的愈合速度明显加快。

近来的研究表明,一氧化氮在正常的伤口愈合中起着重要作用。如果一氧化氮合成酶(iNOS)的功能受到抑制,则会导致某些慢性伤口的不愈合。若去除老鼠的iNOS基因,其伤口的愈合时间较正常鼠约延长1/3。用含有iNOS基因的腺病毒载体处理伤口后,伤口愈合时间恢复正常。

如何防治伤口的病理愈合(如瘢痕增生)将是另外一个重要的研究领域。胎儿伤口无瘢痕愈合的研究表明,TGF-beta是导致成人伤口瘢痕形成的一个重要因素。基因治疗手段将可用于伤口局部抑制TGF-beta的产生或阻断TGF-beta的作用,以达到减缓瘢痕增生的目的。

二、基因治疗在防治血管吻合口血栓形成中的应用

如何有效地防治微血管吻合口血栓形成仍是整形外科研究的一个重要课题。传统的治疗方法主要是全身应用抗凝药物,如肝素,或溶血栓药物,如组织纤维蛋白溶酶原激活体(tissue plasminogen activator,t-PA)、链球菌激酶等。然而,全身使用这些药物会产生明显的副作用,如脑血管意外、出血倾向等。理想的治疗方法应该是在血管吻合口局部持续释放溶栓或抗凝物质。采用基因治疗手段可以达到这样的目的。其基本方法为:将带有溶栓酶或抗凝蛋白基因的载体DNA转入吻合口附近的血管内皮细胞内,这些内皮细胞将在吻合口局部不断少量地释放抗凝或溶栓物质,以达到防治血栓形成的目的。

抗凝基因治疗的方法可分为经体外和不经体外两种。常用的经体外疗法大多是在体外培养血管内皮细胞并将基因转入细胞内,经过筛选和扩增后再种植到体内的血管内壁。该方法的缺点是在回植的过程中比较容易损伤血管内壁,而造成继发性的血栓形成。用于不经体外疗法的转基因载体包括微脂粒、反转入病毒载体及腺病毒载体等。虽然包含DNA的微脂粒能转移至血管内皮深层,但其转基因的效率相对低下且表达期

较短。虽有报道反转入病毒载体能将抗凝基因转入内皮细胞并得到表达,但原则上反转入病毒载体对低度分裂的细胞如内皮细胞的转基因效率较低。腺病毒载体则能有效地将基因转入内皮细胞内并得到表达,故是首选的载体。

Shenaq 等建立了一种微血管吻合口血栓形成模型。其方法是在作吻合时,其中一针作反向缝合,并将线结留置在管腔内,开放血管夹后 10～15 分钟即可形成吻合口血栓。运用该模型,他们将带有 t-PA 基因的腺病毒感染吻合口局部的血管内皮细胞,并发现其吻合口的栓塞明显低于对照组。随着这一领域研究的不断完善,抗栓塞基因治疗将会被用于临床。可用于抗凝或溶栓治疗的基因包括 t-PA、iNOS、凝血酶抑制剂、血栓调节素、水蛭素和抗凝血酶等。

三、基因治疗在神经和肌肉再生中的应用

外周神经在受到损伤之后能通过再生来修复其功能。显微外科技术的发展也有效地促进了神经功能的恢复。然而外周神经的自然再生速率相对较低。如果在肢体高位的外周神经被损伤后,受该神经支配的远端肌肉的功能(如手内肌的功能)丧失,将很难避免。因此,如何加速神经的再生速率,并有效地防止肌肉失神经支配后的萎缩将是一个重要的研究课题。

神经科学的研究表明,神经生长因子在神经的修复过程中起着重要作用。神经受损之后,Schwann 细胞、脊髓内及脊髓背根神经节(DRG)的神经元细胞均能增加神经生长因子及其受体的合成。研究发现,神经损伤局部释放的神经因子能逆行递到 DRG 的神经元,以促进神经的再生和修复。基于这一现象,运用基因治疗手段能在神经损伤部位合成并持续释放大量的神经生长因子,因而能有效地促进神经的再生和肌肉功能的恢复。

可能参与神经再生和功能调节的生长因子包括神经营养因子家族和睫状神经生长因子(ciliary neurotrophic factor,CNTF)等。神经营养因子家族包括神经生长因子(NGF)、源于大脑的神经因子(BDNF),以及神经营养因子 NT-3、NT-4/5、NT-6 和最新发现的成员 NT-7。这些因子的氨基酸顺序具有一定的相似性,但它们又有各自的独特功能。

NGF 是最早发现的神经营养因子,它的受体包括 p75 和 trkA。p75 在神经营养因子的逆行传递中起着重要作用。神经损伤后,Schwann 细胞及纤维细胞合成并释放 NGF。释放 NGF 能促进其受体的表达。NGF 在受损的神经末端与其受体结合后被内吞,并逆行到相应的神经元。由于 NGF 能促进神经轴索的生长,因而可用于神经再生的基因治疗。

BDNF 的氨基酸顺序约 50% 与 NGF 相同。与 NGF 相似,BDNF 也可由 Schwann 细胞产生并逆行传递至 DRG 神经元。BDNF 是感觉和运动神经元的重要营养因子,局部使用 BDNF 可减缓外周神经损伤后的退行性变化。其他神经营养因子也能影响神经的再生,其作用机制尚在研究之中。

CNTF 能影响中枢和周围神经系统许多细胞的功能。CNTF 能诱导体外培养的交感神经元表达神经多肽及促进受损神经元的恢复。坐骨神经受损后,储存在 Schwann 细胞内的 CNTF 可以释放并逆行至神经元参与神经修复过程。与其他神经生长因子不同的是:CNTF 不仅参与神经的修复,也参与肌肉的再生。研究发现,神经损伤后,CNTF 大量释放到损伤部位,与此同时,失神经支配的骨骼肌内的 CNTF 受体的表达明显增加,表明 CNTF 是一种源于神经组织的肌肉再生因子。将 CNTF 注入失神经支配的肌肉内能导致 CNTF 受体的磷酸化和其他基因的表达,并减缓肌肉的萎缩进程。

神经再生的基因治疗尚处于实验研究阶段。其基本原则是增加神经损伤局部神经生长因子的含量,以加速神经的再生和修复。Blesch 等将鼠的脊髓作双侧的半横切术。1～3 个月后,他们在脊髓的一侧放置已转入 NGF 基因的纤维细胞,另一侧则放置未转基因的纤维细胞。3～5 个月后,放置转基因细胞一侧脊髓的轴索生长状况明显优于另一侧,充分说明基因治疗在神经的再生和修复领域具有很大的潜在价值。Tuszynski 等则将带有 NGF 基因的 Schwann 细胞植入鼠损伤的脊髓,并发现能促进轴索生长和髓鞘的形成。相信这些方法也同样适用于周围神经修复的研究。除了 NGF 之外,其他因子如 BDNF 和 CNTF 等也能有效地促进神经的再生。基因治疗过程中,联合使用不同的生长因子,将会取得更好的疗效。

如何防治失神经支配后的肌肉萎缩是神经修复的另一个重要研究课题。由于骨骼肌在失去神经支配后

能大量表达 CNTF 受体,且实验发现 CNTF 能减缓肌肉萎缩的过程,因此 CNTF 将成为良好的候选治疗基因。在基因治疗的各种靶器官中,肌肉组织具有其特殊的优越性。DNA 注入肌肉组织后能维持基因表达长达 19 个月;重组病毒载体,如腺病毒载体,在肌肉组织中也具有良好的转基因效果。把带有 CNTF 基因的载体直接注入失神经支配的骨骼肌内,将有可能延缓肌肉的退行性变。把转基因后的骨髓干细胞或纤维细胞注入肌肉组织并诱导其分化为肌细胞,将成为促进肌肉再生的另一有效手段。

(曹谊林、刘彦春、刘伟)

参考文献

〔1〕 Adzick NS, Lorenz HP. Cells, matrix, growth factors, and the surgeon: the biology of scareless fetal wound repair. Annals of surgery, 1994, 220: 10～18

〔2〕 Andree C, Swain W, Page CP, et al. In vivo transfer and expression of a human epidermal growth factor gene accelerates wound repair. Proc Natl Acad Sci USA, 1994, 91: 12188～12192

〔3〕 Asselmeier MA, Caspari RB, Bottenfield. A review of allograft processing and sterilization techniques and their role in transmission of human immunodeficiency virus. Am J Sports Med, 1993, 21: 170～175

〔4〕 Blesch A, Tuszynski MH. Robust growth of chronically injured spinal cord axons induced by grafts of genetically modified NGF-secreting cells. Exp Neuro, 1997, 148: 444～452

〔5〕 Brent B. Auricular repair with antogenous rib cartilage grafts: two decades of experience with 600 cases. Plast Reconstr Surg, 1992, 90: 355

〔6〕 Brittberg M, Lindahl A, Nilsson A, et al. Treatment of deep cartilage defects in the knee with autologous chondrocyte transplantation. NEJM 1994, 331: 889～895

〔7〕 Brown RL, Breeden MP, Greenhalgh DG. PDGF and TGF-alpha act synergistically to improve wound healing in the genetically diabetic mouse. J Surg, 1994, Res 56: 562～570

〔8〕 Cao Y, Vacanti JP, Paige KT, et al. Generation of neo-tendon using synthetic polymers seeded with tenocytes. Trans Pro, 1994, 26(6): 3390～3392

〔9〕 Cao YL, Paige K, Vacanti JP, et al. Bone reconstruction with tissue engineered vascularized bone. America Association of Plastic Surgeons(AAPS) 1995 meeting, La Jolla, CA, April 30～May 3, 1995

〔10〕 Cao YL, Vacanti JP, Paige KT, et al. Transplantation of chondrocytes utilizing a polymer-cell construct to produce tissue-engineered cartilage in the shape of a human ear. Plast Reconstr Surg, 1997, 100: 297～302

〔11〕 Cass DL, Meuli M, Adzick NS. Scar wars: implications of fetal wound healing for the pediatric burn patient. Pediatr Surg Int, 1997, 12: 484～489

〔12〕 Clark RFA. The molecular and cellular biology of wound repair. Plenum Press, 1996

〔13〕 Contard P, Bartel RL, Jacobs L, et al. Culturing keratinocytes and fibroblasts in a three dimensional mesh results in epidermal differentiation and formation of a basal lamina anchoring zone. J Invest Dermatol, 1993, 100: 35～39

〔14〕 Curtis R, Adryan KM, Zhu Y. Retrograde axonal transport of ciliary neurotrophic factor is increased by peripheral nerve injury. Nature, 1993, 365: 253～255

〔15〕 Dichek DA, Lee SW, Nguyen NH. Characterization of recombinant plasminogen activator production by primate endothelial cells transduced with retroviral vectors. Blood, 1994, 84: 504～516

〔16〕 Distefano PS, Friedman B, Radziejewski C. The neurotrophins BDNF, NT-3, and NGF display distinct patterns of retrograde axonaltransport in peripheral and central neurons. Neurons, 1992, 8: 983～993

〔17〕 Fenjves E. Approaches to gene transfer in keratinocytes. J Inves Dermatol, 1994, 103: 70～75

〔18〕 Ferrari G, Cusella D, Angelis G, et al. Muscle regeneration by bone marrow-derived myogenic progenitors. Science, 1998, 279: 1528～1530

〔19〕 Freed LE, Vunjak-Novakovic G, Langer R. Cultivation of cell-polymer cartilage implants in bioreactors. J Cell Biochem, 1993, 51:257～264

〔20〕 Freidman M, Byers SO. Employment of polyethylene tubing for production of intra-arterial thrombin in rabbits and rats. Proc Soc Exp Bio Med, 1961, 106:796～799

〔21〕 Gold BG, Mobley WC, Matheson SF. Regulation of axonal caliber, neurofilament content, and nuclear localization in mature sensory neurons by nerve growth factor. J Nuerosci, 1991, 11:943～955

〔22〕 Grande DA, Pitman ML, Peterson L, et al. The repair of experimentally produced defects in rabbit articular cartilage by autologous chondrocyte transplantation. J Orthop Res, 1989, 7(2):208

〔23〕 Grande DA, Southland SS, Manji R, et al. Repair of articular cartilage defects using mesenchymal stem cells. Tissue Engin, 1995, 1:345～354

〔24〕 Hansbrough JF, Cooper ML, Cohen R, et al. Evaluation of a biodegradable matrix containing cultured human fibroblasts as a dermal replacement beneath meshed skin grafts on athymic mice. Surgery, 1992, 4:438～446

〔25〕 Hebda PA, Klingbeil CK, Abraham T. Basic FGF stimulation of epidermal wound healing in pigs. J Invest Dermatol, 1990, 95:625～631

〔26〕 Helgren ME, Squinto SP, Davis HL. Trophic effect of ciliary neurotrophic factor on denervated skeletal muscle. Cell, 1994, 76:493～504

〔27〕 Ilag LL, Curtis R, Glass D, et al. Pan-neurotrophin 1:A genetically engineered neurotrophic factor displaying multiple specificities in peripheral neurons in vitro and in vivo. Proc Natl Acad Sci USA, 1996, 92:607～611

〔28〕 Ip NY, Wiegand SJ, Morse J, et al. Injury-induced regulation of ciliary neurotrophic factor mRNA in the adult rat brain. Eur J Neurol, 1993, 5:25～33

〔29〕 Jiang CK, Connolly D, Blumenberg M. Comparison of methods for transfection of human epidermal keratinocytes. J Invest Dermatol, 1991, 97:969～973

〔30〕 Johnson EM, Yip HK. Central nervous system and peripheral nerve growth factor provide trophic support critical to mature sensory neuronal survival. Nature, 1985, 314:751～752

〔31〕 Johnson P, Miyanohara A, Levine F. Cytotoxicity of a replication-defective mutant of a herpes simplex virus type 1. J Virol, 1992, 66:2952～2965

〔32〕 Khavari PA, Krueger GG. Cutaneous gene therapy. Advances in clinical research, 1997, 15:27～35

〔33〕 Krysan PJ, Smith JG, Calos MP. Autonomous replication in human cells of multimers of specific human and bacteria DNA sequences. Mol Cell Biol, 1993, 13:2688～2696

〔34〕 Lai KO, Fu WY, Ip FCF, et al. Cloning and expression of a novel neurotrophin, NT-7, from carp. Mol Cell Neurosci, 1998, 11:64～76

〔35〕 Lattanzi L, Salvatori G, Coletta M, et al. High efficiency myogenic conversion of human fibroblasts by adenoviral vector-mediated Myod gene transfer. An alternative strategy for ex vivo gene therapy of primary myopathies. J Clin Invest, 1998, 101:2119～2128

〔36〕 Lawrence WT, Banes AJ. Plastic surgery research. Clinics in Plastic Surgery, 1996, 23:173～182

〔37〕 Ledley FD. Non viral genetherapy:The promise of genes as pharmaceutical products. Hum Gene Ther, 1995, 6:1129～1144

〔38〕 Lewin SL, Utley DS, Cheng ET, et al. Simultaneous treatment with BDNF and CNTF after peripheral nerve transection and repair enhances rate of functional recovery compared with BDNF treatment alone. Laryngoscope, 1997, 107:992～999

〔39〕 Li X, Cooley BC, Fowler JD, et al. Intravascular heparin protects muscle flaps from ischemia/reperfusion injury. Microsurg, 1995, 5:90～93

〔40〕 McLachlin JR, Cornetta K, Eglitis MA. Retroviral-mediated gene transfer. Prog Nucleic Acid Res Mol Biol, 1990, 38:91～135

〔41〕 Miura Y, Fitzsimmons JS, Commisso CN, et al. Enhancement of periosteal chondrogenesis in vitro:Dose response from transforming growth factor beta1(TGF-beta1). Clin Orthop Rel Res. 1994, 301:271~281

〔42〕 Nabel EG, Plautz G, Boyce FM. Recombinant gene expression in vivo within endothelial cells of the arterial wall. Science. 1989, 244:1342~1344

〔43〕 Paige KT, Cima LG, Yaremchuk MJ, et al. Injectable cartilage. Plast Reconstr Surg. 1995, 96:1390~1398

〔44〕 Pierce GF, Mustoe TA, Altrock BW. Role of platelet derived growth factor in wound healing. J Cell Biochem. 1991, 45:319~326

〔45〕 Plutz GE, Nabel EG, Nabel GJ. Liposome mediated gene transfer into vascular cells. J Liposome Res. 1993, 3:179~199

〔46〕 Puelacher WC, Kim SW, Vacanti JP. Tissue engineered growth of cartilage: The effect of varying the concentration of chondrocytes seeded onto synthetic polymer matrices. Oral Maxillofac Surg. 1994, 23:49~53

〔47〕 Puelacher WC, Mooney D, Langer R, et al. Design of nasoseptal cartilage replacements. Synthesized from biodegradable polymers and chondrocytes. Biomaterials. 1994, 15:774~778

〔48〕 Puelacher WC, Wisser J, Vacanti CA, et al. Temporomandibular joint disc replacement made by tissue-engineered growth of cartilage. J Oral Maxillofac Surg. 1994, 52:1172~1177

〔49〕 Reichel CA, Croll GH, Puckett CL. A comparison of irrigation solutions for microanastomoses. J Hand Surg. 1988, 13:33~36

〔50〕 Selden RF, Skoskiewicz MJ, Howie KB. Implantation of genetically engineered fibroblasts into mice: Implication for gene therapy. Science. 1987, 236:714~718

〔51〕 Shenaq SM, Rabinovsky ED. Gene therapy for plastic and reconstructive surgery. Clinics in plastic surgery. 1996, 23:157~171

〔52〕 Symes AJ, Rao MS, Lewis SE. Ciliary neurotrophic factor coordinately activates transcription of neuropeptide genes in a neuroblastema cell line. Proc Natl Acad Sci USA. 1993, 90:572~576

〔53〕 Teumer J, Lindahl A, Green H. Human growth hormone in the blood of athymic mice grafted with cultures of hormone-secreting human keratinocytes. FASEB J. 1990, 4:3245~3250

〔54〕 Thornton FJ, Schaffer MR, Witte MB, et al. Enhanced collagen accumulation following direct transfection of the inducible nitric oxide synthase gene in cutaneous wounds. Biochem Biophys Res Commun. 1998, 246:654~659

〔55〕 Tsai CL, Liu TK, Fu SL, et al. Preliminary study of cartilage repair with autologous periosteum and fibrin adhesive system. J Formasa Med Assoc. 1992, 91:239~245

〔56〕 Tuszynski MH, Weidner N, McCormack M, et al. Grafts of genetically modified Schwann cells to the spinal cord: Survival, axon growth, and myelination. Cell Transplant. 1988, 7:187~196

〔57〕 Vacanti CA, Kim WS, Mooney D. Tissue engineered composites of bone and cartilage using synthetic polymers seeded with two cell types. Orthopaed Trans. 1993, 18:276

〔58〕 Vacanti CA, Paige KT, Kim W, et al. Tracheal replacement using tissue engineered cartilage. J Pediatr Surg. 1994, 29(2):201

〔59〕 Vassalli G, Dichek DA. Gene therapy for arterial thrombosis. Cardiovascular Res. 1997, 35:459~469

〔60〕 Vogt PM, Thompson S, Andreem C, et al. Genetically modified keratinocytes transplanted to wounds reconstitute the epidermis. Proc Natl Acad Sci USA. 1994, 91:9307~9311

〔61〕 Willard JE, Landau C, Glamann DB. Genetic modification of the vessel wall, comparison of surgical and catheter-based techniques for delivery of recombinant adenovirus. Circulation. 1994, 89:2190~2197

〔62〕 Wolff JA, Malone RW, Williams P. Direct gene transfer into mouse muscle in vivo. Science. 1990, 247:1465~1468

〔63〕 Wolff JA, Ludtke JJ, Ascadi G. Long-term persistence of plasmid DNA and foreign gene expression in mouse muscle. Hum Mol Genet. 1992, 1:363~369

〔64〕 Yamasaki K, Edington HD, McClosky C, et al. Reversal of impaired wound repair in iNOS-deficient mice by topical adenoviral-mediated iNOS gene transfer. J of Clin Investi. 1998, 101:967~971

〔65〕 Yang NS, Burkholder J, Roberts B. In vivo and in vitro gene transfer to mammalian somatic cells by particle bombardment. Proc Natl Acad Sci USA. 1990. 87:9568~9572

[66] Yankauckas MA. Morrow JE. Parker SE. Long-term anti-nucleoprotein cellular and humoral immunity is induced by intramuscular injection of plasmid DNA containing NP gene. DNA Cell Biol. 1993. 12:771~776

[67] Yin Q. Kemp GJ. Frostick SP. Neurotrophins. neurones and peripheral nerve regeneration. J Hand Surg. 1988. 23: 433~437

[68] Zimber MP. Tong B. Dunkelman N. et al. TGF-beta promotes the growth of bovine chondrocytes in monolayer culture and the formation of cartilage tissue in three dimensional scaffolds. Tissue Engin. 1995. 1:289~300

第十四章　骨内种植体在颅颌面整形外科的应用

第一节　概述

一、历史

早在 19 世纪,骨内种植技术已开始尝试应用于替代功能丧失的天然牙齿,但是真正应用骨内种植体固位修复技术进行颅颌面缺损、畸形修复与重建的历史并非久远。现代颅颌面外科种植学,是在种植义齿及其牙种植技术基础之上扩展应用于颅颌面缺损修复的一门新兴医学工程。长期以来,诸如颌骨、眼、耳、鼻、眶等颅颌面缺损、缺失的修复与再造,一般是通过采用组织瓣、骨、软骨的移植,或应用修复假体(赝复体),通过粘膜或皮肤负压吸合、胶粘剂粘合、软硬组织倒凹等方法进行塑形固位来完成的。不少患者因缺乏上述固位条件,而成为临床上的困难病例。尽管采用的补救方法有从力学及解剖因素方面考虑的眼睛式、眼镜框架式固位体或应用各种粘合剂等,但其功能、外形及固位效果均不甚理想(图 14-1)。近十余年来,随着新型材料、生物力学、生物技术,以及细胞、分子水平的基础与临床研究的推动,牙种植体及其相应种植系统的研制开发和种植义齿的临床研究,特别是自引进牙种植体作为颜面赝复体的固位装置之后,颅颌面重建的概念发生了巨大变化,以恢复功能与形态为目的的颅面整形重建外科领域在其基础与临床方面获得了重大进展。

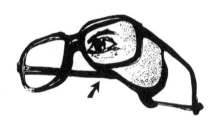

图 14-1　传统眼镜框架式固位赝复体

颅颌面种植的生物学基础是骨内种植。真正的骨内种植开始于 19 世纪。这个时期,种植治疗已屡有报告,种植材料与种类也大大增加,如金、银、瓷、象牙、贝壳等。据报告,种植成功时间有长达 8 年之久者。由于生物材料学的进展,特别是 Venable 等人发明的 Vitallium(钴铬铜合金的商品名),使得以骨内种植为基础的种植义齿有了较良好的物质保障。

现代骨内种植的理论基础与 40 年前瑞典 Brånemark 和 Albrektsson 所领导的哥德堡小组的研究工作是分不开的。Brånemark 是解剖学家,他在研究骨髓腔内微循环的动物实验中,意外地发现金属钛制成的套筒与兔子胫骨结合异常牢固的现象,从这个发现入手,自 1952 年开始,潜心研究了十余年,证实了:①金属钛具有良好的生物相容性;②金属钛能与骨组织形成紧密、牢固的结合;③骨坏死的临界温度是 47℃;④种植体植入骨内后,需要 3～6 个月的愈合期;⑤修复后的护理直接影响到种植治疗的成败。

近年来,由于倍受牙种植与种植义齿成功的鼓舞,研究延伸向颌面赝复,如义颌、义耳、义眼、义鼻的支持固位,以及耳助听器一类微型医疗装置的固位等方面的试用与尝试。以骨内种植体为固位基础的颅颌面缺损修复方法与技术越来越受到颅面整形重建外科医师的重视。

1977 年,Brånemark 与其同事最早开始于口外穿皮式种植体的临床研究,设计出一种结构特殊的凸缘种植体作为口内钛种植体的改进型,然后将这种特殊设计的骨结合式种植体植入颅面骨内作为义耳或耳助听器的固位器。自此开创了种植体的另一全新的应用领域,即利用骨内种植体,为各类赝复体、耳助听器等提供一种具有足够强度和长期稳定性的固位装置(图 14-2)。20 年来,相继有不少学者应用 Brånemark 种植系统提供的 BAHA(bone anchored hearing aid)种植体技术进行耳助听器及其颜面赝复体的基础和临床研究。其长期稳定性的良好结果令人鼓舞。

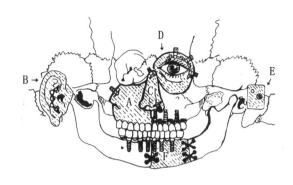

图 14-2 种植支持固位赝复体在颅颌面的应用
A. 义颌 B. 义耳 C. 义鼻 D. 义眼 E. 耳助听器 F. 移植骨种植义齿

二、适应证

符合解剖学原则及力学原理的赝复体依靠其骨内种植体的良好固位,或结合磁性固位体等方法的种植修复重建技术,适用于各类缺损、畸形的形态与功能恢复。临床上包括先天性因素、发育性因素,以及手术性、外伤性或感染性等后天性因素所致的外耳、鼻、颌骨或眼眶缺损、缺失畸形者。

目前,尽管许多颅颌面缺损、畸形可以单独应用整形外科、口腔颌面外科、显微外科等技术方法进行修复重建,例如游离或吻合血管植骨、皮瓣移植、植皮或皮管转移等,但在某些情况下,如缺损范围较大而复杂,单独应用上述方法难以达到良好的修复效果,患者因体弱不能承受较大或多次手术者,缺损区放射治疗后或既往生物组织修复重建失败者,或患者对手术有恐惧心理者,均可采用种植赝复体重建修复(表 14-1)。骨内种植体也可应用于关节假体的固位,尤其是指、膝关节,以及四肢截断修复体的固位(图 14-3)。

表 14-1 颅颌面种植修复适应证

缺损、畸形原因	重建部位及目的	重建作用与结果
• 先天性或发育性	耳功能恢复	骨导耳助听器的固位器
• 肿瘤切除后	外耳缺损、缺失形态恢复	义耳支持固位器
• 外伤后	颌骨缺损形态及功能恢复	种植义齿支持、承载固位器
• 感染后	鼻缺损形态恢复	义鼻支持固位器
	眼球和(或)眼眶缺损形态恢复	义眼、义眶支持固位器
	颅颌面复杂缺损、畸形功能及形态恢复	复合或组合式颅颌面赝复体支持固位器

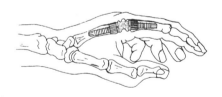

图 14-3 示指关节假体的种植固位

三、多学科参与

颅颌面种植重建修复是一项高科技、高要求及组织严密的系统工程。无疑,它的长期成功率主要取决于专业协作组人员合作及工作服务的质量,也就是取决于涉足这一领域有关学科中各专家学者的密切配合,同时也依赖于临床操作者对各项原则的深刻领会和严格而娴熟的执行。

颅颌面种植重建修复工程的成功完成涉及整形外科、口腔颌面外科、修复科、牙周科、耳鼻咽喉科、眼科、放射科以及心理卫生等诸多学科的积极参与和共同努力(图 14-4),可以说是多学科智慧投入、密切协作的结晶。只有这样,才能使适应证的选择、治疗计划的确定、术前设计和预测、手术操作、赝复体修复、定期随访等各方面更具有科学性和完整性。

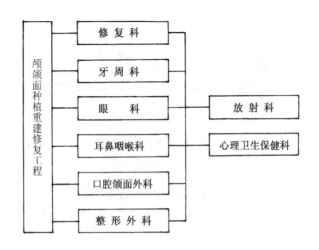

图 14-4　种植修复中的多学科参与和协作

此外,科学协调各学科的参与、协作,以及进行新知识与技术的定期交流与观念更新,对于高质量地顺利完成这一系统工程具有十分重要的意义。

第二节　骨内种植体的形态结构和种类

长期的临床应用结果证实,骨内种植体(endosseous implant)较既往的粘膜内、骨膜下种植体都好,因而是目前临床应用最广、数量最大的一类种植体。骨内种植体是种植修复体的基础部件,作为牙种植体是义齿的支持和承载装置,作为赝复种植体则是颅颌面赝复体的固位与支持装置。骨内种植体可从多方面特征来进行分类。如根据所用材料,可分为金属类种植体、陶瓷类种植体、碳素类种植体、高分子聚合物种植体和复合材料种植体等。根据作用和目的,可分为牙种植体、赝复体固位支持种植体、耳助听器固位种植体等。按其所需种植手术次数,可分为一期完成式种植体和二期完成式种植体。根据种植体的形态结构,又可分为根状种植体、叶状种植体和支架式种植体等。不同部位、不同外形的种植体需采用不同的手术器具和植入术式,这些均可从相应的种植系统获得配置与方法指导,现从种植体的形态结构分类入手介绍如下。

一、根状种植体

根状种植体(root form implant),顾名思义,就是指其埋入骨内植入体的形状像牙根。依据根形表面及轴芯的处理工艺和方法不同,又可将其分为螺旋形、圆柱形及两者的复合形种植体(图 14-5)。

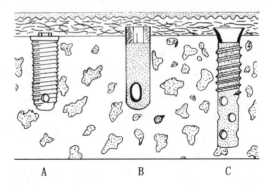

图 14-5　不同根状种植体
A.钛螺旋形种植体　B.钛等离子体喷涂圆柱形种植体　C.钛等离子喷涂柱-螺中空复合形种植体

（一）螺旋形种植体

螺旋形种植体（screw root form implant）是目前临床上最常用的一种种植体，其形状酷似螺丝钉（参见图 14-5A）。利用螺旋原理，可在术中方便地借助扭力手机将其旋入就位。相应的种植窝骨壁上应预先用攻丝钻制备好适应的内螺纹。

研究者的观点认为，螺旋就位的操作方法简单，利于早已熟悉这一传统机械原理的医师方便掌握。循其纹道旋入，对骨组织的机械损伤小，且就位后种植体与骨的接触面积大，固位力强。螺旋形种植体在口内外应用的另一便利条件是，万一发生感染等某些并发症需将种植体取出时，利用反向旋转方式则很容易旋出，且对周围骨组织破坏较少。目前许多种植系统，如 Brànemark 种植系统、ITI 系统、Screw-Vent 系统等全部或大部分采用的是螺旋形种植体，只是在种植体的一段式或二段式设计方面有所侧重和区别。

此外，用于口腔以外颅颌面骨内种植的植入体形态与口腔内的植入体有所不同。虽然都是螺旋形，但该种植体有两个特点：一是较短，仅为 3mm 或 4mm 长，二是在其冠部有一宽大多孔的帽檐样扩展区。这一独特设计的目的是为防止种植体偶受意外的外力作用而嵌入骨内或颅内，帽檐上的多孔区有利于骨的内生长，借此增加种植体的固位力。图 14-6 为 Brànemark 种植系统应用于颅颌面区域的 BAHA 种植体及专用器械。

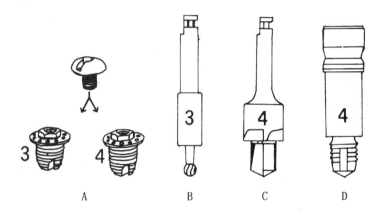

图 14-6 BAHA 颅颌面骨内种植体及专用器械
A.种植体及覆盖螺帽 B.恒定深度球形导钻 C.冠部成形钻 D.内螺纹攻丝钻

（二）圆柱形种植体

圆柱形种植体（cylinder-shaped implant）虽属根状种植体，但与螺旋形种植体的不同之处是表面没有螺纹，根端部圆钝并有椭圆形横贯孔。这一设计的优点是呈球面的根端可防止应力过于集中，横贯孔提供骨的内向生长条件，能增加种植体的固位力。拥有这一结构种植体的系统有 IMZ、Steri-oss、Integral 等。圆柱形种植体表面积不如螺旋形种植体大，为此，许多产家采用表面涂层工艺处理，如有的应用 TPS 涂层技术即钛等离子体喷涂（titanium plasma spray）或采用烧结工艺在金属钛芯的表面形成氧化钛或羟基磷灰石（HA）涂层，以改善组织相容性，扩大表面接触面积，最终增强骨结合强度（参见图 14-5B）。

（三）柱-螺中空复合形种植体

柱-螺中空复合形种植体（combination of cylinder-screw hollow-shaped implant）除兼有柱形及螺旋形种植体的特点之外，其种植体轴芯中空形成管形筛状结构。有的是柱形中空式，有的是螺旋中空式，也有将 3 种特点结合为一体的种植体，即上段为螺旋形，下段为圆柱形，其内为中空（参见图 14-5C）。

采用这种结构的典型代表是 ITI 系统。该类种植体表面均采用 TPS 涂层技术，植入时需用配套的专用金属杆敲击就位。

二、叶 状 种 植 体

叶状种植体（plate form implant）为一薄片形种植体，因状如树叶而得名，主要用于口腔内种植（图 14-7），多采用纯钛、钛合金或钴铬合金制作。其优点是：与骨组织接触面积大，能抗较大的垂直和侧向咬𬌗力。由于埋入骨内的种植支架呈薄片船形，故较易避让下颌神经管及上颌窦，主要适用于磨牙区种植，特别是适合于牙槽骨颊舌方向明显吸收者。其缺点是：制备受植骨床时较复杂，去骨量及创伤也较大。

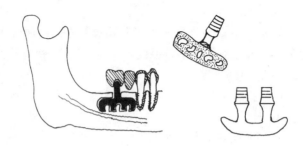

图 14-7　叶状种植体及下颌骨内种植

三、支架式种植体

支架式种植体(frame-type implant)又可分为穿下颌骨种植体及下颌支支架种植体。

(一)穿下颌骨种植体

所谓穿下颌骨种植体(transmandibular implant,TMI),即指从下颌骨下缘皮质骨穿入进口腔内的一种支架式种植体。美国学者 Small(1980)报告的下颌 U 型骨种植体实际上是最早开始应用于口腔内的穿下颌骨种植体。因该种植体以连体固定方式植入于下颌骨,故又称为固定式下颌骨种植体(fixed mandibular implant,FMI)。继之又推出知名度较高的 Bosker 穿下颌骨重建系统,这是由 Bosker 于 20 世纪 70 年代中期在荷兰为矫治和解决无牙𬌗下颌骨重度吸收萎缩患者而设计的一种支架式种植修复系统。它们是继瑞典学者 Bränemark 之后开发出的又一类新型口腔内应用的功能性种植体。这一支架式穿下颌骨种植体的植入与修复无需先行既往常规的下颌牙槽骨增高术,它不仅能恢复咀嚼功能,改善患者面容,且能够在其植入后阻止牙槽骨的渐进吸收,诱导骨的生长,进而增加牙槽骨的体积与高度。由于这一种植系统的原理和种植修复过程较为复杂与精细,因此目前临床医师在开始应用这一种植体之前,必须在全世界分布的 415 个该系统种植培训中心的任何一个受到良好培训之后,方能正式在临床开展这项工作,以确保该系统临床应用的成功。

TMI 种植体应用的主要适应证包括:严重的下颌骨萎缩、下颌骨骨质属第Ⅳ型者、骨质疏松症、放疗之后的下颌骨、因肿瘤或感染等原因下颌骨部分切除与植骨重建者、萎缩型下颌骨之骨折、骨内及骨膜下种植体失败取出后、夜磨牙症患者等。

整个博斯克穿下颌骨种植体为一种刚性框架式结构。它们分别由基板、基桩、骨皮质螺钉、防松螺钉、锁扣螺母、套筒、防松螺帽、连接杠等 27 个部件组成(图 14-8)。

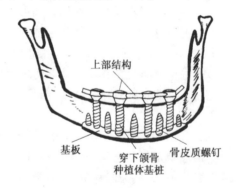

上部结构

基板　　穿下颌骨　　骨皮质螺钉
　　　种植体基桩

图 14-8　Bosker 穿下颌骨种植体

Small 设计的 U 型 TMI 种植体材料为钛合金,而 Bosker 的 TMI 种植体、支架及上部结构则均采用 implator 合金。这一同质合金材料的优点是:无电流腐蚀问题,抗张强度与屈服强度高,弹性模量较钛和羟基磷灰石更接近皮质骨。

TMI 种植体植入的特点,一是为一期完成,二是必须在全麻下施术,三是须从口外颏下作切口。手术器具配置后可以产家给定的操作程序按步骤完成。手术结束时,由合作的修复科医师及时取印模,并在复制的石膏模型上准确完成套筒、连接杠的焊接,术后第 2 天将焊接好的套筒、连接杠复合体放置于锁扣螺母的表面,其上用防松螺帽固定,然后依次重新取模,最后完成义齿的制作与安装。

该种植体的不足是：一旦失败，卸下种植体及固定支架较为复杂和困难，而且可导致骨的大量丧失。此外，同一患者的上颌需种植时还必须更换另一种种植系统，也是其不便之处。

尽管如此，TMI 种植体的临床成功率也是很高。Small 报告的成功率 5 年为 94%，10 年为 90%；Bosker 1~13 年的随访结果更佳，临床成功率为 96%。

（二）下颌支支架种植体

下颌支支架种植体(mandibular ramus frame implant)由 Horold Roberts 于 1970 年设计并报告。这是一种经双侧下颌升支前下份和下颌正中联合牙槽嵴植入的支架式种植体。其在临床上主要应用于下颌牙槽骨重度吸收萎缩，特别是下颌神经管已经丧失的患者，或对全口义齿的固位力和稳定性有特殊要求的患者。

该种植体由不锈钢制成，为一刚性整体(图 14-9)。早期设计的这种支架式种植体因长期承受咀嚼负荷而使种植体下沉，失败率较高。改良后的支架种植体因在其前后足的颊侧增设了抗沉翼片，长期的稳定性明显提高。据 Georges Collings 报告，植入改良式下颌支支架种植体的 165 例患者中，经 4 年随访评估，仅有 1 例归于失败。

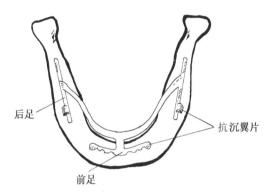

图 14-9　下颌支支架种植体

第三节　种植系统

随着 Brånemark 骨结合理论的提出，特别是这一骨性结合界面的观点在 1982 年加拿大多伦多会议上被大多数学者接受之后，许多经济发达国家瞄准了种植领域的广阔市场，相继组建了以各领域专家协同合作为基础的研究小组，致力于开发、研制各具特色的种植系统。

值得提及的是在 Nobelpharma 公司的支持与资助下，经过 10 年艰辛的基础研究之后，Brånemark (1965)首先将其设计定型的螺旋形种植体应用于临床，并由此开始了长期的病例积累和疗效观察。1972 年，他们首先报告了 10 年种植效果的观察分析；1981 年，又累积了 15 年间 2 768 个病例的随访研究；1990 年，Brånemark 研究组发表的新近研究报告总结了 24 年间对 4 636 个骨内种植体效果的观察分析。病例数量如此之多，观察时间如此之长，以及研究工作组织如此之严密，在世界上都堪称首屈一指。相应形成的 Brånemark 种植系统也因其出色的记录而荣获信誉，成为美国牙医协会认可的第一个牙种植系统，并迅速传播到全世界的数十个国家和地区。据 Göteborg 大学 1988 年统计的数字，当时已有七百多个单位和种植小组在使用 Brånemark 种植系统。20 世纪 90 年代以来，该系统在全世界的普及率更高，据不完全统计，目前我国已有二十余家单位开始引进并应用 Brånemark 种植系统。许多来自"多中心报告"的研究成果进一步验证了该系统的可靠性。

然而，尽管 Brånemark 种植系统在其基础与临床研究领域的深度和广度方面无人能望其项背，但它作为一种商品仍未能在国际市场上占据垄断地位。近十余年来，国际上应运而生的各类商品化种植系统多达两百多种，在市场上较为活跃并各具特色的商品化种植系统主要有：德国的 IMZ 系统、瑞士的 ITI 系统、美国的 Core-Vent 系统、Steri-oss 系统等。

一、Brånemark 种植系统

直至目前为止,以瑞典学家 Per-Ingvar Brånemark 名字命名的 Brånemark 种植系统(Brånemark implant system)仍是全世界应用最为广泛的种植系统。因美国的 Nobelpharma 公司为该系统的生产厂家,故又称之为 Nobelpharma 种植系统。

1952 年,当时为瑞典 Lund 大学解剖学家的 Per-Ingvar Brånemark 最先通过基础实验而建立了这一种植系统。1960 年后,他又在瑞典 Gothenburg 大学继续从事这项系统的研究。有趣的是,其最初的研究目的并不在于发展某一种植系统,而是在从事一项纯基础方面的研究,即对通过机械、热、化学或放射引起的病变进行研究,从而解决高分化组织的愈合问题。他首先通过动物实验和实验室研究来确定骨再生修复骨缺损愈合的先决条件,从而防止低分化组织如瘢痕等组织的长入。他在研究中用金属钽或钛制成的柱体植入动物的骨缺损区,并启用了活体显微镜。在实验结束时,Brånemark 惊异地发现,用钽制成的柱体很容易自骨内取出,而用钛制成的柱体则很难取出,除非破坏和去除与金属钛紧密结合的骨。Brånemark 把这种现象称为骨结合(osseointegration)。根据他的实验研究,Brånemark 赋予骨结合的定义是:光镜下有机活性骨与无生命的异质材料之间进行直接功能与结构上的结合(图 14-10)。基于对钛与骨之间存在良好相容性骨性结合界面的观察,实验研究这才开始朝向骨内种植体方向发展,希望能在萎缩、无牙殆的下颌骨上植入牢固的锚基来支持固定桥,恢复患者的咀嚼功能。1965 年,Brånemark 种植体首次植入患者的颌骨内获得成功,由此开创了以骨内种植为基础修复牙列缺失为目标的新时代。

近年来,为适应口腔外部位的固位修复,Brånemark 在牙种植术的基础上又成功地发展起 BAHA 种植体系,这种口腔以外区域种植技术不仅适合于耳助听器的固位,且同样适用于颅颌面赝复体的支持与固位。

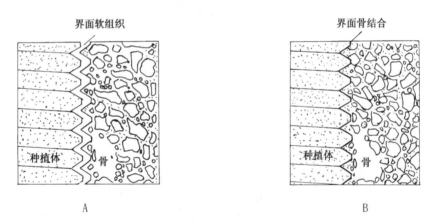

图 14-10 种植体与骨的结合形式

A.纤维骨性结合　B.骨性结合(骨整合)

二、IMZ 种植系统

自 1978 年以来,由德国学者 Kirsch 发展起来的 IMZ 种植系统(IMZ implant system)已经开始应用于临床。该系统与所有其他种植系统的主要区别在于:它是将一个具有粘弹性的缓冲部件或缓冲连接体放置在种植体与上部修复体之间。

IMZ 种植体为一独特结构的内缓冲柱状种植体,主要由植入体和内缓冲连接体或内缓冲器两部分组成。其设计思想是:利用这一结构来缓冲殆力,从而起到类似天然牙周韧带的功能与作用(图 14-11)。其临床优点是:金属修复体支架制作后稍不合体,也可通过这种弹性内缓冲体得到补偿。在咀嚼功能期,上部结构对骨内种植体的力传导可通过内缓冲体得以分散和缓解。

IMZ 种植体的外形结构呈圆柱形,根端部圆钝并开有两组椭圆形横贯孔。设计的球面可避免根尖区应力过分集中,横贯孔则允许骨的横向内生长,使其植入

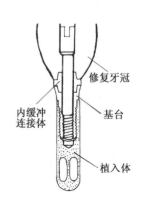

图 14-11 IMZ 种植体

体更牢固。植入体和基台均为纯钛制,植入体的表面作了两种不同的喷涂处理,形成颗粒状粗糙面,一种为 Frios 钛离子体火焰喷涂处理,另一种为经 Frios 羟基磷灰石喷涂处理。在植入体近冠端轴面未作喷涂处理且高度抛光,以备龈附着向根方移行。基台轴面也经高度抛光,便于在穿龈或皮肤部位形成良好的附着关系。

IMZ 种植体有 3 种不同直径。直径为 3.3mm 的种植体,其可供选择的长度规格有 8mm、10mm、13mm、15mm、17mm 和 19mm;直径为 4.0mm 和 4.5mm 种植体的长度规格相同,分别是 8mm、11mm、13mm、15mm、17mm 和 19mm。

根据粘膜的不同厚度,钛制基台有 2mm 和 4mm 长度可供选用。粘弹性内缓冲体由钛芯及表面喷涂的多聚氧化亚基组成,后者更具有良好的力学性能。内缓冲连接体的锥度为 15°,可矫正种植修复体不平衡状况达 30°。

IMZ 与 Brånemark 种植系统一样,也属二期完成式种植系统。该系统提供了一整套标准精细的器具用于种植床的准备。但 IMZ 植入体无外螺纹,手术植入时则采用内冷却的特制系列佳能钻头(直径为 2.8mm、3.3mm 和 4.0mm)在颌骨或颅骨上逐级钻孔,最后通过专用种植体敲击杆敲击就位,并要求将植入体冠端面埋至骨面以下并用覆盖螺帽暂封。

值得提及的是,在上部结构修复时,要求上部修复体必须是可摘的,便于每年更换其间的弹性内缓冲体以适应功能的需要。

20 世纪 80 年代初,Kirsch 等(1983、1985、1986)首次报告了 IMZ 系统的临床应用结果。Babbush(1987、1990)、Kay(1989、1993)及 Spiekermann(1989)等人也相继报告了该系统基础与临床研究的良好结果。

三、ITI 种植系统

1980 年正式命名建立的 ITI(international team for implantology)种植系统(ITI implant system),最早是由瑞士 Schoroeder 与 Straumann 私立研究所于 20 世纪 70 年代初期合作开发研制的产品。据称该系统是以瑞士精密钟表工艺及发达的冶金术为后盾,在建立骨科固定矫治器的基础之上发展起来的牙种植系统。

同其他种植系统相比,ITI 最大的特点是采用一期完成式的操作体系,也即种植体在手术植入时直接穿龈,无需完全封闭在龈粘膜下。但要求植入后维持其上无负载 3~4 个月的愈合期后再行上部结构的重建。

ITI 种植体的结构特点是植入体与基台连为一体,临床应用有 3 种基本类型,即中空柱形、中空螺旋形和实芯螺旋形,此外,还有冠部呈 15°角的中空柱形种植体。

所有类型的种植体均以纯钛制作,表面作钛等离子体喷涂,且在柱壁上有多个散在圆孔。颗粒状粗糙面易与骨形成良好的骨结合,故又有人称之为骨适应性种植体。在种植体的冠方有一高 3mm 且十分光洁的颈部,其锥度呈 45°,直径达 5mm。这一特殊设计特别有利于龈组织的健康附着及上部结构的修复。种植体有 8mm、10mm 及 12mm 3 种长度,直径均为 3.2mm。对于中空植入体,手术操作要求以特制的中空环钻相配合,通过环钻在植入窝中央形成骨柱,于中空植入体植入后,新生骨组织通过植入体壁的圆孔连接内骨柱与外骨壁,从而形成牢固的固位力。上部修复体也有 3 种基本类型,即直接粘合固位修复体、螺丝固位修复体及球槽固位修复体。

为了确保 ITI 种植体的良好骨结合,临床应用需注意如下几个要点:①在种植体受植骨窝的制备过程中尽量减少骨创伤;②精确制备合适大小的植入体窝,以便使种植体获得可靠的稳定性;③维持至少 3~4 个月的无功能负载愈合期;④愈合期间,积极控制菌斑,防止感染。

20 世纪 90 年代以来,先后来自伯尔尼大学 Buster 等人的研究报告证实,ITI 种植体 3 年的成功率为 96.2%,而 5 年成功率则达到了 95.8%。由于深受这一临床应用成果的鼓舞,近年来欧美及韩国、日本等国家与地区也开始普遍应用这一独特的一期完成式牙种植系统。

第四节　骨内种植体植入术

骨内种植体植入术(fixture installation)可以从以下 3 个方面特征来进行分类:一是根据不同种植手术时相分为即刻种植、半即刻种植和延期种植;二是按种植使命分为一期完成植入术(即植入体与基台一体植入并同时完成穿龈或穿皮过程)和二期完成植入术(即植入体和基台分两次植入);三是依据口腔内外解剖区域及修复目的分为口腔内牙种植术和口腔外颅面赝复体种植术。尽管临床上众多的商品化种植系统及相应的不同种类的骨内种植体都有其特定的外科种植要求与操作要领,但其基本步骤与方法大致相同。本节主要以 Brånemark 种植系统为例,依次介绍相关器械与设备及最常用的螺旋形种植体植入术。

一、种植外科的器械与设备

种植手术是整个种植修复工程的基础,而优良的设备、器械和精细规范的操作技术,则是确保外科种植成功的主要因素。任何种植系统在提供种植体的同时都配套有专用动力钻孔设备与操作器械。Brånemark 种植系统的专用手术设备和器械主要由种植机和种植窝制备、植入及连接器械两部分组成。此外,还包括种植手术常用的辅助外科器械。

(一)种植机

种植机为种植手术的主要设备,分主机和手机两部分。Brånemark 种植机有大型移动式和小型便携式两种。前者体积较大,适合受植患者较多的种植中心使用;后者体积较小,但携带方便,适合规模较小的种植门诊及会诊时使用。

主机提供可控的动力电源,通过面版图标控制按钮可进行高速钻削与低速运转的切换、扭力大小的调节,及正、反转的切换功能。

小型便携式种植机的手机分高速与低速两种,于操作时分别使用;而大型移动式种植机仅提供一种两用手机即可直接通过手机动力器上的旋钮开关切换速度,使用更加方便。

手机处于高速状态时,动力器的控制旋钮切换开关对位于蓝点标志,同时主机麻花钻图标按钮呈蓝色指示,此时速度为 2 000 转/分,反转速度为 200 转/分;手机处于低速状态时,动力器的控制旋钮切换开关对位于绿点标志,同时主机植入体图标按钮呈绿色指示,此时速度约为 25 转/分,扭力递增依次为 20、30、40 及 45 牛顿,反转速度为 50 转/分。

(二)种植窝制备、植入及连接器械

Brånemark 种植系统的手术器械分别配置于一期和二期专用器械盘内。第一期种植手术时,合理化设计的专用器械盘内主要器具按种植手术过程先后使用次序为:①球形导钻;②一级麻花钻(2mm 直径);③定向扩大裂钻;④二级麻花钻(3mm 直径);⑤肩台磨钻;⑥攻丝钻。此外,在种植手术中需要应用的辅助工具还有:①定向杆;②骨窝深度测量尺;③种植体固定装置连接器;④柱状手动扳手;⑤开口扳手;⑥框器;⑦长柄螺丝刀;⑧覆盖螺帽机动旋置器。

第二期种植手术的专用器械盘内主要包括:①覆盖螺帽机动旋切刀(覆盖螺帽手动旋切刀);②龈厚测量尺;③基台钳;④用于覆盖螺帽的机动六角形螺栓刀(手动六角形螺栓刀)。一期及二期种植手术器械见彩照 2。

(三)种植手术常用辅助外科器械

用于第一、二期种植手术的常用辅助外科器械包括口镜、口腔镊、口颊拉钩、开口器、蚊式血管钳、骨膜剥离器、组织剪、刮治器、持针器、线剪等。

二、术前检查与治疗设计

术前检查有两层意义:一是通过病史的详细询问、局部及全身系统周密的检查,结合影像学观察,确认患

者是否属于骨内种植修复的适应证;二是在适应证确立之后,需对受植部位作进一步详细检查,尤其是通过复制的模型分析以及牙根尖片、曲面体层片、头颅正侧位定位片、咬殆片等影像学细微观察,为治疗方案的确立提供有价值的信息。

种植组医师在治疗计划制定前后与患者的交谈和沟通十分重要。交谈内容除介绍种植赝复体、种植义齿重建修复的特点、效果、手术全过程及周期之外,还需告知和说明可能出现的问题及注意事项,目的是在实施种植修复的过程中取得患者的充分理解和积极配合。

治疗方案和手术设计的正确与合理性是种植修复体在其功能与形态方面成功的首要条件。在制定手术计划时应从如下几个方面入手加以考虑。

(一)患者颅颌面骨的质与量

通过缺损区边缘残留骨嵴的临床检查,结合影像学分析,了解受植区及相邻部位的解剖结构,如上颌窦、额窦、下颌管、鼻泪管、鼻腔及眶底、颏孔、乳突、外耳道等情况。有条件者采用三维 CT 成像及 SIM/Plant 种植手术计算机辅助分析设计系统进行分析和模拟手术更佳。其目的在于了解受植区骨的结构、密度及厚度,正确选择相应的种植体类型及大小尺寸。

(二)受植部位的选择

缺损畸形周边骨的结构与质量因不同患者、不同部位、缺损的大小或是否接受放射治疗而存在差异。结合模型研究及 X 线检查,选择骨量及质量比较好而又能避开鼻旁窦腔、下颌神经管等薄弱解剖部位。最好术前能在研究模型上制作外科模板并在其上事先作出定位标志,以便手术时能按预定设计的部位进行植入。

(三)种植体数量的确定

从理论上说,种植体数量越多,越能提供较稳定的支持,而且由于应力分散,减少了单个种植体所承受的负荷,可望获得长期稳定的骨结合。然而临床实际应用时则受如下几个因素制约:一是需根据支持牙修复体、颅面赝复体及耳助听器的需要而定。例如通常耳助听器的固位仅需要 1 枚种植体支持即可,而眼眶部赝复体至少需要 3 枚种植体,下颌支架式固定总义齿则需 4～6 枚种植体。二是需根据局部解剖条件而定,缺损区周缘骨嵴厚实、面积大、骨质好者可多植入几枚种植体。三是需根据种植体植入术的操作原则而定。骨内种植体之间必须保持 5mm 间隔(约一个植入体的直径),过密不仅会使手术操作不便,并且会因种植体周围血供不足而影响骨结合。

(四)种植体上部结构的设计

种植手术的目的在于上部结构形态和功能的最终重建,因此,上部结构的优化设计尤显重要。但在制定治疗计划时还要根据缺损畸形的具体情况、患者的要求、所在单位修复条件及医师掌握的技术水平而定。例如:个体化磁性固位附着体及球-槽(凹)尼龙固位附着体主要适合于眼窝已封闭的浅在缺损;弹性夹-连杆固位附着体则适合于眶部缺损范围大而位置深在者。

(五)种植系统及种植体的选择

临床上要根据缺损畸形的部位及修复要求来决定应用哪一种适宜的种植系统。通常每一商品化种植系统都有其自身的种植应用适应范围和具体要求。但目前能同时兼有应用口腔内外种植手术的系统唯有 Brånemark 种植系统。另外,专用于口腔外颅面种植术的还有 BUD 种植系统。由前所述,Bosker 穿下颌重建系统则适合于下颌骨重度吸收萎缩患者的修复与重建。此外,在选择种植系统时,还应根据长期应用的可靠性、种植组医师对种植系统的熟悉程度,以及种植体类型的适应性等因素来考虑。

(六)种植术式与种植时相的确定

根据患者的要求及受植条件来确定是采用一期完成种植术,还是二期完成种植术;是同期植骨即刻种植,还是植骨后延期种植。

(七)患者的经济支付能力

制定治疗计划时不容忽视的事宜是价格问题,应务必向患者交待清楚。进口种植机和种植体价格明显高于国产系统。临床应用时应根据患者的具体要求和支付能力来进行选择。

三、螺旋形种植体植入术

(一)口腔外颅面骨内种植术

该手术常规也分两期进行,现以 Brånemark 种植系统的 BAHA 种植体及技术,并以外耳区种植术为例介绍如下。

1.第一期手术 即植入体植入术(fixture placement)。其手术方法与步骤介绍如下。

(1)术前用药与麻醉 成人可静脉给予地西泮 10～20mg,一般选用局部浸润麻醉法;儿童给予地西泮 0.3～0.5mg/kg,宜在全麻下施术。通常采用 1% 利多卡因肾上腺素局麻药液 10～20ml 作受植部位骨膜上、下浸润即可,种植部位多者,药液量相应增加,应由麻醉医师参与观察及监护。

(2)切口设计与翻瓣 用标记笔借助 BAHA 定位器标记出需种植的部位,植入位点须与外耳道相距约 50～55mm,围绕种植位点作一半径为 10～15mm 的半圆形切口,锐性分离经皮下及肌层后深抵骨膜,翻瓣后继而在骨膜上作同样切口并将骨膜瓣翻起,显露骨面(图 14-12)。

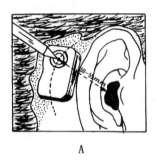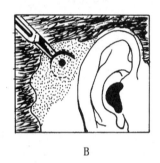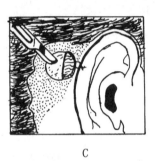

图 14-12 外耳区第一期种植术切口设计与翻瓣
A.定位器标记 B.切开 C.翻瓣

(3)种植窝制备 根据骨的解剖,先用直径 3mm 的恒定深度球形导钻在确切受植部位的骨面上轻触作一标记,然后以 1 500～3 000 转/分的速度钻孔,同样需作上、下提拉动作,便于切削下的骨屑排出孔外。钻孔必须始终维持适量的水冷却。若骨质较厚,3mm 深度达到后,更换长度 4mm 的球形导钻继续用同法钻孔。完成 4mm 深度后,继用 4mm 长度植入体冠部成形钻制备植入体冠部的骨边缘外形,以适应植入体冠部的帽檐形状,同时扩大下部种植窝以适应种植体的植入(图 14-13)。

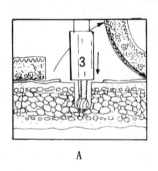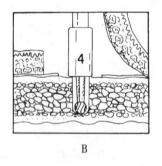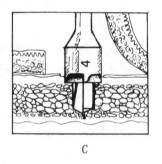

图 14-13 种植窝制备
A.3mm 恒定深度球钻钻孔 B.4mm 恒定深度球钻钻孔 C.4mm 深度冠部成形钻扩孔成形

(4)骨孔内螺纹制备 根据植入体的深度选用 3mm 或 4mm 长度的内螺纹攻丝钻,通过连接器安装在慢速电动手机上,以 8～20 转/分的慢速度缓缓向管形骨孔内攻入,直至底部手机自动停止,然后反钻退出(图 14-14)。若有多个种植骨孔需攻丝时,每攻一种植窝之前须用专用钛针清理攻丝纹内的骨屑。攻丝的全过程需保持持续的生理盐水冷却。

(5)植入种植体 骨孔内螺纹形成后,依据深度选用直径 3.75mm,长度为 3mm 或 4mm 冠部呈凸缘的植入体。同法通过连接器安装在慢速扭力手机上,以 8～20 转/分的慢速旋入骨孔内,手机自动停止后,卸下连接器。若植入体尚未到位,继用手动扳手夹持后旋紧,整个过程仍需生理盐水冷却,然后将覆盖螺帽旋入植入体的内螺孔内。最后依次间断缝合骨膜及皮肤,创面常规放置无菌纱布(图 14-15)。

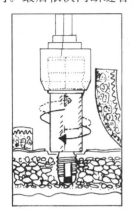

图 14-14　内螺纹攻丝钻旋入攻丝

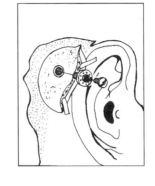

图 14-15　植入种植体及旋入覆盖螺帽

(6)术后注意事项　术后可常规给予广谱抗生素口服以预防感染。1 周内注意保持伤口清洁,勿接触水,术后第 7 天拆线。

2.第二期手术　即基台连接术(abutment operation),术后 3～4 个月即可进行二期穿皮基台连接术。其手术方法与步骤介绍如下。

(1)术前准备与麻醉　基本同第一期手术。术前根据第一期手术记录及局部检查结果,确定前次植入种植体的位置。术区常规消毒铺巾后,局部皮下及骨膜上浸润 1%～2% 利多卡因肾上腺素 5～10ml。

(2)切口设计与组织切除　穿皮种植体所在部位不同,其手术切口设计也有所不同。首先用美蓝或外科手术用画线记号笔标记好发际线。若单一种植体位于发际内,以种植体为中心,10mm 长度为半径作一圆形切口;若为两个以上种植体,则距两种植体作一椭圆形切口。切除种植体周围切口线内的皮肤及皮下组织,仅保留骨膜,同时也将周边皮缘下方皮下组织作楔形切除,使其周边皮肤变薄,以便能与骨膜接触(图 14-16)。

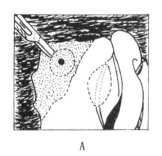

A

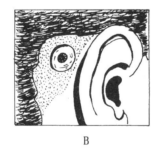

B

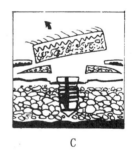

C

图 14-16　外耳区第二期种植术

A.种植体周围皮肤、皮下组织及耳后拟切取皮片切口线　B.切除皮肤及皮下组织后仅保留骨膜

C.横断面示种植体顶部及周边皮下楔形切除

(3)皮肤移植　除少数种植体位于发际无需切除其上皮肤及皮下组织外,多数患者需行小块皮肤游离移植。皮片大多取自耳后,也可取自上臂内侧区,移植于种植体上方皮肤缺损区后用 4-0～6-0 非吸收单丝线缝合固定(图 14-17A)。

(4)穿皮环切与基台连接　在移植固定后的皮片上方触摸到种植体后,用一直径为 4mm 的专用皮肤环形切取器在其上方中点垂直定位,围绕种植体环切皮肤及骨膜,使下方种植体冠部外露。卸下覆盖螺帽,去除种植体帽檐上方过多骨质,应用十字螺丝刀和专用开口扳手将基台连接于植入体上。随后旋入直径 10～20mm 的愈合帽,在其愈合帽与种植体周围植皮区之间环绕置入含有抗生素的油纱布,其上覆盖无菌纱布保护(图 14-17B,C)。

(5)术后注意事项　①术后第 1 天去除覆盖的无菌纱布;②术后第 3 天卸下愈合帽及其间缠绕的抗生素油纱布,仔细清洗基台及周围皮肤,并用气枪吹干 1 小时后将清洗消毒的愈合帽再次旋上,重新缠绕更换的抗生素油纱布;③术后第 10 天去除环绕之油纱布,让其开放;④术后 3～5 周可进行义耳修复或戴入助听装

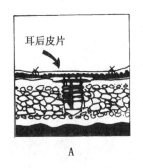
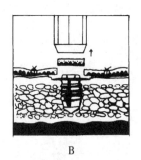
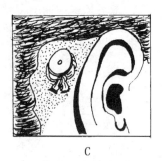

A　　　　　　　　　　B　　　　　　　　　　C

图 14-17　皮肤移植与基台连接

A.耳后皮片移植于植入体上方　B.皮肤环形切取器切取植入体上方皮肤及骨膜,卸下覆盖螺帽
C.旋入覆盖愈合帽,其间缠绕含抗生素油纱布

置;⑤随后的 4～6 周期间,患者须用含抗生素油膏每日涂抹局部 1 次,之后方可用肥皂及水清洗;⑥种植体周围组织的卫生保健十分重要。一段时间后,围绕种植体周围堆积的上皮碎屑一般可由患者自己或复诊时由专科医师清除。

(6)修复体或助听器的连接　基台连接术后 3～5 周,在种植体穿皮周缘伤口愈合良好的条件下,可考虑上部赝复体的制作与连接。

种植体的上部结构应根据每一部位修复体的功能和形态的具体需求而精心设计与制作。首先取制印模及复制硬性石膏工作模,然后在其工作模上,根据种植体的数量设计基台金属连杆,精确置位,并根据复制下来的对侧健耳形态进行外耳蜡形雕刻,最终置换完成配有弹性金属或尼龙固位卡与患者耳区种植体基台间及末端连杆相嵌的稳定连接。

(二)口腔内颌骨骨内种植术

如前所述,用于恢复咀嚼功能的牙种植手术有一期和二期完成式之分,而目前临床最常采用后者术式。由于 Brànemark 系统的种植体应用范围广泛,它不仅适用于上颌或下颌单个、部分或全口义齿的种植修复,而且也适合于颌骨缺损移植骨内的种植重建修复。因此,下面仍以经典的 Brànemark 螺旋形种植体分期植入术为例加以介绍。

1.第一期手术　其手术方法与步骤介绍如下。

(1)术前用药与麻醉　患者情绪紧张时,可在术前口服地西泮 2.5～5.0mg 或静脉给予 10～20mg。局麻方法基本同口腔牙槽部手术,除可应用阻滞麻醉法外,种植区粘骨膜宜加浸润麻醉,麻药可选用 1%～2%利多卡因肾上腺素或普鲁卡因肾上腺素 5～10ml。颌骨缺损同期骨移植患者则选用经鼻腔插管全麻法。

(2)切口设计与翻瓣　切口类型系根据不同部位、是否全口无牙殆及牙种植体的数目而定。与牙槽嵴弧度一致的切口可作在牙槽嵴顶、唇颊侧或舌腭侧(距牙槽嵴顶约为 5～10mm),并作相应的垂直辅助切口(图14-18)。切开粘骨膜,并用骨膜剥离器紧贴骨面分离,形成完整无损的粘骨膜瓣,充分显露受植的牙槽骨床。

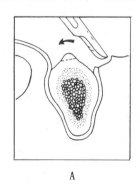
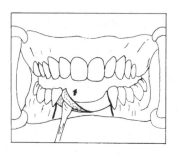

A　　　　　　　　　　　　　　　　B

图 14-18　第一期手术切口设计与翻瓣

A.矢状面示牙槽骨唇侧切口及嵴顶骨切除线　B.冠状面示牙槽骨唇侧梯形瓣切口及翻瓣

(3)种植窝制备

1)高速逐级钻孔持续冷却的操作　根据预先在模型上制作完成的外科模板所设计好的种植位置,在牙槽骨上先用球形导钻预钻一直径2mm、深度恰抵松质骨的圆孔,接着用直径2mm标有深度记号线的麻花钻钻孔,达到预定深度退出后,将2/3mm的2mm端方向指示标杆插入孔内,借以观察2mm直径种植窝外延伸展的方向与对殆牙的咬殆关系。然后用先行定向扩大钻将距骨外缘1/3部分扩大,随即用3mm直径麻花钻全程扩大,形成上、下等粗的骨孔,继用植入体冠部成形钻将种植窝上口扩大。以上操作都应将手机调节在1 500~3 000转/分的速度下进行,钻削过程始终维持着等渗生理盐水局部冲洗降温(图14-19)。

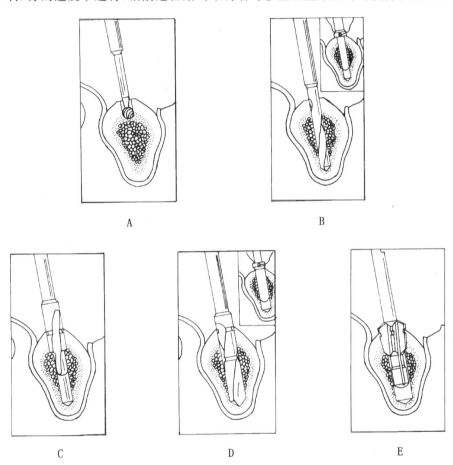

A　　　　　　　　　　　　B

C　　　　　　　D　　　　　　　E

图14-19　种植窝制备-高速逐级钻孔持续冷却操作
A.球形导钻预钻孔　B.2mm直径麻花钻初级钻孔,之后插入2mm端方向指示杆　C.定向扩大钻初扩孔
D.3mm直径麻花钻次级钻孔,之后插入3mm端方向指示杆　E.冠部成形钻成形

2)低速递增扭力持续冷却的操作　骨孔内螺纹的制备须将手机调节到8~20转/分的低速条件下进行。根据植入体的深度,选用相应长度的攻丝钻向骨孔内攻入。途中若停止,说明扭力不够,此时可加大扭力继续攻丝直至底部后反转退出。这一过程仍需持续水冷却。操作时最初放置攻丝钻的方向要与种植窝轴心一致,不能偏斜,开始加之少许压力,之后令其自然旋入,切勿过加压力而破坏内螺纹。

(4)植入种植体　将预选长度与直径的植入体通过连接器装入手机并调节在低速档上(8~20转/分)。操作技法基本同攻丝过程,不同之处是在手机最大扭力旋入中止后卸下手机,根据植入体就位要求采用手动扳手进一步旋入到位。全过程必须不间断地给予冷却水。需要注意的是:植入体顺其就位攻丝进入2~3丝后方可开始冲洗冷却,随即旋入覆盖螺帽,最后粘骨膜瓣复位后缝合手术创口(图14-20)。

2.第二期手术　下颌骨第一期手术后4个月,上颌骨手术6个月后即可接受第二期穿龈基台连接术。其手术方法与步骤介绍如下。

(1)术前准备与麻醉　首先根据第一期手术记录、术前根尖片和全景片观察及临床检查结果,初步判定种植体位置。由于第二期手术仅涉及种植体冠部及周围少许骨和软组织区域,因此多选用1%利多卡因肾上

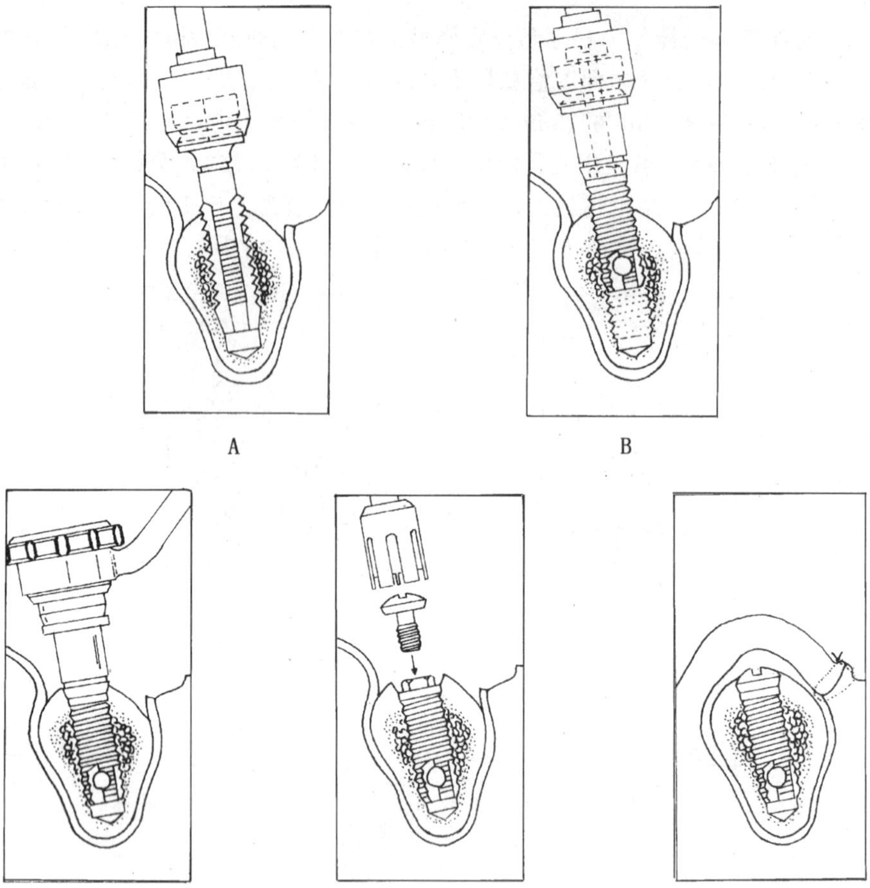

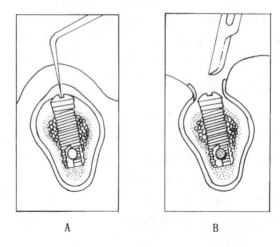

图 14-20　种植窝制备及植入种植体-低速递增扭力持续冷却操作

A.攻丝钻攻丝形成内螺纹　B.手机植入种植体　C.手动扳手加力旋入到位　D.旋入覆盖螺帽　E.粘骨膜瓣复位后缝合

腺素作局部粘膜下浸润麻醉。

(2)切口设计与翻瓣　用触诊法感受种植体的位置后,在其覆盖螺帽上方作与牙槽嵴一致的弧形切口,一次切透粘骨膜,若有多枚相距较近的种植体时,可采用单一连续切口,用骨膜剥离器贴骨面剥离,翻开粘骨膜瓣,相邻牙龈缘亦应作锐性分离,充分显露覆盖螺帽及外延2mm周缘区(图14-21)。

图 14-21　第二期手术切口设计与翻瓣

A.探针探及种植体位置　　B.切开粘骨膜瓣,显露种植体冠部

(3)基台连接　先用一专用环形骨刀在覆盖螺帽上方中点垂直定位并多次旋转,环形切除其上及周围的

软硬组织,卸下覆盖螺帽,继用专用刮刀仔细清除植入体冠部表面的薄层纤维组织及骨组织,冲洗后根据局部粘骨膜的厚度选择适宜长度的愈合基台,旋入就位(图 14-22、图 14-23)。

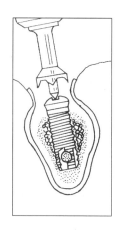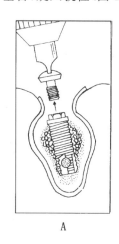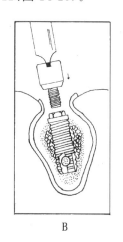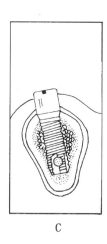

图 14-22　环形骨刀　　　　　　　　　　　　　图 14-23　基台连接
旋转切除冠周骨组织　　　　　　　　A.卸下覆盖螺帽　B.旋入愈合基台　C.粘骨膜瓣复位后缝合

(4)伤口缝合　用生理盐水冲洗术区,复位粘骨膜瓣,与基台接触的粘骨膜瓣区各作一半月形切除以适应基台周缘龈袖口的形成,最后作褥式加间断缝合,其上垫以纱布,轻轻加压 1 小时即可。

(5)术后注意事项　①术后 3 天内应用口服广谱抗生素、消炎消肿药物及口腔消毒含漱液;②术后 7～10 天拆线;③术后 2～3 周更换标准基台即可进行上部结构的制作,包括安置取模柱、取制印模及模型、制备金属桥架、试戴及完成种植义齿等。

第五节　颅颌面重建与种植修复

一、耳缺失种植赝复体修复术

传统的耳赝复体(义耳)固位方法是利用外耳道将义耳插入,采用粘合剂、残留组织倒凹或借用眼镜框架连体固位义耳。其缺点是患者使用十分不便,且固位不可靠,易脱落,易损坏。骨内种植体支持的耳赝复体为全义耳的固位建立了牢固的基础,克服了传统义耳固位不方便、不稳定的缺陷。

(一)适应证

1.先天性、后天发育性、外伤、感染及肿瘤等因素所致的全外耳缺失者。

2.部分耳缺损或全耳缺失经外科整复手术效果不佳或失败者。

(二)手术方法与步骤

1.第一期手术　即种植体植入术,手术过程如下。

(1)术前用药与麻醉　同上节介绍的"口腔外颅面骨内种植术"。

(2)切口设计与翻瓣　在距耳缺失区外耳道后方 3cm 处的乳突上方作一弧形切口,切开皮肤、皮下组织及骨膜,应用骨膜剥离器紧贴骨面翻瓣后显露骨面(图 14-24)。

(3)种植窝制备及植入种植体　基本操作要点参见"口腔外颅面骨内种植术"。作为耳赝复体的支持固位需用 2～4 个种植体。在耳区植入 2 枚种植体时,理想的种植部位,右耳应在 8 点和 11 点;左耳应在 1 点和 4 点。种植体相距最小不能短于 1cm,通常以大于 2cm 为宜(图 14-25)。

2.第二期手术　即基台连接术,可在第一期术后 3～4 个月进行。

(1)术前准备与麻醉　参见上节介绍的"口腔外颅面骨内种植术"。

(2)切口设计与组织切除　在原切口处重新作弧形切开。需要十分注意的是:此时要切除种植体周围切

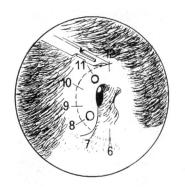

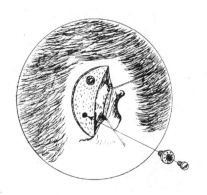

图 14-24　切口设计

图 14-25　翻起粘骨膜瓣,在右耳 8 点
和 11 点处分别植入 2 枚种植体

口内皮下组织,使其向种植体处逐渐变薄,周边皮缘下方皮下组织也应作楔形切除,然后将薄层皮肤复位缝合。使种植体周围区皮肤变薄的目的在于可使皮肤直接附着于骨膜上而限制皮肤的活动,这样十分有利于种植体周围附着软组织界面的愈合和功能维持。在种植区皮肤有毛囊存在时,则需作前述介绍的皮肤移植术(图 14-26、图 14-27)。

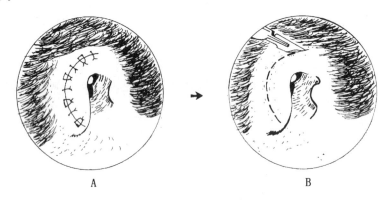

A　　　　　　　　　　　　B

图 14-26　一期术后进行二期基台连接术
A.一期术后伤口愈合 3～4 个月　B.二期手术在原切口上重新切开、翻瓣

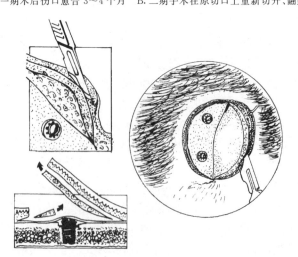

图 14-27　切除种植体周围皮下组织,使其变薄后原位缝合

　　(3)穿皮环切与基台连接　在薄层皮片上触及种植体冠部后,先后用 4mm 直径的专用皮肤环形切取器作种植体上方皮肤及骨膜环切,随即卸下覆盖螺帽,将种植体冠部帽檐上方的多余骨质去净,旋入 4mm 标准长度基台(偶可用到 3mm 长度),之后将直径 10～20mm 的塑料制愈合帽旋入基台内螺纹内。为使种植体周围皮肤与其下骨面接触及防止血肿,需在愈合帽下方环绕垫置含有抗生素的油纱布(图 14-28)。

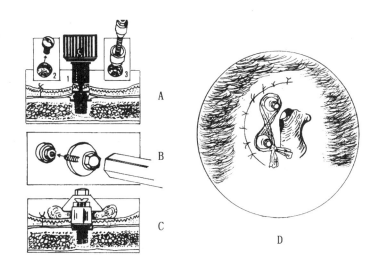

图 14-28 穿皮环切与基台连接

A.环切皮肤及骨膜,旋出覆盖螺钉,连接标准基台 B.旋入直径 10～20mm 的塑料愈合帽

C.剖面示愈合帽与皮肤间垫入含抗生素的油纱布 D.2 枚种植体间"8"字形缠绕抗生素油纱布

(4)术后注意事项 除每周更换愈合帽下方纱布 2 次,连续 2 周后让其开放之外,其余术后护理同前述的"口腔外颅面骨内种植术"。

(5)耳赝复体的连接 在第二期种植术后 3～5 周即可考虑受植区的取模及上部义耳的制作与连接工作。其方法参见前述的"口腔外颅面骨内种植术"。其中有 2 枚种植体支持固位的义耳(图 14-29)及 4 枚种植体支持固位的义耳(彩照 3)。

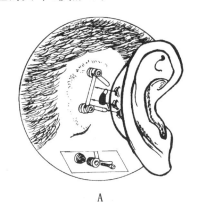 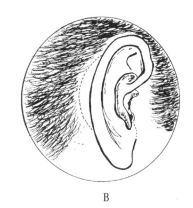

图 14-29 义耳的上部结构

A.耳赝复体与 2 枚种植体之连接 B.固位后的义耳形态

(三)并发症及处理

1.穿皮基台周围组织感染 通常可因种植体周围皮肤频繁移动而引起。皮肤移动的原因则是皮下组织层去除不够多。此外,基台松动或植入体未发生骨结合均可导致感染。

2.种植体周围附着皮肤缘炎症 主要因种植体周围附着皮肤不稳定而易动所致。两种植体相距过近(<1cm)也是刺激因素。此外,皮肤疾病如脂溢性皮炎,或局部卫生不良、过多清洁刺激均会导致种植体周围炎。

对于松脱的基台在找出原因后须再度拧紧,若种植体松动应立即取出。仔细搔刮骨窝使其充满凝血块后,可望于 1 年内长入新骨重新种植。如果种植体周围皮肤易动,应再度切除皮下组织,术后用纱布加压 2～3 周并加强术后随访。另外,创缘勿用乙醇或洗必泰制剂,必要时根据培养结果选用抗生素。

二、眼眶缺损种植赝复体重建修复术

(一)适应证

1.眼球及周围软组织因肿瘤、外伤等原因接受眼内容物摘除术后遗留眶内凹陷畸形者。

2.肿瘤手术眼内容物摘除及部分眶骨切除后遗留眶部缺损凹陷畸形者。

3.先天性无眼畸形患者。

(二)术前注意事项

对于眼球和眶部肿瘤患者,术前的治疗设计若考虑术后将应用种植赝复体修复时,需注意如下问题。

1.术前应与患者交谈和讨论,告知有关治疗计划,尤其是种植修复的目的和结果。这对术前增强患者信心,求得术中及术后的积极配合都十分重要。

2.种植外科医师与种植修复科医师之间的密切交流和讨论,对于制定合理可行的治疗计划和个体化重建修复方案均非常必要。

3.如因结膜缺损、瘢痕等因素导致上、下睑穹隆消失、眼窝缩小及眼睑凹陷者,种植前应行眼窝眼睑成形术。

(三)术中注意事项

1.在手术切除眶部肿瘤的同时,如有可能,尽量保留眉毛,这一解剖结构的保存特别有助于整个眼眶赝复体的真实和美观效果。

2.眼窝创面覆盖所选用的皮片不宜厚实,否则眼窝过浅不利于在缺损边缘眶骨上植入种植体及其上部支架的连接,也不利于赝复体设计及就位后的稳定性。

(四)眼眶种植赝复体附着固位方式的选择

眼眶种植赝复体附着固位方式的选择主要根据缺损的大小、种植体的位置和方向及种植体的数目而定。眶部种植赝复体固位连接方式主要有以下3种。

1.弹性夹-连体杆附着固位法　这一附着方式的固位力强,适合于眶部缺损范围大,位置深在,且在眶上缘植入种植体者。但其制作工艺精度要求高,而且连体杆伸臂不宜过长(图14-30)。

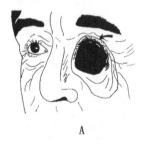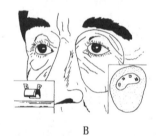

A　　　　　　　　　　　　　　　B

图14-30　眼眶种植赝复体
A.眶上缘植入3枚种植体　B.采用弹性夹-连体杆附着固位法

2.个体化磁性体附着固位法　该固位法主要适合于眼窝已封闭的浅在缺损,眶的上、下骨缘可植入种植体者。其优点是:①基台周围易清洁;②赝复体上、下装戴容易;③制作工艺简单(图14-31)。

3.球-槽附着固位法　此法更适合于眼窝已封闭的浅在缺损。其优点是赝复体组织面附着固位装置占据空间小,缺点是患者有时难以发现球-槽相应位置而戴入费时(图14-32)。

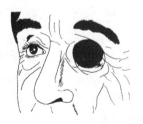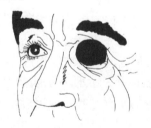

图14-31　眶上、下缘植入种植体,
采用个体化磁性体附着固位

图14-32　眶上、下缘植入种植体,
采用球-槽附着固位方式

(五)眼眶种植赝复体(义眼、义眶)的制作

这一过程主要由修复科医师协助完成,其系列工作包括:①取模;②制作连体杆;③连接丙烯酸基板;④义眼位置确立;⑤蜡形雕塑;⑥铸模;⑦硅胶美观处理。

（六）临床应用评价

据报道,应用 Brånemark 种植系统支持固位的眼眶种植赝复体的成功率在 92%～96% 之间,而在放疗之后的眶骨上植入的种植赝复体,虽经高压氧治疗,其成功率却较低,仅在 45%～57% 之间。

与口内种植情况不同的是:眶区种植赝复体失败大多数发生在晚期,其原因是多方面的,主要是由于种植体骨界面骨的代谢及改建适应能力差、感染、过负载或这几种因素综合作用的结果。为确保眶部种植赝复体的长期稳定性,根据生物力学分析与研究,无论采用连杆整体支持法或个别独立支持法,至少应植入 3 个支持固位种植体。关于种植体植入的基本过程详见"口腔外颅面骨内种植术"。彩照 4 显示了一临床病例眶部种植赝复体的种植方式与结果。

三、下颌骨缺损重建种植义齿修复术

下颌骨可因肿瘤、外伤、放射性骨坏死、化脓性骨炎或先天性畸形等导致部分或大部缺损畸形,继而造成下颌骨的连续性丧失,不仅影响患者的语言、吞咽等功能,引起面部的不对称畸形,而且可使患者的咀嚼功能大大丧失。既往虽采用游离骨血管化移植骨或用骨代用品植入来恢复下颌骨的连续性,但往往会忽略或轻视咀嚼器官功能的有效重建和恢复。即使考虑到应用部分义齿修复,但终因牙槽骨低平、单端缺失等不良修复条件而致固位不稳定的修复义齿无法行使正常咀嚼功能。骨内种植体在无牙𬌗骨床上的应用,成功地为下颌骨缺损骨移植修复后𬌗重建提供了可靠途径,现将这一技术方法介绍如下。

（一）适应证

1.下颌骨因良、恶性肿瘤手术切除后缺损者。

2.下颌骨因外伤缺损者。

3.下颌骨炎症、感染所致骨缺损者。

4.下颌骨发育不良畸形者。

以上经自体骨移植成功后均可适应种植义齿修复。

（二）种植修复方案的选择

由于自体移植骨分游离移植骨和血管化移植骨两种,因此在移植骨内进行种植时,临床上应注意如下事项。

1.鉴于游离移植骨的愈合方式为替代爬行,也即在移植骨块逐步吸收同时通过周围受植骨再生修复完成,因此,选用游离骨时,通常在植骨后 12 个月开始依次分期进行种植体植入,以及种植体植入 6 个月后行基台连接和上部种植义齿修复。

2.若采用血管化移植骨修复,由于骨愈合呈骨折愈合方式,故可在骨移植后的同期或延期(移植后的 6个月)先后进行种植体植入、基台连接及上部结构修复术。骨移植同期植入种植体的最大优点是大大缩短了治疗周期。

（三）移植骨源的选择

临床最常采用的供区为髂骨,其次是腓骨、肩胛骨、桡骨、跖骨等。髂骨可提供宽厚的骨块,易于塑形,最适合于下颌骨缺损,尤其是牙槽骨形态的恢复,唯一不足的是松质骨相对较多。腓骨的优点则在于密质骨较多,但骨的高度不足,牙槽骨形态不易恢复且塑形较有难度。

现以 Brånemark 螺旋形种植体及笔者采用的下颌骨缺损血管化髂骨移植即刻植入种植体方式为例介绍如下。

（四）术前准备

术前除常规作心电图、胸透、血尿常规、出凝血时间及肝肾功能检查外,还需作如下特殊准备。

1.通过对牙片、下颌骨曲面体层片、头颅正侧定位片及 CT 断层等影像学检查和模型研究,了解下颌骨肿瘤的部位、大小和波及范围,从而确立拟截骨部位和范围,同时记录𬌗关系和髁状突升支的位置。

2.采用多普勒超声血流仪对受区及供区动脉进行探测,了解其行径和强弱。

3.准备好术中截骨工具、移植骨固定装置,包括小型或微型钛板、螺钉,以及作颌间固定的上、下带钩牙弓夹板。

4.备好显微外科器械一套。

5.根据拟植骨长度、宽度及缺失牙齿的数量,筛选好种植系统及骨内种植体的类型、直径、长度及数目。这一设计方案的可行性可在石膏模型及X线片上预先模拟分析。

（五）麻醉与体位

通常采用经鼻插管全麻方法,需留置导尿。患者取平卧头偏健侧位,髂骨供区臀部垫高。

（六）手术方法与步骤

现以一侧下颌骨体部肿瘤切除、植骨、种植为例,介绍手术方法与步骤。手术分受区和供区两组同期进行。

1.切口设计与翻瓣　从下唇颏部正中向下经颏下、颌下及颌后作一弧形切口,切开皮肤、皮下及颈阔肌,在嚼肌前缘分离出颌外动脉及面前静脉后,偏远心端结扎、切断以备用。同时分离出颈外静脉后结扎、切断以备用。在保护好面神经下颌缘支前提下切开骨膜,沿骨面翻起软组织,显露下颌骨体部骨面及肿瘤（彩照5）。

2.一并截除肿瘤及下颌骨　常规应用钢丝线锯在其肿瘤边界外安全缘截骨,随后切断周围附着的下颌舌骨肌、翼内肌,一并截除下颌骨及肿瘤（彩照6）。

3.供区髂骨肌瓣制备　根据缺损下颌骨的长度及高度,切取与其大小一致、略呈弧形,带旋髂深动、静脉血管的髂骨肌瓣。

4.植骨与固定　将髂骨肌瓣移植于下颌骨缺损区后,首先行供、受区血管吻合,即旋髂深静脉与颈外静脉、旋髂深动脉与颌外动脉端端吻合,修整移植骨及受植骨床的断面使其相适应。要求移植骨置入缺损区后应尽量恢复到理想的功能位置,即与上颌弓保持良好的颌间关系,不偏向颊舌侧,殆间距离适当,髁状突及升支位置正确。在此基础上以小型钛夹板固定,要求位置偏下颌下缘区,以不影响植入种植体为度（彩照7、彩照8）。

5.植入种植体　根据缺失牙量、颌间关系及对殆牙位,确定好种植体数目和植入部位。一般可植入3~4枚,其种植方法与步骤参见上节"口腔内颌骨骨内种植术"（彩照9、彩照10）。

6.关闭伤口　常规冲洗手术创面后,依次分层严密缝合粘膜、骨膜、皮下及皮肤,创口内置一负压引流管。

7.术后处理

(1)术后常规给予抗生素预防感染及激素以消炎、消肿,给予低分子右旋糖酐等降低血液粘稠度的药物。

(2)置胃管鼻饲流质3~5天。

(3)48小时后视负压引流量酌情拔除引流管。

(4)术后7~10天拆除缝线。

(5)术后2周可配戴临时义齿,但其基托组织面应作缓冲。

(6)术后6~8个月应行骨内种植体二期基台连接术及随后2~4周的上部结构修复术。

第六节　颅颌面种植修复的前景与展望

在组织工程学尚未成功应用于临床颅颌面器官缺损再造修复的今天,利用骨结合式种植体作为修复与重建颜面各类器官缺损赝复体及牙的支持固位体,将有着良好的应用前景。

支持、固位的可靠性与稳定性是目前颜面赝复体临床效果长期成功的关键所在。实践证明:以纯钛螺旋形种植体为代表的骨内种植体,因与生命骨有着良好的生物相容性关系,无疑在经过合理力学设计的条件下支持功能性赝复体时,能起着长期稳定的固位作用。这一技术的应用对于提高颅颌面缺损畸形患者的生活质量,尤其是在功能、美学及心理方面,均带来了希望。

在口腔内种植成功基础之上发展起来的口腔外颅颌面种植学是一门更为年轻的种植学分支学科。涉足基础和临床的多学科积极参与则是这一学科进一步发展的重要基础和动力来源。尽管目前颅颌面赝复种植领域取得了一些可喜的成绩,但仍有不少问题尚待研究和解决。如穿皮种植体与周围软硬组织的相互作用与愈合方式,赝复种植体直径、长度与骨界面的应力分布及应力作用所引起的组织效应,颅面骨内种植体结构的合理设计和种植材料的进一步筛选,放射治疗对颅面骨内种植体的影响及种植后穿皮种植体附着皮缘的保健等,都是值得继续研究的课题。

我国颅颌面种植修复学虽然起步较晚,但在1994年成立的以薛淼为组长的中国颅颌面种植学组及其制定的科学决策,则为开创这一研究领域打下了良好的基础。近年来,国内开始着手于口腔颅颌面的种植基础与临床研究,尽管已在义耳、义眼(眶)及下颌骨缺损种植义齿修复方面进行了一定尝试并取得了一些进展和经验,但距离国际先进水平仍有较大差距。我国涉足于这一领域的多学科同仁与学者,在吸取国外成功与失败经验教训的同时,应结合我国临床实际,建立、发展和完善中国的颅颌面种植事业,为颅颌面缺损畸形患者提供更为优良的服务。

（黄远亮）

参考文献

〔1〕汪良能,高学书.整形外科学.北京:人民卫生出版社,1989

〔2〕陈安玉.口腔种植学.成都:四川科学技术出版社,1991

〔3〕赵士杰,韩科.临床口腔种植学.北京:中国标准出版社,1994

〔4〕黄洪章.义齿修复前外科学.武汉:湖北科学技术出版社,1996

〔5〕Albrektsson T. Brånemark PI. Jacobsson M. et al. Present clinical applications of osseointegrated percutaneous implants. Plast Reconstr Surg. 1987. 79(5):721~730

〔6〕Block MS. Kent JN. Endosseous implants for maxillofacial reconstruction. Philadelphia:W. B. Saunders. 1995

〔7〕Bosniak S. Principles and practice of ophthalmic plastic and reconstructive surgery. Philadelphia:W. B. Saunders. 1996

〔8〕Fonseca RD. Davis WH. Reconstructive oral and maxillofacial surgery. 2nd Edition. Philadelphia:W. B. Saunders. 1995

〔9〕Mckinstry RE. Fundamentals of facial prosthetics. Arlington:ABI Professional Publications. 1995

〔10〕Misch CE. Contemporary implant dentistry. St. Louis:C. V. Mosby. 1993

〔11〕Naert I. Steenberghe DV. Worthington P. Osseointegration in oral rehabilitation. London:Quintessence Publishing Co. Ltd. 1993

〔12〕Spiekermann H. Donath K. Hassell T. et al. Color atlas of dental medicine:Implantology. George Thieme Verlag:Thieme Medical Publishers. 1995

〔13〕Tolman DE. Desjardins RP. Jackson IT. et al. Complex craniofacial reconstruction using an implant-supported prosthesis:case report with long-term follow-up. Int J Oral Maxillofac Implants. 1997. 12(1):243~251

第十五章　激光在整形外科的应用

　　激光(laser)是指"受激发射的光放大"(light amplification by stimulated emission of radiation)，laser 是由各词第一个字母组成的。激光与半导体、原子能、计算机一样，是 20 世纪人类科学进步的典范，激光医学从孕育至今虽仅三十多年，但已成为一门新兴的边缘学科。1961 年，红宝石视网膜凝固机在美国问世，这是世界上第一台医用激光器。1963 年，美国的 McGuff 发表了《激光生物效应的探讨》，同年，Goldman 就尝试利用激光的生物学效应进行皮肤疾病的治疗。从此以后，激光生物学作用机制的研究与激光医疗设备的突飞猛进，带动了激光在临床治疗中的创造性应用，并逐渐深入到医学的各个领域。激光在眼科的应用最为成功，如氩激光治疗视网膜裂孔、糖尿病性视网膜病变，脉冲染料激光治疗早期闭角性青光眼，准分子激光治疗近视眼等等。在动脉粥样硬化性血管病及血管狭窄或闭塞的治疗上，激光血管成形术也取得了巨大的社会效益，在荧光屏监视下，利用激光消除血管内的血栓和硬化斑块可使血流状况改善。激光手术刀也是激光与医学结合的产物，可以使手术切缘整齐，止血效果好，损伤小，减少恶性肿瘤的医源性转移。此外，激光内窥镜治疗在部分胸腹部手术中的应用，激光碎石、低能量激光治疗在特异反应性疾病的应用，以及肿瘤的光动力学治疗、激光物理治疗、穴位治疗等，都是激光在医学领域应用的典型例子。应用激光参与治疗的病种愈来愈多，对于其中许多疾病来说，激光无非是手术刀或其他已有治疗手段的替代工具，而对于另一些疾病来说，激光治疗确实代表着革命性的进步，以往的治疗对这些疾病往往十分不理想，甚至束手无策，激光则使这些无法解决的难题有了新的答案。激光在整形外科的应用，尤其是近年来出现的治疗项目，多数属于后者，比如，对葡萄酒色斑、毛细血管扩张等浅表血管性疾病的治疗，太田痣、咖啡牛奶斑等先天性色素疾病的治疗，以及人工文身或浅表外伤性文身的消除，激光已成为当之无愧的首选方法。因此，整形外科医师需要更多地掌握这些新的治疗手段，才能超越常规的手术方法，为患者提供更为理想的治疗。

第一节　激光的基本原理

　　原子是由带正电的原子核和绕核旋转带负电荷的电子构成。不同电子轨道层到原子核的距离都不同，每一层都具有特征性的固定能量级，电子可以从一个轨道运动到另一个轨道，它们的能量水平取决于它们轨道的位置。当电子处于紧靠核的轨道时，能量水平最低，称为基态。当基态原子获得足够的能量时，原子就会从基态跃迁到较高能量的激发态，处于激发态的原子是不稳定的，且停留在激发态的寿命很短，仅 10^{-6}s(秒)。在没有外界任何作用下，原子会自发地从高能级状态跃迁到低能级或基态，并自动地以光子的形式将能量释放出来，称为自发辐射。1917 年，爱因斯坦首先提出在自发辐射的同时，还存在着受激辐射，受激辐射的特点在于：它不是自发产生的，必须有外来光子的刺激才能发生，它对外来光子的频率有严格的要求，受激辐射的光子与入射光子具有相同的频率、相同的发射方向、相同的偏振、相同的相位和速率，即无法区分两者之中哪个是原来的入射光子，哪个是受激辐射的光子。所以这两束光子相互叠加后使光的强度增强，即受激辐射引起了光放大，这是激光产生机制中的重要概念。当存在足够数量的处于某一激发态的电子与相应的光子相撞，就会产生光子受激辐射的连锁反应，使输入的光被放大，形成激光。

　　爱因斯坦为激光的出现奠定了理论基础，而玻尔在 19 世纪就已经提出的理论则直接导致了后来探索激光的实践。由于在常温下激发态电子总是少于基态电子，不会发生上述连锁反应，因此，需要产生一个持续的受激辐射，只有通过特殊处理，使处于激发态的电子多于处于基态的电子，即粒子数反转，此时原子内的多数电子处于一种过渡态。一些电子在此阶段自动释放光子回到基态，这些自动发射的光子就与那些处于过渡态的电子相撞,刺激它们释放出另一个波长相同的光子。这些光子将与更多的过渡态电子相撞,产生连锁的受激发射。此时发射的光子波长是相同的,但它们却朝着不同的方向运动,这些自由的、向不同方向受激辐射的光子必须被引导到一个平行的方向。

如果在工作介质的两端分别放一个全反射镜和一个部分反射镜,当给予这个工作介质能量时,就能产生众多的朝不同方向辐射的激发态光子。这些自动发射的光的一部分将沿着工作介质的轴线传播。由于它们的强度不足以穿透部分反射镜,而被反射回来,再穿过工作介质。这时,如果这些发射的光子遇到低能级的原子,那么它们将被这些原子吸收,产生更多的激发态原子;如果这些发射的光子遇到已处于激发态的原子,那么它们就将激发这些原子产生与它们同一方向运动、同样能级的光子。当外源性能量继续泵着电子达到激发态,这种受激发射过程最终将产生强度足以穿透部分反射镜的准直光束,这就是激光。

第二节　激光发生器的基础知识

一、激光的基本特性

激光因具有方向性强、亮度高、单色性好和相干性好等特性,所以具有强大的应用价值与潜力。

(一)方向性强和亮度高

衡量光源方向性好坏的标志是光束的发散角。激光是一束发散角极小的定向发射光,其发散角可小于 10^{-4} rad(弧度),几乎可被认为是平行光,光能量完全集中于此方向上。根据计算,如果把一束激光射到离地球 38 万 km 的月球上,其在月面上的光斑不到 $1km^2$,而如果改用目前最好的探照灯代替,光斑要扩大到 78 万 km^2。

激光的方向性好意味着可以把激光束传播到很远的距离而仍然保留极大的强度。在应用范围内激光强度几乎与距离无关,激光束通过聚焦可以获得极小的焦斑,达到 $0.1\mu m$ 大小,可对细胞进行切割或焊接。

激光具有良好的方向性,因此具有高亮度,其亮度甚至可达太阳表面亮度的百万倍以上。应该指出,这里所谓的亮度是指辐射亮度,与人眼对不同波长的感光灵敏度(即光亮度)无关。例如:亮度很高的红外激光器,如 Nd:YAG 激光器,发出的激光虽然看不见,但可以切割肿瘤和骨骼,而看起来很亮的氦氖激光则只能用于低能量的照射治疗。

(二)单色性好

不同波长的可见光作用于眼睛的视网膜上,可使我们感觉到不同的颜色,如波长在 $630\sim670nm$ 之间呈红色感,波长在 $570\sim600nm$ 之间为黄色,而绿色光的波长分布在 $500\sim570nm$,由此可见,某一颜色的光不是处于单一的波长,而是有一个波长范围,也称谱线宽度。谱线宽度愈窄,光的单色性愈好。激光几乎是单一波长的光,其谱线宽度可小至 $10^{-8}nm$,要比单色性最好的氪灯单色性高 10 万倍。

利用激光的高单色性,可以开拓一系列生物医学的新方法、新技术,如受激辐射分析技术等。

(三)相干性好

干涉现象是光波的特征之一,但普通光只有在特殊装置下才能获得相干光,而激光束在频率、位相上都是同步的,在相当长的距离内保持着恒定的位相关系,因此,激光的相干性比普通光要强得多。

激光的相干性能主要用于基础研究和诊断技术,此外,激光的相干特性还被用于观察和分析生物组织结构的显微照片。

二、激光发生器的基本结构

尽管目前问世的激光发生器已有数千种之多,但已在整形外科中有明确应用的可能只有近十种。整形外科医师不仅要在以后的工作中了解激光的常规应用,同时也必须掌握激光发生器的基本知识与物理特性。

激光器有 5 个基本结构,即工作介质、激光谐振系统、电源系统、冷却系统和控制系统。工作介质是指激光器中受特定外源性能量激发后能产生激光的物质,物质特性决定了输出的激光的波长、功率及能量等。

工作介质位于谐振腔内,最原始的激光谐振系统由两个反射镜组成,一个为全反射镜,一个为部分反射镜,两者之间保持一定距离,相互平行,工作介质就位于其间。由于并非所有用于激发工作介质的能量都转化成激光,大部分转化成热,因而导致工作介质温度上升,必须通过冷却系统把工作介质的温度控制在许可温度之内。目前在整形外科应用的激光器还多配备微型计算机控制系统,通过控制面板调整输出功率与参数。此外,激光器的工作介质需要外来能源激发才能使之进入激发态,该过程称为光学泵浦。固态激光常由闪光灯、弧光灯或另一种激光作为泵浦源,气体激光器则是选择高压电源来泵浦工作介质。

三、激光器的分类

一般激光器按照其工作介质或运转方式分类,以下在分类中简要介绍几个基本概念。

(一)按工作介质分类

一般激光器的名称是根据其受激发光的工作介质来命名的,例如工作介质是铜蒸气,就称为铜蒸气激光器。受激发光的工作介质按其物态特性可以分为固体、气体、液体和半导体4大类。

1. 固体激光器　固体激光器的工作介质,是把具有能够产生受激发射作用的金属离子按一定的比例,掺入到晶体或玻璃基质中而制成晶体棒或玻璃棒,选择它们作为工作介质的激光器分别称为晶体激光器或玻璃激光器,如红宝石激光器、钕玻璃激光器等。

2. 气体激光器　气体激光器所使用的工作介质可以是原子气体、分子气体或者离子气体。如氦氖激光器的工作介质属于原子气体、二氧化碳激光器属于分子气体、氩激光器属于离子气体。

3. 液体激光器　液体激光器的工作介质,主要的有染料溶液,如若丹明6G染料激光器,以及含有稀有金属离子的无机化合物溶液两大类。

4. 半导体激光器　这类激光器按其有电注入式、光泵式和高能电子束式的激励方式,可分别称为电注入式半导体激光器、光泵式半导体激光器和高能电子束式半导体激光器。

(二)按运转方式分类

因激光器所选择的工作介质不同,及激光器的使用目的不同,因此相应的运转方式也不同。常用的有单脉冲式、重复脉冲式、连续式、Q突变式和波形可控式5种运转方式,与之相对应的就有下列5种激光器。

1. 单脉冲激光器　脉冲激光(pulse laser)是指在较短的时间内施加较强的激励,使激光工作介质获得较大程度的粒子数反转,从而在较短时间内输出一个较强的激光脉冲。单脉冲激光器在接通激励源后,只发生一个脉冲激光,也就是只输出一次较强的激光。

2. 重复脉冲激光器　重复脉冲激光器输出的激光也是脉冲式的,但它不像单脉冲激光器那样在接通激励源之后只输出一个脉冲,而是输出一串激光脉冲。单脉冲激光与重复脉冲激光统称为脉冲激光,都通过脉冲泵浦源泵浦。由于脉冲工作介质可在脉冲瞬间内承受较高功率的泵浦冲击,所以在高功率泵浦下可以输出比连续激光高得多的功率的激光,但平均功率远远不如连续激光。脉冲功率通常比连续激光的功率高3个数量级。

3. 连续激光器　连续激光器是通过连续激励工作介质,从而能使激光连续输出的激光器,输出的连续激光在一段时间内输出功率基本稳定。

4. Q开关激光器　Q值是无线电技术中的一个术语,它的值越大,即表明器件的品质因素越好,转换效率越高。Q突变激光器,是指在谐振腔内增设某些装置,来提高其Q值,把脉冲过程压缩在极短的时间内完成的激光器。如在谐振腔内设置一光电开关,阻止光子通过,储存能量,当能量达到一定值时,开关打开,释放出一个独立的高能脉冲。这类激光器的峰值功率可达10^{12}W,所以又称为巨脉冲激光器。巨脉冲激光与上述的脉冲激光相比,其脉冲宽度更窄,大约压缩了3个数量级,约为10^{-7}s,每个激光脉冲除产生光热作用以外,还产生一个机械性的声波。这种激光器在色素及文身治疗中起了主要作用。

5. 波形可控式激光器　通常的激光器的振荡波形有很多,而且不同波形之间的相位关系和波形的振荡频率多会随机变动。如采用波形限制技术使振荡波形只有一个,这种激光器就称为单波形激光器。若采用专门技术使不同波形之间的相位差固定,这种激光器就称为锁模激光器,比如超短脉冲激光,把上述Q开关脉冲时间再大大压缩,缩短 3 个以上数量级,其峰值功率因此可提高 3 个以上数量级,此过程常通过锁模技术来实现,属于锁模激光器。如采用稳频技术使激光振荡频率稳定在一个较小的范围内变动,这种激光器就称为稳频激光器。这 3 种激光器统称为波形可控式激光器。

激光器还可依据激励方式、波段范围、输出功率大小、用途、光学谐振腔、激光波谱、激光束模式等进行分类,但按工作介质分类是最常用的分类方法。

四、临床常用的激光物理量

整形外科涉及的一些基本的激光参量包括波长、频率、功率、能量密度等。波长是光在一个振动周期内所传播的距离,以 nm(纳米)为单位,往往依据波长与吸收组织的特性相结合决定治疗的靶组织,波长同时也决定了光在组织中的穿透深度。在可见光范围内,反射随波长增加而增加,投射也随波长增加而增加,但吸收则随波长增加而减少。J(焦耳)是电磁能量的最基本单位,它由产生激光的系统的特点所决定。功率反映了一定时间内所做的功的大小,或能量传递的速率,单位是 W(瓦),即 J/s(焦耳/秒)。能量密度是指在 1s 的持续照射时间内,于单位面积内传递的能量的大小,以 J/cm^2(焦耳/平方厘米)为单位。上述单位在日常的激光操作中均要使用。

激光的辐射剂量通常可分为物理剂量和生物剂量。激光的物理剂量是指激光束垂直照射到生物体单位面积上的功率与照射时间的积,即:

$$D = \frac{W}{A} \cdot t \cdot \cos\theta$$

其中 W 是到达受照处的激光功率,单位是 W。A 是治疗区域面积,单位是 cm^2。t 是照射时间,单位是 s。θ 是入射激光束与治疗平面的夹角,即激光的入射角。D 即物理剂量,也就是上述的能量密度,单位为 J/cm^2。

由于不同个体或不同照射组织的生物学特性不同,同一物理剂量的激光导致的生物作用强度是不同的,因此有必要直接将生物组织反应的强弱程度分级,并定出分级的标准,按这种标准所分的级,称为生物剂量。过去临床上常将红斑反应按其程度分成 0～Ⅴ级,代表亚红斑量到超强红斑量 6 级,操作者可根据生物剂量分级选择其中一级作为合适的治疗剂量。当然,生物剂量因激光治疗项目的不同而有所区别。

五、激光束分布模式

光学谐振腔里光子群的量子统计状态通常不止一个状态,而是在谐振腔轴的横向和纵向上有一个或多个状态分布。在横向上分布的状态叫横模(transverse electromagnetic mode,TEM),在纵向上分布的叫纵模(longitudinal mode),只有一个状态的叫单模,同时具有多个状态的叫多模,每一种量子状态就叫一种模式。

(一)横模

激光束在垂直断面上的光强分布是不均匀的。横截面上经直径上各点的光密度大小符合以圆心为中点的正态分布曲线,即中间点最亮,随光点直径的增加而光强逐渐减弱,这种分布模式即 TEM00。这种模式的激光能量较集中,很适合于组织切割,并使周围组织的损伤达到最小。TEM01 的光束横截面上只有此一点的叫单横模,多光点的就叫多横模,是另一种常见的光束密度分布模式,在光束横截面上各点的密度相同,适用于大面积的组织去除,不适于组织切割。

(二)纵模

谐振腔内沿轴向形成的稳定的光波振荡形式叫纵模。每一个谐振频率对应着一个纵向模式,如只有一个频率则称为单纵模,如有多个频率则称为多纵模。在临床治疗时对于是否为多纵模并不重要。

第三节　激光与组织的相互作用

激光的能量必须转化成其他形式的能量才能起到对组织的治疗作用。构成生物组织的分子和原子能够吸收激光的能量,并最终把它转化成其他形式的能量。激光与组织的相互作用就是根据组织将激光转化成何种能量来分类的。

(一)光热效应

光热效应(photothermal interactions)是指组织吸收激光的光能,并转化为热能,导致组织的温度上升。不同组织所含的发色基团不同,因此不同的组织有不同的吸收系数,存在不同的吸收曲线。对于远红外波长的激光,组织中的水是吸收光能的主要成分;某些特殊波长的红外激光也能直接被某些特定组织的成分所吸收,如色素颗粒对 1 064nm 波长的吸收。位于可见光波段的激光很难被水分子吸收,通常主要被血液中的血红蛋白和组织中的色素吸收并转化成热。在组织中能吸收可见光的分子有血红蛋白、叶黄素和黑色素,这对整形外科中的激光治疗来说是最重要的。蛋白质、DNA、RNA 能很好地吸收位于紫外波段的激光能量,把光能转化为热能。

激光诱发的光热效应主要导致局部高热、凝固、止血、气化、融合及选择性光热作用。其中选择性光热作用是整形激光治疗的基本原理之一,即选择适当的波长,能被病灶中的靶基团最优先吸收;选择足够短的脉冲宽度,可以减少热传递引起的周围组织的非特异性损伤;选择足够高的能量,能导致靶组织的热损伤破坏。利用选择性光热作用这一原则,人们可通过选择相应的波长与脉宽,在脉冲时间里对文身颗粒、色素细胞及微小血管等特殊的微小结构实现选择性破坏。脉冲间期应大于从脉冲能量作用瞬间的靶组织温度经冷却下降到一半所需的时间,即热弛豫时间,以减少对周围组织的热传导损伤。选择性光热作用通常是通过高能的脉冲激光系统实现的。

光热作用的另一种效应是气化,即利用激光的高能量把固体组织转化成气态,可以用于整形手术中的组织精细切割与止血,以及消除细小面部皱纹。上述的其他光热效应,如主要用于肿瘤实验性治疗的局部高热,以及凝固、止血和融合等,在整形外科领域均无特异的应用。

(二)光爆裂效应

光爆裂效应(photodisruptive interactions)主要由脉冲激光产生,激光能量转换成声能,属机械能,产生高冲击力的冲击波。这种冲击力量可用来爆裂与粉碎组织,该效应通过调节峰值功率、脉冲宽度、脉冲强度及激光的聚焦程度来实现预期的效果。

(三)光化学效应

当激光的能量被组织吸收并转化为化学能时,组织间的化学联结直接被激光光能破坏,同时,激光激发这些分子进入生物化学活跃状态,这就是激光的光化学效应(photochemical interactions)。激光波长是此效应的决定性因素。通常激光波长小于400nm时才可能直接破坏这种分子间的化学键,如准分子激光。一些特别的可见光波长的激光也可能产生光化学效应。由于不同种类反应分子的电子激发态能量值不同,而且只有与此激发能对应量子能量的光子才最容易被该反应分子吸收,因此光化学效应具有波长选择性;光化学效应的产额决定于照射光的强度与曝光时间的乘积。

光化学效应包括两种类型:光致分解效应,即指通过组织吸收光能后导致化学分解反应的过程。比如,光合作用就是一种光致分解效应,光导致了水分解为氧与氢离子。光动力学效应,是生物系统特有的由光引起的在光敏化剂帮助下发生的一种化学反应。由于光动力学效应的特殊性,以下另作介绍。

由于光致分解效应是通过破坏分子间的化学键来清除组织,因此,它能够非常精确地切割组织,而对周围组织无热损伤。典型的例子是用193nm的氟化氩(ArF)准分子激光来矫正角膜变形,治疗角膜折射畸形。

(四)光动力学效应

光动力学效应(photodynamic interactions)实际上是一种特殊的光化学效应。当组织中的光敏分子在合适波长的激光作用下,发生生物化学反应,可产生单态氧。所用的可吸收光的分子媒介称为光敏化剂,目前光动力学作用的光敏化剂已有 400 种以上,临床较常用的血卟啉衍生物就是其中一种。根据光敏化剂的不同,可选择不同波长的光,通常是以相干或不相干的特殊波长的可见光或近红外波长光来控制光动力学作用。其主要原理是:光敏化剂吸收光能量,被激活成电子激发态分子,然后将其能量传递给邻近的氧分子,使之成为单态氧。单态氧能氧化和永久性破坏周围一定范围内的组织,导致局灶的组织变性。利用这一原理开展的治疗即光动力学治疗。光动力学多用于治疗肿瘤,是因为在一定的时相内可存在光敏化剂的肿瘤内积聚。但在整形外科领域,光动力学治疗主要利用注射早期时光敏化剂在毛细血管内的积聚进行葡萄酒色斑的治疗。

(五)生物刺激效应

临床上在用低反应水平的激光剂量(弱激光)治疗中,人们发现了一些至今不能解释的效应,如弱激光照射局部具有消炎、止痛、扩张血管、提高非特异性免疫功能和促进伤口愈合等作用,这些现象无法用激光的上述效应加以解释。根据传统生理学中有关物理因子的生物刺激作用概念,认为生物组织吸收弱激光能量以后有一种光致生物刺激作用。

弱激光刺激作用所产生的生物刺激效应(biostimulation interactions)有两类:刺激引起兴奋反应或刺激引起抑制反应,前者使运动或活性由弱变强,后者则由强变弱,是兴奋反应还是抑制反应多由剂量控制。由于难以在同一实验条件下对结果进行定量分析,因此难以得到令人信服的结果。在整形外科临床,目前尚未利用此类效应进行治疗。

(六)荧光效应

如果所用的波长合适,某些组织在与激光相互作用后,会重新发射部分它所吸收的激光能量,这种组织发射的光是向各个方向散射的,波长也不同于所吸收的激光波长,是代表这个组织特征的特有波长。这种组织发射的荧光称为激光诱发组织荧光(laser induced fluorescence,LIF)。当生物组织处于健康或良、恶性病变状态时,可致波长、偏振、相干图形等光学参数的明显不同,因此,激光诱发组织荧光主要用于临床的检测和诊断。

第四节　常用激光器及其特点

临床激光治疗的进展取决于治疗原理的研究与新型激光器的开发进展。近年来,许多成熟的激光器进入整形外科临床,表15-1列出了目前整形外科临床常用的激光器及其简要特性。

表 15-1　与整形外科有关的激光器及应用

激光器种类	工作介质	波长(nm)	运转方式	主要吸收基团	治疗适应证
氩	氩	488/514	连续	血红蛋白	扩张型葡萄酒色斑
KTP	磷酸钛氧钾	532	脉冲	血红蛋白	浅表血管扩张
倍频 Nd:YAG	掺钕钇铝榴石	532	Q 开关	黑色素、文身颗粒	色素增多、文身
倍频 Nd:YAG	掺钕钇铝榴石	532	长脉冲	血红蛋白	浅表血管性疾病
铜蒸气(溴化亚铜)	铜	578/510	准连续	血红蛋白 光动力学治疗	扩张型葡萄酒色斑 葡萄酒色斑的光动力学治疗
闪光灯泵浦脉冲染料	不同的有机溶液可供选择	400～800 510 585 630	脉冲 脉冲 脉冲 脉冲	 黑色素、文身颗粒 血红蛋白 光动力学治疗	 色素增多、文身 浅表血管性疾病 浅表血管性疾病、体表恶性肿瘤
金蒸气	金	628	准连续	光动力学治疗	浅表血管性疾病、体表恶性肿瘤
红宝石	红宝石晶体	694	Q 开关	黑色素、文身颗粒	色素增多、文身
红宝石	红宝石晶体	694	脉冲	毛囊黑色素	毛发增多
翠绿宝石	紫翠玉晶体	755	Q 开关	黑色素、文身颗粒	色素增多、文身
翠绿宝石	紫翠玉晶体	755	脉冲	毛囊黑色素	毛发增多
Nd:YAG	掺钕钇铝榴石	1 064	Q 开关	黑色素、文身颗粒	色素增多、文身
Er:YAG	掺铒钇铝榴石	2 940	脉冲	水	细小皱纹、皮肤磨削、高精度的组织切割
二氧化碳	二氧化碳气体	10 600	连续	水	非特异性组织破坏
高能二氧化碳	二氧化碳气体	10 600	脉冲或连续	水	细小皱纹、细小瘢痕磨削、高精度的组织切割

（一）Nd：YAG 激光器

Nd：YAG 激光器的工作介质是掺钕钇铝榴石,其中钕（neodymium,Nd）是发光物质,钇铝晶体（yttrium aluminum garnet,YAG）是基质,输出波长为 1 064nm 的近红外激光,连续输出的功率高达数百瓦。Nd：YAG激光器具有连续波长、准连续波长、倍频、Q 开关和自由运行脉冲等不同模式。由于其 1 064nm 波长在软组织中穿透能力强,可达到 3～5mm 的深度,并可与光导纤维联合使用,连续输出时常用于组织气化、血管凝固、切割等。在整形外科中目前应用较多的是 Q 开关 Nd：YAG、Q 开关倍频 Nd：YAG 以及脉冲 Nd：YAG 激光器。

Q 开关 Nd：YAG 输出的 1 064nm 波长激光是近红外光,十分易于被黑色文身颗粒吸收,也可被黑色素吸收,是黑色文身的首选治疗手段之一。有人认为,这也是太田痣的首选治疗。

倍频 Nd：YAG 激光器是通过波谐转换将 1 064nm 的基本波长转换成一半的波长,即 532nm。这种经过双重晶体后转换成的激光是绿光。Q 开关倍频 Nd：YAG 激光除可被黑色素、文身颗粒吸收外,还可较特异地被红色文身颗粒吸收。

脉冲倍频 Nd：YAG 激光波长为 532nm,脉冲宽度为 2～10ms（毫秒）可调,由于脉冲宽度可调,为根据靶血管直径选择脉宽治疗提供了可能,而且治疗用的波长在血红蛋白吸收峰的附近,因此也是葡萄酒色斑或其他浅表血管性疾病选择性光热作用治疗的选择之一。

（二）脉冲染料激光器

染料激光器是一种液体激光器。自 Sorokin 等（1966）成功研制染料激光器以来,现已发现数千种有机染料可实现受激辐射输出,其中有实用价值的激光染料已达到近百种。每种染料都有一个波长连续的谱线宽度可供调谐,每种染料的可调谐波长范围可达数十至数百 nm。

脉冲染料激光器（flashlamp-pumped pulsed dye laser,FPPDL）以脉冲闪光灯或其他激光为泵浦源。在整形外科中常用的是脉冲 585nm、510nm 的激光。

由于血红蛋白在 585nm 附近存在能量吸收高峰,选择脉冲宽度为 450μs（微秒）、波长为 585nm 的脉冲染料激光,成为以葡萄酒色斑为代表的多种浅表血管性疾病的最常用的治疗方法。另一种常用的脉冲染料激光器为波长 510nm、脉冲持续时间 300ns（纳秒）的绿色可见光,主要被黑色素或文身颗粒吸收,作用原理与倍频Nd：YAG激光相似,用于治疗体表色素性疾病或文身。

此外,脉冲染料激光器发出的 630nm 波长的红光,还可作为葡萄酒色斑、体表肿瘤等浅表血管性疾病的光动力学治疗的光敏光源。

（三）红宝石激光器

红宝石激光器的工作介质是固体的红宝石晶体棒,红宝石晶体是在刚玉基质中掺入少量氧化铬拉制而成,其中铬离子是辐射激光的激活离子,输出波长是 694nm 的红光。

Q 开关红宝石激光器的脉宽约 20～40ns,峰值功率可达 10MW（兆瓦）以上。该激光可被黑色素或蓝黑色的异物颗粒吸收,是一种选择性较高的色素增生类疾病或文身的治疗手段。

近年来脉冲红宝石激光开始用于尝试多毛症的实验与治疗。常用的脉冲宽度为 200～400μs,治疗要求的能量密度较大,多在 30J/cm^2 以上。激光脱毛仍然是利用了毛囊富含的黑色素对 694nm 波长的相对高选择吸收,达到光热破坏的目的。

（四）翠绿宝石激光器

闪光灯泵浦翠绿宝石激光器与红宝石激光器相似。翠绿宝石激光器也是发射红光,使用的工作介质是翠绿宝石晶体,波长较长,为 755nm,脉宽约 40～80ns。该波长也易被黑色素或黑、蓝、绿色异物颗粒吸收,加上 Q 开关翠绿宝石激光提供的瞬间高能与短脉宽使组织的损伤较小,因此是色素增生类疾病与深色文身的治疗方法之一。长脉冲的翠绿宝石激光也可用于选择性激光脱毛。

（五）二氧化碳激光器

二氧化碳激光器在医学上的应用十分广泛,其最基本的应用就是通过光热作用切割组织。二氧化碳激光器发出激光波长为 10 600nm 的远红外不可见光,能迅速被水吸收,使细胞内外的水分即刻加热并气化。但连续过量的热传导导致了非特异性的周围组织损伤,易于出现增生性瘢痕等令人无法接受的并发症。近年来出现了两类较新的二氧化碳激光器：一种是高能超短脉冲二氧化碳激光器，在每600ns至1ms的脉冲时间内，能产生高达500MJ（兆焦耳）的高能，使照射组织瞬间完全气化，从而防止了治疗组织的残余热量的非特异性传导，使破坏程度大大降低；另一类新型二氧化碳激光器是采用通用的连续二氧化碳激光器，配以微处理器控制的高速旋转镜头，输出的高能量密度的激光呈螺旋式扫描，使每照射点的时间短于皮肤的热弛阈时间，输出的每个光斑直径约2～6mm，完成一次旋转周期的时间约0.2s。这两类新型二氧化碳激光器的出现，使利用激光进行皮肤表面重塑成为可能，并可用于面部细小皱纹消除、萎缩性痤疮瘢痕的临床治疗等，而不产生在传统的皮肤磨削或化学剥脱术中常见的深度控制的困难，从而减少了瘢痕形成、永久性色素改变等并发症。

第五节　激光在整形外科的应用

一、浅表血管性疾病

继1981年Apfelberg把氩离子激光用于浅表皮肤血管疾病的治疗之后，近年应用480～630nm波长的激光治疗浅表的血管性疾病已较为普及，其原理主要是依赖选择性光热作用，即毛细血管内血红蛋白在580nm波长附近存在吸收高峰，而周围组织相对吸收的能量较少，同时兼顾脉冲长度与能量，既要达到血管闭塞的目的，又希望尽量减少过高能量导致的热释放损伤周围组织。目前可选择激光治疗的体表血管性疾病包括葡萄酒色斑、各种类型的皮肤毛细血管扩张、草莓状毛细血管瘤、充血的增生瘢痕等。

（一）葡萄酒色斑

葡萄酒色斑又称鲜红斑痣，民间俗称为"红胎记"。这是一种常见的先天性毛细血管畸形，发病率约为0.3%。多数病例的病理基础是在真皮的浅层或更深的层次存在畸形的毛细血管网，深度多在0.8mm以内。此类疾病于出生时即被部分或完全发现，以后随着身体生长成比例扩大，病灶未发现细胞增殖存在的依据，但畸形血管随着年龄的增长，在长期异常血流动力学的作用下，可能出现不同程度的扩张。65%的患者在40岁前已出现增厚与不同程度的结节形成，以下为叙述方便，把未出现明显增厚或多发结节形成的浅表葡萄酒色斑称为普通型葡萄酒色斑，而出现增厚或多发结节的称为扩张型葡萄酒色斑。

普通型葡萄酒色斑的治疗主要可以考虑选择性光热作用的激光治疗和光动力学治疗。

1. 选择性光热作用　研究表明，人血红蛋白的能量吸收谱线从高到低依次是415nm、577nm和542nm，但其穿透强度从高到低依次是577nm、542nm和415nm，因此577nm是理论上的首选波长。自从1985年美国FDA批准脉冲染料激光器的临床应用以来，输出波长585nm、脉宽450ms的脉冲染料激光得到日益广泛的应用，成为浅表血管性疾病激光光热作用治疗手段的代表。因为其波长与577nm的血红蛋白吸收峰接近，450ms的脉冲宽度所释放的能量足够导致靶血管内凝固，又要短于热弛阈时间。脉冲染料激光仍然是目前葡萄酒色斑的一线治疗方法。这种方法要求的治疗次数较多，每次治疗往往都导致一定程度的减轻（彩照11）。通常治疗前后的消退程度通过反射比分光光度测量法定量。治疗结果以一组76例报道为例，患者平均经过9.1次（2～19次）治疗，平均达到79%的消退。另一组118例患者，平均经过6.6次（2～18次）治疗，15.3%患者最后达到几乎完全消退（即消退90%以上），65.3%患者达到大部分的消退结果（50%～90%），17.8%患者仅小部分消退（11%～49%），1.7%患者经过治疗后几乎没有反应（<10%）。现在认为，普通型葡萄酒色斑达到最大消退程度所需的治疗次数在各年龄组之间没有明显的区别，有报道认为利用脉冲染料激光治疗相对要求次数最多的是3～8岁年龄组，这与20世纪90年代初认为儿童期葡萄酒色斑易于治疗的观点不同。不少患者初次消退的程度较大，以后需耐心接受后继的治疗。

一组500例葡萄酒色斑患者治疗后的并发症统计如下：2例出现萎缩性瘢痕，但未发现继发的增生性瘢痕，1%患者出现长期的色素沉着，2.6%患者出现暂时性的色素减退。因此，相对于以往的氩离子激光、铜蒸气激光等连续或准连续激光的选择性光热作用，脉冲染料激光的治疗十分安全，易于操作，并发症少，因此是目前使用最广泛的治疗方法。

近年来长脉冲的倍频 Nd:YAG 激光成为选择性光热治疗的另一选择,其原理是血红蛋白在 532nm 处也存在较大程度的能量吸收,而倍频 Nd:YAG 能比染料激光提供大得多的能量密度,组织可以接受的理想脉冲长度应比 450μs 更长,在 1~10ms 之间。初步的治疗结果认为治疗后不出现即刻的紫癜是其主要优点。这种治疗方法需要更多的实践方可定论。

对经治疗接近完全消退的 118 例病例,5 年后随访结果提示:约 50% 的病例在 3~4 年后出现血管再通和红斑复发的迹象。这一现象值得关注。

2.光动力学治疗 也称光化学治疗。虽然在国外因为激光技术的高度发展,使葡萄酒色斑的光动力学治疗未能引起重视,但实践结果证明:光动力学治疗是不可缺少的另一重要治疗方法。

光敏物质于注入血循环后一定时相内,在血管内存在高浓度,即使在恶性肿瘤的光动力学治疗中,血管内皮细胞和肿瘤的血管系统也被认为是最重要的靶部位。此时用与该光敏物质的发射光谱相对应波长的光照射靶组织,被组织吸收的光子在光敏物质的参与下产生一系列光生理与光化学作用,导致靶组织中酶的失活、细胞的破坏,进而达到微小血管的破坏。

目前在各种光动力学治疗中常用的光敏物质有多种选择,其中使用较广泛的是血卟啉衍生物,此外还出现了二氢卟酚、红紫素衍生物、叶绿素衍生物、酞菁等许多较新的光敏物质。

光源可选择非相干光和激光两类。非相干光即普通光源,早期治疗时常选择非相干光,如卤素灯、汞弧灯、氙弧灯、冷荧光灯等,其中尤以高压汞弧灯加适当滤光片及冷却系统应用为多。但通过一系列滤光装置后,光的强度大为减低,激发效率不高。因此,除非对面积过大的肢体葡萄酒色斑,一般光动力学治疗的光源应首选激光,激光具有亮度高、单色性好等优点。临床可选择的激光包括染料激光、铜蒸气激光、金蒸气激光、高功率多路并联输出的氦氖激光、氩离子激光等。

葡萄酒色斑的光动力学治疗已被广泛应用。笔者对 120 例患者经 2 年以上的随访提示:经过 1~2 次治疗,27.1% 的治疗区域达到 90% 以上的消退,46.6% 的治疗区域达到大部分消退,24.6% 的治疗区域达到小部分消退,1.7% 的治疗区域无明显反应,另有 1 例出现小灶增生性瘢痕,无持久的色素改变。由于光动力学治疗的效果与解剖部位有关,如颈、颞、额、颊部的病灶易于达到较理想的治疗效果,而上唇、下颌区的病灶治疗效果较差,因此,上述的统计结果中未能完全去除选择偏倚的存在。但从中可以看出:光动力学法是一种十分有效的葡萄酒色斑治疗手段(彩照 12)。

笔者对 20 例随机选择的病例进行脉冲染料激光与光动力学治疗的自体对照(彩照 13),从而排除个体与解剖部位的治疗偏倚,光动力学治疗在多数部位达到比选择性光热治疗更理想的单次及最终治疗效果。表现在术后色泽更自然、均匀,对色素的影响小且均能完全恢复,治疗次数少,对随访 4 年以上的病例提示无血管再通复发的现象。但光动力学治疗对治疗经验要求较高,影响治疗的环节较多,治疗过程中患者较痛苦,治疗后可出现严重水肿及光毒反应等,对其推广有一定的影响。

在葡萄酒色斑的治疗上,上述两种方法各有不同的适应证,如为小面积或散在的病灶则更适于激光治疗;婴幼儿、儿童因无法耐受门诊光动力学治疗,可以接受激光治疗。此外,一些用光动力学治疗效果不理想的病例,仍可能经激光治疗达到较好的效果。葡萄酒色斑的治疗选择尚需更多的研究才能得到明确的定论。

上述治疗对仅存在轻度病灶扩张的葡萄酒色斑仍有效,但对于畸形血管已严重扩张,病灶明显增厚或广泛瘤状结节形成的患者疗效不明显,这种患者可选择整形外科手术治疗。此外,这类患者也是氩离子激光治疗的首选对象。由于患者对治疗后外观的要求较低,经过次数较少的非特异性光热作用治疗,如二氧化碳激光或 Nd:YAG 激光气化等,也可达到较明显的改善。

(二)婴幼儿血管瘤

婴幼儿血管瘤本质上是内皮细胞及毛细血管异常增殖而形成的良性肿瘤,常见于体表。根据新生血管在皮肤分布层次的不同,可被称为草莓状、海绵状或混合型血管瘤。由于以染料激光为代表的激光光热作用有效治疗深度多在 8mm 以内,因此,仅可能对浅表的鲜红色的毛细血管实现选择性破坏,而对更深在的病灶无效;其次,由于激光治疗仅是物理性的破坏,无法阻止增生期毛细血管瘤的血管新生与细胞增殖,所以婴幼儿血管瘤接受脉冲染料激光等选择性光热作用治疗的适应证是:对外观影响较明显的、稳定期或消退早期的浅表毛细血管瘤，经过 1～3 次治疗，往往可达到较理想的效果。

（三）其他体表血管性疾病

选择性光热作用激光治疗还对体表的多种血管性疾病有效。如对毛细血管扩张的凝固、充血性增生瘢痕的退色等均有明显的效果；皮肤异色病、Kaposi 氏肉瘤、化脓性肉芽肿及疣等也是治疗的适应证。

二、皮肤黑色素增多性疾病

皮肤黑色素增多性疾病包括真皮黑色素细胞增多性疾病，如太田痣，以及因表皮黑色素产生增多引起的疾病，如咖啡牛奶斑、雀斑等。这类疾病发生率高，又缺乏理想的治疗，一直是整形外科及皮肤科的一大难题。黑色素细胞的选择性光热作用的激光治疗，为这类疾病提供了较理想的治疗方法。

选择性光热作用激光治疗是黑色素增多类疾病的首选治疗方法。目前常用激光包括波长 1 064nm 的 Q 开关 Nd：YAG 激光、波长 755nm 的 Q 开关翠绿宝石激光、波长 694nm 的 Q 开关红宝石激光、波长 532nm 的 Q 开关倍频 Nd：YAG 激光，以及相对较少使用的波长 510nm 的闪光灯泵浦脉冲染料激光。

由于黑色素对上述较大波长范围的激光均能较好吸收，Q 开关激光提供的毫微秒级脉宽与瞬间高能实现了对黑色素颗粒的选择性光热作用，且对其他皮肤组织的损伤很小，因此成为色素增生类疾病与深色文身的首选治疗方法。

（一）太田痣

太田痣是东方民族常见的一种色素性胎记，属与三叉神经周围分支分布相一致的真皮层黑色素增多的一类疾病。镜下可见真皮网状层散在分布着树枝状或纺锤状黑色素细胞。大约半数的患者出生时即可发现，个别患者到青春期才逐渐显现，有的黑色素细胞同时还分布于结膜、角膜及视网膜上。

利用上述激光进行太田痣的治疗可以达到理想的效果，一般需要 3～7 次治疗，即可达到接近完全消退（彩照 14）。治疗间隔为 6～8 周，每次治疗可在数分钟至数十分钟内完成，患者可感觉到皮肤受脉冲光束的拍击，术后疼痛多迅速消失。治疗次数与病灶特点的关系最密切，而与上述激光波长的关系为次。从黑色素细胞内的黑色素颗粒在肉眼观察与黑色素细胞镜下分布的规律上看，当细胞分布于真皮浅层时，往往呈淡棕色或棕色，分布在真皮较深层时，表现为蓝色或灰黑色，同一颜色的深浅又与黑色素细胞的分布密度有关，这一规律在进行治疗前判断预后及确定治疗次数方面十分实用。

太田痣的治疗对象是畸形分布的黑色素细胞，这些黑色素细胞仅存在数目上的增多，每次治疗存在"累加"的结果，因此治疗效果较可靠，未见复发的报道。由于太田痣的分布较深在，有些人认为 1 064nm 激光的穿透力最大，是更理想的波长选择，利用高能量密度治疗时可使治疗次数减少。

上述激光治疗后罕见增生瘢痕、皮肤质地改变及持久的色素改变等，因此明显优于其他治疗手段。选择性光热作用激光治疗是目前太田痣的首选治疗方法。

（二）咖啡牛奶斑

咖啡牛奶斑是先天性的皮肤淡棕色斑块，为单纯的表皮色素增多的表现，也可见于神经纤维瘤病及其他神经外胚层综合征患者。色泽自淡棕色至深棕色不等，表面皮肤质地完全正常。其镜下表现与雀斑十分相似，主要表现为表皮中黑色素数量的异常增多，但黑色素细胞的数量是正常的。

咖啡牛奶斑由于存在局部黑色素细胞代谢活跃等特点，因而使其治疗的结果有时难以预料。部分病灶经治疗后可能出现反应性的色素加深，故使治疗难以继续。咖啡牛奶斑的治疗平均次数较多，一组 34 例大面积咖啡牛奶斑病例，均为 Ⅰ、Ⅱ 类皮肤，经 8.4（4～14）次治疗，达到完全消退，术后 1 年随访无复发。其中 5 例术后出现平均 8 周的色素沉着加重，需等待反应性的色素加深自然消退后继续治疗。术后一般不出现色素减退或脱失、皮肤质地改变及瘢痕形成。

由于咖啡牛奶斑的黑色素细胞分布于表皮内，因此利用较短波长和较小的能量密度即可破坏表皮黑色素细胞，一般认为 504nm 波长是较理想的选择，非特异损伤也较小。此外，510nm 的脉冲染料激光、532nm 的 Q 开关倍频 Nd：YAG 激光都是较好的选择。

（三）雀斑

雀斑系常染色体显性遗传病，主要见于曝光部位。雀斑的颜色随日光照射的量而异，冬季色浅，呈淡棕色,夏季色加深,呈棕色或暗棕色。镜下表现为表皮基底层的黑色素增多,表皮突不伸长。黑色素细胞虽体积较大,树枝状突较长,但数目正常或减少。雀斑的组织病理学改变与咖啡牛奶斑、黄褐斑几乎相似,无法区分。

上述的选择性激光光热作用也可适用于雀斑的治疗。可以选择波长较短的激光,如波长 532nm 的 Q 开关倍频 Nd:YAG 激光,使用 2~3mm 的小光斑。其治疗简便、安全,多数经 1~2 次治疗即可达到消退。1 年后复发的病例较少,但是否会出现更长时间后的复发,目前尚无明确的结论。值得一提的是,少数患者可能出现反应性的色素沉着,需耐心等待其自然消退后再确定治疗计划。

(四)其他色素性疾病

除了上述 3 种常见的黑色素增多疾病外,老年斑也是常见的表皮黑色素沉着,通常可选择上述多种激光的选择性光热治疗,一般经 1~2 次治疗即可治愈。

黄褐斑是健康生育期妇女常见的色素增多现象,主要对称发生于两颊和额部,色素深浅可能与季节、日光、内分泌变化有一定关系。镜下表现为基底层的黑色素增加,但无黑色素细胞的增殖,即主要是黑色素形成活跃。一般认为黄褐斑不是上述激光治疗的理想适应证,首次治疗后常会出现较长时间的反应性色素沉着,但待其自然消退后色斑可维持原状或稍显减退。

三、激光除皱及皮肤表面重塑

通常使用的连续波长二氧化碳激光治疗最常见的并发症依次是增生性瘢痕、瘢痕疙瘩或创口经久不愈。20 世纪 80 年代末,人们仍利用低流量二氧化碳激光进行面部激光除皱,但易于产生瘢痕等严重并发症。随着上述高能二氧化碳激光的出现,超短脉冲与瞬间高能导致治疗区域组织的受热气化,脉冲宽度短于热弛阈时间,大大避免了对周围组织的热传导。这种对组织的高选择性破坏技术已广泛应用到临床,如面部皱纹重塑、痤疮继发瘢痕的治疗,以及激光头发移植等。

在过去几年内,利用高能脉冲二氧化碳激光进行激光面部除皱手术日益普及,尤其是口周、眼周细小皱纹经此类激光手术后常可收到较明确的效果。治疗过程持续时间短,由于术中无出血,加上组织气化后的无碳术野,便于术中对治疗深度及层次的判断。手术一般一次治疗即完成,术中需经过数次激光扫描,每次扫描通常均能达到特定的皮肤层次,这与各种激光的类型与参数有关,术中推荐使用镇静剂、EMLA 或局部麻醉。激光除皱手术最重要的并发症是术后较长时间的红斑期及反应性的色素沉着,在国外文献中这些反应都能在数周,偶在数月即能完全自行消退,加上文化背景的影响,即使全面部治疗后的色素沉着亦可能被接受,因此,细小皱纹的去除与面部表面重塑在白色人种中已逐渐被接受。

黄色人种属 Ⅲ、Ⅳ 类皮肤类型,治疗后存在明显的色素沉着,往往持续半年以上,甚至 1 年后仍有色素痕迹,这给局部治疗,如口周、眶周治疗的患者的术后生活与工作带来不可忽视的影响,这种影响又使治疗时的扫描次数与能量均受限制,因此,术后皮肤绷紧的效果较难长期保持。

综上所述,在黄色人种中使用面部激光表面重塑应十分慎重,同时,在整形外科要求除皱治疗的患者多属皮肤绝对松弛,而需要手术治疗。对面部,尤其是眶周、口周有微小皱纹的患者,在具备合适的手术条件及经过全面的术前谈话后,方可考虑治疗。近年出现的铒激光(Er:YAG)在除皱中的应用是否能使上述的并发症有所改善,尚需更多的实践。

四、选择性脱毛

1963 年,激光开始应用于医学领域时,即有人曾经尝试用当时的红宝石激光脱毛,但较成熟的治疗是在近年才开始形成的。激光脱毛术是利用毛囊、毛球等毛发结构中黑色素细胞被激光能量的选择性光热吸收作用破坏,从而达到脱毛的目的。目前可选脉冲翠绿宝石、红宝石激光以及新型的半导体二极管激光等多种激光发生器,初步报道提示每次治疗后的暂时性毛发脱落将持续 1~3 个月,如果要求长效的脱毛效果需要长期的门诊治疗。相对于以往的治疗,激光脱毛无疑易于操作,而又能达到类似毛发电解术中的毛发破坏效果,是脱毛治疗的重要进展。这一方法减少了脱毛过程的痛苦。

通常使用的脱毛激光治疗均是根据选择性光热作用原理,在白色人种的临床应用中已得到肯定的效果。但在有色人种,因其皮肤相对富含黑色素细胞,所以易于影响黑色素细胞的代谢,易形成皮肤非特异性损伤,如色素减退、皮肤质地改变等。因此,人们又根据毛囊与皮肤黑色素细胞体积上的差别以及热动力学参数的区别,设计了相应的脉宽等参数,从而对毛根的破坏实现了更高的选择性,称为选择性热动力学原理,增加了治疗的安全性。

除治疗本身的长期效果尚需进一步观察外,由于毛发的生长分为 3 期,即生长期、退行期及休止期,只有生长期及部分退行期的毛发具有上述的黑色素分布及热动力学特点,因此,激光脱毛对未成熟的毛发作用不大,一般需反复治疗才能实现持久的脱毛目的。

五、激光在整形外科领域的其他应用

高能二氧化碳激光也是目前面部痤疮继发萎缩性瘢痕的较理想的治疗方法。一组 50 例患者经过一次治疗后,81.4% 获得明显改善,治疗后的主要缺点也是术后一定时期内的红斑期与色素沉着,但多能自行消退。

激光在增生瘢痕的治疗上也已经显示其潜在价值,已证实脉冲染料激光可以改善增生瘢痕的充血状态。此外,利用激光对伤口愈合过程中血管形成的影响,来预防瘢痕的过度增生,也是一个重要的研究方向。

利用激光技术进行激光头发移植、美容手术的皮肤及组织切开等,不仅减少了术中出血,而且缩短了手术时间。

总之,激光作为整形外科一种不可忽视的新的手段,已经为一些棘手问题提供了良好的方向,为整形外科提供了一个新的发展点。随着激光技术的发展与普及,其必将纳入整形外科的常规治疗范畴,因此,整形外科医师需要更多地掌握相关知识,并与传统的手术治疗结合应用,才能为患者选择更合理、更全面的治疗。

（林晓曦、王炜）

参考文献

〔1〕Achauer BM. Van de Kam VK. Clinical experience with the tunable pulsed-dye laser in the treatment of capillary vascular malformations. Plast Reconstr Surg. 1993. 92(7):1233

〔2〕Alster TS. Improvement of erythematous and hypertrophic scars by the 585nm flashlamp-pumped dye laser. Ann Plast Surg. 1994. 32:186

〔3〕Anderson R. Parrish J. Selective photothermolysis:Precise microsurgery by selective absorption of pulsed radiation. Science. 1983. 220:524

〔4〕Anderson R. Laser-tissue interactions. In Fitzpatrick RE. Goldman MP:Cutaneous Laser Surgery. St Louis. C. V. Mosby. 1994

〔5〕Bass L. Understanding laser-tissue interactions helps predict clinical effects. Plast Reconstr Surg. 1995. 95(3):607

〔6〕Goldman MP. Fitzpatrick RE. Esparza JR. Treatment of port-wine stains with the flashlamp-pumped pulsed dye laser. J Pediatr. 1993. Jan:71

〔7〕Lin xiaoxi. Wang wei. Treatment of congenital capillary malformation with photochemotherapy. Plast Reconstr Surg. 1997. 99(7):1826

〔8〕Nelson JS. Selective photothermolysis and removal of cutaneous vasculopathies and tattoos by pulsed laser. Plast Reconstr Surg. 1991. 88(4):723

〔9〕Phillips D. Photodynamic therapy. Science Prog. 1994. 77:295

〔10〕Rosenberg GJ. Gregory RO. Lasers in aesthetic surgery. Clin Plast Surg. 1996. 23(1):29~48

第十六章　瘢痕与瘢痕疙瘩

第一节　瘢痕的性质

瘢痕组织是人体创伤修复过程中的一种自然产物。创伤修复有两种类型。一种类型是皮肤的表浅伤口，仅仅影响表皮，由毛囊、皮脂腺的上皮细胞起始，通过简单的上皮形成而愈合。修复后均能达到结构完整性和皮肤功能的完全恢复。另一种类型是深达真皮和皮下组织的损伤，通过瘢痕来修复。在较低级脊椎动物，肢体和尾巴的缺损可通过新生的肢体和尾巴的再生来代替。但是，人类仅有少数的内部器官（如肝脏、胰腺和唾液腺）具有这种修复能力。人类大多数的组织损伤通过瘢痕形成来修复。任何类型的生物、化学或物理损伤诱发了体内连锁性的体液-细胞反应，从而导致一个以纤维蛋白起主要作用的纤维增生性炎症过程，瘢痕组织就是这种炎症过程的最终产物。虽然我们用愈合和修复这两个术语来描述这一过程，但这绝不意味着组织功能上的复原。瘢痕对损伤前组织来说，总是一个不完善的替换。从机械角度看，抗强性减弱；从营养角度看，形成了氧和营养物交流的障碍物；从功能角度看，则常常由于收缩和牵拉，而引起受损组织的畸形及功能障碍。

瘢痕疙瘩具有与增生性瘢痕类似的组织学特征。但它具有独特的生长特性，表现为超过伤口边缘、持续性的瘢痕增生，一般不能自行消退。

第二节　瘢痕的病因和病理

对于增生性瘢痕和瘢痕疙瘩形成的生物学机制，人们进行了一个多世纪的探讨。近 20 年来，随着对伤口愈合生物化学机制的不断认识和研究技术的不断提高，人们已越来越清楚地阐释了瘢痕增生，特别是瘢痕疙瘩的某些特点和规律，这为最终揭开瘢痕增生的奥秘、寻求瘢痕增生最有效的治疗方法铺平了道路。

一、病因

在正常的伤口愈合过程中，胶原的合成代谢与降解代谢之间维持着平衡状态。但在增生性瘢痕和瘢痕疙瘩中，这种正常的平衡被破坏，胶原的合成明显超过降解，最终导致胶原的大量堆积。虽然导致这种改变的确切病因尚不清楚，但许多因素与这种改变有关。

（一）体外因素

1.外伤和皮肤疾病　大部分瘢痕疙瘩通常发生在局部损伤 1 年内，包括外科手术、撕裂伤、文身、烧伤、注射、咬伤、接种和其他非特异性损伤。有时因原发症状不明显而被患者忽视或者忘记。

其他的皮肤疾病包括蜂窝组织炎、粉刺、化脓性汗腺炎、毛发囊肿、异物反应以及疱疹、天花、牛痘等，局部感染均与瘢痕疙瘩形成有关。此外，Ehlers-Danolos 综合征、Rubinstein-Taybi 综合征和厚皮性骨膜病等，亦与瘢痕疙瘩有一定关系。对先天性结缔组织疾病和瘢痕疙瘩形成间关系的意义目前尚不清楚。

2.张力　瘢痕增生易发生于张力高的部位。临床上常可见到患有瘢痕疙瘩的患者，在无张力部位存在着正常瘢痕。另外，如果将瘢痕疙瘩切除后移植到张力较小的部位（如腰部、股内侧等），瘢痕疙瘩常常萎缩。

Snssman 研究了伤口方向与张力的关系,证明垂直于皮肤松弛线切口的张力,是平行于皮肤松弛线切口张力的 3 倍,张力大,可刺激纤维组织形成。因此,手术切口选择不当而产生较大张力,是促使瘢痕增生形成的因素之一。

3.种族　瘢痕疙瘩在许多种族中均有报道。黑色人种和黑肤色的人较白色人种更易形成瘢痕疙瘩和增生性瘢痕,大约为 3.5∶1～15∶1。玻里尼西亚人和中国人较印第安人和马来西亚人更易形成瘢痕疙瘩。欧洲居住在回归线上的人较居住在温带的人有更大的瘢痕疙瘩发生倾向。所有种族(包括黑色人种)的白化病患者未见有瘢痕疙瘩的报道。

4.部位　瘢痕疙瘩可以发生于身体的任何部位,但最常见于上背部、肩部、胸前部、上臂三角肌区,较少发生于下肢、面部和颈部,皮肤厚的部位较皮肤薄的部位更易发生;在眼睑、生殖器、手掌、足底、角膜和粘膜则极为罕见。Crockett 根据大量的统计资料,提出了一个瘢痕疙瘩发生部位的敏感顺序。

第一顺序:胸骨前、上背部和上臂三角肌区。这些部位的所有瘢痕几乎都可能发展为瘢痕疙瘩。

第二顺序:有胡须的部位、耳朵、上肢前侧、胸前、头皮和前额。这些部位形成瘢痕疙瘩的倾向,与损伤的性质有关。

第三顺序:下背部、腹部、下肢、面中部、生殖器。这些部位的瘢痕疙瘩不常见。

5.年龄　瘢痕增生可发生于任何年龄,但一般多见于青年人,文献报道的病例年龄多在 10～30 岁之间。青春期前的儿童或老年人很少发病。据 Ketchum 统计的资料,88％的瘢痕疙瘩和增生性瘢痕发生在 30 岁以下,他认为这是因为:①年轻人容易造成外伤;②年轻人皮肤张力较大,而老年人皮肤缺乏弹性,较松弛;③年轻人皮肤的胶原合成率较高。

6.家族倾向　瘢痕疙瘩具有家族倾向。常染色体的隐性遗传和常染色体的显性遗传均有报道。特别是在多发的、严重的瘢痕疙瘩,其阳性家族史更为明显(图 16-1)。Laurentacl 和 Dloguardl 在对东方人的研究中提出,HLA-B14 和 HLA-B16 的人有形成增生性瘢痕和瘢痕疙瘩的更大危险性。但是 Cohen 等(1979)所作的研究(对美国黑色人种)却发现,在 HLA 分型中,HLA-A 或 HLA-B 在瘢痕疙瘩患者和对照组之间其抗原无明显不同,因而认为,任何特殊 HLA 表现型和瘢痕疙瘩形成之间无明显关系。

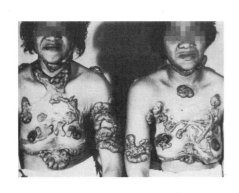
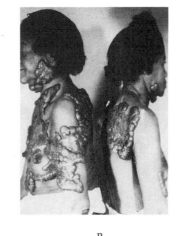

A　　　　　　　　　　　　　　　　　　　　B

图 16-1　典型的多发性瘢痕疙瘩,姐妹两人,具有家族倾向

(二)体内因素

1.内分泌紊乱　瘢痕疙瘩的形成与内分泌的改变有一定关系。人们已注意到绝大多数的瘢痕疙瘩发生在青春期。在妊娠期,瘢痕疙瘩有明显的症状加重和体积增大,绝经期后瘢痕疙瘩逐渐萎缩消退。Ford 测定分析了瘢痕疙瘩、其邻近正常皮肤以及正常瘢痕的雄激素水平,发现瘢痕疙瘩组织中有高雄激素水平和低雌激素及孕激素水平;其邻近正常皮肤中,雄激素、雌激素和孕激素都是低水平;正常瘢痕的雄激素水平为瘢痕疙瘩的 1/10,而雌激素和孕激素低得几乎测不出。他认为,局部高水平的雄激素代谢,在瘢痕疙瘩形成中起着主要的或至少是辅助性的作用。

Koonin 根据瘢痕形成与种族和肤色的关系,提出瘢痕疙瘩形成的黑色素细胞刺激激素(MSH)紊乱学说,这是因为:①黑肤色人种的黑色素细胞对 MSH 有明显的高反应;②所有人种中,色素深的、黑肤色人种较白肤色人种有更大的瘢痕疙瘩发生倾向;③瘢痕疙瘩主要好发部位是人体黑色素细胞最密集的部位,而瘢痕疙瘩发生较少的手掌、足底等部位,黑色素细胞分布最为稀少;④瘢痕疙瘩的发病率在垂体功能亢进的时期较高(如青春期和妊娠期),垂体功能亢进与色素沉着增加有关;⑤可的松类药物对瘢痕疙瘩的治疗是有效的,而可的松类药物是 MSH 分泌的抑制剂。局部注射确炎舒松所引起的皮肤脱色,可能是 MSH 被抑制所引起的。其机制尚需进一步研究。

2. 生物化学因素　在研究胶原合成时,Cohen 发现瘢痕疙瘩组织中的脯氨酸羟化酶活性较增生性瘢痕明显增高,是正常皮肤的 20 倍。脯氨酸羟化酶是胶原合成过程中的关键酶,它的活性与胶原的合成率密切相关。

Cohen 等进一步发现,瘢痕疙瘩、增生性瘢痕和正常瘢痕中,胶原酶的活性较正常皮肤高,从而说明胶原的合成与降解间的失平衡,不是因为降解减少,而是由于合成代谢不成比例地增加。

另外,胶原酶受 α_2 巨球蛋白和 α_1 抗胰蛋白酶的抑制,免疫荧光的研究已揭示了这些物质在瘢痕疙瘩中的沉积。可的松类药物治疗瘢痕疙瘩似乎是减少了这些物质的沉积,但是,这些抑制剂的血清水平在瘢痕疙瘩患者和对照组之间没有区别。

3. 免疫学改变　最近几年,对瘢痕疙瘩的病因形成了一种新的概念,认为是包括免疫球蛋白在内的特殊的免疫反应。

在瘢痕疙瘩形成以前,有一个典型的损伤后潜伏期(有时原发损伤不明显而被患者忽略),如果第二次触发(例如单纯的外科切除),则会很快复发,病变常常较前增大。该特点可被比作一个免疫反射弧:最初的接触导致致敏阶段、记忆形成和效用机制。瘢痕疙瘩形成的第二阶段类似于第二次免疫反应。

许多研究结果已表明瘢痕疙瘩具有某些免疫学特性:T 淋巴细胞再循环池总数增高;二硝基氯苯和旧结核菌素诱发的皮肤迟发型超敏试验阳性;瘢痕疙瘩组织内有免疫细胞如浆细胞、淋巴细胞的浸润。更多的研究说明瘢痕疙瘩患者的血清免疫球蛋白水平明显高于正常。

免疫荧光研究发现 IgG 在瘢痕疙瘩组织中沿胶原方向沉积,揭示瘢痕疙瘩可能是一种局部免疫反应,但该 IgG 是否为瘢痕疙瘩组织所特有,目前尚不清楚。Yagl 提出瘢痕疙瘩是由受损伤部位异常分泌的皮脂作为抗原而诱发的自身免疫性疾病,进一步的研究将证实从瘢痕疙瘩组织中分离提取的免疫球蛋白对皮脂是否具有特异性。

二、病　理

正常的伤口愈合和瘢痕疙瘩形成在早期阶段,其组织病理表现是相似的。两者早期均呈炎性反应,随之有早期的纤维组织形成,伴有血管增生和血管周围单核细胞浸润,同时也有早期发生的蛋白多糖、胶原纤维和胶原束。细胞浸润的特点是中等程度的肥大细胞浸润,同时有浆细胞和淋巴细胞。瘢痕疙瘩到第 3 周时,纤维组织形成进一步增多,被纤维母细胞紧紧包裹的结节状血管继续增大,转变为厚的、结节状的胶原和蛋白多糖。这种螺旋状纤维母细胞团持续性转为玻璃样胶原,是瘢痕疙瘩病理的基本表现。在增生性瘢痕和正常伤口愈合过程中,成纤维母细胞和毛细血管的数量在第 5 周时逐渐减少,大部分胶原束彼此呈平行排列。

Cosman 等早在 1961 年就曾提出增生性瘢痕和瘢痕疙瘩的组织学区别:明显宽大的、嗜曙红的、折光的、玻璃样的胶原纤维是诊断瘢痕疙瘩的基本标准。然而,有许多学者不同意这种观点,认为瘢痕疙瘩和增生性瘢痕在组织病理上没有区别。

首先对瘢痕疙瘩进行电镜分析的是 Dyer 和 Enna,他们从 1 例麻风病患者上臂一个非活动期的瘢痕疙瘩组织切片中,发现少数细胞表现为肌纤维母细胞的某些特性,大多数为活动的成纤维母细胞,没有典型的肌纤维母细胞,由此推测,某些细胞是注定要转化为肌纤维母细胞的。在另外一次超微结构分析中,他们观察到成纤维细胞向肌纤维母细胞转化的更完全的结构改变。最近的电子显微镜分析提示,瘢痕疙瘩内的结节状胶原完全是由肌纤维母细胞组成的,它在形态上既有别于平滑肌细胞,也异于成纤维细胞。虽然尚不清楚肌纤维母细胞是否为一种独立的细胞或是由成纤维细胞分化而来,但瘢痕疙瘩内占明显优势的肌纤维母细胞的存在,很可能与瘢痕疙瘩和正常皮肤中所观察到的生化组成的不同有关。

另外,瘢痕疙瘩的电镜观察发现,由于血管内皮细胞的过度增生,可导致微血管部分或全部阻塞。这提示,瘢痕增生过程中包含有缺氧因素。

三、病理生理

尽管创伤修复是一个相当复杂的过程,而且包括了许多方面,但是仍可将其分为下述几个阶段,即细胞-体液阶段、氨基多糖和胶原的沉积聚合阶段,及瘢痕重塑阶段。不管何种类型有害物质引起的损伤,亦不论损伤的部位、性别和年龄,一般都遵循相同的发生顺序,区别仅在于病程和量的不同。

(一)细胞-体液阶段

过去认为,细胞坏死是诱发炎症反应和瘢痕形成必不可少的条件。现在的研究表明,各种损伤因子导致细胞活性增强,并由此引发了一系列反应,包括细胞-细胞间反应、参与修复过程的细胞分泌各种产物的反应等。

对损伤因子作出最初反应的细胞是多形核细胞和巨噬细胞。各种激活剂产物、炎性介质和溶酶体酶的释放,向其他细胞发出一种复杂的趋化性信息。因此损伤的早期阶段,可以通过不同类型细胞的参与和各自的比例来加以区别。大部分细胞,包括巨噬细胞、血小板、肥大细胞、嗜酸性细胞和淋巴细胞,除刺激成纤维细胞合成结构性大分子外,尚可促进成纤维细胞活性。炎性反应是多方面的,包括过敏毒素、补体、前列腺素、淋巴因子、脂质过氧化物的生成,以及局部组织微循环的许多重要改变,如水肿、缺氧等。所有这些因素的增加均需通过不同的机制,如反应池的大小、与氨基多糖和胶原合成有关的成纤维细胞的活性等等。

在瘢痕形成早期阶段,组织损伤的其他两个机制是脂质过氧反应的诱导、播散和溶酶体酶的释放,这些均涉及到组织的坏死。现已确定,在损伤组织中,每个细胞和组织的脂质过氧反应是增加的。过氧反应的大小,可通过离子的有效性、缺氧、放射线和药物来影响;而被代谢后形成的游离基团,一旦过氧反应已经开始,将影响不同的生物膜,这主要通过作用于不饱和脂肪酸而产生,后者对过氧反应的分解是极为敏感的。某些细胞器功能的丧失,常与膜结构的不稳定和破裂有关。各种抗氧化剂,如抗坏血酸、谷胱甘肽、维生素 E 等,及某些酶,如超氧歧化酶、谷胱甘肽过氧化物酶、过氧化氢酶等,均可保护组织免受过氧反应性损害。

炎性反应的另一现象是胶原沉积,这与组织出血有关。血凝块中的纤维蛋白原是作为细胞附着和向内生长的基质,其中主要是成纤维细胞。通过这个机制,最初代谢的、不稳定的纤维蛋白原块或强度较弱的纤维蛋白原相互粘连,通过成纤维细胞的浸润活动,转变为永久性的纤维结构,即胶原化。

在过去的研究中,一般认为在损伤组织内,各种不同的刺激因素均作用于成纤维细胞。但最近的研究证明,氧在创伤愈合中起着重要作用。在伤口的肉芽组织内,氧张力一般是 $1.06\sim2.00kPa(8\sim15mmHg)$,这种缺氧环境刺激巨噬细胞产生一种生长因子,促进成纤维细胞合成血管内皮基质。这个发现可以解释为什么慢性组织缺氧能促进毛细血管增生,及为什么在低氧张力下毛细血管芽开始出现。

(二)氨基多糖和胶原的沉积聚合阶段

胶原明显地有助于伤口功能上和结构上的完整性。胶原支架损伤后的修复可以是一个正常过程,也可以是一个病理过程,通常表现为过多的胶原沉积。

胶原是由几种细胞合成的。除了间质细胞,成纤维细胞是胶原的主要来源,特别是在皮肤伤口愈合时。在正常的急性伤口愈合和某些慢性组织修复中,如腱鞘周围的、神经周围的、关节周围的粘连,以及硬皮病、肝硬化和其他许多纤维化病变等,瘢痕组织是纤维增生性炎症的最终产物。

间质胶原的合成发生在多核糖体。多核糖体几乎总是与内质网相联系,因为胶原是注定要被细胞排出的产物,所以最初的信号片断引导生长多肽链进入管腔系统。胞内多核糖体的后改造在螺旋体形成之前或螺旋体形成时发生,多聚赖氨酸和赖氨酸单体各自被特异的酶羟化。某些羟化赖氨酸进一步糖基化为半乳糖或者葡萄糖-半乳糖衍生物,通过细胞排颗粒作用排到细胞外空间。在细胞外,几种细胞外多核糖体后改造发生:N 端前肽被特异性肽酶裂开,随之 C 末端肽也由特异 C 末端肽酶裂开。同时,三倍体赖氨酸和羟化赖氨酸单体氧化脱氨为醛衍生物,参与的酶为赖氨酸氧化酶。这些反应性醛是胶原分子内和胶原分子间交联的基础。交联的结果使纤维蛋白原稳定,并使基质具有张力和强度。

胶原分子首先通过弱的凝聚力结合为大的纤维蛋白原复合物,再通过共价交联而稳定,结果成为一种聚合的成熟胶原结构。各种异常胶原沉积性紊乱的分析表明,病变组织、器官的功能障碍,不是因为病变组织堆积的胶原的体积和数量,而是由胶原基质的物理性质(如成熟、聚合)所引起的。一旦胶原稳定,则对胶原酶的降解有更大的抵抗性。成熟胶原和厚的、坚硬的瘢痕含水量低。瘢痕收缩和管状器官的狭窄,不仅可引起畸形,而且会威胁生命。

某些病变是由异常的胶原聚合引起。例如外科切割伤、磨损等导致的肌腱损伤,以及由于损伤引起的肌腱周围出血,致使纤维蛋白沉积,成纤维细胞分泌的胶原沉积在纤维蛋白上,一旦粘连的胶原基质成熟,肌腱将失去柔韧性,变为坚硬,引起功能障碍。因此,损伤早期阶段应用纤维蛋白溶解剂(如尿激酶、链激酶)治疗是合理的,而在后期阶段,干扰胶原聚合的药物将更为有效。

Furlow 和 Pealock 通过鼠的动物实验表明,肌腱内和肌腱周围应用 β 氨基丙腈,可抑制胶原交联,从而明显地促进肌腱滑动和减少僵硬。

(三)瘢痕重塑阶段

瘢痕的重塑是纤维性炎症最后的和最长的阶段。持续几年的瘢痕,仍有较高的胶原转化吸收率。在重塑阶段,胶原聚合物和瘢痕更致密,因其含有较少的液体,所以体积减少、变软而仍有一定的强度。胶原块减少的程度依赖于几个因素,如原有有害因子的存在、物理因素的作用(如张力、压力)、损伤处的氧供及患者的年龄等。如果对瘢痕重塑和控制这一过程的因素有更深入的了解,就有可能降低瘢痕的形成,但这一点对陈旧性瘢痕无效。

第三节   瘢痕的分类及临床表现

临床上根据瘢痕组织学和形态学的区别,可以将其分为以下几种类型。

(一)表浅性瘢痕

表浅性瘢痕(superficial scar)因皮肤受轻度擦伤,或由于浅 Ⅱ 度灼伤,或皮肤受表浅的感染后所形成,一般累及表皮或真皮浅层。

临床表现:表面粗糙,有时有色素改变。局部平坦、柔软,有时与周边正常皮肤界限不清。一般无功能障碍,不需特殊处理。

(二)增生性瘢痕

凡损伤累及真皮深层,如深 Ⅱ 度以上灼伤、切割伤、感染、切取中厚皮片后的供皮区等,均可能形成增生性瘢痕(hypertrophic scar)。

临床表现:瘢痕明显高于周围正常皮肤,局部增厚变硬。在早期,因有毛细血管充血,瘢痕表面呈红色、潮红或紫红。在此期,痒和痛为主要症状,甚者可因搔抓而致表面破溃。在经过相当一段时期后,充血减轻,表面颜色变淡,瘢痕逐渐变软、平坦,痒痛减轻以致消失,这个增生期的长短因人和病变部位不同而不同。一般来讲,儿童和青壮年增生期较长,而 50 岁以上的老年人增生期较短;发生于血供比较丰富如颜面部的瘢痕增生期较长,而发生于血供较差如四肢末端、胫前区等部位的瘢痕增生期较短。增生性瘢痕虽可厚达 2cm 以上,但与深部组织粘连不紧,可以推动,与周围正常皮肤一般有较明显的界限。增生性瘢痕的收缩性较挛缩性瘢痕为小。因此,发生于非功能部位的增生性瘢痕一般不致引起严重的功能障碍,而关节部位大片的增生性瘢痕,由于其厚硬的夹板作用,妨碍了关节活动,可引致功能障碍。位于关节屈面的增生性瘢痕,在晚期可发生较明显的收缩,从而产生如颌颈粘连等明显的功能障碍。

(三)萎缩性瘢痕

萎缩性瘢痕(atrophic scar),其损伤累及皮肤全层及皮下脂肪组织,可发生于大面积 Ⅲ 度灼伤、长期慢性溃疡愈合后,以及皮下组织较少部位如头皮、胫前区等受电击伤后。

临床表现:瘢痕坚硬、平坦或略高于皮肤表面,与深部组织如肌肉、肌腱、神经等紧密粘连。瘢痕局部血液循环极差,呈淡红色或白色,表皮极薄,不能耐受外力摩擦和负重,容易破溃而形成经久不愈的慢性溃疡。如长期时愈时溃,晚期有发生恶变的可能,病理上多属鳞状上皮癌。萎缩性瘢痕具有很大的收缩性,可牵拉邻近的组织、器官,而造成严重的功能障碍。

(四)瘢痕疙瘩

瘢痕疙瘩(keloid)的发生具有明显的个体差异。大部分瘢痕疙瘩通常发生在局部损伤1年内,包括外科手术、撕裂伤、文身、灼伤、注射、动物咬伤、接种、粉刺及异物反应等,许多患者的原发病史可能被忘记。

临床表现:瘢痕疙瘩的临床表现差异较大,一般表现为高出周围正常皮肤的、超出原损伤部位的持续性生长的肿块,扪之较硬,弹性差,局部痒或痛,早期表面呈粉红色或紫红色,晚期多呈苍白色,有时有过度色素沉着,与周围正常皮肤有较明显的界限。病变范围大小不一,从2~3mm丘疹样到大如手掌的片状。其形态呈多样性,可以是较为平坦的、有规则边缘的对称性突起,也可以是不平坦的、具有不规则突起的高低不平的团块,有时像蟹足样向周围组织浸润生长(又称"蟹足肿")。其表面为萎缩的表皮,但耳垂内瘢痕疙瘩的表皮可以接近正常皮肤。大多数病例为单发,少数病例呈多发性。瘢痕疙瘩在损伤后几周或几月内迅速发展,可以持续性连续生长,也可以在相当长一段时期内处于稳定状态。病变内可因残存的毛囊腺体而产生炎性坏死,或因中央部缺血而导致液化性坏死。瘢痕疙瘩一般不发生挛缩,除少数关节部位病变引起轻度活动受限外,一般不引起功能障碍。瘢痕疙瘩一般不能自行退化,偶有报道病变在绝经期后退化,其退化与病程、部位、病因或症状无关。瘢痕疙瘩的恶变曾有报道,但发生率很低。

(五)其他

在临床上,根据瘢痕的形态,又可分为线状瘢痕、蹼状瘢痕、凹陷性瘢痕、桥状瘢痕等数种。

第四节 瘢痕的诊断及鉴别诊断

瘢痕虽然发生于人体表面,但对其作出一个明确的诊断是非常重要的,这对治疗方案和治疗时机的选择具有重要意义。对于瘢痕的诊断,应明确以下几个方面。

(一)瘢痕的确诊

瘢痕多发生于各种原因所造成的皮肤损伤,一般不难作出诊断,但是瘢痕疙瘩有时因其起始病因可能会被患者忽视而遗忘,故应仔细追问病史。

(二)瘢痕的病期

瘢痕的增生活动期,表面呈红色、潮红或紫红,充血明显,扪之坚硬;而在退化期,表面颜色变淡,质地变软,这与瘢痕发生的病程有关。但是,不同年龄和不同部位,其增生活动期的长短不一,应综合考虑。

(三)增生性瘢痕和瘢痕疙瘩的鉴别诊断

目前尚无一种特异性的诊断方法,主要依靠其临床表现和对治疗的反应来明确诊断(图16-2、表16-1)。

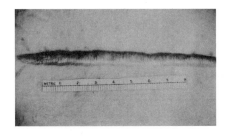

图16-2 增生性瘢痕,高于皮肤表面,但瘢痕限于原损伤范围内

表 16-1 增生性瘢痕和瘢痕疙瘩的特征及鉴别诊断

	增生性瘢痕	瘢痕疙瘩
1.发病年龄	各种年龄均可发病	3 岁以上发病
2.好发部位	不定	好发于胸骨前、上背部、耳垂及肩峰等
3.症状及体征	灼痛和奇痒;病变限于创口范围内;早期色鲜红、质硬;常呈过度角化、溃疡及挛缩	痒、痛较轻;病变超出原创口范围;边缘呈"蟹足肿"样突起,质坚硬,极少有过度角化、溃疡及挛缩
4.病程及转归	病程短,数月至 1～2 年后症状可消失,并逐渐变为暗褐色,平坦而柔软,趋于稳定	病程长,多在数年乃至几十年,多持续增大,很少自行萎缩
5.镜检及 X 线分光器检查	胶原纤维方向与瘢痕长轴平行,且较整齐,向周围正常皮肤中逐渐消失	含较多成纤维细胞,并可见分裂相;后期呈嗜酸性透明样胶原纤维,具折光性,较密;纤维方向不规则,呈旋涡状,与周围皮肤分界清楚
6.细胞培养	无 II 型细胞;无粘液	有 5%～10% 为 II 型细胞(细胞大、活动度小);产生粘液
7.压力疗法	持续加压数月,多能促使萎缩	多无效
8.手术切除	复发少	复发多

(四)瘢痕疙瘩与皮肤纤维肉瘤的鉴别诊断

临床上均表现为结节样突起,但可以从组织学上对两者进行鉴别。

第五节 瘢痕的预防及治疗

一、瘢痕的预防

瘢痕的治疗是非常棘手的,很难获得非常满意的结果。从理论上讲,瘢痕一旦形成,即使采用最精细的手术方法,也只能使其得到部分改善,而不能彻底根除。因为每一次整形手术,都是一次新的创伤。因此,采取各种措施,最大限度地预防瘢痕形成,与瘢痕的治疗具有同等重要的意义。

预防瘢痕的根本点在于尽可能小地减少创口的第二次创伤,促使创口早期一期愈合。这包括创面的处理、择期手术患者的病例选择、精细的手术操作技术和妥善的术后护理。

(一)创面处理

对早期的新鲜创口,应彻底地清除血块、异物和碎片,对确定已失去活力的组织,也应彻底清除。尽可能早地闭合创口,如果任由创口自愈,则常常形成瘢痕增生、瘢痕挛缩和与深部组织的粘连。对晚期污染创口,如存在感染的可能性,应彻底清创,闭合创口时放置引流。如已确定存在感染,则应局部或全身应用抗生素,待感染控制后,再二期闭合创口。

对存在较大组织缺损的创口,应尽早采用组织移植的方法来覆盖创面,以减少肉芽组织和瘢痕组织形成。可采用推进皮瓣、旋转皮瓣、远位皮瓣或游离皮肤移植。有时,最简单的手术方法往往是最明智的。尽可能避免作不必要的附加切口,特别是对有瘢痕疙瘩倾向的患者。

(二)病例选择

对于一个恶性病变或有恶性变倾向的患者,或者存在严重功能障碍或溃疡的患者,除了手术治疗外别无选择。但对有些病例,特别是要求美容或一般瘢痕治疗的患者,整形外科医师应慎重选择手术适应证,在术前应确定手术治疗能否对原有瘢痕有较大程度的改善。对儿童、年轻人、肤色较黑的患者尤应慎重,特别是当患者瘢痕不明显或位于隐蔽部位或无功能障碍时。因为如果手术处理不当,可能会使原有的瘢痕更加明显。对于瘢痕增生和瘢痕疙瘩的好发部位,如胸前、肩部等处,存在张力和运动的部位,如胸前上部、肩胛部、四肢屈侧等处,存在乳房重力和胸部呼吸运动的部位,如胸骨部等,术后瘢痕容易增生,这些部位的较小病损,如囊肿、痣等的手术切除应格外慎重。

婴儿和儿童因代谢旺盛,术后瘢痕也易增生,同时婴儿皮肤较薄,缝合时创缘难以准确对合,因而可影响术后效果。

对于严重油性皮肤、汗毛孔粗大和存在粉刺的患者,应该考虑到术后有瘢痕增生的可能性。对此类患者,尤应注意术前手术部位的局部清洁。如粉刺发作,应使用抗生素。闭合创口时,应避免皮脂腺对创口的污染。

(三)手术操作

1.设计切口时,在满足手术需要的前提下,应尽量遵循下述原则。

(1)选择在隐蔽部位,如乳房下、毛发区等。

(2)沿轮廓线切口,如鼻唇沟、腋前线等。

(3)顺皮纹切口,如在额部、眼睑等处。

(4)在自然结合部,如耳颈结合部等。

(5)四肢切口选择在屈曲皱褶线或平行于皮肤张力线处,避免作环状圆形切口或跨越关节面切口。

(6)颞部或颈侧手术可选择在发际区。

(7)面部避免作弧形、半圆形或大的"Z"形、"S"形切口。

(8)体腔外口周围避免作环形切口。

(9)如切口必须横过轮廓线、皮纹时,应设计"Z"改形切口(图16-3)。

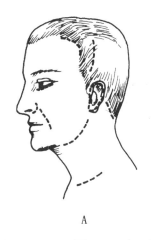 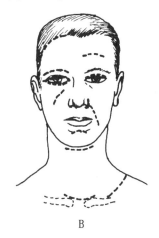

图 16-3 头面部切口选择,沿轮廓线或皮纹设计切口

2.行无菌操作。

3.刀片垂直于皮肤切开,动作要轻柔,器械要锐利,避免不必要的创伤。

4.彻底止血。

5.无死腔形成。

6.无张力缝合,创缘对合准确;缝合时以创缘对拢为准,不可过紧,以避免造成缝线周围组织坏死。

二、瘢痕的治疗

(一)手术治疗

1.手术治疗原则 除了某些表浅性的瘢痕一般无需给予治疗外,其他各类瘢痕组织均因存在不同程度的挛缩畸形和功能障碍而需要治疗。颜面部及颈部的瘢痕,除产生畸形及功能障碍外,还可因影响外貌而使患者产生精神上和心理上的负担。手部的瘢痕以造成功能障碍为主。手背部的瘢痕挛缩,时间稍久即可引致掌指关节背屈及拇指内收畸形,造成所谓的"爪形手",可使手部功能几乎完全丧失。身体其他部位的瘢痕挛缩,也可影响到各个肢体或关节的正常活动。

伴有功能障碍的各种瘢痕挛缩,都需要进行治疗。从目前的技术条件来讲,这种治疗仅限于应用外科手术切除瘢痕,以及应用各种整复外科方法(包括植皮等)来修复创面和纠正畸形。有些瘢痕虽然没有产生挛缩症状,但由于它引起持续的痒、痛症状,或经常破溃,也应考虑予以切除修复。深部的瘢痕组织有时也可因收缩而牵拉周围脏器,产生神经性症状。这种症状常不易诊断,但如果一旦确诊,手术治疗的效果还是比较满意的。

对于影响功能活动或形成畸形的较小面积的增生性瘢痕,特别是面部及双手,应考虑用外科手术切除,予以植皮。但这种切除手术不宜在瘢痕早期充血阶段时进行,否则可能引起更多的瘢痕组织增生(特别是在植皮区的边缘部分)。一般应等待进入退化阶段后再进行切除及植皮为妥。

对于萎缩性瘢痕的治疗,原则上应尽早进行切除,以解除挛缩状态,使正常组织复位,然后在创面上进行中厚皮片移植。如面积很大,不适宜于全部切除者,可在挛缩最严重的部位进行部分切除及植皮,以促使剩余部分继续收缩而逐渐进入稳定状态。在经常有溃疡存在的部位,一般无需等待创面愈合,而应及早进行切除手术。

除使用游离植皮外,在遇到紧贴于骨骼表面的萎缩性瘢痕,或基底血供情况极差的情况下,应考虑应用带蒂皮瓣移植,以防止再度破溃。带蒂皮瓣移植包括局部皮瓣转移、远位皮管移植、对侧肢体交叉皮瓣移植等。

严重创伤伴有皮下组织、肌肉或骨骼等深部组织缺损时,待伤口愈合后,常形成低于正常皮肤表面的凹陷性瘢痕。凹陷较轻时仅在体表造成沟状或碟状组织低陷,妨碍美观;严重者可与肌腱、肌肉或骨骼组织,或与神经干等组织直接粘连,有时引起严重的功能障碍,或破溃后经久不愈,或产生疼痛等症状。

2.手术治疗前的几个注意点　瘢痕的治疗,特别是对严重烧伤后遗留的广泛性瘢痕,在考虑采取手术治疗之前,必须注意以下几点。

(1)一般增生性瘢痕不宜过早地进行手术治疗,如上所述。但在全面部有挛缩瘢痕时,往往存在严重的睑外翻或小口畸形。在这种情况下,为防止角膜过久暴露而造成严重后果,或利于进食,应及早进行局部的睑外翻纠正术或小口开大术。面部其余部位的瘢痕,则等待增生期消退后再进行手术治疗。此外,对于手部的瘢痕挛缩,笔者主张较早进行手术治疗。手术可以选择在创口愈合后2~3个月,局部已无残余感染存在,而患者全身情况又许可时进行。这样就防止了手部产生关节、肌腱的严重继发性畸形。

(2)在创伤愈合瘢痕形成早期,往往就开始发生挛缩。这时可以考虑在挛缩最明显的部位切开;或仅切除部分瘢痕,并予以植皮,以减轻挛缩。以后再按情况治疗其余部位。有时经上述处理后,瘢痕的剩余部分可能逐渐变成一种稳定状态,以后亦可不作进一步治疗。

(3)手术前,可先给予适当的物理治疗和体育治疗,如超声波、蜡疗等,以使瘢痕软化。应用理疗和体疗后,往往可以缩小瘢痕切除的范围。其他如加压包扎、中药治疗等亦可选用。

(4)切除瘢痕的范围应限于影响功能最严重的部位,对广泛性瘢痕挛缩及皮源不足的患者尤应注意此点。若切除过多的瘢痕区,或试图切除所有的瘢痕区域,则常会发现供皮区不够等问题。

3.手术治疗方法　外科手术治疗瘢痕,需要依照瘢痕的特点而选用不同的方法。

(1)表浅性瘢痕的治疗　大部分表浅性瘢痕无需治疗,如上所述。但如果发生在面部而有碍外貌完整时,可以慎重考虑手术切除。如面积较小,可以在一次手术中切除和直接缝合;面积较大者,可以应用分期切除和直接缝合。不论一次或多次切除,都应注意将切口及缝合线设计在顺皮纹方向上;如遇与皮纹成直角交错时,应设计"Z"形切口以整复之,否则就会影响最后效果,甚至导致另一种畸形(图16-4)。大面积表浅性瘢痕的处理较为困难,切除后予以游离植皮的结果在色泽上很难令人满意,有时还可能因植皮片的收缩而发生不良后果。

(2)凹陷性瘢痕的治疗　当瘢痕组织在体表面造成凹陷畸形时,常有皮下组织、肌肉或骨骼组织的缺损。简单的凹陷性瘢痕仅是线状瘢痕及其局部区域的低陷;广泛的凹陷则波及范围较广,深度亦更深。要纠正这种畸形,不但要处理皮肤上的瘢痕,而且还要按照凹陷程度轻重采用不同方法来充填缺损,以恢复正常外形。

处理简单的线条状凹陷性瘢痕时,可先切除瘢痕表面的一层极薄的上皮组织,而将深部瘢痕组织留下;再在两侧皮下各作一横形切口,潜行分离两侧皮下组织,拉拢创缘,缝合于深层瘢痕组织的上方(图16-5)。一般凹陷不深的瘢痕应用本法后就可以得到整复。如果凹陷较深,此法就难以奏效。可在切口附近皮下组织中设计1~2块带蒂脂肪组织瓣,旋转后充填于缝合线的下方(图16-6)。但应注意切勿因此而造成邻近的另

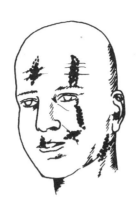

图 16-4　应用"Z"形手术原则治疗与皮纹垂直的瘢痕

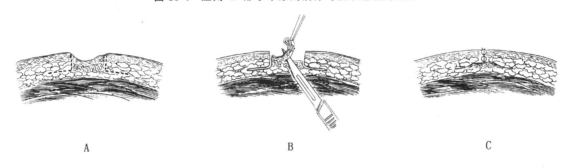

A　　　　　　　　　　B　　　　　　　　　　C

图 16-5　凹陷性瘢痕的治疗方法

A. 切口和潜行分离范围　　B. 切除瘢痕表面部分组织　　C. 拉拢缝合

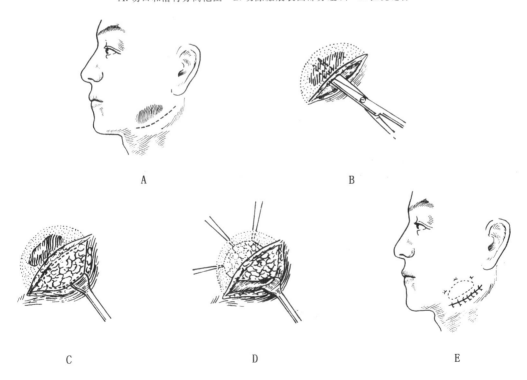

A　　　　　　　　　　　　　　　B

C　　　　　　　　　　D　　　　　　　　　　E

图 16-6　应用附近皮下组织充填修复下颌部凹陷性瘢痕

A. 切口设计　　B. 潜行分离　　C. 设计带蒂脂肪组织瓣　　D. 脂肪组织瓣旋转充填凹陷　　E. 缝合切口

一凹陷畸形。

　　在处理广泛的凹陷性瘢痕时,除了切除瘢痕组织外,还需要在凹陷处移植或填入某种组织,以达到改善外形的目的。除了考虑充填的移植组织外,还应注意瘢痕切除后皮肤覆盖的组织张力问题。在移植组织上方,如果覆盖的皮肤血供不佳,则移植手术就有失败的可能。这时局部转移皮瓣是一个较好方法,但应注意避免造成另一畸形。仅在邻近皮肤组织来源十分缺少的情况下,才可以考虑远处皮瓣或皮管的移植。充填的组织可依据局部需要而定,如真皮、筋膜、脂肪、软骨或骨骼等均可选用。有时也可应用真皮带脂肪或筋膜带脂肪等复合组织进行移植。对大片的凹陷畸形,可以设计皮管进行带蒂的脂肪组织移植以充填皮下缺损,这种结果常较大块的游离脂肪移植为佳。一般由于骨骼缺损而造成的低陷,可以应用软骨或骨骼移植。非生物性的物质如羟基磷灰石、硅橡胶等均可应用。

(3)线状瘢痕的治疗　线状瘢痕常出现于创伤或外科手术切口缝合后。临床上常见到一些缝合后的切口瘢痕,不仅中间有一条宽阔的增生性瘢痕,而且两侧还各有一排显著而突出的点状瘢痕。这种瘢痕有时仅遗留外形缺陷,但有时也由于直线瘢痕而引起挛缩。在瘢痕增生期还有痒、痛难耐的症状。处理方法是将线状瘢痕切除,然后应用"Z"形手术原则形成一个或几个三角形,这样解除了挛缩,而且也防止了创口愈合后产生新的挛缩瘢痕。如瘢痕两侧伴有凸出的点状瘢痕,可以多个 W 成形术修复。

(4)蹼状瘢痕挛缩的治疗　在关节屈面的索条状瘢痕挛缩,如经过较长时间,则挛缩瘢痕两侧的皮肤及皮下组织可以逐渐伸长,成为蹼状的瘢痕挛缩。此种蹼状瘢痕有大有小,大的蹼状瘢痕常见于颈前侧、腋窝、肘窝、腘窝、踝关节前部以及其他部位;小的蹼状瘢痕可出现在内外眦角、鼻唇沟、口角、手指掌面、指蹼等部位。

有的蹼状瘢痕也呈环状出现,在体表孔道开口处,如口角、尿道口、阴道外口、气管内、外鼻孔、人工肛门外口等处,其主要症状是造成口径狭窄,影响正常功能。

蹼状瘢痕一般均可应用"Z"形手术原则来解除挛缩。手术操作简单而且效果良好。"Z"形切口的设计系充分利用局部已被拉长的皮肤及皮下脂肪组织交错互换位置,使蹼消失,并同时解除了挛缩。术后创缘缝合线不成直角,从而防止了再度发生挛缩。一般来说,两个三角形皮瓣互换位置后,即可完全消灭创面;但挛缩较重者,易位后仍有部分创面裸露,这时可取中厚皮片移植或局部皮瓣转移修复。

各个部位蹼状瘢痕的处理,可参阅各有关章节。

环状瘢痕挛缩也可应用"Z"形手术原则来处理,但通常须作一个以上的"Z"形切开(图 16-7)。先天性肢体环状挛缩也是属于此类的挛缩,亦可应用"Z"形手术原则来解除(图 16-8)。

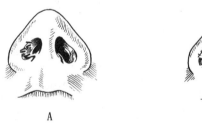

A　　　　　　　　　　B

图 16-7　应用"Z"形手术解除由于环状瘢痕收缩引起的鼻孔狭窄

A. 设计两个"Z"形切口　B. 手术后鼻孔可得到扩大

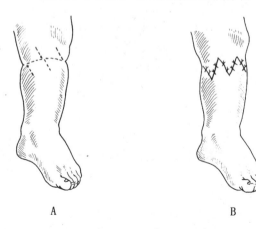

A　　　　　　　　　　B

图 16-8　应用多个"Z"形切开解除先天性环状小腿挛缩

A. 切口设计　B. 将皮瓣交错后缝合

(5)大片瘢痕挛缩的治疗　治疗大面积瘢痕挛缩的原则,是将该部位的瘢痕部分或全部切除,待挛缩解除后,即在创面上进行皮片移植或应用皮瓣转移修复。一般挛缩较轻、瘢痕不深的情况,均以采用游离植皮为宜。但如挛缩严重,瘢痕紧贴深部组织如肌肉、肌腱或骨骼者,则以采用皮瓣为佳。皮瓣可来自邻近组织,或采取远处皮管或直接皮瓣转移。这些必须在事前作好治疗计划,充分准备,然后按计划进行手术。

长时间的瘢痕挛缩,特别是幼年时期造成的挛缩,可以影响到肢体肌肉、肌腱、血管和神经以及骨骼等组织的发育,造成短缩及畸形。在这种情况下,切除瘢痕后,常不可能全部解除挛缩。此时切忌勉强用暴力复位,以避免损伤这些组织,或因此把血管口径拉长变细,阻滞血液循环或拉断神经而造成严重后果。这时应将肢体放置在最大功能的位置上进行植皮,待术后辅以持续牵引及物理治疗等纠正之。必要时,可行肌腱延长、关节囊切开、关节韧带切除等辅助手术,以达到充分松解。

(6)深部瘢痕挛缩的治疗　创伤深及体内,如刺伤或弹片伤,常可能在深部组织中形成大量瘢痕组织,它不仅与周围神经、肌肉等发生粘连,而且还由于挛缩的结果,可以牵引周围组织发生反射性疼痛和肌肉障碍。处理这种瘢痕时,应注意两点:

1)瘢痕的位置、范围及深浅常难在术前确切估计,有时须在手术中方可确定。有的瘢痕与重要器官粘连,难作根治手术,故术前须有充分思想准备。

2)瘢痕切除后所产生的空腔,应设法利用组织充填消灭之,否则又将形成新的瘢痕挛缩。这类充填组织以采用脂肪组织进行移植较好;游离的脂肪块或带蒂的脂肪组织均可达到治疗目的,而以后者更佳。

(7)增生性瘢痕　手术治疗只用于有功能障碍或形态改变时。手术原则为切除瘢痕,充分松解,矫正畸形,以皮片或皮瓣覆盖创面。对瘢痕面积大、皮源缺乏的病例,可只切开或部分切除瘢痕,只求彻底松解挛缩,以皮片修复缺损;残余的增生瘢痕,因张力消失,可逐渐自行软化。

(8)瘢痕疙瘩　众所周知,手术切除瘢痕疙瘩极易复发,且复发后常较过去增大。因此许多学者认为,单纯的手术切除治疗瘢痕疙瘩无意义,需结合其他方法进行综合治疗,方可取得较好的疗效。

Hynes介绍将瘢痕疙瘩削除至与周围皮肤相平,再行刃厚皮片移植。但他指出,被削瘢痕必须已成熟并呈苍白色;否则,术后将重新发生纤维化过程。为防止供皮区形成瘢痕疙瘩,Ketchum建议采用刃厚皮片(0.02～0.025cm),且供皮区应选术后可加压的部位。

不论采取何种手术方法,在瘢痕疙瘩切除时,必须尽量减少组织损伤、血肿、坏死组织、死腔、感染和张力。因为张力增加可刺激成纤维细胞增生。

在笔者对瘢痕疙瘩的治疗中,常常采用下述两种方法:①瘢痕疙瘩病变范围内部分切除,周缘保留一条残余瘢痕。因为有迹象表明,残留的瘢痕不增加复发率,同时大大减少了病变的面积和体积,为进一步的局部药物治疗创造了条件。②对范围较大的瘢痕疙瘩,采用瘢痕疙瘩表面表皮作为瘢痕疙瘩切除后的皮肤移植物,以避免取皮时造成新的创伤。

(二)非手术治疗

对于瘢痕疙瘩和大面积非功能部位的增生性瘢痕不适宜手术切除。对这类患者可考虑采用非手术治疗。非手术治疗的方法很多,应结合患者的身体状况和瘢痕的特点选用治疗方法。

1.压力疗法　本法适用于瘢痕面积大、不适宜放疗或局部药物治疗者。压力治疗瘢痕的确切机制目前尚不清楚,一般认为:①压力造成局部组织相对缺血,使螺旋状胶原重新排列,组织二氧化碳分压升高,氧分压降低,血管数量减少,水肿减轻;②压力使血管内皮细胞退变,使血管壁损伤加重,造成组织缺血,抑制了瘢痕增生;③缺氧状态下细胞内氧分压降低,线粒体的功能减退甚至停止,同时发生形态学改变,如线粒体肿胀、空泡变性等,导致承担细胞生物氧化作用的线粒体不能在氧化磷酸化过程中释放能量,致使成纤维细胞的增生受到抑制,最后发生变性坏死,使生成胶原纤维和基质的能力降低,从而导致瘢痕变薄、软化;④压力使血流量减少,胶原酶的抑制剂 α_2 肌球蛋白也随之减少,使胶原酶活性增强,胶原分解加快,使瘢痕软化。

Lawrence对1例瘢痕疙瘩患者加压治疗数月,1年后仅留一薄层瘢痕。之后,Rayer又报道了压力疗法更为成功的病例。

Fujimori(1968)创用海绵加压固定法防治增生性瘢痕和瘢痕疙瘩。方法是:用聚丁二烯丙烯酸盐海绵,其一或两面带有粘胶。将海绵剪成需要的形状和大小,直接粘在先经乙醚或苯清洁过的瘢痕表面,再用弹性绷带或罩托物加压。面颊等不平整处可用双面粘胶海绵,外加塑料或铝片加压固定。每日停用时间不超过 30 分钟,4～7 天更换 1 次。为减少复发率,压力需持续至瘢痕成熟,指征为颜色由红转白。一期缝合的伤口,需加压 1～2 个月;植皮伤口则需 2～3 个月。此法最适用于面积大、不适宜作放疗和局部注药治疗的患者。该法对活动性瘢痕疙瘩效果不明显,但可减少术后放疗和注药剂量。

2.放射疗法 De Beurman 首次报道用放疗治疗瘢痕疙瘩。Levitt 和 Glilies 首次报道瘢痕疙瘩切除前和切除后的放射治疗。Cosmen 等比较了术前术后结合放疗和仅仅术后放疗的效果,认为前者并不能较后者提高疗效。他指出,术后早期放疗是预防复发的最佳措施。Stark 提出瘢痕疙瘩化疗、放疗和手术的综合治疗方案,包括:①病变切除,不作皮下缝合;②自术后第一天起,给予总量为 20Gy(戈)的 X 线治疗,每日 1 次,共 4 次;③口服可的松,每日 100mg,共 3 周。

近几年来,对良性的瘢痕疙瘩是否采用长期连续的 X 线放疗颇有争议。有些学者提出,放疗绝不能用于非恶性肿瘤病例,在任何情况下都不能用于瘢痕疙瘩。但有些学者根据他们的治疗经验,认为适当应用放疗治疗瘢痕疙瘩,在长期随访后并未发现严重并发症,因此仍提倡采用放疗,特别是对顽固性瘢痕疙瘩者。

其他形式的放疗如电子束等也被用于瘢痕疙瘩的治疗。King 和 Salzman 采用电子束治疗 89 例瘢痕疙瘩患者(10～30Gy),其中单用电子束治疗 57 例,手术切除后早期应用电子束治疗 32 例。单用电子束治疗的痊愈率为 26.3%,症状改善者为 52.6%;切除后早期应用电子束的痊愈率为 74.1%。

3.化学疗法 Baker 首次介绍直接使用类固醇一段时间后,能使治疗局部皮肤变薄,能完全停止正趋愈合创口内的肉芽组织的生长和成纤维细胞的繁殖。Asboe-Hansen 对继发于疫苗接种后的增生性瘢痕注射氢化可的松,使 85% 的瘢痕发生退化。

Magulre(1965)最先报道 1 例巨大瘢痕疙瘩,切除后注射确炎舒松成功地使其退化。Minkowitz(1967)报道瘢痕疙瘩部分切除后,缝合前在残留瘢痕疙瘩内注射确炎舒松,最终痊愈。

Griffith(1966)和 Ketchum(1967)报道了应用确炎舒松注射治疗的大组病例,认为疗效和年龄、病变时间、人种等有关。前者报道了 56 个瘢痕疙瘩,随访 6～40 个月,仅有 3 例复发。后者报道了 195 个瘢痕,其中增生性瘢痕 144 个,瘢痕疙瘩 22 个,烧伤瘢痕挛缩 29 个,130 个为注药瘢痕,3 周后有疗效:增生性瘢痕为 92%,瘢痕疙瘩为 88%,并指出瘢痕疙瘩以切除时注药疗效最好,注药剂量每次不超过 120mg,每月 1 次,共 6 个月。

Ketchum(1971)介绍了确炎舒松在不同部位的用法。对躯干和肢体的瘢痕:①若瘢痕方向沿皮肤张力松弛线,应予以切除、注药及一期缝合;若不沿张力松弛线,可用 Z 或 W 成形术改变方向,给予边缘注药。②若切除后有张力,可局部予以皮瓣或皮片移植并注药。对多发性瘢痕,给予一次切除、创缘注药和一期缝合,如张力过大,行中厚皮片移植。多发性瘢痕疙瘩中,对常规治疗无效的顽固瘢痕疙瘩,宜给予综合治疗。

病变内类固醇注射的主要副作用有皮肤萎缩、脱色、毛细血管扩张、坏死、溃疡和类库欣综合征等,大部分是可逆的。预防措施主要为:不能将药注射到正常皮肤和控制用药剂量。

张涤生等将祖国医学中治疗瘢痕的黑布药膏处方予以改进,并结合锌氧软膏的加压方法,创制了一种瘢痕软化膏,应用于临床,获得较满意的疗效。在对 121 例增生性瘢痕的治疗中,1～2 个疗程后(1 周为一疗程),瘢痕逐渐变软、平坦,色泽逐渐由深红变为正常,有效率为 80%,但对一般萎缩性瘢痕和瘢痕疙瘩均未见效。

其他化学药物如透明质酸酶、尿激酶和维生素 E 等,效果均不能令人满意。用细胞毒素、免疫抑制剂等药物治疗均有报道,但严重的全身副作用限制了它们的应用。

4.其他疗法 除上述几种方法外,人们还尝试了激光、冷冻、锌片、蜡疗、离子透入、超声波、硅胶膜等对增生性瘢痕和瘢痕疙瘩的治疗作用,疗效报告不一,但均缺乏大量的病例对照和随访。

第六节　瘢痕研究进展及发展趋势

一、瘢痕发病机制研究的现状及发展趋势

(一)瘢痕增生的细胞学和分子生物学机制

增生性瘢痕和瘢痕疙瘩最主要的组织病理学特征是病变部位胶原等细胞外基质的过度沉积。在皮肤组织中,成纤维细胞是胶原的主要来源,因此,瘢痕增生与成纤维细胞的生长和代谢有密切的关系。

Cohen 等研究发现,胶原合成中的关键酶——脯氨酸羟化酶的活性在瘢痕疙瘩中较正常皮肤高出近 20 倍,较增生性瘢痕高出近 3 倍,同时,胶原酶的活性也较正常皮肤高,因而认为,瘢痕增生中胶原的沉积,不是由于降解减少,而是由于胶原合成不成比例增加所致。胶原合成的增加可解释为成纤维细胞总体数目的增加,而每个细胞的胶原合成率与正常皮肤相同;也可解释为成纤维细胞总体数目相同,而每个细胞的胶原合成率高于正常皮肤。为解决这一问题,笔者对照研究了体外培养的正常皮肤、增生性瘢痕和瘢痕疙瘩成纤维细胞的生长动力学,发现在严格控制初始接种细胞密度的条件下,三者的最大生长密度、倍增时间、分裂指数和 DNA 合成无明显差异。进一步研究发现,瘢痕疙瘩成纤维细胞较正常皮肤成纤维细胞有明显高的胶原合成率,同时伴有 I 型前胶原 mRNA 水平的增高,这提示,瘢痕成纤维细胞 I 型前胶原过度生成的主要环节发生在转录水平。

综合国内外目前研究的结果,一般认为,瘢痕增生是由成纤维细胞胶原合成不成比例增加所致,而这种胶原合成的增加,不是由于细胞数量的增加,而是因为单个细胞胶原合成的失控;导致这种失控的原因是由于胶原 mRNA 转录的增加,而对胶原转录水平增加的调控途径和机制,可能是与胶原 mRNA 转录有关的 DNA 编码区的异常开启或增加,或者是内源性细胞生长因子参与的结果。因此,探讨正常皮肤、增生性瘢痕和瘢痕疙瘩胶原基因编码序列的异同,以及内源性细胞生长因子对瘢痕增生的调控作用,是进一步深入研究的主要内容之一。

(二)内源性细胞生长因子与瘢痕增生机制的研究

近年来,内源性细胞生长因子与瘢痕增生的关系愈来愈受到人们的重视。大量的研究结果表明,细胞生长因子在瘢痕增生过程中起着重要作用。

1.转移生长因子 β(transfer growth factor β,TGF-β)　TGF-β 是目前已知与瘢痕形成关系最密切、最具代表性的细胞因子。它与细胞表面的特异受体结合,导致细胞内调节蛋白丝氨酸和苏氨酸残基磷酸化,从而激活细胞核内的 I 型前胶原基因 5′端特异的启动子来启动基因的表达。

TGF-β 是一种强烈的促细胞分裂剂,对多种细胞的分裂、繁殖和迁移起作用。在成纤维细胞中,TGF-β 刺激细胞外基质蛋白的合成及沉积,同时抑制胶原酶的产生,并增加胶原酶抑制剂——含金属蛋白酶(TIMP I、II)和 α_2 巨球蛋白的组织抑制剂的产生。TGF-β 能够诱导 α-平滑肌肌动蛋白(α-SMA)在成纤维细胞中的表达,而这一表达可能与以后发生的病理性创伤收缩及瘢痕形成有关。

TGF-β 能够诱导肉芽组织的形成,因此在成龄组织的修复过程中可能是重要的,但如过度作用,可能会导致瘢痕形成。最近的研究证实,在烧伤后增生性瘢痕成纤维细胞中,I、II 型前胶原及 TGF-β_1 的 mRNA 表达较正常皮肤明显增加,提示由于 TGF-β_1 合成增加,可导致增生性瘢痕成纤维细胞 I、II 型胶原 mRNA 水平增加。Younai 等的研究却发现,瘢痕疙瘩成纤维细胞对 TGF-β_3 的敏感性明显增加,而增生性瘢痕与正常皮肤无明显不同。这提示,虽然增生性瘢痕与正常瘢痕表现不同,但其成纤维细胞的表现型可能基本一致。这种现象在临床上表现为,增生性瘢痕会退化而瘢痕疙瘩则不会。其他的研究也证实,瘢痕疙瘩成纤维细胞在细胞增殖和胶原合成方面,表现出对 TGF-β 的特异性反应。这可能与细胞表面受体的数量、亲和力及受体亚型不同有关。

2.血小板衍化生长因子(platelet derived growth factor,PDGF)　PDGF 主要由粘附于血管损伤部位的

血小板α颗粒释放,是一种重要的促细胞分裂剂,由3种亚型组成,即PDGF-AA、PDGF-AB和PDGF-BB。

在机体受到创伤时,PDGF能够趋化成纤维细胞、血管平滑肌细胞及胶质细胞到达创伤区并分裂增生,参与机体的修复过程。PDGF刺激成纤维细胞胶原合成并使胶原酶活化,调节胞外基质的更新。已经证实,在创面的成纤维细胞和角朊细胞内有PDGFmRNA的表达,因此,PDGF能够增加创面成纤维细胞和炎症细胞的浸润,以及胶原和肉芽组织的产生,但如果作用过度,则会导致瘢痕过度形成。Minoru等在体外研究中证实,瘢痕疙瘩成纤维细胞表现出对PDGF敏感性增高,是由于细胞表面PDGFα受体数量增加所致。

3. 表皮生长因子(epithelial growth factor,EGF)　EGF也是一种强有力的细胞分裂促进因子,能刺激体内多种类型组织细胞的分裂和增殖。它与细胞表面的特殊受体结合后,激活受体分子内的蛋白激酶,从而启动特异基因的表达。

动物实验表明,EGF为胶原形成及肉芽组织生长所必需,提示EGF对成纤维细胞和表皮细胞都有影响,对伤口愈合具有重要作用。

Kikuchi等在体外进行瘢痕疙瘩及正常成纤维细胞对照研究发现,PDGF、TGE-β_1及γ-干扰素对上述两种成纤维细胞的作用基本相同,而EGF及组胺可显著增加瘢痕疙瘩Ⅰ型胶原的合成,故认为EGF和组胺在瘢痕疙瘩的形成中可能起了一定作用,但目前尚无肯定证据表明EGF与瘢痕形成有直接关系。

4. 成纤维细胞生长因子(fibroblast growth factor,FGF)　碱性成纤维细胞生长因子(bFGF)对血管内皮细胞有很强的促有丝分裂作用,是最活跃的促血管形成因子,在伤口愈合中起着重要作用。体外研究发现,在培养的毛细血管内皮细胞中加入FGF,不仅可以促进细胞增殖、分裂和生长,而且可诱导毛细血管样管腔形成,且对血管内皮细胞有强烈的趋化作用,趋化血管内皮细胞迁移到胶原基质中。

FGF对细胞外基质,特别是胶原基因表达的水平研究不多。Edwards等和Buckley-Sturrock等发现,bFGF能够刺激胶原酶的表达。Elaine等发现,在肝素存在的情况下,aFGF和bFGF在体外能够抑制瘢痕疙瘩和正常成纤维细胞的胶原合成。这种抑制作用,是由于FGF对αⅠ型前胶原基因表达的下行调节作用所致。这一结果提示,FGF可以减少瘢痕疙瘩成纤维细胞的胶原蛋白的过量沉积,从而有助于防止瘢痕疙瘩的产生。

5. 肿瘤坏死因子α(tumor necrosis factor α,TNF-α)　TNF-α对人皮肤成纤维细胞的增殖有明显的促进作用,并促进Ⅰ、Ⅲ型胶原和聚胺多糖的合成。

最近有研究认为,TNF-α可能在皮肤纤维化过程中起着促进分解代谢的作用。一方面直接抑制纤维粘连蛋白的产生,另一方面增加成纤维细胞内胶原酶和蛋白聚糖酶的活性。Solis-Herruzo等的研究显示,TNF-α抑制成纤维细胞前胶原mRNA合成在转录、mRNA合成和胶原合成3个水平。因此,TNF-α在成纤维细胞中可能起着双重作用,既是诱导剂又是抑制剂。

许多研究发现,在增生性瘢痕成纤维细胞中,TNF-α阳性细胞百分率明显低于正常皮肤细胞。有人证实是由于成纤维细胞中TNF-αmRNA含量下降所致。TNF-α在伤口愈合过程中对细胞活动的调节是非常重要的,TNF-α的缺乏可能会导致胶原的过量沉积。

6. 白细胞介素-1(interleukin-1,IL-1)　IL-1是由巨噬细胞所分泌的多肽类细胞因子,与细胞表面的受体结合后,能趋化角质细胞、中性粒细胞及淋巴细胞,并能刺激成纤维细胞合成胶原,因此在创伤后组织修复的过程中起着重要作用。但当作用过度时,则会导致瘢痕的过度增生。有报道认为,应用IL-1后,成纤维细胞中张力纤维的数量明显增加。另外,有研究证实,IL-4可通过间质细胞增强胶原的合成。

二、胎儿无瘢痕愈合机制研究进展

胎儿皮肤组织创伤修复后无瘢痕形成,这种现象由Burrington(1971)首先发现,并提出"无瘢痕愈合(fetal scarless wound healing)"的概念。Krummel等(1987)总结了无瘢痕愈合的主要特征:①创伤后无急性炎症反应;②真皮细胞外基质中透明质酸含量较高;③愈合后真皮胶原纤维呈正常网状排列。无瘢痕愈合是人类追求组织修复最理想的结果,为瘢痕的防治展示了美好的前景。因此近年来对其进行了广泛深入的研究,并取得一些进展。

（一）无瘢痕愈合的相关环境因素

一般认为无瘢痕愈合与胎儿伤口独特的生理愈合环境有关。研究证实,羊水富含前列腺素、透明质酸等与伤口愈合的相关因子,这些因子均在无瘢痕愈合中发挥一定作用。有研究发现,羊水可提高胶原酶活性,降低透明质酸、弹性蛋白酶和组织蛋白酶 β 的活性,羊水通过影响酶的活性调控胎儿伤口中胶原与透明质酸的含量。实验表明,胎儿伤口不产生收缩,与羊水的作用有关。Winder 等的体外实验发现,羊水可通过影响成纤维细胞的胶原重塑功能,以抑制伤口收缩,并使胶原纤维呈正常网状排列,且以 21 周时羊水抑制收缩作用最强。

影响无瘢痕愈合的另一生理因素是创伤后胎儿炎症反应程度极轻,这与其自身免疫发育不成熟、血液中中性粒细胞数量少有关。组织学表现为胎儿伤口各种炎性细胞浸润较轻,血管增生不明显。

无瘢痕愈合可能与胎儿组织氧分压有关。Jonssor 等检测到妊娠中期,胎羊组织氧分压为 2.13kPa,成年羊为 6.0～8.0kPa。对成年羊伤口愈合情况的研究证实,组织氧分压降低易致瘢痕形成,但氧分压对伤口愈合的作用目前尚不明确。

虽然很多研究证实胎儿生理环境有利于无瘢痕愈合,但对此尚存有争议。Longaker 等将成年羊的全厚皮片移植到妊娠 60 天的胎羊背部,这样移植皮片浸于羊水中并接受胎儿血供,即处于胎羊的生理环境。60 天后分别在皮片及对侧胎羊皮肤作切口,14 天后对愈合伤口的组织学观察和免疫组化染色显示,皮片伤口已呈成年样瘢痕组织愈合。他认为无瘢痕愈合与胎儿生理环境无关,而由胎儿成纤维细胞内在特性所决定。

（二）胎儿成纤维细胞与过渡期瘢痕

成纤维细胞(fribroblast,FB)是参与组织修复的主要细胞,其功能直接影响伤口愈合过程。实验表明,胎儿成纤维细胞游走能力强,伤后 3～5 天创面即可见 FB,成年人要 7 天后创面才出现 FB。胎儿 FB 能够分泌游走刺激因子(migration stimulating activity,MSA)。MSA 可提高 FB 的游走能力及透明质酸的合成,并进一步增强 FB 的游走。以往认为成年 FB 不能合成 MSA,但 Picardo 等检测到成年创面渗液中,MSA 阳性率为 89.3%,表明 MSA 并非提高胎儿 FB 游走能力的唯一因素,可能还与创面渗液中其他可溶性因子和细胞外基质中大分子物质有关。FB 的合成功能也受多种因素调控,如早期胎儿脯氨酸羟化酶活性很高,表明胶原合成功能旺盛。

大量研究证实,在妊娠晚期,胎儿伤口已类似成年样的瘢痕组织愈合,与早期无瘢痕愈合间存在一过渡期。Lorenz 等将此期愈合称为过渡期瘢痕,其组织学特征为愈合伤口真皮胶原纤维呈正常网状排列,但皮肤附件(如毛囊、皮脂腺)缺失。不同种类动物的过渡期不同。过渡期瘢痕形成与胎儿成纤维细胞内在特性不同有关:如妊娠早期胎儿 FB α-平滑肌肌动蛋白免疫组化染色呈阴性,微丝束排列稀疏,过渡期后,染色逐渐增强,微丝束也呈平行紧密排列,表现出成年肌成纤维细胞特征。体外实验证实,胎羊发育越成熟,FB 收缩能力越强;孕 75 天胎羊新鲜肉芽组织收缩能力强,孕 120 天则相反,陈旧性肉芽组织收缩能力较新鲜肉芽组织强,表现出成年羊肉芽组织收缩特性,而此期胎羊开始形成瘢痕。

胎羊创面渗液中透明质酸(HA)与透明质酸活性刺激因子(HA-stimulating activity,HASA)的含量也表现出过渡性特征,妊娠 75～100 天,胎羊创面渗液的 HA、HASA 含量明显高于妊娠 120 天以后的胎羊,说明此期存在 HA 代谢的变化。

（三）无瘢痕愈合的细胞外基质

无瘢痕愈合的主要特征是:胎儿组织细胞外基质(extracellular matrix,ECM)成分与成年组织不同,成年人伤口的透明质酸和纤维蛋白仅短暂沉积,很快被胶原基质替代;胎儿无瘢痕愈合 ECM 成分与正常皮肤一致,透明质酸含量较高。

胎儿皮肤胶原含量低于成年皮肤胶原,并随胎儿发育持续增长,出生时可达成年者的一半左右,胶原密度有明显增强;胎儿皮肤以 Ⅲ 型胶原为主,孕龄越长,Ⅰ/Ⅲ 型胶原比越高。Knight 等将聚乙烯海绵植于胎羊皮下,测定海绵内 Ⅰ/Ⅲ 型胶原比,结果在孕 76～82 天为 2.2～2.4,Ⅲ 型胶原占胶原总量的 30%;出生时为 2.9～3.4,Ⅲ 型胶原只占 10%;成年羊比值为 4.3。他认为 Ⅲ 型胶原含量高是不成熟皮肤组织的一种特征,如成年新鲜肉眼组织也以 Ⅲ 型胶原为主。胎儿越成熟,伤口胶原纤维抗断裂张力也越强,其缝合伤口的生物力学特征与胶原含量无关。

Nath 等用放射性标记及原位杂交的方法,证实胎兔和成年兔胶原合成途径及调控方式不同,胎兔伤口内间充质细胞来源于肉膜下组织,而真皮间充质细胞对组织修复作用似乎不大;通过测定标记/胶原比,提示无瘢痕愈合仅通过 FB 数目增加以提高胶原合成,成年兔创面 FB 数目及 I 型前胶原 mRNA 水平均增加,从细胞数目和基因转录两条途径增加胶原合成。从而推测无瘢痕愈合胶原基因表达不增高的原因可能有两点:①胎儿间充质细胞在生长发育过程中分泌功能已很旺盛,无法进一步提高;②胎儿创面内缺乏促进胶原合成的组织转化生长因子(TGF-β),或 TGF-β 以无活性的前体形式存在。总之,目前普遍认为,无瘢痕愈合的关键并非胶原合成减少,而是胶原呈正常网状排列,但为何种因素所致尚不能确定。

无瘢痕愈合中,HA 的含量始终维持在高水平,HA 有利于 FB 增殖、游走及保持逆向分化特征。HA 含量较高与以下因素有关:①胎儿血清、创面渗液及羊水中存在 HASA;②胎儿创面透明质酸酶活性较低。Mast 等将透明质酸酶加入胎兔创面,伤口炎性细胞和 FB 明显增多,血管增生和胶原沉积也增强。Alaish 等用 Wwstern Blot 方法分别测定胎兔和成年兔真皮 FB 表面 HA 受体(CD44)含量,显示其受体为 56 000 的蛋白,胎兔受体密度是成年兔的 4 倍。HA 受体与 HA 降解有关,并参与细胞炎症反应,表明胎儿基质中 HA 通过与 FB 相互作用,控制无瘢痕愈合进程。

(四)无瘢痕愈合的调控因素——生长因子

各类生长因子不但参与成年瘢痕组织的形成,而且在无瘢痕愈合中也起着调控作用。因 TGF-β 在瘢痕形成中具有多种生物学效应,故对无瘢痕愈合细胞因子的研究亦集中于 TGF-β。Nath 等的免疫荧光结果显示,TGF-β_1 与 TGF-β_2 在正常胎兔真皮中均有表达,但创伤后表达不上调。Longaker 等发现胎羊创面渗液中,TGF-β mRNA 含量高于成年羊。对此有 3 种解释:①各实验的动物和检测方法不同;②虽然 mRNA 水平增高,但可能形成某种无活性前体;③胎儿体内或创面渗液中可能存在某种未知抗体,抑制 TGF-β 活性。

在成年兔创面,巨噬细胞是 TGF-β 的最主要来源。在胎兔伤口,除巨噬细胞外,TGF-β 还大量存在于间充质细胞和 FB 内。Adolph 等在胎兔和成年兔皮下留置聚乙烯海绵,5 天后取出,发现成年兔 80% 浸润细胞为 T 淋巴细胞,胎兔的 T 淋巴细胞只占 40%;将海绵用 TGF-β 处理后引起的组织纤维化可能部分由 T 淋巴细胞介导。此外,表皮生长因子(EGF)抑制 FB 收缩,TGF-β 增强其收缩。Nath 等发现胚胎血管修复与内皮细胞生长因子(EDGF)及其受体有关,此类受体具有酪氨酸激酶活性,存在于胎鼠血管早期分化的内皮细胞表面。

总之,无瘢痕愈合不但与 FB 内在特性有关,还受多种细胞因子的调控,细胞因子可能在无瘢痕愈合中调控 FB 不同细胞类型的表达。

无瘢痕愈合组织重建是成年伤口愈合的最理想目标,胎儿无瘢痕愈合的研究,可以帮助人们寻找防治瘢痕的途径。但目前尚有很多问题无法解答,例如:何种因素直接影响胶原的正常排列? 胎儿生理环境对无瘢痕愈合的直接关系是什么? 细胞因子如何调控胎儿伤口愈合过程? 相信随着研究的深入,这些问题将逐渐清晰起来,并为控制瘢痕增生打下理论基础。

三、瘢痕防治研究进展

瘢痕增生是由创伤引起、以胶原等大量结缔组织基质的过度产生和沉积为特征的皮肤纤维化疾病。体外实验研究表明,瘢痕组织中,成纤维细胞的胶原合成率明显高于成熟瘢痕和正常皮肤。因此,对瘢痕增生防治方法的很多努力,首先是通过干扰修复细胞(主要为成纤维细胞)中胶原代谢的一个或多个环节来实现的。近年来,现代细胞生物学和分子生物学研究的介入,推动了创伤愈合研究的深入发展。通过观察创伤愈合过程中的细胞活动及其影响因素,从细胞和分子水平探讨愈合过程的调控机制,丰富和深化了对创伤愈合的认识,形成了创伤愈合的现代概念。其中十分引人注目的一个发现就是,多种体液介质和细胞介质参与了对炎性细胞和修复细胞的行为,包括细胞的迁移、增殖、分化,以及胶原的分泌、沉积和更新等的调控。创伤愈合的现代概念要求人们用新的观点去认识瘢痕形成的机制。正因为如此,有关细胞生长因子参与瘢痕形成调控的研究也已开始引起人们的重视,尽管这些研究工作还只是刚刚开始,但它启示我们产生这样一种思路:通过人为方式对生长因子调控胶原合成的机制施加影响,有可能实现控制胶原过度产生和瘢痕形成的愿望。

(一)脯氨酸异构体

脯氨酸是胶原蛋白多肽链中特异的氨基酸成分,是影响胶原纤维形成的决定因素之一。脯氨酸的异构体——顺式羟脯氨酸与羧基丁啶,可以在胶原多肽 RNA 翻译过程中搀和到新合成的前胶原肽(即 α 链)中,干扰三螺旋结构的形成及其稳定性,使这种不稳定肽链向细胞外的分泌减少;另一方面,分泌到细胞外的少量不稳定胶原,也很容易被局部组织中的蛋白酶分解而得以从组织中消除。这两种作用导致病变局部组织中胶原的净聚积减少。实验研究还表明,这些异构体对体外培养的成纤维细胞在粘附和增殖等方面具有明显的抑制作用。

(二)胶原多肽

体外研究证明,氨基末端原胶原多肽与羧基末端原胶原多肽都能作用于成纤维细胞,抑制胶原的合成。其作用机制可能是通过负反馈调节机制减少细胞中原胶原多肽 mRNA 的产生,在翻译前水平发挥其药理效应。然而,胶原多肽临床应用的可能性,也还有待于更多的研究加以证实。

(三)分子交联抑制剂

胶原蛋白与一般蛋白质明显不同的一个特点是:它必须通过其肽链上的醛基形成共价键,构成分子内和分子间的交联,从而保持分子的稳定性,并进一步形成胶原纤维的超分子结构;而未形成交联的多肽链极易被胶原酶消化而从组织中清除。因此,通过抑制胶原多肽分子交联的形成,例如形成一种赖氨酸氧化酶作用,也可控制组织中胶原的沉积。D 青霉胺与 β 氨基丙腈是当前研究得最多的分子交联抑制剂,它们可分别在不同环节干扰胶原分子交联的形成。

β 氨基丙腈是胶原合成关键酶之一——赖氨酸氧化酶的抑制剂,可直接干扰胶原合成,其最大特点是可局部应用。β 氨基丙腈的延胡索酸盐可直接通过皮肤吸收,并较少有全身性副作用。但 β 氨基丙腈在早期创口可抑制胶原合成,如瘢痕增生已经形成,则效果较差,因为病变部位的胶原转换率非常低。另外,异烟肼和优降宁可减少 β 氨基丙腈的降解,而不影响其活性,因此,两种药物中的一种与后者合用,将是值得探讨的课题。在临床上,全身应用 D 青霉胺、病变组织局部应用 β 氨基丙腈治疗瘢痕疙瘩和硬皮病等都有成功的报道。不过,分子交联抑制剂的实际临床应用价值还有待更严格的临床实验来加以评估。

(四)秋水仙碱

在细胞生物学实验研究中,秋水仙碱常被用作细胞有丝分裂的抑制剂,以便得到同步化细胞。由于秋水仙碱具有抑制和破坏微管的作用,所以它可以使胶原蛋白从细胞内向细胞外的分泌受到影响。实验发现,秋水仙碱还可以抑制前胶原向胶原的转化和增强胶原酶的活性。这两种效应共同作用的结果,使细胞外胶原的净积聚减少。临床应用秋水仙碱作为瘢痕切除后预防病变复发的辅助措施已取得了比较令人满意的效果,但也有报道秋水仙碱应用于人体无效,因为它在治疗硬皮病患者时,尿中羟脯氨酸排除量没有增加。

(五)皮质类固醇

皮质类固醇药物一直是用于治疗增生性瘢痕和瘢痕疙瘩的首选药物,临床应用已有四十余年的历史。各种皮质类固醇药物的作用机制并不完全相同。如氢化可的松可以抑制胶原的合成,提高胶原酶的活性;但由于其存在种种缺点而不适用于瘢痕的治疗。醋酸去炎松局部注射后可维持药效达 1 个月之久,是目前国内外使用最为普遍的、防治病理性瘢痕的皮质类固醇类制剂,且疗效较好,尤其适用于巨大的、手术切除后复发,或具有"瘢痕体质"患者的瘢痕疙瘩。去炎松的作用机制目前尚不完全清楚,较为公认的看法是:去炎松可使组织中的 α_2 巨球蛋白及 α_1 抗胰蛋白酶减少,进而使胶原酶的活性加强并导致胶原的降解。体外研究证明,去炎松还可抑制成纤维细胞的增殖。在临床上,由于过量使用皮质类固醇可导致某些并发症,如组织萎缩、色素减退以及终动脉扩张等等,对最终治疗效果有影响,所以,去炎松也并非最理想的治疗药物。

(六)己酮可可碱

己酮可可碱是一种抗凝药,常被用于治疗脉管炎。有人在体外实验研究中发现,己酮可可碱还有抑制成纤维细胞合成胶原蛋白、纤维连接蛋白的作用。己酮可可碱能否用于病理性瘢痕的治疗,还需要更多的活体实验加以论证。

(七)细胞生长因子及其相关机制的运用

愈合是一种错综复杂的病理过程,这一过程的基础是炎性细胞和修复细胞的一系列活动。肽类细胞生长因子是伤口愈合与瘢痕形成过程中，作为炎性细胞与修复细胞之间的信号载体，对修复行为进行调控。目前研究较多的细胞生长因子，主要有 PDGF、TGF、FGF、EGF、IGF、NGF、TNF、IL-1 等等。文献中，对这些生长因子在创伤愈合早期调控作用的认识还只是刚刚开始。然而，有一点可以肯定，即在伤口愈合过程中，当这些生长因子的产生出现异常，就会引起胶原代谢的紊乱。因此，直接应用胶原合成负性调节因子，或对正性调节因子作用的某些环节进行干扰，来改变胶原的代谢过程，是一种新的、有意义的尝试，初步研究结果是令人乐观的。随着细胞生长因子作用机制的不断阐明，运用这一新的途径来控制胶原代谢的方法也会逐渐成熟和完善，前景十分广阔。

1.负性生长因子　干扰素是一类具有抗病毒、抗肿瘤及免疫调节等多种生物学活性的细胞因子。体外及动物实验研究表明，干扰素对鼠皮肤成纤维细胞、人体正常皮肤成纤维细胞及硬皮病皮肤组织成纤维细胞等，都具有肯定的胶原合成抑制作用。由于干扰素是一类具有胶原合成抑制作用的细胞生长因子，因此将其称为胶原合成负性调节因子。除抑制胶原合成的作用外，干扰素还可以促进细胞胶原酶的产生。临床上，应用干扰素 α、β、γ 等局部注射治疗增生性瘢痕和瘢痕疙瘩都有成功的报道，这是胶原合成负性生长因子治疗病理性瘢痕的一个范例。

干扰素与成纤维细胞膜上特异的受体结合后，可以引发细胞核及细胞质中一系列生物学效应，其中包括胶原基因的转录受抑制，使相应的 mRNA 产生减少，从而在翻译前水平发挥其胶原合成抑制作用。

干扰素局部注射后引起的不良反应一般认为与体质有关，主要表现为发热、畏寒、疲乏、肌肉酸痛等等，这些症状在短期内一般都可恢复。所以，这些不良反应一般不影响干扰素的治疗效果，也不致产生器质性损害。

2.可溶性细胞因子受体　尽管目前对细胞因子的作用机制还未完全阐明，但是有研究指出，在活体血清、尿液等体液中存在的可溶性细胞因子受体，和在活体实验中能与细胞上的细胞因子受体相结合的物质，可以通过与细胞因子或细胞因子受体相结合，干扰靶细胞与细胞因子的结合，拮抗这些生长因子的活性。有人认为这是一种重要的免疫调节机制。

TGF-β 是目前在创伤愈合研究领域中了解得最多的、对细胞外基质合成及伤口愈合具有肯定促进作用的细胞因子；另一方面，在胚胎无瘢痕形成的动物实验模型中，有人证实了 TGF-β 具有肯定的、诱发瘢痕形成的生物学效应。与 TGF-β 相对应的可溶性细胞因子受体，可由多种培养的哺乳动物细胞产生，如成纤维细胞、表皮细胞、肌母细胞、骨肉瘤细胞等，它参与 TGF-β 活性的调节。可以预料，可溶性细胞因子受体的应用将会成为病理性瘢痕防治的又一有效方法。

3.细胞因子自身抗体　细胞因子活性的调节包括一系列复杂、相互作用的网络机制，其中也包括细胞因子自身抗体的调节作用。有资料表明，在某些疾病状态下，人体可以自然产生与该疾病相关联的几种细胞因子的自身抗体。如在某些慢性疾病和炎症状态下，TNF-β 自身抗体的血清水平显著升高。尽管目前对这方面的研究还十分有限，但仍有动物实验表明，静脉注射 TNF-β 抗血清可以减少细胞外基质的产生，用 TNF-β 中和抗体可以减少皮肤瘢痕的形成。因此，细胞因子自身抗体的应用有可能成为瘢痕防治的一种新途径。

4.其他结合分子的应用　在血清或血浆中，存在较高浓度的 α₂ 巨球蛋白，它能非特异性地与蛋白酶或某些细胞因子，尤其是 PDGF、TNF-β 等相结合。一般认为，TNF 是 α_2 巨球蛋白的主要结合蛋白。成熟的 α_2 巨球蛋白一旦与蛋白酶相结合便处于激活状态，它与 TNF-β 的亲和力增加；而与 α_2 巨球蛋白结合的 TNF-β 则转变为非活性状态。因此，α_2 巨球蛋白可被看成是一种细胞因子清除剂，参与 TNF-β 的快速清除。可以调节 TNF-β 活性的其他结合物有 decrin、biglycan 以及球状 TNF-β 结合蛋白等等。其中 decrin、biglycan 为细胞外基质中的蛋白多糖，可能是通过一种局部反馈调节因素来控制 TNF-β 的活性。这些结合分子的应用，也会为病理性瘢痕的防治开辟出另一途径。

（八）中草药

中草药具有来源丰富、价廉、副作用小等特点，是防治瘢痕增生的理想药物。笔者通过体外培养的正常皮肤、增生性瘢痕和瘢痕疙瘩成纤维细胞，研究探讨了活血化瘀药物丹参、川芎嗪和驱风散结药丁公藤对细胞生长的抑制作用及作用机制，发现以上 3 种中药制剂对体外培养的瘢痕成纤维细胞具有明显的抑制作用，并能使成纤维细胞群体倍增时间延长。丹参作用于 G₂-M 期，使细胞周期停滞于 G₂-M 期；川芎嗪作用于 S 期

和 G_2-M 期,使细胞停滞于 G_2-M 期;丁公藤使细胞周期停滞于 S 期。另外,丹参、川芎嗪、丁公藤对瘢痕成纤维细胞基质的合成分泌也有抑制作用。

（商庆新）

参考文献

〔1〕 王文革,等.细胞因子与瘢痕形成机制的研究进展.中华整形烧伤外科杂志,1997,13(2):128

〔2〕 杨松林,等.胶原代谢的控制与病理性瘢痕的防治.中华整形烧伤外科杂志,1997,13(1):66

〔3〕 汪良能,高学书.整形外科学.北京:人民卫生出版社,1989

〔4〕 张涤生.整复外科学.上海:上海科学技术出版社,1979

〔5〕 郭振荣,等.加压疗法治疗增生性瘢痕的组织学观察及机制探讨.中华医学杂志,1984,64(7):440

〔6〕 崔磊,等.胎儿无瘢痕愈合机制研究进展.中华整形烧伤外科杂志,1996,12(5):376

〔7〕 Borges AF. Relaxed skin tension lines Z-plasties on scars and fusiform excision of lesions. Brit J Plast Surg. 1962. 15:242

〔8〕 Cosman B. The surgical treatment of keloids. Plast Reconstr Surg. 1961. 27(4):335

〔9〕 Deitch EA. Hypertrophic burn scars:analysis of variables. J Trauma. 1983. 23(10):895～989

〔10〕 Griffith BH. The treatment of keloids with triamcinolone acetonide. Plast Reconstr Surg. 1966. 38:202

〔11〕 Ketchum LD. Degradation of mature collagen:a laboratory study. Plast Reconstr Surg. 1967. 40:89

〔12〕 Ketchum LD. Follow-up treatment of hypertrophic scars and keloids with triamcinolone. Plast Reconstr Surg. 1971. 48:256

〔13〕 Krizek TJ. Hoopes JE. Keloids and hypertrophic scars. Plast Surg. 1976. 15:90～100

〔14〕 Reckwell W. B. , et al. Keloids and hypertrophic scars:A comprehensive review. Plast Reconstr Surg. 1989. 84:827

第十七章　体表肿瘤

第一节　黑色素细胞痣

一、黑色素细胞及黑色素代谢

黑色素细胞起源于神经嵴,分布于皮肤基底层、毛囊、大多数鳞状上皮细胞覆盖的粘膜、软脑膜及其他部位。黑色素细胞具有特殊的细胞器,能合成酪氨酸酶,后者能使酪氨酸氧化成多巴,并使多巴进一步氧化,逐渐形成黑色素体,完成其黑色素化,产生一种不溶性色素,即黑色素,并分泌到周围的上皮细胞。黑色素是一种蛋白质衍生物,呈褐色或黑色。黑色素由黑色素细胞的树枝状突分泌入邻近的角朊细胞,随着角朊细胞的分化,黑色素体不断向上转运,最终脱落于皮面。黑色素代谢中的这样一个动态过程,是由无数的、具有此功能的结构单位来完成的,此即称为表皮黑色素单位。每个表皮黑色素单位基本上是由一个黑色素细胞与其邻近的约 36 个角朊细胞所组成。

在人体皮肤内,黑色素细胞与表皮基底层细胞的比例从 1：10～1：4 不等。不同种族的肤色差异主要取决于表皮层细胞中所含的黑色素的数量,而非黑色素细胞的数量。

一般来说,黑色素细胞表现为 Fontana-Masson 银染色阳性,多巴反应、S-100 蛋白、非特异性酯酶等标记均可阳性,但各种标记的具体结果与色素细胞的功能状态有关。正常色素细胞休止期的 HMB-45 染色阴性,但在活动期,尤其在恶性黑色素组织中呈阳性。

黑色素细胞一般限指能形成黑色素的成熟细胞,不成熟的细胞称为成黑色素细胞;当吞噬细胞吞噬了黑色素颗粒,往往被称为噬黑色素细胞。痣细胞,习惯上用于称呼良性的黑色素痣中的黑色素细胞,但近年来有些学者认为痣细胞仍然是正常的黑色素细胞,因此建议不用这一命名。

在人的一生中,黑色素代谢随着年龄的变迁呈现一定的变化规律,大致如下:①新生儿期,通常无黑色素改变,由于细胞的胚胎发育异常,可引起成黑色素细胞增生或积聚,表现为蒙古斑等,数年后即可消退。②婴儿期,皮肤和毛发的黑色素形成增加,出现各种黑色素痣,或单纯性雀斑样痣等。③幼儿期,黑色素形成增加,黑色素痣继续增加,雀斑开始出现。④青春期,黑色素继续增加,黑痣继续出现,新的黑色素痣明显增多,原有的黑痣变暗、增大,成为交界痣、混合痣或皮内痣,该现象可能与内分泌代谢有关,在妊娠期也存在类似的现象。⑤中年期,黑色素痣开始消退,皮肤颜色稍变深,毛发色泽变淡。⑥老年期,毛发色泽转灰白,皮肤可出现老年性雀斑样痣、脂溢性角化等。

二、分类

从纯粹的文字上说,痣(nevus)指的是任何先天性、局限性、良性的黑色素系统异常病灶,而在日常应用中,痣往往成了黑色素细胞痣(melanocytic nevus)的代名词。但黑色素细胞痣未必是先天性的,而且仅仅存在黑色素细胞或黑色素颗粒的分布异常,未必能形成黑色素细胞痣。黑色素细胞痣概念中,最主要的特征是由黑色素细胞形成巢状排列,而在太田痣、单纯性雀斑样痣等疾病中,黑色素细胞增多,但都是较散在分布的,未聚集成巢状。黑色素细胞痣又被称为痣细胞痣,但如上所述,目前尚未有明确的证据证实痣细胞与正常的黑色素细胞的性质差异,因此本章中仍用黑色素细胞一词,尽量不用痣细胞,并将黑色素细胞痣简称为黑痣。

大多数黑痣在出生后第 2～6 年出现,因此是属于后天性的,到 20 岁前几乎身体上所有的黑痣都已显现出来了。黑痣的自然病程十分稳定,相对来说,自然消退、明显增大及恶变等在黑痣的病程中均属罕见。每个人全身黑痣的数目是不一致的,正常人体表每人平均存在 15～20 颗黑痣。绝大部分的痣分布在皮肤上,但少数也可分布在口腔、阴道等鳞状上皮覆盖的粘膜,甚至还见于腋窝等浅表淋巴结的包膜上。黑痣在身体各部的分布比例与恶性黑色素瘤不一致,黑痣在头颈及躯干部相对常见,而恶性黑色素瘤在下肢多见。

黑痣有多种多样的分类方法。按照出现的时间,可分为先天性黑色素细胞痣与后天性黑色素细胞痣;按照黑痣的黑色素细胞巢在皮肤层次的不同部位,又分为交界痣、皮内痣及混合痣 3 种类型。由于黑痣在皮肤组织中的分布位置与恶变率间存在明确的关系,所以以分布层次来分类更为常用。

在性质上,所有的黑痣可能都不同程度地介于畸形与肿瘤之间,比如细胞性蓝痣、Spitz 痣,无论从形态学上还是从临床特征上,都与黑色素细胞的增殖新生有关;混合痣内则可见细胞分布呈特征性的类器官构成,这些特点又强烈地提示混合痣属于一种发育异常。Laidlaw 早在 1934 年就提出,混合痣可能是由于早期体表结构的返祖现象形成的,比如源于爬行动物的触觉小体等。以混合痣为例,Masson 认为其具有两种细胞起源:①表皮或真皮内的成黑色素细胞;②真皮雪旺细胞。这一结果目前已得到超微结构、组织化学和其他实验研究的证实。混合痣上部分,即表皮下、真皮上部的细胞具有黑色素细胞的特征,可能是由黑色素细胞向表皮移动的过程中,细胞在局部异常集中而形成的;而下半部的细胞具有明显的向周围性神经结构分化的特征。

(一)交界痣、皮内痣及混合痣

黑痣一般是根据黑色素细胞巢在皮肤组织层次上的分布来进行分类的,这种组织结构的不同,是由黑痣处于不同发育阶段所造成的。

1. 交界痣(junctional nevus) 因病灶分布在表皮与真皮交界处而命名。这是黑痣的早期发育阶段,病灶位于表皮深层,或处于"滴落"阶段,即往下部分"落入"真皮,但上部分仍在表皮基底;或在真皮与表皮或附属器上皮相邻的结缔组织交界处,形成多个巢团。交界痣大多数在婴幼儿或儿童期出现,表现为境界清晰的、淡棕色至黑色的斑块或轻度隆起皮面的丘疹,直径多在 0.6～0.8cm 之内,病灶呈圆形或椭圆形,边缘光滑,无毛发。交界痣可发生在皮肤、粘膜的任何部位。发生在手掌、足趾及外阴部的黑痣几乎均为交界痣。镜下可见黑色素细胞巢分布于表皮与真皮交界处的基底膜上,稍靠近表皮侧。黑色素细胞巢的形状规则,大小大致相同,与周围的角朊细胞间有明确的界限。在黑色素细胞巢下方的真皮乳头中,可见与细胞巢同心圆排列的胶原纤维。交界痣是婴幼儿或儿童期黑痣的表现型,在青春期以前不发生恶变。随着年龄的增长,人体表的黑痣中,交界痣的百分比逐渐减少,到青春期以后,大多数交界痣转变为皮内痣,皮内痣通常不发生恶变;只有发生于手掌、足底和外生殖器等部位的交界痣的交界活性保持至成年,因此这些部位的交界痣存在潜在的恶变机会。

2. 皮内痣(intradermal nevus) 是根据其病灶均分布在真皮内而命名的。这是成年人痣的常见类型。表现为半球形隆起皮面、淡褐色或皮色的小肿物;直径多在 1.0cm 之内;表面光滑,有时中央可有一根或数根毛发;多见于中老年人。有时皮内痣的下方可能合并表皮样囊肿,当囊肿破裂时,临床表现为原有的皮内痣表面及周围轻度发红,有时被疑为黑痣恶变而就诊。

此期黑色素细胞不再增生,原先位于真皮与表皮交界处的黑色素细胞脱离表皮或附属器上皮而进入真皮,在表皮或附属器上皮与真皮内痣细胞之间相隔一层薄层胶原纤维。痣内的黑色素细胞较成熟,上部者大都为上皮样痣细胞,内含中等量黑色素,排列成巢或条索状。镜下可见黑色素细胞主要呈巢状或束状分布于真皮层上层,并沿皮脂腺向下延伸。临床未见皮内痣恶变的报道。在皮内痣的黑色素细胞巢或索内,偶见有散在的大的脂肪细胞,因大都见于 50 岁以上的患者,所以可视为一种退行现象,而不是与浅表脂肪瘤样痣并发。皮内痣中如出现骨刺,则为继发性炎症反应骨化的结果。

3. 混合痣(compound nevus) 因兼有交界痣及皮内痣的特点,故而得名。混合痣是交界痣向皮内痣演变的过渡表现,多见于中青年,表现为隆出皮面的、褐色至黑色的丘疹或斑丘疹;界限清晰,常生有毛发,四周见色素呈弥漫性减淡。早期混合痣主要由透明痣细胞和上皮样痣细胞组成。混合痣分布在表皮层及真皮层。但有时,痣细胞可扩展至真皮下部以至皮下脂肪组织内。黑色素细胞巢不仅位于表皮与真皮交界处,还可分布于真皮上层。

总之,交界痣、混合痣及皮内痣可以是同一个疾病过程的不同表现。年轻时一般是交界痣,随着年龄的增大,黑色素细胞逐渐成熟,由表皮进入真皮而成为混合痣,最后黑色素细胞巢完全进入真皮内,成为皮内痣。

后天性黑色素细胞痣的癌变概率极小,据统计,白色人种人群中,黑痣发生恶变的概率在1∶100万~1∶25万,而且几乎都是交界痣或混合痣中的交界成分出现恶变,皮内痣基本上不出现恶变。

80%的恶性黑色素瘤是在无先天性或后天性黑色素细胞痣的皮肤或粘膜上发生的,仅20%是在原先存在的黑痣基础上癌变而来的。后者除了巨大的先天性黑色素细胞痣较易发生恶变外,大多数属于发育不良性黑色素细胞痣。鉴于国内恶性黑色素瘤很少见,发生者又以掌、跖及甲床等部位较为多见,而这些部位的黑痣大多数是交界痣,因此当发生在甲床等部位的黑痣短期内突然增大,边缘不规则,色素不均,周围出现卫星状小病灶,甚至溃疡、出血时,就应及时取材检查。

(二)先天性黑色素细胞痣

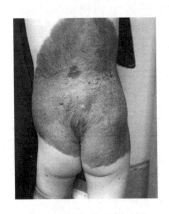

图 17-1　躯干部巨型
先天性黑色素细胞痣

先天性黑色素细胞痣(congenital melanocytic nevus)虽然在出生时即已存在,但无遗传倾向。其通常表现为直径大于1cm的黑褐色至黑色稍隆起皮面的斑块,边界清楚而整齐,色泽均匀。先天性黑色素细胞痣一般较后天性黑色素细胞痣为大,直径常大于1.5cm,少数偶可小至直径数毫米。任何区域中黑痣面积在144cm² 以上,或直径超过20cm,或躯干及四肢上面积超过900cm² 者,就称为巨型先天性黑色素细胞痣,简称巨痣(图17-1),其他的则称为非巨型先天性黑色素细胞痣。

非巨型先天性黑色素细胞痣常略高起,具有黑色素及中等量毛发。非巨型先天性黑色素细胞痣与后天性黑色素细胞痣的病理变化大致相同,痣细胞成熟,按照在皮肤层次上的分布,属于混合痣或皮内痣,其特殊类型有:①脑回状先天性痣。位于头皮,似皮肤颜色,具有脑勾回形状的纹路;通常为皮内痣,并有神经纤维瘤中所见的神经样改变。②斑点状簇集性黑色素痣。呈密集排列的褐色至黑色丘疹;为皮内痣,痣细胞主要围绕在毛囊、小汗腺周围。③先天性肢端黑色素痣。为混合痣,表现为真皮上部黑色素明显增多,深部血管和小汗腺周围可见无黑色素性痣细胞的聚集。其位于足跟或指端,呈蓝黑色斑片。

与常见的后天性痣不同,先天性黑色素痣面积较大,往往累及真皮及皮下组织,包括皮肤附件、立毛肌、神经及血管。仅靠镜下的指标区分两者是很困难的,但先天性黑痣组织中可存在向神经分化的突出特点,如形成 Wagner-Meissner 小体等,因此先天性黑色素痣也曾被称为神经痣,然而,也有的学者提出先天性痣中并不存在周围神经的结构。有报道认为,当出生后几个月先天性痣被切除之后,还会出现表皮内黑色素细胞增生的可能,并可能刺激产生浅表的黑色素瘤。此外,有些先天性痣,尤其是发生在肢端,或生长十分迅速时,从临床角度看,也与黑色素瘤有相似的表现,应引起重视。

(三)巨型先天性黑色素细胞痣

巨型先天性黑色素细胞痣,简称巨痣(giant nevus),是一种以痣面积巨大为特征的先天性黑色素痣。一般认为任何部位的黑痣面积在144cm² 以上,或直径超过20cm,或肢体、躯干部痣面积大于900cm²,即可达到巨痣的诊断标准。当然,巨痣的诊断不能依赖于绝对的面积大小,还应结合患者的体表面积,考虑其相对的大小。如病灶覆盖了眼睑、耳郭、手等特殊部位,形成较大的影响,修复要求也较高者,若面积小于上述标准,也可称为巨痣。

巨痣于出生时即已存在,常按皮肤分区特征分布,可累及整个肢体、全头皮、肩部、躯干大部,甚至同时出现于胎盘,形如帽、靴、肩垫、泳装或长统袜,呈棕褐色、黑色或不均一的颜色,质地柔软,高低不平,粗糙肥厚,常有中等量毛发,可伴疣状或结节状改变,外周可见许多散在的小卫星灶。

巨型先天性黑色素细胞痣的病理变化常较非巨型先天性黑色素细胞痣复杂,可有3种成分相互混合,但常以一种成分为主,即:①复合痣或皮内痣;②神经痣,有神经样管或痣小体;③蓝痣,少见,常为次要成分,极少数可为主要成分,曾有报道累及硬脑膜或脑者。巨痣发生于头皮和颈部的患者可伴发软脑膜黑色素细胞增生,还可能累及颅骨,不仅有癫痫、精神发育障碍,而且可有原发性软脑膜黑色素瘤。

关于巨痣的恶变率,从前瞻性随访的结果来看,出现恶变的概率在 1%～12% 不等,而巨痣手术后,标本病理检查的阳性率则明显低于以上数值。尽管如此,巨痣患者的密切随访亦十分重要。恶变通常发生于巨痣病灶内,或偶于卫星病灶处,病理诊断为恶性黑色素瘤。因此,一些国外学者认为,巨痣患者出生后,甚至在婴儿期,即可考虑尽早切除,以预防恶变。

巨痣有时伴有脑膜及脑的色素异常分布,这种情况又称神经皮肤黑色素病。巨痣还可能是黑色素斑痣性错构瘤病的体表表现。值得注意的是,巨痣存在恶变,即有皮肤或中枢神经系统恶性黑色素瘤、脂肪肉瘤、恶性神经鞘瘤等肿瘤发生的可能性。有些恶性病灶可能发生在先天性痣以外的区域。其他面积较小的先天性痣,目前尚未找到出现恶变的证据。

(四)其他特殊类型的黑色素细胞痣

1.晕痣(halo nevus)　指的是一种伴有周围圈状皮肤色素减退的黑色素细胞痣。这种痣最常见于年轻人的躯干部,尤其是背部,常为多发,可以同时或陆续发生;偶示炎症征象,如红斑或结痂,经数月或数年后大都可以自行消退;也有病例可见中央痣显示炎症征象,但并不消退,而退色晕的色素已经复原。

晕痣通常为复合痣,其特征为真皮内有大量致密的淋巴样细胞和一些巨噬细胞,提示存在宿主的免疫反应。在电镜下观察其超微结构,可以区分黑色素细胞退化的不同时期。值得一提的是,恶性黑色素瘤也可伴有周围色素减退的晕带,但这种晕往往不规则,且色素病灶不在中心。

2.气球细胞痣(balloon cell nevus)　是另一种较少见的痣的种类。镜下可见大而无黑色素的黑色素细胞,胞浆呈泡沫状。气球细胞痣也可发生于蓝痣及恶性黑色素瘤。

3.Spitz 痣　又称良性幼年黑色素瘤(benign juvenile melanoma)。最典型的表现是在面部皮肤上形成高出皮面的粉红或红色丘疹或结节,圆顶,表面光滑,呈粉红色、棕色甚至黑色,常为单个,也可多发呈簇状或播散状,直径常小于 6mm,无毛发,生长较快,好发于下肢和面部。发生年龄约半数以上大于 14 岁,25% 大于 30 岁,偶或生时即有。

镜下表现:此痣为黑痣的一种异型,大多数 Spitz 痣为混合痣,其中以皮内成分为主,另 5%～10% 属交界痣。黑色素细胞病灶由梭形细胞或上皮样细胞或两者混合组成。其黑色素细胞在真皮内大都位于浅层,也可在深层,而不见于皮下脂肪组织。梭形细胞呈雪茄状,核巨大,核仁明显;上皮样细胞的核与前者相似,胞浆边界清,体积大且呈多角形,有时包含着多核、巨大的色素细胞,细胞核可达 10～20 个,毛细血管扩张,有明显的炎症细胞浸润。

Spitz 痣几乎均属于良性,即使局部复发的病例,也是因为切除不完全;也有个别病例报道发现了局部淋巴结被累及,这些"恶性"的 Spitz 痣往往大而深,穿透到真皮及真皮下,但均无远处转移的报告。Spitz 痣的标本与结节性恶性黑色素瘤的鉴别相当困难。

4.发育不良性黑色素细胞痣(dysplastic melanocytic nevus)　简称发育不良性痣,早期亦称为B-K痣。B-K痣实际上是一种特殊类型的混合痣,目前认为患者发生恶变的机会大于其他类型的黑痣,因此被视为一种恶性黑色素瘤的前驱表现,但恶变不一定发生在该痣的基础上,也可为新发。

B-K 痣的概念由 Clark 于 1978 年首先提出,他发现在一个家族中,恶性黑色素瘤的发病率较高,通过对家族成员的调查发现,该家族成员多存在一种混合痣,故以该家族的姓来命名。此痣好发于躯干,其次为肢体,再次为面部。病灶中央常高起,无毛,大小不一,直径约 5～15mm,呈棕黄色、褐黑色或淡红色,边缘不甚清晰,不规则,覆盖的皮肤皮纹加深,表面常呈鹅卵石花纹状。患者以中青年居多,可呈家族性分布,也可零散分布。

镜下见黑色素细胞巢同时存在于表皮、真皮交界处及真皮乳头层内,在黑色素细胞巢的边缘外,仍可见数量较多的、分散的黑色素细胞向水平方向伸展,偶在表皮、真皮界面有不典型的黑色素细胞,病灶常见轻度或中度的炎症细胞浸润。其黑色素细胞核大、深染,具有多行性,但不见核分裂相。由于此类黑色素细胞亦偶见于其他多种黑痣,故认为不是诊断 B-K 痣的必要条件。

三、治疗

由于每个正常成人的全身平均可有 15～20 个痣,因此这是一种常见的疾病。通常除了美容的目的外,绝大部分的黑痣可以不治疗。

由于黑痣分布在面部或其他外露部位时有碍美观,有些病灶因面积过大、色泽过深、毛发生长等,严重影响了患者的日常生活,并且为了预防恶变的可能,一般由患者提出治疗要求。但对于一些恶变可能较大的黑痣,则应严格把握适应证,及早治疗,有时甚至应在儿童期治疗。

少数黑痣可能演化成恶性黑色素瘤,从而带来严重的后果,但出现恶变的概率又十分小,因此,应根据病情,结合前人总结的经验,作出恰如其分的准确判断。黑痣发生恶变主要取决于其类型。众所周知,交界痣或混合痣中的交界成分可能恶变,交界痣主要是婴幼儿或儿童时期皮肤黑痣的表现型,在青春期前出现交界痣恶变的病例十分罕见,青春期后大多数交界痣都已发展为皮内痣,仅手掌、足底、外生殖器等部位的黑痣一直保持交界活性至成年,因此潜在的恶变机会较大,对此类黑痣,尽管未涉及美观问题,也可以进行预防性切除。

此外,如上所述,巨痣、B-K痣、Hutchinson黑色素雀斑等,也有恶变的可能。其中巨痣的恶变率在国外的长期前瞻性随访中证实为10%～25%,因此,一些学者提出巨痣患者应在婴儿期即进行预防性治疗。国内外资料存在较大差异,国内大样本的巨痣切除后,病理检查多未见恶变报道,但不乏巨痣在早期即出现恶变的报道。由于巨痣面积往往较大,手术有较高要求,因此,一般对于暂时不手术的患者,应严格随访,密切观察。

(一)手术治疗

一般对于直径大于3mm的黑痣,用非手术治疗易致较明显的瘢痕增生,建议采用梭形切除,或分次切除;对于面积更大的黑痣,可以选择植皮或各种皮瓣覆盖。原则上切除的黑痣标本均应送病理检查。

许多黑痣都属于皮内痣。虽然皮内痣一般不会恶变,但因发生在暴露部位,且可能长有毛发,有碍外貌,因此通常也需要治疗。面积较大的皮内痣,一次缝合可能张力较大,或可能导致眼、鼻等的移位,可考虑作分次切除。先在黑痣范围内作一次小面积的梭形切除,以后每隔3～6个月进行再次切除,往往也能达到较理想的效果。当然,对于可能引起五官移位的部位,以及关节伸侧等易于导致瘢痕增生的部位,则宜慎重选择。

任何黑痣出现病灶较明显地增大、颜色改变、破溃、脱毛、出现卫星灶、继发感染、疼痛等任一表现时,均应立即切除,并进行病理检查。手术治疗后的病理检查具有非常重要的意义,黑痣切除后标本必须送检。

(二)非手术治疗

对于直径在数毫米以下的黑痣,除了手术治疗,还可以选择非手术治疗,尤其对皮肤科等其他科室,非手术治疗甚至是主要治疗。由于通常认为对于交界痣或混合痣,各种物理治疗创伤可能增加恶变的机会,尽管这种观点缺乏严格的对照研究,但因曾有相关的死亡病例,因此仍然认为手术治疗是首选方法。

非手术治疗的优点在于方便、易于普及,而且对直径在1～2mm的黑痣,非手术治疗的效果可能更好一些,但因失去病理检查的机会,所以希望治疗后能根除,尽量不要有残留病灶而重复治疗,造成反复刺激。对于直径较大的黑痣,如大于3mm者,因伤口未封闭,愈合较慢,除了可能留下病灶残留外,往往会留下明显的痕迹,如色素减退、瘢痕增生等,通常治疗后外观不如手术切除。因此,非手术治疗仅适用于直径小于3mm、浅表、诊断明确的黑痣。

黑痣的非手术治疗主要包括激光、电解、电烙、化学烧灼法等。其中激光与化学药物"点"痣较为普及。

1.激光治疗 多采用CO_2激光。局部消毒、浸润麻醉后,以中等功率密度进行扫描气化。一般当气化到真皮浅层时,用消毒的湿棉球拭去表面碳化物,见色素消失、基底呈淡白色即可,治疗应彻底,不可残留。以上治疗也可选择Nd:YAG激光等其他种类的激光。

近年来出现的激光选择性光热作用治疗,一般不适用于各种类型的黑痣,包括先天性黑色素痣,因该治疗一次无法去除完整的病灶,反复治疗可能增加黑痣恶变的机会。

2.化学烧灼法 主要利用30%～50%三氯醋酸,或冰醋酸、中药等腐蚀性药物进行剥脱,但剥脱的方法较难控制,难以明确是否为一次彻底治疗。此外,利用干冰、液氮接触或喷冻,结痂后需1～3周才能愈合,可重复治疗。

3.其他方法 如电解、电烙等,即分别利用电解反应与电致热损伤原理,破坏病灶,但对病灶治疗范围的选择性与冷冻治疗一样,难以严格控制,所以不是理想的治疗方法。

第二节 皮肤良性黑色素细胞增生疾病

一、表皮内良性黑色素细胞增生疾病

(一)单纯性雀斑样痣

单纯性雀斑样痣(lentigo simplex)多发生于儿童,也可生时即有,其他任何年龄也均可发生,有的地方俗称"痦子"。病灶不限于曝光部位,可见于体表的任何部位,常为少数散在的斑疹,呈圆形、卵圆形或多角形,直径多约1～3mm,不超过3cm,呈均匀的棕色或黑色,日晒后颜色不加深,边缘整齐。除了上述的常见表现外,单纯性雀斑样痣可以有多种特殊表现。有的表现为全身泛发的、无数小的色素性斑疹,无家族史,亦称为泛发性雀斑样痣病;有的表现为生来即有的淡棕色斑片或条纹,于儿童期其上可见较密集的深棕色小斑疹,称为斑点状雀斑样痣;有的表现为唇红缘的、单个的黑色斑点或斑疹,常见于青年女性,称为唇部黑色素斑。

与雀斑样痣相关的综合征为多发性雀斑样痣综合征(multiple lentigines syndrome),为常染色体显性遗传病,发生于婴儿。其表现为雀斑样痣、眶距增宽、心肺发育异常、生殖器发育异常、生长迟缓及神经性耳聋等。

单纯性雀斑样痣为表皮黑色素细胞良性增生的范例,可见基底层内黑色素增多,黑色素细胞数目增加、密度加大,因此有别于雀斑;其黑色素细胞增多但并不成巢,因此又有别于交界痣。在轻度增厚而致密的角质层内常见大量的黑色素,表皮上部有时也可见黑色素;真皮上部可有噬黑色素细胞及轻度的炎症。斑点状雀斑样痣的斑片或条纹处的病理表现与单纯性雀斑样痣相似,但小斑点处有些表皮突的最末端可见有痣细胞巢。

(二)雀斑

雀斑(freckles)系常染色体显性遗传病,多在儿童期发生,常首先见于5岁左右,雀斑的数目随年龄的增大而增多,颜色加深,女性居多,主要见于暴露部位,特别是面部(尤其是鼻背和两颊)、臂部伸侧及手背,不发生于非暴露区。病灶为棕色斑点,呈圆形、卵圆形或不规则形,境界清楚,但边缘常不规则,约为针头或米粒大,直径为1～2mm,很少超过5mm,从淡褐色到黑褐色,表皮外观正常。常见的是数十个到数百个密集分布,但每个斑点是孤立存在而不融合的。雀斑的颜色受日光照射量而异,日晒后颜色加深,冬季色浅,呈淡棕色,夏季色加深,呈棕色或暗棕色,但从不呈黑色,借此可与雀斑样痣、交界痣相区分,后者均呈黑色、颜色不受日光照射的影响。此外,X线、紫外线的过多照射皆可促发本病并加剧,甚至日光灯的荧光亦可能激发。

镜下表现为表皮基底层的黑色素增多,表皮突不伸长。黑色素细胞虽然体积较大,树枝状突较长,但数目正常或减少,尽管如此,雀斑部位的黑色素细胞受日光照射后,比邻近正常皮肤产生的黑色素的量仍要大得多,速度要快得多。真皮乳头层内有时见噬黑色素细胞,附属器上皮中无黑色素增加。电镜观察雀斑发生处的黑色素细胞与黑人种族的黑色素细胞相似,比周围的正常黑色素细胞体积大,多巴阳性反应强,树枝状突更多、更长。

雀斑的组织病理学改变与咖啡牛奶斑、黄褐斑几乎相似,无法区分。

雀斑患者应减少日光过度照射,如出于美容的要求需要治疗,可以使用下述一些简易的办法:数目较多者,外搽3%氢醌霜或过氧化氢溶液,可以暂时有效;也可每日1次搽用3%的乳酸至退屑;还可由专业医师用60%左右的三氯醋酸点涂进行化学剥脱,外售的雀斑霜有些也可用。除了上述的外用药物治疗外,还可使用短时间的液氮喷雾冷冻、中药外用制剂治疗。以上治疗主要在皮肤科进行。

雀斑的整形外科治疗主要包括皮肤磨削术及激光治疗。皮肤磨削术术后常能达到满意的效果,但目前兴起的激光选择性光热作用治疗则更为简便、安全,由于其所需的仪器较为昂贵,目前尚难以普及。

(三)咖啡牛奶斑

咖啡牛奶斑(cafe au lait spots)是出生时即可发现的淡棕色斑块,色泽自淡棕至深棕色不等,但每一片

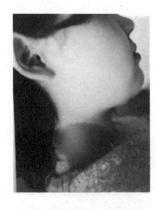

图 17-2　颈部咖啡牛奶斑

的颜色相同且十分均匀,深浅不受日晒的影响,大小自数毫米至数十厘米不等,边界清晰,表面皮肤质地完全正常(图 17-2)。

镜下表现与雀斑十分相似,主要表现为表皮中黑色素数量的异常增多,但黑色素细胞的数量是正常的。

咖啡牛奶斑最常见于神经纤维瘤病患者,约 70％左右的神经纤维瘤病患者具有咖啡牛奶斑,如有 6 片直径大于 1.5cm 的咖啡牛奶斑,则具有重要的诊断参考价值。但是大多数有咖啡牛奶斑的患者并非神经纤维瘤病患者,仅是单纯的表皮先天性色素增多的表现。此外,咖啡牛奶斑还可见于结节性硬化症及其他神经外胚层综合征,治疗详见第十五章"激光在整形外科的应用"。

(四)Peutz-Jeghers 综合征

Peutz-Jeghers 综合征(Peutz-Jeghers syndrome)又称色素斑-胃肠息肉综合征。该征先后由 Peutz(1921)及 Jeghers 等(1949)报告,系常染色体显性遗传病,多在口周、唇红缘、口腔粘膜,有时在手指伸侧出现暗棕色斑疹,常伴有胃肠道,特别是小肠的多发性息肉,可引起肠套叠、肠痉挛、大便性状改变和出血,但有些患者仅存在此病的部分表现。我国的有关文献报道约有 2％～3％的患者,尤其是胃或十二指肠息肉,可演变为腺癌;国外报道中,胃肠道息肉的恶变率高达 20％左右,因此,当诊断明确后,应定期随访。

镜下表现为黑色素明显增多,黑色素细胞亦见增多。

当患者面部或四肢黑色素增多的分布与该病的上述特征相符时,尤其是结合家族史,疑及此病时,应建议患者进行胃镜、乙状结肠镜检查或胃肠钡餐检查,必要时需行组织活检,视情况选择保守随访、经内镜激光或手术切除或部分肠段切除等治疗。

(五)黄褐斑

黄褐斑(chloasma)是健康妇女常见的色素增多现象,主要发生于两颊和额部,亦称为"肝斑",从青春期到绝经期均可发生。病灶为淡褐色至淡黑色的色素沉着斑块,发生的过程十分缓慢,不易被患者重视。开始时可为多发性,渐渐倾向于融合成大小不一的斑片,对称分布于面部的暴露部位,尤其是两颊、双颧及前额,呈蝶状,偶见于颏及上唇。局部无鳞屑,患者无自觉症状。黄褐斑常在夏季日晒后诱发或加重,色素深浅可能与季节、日光、内分泌变化有一定关系,但常常是经久不退,只有一部分于分娩后或停服避孕药后缓慢消退。肤色越深的人发生的机会也越多,有些药物也可诱发。此外,男性也可发生黄褐斑。中医认为黄褐斑的发生与血滞有关。

黄褐斑常发生于生育期妇女,在口服避孕药的妇女中发生率可达 20％以上。已有较多的研究表明,雌激素刺激了黑色素细胞分泌黑色素体,孕激素促使黑色素体的转运与扩散。

镜下表现为基底层的黑色素增加,但无黑色素细胞的增殖,即主要是黑色素形成活跃。真皮上部可见黑色素颗粒呈游离态,或被噬黑色素细胞所吞噬。

原则上应首先找出可能的病因,对因处理,如在妊娠期,可适当补充维生素 C 及富含维生素 C 的水果。但临床所见的黄褐斑大多病因不明。局部用药最常用的是氢醌类抗氧化剂,其主要药理作用是阻断被酪氨酸酶催化的由酪氨酸氧化合成多巴的反应过程,从而减少黑色素的合成,持续应用数月多可见效,副作用较少。皮质激素与氢醌类抗氧化剂的长期使用可减少对皮肤的刺激性。其他在使用中的药物还有超氧化物歧化酶及酪氨酸酶的竞争抑制剂。从实践来看,选择性光热作用激光治疗后,不少患者易于出现消退后的色素反复出现,在较长时间内患者不易接受,故不甚理想。中医认为此病系血滞证,服用疏肝理气、健脾补肾、活血化瘀的方剂,2 周到数月即可见效。

二、真皮内良性黑色素细胞增生疾病

(一)太田痣

太田痣(nevus of Ota),有时也被称为眼上颌青褐色痣,由 Ota(1938)首次正式系统描述。这是东方民族常见的一种色素性胎记,是一种常与三叉神经周围分支分布相一致的真皮层黑色素增多的疾病。黑色素细胞来源于神经嵴,在胚胎发育的第 10～20 周完成细胞向表皮迁移的过程,由于某种尚未知的因素,这一过程在真皮的中上部即中止。

太田痣是东亚蒙古人种常见的疾病。在日本,太田痣患者占皮肤科门诊的 0.4% 左右和整形外科门诊人数的 2.6%,男女比例为 1:3。大约半数的患者生时即被发现,但也有的是到儿童期才发现,个别患者到青春期才逐渐显现。表现为棕色、灰色及蓝色斑点所组成的斑片,病灶边界不清,病灶内的斑点色泽可为单色,也可兼有上述颜色,而且色泽深浅不一。由于黑色素细胞在真皮中的分布密度及部位不同,斑片可表现为淡棕色到深蓝色,同一病灶的不同部位可以具有不同颜色。斑片发生于前额、眼周、颊部及颧区,即与三叉神经第 Ⅰ、Ⅱ 区分布区一致,可占该区的全部或一部分;亦可发生于面部的单侧,也偶有发生于双侧面部的,往往呈双侧对称;有的黑色素细胞还同时分布于结膜、角膜及视网膜上。太田痣在早期可以缓慢生长,但生长的自限性难有定论,有的患者到儿童期时即开始长期稳定;一般认为到青春期后即较为稳定,但也有个别人至 30 岁左右仍有缓慢生长的倾向。太田痣无遗传倾向,与恶变无明确的关系。

镜下表现以真皮网状层的中上部及乳头层层次为主,可见细长、长轴与皮肤表面平行的树枝状或纺锤状黑色素细胞,胞浆内有黑色素颗粒,这些细胞稀疏地散布于真皮胶原纤维之间,多巴染色反应呈阳性。从肉眼观察与黑色素细胞分布的规律上来看,当细胞分布于真皮浅层时,往往呈淡棕色或棕色;分布于真皮较深层时,表现为蓝或灰黑色,同一颜色的深浅又与黑色素细胞的分布密度有关。这一规律在进行治疗时,对判断预后及治疗次数十分有用。

太田痣的治疗尚无安全而快速有效的理想方法,过去在整形外科领域常用的主要是磨削术与植皮术。前者单独使用仅对相对很表浅的太田痣有效,而且对操作的要求甚高,很难在安全与效果之间权衡。植皮术对特别深在而且黑色素细胞密度特别大的病例,如表现为近黑色的病例,是经济而迅速显效的,但眼睑区域不宜选择植皮。

近 20 年来,对太田痣较为经典的治疗是冷冻疗法,或冷冻与皮肤磨削术交替疗法。冷冻治疗要求医者具有丰富的操作经验,尤其应正确掌握每次冷冻的治疗时间。可以采用液氮或干冰装在相应的治疗仪里,经数毫米至 1cm 左右的探头轻轻加压于病灶表面的皮肤,每次每点的治疗时间约数秒钟,依病灶部位的皮肤厚度、患者年龄而异。冷冻的次数及间隔的皮肤磨削术次数与太田痣黑色素细胞分布层次有关。深在的类型如经 4～5 次的冷冻及间隔磨削治疗,可能达到明显的甚至理想的效果。但总而言之,冷冻治疗太田痣从原理上说是缺乏选择性的,因此冷冻导致皮肤质地改变及瘢痕形成的可能性是较大的,难以成为发展的方向。

近年来,激光技术的发展使太田痣的治疗进入一个新的时期,如目前正在使用的多种类型的 Q 开关激光,波长多在 500～700nm 左右,通过选择性光热作用破坏黑色素细胞,其突出的特点是治疗可不经局部麻醉,在数分钟至数十分钟时间内完成一次治疗,操作十分方便,治疗后皮肤几乎无可见的质地改变(彩照 15),效果及次数与太田痣的病理类型相关。经数次治疗后,绝大部分可以达到较理想的消退,而且不留下新的皮肤色素异常。缺点是治疗次数多,治疗费用较昂贵,尚难普及。目前激光治疗已经成为首选的治疗手段。

(二)伊藤痣

伊藤痣(nevus of Ito)实际上与太田痣的性质非常相似,但伊藤痣多发生于躯干及四肢部位,常见于肩胛部、锁骨上方及三角肌区,故又称为肩峰三角肌青褐色斑。镜下特点同太田痣。

(三)蒙古斑

蒙古斑(Mongolian spot)是一种常见的蓝色胎记,多发生于黄色人种新生儿的骶骨部,偶见于背部。蒙古斑多表现为圆形或卵圆形的青蓝色斑片,大小不一,常为数厘米,大的可达腰骶区的大部,界限不清,多为单个,偶为多个。通常在 3～4 岁内自行消退,最后不留痕迹,也偶有持久不退的。

蒙古斑组织学特点是黑色素细胞位于真皮深部或中、深部,分布较太田痣更深,胞体细长,常略呈波纹状;黑色素细胞数目较少且散在分布,散布于真皮胶原之间,与皮面平行,纺锤状黑色素细胞偏少。

(四)蓝痣及细胞性蓝痣

蓝痣(blue nevus)可分为普通蓝痣与细胞性蓝痣。普通蓝痣一般简称为蓝痣,细胞性蓝痣较罕见。普通蓝痣通常较小,女性多见,表现为蓝色稍隆起皮面的斑丘疹或结节,边界明显,呈圆形或卵圆形,大小约数毫米,很少超过 1.5cm,多为单个,常见于头面部、颈部和四肢伸侧,尤其是手、足背以及腰臀等处。病灶多为单个,偶为数个,呈灰蓝色或青黑色小结节,顶圆滑,质地坚硬,可融合成片,界限清楚。

蓝痣的黑色素细胞成群而不规则地集中在真皮下 1/3 处,位置较深,故呈蓝色。其主要位于真皮中、深层,偶见扩及皮下组织或靠近表皮,细胞呈梭形。镜下可见细长的树枝状色素细胞在真皮深层积聚,有些甚至长入皮下。蓝痣的色素十分丰富。在上皮与蓝痣之间有一个真皮带未被累及,交界活力弱。蓝痣也可生长在巩膜、硬腭、淋巴结及生殖器官。蓝痣的色素细胞的镜下表现及分布与爬行类动物的色素细胞相似,可能是一种返祖现象而并非真正的细胞繁殖新生。

细胞性蓝痣与蓝痣明显不同,直径为 1～3cm 或更大,往往因其体积大,表现为蓝灰色结节,表面光滑或不平整,色素相当密集而被怀疑为恶性。细胞性蓝痣最常发生于臀部与骶尾区,约占半数,少数发生在头皮、面部和手、足背。镜下可见病灶极端"细胞化",因此得名。除具有树枝状突的黑色素细胞外,尚常见梭形细胞岛,即由几乎不含黑色素的梭形细胞和周围包绕的富含黑色素的噬黑色素细胞组成。由于没有交界活力,及侵犯、感染和坏死等表现,所以在镜下可以与恶性黑色素瘤区分。细胞性蓝痣一般均为良性,但 Rodriguez 等人先后报告过几个存在局部复发或累及局部淋巴结的少见病例,即使在这些病例中,经常规的手术切除,细胞性蓝痣即无进一步的发展。蓝痣与细胞性蓝痣尚需与恶性蓝痣相鉴别,后者仅见于在细胞性蓝痣上发生的恶性黑色素瘤,以及近年来发现的一种有恶性倾向的细胞性蓝痣,多出现于头皮与足部,尤其是足跟。

第三节　血管瘤

血管瘤(hemangiomas)是一组常见的疾病。因不同种类而存在不同的自然病程,比如有些种类在婴幼儿期发病,到成人期时即已消退,加上病例分流到临床各科,其发病率较难计算,各家报道不一,一般认为约为 3‰～1%。血管瘤可以发生在身体的任何部位,多见于皮肤和皮下组织,其次为口腔粘膜和肌肉,再次为肝、骨骼、脾及神经系统,偶可发生在消化道、肾脏等组织。有些血管瘤的病灶位于骨骼及骨髓腔内,习惯上称之为骨中心性血管瘤。如果能正确判断血管瘤的本质,根据类型及分期选择正确的适应证,临床常见的大多数血管瘤是可以得到有效治疗的。但少数病例因病灶范围过大过深,累及重要器官,出现严重的并发症或血流动力学的严重异常,不仅常规治疗难以见效,而且有危及生命的可能。

长期以来,人们习惯地认为不同血管瘤在本质上都是血管来源的良性肿瘤,然而,近年来不少学者都认识到,血管瘤在本质上可以是以血管内皮细胞异常增殖为基础的良性肿瘤,也可以是一种中胚层发育异常造成的血管畸形,区分其本质是进一步进行病因学和治疗学研究的基础。

一、分类

以组织学结构与临床表现为基础的形态学分类,仍是目前在临床各科中广泛使用的分类方法。按照这一分类体系,血管瘤可分为毛细血管型血管瘤、海绵状血管瘤、混合型血管瘤及蔓状血管瘤;毛细血管型血管瘤又可分为葡萄酒色斑与草莓状血管瘤。有时血管瘤也可与淋巴组织或脂肪组织并存,习惯上称为淋巴血管瘤和脂肪血管瘤。近年来,Mulliken 对各种血管瘤标本的内皮细胞进行体外培养,观察到这些细胞具有增殖活跃与相对稳定两类不同的特性,结合临床表现及其他实验室指标的检测结果,提出了细胞生物学分类方法,即把血管瘤的概念分为血管瘤与血管畸形(vascular malformation)。可以理解为:血管瘤的概念限指主要通过内皮细胞增殖及新生血管形成为基础的血管源肿瘤,强调的是肿瘤的特性;而过去血管瘤范畴内的、除血管瘤以外的其他所有类型都归入血管畸形,强调的是先天的脉管系统的畸形及相应的异常血流动力学特征,一般情况下变化缓慢,有时甚至难以察觉。表 17-1 说明了这一分类体系中的各种进一步分型。由于该法在分类观点上更贴近临床特征及生物学特性,因此近年来已引起广泛关注。然而,这样简单地解释各种血管瘤现象是否可行,如何对具体病例进行客观的本质上的区分,要达成共识尚需更多的探讨和临床实践的检验。

表 17-1 传统血管瘤概念的生物学分类法

名 称	分 类
血管瘤(hemangiomas)	增生期血管瘤、消退期血管瘤
血管畸形(malformation)	毛细血管畸形(CM)、淋巴管畸形（LM）、静脉畸形(VM)、动脉畸形(AM)、混合脉管畸形(如 AVM 等)

二、临床表现及诊断

由于形态学分类一直仍在目前的临床工作中普遍使用,因此以下还是按此分类逐一叙述。

(一)毛细血管型血管瘤

毛细血管型血管瘤(capillary hemangiomas)分为草莓状血管瘤与葡萄酒色斑。虽然这两者的病理结构基础都是位于皮肤浅表的异常毛细血管,但前者是与内皮细胞增生相关的良性肿瘤,后者则属于先天性的毛细血管畸形。因此从病理特征来看,两者不宜合并为同一类疾病。

1. 草莓状血管瘤(strawberry hemangiomas) 是最常见的血管瘤,好发于面颈部,表面高低不平,多高出皮肤。此类肿瘤新生儿的发病率为 1%,往往出生时即有,或在出生后 3~5 周内发生,形似草莓状,界限清楚,呈鲜红或紫色,可以发生在手、足心以外的全身任何部位。一般其自然病程可分为增生期、稳定期和消退期。增生期开始时多表现为蚊咬状或针尖样红点,也可出生时即为片状,多数在以后数月内向周围扩展(彩照16);生长速度有的十分缓慢,有的则能在数周内累及大片正常组织,并向深部扩展,破坏性强。体表病灶周围先出现卫星灶,以后与中心逐渐融合,也可呈多中心生长。有些患儿表现为全身多发、泛发的病灶。一般在半岁至 1 岁半即进入稳定期,生长停滞。当病灶中开始出现灰白点,并逐渐扩大或融合,即提示进入消退期。自然消退是此类血管瘤自然病程的重要特征,其病理基础是幼稚的毛细血管变性,代之以纤维及脂肪组织。消退是一个漫长的过程,国内学者以光镜下消退表现为依据报道的观察结果,与高加索人种的消退规律相似,75%~80%的患者在 7 岁时可望达到完全自行消退,但也有报告消退率较低,各种治疗的干扰将使这一统计更趋困难。

Kasabach-Merritt 综合征是相对常见的与毛细血管瘤相关的综合征,于 1940 年首次报道。表现为婴幼儿大面积的毛细血管瘤伴发血小板减少性紫癜,紫癜不单纯是由于血小板减少,而且也是消耗性凝血病导致的结果。此综合征在血管瘤的婴幼儿人群中仅占 1%,但病死率高达 50%。

2. 葡萄酒色斑(port-wine stains) 这是仅次于草莓状血管瘤的常见类型,是无数扩张的毛细血管所组成的、较扁平而很少隆起的斑块,属于先天性毛细血管畸形。其面积大小不等,大的可累及几乎全面部或半侧躯干。往往出生时即表现为明显的粉红色、平坦的、界清的斑块,压之能退色;随着年龄增长,颜色加深,变红、变紫,65%的患者在 40 岁前可增厚并出现结节(图 17-3),在创伤后易于出血。病灶面积随身体生长而相应增大,终身不消退。葡萄酒色斑可发生于任何部位,但以面颈部多见,占 75%~80%,多以单侧并以右侧多见。葡萄酒色斑同时累及眼神经和上颌神经时,患眼有 15%的机会可合并难治性青光眼。

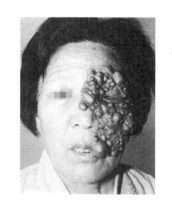

图 17-3 葡萄酒色斑畸形血管的结节状扩张,伴同侧青光眼

此外,在葡萄酒色斑患者中,1%~2%伴有同侧的软脑膜血管畸形,称为 Sturge-Weber 综合征。Klippel-Trenaunay 三联征是包括葡萄酒色斑、静脉畸形及肢体长度差异的另一种综合征,此病变较多累及较短侧的肢体,患肢常表现为软组织及骨骼过度增粗肥大,而且常伴有静脉系统的缺如或发育不良。它与另一综合征 Parkes-Weber 综合征相似,但后者常伴动-静脉瘘,无深静脉系统发育不全。另一较少见的综合征为 Beckwith-Widemann 综合征,表现为面部葡萄酒色斑、舌肥大、脐突出和内脏过度发育,其中 1/3~1/2 的患者因胰岛细胞发育过度而致严重的低血糖,应予以注意。

(二)海绵状血管瘤

通常所指的海绵状血管瘤(cavernous hemangiomas),是由充满血液的血窦和薄壁静脉所构成的皮下暗红、蓝色或紫色病灶,有的表浅,有的深在,且不波及皮肤,形状及大小亦不规则(图17-4)。四肢、躯干及面颈部均可发生,范围广泛的常可累及骨骼及肌肉,甚至关节腔,在肝、胃肠道等处亦可发生。局限性的海绵状血管瘤有时有界限清晰的包膜,给手术摘除带来方便,但有的则与周围组织毫无明显界限。海绵状血管瘤质地柔软而有弹性,有压缩性,体位试验阳性。部分病例在血管造影中未能见与周围正常较大血管的明确交通,病灶内血流缓慢,腔内血栓形成,机化的过程易反复发生,致钙质沉积,形成静脉石。海绵状血管瘤还可发生于肌肉组织内,称为肌间血管瘤,以股四头肌最常累及,易被误诊;有时累及骨骼,表面粗糙不平,如虫咬状,累及骨髓腔者,X片中可见骨小梁被破坏后的多腔空泡样征象。上、下颌骨的海绵状血管瘤发病率虽不高,但应予重视,有时因拔除一个松动的牙齿可导致致命性的大出血。当血管瘤受外界刺激时,可引起血管周围组织炎

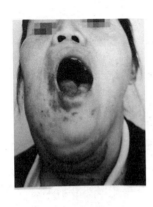

图 17-4 海绵状血管畸形

性反应,患者自觉皮肤发热、肿胀、疼痛,或在病灶表面发生破溃。有血栓或静脉石形成时,也可出现局部疼痛,疼痛往往为一过性,短则一天,长则数周,以后自行缓解。在受外伤或表面破溃感染时,可引起出血危险。多数海绵状血管瘤是局限性的,少数弥漫地累及大片组织,如四肢的海绵状血管瘤,是血管瘤治疗中的难点。

成人海绵状血管瘤的诊断较为明确,可在婴幼儿期到青少年期发现,多数表现为较稳定而缓慢的发展过程。关于海绵状血管瘤的本质仍然存有争议,近年来的研究日益倾向于其性质为先天性的血管畸形,因此,畸形的血管结构与异常的血流动力学可以解释包括"浸润"骨骼在内的许多现象。但这一结论与许多传统观念不一致,因此尚未在不同学科间达成共识。

相比较而言,婴幼儿的海绵状血管瘤较为复杂,有些在出生后短期内迅速生长,并对激素治疗有效,还有自然消退的病例;有些则在出生后即发现,并较稳定地持续到成年,即使早期进行激素治疗也无效。因此,以形态学为分类标准,可能难解释海绵状血管瘤的这些不同的特性,也就是说,在婴幼儿海绵状血管瘤中存在部分病例,其性质属于血管畸形,而其他属于皮肤深部的血管瘤。

在婴幼儿血管瘤中,毛细血管海绵状血管瘤是仅次于草莓状血管瘤的常见类型,也被称为混合型血管瘤。一般认为这是草莓状毛细血管瘤和海绵状血管瘤的混合体,往往出生时即已发现,在以后的几个月内快速生长;有时是先表现为草莓状血管瘤,以后较快地扩展为真皮深层或皮下肿块,有的则反之。其中有少数生长特别迅速,易于侵入周围正常组织(彩照17),造成破坏容貌、影响进食与呼吸,或器官移位、阻塞甚至损坏等严重后果,称为婴幼儿致命性血管瘤或重症血管瘤。对混合型血管瘤的病理观察证实,所谓的两种血管成分十分难以区分,而以毛细血管瘤的病理特征为主。其自然病程也与草莓状血管瘤相似,有自然消退的倾向(图17-5),对激素治疗有效,消退的结果有时是不完全的,代之以脂肪和纤维组织。

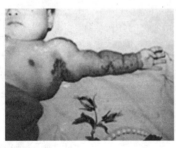

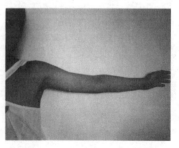

A

B

图 17-5 混合型毛细血管瘤的自然消退现象

A.8个月时的混合型毛细血管瘤 B.11岁时的自然消退情况

与海绵状血管瘤相关的综合征,除了上面提及的相对常见的 Klippel-Trenaunay 综合征及 Parkes-Weber 综合征外,还有两种罕见的综合征可伴发多发性海绵状血管瘤。

一种是 Maffucci 综合征,这是累及软骨和血管的先天性发育畸形,往往表现为多发性的海绵状血管瘤伴发一侧肢体末端,如指(趾)骨和掌(跖)骨的骨软骨瘤(图 17-6)。Jaffe 的统计表明,此类患者中,50%的骨软骨瘤将发展为软骨肉瘤。

另一种为蓝色橡皮奶头样痣(blue rubber-bleb nevus)。这是一种少见的皮肤、肠血管瘤综合征,属于常染色体显性遗传。患者出生时即有海绵状血管瘤,以后增大、增多为橡皮奶头样中间凸起的独特形态,中心为深蓝色,质软,一般仅为针头或小米大,但最大的可达到 3cm 以上。体表的这种血疱少可单发,多则达数百个,有时胃肠道尤其是小肠内可广泛累及,破裂时则引起黑便与贫血,甚至还累及肝、脾、胸膜等内脏和中枢神经系统。

(三)蔓状血管瘤

蔓状血管瘤(arterial racemose angioma)是形态学分类中的特殊概念,特指由于小动脉和小静脉相互吻合,成为迂回弯曲、有搏动性的一种海绵状血管瘤。它的特点是在海绵状血管瘤等较稳定的血管畸形基础上合并了动-静脉瘘的存在,性质是高血流量先天性动静脉畸形。但在实际应用中,许多纯粹的先天性广泛动-静脉瘘患者,病灶无典型的海绵状血管瘤特征,也习惯上归入蔓状血管瘤的范畴。蔓状血管瘤占血管瘤发病的 1.5%,好发于头皮、面颈部及四肢(图 17-7)。近半数患者在婴幼儿期就有明显的动-静脉瘘的证据,此类蔓状血管瘤随年龄进行性扩大;其余患者则经过数年稳定后突然迅速加重,除日益影响外观、功能外,甚至可能累及心功能而危及生命,因而是血管瘤治疗的另一难点。另外,蔓状血管瘤无消退可能,女性发病率高于男性,妊娠期病情有加速发展的倾向。

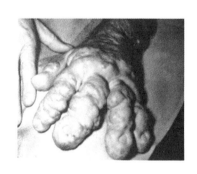

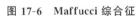

图 17-6 Maffucci 综合征

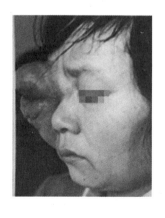

图 17-7 右眶区蔓状血管瘤

典型的蔓状血管瘤的特征是:血管瘤及周围区域内可见念珠状或索状弯曲迂回的粗大而带搏动的血管,表面温度高于正常皮肤,可扪及持续的震颤,局部可听及连续性吹风样杂音,这些体征提示蔓状血管瘤具有动-静脉瘘和高血流量的特点。此外,局部病灶组织可明显扩张增大,少数患者的耳、鼻、口或四肢被累及后体积逐渐增大.甚至扩大为原来的数倍,表面可见到明显搏动;广泛的动-静脉瘘造成回心血量大大增加,导致心脏容量负荷增大,形成心功能不全及衰竭的潜在危险。

两个世纪前即有关于蔓状血管瘤的报道,但至今尚未对其病理生理过程达成共识。按照近年的研究,倾向于将蔓状血管瘤归入高血流量的先天性血管畸形;蔓状血管瘤的病理基础是大动-静脉瘘和泛发的小动-静脉瘘,它们共同形成特殊的异常血流动力学状态,导致已有畸形的逐渐扩张。但对蔓状血管瘤是否有增殖能力,以及如何解释其广泛"侵蚀"肌肉、骨骼及神经等组织,至今仍然存在争议。

选择性动脉造影是目前蔓状血管瘤诊断和治疗前准备的最常用的辅助检查,可以采用快速连续摄片或数字减影血管造影(DSA)记录到主要的动-静脉瘘所在的部位和范围,以及滋养动脉、回流静脉和它们与其他血管的关系,部分病例在造影后即可进行栓塞。此外,可进行周围静脉压测定和血氧分析;彩色多普勒超声检查可以帮助了解动脉血的分流情况。

三、治疗

血管瘤的治疗种类繁杂,以下按血管瘤的分类来逐一探讨。

(一)草莓状血管瘤及混合型血管瘤

只有正确区分病灶属于增生期、稳定期或消退期,才能正确选择治疗。对增生早期的血管瘤,除了无明显增殖的病例外,一般应树立积极治疗的观念,此时利用治疗阻断血管生成过程的某一环节,对防止病灶增殖造成的种种并发症及后期的外观恢复均有利。增生期的血管瘤一般发生在1岁以内,尤其在半岁以内往往生长较快。在正确诊断和分期的基础上,可根据具体情况决定选择以下方法。

1.激光治疗 继 Apfelberg(1981)将氩离子激光用于增生期浅表皮肤血管瘤治疗之后,近年应用480～630nm 波长的激光治疗浅表的血管性疾病已较为普及,其原理主要是依赖选择性光热作用。选择性光热作用,是指利用毛细血管内血红蛋白在 580nm 波长附近存在吸收高峰,而周围组织吸收热量较少的特性,以及脉冲间期散热的原理,实现对血红蛋白较高选择性的热凝固作用,最终导致血管闭塞。可以选择脉冲染料激光、倍频 YAG 等。一般不易发生继发的瘢痕形成、色素改变。但由于在此波长范围内可见光的实际穿透能力较弱,有效的穿透深度往往小于 1.5mm,不足以损伤大多数草莓状血管瘤的全层病灶,因而不能作为主要的治疗方法。仅在表浅、面积较小且生长缓慢或已停止的部分草莓状血管瘤的治疗中有所应用,并以不形成任何瘢痕及永久性色素改变为前提,而目前只有少数类型的激光发生器能满足这一要求,因此,应用 YAG、CO_2 激光等非选择性光热作用进行治疗,应趋淘汰。

2.放射治疗 放射治疗有着较为悠久的历史。由于放射治疗对许多增生期的血管瘤有明显的抑制作用,能缩短进入消退期的时间,因此对不少病例都有助于其较快消退。历史上先后使用过如 X 射线、同位素敷贴、镭照射及同位素胶体注射等多种方法,并于1930～1950年在美国形成了其治疗血管瘤的全盛时期。增生期血管瘤的血管内皮细胞处于幼稚的增殖状态,对放射治疗有较高的敏感性,经治疗后血管生成过程停止,毛细血管闭塞变性,出现类似消退的表现,效果较为可靠和客观。但由于放疗可能出现局部皮肤色素改变尤其是色素减退、瘢痕形成、毛细血管扩张等并发症,导致了对消退后皮肤最终效果的影响;此外,剂量过大的放射治疗甚至可造成骨生长中心的阻抑、深部组织损伤及慢性放射性皮炎等并发症。虽然 Li、Cassady(1974)曾对较大样本的治疗组进行了长达 20 年的随访,认为远期的肿瘤发病率并未增高,但许多完整的个例报道发现,20～30 年后,一些接受了即使是很低剂量放射治疗的患者,在治疗区出现了肉瘤;颈部接受低剂量放射治疗后,甲状腺、涎腺肿瘤及甲状旁腺功能衰竭的远期累及危险度增加;胸部放射治疗导致后期乳房发育受限等,这些现象给放射治疗的开展蒙上了阴影,尤其是在出现了激素治疗之后,放射治疗的使用大为减少。

3.激素治疗 Zarem(1967)报道了1例面部巨大血管瘤伴发 Kasabach-Merritt 综合征婴儿的激素治疗过程及结果,标志着使用甾体类激素治疗增生期血管瘤的开始。Folkman(1983)的实验初步证实了部分甾体类激素在体外对血管生成过程具有抑制作用,因此,口服皮质类固醇治疗及血管瘤局部激素注射治疗的基本原理,可能是通过控制血管瘤毛细血管内皮细胞异常增殖,并形成幼稚的新生血管的血管生成过程,达到对增生期血管瘤的治疗作用。对血管瘤治疗见效的时间因人而异,短的可能 10 天即见生长中止。治疗早期见效,表现为肿瘤生长停止,而非即见消退,治疗导致血管瘤提前进入稳定期和消退期,表现为瘤体变软,表面开始发白,出现皮面皱纹,生长停止,完全消退是一个长达数年的漫长过程。值得强调的是,并非所有的增生期血管瘤都对激素治疗敏感,在第一疗程无有效表现的血管瘤提示对激素治疗不敏感,不应选择继续使用大剂量的激素治疗。对业已进入消退期的血管瘤进行激素治疗是不合理的,因为此时血管形成的过程已经中止。

激素治疗疗程长、剂量大,伴有并发症,应较为严格地控制适应证。一般认为,头面部较大面积的血管瘤,伴有各种并发症及已有影响正常生理功能表现的增生期患者为首选。常规使用泼尼松的方案是:按每千克体重 4mg 计算,隔日早晨顿服,共 8 周,以后每周减量一半,多数可给药 2～3 个疗程,间隔 2～3 周。治疗前应向家长交代可能的副作用并密切随访。

总之,目前对难治性、多发性及危重的婴幼儿血管瘤,口服激素是有效加速其自然消退的首选方法。从大样本的治疗结果看,按常规用药者很少出现明显或严重的并发症。对于十分局限的小面积病灶,也可选择局部注射治疗,值得注意的是,出现并发症的可能比口服用药更明显。

4.干扰素治疗 近年来出现的干扰素治疗,对于复杂的重症血管瘤则是一种新尝试。干扰素的可能作用机制在于阻抑了内皮细胞增殖及血管生成的其他步骤。White(1989)首先用干扰素 α-2a 成功治疗了 1 例肺部毛细血管瘤病患者。目前认为,干扰素治疗血管瘤的主要适应证是:作为占位并侵犯主要脏器或通道而危及生命、生长在四肢有致截肢危险,并经皮质类固醇系统治疗无效的重症婴幼儿血管瘤;对 Kasabach-Mer-ritt 综合征,可作为一线药物。一般选择经皮下注射、按体表面积给药。因病例数少,对该治疗尚需进一步深入研究。

5.手术治疗 从原则上说,对于局限的、能直接切除缝合的小病灶,完全可以在增生早期即进行外科切除,即使对出生后不久的婴幼儿也是可以考虑的。缝合应做到尽可能精细,这样不仅很可能达到根治,而且对后期的外观影响也很小。对已消退的血管瘤外观不理想的,如残留纤维脂肪血管瘤或皮肤色泽不一伴松弛等,也可选择入学前或更晚经手术改善外观。

6.随访 对于增殖很不明显或已进入稳定期、消退期的血管瘤,国外许多学者都提倡不要过于积极进行治疗,因为自然消退所留下的是基本正常的皮肤结构,消退后往往只留下松弛的表面皮肤,甚至有时难以察觉。相比之下,在许多医疗机构应用非特异的、损伤较大的治疗手段,往往会造成瘢痕或色素改变的不良后果。因此,对于不便手术或术后外观不良的消退期病灶,以及生长较缓慢甚至接近静止的增生期血管瘤,随访是一种较理想的选择。

(二)葡萄酒色斑

对葡萄酒色斑,以往的治疗包括冷冻、人工文身、外科切除并修复、药物注射、硬化剂、电凝固、皮肤磨削、敷贴中药、激光非选择性光热作用治疗等。自从 1985 年出现以脉冲染料激光为代表的选择性光热作用治疗以来,选择性地治疗葡萄酒色斑成为现实,其治疗后基本不出现增生性瘢痕,对浅表的病灶效果较好,尤其对婴幼儿期的葡萄酒色斑治疗往往效果较明显,因此已成为国内外较普及的一线治疗方法。虽然周围组织也有少量的光热吸收,偶然也可能造成色素减退等并发症,但发生率不高于 1%,较非选择性光热作用明显减少,因此是一种很安全、较可靠的治疗方法,加上操作简易,治疗过程每次仅数分钟,故对每个年龄段的患者都可使用。其缺点是治疗次数多,费用昂贵,治疗区色泽不均匀,对分布较深的血管有进一步扩张、增生表现的葡萄酒色斑效果较差。铜蒸气及溴化亚铜激光在原理上属于光动力学效应。应用光动力学效应治疗葡萄酒色斑的光动力学治疗(或称光化学治疗),是利用内皮细胞在特殊时相内光敏物质的特异性分布,经光激发产生光敏杀伤作用而破坏畸形的毛细血管网。此方法治疗次数相对较少,对深色及轻度增厚的病灶也能达到较好的治疗效果,增生瘢痕的发生率低,消退后色泽较均匀,并且不留永久性的色素改变,因此这是对葡萄酒色斑进行研究及治疗的发展方向之一(彩照 18)。但上述两种治疗并不适合于所有的病例,对于一些无效病例,如扩张型葡萄酒色斑,尤其是已出现大量结节者,可行手术植皮,这些结节往往是原有畸形血管进一步扩张的结果,因此多不累及皮下组织,术中出血易于控制。

(三)海绵状血管瘤

典型的海绵状血管瘤属于血管畸形,不会自行消失,其主要治疗手段包括手术和非手术治疗。

1.手术治疗 对于局限性的血管瘤可以安全切除,效果也理想。较大或估计较深的血管瘤,如经术前静脉造影、超声及磁共振检查,充分了解病灶的分布和血流动力学情况,准确估算失血量并确定补充方法后,手术根治有时也是有可能的。对一些范围很大、部位较深的海绵状血管瘤,也可考虑部分或大部分切除,待术后再结合其他治疗,有时也能得到比较满意的结果,创面可以采用植皮或皮瓣修复。体位或压缩试验明显的病例,提示血窦的直径较大,尤其是病灶面积大而深在的颌面部病例,单纯切除可能导致大出血,故在术前应进行必要的准备,如电化学治疗等,使病灶内血液凝固后,再行手术治疗。

2.非手术治疗 此类治疗作为单独治疗或术前准备均有意义,且有可能经反复多次治疗取得较满意的疗效。具体方法包括:①硬化剂局部注射。常用硬化剂如鱼肝油酸钠、脲素、平阳霉素等化疗药物,及高渗氯化钠、中药制剂等,均有相似结果。该治疗操作简易,设备要求低,故应用十分广泛。硬化治疗需要耐心的观察和长期的坚持,难以在短期内达到理想而持久的效果,甚至有可能持续终身。对于十分表浅的病灶尤应注意,如注射量过大,可能导致局部皮肤坏死及瘢痕形成。②动脉插管注射脲素、平阳霉素等。每日注射,持续治疗期间瘤体可缩小、塌陷并变硬,主要用于头面部巨大海绵状血管瘤的治疗。③铜针置留法等。④电化学治疗。利用电场对正常细胞细胞电位的干扰,达到定位定向破坏组织的作用,是一种较理想的术前准备手段。也可选择该法为独立的治疗方法,由于能够控制作用的范围与深度,故较安全,但可能在电极周围留下较小的瘢痕。上述方法中前3种方法主要利用不同因素导致内皮细胞的无菌性坏死,纤维结缔组织增生,从而使血管瘤纤维化,开始萎缩。

对于有些稳定,而且症状及对外观的影响都不显著的海绵状血管瘤可以随访,不予治疗。广泛累及肢体的海绵状血管瘤,往往通过局部的反复切除而难以有所改善,甚至由于血流动力学的平衡状态被打破后,周围畸形血管网代偿扩张的现象可能反复发生。对此类病例,可姑息地采用压迫疗法,即用弹力绷带长期包扎压迫,从足部到大腿根部,可在一定程度上延缓进一步扩张并减轻症状。

(四)蔓状血管瘤

合理的手术治疗仍是蔓状血管瘤最理想的治疗方案。对局限性的病灶可以通过直接切除后缝合、植皮及皮瓣转移修复,有时也可考虑分期切除。随着导管技术的日益普及,治疗前对各种蔓状血管瘤进行选择性动脉造影是必要和可行的。尤其是较大而严重的蔓状血管瘤,术前的血管造影为治疗提供了明确而全面的资料,加上目前新一代的DSA设备已达到很高的成像效果与图像储存水平,为这一诊断技术的进一步应用提供了良好的前景。蔓状血管瘤中以先天性广泛动-静脉瘘的治疗最为棘手,由于此类病灶具有极为丰富的交通血管网,因此仅用所谓"滋养"动脉结扎及类似的方法是徒劳无益的,术前应进行血管造影,同时可配合栓塞治疗,把导管经股动脉插到动-静脉瘘区附近的血管,至各个主要的交通动脉注入与估计的动-静脉瘘口径相当的栓塞剂。成功的栓塞可以减轻症状,减轻手术中的出血,尤其是病变广泛且血供丰富导致手术较困难的病例,更需要先行栓塞,再在短期内接受手术。

蔓状血管瘤的手术要点是尽可能地切除病灶,尤其是微小动-静脉瘘广泛分布的区域。在这一原则下,也要权衡切除范围过于广泛所造成的术后并发症,切除中宜选择病灶周围正常部位为切口,逐一结扎进入的血管,这样可以减少术中出血。提倡用血供丰富的皮瓣作为首选的修复方法,这一方法除了外观较理想外,覆盖组织不经过一个缺血的过程,亦可能是减少修复过程中血管新生的有效手段(彩照19)。当然,手术治疗仍然有它的局限性,对于巨大、深在或波及重要器官的血管瘤,如累及咽喉、颅底或整个肢体,或与胸腔内交通,则手术是危险的选择。因此,单纯依靠经导管介入栓塞是一种有发展前途的治疗手段,目前单纯进行多次介入栓塞的病例还较少,对于瘘结构比较单纯的动静脉畸形可以尝试,必要时可反复治疗。但栓塞治疗蔓状血管瘤还未克服再通的问题。栓塞血管及栓塞剂的选择是今后蔓状血管瘤治疗的重要研究方向。

第四节 神经纤维瘤与神经纤维瘤病

一、神经纤维瘤

一般所指的神经纤维瘤又称孤立性神经纤维瘤(solitary neurofibroma),顾名思义,就是指没有神经纤维瘤病表现的局部单发的神经纤维瘤。由于无法对年幼时出现局部神经纤维瘤的患者,及没有家族史的患者排除Ⅰ型神经纤维瘤病的诊断,因此,很难得出其精确的发病率;不过,孤立性神经纤维瘤患者明显多于神经纤维瘤病。早在1935年,Geschikter在进行一系列相关的研究中就发现,大约90%的神经纤维瘤为单发性的,其余的属于Ⅰ型神经纤维瘤病,因此仅靠孤立的神经纤维瘤病灶,显然不能支持神经纤维瘤病的诊断。

由于色素细胞及雪旺细胞都起源于神经嵴,因此神经纤维瘤及神经纤维瘤病均有色素异常的表现。在组织学上,这些色素细胞与皮肤的色素细胞具有相同的染色与超微结构特征。

孤立性神经纤维瘤的男女发病率相似,多在20～30岁发病。神经纤维瘤大多分布于真皮或皮下等浅表部位,在身体各部分的分布机会均等,如头面、四肢、躯干等部位,常常表现为缓慢生长的无痛性结节或肿块,当肿块增大到一定程度,因其较为松软,往往导致局部和邻近器官的下坠移位,造成明显的畸形,也可引起一些症状和功能障碍。如神经纤维瘤发生在头皮时,表现为局部十分松软的包块;发生在面部时,多从一侧的额颞向下扩展;累及上睑者,可因上睑过于肥厚下坠而遮挡视线;累及面中部者,鼻及口唇均因此向下移位。发生在躯干的神经纤维瘤,常出现在背、腰、臀等部位,并多较大,如背负重物。

孤立性神经纤维瘤在大体标本上呈灰白色,切面光滑发亮,除紧密脆嫩的瘤组织外,可有胶样物质,有些肿瘤瘤体内有许多大小不等的血管窦腔及稀松的蜂窝状组织,血供丰富,窦腔壁无收缩功能,出血时可能较难控制,没有神经鞘瘤那种继发性退行性变的表现。发生于主干神经上的神经纤维瘤呈梭形膨大,并可见正常的神经进出于肿块。当神经纤维瘤外存在神经外膜时,往往形成明确的包膜囊;但神经纤维瘤常常起源于较大的神经分支,并易于向软组织内生长,累及范围较局限,不形成包膜。

神经纤维瘤在组织学上的表现,因所包含的细胞、粘蛋白及胶原的不同而异。最为特征性的神经纤维瘤表现为核呈波浪状,深染的细长形细胞交织成束,这些细胞与胶原紧密排列,其间可见少量粘液样物质,肿瘤病灶的基质中偶见肥大细胞、淋巴细胞和极少量的黄色瘤细胞。其次,有些神经纤维瘤没有粘液样物质,均为雪旺细胞及较均匀的胶原组织。肿瘤内细胞排列为索状或旋涡状。另外还有最少见的,即可见大量的粘液样物质,易与粘液瘤混淆,此类神经纤维瘤多发生在肢体。

神经纤维瘤的血供很丰富,还可以找到 Wagner-Meissner 小体等特征性的分化物。从神经纤维瘤中可以分离出 S-100 蛋白,但不如神经鞘瘤中的突出。

二、神经纤维瘤病

神经纤维瘤病(neurofibromatosis),亦称 Von Recklinghausen's 病,因为他于 1882 年最早阐述了此类疾病。当时认为是单个疾病,但现在已确认其中包括了在临床及遗传学上都有差别的两类疾病。其中较常见的是 Ⅰ 型神经纤维瘤病,过去称为周围型神经纤维瘤病;较少见的是 Ⅱ 型神经纤维瘤病,又称双侧听神经纤维瘤病,以前称之为中心型神经纤维瘤病。

(一)Ⅰ 型神经纤维瘤病

Ⅰ 型神经纤维瘤病系常见的遗传疾病,在出生人口中的发病率为 1/3 000~1/2 500。Ⅰ 型神经纤维瘤病属于外显率很高的常染色体显性遗传病,因为仅有半数的 Ⅰ 型神经纤维瘤病有家族史,所以其余患者显然来源于基因突变,估计每代每个配子的突变率约为 10^{-4},属于显性遗传性状的最高范围。

Ⅰ 型神经纤维瘤病发病,与 Ⅰ 型神经纤维瘤病基因的缺失、插入及突变相关。这是一个定位于第 17 号染色体长臂(17q11.2)的抑癌基因,长为 300kb,编码一种作用于微管系统的神经纤维素,它广泛存在于各种组织间。虽然目前对神经纤维素的功能还未全部了解,但已知与 RAS 的 GTP 酶的活化蛋白有显著的同源性。正常情况下,神经纤维素通过与 RAS 蛋白的互相作用而调节细胞的增殖,突变型的神经纤维素则失去这种调节功能,导致不适当的细胞生长与肿瘤形成,引起神经纤维瘤病的各种表现。

对同一患者存在下列表现中两条或两条以上者,可以诊断为 Ⅰ 型神经纤维瘤病:①对青春期以前的患者,周身可见 6 个以上的、直径大于 5mm 的咖啡牛奶斑,对青春期以后的患者,上述直径应大于 15mm;②两个或两个以上的任何类型的神经纤维瘤,或一个丛状神经纤维瘤;③腋区或腹股沟区雀斑样色素斑;④视神经胶质瘤;⑤两个或两个以上的 Lisch 结节,即虹膜色素错构瘤;⑥特征性的骨骼病变,如蝶骨发育不良、胫骨假关节形成、长骨皮质菲薄等;⑦一代血亲(父母、同胞及子女)中存在经正规诊断标准确诊的神经纤维瘤病患者。以上摘自 1987 年 7 月,美国国立健康研究院(NIH)统一发展会议公报,第 6 卷,第 12 章。

Ⅰ 型神经纤维瘤病在临床上可以有许多特征性的症状及体征,如要确诊,需要两个或两个以上的主要特征(如上所述)。其中对大多数医生来说,最显而易见的表现主要是神经系统肿瘤、咖啡牛奶斑及骨骼发育异常。以 Griffith(1972)的统计为例,发现肿瘤在 Ⅰ 型神经纤维瘤病患者人群中的发生率为 92%,咖啡牛奶斑占 68%,具有明确家族史的占 46%,骨骼发育异常的占 33%;典型的患者在出生后几年内依据咖啡牛奶斑即可提示此诊断。这种色素斑早期时很小,与雀斑相似,主要分布在身体的不暴露部位,随着年龄增大,其直径变大、颜色加深。腋部的雀斑是该病的特征性表现。咖啡牛奶斑的特征性病理表现为表皮基底层色素细胞的增多,如果其中包含有巨大黑色素颗粒,借此可在组织学上与雀斑等区分。值得强调的是,这种色素颗粒不是总能发现。随着患者年龄的增长,咖啡牛奶斑的数目逐渐增多,其数目多少是确立诊断的一个有意义的指标,它不仅可以预示发病,而且有利于提示已确诊患者的发病形式及其严重程度。比如,仅有少数咖啡牛奶斑的患者可以有以下任一发展倾向:①以后在此处生长为明显的神经纤维瘤;②发生于身体某一节段的神经纤维瘤;③Ⅱ型神经纤维瘤病。有些患者的咖啡牛奶斑出现较迟,在发育期才开始出现。各种明显的生理变化,如发育、妊娠或绝经期、传染病、严重外伤、精神刺激等,均可使病情发展加快。

　　神经纤维瘤是Ⅰ型神经纤维瘤病的最重要的诊断依据,一般继咖啡牛奶斑之后在儿童期或青春期出现,但病程因人又有很大的变异,有些于出生时即出现,有些一直到成人后才开始出现。通常神经纤维瘤可发生于身体的任何部位,表现为大小不等、多发浅在的结节或肿块,直径从数毫米至数厘米不等,局限于身体的某一部位(图17-8)。位于浅表皮神经上的神经纤维瘤,表现为能推动的珠样结节,按压时出现沿神经干分布的疼痛或感觉异常。多个融合的丛状神经纤维瘤常伴有头颅、颈项、躯干或肢体相应部位皮肤或皮下组织的增生,引起不对称的局部肥大,如发生于下肢,常被称为"神经瘤性象皮腿"。

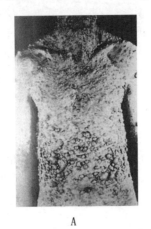
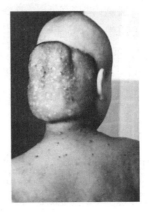

A　　　　　　　　　　　　　　　　B

图 17-8　神经纤维瘤
A.多发结节状神经纤维瘤　B.单发的局部神经纤维瘤

　　神经纤维瘤如发生于椎管内,则表现为慢性神经根痛和晚期出现的脊髓或马尾压迫症。颅神经中以三叉、面、听和迷走神经最常累及,可出现咀嚼肌无力和萎缩、面部麻木、周围性面瘫、耳鸣、听力减退等症状;当神经纤维瘤累及不同器官,如胃肠道、阑尾、喉、血管及心脏时,可出现相应的少见症状,如肠梗阻或消化道出血。神经纤维瘤通常以缓慢速度生长,在妊娠及青春期可察觉生长加速,但单个病灶的突然增大则提示有恶变的可能。除此之外,还有一种对神经纤维瘤病来说具有特异性的神经纤维瘤种类,即丛状神经纤维瘤,这种病变于婴幼儿期即已发生,但当时皮肤上的神经纤维瘤尚未充分表现出来。丛状神经纤维瘤常明显出现在某一神经的分布区域,如手部正中神经、面部三叉神经等,当病变累及肢体的大段神经时,神经扭曲生长,往往表现为整个肢体的"神经纤维瘤象皮病"。

　　神经纤维瘤的镜下组织学结构特征包括:无结缔组织包膜,为波浪状原纤维组成,疏松排列成束,呈旋涡状或螺旋状;在原纤维间有许多梭形或椭圆形细胞核,大小均一、色淡,无弹力纤维。有的肿瘤可发生部分或全部粘液样变性,胞核埋入均一的淡蓝色基质内。

　　除了上述的周围神经纤维瘤外,Ⅰ型神经纤维瘤病患者也可合并视神经胶质瘤、星形细胞瘤及错构瘤等中枢神经系统肿瘤,但在Ⅰ型神经纤维瘤病患者中,不合并Ⅱ型神经纤维瘤病的特征性的听神经瘤。50%Ⅰ型神经纤维瘤病患儿在T2加权MRI检查中可发现异常的高信号,不过这些病灶的准确性质和特征还不得而知。

　　90%的Ⅰ型神经纤维瘤病患者伴有虹膜色素错构瘤,即Lisch结节,无主观症状,在正常人及Ⅱ型神经纤维瘤病患者中几乎不发生。这种现象虽然与Ⅰ型神经纤维瘤病的其他特异表现无明确联系,但对于此病的诊断很有意义。

　　大约40%的Ⅰ型神经纤维瘤病患者还患有骨骼畸形,其中包括原发性的发育缺陷及软组织肿瘤侵蚀引起的骨骼病变。但在实际的病例分析中,只有少数是神经纤维瘤在骨骼上的直接表现,多数是孤立的骨纤维结构不良,临床上可表现为脊柱后凸及侧凸、先天性长骨弯曲伴假关节形成、颅面骨骼发育畸形等。脊柱后凸或侧凸较为常见,约占患者群的 1/4,多发于胸椎,一般为第 5~7 节,呈锐角,节段虽少,畸形却较为严重。脊柱可以有局部骨质发育不良的表现,也可以与一般的特发性脊柱侧凸相似而无特异的骨质改变。同时,神经纤维瘤病还是先天性胫骨假关节较主要的病因之一,畸形多发生在血供较差的胫骨中、下 1/3 段,表现为小腿下段向前成角,肢体缩短且变细,无明显疼痛,有时在皮下还可摸到神经纤维瘤性结节。在先天性胫骨假关节的 Boyd 分类中,Ⅱ型往往与神经纤维瘤病相关,属于一种溶骨性的病灶。Aegerter 认为先天性胫骨假关节的可能病理生理机制是:疾病导致的局部纤维组织增生活跃,将周围骨质压缩,进而引起继发性骨萎缩、骨血循环障碍而发生骨折,形成不易愈合的、病变较广泛的假关节。此外,部分神经纤维瘤病还可以有颅面骨骼发育畸形的表现,如蝶骨大翼发育异常导致突眼等;经 X 光平片或 CT 扫描往往能发现位于以下颌骨和颅骨为主的溶骨性病灶,但可能并无实体肿瘤占位的表现。总之,Ⅰ型神经纤维瘤病在骨骼系统的表现常常也可以是溶骨性病灶,过去一般认为这种囊性病灶系骨骼神经纤维瘤,但病灶的大部分组织学结构与非骨化纤维瘤或纤维性骨皮质缺损相似,主要表现为束状排列的成纤维细胞,偶见少量巨细胞。

有些年轻男性的神经纤维瘤病可有类似男性乳房发育的表现,但其主要组织学特征是乳房基质的玻璃样变,其中包含细小的神经纤维及成纤维细胞,并无腺体增殖的表现,因此应称为"假性男性乳房发育"。

除了上述易于辨认的临床表现外,还有多种其他表现与此病相关,但其本身对神经纤维瘤病的诊断并无参考价值,比如肢端肥大症、呆小病等生长发育失调性疾病,及性成熟和心理发育失调、甲状腺功能亢进或减退、不育症、肾上腺皮质功能减退症、糖尿病、肺部发育畸形等。另外亦有包括神经鞘瘤、嗜铬细胞瘤、神经节瘤、肾胚细胞瘤,及白血病等多种肿瘤均与神经纤维瘤病合并发生的报道。

此外,值得注意的是,少数患者会在原有的病灶上发生恶变,年龄多在 20~50 岁。主要表现为以前的病灶在短期内迅速增大或出现疼痛,如出现上述情况,尤其是前者,应立即进行组织活检,经证实后,即使施行根治手术,最后的预后仍不乐观,以恶变为恶性神经鞘瘤的患者为例,5 年生存率低于 20%。据文献报道,此病在人群中发生恶变的概率在 2%~29%,当然此发生率很难精确估算。病程越长,发生恶变的机会越大。值得一提的是,Sorensen(1986)报道了对丹麦 212 名 Ⅰ 型神经纤维瘤病患者的长期随访结果,其中 9 人出现神经或其他软组织来源的肉瘤,16 人出现神经胶质瘤;在这组患者中,84 个在自己家族中首先发病的起源者的病情较重,均需住院治疗,且恶变率远远高于其亲属,他们的病情更能反映 Ⅰ 型神经纤维瘤病的自然病程,相对而言,他们亲属患者的病情明显较轻,多无需住院治疗且预后较好。与正常人群相比,在 40 岁之后,Ⅰ 型神经纤维瘤病患者群的存活率较低。

由于病灶数量多、散在分布,加上常常累及深部组织,因此不可能靠外科手术切除来清除神经纤维瘤病的小病灶,手术治疗主要是针对那些体积较大、引起疼痛等症状,或有导致功能障碍趋势的瘤体。但此类病灶往往体积大、无明显界限、无包膜、血供丰富,又要考虑神经等正常组织的去留,因此在手术切除之前,应有合理的估计及必要的准备,比如需充分备血;手术前可通过超声检查了解大血管及血窦的分布情况,粗略估计可能的出血情况;对于少数特别巨大的病灶,甚至可以通过血管造影了解交通血管情况;有条件的还可在手术前尝试经导管栓塞或电化学治疗等其他手段,以减少术中出血。考虑到即使较大部分切除之后,病灶仍偶可复发,加上直接在病灶切开,难以良好地控制出血,故可选择在周围正常的组织内切开。这类病灶切除后的修复,应结合创面大小、深浅等综合考虑,选择植皮、岛状皮瓣及游离皮瓣等,予以一期修复(图 17-9)。如果病灶面积过大,供皮区域不足时,可以考虑切取肿瘤表面较正常的皮肤,予以回植;对于某些特殊的病例,如估计修复结果很差时,也可行部分切除术,以达到减少重量、改善外观的目的;对于经组织活检证实已有恶变的患者,应立即施行根治手术。

对于其他方面的治疗,如皮肤的咖啡牛奶斑,可接受激光选择性光热作用治疗。神经纤维瘤病所合并的脊柱畸形往往较为严重,治疗比较困难,手术常需把整个脊柱固定。胫骨假关节是较为棘手的一类疾病,已有的手术治疗方法达数十种,但通常只有一半左右的患者最终能达到骨性愈合。近年来采用了以长段吻合血管的游离腓骨移植治疗先天性胫骨假关节后,骨性愈合的成功率大为增加,该法亦被认为是首选的有效方法。对于颅面部继发畸形,应按颅面外科的原则制订治疗方案,以较为典型的单侧眶畸形为例,可经 CT 扫描后采集到颅面骨骼的三维图像,选择完全或次全瘤体切除后行眶顶植骨。

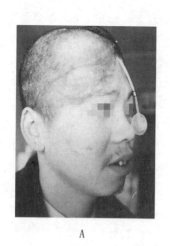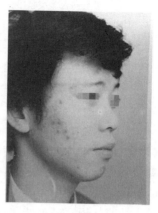

图 17-9　额颞顶区神经纤维瘤

A.术前　B.额颞部游离皮瓣覆盖,结合头皮扩张修复后 2 年

(二)Ⅱ型神经纤维瘤病

Ⅱ型神经纤维瘤病又称双侧听神经纤维瘤病,远较Ⅰ型神经纤维瘤病少见,患病率约为 1/50 000。与Ⅰ型神经纤维瘤病相似,这也是一种高外显率(95%)的常染色体显性遗传病,相关疾病基因位于第 22 号染色体,编码 Merlin 蛋白,与促使细胞膜与胞内基质结合起作用的一种蛋白 moesin-ezrine-radixin 具有同源性。

Ⅱ型神经纤维瘤病多在青春期或稍后发病,病程较长,自发病到治疗常长达数年,由于伴发双侧听神经瘤而表现为耳鸣、听力丧失、眼球震颤及头昏眩晕。听神经瘤大多由听神经的前庭支发生,其中双侧发生者,基本上是属于Ⅱ型神经纤维瘤病的局部表现,瘤体呈圆形,生长缓慢,有完整的包膜,与周围组织少粘着。

Ⅱ型神经纤维瘤病患者也可有咖啡牛奶斑,但数目较Ⅰ型神经纤维瘤病为少。除了听神经瘤外,常常还易伴发其他脑神经神经鞘瘤、脑膜瘤及室管膜瘤等其他中枢系统肿瘤,属于脑外科的范畴。听神经瘤经手术完全切除后可达到根治,术中保存面神经的成功率亦在逐渐提高。其他伴发的病灶可经脑外科及眼科、五官科等共同收治。

第五节　淋巴管瘤

与血管瘤相似,淋巴管瘤的性质到底是真性良性肿瘤、错构瘤还是淋巴管扩张,往往难以确定。由于上述性质均属于良性病变,其治疗原则基本视部位、程度而定,因此对其性质的区分尚未引起足够的重视。大多数学者认为:淋巴管瘤(lymphangiomas)是一组以淋巴系统发育畸形为特征的疾病,不具备类似肿瘤细胞增殖及浸润的特性,其畸形的基础可能是一些与正常淋巴系统交通不良的"迷路"淋巴组织,尽管某些病灶可能存在增殖能力,但其最主要的结构特点是病灶中大量体液积聚,因而常形成囊性肿块。体液积聚、炎症及畸形的淋巴管腔引流不畅等因素,均有可能导致淋巴管畸形病灶的扩张。因此,越来越多的学者倾向于使用淋巴管畸形(lymphatic malformation)这一名称。当淋巴管畸形与血管畸形合并存在时,根据合并的血管畸形的病理特征,可称为毛细血管淋巴管畸形(capillary-lymphatic malformation,CLM),或淋巴静脉畸形(lymphaticovenous malformation,LVM)等。

大多数淋巴管瘤在儿童期即被发现,且在颈部、腋部等早期淋巴囊出现的部位发生,这都证实了淋巴管瘤的畸形性质。但 Goetsch 等学者认为,淋巴管瘤是一种具有局部浸润能力的良性肿瘤;还有学者认为,淋巴管瘤是在组织炎症导致的淋巴管管腔纤维化与阻塞的基础上形成的。从临床角度上看,虽然有些淋巴管瘤病例是在局部手术、放疗或感染造成了淋巴管阻塞的基础上形成的,但大多数病例在出生后不久即已有表现。

传统上习惯把淋巴管瘤分为 3 类:①单纯性淋巴管瘤,又称毛细淋巴管瘤,由细小的薄壁淋巴管组成;②

海绵状淋巴管瘤,主要由较大的淋巴窦腔构成;③囊性淋巴管瘤,又称囊性水瘤,主要由肉眼可见的巨大淋巴腔隙构成,其囊壁由胶原纤维与平滑肌构成。虽然这种分类方法已被广泛使用,但从性质上来说,可能应属于不同病理特征的同一类疾病。首先,单纯性淋巴管瘤是否存在,从病理角度无法予以确定,可以认为它是海绵状淋巴管瘤的早期表现或淋巴管扩张。其次,对海绵状淋巴管瘤与囊性淋巴管瘤的区别,也是较难找到客观界限的。实际上,一些淋巴管瘤病灶内同时可见海绵状与囊性的腔隙结构,囊性淋巴管瘤可能仅仅是经过一定病程后由海绵状淋巴窦腔扩张而成。Bill 与 Sumner 认为,淋巴管畸形所在的解剖部位不同可能是导致病理结构不同的重要原因。囊性淋巴管瘤多发生于颈部及腋部(图 17-10),可能是这些部位的解剖结构疏松,因此回流的畸形淋巴管可能逐渐扩张;而另一些淋巴管瘤发生在口腔、唇、颊及舌等组织致密的部位,不易扩张成囊状,因此,海绵状淋巴管瘤多发生于这些部位(图 17-11)。

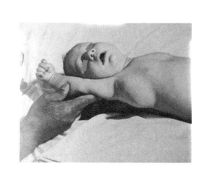

图 17-10 腋部囊状淋巴管畸形

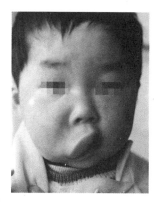

图 17-11 上唇海绵状淋巴管畸形

不管是囊性还是弥漫性的淋巴管畸形,病灶均是由畸形的管腔构成,管腔常由单层扁平的内皮细胞构成,其中含有嗜酸性、富含蛋白的淡黄色淋巴液,管壁厚薄不一,可由单层内皮细胞组成,也可由较厚的结缔组织基质及平滑肌细胞等共同构成。在畸形淋巴管间的结缔组织内,常可观察到淋巴细胞呈结节状排列。当淋巴管畸形与血管畸形合并存在时,常可见血栓形成。

与血管瘤相比,淋巴管瘤的发生率相对较低,但明确的统计资料较缺乏。Bill 与 Sumner 统计在整形医院每 3 000 例住院儿童患者中,仅 5 例为淋巴管瘤,不同种族的发生率相似,男女比例也相近。淋巴管瘤发生的部位依次为面颈部、腋部、四肢及躯干。据报道,囊性淋巴管畸形早在妊娠 12 周即可能由胎儿的宫内超声诊断,近来还发现这种胎儿积水现象与 Turner's 综合征关系密切,而且胎儿死亡率高。淋巴管瘤多在早期即被发现,65% 的患者在出生时、80% 在 1 岁以内、90% 在 2 岁以内发现并诊断,偶有到成年发病的病例。在成年期发生的多是浅表皮肤淋巴管瘤,又称为局限性淋巴管瘤,可以表现为后天性淋巴管扩张及腹腔内淋巴管瘤,均长期无症状。

淋巴管瘤可发生于身体大部分部位,其中头、颈及腋部的淋巴管瘤占 3/4,颈部又是最好发部位;颈部淋巴管瘤易表现出明显的呼吸或进食受限,约 10% 的颈部淋巴管瘤延及纵隔,因此,在术前应进行相应的胸部影像检查。淋巴管瘤无论表现为单囊或多囊性的浅表肿块,均易于向外膨隆,而较少向内生长,所以,除非肿块的体积过大,一般很少累及气管与食管。与颈部淋巴管瘤不同,累及唇、颊、舌及口腔的常是海绵状淋巴管瘤,易累及深部软组织结构,其体积过大时容易造成生理通道不畅等功能障碍。

仅发生在皮肤的淋巴管瘤又常被称为皮肤淋巴管瘤(cutaneous lymphangiomas),多表现为多发的皮肤小囊泡或疣状结节,有时可累及很大的区域。镜下表现为扩张得不规则的淋巴管布满真皮乳头并向表皮突起,如同分布在表皮内。皮肤淋巴管瘤可以是原发的,也可以是继发于手术或放射治疗后的,虽然原发病灶与继发病灶在体征或病理表现上均难以区分,但学者们仍倾向于把继发病灶称为淋巴管扩张。

此外,淋巴管瘤还偶发于肺、胃肠道、肝、脾甚至骨骼等实质脏器。当这些病灶是泛发性的,则称为淋巴管瘤病(lymphangiomatosis)。在 Maffucci 综合征中,淋巴管瘤还可与血管瘤合并存在。

淋巴管瘤尽管表现不一,但至今手术治疗仍是最主要的选择。一般在结合考虑患者年龄、病灶大小和深度、对外观及功能影响的程度上,决定手术方案。其中毛细淋巴管瘤因层次浅,切除后可选择直接缝合、皮片移植或皮瓣等方法修复,甚至对部分病例可选择冷冻、电凝等非手术方法将淋巴囊泡逐一治疗,但有时易出现复发、感染或残留瘢痕等。海绵状淋巴管瘤与囊性淋巴管瘤一般均选择切除。其中海绵状淋巴管瘤病灶弥漫、边界不清,需要耐心分离,尽量完整切除,有时因切除有困难,也可仅行姑息切除,改善外观。囊性淋巴管瘤因多发生于颈部,除明显影响外观外,对呼吸、吞咽等影响较大,故应早期手术切除。虽然畸形累及的解剖层次复杂、分离难度较大,仍应强调尽可能完全彻底地切除。单纯反复抽吸仅用于暂时解除压迫。此外,单纯硬化剂病灶内注射因无法达到治愈目的,且可能增加破溃、感染的可能,造成手术难度增加,故已较少使用。

淋巴管瘤切除手术有以下要点:①操作精细,特别注意不要损伤邻近重要组织,如颈内外血管、各神经分支,如舌下神经、面神经下颌缘支等。②对于感染病例,应先控制感染,延期手术;如感染化脓导致压迫症状时,应即行气管切开。③有的学者认为要安全彻底地切除,避免遗留内膜组织,导致术后复发;对于有怀疑的区域,可采用1%～2%的碘酒处理,以破坏其活力,可能会减少复发。

第六节　皮肤纤维瘤

皮肤纤维瘤(fibroma of skin)是反应性增生性病变,而非真性肿瘤,多见于成人,常见于四肢、肩、背等处。病灶多为单个,偶为多个半球形结节,质地坚硬,界清,直径多在1cm以内,可呈淡红、棕红或更深的颜色,多能长期存在并保持稳定,无自觉症状。另一类皮肤纤维瘤表现为多发的皮疹,对称分布,并能自行消退。

病灶主要位于真皮,由成纤维细胞、组织细胞与胶原纤维组成,依其含量的不同,又可分为纤维型与细胞型。以前者常见,镜下可见散在的、排列成不规则索状或旋涡状的胶原纤维,以及纤维束间的少量成纤维细胞。细胞型则由大量成纤维细胞、组织细胞和少量胶原纤维组成。

另一种较少见的纤维瘤是婴幼儿指(趾)部纤维瘤,多发生于婴幼儿指端,原因不明。多在出生后数月内发生,以指端伸面多见,表面光滑、坚硬,可无皮肤颜色改变,约1cm大小。此类纤维瘤可自行消退,但易复发,包括已经手术者。镜下可见真皮及皮下层由大量的成纤维细胞和胶原纤维束组成,成纤维细胞明显增生,核大,呈椭圆形,偶见分裂相。如长期不见消退迹象,可经手术切除。

对于单发纤维瘤,可选择局部切除。

第七节　脂肪瘤

脂肪瘤(lipoma)通常被认为是由成熟脂肪细胞组成的一种常见良性软组织肿瘤,但至今,其性质是真性的肿瘤、错构瘤还是局部脂肪的过度堆积,还仅有推测性的证据。由于绝大多数的脂肪瘤不导致直接的症状和并发症,诊断也无困难,因此对脂肪瘤性质的研究未能引起重视,进展较慢。

脂肪瘤包括以下4种类型:①通常最常见的脂肪瘤是普通的皮下脂肪瘤。由成熟的脂肪及少量间质组织组成,可以单发,也可以多发,表现为皮下或深部的质软肿块。②其他类型的特殊脂肪瘤。如血管脂肪瘤、肌肉脂肪瘤等,在临床或病理上与普通的皮下脂肪瘤有所不同。③异位脂肪瘤。此类可能是错构组织,在发生部位上与皮下脂肪瘤有所不同,如肌肉间脂肪瘤、血管肌肉脂肪瘤、神经纤维脂肪瘤等。④良性棕色脂肪瘤。

临床常见的体表脂肪瘤完全由成熟的脂肪组织构成,据报道,在病理标本统计中,脂肪瘤占皮肤良性软组织肿瘤及瘤样病变的20%～30%。大多数脂肪瘤除了表现为局部肿块外,基本上不导致功能问题,许多脂肪瘤往往等到体积增大至影响外观或导致一些并发症后才被引起重视。因此,以往所报道的脂肪瘤的患病率可能明显低于实际,即使如此,脂肪瘤也无疑是最常见的软组织肿瘤。

脂肪瘤主要在成人期发现,尤其常见于30～50岁年龄组,在小于20岁的人群中十分罕见。一般到个体开始出现脂肪沉积时,才逐渐表现出来;单发病灶的发现年龄较大,对称性分布的多发性病灶多在较早期即被发现。脂肪瘤发病的男女比例报道不一,国内报道男女比例为 2.5∶1,国外报道男女比例为 1∶3～1∶2。

脂肪瘤好发于躯干,如肩背、颈项、乳房和臀部,其次也见于面部、头皮与外生殖器。脂肪瘤通常表现为单发或多发的皮下扁平圆形肿块,或呈分叶状、蒂状,质地柔软,覆盖的皮肤多无明显异常(图 17-12)。肿块大小不一,可自芝麻至拳头大。脂肪瘤的生长具有一定的自限性,大多数脂肪瘤仅在最初表现为隐匿性生长,到一定体积以后则几乎没有明显的变化,终身存在,有时也偶见自发萎缩现象。脂肪瘤本身多无自觉症状,较大肿块可致行动障碍,或引起神经卡压症状。除了好发于皮下外,脂肪瘤还可发生于肌间隔或肌肉深层。位于皮下的脂肪瘤常由薄弱的纤维结缔组织包绕,深部的脂肪瘤则往往无明显包膜。

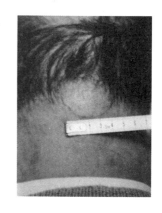

图 17-12　项部脂肪瘤

与脂肪瘤相关的综合征如 Gardner 综合征,除了脂肪瘤外,患者还伴发面部骨瘤、表皮样囊肿、多发性结肠息肉、纤维瘤等。

多发性脂肪瘤还应考虑到脂肪瘤病(lipomatosis)的可能,这是具有明显遗传倾向的、家族性的、以多发性脂肪瘤为特征的一组疾病,其脂肪瘤往往较小,多者可达数百个。多发性脂肪瘤又常见两种表现。一种是出生时即发现的、多呈弥漫性的脂肪瘤,位于一侧肢体,随着年龄增大而逐渐扩大,质地柔软,无边界。此类脂肪瘤多伴发弥漫性肢体血管畸形,如静脉性血管畸形,以及骨关节畸形和横纹肌发育畸形,上述畸形可能构成巨肢。另一类脂肪瘤病出生时多无表现,以对称性躯干脂肪瘤为特征,此类脂肪瘤病多并发神经系统疾病。

脂肪瘤多为淡黄色切面,在术中可见完整的薄层纤维包膜,瘤体常被纤维分隔成大小不一的小叶状。镜下脂肪瘤主要由成熟的脂肪细胞组成,间杂少量核大、空泡小的脂肪母细胞,有时病灶内还见粘液变性、囊性变或钙化。

脂肪瘤一般无自觉症状,如无碍外观与功能,可不治疗。对较大的脂肪瘤,尤其是出现囊肿样变或有碍行动者,可以考虑手术切除,手术治疗几乎是唯一的有效治疗方法。对于浅表、有包膜的病灶切除时,应尽量保留完整的包膜,脂肪瘤浅面的皮肤在切除时可保留,经分离后直接拉拢缝合。

第八节　黄色瘤

黄色瘤(xanthoma)通常是指真皮内因含有脂质的组织细胞积聚而形成的黄色皮肤丘疹或结节,是黄色瘤病的皮肤表现。黄色瘤病从病因来看,可分为原发性与继发性两大类,原发性黄色瘤病又可进一步分为家族性与非家族性两类。

原发性黄色瘤病包括:①家族性黄色瘤病。此类患者均同时伴有明显的血脂异常及全身其他表现,并伴有明显的家族遗传倾向。根据高脂血症的类型不同,可分为 Ⅰ～Ⅳ 型,其中 Ⅰ、Ⅱ 型高脂血症在 10 岁前往往就已发病,其他类型多在成年时发病。除了皮肤黄色瘤外,还同时伴有心血管、肝、脾、视网膜、胰腺等器官的受累,及尿酸代谢紊乱等合并症。②非家族性黄色瘤病。此类黄色瘤病系散发病例,无家族遗传史,且血脂均正常,根据临床特点的不同,可再分为播散性黄色瘤和泛发性黄色瘤。

继发性黄色瘤病是指由各种其他病因导致真皮内含有脂质的细胞积聚而形成的黄色瘤,此类病例血脂可增高,也可正常。主要的病因包括胰腺炎、肾病综合征、甲状腺功能低下、糖尿病、梗阻性胆汁性肝硬化等。

黄色瘤病的皮疹主要为以下 3 类:①扁平黄色瘤。常见于眼睑周围,泛发的可波及面、颈、躯干上部和手臂,为扁平的黄色丘疹,边界清晰,表面光滑。②结节性黄色瘤。起病缓慢,直径约 0.5～3cm,多见于膝、肘关节伸面,常为半球形,界清,黄色,围以红晕,质硬;如结节附着于肌腱、韧带、筋膜或骨膜,又称腱性黄色瘤。③发疹性黄色瘤。可自全身各处成批发出,起病迅速,皮疹直径约 1～3mm,高出皮面,黄色,基底为红色,有时累及口腔粘膜,可迅速消退,不留痕迹。总之,对临床所见的体表黄色丘疹和结节性病灶应考虑到黄色瘤,必要时需结合活检,结合家族史、血脂升高及其类型和其他可能相关的系统疾病等作出诊断。

非家族性的黄色瘤患者,往往血脂正常且无其他原发病因,主要依据疾病的临床特征来进行诊断。

播散性黄色瘤多出现于青年期,初期为黄色丘疹或结节,继而逐渐扩大,融合成片状,好发于大关节屈侧,如粘膜被累及,应注意是否同时有累及呼吸道而造成的窒息潜在危险,但不少患者可能出现自行缓解,预后好,甚至消退后不留痕迹。泛发性扁平黄色瘤多发于45岁以后,眼睑周围是最好发部位,为稍高出皮面的黄色扁平斑块,呈圆形、椭圆形或不规则形,尤其常见于上睑内侧,但也可累及整个上睑,甚至下睑,部分患者还累及躯干、肢体,此类患者预后多良好。

黄色瘤的镜下组织学特征是富含脂质的组织细胞,常被称为泡沫细胞,空泡为胞浆内的脂质成分被溶解所致,同时可见多核巨细胞(杜顿细胞)在真皮内不同程度地聚集。

原发性家族性黄色瘤病患者,主要应接受内科治疗,包括低脂饮食、药物降脂等。对于伴有血脂升高的继发性黄色瘤病患者,除了上述治疗外,还应积极控制原发疾病。

对于非家族性黄色瘤患者,面积不大的可以考虑局部切除后直接缝合;较大的则需局部皮瓣转移或植皮,但术后复发的可能性较大。由于部分非家族性黄色瘤患者的病灶可能自行消退,一般不立即进行治疗。

第九节　皮肤囊肿

一、皮脂腺囊肿

皮脂腺囊肿(sebaceous cyst)是指因皮脂腺导管堵塞后,腺体内分泌物聚积而形成的常见囊肿,又称粉瘤或皮脂囊肿。这是十分常见的皮肤囊肿,多见于皮脂腺分泌旺盛的青年。通常所称的粉刺也是一种浅表的皮脂腺囊肿。

皮脂腺囊肿好发于头皮与颜面部,胸颈部相对较少见。其体积因深浅、内容物多少而不同,从米粒至鸽蛋大小均可,可被误诊为脂肪瘤等。尽管生长十分缓慢,但患者仍因其逐渐增大而就诊。皮脂腺囊肿多为单发,偶见多发,圆形,硬度中等或有弹性,高出皮面,表面光滑,推动时感到与表面相连,基底无粘连,无波动感。皮肤颜色可正常,也可表现为淡蓝色,增大过快时,表面皮肤可发亮。有时在表面可见脐形开口,可从此挤出白色内容物,此开口即通向皮肤表面皮脂腺导管的开口所在,开口凹陷系导管长度不足所致。穿刺可见白色乳酪样物或油滴状物。如伴发感染而未及时处理,虽因囊肿破裂而消退,但会形成瘢痕,并易于复发。偶见皮脂腺囊肿癌变的报道,可成为基底细胞癌或鳞状细胞癌。

镜下组织学表现为:囊肿位于真皮内,囊壁由数层角化上皮细胞组成,有的基底层呈栅状排列,其上可见几层肿胀的细胞,再上为厚而均匀的嗜酸性角质层,囊周为纤维细胞。标本切口时可闻及腐臭味。

治疗选择手术摘除,术中可在与囊肿相连的皮肤,尤其是见导管开口时,沿皮纹设计梭形的皮肤切口,连同囊肿一起切除。分离时应十分细心,囊壁较薄,应尽量完整分出,如有残留,则易于复发。如就诊时存在红肿等感染表现,应先控制炎症,后期再安排手术。

二、皮样囊肿

皮样囊肿(dermoid cyst)是一种由表皮细胞形成的较罕见的囊肿。在胚胎发育过程中,这些表皮细胞于沟槽融合时误被卷入,偏离了原位,从而沿胚胎闭合线处形成先天性囊肿。近半数出生时即已出现,其他的也都在5岁以内发生。皮样囊肿可发生于头、面、颈及躯干,尤其好发于眼眶、眉弓外侧、鼻中线部及口底如颏下或舌下等部位(图17-13)。病灶表现为缓慢增大的皮下结节,质地可柔软,也可较坚硬,直径常大于5mm,甚至达到5cm以上,基底部常与下方的骨

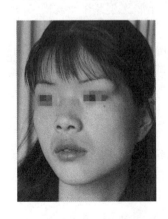

图 17-13　左眉弓皮样囊肿

膜有粘连,故不能随意推动,无自觉症状。发生于鼻根部的皮样囊肿应与脑膜膨出及神经胶质瘤等鉴别。脑膜膨出有压缩性和搏动感,体位试验阳性;神经胶质瘤多位于鼻侧面,结合影像检查也可鉴别。

镜下可见囊肿壁除表皮细胞外,还包括了毛囊、汗腺和皮脂腺等各种皮肤附件,内含角蛋白之碎屑、油性分泌物、毛发,并含有大量纤维组织,有时可见钙化点。

皮样囊肿主要选择手术切除。取皮纹切口,仔细分离后尽可能完整地将囊肿连囊壁切除,有时在切除时可看到骨面上的压迹,如基底部与深层骨膜有粘连,应一并切除骨膜;如切除得不彻底,则术后极易复发。如囊肿过大,将可能在局部形成凹陷畸形,在缝合时注意利用周围组织充填,多能达到满意的手术效果。少数凹陷过大的病灶,可根据伤口的清洁程度,即期或二期行自体组织或代用品充填。

三、表皮样囊肿

表皮样囊肿(epidermoid cyst),又称外伤性表皮囊肿、上皮囊肿或表皮包涵囊肿,往往是因外伤异物刺入后,皮屑经创道进入皮下,逐步缓慢生长,从而形成表皮样囊肿。由于发现时常与外伤时间相隔数年,患者可能无法追忆相应的外伤史。

病灶多见于运动中常摩擦的部位,如手掌、指端、足跖、趾底等,偶见于头部或瘢痕组织上(图17-14)。多表现为1~2cm或更大的、单发圆形或椭圆形的肿块,光滑,皮肤无色泽改变,质地坚硬,有张力,生长很缓慢,基底可移动,与周围组织可不粘连。患者多无自觉症状,或仅有轻度压痛。本病如并发感染或破裂时,可引起粘连、疼痛及其他局部的炎症反应。本病偶见恶变为鳞状细胞癌的报道,但因分化程度较高,均可经局部手术切除,术后预后良好。

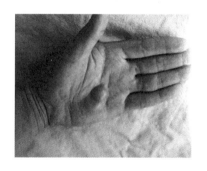

图 17-14 左掌表皮样囊肿

病灶位于皮内或皮下组织,囊壁为表皮层,可见部分复层鳞状上皮细胞结构,由角质层到生发层依次从内到外排列,还可见明显的棘细胞和中性粒细胞积聚,但无真皮层结构,内容物为角化不全的角质层和中性粒细胞。随着囊腔的扩张,囊壁受压萎缩至仅存一二层扁平的细胞。

治疗选择手术摘除,切除时可包括部分的表面皮肤及囊肿周围组织,分离时应十分细心,防止破裂。如出现部分囊壁残留,则易于复发。

第十节 血管球瘤

血管球瘤(glomus tumor)是起源于正常血管球细胞的良性肿瘤,又称球状血管瘤。常见的主要是单发性血管球瘤,多发性血管球瘤较罕见。血管球瘤病因不明,有些多发性血管球瘤患者具有家族史,有人报道一个家系中,5代成员中存在9个患者,呈常染色体显性遗传。

血管球瘤多好发于上肢,特别是手指,表现为大小不一的粉红色或紫色结节,质地可硬可软,多为小米至绿豆大小(彩照20),偶见直径达到2cm的病例。其中1/4的病例发生于指甲甲板下,最为多见。透过指甲可见蓝色区域,有时仅能查到甲下的触痛,而无可见的改变。切线位摄片可见微小的指骨末端弧形凹陷。

血管球瘤最重要的特征是局部疼痛,包括明显的自发痛或触痛,在气温下降后表现得更为敏感,严重者可向近端放射。疼痛时间可自几分钟到持续数天,甚至出现肢体苍白。血管球瘤虽小,但可能严重影响患者的睡眠及日常生活,比如有些患者甚至连骑自行车也受限,因为骑车时握把手可有触痛,风吹时更加剧。

多发性血管球瘤患者多不在整形外科就诊,其通常分为局限型与泛发型:①局限型多见于上肢,其次为下肢,少见于面部与躯干,可有自发痛与触痛,伴皮温增高及患者骨发育障碍等。②泛发型血管球瘤则广泛发生于全身,可多达上百个,群集或散在分布,无疼痛,可伴有血小板减少。

镜下组织结构特点是:血管球瘤周围有纤维囊包围,其中含有许多血管腔。管腔由单层内皮细胞覆盖,内皮细胞周围有多层血管球细胞,细胞核大,呈卵圆形或立方形,染色淡,间质中可见数量相当丰富的无髓鞘神经纤维。镜下特征明显,易于诊断。

局限型多发性血管球瘤病理结构与上述常见的单发性相似。泛发型多发性血管球瘤多位于真皮深层或皮下,无结缔组织包膜。血管壁的血管球细胞层较单发性血管球瘤少,无髓鞘神经纤维极少或缺如。

治疗可选择手术完全切除,这是唯一可靠的方法。如发生在甲下,可保留其他部分的甲床,去除部分指甲板,充分暴露,即可见到完整的病灶,分离后连包膜一并切除,并尽可能地修复残留甲床。行 CO_2 激光或电凝固治疗、音频电疗等易于复发。

第十一节　文身

通常所指的文身(tattoo),是一种用锐利的针具或电针把不可溶的颜料,如卡红、靛蓝、铬绿、钴蓝和汞等刺入皮下的装饰手法,形成各种花纹与图案。文身又称刺青。在国内最常见的文身,多是由非专业人员用墨水随意刺入皮下形成字符与图像,刺点多是深浅不一的,显得很粗糙。此类文身常常在经历了一定的年岁后,给患者带来很大的精神与肉体负担。

在世界上的许多部落,文身标识的是相应的社会等级和部落联盟,有些图案还代表对死者的悼念。早在公元前 2000 年,古埃及人开创文身的历史,以后在中国、印度和日本也一度盛行文身,彩色文身最早是在新西兰的毛利人部落流传下来的。公元 16、17 世纪,向外扩张的西方水手把文身文化带到欧洲,直到进入 20 世纪之后,文身仍十分流行。目前美国的文身人口达到总人口的 9%,在 90 年代初,文身热达到高峰时,全国有四千余家的专业文身店。

文身的组织,在镜下可观察到以真皮层内为主的色素颗粒及数量不同的嗜色素巨细胞积聚。

少数的文身经数年或更长时间后可自行变淡,但大多数则长期稳定。以往对文身的种种治疗手段,如利用磨削、CO_2 等对组织吸收无选择性的激光,都无法达到清除的效果,反易导致治疗后瘢痕形成。如色素积聚的部位较表浅,可以尝试皮肤磨削术,面积较小的可以考虑局部切除甚至进行植皮。但随着激光技术的发展,选择性光热作用激光治疗已成为文身的首选治疗。

利用激光进行文身治疗的探索早在 20 世纪 60 年代初就已经开始,但在近 10 年内,随着选择性光热作用原理的推广应用及激光技术的发展,才成为文身的首选治疗。目前常用于文身治疗的激光包括:波长 1 064nm 的 Q 开关 Nd:YAG 激光、波长 755nm 的 Q 开关翠绿宝石激光、波长 694nm 的 Q 开关红宝石激光、波长 532nm 的 Q 开关倍频 Nd:YAG 激光,以及波长 510nm 的闪光灯泵浦脉冲染料激光。

巨脉冲模式在短脉冲时间内提供了极高的能量,产生的瞬间高温使文身颗粒因热膨胀而破碎,碎片中较大颗粒容易为组织中的巨噬细胞或其他炎症细胞所吞噬,最后被输送至局部淋巴结。此外,治疗过程中也有部分碎片经表皮溅出而消除。

对于黑色文身,上述的激光治疗均可出现明显的效果。一般认为业余文身经过 3~5 次治疗多可消除,尤其是装饰性的文眉或眼线;如色素颗粒分布表浅,多数经 1~2 次治疗即可消除。但多色职业文身可能需要更多的次数,仍较难完全清除,这主要是因为职业文身使用的是有机金属染料,且刺入部位较深。以一组 Q 开关翠绿宝石激光的治疗结果为例,业余文身与职业文身达到清除时的平均治疗次数分别为 4.6 次与 8.5 次。此外,职业文身中不同色彩的颗粒对激光吸收还与波长有密切关系。彩色文身颗粒对不同波长激光的吸收程度见表 17-2。

表 17-2　彩色文身颗粒对不同波长激光的吸收程度

激光器类型	波长	黑色颗粒	绿色颗粒	红色颗粒
Q 开关红宝石激光	694nm	ⅲ	ⅱ	—
Q 开关翠绿宝石激光	755nm	ⅲ	ⅲ	—
Q 开关 Nd:YAG 激光	1 064nm	ⅲ	+	—
Q 开关倍频 Nd:YAG 激光	532nm	—	—	ⅲ
闪光灯泵浦脉冲染料激光	510nm	—	—	ⅲ

注:ⅲ、ⅱ、+、—分别代表对该激光反应的程度从极强到弱。

专业文身往往包含多种颜色,需要多种波长,上述的任何一种 Q 开关激光都能有效地去除黑色或蓝色文身,治疗后罕见皮肤质地改变。一般认为,绿色文身颗粒可选择 Q 开关翠绿宝石激光治疗,红色文身可选择 Q 开关倍频 Nd:YAG 激光治疗,反之则无效。彩色文身如能选择合适波长的激光,经过多次治疗,多数能得到较理想的结果。

另一类常见的文身是外伤性文身,即外伤性的粉尘沉着,主要是因为车祸、擦伤、爆炸等造成大小、密度不等的异物在皮肤及皮下的沉着。对于此类文身的治疗需根据异物的颗粒大小、色泽、深浅而定,较表浅的可以通过上述的选择性激光光热作用治疗达到理想的效果;但对于异物颗粒较大而密集的病例,可能难以奏效,只能选择局部的异物剔除,甚至切除后直接缝合、植皮或以皮瓣覆盖。

第十二节　基底细胞癌

基底细胞癌(basal cell carcinoma)又称为基底细胞上皮癌,是常发生在有毛部位的表皮基底细胞或皮肤附件的一种低度恶性肿瘤,主要由间质依赖性多能基底样细胞组成。基底细胞癌在其生长过程中需要间质,否则癌细胞不能发育成熟、角化和脱落,因此,它的重要特点是生长缓慢,极少转移。

早在 1827 年,Jacob 首先对基底细胞癌进行了描述,Krompecher 于 1902 年才提出与其他上皮性肿瘤的区别及其要点。

一、临床表现及分型

基底细胞癌多见于白色人种,在有色人种中较少见,尤其好发于头皮、面颈部等暴露部位,好发人群为户外工作者,提示其发病与日光照射有关。此外,Anderson 与 Traenkle 均发现基底细胞癌还常常发生在慢性放射性皮炎的基础上,尤其是放射工作者,因长期接触小剂量 X 线而在放射性皮炎处发现多发性基底细胞癌或恶变前纤维上皮瘤;对于局部经历较长时期放射治疗的皮肤,也同样具有晚期发生基底细胞癌的可能,多数学者认为潜伏期大约在 11～28 年(图 17-15)。此外,已证实饮食也与基底细胞癌的发生有关,如长期摄入无机砷,或饮用含砷量高的饮用水或食物,基底细胞癌的发生率明显增高;在高砷含量地区,发生率甚至可达到 11%。有时单纯的创伤也可诱发基底细胞癌。此外,在一些错构瘤的基础上也可发生基底细胞癌。

基底细胞癌早期表现为表面光亮、边缘隆起的圆形斑片,表皮菲薄,常可见到雀斑状的小黑点,伴有少数毛细血管扩张;也可表现为淡红色苔藓样丘疹,表面少有角化,或伴有小而浅表的糜烂、结痂或浅表溃疡,多无炎症反应。后期基

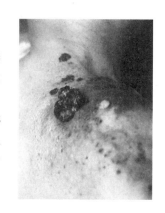

图 17-15　右肩部海绵状血管畸形经放射治疗后 25 年,出现多发性基底细胞癌

底细胞癌可逐渐发展成以下几种类型。

1.结节溃疡型　开始为小而有光泽的结节,伴有毛细血管扩张,以后结节逐渐增大,中心形成较大的溃疡,包绕的边缘呈珍珠样。此类基底细胞癌破坏性大,严重者可能累及局部软组织,甚至骨骼,可明显影响外观,又称为侵蚀性溃疡。

2.色素型　与结节溃疡型相似,但病灶伴有黑褐色的色素增多,应与恶性黑色素瘤相鉴别。

3.硬化型　表现为硬化的黄白色斑块,质硬,边界不清,其表皮长期完好,到晚期才出现溃疡。

4.浅表型　常见于上胸部,病灶呈红斑或脱屑性斑片,逐渐向周围扩大;斑片周围可部分包绕以珍珠样边缘,斑片表面通常可见小的浅表性溃疡和脱痂。

不同的分型与其生物学特性,如侵袭能力等相关。一般认为,结节溃疡型、浅表型的侵袭能力较差,病灶与正常组织的界限清晰,切除或放射治疗的范围可局限在病灶周围4～5mm的正常组织内,深度也较为局限;相对来说,硬化型往往侵袭较深而广,与正常组织界限不清,对放射治疗效果也较差,因此,治疗以较大范围到完全切除为原则,切除的周边正常组织可达到1～1.5cm,同时深度可达到深筋膜,术后需密切随访。

在上述4种类型中,以结节溃疡型最多见,其次为色素型。结节溃疡型、色素型、硬化型多发生在面部,浅表型主要发生在躯干。除个别病例外,一般不发生远处转移。

从病理学角度看,基底细胞癌的镜下表现十分特殊,其癌细胞细胞核大,呈卵圆形,细胞浆较少,各个细胞的胞浆界限不清。细胞核与皮肤基底细胞类似,但细胞之间无细胞桥,细胞核十分一致,大小、染色均很一致,无异常分裂相,在少数出现转移的病例中,镜下表现仍类似。在肿瘤周围可见结缔组织间质增生,平行排列,围绕在病灶周围。从组织学角度看,基底细胞癌可分为未分化与分化两类,未分化的称为实体性基底细胞癌,其他如向毛发结构分化的角化性基底细胞癌,或囊肿性、腺基样基底细胞癌属于分化的基底细胞癌。

基底细胞癌的重要临床特点是恶性程度较低,病灶较局限,生长缓慢,很少发生转移。但如过分强调这些特征,则可能延误了治疗良机。当病变累及深部组织或面部重要器官等,手术修复的难度将大大增加。

通常情况下,基底细胞癌不发生转移,据统计,转移的发生率约为0.1%,主要发生于白色人种。这些病例原始病灶体积大,有破溃,病程长,常经过多次治疗,最后可出现引流区淋巴结转移,甚至肺、肝、骨骼等远位脏器的转移。

二、治疗

根据基底细胞癌的大小、部位等情况,可选择下列3种治疗方法。

(一)外科治疗

外科治疗强调彻底切除,不因为修复困难而有所姑息。但彻底切除的标准又因不同的分型而异。如结节溃疡型比较局限、侵袭力低、边界清,切除范围可局限在病灶周围4～5mm的正常组织内;在五官密集的区域或面部皮肤不松弛的病例,可选择相对保守的安全范围。浅表型则侵袭更浅,一般切除不必过深。硬化型因侵袭深而范围广,边界不清,放疗不敏感,因此仅适合于手术治疗。治疗以扩大范围切除为原则,切除的周边扩大到正常组织的1cm以上,深度达深筋膜,局部缺损用植皮或皮瓣移植修复,术后需密切随访;且术中应尽量利用组织冷冻切片观察切除干净与否,对切缘有疑问时,可在标本上以缝线为标志,要求病理科予以重点取材。

(二)放射治疗

放疗可行分次小剂量照射,持续数周。其特别适合于不愿或无条件手术的老年人,以及一些不易修复的部位。可用0.8～1.0mm厚度的铝板(65～100kV、5mA、距离15～20cm),每次剂量680R,每周3次,共给予3 400R。其中硬化型或放疗后复发的病例不宜采用放疗,因为其对射线不甚敏感,需广泛切除。

(三)化学治疗

如局部搽用5-氟尿嘧啶、秋水仙碱等,但因复发率较高,在整形外科多不选择。

此外,还有应用于体表的光动力学治疗、电化学治疗、腐蚀疗法、液氮冷冻及激光治疗等,各种方法各有特点。但相比之下,手术治疗能适用于各期病变,治愈率最高,一般只需一次治疗,比较经济,没有放疗或化疗后的并发症与后遗症,尤其是能得到完整标本,易于对治疗进行评价,因此,手术治疗是基底细胞癌的首选治疗。对于手足部与外界接触较多的部位，则更适合于手术治疗。放疗本身可能是基底细胞癌的病因，因此对此类病灶不适合于放射治疗。非手术治疗一般仅适用于高龄及具有手术禁忌证的患者。

基底细胞癌治疗后是否复发，与类型、病程、治疗早晚、方法选择、手术操作等诸多因素有关。有人统计，总的治疗复发率约为3.5%，多数复发发生在治疗后2年内，因此，需强调严格进行随访。

第十三节　鳞状细胞癌

鳞状细胞癌(squamous cell carcinoma)通常称为鳞癌，又称表皮样癌或棘细胞癌。这是一种起源于表皮或附属器角朊细胞的恶性肿瘤，癌细胞倾向于不同程度的角化。皮肤鳞癌由Percival Pott(1775)报道，他发现扫烟囱的工人发生阴囊鳞癌的危险性较大。

鳞癌的发病率因环境和种族而异，西方白色人种的基底细胞癌与鳞癌的发生比例大约为2:1~5:1，但在我国，鳞癌明显多于基底细胞癌，比例约为5:1~10:1。在整形外科临床，基底细胞癌患者更为多见，这主要是因为基底细胞癌生长缓慢，故患者多就诊于整形外科或皮肤科，而鳞癌患者多就诊于肿瘤科或外科。在我国，鳞癌的男女发生比例大约为1.5:1~2.2:1，好发年龄为50~60岁，40岁以下的患者较少见。

导致角朊细胞恶变的原因尚不清楚，但已知与紫外线照射、种族、同多种化工制剂的频繁接触、日光性角化病等癌前期病变、瘢痕增殖，以及其他皮肤疾病有关。

一、临床表现及分类

鳞癌可发生于皮肤或粘膜，以头皮、面、颈和手背等暴露部位多见，但其他部位也均可能发生。鳞癌往往是在慢性溃疡、反射性皮炎、红斑狼疮等皮肤疾病的基础上出现的，早期表现为浸润性的硬块，以后可发展为斑块、结节或疣状病灶，表面或形成溃疡，或呈菜花状，触之有坚实感，基底部有浸润，边界不清。肿瘤组织往往充血明显，边缘为污秽的暗黄红色。分化较好的肿瘤组织呈乳头瘤状，早期表面往往有结痂，以后可脱落而形成溃疡，溃疡表面有脓性渗出物，易于出血。发生在活动部位的鳞癌，如口唇或生殖器等，则往往表现为小溃疡，不易治愈，可反复出血。也有人根据上述的临床形态，把鳞癌分为两型，即菜花型与深在型。其中深在型易于向深部浸润，可深达肌肉和骨骼，以后易于引起区域性淋巴结转移，但很少伴随血源转移。

镜下可见鳞癌向下生长，呈不规则的团块或束条状，其中鳞状细胞因分化不同，分别呈分化良好的角化细胞或分化较差的不典型鳞状细胞。肿瘤的分化程度越高，不典型鳞状细胞越多，该细胞形状不规则，大小不一致，胞核染色很深，无细胞间桥。Broder根据肿瘤组织中不典型鳞状细胞的多少，将鳞癌分为4级。

Ⅰ级鳞癌：不典型鳞状细胞低于25%，肿瘤组织的浸润深度在汗腺以上，肿瘤细胞团块边缘部分基底细胞排列完整，其他级则紊乱甚至没有基底细胞。癌细胞排列不规则，大小不等，有不少同心圆排列的角化珠，癌组织周围可见明显的炎症反应。Ⅰ级鳞癌多不转移。

Ⅱ级鳞癌：癌细胞侵袭达到真皮深层，癌细胞团块与周围间质境界不清，不典型鳞状细胞约占25%~50%，角化情况较轻，仅有少数角化珠，且中心也角化不全，周围炎症反应较轻。

Ⅲ级鳞癌：不典型鳞状细胞可占到50%~75%，角化不明显，基本无角化珠。核分裂相明显，周围的炎症反应不明显。

Ⅳ级鳞癌：几乎所有的细胞都是不典型鳞状细胞。核分裂相多，无角化现象。当鳞癌细胞呈梭形时，与肉瘤相近。

此外，根据国际TNM(tumor,lymphnode,metastasis)分类，鳞癌可分为：

T为肉眼所见原发病灶：T_0，初发肿瘤；T_1，最大直径小于2cm；T_2，直径为2~5cm，浸润至真皮浅层；T_3，直径大于5cm，浸润至皮肤深层；T_4，侵犯其他组织。

N为肉眼所见淋巴结转移：N_0，未扪及淋巴结；N_1，扪及同侧所属淋巴结；N_2，扪及双侧淋巴结，同侧淋巴结固定；N_3，扪及双侧淋巴结，对侧淋巴结固定。

M 为有无远处转移:M_0,无远处转移;M_1,有远处转移。

按照 TNM 分类,$T_1 \sim T_4$ 处于 N_0M_0,很少引起死亡;处于 N_1M_1,则预后不良。

二、治疗

鳞癌的治疗应结合部位、体积、浸润范围、深度、病理类型、分化程度、有无区域性淋巴结转移,及病程的长短和年龄、全身情况等,综合选择。

(一)手术治疗

手术切除是鳞癌的首选治疗,其优点是创面愈合快。切除的范围应局限在病灶周围 $0.5 \sim 2.0$cm 的正常组织内,深度以能广泛彻底切除为度。切除的标本应作病理检查,这对于诊断及手术预后的评价十分重要。皮肤鳞癌未发现淋巴结转移时,一般不需进行预防性淋巴结清除,但需要参考肿瘤分化程度而定。鳞癌的转移多在晚期,并多在下肢,因此,下肢鳞癌在临床上疑有腹股沟浅表淋巴结转移时,才需行浅表淋巴结清除术。对其他部位的鳞癌,若经放射治疗控制后出现淋巴结转移,可认为对放射治疗不再敏感,也需手术治疗。

(二)放射治疗

放射治疗包括 X 线和 γ 射线治疗,适用于年老体弱及有手术禁忌证的患者,或发生于手术有困难的特殊部位的患者,以及已出现软骨或骨骼侵犯,或淋巴结转移的患者。

此外,局部使用腐蚀药物结合抗癌药物或全身使用化疗药物也是曾经使用的方法,但这类方法单独使用不可取、不可靠,也易于复发。

上述各种治疗方法,如掌握适当,皮肤鳞癌患者的 5 年生存率可达到 90% 以上。鳞癌的基础病灶如果是日光性角化病,则往往预后较好;如发生于 Bowen 病或发生于耳部,提示存在早期转移的可能性,应特别注意。

第十四节　恶性黑色素瘤

恶性黑色素瘤(malignant melanoma)简称恶黑,是起源于皮肤黑色素细胞的高度恶性肿瘤,多发生于皮肤,占体表恶性肿瘤的 7%~20%,次于鳞癌与基底细胞癌,居第三位。其占全身恶性肿瘤构成比的 1%~2%。

黑色素细胞起源于胚胎时期的神经嵴,由于神经嵴的分化与皮肤、眼球及神经系统均有关,黑色素细胞的分布并不仅仅局限于皮肤,因此,恶黑可发生于皮肤、眼球、消化道、生殖系统等部位,但其中以皮肤恶性黑色素瘤最常见,达到 3/4,其中尤以下肢、会阴部为最好发部位,占其中的 51%。我国的恶黑还多见于足跖、手指或脚趾甲下。

恶黑的发生率与种族关系密切。比如,美国白色人种的恶黑发生率为10/10万,美国黑色人种的发生率为1/10万;亚洲人的恶黑发生率仅为白色人种的 1/10~1/7,上海 1988 年统计的恶黑发生率为0.37/10万。

恶黑好发于 40 岁以上的成年人与老年人,青少年发病者少,儿童则更罕见。起源于黑色素细胞的恶黑多发生于老年人,其恶性程度低,生长缓慢;起源于黑色素痣的多见于年轻人,恶性程度较高,生长迅速,发生转移较早。

一、发病原因

恶黑的发生机制尚未清楚,但已知下列因素与其发生具有密切关系。

(一)黑色素细胞痣

各种先天性黑色素痣都具有发生恶变的可能,同时,在体表的大量后天性黑色素痣也是发展成恶黑的因素之一,即交界痣或混合痣中的交界成分可以恶变为恶黑。交界痣是婴幼儿或儿童时期皮肤黑色素细胞痣的表现型,但在青春期前,交界痣绝少恶变,青春期以后,大多数交界痣逐渐变成皮内痣,因此身体上大量正常的后天性黑色素细胞痣很少出现恶变。据 Pack 统计,每个黑色素痣出现恶变的概率仅约为1/100万。值得一提的是,手掌、足底、阴囊与阴唇等少数部位的黑痣在成人期仍存在交界活性,因此这些部位的黑痣具有潜在的恶变可能性。但在恶黑患者中,约有 1/3 不是在黑色素痣的基础上出现的,因此,恶黑不完全与黑痣有关。

(二)紫外线照射

日光中 290～320nm 波长的紫外线易导致黑色素细胞数量与黑色素合成明显增加,但日晒作为恶黑发生的因素之一,越来越显得证据不足,因为单纯紫外线照射不能诱发实验动物恶黑的发生,同时,恶黑也不易发生在暴露部位。

(三)种族与遗传

白色人种的恶黑发生率明显高于有色人种,有色人种恶黑的发生率并不随着移民到白色人种居住的国家而上升。据统计,在恶黑患者中,具有患病家族成员的达到 0.4%～12.3%之多,而且认为遗传方式为常染色体显性遗传。这提示具有恶黑家族史的人是随访跟踪的重要人群。

(四)外伤

某些外伤或不良刺激可促使黑色素痣恶变,如化学腐蚀剂烧灼黑色素痣,手掌、足底及会阴部的黑痣经常受到摩擦。10%～60%的患者认为病灶处有各种明确的外伤或 X 光照射史,但外伤与恶黑的发生缺乏直接的联系。

(五)内分泌因素

有人认为生育期女性患者的预后较同龄男性好,而这种优势在进入更年期后即不明显,提示了雌激素的保护作用,但这种说法目前尚无进一步的定论。

(六)病毒

以往在田鼠恶黑中发现病毒样颗粒,近年来在人体恶黑中也找到了类似的病毒,其病理生理过程有待于更深入的研究。

二、临床表现及分类

早期诊断是恶黑治愈的关键。由于恶黑的临床表现多样,早期识别不仅仅是对医务人员的要求,也希望其能成为社会常识。为此,可以选择 ABCD 识别法:A(asymmetry),病灶外观不对称;B(border irregularity),边缘不规则,界限不清;C(color variegation),色彩斑驳或黑色;D(diameter),直径大于0.6cm。

恶黑的早期表现是在正常皮肤上出现黑色损害,或原有的黑痣于近期内扩大、色素加深。随着病灶的增大,损害隆起呈斑块或结节状,也可呈菜花状,表面易破溃、出血,周围可有不规则的色素晕或色素脱失晕。如在皮下生长时,则呈皮下结节或肿块;如向周围扩散时,尚可出现卫星状损害。

绝大部分患者的原发灶为单发损害,但约有 1.28%者为多发病灶,对此类病灶,应考虑到转移癌的可能性。

近年来,根据恶黑的发病方式、起源、病程与预后的不同,可将恶黑分为两大类,或是两个阶段,即原位性恶黑及侵袭性恶黑。

1.原位性恶黑(malignant melanoma in situ)　是指恶黑病变仅局限于表皮内,处于原位状态。原位性恶黑可分为 3 型:①恶性雀斑样痣。又称 Hutchinson 雀斑,几乎均位于暴露部位。开始为色素不均匀斑点,以后逐渐扩大,直径可达 5cm 或更大。这种损害经数年,甚至 10～15 年,约 1/3 发展为侵袭性恶黑,此时在原有的病灶上出现硬结。所以,有很多病例,面部的侵袭性生长十分缓慢。②浅表扩散性原位恶黑。可发生于任何部位,多数为不暴露部位,多在中年出现。表现为直径小于 2.5cm 的不规则隆起,易被误诊为黑痣,色调可自黄褐色至黑色不等。当此型的原位恶黑开始出现侵袭性发展时,则在 2 年内出现典型的恶黑表现。③肢端雀斑样原位恶黑。此型到 1975 年方被确认,黄色人种以此型为多见,3 年存活率约为 11%。病灶多分布于手掌、跖、甲周等无体毛部位,尤其多见于足跖部。此型停留在原位性恶黑的时间短,很快即出现侵袭性生长。

2.侵袭性恶黑(invasive malignant melanoma)　即开始就出现侵袭性生长的恶黑病灶,可以认为它是恶黑的一大类型,也可以认为是继原位性恶黑之后恶黑发展的第二阶段。侵袭性恶黑也可分为 3 型:①恶性雀斑样黑色素瘤。由恶性雀斑样痣侵袭生长而来,多发生于老年人,以面部为主。开始表现为原来病灶上出现蓝黑色结节,生长缓慢,转移较晚,且多限于局部引流淋巴结转移,5年生存率达80%以上。②浅表扩散性恶性黑色素瘤。由浅表扩散性原位恶黑发展而来,表现也是在原有病灶的基础上出现侵袭生长、结节、溃疡与出血,5年生存率约为70%。③结节性恶性黑色素瘤。生长十分迅速,往往一发现即为隆起的结节,较早发生转移,即使在转移前已接受正规治疗,5年生存率也仅为50%～60%。

转移与扩散是恶黑的常见发展结果,首先发生局部引流淋巴结转移,血流转移较晚,但多发展成广泛转移,可累及肝、肺及皮肤等。一旦出现广泛转移,提示预后不良,此时还可出现全身皮肤转黑,这是由于皮肤基底细胞层内黑色素合成增加,真皮内出现噬黑色素细胞所致。

恶黑的预后与其类型、病程、部位及侵袭深度等有关。与此相对应,还可以采用另一分类法,即Ⅰ期表示无局部淋巴结转移;Ⅱ期伴有区域淋巴结转移;Ⅲ期指伴有远处转移者。

据Clark的统计,在恶黑的3种常见类型中,恶性雀斑样黑色素瘤的5年生存率高于55%;浅表扩散性恶性黑色素瘤高于46%;结节性恶性黑色素瘤的5年生存率仅为27%。虽然这些统计结果与其他学者的结果有所距离,但可以看出,预后与类型、侵袭深度以及生长速度等相关。

恶黑的一般病理特点是:表皮内有许多黑色素瘤细胞,呈巢状分布,这些肿瘤细胞可以向各个方向扩散,可深达皮下组织。黑色素瘤细胞呈多形性,体积较大而深染,胞核大,异型明显,可见明确的核分裂相及核仁,胞浆内有色素颗粒,多巴及酪氨酸酶呈强阳性反应。但对于无黑色素型恶黑,常规染色无法发现黑色素,可选择银染色证实其中含有黑色素。

Clark还结合病因提出更详细的病理分类,即分为:①雀斑型恶黑;②浅表扩散型恶黑;③结节型恶黑;④肢端色素型恶黑;⑤辐射生长的未分化型恶黑;⑥巨痣恶变恶黑;⑦粘膜来源恶黑;⑧来源不明恶黑;⑨蓝痣来源恶黑;⑩内脏恶黑;⑪起源于皮内痣的儿童期恶黑。同时,他还根据镜下的侵袭深度,提出浸润深度的分级标准,即从Ⅰ～Ⅴ级分别为:表皮基底层以上、深及真皮乳头层、乳头层到网状层交界处、深及真皮网状层以及皮下脂肪层。

三、治疗

恶黑的恶性程度较高,易于转移,预后不良,因此,早期治疗及制订合理的治疗方案十分重要。目前,尽早进行根治手术仍是最理想的治疗方法;化疗只是针对晚期或转移的患者;免疫治疗是尚处于实验阶段的辅助治疗。

(一)手术治疗

对于原发灶的切除范围,应根据部位、浸润与转移情况分期及类型而定。一般认为,对无淋巴结转移的原发病灶的切除,以病灶周围1.5～3.0cm为度,深度应达到深筋膜,因为深筋膜可能是一个有效的屏障,有利于提高存活率。以往主张切除应达到5cm以上,但术后的创面修复需要植皮或皮瓣覆盖,不易于直接缝合。根据治疗后随访,现在认为未转移的原发病灶的切除范围可以较为保守。位于肢端的恶黑,常需行截指术,使复发率下降。

(二)局部淋巴结切除

因为曾有报道发现四肢皮肤恶黑患者行局部淋巴结预防性清扫后,发现90%的病例存在转移迹象,因此有人主张,早期肿瘤在临床上尽管尚未出现局部引流淋巴结转移,也需要进行预防性淋巴结清扫手术。目前认为淋巴结手术切除的指征是:①原发病灶靠近淋巴结;②原发肿瘤位于预后较差的部位;③原发肿瘤有明显侵袭生长迹象,如大而隆起、破溃等,侵袭及真皮深层。

(三)手术治疗合并其他辅助治疗

患者没有转移的证据,但具有转移危险者,即可通过手术结合辅助治疗。这些治疗包括化疗、放疗及非特异性免疫治疗。

1.化学治疗　恶黑对化疗药物多不敏感,但对已转移的患者,可采用化疗或合并免疫治疗。单一用药最有效的是三嗪咪唑胺,有效率为20%～25%;联合化疗并不能提高肿瘤的缓解率和生存率。

2.放射治疗　除了对早期的雀斑型恶黑有效外,对其他原发灶一般疗效不理想,但可作为复发和转移病灶的局部姑息治疗。

3. 免疫治疗 是最有希望的一种治疗手段。恶黑的自行消退,说明与机体免疫功能有关。据报道,使用卡介苗等都有一定疗效。免疫治疗涉及淋巴细胞、白介素、白介素激活的 LAK 细胞、LAK 细胞与白介素联合给药等治疗。但免疫治疗对肺及皮肤转移的有效率仅为 20%;其中大部分为部分缓解,而且缓解期也较短。

(林晓曦、王炜)

参考文献

〔1〕张涤生. 整复外科学. 上海:上海科学技术出版社,1979

〔2〕陈汤唐. 实用皮肤组织病理学. 广东:广东科学技术出版社,1994

〔3〕Edgerton MT. Vascular and lymphatic tumors in infancy. childhood and adulthood:challenge of diagnosis and treatment. Curr Probl Cancer. 1978. 7:1

〔4〕Enzinger FM. Soft tissue tumors. Third edition. New York:Mosby Ltd. 1996

〔5〕Ezekowitz RA. Interferon alfa-2a therapy for life-threatening hemangiomas of infancy. N Engl J Med. 1992. 326:1456

〔6〕Gutmann DH. Recent progress toward understanding the molecular biology of von Recklinghausen's neurofibromatosis. Ann Neurol. 1992. 31:555

〔7〕Hilliard RI. Congenital abnormalities of the lymphatic system:new clinical classification. Pediatrics. 1990. 86:988

〔8〕Kindblom LG. Tumors of lymph vessels. Contemp Issues Surg Pathol. 1991. 18:163

〔9〕Kransdorf MJ. Fat-containing soft tissue masses of the extremities. Radiographics. 1991. 11:81

〔10〕Lin Xiaoxi. Wang wei. Treatment of congenital capillary malformation with photochemotherapy. Plast Reconstr Surg. 1997. 99(7):1826

〔11〕Mulvihill JJ. Neurofibromatosis 1 and neurofibromatosis 2. Ann Intern Med. 1990. 113:39

〔12〕Sternberg SS. Diagnostic surgical pathology. Second edition. New York:Raven Press Ltd. 1994

第十八章　深度烧伤的早期修复治疗

烧伤创面的处理,贯穿于烧伤治疗的全过程;而烧伤创面的变化又往往是左右烧伤病情的重要因素,因此,正确处理创面是烧伤治疗成败的关键。

创面处理的目的,主要是保护与清洁创面,减少感染,减轻损伤与疼痛,及早清除坏死组织,尽早封闭创面,最大限度地恢复功能与外形。

目前大面积烧伤的主要死亡原因仍是全身性感染。细菌的主要来源是创面,焦痂均为坏死组织,是细菌繁殖的良好场所,因而对伤员的威胁最大。烧伤 6 小时后创面上即可有大量的细菌繁殖,并开始侵入皮下组织;伤后 8 小时细菌已侵入淋巴系统;伤后 5 天内,每克烧伤组织细菌数量可达 $10^3 \sim 10^5$;伤后 1 周,烧伤痂下每克组织菌量大于 10^6,为检出标本的 11%,第 2 周上升为 55%,第 3 周升至 75%。在深 Ⅱ 度烧伤,由于残存附件中可能仍存有细菌,故创面感染有时较 Ⅲ 度出现更早、更迅速。当然并不能单纯以菌量来决定细菌是否入侵,但是如果将坏死组织及早去除,可以在一定程度上减少细菌大量繁殖的机会及消除感染的威胁。

烧伤焦痂是否可以产生毒素即烧伤毒素,目前尚有争议,而感染的焦痂,则可能释放出对人体有毒害的物质,造成危害。将焦痂尽早去除,以减少毒素的吸收,也有利于全身抵抗力的扶持。

第一节　深度烧伤焦痂处理

深度烧伤包括 Ⅱ 度烧伤、Ⅲ 度烧伤。其烧伤区都有一层像皮革样的凝固坏死物,这层坏死物称为焦痂(eschar)。

焦痂无弹性,覆盖在创面上,限制局部水肿向外扩展。环状焦痂紧紧地环绕于患者肢体与躯干上,加上痂下组织渐进性水肿,这两种力量像止血带一样持续而有力地压迫深部组织,引起压迫综合征。如在肢体压迫深部的血管与神经、肌肉等组织,可造成血液循环障碍,引起筋膜综合征,表现为受压局部肌群缺血性坏死,甚至发生指(趾)端坏死,严重者整个肢体坏死;在颈、胸部压迫气管或胸廓,可严重影响呼吸,导致呼吸困难,甚至最终发生呼吸衰竭。焦痂是一种凝固坏死物,是细菌生长、繁殖的一个极好环境。另外,焦痂到一定时间将自溶、分离,在这过程中可释放出多种腐败产物,加上细菌作用引起感染,或毒素吸收后引起中毒,轻者出现一系列中毒症状,重者可使患者致死,故对焦痂一定要采取适当的措施,防止上述并发症的发生。

一、焦痂切开减压术

焦痂切开减压术(escharotomy)可减轻环状焦痂对肢体的损伤程度;改善颈部、胸部环状焦痂烧伤患者的呼吸状况,挽救患者生命。

(一)手术指征

1.动脉搏动消失,烧伤肢体为环状焦痂。由于肢体水肿,动脉搏动突然消失,肢体发凉、发绀。

2.知觉丧失,这一指征更为重要,因为周围神经的改变比动脉搏动更加敏感。

3.焦痂内组织压力接近或超过动脉压。可用一 18 号针头插入痂下,其上接玻璃测压管,组织液进入测压管中,其水平面所示刻度即为焦痂内组织压。

4.颈、胸部焦痂,患者感到呼吸困难或呼吸深度减弱,或血气分析出现渐进性低氧和高碳酸血症者,是行躯干、颈部焦痂切开术的临床指征。

(二)切口选择

焦痂切开减压无需麻醉。切口长度应延伸到焦痂两端的浅烧伤创面,甚至到达正常皮肤。焦痂切开平面应达深筋膜下。但电烧伤常伴有深部肌肉坏死,水肿多发生在深筋膜之下,必须同时作深筋膜或肌膜切开减压,才能达到减压目的。具体部位切口的选择如下。

1.颈部焦痂　切开减压的切口,沿胸锁乳突肌走行切开。

2.胸部焦痂　可沿两侧腋前线切开,如为胸腹部焦痂,还需沿两侧肋缘各作一横切口,以达到胸廓能充分扩张和保证良好的呼吸。

3.下肢焦痂减张术　应在肢体的外侧或内侧中线切开,避免损伤其主要皮神经,皮下静脉应尽量保留。小腿Ⅲ度烧伤未及时作焦痂切开减压者,易发生胫前肌群的坏死及腓总神经的瘫痪,因胫前间隙的两侧为胫腓骨,后侧为骨间筋膜,前侧为深筋膜,故毫无伸展之余地。两侧切口不能松解胫前间隙时,应同时作胫前筋膜的切开减压。

足部焦痂切口应在足的两侧,并与拇趾、小趾外侧切口相连。在蹠骨骨间肌的表面可作纵长切口,以松解足内肌受压。

4.上肢焦痂切开减压术　在上肢内、外两侧正中线行切开。前臂内侧切口,应从内上髁前方直达尺骨茎突,切开时注意肘部的尺神经和尺骨茎突近侧的感觉支。前臂外侧切口,应从外上髁前方直达桡骨茎突,要注意避免损伤桡神经,否则易发生痛性神经瘤。

手部焦痂切开减压术,其目的是松解手内肌,需在腕部尺桡两侧切开。如为电击伤手部严重肿胀者,应在手术室无菌条件下松解腕管,以防正中神经受压。桡侧切口经腕直达拇指桡侧。在手的尺侧作尺侧切口与前臂腕部尺侧切口相连。手指切口作在尺桡两侧直达指尖,以松解各指,改善血供,保留手指长度。

环状焦痂减张切口部位示意见图18-1。

焦痂减张切开,应看作是抢救手术,决不能等待。如果等到知觉和脉搏消失,则肢体可能发生不可逆的损害。如果等到血气改变,则患者很快发生呼吸衰竭。若为环状焦痂,则应尽早行焦痂切开减压术。

5.焦痂切开后创面的处理　焦痂切开处创面最好用生物敷料覆盖,如猪皮、异体皮或人工皮,其上再盖消毒纱布,用4号线在两侧缘连续缝合固定。如无上述生物敷料,可用抗生素湿纱布填充,再用缝线固定,以防切口感染。

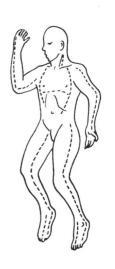

图18-1　环状焦痂减张切口部位示意图

二、焦痂切除术

焦痂切除术(escharectomy),是指用手术的方法,在烧伤早期将焦痂快速切除,以达到减轻中毒、控制感染、缩短疗程、恢复功能的目的。

切痂的深度选择:主要取决于烧伤的深浅,临床上常可分为浅切痂和深切痂。浅切痂即切至浅筋膜层,可保留皮下大量的淋巴管和毛细血管网,植大片皮治愈后,手不肿,其外形与功能近似正常,多用于手部的深Ⅱ度和混合度烧伤。此方法较削痂好,平面一致,不会因残留上皮组织而致植皮面出现高低不平。深切痂,其标准深度在深筋膜上,此平面界线清楚,局部血供良好,植皮容易成活。如果切痂深度在脂肪以上,由于脂肪血供差,一旦感染,脂肪液化,植皮极易失败。深Ⅲ度烧伤,除皮肤、皮下脂肪全部烧伤外,深部肌肉组织一并烧毁,肌肉变性坏死,故应把坏死的肌肉一起切除干净。切痂时,对一些大的、完好的体表静脉应尽量保留,日后静脉回流好,肢体不肿。对女性乳房部Ⅲ度烧伤切痂时应慎重,要尽量保留乳腺。对跟腱部位切痂要非常小心,应轻轻牵拉,将跟腱旁脂肪保留,跟腱部尽量浅切,保留腱膜上正常组织,以利于植皮存活。如用力过大,易将焦痂自跟腱上撕下,造成跟腱裸露,植皮不易存活。裸露跟腱易坏死,应保持湿润或用生物敷料保护,待肉芽长出后植皮,局部的深部烧伤可用皮瓣修复。尽量保留部分跟腱,以免日后造成足下垂畸形。

三、削痂术

削痂术(tangential excision of eschar)创用于20世纪60年代末,是切痂术的一种改良方法。其具体方法是用滚轴取皮刀将坏死组织削除,保留正常真皮和正常脂肪组织。

(一)削痂时机

与切痂术一样,在伤后3~5天是削痂的最好时机。因过早削痂,分界线不清,常易发生削痂过浅;另一方面,在渗出期削痂会引起严重渗出,加重休克。削痂过晚,因焦痂变硬而不易削除,易发生削痂过深的现象。对一些小面积的深度烧伤,应尽早削痂,创面用自体皮移植,以封闭创面,达到早期痊愈。

(二)削痂深度

削痂深度一般通过肉眼观察判断,其方法有两种。一种是肢体在止血带控制下进行削痂深度判断,如削痂创面呈瓷白色、光泽、湿润,则为正常组织;如呈灰或棕、暗、无光泽、干燥,甚至可见栓塞的血管、瘀斑等,则为坏死组织,应再削,直到削干净为止。另一种是不用止血带进行削痂,削痂时可根据创面的出血情况判断削痂深度。如创面呈细小密集的点状出血点,则需削到正常组织。以上削痂方法都需要有一定的实践经验,不易掌握。不少医院采用美蓝或美蓝磺胺嘧啶银合剂,在手术前24小时涂布于创面。美蓝进入焦痂及焦痂下的正常组织,因焦痂是无血供的坏死组织,故着色后不退色;而焦痂下的正常组织,由于血循环好,把美蓝吸收到体内分解,故正常组织不被染色。削痂时,可通过这种着色与不着色界线来判断削除的深度,如削后的创面仍呈蓝绿色,则说明焦痂未削尽。

(三)削痂后的创面覆盖

深Ⅱ度烧伤削痂后,由于基底还有残存的毛囊、皮脂腺、汗腺上皮的真皮组织,最好是彻底清洗后,撒上抗生素,然后用少油的凡士林油纱布包扎。如果不发生感染,上皮即在凡士林油纱布下迅速生长,历时2~3周,创面可基本愈合。有人主张在削痂后创面用异体皮覆盖,这样可减少感染,且反应较少,但术后20天~1月后异体皮脱落,会重新出现创面,反而拖延疗程。最好是用撒有自体微粒皮的真丝绸布覆盖创面,这样可缩短疗程,且愈合后瘢痕轻或无,笔者已用数例,效果较佳。因此,混合度烧伤与Ⅲ度烧伤削痂后,可用自体皮移植,一次封闭创面;或用异体皮加自体微粒皮移植,待异体皮脱落时,自体皮已扩大,融合成片,最终消灭创面。但注意不可用凡士林纱布覆盖创面。因削痂能保留皮下脂肪,故愈合后烧伤部位的外形、功能往往比切痂术要好。但也有部分削痂植自体皮的患者,愈后被移植皮下残留的上皮顶起,出现高低不平,甚至形成囊肿,影响外观。

第二节 大面积深度烧伤创面的修复

20世纪70年代中期,我国对大面积深度烧伤患者采取早期分期、分批的焦痂切除,并立即用整张打孔的异体皮覆盖,于孔内嵌入小点状自体皮,达到尽早消灭创面,降低了败血症的发生率,提高了治愈率。故大面积深度烧伤的处理原则为:早期尽可能采取暴露疗法。如需采用包扎,则时间不宜过长,一般为3~5天。在处理方法上应尽可能争取早期积极去痂(如削痂、切痂)植皮,以缩短疗程,使功能恢复较好。

焦痂切除术成功与否,取决于适应证的选择、焦痂切除的时机与范围、术前准备、手术方法与步骤等因素。

一、适应证的选择

Ⅲ度烧伤均可进行焦痂切除术,但常因年龄、病情、烧伤部位以及医疗条件等方面的限制而不能进行手术。

(一)年龄

一般2~55岁为切痂的适合年龄。2岁以内的婴儿,由于年龄过小,不能耐受较大出血的打击;55岁以上的老年人往往体弱多病,术后易发生并发症,均不宜早期行切痂,但也不是绝对禁忌,如果一般情况较好,也可进行,曾有70~80岁的高龄者经切痂而治疗成功的病例报道。

（二）病情

病情较平稳，一般无合并症与并发症。如果患者正处在休克状态、心肺功能受到严重障碍、呼吸道严重损伤、电解质紊乱或患有其他较重的内科疾病时，则应待患者病情稳定或好转后再行手术。但如果由于创面感染引起了创面脓毒症或全身中毒性休克时，即使病情垂危，也应冒风险进行紧急手术。曾有 1 例烧伤 40% 的患者，由于早期治疗不当，五十余天后仍有 30% 的肉芽创面，且有严重感染，合并急性心肌梗死，病情十分垂危。经过反复分析研究，认为肉芽创面存在是病情恶化的主要原因，但麻醉和手术有可能造成患者死亡。征得患者家属和领导的同意后，在全麻下进行了手术。麻醉一开始，患者即发生室颤，除颤后继续麻醉，最后顺利完成了手术。术后所植皮片 100% 成活，患者全身情况好转，再配合内科治疗，急性心肌梗死也渐好转，最终患者痊愈出院。此患者如果不行手术，则病情继续恶化，后果将难以设想。

（三）烧伤部位

一般而言，四肢功能部位及躯干部的Ⅲ度烧伤为焦痂切除的适应证。而颜面、会阴部的Ⅲ度烧伤由于不易掌握切痂深度，且出血多，故一般采用剥痂治疗。但也有行面、颈及会阴部切痂植皮手术效果亦很满意者。

因此，年龄、病情、烧伤部位虽说是确定手术适应证的重要因素，但遇有特殊情况，亦可在充分准备的条件下，克服不利因素，选择手术并使手术取得成功。

（四）医疗条件

焦痂切除是一项较大的手术，特别是大面积的焦痂切除，必须具备较好的医疗条件，包括人力、血源、异体皮的准备及其质量等，缺一不可。如条件不具备，则不应进行焦痂切除手术。

二、焦痂切除的时机与范围

焦痂切除时机与范围视伤情的严重程度而异。

（一）焦痂切除时机

小面积的Ⅲ度烧伤，可在伤后立即进行手术。中度烧伤无休克，且Ⅲ度烧伤区集中者也可立即进行手术；如已发生休克，经过抗休克治疗，待病情平稳后（一般在伤后 48 小时）即可进行手术。大面积Ⅲ度烧伤，因受多种因素的影响，一般认为在伤后 3~5 天为首次切痂的最佳时机，此时烧伤深度诊断明确，病情平稳，烧伤与焦痂之间有水肿液，焦痂易剥离，且出血少。对有些特殊患者，如黄磷烧伤者，为了及时去除黄磷吸收对机体的影响（如肝坏死、肾功能衰竭等），需要立即进行切痂。还有些患者，因入院晚，已发生创面脓毒症，为了将感染的病灶切除，挽救患者生命，也要进行紧急切痂术。

（二）切痂面积

15% 以下的Ⅲ度烧伤，可将焦痂一次全部切除。大面积Ⅲ度烧伤，一次切痂的面积，以占体表面积的 20% 为宜。但也需根据具体情况而定，如自体皮源的多少、有无好的异体皮、人力是否充足及技术熟练程度如何等。如果各方面条件较好，一次切痂面积达 40%~50%，甚至是一次切除 4 个肢体的焦痂也能获得成功。

（三）切痂部位的先后安排

Ⅲ度面积烧伤，不能一次手术把焦痂全部切除，常常需要分期、分批地进行切痂，这就要根据自体皮源多少、焦痂的分布和对患者造成的影响，以及患者的全身情况来制订周密的治疗计划，安排切痂部位与切除面积，确定采用何种植皮。在通常情况下，一般是先切肢体部位，后切躯干部位的焦痂。因为肢体可在止血带控制下切痂，出血少，副作用小，比较安全。如遇特殊情况，则要依据Ⅲ度烧伤创面的具体情况来确定切痂的先后次序。如某个部位有焦痂压迫综合征，为了减少肢体的损伤和改善患者的呼吸状况，就要先切这个部位；或某个部位焦痂感染比较明显，为了减轻中毒症状及防止全身感染，就要先切除感染的部位。

三、术前准备

（一）全身准备

①详细询问病史并作全身检查，特别是应注意心、肺、肾、脑等功能及休克度过的情况。②维持水、电解质平衡，如有失衡，应予以纠正。③术前应补充血液，使血红蛋白与血浆蛋白尽可能接近正常水平。④作创面分泌物培养，了解创面细菌情况，以利于选用敏感抗生素。手术前晚、术晨和术中，抗生素的用量可稍大，均采用

静脉滴注。⑤给予大量维生素(如维生素 B、C、K 等)。如有凝血障碍,应尽可能查明原因,及时纠正,以减少术中渗血。

(二)局部准备

①浸浴,以减少创面的细菌数量及污垢,手术前晚和手术当日清晨各浸浴 1 次。②Ⅲ度烧伤应采用暴露疗法,焦痂上可涂 1‰磺胺嘧啶银保痂,术前改涂 2.5％碘酒,使其干燥。对疑有痂下感染的创面,可将敏感的抗生素用生理盐水稀释后注射至焦痂下(如先锋必 1g 加 100ml 生理盐水稀释),创面上可涂 5％～10％甲磺灭脓霜等,以控制感染。

(三)人员、物品准备

大面积切痂手术需用人力、物力较多,必须事先作好安排,以免临时忙乱,延误手术时间。①参与手术人员应进行术前讨论,订出具体实施方案,并估计手术中可能会发生的问题,订出预防及急救措施。参与人员虽有分工,但必须密切配合。②手术前必须备血。失血量的估计,按每切除 1％体表面积,出血 50～100ml 计算。但若在伤后 3～5 天手术,且在止血带下进行,则出血会减少。采用二氧化碳激光刀、等离子刀、电脑氩气刀切痂,可明显减少出血量,尤其在躯干切痂时更为突出。笔者所在医院曾用电脑氩气刀进行颈部及上肢未上止血带时的切痂,创面出血极少,所植皮片 100％存活。③术前建立两条静脉通道,一为输血、输液用,一为麻醉用。通道应确保通畅,必要时可快速输血。④应事先准备好异体皮。

(四)供皮区的准备

术前 1 日需将供皮区毛发剃净并予清洁,剃毛时切勿刮破皮肤。

四、手术方法与步骤

手术在止血带下进行。创面有感染时,可抬高肢体数分钟后上止血带,不用驱血带驱血,以免感染扩散。如果两个肢体进行手术,应注意不要同时绑或松解止血带,绑和松的相距时间不宜太短,以免过多影响血循环量。

在肢体近端和远端作环形切开,直达深筋膜平面。在两环形切口之间,作纵形切开,然后根据烧伤深浅,在浅筋膜或深筋膜浅层,将焦痂或焦痂连同皮下脂肪组织全部切除。妥善止血后,用 1.5％过氧化氢溶液、1∶1 000 苯扎溴铵液及生理盐水反复清洗创面两次,用肾上腺素纱布一层(即 100ml 生理盐水中加肾上腺素 2～5mg),外加温盐水纱布和消毒绷带包扎,压迫止血。放松止血带,5～10 分钟后,再行止血,后行植皮。

其他部位切痂术过程同上。

术中注意:①坏死组织必须彻底切除;②肌腱、骨尽量不要暴露;③自体皮源若足够,则将Ⅲ度周围的深Ⅱ度烧伤一并切除,尤其是手背和手指背的深Ⅱ度烧伤一定要切除,以免日后长出瘢痕,影响手的功能与外形恢复,或导致晚期还要再次手术。

五、大面积Ⅲ度烧伤植皮的几种主要术式

(一)自体皮大片游离移植

自体皮大片游离移植适合于Ⅲ度烧伤在 50％以下,自体皮源较多者。每次切除Ⅲ度烧伤面积约 20％～25％左右,切后行自体薄皮片移植。术后 5 天观察创面,皮片 100％存活。术后 10 天左右,供皮区愈合即可行第二次切痂手术,于供皮区重复取皮,再行移植。这种手术,植皮区皮片愈合好,植皮部位外观和功能好,晚期不会产生畸形,不需再作整形手术(彩照 21)。

(二)自体网状皮移植及皮片制备

网状植皮法(meshed skin graft),1964 年由泰钠(Tanner)等首次介绍并运用于临床,此后,不少学者相继报道了网状植皮临床应用的经验与体会。该法如使用得当,效果尚满意。

用取皮鼓切取一定面积的中厚自体皮,然后采用泰钠-范德堡特(Tanner-Vandeput)网状切皮机或国产的三用切皮机将其压制成网状,即成网状皮片。这种皮片呈棱形网眼,网眼大小可分成 1∶1、1∶3、1∶6 与 1∶9 四种;扩大倍数与拉网成正比,即 1∶1 者可扩大 1 倍,1∶9 者可扩大 9 倍(彩照 22)。

网状植皮法可运用于烧伤的各种植皮创面,还可用于瘢痕切除后的整形修复。大面积烧伤患者,可按创

面大小和供皮区面积,选用适当的扩展比例,用以消灭创面,但临床应用多以 1:3 的比例为宜。如果扩大至 1:6 或 1:9,则网眼间隙较大,虽利于引流,但因暴露创面大,渗液也多。为防止患者由于体液丢失而引起的低蛋白血症,有人将异体皮或生物敷料打洞,重叠植于网皮上,以减少渗出,但网皮愈合后,网眼处瘢痕多,网眼越大则瘢痕越明显,有碍美观,故尤其不能用于面颈部。

(三)自体皮与异体皮联合移植

异体皮移植到创面后,早期与自体皮一样,与创面建立血液循环,表皮细胞也有暂时增生。但经过3~6周,皮片出现肿胀,逐渐变为暗紫色,并失去原来的光泽,以后则形成浅表溃疡,最后完全脱落或消失。镜下观察,发现先是组织间隙水肿,细胞浸润,且血流变慢,发生淤血,最后血流完全停止,水肿和细胞浸润更明显,浸润细胞中有嗜伊红多核细胞、单核细胞和中性多核细胞,上皮与真皮层有散在性腐蚀现象并逐渐扩大,最后坏死脱落。有人认为,异体皮移植是所有器官移植中排异现象最强的一种,移植后存活时间最短。皮肤包括表皮和真皮两层,就其抗原来说,两者不完全相同,表皮抗原性较强,移植后往往最先脱落,而真皮抗原性相对较弱,因而脱落也相应较迟缓。在采用自体皮与异体皮联合移植时,有的可见自体皮上皮爬到已经脱落表皮的异体真皮上,形成像夹心饼干样。有人观察,这些异体皮有的最后被吸收,有的长期存活而被同化,对此尚需进一步观察其转归。自体皮与异体皮联合移植的方法有:

1. 大张异体皮开窗嵌入自体小皮片法　焦痂切除后,将大张异体皮用打洞机打洞,每个洞呈"冂"形,间距为 0.5~1cm。将大张异体皮采用张力缝合法缝于创面,皮片紧贴创面,内盖一层抗生素纱布,外以大量纱布加压包扎。术后第 3 天,再行嵌植自体皮手术。将取下的自体皮,用切皮机切成 0.4cm 大小的方形小皮片,每块小皮片嵌植于异体皮小孔内,内盖网眼纱布一层,其上放湿纱布、干纱布,再行加压包扎(彩照23)。移植后 3 周左右,异体皮排斥脱落时,自体皮已向四周扩展,有的已融合成片,往往一次手术就可能成功。如有小创面未愈,再行补充植皮。此法节省皮源,适用于大面积Ⅲ度烧伤患者。其缺点为:①手术需分两次进行;②用此法创面愈合后,局部瘢痕比较严重,外观不理想。

2. 条状和点状相间移植　此法是将异体皮切成 0.5~0.6cm 的条状,自体皮切成 0.4~0.5cm 的方形,移植一条异体皮后,异体皮两边植自体点状皮。自体点状皮,间距为 0.5cm,依次相间(彩照24)。移植完毕,盖网眼纱一层,再盖一层含抗生素纱布,及大量湿纱布和干纱布行加压包扎。其优点为:能较好地覆盖创面,所植皮片易成活,约 10 天左右即可消灭创面;愈合后创面平坦,瘢痕较少。该法适合于大面积肉芽创面植皮。其缺点为:手术费人力、费时间。

(四)微粒皮肤移植术

对大面积烧伤患者,常感自体皮源缺乏,希望用少量的自体皮,覆盖大面积的Ⅲ度创面。1985 年,北京积水潭医院研制出微粒皮肤移植术,应用于大面积深度烧伤创面的修复,取得了良好效果。

微粒皮肤移植术(microskin transplantation),就是取厚约 0.1~0.2mm 的薄断层皮片,将皮片切割成很小的微粒,其数量很多,总的边缘很长,依靠处于边缘的细胞有向外周空间扩展的机会,发挥其分裂增殖,向周围蔓延修复创面的作用,使皮片得到最充分的利用。

1. 手术方法　系将自体皮剪成很小的微粒,约为 1mm,越小越好,放入生理盐水中即可漂浮在水面。由于皮肤表皮较真皮的比重轻,且表皮比重较水小,在水中微粒皮的表面均自然向上,漂浮在水面,基本达到方向一致。微粒皮在生理盐水漂浮过程中即可均匀分散,然后利用绸布转移法,将微粒皮移植到同种异体皮上。

手术之前用不锈钢制作一长方形平底漏盘,漏盘大小约为 37cm×27cm,盘底钻若干小孔,孔径约 2mm,孔距约 2cm,以备漏水之用。另备一稍大之托盘(搪瓷盘即可),以备盛水之用。将漏盘放在托盘内,再用一块真丝绸布平坦地覆盖于漏盘之表面,即上面为绸布,中间为漏盘,下面为托盘。将微粒皮在生理盐水中分散,然后倾注于绸布上,加生理盐水至漏盘中,约为漏盘的 1/3 或 1/2,双手提起托盘,缓缓倾斜,使微粒皮接触到绸布后,再遇水则漂于水面,漂于水面的绝大部分表皮面向上;使其均匀分散在水面上后,双手提起漏盘,盐水渗过绸布,通过漏孔,缓缓流入托盘,微粒皮均匀地沉在绸布上,表皮面仍向上;将绸布取出,附有微粒皮的一面覆盖在同种异体皮的真皮面上,用手轻轻按压绸布,使微粒皮转移到同种皮上,此时微粒的表皮面与同种皮真皮面接触,微粒皮的真皮面与同种皮方向一致。这样,制备成附有自体微粒皮的同种皮即可移植到创面上。

2.微粒皮的外层覆盖物　由于自体微粒皮很小,如无良好的保护,不易附着在创面上,故微粒皮的外层需要覆盖物来保护。以同种异体皮效果最好,且要求质量好的同种皮覆盖。同种皮存活后,其中自体微粒皮亦存活,此时局部环境完全符合生理条件,适用于微粒皮分裂、增殖及向外爬行。多数病例在同种皮坏死脱落后,其下面的创面可完全愈合或基本愈合。

异种皮也可应用,一般多采用猪皮,此种皮易获得。但猪皮排斥较快,一般存活2～3周即排异,此时微粒皮尚未扩展融合,又出现创面,故在移植前需注意两点:①微粒皮的量要多。由于微粒皮密度大,融合快,当异种皮排斥时,暴露创面较少。②猪皮真皮面光滑,绸布上微粒皮不易转移其上,此时可在真皮面用手术刀划出很多纵横交错的沟痕,有利于贴附微粒皮。但因猪皮排斥早,易出现继发创面,故对大面积切痂创面不适用。

3.微粒皮修复创面的过程及临床效果　微粒皮很小,数量很多,如将1cm自体皮剪碎,可达到两百余粒微粒皮。当受皮面积与供皮面积之比为20：1时,分散在10cm创面上的微粒皮,则每厘米受皮区可有10粒自体微粒皮。微粒皮虽小,但间距很近,易于融合,节省自体皮,只需很少量的自体皮即可修复广泛创面。临床上受皮面积与供皮面积之比可达18：1,经45天左右创面即愈合。如供皮面积更少,受与供之比还可更大些。

(1)微粒皮修复创面的过程　积水潭医院在1985～1990年间对67例大面积烧伤患者的168个部位采用早期切痂微粒皮移植术,以及第四军医大学西京医院近年来移植10例的经验表明:用微粒皮移植覆盖的创面面积达40%～50%,最小者为10%以下;受皮区与供皮区面积之比最小为7：1,最大为18：1;创面愈合时间在35～55天之间。其修复创面的过程有两种类型:①行植皮术后,如同种皮存活,约1～2周后在同种皮上可见散在的斑点区,呈暗红后发黑,其下即为存活的自体皮微粒。同种皮上的黑斑逐渐扩大,融合成片,经4～6周,同种皮大部分呈干性坏死,但仍附着较牢固。待自体微粒皮已融合成片,异体皮完全变干脱落,创面愈合或留有小创面,经补充植少量自体皮或换药而愈。②同种皮存活后,自体微粒皮在其下生长、扩展,并逐渐融合成片。而同种皮仅有脱屑表现,无变黑、坏死、发干等改变,可能逐渐被自体皮所取代,其脱落过程不明显,直至创面完全愈合;也可能为同种皮的表皮成分脱落,真皮成分仍然残存在自体皮下。实验研究表明:残留在表皮下的异体(或异种)真皮,可以被巨噬细胞等吞噬,随着时间的推移而逐渐被吸收、消失。

(2)微粒皮移植后的治疗结果　微粒皮生长、扩展后互相融合,创面完全被覆盖,或残存小创面,经换药后迅速愈合。另一种类型是创面愈合约60%以上,尚残存较大创面,需补充植少量自体皮。再一种类型是异体皮移植后未存活,皮下积液、积脓,其下微粒皮部分存活,创面愈合在60%以下或完全未愈合。

微粒皮移植愈合后,创面比较平整,瘢痕较轻,这与微粒多少有关。微粒多,间距小,皮片融合后相互衔接紧密,形成的瘢痕就少。有的微粒皮过稀,愈合延迟,则瘢痕亦多(彩照25)。

总之,微粒皮肤移植术方法简单,操作容易,手术分工后可同时进行,时间大为缩短,且不需特殊设备,易于开展。要确保手术成功,必须将创面坏死组织彻底切除,止血应彻底,同种皮质量要好,包扎时所植皮片不要移动,术后受皮部位制动更好,这样才能保证微粒皮存活良好。

(五)表皮细胞的培养与移植

自1975年Rheinwald和Green发表了"人表皮细胞培养与移植"的有关文章后,引起了各国学者的重视,并开展了不少研究,取得了不少成绩。表皮细胞培养在医学上有很多用途,对外科领域来讲主要有以下作用:①对大面积烧伤患者,因皮源少,可经培养扩大皮源覆盖创面。②用于深Ⅱ度或混合度烧伤,创基残留上皮,按常规治疗愈合后即瘢痕增生。这种创面经控制感染后,植上培养的同种表皮细胞膜片,可增加细胞成分,以加速愈合,缩短疗程。如果异体细胞被排斥,而代之以自体细胞,则创面炎性反应轻,纤维组织形成少,晚期瘢痕少。③可作为异体器官移植排斥机制研究的常用手段之一。

体外培养的表皮细胞,在20世纪80年代中后期,不少国家已用作大面积烧伤创面的覆盖,并取得了一定经验。近年来,这种移植的病例增多,且用在部分整形和皮肤科患者,也取得了较好效果。由于自体表皮细胞培养和增殖至所需要的面积一般需1个月左右,不能满足大面积烧伤患者的早期需要,故临床应用受到限制;而对异体表皮细胞膜片移植后是否排斥等,至今尚无结论。不少学者正对如何缩短培养周期、应用方法、各种创面的选择、真皮的移植与否,以及临床和组织学随访与最终转归等问题进行深入研究。

1.表皮细胞的培养　表皮细胞培养是一个正在发展中的课题,由于各实验室的条件和培养后的目的不同,还很难肯定一个标准的理想方法。现大致上可将培养方法分为两大类:一是组织块培养法,二是细胞悬液接种法。

(1)组织块培养法　应选择正常皮肤。供皮者应无传染性、感染性、遗传性或恶性疾病。如为尸体皮,应在死亡后 6 小时内取得;如为大面积烧伤患者,则尽量在伤后 24 小时内取得,过晚,则在培养过程中,被污染的机会就会增多。在无菌条件下,取下中厚或全厚皮肤,放入含适量抗生素的 Hank's 平衡盐液或无血清培养液中即可作培养,或保存在 4℃左右的冰箱内,以不超过 6～12 小时为宜。

皮肤标本先用平衡盐液彻底冲洗 3 次,若为全厚皮,则要用剪刀剪去皮下脂肪或真皮深层,处理完毕,再用平衡盐液冲洗 1～2 次。用锐利剪刀将皮肤剪成小于 1mm 的皮肤碎粒,将碎粒分散分布于培养皿(瓶)的底部,各皮粒间最好相距 5mm 左右,尽量让真皮面朝下。在无菌条件下静置 15～30 分钟,待其略干,以增加贴附率,然后自培养皿边缘缓缓加入培养液,一般达 3～4mm 深即可。常用培养液为 DMEM(dulbecco's modified eagles medium)加 10%～15%胎牛血清,加入适量抗生素,一般为青霉素 100 单位/ml 及链霉素 100 单位/ml,置于 37℃CO$_2$培养箱(含 CO$_2$5%～10%)内进行培养,隔日或隔两日换液 1 次。在生长旺盛时,培养液应尽量隔日换液并适当增加培养液用量。

一般在培养后第 3 天,多数组织块边缘开始有表皮细胞生长,逐渐增多呈紧密连接的多边形细胞,胞浆均匀。1～2 周生长较快,有的生长速度可达每日 0.2～0.5mm。3 周左右多数可以连接成片,此时复层化速度加快。这种培养方法,当表皮细胞生长不佳时,1 周左右即在组织块周围长出成纤维母细胞,愈长愈旺,导致表皮细胞培养失败。

此法比较简便,易于实施,有一定的扩增面积效果。但扩增比例较小,生长速度较慢,易生长成纤维母细胞,很难得到不残留孔隙的完整细胞膜片。

(2)细胞悬液接种法　取皮的要求、清洗、修剪与组织块法相似。将清洗和修剪好的皮片,剪成 1mm×3mm 大小的皮条,放入 0.125%Dispase 溶液中,每 cm^{2}皮片加入 1ml,盖好瓶盖,放至 4℃冰箱 16 小时左右,取出揭下表皮,放入小瓶中,用 0.125%胰酶,在常温下作用 3～5 分钟,用吸管吹打,加入有血清的 DMEM 培养液,用滴管进行吸吹,离心,即得细胞悬液。调整细胞数至 10^5/ml,然后采用点状接种法接种,放入 CO$_2$箱约 4～5 小时,再加入适量的 DMEM 培养液,放入 CO$_2$孵箱中培养。每隔 1～2 天换液 1 次。一般在接种后 1 天,细胞贴壁良好;2 天可见集落形成,有新生细胞生长;10 天集落开始融合;2 周形成膜片;3 周左右即可供移植用。此法虽较复杂,但不易生长成纤维细胞,表皮细胞易生长,形成细胞膜片快。

为了增加表皮细胞的贴壁,不少人采用 3T3 细胞滋养层用于接种。3T3 细胞是来自小鼠胚胎瘤的纤维母细胞株,为 H. Green 实验室所选用的功能较稳定的一个亚系。用 3T3 细胞滋养层培养表皮细胞,可促进细胞的贴附和生长,并有抑制成纤维母细胞的功能。将这种方法培养的人表皮细胞膜片应用于临床,第 1 例近二十余年,尚未发现因其而造成的不良后果。其制备方法为:3T3 细胞培养接近生长成片时(约需 3 天),用致死剂量 60Gy(戈)γ射线照射后,1～2 天内可直接接种表皮细胞。

2.培养表皮细胞膜片的移植　经 Dispase 处理,从培养器皿上脱下的表皮细胞膜片呈略带雾状的透明膜,面积缩小 1/3～1/2 左右。由于膜片的韧性较差,移植时必须以油纱布作为载体,膜片的表面贴于油纱布上,基底面向外。移植于创面时,使基底面接触创面,膜片下不能残留气泡,四周固定,然后用多层纱布或碎纱布轻压包扎,严防皮片错位。移植后,如分泌物不多,则在术后 10 天内只需更换外层敷料,之后根据创面情况,潮湿则更换内层油纱,即可见一薄层呈乳白色的透明薄膜,以后渐增厚变成粉色。如油纱干燥,则不需更换,待其下表皮形成后常可自然脱落。愈合的创面,表面光滑平整,色素沉着轻。

培养的表皮细胞膜片抗感染能力很低,极易被创面的细菌所液化而造成移植失败,故受区应清洁、健康,一般在切痂后先用异体(种)皮敷盖创面。移植培养膜片时,将其敷盖物撕掉,止血、清洗后再植培养膜片。如系肉芽创面,移植前应用抗生素液湿敷,减少创面菌量,有利于移植成功。

3.培养表皮细胞膜片与"真皮"的复合移植　单纯培养表皮细胞膜片移植后,由于缺乏真皮,存活膜片极薄,易破,故进行了移植"真皮"的研究,在"真皮"上再植培养的表皮细胞膜片。常用的有两种移植方法。

(1)二次移植法　按常规进行异体中厚皮移植。3 周左右后,用纱布彻底擦去移植存活的异体皮的表皮,不损伤异体皮的真皮层,擦至有出血为止。用湿盐水纱布压迫止血后,按前述方法移植培养的自体表皮细胞膜片,妥善加压固定。另一方法为:用牛皮胶原与鲨鱼软骨的硫酸-6-软骨素共聚沉淀,经冷冻干燥等理化措施制备成具有一定孔径的海绵状薄膜,其孔径大小控制在 $50\sim150\mu m$,经戊二醛交联后表面附着一层可透气的硅胶膜而制成人工皮,其厚度应在 $0.3\sim0.4mm$ 之间,这样可通过受床组织液获得必需的营养。将这种人工皮移植于经切痂清理的创面,其贴附良好,受床的毛细血管也可长入。约 1 个月左右,将人工皮的硅胶膜撕去,把培养的自体表皮细胞膜片植在合成的人工皮上,按常规包扎。

(2)一次移植法　人工"真皮"制作同前述。在制备好的胶原-硫酸软骨素膜的多孔面培养纤维母细胞至接近成片,然后在膜的无孔面接种自体表皮细胞膜片,培养 4 天,用油纱布覆盖于复合物的表皮细胞侧,复合移植的抗牵拉强度比中厚皮片的强度差,将其边缘与创缘相缝,能保证移植物良好地固定于创面。另一方法为:将异体真皮的深层切取呈 $0.3\sim0.4mm$ 厚,放入 0.25% 的胰蛋白酶中,将盛器放入 $45\,^{\circ}\!\mathrm{C}$ 温水中,热消化 3 分钟,取出用生理盐水冲洗两次,洗去胰酶,将这种真皮移植在创面上,用 3-0 丝线将四周边缘固定,其上再植培养的自体表皮细胞膜片,用湿纱布轻轻加压固定。移植后 10 天左右,表皮细胞各层分化良好,表皮已明显角质化,真皮内已有毛细血管生长及纤维细胞长入。术后 4 周其表面柔软光滑,表皮真皮界面已开始有表皮钉突形成,但无皮肤附件发生。这种真皮复合物移植后的转归尚不十分清楚,仍需进一步观察研究。

总之,培养的表皮细胞膜片的移植与应用,对大面积烧伤创面的封闭和一些整形外科的治疗有重要意义,但目前有些问题尚在研究之中。如对扩增速度和培养所需时间较长,满足不了患者需要这一情况,目前有用转基因的方法,如将表皮细胞生长因子和碱性成纤维细胞生长因子基因转染角朊细胞膜片,加快表皮细胞的培养速度,以缩短时间。培养表皮细胞膜片与"真皮"的复合移植后的转归,以及培养的异体表皮细胞膜片移植后的转归有待于进一步观察研究。

第三节　特殊部位小面积深度烧伤创面的修复

一、手部深度烧伤的处理

手为人的劳动器官,且为暴露部位,占体表面积的 5%。手部烧伤机会最多,国内统计手烧伤发生率为 44%,有的医院报告高达 80%。手烧伤中手背烧伤最常见,其次是手的大小鱼际部位。儿童多因无知,用手抓热的物品而烧伤手掌。手的结构精细,深度烧伤后常遗留畸形和功能障碍,严重者可失去工作和生活的自理能力。故治疗手烧伤,不能仅满足于创面愈合,而应尽可能保存更多的功能,以利于患者今后的工作和生活。

(一)手背烧伤的特点

手背的皮肤薄而柔软,皮下组织疏松,富有弹性而便于关节屈曲,握拳时的面积较伸直时增大 25%。因皮下组织少,只有一薄层疏松结缔组织将皮肤和下面的伸肌腱、关节囊及关节韧带隔开,且静脉丰富,故手背烧伤的特点是:肿胀明显,深度烧伤较多,易波及肌腱、关节和骨骼。由于手指背侧在指间关节部位几乎无皮下组织,该处常累及肌腱和关节囊,故手指常呈干性坏死。深度烧伤愈合后,常伴有挛缩畸形和功能障碍,典型表现为指间关节过度屈曲,掌指关节过度背伸,手掌向前突出,拇指内收,掌弓消失,称"爪形手"畸形(彩照26)。形成这种畸形的原因是第 2～5 指的指总伸肌腱与各指间关节囊融合在第 1 指间关节近侧分成 3 束,中央束止于第 2 节指骨基底,双侧束与骨间肌腱和蚓状肌腱合并止于第 3 指骨基底,指间关节囊烧伤时中央束往往被烧毁。

(二)手掌烧伤的特点

手掌皮肤有很厚的角质层,耐摩擦,无毛囊和皮脂腺,有丰富的汗腺,掌中央皮下组织有许多纤维隔将皮下脂肪分成小叶,脂肪小叶和结缔组织将掌腱膜和屈肌腱紧紧地连接在一起,使手掌在抓物时不易滑动。一般说来,除儿童外,手掌均不易被烧伤,但若直接接触热源、电源、化学药品等也可烧伤。烧伤程度一般不太深,如有时呈蜡白色似Ⅲ度烧伤,经换药也可自行愈合。若为深度烧伤合并感染时,手掌肿胀受到限制,表现为手背肿胀。手掌烧伤常见畸形为瘢痕挛缩畸形,多为手指屈曲不能伸直,或手指和手掌粘连,严重者呈拳状挛缩畸形(图 18-2)。

(三)手烧伤的处理

1.改善局部循环　手部深度烧伤,尤其是环状烧伤,焦痂束缚,组织水肿,易发生缺血性坏死。为防止血循环障碍进一步加重,减轻水肿程度,应尽早进行早期焦痂切开减压,抬高患肢,以改善手的血液循环。

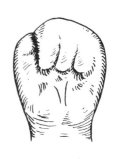

2.尽快消灭创面　是处理手部烧伤的最根本原则,也是最大限度地保存手功能的根本措施。若深度烧伤坏死组织不清除,则易造成感染,故只要全身情况允许,宜尽早削除或切除手部坏死组织。一般以伤后2～5天为宜,此时休克期已过,创面又无明显感染,皮下水肿界限较清楚,术中出血少。切痂时可根据烧伤深浅,决定用浅切还是深切,手部如有深Ⅱ度烧伤区应一并切除,以免日后瘢痕增生。切除后的创面,用自体筛状皮移植,皮片拼接以横形为宜,在缝合中厚皮片时指蹼处应尽量拉紧,并与皮下组织缝合固定,避免指蹼过长或形成假蹼。术毕,创面盖网眼纱一层,每个手指用纱布缠绕,手背敷盖大量松散的湿纱布和干纱布,再用绷带加压包扎。

图 18-2　烧伤后手部拳状挛缩畸形

因某种原因早期未能手术者,伤后 2 周内仍可切痂,但易感染,故在术前应加强浸泡,切痂前后用 1.5% 过氧化氢溶液、1∶1 000 苯扎溴铵、外用盐水反复清洗 3 次,可使创面细菌减少到 $10^3/g$ 以下,仍可植大片筛状自体皮,且能良好存活。

关于肌腱、骨骼、关节的处理:肌腱未烧毁应予以保留;如果烧伤很深,肌腱、骨骼、关节均有烧伤,不宜植皮,可应用皮瓣修复。如指背烧伤深,指掌侧组织较好,在早期切痂时,手指痂不必切除,等伤后 3 周左右再行去痂,咬去坏死指骨,即可见骨髓腔已充满肉芽,指间关节可能外露。此时可用消毒铝片将指间关节固定呈伸直位,使关节腔隙缩小,再行薄皮片移植,直至皮片完全存活才去掉固定铝片。如果手指环形的深度烧伤已干涸,则可在尽量保留长度的情况下行截指修整。

全手深度烧伤一般较少见。如有供皮区,应早期切痂植大张中厚皮片。虎口处植皮时,皮片应作"W"形交叉缝合;各指蹼皮片作"V"形插入;手指环形植皮时,皮片交接处在手指侧面,作多"Z"形连接缝合;腕部环形植皮,皮片亦应作多"Z"形修剪成锯齿形缝合。

术后 3～5 天揭示伤口,如有血肿或血浆肿,则行清理,血肿较大则补充植皮,过 3 日再换药。待皮片100%存活,即可浸泡于温水中,进行手部功能锻炼。

3.防止感染　手部深度烧伤后,如处理不当,可因创面感染而加重烧伤深度,使深Ⅱ度变成Ⅲ度,严重者可毁损肌腱及关节,拖延愈合时间,使手丧失功能。

预防感染的措施,重点应放在局部,如尽早清除坏死组织、外用有效抗生素、及时植皮等,均可取得良好的效果。

4.最大限度恢复手的功能　①应保持功能位。除深度烧伤造成患肢功能障碍外,患者怕疼,常将手置于非功能位,久之则造成畸形。另外,由于治疗不当,未行分指包扎,手指创面紧贴,五指粘连,可造成畸形愈合。手的功能位如何维持:在治疗时,应将手包成半握拳式;治愈后可用夹板或牵引支架及早纠正。保持伤手的功能位:如涉及腕关节,单纯手背烧伤者宜掌屈,手掌烧伤者宜背伸,全手烧伤宜保持中位;涉及掌指关节,此关节应屈曲呈 80°～90°,使侧副韧带保持最长位置;手指背烧伤者应取伸直位,全手烧伤呈半握拳位;拇指宜保持外展、对掌位。②早期活动。手部烧伤愈合后,即每日将手浸泡于温水中,在水中活动,戴弹性手套或用牵引支架,并鼓励患者自理生活,增强与伤残作斗争的信心和勇气,逐步做些家务劳动,使手能有更多的锻炼机会。如能持之以恒地锻炼,将最大限度地恢复手的部分或全部功能,使后期整复手术能获得满意效果。

(四)手部热压伤的处理

热压伤(hot crush injury)是指由热接触伤及挤压两种因素所造成的损伤,其皮肤有烧伤,伤区软组织包括血管、肌腱、神经等均有挤压伤,或伴有皮肤撕裂伤,严重挤压可导致掌骨和指骨骨折。热压伤多发生于手背和手指背,局部大多为Ⅲ度烧伤,常伤及深部肌腱或骨骼。血管壁受挤压后,累及静脉,引起回流障碍,水肿明显,动脉血管壁受损,导致继发性、进行性血管栓塞,使坏死范围扩大。临床表现为伤指端充盈不良,由发绀逐渐变为黑、凉及坏死,并渐向近端发展,使手指或手大部分坏死。处理前应详细了解挤压的原因、程度、接触温度的高低和时间等,伤手应行 X 线摄片以了解有无骨折,这些均有助于对伤情作出正确的判断。

热压伤治疗应行急诊手术,尽早彻底清除烧伤和损伤组织,根据清创后组织损伤的程度和范围,决定修复缺损的方案。如果仅伤及皮肤,清创后即可行游离植皮;如累及肌腱、骨骼、关节时,则先行骨折复位克氏针固定,后选择合适的皮瓣修复缺损。一般常用下腹部直接皮瓣、髂腰部皮瓣、脐旁皮瓣等修复,皮瓣下放负压引流,后将手放置于适当位置,使皮瓣不受牵拉,不折叠,用石膏固定。手术成败的关键为:①手术时清除坏死组织一定要彻底,尤其是急诊手术时常不易判断,而致清创不彻底,术后发生继发性坏死。②术中应用 1.5%过氧化氢溶液、1:1 000 苯扎溴铵、生理盐水反复冲洗,可减少术后感染。③一定要放负压引流,以防局部积液或积血,影响皮瓣存活。④术后应用低分子右旋糖酐加丹参或用山莨菪碱静脉滴注,以扩张血管,改善手部循环。⑤全身使用抗生素抗感染。⑥密切观察皮瓣血供。一旦皮片或皮瓣存活,立即开始手的功能锻炼。热压伤常累及肌腱、骨和关节,故晚期常发生掌指关节和指间关节强直,需行掌指关节成形或指间关节用克氏针固定于功能位,使其最大限度地恢复功能。

二、面部深度烧伤的处理

面部为暴露部位,易遭烧伤,据统计发生率为 52%左右。面部皮肤细嫩,组织疏松,移动性大,血液循环丰富,有丰富的汗腺和皮脂腺,在颊部形成颊脂体,皮下有大量的血管和表情肌。颜面部各器官之间都有一定的相互关系,但在功能、活动方式、部位与邻近关系等方面,又都有其独特性。这些组织结构与面部烧伤后治疗的选择有密切关系。

面部烧伤后,由于组织疏松,血管、神经丰富,伤后水肿较剧,伤后 48 小时达最高峰,面部变形,眼不能睁开,重者使眼睑外翻,口唇肿胀似鱼口状,张口困难。一般在 48 小时后开始回收,肿胀逐渐消退。深度烧伤时,由于Ⅲ度焦痂硬,外观肿胀不明显,水肿向咽后壁扩展,有时压迫上气道或阻塞咽喉部,引起上气道梗阻。五官分泌物和进食易污染口周围及面部创面,故需及时清理。面部烧伤患者全身反应强烈,尤其是小儿,常易发生高热、惊厥、抽搐等症状。面部烧伤后愈合较身体其他处快 3～5 天。

面部烧伤后渗液多,液体复苏量以面积计算,一般要比其他部位相同面积的多。如小儿头面部烧伤第一个 24 小时,需补给的胶体和电解质溶液量应大于每 1%烧伤面积 2ml/kg。

面部深Ⅱ度烧伤,由于该部位血循环丰富,毛囊较多且深,有时外观似乎为Ⅲ度烧伤,结果可自行愈合。面部Ⅲ度烧伤,一般不采用早期切痂植皮,因早期深度不易判断,切痂平面不清,且出血多。伤后 2～3 周,焦痂分离时,将坏死组织彻底清除,分区用大张皮片覆盖,能取得满意的效果(彩照 27)。如已形成肉芽创面,术前应湿敷 2～3 日,术中刮除肉芽和坏死组织,反复用 1.5%过氧化氢溶液、1:1 000 苯扎溴铵和外用盐水冲洗,再行分区大片皮游离移植。如烧伤仅伤及皮肤全层,也可行早期切痂,植皮方法同上。以上 3 种植皮方法,如果植皮全部存活,则效果一样。在植皮时应注意以下几点:①坏死组织清除应彻底,如有深Ⅱ度烧伤,应一并切除。②所植皮片应为 0.3～0.4mm 厚,不宜太薄,切忌打洞。③皮片排列应分区,其缝合处要用小针细线仔细缝合,以减少瘢痕形成。④植皮存活,伤口完全愈合后,即可进行面部皮肤护理,以减少皮片色素沉着及挛缩。如出现睑外翻,可行外翻矫正植皮;如发生小口畸形,可行小口加大等。⑤鼻部切痂植皮后,鼻孔应用橡皮管支撑,以防皮片挛缩,影响鼻孔外形。

眼睑全层烧伤,应在面部植皮愈合后行眼睑再造。局部无条件设计皮瓣者,可用下述两种方法进行眼睑再造:①将眶隔脂肪和穹隆部的结合膜游离,向下牵拉至睑裂处,其上行游离植皮,植皮存活后效果好。②将穹隆部粘膜向下游离,行示指背皮瓣转移再造眼睑。

三、会阴部深度烧伤的处理

会阴部较隐蔽,一般不易烧伤,一旦接触热源,则常为Ⅲ度烧伤,据统计约占 20%。该处易被大小便污染,较易感染,故烧伤后应剃去阴毛,清除污物,两下肢充分外展,使会阴部完全暴露,保持干燥。会阴部高低不平,切痂平面不易掌握,且出血多,一般不宜早期切痂,多等待焦痂自行分离后,刮除肉芽,反复清洗,再行大片筛状皮游离移植,其上盖网眼纱和较多纱布行加压包扎,两腿用髋人字石膏固定。为了减少大小便污染,应做到:①术前清洁灌肠;②术后给服鸦片酊;③留置导尿;④口服无渣全流质饮食;⑤如为阴茎植皮,术后应口服己烯雌酚,防止阴茎勃起;⑥阴囊如为Ⅲ度烧伤,清除坏死组织后应尽量缝合,并放负压引流,如睾丸已被烧坏,则应一并切除。

四、足部深度烧伤的处理

足部深度烧伤后,应同手烧伤一样予以重视,最大限度地保存和恢复足部功能。如治疗不当,常会造成严重畸形,如足下垂、蹠趾关节脱位和引起马蹄内翻足等。

足部烧伤以足背烧伤较多见,且常累及踝部和跟腱部位。这些部位烧伤,切痂时如深部组织未烧毁,应尽量保留腱膜或腱膜上的软组织,足底尽量保留有活力的纤维脂肪垫,其上行中厚游离植皮,包扎后固定于功能部位(彩照 28)。如烧伤累及深部组织,伤口很深,则行皮瓣修复。

第四节　电烧伤的治疗

随着电能在生产、生活中的应用日益广泛,电损伤的发生率亦随之增加。它在致伤机制、病理生理及临床治疗等方面有其特点,与热力烧伤显然不同,故称为特殊原因烧伤。

电源对人体的损伤作用,其机制归纳起来有热效应、刺激效应和化学效应 3 个方面,目前对热效应知道得较为清楚。人体是电流的导体,不同组织和器官的电阻也不同,从小到大依次为血管、神经、肌肉、皮肤、脂肪、肌腱和骨组织,这是电流传导途径上电能对组织细胞的直接损伤作用,其损伤又分真性电损伤和电烧伤;另一种系触电时通过神经反射、体液因素或组织破坏毒素等引起的损伤,系间接的全身作用。

一、电烧伤的诊断及分类

电流对人体造成的损伤总称为电损伤(electrical injury)。其表现及致伤机制多种多样,但主要是电热效应造成机体组织高温烧伤,所以文献及临床习惯上常称为电烧伤(electrical burn)。人体在触电一刹那,神经系统会受到强烈的刺激,特别是电流直接通过头部,可造成伤员晕厥跌倒、神志丧失、肌肉痉挛抽搐,甚至呼吸、心跳暂停,类似于用电治疗精神病患者时的"电休克"样表现,俗称"电击",故也有人把电损伤叫电击伤。严格来说,电击伤可以没有体表组织的毁损,主要是针对呼吸、循环及神经系统症状进行内科处理。电烧伤患者通常有电休克,而电击伤患者可能没有组织烧伤,因此目前国内外多以诊断电损伤为总称,通常以电烧伤诊断有创面的电损伤患者,而单纯触电无外科情况者则诊断为电击。电热效应引起组织烧伤又有两种情况:一是人体直接接触电源,电流顺利通过组织产热,由于电流在人体的入口及出口处密集而造成高温烧伤,在人体传导径路上由于电流分散可不发生明显的组织烧伤。此种情况常发生在人体先接触电路,再突然通电,或人体直接倒伏在电路上。另一种情况是人体接近高压电源而尚未直接接触,由于高压电流强电场感应作用造成人体和电路之间隙中本来不易导电的空气电离而发生放电,"击穿"空气间隙,此时人体虽未直接接触电源,却在放电瞬间有电流通过人体,在电流的入口及出口,产生强烈的电弧放电,随电压及电流强度等情况的变化,温度可达数千甚至上万度,造成严重的组织烧伤。因此,过去文献上常常强调的"接触"电烧伤,实际上可分为直接接触型和击穿接触型两种。

电路上电弧放电或电火花的高温或被两者引燃衣物,可造成人体烧伤,这种烧伤无入口出口组织毁损而类似于热烧伤,实际上不属于电烧伤。在实际情况中,上述各种致伤机制常常混合存在,伤员可表现为较大面积烧伤,而又同时有典型的电烧伤表现。

近十余年来的研究表明:电流通过人体或人体在强电场中可造成机体组织细胞蛋白质电离变性,尤其是细胞膜的损伤,在细胞膜上可造成"微孔",形成渗漏、破裂、溶解,细胞器变性、坏死,其中长形的肌肉及神经细胞较圆形结缔组织细胞对这种损伤更为敏感。这可以用来解释触电后一些迟发的损伤,如肌肉的渐进性坏死、迟发的神经麻痹和脊髓损伤等。文献上有人把这种非电热效应产生的损伤称为"真性电损伤"。

笔者将上述各种电损伤的名词诊断及受伤机制概括如图 18-3。

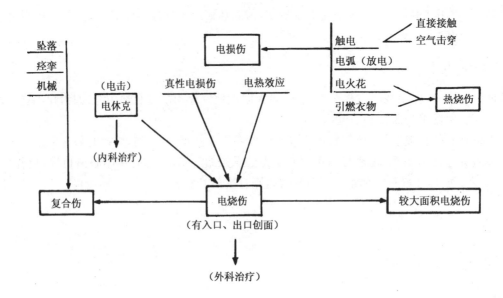

图 18-3 电损伤分类及致伤机制

电流通常可按直流电、交流电或低压、高压来分类。民用直流电(如汽车的蓄电池)或低压交流电(如民用110V、220V 电压)造成的电烧伤,组织毁损范围小,程度轻,通常多为触电入口手指小块深烧伤,偶可造成手指坏死。如故意缠绕手足通电自杀,或其他原因通电时间较长,也可造成整个手足环状深度烧伤而致缺血坏死。

临床上电烧伤病例绝大多数由高压交流电引起,国内外报道占电烧伤的 90%以上。通常电工学对电压在 1 000V 以上的称为高压,现代电力工业送电在 1 万伏到几十万伏之间。高压电流电烧伤组织毁损范围大,程度重,有的人在触电现场即死亡。触电伤员在电流入口、出口处常有较大面积的深度烧伤,除皮肤全层坏死以外,还损及肌肉、骨骼、神经,甚至伤及胸腹腔内脏器。

电烧伤伤口常呈口小底大的倒锥形,深部组织损伤范围常被低估,肌肉可有渐进性坏死,神经系统可发生迟发性损伤;组织坏死界限不清,清创不易彻底,创面易感染;大血管可立即或逐渐有血栓形成,或管壁烧伤坏死突然发生大出血。诸如此类的原因都使高压电烧伤的治疗成为外科临床工作中的一大难题。

二、颅骨电烧伤的早期修复

头部高压电击伤常致头皮全层和颅骨烧伤,严重者可伤及颅骨内板、硬脑膜和脑组织,治疗较难。一般可通过颅骨钻孔来探测判定颅骨电烧伤的深度。传统的治疗方法,是将颅骨烧伤周围的头皮烧伤切除植皮,再根据颅骨烧伤大小来决定治疗方法。传统的治法有:①坏死颅骨钻孔,即用 1cm 的颅骨钻头,钻出孔洞直径为 1cm,间距为 0.5cm,钻通颅骨外板至板障,等长出肉芽组织后,去掉孔间坏死颅骨,行刃厚皮移植。②待伤后 4～6 个月坏死颅骨分离,揭去死骨,行刃厚植皮。这种方法费时长,患者需长期换药,不是理想的治疗方法,有待改进。

在临床中,如患者入院早,或入院虽晚,但局部感染不严重,均应根据坏死颅骨面积的大小,或彻底清除坏死头皮及颅骨表面的坏死组织,行局部头皮皮瓣转移;或用吻合血管的游离皮瓣、肌皮瓣或大网膜修复创面。孙永华等介绍,坏死颅骨不必切除,只要将坏死颅骨表面稍予凿除,保留死骨支架,一期皮瓣修复,仍可获得满意的愈合;死骨在血供良好的皮瓣覆盖下,可逐渐被吸收。如仅为外板烧伤,则可由基底或周边正常颅骨生长修复。如为颅骨全层坏死,仍可由硬脑膜外结缔组织的成骨作用修复,不致形成颅骨全层缺损。如死骨已有感染分离,则应去除死骨,这种手术愈早愈好,因创面感染轻,手术成功机会大,不仅可缩短疗程,更重要的是能减少患者痛苦。在硬脑膜上植皮,愈合后即在正常头皮处埋置扩张器,扩张后用钛网或自体骨行颅骨修补,并作头皮皮瓣转移。在颅骨电烧伤治疗时,应根据病情,合理选用抗生素,以防颅内感染。

三、面部电烧伤的治疗

1. 眼眶部骨组织烧伤,应待其自然分离后在肉芽创面上行游离皮片移植。

2. 上颌窦和筛窦烧伤,应早期清除坏死之骨骼和粘膜,并充分引流,以防感染向颅内蔓延。

3. 面颊部电烧伤,若未伤及全层,可按一般方法进行清创植皮。如烧伤造成洞穿性缺损,且常致颞颌关节外露,其治疗目的一是修复洞穿性缺损;二是要保护颞颌关节治疗后关节不强直,张闭口功能好。以往对这类患者的治疗,采用早期消减创面,遗留洞穿性缺损,晚期整形,手术时间很长,且颞颌关节由于长期暴露后易感染,形成僵直。根据现在的治疗体会,如果患者烧伤仅局限在头面部,且为洞穿性缺损,颧骨弓和下颌骨也外露,在休克期过后,即可按照面颊部缺损的需要,设计胸肩峰皮瓣,进行延迟,同时于洞穿性缺损相应部位行游离皮移植(彩照 29),并清除面部坏死组织,能植皮的创面尽量植皮,口腔用五合板制成阶梯形(图 18-4),逐步张大,固定于张口位。术后 2 周左右,彻底清除面部坏死组织,咬除或用骨刀剔除死骨,反复清洗。将延迟皮瓣掀起,转移至面部。转移时,先缝合衬里的皮肤与粘膜,应分两层缝合,缝合要严密,以免愈合不良形成窦道;然后再分层缝合转移的皮瓣,皮瓣下放置负压引流。手术后,患者向健侧侧睡,用 10%康旺漱口液清洗口腔。若患者漱口困难,可将

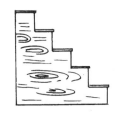

图 18-4　阶梯形木板

橡皮管插入,用空针将漱口液注入,停顿片刻,用吸引器将口腔水吸出,每 6 小时 1 次,每次重复 3 遍,以控制口腔厌氧菌感染。笔者先后作了 3 例,均取得良好效果,颞颌关节活动正常,外形尚满意。

四、胸部电烧伤的治疗

对胸部电烧伤应根据烧伤深度的不同来进行相应处理。

1. 胸部电烧伤未伤及深部组织,可切除焦痂,游离植皮。

2. 胸壁全层烧伤但未发生气胸者,宜行保守治疗,千万不要急于将坏死肋间肌和肋骨切除,而应待其自然分离及胸膜产生粘连。如伤口周围有正常组织,可再行皮瓣转移修复;若无正常组织,则行游离植皮修复。

3. 胸壁洞穿性电烧伤伴开放性气胸,在急救时应用无菌敷料填塞洞穿部位,使开放性气胸变为闭合性气胸;同时作胸腔闭式引流和全身补液治疗,积极准备急诊手术。待患者一般情况好转,各项准备就绪,即可进行扩创,清除坏死组织,行皮瓣转移。若胸壁缺损范围大,难以用皮瓣修复,则可行背阔肌肌皮瓣、腹直肌肌瓣或大网膜移植,以修补胸壁缺损。术后需重视患者胸腔内感染,根据病情合理选用抗生素。

五、腹部电烧伤的治疗

腹部电烧伤应视病情轻重和复杂程度来选择治疗方法。

1. 单纯腹壁电烧伤未伤及腹膜,在病情允许时,可行坏死组织切除,根据创面大小,采用游离植皮或局部皮瓣及阔筋膜张肌皮瓣转移修复。

2. 全层腹壁和腹膜烧伤,或并发内脏穿孔者,常有急腹症症状及体征,一般能及时诊断,确诊后应及早进行剖腹探查,查清腹腔脏器的损伤情况,修补穿孔处。如穿孔较多,且有坏死,则需行坏死肠段切除。根据切除长度,再决定是否行肠吻合或肠外置。腹膜缺损,可用阔筋膜、一侧腹直肌前鞘、戊二醛牛腹膜、国产丝绸等修复缺损,再用皮瓣修复腹壁。如有其他脏器损伤,则应视其损伤程度,决定手术方案是修复还是切除。对大面积腹膜缺损,可用大网膜固定于缺损的腹壁周围,封闭腹腔,并在大网膜上行游离植皮。

病例:梁某,腹壁电烧伤,左腹壁两处全层缺损,肠管外露,剖腹探查见空肠有 7 处穿孔,回肠 4 处穿孔。切除坏死肠段 3 段共 46cm 与坏死大网膜,行结肠造瘘,腹壁创面行游离植皮(彩照 30),静脉高营养支持并滴注大量抗生素,以控制腹腔内感染,患者痊愈。3 个月后,关闭结肠造瘘,行肠吻合,原腹壁缺损再行游离植皮。此次手术切去瘢痕与所植游离皮片,行阔筋膜张肌皮瓣转移。

六、上肢电烧伤的治疗

手接触电源机会最多,且常为电击伤的入口。腕部及前臂远端的皮肤及皮下组织薄,当手触电后,肌肉发

生痉挛,不易脱离电源;而长时间的电接触烧伤,极易造成尺、桡动脉损伤,腕部神经损伤及旋前方肌等深部组织坏死,局部水肿严重,筋膜下压力很高,伤后数小时甚至数天后可出现血循环障碍。

入院后应立即行腕部焦痂切开减张术,注意作腕管和腕横韧带减压,有助于神经功能的恢复。上肢电烧伤时,通过血管的电流较其他组织为多,易产生局部血管壁损伤,导致血管栓塞,肢体坏死。一般血管壁为节段性损伤,腕部较重,其后逐渐减轻或正常,至肘、腋部又出现不同程度损伤。重者往往导致血流中断,肢体远端坏死,截肢率高,可达 40%~65%。

(一)上肢电烧伤的手术时机

电烧伤患者常有心、脑、肾等脏器合并症。入院后,应首先采取抗休克及保护心、肾等综合治疗措施,待全身情况稳定后再进行手术,一般在伤后 3~10 天施行。但如果患者情况允许,没有严重并发症,手术则愈早愈好,以免发生严重感染。

在未手术前,创面应保持干燥,可涂 1%磺胺嘧啶银或 3%碘酒,使其干燥,避免糜烂,以防止感染。

(二)电烧伤后深部组织烧损的识别

1. 活组织染色法　在手术前 48 小时,经健康皮肤向焦痂下浸润注射美蓝 2~4ml(20~40mg),用药剂量不超过 1~2mg/kg,使组织着色。美蓝在健康组织内通过血循环可被吸收而从尿中排出,坏死组织着色后不被吸收,故可作为辨认坏死组织的指示剂。此外,还可采用冰冻切片、动脉造影、同位素扫描等技术,来鉴别健康组织与坏死组织,但对临床用处不大。

2. 临床识别原则　①烧伤的肌肉呈熟肉样苍白,刺激时不收缩,切割时不出血。在止血带下手术,烧损血管所供给的肌肉由于血管栓塞,血液不能排空,肌肉呈现红色;而健康的肌肉由于驱血后血管排空,反而显示苍白缺血。放松止血带,肌肉呈现相反颜色,借此亦可鉴别肌肉烧损与否。②肌腱和神经烧损后颜色改变不大,与健康神经和肌腱相比,烧损的神经和肌腱失去原有光泽,呈灰白色。放松止血带后,在肌腱周围和神经被膜上可见伴随的微小血管,观察血液是否流通,则有助于判断。③对烧损血管平面的判断。电烧伤后血管损伤的程度分 4 种:a.内皮细胞轻度损伤,下层水肿,外观颜色正常,搏动好;b.内皮层有剥离,弹力纤维部分断裂,血管腔稍有扩张,粗细不匀、色紫,可见小出血点,搏动弱;c.内膜烧损,中层平滑肌变性,管径变粗、色紫,有血栓形成,无搏动;d.动脉壁全层坏死,或变细,或变硬,如条索状,血供中断。根据沈祖尧临床显微血管手术和实验中电镜观察及钟德才的临床观察,一致认为单纯血管内膜损伤远远超过肉眼观察到的血管壁损伤的范围。血管内膜损伤处虽不致发生血管破裂大出血,但可发生血管栓塞。

(三)电烧伤手术探查的范围与方法

高压电造成的传导性电烧伤,在电流的入口处及出口处皮肤被烧焦呈炭化状,并造成深部组织的热损伤。其电烧伤伤口小,深部组织烧损的范围大,多限于屈侧,烧损的深部组织与解剖层次并不相符,而是与电流走行的直线方向一致。有时肌肉浅层坏死,深层正常;有时仅少数几个肌束部分坏死;有时大部分肌肉正常,而深部组织、血管、神经、肌肉等坏死范围参差不齐,极为复杂,这给清创带来了困难。

清创方法:目前国外对电烧伤创面的处理方法,通常是早期行焦痂和筋膜切开减张术,减轻因肢体肿胀压迫引起的血循环障碍,减少组织和肢体坏死。有人认为电烧伤有进行性扩展性肌肉坏死,肌肉在初期清创时显示出血,以后很快坏死,故认为早期清创,不可能把所有坏死组织一次性彻底切除,主张先用异体皮、生物敷料暂时覆盖,以后每隔两天反复探查清除坏死组织,直到切除所有无活力组织,采用自体皮移植或皮瓣修复,封闭创面。我国学者则主张手术清创愈早愈好,坏死组织清除越彻底越好。

1. 切除焦痂及其周围的深Ⅱ度烧伤皮肤,然后向上下两端,尤其是向肿胀的近心端延长切口,充分暴露烧损的深部组织。如腕部屈侧电烧伤时,应逐层探查屈腕肌群、指深屈肌群、指浅屈肌群、拇长屈肌和旋前方肌,探查神经、血管受损情况。

2. 彻底切除失去活力和间生态的肌肉组织,防止进行性肌肉组织坏死及引起继发性感染。尽可能保留一组屈肌群,最好保留指深屈肌腱和拇长屈肌腱,争取保存屈指功能。坏死的旋前方肌应切除,以避免或减轻后期瘢痕挛缩造成前臂旋前畸形及旋后功能障碍。

3. 对于烧损的正中神经、尺神经、桡神经等,除明显液化、感染、坏死者需要切除外,对神经连续性存在的病例,应保持其完整,用血液循环丰富的组织覆盖,待创面愈合后经随访并进行电生理检查,无恢复者,晚期再进行修复。

4.腕部以上尺、桡动脉坏死栓塞,应予以切除,可采用大隐静脉移植,重建血循环通道,效果较好。

(四)上肢及手各部电烧伤后的处理

上肢及手是人类工作、劳动、日常生活中活动最多,也最容易遭受电烧伤的部位,有资料表明,上肢电烧伤的病例可占到电烧伤病例的94%以上。现将腕、掌、指、肘、腋等部电烧伤后的处理分述如下。

上肢触电时手部多因持物呈握拳状,即使空手时也因触电强烈刺激肌肉痉挛造成握拳、屈肘及上臂内收,因而引起典型的腕、肘、腋三节段损伤(图18-5、彩照31)。其中手腕部组织损伤最重,肘、腋部屈侧被认为是继发电弧放电引起烧伤,损伤程度较轻。严重的上肢高压电烧伤可为前臂以上,甚至是上臂整个肢体炭化坏死,不得不截肢。

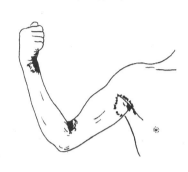

图18-5　上肢电烧伤腕、肘、腋三节段损伤

部分病例在三节段损伤之间的前臂、上臂尚有完好皮肤存留,但皮肤之下的深部肌肉等组织损伤连成一体,肢体严重肿胀,切开减张,可见肌肉呈熟肉样表现。这种病例处理十分棘手,感染严重,修复困难,往往也以截肢告终,即使勉强保留下来也只剩下毫无功能的一段残肢。

单纯上肢伸侧的电烧伤较少见,由于手背及前臂伸侧组织结构较屈侧简单,肌腱滑动范围要求较小,主要神经、血管集中在屈侧,故修复较容易,功能恢复也较好。

1.手腕部电烧伤的分型、早期处理及预后　临床上把前臂远端、腕管以近部位的电烧伤称为手腕部电烧伤,或简称腕部电烧伤。绝大多数病例的创面以腕屈侧为中心,损伤最重,创面可偏向桡侧或尺侧,甚至累及腕背形成环状。腕屈侧有桡、尺动脉通过供应手部血循环,正中及尺神经在前臂远端及腕掌部行走比较表浅,支配手内肌,主导手部精细动作。行走于皮下的肌腱、屈拇及屈指浅深肌腱的正常滑动是保证手的主要功能,如抓、捏、握、持等的必要条件。因此,腕部电烧伤,轻则神经、肌腱损伤,手部功能障碍;重则桡、尺动脉栓塞,影响手部血液供应,甚至可引起手部血供中断,致手坏死。笔者根据多年对临床不同程度腕部电烧伤病例的病程演变过程、手术所见、治疗难易及预后的观察,特别是就手部发生缺血坏死可能性的大小,提出了可将腕部电烧伤分为Ⅰ、Ⅱ、Ⅲ、Ⅳ4型。简而言之,创面局限在腕掌侧的为Ⅰ型;整个屈侧烧伤并波及腕背的为Ⅱ型;腕部环状深度电烧伤为Ⅲ型;如手部中断血循环或大部分坏死则为Ⅳ型(图18-6)。腕部电烧伤各组织损伤情况见表18-1。

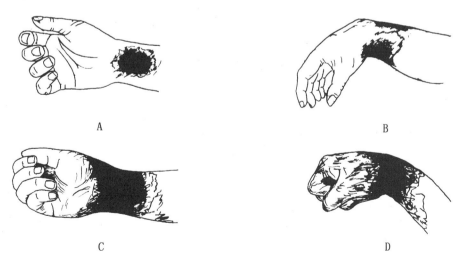

图18-6　腕部电烧伤分型

A.腕部电烧伤Ⅰ型　B.腕部电烧伤Ⅱ型　C.腕部电烧伤Ⅲ型　D.腕部电烧伤Ⅳ型

腕部电烧伤应该在全身情况稳定的条件下,尽早行手术去除坏死组织,立即用皮瓣等组织修复创面,以

表 18-1　腕部电烧伤的分型及其组织损伤程度

分型	皮肤	屈肌腱	正中神经	尺神经	骨间组织	旋前方肌	桡、尺动脉	骨间动脉	腕背动脉	手血循障碍
Ⅰ型	限于掌侧	＋	＋±	±－	－	＋	单根＋±	－	－	－
Ⅱ型	掌侧及部分背侧	＋＋	＋＋	＋＋	±		单或双＋＋	±	±	±减张后多好转
Ⅲ型	环状	＋＋	＋＋	＋＋	＋		双＋＋		＋	＋多呈进行性加重
Ⅳ型	手坏死或仅剩少量组织尚有血循环									

注：－，无损伤；±，轻度部分损伤；＋，明显损伤；＋＋，严重损伤。

避免感染，保存重要血管、肌腱、神经等组织，并为后期功能重建准备良好的皮肤覆盖。如全身情况不允许较长时间的手术，则可作暂时性焦痂切开减张，在腕掌侧作纵形减张切口，切开坏死的皮肤焦痂及深筋膜，并打开腕管，用无菌敷料或异体皮暂时覆盖，最长可等 2～3 天再作彻底的清创及修复手术。腕部电烧伤时桡、尺动脉的损伤可表现为栓塞或管壁烧伤轻重不等。当腕部桡、尺动脉有损伤时，水肿压迫及继发感染最易造成动脉逐渐闭塞，手部血循环中止。

腕部电烧伤动脉损伤的早期诊断依据为：①手部血循环障碍，如出现发紫、发凉，毛细血管反应迟缓，症状进行性加重，或经腕部及前臂深筋膜切开减张后，只有一过性好转（彩照 32）。但伤后早期手部无血循环障碍者，不能排除动脉有损伤。②肉眼观察创面深度，创口内有无断裂栓塞的血管。③用触摸及多普勒仪探测桡、尺动脉是否通畅。④用 Allen 氏血管通畅试验，轮流压迫及放松桡、尺动脉或同时压迫桡、尺动脉，观察手部血循环，并用多普勒超声血流仪测听手部动脉血流声，可分别判断桡、尺及骨间动脉是否通血。⑤术中探查动脉有无损伤，如有栓塞，管壁坏死，失去光泽及弹性，血管搏动微弱，血流缓慢，刺激后不收缩等，均为严重损伤的表现，即使暂时通血也极易栓塞。局部轻度损伤者，管壁有红染或变色，在有良好血循环组织的覆盖下，可保持通血并自行修复。⑥部分病例可作肱动脉造影术，显示前臂及手的动脉影像。如节段充盈缺损，血管腔扩张，腕管不光滑均匀，甚至呈串珠样等，均为严重损伤表现（彩照 33）。但动脉造影存在假阳性及假阴性，并有加速已有损伤血管栓塞的危险，故只可在少数病例中选择性应用。如腕部电烧伤伤后不久即发凉、发绀、苍白，血循环逐渐中止，表明桡、尺动脉有严重损伤，应立即作彻底清创，去除坏死组织。在截除栓塞的动脉段以后，可用自体血管移植重建桡或尺动脉通道，通常要移植 20cm 左右甚至更长的自体大隐静脉连接前臂和手部动脉以恢复手部血供。血管移植的创面必须用有良好血循环的皮瓣组织覆盖，否则暴露的移植血管很快会发生栓塞。有时也可用带有较粗节段动脉，两端均可作血管吻合的"通血皮瓣"或大网膜移植，起到了动脉血管通道重建及创面覆盖的作用。

腕部电烧伤扩创时如指浅屈肌腱已坏死，应予切除；指深屈肌腱及已有烧伤的正中、尺神经应保留；旋前方肌多呈熟肉状，应予切除，以防止感染及后期瘢痕形成，造成前臂旋转功能障碍。

腕部创面修复根据其大小，可选用局部筋膜皮瓣、尺动脉皮支岛状皮瓣、腹部带蒂皮瓣及游离皮瓣和大网膜移植等。腕部电烧伤创面几乎都是Ⅲ度、Ⅳ度烧伤，缺乏经验时可误认为只是浅度烧伤，切痂扩创后用游离皮片移植覆盖创面，结果往往是皮片坏死或部分存活，深部组织感染后肌肉坏死，肌腱、神经断裂，甚至动脉血管栓塞，导致手缺血坏死（彩照 34）。

笔者在 1980～1989 年治疗 90 例 114 个腕部电烧伤，其分型、创面修复手术方法选择及预后如表 18-2 所示。

表 18-2　90 例 114 个腕部电烧伤主要手术统计

类型	肢体/病例数	％	VG	SG	LF	PF	FF	OM	AP
Ⅰ型	51/40	44.7	2	6	11	23	9		
Ⅱ型	16/12	14.1	6	2		6	6	2	
Ⅲ型	10/8	8.8	4	5		4		1	8
Ⅳ型	37/30	32.4							37
总计	114/90								45（39.4％）

注：VG，静脉移植重建桡或尺动脉；SG，扩创游离植皮；LF，局部皮瓣；PF，带蒂腹部皮瓣；FF，游离皮瓣；OM，大网膜；AP，截肢。

通过上表可以看出，Ⅰ、Ⅱ型腕部电烧伤，只要在治疗中不发生失误，完全可以避免截肢；而Ⅲ型腕部电烧伤即使作了很大努力，截肢率仍然很高。笔者曾尝试用大网膜带蒂移位覆盖腕部环状创面，及将胃网膜动脉和掌弓动脉吻合恢复手部血循环，并用静脉移植重建手部血循环回流通道等方法，挽救Ⅲ型腕部电烧伤濒死手部取得成功，并恢复了较好功能。Ⅳ型中的一部分病例实际上是由Ⅱ型或Ⅲ型病例发展而来，由于失去了早期手术时机，故难以避免截肢。

腕部电烧伤的早期处理目的不仅在于及时修复创面，避免截肢，而且要求最大限度地保留手腕部深部组织，并为后期功能重建准备较好的条件。因此，避免感染，争取创面一期愈合应为治疗的另一个重要目标。笔者比较了1987～1995年9年间治疗的57例68个腕部电烧伤用远隔带蒂皮瓣或吻合血管游离皮瓣移植修复创面者，两组病例伤情、入院早晚等情况基本相同，但游离皮瓣移植组愈合优良率占91%，而带蒂组为56%；前者住院期间平均手术次数1.5次，后者为4.1次；带蒂组发生动脉破裂、手循环中断、皮瓣脱落等较严重并发症共31例，占67.3%，前者仅4例发生皮瓣下慢性骨感染等较轻并发症，占18%。分析两组治疗结果差异，其主要原因是游离皮瓣组创面闭合较好，结合充分引流、使用有效抗生素等，创面一期愈合明显高于带蒂组。因此，临床医师应努力掌握显微血管复合组织移植技术，积极采用手术难度大、时间长，但有利于得到更好结果的治疗方案来早期修复腕部电烧伤创面(彩照35、彩照36)。

2.手掌电烧伤的处理　手握持金属等导电性能良好的物件触及电源，或先有握持导线后有电流通过时，可在手掌部造成伸及屈肌腱、指总神经、掌骨的烧伤创面。由于手背尚有掌背动脉，即使掌弓动脉栓塞断裂，手部血循环也不致发生中断，但有时会造成整个手烧伤坏死呈焦炭状。此种情况常伴随腕部电烧伤发生，尤以高压触电致伤为多见。

手掌电烧伤亦应采用早期手术，彻底扩创后用带蒂或游离皮瓣修复。常用腹股沟皮瓣转移，远端覆盖手掌创面，近端蒂部可卷成管状，供区多可直接缝合，不需植皮。游离皮瓣除足背皮瓣以外，多数嫌肥厚，植于手掌外形及功能均不理想，必要时可用游离筋膜瓣加植皮的方法修复。受区动脉吻合口宜选在远离创面处，如游离组织瓣血管蒂不够长，可用静脉移植嵌植于两者之间。

部分病例早期修复掌部创面有困难，或失去时间，可在肉芽生长后先用游离植皮消灭创面，后期再换皮瓣，以便修复深部肌腱、神经等组织。

3.手指电烧伤的处理　单纯手指电烧伤多为不慎触及家庭民用低压交流电源所致，亦可发生在较轻的高压电烧伤病例中，某些病例中手指电烧伤可和上肢及身体其他部位严重电烧伤并存。笔者治疗一组单纯手指电烧伤56例78只手125个手指，多指烧伤者多于二指烧伤及一指烧伤，平均每例有2.3处创面，低压电烧伤占全部病例的3/4。患者左右手受伤机会大致相同，以拇、示、中三指的掌桡侧居多，显然与这些部位接触电源机会多有关。手指电烧伤创面多为皮肤全层坏死的Ⅲ度烧伤，并有皮下伸及屈肌腱、指神经、指动脉和手部骨关节的Ⅳ度烧伤，甚至部分或全手指坏死。单个或数个手指电烧伤处理不当，可造成全手功能障碍，处理时应照顾全手功能恢复。

手指深度烧伤应采用手术方法积极消灭创面，常用方法有扩创植皮、局部皮瓣、邻指皮瓣、手指各种岛状皮瓣，及远隔的交臂、胸腹部带蒂皮瓣移植。拇指坏死早期手术时可保留指掌骨支架，用吻合血管的游离拇甲瓣移植以消灭创面及行拇指再造。笔者一组125个手指电烧伤的创面处理方法见表18-3。

表 18-3　手指电烧伤的创面处理方法

创面处理方法	手指数	%
换　　药	15	12
扩创植皮	23	18.4
局部皮瓣	10	8
邻指皮瓣	29	23.2
远隔皮瓣	20	16
拇甲皮瓣	3	2.4
段截短缩	5	4
截　　指	20	16
总　　计	125	100

手指电烧伤创面虽然不大，但使用局部皮瓣转移常嫌组织量不够，创面勉强缝合，张力较大，极易裂开甚至引起皮瓣远端部分坏死，造成深部组织暴露、感染坏死，失去早期手术初衷。因此，在使用局部组织瓣有疑虑时，应宁可选择组织量比较丰裕的远隔组织瓣转移。电烧伤创面只有在无张力情况下，才容易得到一期愈合。这个原则不仅适用于手指电烧伤，也适用于其他电烧伤创面的修复。

4.肘部电烧伤的处理 上肢高压电烧伤在肘部屈侧因继发电弧可造成全层皮肤坏死及肱二头肌腱等烧伤,有时肘外后侧直接接触电源造成肘关节开放,肘内后侧的血管、神经位置因较深而常可幸免。肘前小块创面有时干燥后可在痂下愈合。较大的创面,特别是肘关节前方有大量坏死组织时应积极早期手术扩创,可用局部皮瓣、上臂外侧逆行岛状皮瓣、侧胸皮瓣或岛状背阔肌肌皮瓣移位至肘前封闭创面,争取一期愈合,保存烧伤的肱二头肌腱,否则因感染可造成肱二头肌腱断裂、肘关节开放或肘关节屈侧大量瘢痕增生挛缩,造成严重屈曲畸形及伸肘障碍,影响上肢及手部功能的发挥。

肘部伸侧电烧伤因皮下软组织薄,极易在早期即发生肘关节开放,用局部皮瓣、侧胸皮瓣等常不易严密闭合创面,或勉强闭合后极易裂开。笔者的经验是:用岛状背阔肌肌皮瓣移位方法简单可靠,肌皮瓣血循环丰富,抗感染、愈合能力强,即使创面已经感染也常可一期愈合,而且利用背阔肌可以在肱二头肌或三头肌损伤时重建屈肘或伸肘功能。笔者一组 13 例 20 个肘关节严重电烧伤开放感染,肱二头肌腱及三头肌腱断裂的病例中,用岛状背阔肌肌皮瓣移位手术,创面全部一期愈合,并恢复了屈、伸肘功能。部分 Ⅳ 型腕部电烧伤病例手及前臂远端坏死,需行截肢术,但常因肘部亦有严重烧伤创面难以闭合,不得不从上臂截肢。为了保存肘关节,以利安装功能较好的前臂假肢,可用岛状背阔肌肌皮瓣移位的方法将皮瓣部分覆盖修复前臂及肘部创面,同时用移位的背阔肌重建屈肘或伸肘功能(彩照 37)。

5.腋部电烧伤的处理 上肢高压电烧伤后腋部可因继发电弧放电引起腋前后缘皮肤烧伤,或在腋下侧胸壁皮肤上呈两排对称的圆弧形排列,这些创面多较浅且散在,可自愈。偶尔腋部因直接夹持或触及高压电源,可造成严重烧伤并累及腋部血管、神经,需早期手术扩创。腋部血管、神经位置比较深在,周围软组织丰厚,很少造成完全性损伤,扩创后可用侧胸壁胸大肌、斜方肌或背阔肌等皮瓣移位修复创面。有肱骨头烧伤坏死外露,可作肱骨头切除,使肩部形成假关节,保留一定功能。

(五)手及上肢电烧伤的截肢问题

手及上肢电烧伤后即使损伤严重,修复困难,也不应轻率截肢。现代烧伤治疗及修复重建整形外科技术的发展,包括显微外科复合组织,如皮瓣、大网膜、神经、血管、肌腱、手指、足趾等的移植应用,常可使严重烧伤毁损的上肢及手保留下来,而且能恢复一定程度的功能;即使只能保存 1～2 个手指,患者也常感到给日常生活和工作带来很多用途,比安装假肢有更多优越性,尤其是儿童适应性很强,截肢就更要慎重。假使无法避免截肢,亦应力争保留较长假肢残端及腕、肘、肩等处关节,不应牺牲正常组织来追求"直接缝合"截肢伤口。利用前述多种皮瓣、肌皮瓣移植技术,常可有效闭合截肢残端伤口,保留关节及较长截肢残端。

受热损伤的肌腱和神经、骨关节等组织,在有血供的软组织覆盖下如能避免感染而一期愈合,根据损伤程度轻重或为瘢痕组织替代,或有可能依靠周围组织的"爬行替代"过程而逐步恢复原有组织的结构与功能。笔者对一组上肢电烧伤病例肌腱、神经功能恢复情况进行长期随访的观察结果表明:早期手术并在皮瓣等组织覆盖下一期愈合者,屈指肌腱功能恢复优良率占 85%,正中及尺神经功能有半数获得部分功能恢复,其中又有部分病例经过神经松解手术使功能进一步改善,未恢复病例经过其他重建手术也都获得了较好功能。这种对电烧伤早期用皮瓣等修复创面保护深部组织的办法,比起后期再作二期肌腱、神经移植手术的办法,不但功能恢复好,代价小,而且省时省力,减少了手术次数、住院时间及费用。

(六)手及上肢电烧伤后的整形及功能重建

1.腕部电烧伤后肌腱缺损的修复 腕部电烧伤后最常造成腕掌部前臂远端屈肌腱缺损(即屈肌腱Ⅲ、Ⅳ、Ⅴ区),必须用肌腱移植的方法修复以重建屈指功能。肌腱移植手术应在创面愈合至少 3 个月后进行,以免残余感染复发造成手术失败。术前患肢应达到手部关节柔软,被动活动范围达至或接近正常;腕部皮瓣软化,无水肿及炎症;前臂近端肌肉收缩有力。如达不到上述 3 个条件,手术应推迟,并通过理疗和体疗积极创造条件。前臂肌肉收缩的力量及幅度决定肌腱滑动的范围,而电烧伤后前臂肌肉常有萎缩、粘连,收缩幅度下降,再加上移植肌腱在腕掌部粘连及手指关节伤后可能失去一部分活动度,因此,电烧伤后肌腱修复比外伤后肌腱修复难度大,效果也往往不太理想。为了减少移植肌腱在腕部粘连,早期创面修复时应选择皮下脂肪较厚的皮瓣,移植肌腱通过脂肪组织床,比直接和腕部的腕骨及骨间膜、旋前方肌残留瘢痕粘连时滑动幅度大。在选择前臂动力肌肉时,宜选用肌肉组织较完整,有腱性组织残留,被动牵拉时滑动幅度长、回缩弹性大的肌肉作动力,通常可选用指深浅屈肌、拇长屈肌、屈腕肌等。腕部移植肌腱过密,常在腕管处互相粘连成团,因此不必每个手指都用单根肌腱修复，通常拇长屈肌单独修复，屈示、中指及屈环、小指用 2～3 根肌腱即可。

移植肌腱的来源可根据缺损长度、根数，以及患者意愿选用自体掌长肌腱、蹠肌腱、趾长伸肌腱，或经冷冻干燥或用戊二醛处理过的异体肌腱，有时也可用自体阔筋膜折叠缝成条状。

移植肌腱和远端残留指深屈肌腱缝合时应采用端端缝合法，如 Kessler 或改良 Kessler 法；和近端动力肌肉缝合时应尽量与残留腱性组织编织。长段移植肌腱难免粘连，应尽量使其走行在脂肪组织中并互相分隔开。笔者曾采用颗粒脂肪移植到肌腱周围的方法以减少粘连，取得了一定疗效。移植肌腱应保持一定张力，手术结束时各手指屈曲度数应比正常休息位略大，制动 5～6 周后即可逐步开始主动及被动锻炼，半年至 1 年后多数需要再作肌腱松解手术，术后早期开始主动锻炼并辅以支具牵引。

腕背部伸肌腱缺损修复原则及方法与上述大致相同。如前臂伸肌动力丧失，或腕背部皮肤条件差，有贴骨瘢痕等无法恢复正常伸肌腱连续性，也可将伸指肌远断端缝合固定在掌背起腱固定的作用。腕屈伸肌腱缺损无法修复腕关节不稳时也可作腕关节融合手术，以增加手部稳定性及手指活动范围。

笔者随访腕部电烧伤肌腱修复病例，其疗效和原始损伤程度、是否早期手术、有无感染有直接关系；其次和手术后锻炼及康复治疗有密切关系；而与肌腱移植手术本身，如移植长度、缝合方式、肌腱种类等关系较小。多数病例需经过 2～3 年的锻炼方可恢复一定程度的握捏功能，伸肌腱移植效果明显好于屈肌腱，拇屈指肌腱效果又较其他指要好。

2. 腕部电烧伤后神经损伤的治疗　腕部电烧伤后正中、尺神经损伤几乎难以幸免，损伤程度可分为不全损伤及完全损伤两种。前者在伤后表现出完全麻痹，手术探查连续性存在，仅在局部有烧伤，创面修复后手部感觉及小肌肉可有部分恢复，但常不完全；作神经松解术有时可增加恢复程度，但常不能完全恢复。完全损伤可分为小段坏死瘢痕化和大段神经缺损两种情况，两者都应尽早作神经移植修复。腕部电烧伤神经缺损长度从几厘米到十几厘米，缺损越长，修复效果越差。手部小肌肉运动功能极少能恢复，主要是争取恢复手部一些保护性感觉及神经营养功能。移植神经多选用自体腓肠神经，有的病例正中、尺神经均有大段缺损，而尺神经远断端已无法寻找修复，可用带蒂移位法将尺神经近断端转移到正中神经缺损处，或直接截取一段尺神经近断端移植到正中神经缺损处，但应注意勿损伤尺神经近端的指深屈肌支。腕部电烧伤后神经损伤的修复可和肌腱修复同时进行，或待肌腱修复以后再进行。肌腱松解手术很容易损伤移植的正中神经，应密切注意。

正中及尺神经损伤后手部内在肌完全瘫痪萎缩，形成"猿手"样畸形，失去手部精细动作功能，但常因腕部肌腱缺损，手部肌腱功能同时有障碍，而掩盖了手精细功能的缺失。因此，当手部肌腱修复完成后，应再进行肌腱移位及小肌肉功能重建手术，如拇外展功能重建及掌指关节掌板紧缩手术等。上肢电烧伤后桡神经损伤出现垂腕、垂指畸形的病例，通常可选用旋前圆肌腱-桡侧腕长、短伸肌腱、掌长肌腱-拇长伸肌腱、尺侧腕屈肌腱-指总伸肌腱等，移位手术常可取得较好效果。如上述动力肌腱缺损，可用肌腱移植增加长度。动力肌肉有缺损，也可用上述肌肉的协同肌代替。

3. 电烧伤后手部残缺的治疗　手部电烧伤后根据损伤造成缺损畸形及功能障碍程度的不同，可分为轻、中、重及特重度，其表现可归纳如表 18-4。

表 18-4　电烧伤手部残缺分类

程　度	临床表现
轻　度	皮肤瘢痕挛缩，指蹼粘连，手指或手掌活动轻度障碍，单个手指部分截指
中　度	皮肤瘢痕挛缩，伴有指神经、屈指肌腱或伸腱装置损伤，槌状指或纽孔畸形，手部小关节僵直或歪扭畸形，2～5 单个手指缺失，或多指部分缺失，前臂旋转功能障碍
重　度	手部完全性神经损伤，拇指缺损，多个手指小关节僵直或歪扭畸形，或多指经掌指关节截除，甚至部分掌骨缺损，前臂旋转功能丧失
特重度	手大部缺损，只剩单个或 2～3 个功能基本丧失的手指，或只剩部分掌骨，感觉、运动丧失，血循环不足，或有桡尺骨远端骨-皮肤缺损、骨不连接等

根据上述残缺情况,可选用皮肤瘢痕松解、植皮或皮瓣移植、神经修复、肌腱移植、关节成形或关节融合、指蹼开大、第2掌骨切除虎口开大、残留第2和第3掌骨拇化等手术方法治疗。残缺严重,而腕掌部皮肤及血管神经条件较好者,也可选用拇甲瓣、足趾移植等显微外科复合组织移植方法来重建手部一定程度的捏持、抓握、托扶等功能。电烧伤残缺手和正常手比较虽然功能很差,但经过患者锻炼后常可适应部分工作生活的需要,和假肢比较有一定优越性,不宜轻易放弃治疗或截肢。

4.肘关节屈伸功能的重建　肘部电烧伤后常见两种功能障碍。一种是肘前皮肤及深部瘢痕肘关节屈曲畸形,活动障碍,应该用侧胸皮瓣等更换肘前瘢痕,并作深部瘢痕切除,松解肘关节。如肱二头肌腱等有断裂、缺损而肌肉动力良好,可作屈肘肌腱修复,或用背阔肌肌皮瓣移位,同时修复肘前瘢痕及重建屈肘功能。另一种是肘关节处于僵直位,屈肘受限,如X片表明肘部骨关节结构基本完好,可作肘后纵形皮肤切口"V-Y",延长肱三头肌腱并作肘关节松解,用手法活动肘关节使其屈曲在功能位,术后经过一段时间锻炼,可恢复较好功能。个别病例肘关节有异位骨化,常在肘前二头肌或关节囊处,或肱骨内外髁处,骨块大的应予切除。如肘关节已有骨性强直,则可作肘关节成形术,切除强直骨关节部位形成假关节,恢复一定活动度。肘后瘢痕伴伸肘肌肉动力丧失,也可用背阔肌移位方法重建伸肘功能。

5.骨-皮肤复合缺损的治疗　儿童腕部电烧伤后,可在腕部皮肤、肌腱等缺损的同时发生桡骨远端骨骺坏死脱落,桡、尺骨远端骨坏死,而手部血循环及结构尚好,造成腕部骨不连接,创面愈合后形成所谓的"拐棒"手畸形。

成人腕部或前臂电烧伤也可造成骨-皮肤复合缺损,骨不连接,手部丧失稳定,难以发挥功能,在进行其他功能重建手术之前必须先修复骨-皮肤缺损。传统方法是先作皮瓣,再作游离骨移植,这种办法不仅需行多次手术分期完成,而且大块游离植骨容易吸收。笔者采用髂嵴前部的带蒂髂骨-皮肤复合组织瓣移植,取得良好效果,即在髂前上棘以后、髂嵴前部设计蒂在上方(适于修复桡骨缺损)或蒂在下方(适于修复尺骨缺损)的皮瓣,同时根据所需骨移植的长度,凿取一段带旋髂深动脉血供的肌肉-骨膜-髂骨复合组织块,将髂骨块逆时针或顺时针旋转90°～180°后嵌植于前臂远端桡骨缺损处,用一根粗克氏针穿过腕骨-髂骨块-桡骨,恢复其对线连续性,3周后皮瓣及髂骨块断蒂,有血循环的髂骨块抗感染力强,愈合快。此方法适用于新鲜或陈旧桡骨远端骨-皮肤复合缺损的病例;尺骨远端缺损不需修复,中近端骨缺损骨不连接,也可用此法修复。手尺侧骨-皮肤复合缺损也可用此法增加手的宽度、改善外形和防止手指尺偏畸形。笔者一组13例15个肢体的病例中,包括3例新鲜烧伤患者,均取得一期愈合。当然,如果局部血管条件良好,也可用吻合血管的腓骨或髂骨移植,但在腕部电烧伤病例中常因血管损伤范围广泛而失去这种机会。

6.前臂旋转功能障碍的治疗　腕及前臂电烧伤早期即可因旋前方肌烧伤而造成旋前畸形,或虽处于中立位,但有明显旋后活动受限;创面修复后上述畸形和旋转功能障碍多因旋前方肌部位瘢痕,及前臂骨间膜的挛缩引起。下尺桡关节和桡骨小头旋转活动也可因早期前臂组织水肿、炎症、感染等而受限。对这类病例可作尺骨远端切除术,辅以术前术后的锻炼,常可获得较好恢复。

七、大关节部位电烧伤创面的修复及功能重建

大关节指肩、肘、腕、膝、踝等处关节,附近皮肤及皮下组织较薄,电烧伤时往往造成软组织缺损、关节开放,关节囊、骨、肌腱、韧带和血管、神经等组织暴露、损伤甚至坏死。如不及时清创封闭创面,则引起关节腔感染,导致关节粘连、僵直,丧失功能,甚至截肢,处理较难。若早期采用肌瓣或肌皮瓣修复,常可取得满意效果。

(一)手术时机

大关节部位电烧伤常伴有其他部位损伤或并发症,尤其是心、脑、肾。患者入院后,需进行全面检查,积极抗休克,治疗并保护重要脏器,待病情平稳,一般手术时机在伤后3～10天为宜。如烧伤局限,患者一般情况好,也可在当日进行。电烧伤由于深部损伤严重,加之血管栓塞,易发生继发性坏死,故在伤后10天以内手术为早期手术,10天以后为晚期感染手术。早期手术伤口一期愈合率在96%以上,晚期感染手术一期愈合率仅为78%左右。由此看来,如患者情况允许,应尽早手术。

(二)大关节部位坏死组织的处理

大关节对人体具有十分重要的功能,宜采用较保守的慎重态度。其处理应根据关节功能、烧损和感染的

程度,以及有无恢复的可能性来决定切除与保留。对烧损的皮肤,含深Ⅱ度烧伤,坏死的、变性的及间生态的肌肉组织,应彻底切除,以防肌肉发生进行性坏死而引起感染,并减少毒性物质的吸收。

重要肌腱和关节韧带组织对关节的活动及稳定有重要作用,故清除时应注意。除将已感染、液化、坏死、断裂而没有可能恢复者切除外,部分坏死的肌腱和韧带,只作部分剔除,尽量保留其解剖的连续性。对于大关节部位电烧伤,手术探查暴露的或烧损的大动脉和大静脉,如无破裂和穿孔,无管径膨出或变性者,应切除;而对于仅有血管表层烧损者,可用血供丰富的肌瓣或肌皮瓣覆盖,仍可一期愈合。

对暴露或变性的神经组织应保存其解剖连续性,以肌瓣和肌皮瓣覆盖,不少患者可完全恢复和部分恢复神经功能。合并烧损或坏死的骨组织,尤其是管状骨,则应尽量凿除其坏死部分,直至出血为止。儿童电烧伤,骨骺也常发生烧损变性,对该骨的日后生长会产生一定的影响。手术清创时,如发现关节囊暴露、开放或部分坏死,则应切除坏死部分的关节囊。如缺损小,则应尽可能缝合;缺损大无法闭合时,则用肌瓣或肌皮瓣直接覆盖关节缺损部分,肌肉深层的肌膜有助于闭合关节囊。

(三)清创后创面覆盖与感染防治

1.皮瓣的选择　　随意皮瓣受长宽比例的限制,且血供和抗感染能力较差,难以完成较大面积深度烧伤创面的修复。大关节部位清创后多造成巨大的组织缺损,同时又有重要的深部组织、肌腱、韧带、血管、神经、骨和关节囊的暴露及烧损,尤其是就诊较晚的深层组织已发生坏死和感染者。选用血供丰富的肌皮瓣不但抗感染能力强,而且可达到充填缺损、清除死腔的目的。Tsuchida 报告,皮下脂肪组织的血流量仅相当于皮肤的11.5%,而肌肉组织的血流量为皮肤的182.3%,肌肉组织的血流量大约为脂肪组织血流量的16倍。血供好的肌肉组织直接覆盖于间生态的肌腱、血管、神经、骨和关节囊等组织上,血管易重新长入这些组织,改善其血液供应,有利于烧损的组织自行修复与再生,并使其功能得以保存和恢复。

2.皮瓣、肌皮瓣感染的防治　　大关节部位电烧伤创面的修复能否成功,关键在于能否控制转移皮瓣下感染。一旦皮瓣下发生感染,这些烧损后缺血及处于间生态的深部组织和关节也必然受到感染甚至坏死,造成手术失败,其结果难以设想。防止皮瓣下感染有以下措施:①电烧伤早期应采用暴露疗法,涂1%磺胺嘧啶银混悬液,保持干燥,防止感染和糜烂。②手术应在全身情况允许的条件下施行,越早越好,最好在伤后3～7天内进行。③手术中仔细探查,彻底清除坏死组织。反复用1.5%过氧化氢溶液、1∶1 000苯扎溴铵、生理盐水清洗创面,以减少细菌。④选用血供丰富的轴型动脉皮瓣、筋膜皮瓣,最好是肌皮瓣封闭创面。皮瓣下放置两根硅胶管,一根持续滴入抗生素液,一根持续负压吸引关节腔内的渗液或脓液,控制皮瓣下感染。根据引流物决定负压引流管保留时间。⑤术后关节要制动2～3周,至伤口完全愈合为止。如能做到,绝大部分伤口能一期愈合,免于截肢,并保存部分或全部的关节功能。

病例:李某,男,20岁,工人。工作中不慎被高压电击伤左踝部,除局部皮肤广泛烧伤外,肌腱、韧带、关节囊大部分烧毁,三关节暴露,左脚难以保留。经过积极努力,在伤后5天行坏死组织清除,将死骨剔除,清除了坏死的韧带及关节囊,用1.5%过氧化氢溶液、1∶1 000苯扎溴铵、生理盐水反复清洗,用斯氏针行三关节固定,后行健侧腓肠肌皮瓣转移,覆盖三关节及骨面,四周创面游离植皮覆盖,放两根硅胶管,一根皮瓣下滴注有效抗生素,一根行负压引流,全身亦滴注有效抗生素。后伤口一期愈合,保存了肢体,患者能行走,但因三关节已固定,行走时有一定影响(彩照38)。

(陈璧、沈祖尧)

参考文献

〔1〕王学威,等.早期血管移植治疗上肢电烧伤.中华外科杂志,1979,17:426

〔2〕王帆,鲁新,韩春茂,等.大网膜游离移植治疗手部电烧伤1例.中华整形烧伤外科杂志,1996,12:106

〔3〕孙永华,王学成,韦家宁,等.早期血管游离移植防止上肢电烧伤肢体坏死.烧伤医学在中国.长沙:湖南科学技术出版社,1989.265

〔4〕邱海,李敬录,唐凯森,等.高压电弧放电烧伤的实验研究.中华整形烧伤外科杂志,1996,12:363

〔5〕沈祖尧.常见电烧伤的治疗.烧伤创面修复与全身治疗.北京:北京出版社,1993.136～141

〔6〕 沈祖尧,王乃佐.肌皮瓣和轴型皮瓣移位修复深度烧伤.中华整形烧伤外科杂志,1989,5(1):4~7

〔7〕 沈祖尧,常致德,王乃佐,等.腕部电烧伤90例临床分析.中华整形烧伤外科杂志,1991,7:171

〔8〕 沈祖尧,王乃佐,马春旭,等.应用带蒂与游离皮瓣修复腕部电烧伤创面的比较.中华整形烧伤外科杂志,1996,12:250

〔9〕 陈璧,等.四肢严重电击伤截肢问题的探讨.中华整形烧伤外科杂志,1989,5:363

〔10〕 钟敏华,赵崇华.国内84家医院9 695例电烧伤患者流行病学资料分析.中华整形烧伤外科杂志,1993,9:417

〔11〕 钟德才,黄广浮,等.严重电烧伤致腹壁肠穿孔治愈5例.中华外科杂志,1993,31(11):671~672

〔12〕 黎鳌.烧伤治疗学.第二版.北京:人民卫生出版社,1995

〔13〕 Bingham HG. Electrical injuries to the upper extremity-A review. Burn. 1981. 7(3):155

〔14〕 Hafemann B. Frese C. Kistler D. et al. Intermingled skin grafts with in vitro cultured keratinocytes-experiments. with rats. Burn. 1989. 15(4):233

〔15〕 Hill H. Thomas JG. The Classification and treatment of heterotopic ossification about the elbow and forearm. Hand Clin. 1994. 10:417

〔16〕 Holgnin PH. Rico AA. Garcia JP. et al. Elbow anchylosis due to post burn heterotopic ossification. Burn-Care-Rehabil. 1996. 17:150

〔17〕 Holliman CJ. et al. Early surgical decompression in the management of electrical injuries. Amer J Surg. 1982. 144:733

〔18〕 Schaeffer MA. Sosner J. Heterotopic ossification:treatment of established bone with radiation therapy. Arch Phys Med Rehabil. 1996. 76:284

〔19〕 Yukihide Tsuchida. Rate of skin blood flow in various regions of the body. Plast Reconstr Surg. 1979. 64(4):505

第十九章　皮肤放射性损伤的整形治疗

皮肤放射性损伤(dermal radiolesion)是指皮肤受到一定剂量的某种射线辐射后所产生的一系列生物效应。皮肤是最早被认识的受放射损伤的组织。自 1895 年 Roentgen 发现 X 射线后,1896 年 Stevens 及 Leppin 等就相继报道了皮肤放射性损伤的资料。引起皮肤放射性损伤常见的射线有 X 射线、γ 射线、β 射线、高能电子束和中子等。随着科学技术的不断发展,放射性物质和原子能日益广泛地用于工业、农业、医药和国防建设等领域,由此造成的皮肤放射性损伤患者亦日渐增多。平时多见于核工业生产、放射性实验室、原子能反应堆、核电站、辐照加工和加速器等意外事故;也可见于应用放射线诊断和治疗某些疾病过程中的失误或后遗效应。在核战争时,主要是因体表受到放射性灰尘沾染未及时清洗或清洗不彻底而引起的皮肤放射性损伤。因此,了解和掌握皮肤放射性损伤的特点及防治原则,对平时、战时均有重要的实际意义。据不完全统计,二十多年来,全国已收治了数千例皮肤放射性损伤患者,救活了多名放射性事故伤员,积累了较丰富的临床治疗经验。

第一节　病理生理

射线作用于组织后,使组织细胞内的物质代谢、各种酶的功能、染色体的形态及功能都受到影响和损害,产生一系列"生物效应",从而使组织细胞呈渐进性、持久性的退行性改变和坏死。现就人体有关组织的主要病理变化分述如下。

(一)皮肤

皮肤上皮细胞和皮肤附属器官的上皮细胞是对射线比较敏感的组织,其受到一定剂量照射后,可发生一系列渐进性改变。在小剂量照射下,表皮和毛囊的基底细胞分裂减慢,并有轻度肿胀,表皮下乳头血管扩张,真皮层出现水肿。在大剂量照射下,上皮细胞多呈空泡样变,核增大或缩小,真皮层肿胀,久之,细胞崩解,可见细胞层次减少,有时也可出现区域性棘细胞层肥厚,汗腺和毛囊上皮萎缩、退变或消失。近年来通过电子显微镜观察,皮肤放射性溃疡的病变特点为成纤维细胞和毛细血管明显减少,成纤维细胞变性。病程在 6 个月以内者,主要是粗面内质网减少、扩张、脱颗粒;病程在 6 个月以上者,主要是粗面内质网及核蛋白体全面和极度减少,线粒体空泡化,同时微管、微丝减少。

(二)血管

血管内皮细胞对射线较敏感。射线损伤早期,真皮毛细血管充血、扩张,血流淤滞,通透性增加,小血管壁肿胀,出现玻璃样变性、纤维素样坏死、胶原纤维和嗜银细胞肿胀崩解等血管内膜炎改变。继之可造成血管壁增厚、管腔狭窄或闭塞、血循环障碍及血管壁周围的炎性浸润,久之形成纤维化瘢痕,压迫或绞窄血管,加重血管损伤。电子显微镜显示毛细血管内皮肿胀、增生,管腔狭窄,微饮泡减少,内皮细胞连接间隙增宽,基底膜局部崩解,以至消失。

(三)肌肉

肌肉组织对射线一般不敏感,但在大剂量照射下,仍可造成肌细胞空泡样变,横纹肌萎缩、纤维化。

(四)神经

神经组织对射线的敏感性较低,但在大剂量照射条件下,也可造成神经细胞结构和功能的改变。早期表现为神经周围和神经束膜内毛细血管充血、水肿及炎性细胞浸润压迫神经;后期主要是间质纤维组织增生、瘢痕形成,束膜内和束间血管发生改变,造成神经纤维的缺血和绞窄性坏死,产生不可逆的神经损害。

（五）骨骼

近年文献报道骨组织也是对损伤剂量电离辐射作用反应较敏感的组织。射线对骨组织的损伤主要表现为以下几个方面：①在一定剂量照射条件下，骨的有机质代谢障碍，表现为骨有机质主要成分（胶原和葡萄糖胺葡聚糖）合成代谢过程减低，葡萄糖胺葡聚糖破坏坏死加重，造成骨组织脱钙。当骨骼中钙含量丧失 20%～25% 以上时，X 线检查可反映出来。②营养骨的血管受到损伤，发生狭窄或闭塞，造成骨组织营养障碍，从而加重损伤，以致造成骨细胞变性和死亡，发生骨坏死或病理性骨折。③成骨细胞对射线也十分敏感，当受到一定剂量照射后，成骨细胞发生变性坏死，从而造成骨发育不良或发育停止。

第二节　影响皮肤放射性损伤的因素

皮肤放射性损伤程度的轻重可受到多种因素的影响，如放射线的种类、照射剂量、剂量率，以及各种组织生物、物理因素的影响。

（一）放射线的种类和照射剂量

不同种类的射线，照射剂量不同，造成皮肤损伤的轻重程度也不尽相同。如 β 射线和浅层 X 射线的能量低、穿透力弱，大部分被皮肤浅层吸收，一般仅达皮肤表皮或真皮浅层。深层 X 射线、γ 射线和高能电子束的能量高、穿透力强，可达皮肤深层。Co^{60}-γ 射线的组织吸收剂量在距皮肤 4cm 处仍达 80%，现代医用直线加速器能量及穿透力更强，最大剂量可深达 5～7cm。因此，照射剂量大小与损伤程度成正相关（表 19-1）。

表 19-1　人体皮肤急性放射性损伤的分度与照射剂量(Gy)的关系

射　线　种　类	损伤分度（照射剂量 Gy）		
	Ⅰ 度	Ⅱ 度	Ⅲ 度
软 X 线	3～5	6～8	>9
硬 X 线	5～7	8～10	>11
β 射线	4～6	7～9	>10
γ 射线	7～10	11～15	>16

（二）剂量率和间隔时间

剂量率高，一次照射或分次照射的间隔时间短，射线对皮肤的效应也就较大。譬如，同一种射线，照射总剂量相同，但一次完成照射与分次照射的反应就不同，前者反应重，后者反应轻。照射间隔时间的长短亦与反应程度有关，间隔时间短者为重，反之则较轻。

（三）生物学因素

年龄、性别、机体状况和身体不同部位对射线的敏感性不尽相同。儿童比成年人敏感性高，妇女在妊娠、月经期对射线的反应较平时明显。某些疾病，如肾炎、结核、心脏病、高血压、各种皮炎以及代谢性疾病（糖尿病、甲亢等），可增加皮肤对射线的敏感性。身体屈侧较伸侧敏感，身体潮湿和受摩擦区（腋窝、会阴等）敏感性较高。严重贫血和少血管区的皮肤敏感性较低。

（四）理化因素

热、光、紫外线以及某些化学物质（酸、碱、碘酒等）均能提高皮肤对射线的敏感性。在受照射前曾经日晒的部位所发生的红斑比较明显。

第三节　临床表现

皮肤放射性损伤与热力烧（烫）伤不同，前者是一种放射能的作用，射线造成组织细胞代谢、功能和结构的改变,这与后者存在着本质的不同。此外,放射性损伤病变过程发展较缓慢,并有明显的分期和急、慢性变化。

一、急性皮肤放射性损伤

急性皮肤放射性损伤(acute dermal radiolesion),是指皮肤受到一次或近日内受到多次一定剂量的射线照射后所引起的损伤。根据损伤程度的轻重,一般临床上采用3度分类法。根据病变发展,每一分度的临床表现又可以分成为4期:初期反应期、假愈期、基本反应期和恢复期。

(一)Ⅰ度损伤——红斑、脱毛

1.初期反应期 皮肤受照射当时,局部可无任何症状,有的3～4小时后局部仅出现轻微的瘙痒、灼热感,继之逐渐出现轻度水肿和充血性红斑,1～2天后红斑、肿胀暂时消退。

2.假愈期 一般为2～4周,此期局部通常无任何症状。

3.基本反应期 开始时皮肤出现轻度潮红、瘙痒,并逐渐加重,直到又出现明显红斑,且逐渐转为浅褐色,局部灼痛。出现粟粒状丘疹,毛发松动脱落。

4.恢复期 上述反应期症状一般持续4～7天后逐渐减轻,但局部可暂时留有轻度色素沉着,皮肤干燥、脱屑、脱毛,或伴有刺痒等症状。以上症状一般2～3个月后可望消失,毛发可再生,一般无功能障碍或不良后遗症。

(二)Ⅱ度损伤——水疱、湿性皮炎

1.初期反应期 受照射当时可有一过性灼热、麻木感,24～48小时后相继出现红斑、灼痛和肿胀等症状。

2.假愈期 初期反应期经24～48小时后,上述症状逐渐减轻乃至消失,无明显的临床症状。但此期较Ⅰ度损伤稍短,约1～2周。

3.基本反应期 假愈期后受照射局部再次出现红斑,色泽较前加深呈紫红色,肿胀明显,疼痛加剧,并逐渐形成水疱。开始为小水疱,3～5天后逐渐融合成大水疱。疱皮较薄,疱液呈淡黄色(图19-1)。水疱破溃后形成较表浅的糜烂创面。如为Co^{60}放射源、加速器引起的皮肤损伤,此度可无明显水疱,其表现为表皮松懈、创面糜烂和渗出较多等湿性皮炎反应。

4.恢复期 上述水疱或创面经处理后如无感染,一般4～5周后开始出现上皮生长,但较缓慢,新生上皮菲薄、弹性差。经一段时期后转为慢性改变,如皮肤厚度变薄,毛细血管扩张,皮肤色素减退与沉着相间呈"大理石"样,毛发脱落不再生长,皮脂腺、汗腺萎缩,排泄功能发生障碍。久之,局部组织纤维化,如受外界刺激,易反复破溃,如继发感染,形成溃疡,则甚难愈合。

(三)Ⅲ度损伤——坏死、溃疡

1.初期反应期 于受照射当时或数小时后即出现明显的灼痛、麻木、红斑及肿胀等症状,且逐渐加重。

2.假愈期 此期较短,一般为2～3天,或仅于受照射1～2天后局部红斑、肿痛等症状稍有减轻,但不能完全消失。通常2～3天后症状即进入基本反应期,重者无明显假愈期。

3.基本反应期 此期红斑明显,颜色逐渐加深,常呈紫褐色,肿胀加重,疼痛剧烈,并相继出现水疱和皮肤坏死区,坏死皮肤大片脱落,形成放射性溃疡(图19-2)。

4.恢复期 面积较小(直径<3cm)或相对较浅的溃疡,经相当长时期的换药及其他辅助治疗后可望暂时愈合,但新生上皮极不稳定,稍遇外界刺激就易发生皲裂或破溃。面积大而深的溃疡逐渐加深,易继发细菌感染,重者可波及深部肌肉、骨骼、神经干,甚至内脏器官。放射性溃疡愈合极为缓慢,有的完全不能愈合,溃疡基底或周围形成瘢痕;位于功能部位的严重损伤,常伴有功能障碍。

大面积的Ⅱ度和Ⅲ度急性皮肤放射性损伤在基本反应期阶段因水疱和水肿,致使体液大量丢失,有效循环血量减少,可发生低血容量性休克;也可由于损伤组织分解代谢产生大量的毒性物质被吸收而发生中毒性休克,甚至导致肾、肝等多脏器功能障碍或衰竭。在辐射事故中,除造成大面积急性皮肤放射性损伤外,还常常伴有全身不均匀照射,产生不同程度的骨髓造血功能、免疫功能障碍的全身性放射病,从而产生一系列的全身反应。

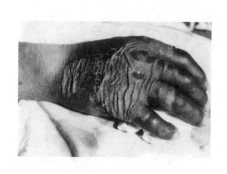

图 19-1 左手 Co⁶⁰-γ 射线损伤后 16 天，
水疱形成，图示为抽液后情况

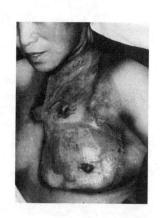

图 19-2 左胸部急性放射性损伤
后 24 天，皮肤大片坏死、脱落

二、慢性皮肤放射性损伤

慢性皮肤放射性损伤(chronic dermal radiolesion)，是指局部受到多次反复小剂量照射，受照射后数月或数年出现皮肤损伤的改变；亦可由急性损伤迁延而来。根据损伤程度和病理变化，临床上可分为慢性皮肤放射性皮炎、硬结性水肿和慢性放射性溃疡。

(一)慢性皮肤放射性皮炎

慢性皮肤放射性皮炎(chronic radiodermatitis)，轻者损伤区皮肤干燥、粗糙、轻度脱屑，皮肤纹理变浅或紊乱，有轻度色素沉着和毛发脱落；重者局部皮肤萎缩、变薄、干燥，并可见扩张之毛细血管，色素沉着与脱失相间，呈"大理石"样改变，瘙痒明显，皮下组织纤维化，常出现皲裂和疣状增生(图 19-3)。手部慢性放射性皮炎除皮肤病损外，还有指甲增厚、质脆，出现纵嵴，呈舟状改变。

(二)硬结性水肿

硬结性水肿(callous edema)常发生在照射后半年或数年，损伤部位逐渐出现非凹陷性水肿，触摸有坚实感，皮肤失去弹性，深压时又形成不易消失的凹陷，局部疼痛明显。

(三)慢性放射性溃疡

慢性放射性溃疡(chronic radioulcer)即指受照射局部皮肤在上述病变的基础上，出现大小不一、深浅不等的溃疡，其轻重与剂量和感染程度有关。此类溃疡的特点是溃疡边缘不整齐，呈潜行性，基底凹凸不平，肉芽生长不良且污秽，常有一层纤维素样物覆盖，多伴有不同程度的细菌感染。解放军 307 医院曾调查 130 例溃疡创面，绿脓杆菌感染率占 47%。溃疡四周皮肤变薄，色素沉着，深部组织纤维化，形成瘢痕，使局部硬似"皮革状"(图 19-4)。此类溃疡若波及深部肌肉或神经时疼痛剧烈。如有 1 例颌颈部慢性放射性溃疡患者，由于颈阔肌及颈前肌部分溃烂，气管、甲状腺等组织外露，疼痛剧烈难忍，不思饮食，不能入睡，每天需要肌内注射哌替啶(度冷丁)400～500mg，仍不能完全解除痛苦，严重时曾予以冬眠药物，使其处于睡眠状态。放射性溃疡发生在手部时常出现软组织萎缩变性、关节挛缩、肌腱断裂、关节囊外露等，造成手的功能障碍。

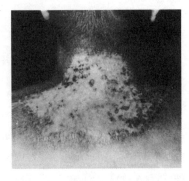

图 19-3 项背部慢性放射性皮炎

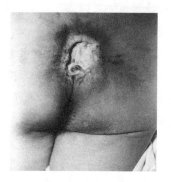

图 19-4 臀、骶部慢性放射性溃疡

三、放射性损伤后恶变

有关放射性损伤后恶变的报道呈逐渐增多的趋势,但发病率的报道很不一致。根据 Teleh 检查皮肤放射性损伤 121 例标本中,有 34 例发生恶变,其发生率为 28.1%。Malbec 报道放射性皮炎的癌变率为 13.4%。解放军 307 医院收治的 154 例放射损伤患者中,有 7 例恶变,发生率为 4.5%。高学书曾在《中国医学百科全书》中写道:"癌变是慢性放射性皮肤损伤的最终表现,放射性皮肤癌变发生率为 20%~30%。"国内近年文献报道有关肿瘤患者放疗后癌变的发病率为 0.6%~10%。发病率差异的悬殊,可能与统计者所收集的样本不同有关。放射性损伤后恶变发生时间一般为 5~10 年,长者可达 20~30 年,但最短者仅为 2.5 年。关于放射性损伤后恶变的发病机制,目前主要有两种学说:①有人指出,电离辐射直接致癌是主要因素。认为辐射致癌的靶分子是 DNA,射线直接作用于细胞,造成细胞 DNA 损伤,引起 DNA 双螺旋结构的复制发生紊乱和错误,因细胞突变而形成癌肿。癌的启动学说认为,绝大多数癌症都存在单细胞(单克隆)突变起点,通常认为即使有不到百万分之一癌的起动细胞残留下来,也会发展到癌,由此可介导出辐射致癌总剂量阈值的观点。也有人认为,高剂量或低剂量与中等剂量相比,中等剂量(30~60Gy)产生亚致死细胞多,这种细胞易发生癌变。②慢性刺激学说。这也是一种较公认的理论,认为慢性溃疡在癌的发生中具有重要意义,慢性皮肤放射性溃疡长期受炎性刺激,可能既是一种致癌因素,又是一种促癌因素。溃疡边缘鳞状上皮的反复退变和再生,既可诱发鳞状上皮的突变,也可促使原有突变基础的表皮细胞癌变,最终演变为癌。近年来应用免疫组化方法对慢性皮肤放射性溃疡和放射性皮肤癌进行研究,发现 P_{53} 蛋白功能异常可能与皮肤溃疡的反复发作,经久不愈,最后癌变的机制有关。

放射性损伤后恶变的病理类型有鳞状上皮细胞癌、基底细胞癌、纤维肉瘤和骨肉瘤等,以前两种常见。在面部多为基底细胞癌,四肢多为鳞状上皮细胞癌。

无论职业性、事故性照射或放疗后诱发的恶性肿瘤,均发生在受照射部位或非原发癌的照射野内。职业性照射主要发生在骨科医师、放射线科医师或长期接触放射性物质的工作人员,病变常发生在双手,尤以手指背侧常见,在慢性皮肤损伤的基础上发生恶变。其表现为受损部位皮肤萎缩变薄、粗糙、角化过度、皲裂、角质突起或形成溃疡,反复发作,经久不愈。病理类型以高分化鳞状细胞癌为主。潜伏期一般较长,多在 10 年以上。

放疗后诱发的恶性肿瘤主要表现为在照射野内皮肤出现经久不愈的溃疡,溃疡表面经常附有较厚的干痂,痂下时有分泌物溢出,溃疡边缘出现高低不平的结节状新生物,也有表现为蕈样增生,突出于体表。病理类型不同于原发的肿瘤组织学分类,以鳞状细胞癌或肉瘤多见(图 19-5、图 19-6)。

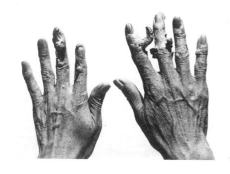

图 19-5　双手慢性放射性损伤后 25 年,过度角化增生,恶变

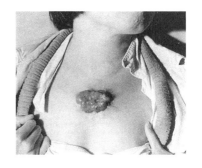

图 19-6　胸部 X 线损伤后 8 年,局部恶变,即纤维肉瘤

放射性皮肤癌一般恶性程度较低,肿瘤细胞分化程度高,又因局部组织严重纤维化,血管、淋巴管闭塞,癌细胞向四周浸润和转移缓慢。

第四节　诊断与鉴别诊断

皮肤放射性损伤病程发展缓慢,初期症状不明显,尤其在假愈期,临床上一般无明显症状。因此,损伤程度的真实性一时常辨识不清,有可能发生误诊或漏诊而延误治疗。文献中就有误诊为过敏性反应或药物性皮炎的报道。笔者也曾遇到过不少病例被误诊为一般皮炎或甲沟炎、毛囊炎的,有的甚至在受照射数月乃至数年后,已形成慢性皮炎或溃疡,经久不愈,在进一步探讨其不愈之原因时才得以确诊。如有 2 例患者,1 例为外科医师,1 例为外伤患者。医师在 X 线透视下为伤员取手部金属异物时受到辐射,数日后医师指端出现红肿,误认为是甲沟炎而作切开引流,加重了损伤,形成溃疡。外伤患者在数日后出现局部红肿,误认为是术后感染,用 50%乙醇温敷,次日即发生破溃。笔者收治的病例中,有 8 例医务工作者将自己手部已有的慢性放射性损伤视为一般皮炎,而未引起重视,仍经常或多次在 X 线照射下较长时间工作,加重了病情发展,延误了治疗时间。因此,正确的诊断对临床治疗和预后有非常重要的意义。笔者认为,根据病史,结合射线损伤后的病变特点,一般是可以得到及时确诊的。下面重点介绍急、慢性皮肤放射性损伤的诊断与鉴别诊断。

一、诊断依据

(一)确切的放射线接触史

这是诊断皮肤放射性损伤的可靠依据之一。要注意详细询问伤员的职业史和病史,包括伤员近期或以前接触放射性物质情况,如核素种类、射线能量、受照射时间、放射源距离,以及个人防护用品使用情况等。在原子能反应堆、核电站事故及核战争条件下,主要应考虑放射性物质的沾染和辐照史,尤其要注意患者在事故时所处的位置和环境情况、在沾染区停留的时间、清洗情况,以及是否合并其他损伤等。值得提出的是,急性放射性皮肤损伤初期症状不明显,有时无主观感觉及客观表现;慢性放射性损伤在相当长一段时间内无任何表现,有的患者直至出现红肿、刺痒、脱屑,甚至溃疡形成后,才回忆起接触过射线的病史。

(二)典型的临床症状与体征

皮肤放射性损伤的临床经过与热力烧(烫)伤不同,伤后有一定的潜伏期,故皮肤损伤症状出现较迟。凡有以下情况则应考虑为放射性损伤:①在接触放射性物质过程中或以后数天内,局部出现红斑、灼痛、麻木和肿胀等;②继首次红斑消退或症状减轻之后,再次出现红斑、肿胀、疼痛反复加重,或出现水疱或糜烂溃疡等;③长期从事放射工作的人员,凡出现脱毛,皮肤干燥、脱屑、萎缩变薄、粗糙、弹性变差或经久不愈的溃疡,手部出现指甲变形、增厚、纵嵴和质脆易裂等。

对于放射性皮肤癌或放疗后诱发的恶性肿瘤的诊断,主要有以下标准:①有确切的射线照射史;②肿瘤发生在受照射部位或非原发肿瘤部位的照射野内;③有一定的潜伏期;④有病理组织学证实,或具有与原发肿瘤不同的组织学类型,或有依据排除转移癌的可能性。

二、鉴别诊断

急性皮肤放射性损伤早期某些临床改变与一般热力烧(烫)伤及某些皮肤疾病也有相似之处,应注意鉴别,尤其应与日光性皮炎、过敏性皮炎、药物性皮炎、甲沟炎、丹毒等相区别。慢性皮肤放射性损伤应注意与神经性皮炎、慢性湿疹、皮疣、上皮角化症以及其他非特异性溃疡相鉴别,必要时可考虑作组织学检查,以明确诊断。

第五节　治疗

皮肤放射性损伤的临床治疗是一个比较复杂、困难的问题。尤其是事故性病例,虽损伤仅限于某一肢体或某一局部,看起来损伤面积不大,但多数病例除此之外,还同时伴有一定剂量的全身照射或内脏损伤,以及局部严重放射损伤造成的全身反应。局部重度放射性损伤除皮肤溃疡外,常波及肌肉、肌腱、神经干、大血管和骨骼,形成大而深的复合性溃疡,用一般传统的方法治疗难以奏效,若处理不当,可影响功能造成伤残,甚至危及生命。因此,在治疗过程中,应抓好全身治疗和创面处理两大环节。

一、全身治疗

在事故性照射病例中,大多数患者体表可能受到大面积损伤,部分患者伴有全身不均匀照射,甚至伴有急性或慢性放射病。因此,应当重视全身治疗。全身治疗主要依据病情的轻重而定,其治疗措施是综合性的。除给予高蛋白饮食、多种维生素外,还应根据病情发展的不同阶段采取相应的措施。早期应用调整自主神经系统功能、防止胃肠道反应和改善造血功能的药物,如谷维素、叶酸、核苷酸和核酸钠等;在假愈期则根据病情进行对症处理;在进入基本反应期(又称极期)时应积极采取措施控制感染,防止出血及水、电解质和酸碱平衡失调。此外,还应根据病情输注全血,必要时输注白细胞、血小板等血液成分。骨髓移植目前已成为救治极重度放射病的重要措施。近年来的研究表明,全身应用造血生长因子白细胞介素 3、集落细胞生长因子及白细胞介素 1,可加速造血系统功能的恢复。同时还应针对大面积皮肤损伤反应期造成的体液渗出、组织分解毒性物质对机体的毒害,积极采取相应的抗休克措施。补液、少量多次输血等措施不仅可以中和并排出毒素、减轻全身反应和促进造血功能的恢复,还有利于皮肤损伤创面的修复。局部肿胀、疼痛明显时,可适当应用糖皮质激素,以减轻血管的通透性,减轻局部肿胀和疼痛。丙种球蛋白及胎盘组织制剂等可增强机体免疫力、促进坏死组织分离和肉芽组织形成。

慢性放射损伤病例,尤其是肿瘤放疗后造成慢性放射性溃疡者,病程较长,体质差,营养状况不良,有的伴有低蛋白血症。因此,应当注意改善营养状况,纠正低蛋白血症。对疼痛明显者可合理使用镇静止痛剂。

二、创面处理

由于放射性损伤的特殊病理变化,其治疗也较困难,特别是在事故性照射条件下,局部放射性损伤的处理是急性放射病治疗中的一个特殊问题,对伤员的预后有直接影响。创面处理主要根据损伤程度和各个发展阶段采取相应的措施。Ⅰ度与Ⅱ度损伤以保守治疗为主,Ⅲ度损伤宜采取手术治疗。

(一)急性皮肤放射性损伤的创面处理

1. Ⅰ度损伤创面　注意防止局部皮肤遭受摩擦、搔抓等机械性刺激,避免紫外线、远红外线的照射,禁止使用对皮肤刺激性较强的药物。红斑反应时,可选用止痒清凉油、0.1%去炎松软膏或 5%苯海拉明霜等药物,以减轻皮肤红肿和灼痛等症状。疼痛明显时,局部应用呋喃西林、硼酸液及洗必泰溶液冷敷,位于四肢的严重损伤可使用 1%普鲁卡因作套式封闭。

2. Ⅱ度损伤创面　Ⅱ度损伤的初期和假愈期处理原则与Ⅰ度损伤基本相同。但在基本反应期往往形成水疱且表皮松懈脱落。因此,应积极处理创面,以预防和减轻感染、促进创面愈合为主。对损伤面积小、完整散在的小水疱,只要张力不大,可以保留疱皮,让其自行吸收、干瘪,但吸收较缓慢。对于较大水疱或张力大的水疱,应在无菌操作下行低位穿刺排液,或用剪刀剪开一小口排液,然后加压包扎。如果疱液已混浊,其周围有明显炎性反应,或水疱已破溃时,都应剪除疱皮,以防加重感染。对糜烂创面,可选用维生素 B_{12}、复生膏、溃疡油、沙棘油等换药。有继发感染时,可应用庆大霉素、卡那霉素等有效抗生素溶液湿敷,或与上述药物交替应用。

3. Ⅲ度损伤创面　Ⅲ度损伤的治疗较为困难。损伤早期处理同Ⅰ度、Ⅱ度损伤。在基本反应期主要根据病程发展采取相应措施,原则上以镇静、止痛和防止创面感染为主。局部疼痛剧烈时,可应用 10%普鲁卡因作离子导入;位于肢体的严重损伤,必要时可用 1%普鲁卡因作近端动脉注射;如坏死、溃疡大于 3cm 者,应采用早期切除,以皮瓣组织移植修复。

(二)慢性皮肤放射性损伤的创面处理

慢性皮肤放射性损伤病变发展缓慢,临床上常以慢性皮炎或经久不愈之溃疡的形式出现。因此,应针对不同程度的损伤采取相应措施。对于慢性放射性皮炎,应注意避免各种物理、化学因素的刺激,局部选用止痒、滋润皮肤的中性油质药物,如止痒清凉油、蛋黄油、氢地油、溃疡油等。有人报道植物性血球凝集素(PHA)是一种强的生物原刺激素,它能使组织易于生长并上皮化,可能会缩短创面的渗出期。PHA 油膏对于红斑、干及湿性皮炎或硬结水肿有显著疗效。有过度角化、疣状增生时,可应用中草药泡洗。对于慢性放射性溃疡,应加强溃疡换药、控制感染等措施。根据溃疡面渗出物细菌培养和药物敏感试验结果,选用有效的抗生素溶液换药。对于较小、较浅的溃疡,待感染基本控制后,可选用活血生肌、促进愈合的药物,如溃疡油、蛋黄油等。对于较深、经久不愈的溃疡,一等感染基本控制,就应尽早采用手术治疗。

(三)整形外科治疗

对于局部严重放射性损伤,近年来多主张采取整形外科治疗。笔者认为采取局部扩大切除,以组织移植的方法修复是治疗严重皮肤放射性损伤的重要手段。现提出以下治疗方案。

1.**手术适应证**　包括:①各部位的急、慢性Ⅲ度损伤,坏死、溃疡超过 3cm 以上者;②功能部位(如手、足、关节)的急、慢性Ⅱ度损伤,如早期手术,可以防止关节畸形,以保护和促进功能恢复;③大面积Ⅱ度急性损伤伴有全身放射病、内脏损伤及全身中毒反应明显时,手术有利于减轻复合伤,减少并发症的发生;④有恶变者。

2.**手术时机**　对于皮肤放射性损伤的手术时机,目前看法仍不完全一致,尤其是对急性皮肤放射性损伤的手术时机更不一致。有的学者认为,急性皮肤放射性损伤早期深度难以判断,坏死界线不明,估计植皮难以成活,故主张损伤后半年或更长时间,待创面开始有愈合倾向时方可考虑手术治疗。但是,近年的临床实践证明,对于急性皮肤放射性损伤,可以根据局部所受照射剂量,结合临床表现来判断损伤深度和范围。Ⅱ度、Ⅲ度损伤的反应期达高峰后,开始进入稳定阶段时,皮肤坏死、溃疡的界线和深度基本清楚。一般在受照后1～2 个月左右,无论放射病,还是局部损伤的反应期都趋于稳定,如病情允许,可以手术。对于大面积或四肢严重的局部急性放射损伤,如受照剂量确系非常大($>100Gy$),可在基本反应期之前采取手术封闭创面或截肢处理。解放军 307 医院收治的 57 例急性放射损伤病例中,有 26 例在伤后1～3 个月施行手术治疗,其中有 20 例是在伴有心、肺、气管、食管等脏器损伤或全身放射病的情况下采取手术治疗,一次植皮(或皮瓣)成活优良者 23 例,占 88.5%。1996 年 1 月收治的 1 例放射事故病例,患者双下肢、双手及前臂发生严重放射损伤并伴全身中度骨髓型放射病,局部受照剂量最大为 830Gy,受照后第 4 天肢体高度肿胀、坏死,为防止肢体组织大面积坏死而导致肝、肾等多脏器衰竭和为平稳度过放射病的极期创造条件,于伤后第 8 天作了右大腿和左前臂的截肢处理,使患者顺利度过了放射病极期,并挽救了生命。

3.**切除范围**　一般切除的范围要足够大,手术时应尽量将所受照射区域中萎缩、变薄、有色素改变的损伤组织全部切除并超出损伤边缘1～2cm。这是因为在一定受照射范围内,无论是溃疡中心还是其周围组织的受照射剂量基本上是一致的,虽然周围创面有时可暂时愈合,但新生上皮菲薄,稍遇刺激,可再形成溃疡而难以愈合。因此,以一次彻底切除为好。否则,损伤边缘组织供血不足,可导致移植的皮片或皮瓣与创缘愈合不良而发生术后裂开等并发症,从而影响愈合。

4.**切除深度**　理想的切除深度应该包括所有受照射后的变性组织,这适宜于由 β 射线损伤后的浅表性溃疡。但临床上往往难以做到彻底切除,而采用"生物切除法",这是因为:①深部 X 射线、γ 射线所造成的严重损伤,其深部均为变性、纤维化的瘢痕组织,严重者可发生肌肉、骨骼的变性、坏死,甚至与深部脏器贯通或粘连;②现代放疗技术(如直线加速器等)虽然对皮肤损伤小,但对皮下及深部组织损伤大,当皮肤出现溃疡时,其深部组织损伤将更为严重。因此,对此类溃疡不能采用一般外科手术方法切除和使用皮片移植的方法修复创面。对较深的放射性溃疡或伴有大血管、神经干及骨骼损伤,甚至波及深部脏器者,手术只能采用"生物切除法"。此法即适当控制切除深度,而仅将坏死组织切除至略有出血的瘢痕组织层,当伴有骨损伤时,清除死骨,搔刮至有活跃渗血时为止;遇有大血管、神经干、胸膜或心包时,仅搔刮清除其表面坏死组织,然后必须采用血液循环丰富的皮瓣、肌皮瓣或大网膜等组织移植来修复。

例,李某,男,28 岁,放射科医师。因操作 X 线机防护不当造成颌、颈部严重放射性损伤,波及气管、甲状腺及颈总动脉。为了保护这些重要器官和血管,术中仅清除明显的坏死组织,然后以两侧胸部皮瓣移植修复创面,术后皮瓣成活良好,伤口一期愈合。

5.**创面的修复**　损伤区及溃疡切除后,大多数创面都不能直接缝合,常常需要采用皮肤组织移植的方法来修复。可根据创面的大小、损伤的深浅及伤员的全身状况等合理选择最佳方法修复缺损区。目前常采用的组织有皮片、各种皮瓣(或皮管)、肌皮瓣、肌瓣等。

(1)皮片移植　适用于急性皮肤放射损伤Ⅱ度～Ⅲ度创面,或适用于面颈部等血液循环丰富部位的慢性放射性浅表溃疡切除后的创面,也可用于急性Ⅲ度损伤溃疡的暂时封闭,为二期修复创造条件。关于皮片的厚度,可视具体情况选用。如病损组织切除较彻底,创面条件好,可以选用中厚或全厚皮片;对于大面积Ⅱ度损伤创面欲争取创面早日愈合,或为了暂时封闭溃疡,可选用刃厚皮片;功能部位可选用偏厚的中厚皮片或全厚皮片。

(2)皮瓣移植　随着整形外科的发展,皮瓣移植技术已在放射性损伤中较多地被使用。皮瓣移植是修复放射性损伤创面或溃疡最常采用的方法之一,如各种局部皮瓣、筋膜皮瓣、真皮下血管网皮瓣、岛状皮瓣、游离皮瓣等。皮瓣移植适用于损伤较深的溃疡,或洞穿性缺损的修复。皮瓣的选择应根据缺损区的范围和邻近组织的条件来考虑。如周围有完全健康的皮肤可利用时,应尽早采用局部皮瓣,包括局部旋转皮瓣、推进皮瓣,也可选用轴型岛状皮瓣等。局部无条件形成皮瓣,切除后的创面又不适宜皮片移植时,可采用交叉皮瓣进行修复。但此方法需固定肢体、手术次数多、痛苦大,仅适用于四肢创面且不能用其他方法修复者,老年人慎用。一般以交臂、交腿式或以病肢与胸、腹相连的形式作修复。笔者近年应用腹部保留真皮下血管网的薄皮瓣修复手部、前臂的急性或慢性放射损伤,效果良好。对于损伤面积较大、损伤较深的溃疡,由于提供皮瓣区的组织或血管受到损伤,使皮瓣的血液供应受到影响,而限制了皮瓣的应用,在这种情况下也可以采用皮管移植来修复。由于皮瓣有较好的血液供应,有的还含有比较粗大的知名血管,因此血液循环丰富,能改善创面及周围的血液循环。所以,大多数溃疡切除后,均可采用皮瓣移植来修复,效果较好。近年来,组织扩张器的应用为放射损伤的修复开辟了新的途径和方法,其增加了供皮源和供皮量,也已治疗了许多以往需作皮管或游离皮瓣移植,以及一次难以修复的溃疡。

(3)肌皮瓣移植　带血管蒂的各种肌皮瓣已成功地应用于严重放射性溃疡,且收到了良好的效果,修复了许多过去认为难以修复的巨大溃疡或经久不愈的慢性溃疡。如应用背阔肌肌皮瓣可以修复肩部、腋窝和胸部的放射性溃疡;腓肠肌肌皮瓣是修复小腿、膝关节周围的良好材料;腹直肌肌皮瓣、胸大肌肌皮瓣、斜方肌肌皮瓣、股薄肌肌皮瓣、阔筋膜张肌肌皮瓣等在临床应用也较广泛。肌皮瓣血液循环丰富,适用于较深的腔穴性溃疡,它既能充填腔穴又能覆盖创面,还能有效地改善局部血液循环,促进愈合。

例,刘某,女,36岁。因右髂骨巨骨细胞瘤接受Co^{60}放射治疗,局部累积受照射剂量为180Gy。放疗后局部红肿、溃烂,13年来局部反复破溃、疼痛,且行走困难。入院时右髂部损伤区面积为22cm×13cm,溃疡深4cm,髂骨部分坏死、裸露,右下肢屈曲畸形,功能障碍。采用损伤区及溃疡切除,清除死骨,以阔筋膜张肌肌皮瓣岛状移位修复。术后肌皮瓣全部成活,溃疡一期愈合,右下肢功能完全恢复(图19-7)。

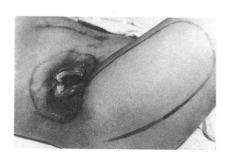
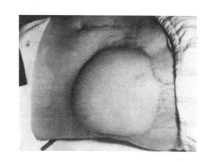

A　　　　　　　　　　　　　　　　　　B

图19-7　右髂部Co^{60}-γ线放射损伤
A.术前　B.阔筋膜张肌肌皮瓣修复术后

(4)肌瓣移植　溃疡切除后如有较大腔穴存在时,则需以具有良好活力和血供丰富的组织瓣充填。肌肉组织瓣就是一种良好的组织瓣。如直肠、会阴和骶尾部的巨大窦腔,就可选用臀大肌、股薄肌或缝匠肌肌瓣转移充填。

(5)有关截肢(指或趾)问题　在四肢发生严重放射性损伤或癌变时,应考虑作截肢(指或趾)处理,但必须十分慎重。有人主张局部照射剂量应大于100Gy,以早期作截肢术为妥,截肢的平面应当认真考虑,可根据照射剂量分布图和临床症状综合分析,既要避免截除过多,影响功能,也应防止损伤区截除不彻底,发生伤口愈合不良或继续坏死。Schenck曾报告1例因加速器事故造成四肢损伤伤员,局部一次照射剂量为27.5~60Gy,伤口22个月内施行了11次截肢术,从远端向近端逐渐截除,下肢截至膝关节,上肢截至前臂才控制了肢体残端的坏死过程,因此,他认为对于难以保留的肢体宜早期截肢,可在受照射后2~3个月内在一定平面上截肢。笔者曾收治1例Ir^{192}极不均匀外照射致局部极重度放射损伤的伤员,其受照后2小时右下肢发麻、抽搐,4小时出现红斑,20小时出现伤肢严重肿胀,48小时出现水疱,所测受照射剂量为68.9~3738.0Gy。由于受照射剂量非常大,临床症状发展迅速,为防止肢体广泛坏死及发生多脏器功能衰竭,于受照射后第8天即行截肢处理,术后切口愈合良好。

三、身体各部的治疗特点

(一)头面部

头部软组织较少,放射损伤溃疡常波及颅骨,造成颅骨坏死。术中应注意将坏死之颅骨清除。一般先将颅骨外板切除,如有活跃渗血,就不必切除内板;倘若内板也坏死,应彻底清除。颅骨缺损可暂时不作一期修补,先以局部头皮瓣旋转或推进修复,缺损范围大者可采用先埋植扩张器,应用扩张后的头皮瓣转移修复,也可以斜方肌皮瓣移位修复头部较大缺损。若颅骨缺损超过3cm,必要时可作颅骨二期修补。面部皮肤放射性损伤常见于面部血管瘤、色素痣和皮肤癌等用β射线或浅X射线治疗后造成的损伤。此类溃疡一般比较表浅,多数损伤仅波及皮下组织层。由于面部血液循环丰富,损伤区彻底切除后可用全厚皮片移植修复。近年来笔者应用扩张后的胸三角皮瓣移植修复,亦收到了良好效果。

(二)颈部

颈部放射性损伤除了事故性原因造成外,也可因为医务人员操作X线机防护不严,或因颈部肿瘤接受Co^{60}、深部X线及加速器治疗后所致。由于颈部大血管、臂丛神经等位于深部,深度放射损伤常波及这些重要组织,后期由于组织广泛纤维化造成高位臂丛神经损伤而致上肢瘫痪,同时也造成解剖不清,因此宜早期手术,以防止进行性损伤。手术中尤其要注意保护重要血管和神经,不要过多剥离血管周围组织,可采用"生物切除法"切除坏死组织,然后选用胸肩峰筋膜皮瓣、胸大肌肌皮瓣、胸三角皮瓣等移植修复。

例,王某,女,56岁。因鼻咽癌左颈转移以Co^{60}和X线治疗后7年,左颈部形成慢性放射性皮炎伴散在溃疡,局部瘢痕硬似板状,颈部功能受限。行扩大切除损伤区皮肤,部分切除瘢痕组织,松解粘连,以左胸肩峰皮瓣转移修复。术后皮瓣全部成活,伤口一期愈合,颈部功能基本恢复。已随访10年,颈部功能恢复良好(图19-8)。

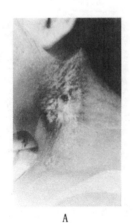
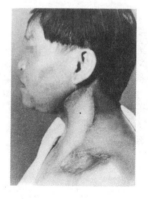

A　　　　　　　　　　　　　　B

图 19-8　左颈部放射性损伤
A.术前　B.胸肩峰皮瓣转移修复术后

(三)胸部

胸部放射性损伤常见于乳腺癌根治术后或胸壁其他恶性肿瘤广泛切除后接受放射治疗者。其特点是:损伤面积大,损伤深,除造成肋骨、胸骨损伤外,还常常波及胸膜、肺及心脏,周围可利用的正常组织不多,**修复较困难**。术后注意清除坏死的肋软骨、肋骨或部分胸骨,尤其是在有骨髓炎的情况下,要去除干净,但要注意保护变性的胸膜,不要碰破。肋骨去除时应将部分变性的肋间肌削除,避免基底留下死腔。胸部缺损的修复以往多选用背阔肌皮瓣、健侧的胸部筋膜皮瓣,近年应用各种类型的腹直肌肌皮瓣修复胸壁缺损,收到了良好效果,既修复了缺损又起到乳房成形的效果。

例1,郑某,女,59岁。因右侧乳腺癌根治术后放射治疗致右侧胸壁慢性放射性溃疡,伴胸骨和第5、6、7前肋骨髓炎,22年来多次手术仍未愈,有溃疡长期存在,窦道形成。采用扩大切除溃疡和四周瘢痕,清除坏死胸骨和肋骨,以左侧胸壁筋膜皮瓣转移修复,术后皮瓣成活良好,12天拆除缝线,伤口一期愈合。随访6年,皮瓣存活,伤口愈合好。

例2,王某,女,52岁。因右侧乳腺癌根治术后以深部X线放疗,造成胸壁巨大溃疡伴第4、5、6、7肋软骨坏死及前肋的骨髓炎。扩大切除溃疡,去除坏死的肋软骨和肋骨,以左侧腹壁上动脉为蒂的腹直肌肌皮瓣转移修复,术后肌皮瓣全部成活,伤口一期愈合(图19-9)。

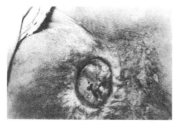 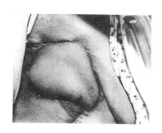

A　　　　　　　　　　　　B

图19-9　右胸壁放射性溃疡伴肋骨坏死

A.术前　B.腹直肌肌皮瓣转移修复术后

(四)腰背部

腰背部的放射损伤除事故照射外,还多见于在X射线透视下取异物时照射时间过长,或皮肤恶性肿瘤放射治疗后所造成的损伤。背部的严重放射性溃疡常常波及肋间神经,造成剧烈的疼痛。腰背部的放射性溃疡切除后可应用局部皮瓣移植修复,较大的缺损可应用逆行岛状背阔肌肌皮瓣转移修复。

例,张某,女,48岁。因右乳腺癌腰椎(腰2、3)转移而以$Co^{60}-\gamma$射线放疗,造成腰部放射性溃疡13cm×10cm,嵴突骨外露。扩大切除溃疡,清除坏死组织和去除部分嵴突骨,以左侧逆行岛状背阔肌肌皮瓣转移修复腰部缺损。术后肌皮瓣全部成活,伤口一期愈合(图19-10)。

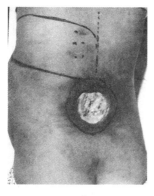 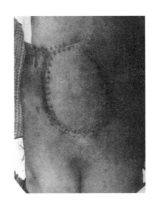

A　　　　　　　　　　　　B

图19-10　腰部放射性溃疡

A.术前溃疡和皮瓣设计　B.逆行岛状背阔肌肌皮瓣转移修复术后

(五)骶尾、会阴部

骶尾、会阴部的放射性损伤多见于直肠癌及宫颈癌等大剂量放疗后所造成的损伤。由于该部位软组织少,加之距肛门、会阴较近,容易遭受细菌感染,加重局部损伤,因此常常形成较深的窦腔,甚至波及骶尾骨及直肠,造成骨坏死或直肠瘘,治疗上较困难。手术中要注意清除坏死组织和死骨,对纤维化的组织不必强求彻底切除,尤其是阴道后壁和盆底处应防止切除过多而发生瘘或与盆腔相通。溃疡切除后,窦腔内以3%过氧化氢溶液、1∶1 000 洗必泰溶液和生理盐水反复冲洗,清除窦腔内血块和残留坏死组织,以保证移植物的成活和伤口一期愈合。应根据病变部位及腔穴的大小和深度酌情选择皮瓣。骶尾部清创后较浅的缺损,不伴有骨髓炎或骨坏死者可选用股后皮瓣转移修复。如伴有骶尾骨坏死,清创后腔穴较深,可选用臀大肌肌皮瓣转移修复,选用臀下动脉为蒂的肌皮瓣较为方便。对直肠癌根治加放疗后在会阴部(肛门区)形成的巨大窦腔,可利用一侧股薄肌转移充填深面,然后再利用另一侧股薄肌肌皮瓣转移修复。

例,刘某,男,52岁。因直肠癌术后以 Co⁶⁰-γ 射线放疗,剂量为 80Gy。放疗后骶部出现红斑、水疱,并逐渐坏死,形成溃疡,疼痛剧烈。查见骶尾部放射损伤区范围为 14cm×15cm,骶骨外露,溃疡周围皮肤红肿,坚硬似皮革状。溃疡内渗出物细菌培养为绿脓杆菌和大肠杆菌。入院后加强换药,控制感染。然后再行损伤区及溃疡切除,清除坏死的骶尾骨,以右侧臀大肌肌瓣转移充填深面,以左侧臀大肌肌皮瓣转移修复浅面。术后肌瓣、肌皮瓣全部成活,溃疡一期愈合。现随访 10 年,移植皮瓣存活好,局部未再破溃,患者能平卧,生活自如(图 19-11)。

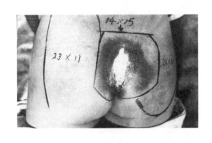
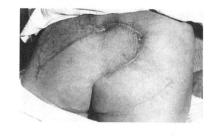

A　　　　　　　　　　　　　　　　　　B

图 19-11　骶尾部放射性溃疡
A.术前　B.臀大肌肌皮瓣转移修复术后

(六)腋部

腋部的放射性损伤常由于乳腺根治术后行腋部放射治疗所造成。但也有因腋臭应用 X 线放射治疗不当而造成放射性损伤。该部位的深度放射损伤常常波及臂丛神经、腋部血管和淋巴管并造成损伤。一般损伤后半年左右出现神经、血管损伤的症状,主要表现为上肢进行性肌肉萎缩、神经性疼痛、瘫痪和水肿。所以,对此类严重损伤,宜早期行局部切除,神经、血管松解,以背阔肌肌皮瓣、侧胸壁皮瓣转移修复。

例,罗某,男,17岁。因双侧腋臭以深部 X 线放射治疗,每侧剂量不详。照射后 15 天腋部皮肤出现水疱,并反复破溃。半年后腋部皮肤及皮下组织变硬,呈"大理石"样改变。双上肢感觉消失、肌肉萎缩,双手及上肢功能基本丧失。因各种保守治疗无效,而行局部溃疡和瘢痕切除,神经和血管松解,左侧以侧胸壁皮瓣修复;右侧切除一段变性、坏死的正中神经,以腓肠神经移植进行"桥接",再以侧胸壁皮瓣转移修复创面。术后皮瓣成活良好,双上肢温痛觉逐渐恢复,功能也逐渐恢复,现生活基本能自理。

(七)手部

手是事故性放射损伤或放射科、骨科医师防护不严造成损伤最常见的部位。由于手部有软组织少、肌腱和关节多的特点,受照射后常波及骨骼、肌腱及关节;又由于手部经常活动和摩擦,Ⅱ度损伤愈合后也常常发生皮肤及软组织萎缩、皲裂,关节畸形或溃疡,重者发生骨质疏松。单个手指的深度损伤,常采用邻指岛状皮瓣转移修复;对整个手背或手掌的损伤,可应用一侧胸、腹壁保留真皮下血管网的薄皮瓣修复,以取得功能和形态的恢复。手部的放射损伤除早期植皮修复外,还应注意早期功能锻炼,以防止关节挛缩畸形,促进功能的恢复。

(八)下肢

下肢血液循环较差,又是身体负重部位,易发生淋巴和静脉回流障碍,一旦溃疡形成,很难愈合。因此,宜早期采取手术治疗,以各种皮瓣、肌皮瓣转移修复。溃疡位于足底或内、外踝区可采用足背皮瓣岛状移植修复;胫前溃疡可选用小腿后侧逆行筋膜皮瓣修复胫前缺损;大腿的损伤和溃疡可以根据不同的部位选用股内侧皮瓣、股前外侧皮瓣等移植修复。必要时可以选用交腿皮瓣修复,但这仅适用于青壮年患者。

例,颉某,男,68岁。因右小腿前外侧神经性皮炎而行两个疗程的 X 线放射治疗,累积剂量为 40Gy,其间由于放疗失误,一次照射剂量为 18Gy,因此共累积剂量为 58Gy。照射后第 5 天局部皮肤出现水疱,第 6 天水疱破溃,逐步坏死形成溃疡,曾行清创、刃厚皮片移植,但术后 1 年局部又破溃,胫、腓骨外露。查见右小腿前外侧中上 1/3 放射损伤区范围为 15cm×12cm,中央有 8cm×3cm 的溃疡,胫、腓骨中上段外 4.5cm,溃疡脓性渗出物较多,疼痛剧烈。溃疡内渗出物经细菌培养为绿脓杆菌。X 光片显示右胫、腓骨上段呈病理性骨折。入院后加强局部换药,控制感染,渗出物很快减少,但溃疡内未见肉芽生长。切除溃疡及皮肤损伤区 13cm×8cm,术中见胫外侧肌群及腓肠肌、比目鱼肌外侧缘均呈暗灰色,无光泽,失去弹性,无收缩力,腓骨中上 1/3 处呈粉碎性骨折。部分切除坏死肌肉及瘢痕组织,并切除坏死腓骨 7cm,切除后该处形成一个窦腔。在同侧小腿后侧设计一 17cm×8cm 的腓肠肌肌皮瓣旋转充填腔穴及修复缺损区。术后一般情况好,肌皮瓣全部成活,术后 13 天拆线,21 天下地活动。随访 4 年,皮瓣存活好,未见破溃及窦道形成。

(杨志祥)

参考文献

〔1〕杜悦娇,王德文,高亚兵,等.人皮肤慢性放射性溃疡 c-fos,Rb 蛋白异常高表达病理研究.中华放射医学与防护杂志,1996,16(4):220

〔2〕杨志祥,王方薪.岛状肌皮瓣和轴型皮瓣治疗深度放射性溃疡.中华整形烧伤外科杂志,1991,7(2):87

〔3〕杨志祥,王方薪.事故性局部放射损伤的早期医学处理.中华放射医学与防护杂志,1993,13(5):339

〔4〕杨志祥,王方薪,杨文峰,等.6 例放射性皮肤恶性肿瘤的临床特征及其治疗.中华放射医学与防护杂志,1996,16(6):421

〔5〕陈运奇,李福孟,李国民,等.慢性局部放射性皮肤损伤的病理学研究.军事医学科学院院刊,1984,31(3):43

〔6〕赵坡,杨志祥,李国民,等.放射性皮肤溃疡 c-erbB-2,EGFR 蛋白高表达病理研究.中华放射医学与防护杂志,1996,16(1):26

〔7〕郭力生,葛忠良.核辐射事故的医学处理.北京:原子能出版社,1992.332～358

〔8〕Miner SH. Rodulph R. Healing in the irradiated. Wound Clin Plast Surg. 1990. 17(3):503～508

〔9〕Parkash S. Banerjee SN. Gluteus maximum myocutaneous flap cover for sacral radiation ulcers. Plast-N-Z-J-Surg. 1986. 56(6):481～484

〔10〕Rudolph R. Complication of surgery for radiotherapy skin damage. Plast Reconstr Surg. 1982. 70(2):179

〔11〕Shack RB. Management of radiation ulcers. South-Med-J. 1982. 71(12):1462～1466

〔12〕Zhao po. Yang zhixiang. Wang dewen. Over pression of c-erbB-2 and P^{21} oncoproteins in human radiation-induceel skin-ulcers. Journed of Environmental Pathology Toxicology and Oncology. 1995. 14(1):21～33

第二十章 头皮与颅骨损伤

第一节 应用解剖

一、头皮的构成

头皮软组织由皮肤、皮下组织、帽状腱膜、腱膜下疏松组织、骨膜5层组成。前3层组织互相紧密联结,厚约5~6mm,不易分离。但颞部头皮软组织较特殊,其腱膜下疏松组织的深面尚有颞筋膜和颞肌,共为7层。

(一)皮肤

皮肤为头皮最外层,厚且致密,含有丰富的血管、淋巴管以及大量的毛囊、皮脂腺和汗腺。头皮毛囊经真皮深入皮下组织内。由于皮肤厚,毛囊深入皮下,故作为供皮区时,可反复切取刃厚皮而不影响头皮生长(图20-1)。

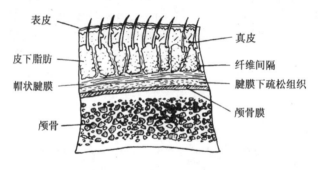

表皮　真皮

皮下脂肪　纤维间隔

帽状腱膜　腱膜下疏松组织

颅骨　颅骨膜

图20-1　头皮及颅骨解剖图

(二)皮下组织

其特点是致密而坚韧,并有许多纤维间隔,缺乏弹性。此层中含所有的头皮血管及神经,具有丰富的侧支吻合,头皮血管分支进入皮肤组织,因此,头皮皮瓣蒂部虽较狭小,亦能成活。此层血管断裂后不易收缩,故外伤或手术时出血多,不易自行止住,需要压迫或缝合止血。由于纤维间隔的存在,感染易被局限化,但脓性分泌物聚集压迫间隔中的神经,则会产生疼痛。

(三)帽状腱膜

帽状腱膜跨越颅顶,前端与额肌附于眉弓嵴及骨膜,后端附于枕外粗隆和枕骨上项线,是坚韧而富有张力的腱膜组织。

(四)腱膜下疏松组织

腱膜下疏松组织存在于帽状腱膜下方的疏松结缔组织腔隙,间隙中有许多小动脉为颅骨膜供血,并通过导静脉连接颅内静脉窦和头皮浅表静脉。该间隙中的出血易形成巨大的帽状腱膜下血肿,如发生感染易于播散,因此被认为是危险区域。脓性物质聚集该腔隙会破坏颅骨膜,造成颅骨坏死,甚至可能经导静脉扩散至颅内。头皮撕脱时,常在此层疏松组织上将皮肤、皮下组织和帽状腱膜整片撕脱。

(五)骨膜

颅骨膜是一层较致密的结缔组织,与颅骨组织紧密相连,在骨缝处尤甚。因此,骨膜下出血,血肿常仅限于一块颅骨区;如骨缝处相连不紧,血肿才能波及相邻的另一颅骨区。在发生严重头皮撕脱时,也可能出现骨膜被一并撕脱的情况。颅骨在失去骨膜后,没有形成新骨的能力,因此,颅骨缺损后不能再生颅骨,只能有少许骨质增生。穿越颅骨膜的血管及颅骨外板的小静脉可能成为感染扩散至板障的通道并造成颅骨的骨髓炎。

二、头皮的血管神经

头皮动脉供应丰富,主要来自颈内、外动脉的分支,分为前、侧、后3组。各组均有伴行的静脉和神经。前组为颈内动脉的分支眼动脉、眶上动脉、滑车上动脉及伴行的同名静脉、神经。侧组为颈外动脉分支、颞浅动脉、耳后动脉及伴行的同名静脉、耳颞神经和面神经耳后支。后组为枕动脉、静脉和枕大、小神经(图20-2)。

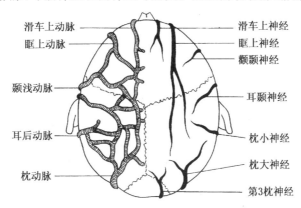

图 20-2 头皮动脉供应及神经分布图

头皮动脉位于皮肤组织中,自周围向颅顶部聚集,两侧3组血管间有丰富的吻合支形成血管网,血液供应丰富,因此伤口愈合较快。以头皮作皮瓣,其长宽比例较其他部位为大。而头皮撕裂时,虽仅存一狭小蒂部皮瓣,也能成活。

三、头皮的淋巴回流

头部的淋巴结大多分布在头颈交界处,枕后引流入枕淋巴结,颞侧及顶部引流入耳前、后淋巴结,额部和额顶部归入颌下及颈淋巴结。

四、颅骨

根据颅骨的发生、功能和位置,可将颅骨分成脑颅和面颅两部分。脑颅构成颅腔保护脑;而面颅则是颜面的基础。脑颅中颅盖部的额、顶、枕诸骨及颞骨鳞部均属扁骨,为膜性化骨,以骨缝相连而形成一完整的圆形颅盖骨,具有较大的弹性和坚固性。其结构自外向内分成3层:外板、板障、内板。内、外板均为致密骨,而板障为松质骨,板障内有板障静脉。

第二节 头皮撕脱伤、外伤性头皮缺损及瘢痕性秃发

一、头皮撕脱伤

头皮撕脱伤(scalp avulsion injury)常发生于女性,因长发被卷入高速转动的机器或皮带中,导致头皮全部或部分撕脱,严重者可连同前额、眉、上睑及耳等被一并撕脱。通常撕脱平面在帽状腱膜和颅骨膜之间,但颅骨膜有时也会连同头皮被撕脱。

头皮撕脱伤后常遗留永久性秃发畸形,造成患者生理和心理上的严重创伤,因此,预防及处理好头皮撕脱伤是十分必要的。

（一）头皮撕脱伤急诊处理原则及注意事项

头皮撕脱后，应迅速纠正出血性休克。大片或全部头皮撕脱后，造成大量失血以及疼痛，患者常发生休克，应首先测定其血压、呼吸、脉搏，仔细检查头皮撕脱区域有无活跃出血点，如有应立即压迫和结扎止血，并同时检查有无并发颅骨骨折及脑损伤的症状与体征，如神志、瞳孔对光反射等。必要时需作 CT、MRI 等检查及请神经外科医师协同治疗。患者如出现面色苍白、眩晕、出汗、口渴、脉搏细数、口唇轻度发绀等休克症状，应予输血、输液，补充血容量的不足，并给以镇静止痛药物，使其安静且能配合治疗。在休克得到纠正、患者情况较为稳定后进行清创手术。清创手术宜在全身麻醉（插管）下进行。首先彻底清创，将撕脱头皮在 1∶1 000 苯扎溴铵液中浸泡 5 分钟后，以生理盐水冲洗待用。若撕脱头皮仍有部分相连，此部常仍有相连的动、静脉和神经，不可随意切断。根据头皮远端血供情况逐步修剪，直至出血量大，将这部分头皮原位缝合，其余创面根据其大小、骨膜撕脱的情况考虑皮片移植、皮瓣或其他方法修复。

如头皮完全撕脱但没有严重的挤压伤，应采用显微外科技术将撕脱头皮再植，以获得最佳的治疗效果。若骨膜存在而头皮不能使用时，应仔细保持其湿润，并取中厚皮移植覆盖创面。若骨膜缺如、颅骨外板暴露，应用显微外科技术提供覆盖，常用大网膜和腹股沟皮瓣。Alpert 等（1982）曾采用单纯的背阔肌肌瓣，表面移植中厚皮片，修复大面积缺损。

若无条件采用显微外科技术时，可在暴露的颅骨多处钻孔，使板障产生肉芽组织，延期植皮；也可采用凿除部分颅骨外板至有活跃的渗血后即时移植中厚网状皮片（可打筛孔）的方法，同样能取得较满意的效果。

（二）撕脱头皮再植的适应证及外科技巧

头皮撕脱后，若撕脱头皮较为完整，且具备显微外科手术的条件下，应尽可能将撕脱头皮回植，以获得治疗撕脱伤的最佳结果。

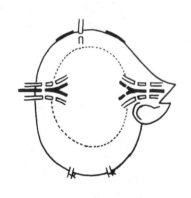

Miller 等（澳大利亚，1976）报道了 1 例全头皮撕脱再植成功的经验。1974 年 8 月 14 日，一名 21 岁的女性整块头皮被撕脱，术中他们吻接了两侧颞浅动、静脉及左侧眶上静脉，由于动、静脉存在缺损，故又在前臂等处切取静脉作移植，头皮血供在受伤后 4 个半小时得到恢复，术后 6 个月获得头发的茂密生长（图 20-3）。这是显微外科技术在头皮撕脱伤治疗中的首次成功应用。

自此，全头皮撕脱经再植成功的病例报道日渐增多。Buncke 等（1978）报告 2 例部分头皮撕脱再植成功，并提出撕脱头皮必须冷藏。同年，Nahai 等报道了 1 例头皮撕脱后长达 17 小时再植成功。Sakai 等（1990）在报道 1 例大面积头皮撕脱再植成功时，提出为了易于吻合微血管，不需要重建正常的解剖结构。同年 7 月，Salove 等报道 1 例全头皮撕脱包括双耳及一侧上睑，头皮再植后 90% 以上成活，部分枕、后颈部及左耳上半部皮肤缺失，二

图 20-3　Miller 病例，撕脱头皮原位回植血管吻合示意图

期附加皮肤移植、瘢痕改形及耳再造。Maladry 等（1994）提出撕脱头皮再植成活后所遗留的部分组织缺损，可二期应用头皮组织扩张术获得重建，并且认为，小面积头皮撕脱（<400cm²）可单纯应用二期头皮组织扩张术，而不必将撕脱头皮再植。

在国内，自曹谊林等（1991）首次报告 1 例全头皮撕脱再植成功开始，陆续有应用显微外科技术成功地将撕脱头皮再植的报道。1992 年，陈开湘、王善林等分别报告再植撕脱头皮成功。1994 年，杨连根报告 1 例全头皮撕脱再植成功，同年，黎冻等报告 3 例全头皮撕脱再植，其中 1 例完全成活，1 例大部分成活，1 例失败。头皮撕脱伤后，应用显微外科技术将撕脱头皮再植成功的关键，在于必须有全体医务人员坚持不懈的工作精神，必须有可供吻合的颞浅动静脉、枕动静脉等血管，撕脱头皮基本完好，没有严重的挤压、撕裂或挫伤，撕脱头皮得到妥善保存（置于密封塑料袋再予以冷藏，以 4℃ 为宜，不可直接置于冰水中）。此外，尚有诸多因素影响再植头皮的成活。

术前迅速纠正出血性休克，同时处理任何危及生命的合并伤是非常重要的。术中进行广泛、彻底的清创，切除血管内膜已受伤的血管，应用静脉移植在无张力的情况下进行血管吻合，在受区及供区同时进行血管吻合，可先将动脉吻合以使撕脱头皮尽快获得血供，缩短手术时间；术后慎用血管扩张剂及抗凝药物，使用该类

药物可能会增加再植头皮的出血和血肿形成,从而影响再植头皮的成活。

头皮撕脱伤发生的同时,往往会造成双侧颞浅神经和枕大神经的损伤,在撕脱头皮再植过程中力争修复感觉神经,术后 6 个月头皮可出现感觉,术后 2 年头皮两点分辨率为 15mm。

（三）头皮撕脱伤的晚期处理

头皮撕脱伤由于种种原因未得到合适的治疗,如将撕脱头皮原位缝合,造成头皮坏死、创面感染,且伴有头痛、发烧、食欲不振等全身症状,治疗时应首先控制感染,应用抗生素,予以输液、输血,增加营养,以改善全身状况。但最重要的是消除感染源,迅速清除坏死或感染的头皮,创面进行湿敷及充分引流,一旦创面出现新鲜肉芽组织时,即可用中厚皮片或网状皮片覆盖创面。网状皮片具有节约皮源、减少继发性损伤、贴敷良好、引流通畅等优点。

在有颅骨外露时,可凿除颅骨外板直至有密集出血的创面,即时植以中厚皮片或网状皮片;也可采用钻孔的方法,钻出许多密集的钻孔直达有活跃出血的骨松质,肉芽从钻孔处长出且逐渐布满创面后,植以薄皮片覆盖。当颅骨外板干燥或死骨形成时,Shanoff 等(1982)报告应用精密的环钻,非常仔细地钻孔至颅骨内板,待自硬脑膜产生的肉芽组织覆盖所有暴露的颅骨后,在创面进行皮肤移植。

二、外伤性头皮缺损及瘢痕性秃发

外伤性头皮缺损(traumatic defects of the scalp)通常由于创伤、撕脱伤、手术切除头皮肿瘤等诸多原因造成。根据损伤的深度,可分为部分头皮缺损(颅骨膜存在)和全层头皮缺损(颅骨膜缺失)两大类。

部分头皮缺损:外伤因素导致直达头皮帽状腱膜层的缺损,而颅骨膜尚完好,较小的创面与单纯头皮裂伤相仿,可直接缝合;较大的创面可用撕脱头皮再植、头皮皮瓣转移、游离皮瓣或皮肤移植的方法修复。

全层头皮缺损:包括颅骨膜的缺失及单纯植皮不能成活者。根据缺损范围的面积、外伤的原因以及周围邻近头皮的情况,可选择下列不同的治疗方法:①去颅骨外板,即时或延期植皮;②应用颅骨膜瓣及皮肤移植;③携带帽状腱膜的头皮皮瓣移植;④游离皮瓣移植;⑤头皮扩张术。

瘢痕性秃发(cicatricial alopecia),即指由于头皮的创伤、烧伤、头皮肿瘤切除、放射治疗等因素造成的创面,在愈合后残留瘢痕所导致的秃发。依据瘢痕性秃发范围的大小可采用不同的治疗方法,主要有:①带毛发的正常头皮组织移植;②局部头皮皮瓣转移;③秃发区头皮分次切除;④头皮组织扩张术。

瘢痕性秃发、头发稀疏、头型不美或头上局部脱发者,均可配戴假发。选择的假发必须具有与周围头发没有明显界限、无组织刺激性、不易变色等特点。假发分为头套和块发两种。若仅仅是头顶部局限性脱发,可根据脱发面积制成块发而不必配戴头套性假发;而大面积的脱发则必须配戴头套,配戴头套后可清洗及梳理。

假发原料来自收购的人类头发,因此假发的质感和色泽与真发基本相仿。近年来已有尼龙制成的假发,具有易于清洗的特点。

电脑形象设计的应用为选择适宜的假发提供了更为有效的工具,可根据个人形象选择具有较理想色泽和发型的假发。

（一）头皮缺损的显微外科修复及带蒂皮瓣移植

根据头皮缺损的范围,可将其分成轻、中、重度。

1. 轻度头皮缺损　缺损范围直径小于 6cm,首选局部皮瓣。在帽状腱膜和颅骨膜间隙掀起皮瓣,以包含主要营养血管的外周头皮为蒂,可应用多普勒超声血流仪或单纯的触诊确定营养血管的位置,且在帽状腱膜层作间距约 1cm、与张力方向垂直的多刃切口,使皮瓣更为舒展,以覆盖头皮缺损。

(1)旋转皮瓣　治疗直径 6cm 以内的头皮缺损,首选旋转皮瓣。在帽状腱膜下间隙松解邻近的头皮,可使皮瓣易于旋转且缩小供区面积,部分供区缺损可直接缝合,而大部分则需皮肤移植(图 20-4)。头顶部的缺损可应用以周边头皮为基底的双蒂皮瓣修复。

(2)推进皮瓣　头顶后部头皮的大面积缺损,可利用具有一定松弛性的颈项部皮肤,以及前额部头皮向后方推移,在设计推进皮瓣时,需注意保护头皮的主要血管以及帽状腱膜。推进皮瓣的主要不足,在于皮瓣的移动会受到一定限制。

(3)颅骨膜瓣　颅骨膜是位于颅盖骨表面的结缔组织,含有丰富的血管网;应用颅骨膜瓣覆盖暴露的颅

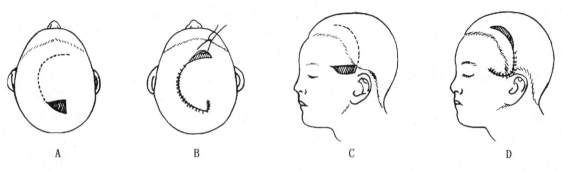

图 20-4 头皮旋转皮瓣

骨以及作为皮肤移植床,也可为骨移植提供血供并增加骨移植的成活率。设计颅骨膜瓣需宽蒂,其大小与缺损面积应相仿或略大于缺损区,也可将其上方的头皮一并掀起共同作为皮瓣。颅骨膜瓣的优点在于提供了良好的皮肤移植床而供区损伤较小。当面临较大面积的头皮缺损时,周边部头皮缺损可利用局部皮瓣修复;中央区域缺损可使用颅骨膜瓣加植皮,后期再次修复。

2.中度头皮缺损 头皮缺损范围直径大于 6cm,如果颅骨膜完整,可单纯采用皮肤移植,该方法尤其适用于有严重复合伤的患者。如果颅骨膜缺如,可应用颅骨膜瓣为皮肤移植提供良好的血管床。但临床主要应用复合皮瓣转移修复以及头皮扩张术。

(1)多瓣法 由 Orticochen 首先提出的四瓣法概念,尤其适用于儿童患者(图 20-5)。多瓣法可用于修复中度头皮缺损。1971 年,四瓣法被改进为三瓣法,可利用所有残留的头皮修复缺损,邻近缺损区域的两个较小的瓣用于闭合原发创面,而较大的第三瓣则用于闭合前二瓣旋转后所造成的继发性缺损(图 20-6)。

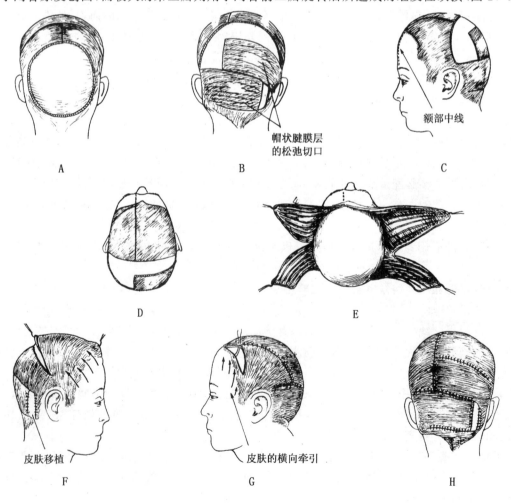

图 20-5 四瓣法修复头皮缺损(尤其适用于儿童)

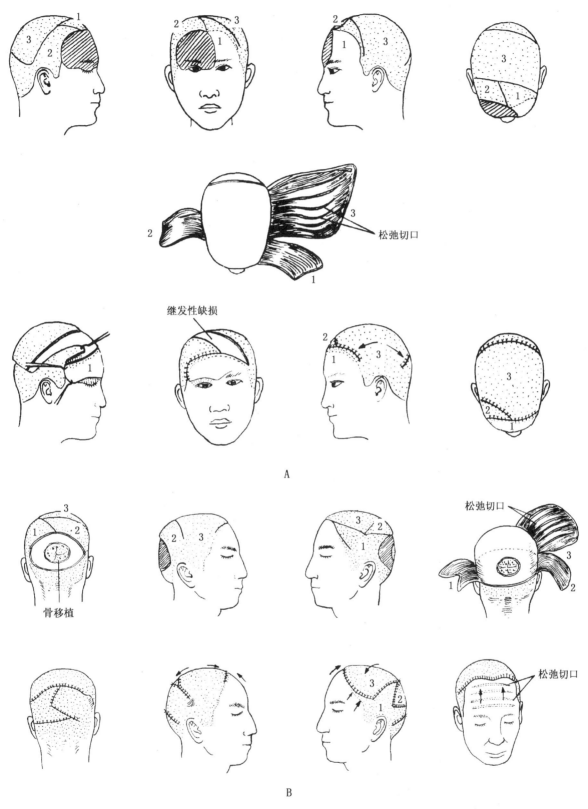

继发性缺损

松弛切口

A

骨移植

松弛切口

松弛切口

B

图 20-6　三瓣法修复头皮缺损

A. 按如图所示角度切取皮瓣 1 和皮瓣 2，皮瓣转移后的继发性缺损小于原发性缺损

B. 在皮瓣 3 作松弛切口，皮瓣 1 和皮瓣 2 可在无张力的情况下直接缝合

　　多瓣以知名血管为蒂，颅前部及前额头皮皮瓣包含颞浅动、静脉，而颅后部及枕部头皮包含枕动、静脉，最好能包含耳后动、静脉，可用多普勒仪探查明确血管走行。皮瓣在骨膜上、帽状腱膜下平面掀起，应注意保护血管蒂。皮瓣转移后的继发性缺损区域若不能直接缝合，可采用皮肤移植。

多瓣法的优点是:皮瓣有可靠的轴型血管作为血供,皮瓣易成活,而头皮缺损可一期闭合,且皮瓣来自毛发正常生长的头皮区域,能获得较满意的毛发生长的效果,但用该皮瓣修复更大面积的头皮缺损时需慎重。

(2)头皮扩张术(scalp expansion) 应用头皮扩张术修复头皮缺损,头发密度无显著变化。将扩张器置于帽状腱膜下,经过注水达到扩张目的,将获得的"额外"头皮组织作为旋转皮瓣、推进皮瓣或随意皮瓣转移覆盖缺损区域。头皮扩张须采用较大的组织扩张器,必要时放置多个扩张器以获得更多的头皮,而放置扩张器的切口不能影响二期手术时所设计的皮瓣血供。在扩张初期扩张可缓慢进行,而后逐渐加快扩张速度,必要时可重复多次进行头皮扩张。

扩张器所产生的压力对其下方的颅骨可造成暂时性压迫,但不会造成永久性的损害。然而也有人提出,3岁以下儿童不宜应用头皮扩张术。

3.重度头皮缺损 是指头皮缺损范围超过全头皮的1/3直至全头皮的撕脱,必须迅速将暴露的颅骨覆盖。首选的重建方法是将撕脱头皮回植,当撕脱头皮挫伤严重不能回植,而创面又难以用皮片移植时,可采用吻合血管的游离组织瓣转移覆盖。

(1)回植 重度头皮缺损患者如果没有危及生命的合并伤,又能承受全身麻醉,应首选撕脱头皮回植的方法。自1976年Miller首次报道成功后,陆续有大量成功的报道。

由于头皮组织缺乏肌肉,因此可以承受较长时间的缺血,在冷藏的情况下可保存更长时间(一般为8~12小时),但时间越长,再植头皮的成活率越低。撕脱头皮回植通常利用颞浅血管或枕大血管,经常需要静脉移植及两条以上动、静脉吻合,以确保回植头皮成活。然而,Nahai曾报道1例全头皮撕脱者,仅通过吻合一条动脉和静脉而使撕脱头皮回植成功。撕脱头皮回植成功后,可有头发的再生,能获得最佳治疗效果。

(2)吻合血管的游离组织瓣移植 某些重度头皮缺损没有再植的条件,也不能采用皮片移植,可应用吻合血管的游离组织瓣转移覆盖的修复方法。Mclean和Buncke首先提出吻合血管的大网膜移植覆盖头皮创面,大网膜作为皮肤移植受床,以胃网膜血管作为供应血管。该法需开腹切取大网膜,又要吻合血管,因此应用受到了一定限制。

腹股沟皮瓣:以旋髂浅血管为蒂,用于修复头皮缺损,但其血管蒂短小,带有解剖变异,因此目前已较少采用。

背阔肌皮瓣:可采用肌皮瓣,也可单用肌瓣而表面植以中厚皮片。Maxwell(1978)首次应用背阔肌皮瓣修复头皮缺损,其皮瓣面积足以覆盖整个头皮缺损,血管蒂为胸背动、静脉,解剖恒定,血管蒂较长,皮瓣的肌肉也可为颅骨缺损区提供组织覆盖,应用较广泛。该皮瓣的主要缺点是组织过于臃肿,给后期修复造成一定的困难。

肩胛皮瓣:以旋肩胛动脉的终末支为血管蒂。该皮瓣没有背阔肌皮瓣的臃肿,血管较粗而恒定。其主要缺点是皮瓣较小,不能像背阔肌皮瓣一样覆盖整个头皮。

游离组织瓣移植修复重度头皮缺损的方法,不能恢复头发生长是其主要缺点。因此,在完成缺损的闭合后,还必须应用假发来掩饰秃发。

(二)毛发移植术及瘢痕性秃发的修复

自1931年开始,人们开始探索纠正或延缓秃发的方法,应用皮肤移植或皮瓣修复头皮缺损及瘢痕性秃发,均不能达到完美的效果。1974年,Harri报道应用显微外科技术移植游离头皮治疗严重瘢痕性秃发获得成功。近年来,许多学者提出采用头皮组织扩张术联合头皮皮瓣或头皮游离皮瓣的方法,以治疗大面积的瘢痕性秃发。

人类头发总数平均约十万根左右,每日生长约0.35mm,每月生长约1cm,人类的头发分别处于3个时期:①毛发生长初期,将近90%的头发处于该期,持续约3年;②毛发生长中期,持续约1~2周;③毛发生长终期(亦称休止期),将近10%的头发处于该期,持续约3~4个月(图20-7)。平均每日脱发约100根。

由于外伤、烧伤、感染等因素造成的头皮创面在愈合后,常会遗留瘢痕性秃发,且经常伴有前额发际线的部分缺失。带毛发正常头皮移植、头皮皮瓣、秃发区头皮瘢痕分次切除,以及头皮组织扩张术,是常用的4种治疗方法。

1.带毛发正常头皮移植 包括冲孔移植术及条状移植术。

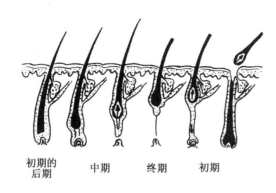

初期的　　　中期　　　终期　　　初期
后期

图 20-7　毛发生长周期

（1）冲孔移植术　是指以特殊的工具——冲凿，在正常头皮取簇状带毛发的正常头皮移植于瘢痕性秃发区。冲孔移植术简单易行，广泛应用于治疗瘢痕性秃发以及男性秃发，但对于年龄在 20～30 岁的男性秃发患者，由于随着年龄的增大而秃发加剧，可能需要重复手术。常以枕、顶部头皮为供区，手术一般在局麻下进行，冲孔直径为 4～4.5mm，平均每次移植 50～75 簇，供区直接缝合，仅遗留线状瘢痕，不会对头皮扩张术的应用造成影响。二次移植须间隔 4 个月或更长时间，移植时可借助显微外科技术，将毛囊的损伤减至最低程度。

（2）条状移植术　是指将长条状的带毛发正常头皮移植于秃发区，常用于重建男性秃发的发际线，尤其是前额发际线不规则者。

条状移植的长度不等，依供区及前额发际线的长度而定，一般宽度为 3～8mm。手术可在局麻下进行，将供区缝合，仔细修剪移植物的筋膜和脂肪，尤其是不能残留脂肪，但切忌将毛囊暴露。在受区额部作线状切口，切开帽状腱膜使切口适当扩张以容纳移植物，同时应注意毛发生长的正常方向。移植后常规应用抗生素预防感染，并注意避免硬物碰撞，提高移植的成活率。

2. 头皮皮瓣法　头皮皮瓣应用于治疗瘢痕性秃发患者，是将较隐蔽部位的带毛发正常头皮设计成各种类型的皮瓣，转移至更为重要的部位，尤其是重建前额发际线。所有的头皮皮瓣需仔细设计，用多普勒血流探测仪确定皮瓣血管的走行。由于头皮存在着广泛的侧支循环，故不需延迟即可转移，常用方法现简述如下。

（1）局部旋转皮瓣　可用于修复小区域的瘢痕性秃发。皮瓣应大于所切除的秃发区，旋转皮瓣的长度至少 4 倍于缺损区才能将其完全覆盖，供区需在无张力的情况下缝合。

（2）邻位转移皮瓣　用于修复较大面积的瘢痕性秃发，尤其是秃发区位于前额部者。顶枕部头皮常为最佳供区，皮瓣转移后遗留的继发性缺损区通常可一期缝合，若缺损区域过大，可用中厚皮移植。常用的有颞-顶-枕皮瓣、侧头皮瓣以及颞部垂直皮瓣。

1）颞-顶-枕皮瓣　Juri（1978）设计应用颞-顶-枕皮瓣，根据秃发区的分布和范围而设计不同的皮瓣数目。皮瓣蒂部位于颞部头皮颞浅动脉的位置，其宽度约 4cm，长度可达 25cm，以至对侧头皮的毛发生长部位。

将皮瓣改良为顶-枕皮瓣可治疗枕部秃发（图 20-8）。

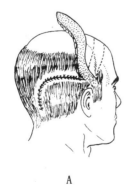
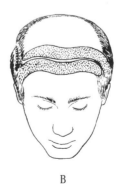

A　　　　　　　　　　　　　　　B

图 20-8　顶-枕皮瓣
A. 顶-枕皮瓣位置　B. 对侧顶-枕皮瓣的位置

Stough（1982）则采用蒂部更狭的颞-顶-枕皮瓣，蒂部仅宽 2cm，最宽者为 3cm，延迟一次，10 天后转移整个皮瓣,该皮瓣转移时至少可跨越前额达 2/3。该种皮瓣转移更为方便,供区可在基本没有张力的情况下一期缝合。

2)侧头皮皮瓣 Elliott(1982)提出更为简便而易于操作的侧头皮皮瓣(或称颞顶皮瓣),以治疗前额部的瘢痕性秃发。蒂部的平均宽度为 2.5cm,自耳后方向跨越顶部到达前额部位,可利用两侧颞部头皮,且不需要皮瓣延迟,供区可一期缝合(图 20-9)。该皮瓣的缺点是皮瓣转移后的毛发生长方向较为杂乱。

3)颞部垂直皮瓣 Nataf(1984)设计了颞部垂直皮瓣,该皮瓣仅适用于男性秃发。皮瓣转移后其蒂部存在着较大的皱褶,由于皮瓣的血液循环是逆行方向,需延迟二次,时间长达 3 个月,可作为颞-顶-枕皮瓣不能完全修复前额秃发的辅助方法。

双蒂皮瓣:是将枕部头皮转移至前额部瘢痕区,以两侧颞部为蒂,充分修复前额秃发区,供区继发性缺损通常可一期缝合(图 20-10)。

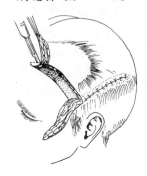

图 20-9 侧头皮皮瓣

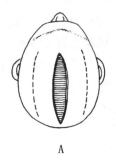

A

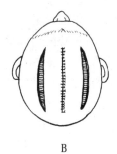

B

图 20-10 双蒂皮瓣

多瓣法:是修复大面积瘢痕性秃发的重要方法,将全部头皮组成完全独立又相互关联的四大瓣或三大瓣。

吻合血管游离皮瓣:所有上述皮瓣均为带蒂皮瓣,但由于蒂部的原因,使皮瓣的转移受到了一定程度的限制,常出现较大的皱褶或难以使毛发呈现正常的生长方向。

Harii(1972)应用显微外科技术重建额颞发际部的瘢痕性秃发。皮瓣一般为 12cm×2.5cm,大多数的游离皮瓣取自枕部,应用显微外科血管吻合术将皮瓣所携带的枕部血管与颞浅血管相吻合,重建发际,行供区一期缝合。Ohmori(1980)在颞-顶-枕部位设计了较大的头皮游离皮瓣,以重建额颞部的瘢痕性秃发,也可广泛应用于治疗单纯男性秃发。应用该方法可一次移植大量的头发,且在术前即设定皮瓣的方向,因此在皮瓣移植成活后,毛发呈现自然生长方向。

3.秃发区头皮瘢痕切除术 常采用分期切除的方法。

秃发区头皮通常以纵形方向椭圆形切除,一般在额部发际后 2cm 处直至枕部,椭圆的最大宽度以分离后能一期缝合为度,一般不超过 3.0cm,长度为 12～15cm。如果存在较明显的张力,可在周围头皮中进行广泛的潜行分离,使继发缺损区一期缝合。对于较大范围的瘢痕性秃发,可通过多次分期切除术使秃发得到最大程度的改善。

4.头皮组织扩张术 将扩张器埋植于正常头皮组织下方,在经过一定时间的扩张后,增加了正常头皮的面积。将其设计成各种皮瓣的方式,可覆盖切除瘢痕后的继发性缺损,效果良好。具体操作方法参见第十章"皮肤软组织扩张术"。

第三节 颅骨缺损的修复

早在 19 世纪,人类即开始采用胫骨骨膜或局部的颅骨外板修复颅骨缺损,进入 20 世纪后,颅骨缺损的修复方法有了很大的发展。Kappis(1915)应用包含骨膜的第 12 肋全层以覆盖颅骨缺损。Brown(1917)建议采用劈取肋骨的方法,而遗留的肋骨内侧部分则用以保护胸腔。其他亦有采用胸骨、肩胛骨以及髂骨作为移植物的。Pickerill(1931)提出应用髂骨重建颅骨缺损,到1946年经过长期的病例随访,确认髂骨移植是自体组织重建颅骨缺损的较好方法。

1945年,Woolf和Walker提出直径小于8cm的颅骨缺损首选自体骨移植,而对于更大的缺损,可采用替代材料。在第一次世界大战期间,法国医生采用金板,但发现其太软也太昂贵,随后,也有医生采用铅或银作为移植材料,但会产生铅中毒、银质沉着等病变。钽、合金金属材料、不锈钢以及近年来所应用的钛合金,均可作为颅骨缺损的修复材料,其中钛合金具有抗压、抗疲劳、强度高、耐腐蚀、重量轻等优点。但所有这些金属材料均存在透不过X线、传递冷和热、移植后产生不同移植体的局部反应,以及发生感染和排斥等不利因素。

20世纪70年代以来,对于颅骨缺损的修复,强调应用自体骨移植、劈取肋骨、移植颅骨外板等方法。

在应用非生物材料修复颅骨缺损方面,应用最广泛的是有机玻璃,该材料可根据缺损预制形状以达到修复后的最佳外形;也有应用羟基磷灰石、失活珊瑚等材料。

颅骨缺损常见于以下几种情况:①神经外科手术时去颅骨,行颅内减压;②切除浸润至颅骨的头皮肿瘤;③由于严重的电击伤、Ⅲ度烧伤或外伤造成颅骨缺损。对各种致伤因素所导致的颅骨缺损病例,在早期清创术时应注意全身及脑部并发症的治疗。在积极治疗全身及脑部并发症的同时,应修复颅骨缺损。对于颅骨大块脱落甚至有严重污染时,也不宜轻易放弃,可消毒后放回原位。对于伴有严重颅内高压的患者,则待全身情况好转、颅内压渐趋正常后3～6个月再行颅骨缺损修复。

显然,没有完好的头皮软组织覆盖是不可能进行颅骨重建的,因此,对于伴有头皮缺损的病例,首先应采用头皮皮瓣、头皮组织扩张术等各种方法治愈头皮缺损,为颅骨缺损的修复提供良好的头皮覆盖。

冠状切口可为所有的颅骨重建术提供手术视野的良好暴露。在头皮和硬脑膜之间潜行分离,若存在硬脑膜缺损,可用帽状腱膜直接覆盖脑组织。在暴露颅骨缺损后,主要有两大类方法可供整形外科医师选择,其一是自体骨的移植,主要采用颅骨外板、肋骨和髂骨;其二是应用非生物材料修复,主要包括有机玻璃、钛合金以及医用硅橡胶等。

(一)自体骨移植

1.颅骨外板 自19世纪始,即有外科医师采用颅骨外板修复颅骨缺损;近二十余年来,颅面外科的发展使整形外科医师更加熟悉头颅骨的解剖。应用薄形电动刀和精密的钻凿可轻易地切取颅骨外板,甚至可采用颅骨内板作为供区,采用颅骨内板可保证作为供区的头颅表面光滑。使用咬骨钳使颅骨缺损的骨缘有新鲜出血后,将劈取的颅骨外板调整后移植,予以金属丝固定,再缝合创口(图20-11)。

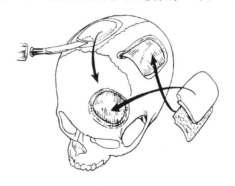

图20-11 颅骨外板移植修复颅骨缺损

颅盖骨是良好的供区,但在切取过程中必须始终注意保护其下方的硬脑膜和脑组织,避免造成硬膜外血肿或脑损伤。有人采用先将整个颅盖骨完全掀起,切取外板后将内板复位,手术操作更为安全可靠。顶骨也可作为供区,最基本的原则是必须避开骨缝区。

应用颅骨外板修复颅骨缺损具有以下优点:①这是安全可靠的自体骨移植;②可将供区的缺陷减至最低程度;③可提供较为理想的弯曲度和外形。

2.肋骨 切取肋骨修复颅骨缺损由Brown医生(1928)首先报道,自20世纪50年代以来得到推广。

肋骨切取应有尽可能大的长度,连续切取不超过两肋是不会影响呼吸的。必须切取两根以上肋骨时,应间隔切除;而在切取肋之间保留完整的肋骨膜,在肋切取后肋骨组织可以再生,其长度与保留的正常肋骨膜长度相等,但再生肋的形态通常是不规则的。在切取肋骨的手术过程中应避免损伤胸膜,在手术结束时,需紧密地缝合肌肉、皮肤。

切取肋骨修复颅骨缺损时,可将所切取的肋骨锲入颅骨缺损的边缘,这样既能保持与颅盖骨相一致的弯曲度,又能增加其稳定性,甚至不需要金属固定(图 20-12)。应用 2～3 条肋骨修复颅骨缺损的面积可达100～150cm²,也可与其他方法联合应用以修复颅骨缺损。

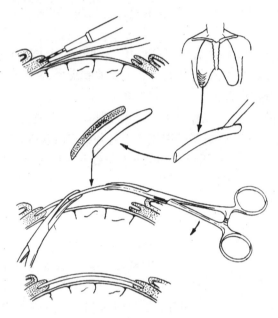

图 20-12　切取肋骨植入修复颅骨缺损

20 世纪 80 年代后,Munro 和 Guyuron 应用金属丝网络联合肋骨移植修复颅骨缺损,这种方法可非常有效地增加肋之间的稳定性,因为所有骨移植再血管化的最基本因素是绝对的固定。但这种方法的主要缺点是使用了过量的金属丝,可能会在体表被触摸到。

3.髂骨　应用髂骨移植修复颅骨缺损,尤其可为缺损的前额部轮廓提供最佳的弯曲度。通常采用髂骨内板,必要时,髂骨内、外板均可利用。在髂骨移植修复颅骨缺损时,需用金属丝固定。

(二)非生物材料修复

有机玻璃和甲基丙烯酸酯数十年来被整形外科医师广泛应用,其主要问题是后期的外露及感染而导致植入物的取出,但并发症的发生与病例总数相比是非常有限的,尽管如此,在术前仍应明确告知患者术后可能发生的问题。应用有机玻璃或甲基丙烯酸酯修复颅骨缺损时,可首先根据缺损的大小和弧度制成有机玻璃或甲基丙烯酸酯模型,打磨光滑,边缘锉薄,消毒备用;在术中剥离骨缺损边缘后,将有机玻璃或甲基丙烯酸酯模型嵌入,颅骨缺损的边缘钻数孔,通过金属丝与植入物固定,全层缝合,皮下放置引流条后妥善包扎。

近几年来,采用硅橡胶-涤纶丝网颅骨成形片修补颅骨缺损亦逐渐增多。因它具有取材方便,易于消毒、剪切和固定,及无毒性和异物反应小等优点。

(陶志平、马奇、陈杭)

参考文献

〔1〕马奇,等.头皮撕脱伤的网状皮片修复术.中华整形烧伤外科杂志,1994,10(4):312～313

〔2〕杨连根,等.全头皮完全撕脱再植成功 1 例.中华显微外科杂志,1994,17(2):93

〔3〕曹谊林,等.全头皮撕脱伤再植成功 1 例报告.中华显微外科杂志,1991,14:223

〔4〕黎冻,等.全头皮撕脱伤再植 3 例手术体会.中华整形烧伤外科杂志,1994,10(2):105

〔5〕 Alpert BS, Buncke HJ, Mathes SJ. Surgical treatment of the totally avulsed scalp. Clin Plast Surg, 1982, 9:145

〔6〕 Cheng K, Zhou S, Jiang K, et al. Microsurgical replantation of the avulsed scalp: report of 20 cases. Plast Reconstr Surg, 1996, 97(6):1099

〔7〕 Dingman RO, Argenta LC. The surgical repair of traumatic defects of the scalp. Clin Plast Surg, 1982, 9:131

〔8〕 Euiott RA Jr. The lateral scalp flap for anterior hairline reconstruction. Clin Plast Surg, 1982, 9:241

〔9〕 Fonseca JL. Use of pericranial flap in scalp wounds with exposed bone. Plast Reconstr Surg, 1983, 72:786

〔10〕 Juri J, Juri C. Two new methods for treating baldness: temporo-parieto-occipite-parietal pedicled flap and temporo-parieto-occipital free flap. Ann Plast Surg, 1981, 6:38

〔11〕 Maladry D, Brabant B, Berard V, et al. Secondary expansion of a totally replanted scalp for aesthetic adjustment. Plast Reconstr Surg, 1994, 94(7):1052

〔12〕 Manders EK, et al. Skin expansion to eliminate large scalp defects. Ann Plast Surg, 1984, 12:305

〔13〕 Munro IR, Guyuron B. Split-rib cranioplasty. Ann Plast Surg, 1981, 7:341

〔14〕 Nataf J. Surgical treatment for frontal baldness: the long temporal vertical flap. Plast Reconstr Surg, 1984, 74:628

〔15〕 Nordstrom REA, Devine JW. Scalp stretching with a tissue expander for closure of scalp defects. Plast Reconstr Surg, 1985, 75:578

〔16〕 Sadove AM, Moore TS, Eppley BL. Total scalp ear and eyebrow avulsion aesthetic adjustment of the replanted tissue. J Reconstr Microsurg, 1990, 6(3):223

〔17〕 Sakai S, Soeda S, Ishii Y. Avulsion of the scalp: Which one is the best artery for anastomoses? Ann Plast Surg, 1990, 24(4):350

〔18〕 Shanolf E, Tsur H. Fenestration and delayed skin grafting for the cover of the exposed inner table of the skull. Br J Plast Surg, 1981, 34:331

〔19〕 Vallis CP. The strip scalp graft. Clin Plast Surg, 1982, 9:229

〔20〕 Van Gool A. Preformed polymenthylmethacrylate cranioplasties: report of 45 cases. J Maxillofac Surg, 1985, 13:2

第二十一章 颌面损伤

第一节 概述

口腔颌面位于人体显露的部位,无论在平时或战争条件下都易遭受损伤。颌面部有很多重要的器官和组织,有着特殊的解剖生理特点,遭受损伤后,其正常生理功能和容貌都有较大的影响,可使发音、语言、进食、咀嚼、吞咽及表情等功能发生障碍,严重者可引起呼吸困难,甚至窒息或大量失血而危及生命。因此,对颌面损伤(maxillofacial injuries)及时而正确的救治,对于保护社会生产力、保障部队战斗力、恢复及改善患者的生理功能和面容,进而减轻和解除患者身体的痛苦及心理的压力都是至关重要的。

在和平时期,颌面损伤除极少数为火器伤外,均为非火器损伤,主要有交通事故伤、工伤、运动伤、跌打损伤及动物致伤等。

在战争时期,则以火器伤为主。从近代历次战争的战伤统计资料可以发现,随着高速度、高爆破弹丸的发展,颌面部火器伤的发生率有增加的趋势。

由于武器的发展变化,损伤的情况也有所不同。如在1904～1905年的日俄战争中,枪弹伤占85%左右,弹片伤仅占15%左右;在1914～1918年第一次世界大战早期,仍以枪弹伤为主,但到大战后期,由于炮兵和空军参战,使弹片伤跃居首位,爆炸伤的发生率达75%;第二次世界大战以后,出现了高速、小弹片武器,如钢球弹、碎片弹、橘子弹、蜘蛛雷、跳弹、百舌鸟火箭和其他小型爆炸武器等,爆炸伤的发生率均较高;在1951～1953年朝鲜战争中因使用凝固汽油弹和火焰喷射器,造成颌面部的严重烧伤,且损伤的发生率也大幅度提高。以上可见,由于武器的不断发展,损伤的程度在加重和复杂化,因此,对损伤救治水平的要求也相应提高。

第二节 颌面损伤的分类及解剖生理特点

一、颌面损伤的分类

颌面损伤的分类,是以损伤部位、损伤类型、损伤原因和损伤程度等给予诊断及命名,如上颌骨骨折、下唇撕裂伤、面部烧伤及颊部切割伤等。

(一)按损伤部位分类

颌面损伤可按照颌面部表面解剖分区进行分类,如额、颞、眶、颧、眶下、鼻、耳、唇、颊、颏及腮腺咬肌区等损伤。

口腔可单独成一区,分为唇、颊、口前庭、牙列、腭、舌、口底及颌骨等损伤。

颈部可分为颏下、颌下、颈动脉三角、气管三角及锁骨上三角区等损伤。

(二)按损伤类型分类

按受伤的组织形态分类,如根据伤后体表是否完整,可分为闭合伤和开放伤;火器伤则根据伤道的形态,可分为盲管伤、贯通伤及切割伤等;非火器伤类型也较多,如擦伤、挫伤、挫裂伤、切割伤、刺伤及撕裂伤等。另外亦可按损伤的组织分类，分为软组织损伤及骨折等。

（三）按损伤原因分类

按损伤原因分类，可分为火器伤、烧伤、冻伤、化学毒剂伤、放射性复合伤等。火器伤又可分为枪弹伤和弹片伤等；非火器损伤可分为交通事故伤、工伤、生活意外伤、跌伤、动物咬伤、切割伤及撞击伤等。

（四）按损伤程度分类

在战争条件下，为了便于组织、安排救治工作，要根据伤员的伤情轻重、失去战斗能力和生活能力的程度、治愈时间的长短和后果等，进行伤情分类。一般分为轻伤、中等伤和重伤。如颌面部小范围软组织损伤，在清创后短期内可治愈者，属于轻伤；如有颌骨骨折，虽然没有生命危险，但因失去咀嚼功能，短期内不能治愈，属于中等伤；而面部软组织和颌骨有较大损伤或缺损者，不仅明显影响功能，甚至有窒息或生命危险，应属重伤。

二、口腔颌面部的解剖生理特点

熟悉口腔颌面部的解剖生理特点，有助于掌握这一部位损伤时可能出现的问题和诊断、治疗原则。口腔颌面部血供丰富，上接颅脑，下连颈部，为呼吸道和消化道的起端。颌面部骨骼及腔窦较多，并且有牙、舌、涎腺及面神经等重要器官和组织，行使着表情、语言、咀嚼、吞咽及呼吸等多种功能。这一部位一旦遭受损伤，就会直接影响面容和各种生理功能，还可能发生轻重不一的并发症和后遗症，严重者甚至直接威胁伤员的生命。

（一）口腔颌面部血供丰富对损伤的利弊

由于血供丰富，伤后出血较多或易形成血肿；组织水肿反应出现较早而重，尤其在口底、舌根或颌下等部位损伤时，可因水肿、血肿而影响呼吸，甚至阻塞呼吸道而引起窒息。另一方面，由于血供丰富，组织抗感染与再生修复能力较强，创口易于愈合。因此，初期清创缝合的期限要比其他部位损伤者长，即使在伤后24、48小时，甚至更晚些，只要创口尚未出现明显的化脓感染，在清创后仍可作初期缝合。

（二）颌骨上牙的存在对损伤的利弊

口腔颌面部损伤时常伴有牙齿的损伤。被击断的牙齿碎块还可向邻近组织内飞散，造成"二次弹片伤"，并可使牙齿上的牙结石和细菌带入深部组织，引起创口感染。颌骨骨折线上的龋坏牙有时可导致骨创感染，影响骨折愈合；而颌骨损伤后的牙列移位或咬𬌗关系错乱，则是诊断颌骨骨折的主要体征。治疗牙齿、牙槽骨及颌骨损伤时，常需利用未受伤的牙齿作结扎固定的基牙，而恢复正常的咬𬌗关系又是治疗颌骨骨折的主要标准。

（三）易并发颅脑损伤

颌面部上方邻近颅脑，尤其当上颌骨或面中1/3部遭受损伤时，常合并颅脑损伤，包括颅骨骨折、脑震荡、脑挫伤、颅内血肿和颅底骨折等。其主要临床特征是伤后有昏迷史。颅底骨折时，可有脑脊液由鼻孔或外耳道流出。

（四）有时伴有颈部损伤

颌面部与颈部相接，下颌骨或面下1/3损伤时易并发颈部损伤。颈部为大血管、喉、气管及颈椎所在部位，要十分注意有无颈部血肿、喉或气管损伤、颈椎骨折或高位截瘫等。

（五）易发生窒息

口腔颌面部在呼吸道上端，损伤后可因组织移位肿胀、舌后坠、血凝块和分泌物的堵塞等多种原因而影响呼吸道通畅或发生窒息，尤其是昏迷的伤员更易发生。在救治伤员时，要特别注意伤员的呼吸情况，保持呼吸道通畅，防止窒息。

（六）影响进食和口腔卫生

口腔是消化道入口，颌骨和牙齿是行使咀嚼的主要器官，舌对搅拌食物和吞咽动作起重要作用。口腔颌面部损伤后会影响咀嚼和吞咽功能，妨碍正常进食，需选用适当的饮食和喂食方法，以维持伤员的营养。进食后应注意口腔卫生，清洗口腔，预防创口感染。

（七）创口易与腔、窦相通

口腔颌面部腔、窦多，有口腔、鼻腔、鼻旁窦及眼眶等。在这些腔、窦内存在着大量的细菌，如与创口相通，则易发生感染。在清创时，应设法尽早关闭与这些腔、窦相通的伤口，以减少感染的机会。

（八）可能伤及涎腺和面部神经

面侧部有腮腺、腮腺导管和面神经分布。如腮腺损伤，可并发涎瘘；损伤面神经则发生面瘫。当面侧部损伤时，应注意检查有无涎漏和面瘫。一旦发现，应尽早正确处理。

（九）伴有面部畸形

颌面部损伤通常都伴有不同程度的面部畸形，影响面容和美观，加重伤员思想上和心理上的压力，故在救治颌面部创伤的各个阶段都应尽最大努力恢复其外形。

第三节　颌面损伤的检查与诊断

一、颌面损伤的检查

（一）全身检查

对口腔颌面部伤员都必须进行快速而全面的体格检查，以便作出是否有颅脑、胸、腹、脊柱和四肢重要合并损伤的判断。身体其他部位的某些损伤在受伤初期其症状和体征可能并不明显，检查者不要被一眼就能看到的口腔颌面部伤情所吸引，只注意局部，而疏忽了对伤员的全面检查。为了避免对其他部位损伤的漏诊，检查必须仔细而有秩序。对于有多处损伤的危重伤员，只要有可能，应请有关专科医师共同会诊，力争早期准确诊断，区分轻重缓急，妥善救治。

检查时应首先查明伤员的神志、呼吸、脉搏及血压等生命体征，以及是否有威胁伤员生命的危急情况，尤其是昏迷、呼吸道梗阻和未能控制的内、外出血或由此而引起的出血性休克，及严重的颅脑损伤或其他脏器的合并伤等。这里需要遵循的重要原则是：抢救患者生命第一，处理颌面创伤第二。

对伤员生命最有威胁的情况之一是呼吸道梗阻。骨折的下颌骨可使舌向后移位，骨折的上颌骨可能下坠而使气道受阻；血液、凝血块、口和鼻腔分泌物、呕吐物、脱落的牙齿及其他异物都可能堵塞呼吸道。吸引器在清除呼吸道异物和检查工作中是重要的器具，必须快速查明出血的来源并及时止血。来自口、鼻腔及面部伤口的出血大多可经填塞纱布或压力包扎而得到控制。对伤员的血压、脉搏要不断监护，昏迷者尚需监护经皮氧饱和度，以及早判明伤员状况。如伤口出血不多而血压持续下降，则要警惕有无脏器破裂所致的内出血或四肢骨折引起的大血肿。对于颅脑损伤的有关体征必须迅速查明，诸如神志、呼吸、脉搏、血压和瞳孔的变化，及肢体活动度和病理性神经反射等。检查中如发现有危急情况，则应采取有效措施，积极抢救。一旦伤员的全身情况已经确定并稳定，就可针对口腔颌面部的伤情进行检查和诊治。

（二）局部检查

颌面部血供丰富，伤口出血较多，有时伤员血迹满面，但擦洗干净后却只发现一个并不大的伤口。

1. 视诊　首先要在良好的光线下检查伤员。通过视诊，可以大体明确伤口的类型，诸如挫伤、擦伤、裂伤、撕裂伤、刺伤、枪伤、炸伤及烧伤等。对于裂伤应估计有无组织缺损及伤口深度等。

观察面部两侧是否对称是检查的重要内容，应注意有无局部瘀斑或肿胀，伤口是否继续在出血；要查明血是来自面部伤口，还是从口腔或鼻、耳流出的。口镜、压舌板、鼻窥器和耳镜的应用有助于搞清出血的来源。

局部凹陷或肿胀，出现瘀斑或血肿，可能是骨折的体征；牙齿排列变位、咬𬌗关系错乱、牙龈裂伤以及张闭口功能障碍都提示有颌骨骨折。观察从耳、鼻流出的血性液体的速度和流量，分辨有无脑脊液鼻漏或耳漏，可借此判断筛板或下颌关节窝顶及颞骨岩部有无颅底骨折。乳突附近的瘀斑，也往往是颅底骨折的体征。

在最初检查时就应注意有无因损伤面神经主干或其分支所致的面部表情肌全部或部分瘫痪，也要注意是否存在因伤及腮腺或其导管所致的涎瘘。面神经和腮腺导管都位于面侧部皮下组织中，检查者应熟悉其解剖部位(图 21-1)。图中所示的部位中如有较深的裂伤都可能伤及这些组织。

要重视观察两眼及眶部的情况。上颌骨骨折常发生眶周淤血,呈现"眼镜"体征。对眼睑的检查应注意眼睑是否肿胀、有无裂口、能否睁开或闭拢及上睑是否下垂等;检查眼球有无突出、内陷或破裂、萎缩,眼球运动是否自如或受限,观察有无斜视或眼球震颤,了解伤员是否有复视;注意瞳孔的大小和形状,两侧是否等大等圆,对光反应和调节反射是否存在或对称;观察角膜是否透明或有损伤,眼前部穿孔伤时,伤口常有虹膜嵌顿、前房变浅或消失,并有出血。同时也应检查有无视力下降或失明。

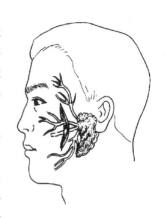

图 21-1 面神经、腮腺及其导管的部位

颞颌关节及张口运动的检查,包括观察张口度的大小、张口运动时下颌骨的活动度及髁状突的活动情况。正常张口运动时,下颌骨应呈整体活动。若张口时出现骨段分离所致的异常活动,则表示有下颌骨骨折。张口度一般可以上、下颌中切牙切缘间的距离为标准。正常人的张口度最大时约相当于其自身的示指、中指及无名指合拢时三指末节的宽度(4.0~4.5cm)。张口受限常表示颞颌关节或咀嚼肌群受损伤,或因颌面骨骨折,骨折段移位阻挡下颌骨运动所致,如颧骨骨折后骨折段移位,可影响开口时下颌骨喙突的移动。

合并有颈部损伤时,要注意观察颈部重要血管(颈总、颈内、颈外动脉及颈内、颈外静脉)、神经(迷走、舌下、颈交感干等),以及颈部重要器官和组织(食管、气管、甲状腺、甲状软骨等)有无损伤。例如:颈部出现进行性增大的肿胀提示有血管损伤引起的血肿;发音嘶哑,出现呛咳常是迷走神经受损的表现;伸舌歪斜可能有舌下神经损伤;而颈交感干受损则会出现霍纳综合征(表现为上睑下垂、眼球内陷、瞳孔收缩以及面部患侧发红、无汗等)。

对于口腔的检查应遵循自外向内的顺序。检查口腔前庭时,观察唇、颊粘膜及牙龈的情况,注意有无血肿、裂伤或组织缺损,是否有唇、颊部贯通伤存在。然后查明牙齿有无缺损、松动或移位,牙列是否完整,中线有无偏斜。正常的上、下牙列均属完整的弧形,如伤后牙弓中断、变形,牙列移位,咬殆平面呈"台阶状",该处牙龈有撕裂,表示有颌骨骨折。应特别注意上、下颌牙列之间的咬殆关系,咬殆关系错乱是颌骨骨折最主要的临床体征。正常人上颌骨是不动的,下颌骨在张闭口运动时呈整体移动,上、下牙咬殆有力。如伤员出现咬殆无力或上颌骨活动度或下颌骨分段活动,则表示有颌骨骨折。检查口腔本部应观察腭、舌、口底及咽部有无血肿、裂伤、出血或缺损,尤其要注意舌的活动情况和有无向后移位。口底肿胀、舌后坠,有发生窒息的危险。咽侧壁如有大的血肿,应注意检查有无颈部大血管损伤。

2.触诊 触诊在颌面外伤患者的检查中,主要用以判断有无颌面部骨的损伤。对颅颌面部骨性标志进行仔细的触诊,十分有助于了解有无骨折的发生,并应同时对比检查面部的两侧,以便发现细小的差异。为了防止漏诊,最好按下列次序自上而下进行检查:①眶上缘和眶外侧缘;②眶下缘;③颧骨、颧弓;④鼻骨;⑤上颌骨;⑥下颌骨和颞颌关节。通常对这些部位的触诊没有什么困难,但当其上的软组织出现水肿或血肿时,就不易对这些骨性标志触摸清楚。在口内侧可沿唇颊内侧的前庭沟处由前向后,贴附骨面作触诊检查。

触诊时应注意有无压痛,骨的外形、轮廓和连续性有无变异,是否出现台阶、切迹或异常活动,及有无骨摩擦音或气肿等。

对下述各部进行触诊时,应同时注意以下各点。

(1)眶上缘和眶外侧缘 ①骨凹陷、台阶或成角;②触痛;③眼球突出或内陷;④眉毛不规则;⑤眶周淤斑;⑥巩膜淤斑;⑦上睑肿胀或淤斑;⑧眼球运动受限;⑨复视;⑩额部麻木;⑪额部肌肉的活动度(图 21-2)。

(2)眶下缘 ①凹陷、台阶或成角;②触痛;③眶周淤斑;④巩膜淤斑;⑤眼球运动受限;⑥复视;⑦鼻唇沟、上唇及鼻翼部麻木;⑧上颌牙麻木(图 21-3)。

(3)颧骨(颧隆突) ①对比两侧的高度(单侧凹陷);②眶周淤斑;③摩擦音;④成角。

(4)颧弓 ①凹陷或成角;②眶周淤斑;③触痛;④下颌骨偏移受限或张口受限(图 21-4)。

(5)鼻骨 ①凹陷或成角;②眶周淤斑;③鼻出血;④触痛;⑤摩擦音;⑥角锥形支架消失;⑦中隔偏移或阻塞(包括血肿);⑧鼻小柱基部压痛。

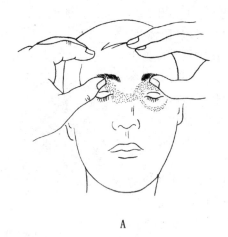

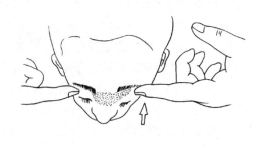

A　　　　　　　　　　　　　B

图 21-2　眶上缘及外侧缘触诊

A.眶上缘触诊　B.眶外侧缘触诊

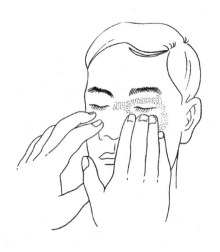

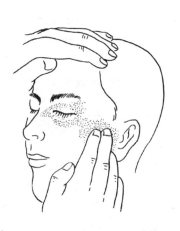

图 21-3　眶下缘触诊　　　　　　　**图 21-4　颧骨、颧弓部触诊**

　　（6）上颌骨　①牙咬𬌗错乱；②眶周瘀斑；③上颌骨异常活动；④牙弓形态不对称或萎陷；⑤牙移位或缺损；⑥上颊沟或硬腭粘骨膜撕裂（图 21-5）。

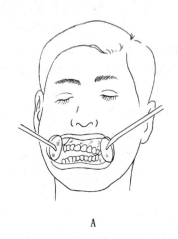

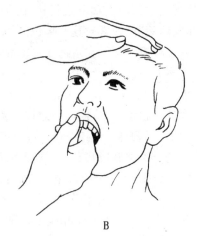

A　　　　　　　　　　　　　B

图 21-5　检查上颌骨

A.检查咬𬌗关系　B.上颌骨触诊

（7）下颌骨　①触痛；②下颌外形不对称；③牙弓不对称或萎陷；④咬𬌗错乱；⑤下颌偏移或张口受限；⑥异常活动；⑦牙移位或缺损；⑧下颊沟撕裂；⑨下唇或下牙麻木（图 21-6）。

颞下颌关节的触诊检查有两种方法。一种是将双手示指或中指分别置于两侧耳屏前，即髁状突外侧，嘱伤员作张闭口活动，感触髁状突的活动度；另一种是将两手小指分别伸入两侧外耳道内，向前方触诊髁状突在张闭口运动中的活动度和冲击感，并作两侧对比。若关节受损伤，则髁状突的活动度减弱；如髁状突骨折后向前内移位，则不能随张闭口而移动，触摸患侧耳屏前可有空虚感；如髁状突可以触及，但张闭口时活动度消失，则可能已发生关节强直。

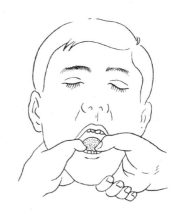

图 21-6　检查下颌骨

（三）X 线检查

X 线检查在颌面颈损伤的检查中占重要地位，可显示骨折的部位、骨折线数目和方向，及骨折段移位的情况，确定有无金属异物存留，以及异物的形态、大小、数目和所在的部位等。X 线检查的方法包括普通 X 线摄片检查、电子计算机断层检查和造影检查。

1.普通 X 线摄片检查　疑有眶骨、颧骨、上颌骨及髁状突颈部骨折时，可选用华氏位、铁氏位及汤氏位摄片。疑有下颌骨骨折者，可采用下颌骨侧位及铁氏位等。曲面断层全口片普遍适用于上、下颌骨骨折。如要观察颌面颈部的金属异物并作定位，则至少需拍摄头颅正位片和侧位片，进行对照，判定异物的位置。必要时可插针标志后再摄 X 线片，有助于异物定位。

2.电子计算机断层检查　即 CT 检查，有较高的空间分辨率和密度分辨率，可以逐层显示骨及软组织的改变。采取横断轴位扫描或冠状扫描，每层厚 13mm（必要时可将扫描厚度减为 4mm），对于颅脑、颌面颈部损伤的诊断，可提供较多的资料，并可协助作弹片等异物的定位。

3.造影检查　涎腺造影可以协助诊断涎腺腺体瘘及导管瘘。颈动脉造影可以显示颈动脉系统分支的走向、分布及其邻属关系，对于观察动脉有无移位、破损，以及是否有动-静脉瘘或假性动脉瘤等有重要价值；对于确定金属异物与颈部大血管的关系，及拟定手术方案是必要的。

（四）B 超检查

超声波在人体组织内传播时，由于各种组织的密度和特性不同，因而有不同的回声图。超声体层检查通常采用的是 B 型超声探测仪。超声波检查方法简便，对患者无损伤也无痛苦，对软组织分辨力强，成像速度快，可用于颌面损伤的辅助检查，尤其是对于软组织损伤、肿胀的检查可以提供较为准确的信息。例如鉴别肿胀的性质是创伤后均质性水肿，还是组织内血肿或脓肿；颈部肿胀与颈部大血管之间的关系，鉴别是创伤性假性动脉瘤，还是一般性血肿等。对于软组织内存留的异物，尤其是非金属异物，超声波探查也是颇有帮助的。对于腹部内脏有无合并损伤，也常借助 B 超检查，协助诊断。而颅脑中线波是否移位则有助于诊断颅内血肿。

二、颌面损伤的诊断

迅速、及时地判断伤员的伤情是颌面损伤早期诊断和救治的首要步骤。对伤情的判断应按轻重缓急分两步进行。首先应判断有无危及生命的体征和必须立即抢救的征象，包括意识是否清醒、瞳孔大小和反应、呼吸道是否通畅、失血量的估计、血压和心脏情况等。第二步是在确认伤情稳定后，通过伤史采集和全身检查，作出进一步诊断。

（一）意识和神志

应首先查明伤员神志是否清楚，意识有无丧失。昏迷或有昏迷史的颌面损伤患者多系颅脑损伤所致，应结合瞳孔、血压、呼吸、脉搏、是否出现病理反射等变化及休克等加以鉴别。

（二）通气道

在判断呼吸道是否通畅时，应观察有无呼吸动作，及呼吸的次数和深浅。如有呼吸困难，应查明原因。观察胸壁在呼吸时是否对称，有无反常运动，吸气、呼气的情况和间歇。上呼吸道阻塞可因舌后坠、异物（出血及血块、呕吐物、涎液、义齿和其他外来异物）堵塞、声门区水肿、喉部外伤，及上、下颌骨骨折块移位等引起。昏迷患者仰卧位时，因舌后坠而阻塞呼吸道者，如将下颌托起，使下颌前移（舌也随之前移），则可排除舌后坠引起的阻塞。

（三）肺、胸

应行胸部的视诊、扪诊和听诊，如无呼吸，应立即进行人工呼吸。胸壁和肺的严重创伤有的将立即影响伤员的生命，如开放性气胸、活瓣性气胸、严重的血胸及心包积液等，需立即抢救；有的则可能有生命危险，如肺挫伤、气管支气管破裂、食管穿孔、心肌挫伤、大血管损伤和横膈膜破裂等。

（四）血循环

血循环情况对有无休克及休克程度的判断是极为重要的。如伤后15分钟内即发生深度休克，多因大量失血所致。通常在急诊时用以判断休克程度的指征为血压、脉搏、皮肤颜色、温度和湿润度、意识状态、尿量和中心静脉压等。

由于代偿功能，失血量在15%～20%时，血压可不发生变化，超过20%后，血压才下降；老年人失血量为10%～15%时，血压即开始下降。

脉搏每分钟达120次以上，要考虑为血容量不足引起，但应排除疼痛、精神紧张等因素。

皮肤灌注情况是较准确的判断指征。因失血的第一步代偿即皮肤和肌肉的血管收缩，表现为皮肤苍白并发冷，躯干及四肢皮肤冷而湿润。

对严重外伤患者，应留置导尿，每15分钟记录尿量1次。由于失血的第二步代偿是内脏血管的收缩，包括肝、肾、胃肠道的血管收缩，故尿量减少能直接反映肾血流量减少。正常的最低尿量为每小时0.5ml/kg。

与外伤有关的休克，其本质多为血容量不足。急救时除输血输液外，还应给氧。急救的效果应根据脉搏、血压、血气分析、尿量及呼吸情况等综合判断。

对于上述危及患者生命的情况进行救治，病情稳定后，即应进行详细的全身检查和局部伤情检查，进一步详细询问病史。急诊处理中的主要诊断步骤应包括X线诊断，除拍摄头颅各种体位的X线片以了解颌面骨骨折情况外，还应常规拍摄胸片，协助对胸部创伤的诊断。经过以上检查和诊断步骤后，对患者的伤情可以作出更为正确的判断。除应基本搞清颌面部损伤以外，还要了解是否有严重的合并伤，如颅脑伤、内脏损伤、脊柱和四肢损伤等，必要时请有关科室会诊，共同诊治。

第四节　颌面损伤的急救

一、窒息的急救

（一）窒息的原因

窒息可分为阻塞性窒息和吸入性窒息两大类。

1.阻塞性窒息

（1）异物阻塞咽喉部　损伤后可因血凝块、呕吐物、碎骨块、游离组织块或各种异物堵塞咽喉部而造成窒息，尤其是昏迷的伤员更易发生。

（2）组织移位　当上颌骨发生横断骨折时，骨块向下后方移位，压迫舌根，堵塞咽腔；下颌骨颏部有粉碎性骨折或双发骨折时，由于口底降颌肌群的牵拉，可使下颌骨前部和所附着的肌向后下方移位，引起舌后坠而堵塞呼吸道（图21-7）。

（3）组织肿胀　口底、舌根、咽侧及颈部损伤后，可发生血肿或组织水肿，压迫呼吸道而引起窒息。

2.吸入性窒息　主要发生于昏迷伤员，可直接将血液、涎液、呕吐物或其他异物吸入气管、支气管或肺泡内而引起窒息。

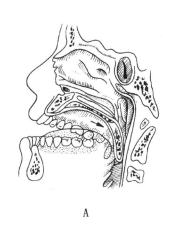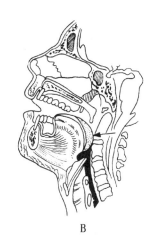

A　　　　　　　　　　　　　　　　　　B

图 21-7　组织移位致阻塞性窒息

A.上颌骨骨折后骨折块向下后方移位,使软腭堵塞咽腔　B.下颌骨骨折后,骨折块向后移位,使舌后坠

(二)窒息的临床表现

临床上往往有几种因素同时存在,而使伤员发生呼吸困难,直到窒息。

窒息的前驱症状为伤员烦躁不安、出汗、口唇发绀、鼻翼煽动。严重者在呼吸时出现三凹体征,即锁骨上窝、胸骨上窝及肋间隙明显凹陷,进而发生脉弱、脉速、血压下降、昏迷、瞳孔散大等危象,以至死亡。

(三)窒息的急救处理

防治窒息的关键在于预防,要及早发现并处理,把急救工作做在窒息发生之前。如已出现呼吸困难,更应分秒必争进行抢救。

1.阻塞性窒息的急救　应根据阻塞的原因采取相应的急救措施。

(1)及时清除口、鼻腔及咽喉部异物　迅速用手指或器械掏出或用吸引器吸出堵塞物;将伤员置于俯卧位或头低侧卧位,继续清除血凝块或分泌物(图 21-8)。

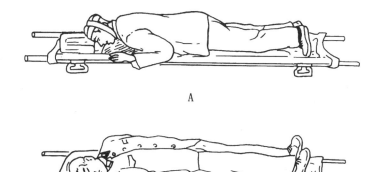

A

B

图 21-8　伤员的体位

A.俯卧位　B.头低侧卧位

(2)牵出后坠的舌　可在舌尖后方 2cm 处用粗针线穿过舌组织全层,将舌拉出口外,解除咽腔堵塞。

(3)吊起下坠的上颌骨　可采用筷子、压舌板或特制木质托板,横放于两侧前磨牙部位,将上颌骨向上提吊,并将两端固定于头部绷带上(图 21-9)。

(4)插入通气导管　对因咽部肿胀而压迫呼吸道的伤员,可经口或鼻插入通气导管,以解除窒息(图 21-10)。如情况紧急,又无合适导管时,可用粗针头由环甲膜刺入气管内,如仍嫌通气不足,可再插入 1～2 根粗针头,随即行气管切开术。如呼吸已停止者,可行紧急环甲膜切开术进行抢救,随后再作常规气管切开术。

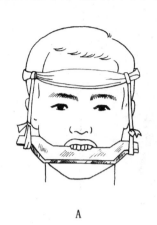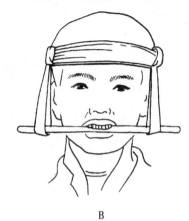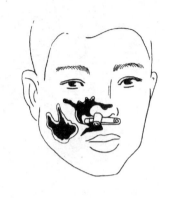

图 21-9　吊起下坠的上颌骨块　　　　　　　　　　　　　　图 21-10　鼻腔内放置通气导管

(5)手术清除血肿、止血　对于颈部或咽部急剧发展的血肿,已引起呼吸困难时,应及早切开探查,清除血凝块,寻找出血血管,妥善止血。对于颈外动脉及其分支或颈部静脉破裂出血,均可行血管结扎止血。如系颈总动脉或颈内动脉破裂出血,则根据血管破损情况行血管壁缝合修补术或血管移植修复术。

2.吸入性窒息的急救　应立即行气管切开术。通过气管导管,充分吸出进入气管内的血液、分泌物及其他误吸物,解除窒息。这类伤员要特别注意防治肺部并发症。

3.环甲膜切开术　此法只能作为紧急抢救窒息伤员的应急措施,不能长期代替气管切开术。插管不宜超过 48 小时,置管过久,可导致环状软骨损伤,继发喉狭窄,故应在 48 小时内作常规气管切开术,缝合环甲膜切开创口。环甲膜切开术是在环状软骨与甲状软骨之间横形切开环甲膜而进入声门下区。

手术方法:取头后仰位。因系紧急抢救手术,一般可不用麻醉。先摸清甲状软骨与环状软骨之间的凹陷,一手夹持固定该部气管,沿环状软骨上缘,用尖刀横形切开皮肤、皮下组织和环甲膜,立即以刀柄撑开切口,解除呼吸困难,随即插入气管导管或较硬的橡皮管,保持呼吸道通畅。如采用橡皮管时,应设法将其固定于切口的皮肤上,以防插管滑入气管内或外脱(图 21-11)。

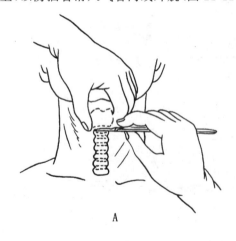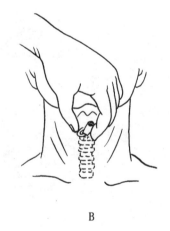

图 21-11　环甲膜切开术
A.切口位置　B.放置导管

二、止血

出血的急救处理,要根据损伤的部位、出血的来源(动脉、静脉或毛细血管)和程度及现场条件,采用相应的方法。

(一)压迫止血法

1.指压止血法　即用手指压迫出血部位的供血动脉近心端,适用于出血较多的紧急情况,作为暂时止血,随后再改用其他方法作进一步止血。如颞、额区出血,可在耳屏前将颞浅动脉压闭在颧弓根部的骨面上;面颊及唇部出血,可在下颌骨下缘、咬肌前缘处将颌外动脉压迫在下颌骨面上;出血范围较广或上颈部有动脉性大出血时,可直接压迫患侧的颈总动脉,用拇指在胸锁乳突肌前缘、环状软骨平面将颈总动脉压向第6颈椎横突(图21-12)。

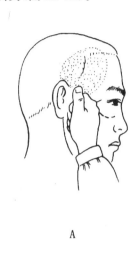 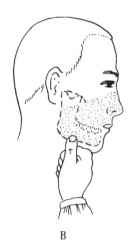 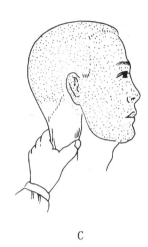

A   B   C

图 21-12　指压止血法

A.压迫颞浅动脉　B.压迫颌外动脉　C.压迫颈总动脉

2.包扎止血法　可用于毛细血管、小静脉及小动脉出血。尽量将软组织复位,然后在损伤部覆盖多层纱布敷料,再用绷带行加压包扎。注意包扎时压力要合适,慎勿加重骨折块移位和影响呼吸道通畅(图21-13)。

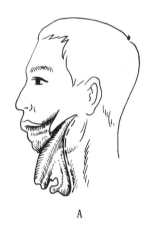 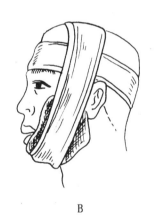 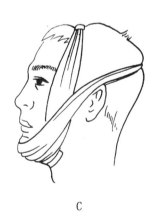

A   B   C

图 21-13　加压包扎止血法

3.填塞止血法　可用于开放性和洞穿性创口。一般将纱布块填塞于创口内,再用绷带行加压包扎。在颈部或口底创口内填塞纱布时,应注意保持呼吸道通畅,防止发生窒息。

(二)结扎止血法

结扎止血法是常用而可靠的止血方法。条件允许时,对于创口内出血的血管断端应用止血钳夹住,作结扎止血。在紧急情况下,也可先用止血钳夹住出血的血管,连同止血钳一起妥善包扎、后送。口腔颌面部较严重出血如局部不能妥善止血时,可结扎同侧颈外动脉。

(三)药物止血法

药物止血法适用于组织渗血、小静脉和小动脉出血。局部使用的止血药有各种中药止血粉、止血纱布及止血海绵等。使用时可将药物直接置于出血处,再外加纱布敷料,加压包扎。全身使用的止血药物,如注射立止血、维生素 K_1、止血敏、卡巴克络(安络血)、氨甲环酸等,可辅助止血或减少渗血,但不能代替局部止血法。

(四)颈外动脉结扎术

1.体位　取仰卧位,使头稍后仰,面部转向对侧,这样颈动脉便于暴露。

2.麻醉　一般采用局麻。

3.切口　自下颌角平面,沿胸锁乳突肌前缘,向下作一长约 6～7cm 的切口,切开皮肤、皮下组织、颈阔肌和颈筋膜。

4.显露颈外动脉　在切口内分离胸锁乳突肌前缘,用深部拉钩将其拉向后方,可见面总静脉横越颈外动脉而进入颈内静脉,可将其结扎、切断或避开。在舌骨大角下方,分离、打开颈动脉鞘,即可显露颈总和颈内、外动脉。

5.鉴别颈外动脉与颈内动脉　颈外动脉在颈部有多个分支,而颈内动脉在颈部无分支。在分离显露颈外动脉时,应同时分离出甲状腺上动脉和舌动脉,以便于在此二分支之间结扎颈外动脉。

6.结扎颈外动脉　在甲状腺上动脉及舌动脉之间,用 4 号线和 1 号线双重结扎颈外动脉(图 21-14)。

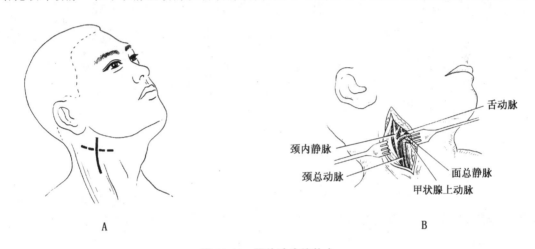

A　　　　　　　　　　　　　　　　　　　　　　　　B

图 21-14　颈外动脉结扎术
A.实线:常用切口;虚线:可选用切口　B.颈部血管分布示意

三、防治颅脑损伤

由于口腔颌面部与颅脑邻近,颌面伤员伴发颅脑损伤的比例较大。颅脑损伤(craniocerebral injuries)包括脑震荡、脑挫裂伤、硬膜外血肿、颅骨骨折和颅底骨折等。颅脑损伤伤员有昏迷史,主要临床表现包括意识障碍,颅压增高,体温、脉搏、呼吸及血压等生命体征变化,神经系统体征、瞳孔变化以及脑脊液漏等。

（一）脑震荡

脑震荡(concussion of brain)是脑损伤中较轻的一型,以受伤当时即发生短暂的意识障碍为其特征,患者清醒后可呈现一时性大脑皮质功能障碍及自主神经功能失调的症状,如头痛、头晕、乏力、恶心及呕吐等。患者对受伤当时及伤前一段时间的经历往往暂时失去记忆。一般经数天或数周后,症状可完全消失。

（二）脑挫裂伤

脑挫裂伤(contusion and laceration of brain)是原发性器质性脑损伤,可分为局限性和广泛性脑挫裂伤两类,可以发生在脑的任何部位,包括直接着力处与对冲部。通常以一侧或两侧大脑半球皮质的挫裂伤多见。脑挫裂伤的轻重程度差异很大,主要取决于脑损伤的部位。脑的重要功能区如脑干、丘脑下部损伤,其伤情往往都很严重,患者多长期昏迷,死亡率和残废率都较高。脑挫裂伤以软脑膜及脑实质的点片状出血和水肿为病理特点,患者多有蛛网膜下腔出血的临床表现以及因脑水肿与脑出血产生的颅内压增高。患者昏迷较深,昏迷时间较长,出现脑膜刺激征。脑挫裂伤根据伤灶部位的不同,可伴有不同程度的运动、感觉、反射及自主神经功能障碍的症状和体征,包括失语、颅神经功能障碍、肢体瘫痪或强直等,同时呼吸、脉搏、血压和体温等生命体征也常有变化。其预后视伤情轻重及治疗实施情况而不同,一部分患者可痊愈。

（三）脑受压

引起脑受压(encephalothlipsis)最常见的原因为急性颅内血肿、脑水肿、大片凹陷性骨折以及硬脑膜下积液等。呼吸不畅、脑缺氧、休克以及静脉输液量过多过快等均可加重脑水肿,从而加剧颅内压增高与脑受压。患者发生脑受压时,常呈现伤后昏迷→清醒或好转→再昏迷这一过程,或为意识障碍进行性加深。脑受压继续发展,必将导致脑疝形成,使患者出现危象。脑受压与脑疝的严重后果是:由此急剧地造成继发性脑干损伤而迅速致命,或因脑干受压、缺血,导致不可逆性损害,使患者长期昏迷,处于去大脑强直与植物生存状态。所以当患者出现早期脑受压征象时,必须抓紧时间进行紧急处理,及时解除脑受压,患者才有希望脱离险境。

(四)颅脑损伤的治疗原则

1.严密观察伤情 按颅脑伤病情变化规律,以伤后 24～48 小时变化最大,定时观察患者的意识、呼吸、脉搏、血压、瞳孔及肢体活动等项变化很有必要,特别要注意患者头痛加剧、呕吐频繁、躁动不安、再次昏迷及生命体征进行性改变的动向,高度警惕颅内血肿的发生。对可能需要紧急手术的患者,作好术前准备。

2.按伤情轻重与类型分别对待 因颅脑伤而死亡的原因为脑挫裂伤、严重脑水肿、颅内血肿、严重合并伤与休克,以及早期并发肺炎、胃肠道出血、水电解质平衡紊乱与衰竭等。应针对脑水肿的防治、颅内血肿的及早诊断和及时手术、缺氧与肺部并发症的防治、合并伤的处理,以及周身情况的调整与支持等进行救治。

3.颅脑伤合并其他部位伤的处理

(1)合并内脏破裂、张力性气胸、大量外出血、休克等危及生命的严重伤情应优先处理,采取紧急手术与根治性治疗措施,与此同时,兼顾脑损伤的一般救治。

(2)颅脑伤严重,存在颅内血肿等急性脑受压情况时,先行开颅术解除脑受压危象。属于可以缓期处理的颌面骨折、四肢骨折等合并伤,先作临时性固定,待脑部伤稳定后再作处理。

(3)颅脑伤与合并伤伤情都很严重,都可能危及患者生命时,可由两个手术组同时进行手术,此时良好的麻醉配合及输血保证是很重要的。

(五)颅脑损伤的一般治疗

1.急救 首先要查明有无危及生命的严重合并伤与休克,并应立即作针对性紧急处理。各种开放伤予以包扎、止血。颅内血肿引起早期脑受压者,须及时作开颅手术,清除血肿并行减压。应用脱水剂、激素、中枢兴奋剂,及给氧、输血与输液、头部降温等措施防治脑水肿,稳定患者的生命体征。

2.保持呼吸道通畅与防治脑缺氧 这是最重要的基本治疗措施。脑组织不能耐受缺氧,大脑皮质最易遭受损害,甚至可使患者陷入去皮层状态,难以恢复。颅脑伤的昏迷患者易发生误吸而窒息。脑部伤可引起气管痉挛、粘膜下出血,导致肺水肿与肺炎,使呼吸通气量减少,周身缺氧与脑缺氧,由此构成脑缺氧、颅内压增高和呼吸障碍的恶性循环。目前对颅脑伤患者的呼吸管理,主张长时间应用控制性过度通气,可以防止缺氧,有利于治疗肺水肿、呼吸窘迫综合征与降低颅内压。

3.防治脑水肿,降低颅内压 在颅脑伤的救治中如能有效地控制脑水肿和颅内压增高,多数颅脑伤患者可转危为安。脑水肿的治疗方法有:

(1)脱水疗法 常用的渗透性脱水剂有:①20%甘露醇,最为常用,每次剂量按 1～2g/kg 算,快速静脉滴注,每 6～12 小时 1 次;②25%山梨醇;③50%葡萄糖等。利尿性脱水剂有:①速尿,每次剂量 20～40mg,缓慢静脉注射;②利尿酸钠,每次 25mg,稀释后缓慢静脉注射;③氢氯噻嗪,25mg,每日 3 次口服。

采用脱水疗法时,必须同时控制水分入量,以每日 1 500～2 000ml 为宜。长时间应用脱水剂,需同时补钾,适当补钠,如应用平衡盐等,以防止电解质紊乱。

(2)激素治疗 重型颅脑伤及开颅术中和术后,应用肾上腺皮质激素有肯定效果。

(3)冬眠低温疗法。

(4)巴比妥盐疗法 巴比妥盐治疗严重颅脑伤有肯定效果。戊巴比妥钠的首次用量为 3～5mg/kg,以后每 1～2 小时用 1～2mg/kg,再后每 4～6 小时用 4～6mg/kg。

4.维持水及电解质平衡 颅脑伤的早期治疗原则为须限制水分摄入,同时采用脱水治疗,使水与盐类排出增加。创伤反应性发热、感染等因素可增加水分排出,所以须注意维持水及电解质平衡,纠正其紊乱。

5.防治感染 颅脑伤时可能并发创伤感染及颅内感染;昏迷患者常并发肺炎、泌尿系统感染、肠炎、疖肿、褥疮等,应正确选用抗生素,加强周身支持疗法和护理。

6.神经代谢药物的应用

(1)脑代谢促进药 能量合剂:由三磷酸腺苷 20～40mg、辅酶 A 50～100 单位、细胞色素 C 15～30mg、胰岛素 8~12 单位、维生素 B_6 100mg 等加于 10%葡萄糖溶液 250ml 内配制而成。各药亦可单独行肌内注射或稀释后行静脉注射。

(2)促苏醒药　目前应用较多的有胞二磷胆碱,每次 250~500mg 静脉注射或肌注;也可用克脑迷、氯酯醒及利他林等。

7.加强护理　颅脑伤患者,特别是重型伤者应有专人护理,置于监护病室,严密观察病情,制订护理计划,做好各方面护理工作,如五官护理、呼吸道护理、泌尿系统护理、皮肤和肢体护理及精神、心理护理等,并及时做好对于高热、头痛、躁动、癫痫和呕吐等情况的对症处理。

四、防治感染

口腔颌面部损伤的创口常被异物、尘土和细菌侵入而引起感染。创口感染除增加组织的破坏,影响伤口的愈合外,还可引起颌面部蜂窝组织炎、颌骨骨髓炎、继发性出血及肺炎等并发症,增加颌面损伤的复杂性和严重性。颌面战伤时创口的感染率更高,约为 20%。

感染不仅增加患者的痛苦,延长伤口愈合时间,加重颜面畸形,而且要消耗更多的人力和物力,严重者还会危及患者的生命。因此,防治感染也是颌面损伤急救中的重要问题。

颌面损伤感染的病原菌多为化脓性细菌。常见的有葡萄球菌、链球菌、大肠杆菌、变形杆菌和绿脓杆菌等。这些细菌广泛分布于自然界、人的皮肤上和肠道里,其致病率不高,入侵能力较弱,毒力较低;但当人体抵抗力下降,体内菌群失调时,也可以成为主要致病菌,引起广泛的创面感染,甚至发生菌血症、败血症和脓毒血症等。其中绿脓杆菌和一些厌氧菌对多种抗生素有耐药性,是创伤感染中较难控制的常见病原菌。

在损伤急救中防治创口感染的方法,包括对创伤的局部处理和加强全身的防御能力两个方面。

1.在伤员救治的全部操作过程中都应遵守无菌技术原则,在救治的各个环节上防止创口感染的发生。

2.伤后及早包扎伤口是减少污染的重要环节,可减少再污染的机会。

3.伤后尽早应用抗生素,尤其是广谱抗生素和抗厌氧菌药物的联合应用。

4.尽早进行清创术。清除伤道中的血凝块、异物、细菌、坏死组织或失去活力的组织,以及各种进入伤口的污物,是减少或消除细菌污染最重要的环节。尽早彻底的清创术后如能作初期缝合,不仅更有利于预防感染,而且为创伤的愈合创造了条件。

5.常规注射破伤风抗毒素 1 500 国际单位,以预防破伤风。

6.注意全身支持疗法,促进患者防御功能的恢复。如给予输液、输血,以补充血容量,提高组织的灌注量;能经口饮食的患者,注意营养饮食的摄入,改善其全身状况。

妥善处理化脓感染伤口。伤口脓液较多者,可在充分清洗后用浸有抗生素的敷料湿敷,或用高渗盐水纱布湿敷,经常更换敷料;如伤口脓液不多,可在注意引流的条件下,用凡士林纱布覆盖创面,外加敷料包扎,逐日换药,清洁创面;如脓液很少,肉芽组织健康,即可作二期缝合或游离植皮,消灭创面。有条件时,应进行感染伤口分泌物的细菌培养和药物敏感试验,以便应用有效的抗生素。

第五节　颌面部软组织损伤

口腔颌面部软组织可因各种不同原因而致伤,可以发生单纯性软组织损伤,也可以与骨折同时合并损伤。根据有关统计资料,不论是平时和战时,软组织损伤的发生率均占颌面部损伤的首位。第四军医大学口腔医院收治的 1 389 例口腔颌面损伤患者的资料表明,其中单纯软组织损伤 907 例,占患者总数的 65.3%。据某次边境战争中某部 779 例颌面损伤的资料统计,软组织损伤 657 例,占患者总数的 84.3%。随着现代化爆炸性武器的增多,如子母弹、雷射弹、橘子弹、蜘蛛弹等,爆炸后又碎裂成大量小钢珠或小弹片,软组织损伤的发生率较以往战争有普遍增高的趋势。

一、软组织损伤的分类

由于不同的致伤原因和伤情,软组织损伤可分为以下几种类型。

（一）擦伤

擦伤(abrasion wound)多发生于颜面部较突起的部位如额部、颧部、颏部及鼻唇部。当局部皮肤与粗糙物体表面或地面呈切线状摩擦后,皮肤的表皮层多有破损,并有少量渗血,创面上常附着沙粒或其他异物。由于皮肤的感觉神经末梢暴露,故伴有烧灼样疼痛。

（二）挫伤

颌面部软组织遭受钝器撞击或摔跌后,致使皮下组织及其深部组织挫伤(contusion),而无开放性伤口,伤处组织内的小血管和小淋巴管发生破裂,因此常伴有组织内溢血,形成瘀斑或血肿。较重的挫伤可涉及肌纤维撕裂、颞颌关节韧带受损、关节脱位及关节腔内出血;严重损伤则可合并颌骨骨折。

皮肤上的青紫瘀斑随着淤血的分解和吸收,颜色会逐渐变浅,最后变成浅黄色,一般在伤后 3 周左右可以全部消散。

（三）挫裂伤

力量较大的钝器损伤,可使软组织发生挫裂伤(contusion and laceration wound),即在深部组织遭受挫伤的同时,皮肤也出现裂口。挫裂伤的特点是创缘不整齐,裂口较深较广,伴有紫绀色坏死组织及挫伤,严重的病例可伴发开放性颌骨骨折。

（四）切割伤

切割伤(incised wound)即为锋利的刃器或破碎的玻璃切割所致。其特点是创缘整齐,一般污染程度不重。如割破血管,可引起大出血;如切断面神经,可致面瘫;如割伤腮腺和导管,则发生涎瘘。

（五）刺伤

为尖头锐器如刺刀、匕首、利剑等所刺可致刺伤(puncture wound)。刺伤的特点是创口小,伤道窄,多为盲管伤,其深浅不一,可刺入鼻腔、鼻旁窦、眶底、眼窝,甚至深及颅底。刺入物如为棍棒、竹筷等物,易发生其末端折断而存留在伤道内。刺入物常可将污物和细菌带入伤道深处,引起伤口感染。另外也可能刺伤重要的神经、血管或器官。

小儿病例常发生腭部刺伤,多因在口内含着筷子、竹棒或尖头玩具,不慎摔倒,而使腭部刺伤。刺伤多数发生在硬、软腭交界处或软腭部,使该处穿孔,与鼻腔相通,或软组织撕脱下垂,但一般无组织缺损。

（六）撕脱伤

撕脱伤(avulsion wound)是一种严重的损伤,由于较大的机械力量可将软组织撕裂或撕脱。撕脱伤伤情重,伤口边缘多不整齐,出血多,皮下组织和肌肉有挫伤,骨面裸露,疼痛剧烈,多可发生创伤性休克和继发感染。撕脱伤常见于:女工的发辫被卷入开动的机器中,造成大块头皮被撕脱,严重者甚至连同额颞部及部分面颊软组织一并撕脱;也可见于发生车祸的病例,由于车轮旋转及拖拉,致使整个头皮及部分面颊组织撕脱,其挫伤程度和污染程度均较严重,并可并发颅面部骨折。

（七）剁碎伤及挫碎伤

剁碎伤是指斧或马刀等锐器所致的损伤,由于具有很大的机械力作用,伤口深浅不一,可伴有挫伤、组织碎裂及开放性骨折。如由粗暴力量所致的钝器伤,则可造成挫碎伤,伤口边缘常呈不整齐的锯齿状,裂开较深,组织损伤严重,伴有紫绀色坏死组织,局部血肉模糊,颜面变形。这两型损伤的伤情均较严重,可引起失血、休克或昏迷等。

（八）动物咬伤

在山区可见狼、熊、豹等野兽咬伤,在农村及城市中可有狗咬伤,亦可偶见鼠咬伤。大型兽类咬伤或抓伤,可造成颅面颈部组织大面积撕裂、撕脱或缺损,甚至使骨质暴露。

乡村中尚可见到被牛角戳伤或被骡、马蹄踢伤的病例,除软组织有戳伤外,尚有挫伤,并可合并颌面骨骨折。

（九）火器伤

火器伤(firearm injuries)是指由火药作动力发射或引爆的投射物(如弹丸、弹片等)所致的损伤。其伤情多因各种武器的性质,投射物的距离、速度和方向而不同。如高速弹丸在近距离穿入软组织,则容易产生贯通伤,其入口与出口的损伤大小基本一致;但如撞击于骨组织引起炸裂伤后,其出口处的软组织炸裂外翻,或伴有组织缺损的较大伤口,四周的软组织内可有被炸开的碎骨片或碎牙片嵌入、存留。

因土制的鸟枪爆炸或施工中爆炸误伤者,可在口腔颌面部的软组织内形成多处盲管伤,组织内有大量散在的小铁珠、铅片、泥沙和石砾等异物;因矿井爆炸致伤者,则有大量煤渣碎石,且易引起外伤性皮肤文身。

因误食用于诱捕小动物的包有炸药、雷管的大枣、柿饼等而引起爆炸伤的病例屡有发生。这类病例由于在咬食时爆炸,致使唇、颊、舌及口底等软组织炸伤,呈典型的放射状撕裂伤(图 21-15、图 21-16)。

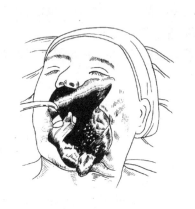
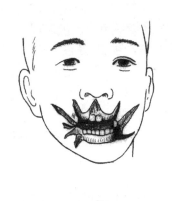
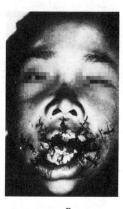

A　　　　　　　　B

图 21-15　火器伤致软组织炸裂、外翻　　　　　图 21-16　唇、颊部雷管炸伤

颌面部火器伤,尤其是爆炸伤,污染程度较重,气浪可以将地面的泥沙、尘土及细菌直接带入软组织深部;爆炸物穿过腔、窦,又可将其中的细菌带到组织中去;如牙齿被击碎,飞散至附近软组织中,则更易将牙面上的污物和细菌引入,导致感染。

二、软组织损伤初期的外科处理

口腔颌面部损伤患者,只要全身情况允许,或经过急救,情况好转,即应尽早对局部伤口进行初期外科处理,即清创术。尤其是火器伤的伤员,伤口和伤道内存在着因热灼、震荡后失去活力的组织或坏死组织,以及血凝块、金属弹丸或弹片、碎牙或碎骨片、从外界带入的其他异物和细菌等,而且创口内可能还有出血。如果不能在侵入的细菌大量生长繁殖并进入组织之前,将细菌和各种异物加以清除,则必将发生伤口感染,而妨碍正常的愈合。因此,应尽早通过清创术,进一步探查伤情,妥善止血,清除异物和细菌,将已污染的伤口改变为较为清洁的伤口,并设法将其关闭,为创伤愈合创造良好的局部条件。

由于口腔颌面部血供丰富,侧支循环多,组织修复和抗感染力较强,伤口容易愈合等特点,所以缝合的时间和清创切除的范围均较身体其他部位的要求为宽。其基本原则是:清创要彻底,尽量保留组织,争取初期缝合,先关闭口腔伤口,减少感染的发生,分层缝合肌层和皮肤,最大限度地恢复外形和功能,减少面部畸形。

（一）冲洗伤口

细菌在进入创口的 6～12 小时以内,多停留在损伤组织的表浅部位,且尚未大量繁殖,容易通过机械的冲洗予以清除。先用消毒纱布盖住创口,用肥皂水、外用盐水洗净创口四周的皮肤;如有油垢,可用洗洁剂或汽油擦洗。然后在局麻下用大量等渗盐水和 1% 过氧化氢液冲洗伤口,同时用纱布团或软毛刷反复擦洗,尽可能清除创口内的细菌、泥沙、组织碎片和其他异物,并进一步检查组织损伤情况。

（二）清理伤口

冲洗伤口后,行创周皮肤消毒,铺巾,清理伤口。原则上尽可能保留颌面部组织。除确已坏死、失去活力的组织外,一般仅将创缘略加修整即可。唇、舌、鼻、耳及眼睑等处的撕裂伤,即使大部分已游离或完全离体,只要没有坏死和感染,也应尽量保留,争取原位缝合,仍有可能愈合。

清理伤口时要进一步去除异物,可用刮匙、刀尖或止血钳去除嵌入组织的异物。组织内如有金属异物,表浅者可探查取出;深部者要通过 X 线摄片定位以后取出。但如创口已有急性炎症、异物位于大血管旁、定位不准确、术前准备不充分或异物与伤情无关系,可暂不摘除。止血必须彻底,找出断裂的血管和活跃的出血点,妥善结扎止血。在缝合伤口前,对污染较重的伤口,要用等渗盐水和 3% 过氧化氢液进一步清洗创面。

(三)关闭伤口

颌面部软组织损伤的缝合可以不受时间的严格限制,即使于伤后 24 小时或 48 小时以内,均可在清创后行严密缝合;甚至超过 48 小时,只要创口无明显化脓感染或组织坏死,在充分清创后,仍可作严密缝合。对估计有可能发生感染者,可在创口内放置引流物;已发生明显感染的创口则不应作初期缝合,可采用局部湿敷,待感染控制后再作处理。

关闭伤口时应首先缝合与口腔、鼻腔和上颌窦等腔窦相通的伤口;对裸露的骨面应争取用软组织覆盖。创口较深者要分层缝合,创缘要对位平整,尤其在唇、舌及眼睑等部位,更要准确复位,细致缝合,尽量减少术后瘢痕和畸形。

如遇组织缺损、移位或因水肿、感染,清创后不能作严密缝合时,不要勉强拉拢缝合,否则缝合后张力过大,伤口对位不良,感染得不到控制,往往再次裂开。此时应先作定向拉拢缝合,使组织大体对位或接近正常位置,术后通过持续湿敷,控制感染,等组织水肿消退后,再作进一步对位缝合。这种定向拉拢缝合法常用纽扣褥式减张缝合或金属丝、铅丸定向缝合法(图 21-17、图 21-18)。

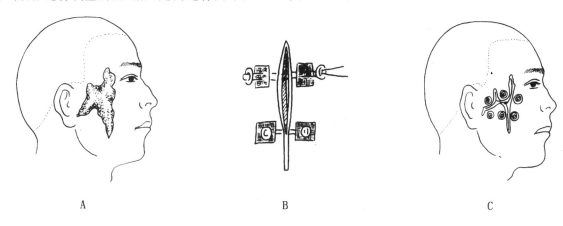

A　　　　　　　　　　　B　　　　　　　　　　　C

图 21-17　纽扣褥式定向缝合法

A.右颊部裂伤　B.创口缝合,用纽扣减张　C.创口缝合完成

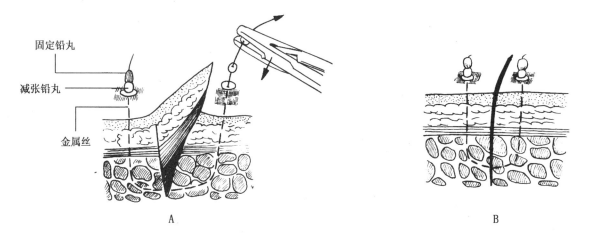

固定铅丸
减张铅丸
金属丝

A　　　　　　　　　　　　　　　　　　　　　B

图 21-18　金属丝、铅丸定向缝合法

三、不同部位软组织损伤的处理特点

（一）舌损伤

舌的血供丰富，较大的撕裂伤如不及时清创缝合，常发生错位愈合，或与口底、下颌舌侧的牙龈创面粘连，严重限制舌的功能活动而影响进食、吞咽和言语。

舌组织由各种方向的肌纤维组成，富于血管和淋巴管，舌损伤后组织反应重，水肿剧烈。缝合舌组织时，如按一般整形外科原则，用小针细线缝合舌的伤口，则术后舌组织甚易被缝线割裂，致伤口裂开，缝线松脱，并继发感染。因此，在缝合舌的伤口时，要采用较粗的缝线（如 4 号丝线），距创缘稍远些（0.4～0.5cm）进针，缝得深一些，这样可以多带上一些肌组织，并打三叠结，以防术后缝线松脱或伤口裂开。为了减少伤口的张力，一般可在间断缝合的基础上，辅以横褥式缝合。

当舌组织有缺损时，缝合创口应尽量保持舌的长度，使缝合后的创缘呈前后纵形方向，这样就不会过多地影响舌的功能；决不能将舌尖向后折转缝合，使舌的长度缩短而影响舌的功能（图 21-19）。

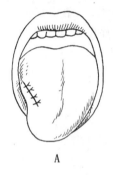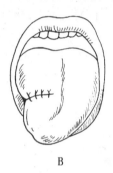

图 21-19　舌损伤的缝合

A. 正确缝合　B. 不正确缝合

如舌的侧面与邻近牙龈或舌的腹面与口底粘膜都有创面时，应分别缝合，关闭各部的伤口。如不能封闭所有的创面时，应先缝合舌的创口，以免日后发生粘连，影响舌的活动。

（二）颊部贯通伤

颊部贯通伤的治疗原则是尽量关闭创口和消灭创面。

1. 无组织缺损或缺损较少者，可按口腔粘膜、肌、皮肤的顺序分层缝合。

2. 口腔粘膜无缺损或缺损较少而皮肤侧缺损较多者，应严密缝合口腔粘膜，关闭贯通创口。面颊部皮肤缺损可行皮瓣转移或游离植皮加以修复，或作定向拉拢缝合。如遗留缺损，以后再行整复治疗。

3. 大面积面颊部洞穿性缺损清创后，可直接将创缘的口腔粘膜与皮肤相对缝合，消灭创面，同时修复口腔粘膜，并行面颊部皮肤覆盖。留下的洞形缺损，可在后期再行整复治疗。

如伤情和条件允许，也可在清创术中即时采用带蒂皮瓣、游离皮瓣及游离皮片移植行双层修复。

（三）腭损伤

腭损伤是指硬腭软组织撕裂伤，作粘骨膜相对缝合即可。软腭贯通伤，应分别缝合鼻侧粘膜、肌层及口侧粘膜。如硬腭有组织缺损并与鼻腔或上颌窦相通者，可在邻近转移粘骨膜瓣，封闭缺损或瘘口；或在硬腭两侧作松弛切口，从骨面分离粘骨膜瓣后，将贯通口处拉拢缝合，松弛切口处裸露的骨面，可覆盖碘仿纱条，任其自行愈合（图 21-20）。

如腭部缺损太大，不能立即手术修复，可暂时做一个腭护板，使口腔与鼻腔隔离，以后再行手术整复。

（四）唇、舌、耳、鼻及眼睑断裂伤

唇、舌、耳、鼻及眼睑的断裂伤，如离体组织尚完好，伤后时间不超过 6 小时，原则上应尽量缝回原位。缝合前，离体组织应充分清洗，反复用等渗盐水和 1% 过氧化氢棉球作细致、轻柔的拭洗，清除肉眼可见的污物，修剪破碎、污损的创缘，并浸泡于抗生素溶液中。受伤部位行清创术，并修剪成新鲜创面。然后将断离的组织放回缺损处，用细针细线作细致的缝合。术后注意局部保温，全身应用抗生素。

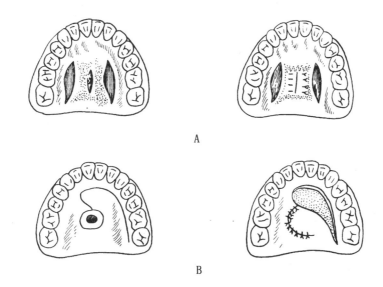

图 21-20　腭部贯通伤缝合法

A.两侧松弛切口法　B.邻近粘骨膜瓣转移法

(五)腮腺和腮腺导管损伤

腮腺及其导管位于面侧部腮腺咬肌区的皮下深层,在表浅肌腱膜层下。腮腺导管的表面投影位置相当于耳垂至鼻翼与口角中点连线的中 1/3 段,长约 5～6cm,管径约 3mm,在腺体前缘发出,横越咬肌浅面,至咬肌前缘,即向内穿过颊肌,在相当于上颌第 2 磨牙相对的颊粘膜上开口。腮腺及其导管损伤后,涎液外溢,形成涎瘘,尤其在进食时,涎液漏出增多。

1.腺体损伤　腮腺腺体撕裂,在清创后应逐层作严密缝合,术后加压包扎,并应用抑制涎液分泌的药物,以防止涎漏的发生。如果伤后出现涎瘘,则应将瘘道切除,在腺体破裂口周围作荷包缝合,再逐层缝合伤口。

2.腮腺导管断裂　腮腺导管断裂,可在清创时探查发现。处理时先解剖出一小段近心端导管,然后在口内的腮腺导管口中,置入一条粗细适宜的硅胶管,将此管穿出于创口中的远心端断口,并使其插入近心端的导管内,作为内部支撑。用 7-0 尼龙线作管壁端端吻合,分层缝合伤口。硅胶管的口内端,用丝线将其缝合、固定在口腔粘膜或上颌牙上,并保留 10～14 天(图 21-21)。

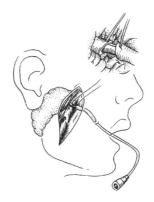

图 21-21　腮腺导管吻接术

3.腮腺导管缺损　清创中如发现腮腺导管有缺损,应查明近心端导管的长度。如断裂处接近口腔,导管尚有足够的长度,则可将其作充分游离,并使其向后移动位置;用弯止血钳在咬肌前缘分离组织,至口腔粘膜下作一通道,在此通道末端的颊粘膜上作一小切口,将导管送入口腔,并将导管断端与口腔粘膜的开口相缝合,使涎液通过改道的导管重新流入口内。

如腮腺导管残余的近心端长度不足,不能作导管改道术时,可将远心导管断端找出,缺损段可以切取一段颈外静脉移植修复,与导管的两个断端吻合。如远心端导管已无法利用时,移植静脉的远端可通至口内,与颊部切口吻合,充当新的导管开口。

如导管缺损多,既不能吻合,又不能改道移植至口内,也可以利用颊部粘膜再造一个小管与断端吻合(图21-22)。

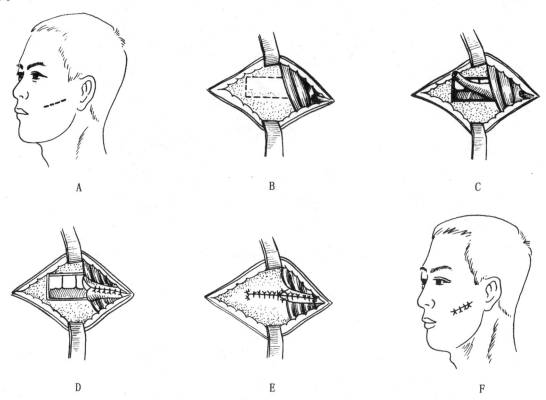

图 21-22 腮腺导管再造术

A.颊部横切口   B.制备颊粘膜瓣   C.粘膜瓣卷成导管   D.导管转移   E.颊粘膜导管与腮腺导管吻合   F.手术完成

(六)面部神经损伤

在口腔颌面部分布的神经主要是三叉神经和面神经。三叉神经以司感觉为主,还支配咀嚼肌的运动;面神经以支配面部表情肌的运动为主,还可理舌的味觉。在颌面部损伤时,神经干和较大分支可被损伤,造成断裂或缺损,特别是面神经的损伤,对面部表情肌的功能活动和面容影响较大,根据损伤的部位和范围,可造成不同程度的面瘫。三叉神经分支受损后,则使其支配区失去知觉,发生麻木。偶见有舌下神经受伤的病例,表现为同侧舌运动功能丧失,伸舌时歪向伤侧。

早期清创中,应注意探查疑有损伤的神经主干或主要分支,特别是面神经如有断离,应尽量及时找出其断端,露出正常神经轴索,使轴索正确对合后,作神经端端吻合术。一般可用7-0～9-0无损伤缝针缝线,在手术放大镜下,进行神经外膜缝合,一般3～4针即可。如神经分支的直径过细,可只缝合1～2针。神经吻合术适用于神经无缺损或缺损在1cm以内,直接缝合后无明显张力者。其缝合方法除外膜缝合外,还可作束膜缝合和外膜-束膜缝合。

如神经缺损较长,无法作对端缝合或缝合时张力过大,则应进行神经游离移植术。

最常用于修复面神经缺损的自体神经是耳大神经和腓肠神经。切取神经的长度应比实际缺损长15%左右,这是因为切取后的神经会发生短缩之故。

对于晚期损伤性面瘫的病例,必须在远端面神经的神经肌组织接头处尚未变性之前,作神经移植手术,才能收到良好的效果。在手术中应注意彻底切除两断端间及其周围的瘢痕组织,造成具有良好血供的软组织床,以利于移植神经的成活。

对于面神经已完全变性的晚期病例,可以采用横跨面部的神经移植及带血管神经的肌瓣移植,在一些病例中已取得了较好的效果(参见第二十六章"面神经瘫痪")。

第六节　颌面骨损伤

一、上颌骨损伤

(一)概述

上颌骨是面中部的主要骨骼,并参与鼻、眶、腭等部的构成,其上方为眼眶的下壁,下面为口腔的顶,内侧壁即鼻腔外侧壁,骨体中空为上颌窦腔,形成一拱形支柱式结构。上颌骨的额突、颧突、腭突和牙槽突分别与额骨、颧骨、鼻骨、筛骨、犁骨、泪骨和腭骨等相连接。因此当上颌骨受到较小的外力时,常被各骨连接部位和各腔窦骨壁所分散,尤其对垂直方向的外力有较强的抵抗力,不致发生骨折;但若受到较大的外力,尤其是来自水平方向的撞击,则抵抗力较弱,上述互相连结的骨缝又是相对薄弱的部位,容易发生断裂,同时尚可有邻近各骨的骨折,如鼻骨、颧骨等,而造成面中1/3部骨折。

附着于上颌骨的肌多为表情肌,多止于皮肤,肌力小,肌牵引对骨折片移位的作用很小。

上颌骨骨折的发生率比下颌骨少。苏联卫国战争中,上颌骨损伤占颌面损伤的26.9%;美军侵越战争中,上颌骨战伤占颜面骨战伤的27.3%。第四军医大学口腔颌面外科一组颌面损伤的统计资料表明,在482例颌面骨损伤中,有96例为上颌骨骨折,占19.9%。

由于上颌骨上接颅脑,下邻口腔,与鼻、咽关系密切,发生骨折时,其伤情往往较重,临床表现和治疗都各有特点,如处理不当,将造成面部畸形、复视、咬殆错乱和咀嚼功能障碍等不良后果。上颌骨严重创伤也是合并颅脑损伤和发生窒息的重要原因。

(二)病因病理

上颌骨骨折的致伤原因分为火器性和非火器性两类。战时的主要致伤原因为爆炸的弹片和弹丸引起,也有非火器伤。平时则以非火器损伤为主,如交通事故、器械撞击和坠跌等所致,也有少数火器性损伤。

上颌骨骨板较薄,骨质较疏松,血供丰富,损伤后出血较多,愈合能力也较强。骨折后如不及时复位固定,常发生错位愈合而难以复位。由于上颌骨内及其邻近部位窦、腔多,损伤后常与鼻腔、口腔、上颌窦和眼眶相通,易使伤口污染而发生感染。因上颌骨相邻骨骼较多,枪弹或弹片撞击骨壁后,其能量减弱,常改变方向,穿入并停留于颌面深部如窦腔内、颞下凹或颅底,造成盲管伤和金属异物存留。上颌骨与颅底相接,严重的上颌骨创伤常伴有颅底骨折或颅脑损伤。

上颌骨骨折后发生错位时,其骨折段移位方向,主要与撞击力的方向和上颌骨本身的重量有关,而与附着于上颌骨的肌牵引无明显关系,这与下颌骨骨折显然不同。

(三)临床表现

上颌骨骨折(fractures of the maxilla)除具有一般骨折损伤的共同症状和体征,如肿胀、疼痛、出血、瘀斑、移位和局部畸形等外,有一些症候与下颌骨骨折相似,如牙及牙槽突损伤、咬殆错乱、咀嚼功能障碍、影响呼吸等。由于上颌骨局部的解剖生理特点,损伤后还有一些特有的临床表现。

1.骨折段移位　　上颌骨骨折的移位,主要决定于外力的强弱和方向、骨折的类型和颌骨本身的重量。由于造成上颌骨骨折的外力多来自前方,故上颌骨骨折段一般是向后下方移位,使面中部变长和凹陷。如仅为线状裂缝骨折,则不发生移位。

2.咬殆错乱　　上颌骨骨折段向后下移位,使上颌磨牙与下颌牙早接触,而前牙却咬不上,呈开殆状态。如上颌骨骨折段被撞向后上方,则可使前牙呈对刃殆或反殆状态。咬殆关系错乱主要表现为少数牙不正常接触,多数牙无接触。

3.口腔、鼻腔出血　　上颌骨骨折常使口腔、鼻腔粘膜撕裂。鼻腔出血以鼻腔和鼻旁窦粘膜损伤多见。如口腔粘膜无破损,出血少时,仅由鼻孔渗出;而出血多时,则同时由后鼻孔经口腔涌出。此种情况在上颌骨高位骨折时多见。上颌骨低位骨折时,上颌骨前庭沟或腭部粘骨膜如有撕裂伤,则可有口腔出血。

4."眼镜"状瘀斑　上颌骨骨折波及眼眶时,可出现眼睑淤血、肿胀。这是由于眼睑组织疏松,外伤后组织内出血易淤积其中,使上、下睑呈青紫色或紫红色肿胀,好像加戴了一副眼镜。此种"眼镜"状瘀斑多见于上颌骨骨折,但在单纯眶周软组织损伤、颧骨骨折和眼眶部骨折时也可发生,结合病史和其他症状、体征,不难鉴别。

5.视觉障碍　上颌骨骨折伤及眶底时,可改变眼球位置,使左右眼球不在同一水平线上,而出现复视。如损伤动眼神经或外展神经,可使眼球运动不协调,造成视觉障碍;如伤及视神经,则发生失明。

6.脑脊液漏　上颌骨损伤并发颅底骨折时,常伴有局部硬脑膜及蛛网膜撕裂,可引起脑脊液漏。

脑脊液鼻漏常并发于颅前窝骨折,骨折线经过蝶窦、额窦或筛窦,可同时有眼结合膜下出血、嗅神经或视神经伤及额叶脑挫裂伤等表现(图 21-23)。

脑脊液耳漏常并发于颅中窝骨折,因此可伴有三叉神经、面神经和听神经损伤,以及相应的脑挫裂伤征象(图 21-24)。

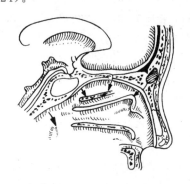

图 21-23　颅底骨折与脑脊液鼻漏

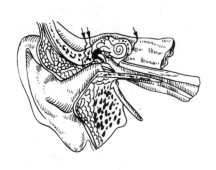

图 21-24　颅底骨折与脑脊液耳漏

(四)诊断及分类

1.上颌骨骨折的诊断　诊断方法主要有问清病史,查明体征,再结合 X 线片检查。

口腔颌面部检查时应注意有无面形的异常,如肿胀、面中部凹陷或变长、偏斜而不对称;有无眶周肿胀、瘀斑及结膜下出血;面部有无伤口;有无鼻出血、脑脊液鼻漏及耳漏。

面部触诊应注意上颌骨有无异常活动度,可以用手指握紧上前牙,摇动上颌骨,测试上颌骨是否活动,了解各骨缘和骨面是否出现台阶与压痛,及有无鼻骨移位和异常活动度等。

口腔内检查应注意有无粘膜撕裂及粘膜下瘀斑,牙齿、牙槽骨及腭有无异常、移位或破损,是否有后牙早接触和前牙开殆。

经过检查可初步确定诊断,再拍摄 X 线片进一步加以证实。三维 CT 可有效地诊断骨折部位、骨折轻重度及错位情况。

2.上颌骨骨折的分类　最常使用的上颌骨骨折分类法是 Le Fort 分类法(图 21-25)。1900 年 Rene Le Fort 在尸体标本上进行实验,研究上颌骨骨折。他在部分头部的后方加一块板支持;另一些则头部悬空,无任何支持,从不同方向以重物击于头部。Le Fort 发现,受打击的区域与骨质的性质有密切关系,而且这些骨折类型可以在实验中重复制出。1901 年 Le Fort 发表了上颌骨骨折的骨折线的文章,介绍了至今在国内外仍认为是一种比较实用的上颌骨骨折 Le Fort 分类法。

(1)Le Fort Ⅰ型骨折　即上颌骨低位骨折或水平骨折。骨折线在梨状孔平面,相当于下薄弱线。骨折线经过鼻底,在所有牙根的上方,水平延伸至两侧上颌骨翼突缝附近,造成包括牙槽突、腭骨及上颌结节在内的上颌骨下 1/3 的整块骨折。此型骨折的损伤,可有鼻中隔、上颌窦和牙齿的损伤,骨折后仅靠口腔、鼻腔和上颌窦等处粘膜组织与骨折段相连,摇动上颌牙齿,可使整块骨折段随之移动。

(2)Le Fort Ⅱ型骨折　即上颌骨中位骨折或锥形骨折。骨折线发生在相当于中薄弱线的部位,自鼻额缝向两侧延伸,横过鼻梁、泪骨、眶底、颧上颌缝、眶下孔、上颌骨侧壁、翼突至翼上颌窝。有时可波及筛窦而达颅前窝。此型骨折临床上最常见。

(3)Le Fort Ⅲ型骨折　即上颌骨高位骨折或颅面分离。骨折线发生于上薄弱线相应的部位,即通过鼻

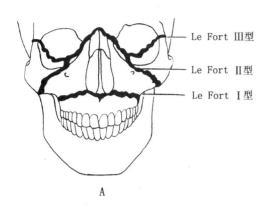

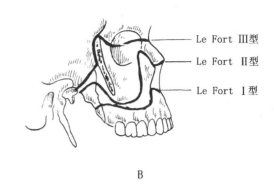

图 21-25 上颌骨骨折 Le Fort 分类

额缝,横越眶底,经颧额缝、颧弓,向后达翼突,形成面中 1/3 部与颅底完全分离(图 21-26)。

上述 3 种类型是 Le Fort 通过实验而发现的,有重要的临床参考价值。但是,由于临床病例所遭受的外力有轻重、方向、接触面积和部位的差异,骨折可有许多不同的情况。骨折线不一定都是如上描述的两侧对称性骨折,可以是两侧骨折线不在同一平面,即不属同一类型,甚至只有单侧上颌骨骨折或上颌骨正中或旁正中垂直骨折,但均少见。

(五)治疗

上颌骨骨折的治疗包括早期急救处理和确定性治疗——复位与固定。原则上复位、固定的时间愈早愈好,但又不能只从颌面部的伤情考虑问题,应重视患者的全身情况。如患者伴有颅脑损伤、休克、其他重要脏器损伤或有窒息危险时,均应首先救治这些危急情况,抢救生命,待全身情况好转并稳定后,方可进行颌骨骨折的治疗。

1.复位 上颌骨骨折的复位方法包括手法复位、牵引复位和手术复位。临床上要根据患者的不同伤情,确定相应的复位方法。

(1)手法复位 是首先应该试用的方法,适用于单纯性骨折的早期,骨折处尚未发生纤维性愈合,骨折段仍有活动度,用手法推、拉,即可将移位的骨段回复到正常位置。此法简便易行,可以不用麻醉,或在局麻下即可完成。上颌骨骨折后创伤修复快,应及早复位,一旦发生错位愈合,则复位比较困难。

(2)牵引复位 适用于手法复位效果不满意,或骨折处有纤维性错位愈合,已不能手法复位的病例可用牵引复位。牵引复位的方法有两种,即口外的颅颌牵引法和口内的颌间牵引法。

1)颅颌牵引复位法 上颌骨横断骨折后,骨折段向后向下移位,则可采用颅颌牵引法将上颌骨拉出。方法是在上颌牙列上安置、固定牙弓夹板,在头部制作石膏帽,从石膏帽中向前伸出铁丝支架,然后在牙弓夹板与铁丝之间,用橡皮筋作持续性牵引,将向后下移位的骨折段牵拉到正常的位置(图 21-27)。

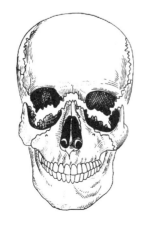

图 21-26 颅面分离骨折

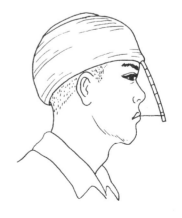

图 21-27 颅颌牵引复位法

2)颌间牵引复位法 在上、下颌牙列上分别安置、固定好带有挂钩的牙弓夹板,根据骨折线需要复位的方向,在上、下牙弓夹板的挂钩上套上橡皮筋,作牵引用,使移位的骨折段逐渐复位,并恢复正常的咬殆关系。如为一侧上颌骨骨折或部分上颌骨骨折,单用颌间牵引法,即可达到复位目的。如为双侧上颌骨横断骨折,除作颌间牵引外,还需加用颅颌牵引固定法。

(3)手术复位 主要用于上颌骨陈旧性骨折,或骨折后骨折处已发生纤维性或骨性错位愈合的病例。手术显露骨折部位,重新切开错位愈合的组织,造成再次骨折,而后用器械松动,使其恢复正常解剖位置。如为高位横断骨折,一般无需显露原骨折线,可在低位作 Le Fort Ⅰ型骨切开术,将上颌骨下段复位,恢复正常的咬殆关系。如同时伴有颧骨、鼻骨等骨折,可采用头皮冠状切口,向下翻转头顶、额、颞部皮瓣,充分显露各骨折线,在直视下进行解剖复位与固定。对于合并有额、鼻、眶及颧部严重骨折的病例,采用头皮冠状切口的显露方法,并结合口内切口,处理新鲜骨折,能使骨折达到良好的解剖复位。

2.固定 上颌骨骨折的固定方法有多种,除上颌骨部分骨折可用牙弓夹板作颌间固定外,双侧上颌骨横断骨折或颅颌分离者,则需作颅颌固定或骨间固定等。

(1)颅颌固定法 此法是利用头颅部固定上颌骨。常用的方法是在头部制作石膏帽,在帽的两侧埋入预先弯制的铁丝架,以备作牵引固定。在上颌牙齿上安置、固定牙弓夹板。在两侧相当于第 1 磨牙处的牙弓夹板上,各穿过一根直径 0.5mm 的不锈钢丝,并自前庭沟顶部穿出至颧面部皮肤外,在上颌骨复位的状态下,将两侧的不锈钢丝悬吊在石膏帽的铁丝支架上,进行固定(图 21-28)。为了恢复原有的咬殆关系,再加作颌间弹性牵引、固定,或在下颌颏部加用颏托,悬吊于石膏帽上。

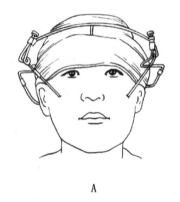
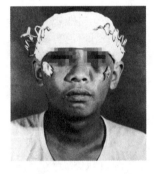

A   B

图 21-28　颅颌固定

如使用带口外须的牙弓夹板作固定,则将这种夹板结扎固定在上颌牙列上,然后用钢丝或橡皮条将由两侧口角伸出的金属杆与石膏帽上的支架相连接,将上颌骨悬吊固定在石膏帽上(图 21-29)。带口外须的牙弓夹板,可事先焊接为成品备用,也可用粗钢丝弯制。

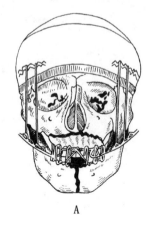
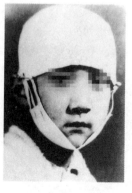

A   B

图 21-29　带口外须牙弓夹板颅颌固定

上颌骨纤维性愈合的时间约 2 周左右,故颌颌固定的时间一般为 4 周。

(2)金属丝组织内悬吊法 此法是利用骨折线上方的正常颅面骨,悬吊固定松动的骨折段。一般可以选择在梨状孔缘、眶下缘和额骨颧突上钻孔,穿过不锈钢丝,然后将钢丝下端结扎在上颌牙列的牙弓夹板上,悬吊固定上颌骨。这种方法可以不用在头部制作石膏帽,患者比较舒适。

利用鼻腔梨状孔缘作悬吊固定时,可在两侧尖牙凹的前庭沟处各作约 2cm 长的横形切口,向上分离至梨状孔缘,剥离鼻粘膜,在离鼻侧骨缘约 1cm 处钻孔,用 0.5mm 直径的不锈钢丝穿入,下端结扎在上颌牙弓夹板上(图 21-30)。

利用眶下缘作悬吊固定时,可在两侧眶下缘部眼睑皮肤皱褶处作 1.5cm 的切口,切开皮肤,钝性分离至骨膜上,然后切开骨膜,显露眶下缘及眶底骨面,牵开眶内软组织,避免钻孔时损伤眼球。用磨钻自眶下缘外侧斜向上方钻孔,用 0.5mm 直径的不锈钢丝穿入孔内,然后用粗长针头,将此钢丝自切口向下带入,至口内前庭沟穿出,将钢丝末端结扎在上颌牙弓夹板上,最后缝合眶下缘处切口(图 21-31)。

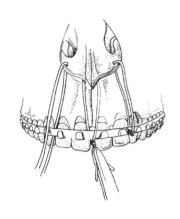

图 21-30 利用梨状孔缘作悬吊固定

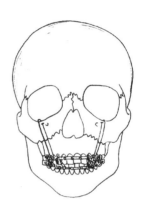

图 21-31 利用眶下缘作悬吊固定

利用额骨颧突作悬吊固定时,可在两侧眶外侧缘至颧骨根处作弧形切口,切开皮肤,钝性分离至眶外缘断端,切开骨膜,用器械撬动,使骨折段复位,在骨折线的上、下两端各钻一孔,用 0.5mm 直径的不锈钢丝作骨间结扎固定。再从上端骨孔内穿过一根不锈钢丝,将其两端分别用长针头引至口内前庭沟处穿出,将其结扎固定在牙弓夹板上。最后缝合面部切口。如此种悬吊法仍嫌力量不足时,可在前方骨折处加作骨间固定(图 21-32)。

(3)骨间结扎固定法 对于有开放性伤口的上颌骨骨折,或上颌已缺少可供安置牙弓夹板的牙齿,或骨折处已发生纤维性错位愈合的患者,均可采用切开复位、骨间固定法。在手术显露骨折端后,先使移位的骨块复位,然后在骨折线两侧的骨面上钻孔,通过 0.5mm 的不锈钢丝作结扎固定。近年来,为了取得更为可靠的固定效果,已较多地采用小钢板或微型钢板、螺钉作坚强内固定,取代骨间结扎(图 21-33、图 21-34)。

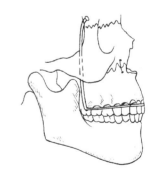

图 21-32 利用额骨颧突作悬吊固定

Le Fort Ⅱ型和Ⅲ型高位骨折,其骨折部位高且多,并常合并额、鼻、眶、颧区损伤,可采用头皮冠状切口,将头面部组织瓣大块下翻,显露不同部位的骨折处。这种途径显露充分,可以在直视下操作,便于骨折块的解剖复位,无论是采用不锈钢丝作骨间结扎或是用小钢板作坚强内固定,都很方便。术后面部无瘢痕,受到患者欢迎。但这种切口对上颌骨中、下部的显露仍感不足,常需增加口内前庭沟粘膜切口,显露和处理中、下部的骨折。

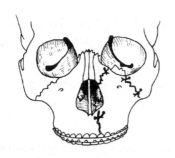

图 21-33　骨间结扎固定

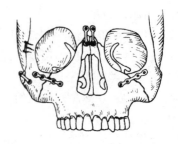

图 21-34　小钢板坚强固定

（4）颌间固定法　颌间固定的特点是使骨折患者恢复原有的咬𬌗关系。常用的方法是在上、下牙列上安置、固定带有挂钩的金属丝夹板,其间挂上小橡皮圈,作弹性牵引、复位和固定,使患者的咬𬌗关系有较好的恢复,上颌骨段也有较好的复位。然后再选用一种颅颌固定法,悬吊、固定上颌骨。上颌骨骨折有明显移位的病例,应先完成颅颌固定,使上颌骨基本复位后再作颌间固定,以进一步调整好咬𬌗关系。

（5）克氏针固定　克氏针固定骨折的优点在于不需要手术显露骨折处,只要钻入克氏针,即可固定骨折段。但该法只能用于无明显移位或易于复位的上颌骨骨折病例。不同类型的上颌骨骨折,可选择不同的骨针固定方法。

Le Fort Ⅰ型骨折时,可用两根骨针穿过颧骨、颧颌缝、上颌窦前端、牙槽突上部,直至鼻棘,方向是从后向前下方钻入(图 21-35)。

Le Fort Ⅱ型骨折时,可用两根骨针平行钻入进行固定。此法是以两侧颧骨作为固定上颌骨的支持点,骨针中部穿过上颌窦和鼻腔。如上颌骨段还不够稳固,可加用颌间结扎和颅颌绷带(图 21-36)。

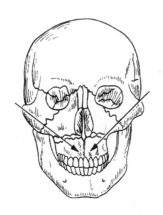

图 21-35　Le Fort Ⅰ型骨折时骨针固定法

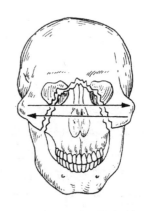

图 21-36　Le Fort Ⅱ型骨折时骨针固定法

Le Fort Ⅲ型骨折时,可选用以下的骨折固定方法:①在颧骨软组织上作 1.5cm 的小切口,显露颧弓,在上、下牙保持咬𬌗状态下进针,骨针由一侧颧弓骨折的末端钻入,横穿面骨,至对侧颧弓处固定。第二根骨针与第一根骨针间隔 1cm 平行钻入。②显露部位和方法同上,骨针钻入方向系由后向前下方,穿过上颌骨,至对侧颧骨。同样从对侧相应部位也钻入一根骨针,两针呈交叉状固定。③在眶外侧缘作 2cm 长的切口,显露骨折线,将骨针由额骨进入,沿眶外侧穿至颧骨,两侧相同(图 21-37)。

上述种种术式,在一定的条件下可被选用。近年来,由于颅面外科技术的推广和普及,对于上颌骨骨折的复位及固定方法有了改进。采用颅面外科冠状切口,必要时加上唇颊沟切口,对复杂的上颌骨骨折都能有效地复位,复位后采用小型或微型钢板固定,可靠而且有效地减少了牵引及康复时间。

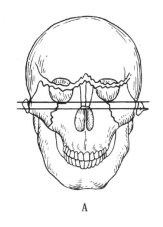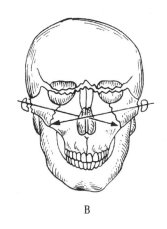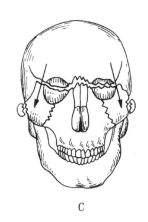

A　　　　　　　　　　　　B　　　　　　　　　　　　C

图 21-37　Le Fort Ⅲ型骨折时骨针固定法

二、下颌骨损伤

(一)概述

下颌骨位于面部的下端和两侧,容易发生骨折,无论在平时或战时,其损伤发生率都高于上颌骨。根据第二次世界大战中苏联卫国战争的统计资料,下颌骨骨折占颌面骨损伤的 54.5%,占颌面损伤总数的 28.5%;根据美军在越南战争中一组 4 098 例颌面损伤的统计资料,颌面骨损伤占 39.2%,其中下颌骨骨折占颌面损伤总数的 20.5%;第四军医大学口腔医院救治的一组 1 389 例颌面部损伤中,颌面骨发生骨折者共 482 例,其中下颌骨骨折为 348 例,占颌面骨骨折总数的 72.2%,为颌面损伤总数的 25.1%。下颌骨骨折以颏部发生率最多,下颌骨体部次之。髁状突颈部骨折可同时并发于颏部和体部骨折,也可单独发生,其中一部分病例可为双侧骨折。应该指出,关于下颌骨骨折的部位,由于伤因和遭受撞击的部位不同,各家的报告不尽一致(图 21-38)。

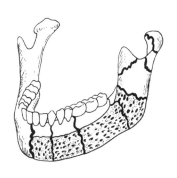

图 21-38　下颌骨骨折好发部位

(二)病因病理

下颌骨骨折的伤因,平时以交通事故和工伤为多,其他还有跌伤、撞击伤等。战时则以火器伤为主,如弹片伤和枪弹伤等。

下颌骨骨折的伤型与伤因有密切关系。非火器性下颌骨骨折,以线型骨折为主,可为单发或双发,少数为多发性。火器性下颌骨骨折则以粉碎性骨折为主。

下颌骨骨折的部位常与受撞击的部位和外力的方向有关。如大多数髁状突骨折,是由于颏部受撞击所致,而下颌骨体部骨折则多由局部直接受力所致;下颌角部骨折常为下颌骨体部或角部受打击的结果;下颌中线与颏孔之间骨折则多为下颌骨前部受打击造成。下颌骨升支部和喙状突骨折都比较少见,而且多与下颌骨其他部位骨折同时发生。喙状突之所以极少发生骨折,是由于喙状突上有颞肌附着,上端为游离端,还受到颧骨、颧弓遮盖的缘故。

下颌骨上有两组强大的咀嚼肌附着,一组是升颌肌群,有咬肌、颞肌和翼内肌等;一组是降颌肌群,有下颌舌骨肌、颏舌骨肌、颏舌肌及二腹肌前腹等。一旦下颌骨发生骨折,各肌的牵引力失去平衡,会使其所附着的骨折段发生移位,导致咬𬌗关系错乱和咀嚼障碍。

(三)临床表现

下颌骨骨折(bractures of the mandible)时,除具有一般骨折的共有症状和体征,如局部软组织肿胀、疼痛、出血,及骨折段移位和功能障碍外,还有因下颌骨本身的解剖生理特点受到破坏所带来的问题。

1.牙及牙龈损伤　下颌骨体部和颏部发生骨折时,常可伴有牙折、牙松动、脱位、移位及牙龈撕裂伤等,可使骨折线与口腔相通而成为开放性骨折。

2.咬𬌗错乱　下颌骨骨折后,由于骨折段发生移位,而妨碍上、下颌牙齿的正常咬𬌗。咬𬌗错乱是颌骨骨折中最主要和最常见的体征,是诊断颌骨骨折的重要依据。

3.下颌骨异常活动度　在正常情况下,下颌骨的运动是整体、协调的。发生骨折时,则出现不协调的分段活动,检查时可发生骨折段的异常活动度。

4.张口受限　下颌骨骨折后,可因疼痛、咀嚼肌运动失调和反射性挛缩、骨折段移位或颞下颌关节损伤等原因,使张口受限。

5.下唇麻木　下牙槽神经在下颌骨升支内侧中部的下颌孔进入下颌骨,穿行于升支下部和下颌体中。下颌骨骨折时如并发下牙槽神经损伤,则可使同侧下唇出现麻木感。因下唇的感觉是下颌骨内走行的下牙槽神经分出的颏神经自颏孔处穿出并分布至下唇而支配的。

6.影响呼吸　下颌骨骨折,尤其是颏部粉碎性骨折或两侧颏孔区双发骨折,可因骨块及舌向后移位而堵塞咽腔,或因颏下和口底出血、肿胀使舌后缩而发生呼吸困难,严重者可导致窒息。

7.骨折段移位　下颌骨骨折后常发生骨折段移位。影响其移位的因素较多,包括肌牵引、骨折部位、外力大小和方向、骨折线方向,以及骨折段上是否有牙齿存在等。但其中以咀嚼肌的牵引为主要原因。

(1)正中颏部骨折　有单发、双发或粉碎性几种类型。如为正中单发骨折,由于骨折线两侧肌牵引力相等,方向相对,常无明显移位(图21-39)。

颏部双发骨折时,正中骨折段可因颏结节区所附着的颏舌骨肌的牵拉而向下后方退缩(图21-40)。

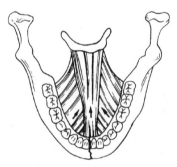

图21-39　颏正中骨折,无移位

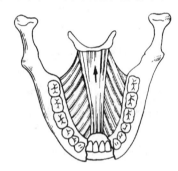

图21-40　颏部双发骨折,骨折段向后移位

颏部粉碎性骨折或有骨质缺损时,则颏舌骨肌将正中碎骨片牵拉向后,两侧下颌骨则受下颌舌骨肌的牵引而向内移位,使下颌骨前端变窄(图21-41)。这两种骨折都可使舌后坠而引起呼吸困难,甚至窒息,应特别注意。

(2)颏孔区骨折　一侧颏孔区骨折,使下颌骨分成大小不等的两段,前段与健侧下颌骨连续,由于降颌肌群和健侧翼外肌的牵引,向下后方移位,并稍偏向患侧,前牙呈开𬌗状;后段因所附升颌肌群的牵引,乃向上方移位,也稍向内侧偏移,如上、下颌都有牙存在,则向上移位至上、下牙接触为止(图21-42)。

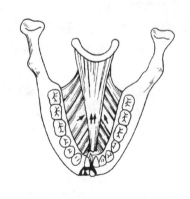
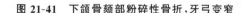

图21-41　下颌骨颏部粉碎性骨折,牙弓变窄

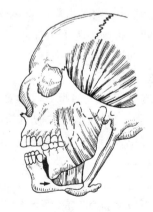

图21-42　下颌骨颏孔区骨折骨块移位情况

骨折段的移位还与骨折线的方向和倾斜度有关。如骨折线方向与肌牵引方向相抵触,骨折段也可不发生移位(图21-43)。

如为双侧颏孔区骨折,两侧后骨段因升颌肌群的牵引,向上方移位,中间的骨段则被降颌肌群牵向下后方,使颏部后缩,而引起呼吸困难,易发生窒息。

(3)下颌角部骨折　也是将下颌骨分成前后两个骨折段。如骨折线正在下颌角或在下颌角稍高处,前后两骨段上都有咬肌和翼内肌附着,则可能不发生移位(图 21-44)。但如骨折线在升颌肌群附着处前方,前骨折段因降颌肌群的牵拉,向下后移位,后骨折段因升颌肌群的牵拉,向上前移位,则与上述颏孔区骨折的移位情况相似。

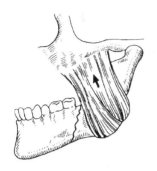

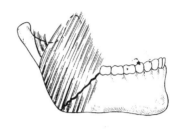

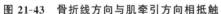

图 21-43　骨折线方向与肌牵引方向相抵触　　　　**图 21-44　骨折线在咬肌附着区,可无移位**

(4)髁状突骨折　主要发生在髁状突颈部。骨折后,髁状突常被其附着的翼外肌牵拉而向前内方移位,而下颌骨升支则因咬肌、翼内肌和颞肌的牵拉而向上移位,使患侧后牙早接触,前牙及健侧上、下牙呈开𬌗状。如双侧髁状突同时骨折,两侧均有骨段移位,则开𬌗将更加明显(图 21-45)。

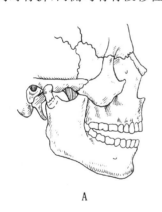

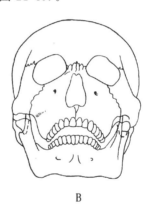

A　　　　　　　　　　　　　　　　　　B

图 21-45　髁状突颈部骨折
A.单侧骨折(开𬌗)　B.双侧骨折(开𬌗)

(5)多发性骨折　下颌骨如发生多处骨折,骨折段的移位情况常有所不同。如骨折段上有强有力的肌附着,则随肌牵引方向而发生移位;如骨折段上无肌附着,或原附着的肌也损伤断裂,则骨折片随外力方向发生移位,在粉碎性骨折时更是如此,因其邻近的软组织常伴有严重损伤。

(四)诊断及分类

1.下颌骨骨折的诊断　详细了解受伤时的各种情况,包括伤因、受力部位、方向和伤后表现等,对于判断可能发生的骨折类型和移位的程度有所帮助。

观察患者的面部和头颈部有无出血伤口、挫伤、肿胀、瘀斑和不对称畸形。有出血、肿胀或瘀斑的部位可能就是骨折的部位。

口内的检查可以观察到有无牙列错位、牙龈撕裂出血、咬𬌗关系错乱和下颌骨异常活动度等。扪诊时,骨折处常有明显压痛,骨折移位后呈台阶状。

在条件许可时均应进行 X 线摄片检查,以便进一步查明骨折线的部位、数目、方向,及骨折的类型、骨折移位情况和骨折线上牙齿的状况等。X 线摄片还可以观察颅颌面部其他骨骼有无骨折。为检查下颌骨骨折,常拍摄下颌骨侧位片。条件允许时可拍摄曲面断层全口片。为了检查颅面部其他的合并伤,尚可拍摄头颅正、侧位片和华氏位片等。有条件的单位应拍摄三维 CT 片,对于骨折状况的诊断可以一目了然。

2.下颌骨骨折的分类　有几种不同的分类方法,介绍如下。

按骨折发生部位分类已如前述,如颏中缝区骨折、颏孔区骨折、下颌角部骨折、下颌骨升支部骨折和髁状突颈部骨折等。

有人按骨折段上有无牙齿存在分类,如骨折线两侧骨折段上均有牙齿存在、仅一侧有牙而另一侧无牙、骨折线两侧均无牙等。这种分类对于判断骨折段方向和研究骨折固定的方法有所帮助。

按骨折的性质可分为以下4种主要类型。

(1)闭合性骨折　骨折线与皮肤和口腔不相通,多为单纯线型骨折。髁状突、升支部和下颌角等处骨折多属此类。

(2)开放性骨折　骨折同时有表面软组织裂伤,骨折线与外界或口腔相通。如下颌骨体部骨折时,除因其覆盖的软组织破裂与外界相通外,还常有牙龈撕裂而与口腔相通。

(3)粉碎性骨折　骨折处断裂为许多大小不等的碎片。下颌骨火器伤时常造成这种骨折。

(4)嵌叠性骨折　骨折后因断裂移位,有时可出现相互重叠、紧密镶嵌的情况。

(五)治疗

下颌骨骨折的治疗原则是要有及时准确的复位和稳固可靠的固定。

骨折后,如患者情况允许,则治疗愈早,效果愈好。如需观察和处理严重的合并伤,待患者情况稳定后再治疗颌骨骨折者,也应作暂时性或简单的制动与固定。

如下颌骨骨折时伴有软组织伤口,应首先或同时进行软组织清创缝合术。与口腔相通的伤口,应先关闭口腔粘膜的伤口,再进行骨折段的复位与固定,以预防骨创的感染。

颌骨上存留的牙齿在颌骨骨折的复位和固定过程中有重要意义。正常的牙列形态和咬𬌗关系是骨折段复位的标准。颌骨骨折处是否达到正确复位,主要是看上、下牙的咬𬌗关系是否恢复到患者受伤前的原有状况。换句话说,如果骨折处已基本复位、愈合,但患者的咬𬌗关系并未恢复正常,则颌骨骨折的治疗是失败的。另一方面,在颌骨骨折非手术固定的方法中,牙齿又常被用作固定骨折段的基牙。

1.下颌骨骨折的复位方法　和上颌骨骨折的复位方法一样,常用的方法也是手法复位、牵引复位和开放复位3种。

(1)手法复位　适用于单纯线型骨折的早期,骨折段有一定活动度,用手指拉动即可将移位的骨块回复到正常位置。在骨折后愈早进行复位效果愈好,在骨折处尚未发生纤维性愈合前都可能成功。此法简便易行,必要时可在口腔局麻下操作。

(2)牵引复位　是下颌骨骨折中采用最多的,效果亦满意的一种复位方法,适用于所有手法复位不能达到预期目的,或骨折处已开始发生纤维愈合、伤后时间较长已不能采用手法复位的患者。下颌骨骨折的牵引复位法主要是采用颌间弹性牵引,即在上、下颌牙列上安置结扎有挂钩的牙弓夹板(铝丝或其他金属丝成品或事先弯制备用),然后按照骨折段需要复位的方向,在上、下牙弓夹板的挂钩上套上小橡皮圈(由输液用的乳胶管剪成)作弹性牵引。这种持续弹性牵引的力量,足可使移位的骨段逐渐复位,其更主要的优点在于将上、下颌的牙齿恢复到原有的咬𬌗关系(图21-46)。

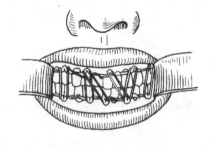

A

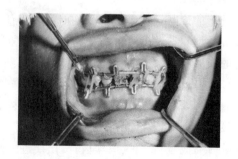

B

图 21-46　颌间弹性牵引法

当下颌骨体部骨折时,可应用分段牙弓夹板,安置固定在骨折线两侧的牙列上,然后挂上橡皮圈,进行牵引(图 21-47)。在牵引复位过程中,应经常检查咬殆关系改善的情况,并及时调整牵引的方向,加强复位的速度和效果。

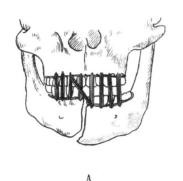
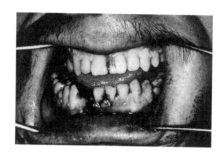

A　　　　　　　　　　　　　　B

图 21-47　用分段牙弓夹板牵引复位

A.分段牙弓夹板　B.下颌骨骨折移位

(3)开放复位　适用于骨折部合并有软组织开放创口或骨折处已有纤维性或骨性错位愈合,用牵引复位法已不能复位的病例。后者又叫切开复位,即采用合适的显露途径,在口内前庭沟粘膜处或在下颌骨下缘下 1.5~2.0cm 的皮肤上作切口,手术显露下颌骨骨折部位,将错位愈合的纤维组织切开或切除;如已形成骨性愈合,则需重新凿开或磨开骨痂,使骨断端游离、松解,并将其复位至正常位置,然后作骨间金属丝结扎固定或采用小钢板螺钉固定,即坚强内固定。近年来已有人用可吸收接骨板(聚乳酸或聚乙醇酸)固定颌骨骨折,该材料可在体内降解而被吸收,无需二次手术取出(图 21-48)。

对于伴有软组织损伤的开放性新鲜骨折患者,可在清创的同时作骨折段的复位和内固定。

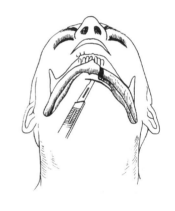

2.下颌骨骨折的固定方法　固定是骨折治疗中的一个重要步骤或主要方法。颌骨由于其特殊的解剖关系,固定方法与长骨骨折不同。

颌骨的特点是长有牙齿,具有咬殆、咀嚼等功能。骨折治疗的关键在于恢复患者损伤前的咬殆关系和咀嚼功能。

图 21-48　下颌骨开放复位

固定的稳定性是治疗骨折的重要原则,也是评价一种固定方法的主要指标。固定如不稳定、可靠,就可能导致错位愈合和咬殆错乱。因此,在骨折得到准确的复位后,即应进行稳定的固定。

下颌骨骨折常用的固定方法有单颌固定和颌间固定两大类。

(1)单颌固定(monomaxillary fixation)　是指在发生骨折的下颌骨上进行骨折固定,而不是利用上颌骨来固定下颌骨。这类固定法的优点是:在固定期间仍可张口活动,对进食和语言功能的影响较小,也便于保持口腔清洁和护理,而且一定的功能活动可增进面部血液循环,有利于骨折的愈合。缺点是:它只能用于能够准确复位的下颌骨骨折患者,必须使患者的咬殆关系回复到受伤前的状态之后,才能采用单颌固定。在固定过程中是不能再进一步调整或改善其咬殆关系的。

1)邻牙间结扎固定法　适用于无明显错位的下颌骨单发的线型骨折。方法是利用骨折线两侧的两个牙齿作结扎固定。在每个牙齿的两侧牙间隙内各穿过一根约 0.5mm 直径的不锈钢丝,将两端在各牙的唇颊面扭结、拧紧,然后将这两个牙的钢丝相互拧在一起,形成一股较粗的金属丝。此时,用手法将错位的骨折段复位后,再将两侧的粗丝互相拧紧,达到固定骨折的目的。最后剪短拧结的钢丝,将残端弯至牙间隙中,以防刺伤唇颊粘膜(图 21-49)。

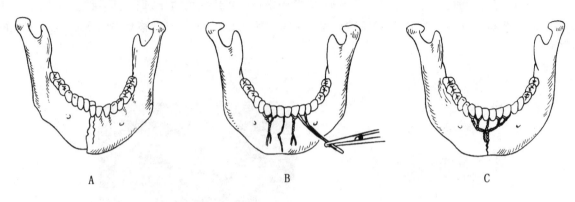

图 21-49　邻牙间结扎固定法

2)牙弓夹板固定　即用一根较粗的金属丝,沿骨折线两侧的下颌牙齿唇颊面,弯制成与牙弓弧度一致的夹板,在颌骨复位后,用细不锈钢丝,将牙弓夹板结扎固定在骨折线两侧的牙齿上,这样就可利用骨折线两侧的牙齿来固定骨折段(图 21-50)。如有牙齿缺失,为保持缺牙间隙,可于弯制牙弓夹板时,在缺牙处弯制一个小弯,以抵住两侧牙齿,防止向缺牙间隙移位(图 21-51)。

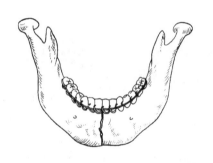

图 21-50　牙弓夹板固定

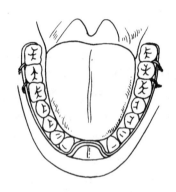

图 21-51　保持间隙的牙弓夹板

3)骨间固定法　多用于开放性、陈旧性或儿童的下颌骨骨折。通过创口或手术切口(一般可采用下颌骨下缘下方 1.5～2cm 的皮肤切口或口内前庭沟粘膜的切口),显露骨折线两端的骨面,然后选用合适的固定器材和方法进行固定。

可供作骨间固定的器材和方法有:医用不锈钢丝结扎固定、记忆合金骑缝钉(趴钉式)固定、小钢板螺钉固定和加压钢板螺丝钉固定等。操作中均需注意勿损伤牙根、下牙槽神经、血管束及儿童的恒牙胚。

骨间结扎固定的方法步骤,以下颌角部骨折为例。在下颌角区的下颌骨下缘下方作弧形切口,切开皮肤、皮下组织及颈阔肌。为了保护面神经下颌缘支,应进一步切开颈深筋膜浅层,向上分离并牵开组织,寻找并结扎面动脉和面前静脉,显露下颌骨下缘,切断咬肌及切开骨膜,并加以剥离,显露下颌角下缘的骨面,探查骨折断端,将移位的骨折段复位。在骨折线两侧下方,距骨折线 0.5～1cm 处,各钻两个孔,然后穿过直径 0.5mm 的不锈钢丝,在骨断端正确复位的情况下,拧紧钢丝,结扎固定,剪短钢丝,将残端弯向骨面。冲洗伤口,分层缝合。可根据需要在皮下放置引流条,伤口适当加压包扎(图 21-52)。

采用小钢板螺钉固定时,一些部位如颏部骨折尚可采取口内切口,切开前庭沟粘膜,显露骨面及骨断端,复位后选用合适小钢板(一般用四孔钢板)及螺钉固定(图 21-53)。

由于下颌骨的解剖特点,只有下颌骨下部最适合作内固定,这样就会在牙槽嵴处产生张力而分离,为此,要在牙槽嵴处增加固定,以解除该区张力,维持骨折端的紧密闭合。增加牙槽嵴处的固定,又称张力带固定,可以通过在该处增加一个两孔小钢板或增加钢丝结扎、单颌牙弓夹板等来完成。

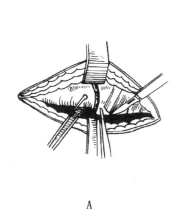
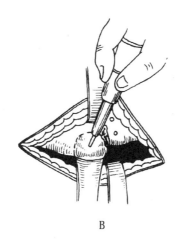
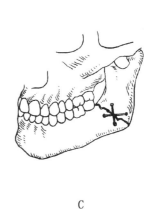

图 21-52　骨间结扎固定

A.切开,复位　B.钻孔　C.结扎固定

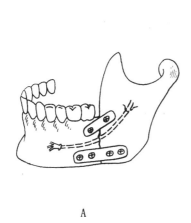
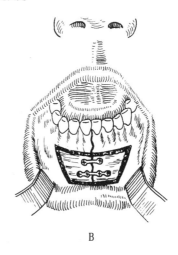

A　　　　　　　　　　　　　　　　　　B

图 21-53　小钢板螺钉固定

一般认为,具有轴向压力效应的固定,可以增强骨段的稳定,扩大骨折处的紧密接触面,从而减少移动对新生组织的损伤,并使愈合距离缩短到最小程度,有利于毛细血管早期进入机化的血凝块内,并可直接诱导成骨。

加压钢板内固定,理想固定的生物力学要求是:①建立固定稳定性基础;②保持骨断端持续性压应力的维持和间断性应力的生理刺激。下颌骨骨折加压内固定术的生物机械性能,基本符合以上要求,可能发生骨折处的原发性骨愈合。这种愈合的主要特点是直接骨化连接和改建,而没有外骨痂形成。在松质骨,骨断端相互接触,成骨细胞从髓腔两侧增殖,越过骨折线,在新生骨小梁出现后获得愈合;而在皮质骨,首先是哈弗管沿长轴方向生长,并逐渐跨越骨折线,同时成骨细胞以突起形式沿管排列,并在管壁上产生新骨,建成骨桥。原发性骨愈合速度快,并发症少,但只有在良好的解剖复位、稳定的加压固定及骨断面紧密接触的条件下才可能获得。与非加压固定相比,其差异主要在于骨化的速度快、质量好。

加压接骨板与普通接骨板的区别在于螺丝孔与螺丝头的形状。其中最先进的是动力加压接骨板(dynamic compression plate,DCP)。它是根据弯曲圆柱形滑槽内球形滚动原理设计的,球形物在此滑槽内只能沿着一个方向滑动。夹板上孔的形状类似由倾斜和水平两部分组成的滑槽,螺丝钉头的埋入面为半球形。当螺丝钉旋入时,螺丝钉首先沿倾斜槽滑行,继而改变为水平向滑行,从而带动下方的骨折段向骨折线移动,使骨折断面紧密接触并出现轴向压力(图 21-54)。断端间的加压能增加固定的稳定性,防止夹板和骨之间的滑动,对抗妨碍骨折愈合的扭力、剪力和弯曲力。

偏心动力加压接骨板(eccentric dynamic compression plate,EDCP)即在 DCP 的基础上,将外侧两孔设计成与轴向成 90°或 75°或 45°角排列。这样既可以通过内侧轴向排列孔将骨折段轴向加压,又可以通过外侧

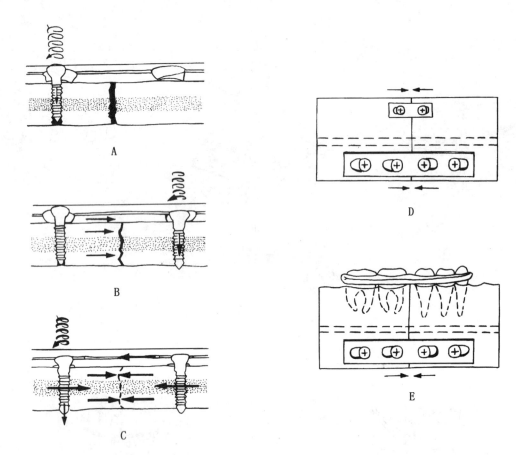

图 21-54 动力加压钢板固定

A.安放第一枚螺丝钉 B.捻紧螺丝钉有向中线移动力量 C.捻紧双螺钉,使骨间隙缩小 D.正面观 E.剖面观

偏心孔将部分压力施加于牙槽嵴区,以克服该处的张力,并在该处也产生应力作用,加速其愈合(图 21-55)。

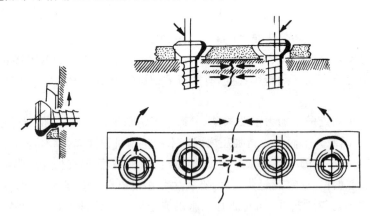

图 21-55 偏心动力加压钢板固定

皮质骨螺丝钉作用是另一种能加压于骨折断端间的方法。其螺纹的设计是使螺丝钉能沿钻孔滑动并仅与对侧皮质骨啮合。螺丝钉旋入方向应与骨折线尽可能垂直。钻孔时所用钻头的直径应与螺纹的最大直径相同,因此螺丝钉在旋入时可无阻力而达对侧皮质骨并与之啮合,产生骨折断端间的压力(图 21-56)。此法适用于明显的斜形骨折和升支的矢状截骨术后固定。有损伤牙齿及下颌管可能时不可应用。

DCP 或 EDCP 系统治疗下颌骨骨折的适应证为:①无牙的下颌或部分无牙的下颌骨骨折;②下颌角移位性骨折;③下颌体伴髁状突骨折;④骨折片断端间有组织嵌入;⑤下颌体多发骨折;⑥不能或不作颌间固定者;⑦假关节形成者;⑧骨移植固定;⑨正颌外科截骨术固定以及严重污染或已继发感染的骨折,有人发现其并发症并未因此而增多。

4)克氏针骨内固定法 目前主要用于下颌骨髁状突颈部骨折及颏部骨折。应先通过手法或手术使骨折

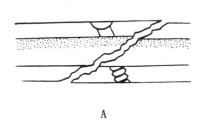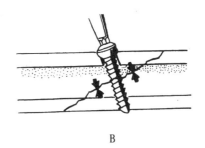

A   B

图 21-56 皮质骨螺丝钉作用示意图

块复位,然后在下颌骨适当部位作皮肤小切口,显露骨面,用钻在下颌骨内、外侧骨板之间沿下颌骨长轴(与骨折线垂直)钻入克氏针。颏部骨折时,用单根克氏针作内固定,骨折段尚可左右活动;如用两根克氏针作交叉固定,则可限制两个骨折段的移位(图 21-57)。

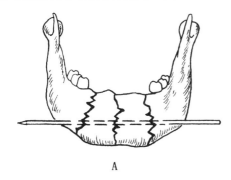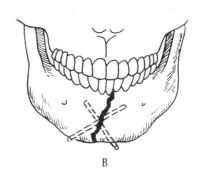

A   B

图 21-57 克氏针固定法

5)骨钉及金属支架外固定法 此法是从口外在骨折线两侧近下颌骨下缘处作皮肤小切口,钻入骨钉,然后用金属杆和螺帽连接骨钉,在颌骨复位后进行固定。本法适用于无牙的下颌或牙齿缺损太多,无法利用牙间结扎固定的病例,有骨质缺损者也可应用(图 21-58)。

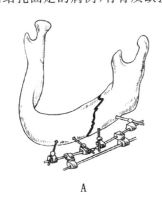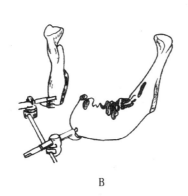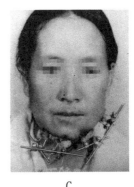

A   B   C

图 21-58 金属支架外固定法

6)骨钉及自凝塑胶外固定法 参照上法,将骨钉钻入骨折线两侧的骨断端后,在骨折得到复位的条件下,用 1mm 直径的不锈钢丝缠绕骨折线两侧的骨钉,使骨折块初步固定,然后调拌自凝塑胶,成干糊状,涂敷于钢丝及骨钉四周,凝结干固后,即可起到强有力的固位作用(图 21-59)。

7)粘接夹板固定法 随着复合树脂粘接材料的发展,20 世纪 70 年代以来该法已应用于颌骨骨折的固定,一般适用于简单的线形骨折。较常用的是金属丝-复合树脂夹板。将 21 号不锈钢丝压扁,根据下颌牙弓形态弯制成弧形,其长度达到骨折线两侧各 2~4 个牙。去除牙齿唇颊面的牙垢,清洁牙面后,用小棉球蘸 50% 磷酸对牙面进行酸蚀处理,1~2 分钟后用水冲洗,然后用干棉条隔湿,用无水乙醇或热空气使牙面干燥。嘱患者作正中咬𬌗,术者用手压下颌骨,使下颌骨保持复位状态。可先用尼龙丝结扎骨间两侧的邻牙,将分离的颌骨拉拢,作初步固定,然后用复合树脂涂盖在骨折线两侧牙的唇颊面,放置金属丝于其上,再覆盖一层复

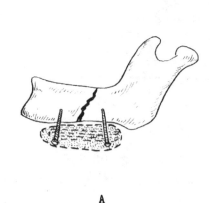
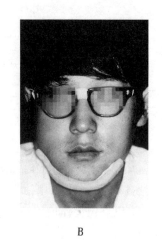
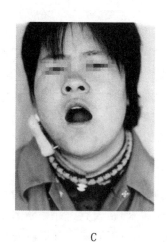

A B C

图 21-59　骨钉及自凝塑胶外固定法

A.骨钉钻入骨内,外用自凝胶固定　B.下颌体骨折,自凝胶外固定　C.下颌支骨折,自凝胶外固定

合树脂,将金属丝包埋,固化后即成夹板(图 21-60)。

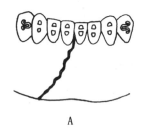
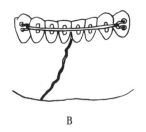
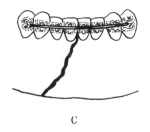

A B C

图 21-60　粘接夹板固定法

A.牙面粘贴金属钩和小突丘　B.尼龙丝穿过金属钩　C.复合树脂覆盖

8)环绕颌周结扎固定　是指用不锈钢丝环绕下颌骨体,结扎固定下颌骨骨折的一种方法,适用于无牙的下颌骨体部骨折病例。操作方法是:先选用一根 7 号腰椎穿刺针,在骨折线一侧 1～2cm 处,将针头从下颌下缘处穿入皮肤,沿下颌骨外侧面向上穿过组织,进入口内龈颊沟处,将不锈钢丝通过针头引入口内;拔出腰椎穿刺针,再自皮肤上同一穿刺孔刺入,沿下颌骨舌侧面穿透至口内舌侧牙龈与口底的移行部,再将不锈钢丝的另一端从针头中引入口内,拔除腰椎穿刺针。在口内拉紧不锈钢丝的两端,使不锈钢丝紧贴下颌骨下缘。在牙床上戴入原有的义齿或临时用印模膏或速凝胶制成的基板,将不锈钢丝结扎固定于其上(图 21-61)。同法在骨折线另一侧,穿入另一根不锈钢丝,环绕颌骨后结扎固定。

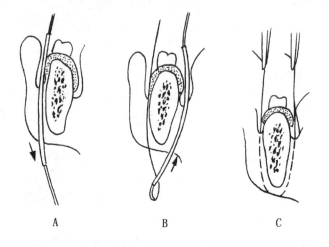
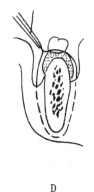
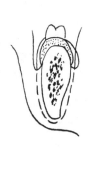

A B C D E

图 21-61　环绕颌周固定法

（2）颌间固定（intermaxillary fixation）　是颌骨骨折常用的固定方法,特别是下颌骨骨折,可利用稳固的上颌骨作为固定的基础,将折断的下颌骨固定在与上颌骨间正常咬𬌗关系的位置上,使骨折愈合后恢复咀嚼功能,这也是颌间固定的最大优点。但是,由于将上、下颌固定在一起,患者不能张口活动,对进食和口腔卫生的保持都有影响。

颌间固定的方法在不断演变和改进,从简单的钢丝颌间结扎法、小环颌间结扎法、连续多环结扎法,到牙弓夹板颌间固定法、带挂钩牙弓夹板固定法和粘结式颌间固定法等,虽然有的方法现已较少应用,但在缺乏器材和专业人员等特殊情况下,还是可以采用,并能解决一定问题。

1）钢丝颌间结扎法　是指在上、下颌相对的几组单个牙各自用细不锈钢丝结扎后,再将各牙的结扎丝上、下相对扭结拧紧,达到颌间固定的目的（图 21-62）。

此法简便,但可能使少数牙负荷过重,使用时应注意选择适应证,一般只适用于简单的线形骨折,且可准确复位者。

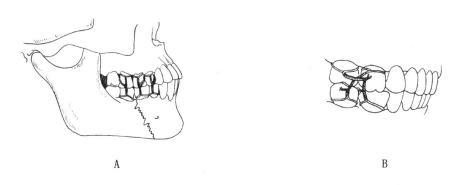

A　　　　　　　　　　　　　　　　　　B

图 21-62　金属丝颌间结扎法

2）小环颌间结扎法　即眼孔结扎法。选用直径 0.3～0.5mm 的不锈钢丝,长约 10～12cm,对折后扭成一小环,将钢丝两端自颊侧穿过两牙之间的间隙,至舌侧后将两端钢丝分开,分别绕经相邻两牙的牙颈部后,从牙间隙中穿出至颊侧,将远中端钢丝穿过小环,然后与近中端钢丝结扎扭紧,这样就形成一个小环单位。同法在上、下颌牙间拟结扎的部位均安放结扎的套环。最后,用另外的结扎丝穿过上、下颌牙之间相对的多个小环,逐个结扎扭紧,使上、下颌固定在一起（图 21-63）。每个患者应结扎几对小环,要根据骨折的情况而定,一般左右侧应各安置两对为宜。采用此法时,骨折线两侧上、下颌都应有相邻的两个以上的稳固牙齿,否则不宜采用此法。

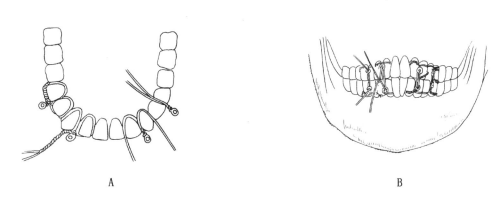

A　　　　　　　　　　　　　　　　　　B

图 21-63　小环颌间结扎法

A.小环形成步骤示意　B.再将上、下颌牙面上的小环结扎在一起

3）连续多环结扎法　此法的操作及应用,与小环结扎法相似,但不是以两个牙为一结扎单位,并形成一个小环;而是用一根较长的结扎丝,在一排牙上作连续结扎,于每两个邻牙间的颊侧,都形成一个小环,因此

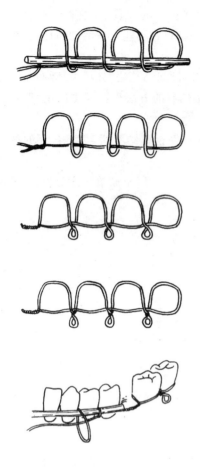

图 21-64　连续多环结扎法（分解步骤）

可形成多数小环,以备作颌间固定用(图 21-64)。此法的特点是:利用较多的牙,在颊侧形成多数小环,使固定力量分散在较多的牙上。

4)牙弓夹板颌间固定法　牙弓夹板除可用作单颌固定外,也可行颌间固定,即在上、下颌牙列的唇颊侧,结扎、固定牙弓夹板,然后用细结扎丝在一些合适的部位,分别穿过牙弓夹板,将上、下颌结扎,固定在正常咬𬌗关系的位置上。这种固定法的优点是:将固定点分散在多数牙上,不致使少数牙负担过重。牙齿不全或不太牢固的患者,都可用此法固定,且对伤后发生松动的牙,还起到固定作用。该法适用于已复位或易复位的简单骨折,不适宜作牵引复位、固定者。如尚未复位或难以复位者,需用带挂钩的牙弓夹板,利用其挂钩作牵引复位、固定。

带挂钩牙弓夹板是指在牙弓夹板上附有一些突起的挂钩,以便悬挂小橡皮圈,作颌间弹性牵引,使骨折段逐渐复位,并固定在正常咬𬌗的位置上。这类牙弓夹板有不同形式的预制品,也可用铝丝弯制而成。铝丝质地较软,容易弯制成所需的形状,取材方便,可事先准备或临时用电缆芯代替。具体方法是:取直径1.5～2.0mm、长 20cm 的铝丝一根,弯制出一些挂钩,钩长 4～5mm,两钩间距离为 1.2～1.5cm。然后将其弯制成与患者牙弓一致的弧形,在患者的口腔内试戴,剪成合适的长度,两末端用平钳夹扁,微弯成钩状,使其能贴附于最后一牙的远中面。用细不锈钢丝将弯制好的夹板结扎固定于患者的上、下颌牙弓上。应注意上颌者挂钩朝上,下颌者挂钩向下,钩端均应向外倾斜,与牙龈要有间隙才便于套橡皮圈,又不致压伤牙龈。安置、固定好上、下颌的牙弓夹板后,可用输液乳胶管剪成的小圈,根据需要

牵引复位的方向,套在上、下颌夹板的挂钩上,即可起到牵引复位、固定的目的。所挂橡皮圈的数目和方向,在治疗过程中可以随时调整(图 21-65、图 21-66)。

如骨折端错位明显,一时不能使其复位,不便安置一个完整的牙弓夹板时,可在相当于骨折错位处剪断,然后分别结扎固定在骨折线两侧的牙齿上,作颌间牵引复位。术后应经常检查断端的复位和咬𬌗情况,调整橡皮圈的牵引方向和力量,直至恢复正常咬𬌗关系。

在下颌骨骨折固定过程中,为了改善局部血液循环和营养状态,促进较快愈合,可采用动静结合的原则,即在颌间固定 2 周以后,根据患者的情况,在进食时减少橡皮圈的数量或暂时取下橡皮圈,使患者可作适当的张口活动,食后再挂上橡皮圈。

下颌骨双发或多发骨折,固定时间应稍长,约 6～8 周,活动也应较晚开始。一般下颌骨骨折固定的时间为 4～6 周。

5)塑料粘片粘合固定法　这种方法是指利用釉质粘合剂将带有挂钩的塑料片粘贴于牙的唇颊面,作颌间牵引固定;也可以用自凝塑胶临时在选定的牙面上作成贴片,埋上用不锈钢丝弯制的挂钩,结固后取下备用。

具体方法如下。

先清洁牙面,吹干,用小棉球浸透 50％磷酸液,置于牙面 1～2 分钟,作酸蚀处理,处理面稍大于贴片的面积即可。用水冲洗,漱口,吹干牙面。隔离唾液,涂釉质粘合剂于牙面,并粘贴塑料粘片,待粘合剂固化后,粘片即可受力。根据骨折情况及所需牵引或固定力的大小,选择一定数量的牙齿粘片粘贴在牙面上,以橡皮圈作颌间牵引或钢丝结扎固定。本法特别适合于牙冠短小的儿童和缺牙较多的患者。缺点是粘片可能脱落,

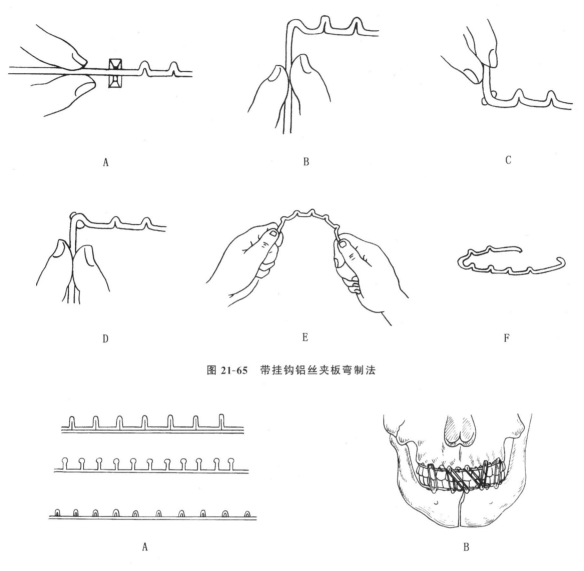

A   B   C

D   E   F

图 21-65 带挂钩铝丝夹板弯制法

A

B

图 21-66 颌间弹性牵引固定法
A.多种成品带挂钩夹板 B.颌间弹性牵引固定

但可重粘;又因力量为单个牙齿所承担,故牙齿必须是牢固的(图 21-67)。

3.髁状突骨折的治疗 大多数髁状突骨折可通过采用保守方法进行治疗,即在手法复位后进行颌间固定;或在患侧磨牙区部位垫上 2~3mm 厚的橡皮垫,采用颌间弹性牵引复位法,使下颌骨下降,髁状突复位,恢复咬殆关系(图 21-68)。即使移位的髁状突未能完全复位,在愈合过程中也可发生吸收和增生,随着功能的需要而自行调整,恢复到原来大致的位置。这在儿童髁状突骨折时表现得最为明显。

对于在翼外肌附着处上方的髁状突高位骨折而无移位者,可不作颌间固定,一般用吊颌绷带限制下颌运动,保持正常咬殆关系就可以了。如局部血肿较大,应及早用空针抽吸出未凝血液。在关节部肿痛消失后,即应行张口训练,以防关节内纤维增生,导致日后关节强直。

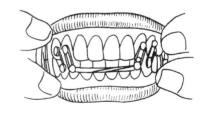

图 21-67 塑料粘片粘合固定法

对髁状突明显移位,用上述方法未能使髁状突及下颌骨复位并恢复咬殆关系者,则应采用手术切开复位和固定。在耳屏前或下颌下缘下方作切口,分层显露至关节区,探查发现脱位的髁状突后,器械将其复位

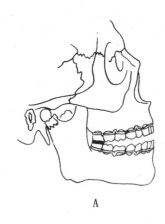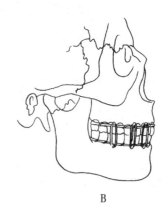

A   B

图 21-68 髁状突骨折颌间固定法

至关节窝内,在骨折线两端钻孔后用不锈钢丝结扎固定或用小钢板螺钉作固定。如髁状突嵌顿在前内侧,被上移的下颌骨升支阻挡,无法复位者,可作下颌骨升支纵向切开术,将下颌骨升支的后部分及移位的髁状突取出,在手术器械台上将髁状突颈部骨折处妥善固定后,再将其置回原处。下颌骨升支切开处用小钢板或钢丝固定,逐层缝合手术切口。

对髁状突骨折也可用克氏针固定法。在下颌角前方的下颌骨下缘处作小切口,显露下颌骨面后,将克氏针自下颌下缘钻入,经下颌骨升支,朝着髁状突方向进针,穿过两断端进入髁状突内。必要时,可在耳屏前作辅助切口,显露髁状突,使之复位,然后在明视下将克氏针钻入固定。克氏针长期留置,也可在 1 个月后取出。

髁状突区开放性损伤,尤其是火器性关节伤,局部软组织和关节囊严重受损,髁状突呈粉碎性骨折者,在清创时可将粉碎的或断离的髁状突摘除,争取创口早期愈合,防止因关节区瘢痕增生、挛缩,后期发生纤维性或骨性关节强直。髁状突摘除后,形成假关节,仍可行使咀嚼功能。

三、颧骨、颧弓损伤

(一)概述

颧骨是上颌骨和颅骨之间的主要连接支架,对构成面部的外形具有重要作用。由于颧骨在面中部骨骼中处于突出的位置,所以易遭受外伤而发生骨折。颧骨与上颌骨、额骨、蝶骨和颞骨相连接,其中以上颌骨的连接面最大,故颧骨骨折常伴发上颌骨骨折。颧骨的颞突与颞骨的颧突连接,构成颧弓,位于颜面两侧,较细窄而突出,更易发生骨折。对颧骨骨折(fractures of the zygoma)和颧弓骨折(fractures of zygomatic arch),应积极早期复位,如延误治疗,则常遗留颜面畸形及眼的并发症。

(二)病因病理

颧骨、颧弓损伤的致伤原因主要为颧部直接遭受外力打击,平时以交通事故伤多见,战时则以弹片伤较为常见。

颧骨为近似四边形的骨体,外凸内凹,左右各一,具有额突、上颌突、颞突及眶突 4 个突起,分别与额骨、上颌骨、颞骨及蝶骨大翼相连接,参与眶壁、眶底、上颌窦及颞凹的形成(图 21-69)。

颧骨与上颌骨的连接处最宽,较为强大;与蝶骨的连接处较为薄弱;与额骨连接处的强度介于上两者之间;而与颞骨颧突的连接最为薄弱。颧骨体本身比较坚实,故颧骨骨折较少发生于颧骨体部,而主要发生于与邻骨连接处,或常伴有邻骨的损伤。骨折时,骨折线多在颧弓、眶外侧缘、眶下缘、眶底和上颌窦前外侧壁等部位。当遭受严重打击时,常引起颧、上颌骨复杂骨折,颧骨体可发生粉碎性骨折,甚至损伤颅底。颧弓由颧骨颞突和颞骨颧突组成,比较薄弱,常在两端和中间发生骨折。

颧骨、颧弓骨折块移位主要取决于打击力量的方向和强度。一般来自侧方垂直方向的外力,可使颧弓发生典型的"M"形塌陷骨折(图 21-70);来自前方垂直方向的外力,通常使颧骨体向后、内、下方移位,并可突入上颌窦。附着于颧骨上的表情肌,对颧骨片移位不起作用;而附着于颧弓下及上颌骨颧突上的咬肌,可促成颧骨、颧弓向下移位,并能影响骨折复位后的稳定性。外力如加于颧骨的突出部,骨折线在眶下缘、颧额缝及颧

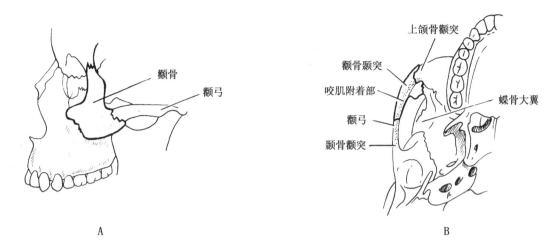

A　　　　　　　　　　　　　　　　　　B

图 21-69　颧骨与邻骨的关系

弓处,颧骨向后并向内移位,可形成颧部塌陷外形。如外力的方向是向上、向下或向后,则颧骨将随外力的方向不同而发生不同的旋转移位。

当颧骨自颧额缝脱离而向下移位时,附着于眶外缘颧额突处的外眦韧带随颧骨下移,可使眼球及外眦发生移位,引起瞳孔水平面的改变(图 21-71)。

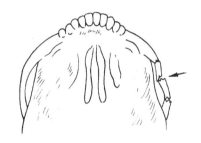

图 21-70　颧弓"M"形塌陷骨折

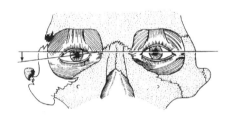

图 21-71　颧骨骨折致眼球、外眦向下移位

颧骨骨折若并发眶底骨折,眶内容物可嵌顿于骨折处或疝入上颌窦内,则可引起眼外肌平衡紊乱和复视;由于颧骨、眶底下移或眶内容物丧失,眶腔增大,可出现眼球内陷(图 21-72)。

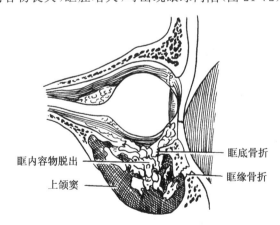

图 21-72　眶底骨折,眶内容物疝入上颌窦

眶下神经走行于眶下管内,该管与颧骨紧密毗邻。颧骨上颌突骨折,易引起眶下神经损伤。

(三)临床表现

1.颌面部塌陷　颧骨、颧弓骨折后由于骨折块常发生内陷移位,致使颧部突出的外形消失。在伤后早期,可见颧面部凹陷;随后,由于局部肿胀,凹陷畸形又被掩盖,而易被误认为是单纯软组织损伤,待数日后肿胀消退,才出现局部塌陷。

2.张口受限　由于骨折块发生内陷移位,压迫颞肌和咬肌,阻碍喙突运动,可导致张口疼痛和张口受限(图21-73)。

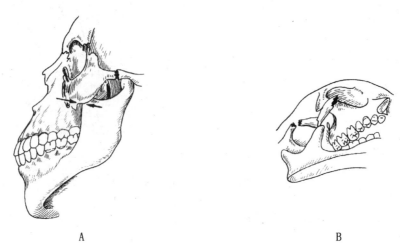

A　　　　　　　　　　　　　　　　　　B

图 21-73　颧骨、颧弓骨折致张口受限

3.复视　颧骨构成眶外侧和眶下缘的大部分。颧骨骨折并移位后,眶缘及眶底也可能随之移位,两侧瞳孔水平发生改变,伤侧瞳孔下移,因而复视是常有的症状。

如仅为眶外缘折断及移位,复视产生的原因为附着于眶外侧壁上的眼球悬韧带随骨折片下移,引起瞳孔水平的改变。如有眶底骨折,眶内容物下陷,使眼球向下移位,亦可产生复视;眶底骨折时,如眼下直肌被嵌顿于骨折处,可使眼球运动受限而产生复视。

4.神经受损症状　颧骨上颌突部骨折可能损伤眶下神经,出现同侧眶下、鼻旁、上唇皮肤甚至上前牙的感觉异常或麻木。骨折时如同时损伤面神经颞支,则出现眼睑闭合不全。

5.眶周瘀斑　颧骨骨折伴有眶壁、眶底损伤时,眶周皮肤、眼睑和球结膜下可出现肿胀及出血性瘀斑。

6.其他症状和体征　如伴有上颌窦壁骨折,可发生鼻出血,为血液进入上颌窦引起。此外,上颌窦腔内的空气也可逸出至面颊组织,而出现皮下气肿。

(四)诊断及分类

1.颧骨、颧弓骨折的诊断　颧骨、颧弓骨折可根据局部损伤史、上述临床表现和 X 线摄片检查而明确诊断。

触诊骨折局部可检查有无压痛、塌陷移位,颧额缝、颧上颌缝骨连接处以及眶下缘是否有台阶形成;如自口内沿前庭沟向后上方触诊,可检查颧骨与上颌骨、喙突之间的空隙是否变小,这些均有助于颧骨骨折的诊断。

X 线摄片检查常取鼻颏位和颧弓位。在鼻颏位 X 线片中不仅可见到颧骨和颧弓骨折的情况,而且还可以观察眼眶、上颌窦及眶下孔等结构有无异常。颧弓位则可清楚显示颧弓骨折及移位情况。

2.颧骨、颧弓骨折的分类　分类法有好几种。最简单的是将其分为颧骨骨折、颧弓骨折、颧骨-颧弓联合骨折及颧骨-上颌骨复合体骨折。而颧弓骨折又可分为双线型及三线型骨折。

Knight 和 North 提出 6 型分类法。Ⅰ型:无移位骨折;Ⅱ型:颧弓骨折;Ⅲ型:颧骨体骨折向后内下移位,不伴有转位;Ⅳ型:内转位颧骨体骨折,左侧逆时针方向、右侧顺时针方向或向中线旋转,X 线片显示眶下缘向下、颧额突向内侧移位;Ⅴ型:外转位颧骨体骨折,左侧顺时针方向、右侧逆时针方向或远离中线旋转,X 线片显示眶下缘向上、颧额突向外侧移位;Ⅵ型:复杂性骨折。其中Ⅱ、Ⅴ型骨折复位后稳定,不需固定;而Ⅲ、Ⅳ、Ⅵ型骨折复位后不稳定,需要再作固定(图21-74)。

(五)治疗

颧骨、颧弓骨折后如仅有轻度移位,畸形不明显,无张口受限、复视等功能障碍者,可不进行手术治疗。凡

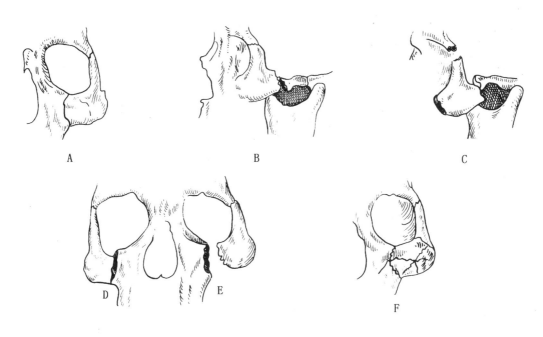

图 21-74　颧骨骨折的分类（Knight & North 分类法）

A.无移位　B.颧弓骨折　C.颧骨体骨折后下移位　D.内转位颧骨体骨折　E.外转位颧骨体骨折　F.复杂性骨折

有张口受限者均应作复位手术；虽无功能障碍而有显著畸形者也可进行手术复位。

1.颧骨骨折　治疗方法有盲探复位及开放复位两大类。前者在早年应用较多，但术后部分病例仍有骨连接不良、复视和面部畸形，究其原因不外是复位不全或复位后又脱位。因此对明显移位的不稳定性颧骨骨折，倾向于开放复位和直接固定。

（1）手术复位的途径和方法

1）经口内上颌结节复位法　在上颌磨牙前庭沟粘膜作 1.5cm 水平切口，插入合适的骨膜分离器，自上颌结节外侧伸向颧骨深面，将移位的骨块向前、向上用力撬抬；另一手放在面部协助了解复位情况。此法切口隐蔽，复位手术不受面部肿胀的影响，但应注意无菌操作，以防将口腔细菌带至深部致伤口感染（图 21-75）。

2）经皮切口单齿骨钩复位法　在颧突的下缘作 0.5cm 皮肤切口，经此切口将单齿骨钩自颧骨下缘绕向它的内侧面，向前、向上缓慢牵拉，使其复位；另一手置于眶下缘引导并保护眼球（图 21-76）。此法损伤小，术后瘢痕不明显。

3）颞部切开复位法　在颞部发际内作 2～5cm 切口，切开皮肤、皮下组织和颞筋膜，显露颞肌，在颞筋膜与颞肌之间插入宽而厚的骨膜剥离器，直至颧骨深面，然后在颞部皮肤上垫上纱布卷作为支点，向前、向上用力抬起移位的颧骨，直至复位（图 21-77）。

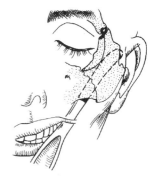

图 21-75　经口内上颌结节复位法

4）切开复位法　在骨折线附近作小切口，显露骨折断端，直视下使骨折块复位并作固定。可供选择的皮肤切口有：①眉外侧切口。自眉梢外向下作长约1.5cm切口，分层切开至骨面，自骨膜下向眶外侧壁及颞凹稍加分离，即可显露颧额缝处的骨折线。由此切口可用剥离器伸至颧后凹，撬动颧骨，使之复位，并在颧额缝处作骨间固定。②睑缘下切口。在睑缘下2mm 处切开皮肤、皮下、眼轮匝肌至眶隔，勿切开眶隔，分离至眶下缘。切开骨膜，在骨膜下分离，显露骨折断端，并可由此探查眶底骨折情况。③眶外侧缘切口。自额骨颧突沿眶外侧缘绕向颧骨颧突，作弧形皮肤切口，分层切开至骨面，可显露颧骨体及其额、颞两突骨折线（图 21-78）。④口内颊侧前庭沟切口。自切牙向后至磨牙区切开前庭沟粘骨膜，掀起粘骨膜瓣，可显露上颌骨和颧骨的前面。此切口可供显露颧、上颌骨连接处的骨折线，并可在颧牙槽嵴处作骨内固定（图 21-79）。⑤从美容观点出发，切开复位可采用颅面外科半冠状切口，即颞部切口或半冠状切口,进行颧骨骨折复位。必要时尚可加口内前庭沟切口,使骨折区暴露较清晰、完全、易于复位,而且便于同时进行小型或微型钢板固定。

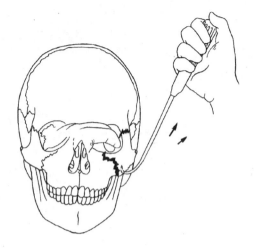

图 21-76　单齿骨钩复位法

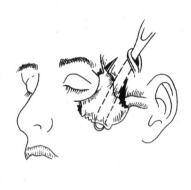

图 21-77　颞部切开复位法

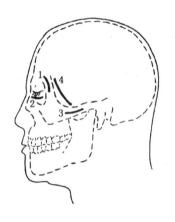

图 21-78　开放复位的一些面部小切口

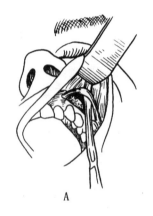
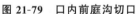

图 21-79　口内前庭沟切口

(2)颧骨复位固定术的问题探讨

1)颧骨骨折复位途径的选择　选择复位的途径主要根据骨折类型、移位程度、畸形轻重、患者年龄和性别以及心理状态等情况而定。

对于有 3 处骨折并有移位的颧骨损伤,主要采取开放复位,以便在直视下观察骨折复位的情况。对有移位的骨折或嵌顿性骨折,如仅通过 1 个切口进行复位,常由于对骨折段复位的杠杆力量不足,复位常常不充分,往往需要通过 2～3 个小切口或采用头皮冠状切口,才能较充分地显露各骨折线,以便使颧骨达到解剖复位。Karlan 认为:三线骨折时两点对位,颧突仍可向下后内旋转,只有三点对位才能提供精确的复位;并推荐用眉弓外侧切口加口内前庭沟切口,后者能达到牙槽嵴部及眶下缘处骨折的复位。

2)颧骨复位后的固定问题　颧骨复位后再发生移位的现象日益受到重视。Knight 分型中的 Ⅲ、Ⅳ 和 Ⅵ型颧骨骨折复位后不稳定;Dingman 指出:不稳定型颧骨骨折,复位后如不作固定,可再发生移位,甚至比原先更重;Karlan 认为:颧骨骨折复位后如没有两点稳定的固定,咬肌牵拉可引起颧骨再移位。因此,为防止再移位,在复位后作两处以上可靠的固定是必要的。固定的方法有以下几种:①骨间内固定。开放复位骨间内固定是颧骨骨折最常应用的固定方法。根据骨折移位情况,可作两点或三点固定。一般认为,颧额缝和眶下缘的两点固定,符合生物力学原理;有人报告,作颧额缝、眶下缘和口内颧牙槽嵴三处固定,对复杂颧骨骨折的治疗有满意效果。固定的方法早年都是采用不锈钢结扎,近年来也普遍采用小钢板螺钉作坚强内固定。②克氏针固定。不稳定型或粉碎性颧骨骨折,通过闭合或开放复位后,可用克氏针将颧骨块固定于邻近或对侧正常骨骼上。克氏针固定的方法可自颧额缝上方的额骨,沿眶外侧缘钻入颧骨体部;也可由颧上颌缝,经上颌窦钻入前鼻嵴稍后的硬腭部(图 21-80)。③钢丝悬吊固定。当颧骨复位后如仍有下沉趋势,可在颧骨体上钻孔,穿过钢丝自颧部皮肤穿出,然后制作头部石膏帽,并向下伸出支架,用橡皮筋连接钢丝,并系于支架上,将颧骨向上、向外牵引,固定 2～3 周,待颧骨不再回缩、下沉时,即可拆除(图 21-81)。

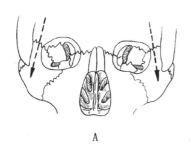 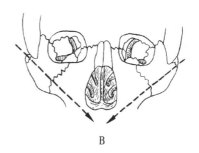

图 21-80　克氏针固定法

3)手术切口避免损伤面神经　颧骨骨折时并发面神经损伤者间或有之,但并不多见。而在切开复位手术中,如果切口设计或手术操作不注意,则可损伤面神经颞支和颧支,引起额纹消失和眼睑闭合不全。在颧弓平面,此二神经分支在颞深筋膜浅层和腮腺咬肌筋膜会合的结缔组织层内走行,即 SMAS 层,颞支继续向前上进入额肌,颧支则在颧下 1cm 左右的 SMAS 层,向前进入眼轮匝肌深面。颞支的表面投影为:自耳垂至眉弓外端及最高额纹处作两条连线,神经行经于两线之间,相当于耳屏前 0.5cm 至眉弓外上方 1.5cm 处的连线上。颧支的表面投影为:自耳轮角至眼外角作一连线,绝大部分颧支在此连线中 1/3 前下走行,仅少数分支与此连线后 1/3 相交,斜向前上方。因此,手术切口要尽可能避开神经走行部位及其所在层次,并细心操作,就可防止误伤。例如作眶外侧缘切口时,向后延伸不要超过颧弓的前 1/3;作颧弓水平切口时,在切口至皮下后,即顺神经走向方向作钝性分离,以便推开神经分支(参见第二十六章"面神经瘫痪")。

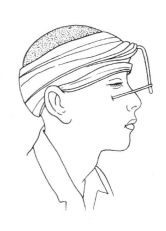

图 21-81　钢丝悬吊固定

2.颧弓骨折　早期复位较易,一般可不作固定;如为粉碎性骨折或骨折后未及时治疗,复位较难或复位后仍不稳定,则需加以固定。

(1)口内进路复位法　适用于新鲜颧弓骨折内陷的复位。可在局麻下进行,但应注意无菌操作,防止伤口感染。

1)上颌结节途径复位法　参见颧骨骨折治疗法。

2)喙突外侧途径复位法　在下颌骨升支前缘自上颌牙槽平面向下作 4cm 长的粘膜切口,深达骨膜上。用中弯止血钳沿喙突外侧向上方作钝性分离,经颞肌腱和颞肌表面,直至颧弓骨折部。再换用扁平骨膜分离器插入,向外抬起骨折片,使其复位,然后将骨膜分离器作前后向移动,有助于恢复颧弓的拱凸外形(图 21-82)。

(2)口外进路复位法

1)单齿骨钩复位法　参见颧骨骨折治疗法,但刺入骨钩的部位应在颧弓下缘。

2)巾钳复位法　用大号巾钳刺入颧弓部皮肤及皮下组织,当钳钩达颧弓深面时,握紧钳柄向外提拉,复位。

3)颧弓平行切口开放复位法　在颧骨骨折部表面作 2cm 左右的横切口,切开皮肤及皮下浅层,钝性分离至骨面,切开骨膜,显露骨折端,用骨膜分离器抬起骨折片,使其复位。如骨片复位后仍不稳定,可采用骨间结扎固定或其他固定法。

(3)固定方法　颧弓骨折复位后,一般不需固定。如复位后骨折片仍活动,或不能保持稳定时,可选择适当方法加以固定。

1)骨间钢丝结扎固定　颧弓骨折复位后,在骨断端各钻一孔,穿入不锈钢丝,拧紧结扎。

2)小钢板螺钉坚强内固定　对于不稳定型颧骨、颧弓骨折时,可选用二孔或四孔小钢板作内固定。

3)钢丝牵引护罩固定法　颧弓复位后仍不稳定,可在合适部位钻孔,穿过钢丝;或在颧骨骨折片深面套过钢丝,钢丝末端自切口引出。切口缝合后,在两侧部放置一网眼护罩,将钢丝分别穿过护罩上的网眼,结扎在护罩上(图21-83)。

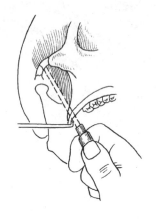
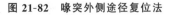

图21-82　喙突外侧途径复位法

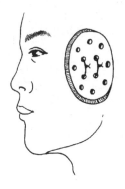

图21-83　钢丝牵引护罩固定法

3.陈旧性颧骨、颧弓骨折　颧骨骨折后2~3周发生纤维性愈合,3个月出现骨性愈合。临床上由于漏诊、早期治疗不当,或骨折未及时处理,都可造成错位愈合而后遗颜面部畸形和有关的功能障碍。

(1)颧骨塌陷畸形的矫治　临床上常根据患者是否有功能障碍来确定用截骨复位或组织移植的方法进行矫治。

1)截骨复位矫正　即手术显露错位愈合的部位,造成再骨折,使移位的骨块复位到原来的解剖位置,恢复正常的颧部外形,同时矫正功能障碍。对于错位愈合的陈旧性颧骨骨折,必须在直视下截骨。

面部小切口加口内切口:可在眉弓外侧、睑缘下和口内前庭沟作切口,显露和探查颧额缝、眶外侧壁、眶底、颧上颌缝和颧弓,用骨凿、骨钻或骨锯将错位愈合的骨折处截开,尽可能使移位的骨段得到解剖复位。然后在颧额缝、眶下缘及颧牙槽嵴部位分别作骨间固定。如眶底骨折有缺损,应同时作眶底修复,植入自体骨片或植骨代用品。

头皮冠状切口:适用于错位愈合的颧、上颌骨复合骨折,尤其是双侧骨折的病例,可以根据需要采用双侧冠状切口。这种途径能提供充分的显露,以便在直视下探明错位愈合的状况,完成截骨、复位和固定。切口隐蔽在发际内,术后面部无瘢痕。手术操作平面不致损伤面神经的颧、颞分支,对同时需作植骨的病例,尚可"就地取材",截取颅骨外板作植骨材料。

如冠状切口显露仍嫌不足时,尚可增加睑缘下切口和口内前庭沟切口。

2)颧部植骨成形　如颧部畸形并无功能障碍,或系粉碎性骨折,不能作截骨整块复位,或有颧骨缺损等情况,颧部塌陷畸形可采用组织移植的方法加以整复。如常用自体髂骨、肋骨或颅骨外板修复骨缺损或增大颧部以恢复外形;也可用带血管蒂的颞筋膜瓣或带血管的游离真皮脂肪复合组织瓣充填凹陷处。此外,还可选用其他的植骨代用品如珊瑚、异体脱钙骨、发泡聚乙烯或聚四氟乙烯等充填、植入修复。

(2)眶部后遗症的矫治　颧骨骨折并发眶底或眶外侧壁骨折时,如早期未作处理或处理不当,往往后遗复视或发生眼球内陷。治疗的原则是松解脱垂的眶内容物,恢复眶底的连续性,对错位愈合的颧骨进行有效的截骨复位,从而矫正复视和眼球内陷。手术可通过下睑缘切口,由眶缘向后在骨膜下剥离,尤其要细致地分离骨折区眶骨膜,松解粘连,使脱垂的眶内容物得到解脱。注意保护眶下神经及上颌窦粘膜,避免与上颌窦相通,再用钳夹住下直肌,向前牵引,观察眼球向上转动情况,以便了解粘连是否完全游离。根据眶底缺损范围和眼球内陷程度,植入适当大小的髂骨片或植骨代用品,植入物置于眶骨膜与眶底之间,并与眶缘固定。如颧骨骨折并发眶外侧壁爆裂骨折,眶内组织向颞凹疝出,引起眼球内陷,可通过冠状切口矫正修复。

(3)张口受限的外科治疗　陈旧性颧骨骨折伴张口受限,经 X 线摄片证实为塌陷错位的骨片阻挡喙突所致者,在颧骨截骨复位后,即可恢复张口。若移位骨片与喙突间已形成纤维性或骨性粘连,则需截除喙突,以恢复下颌骨运动功能。

四、眶损伤

(一)概述

眼眶骨折可单独发生,也可与其他面骨骨折同时发生,如并发颧骨骨折、鼻眶骨折、Le Fort Ⅰ型和Ⅱ型上颌骨骨折,后两者的骨折线都经过眶底。眶下缘骨折并向后移位,即同时有眶底骨折;颧骨骨折向下移位,即伴有颧额缝的分离和眶底下降;眼眶损伤并发复视者,常同时伴有面中部骨折。

眼眶可视为四边形锥体,其底部在前方,锥体的尖突向视神经孔,眼眶的 4 个壁即内侧壁、外侧壁、眶顶和眶底。内侧壁有上颌骨额突和筛骨纸板。外侧壁的前部分为额骨颧突和颧骨额突,后部分为蝶骨大翼所构成。眶顶为额骨的眶板所构成。眶底为上颌骨和颧骨组成,主要由上颌骨眶突即上颌窦上壁构成,外侧为颧骨眶突。眶底呈一向后上延伸的倾斜面。眶底与眶外侧壁的后部为眶下裂所分开。眶上裂位于眶顶和眶外侧壁之间,其方向是从眶尖斜向前上。

眶内的骨膜位于眶的骨面,容易从骨面上剥离。其在视神经孔和眶上裂处与硬脑膜相连续。

在眶内,眼球的周围包绕着眶脂肪。眼球只位于眶的前半部,眶的后半部充满脂肪,并有肌肉、血管和神经通过(图 21-84)。

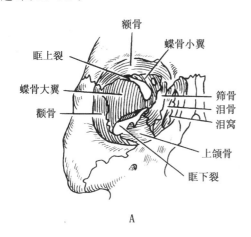
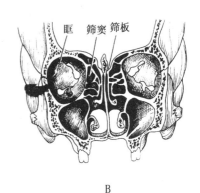

图 21-84　眶的应用解剖

A.眼眶外周的结构关系　B.眼眶的前面观

(二)病因病理

单独发生的眼眶骨折主要是眶内骨折,不累及或稍累及眶缘,称为眶底或眶壁爆裂性骨折。当外力打击于眶缘时,眶缘骨能保护眶内容物,而眶缘本身可能发生骨折。

爆裂性骨折常为眶内软组织遭受打击的结果,如外力击中眼睑及眼球,眶内容物骤然后退,眶内压力突然增加,即可发生眶底或眶壁骨折(图 21-85)。如眶缘未骨折,为单纯性爆裂性骨折。大多数情况下,单纯性爆裂性骨折是由于直径大于眶缘的钝物所引起,如拳头、肘部或网球等;而直径小于眶缘者,将导致眶内容物的直接损伤(如眼球破裂)而不发生骨折。

外力打击于眶缘时,也可以既发生眶缘骨折,又发生爆裂性骨折,为非单纯性爆裂性骨折,常见于颧骨骨折、上颌 Le Fort 骨折和鼻眶骨折。

国外有人提出眶底爆裂性骨折的另一种机制。在遭受外力打击时,坚固的眶缘被推向后方,引起薄弱的眶底发生线型骨折。骨折线前部骨质的后缘推动其后部骨质的前缘向后,直至后部也产生骨折,前部骨质继续后移,打击力量消失,眶缘立即回复原位,眶内软组织的复位缓慢,而且不能完全复位。损伤后发生的水肿

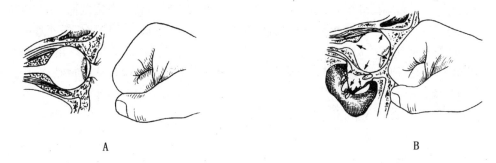

图 21-85　眶底爆裂性骨折的机制

使眶内压力进一步增加,加上重力作用,使眶内容物疝入上颌窦的情况进一步加重(图 21-86)。

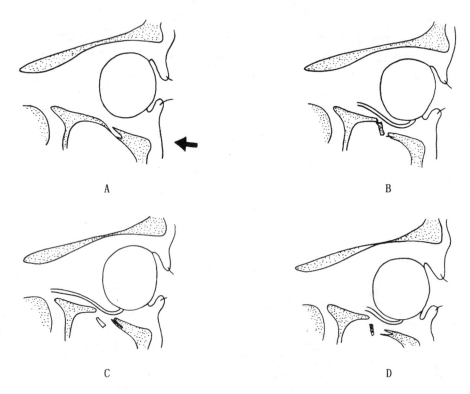

图 21-86　眶底爆裂性骨折的另一种机制

A. 暴力方向　B、C、D. 眶底骨折的不同类型

爆裂性骨折的外科病理学现介绍如下。

1. 复视　眶下裂前部的骨质因眶下管的存在而成为易发生骨折的薄弱部分。骨折后,眶内的软组织,包括眼下直肌、下斜肌、眶壁骨膜及其周围的脂肪和结缔组织向下脱出,可能被夹持于骨折片之间,引起眼球垂直向运动障碍而产生复视。

眼下直肌和下斜肌都是由动眼神经的分支所支配的,如果此神经分支受伤,也可引起复视。球外肌肉的直接损伤,动眼神经、滑车神经或外展神经的损伤,或因眶的变形、眼球内陷,使球外肌肉失去平衡等原因,都可能引起复视。

2. 眼球内陷　是眶底骨折的重要并发症之一。其产生的原因是由于眶内组织下垂,疝入上颌窦或嵌顿于骨折部位,或因眶底或眶壁骨折移位,致眶腔扩大,眼球后移所致;后期,眼球内陷的原因可能是眶内脂肪的坏死、吸收、萎缩,或肌肉组织纤维化、瘢痕形成等。

（三）临床表现

1. 眶周淤血、肿胀　可有眶周皮下及结膜下出血。眶内出血多时可使眼球突出。眶下缘处常可触及台阶,有压痛。

2.复视　在典型的爆裂性骨折,患者向前看时即出现复视,向上看时复视逐步加重。在伤后早期,由于眼睑水肿和敷料包扎,患者不觉有复视。受伤的最初几小时内,可发现眼球向后、向下移位;几小时后由于水肿和出血,这种移位的现象被掩盖。水肿和出血也可导致复视,但随着肿胀消退,复视也可消失。

在评价复视时,需要鉴别是横向复视还是竖向复视。横向复视可因外直肌损伤引起,是暂时性的;竖向复视可由眼球下方出血所致,也是暂时性的。但如果是因眼球下陷或下直肌、下斜肌和眶内脂肪经眶底缺损处被疝出,则复视可能是持久性的。

3.眼球内陷　是眶壁骨折的重要体征,主要是因眶底骨折,眶内容物连同眼球向下移位或疝入上颌窦内;或眶底骨折移位,眶腔扩大,眶内脂肪支持眼球的量不足所致(图 21-87)。

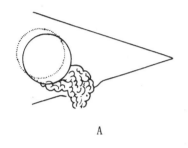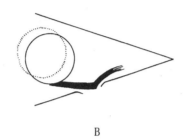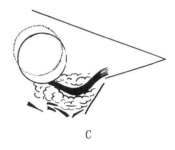

A　　　　　　　　　　　　B　　　　　　　　　　　　C

图 21-87　眼球内陷的原因
A.脂肪进入上颌窦　B.嵌顿的肌肉牵拉眼球向后移位　C.骨折片移位,使眶腔扩大

4.眶下区麻木　眶底骨折的骨折片常伤及或压迫眶下神经,引起该神经支配区麻木,包括眶下、鼻侧和上唇,有时还波及上牙槽前神经而致上前牙麻木。

(四)诊断及分类

1.眼眶骨折的诊断　应依据受伤史、伤后症状和体征、局部检查及 X 线检查来明确。

(1)病史　即眶部受到撞击的外伤史,如被比眼眶大的球类或拳头击伤,车祸时头部受撞击而发生鼻眶骨折等。

(2)主要症状和体征　如眶周肿胀瘀斑、眶下区感觉异常、复视、眼球内陷、眼球不能向上活动等。

(3)下直肌牵拉试验　行丁卡因麻醉结膜后,用眼科镊通过结膜夹住下直肌腱作牵拉试验。如眼球上转受限,则为阳性,表明下直肌或下斜肌被嵌顿于眶底骨折处(图 21-88)。

(4)X 线摄片检查　可选摄华氏位或断层 X 线片、CT 片或三维
CT 片,以观察眶腔、眶底及上颌窦情况,有助于诊断的建立。

2.眶底骨折的分类　Converse 将眶底骨折分为爆裂性骨折和非爆裂性骨折两大类。

爆裂性骨折又分为单纯性爆裂性骨折和非单纯性爆裂性骨折两种。前者是骨折线通过眶底或内侧壁薄弱区,眶缘完整;而后者可伴有邻近面骨骨折。

非爆裂性眶底骨折可分为:①线型骨折;②粉碎性骨折,伴有眶内容物进入上颌窦,并合并面中部骨折;③颧骨骨折,颧额分离及眶底颧骨部向下移位,致使 Lockwood 韧带外侧附着点向下移位。

Rankow 将眶底骨折分为单发与多发两类。但无论单发或多发,均要符合以下表现:①眶周脂肪嵌入骨折区;②眼肌,特别是眼下直肌受累,造成复视;③瞳孔平面紊乱。

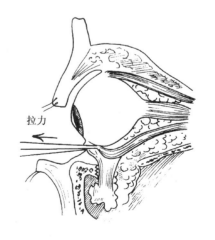

拉力

图 21-88　下直肌牵拉试验

(五)治疗

1.眶底骨折　手术治疗的目的有:①松解被嵌顿于骨折处的球外
肌肉组织,恢复眼球活动,使复视消失;②将疝入上颌窦内的眶内组织送回眶腔;③恢复眶的容积,使眼球内

陷及球外肌功能失调尽可能得到恢复;④缩小眶腔,矫正眼球凹陷。

(1)手术适应证　是否应进行手术,要依据患者有无复视、眼球内陷及X线检查骨折的情况而定。眶底骨折、缺损,软组织进入上颌窦,眼球内陷,因眼球下垂(下直肌嵌顿等)所致的复视,以及因骨折引起眶腔容积增大等都是手术适应证。

(2)手术时机　伤后不需立即手术,因早期的复视可因软组织肿胀引起,眼球内陷也因软组织肿胀而不易判断。如一时不能确定者,可继续观察诊断,7~10日后水肿消退,再仔细检查。诊断一经确定,即应进行手术治疗,最晚不得超过伤后12天。如等待2~3周后才作手术,则会出现像眼球内陷那样不易解决的问题。有人作过统计,伤后3周再手术者,后遗复视者比早期处理者多。

如全身情况不允许,或眼球本身已遭受损伤,均应推迟手术。

(3)手术途径　一般可通过下睑缘下切口完成手术探查和治疗。但如需从上颌窦取出碎骨片或合并上颌骨粉碎性骨折时,则需增加口内前庭沟切口。

(4)眶底探查与显露　取睑缘下切口,即在下睑睫毛下2~3mm处作一横切口,切开皮肤和眼轮匝肌,但勿切穿眶隔。沿眶隔的表面向下分离,直达眶下缘。在眶缘的紧下方横形切开骨膜,沿骨面剥起眶底的骨膜,直达眶底的骨折处。如眶内软组织已疝入上颌窦,应用钝器细心将其游离复位。如软组织被夹持较紧,不易游离时,可用蚊式止血钳夹持骨的边缘,将其折断,使软组织游离(图21-89)。

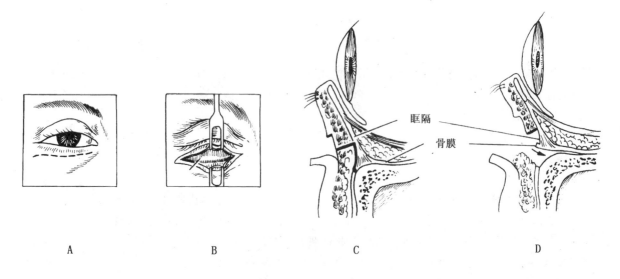

A　　　　　　B　　　　　　C　　　　　　D

图 21-89　眶底的显露
A.眼睑切口　B.显露眶隔　C.矢状切面,显示切口经过的组织层次　D.从眶底剥起骨膜

(5)眶底的处理　剥离至骨折处,须注意保护眶下神经,将嵌顿的软组织轻巧分离,不可使之断离并遗留在上颌窦内。特别要将下直肌和眶内容物从爆裂处解脱出来,分离要足够,并确定缺损处的后缘。采用下直肌牵拉试验观察眼球运动是否受限,要试验眼球向各方向的运动。有时骨折的部位靠近后方,如未探查、分离到足够的深度,则手术效果将受影响。

如同侧上颌窦及其骨壁有损伤,则作上颌窦根治术,清除上颌窦血块及游离碎骨片,用上颌窦填塞法托起眶底和眶内容物(图21-90)。

如伴有眶下缘骨折,应予复位,钻孔后,作骨间结扎固定,可防止下睑发生纵向缩短。

眶底缺损应予重建,置入植入物覆盖缺损区。植入物可用薄骨片或软骨片,也可用植骨代用品。取骨部可为髂骨、颅骨外板、上颌窦前壁、鼻中隔松骨和耳软骨;也可用硅胶片、聚四氟乙烯片或肽网等。植入不可太靠前缘,防其滑脱,也不可太靠后,太后有可能影响眼球活动。

2.**鼻眶骨折**　是指眶内侧壁和鼻根部骨折。

眶内侧壁的大部分为筛骨纸板构成,结构薄弱,但前面有较厚的额骨鼻突、上颌骨额突和鼻骨上部分。视

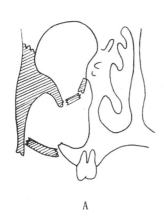
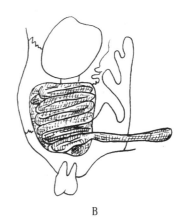

A　　　　　　　　　　　　　　　　　　B

图 21-90　上颌窦填塞法托起眶底
A.眶底骨折,眶内容物疝入上颌窦　B.上颌窦腔填塞

神经孔紧位于筛窦之后,如眶内侧壁的后部分发生骨折,就有可能损伤视神经。眶内侧壁与眶底相交处的前部分有泪沟,泪囊即位于其中。

眶腔间隙位于两眶之间,颅前窝底的下方。眶腔间隙的左右两壁为筛窦,其前壁为上颌骨额突和额骨鼻突。

鼻眶部下部分与上颌窦邻近,上部分通过额窦、筛窦和筛板与大脑额叶相关联。

鼻眶骨折可分为以下 3 种情况。

(1)眶内侧壁骨折　因钝器猛撞于内眦部所引起。眶内侧壁骨折偶可出现爆裂性骨折,眶内容物疝入筛窦内,内收肌的运动受到限制,即出现外展受限、横向复视、进行性眼球内陷及睑裂变窄等。眶内侧壁骨折常伴有眶底骨折或鼻眶骨折。X 线摄片检查,可能发现眶内有空气、筛窦混浊、眶内侧壁或骨折片向内侧移位。三维 CT 可清晰显示骨折及骨片移位情况。

眶内侧壁骨折的治疗要显露眶内侧壁,如内直肌嵌顿于爆裂性骨折的筛窦内,应予分离解脱;有骨缺损可植入片状物。

(2)鼻眶下部块状骨折　钝器或拳击击中鼻骨的一侧和眶下缘的内侧部时,可发生块状骨折。鼻骨骨折线经过眶内侧壁、泪骨,上颌骨骨折线由眶下缘中部向下、向内沿上颌窦前壁穿过眶下孔。此二骨折线在眶底相连接,因此在鼻眶部形成一整块骨折块,临床表现为鼻骨向一侧歪斜,眶下缘内侧半塌陷。在华氏位 X 线片上可见典型的眶下缘骨折,上颌骨与相应的鼻骨骨折块向内及向下移位。

治疗时一般可不作开放复位手术。麻醉后可扪出眶下缘移位及阶梯式塌陷的方向,用小手指伸入患侧鼻孔,即可触及移位的骨折片,用力向上推,使骨折片复位,此时眶下缘变为平整,不需固定。鼻骨严重移位时需作进一步处理。

(3)粉碎性鼻眶骨折　物体猛击于鼻背部时,可发生粉碎性鼻眶骨折。骨折线通过筛板或筛窦的顶而达到颅前窝,硬脑膜也可被撕裂。鼻眶区可伴发眶内侧壁或眶底爆裂性骨折。软组织可发生撕裂,同时损伤上睑提肌、内眦韧带和泪器。

鼻眶骨折时,鼻梁塌陷和变宽,两侧内眦间距变宽,有时眶下缘的内侧部分也发生骨折,并向后移位,严重者可同时发生上颌骨骨折和颧骨骨折;可能出现脑脊液鼻漏。X 线摄片检查可发现鼻根部骨折和眶内侧壁骨折。

鼻眶骨折的治疗:在开放性鼻眶骨折,可以直接观察骨折的情况,并可在直视下将碎骨片复位和骨间结扎固定;在闭合性严重骨折,则需作切开复位手术。可在鼻根两侧作纵切口或"H"形切口,切开后探查骨折情况,显露和保护泪囊、鼻泪管及内眦韧带。沿骨膜下显露眶内侧壁,直至骨折的后方。在直视下使骨折片复位和固定,修复泪器,用细钢丝作内眦重附着的修复(图 21-91)。

3.眶上部和眶外侧壁骨折

(1)眶顶骨折　常伴有眶上缘骨折和额骨骨折,也常伴发鼻眶骨折。骨折如经过眶顶后部,则可能引起严

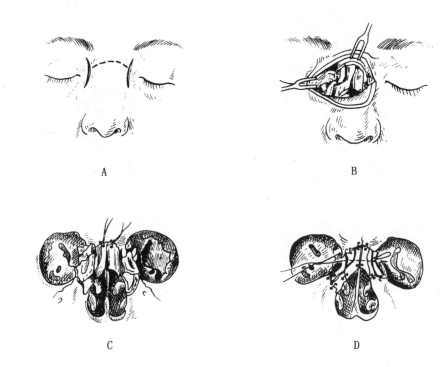

图 21-91　鼻眶骨折开放复位固定术
A.切口　B.显露　C.固定主要骨折片　D.固定其他骨折片

重并发症,如视神经、动眼神经、滑车神经和外展神经损伤等。

眶顶骨折的治疗:可在眶上缘处作横切口,切开骨膜后,在骨膜下探查眶顶骨折情况。如有眶上缘骨折移位,可在复位后钻孔作骨间结扎固定。

如骨折较广泛,可采用头皮冠状切口,显露颅前窝,修补硬脑膜,眶顶缺损可用薄骨片植骨修复。

(2)眶上和眉间骨折　眶上崤骨折早期表现为该处凹陷;稍晚,水肿和出血会掩盖外形的改变。如凹陷部位包括滑车和上斜肌,则可出现暂时性复视。如骨折片进入眶内,可影响上睑提肌的运动,它所引起的上睑下垂在早期常被肿胀和淤血所掩盖。

眶上和眉间骨折的治疗:主要是手术显露额骨,将骨折片撬起。大骨折片复位后,常不需固定,即可保持于原位。如为粉碎性骨折,可作骨间结扎固定,或微型钢板固定。

对额窦前壁凹陷骨折,也可将其撬起复位。方法之一是从鼻侧向外作切口,或冠状切口经眶上弓之下,显露眶内侧壁,分开和抬起泪囊。在泪沟的后方打开筛窦纸板,进入筛窦。从筛窦内向上分离,至额窦的内侧面,除去额窦底的一部分,即进入额窦,用钝头器械将额窦的前壁抬起。如额窦前壁只有一个大骨折片,复位后常可维持不动;如为粉碎性小骨片,则常需用颅骨外板或肋骨骨片,或髂骨片植于额窦前面,以恢复外形。

(3)眶外侧壁骨折　眶外侧壁的前部由额颞眶缘构成,比较坚固,遭受外力时首当其冲;后部分为蝶骨大翼眶突构成,较薄。眶外侧壁严重创伤多伴有颧骨骨折、颧额缝脱离和眶底外侧部分向下移位,外眦随同下移,下睑外翻。

眶外侧壁后部发生爆裂性骨折时,眶内容物可被挤至颞凹,如不予以解脱、复位,日后可出现持久性眼球内陷。

治疗方法为手术显露骨折部位,使之复位,并进行骨间固定。必要时,眶外侧壁和眶底可植骨修复。

五、鼻骨损伤

(一)概述

鼻骨骨折可单独发生,也可和其他颌面骨骨折同时发生。鼻部骨骼主要由鼻骨和上颌骨额突所构成,上方与额骨鼻突相连。鼻中隔由筛骨垂直板、犁骨和鼻中隔软骨所组成。鼻骨高突于面中上部位,较菲薄,易遭受损伤而发生骨折,且多见双侧粉碎性骨折。在处理颌面损伤患者时,要特别重视检查有无鼻骨骨折,以免漏诊。如错过复位时机,造成日后外鼻畸形和鼻功能障碍,需行较复杂的整形手术才能矫正。因此要强调鼻骨骨折早期诊断和正确治疗的重要性。

(二)病因病理

外鼻突出于面部中央,容易遭受各种暴力而发生鼻骨骨折,如受钝器、暴力的打击,运动时被猛力碰撞,跌倒时鼻额部受撞击等。国外有资料表明,150例体育意外中,鼻部损伤发生率最高,占63%。除单纯鼻骨骨折外,尚可累及上颌骨额突、筛窦、泪骨、眶内壁、内眦韧带、鼻中隔软骨、筛骨正中板、筛骨筛状板等周围结构,引起外鼻畸形和鼻功能障碍,如鼻出血、鼻阻塞,甚至脑脊液鼻漏等。

鼻骨为不规则梯形骨片,位于鼻梁的最高部位,有上、下、内、外4个边缘。下缘展开如扇面,薄而锐利,借坚韧的结缔组织与侧鼻软骨相连,此处易受伤骨折而致鼻梁塌陷。外侧缘全长与上颌骨额突相接,即鼻颌缝,以此决定鼻背的宽度,此处易受外伤而发生错位(图21-92)。

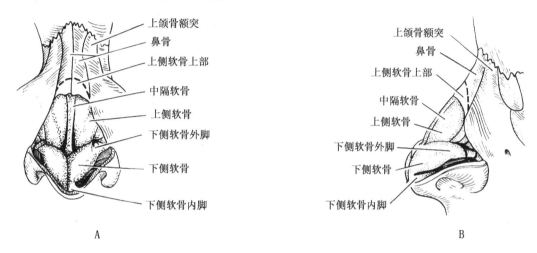

A

B

图21-92　鼻骨及其邻骨

鼻中隔软骨位于鼻骨中央下方、筛骨正中板与犁骨之间,为鼻中隔的主要组成部分。如鼻中隔软骨弯折、脱位,或与筛骨正中板及犁骨的连接断裂、错位,可发生鼻中隔血肿,或一侧前端突出于鼻前庭,或一侧后端突入鼻腔,阻塞鼻道而致鼻阻塞。由于鼻中隔两侧粘膜有丰富的血管分布,因此鼻外伤损伤鼻粘膜时,常伴有鼻出血(图21-93)。

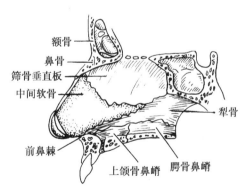

图21-93　鼻中隔软骨和骨

(三)临床表现

1.鼻梁歪斜或塌陷畸形　畸形的类型取决于外力的性质、方向、大小以及受力的部位。数小时后,由于鼻部及周围软组织、眼睑发生肿胀、淤血,外鼻畸形反而不明显,等肿胀消退,畸形又复出现。

2.鼻出血　鼻腔粘膜与骨膜紧密相连,鼻骨骨折常伴有鼻腔粘膜撕裂而发生出血。

3.鼻呼吸障碍　鼻骨骨折后可因骨折片移位、鼻腔粘膜水肿、鼻中隔血肿及血凝块存积等原因,使鼻腔阻塞而出现鼻呼吸障碍。

4.眼睑瘀斑　骨折引起的组织内出血渗至双侧眼睑及结合膜下时,可出现瘀斑。

5.脑脊液鼻漏　当鼻骨骨折伴有筛骨筛状板损伤或颅前窝骨折,硬脑膜撕裂,可发生脑脊液鼻漏。初期为混有血液的淡红血水样液,以后血液减少或只有清亮的脑脊液流出。

6.皮下气肿　鼻骨粉碎性骨折时,空气可自破损的鼻粘膜、泪器进入鼻、眼睑和面颊部皮下,发生皮下气肿。特别于擤鼻时,皮下气肿加剧,可扪及捻发音。

7.嗅觉障碍　如鼻额部损伤累及嗅神经,可有嗅觉障碍。

(四)诊断及分类

1.诊断　首先要详细了解鼻外伤史。问清伤因、时间、外力方向、鼻出血及鼻腔阻塞的程度。

通过对外鼻望诊、触诊及前鼻镜检查,可以观察到鼻梁有无歪斜、塌陷或肿胀,了解局部有无压痛及骨摩擦感或捻发音,鼻粘膜有无破损,鼻中隔偏曲、脱位及血肿情况,以及是否有脑脊液鼻漏等。

鼻部 X 线摄片可显示骨折部位、性质及鼻骨骨折片移位的方向。特别在鼻部软组织肿胀,掩盖外鼻畸形,影响检查及诊断时,有助于诊断的确立。一般常用鼻骨侧位片,正位及华氏位摄片亦可显示鼻骨、鼻中隔、上颌骨额突、眶内壁及筛窦等情况。

2.鼻骨骨折的类型　取决于外力的方向、性质、程度和受力的部位。

(1)单侧塌陷性骨折　外力系来自侧方。如跌倒碰撞、钝物撞击等,可伤及一侧鼻骨、上颌骨额突及梨状孔缘,致鼻骨一侧发生塌陷性骨折。

(2)单侧塌陷、对侧移位性骨折　来自侧方的外力作用时,可使两侧鼻骨间缝、鼻颌缝连接分离,受力侧的鼻骨向鼻腔内凹陷,对侧鼻骨向外移位突出,呈角状隆起,鼻梁呈弓形弯曲偏向一侧,常同时伴有鼻中隔偏曲。

(3)双侧鼻骨下部骨折　来自正前方的外力作用于鼻下部时,宽薄的鼻骨下端易骨折游离。由于鼻梁居中,局部软组织反应性肿胀,外形可无明显改变而易被忽略,但局部触诊时压痛明显,X 线侧位片示鼻骨下端骨折游离。如外力作用于鼻骨以下部位,可引起鼻中隔软骨骨折或脱位后移,致鼻中隔血肿,软骨重叠、增厚或突出于一侧或两侧鼻粘膜外。

(4)双侧鼻骨塌陷、粉碎性骨折　来自正前方的外力作用于鼻梁时,鼻骨可裂开或与上颌骨额突分离,双侧鼻背塌陷或呈粉碎性骨折,鼻中隔软骨及筛骨正中板因顶部受压而碎裂、错位,致外鼻扁平、增宽。X 线摄片示鼻骨呈展开书本状畸形。

(5)鼻根部断裂骨折　来自正前方较大的打击力作用于鼻根部,使鼻骨上部发生横形断裂,与额骨鼻突分离。损伤可累及筛窦气房、泪骨、眶内壁,如内眦韧带断裂,呈眦距增宽。损伤如累及筛骨筛状板并撕裂脑膜,可引起脑脊液鼻漏(图 21-94)。

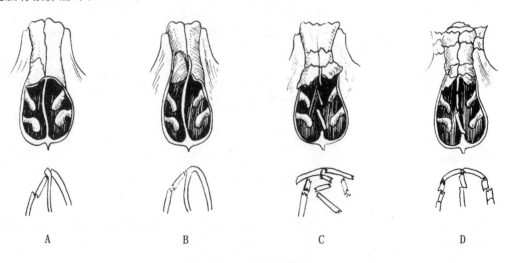

图 21-94　鼻骨骨折类型

A.单侧塌陷性骨折　B.单侧塌陷、对侧移位性骨折　C.双侧鼻骨塌陷、粉碎性骨折　D.鼻根部横形断裂骨折

（五）治疗

鼻骨骨折治疗的目的是恢复外鼻的外形和鼻腔的通气功能。

对单纯性无移位的骨折，鼻外形无改变者，不需手术整复。但应及早进行移位骨折片的整复，因鼻部血供丰富，骨片较薄，如未及时复位，易发生错位愈合，使复位发生困难。

1.**鼻外复位法**　适用于向侧方移位的鼻骨骨折。在局部浸润麻醉及鼻粘膜表面麻醉下，用双手拇指压迫向外突起的骨折片，使其复位（图21-95）。

2.**鼻内复位法**　适用于向内侧塌陷移位的鼻骨骨折。在局麻下用套有橡皮管或裹有油纱布的骨膜分离器，插入鼻腔内，使其前端伸到骨折处，将内陷的骨折片向前外方推动，同时用另一只手的拇指和示指在鼻外侧辅助复位（图21-96）。复位后用碘仿纱条填塞于鼻内骨折部，以防止骨折片再移位，同时有助于止血，5～6天后即可抽除鼻内填塞物。

如有鼻骨复位钳，可将钳的两喙端各插入鼻孔内，先后整复鼻侧壁及上壁，用吸引器吸净鼻腔内的血块和分泌物，然后在鼻前庭部置入裹有碘仿纱条的橡皮管，协助成形。用牙科印模胶或石膏制作鼻夹板，其内衬以敷料，在对鼻部无压力的情况下，用胶布固定于面部；也可在鼻旁两侧各放置1～2个纱布卷，使之高于鼻背，再用胶布固定，起保护和成形的作用（图21-97）。鼻外夹板可在7～8日后去除。

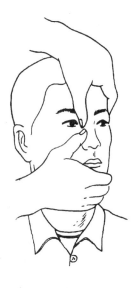

图 21-95　**鼻外复位法**

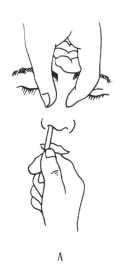 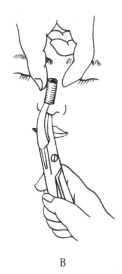

A　　　　　　　　　B　　　　　　　　　C

图 21-96　**鼻内复位法**

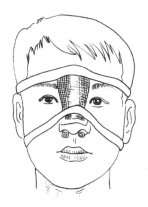

图 21-97　**鼻外夹板的应用**

对于有脑脊液鼻漏而不能作鼻腔填塞者,可单用鼻外夹板固定,防止再移位。脑脊液鼻漏症状无须治疗,可用抗生素预防感染,一般多在3～7天内逐渐减少或停止。如长期漏液不止,应作脑膜裂口修补术。

第七节　颌面部火器伤

在现代战争中,战伤种类较多,有火器伤、烧伤、化学毒剂伤、激光武器伤甚至核武器损伤等,其中以火器伤最为常见。

火器伤是指由火药作动力发射或引爆的投射物(如弹丸、弹片等)所致的损伤。由于现代高速武器的应用,使火器伤的伤情更为严重和复杂。研究和掌握创伤弹道学的基本问题及现代火器伤的处理方法,可以提高火器伤的救治水平。

一、临床特点

(一)伤情较重

造成枪弹伤或爆炸伤的弹丸或弹片,尤其是高速投射物,有较大的冲击力量,其前冲力形成的原发伤道和侧冲力形成的瞬时空腔,可使伤道及其周围组织产生严重损伤。再者,当高速投射物在击中颌面骨骼后即行爆炸,被炸碎的骨片或牙片又相当于继发弹片,进一步损伤周围组织,常造成严重的多发性软组织和骨组织的破坏及缺损。

(二)贯通伤较多

多数情况下,贯通伤的入口较小,出口较大。如颌骨火器性贯通伤,入口处多为小的洞性骨折,而出口处则常为粉碎性骨折,伴有骨折片移位和广泛的软组织破坏。如为只穿过软组织的贯通伤,则出、入口的大小差别不明显。近距离火器伤时,则呈现入口大,出口小。

(三)组织内多有异物存留

尤其在盲管伤,如上颌骨火器伤时,子弹或弹片常因骨的阻挡,速度减慢,或改变方向,可滞留于上颌窦、颞下凹或颅底等部位。下颌骨火器伤时,金属异物可嵌入骨内或颌周及颈部软组织中。如为火药枪的散弹伤,异物可广泛分散于颌面部组织中。火器伤组织内的异物除金属异物外,还可有碎石块、碎骨片、碎牙片及其他由外界带入的异物。

(四)创口内都有细菌污染

污染的细菌可由致伤物带入,尤其是在地面爆炸后的弹片,可将泥土内的细菌带进伤口;当伤道穿通口腔、鼻腔或上颌窦时,可由腔窦内的细菌污染伤口;如有碎牙片进入组织内,牙面上的细菌即被带入;瞬时空腔效应产生的负压,可将出、入口处的污物吸入伤道内。

(五)颌骨骨折的类型与非火器伤不同

上、下颌骨火器伤的伤情,取决于投射物的种类、距离、方向、速度以及致伤部位等因素,与非火器伤时的上、下颌骨骨折的类型不同。它既不像非火器伤上颌骨 Le Fort 3 种类型的横断骨折,也不像非火器性下颌骨骨折有好发的骨折部位。当高速投射物撞击到上、下颌骨骨质致密部位时,可造成粉碎性骨折,击碎的骨片或牙片可作为"二次弹片"造成新的损伤,并常存留于组织内。更因投射物侧冲力的震荡挤压作用,迫使原发伤道周围组织在数毫秒内向四周压缩与移位,所形成的"瞬时空腔"效应可加重邻近组织的损伤,并发邻近骨骼多处线型骨折,所产生的负压可将伤道两侧的污物吸入伤道深面。

二、治疗特点

(一)急救

颌面部火器伤不仅可发生呼吸道阻塞、大出血、休克等危急情况,还可能伴发颅脑、颈椎、颈部大血管和重要神经,以及胸、腹部脏器和四肢的损伤。要求在急救处理时,迅速检查,判明伤情,针对危及伤员生命的主要损害采取有效措施,立即进行抢救。如发现伤员呼吸困难,有发生窒息可能时,应立即作气管切开术;对出血的伤口,可采用钳夹、结扎、堵塞及加压包扎止血的方法;伤员血压下降,出现休克前兆或体征时,即行抗休克治疗;伤员如同时有严重的颅脑或内脏损伤,应首先进行抢救,颌面部损伤留待伤员病情稳定后再作处理。颌面部损伤加压包扎在颌面火器伤的急救和后送的过程中占有很重要的地位。对有颌骨骨折移位的伤员,应先用手法复位,尽量恢复上、下颌牙齿的咬𬌗关系,同时将外翻、下坠或移位的软组织大体对位后,用敷料堵塞或覆盖,加压包扎。包扎时要注意不能增加骨折块移位程度,而应有利于骨折块的复位与固定;包扎的压力要均匀,力量要施加在颅颌面骨的骨面上,而不要压迫颌下、颈部的软组织,防止影响呼吸。

在后送伤员时,应密切注意保持呼吸道通畅。尤其是昏迷的伤员,要采用俯卧位或侧卧位。作舌牵引的伤员,要将缝线妥善地固定在衣服上,防止松脱。对已作气管切开的伤员,应准备好简易吸引装置,以便随时吸出分泌物;气管套管口要盖上湿润的纱布块,防止因气管干燥而引起痰液粘稠或呛咳。

(二)初期外科处理

颌面部血供丰富,组织再生能力强,抗感染力强,而且与面容和表情密切相关。因此颌面火器伤的清创术中,在缝合的时间、创缘组织的取舍、缝合方法等方面与全身其他部位的清创原则有所不同。如初期缝合的时间可以放宽到伤后 12~24 小时,甚至更长些;尽量保留颌面部组织,创缘修整时只切除已失去活力的组织;组织对位要精确,缝合要细致、严整等,尽量减少术后面部畸形,恢复原有的功能。

清创时,应先处理口腔内侧深面的创口,后处理口腔外侧表浅的伤口。即凡是与口、鼻腔或上颌窦相通的伤口,一定要先缝合,关闭粘膜,使创口与腔窦隔开,减少感染机会。清创中尤其要注意仔细探查伤口中和组织内的异物,并尽量争取彻底清除。

如为颌面部爆炸伤,常有软组织外翻、卷缩、移位或组织缺损,创口组织受到烧灼和震荡,肿胀明显,故在清创后不宜作一般的初期缝合,而应采用金属丝、铅丸或纽扣作定向拉拢缝合,创缘间留有一定间隙,以利引流。并可在术后用 3% 高渗盐水湿敷,减轻水肿,或用 1:5000 呋喃西林液湿敷,控制感染,待坏死组织分离脱落、肿胀消退后,再作二次拉拢和延期缝合。如过早行初期严密缝合,反易促使感染扩散,导致创口裂开。对于深部盲管伤以及颌下、咽旁和颈部的伤口,清创缝合时,均应放置引流物。48~72 小时后抽去引流时,视伤口引流出渗出液的多少,决定是否需要再换置引流条。

为了预防破伤风和伤口感染,应常规使用破伤风抗毒素和广谱抗生素,并加强术后护理和口腔清洁护理,注意患者的摄食和营养,预防并发症的发生。

(三)火器性颌面骨骨折损伤的处理

1. 碎骨片的去留 在颌面骨火器伤的清创术中,应清除伤道内所有的游离小碎骨片、异物和血块,尽可能保留与骨膜附着的骨折片。对较大的游离骨折片,经充分清洗并浸泡于抗生素溶液半小时后,可再植于原位,并加以妥善固定,有望成活。

2. 骨折线上牙齿的处理 火器性粉碎性牙槽突部位骨折区的牙齿常为感染灶,使伤口并发感染,久不愈合,故应拔除。但如为线型骨折,骨折线两旁的牙齿无明显松动及感染征象时,可不拔除,并应充分利用口内剩余的牙齿作单颌或颌间固定。

3. 骨缺损的处理 根据以往的经验,颌面骨缺损不超过 1.5cm 时,多可自行愈合而不需植骨。但如缺损较多,必须植骨修复者,则应将碎骨及早去除,严密关闭口内伤口,争取早日愈合,及早进行植骨手术。

关于火器伤致下颌骨缺损的植骨时间,以往的经验是,要等到伤口完全愈合,3~6 个月未见感染的情况下,植骨才能成功;兼有颌面部软组织缺损者,应先进行软组织修复,再进行植骨。但自显微外科技术在临床上应用以来,上述情况有了变化。吻合血管的游离骨移植,其愈合方式类似于骨折愈合,而不同于传统骨移植后的爬行替代方式,这种"活骨移植"的抗感染力强,容易移植成功;对兼有软组织缺损者,可选用带血管蒂的骨肌皮瓣移植,一次修复软组织和骨质缺损。国内周训银等利用显微外科技术,对下颌骨火器伤致大块缺损、伤后感染的患者,在延期 11 天后再次清创,及时应用带旋髂深动脉和第 4 腰动脉前支的双血管蒂髂骨瓣,与受区的血管作吻合移植,获得成功。说明火器性颌面骨缺损,在伤后经正确处理,改善条件,可以争取早期植骨。

4. 与口腔相通的骨创处理 应尽早将口内伤口严密缝合,隔绝骨创与口腔相通。如粘膜创缘有缺损,勉强拉拢缝合张力大,则应从邻近部位转移粘膜瓣修复缺损。如粘膜缺损较多,无法缝合,致骨面裸露时,可用碘仿纱条覆盖创面,术后加强口腔护理,使肉芽组织逐渐生长,覆盖创面。

5. 骨折复位与固定　由于火器性颌骨骨折多为粉碎性,甚至有骨质缺损,多不适于作单颌固定。最常用的方法是带挂钩的牙弓夹板颌间固定,借以恢复和保持良好的咬𬌗关系。

对于非粉碎性颌骨骨折的患者,也可作骨间内固定。但对骨断端的骨膜不可分离过多,以免破坏碎骨段的血供。

如颏部骨质缺损,下颌体向中线移位,可用腭托或带翼夹板,以其垂直翼防止下颌体向内移位。如颏部和体部有大块骨缺损时,可用克氏针保持断端的连续,并将其弯曲成相应的弧度,将后缩的颏舌肌、颏舌骨肌等用粗丝线缝合固定在克氏针上,使这些肌在新的位置上愈合,防止舌后坠。

如下颌体后部骨折,后骨段无牙,骨缺损超过 1.5cm 以上,需作二期植骨时,可只固定前骨段,后段待植骨时再使之复位。

对于有骨质缺损而局部污染不严重,清创在 6～8 小时内进行者,可将医用网状支架固定于两断端之间,保持各骨段的位置。伤口愈合而无感染者,即可将自体髂骨碎松质骨植入网状支架内。由于髂骨碎松质骨生骨能力及抗感染力强,有望植骨成功,而不必等待后期修复。

(四)伤口的中期处理

经过初期处理的伤口,可能出现下述情况。

1. 伤后 5～10 天内伤口已同口腔隔绝,软组织无化脓、坏死,外观清洁,肉芽组织呈健康红色,骨组织也无感染时,可作缝合,但缝合不要太密,同时放低位引流。

2. 伤口虽已化脓,但渐趋好转,伤口内又无死骨者,则经多次换药,伤口可渐愈合。

3. 伤口化脓,有死骨,且无好转现象者,则需再行手术清创,去除死骨、坏死组织、感染的炎性肉芽组织和可能遗留的异物。手术时机最好在伤后 25 天以后,因此时无活力的碎骨片已与软组织分离。有明显化脓的骨暴露创面时,必须作妥善的固定,同时应保持通畅的引流。为促进伤口愈合,还可向伤口内滴注抗生素溶液。

(五)伤口的晚期处理

大多数火器性颌骨损伤都要发生不同程度的化脓过程,经正确处理,伤口可较快愈合。但如处理不及时或不正确时,则可向火器性骨髓炎发展。其主要病变是在异物和死骨周围形成化脓灶。有活力的大骨段一般不形成死骨,但发生骨质疏松。因为有引流口,故无急性期,常形成久不愈合的瘘口,可长达半年至 1 年以上。一旦发生了火器性骨髓炎,在伤后 6 周以上即可手术清除化脓病灶。

三、并发症的防治

(一)吸入性肺炎

严重颌面部火器伤伴有昏迷的伤员,可能将口、鼻、咽腔内的分泌物、血液或血块、呕吐的胃内容物和其他污物及细菌吸入肺内,在短期内即发生吸入性肺炎,甚至发生肺脓肿或肺坏疽。

预防吸入性肺炎的主要措施是防止口腔内的感染物吸入肺内。在运送伤员时,应采取俯卧位或侧卧位;在病房内如伤员清醒,可取半坐位;应及早进行清创及骨折片固定;定时清洗口腔;喂食时防止咳呛。卧床者应经常向左、右侧翻身,并鼓励其咳痰及作呼吸运动,以促进肺部循环。伤后应及时应用抗生素,预防感染。如已发生肺炎,应按内科原则进行治疗。

(二)继发性出血

在颌面部火器伤中,继发性出血是比较常见的并发症。按其发生的原因可分为机械性与感染性两种。机械性出血多发生于伤后头几天,常因暂时覆盖血管破口的血凝块或异物发生移位或脱落;或因血压升高,血栓被血流冲脱而发生出血。在伤后搬动伤员或伤员活动时,金属异物或碎骨片损伤血管壁,也可引起继发性出血。感染性出血是由于创口内感染、化脓、引流不畅,血管壁被腐蚀穿破,发生出血。感染性出血的时间较机械性出血为晚,一般多在伤后 5～10 天内发生,或更晚一些时间。

继发性出血虽常突然发生,但有时有先驱征兆。如从创口内流出浆液血性分泌物、创口附近有血凝块、口内有少量出血或咯血等。全身情况衰弱的伤员,口内小量出血常被咽下而不能及时发现,故应严密观察,以便早期发现和处理。

预防继发性出血的具体措施包括:及时正确地处理创口,清除异物,充分止血,控制感染;对于伤道在下颌角、下颌支内侧、翼腭窝及舌根部者,更应充分引流;狭窄的伤道,行切口扩大,以利引流;颈部已缝合的伤口,如有感染、化脓迹象时,应及时拆除缝线,敞开伤口,湿敷引流,避免感染向深部颈动脉区扩展,并应严密观察。

(三)张口受限

颌面部火器伤后,常因骨折片移位,颌间软组织伤引起瘢痕挛缩,升颌肌群肌内、外异物存留所致纤维组织增生,以及颞下颌关节受伤导致关节强直等,使张口受限。

预防张口受限的重要措施是:在伤后将移位的骨折片及早复位、固定;口腔内因组织缺损过多不能关闭、缝合的创面,应作游离植皮修复,防治瘢痕挛缩;颞下颌关节损伤后,应早期进行张口训练等。

对因瘢痕而发生关节强直的患者,应行手术治疗。

(四)错位愈合和假关节形成

颌骨骨折未早期复位,可发生错位愈合而影响功能。如骨缺损超过 1.5cm 以上,两骨断端之间就不能骨性愈合而只有瘢痕组织,即形成假关节。在 X 线片上如显示两骨断端有致密的硬骨质增生,但不相连接,即为假关节,再愈合的机会少。如两骨断端无硬骨形成,且有互相连接趋势,则仍有可能发生骨性愈合。

预防错位愈合,应在早期进行正确复位、固定。预防假关节,主要是在清创中尽量保存骨组织,减少骨缺损,不应分离与骨膜相连的骨折片,防止感染,促进骨折愈合。骨缺损超过 1.5cm 以上时,应植骨修复。

错位愈合后,如妨碍功能,应手术切开复位,固定于正常咬𬌗关系的位置上。对于假关节,应手术截除两断端的硬骨质,造成新鲜骨创面,再作植骨修复。

(毛天球)

参考文献

〔1〕 丁鸿才,周树夏.口腔颌面损伤治疗学.北京:人民卫生出版社,1988.90～93,179～201

〔2〕 邱蔚六.口腔颌面外科学.第三版.北京:人民卫生出版社,1995.167～200

〔3〕 汪良能,高学书.整形外科学.北京:人民卫生出版社,1989.438～439,457～493

〔4〕 陈华,陈日亭.颌面颈部创伤学.北京:人民军医出版社,1984.39～44

〔5〕 周树夏.手术学全集:口腔颌面外科卷.北京:人民军医出版社,1994.88～150

〔6〕 郑麟蕃,张震康.实用口腔科学.北京:人民卫生出版社,1994.353～388

〔7〕 Dingman RO. Natvig P. Surgery of facial fractures. Philadelphia:Saunders. 1964. 111～124

〔8〕 Hilger PA. Foster CA. Sherman JE. Surgery of facial bone fracture. New York:Churchill Livingstone. 1987. 195～212

〔9〕 Kroom FHN. The use of miniplates in mandibular fractures. J Craniomaxillofac Surg. 1991. 19(5):199～204

第二十二章　唇颊部畸形与缺损及面部烧伤整形

第一节　概述

　　唇颊部畸形与缺损的原因可由先天性和后天性各种因素所造成。先天性因素造成的畸形与缺损，常见者有口裂及面裂等畸形，该类畸形较少有瘢痕粘连。后天性因素常见者有外伤、肿瘤术后，以及少见的坏疽性口炎后遗症等造成的畸形，这些畸形多有组织缺损或瘢痕粘连。而坏疽性口炎后遗症所造成的瘢痕粘连，常可同时与邻近的骨质发生愈着，甚至发生骨性粘连，可造成张口功能障碍，给畸形修复带来较大困难。

　　唇颊部组织结构上的特点，对唇颊部缺损的修复提出了更高的要求。唇颊部组织外被皮肤，内衬粘膜，中有口轮匝肌或颊肌，又有血管、神经及腮腺导管穿行其间，这种解剖结构上的特点，对缺损组织供区的选择提出了很高的要求，增加了手术修复上的难度。不论先天性畸形或后天性各种因素造成的缺损畸形，均可有不同程度的毁容和功能障碍（如涎液外溢、进食和语言功能障碍）、精神上及心理上受到创伤等。因此，对唇颊部缺损的修复，应依据上述组织结构上的特点，在修复时不仅要求在供区组织部位的选择上应当尽量满足唇颊部组织的色泽、质地和厚度的需要，以利于重建其唇颊部外形，而且组织修复后能最大限度地恢复其功能，即恢复功能和重建外形，两者应当兼顾，不可偏废。

　　唇颊部缺损的修复方法较多，应根据缺损情况作多种选择。随着医学科学的发展和外科修复技术的进步，在整复技术和方法上已经历了任意皮瓣、轴型皮瓣和游离皮瓣等不同阶段，使各种唇颊畸形的修复技术不断得到改进和完善。不论从选择修复组织的部位、切取形式、修复方法还是组织类型等，国内外的整形外科学者都积累了丰富的经验，介绍过许多新颖的方法。但从唇颊部组织结构的特点，缺损修复后肤色、质地、厚度和功能上的要求出发，只有利用邻近唇颊部组织瓣修复，才能获得功能和外形的满意效果。根据唇颊部组织缺损的类别、程度，在拟定最佳的手术方案和疗效评价时，应注意以下几个方面。

　　1. 在取材部位上，以采取邻近组织修复为好，即供区组织的选择愈接近唇颊部愈好，不仅手术简便，而且因肤色、质地与颜面部的组织接近，修复后的功能及美容效果均好。在选择部位（受区组织）时还应考虑所需要的组织量、供区组织可供量、供区创面的处理和供区术后功能等。

　　2. 在选择方法上应慎重考虑。遵循的原则为：能用简单的方法就不用复杂的方法，能用局部和邻近的组织修复就不用远位组织转移，能用邻近组织瓣就不选用游离组织瓣移植。特别要强调的是，一般只能用次要部位组织修复较重要部位的缺损。颜面部组织修复的要求较高，一定要避免由于选择方法不当而可能造成的不协调性医疗毁容。如对较小的唇颊部缺损，可用局部和邻近皮瓣修复，也可取对侧唇组织的交叉或颊组织瓣转移修复。对大型唇颊部组织缺损，如上唇或下唇全层组织缺损，或唇颊全层组织缺损，若不能应用局部或邻近皮瓣修复时，可考虑采用颈、胸肩、上臂，以及身体远位组织进行游离移植修复。

　　手术前应拟定几种方案，择优选用。如此方能在手术中遇到问题时随机应变，恰当地处理。另外还应考虑一旦手术失败，尤其是采用游离皮瓣移植时，如何采取补救的办法。

　　3. 在手术效果上应获得功能和外形、近期和远期的良好效果。手术效果的最终评价，有时需经过长期观察方能最终确定。如下唇全层组织缺损，整复后下唇组织常有自然下坠倾向，对此不仅应在术中采取必要的预防措施，而且只有通过远期观察（常需 2 年以上）方能肯定其最终疗效。唇颊全层组织洞穿性缺损畸形的修复难度更大，除考虑皮肤和粘膜同时修复外，尚应注意修复后自然的张口度和面颊部的丰满度。在疗效的评定上，决不能根据组织瓣的存活率、采用皮瓣的类型多少，以及修复手术的难度等来判断和评定手术效果。

第二节　唇颊部手术麻醉选择

面部的整形外科手术,大部分可以用神经阻滞或浸润麻醉完成。对一些较大或范围较广,需在身体几个部位同时进行手术者,必须在全身麻醉下进行。本节主要介绍唇颊部手术麻醉的特点及麻醉选择的原则。对唇颊部常用的麻醉方法详加介绍,可以使整形外科医师熟练掌握这些方法,让患者完全在无痛下进行手术。

一、唇颊部手术麻醉的特点

(一)手术范围广、部位多、时间长

唇颊部因致伤的伤因不同,疾病累及和肿瘤侵犯的范围不同,除唇颊部组织本身缺损外,尚可波及颜面与口腔多个部位同时遭受损害,因此手术范围广,部位多。整形手术要求精细切割,雕削成形,故手术所需要的时间一般较长。如为小范围组织缺损,利用邻近组织进行修复即可完成。如组织缺损范围较大,为比较复杂的手术,例如进行吻合血管的远位组织瓣游离移植,除受区外,供区创面也需要这样处理,不仅所涉及的部位多,范围广,而且越是复杂的手术所需的时间也就越长。因此,手术对麻醉亦有特别的要求,包括体位、失血量、麻醉方法的选择等均应做到心中有数。在整个手术过程中,直至缝合伤口,术后包扎,麻醉均需处于平稳状态。

(二)气管内插管麻醉多

唇颊部位邻口腔,口内有唾液,头面部血供丰富,术中出血较多,术中如何避免渗血侵入气管内或误吸非常重要。为了保持上呼吸道通畅,顺利完成手术,对较复杂的面颌部手术多采用气管内插管麻醉。为了确保上呼吸道通畅,避免渗血和唾液分泌物误吸,全麻插管时,常需采用带有防漏套囊的导管。

唇颊部缺损畸形,由于正常解剖关系遭到破坏,常给全麻诱导和气管插管带来一定困难。如需选用气管内插管麻醉者,麻醉医师应在术前详细检查患者,有时需与经治医师共同研究拟定一个比较安全的方案。遇有下列情况之一者,应特别加以注意:①唇颊部瘢痕粘连,小口畸形,张口受限者。②鼻部畸形。应检查鼻孔、鼻前庭、鼻中隔及鼻腔通道有无狭窄。如有可能用吸引管试探,明确其走向。必要时应摄 X 线片检查。③唇颊部烧伤畸形伴有颏颈部瘢痕挛缩者。④烧伤后期整复患者。因早期曾行气管切开,术前要了解气管有无狭窄,以免插管困难或发生意外。

(三)呼吸道管理困难

唇颊和面颌部手术,手术野与气管内插管处于同一部位,通常供麻醉医师坐立的位置为手术者所占用。由于麻醉医师需服从于手术者的需要,这样往往对麻醉深度变化的观察、呼吸道分泌物的清除和气体交换的掌握产生不便,给呼吸道管理带来一定困难。尤其是采用各类皮(肌)瓣修复时,头颈部时常移动或左右搬动,从而可影响气管内导管位置。如果操作不慎,甚至可使导管脱出或被切破,而增加渗血或唾液沿导管侵入呼吸道的机会,严重者可造成气道梗阻。因此,手术者和麻醉师之间应该通力协作,相互配合,把患者看作为一个主体。手术者在全神贯注手术的同时,应随时观察呼吸道通畅情况;麻醉医师如发现呼吸道有梗阻征象,应立即告诉术者暂停手术,并采取针对性应急措施。

二、唇颊部手术麻醉选择的原则

唇颊部手术选用何种麻醉方法为宜,应根据患者的体质、病变的性质和范围、手术部位,以及麻醉药物对机体可能产生的影响等加以综合考虑,从而选择安全、有效、方便、简单又经济的麻醉方法。

口腔颌面部常用的麻醉方法有:表面浸润麻醉、神经阻滞麻醉和全身麻醉(如吸入麻醉、静脉麻醉、低温麻醉、控制性降压麻醉和复合麻醉等)。

三、唇颊部手术常用的局部麻醉方法

主要介绍唇颊部手术常用的局部麻醉方法。有关全身麻醉请参见第三章"整形外科手术的麻醉"。

(一)阻滞麻醉

阻滞麻醉是唇颊部手术常用的一种麻醉方法,可暂时性阻断神经末梢传入的刺激,使神经分布区域产生麻醉效果。局麻能使局部痛觉消失,而触觉、温度觉等依然存在,方法简便,安全可靠,术中患者可随意配合。

阻滞麻醉常用的药物,有酯类的普鲁卡因和酰胺类的利多卡因。普鲁卡因偶可产生过敏反应,使用前应作皮试。利多卡因药效较普鲁卡因强 1 倍,作用快,维持时间较长,且有较强的组织穿透性和扩散性,发生过敏反应者较少,为目前临床上普遍采用的一种麻醉剂,常以 1‰～2‰ 的浓度与 1：10 万或1：20 万的肾上腺素共用,但其毒性较普鲁卡因大,一次用量应控制在 400mg 以内。普鲁卡因毒性低、稳定性好,煮沸消毒也不被破坏,因对血管有扩张作用,故应加入肾上腺素,以使局部血管收缩,延缓吸收,减少毒性反应,延长作用时间并减少术中出血。利多卡因加入肾上腺素后,对高血压、心血管疾病,或对普鲁卡因过敏者应用更为有利。

1.眶下神经阻滞麻醉(block anesthesia of infraorbital nerve)　眶下神经为三叉神经第 2 支——上颌神经的分支,因出圆孔,经翼腭凹、眶下沟、眶下管,出眶下孔而得名,将麻药注入孔内即可。有时麻药可循眶下管往后浸润,此时上牙槽前、中神经,甚至上牙槽后神经所形成的上颌牙神经全部外神经环均可麻醉,故此法又称眶下孔注射法。

注射方法有两种。常用者为口外注射法(图 22-1)。注射时用左手示指扪触眶下缘眶下孔(眶下孔位于眶下缘中点下方 0.5～1cm)处,右手持注射针,自同侧鼻翼旁约 1cm 处刺入皮肤,使注射针与皮肤呈 45°角,斜向上、后、外进针,约 1.5cm 即可直接刺入眶下孔。注入 1‰～2‰利多卡因肾上腺素 1～1.5ml,一般 2～3 分钟即可显示麻醉效果。但需注意,注射针进入眶下管不可过深,以防损伤眼球。麻药注射后可用手指加压 1 分钟,使药液进入孔内。另有口内注射法,即牵引上唇向前翻向上方,注射针在上侧切牙根尖相应部位的前庭沟刺入,与上颌中线成 45°角,进针方向与口外法相同,但该法不易进入管内。采用此法时口内应严密消毒,以免将感染带入深部。

该法麻醉区域:同侧下睑、眶下区、鼻侧、上唇、上颌前牙、前磨牙,以及这些牙唇侧或颊侧的牙槽骨、骨膜、牙龈和粘膜等组织。

2.颏神经阻滞麻醉(block anesthesia of mental nerve)　颏神经为下牙槽神经的末梢分支。下牙槽神经自下颌骨体下牙槽管走行,在前磨牙部位分出一支,出颏孔而得名。颏神经在中线与对侧同名神经有吻合。颏孔与眶下孔基本处于同一条垂线上,位于下颌两个尖牙根尖之间的下方,下颌骨下缘上方约 1cm 处。颏孔开口方向恰与眶下孔相似,为后、上、外,注射时应加以注意。

注射方法有两种。常用者为口外注射法(图 22-2)。用左手示指扪触颏孔部位,右手持注射针,从相当于下颌第 2 前磨牙根尖部稍后处的皮肤进针,先注入少量麻药作一皮丘,然后推进到骨面,为减少寻找颏孔时的痛感可注射少许麻药。进针方向为向前、下、内,当进针感到阻力顿减时,即表示已进入颏孔内,注入利多卡因肾上腺素 0.5～1ml。口内法为用口镜将下唇区牵拉向外侧,在下颌第 2 前磨牙根尖颊沟移行皱襞处进针,注射方向、药量与口外法相同。

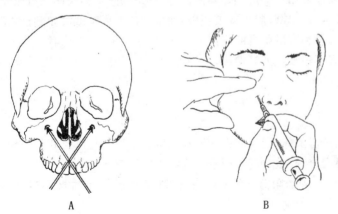

图 22-1　眶下神经阻滞麻醉口外注射法

A.注射针向上、后、外方与中线成 45°角刺入眶下孔　B.注射方法

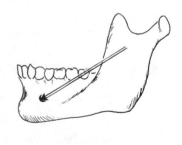

图 22-2　颏神经阻滞麻醉口外注射法(进针角度示意)

该法麻醉区域:同侧下唇粘膜和皮肤,下颌第1前磨牙以前的唇颊侧牙龈。

双侧眶下神经和颏神经阻滞麻醉后,上、下唇组织均可达到无痛,可完全满足唇部整形手术的需要。

3. 下牙槽神经阻滞麻醉(block anesthesia of inferior alveolar nerve)　下牙槽神经是三叉神经第 3 支——下颌神经分出的较大一个分支,主要为感觉神经,其中含有运动纤维所组成的下颌舌骨肌神经,在进入下颌孔前发出分支支配下颌舌骨肌和二腹肌前腹。神经进入下颌孔后,与同名血管伴行走行于下颌管内,沿途发出分支至下颌磨牙、前磨牙及前牙区域,至前磨牙部位分出一支,出颏孔名为颏神经。本法又称下颌孔注射法,因可麻醉一侧下颌骨体,故适用于下唇缺损伴有下颌骨颏部畸形等整形手术。

注射方法有口内和口外两种方法。常用者为口内法,因可同时麻醉舌神经和颊(颊长)神经,故临床应用最为广泛。口外法应用较少,仅于患者张口受限,或口内进针区域有炎症时方采用。口内法注射时,先让患者张大口,此时可见磨牙后与咽部之间有一垂直的粘膜皱襞,名为翼下颌皱襞或翼下颌韧带。颊脂垫尖端相当于翼下颌韧带中点的稍外侧。成年人下颌孔的位置,相当于下颌磨牙𬌗面的水平面(图 22-3)。根据以上解剖标志,确定麻醉注射点,此点恰位于翼下颌韧带稍外侧,颊脂垫尖端,距下颌磨牙𬌗面上 1cm 距离。然后将注射器在对侧口角(相当于下颌前磨牙区)与中线约成 45°角向内刺入,当刺入深度约 2.5cm 左右可触及骨面,即到达下颌孔附近。回抽无血后,即可缓缓注入 1‰～2% 利多卡因肾上腺素溶液 1.5～2.0ml,可麻醉下牙槽神经。如需同时麻醉舌神经,应将针沿原进入方向后退 0.5～1.0cm,注入药液 0.5～1.0ml,以麻醉舌神经。如需同时麻醉颊(颊长)神经,当针头退至粘膜下时,将针转向颊侧再注入药液 0.5～1.0ml,即可麻醉颊(颊长)神经(图 22-4)。注射后 5 分钟左右,当患者感到同侧下唇肿厚、麻木,探刺无痛,即表示已产生麻醉效果。

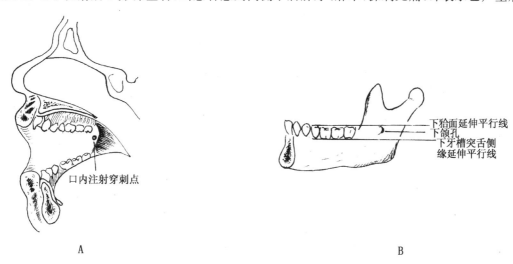

A　　　　　　　　　　　　　　　　　　　B

下𬌗面延伸平行线
下颌孔
下牙槽突舌侧
缘延伸平行线

图 22-3　下颌孔口内注射标志

A.穿刺点位于翼下颌韧带中点略偏颊侧处　　B.成年人下颌孔的位置

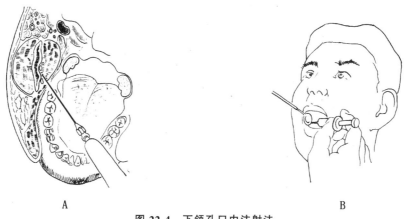

A　　　　　　　　　　　　　　　　　　　B

图 22-4　下颌孔口内注射法

A.注射针由穿刺点刺入,穿过颊肌,进入翼颌间隙达下牙槽神经附近　　B.注射时患者张大口,注射器置于对侧下颌前磨牙区

该法麻醉区域:同侧下颌骨以及下颌牙齿与牙周膜,前磨牙至中切牙唇(颊)侧牙龈、粘骨膜、下唇部等均可达到无痛。

下颌孔注射法有时会发生麻醉失败或意外。因此,要想达到预期的麻醉效果,调整患者正确体位、正确选择刺入点、掌握准确的进针方向非常重要。为了预防失败或意外,术前应告知患者,在注射中要一直保持张口状态,不要随意闭口,以防针头折断。准确掌握进针方向和深度,如刺入很深仍未触及骨面,说明针尖位置过后,不可注射麻药,以免将药液注入腮腺内而引起面神经一时性麻痹。如进针过浅即触及骨面,表示针尖位置过前,应改动或调整进针方向。如抽吸有回血,则表示针头刺破血管或进入血管内,应将针头退出少许,改变方向再行刺入,至抽吸不再见有回血后方可注射,以免将麻药直接注入血管内而产生不良反应。

4. 颈丛神经阻滞麻醉(block anesthesia of cervical plexus)　颈丛神经由第2～4颈神经所构成,其皮支在胸锁乳突肌后缘中点附近自颈深筋膜浅层穿出,呈放射性走行于颈浅筋膜内,分为枕小神经、耳大神经、颈皮神经和锁骨上神经,分布于颈部皮肤,向上可达枕部与腮腺咀嚼肌区和耳郭,向下可达肩部皮肤。

本法适用于颈部手术。当唇颊部手术波及颌下时,加上颈丛麻醉,则麻醉效果较完全。

颈丛神经阻滞有颈浅神经和颈深神经丛阻滞麻醉。麻醉时患者均采取仰卧位,头转向健侧。在胸锁乳突肌后缘中点可见有颈外静脉跨越其上,以静脉交叉点的后下方为麻醉穿刺点,注射针与皮肤呈垂直方向刺入组织内,分别向上、中、下方注射麻药,即可阻滞颈丛浅支(图22-5)。如需阻滞颈丛深支,体位与方法同前,所不同的是必须确定颈2(约相当于下颌角水平)、颈3(约相当于舌骨体水平)、颈4(约相当于甲状软骨的上缘)的平面。然后分别作小皮丘,用4～5cm长的7号针,自皮丘刺入,向后、向内进针约2cm左右,直至触及横突侧缘,沿其前缘再向中线推进少许,即是脊椎前结节外侧,抽吸确定针尖未进入硬膜间隙或血管腔内,分别注入1%利卡因肾上腺素溶液6～8ml,即可达到颈深神经丛麻醉。5～10分钟后,患者颈部感麻木、肿胀,探针刺试已无疼痛。

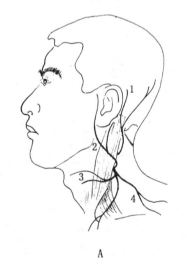 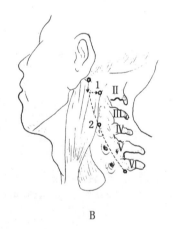 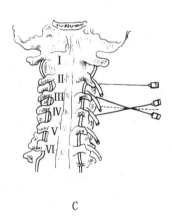

A B C

图22-5　颈丛神经阻滞麻醉

A.颈浅丛的分支　1.枕小神经　2.耳大神经　3.颈前皮神经　4.锁骨上神经

B.注射针刺入点的标志　1.第2颈椎横突的刺入点　2.颞乳突至锁骨中点连线中点,恰好于第3与第4颈椎横突之间

C.注射针抵达第2、3、4颈椎横突时,针走行的方向与颈神经的关系

该法麻醉区域:中侧颈部,除三叉神经第3支支配区外,包括颈部和枕部的皮肤、肌肉、血管及甲状腺等均可麻醉。

(二)浸润麻醉

浸润麻醉是指将局部麻药注入组织内麻醉末梢神经,使局部神经末梢失去痛觉能力而产生麻醉效果。唇颊部、面部、颈部软组织和口内粘膜整形手术,绝大部分可采用浸润麻醉加以完成,其应用范围很广。

注射方法:将0.25%～0.5%普鲁卡因肾上腺素溶液或0.25%～0.5%利多卡因肾上腺素溶液,根据需要注入手术区组织内。一般2分钟内即可出现麻醉效果,长者可在3～4分钟内,如超过6～8分钟麻醉效果仍不明显,应查明原因。浸润麻醉方法简便,麻效完全,可根据需要和不同部位采用不同注射方法。如为唇颊部软组织,可从手术部位由浅入深分层注射,或由切口周围作环状、扇形浸润麻醉(图 22-6A)。如为口内粘膜或牙槽部手术,可作粘膜下、骨膜上或骨膜下注射。其麻醉产生的机制是因麻液广泛地从组织扩散,同时借助麻液在组织产生的张力,使手术区毛细血管的渗血显著减少、手术野清晰及分离组织容易。

　　鼻唇沟注射法(图 22-6B):适用于上唇畸形的修复。当眶下阻滞麻醉失效,局部注射又怕影响局部变形时,可在两侧鼻唇沟部位作浸润麻醉,同样能达到麻醉效果。

　　前庭沟注射法:适用于口内粘膜和上、下牙槽部手术。可将麻液直接注入前庭沟粘膜下、骨膜上或骨膜下,以达到粘骨膜麻醉的目的。为减少注射时造成的疼痛,如手术范围较大,前庭沟粘膜下可采用平行注射。为了避免骨膜下注射所致的骨膜分离疼痛,当针头触抵骨面后,可将针退出少许再行注射。

　　颏部注射法(图 22-6C、D):麻醉效果与双侧颏孔注射法相同。在下唇前庭沟处粘膜将针刺入,沿骨膜上向下呈扇形放射状注射,可完全满足颏部整形手术的需要。

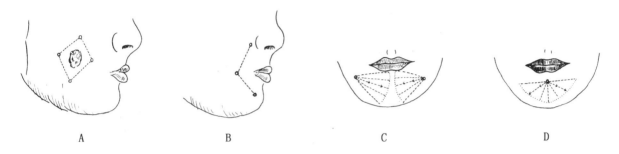

图 22-6　浸润麻醉注射方法
A.病变周围浸润麻醉　B.鼻唇沟浸润麻醉　C.颏部浸润麻醉(口外法)　D.颏部浸润麻醉(口内法)

　　阻滞麻醉和浸润麻醉各有其优缺点。前者麻醉范围广,手术区域组织不变形,因唇面部血供丰富,故术中出血较多。后者容易造成手术区域组织变形,但出血较少、手术野清晰为其优点。另外,浸润麻醉方法简便,容易掌握,安全可靠;如麻效不足,可随意追加麻药。但对精细的如对称性器官的手术,为了避免麻醉后组织变形影响手术质量,术前必须作好手术设计,并明显、精确地标出器官画线。

第三节　唇颊部畸形修复的原则及术前、术中与术后处理

一、唇颊部畸形修复的原则

　　唇颊部畸形修复的原则,应根据造成畸形的原因、组织缺损的范围和供区组织的可供量等情况,而采用不同的修复方法。

　　1.供区组织部位的选择除应遵守"就近取材"的原则外,尚需考虑供区组织的供量是否足够,供区术后是否会造成更大的畸形和功能障碍,以及供区组织不应有明显的毛发等因素。

　　2.口腔属于污染区域,无法彻底灭菌。唇颊部畸形修复手术多与口腔相通,而唇颊部修复手术切口能否一期愈合,直接关系到手术的成败。为此,唇颊部手术的全过程均应常规应用抗生素,加强抗感染措施。

　　3.先天性畸形组织松软且常无瘢痕,一般外伤造成的畸形多有瘢痕,以组织的错位愈合为主。而唇颊部坏疽性炎症瘢痕较厚,且常伴有较深部组织的广泛破坏,包括口腔粘膜及颌骨组织,并可因颊部深层瘢痕挛缩而造成张口困难,因此应针对外伤类别选择修复方法。

　　4.唇颊部肿瘤切除后,其周围组织多属正常,较小的组织缺损常可利用邻近组织即时修复。如缺损范围过于广泛者,可视情况采用带蒂或游离的远位组织瓣加以修复。

　　5.烧伤造成的唇颊部畸形,常见的有唇外翻,瘢痕挛缩变形,唇红与粘膜组织外翻明显。修复时为使唇部

恢复到正常的解剖部位,以使修复后唇部外形满意,有时需将多余的组织切除。

6.唇组织严重外翻畸形,有时可伴有口轮匝肌不同程度的缺失,故亦应对肌肉缺损加以修复。下唇缺损修复日久可形成外翻,修复时应注意采取预防措施。

7.唇颊组织严重缺损畸形,常伴发或导致牙齿及颌骨缺损畸形,因而造成咬殆错乱、开殆畸形等功能障碍。上述畸形在修复次序上,必须遵循一条重要原则,即先整复骨组织,装戴义牙,后再修复软组织。因为先修复骨组织,安装义牙,在取戴义牙上均较方便;其次,当恢复咬殆关系后,对唇颊组织的真正缺失量也便于正确估计;第三,对修复后的唇颊部组织可起到支撑和固位作用,使外形恢复更加满意。

二、唇颊部畸形修复术前、术中与术后处理

唇颊部整形手术,因位于面部,系颜面部显露和重要的部位,轻微的缺陷或失误即可影响一个人的外貌,使身心遭受创伤。较大的唇颊缺损畸形,必须采用带蒂或远位组织瓣修复,整复技术具有一定的难度;加上口腔属于污染区域,伤口一旦感染即可影响修复质量。从修复后功能恢复和面颌部美容的要求上来看,整形外科手术既是一种修复外科技术,又是一项艺术性和创造性的劳动。因此,在唇颊部畸形修复的全过程中,必须注意和强调围手术期(术前、术中与术后)的处理。

(一)术前准备

1.患者精神心理上的准备 唇颊部缺损畸形患者,由于颜面部存在缺陷,常存有性情孤僻,沉默寡语,或戴口罩,或以手掩盖患部。医护人员对这类患者应给予高度的同情与关怀,使其感到温暖和亲切,解除其精神心理上的障碍。这类患者对手术的效果多存有顾虑,应增强其信心。对手术疗效预测应给予恰如其分的说明,以取得患者的合作,及家属或单位有关人员的配合、协助与支持。

2.手术区检查与准备 在患者全身情况许可,可以耐受手术的前提下,术前必须对手术区进行详细检查,了解缺损与病变侵入的范围,估计病变切除后组织缺损的程度,以便选择修复方法,拟订比较全面和合理的最佳手术方案。对鼻、鼻旁窦等器官亦应检查,如有急、慢性炎症,应对症处理。唇部烧伤性瘢痕的男性患者常有胡须、毛发嵌入瘢痕区,术前应对瘢痕区仔细清洗和消毒。唇颊粘连术前已行松解安装托牙者,术前对托牙应行消毒,以便术中装戴。对采用游离皮瓣需用殆垫制动和支撑者,术前应预先做好,并行试戴看是否合适。如需用特殊的器材和设备,也应在术前准备妥当。

3.供区组织检查与准备 采用唇颊邻近组织瓣修复时,应检查缺损边缘松软瘢痕可否利用、邻近组织的可供量及修复后组织移位可能增加面颊部畸形的程度。采用远位组织瓣修复时,供区组织多属正常,但需注意供区部位应较隐蔽,切取组织后不应损伤重要功能,出现功能障碍。根据面部美容上的要求,供区的肤色、质地与厚度,应接近于唇面部,其上不应有毛发。修复男性患者上唇时,可设计带有颞部血管蒂的头皮皮瓣。对选用的组织供区应检查组织瓣内的血管有否静脉穿刺史,如果经过多次穿刺,血管管壁纤维化增厚,管腔可能狭窄或闭塞,则不宜采用。对确定选用的供区组织,术前应明确交待,或做出标记,术前补液或麻醉给药时,均不应作为静脉通道使用。

4.降低口腔感染发生率的准备 口腔属于污染区域。上消化道、上呼吸道内常呈现需氧和厌氧内生菌的混合感染。对口腔外生性或溃疡性肿瘤表面组织微生物学的检查发现,常存在需氧菌和厌氧菌的混合感染,其中厌氧菌的检出率可高达100%。因此术前应对患者作常规口腔检查,清除慢性感染病灶,填补龋齿,拔除残根。对口腔卫生较差者常规进行口腔洁治,采用机械的方法清除牙缝与牙周袋内存留的污物、菌群与结石,并用过氧化氢溶液清洗或用含有抗生素的漱口剂含漱,尽量减少口腔局部的细菌数,降低口腔感染发生率。

(二)术中处理

1.体位与麻醉要求 如前所述,唇颊部麻醉采用气管内插管全麻者较多,手术与麻醉同在一个部位,有时同处于一个腔道,两者互为依存,又互相干扰。如处理不当,会顾此失彼,甚至出现意外。如采用吻合血管的显微外科手术,术区体位有特殊要求,麻醉要求应平稳,因此术中要妥善安排和处理体位与麻醉之间的关系。

2.术区创面处理 术区创面在修复前要用生理盐水进行一次认真冲洗。因口内常有需氧与厌氧内生菌混合寄生,术中手术野必然会遭受内生菌的混合感染。唇颊部手术,如果同时进行颌骨手术,骨断面与修复的

软组织之间可存在大小不等的腔隙,这些死腔如不进行充分冲洗,存留其中的细菌,术后很容易引起细菌繁殖而造成感染。如为唇颊部肿瘤手术,还需要用抗癌药物冲洗与湿敷。

3.口内缝合要求 唇颊与口内手术野并非平面,口内缝合时非常强调创缘与皮瓣边缘之间要严密缝合,消灭死腔。口内缝线浸泡在唾液中,唇颊部常处于运动状态,因此口内缝线可采用较粗的缝线(4～7 号),对凹陷的创面与折转部位可加用褥式缝合。缝合的间距要小,边距要宽。

4.受区组织与移植组织的血供观察 术中有时会利用受区松软的瘢痕组织翻转口内作为衬里组织,因此对皮瓣边缘的肤色要密切观察,一旦发现肤色血供不佳,应将其变色部分切除。对带蒂或游离的组织瓣于修复前更应仔细观察。当供区皮瓣制备后,为了缩短皮瓣的缺血时间,一般血管蒂暂不切断,此时可观察皮瓣的血供变化。血管蒂断离,缺损修复后应再次进行观察,以便术中早期发现血管危象,及时排除。由上可见,受区组织与移植组织的血供观察于术中即应开始。

(三)术后处理

1.体位与饮食 局麻患者可视情况采用仰卧位或头偏向一侧,次日可改为半卧位。采用唇瓣交叉修复时,术后要用头颏绷带妥加固定,晚上睡眠时更需固定。全麻患者清醒前采用仰卧位,头偏向患侧,清醒后次日可视情况改为半卧位,以利引流和改善移植皮瓣的静脉回流。术后体位应妥善安置,一定要避免移植组织瓣的蒂部扭转或张力过大。

唇颊部术后的饮食非常重要。术后 3 日常规进食温流质饮食,忌饮食温度过高而影响移植皮瓣成活。3日后可改为半流质饮食。如唇部需制动或唇瓣交叉移植时,可用橡皮管插入口腔进食,特殊患者可放置胃管鼻饲。

2.防治感染 防治感染措施应贯穿于手术的全过程。术前、术中与术后均应常规应用抗生素。术前 1 日开始应用抗生素,使组织内保持一定的抗生素浓度。术中对创面可用庆大霉素溶液冲洗或行创腔内灌注,减少创面感染机会。术后静脉滴注抗生素。

3.伤口处理与更换敷料 唇颊部伤口术后涂一层抗生素油膏或加盖一层凡士林油纱布,可预防伤口被唾液污染,更换敷料时也不易粘附伤口缝线。然后再在其上加盖敷料,稍作加压固定,以利止血、消灭死腔和镇痛。手术范围水肿不严重者,次日可去除敷料让伤口暴露,以免唾液污染浸湿敷料而增加伤口感染机会。对游离组织瓣修复者,加盖敷料时注意不要压迫组织瓣蒂部,以免造成血供障碍。创面一般较大,应常规放置引流(负压引流或橡皮片引流)。伤口覆盖的敷料需在其上留置一观察窗口,以便随时观察皮瓣血供情况,敷料可于术后第 3 日更换。

4.加强口腔护理 术后因唇颊部限制活动,伤口疼痛,口腔自洁作用较差;且术后流质饮食,如牛奶等易粘附在口内缝线上,故容易遭致感染。采用舌瓣修复颊粘膜,因舌运动受限,唾液积聚外溢,污染敷料和伤口,故术后应加强口腔护理。采用生理盐水和 1.5% 过氧化氢溶液作口腔护理时,注意不要影响伤口。用吸引器清除口内分泌物时,注意不要损伤伤口。唇颊部缺损采用游离皮瓣修复时,术后可放置殆垫,对颊组织瓣固定、避免其下死腔形成、术后观察皮瓣血供、吸除唾液与分泌物及进行口腔护理等均十分有利。

5.移植组织瓣血供观察 对采用带蒂或吻合血管的游离组织瓣修复者,术后密切观察组织瓣的肤色变化十分重要。如发现肤色苍白,可能是原吻合动脉的血循受阻;如为肤色发暗,系因静脉回流不畅,对此均应寻找原因,及时处理,以免延误处理而造成移植组织瓣坏死。

6.伤口拆线与并发症处理 因颜面部血供丰富,唇颊部伤口拆线时间一般较躯干、四肢为早,约 4～5 日左右。早期拆线可减少产生瘢痕,但应根据伤口所处的解剖部位和张力大小酌情掌握。如张力不大,可早期拆线;如张力较大,可于 7～10 日分次拆除;位于口内的缝线可于 10 天左右拆除,以利于保证伤口愈合;如张力较大,皮瓣折叠成形,又处于活动部位时,缝线可不予拆除,让其自行脱落。

常见伤口并发症为皮肤线结处红肿或裂开。前者多见于唇颊部皮肤,口内粘膜极少发生。遇此情况应早期拆除缝线。后者多见于唇红处或口内粘膜,遇此情况应再行缝合,尤其是对口内唇颊或咽侧部的活动部位,应严密缝合,以免涎液内漏,造成组织瓣延迟失败。

第四节　唇颊部畸形与缺损的修复

一、上唇缺损畸形

唇的外形和功能在面部美学上占有很重要的地位。由于它与面部表情肌紧密相连,具有重要的生理功能和独特的表情功能,唇的外形色泽是人面部情感集中和冲动的焦点,仅次于眼,因而被称为"情意之门"。一旦唇部组织缺损畸形,不但会破坏面容,而且会造成生理功能障碍,给患者精神和心理上带来创伤,生活上带来不便。

唇组织解剖构筑上的特点是外被皮肤,内衬粘膜,中有口轮匝肌环绕其间。修复时供区组织的选择和修复,应从唇部外形和功能上的要求出发,修复后要达到外形丰满,肤色协调,又不妨碍正常的张闭口运动功能;只有采用局部唇组织瓣修复才能获得唇部外形和功能上满意的结果。因此,对唇组织缺损的修复,虽然文献上曾介绍过许多方法,但应用邻近和对侧唇瓣组织转移修复法,仍是目前较为理想的方法。

唇缺损的修复方法应依据缺损的不同类型进行修复。对唇部小型缺损的修复,可利用唇部本身组织直接拉拢缝合,但需应用 Z 成形术原则,使缝合后的切口由直线变成曲线。对矫正双侧唇裂术后上唇过紧,唇组织缺损不超过 1cm 者,可用复合唇组织瓣游离移植,术后 6 个月移植组织块的知觉与肌肉功能可逐渐恢复,但因移植组织块大小受到严格限制,一般不应超过 1.5cm,且操作不当可导致组织坏死,故该法未能得到推广应用。

对唇中型缺损修复较有代表性的是经 Estlander(1877)和 Abbe(1898)加以改良的对侧唇瓣交叉修复法,但首先采用此法的为 Sebatilini(1837)。此后又有不少学者提出许多改良方法,其中包括方形组织瓣修复法(Иванов,1947;Федорова,1957)、上唇人中旁三角形唇瓣修复法(Kazanjian,1954)、双侧人中旁矩形组织瓣修复法(孙弘,1964;Giedroje Turaha,1980;Yoshida,1993)等,从而使唇瓣交叉修复法更臻完善。

对唇大型缺损的修复,较有代表性且效果较好者,为 Bernard(1953)和 Gillies(1957)提出的唇颊组织瓣滑移修复法。对全唇合并唇颊或唇颏组织缺损者,20 世纪 70 年代以前曾采用传统的管形皮瓣修复法和岛状瓣修复法,以及改良的方法进行修复。随着显微外科技术的引进和应用,在形态修复和功能重建上均发生了巨大变化。目前可采用吻合血管的远位游离皮瓣完成一期修复,明显地缩短了疗程,减少了面部瘢痕,提高了修复后效果,给唇缺损的修复又增加了新的内容。如用前臂桡侧或尺侧游离皮瓣修复上、下唇大型缺损已有不少报告(孙弘,1986;李慧增,1989;Mandrekas,1994);用复合前臂桡侧掌长肌游离皮瓣修复全下唇缺损,包括颊部和口角(Furruta,1994),以及用前臂侧骨肌皮双叶瓣和改良的 Webster 法修复下唇、颏部和前下颌骨缺损(Winzweig 等,1994)等,都是极好的例证。

(一)诊断与处理原则

上唇缺损或瘢痕挛缩畸形的诊断并不困难,多见于外伤或肿瘤术后。如为坏疽性口炎后遗症,除有组织缺损外可有广泛的瘢痕粘连,唇龈沟过浅,甚至完全消失;伴有鼻组织缺损者可造成唇部紧缩和鼻翼畸形;严重的烧伤性瘢痕挛缩可造成上唇紧缩或外翻畸形。

上唇缺损的修复,其处理原则为:

1.上唇缺损与紧缩的处理,应首选邻近或对侧组织,只有缺损范围较大者才考虑应用远位组织。

2.合并有鼻缺损与上颌骨小范围缺损时,可在唇组织修复前先行托牙赝复治疗,修复上颌骨缺损,然后再修复唇和鼻组织缺损,这是一条重要原则。这样除可恢复骨质缺损畸形和咀嚼功能外,对唇部软组织修复时正确估计其缺失量和支撑唇组织亦很有帮助。

3.修复时应尽量珍惜和利用残存的唇组织,不可任意切除或摒弃,尤其是唇红组织。

(二)修复方法

1.上唇组织瓣推进(滑行)修复法　本法适用于唇红及唇组织缺损在 1～1.5cm 以内或仅占全唇 1/4 以

下者。

方法:利用唇部组织柔软和富于弹性等特点,将唇部缺损部位的边缘切成"V"形创口,然后分层直接缝合。本法修复的注意要点:"V"形的两边创缘应相等,如两边不等长,可将短的一边切成弧形,务使两边等长,这样缝合后唇部比较丰满。缝合时应注意唇缘两边厚度应相等,唇红粘膜与皮肤连合处应对齐。

2.下唇组织瓣交叉移植修复法 本法适用于上唇组织缺损较大,达全层1/3～1/2时。唇组织瓣交叉转移手术(即 Estlander-Abbe 手术)是修复上、下唇组织缺损传统的一种方法,也是迄今为止公认的一种理想方法。因借助上唇或下唇的正常组织来修复对侧组织缺损,组织解剖结构一致,上、下唇组织的比例关系协调,术后功能及外形效果均较满意。

方法:根据上唇缺损的部位和范围,可设计成下唇单个交叉组织瓣、两个交叉组织瓣或方形组织瓣转移修复等不同术式。

(1)下唇单个交叉组织瓣修复 手术时先测量上唇组织的高度和宽度,自下唇设计一个以唇红为蒂的三角形唇瓣组织,其高度等于缺损的高度,底部的宽度则为缺损宽度的一半,这样术后上、下唇的长度可以相等。将此唇瓣的蒂部位于下唇的内侧,其旋转后应位于缺损的中央,这样可以减少唇瓣蒂部转移时产生的扭转力和张力。手术分两期进行,第一期于术后2～3周切断蒂部,并行唇缘小的修整(图22-7)。

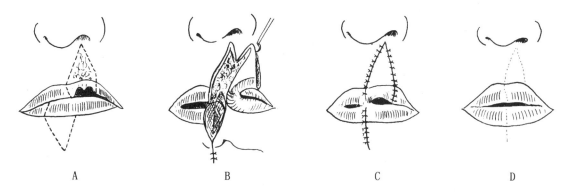

图 22-7 Estlander-Abbe 手术下唇单个交叉组织瓣修复法之一
A.上唇瘢痕切除及下唇交叉瓣切口 B.下唇瓣区转移至上唇缺损处 C.唇交叉瓣已缝合 D.断蒂,唇红加以缝合

对上唇正中较大的缺损,且缺损部位、形状和大小不宜制作成等腰三角形时,在设计下唇唇瓣时,需要结合上唇组织缺损的具体情况而定。如为上唇正中组织缺损,可在下唇正中设计一个符合缺损特殊形状的唇瓣(图22-8)。如缺损超过唇长的1/2时,可采用双侧上唇的组织瓣向中央滑行移动,和下唇单个交叉组织瓣联合应用(图22-9)。

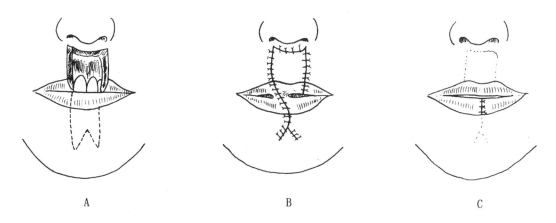

图 22-8 Estlander-Abbe 手术下唇单个交叉瓣修复法之二
A.上唇叉形缺损 B.下唇叉形皮瓣转移缝合后 C.唇部断蒂后

(2)下唇两个交叉组织瓣修复 如上唇人中两侧存在矩形组织缺损,为了保证唇修复后人中能在正常位置,可于下唇正中部位设计两个矩形的唇组织瓣进行修复(图22-10)。

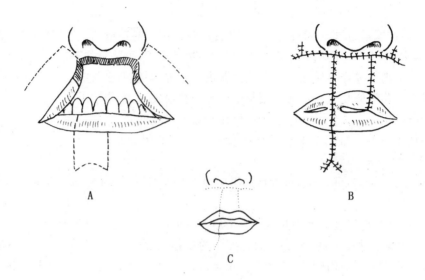

图 22-9　下唇单个交叉瓣与鼻唇沟皮瓣修复法
A.双侧鼻唇沟皮瓣　B.下唇叉形瓣与鼻唇沟皮瓣修复法　C断蒂,唇部加以缝合

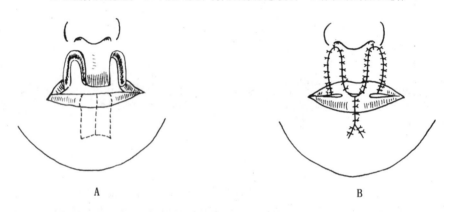

图 22-10　下唇两个交叉瓣修复法
A.上唇组织缺损情况及下唇两个矩形瓣的设计　B.下唇两个矩形瓣转移至上唇,伤口缝合后

（3）方形唇部组织瓣修复（Иванов 法）　此法是 Иванов 首先提出的一种改良方法,Федорова 又加以改进,主要用于唇部一侧缺损的修复。按照唇组织瓣交叉转移的原则,用下唇正常的唇组织瓣修复上唇缺损（图22-11）;亦可用上唇组织瓣修复下唇,但易影响或破坏人中。此法对下唇癌手术,癌灶呈方形切除较楔形切除更加合理。

唇交叉组织瓣转移修复注意要点:

1)唇瓣设计应视缺损部位和对侧唇组织的情况而定。对侧唇组织多属正常,其唇瓣蒂部(即唇红横径的宽度)可等于缺损底部的1/2。如果唇组织周围有瘢痕或组织弹性较差时,唇瓣蒂部的宽度应加大。

2)唇瓣蒂部的血管应加以保护,防止损伤。

3)唇瓣的形状根据受区缺损的需要而定,可设计成三角形、矩形或与缺损相似的形状。因唇瓣含有血管,血供丰富,故唇瓣的长宽比例和形状一般可以不受限制。

4)当缺损接近口角,或唇瓣设计在口角附近时,对正常的口角组织应妥善保护,这样术后能获得满意的口角外形。如缺损位于口角部位,第一期手术后,蒂部常成为钝圆形或圆形的口角外形,口裂也变小,可在二期手术中行口角开大成形术。

5)唇瓣断蒂一般可在术后2周进行。唇瓣组织有瘢痕时,可于术后3周断蒂,但断蒂前数天应作蒂部的钳夹血运训练。断蒂部位应先照顾被修复的部位有充分的组织,否则会嫌上唇唇红过少,影响修复效果。

3.扇形皮瓣修复法　扇形皮瓣适用于上唇缺损占全唇的1/2以上,或缺损区接近口角区,而对侧组织和颊组织又均属正常者。

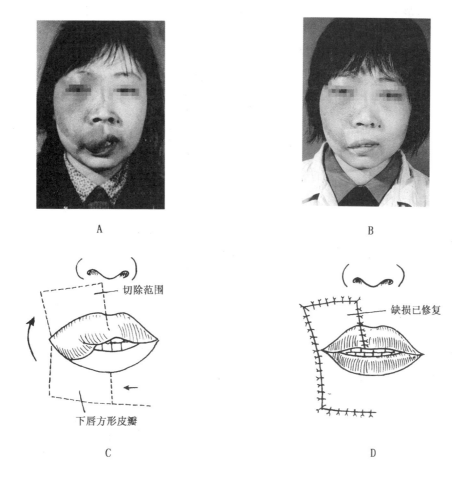

图 22-11　上唇一侧血管瘤切除,用下唇方形组织瓣修复

A. 术前　B. 术后　C、D. 手术修复示意图

方法:以上唇正中部位缺损为例。设计皮瓣可在两侧下唇外下方定点,然后根据上唇的高度,在双侧鼻唇沟设计鼻唇沟组织瓣。鼻唇沟组织瓣的最高点一般位于鼻翼部,此点与下唇的外下方定点之间要设计一连线成弧形,这样更便于组织瓣向上唇中部旋转滑行。最后在两侧口角平面稍上方各作一向下的附加切口,附加切口与弧形切口构成的角度可大于45°,并于下唇外下方定点处,与口角平面的附加切口平行,向上各另作一附加切口形成"Z"形。当此扇形组织瓣转移修复后,位于唇下方的"Z"形瓣正好相当于口角的平面(图 22-12)。如上唇正中缺损伴有鼻小柱缺损时,可根据缺损情况,在设计鼻唇沟组织瓣时,稍向上方适当延伸,以备同时修复鼻小柱之用。

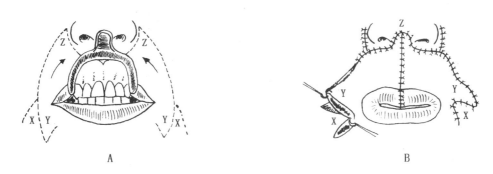

图 22-12　扇形皮瓣修复法

A. 上唇正中及鼻小柱缺损　B. 上唇及鼻小柱缺损,用扇形组织瓣修复后

扇形皮瓣修复法注意要点:

(1)皮瓣设计时要注意上方需与鼻翼部相平,下方恰位于下唇外下方。其间两侧所形成的弧线必须位于

鼻唇沟处。如此，术后形成的瘢痕恰位于鼻唇沟处，瘢痕不明显。

（2）此法术中口裂变小可暂不处理，待以后再行口角开大术。

4.鼻唇沟皮瓣修复法　鼻唇沟接近唇部，皮瓣转移后鼻唇沟创面可以直接拉拢缝合，术后遗留的瘢痕不太显露。它是上唇组织缺损修复时比较理想的组织供区，也是唇部组织缺损最简便的一种修复方法。对上唇近口角处全层缺损可以采用同侧口角下鼻唇沟皮瓣修复，效果亦较满意。

本法适用于上唇部分或有1/2以上组织缺损的修复。采用鼻唇沟皮瓣修复时，可根据唇部组织的缺损情况，作以下手术设计：①一侧皮肤及皮下肌层缺损，可设计一侧鼻唇沟皮瓣；②上唇正中大块组织缺损，可设计两侧鼻唇沟皮瓣；③上唇近口角处部分全层缺损，可设计口角下方鼻唇沟皮瓣。

方法：将位于上唇和口角处的瘢痕切除，根据缺损面积，在下唇口角下方鼻唇沟处设计皮瓣，将此皮瓣转位180°修复上唇和口角缺损。皮瓣切取时，口角下唇唇红处应不切开，保留其下的唇部血管（图22-13）。

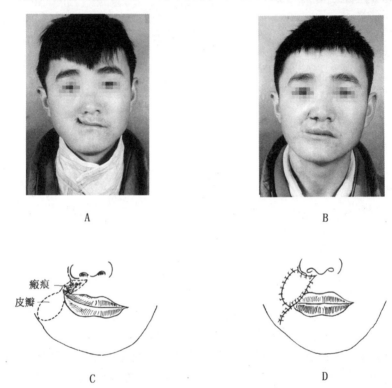

图 22-13　口角下鼻唇沟皮瓣修复法
A.术前：牙疳后遗症造成右上唇瘢痕与缺损畸形　B.术后：口角下方鼻唇沟皮瓣转移修复后
C.术前瘢痕切除与皮瓣设计　D.术后口角下方鼻唇沟皮瓣修复完成（皮瓣内含唇部血管）

5.颞蒂前额隧道皮瓣修复法　颞蒂前额隧道皮瓣是以颞浅动脉为蒂，在岛状瓣与皮肤组织蒂的基础上加以改进而成，即将额瓣的蒂部皮肤翻开，使皮下组织血管蒂裸露，形成一个带皮下组织血管蒂的额部岛状瓣。此瓣与通常采用的额部皮瓣的最大不同点是，不需要二次断蒂，可一次完成修复。

本法适用于全上唇缺损的修复，对于唇、颊、口底、咽侧、腭、舌以及眼睑等部位，因外伤或肿瘤术后造成的皮肤或粘膜较大范围的缺损也可适用。但对额部过狭，发际过低者，因可供利用的皮肤面积较少，不宜采用。额部皮瓣供区植皮后，可遗留镶嵌性畸形，有碍面容，年轻患者不易接受，女性患者更难接受，故应尽量少用或不用。

方法：首先指测或经多普勒超声血流仪探测颞浅动脉主干的搏动走向及位置，再以颧弓上方1cm处为圆心，至上唇缺损一侧创缘为半径画弧，此弧的长度即为蒂长，一般蒂长约为12～14cm。然后根据上唇缺损的大小在前额设计皮瓣。额瓣形状有以下几种类型：①如上唇鼻唇沟组织仍可利用，可采用第一种术式，即在双侧鼻唇沟各设计一个三角形翻向口内作衬里组织，其上用长方形隧道额瓣一次修复。②如鼻唇沟组织无法利用，可在前额皮瓣下先行游离植皮（中厚皮片），创面向外，皮面向骨面，植入皮瓣下，待10日后再行上唇缺损修复,即为第二种术式。③第三种术式,即将前额皮瓣加宽,设计成长方形额瓣,采用并列折叠式修复。唇外皮肤和口内粘膜缺损修复一次完成。

现以全上唇缺损,采用第一种术式为例介绍手术方法。手术时先沿上唇鼻唇沟三角形皮瓣切口线切开,然后翻向口内交叉缝合作为口腔衬里组织。测量上唇缺损面积,设计额部皮瓣,切开蒂部皮肤,注意仅切开真皮层,分离与翻开皮肤,裸露皮下组织。然后沿颞浅动、静脉两侧,将保留的与皮瓣等宽的皮下组织切开,连同颞浅动、静脉及其周围组织,从颞浅筋膜上游离,作为营养蒂。沿额部皮瓣设计切口,由远端与两侧切开皮瓣并掀起,当达皮瓣近端时,沿近端皮瓣的设计线切开,与皮瓣蒂部一样仅切开真皮层,以免将其下的血管蒂及其分支切断,此时仅有蒂部相连的额瓣完全游离。最后在颧弓上颞部创口至右侧上唇创缘之间的皮下制备隧道,将皮瓣通过隧道导入上唇缺损进行修复。额部缺损区植皮,耳颞部皮肤缝合,手术全部完成(图 22-14)。

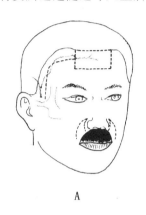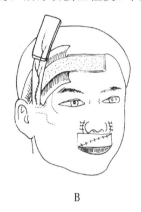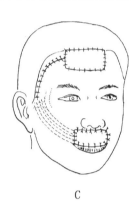

A B C

图 22-14　颞蒂前额隧道皮瓣修复法
A.前额皮瓣与蒂部切口设计　B.皮瓣切取,双侧鼻唇沟皮瓣翻向口
内作为衬里组织　C.皮瓣通过皮下隧道修复上唇缺损,前额植皮

本法修复注意要点:

(1)确定颞浅动脉的走向、皮瓣蒂的宽度与长度非常重要。动脉走向可用手指或多普勒超声血流仪探测。皮瓣蒂的远端应与皮瓣等宽,耳颞部因动脉管腔较粗,蒂可稍窄。皮瓣蒂长度一般要求较实际测量的长度略长,以免皮瓣移植后张力过大,影响血供。如额瓣超过中线,为了保证皮瓣成活,血管蒂应包含耳后动脉在内。

(2)用于修复唇及面颊部皮肤缺损者,隧道以位于颧弓上方和面颊部皮下为妥,这种设计手术操作方便,术后外形亦不臃肿。皮下隧道制备要适中,过宽则皮下易发生血肿;过窄则皮瓣蒂部不易通过,如勉强通过,蒂部易受压,血供易受阻,甚至导致皮瓣设计失败。

(3)手术操作应轻柔。皮瓣切取慎勿损伤蒂部的血管及其分支,皮瓣通过隧道勿使其扭转或挤压,术终包扎不要压迫蒂部。

(4)额瓣修复早期,皮瓣的颜色可稍暗,以后可转为黑紫色。一般 5~7 日后表皮脱落,其下皮瓣颜色红润。上述皮瓣的肤色变化属于额瓣移植的特有现象,不要误认为是皮瓣的血供受阻或皮瓣坏死。

6.带神经的口角提肌肌皮瓣修复法　带神经的口角提肌肌皮瓣是一种复合皮瓣,由 Tobin(1983)首先介绍,主要是利用口角提肌。肌皮瓣内包含有眶下神经感觉支和面神经颊支的运动支,以修复上唇部缺损。转位后的口角提肌变成口腔括约肌,因肌皮瓣内含有感觉和运动神经,上唇修复后功能满意。

本法适用于上唇大型缺损的修复。如为全上唇缺损,需要双侧口角提肌肌皮瓣与下唇正中 Abbe 瓣合用。本法不能用于修复下唇缺损。

方法:以修复全上唇缺损为例。在双侧鼻唇沟部位设计带神经的口角提肌肌皮瓣,蒂位于口角处,与口裂两侧相平。肌皮瓣的宽度依上唇缺损的高度而定。肌皮瓣内包含眶下神经感觉支和面神经颊支。将连于上颌的口角提肌,连同外面皮肤的内侧粘膜,以及进入皮瓣内的神经,一次转移修复全上唇缺损。皮瓣转移后的肌肉成为上唇的口腔括约肌。唇红可用粘膜推进法修复。为使上唇不至于过紧,可在下唇设计 Abbe 瓣插入两侧口角提肌肌皮瓣中间,伤口依层缝合。2 周后断蒂,全上唇缺损修复完成(图 22-15)。

本法修复注意要点:手术操作过程中,对进入皮瓣内的感觉和运动神经纤维要注意保留。

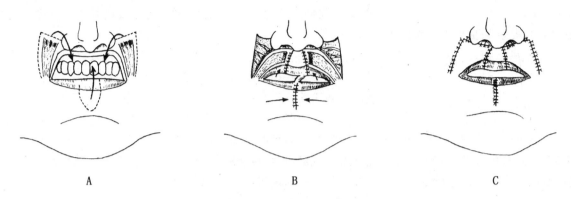

图 22-15　带神经的口角提肌肌皮瓣修复全上唇缺损

A.皮瓣设计(内有肌肉和神经)　B.带神经的口角提肌肌皮瓣修复全上唇缺损　C.修复后,唇红用粘膜推进皮瓣修复

　　7.前臂桡侧皮瓣修复法　前臂皮瓣包括桡侧和尺侧皮瓣,是分别以桡动脉、静脉或尺动脉、静脉为血管蒂的皮瓣。其对唇面部和口内各部位缺损的修复是一个理想的供区,理由是:其解剖位置恒定,手术切取容易;皮瓣厚薄适中,容易折转成形;血管管径较粗,易于进行吻合;供区肢体不遗留后遗症;血管蒂较长,可以通过面颊皮下隧道与额颈部的正常血管进行吻合,因此迄今在国内外仍广泛应用于临床。

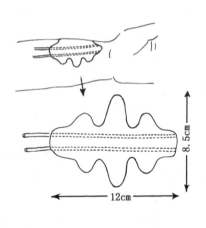

图 22-16　前臂桡侧三叶瓣设计

　　方法:以采用前臂桡侧皮瓣,修复全上唇缺损为例。根据唇部组织实际缺失量和形状,以桡动脉和头静脉的长轴为轴心设计皮瓣。如单纯修复全上唇缺损,可设计长方形皮瓣;如上唇伴有鼻底缺损,可在长方形皮瓣相当于鼻底部位,设计一个舌状小皮瓣修复鼻底;如全上唇伴有双侧鼻翼、鼻小柱部分缺损,可设计成适合于上述缺损部位的三叶状皮瓣折叠修复(图 22-16)。

　　手术分组进行。供区组:按前臂桡侧皮瓣切取法进行。受区组:在唇部缺损区,切除瘢痕组织,制备皮瓣移植床,选择好受区吻合的血管,并进行解剖和显露。如唇部部分瘢痕可供利用,可在唇两侧缺损区颊部皮肤形成皮瓣,翻向口内作衬里,其上用前臂桡侧皮瓣覆盖,全上唇缺损修复完成(图 22-17)。

　　典型病例:王某,男,20 岁。患者 2 岁时患坏疽性口炎,致上唇部缺损,伴有鼻翼、鼻小柱与牙槽部缺损畸形。曾在外院行修复术失败,故上唇缺损边缘瘢痕较厚。术前先行缺牙修复。于 1982 年 2 月 9 日在全麻下采用前臂桡侧皮瓣行上唇缺损修复术。术中先将缺损区两侧颊部皮肤形成皮瓣,并翻向口内作衬里,近口角处的正常唇红组织予以保留。上唇缺损创面(约 9cm×2.5cm)游离移植,一次完成修复。术后皮瓣全都成活,唇外形得到恢复(参见图 22-17),鼻缺损待以后修复。

　　本法修复注意要点:

　　(1)前臂桡侧皮瓣的大小可设计成 12cm×8.5cm。血管蒂的长度可根据血管吻合的部位而定,动脉蒂约长 7~8cm,静脉蒂约长 10~12cm。一般多与面动脉、静脉吻合,如与甲状腺上动脉和颈外静脉吻合,应适当增加血管蒂的长度。

　　(2)如遇桡动脉与头静脉相距较远,皮瓣移植后静脉回流较差,可在皮瓣血管断蒂前,先将皮瓣远端的桡动脉伴行静脉与头静脉的相应分支作对端或端侧吻合,建立静脉回流系统,可确保静脉回流通畅。

　　(3)对皮瓣移植后血管通畅的观察,笔者常规采用皮瓣远端结扎线松开检查法,即动脉接通后,将皮瓣远端的桡动脉结扎线松开,如动脉出血呈喷射状,证明血流通畅良好,再将动脉结扎;否则应查明原因。此法经临床应用,对预防动脉血栓形成和保证血供通畅非常有效。

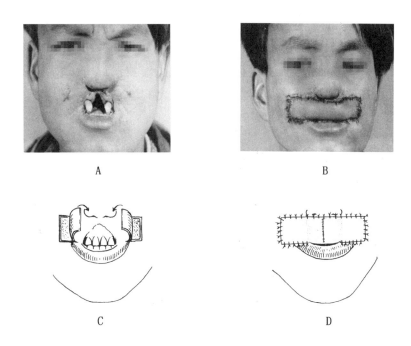

图 22-17　前臂桡侧皮瓣修复上唇缺损

A.上唇缺损　B.前臂桡侧皮瓣修复上唇缺损　C.缺损区两侧颊部
翻转皮瓣设计　D.翻转皮瓣作口内衬里组织,前臂皮瓣修复皮肤

二、下唇缺损畸形

(一)诊断与处理原则

下唇缺损畸形的原因和处理原则,除与上唇缺损相同外,尚应注意处理好以下问题。

1.如选用上唇部组织修复下唇缺损时,要尽量避免破坏上唇人中和上唇结节,因上述解剖外形破坏后修复较为困难。

2.合并有颏部软组织及下颌骨缺损时,如仅为牙槽部缺损,其处理原则为先安装托牙,后修复软组织。如合并下颌骨骨组织缺损,在修复次序上,应先修复软组织,然后修复骨组织,最后安装托牙,这是一条重要原则。

3.下唇大型组织缺损,多数可采用邻近组织或对侧唇组织修复。如局部唇颊部组织无法利用,需采用远位组织瓣修复时,组织瓣可有自然下坠倾向,一定要采取防止下垂的措施。较为理想的远位组织瓣是足背皮瓣和前臂皮瓣(尺侧肌皮瓣),因均可包含肌肉在内,故对预防下唇下垂非常有利。对下唇缺损伴有颏部软组织或骨组织大块缺损的病例,在修复上较为困难,胸肩峰皮瓣、胸大肌(骨)皮瓣可供选用,因胸大肌(骨)皮瓣修复后外形肥厚臃肿,不如胸肩峰皮瓣为优。另有传统的管形皮瓣,虽然与游离组织瓣相比,手术次数多,需时较长,但若医生经验丰富、操作得当,仍不失为一种较好的方法。

(二)修复方法

1.下唇组织瓣推进(滑行)修复法　本法适用于下唇缺损的宽度在 1.0～2.0cm 之间者。

方法:可以采用两种术式。

(1)直接缝合　如唇红和下唇皮肤均有缺损,则可采用此法。手术时先切除缺损缘瘢痕组织,沿缺损底线两侧延长切开,将两块唇组织瓣滑行在中线缝合。

(2)直接缝合加 Z 成形术　此法多适用于唇红缺损时,可将唇缺损缘切成"V"字形(图 22-18),去净瘢痕组织,在两侧唇颊沟底作松弛切口,最后将两侧唇部组织滑行拉拢缝合,术后下唇皮肤缝合成曲线。

2.上唇组织瓣交叉转移修复法　采用上唇组织瓣修复下唇组织缺损,其部位可以选择正中的人中旁组织或上唇外侧组织瓣。因为切取上唇正中组织会破坏人中,故以采用上唇人中旁组织瓣转移修复效果最好。

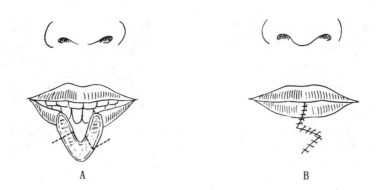

图 22-18　直接缝合加 Z 成形术

Kazanjian 和 Roopenian 提出用人中两个带蒂的三角形唇瓣,转移 180°修复下唇正中缺损。笔者针对下唇正中相当于一侧以上或大部缺损的病例,设计双侧人中矩形唇瓣修复,可满足下唇较大范围缺损修复的要求。

本法适用于下唇正中组织缺损达 1/2 以上,或大部缺损的修复。

方法:根据下唇组织缺损的部位和范围,手术方法可分为两种。

(1)人中旁三角形唇瓣　根据下唇缺损的部位和大小,在人中旁各设计一三角形唇瓣,唇瓣外侧唇红不切断,有唇动脉相连,然后将两个带蒂唇瓣向下转移 180°修复下唇正中缺损,2 周后断蒂。此法的优点是保持人中和唇结节在正常的解剖位置上,修复后两侧口角对称(图 22-19)。

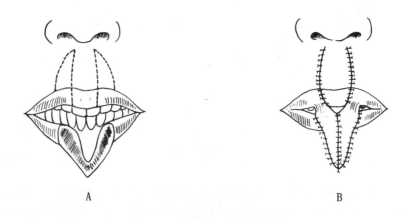

图 22-19　人中旁三角形唇瓣修复

A.上唇人中旁皮瓣设计　B.皮瓣转移至下唇

(2)人中旁矩形唇瓣　术式设计原则与手术步骤与第一种术式基本相同。不同者在于本方法可根据下唇缺损的高度和宽度,在上唇人中旁设计同样大小的唇瓣。为使唇瓣转移至下唇后,人中旁一侧创面便于缝合,可在矩形唇瓣上缘(相当于鼻底线)各向外侧作一延伸切口,使上唇两侧组织滑向中央拉拢缝合(图 22-20)。本法优点是:①双侧人中旁组织不仅在宽度和高度上完全够用,且修复后仍可保持上、下唇适度的比例关系;②因唇瓣蒂内含有唇动脉,血供良好,可保证唇瓣成活;③人中仍在正中位置,上唇结节得到完整保存,术后仍显示正常唇弓的外形;④术后上唇瘢痕不明显,恰在两侧的人中嵴上和鼻底线上;⑤两侧口角和颊部对称,唇瓣断蒂时,如需行口角开大可同期进行;⑥术后唇部运动和生理功能恢复良好,张、闭口不受限制。

典型病例:谭某,男,30 岁。下唇疣状癌,下唇中 2/3 粘膜干燥皱裂,唇组织缺损 1.0cm×3.5cm,颏下淋巴结未触及。1979 年 1 月 17 日在局麻下行下唇癌块状切除术。采用双侧人中旁矩形瓣修复,唇瓣蒂宽为 1.7cm,术后 2 周断蒂(参见图 22-20)。经 5 年随访,颏下及颌下淋巴结未见转移,唇部功能及外形均较满意。

3.扇形皮瓣修复法　本法适用于下唇中央的中型缺损。

方法:皮瓣宽度的切口设计应等于再造唇所需的宽度。切口先自两侧上唇外侧的适当部位唇红缘开始,继而斜向颊侧,然后绕过口角,再与下唇的缺损缘相连。手术时应穿透唇部切开全层,以两侧上唇唇红缘为唇瓣蒂部,并在两侧颊部作一横向附加切口。最后将两侧上唇外侧的扇形唇瓣各旋转 60°左右,在下唇正中相互缝合。唇瓣蒂部形成新的口角,唇瓣的夹角插入两侧颊部横向的附加切口内,此时手术全部完成(图 22-

21)。手术后口裂较小,可在以后作口角开大术。

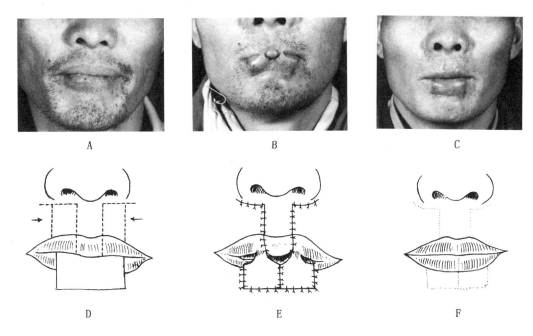

图 22-20　双侧人中旁矩形唇瓣修复
A.术前:下唇疣状癌　B.术中:双侧人中旁矩形唇瓣转移至下唇,未断蒂　C.术后:下唇缺损修复
D.手术切口设计,图示下唇切除范围　E.修复后,未断蒂　F.修复完成

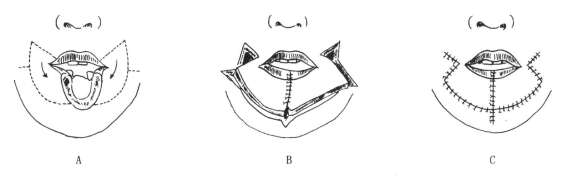

图 22-21　扇形皮瓣修复下唇缺损
A.皮瓣设计　B.皮瓣转移至下唇对位情况　C.皮瓣缝合后

本法修复注意要点:

(1)皮瓣宽度等于下唇缺损所需的宽度。以两侧上唇近唇红缘处为唇瓣的蒂部,切开时要注意保护其下的唇动脉免遭损伤,以免影响扇形皮瓣蒂部的血供。

(2)在皮瓣两侧颊部作横向的附加切口,切口应与口裂的水平线平行,如此皮瓣旋转缝合后,两瓣口角可处于同一平面。

4.带神经的口角降肌肌皮瓣修复法　带神经的口角降肌肌皮瓣是包含肌肉、神经、皮肤和粘膜的复合瓣,即利用带有神经的口角降肌(三角肌)复合肌皮瓣转移修复下唇部分或全部缺损,由 Tobin(1983)首先提出。本法适用于下唇部分或全部缺损的修复。如为全下唇缺损者,需用双侧肌皮瓣。本法不能用于修复上唇缺损。

方法:以修复全下唇缺损为例。在双侧设计口角降肌肌皮瓣,肌皮瓣的蒂部位于口角,与口裂相平。肌皮瓣的宽度依下唇缺损的高度而定。肌皮瓣包括口角降肌、颏神经、面神经下颌缘支、外周皮肤和口内粘膜,两侧肌皮瓣一次转移至下唇缺损区,在中线对位缝合,口角降肌作为下唇的口腔括约肌,唇红用粘膜推进法修复,创面依层缝合,全下唇缺损修复完成(图 22-22)。

5.双侧颊组织瓣推进修复法　对全下唇缺损病例,在取材和修复方法上均较困难。一般对大型下唇缺损

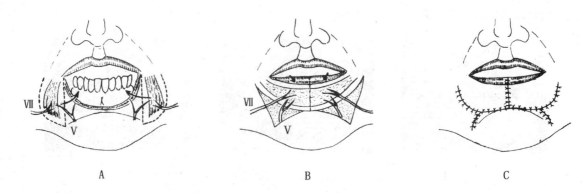

图 22-22　带神经的口角降肌肌皮瓣修复全下唇缺损

A.皮瓣设计(内有肌肉和神经)　B.带神经的口角降肌肌皮瓣转移修复下唇缺损　C.修复后,唇红用粘膜推进皮瓣修复

或合并颏部不同程度缺损时,可以采用改进的双侧颊部组织瓣推进(滑行)的方法进行修复(图 22-23)。如近两侧口角处尚有部分下唇唇红组织,在切除口角外侧一块三角形组织时,应将内侧粘膜瓣予以保留,用此粘膜瓣修复近口角处唇红(图 22-24)。以上方法对下唇癌术后造成的全下唇缺损修复尤为适用,因为均可同时作双侧舌骨上淋巴结清除术。

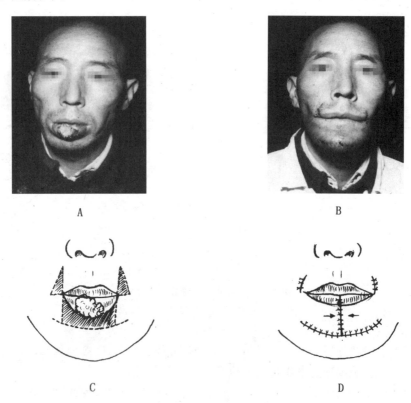

图 22-23　双侧颊部组织瓣推进皮瓣立即整复下唇大型缺损

A.术前:下唇癌外观　B.肿瘤切除后,皮瓣立即修复下唇大型缺损　C.手术切口设计　D.修复外观

　　本法适用于下唇大型缺损或全下唇缺损,伴有颏部软组织不同程度缺损的病例。

　　方法:沿两侧颌下缘作皮肤切口,切口长度可根据组织缺损的需要量而定。口内粘膜由前庭沟切口,分离两侧颊组织瓣直至咬肌部,然后将两侧大型颊瓣向中线滑行推移,对位拉拢缝合。再在两侧上唇的口角鼻唇沟处各设计一个底与口裂平行、尖端向上的颊部三角形皮瓣,将三角形的两侧作全层切开,底边只切透肌层。三角形的皮肤与肌肉组织予以切除,其下的粘膜保留,沿外侧创缘作粘膜下潜行分离,拉拢缝合消灭鼻唇沟切口。将保留的蒂位于口角的三角形粘膜瓣组织内,向外翻转与下唇的皮肤创缘缝合形成唇红。

　　本法修复下唇全层缺损的优点在于:①颊组织解剖类似口唇。因新形成的下唇只有皮肤、肌肉、粘膜 3 层组织,故无明显皱缩和下坠,所含的颊肌纤维方向也与下唇口轮匝肌的肌纤维方向基本一致。②修复后下唇

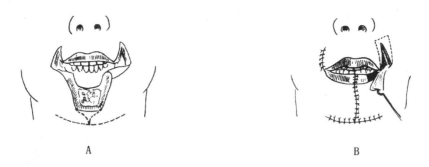

图 22-24　用保留 Bürow 三角内侧粘膜瓣修复口角唇红

A.三角形皮肤切除区　B.中央缺损拉拢缝合,三角形内侧粘膜瓣修复唇红

两侧对称,肤色协调,效果甚为满意。③上唇能完整地保存,且修复可与其他手术同时进行。如对唇癌可同时或分期行舌骨上淋巴清扫术。本法的不足之处在于:①下唇常显内收,上前牙容易咬着下唇。②口角还不够自然。

典型病例:吴某,男,42 岁。下唇鳞癌,角化型(病理证实),外观呈菜花状,溃疡面约 3.5cm×3.0cm。1974 年 10 月于全麻下行下唇缺损双侧颊组织瓣推进法立即修复,2 周后行舌骨上淋巴清扫术,术后开口方便,外形尚好(参见图 22-23)。随访 22 年,疗效满意。

6.双侧鼻唇沟与颊组织瓣修复法　　本法适用于下唇癌全层矩形切除后造成的全下唇缺损病例。

方法:根据下唇矩形缺损范围,在双侧鼻唇沟(包括部分颊组织)设计鼻唇沟瓣,瓣的上缘在鼻唇沟顶点,向外至颊部,蒂位于口角外侧,瓣的长宽比例恰恰相当于下唇缺损范围。当双侧鼻唇沟瓣全层切取后,各向下旋转 90°至下唇缺损部位。两侧组织瓣向中线拉拢缝合,内侧粘膜缝合,将鼻唇沟上缘内侧的粘膜翻转向外,借以修复唇红。为预防下唇正中直线收缩,可将鼻唇沟瓣末端作交叉缝合,双侧鼻唇沟创面稍作潜行分离,拉拢缝合,缝合后缝线恰在鼻唇沟的位置上(图 22-25)。如需行颈淋巴清扫术,可同时或于术后 2～3 周进行。

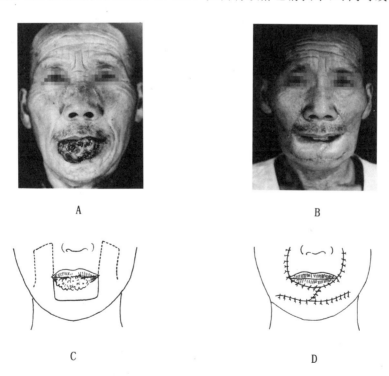

图 22-25　双侧鼻唇沟与颊组织瓣修复全下唇缺损

A.术前:下唇癌外观　B.术后:全下唇缺损采用本法修复后,鼻唇沟瓣交叉缝合　C.手术切口设计　D.修复后情况

典型病例:曹某,男,63 岁。下唇癌,溃疡型(病理证实为鳞癌 Ⅲ 级),病史 3 年,癌灶突出,表面溃疡,周围组织浸润,颏下淋巴结肿大如杏仁,并与深部粘连固定。术前行放射治疗,肿块明显缩小。1958 年 5 月在局麻

下行下唇癌矩形切除术(距肿瘤外 1.5cm,两侧口角垂直向下高度约 3.5cm,横过颏隆突),全下唇缺损用双侧鼻唇沟与颊组织瓣修复。3 周后行舌骨上淋巴清扫术,发现右侧一个颌下淋巴结有癌细胞转移。随访 4 年余,未见复发。

7.足背皮瓣修复法 足背皮瓣是以足背动脉和大隐静脉为血管蒂的皮瓣。皮瓣内可包含腓浅神经分支,移植后有感觉功能;皮下脂肪层较薄,修复后无臃肿感。足背皮瓣有与前臂桡侧皮瓣相同的优点,且皮瓣内可包含拇短伸肌,一起作复合组织瓣移植;利用肌腱分别悬吊于两侧口角的口轮匝肌上,对防止下唇修复组织下坠及外翻十分有利,作为全下唇缺损的修复是较理想的供区之一。

本法适用于修复全下唇缺损,伴有广泛颏部组织缺损,而又无法利用邻近唇颊组织修复的病例。

方法:以足背皮瓣修复外伤性全下唇缺损为例。手术分组进行。

供区组:术前必须确定足背动脉是否存在,胫后动脉有无损伤或阻塞。根据下唇缺损组织的缺失量,以足背动脉走向为轴心,结合组织蒂所需的长度设计皮瓣。作为下唇修复,足背动脉的供区已足够。方法可按足背皮瓣切取法进行(参见第六章"皮瓣移植")。

受区组:沿左颌下作横切口,长约 6cm,切开颈阔肌后,暴露面动脉与面前静脉,将血管分离出 2cm,以备作血管吻合之用。再沿下唇缺损缘下约 1cm 处作弧形切口,将此皮瓣翻向舌侧作为口内衬里组织。检查下唇缺损创面约为 6cm×8cm。用下唇创缘与颌下切口间的皮下组织制备隧道。最后将断离的足背皮瓣移植于下唇缺损的创面上,因下唇粘膜高度不足,尚缺 1cm,故可将皮瓣近唇红缘处折叠 1cm,翻向口内作口腔衬里。血管蒂由皮下隧道引至颌下区,足背动脉与面动脉、大隐静脉与面前静脉各自作端端吻合。检查血管通畅后,将皮瓣内的拇短伸肌肌腱及肌腹分别缝合固定于左右口角的口轮匝肌上,对再造下唇起悬吊作用。创口依层间断缝合,下唇修复完成。

典型病例:阎某,男,44 岁。唇部爆炸伤已 1 年余,上、下全唇组织缺损,伴有下颌颏部粉碎性骨折;唇缺损边缘与牙槽嵴粘连,多数牙缺失,进食困难,语言不清,唾液外溢。入院后先行上、下唇颊沟加深术(中厚皮片槽式植皮法),术后托牙赝复。1978 年 3 月 14 日在全麻下按上述方法修复下唇,皮瓣大小为 7cm×8cm,血管蒂长度为 5cm,术后皮瓣全部成活。于同年 5 月 17 日行第二次手术,以带颞浅动脉的隧道额瓣修复上唇缺损,修复后效果满意(图 22-26)。经 6 年随访,张口与闭口运动正常,进食和语言功能恢复良好。

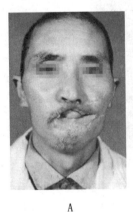 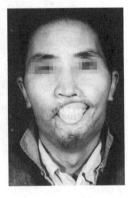 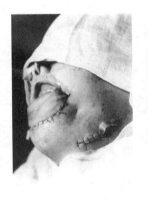 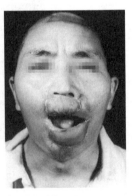

A   B   C   D

图 22-26 足背皮瓣修复全下唇缺损

A.外伤性上、下唇缺损 B.唇缺损,已行颊沟加深,托牙修复 C.足背游离皮瓣折叠,修复下唇(颌下伤口为血管吻合处) D.下唇修复完成(上唇用前额隧道皮瓣修复),开口度正常

本法修复注意要点:

(1)足背皮瓣切取时,如同时携带拇短伸肌,在分离过程中应注意随时将皮瓣的真皮下组织和深层组织分别予以缝合固定,以免撕脱影响血供。术中应特别强调要保护好趾伸肌腱周围腱膜的完整性,以利于皮片移植后成活及保证术后肌腱能够正常活动。

(2)足背皮瓣切取后,足部静脉回流较差,术后常可发生足部肿胀,故术后除抬高患肢外,皮片成活后还应常规用弹力绷带包扎肢体 3 个月左右。足部水肿一般多于术后 2～3 日自行消退。

（3）足背皮瓣血供丰富，组织致密，薄而柔软，可行折叠。本法在术中因下唇粘膜高度不足，将皮瓣近唇红缘处折叠翻向口内 1cm，皮瓣仍全部成活。

（4）下唇缺损修复后常出现下垂现象。本法因皮瓣内含有拇短伸肌，术中将其肌腱及肌腹分别悬吊于两侧口角的口轮匝肌上，可预防下唇下垂和外翻，经长期观察，疗效满意。

8.管形皮瓣修复法 管形皮瓣简称皮管，即在腹壁等供区皮肤上，按 1∶3 的长宽比例设计两个平行切口，深达皮下脂肪层，分离经创缘对位缝合后其下供区创面可拉拢缝合或植皮，因缝合后形成管状，故而得名。管形皮瓣作为整形外科传统的修复方法，迄今仍有一定的应用价值。其与吻合血管的游离皮瓣相比，虽然手术次数多，需时长，但从软组织的修复来看，仍具有一定优点，即：①不受肢体供区知名血管的限制，供区广泛；②可携带较多的皮肤与皮下脂肪组织；③皮管因无创面暴露，感染机会较少；④皮管血供充分，易修复成活；⑤不需特殊设备，手术非常安全。皮管对战伤性的广泛唇颊部软组织缺损，修复后效果令人十分满意。

本法适用于下唇、颏部，伴下颌骨广泛软组织和骨组织缺损的修复。

方法：以修复战伤性下唇、颏及下颌骨缺损为例。根据唇颊部，包括下颌骨组织的缺失量，选择皮管供区与管形皮瓣大小。为了修复口底组织和唇颊部皮肤缺损，可设计两个皮管，分别修复口底与口内粘膜和唇颊部皮肤。管形皮瓣的切取与制备按皮管切取法进行。因皮管转移需时较长，对腹部皮管均用左前臂腕部携带至受区两侧，以便右手进行生活自理。受区唇红部除瘢痕外均应保存，待皮管血供建立后，连于腕部的皮管断蒂，剖开皮管，一条作口内粘膜，一条作口外皮肤，修复软组织缺损。术后 1 年作下颌骨植骨（髂骨移植），后行口内颊沟形成，最后托牙赝复，恢复咀嚼功能（图 22-27）。

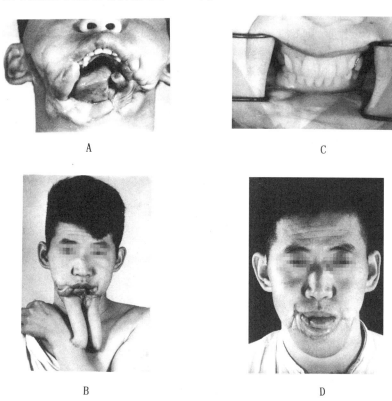

A   C

B   D

图 22-27　皮管修复下唇、颏、口底战伤性缺损

A.下唇、颏、口底大型缺损　B.双侧腹部皮管转移至颌下部　C.颌骨缺损，髂骨植骨后，安装托牙　D.缺损修复后

典型病例：周某，男，35 岁。下唇、颏部、口底因枪弹伤而广泛缺损，于 1955 年 7 月入院。检查：下唇、颏部、口底前区、两侧下颌骨体部软组织和骨组织缺失，下颌骨仅存两侧升支残端，缺骨长度约 22cm。舌及口底外露，唾液外溢，语言不清，进食困难（参见图 22-27A）。按上述手术程序修复，术后下唇、颏部外形与咀嚼功能均较满意（参见图 22-27D）。

本法修复注意要点：对唇、颏部、下颌骨广泛缺损的病例，在修复次序上的一条重要原则就是，应先修复软组织,然后再修复骨组织,最后装牙。因此,术前需考虑骨缺失量,根据植骨时组织床所需要的软组织量选择供区。如果不遵守这一原则,软组织量不够,将对以后的植骨和托牙赝复造成极大困难,有时不得不重新增加软组织量,使患者增加不必要的手术痛苦。

三、唇红缺损畸形

关于唇红缺损的修复,曾有许多的方法介绍。如 Von Esmarch 和 Kowalzy(1892)提出用单纯粘膜推进法重建唇红;Kurth(1958)用唇粘膜瓣法,即由深层组织潜行分离,使粘膜瓣向前推进进行修复;McGregor(1966)采用舌瓣修复唇红,并对失神经支配的舌瓣可能出现的损害和范围,以及舌瓣术后的变化等有关问题进行了讨论;Watson(1973)介绍了一种用神经支配的肌粘膜瓣,以修复上唇唇红缘缺损;Kolhe 和 Leonard(1988)介绍一种用口轮匝肌肌粘膜瓣重建唇红缺损,为使肌粘膜瓣向前推进,与 V-Y 成形术结合应用;以及 Lusting 等(1994)用双蒂肌粘膜瓣修复唇红切除后下唇缺损等。唇红缺损、唇结节重建,以及加高唇成形术也不断发展,最近有用双旋转瓣推进法重建上唇结节(Yoshimura 等,1991);采用粘膜肌肉瓣加高唇成形术(Botti 等,1995);用文身法在前臂桡侧皮瓣重建下唇后行唇红成形术(Furuta 等,1994);对口角电击伤后缺损,Donelan(1955)介绍用复合舌腹部粘膜肌肉瓣加以修复并获得满意效果。这些方法为唇红,包括唇结节、口角等缺损的修复增添了新的内容,从而使修复效果更加完善。

(一)诊断与处理原则

唇红组织缺损可根据唇红组织特有的颜色加以辨别,诊断并不困难。但当唇红组织外伤后产生瘢痕,单以颜色和外形无法确定时,则需要依靠病史和触诊检查。唇红组织的质地和结构,除口内粘膜外,其他部位的组织无法代替。在修复时,其处理原则为:

1.唇红部小范围缺损,主要采用邻近唇红组织、口内前庭粘膜修复。

2.唇红部较大范围缺损,可采用对侧唇红组织,或舌瓣组织修复。

3.唇红部大部缺失或无唇红,无法利用邻近、对侧和舌瓣修复者,可采用口轮匝肌肌粘膜瓣或带蒂颊粘膜组织瓣修复。

4.唇珠(上唇结节)不明显或缺损时,仍应以邻近唇红组织进行修复。

(二)修复方法

1.Z 成形修复法　本法适用于唇红部小范围缺损。

方法:唇红部小范围缺损,常在缺损部位有凹陷切迹形成。手术时可沿凹陷切迹处两侧,视情况作"V"形或"U"形切除,然后按 Z 成形术原则缝合修复(图 22-28)。术后唇红部不会因直线缝合而再发生凹陷切迹。

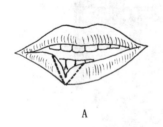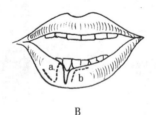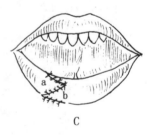

A   B   C

图 22-28　唇红小范围缺损用 Z 成形术修复
A.缺损边缘两侧先作一"V"形切除　B.设计两个粘膜瓣(按 Z 成形术原理)　C.缝合后

2.对侧唇红组织修复法　本法适用于上唇正中小范围缺损,唇结节不明显的病例。

方法:以上唇正中唇红缺失为例,按照唇瓣交叉转移术原则进行。根据上唇正中唇红及唇结节缺损的组织量,在下唇设计一个蒂在一侧的粘膜肌肉瓣,修复上唇唇红缺损,下唇创面直接缝合,7~10 天断蒂,此法修复后可获得唇红及唇结节处的满意效果(图 22-29)。本法在切取唇红组织瓣时应注意上、下唇厚度有一定的比例关系,以免修复后唇部的比例不协调。

3.舌瓣组织修复法　本法适用于近口角处唇红小范围缺损,缺损范围小于一侧 1/2 者。

方法:根据唇红的缺损范围,在同侧舌缘设计舌瓣。如修复上唇唇红,舌瓣蒂位于舌缘以上,下唇则舌瓣

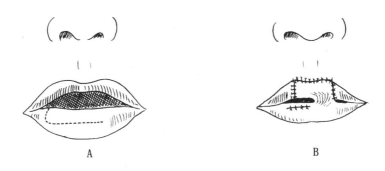

图 22-29   上唇正中唇红缺损用下唇带蒂粘膜瓣修复
A.下唇带蒂粘膜瓣设计   B.转移至上唇缝合后(尚未断蒂)

蒂位于舌缘以下。切取舌瓣时包括部分舌肌,肌层厚度可根据唇红组织的量而定,后将舌瓣缝于缺损面,10
天断蒂(图 22-30)。

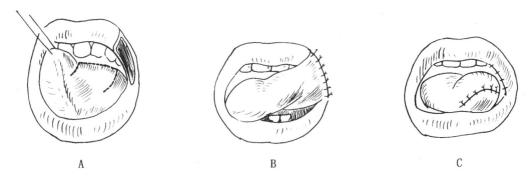

图 22-30   近口角唇红缺损用带蒂舌瓣转移修复
A.上唇近口角处唇红缺损,虚线为舌瓣切口   B.舌瓣修复口角唇红缺损,未断蒂   C.舌瓣断蒂,唇红修复完成

本法修复注意要点:

(1)舌是一个肌肉性器官,肌肉纤维纵横交错,具有语言、咀嚼、吞咽等重要功能,而且经常处于活动状
态,术后应限制舌部活动。文献中曾有报道用舌前部修复下唇唇红缺损,但较大范围缺损修复后,舌体外形可
发生改变,且术后舌体不易固定,不如利用舌侧缘组织为好。据观察,当张口时舌活动减少,术后可在口腔一
侧放置牙垫。放置牙垫可保护和避免上、下牙齿对舌瓣的损伤。

(2)舌瓣近蒂部为一暴露创面,口腔为一污染区域,舌瓣术后由于舌被固定,口腔自洁作用较差,术后应
注意口腔护理,以防感染。

4.口轮匝肌肌粘膜瓣修复法   本法适用于唇红因肿瘤术后或外伤等引起的较大范围的缺损。

方法:在切除唇红的创缘上,由皮肤肌肉交界处斜向内下,侧位矢状面切口应至唇内侧粘膜下,其间肌粘
膜瓣必须将下唇动脉包括在内,此点非常重要,因可保证转移后肌粘膜瓣的血供。然后切口向下折转,在肌层
和粘膜下腺体之间深达前庭沟,充分分离肌粘膜瓣,向唇红缘掀起。肌粘膜瓣创缘与唇部皮肤创缘对位缝合,
修复唇红缺损。为了延伸下唇高度,可在下唇系带处作 V-Y 手术,延长下唇。为使唇粘膜的"Y"形缝合更加
顺利,可在前庭龈唇沟处作一水平切口(图 22-31)。

本法修复注意要点:

(1)本法肌粘膜瓣虽有下唇动脉提供血供,并有神经支配,但对下唇唇红放射性损害采用此法时,因组织
较硬易脆,操作中应加以注意。

(2)肌粘膜瓣潜行分离时,必须在腺体与肌肉之间进行,以免损伤其间的血管和神经支配。

(3)V-Y 成形术的切口设计要正确,尤其是延伸切口不要损伤颏神经分支,如此方可保存唇红的感觉和
运动功能。

5.唇颊粘膜组织瓣修复法   本法适用于全下唇唇红缺损的修复。笔者曾遇 1 例因牙疳后遗症而致全下
唇缺损,皮瓣修复后无唇红组织,而邻近组织又无法利用的病例,采用双侧带蒂唇颊粘膜组织瓣一期修复,获

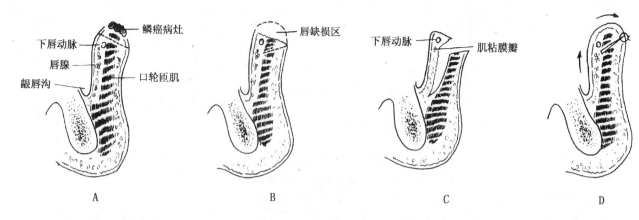

图 22-31　口轮匝肌肌粘膜瓣修复唇红大范围缺损

A.病变切除　B.口轮匝肌肌粘膜瓣切口设计　C.肌粘膜瓣切取分离　D.肌粘膜瓣向上滑移与唇部皮肤缝合，修复唇红缺损

得满意效果。

　　方法：以全下唇唇红缺损为例。设计唇颊粘膜组织瓣时，蒂位于双侧口角处粘膜，蒂的宽度要大于颊粘膜瓣宽度，长度可不受限制。唇颊粘膜瓣转移后蒂的旋转弧要大于 90°角，切取时蒂部保留的组织要较远端厚一些，以保证粘膜瓣血供。根据下唇唇红所需宽度，切除下唇皮肤制备受区。按上述原则切取粘膜瓣，并转移至下唇修复唇红缺损，唇颊肌粘膜供区创面拉拢缝合，口内不留创面，手术一期完成（图 22-32）。

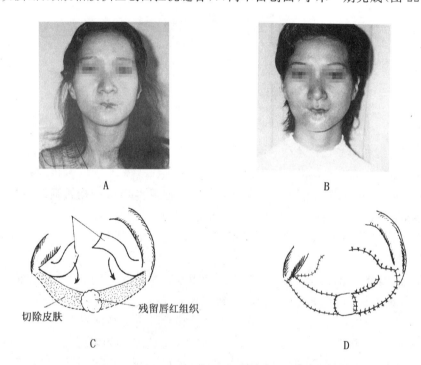

图 22-32　双侧带蒂唇颊粘膜瓣一期修复全下唇唇红缺损

A.下唇唇红缺损，正中残留唇红组织为舌粘膜，且伴有小口畸形　B.双侧带蒂唇颊粘膜瓣一期修复后外观
C.唇红区皮肤切除与双侧带蒂唇颊粘膜瓣设计　D.下唇唇红缺损修复后

　　典型病例：刘某，女，38 岁。下唇牙疳后遗症致全层组织缺损，下唇无唇红，口裂较小（参见图 22-32A）。1995 年 10 月入院，先行小口开大术，6 个月后在局麻下按上法采用双侧带蒂唇颊粘膜瓣一期修复下唇唇红，瓣蒂的宽度为 1.5cm，长度为 6cm。术后粘膜瓣全部成活。因右侧颊粘膜组织较少，致使右侧唇红宽度不够，可再行唇红加宽术修复（参见图 22-32B）。

　　本法修复注意要点：

　　（1）带蒂双侧唇颊粘膜组织瓣修复全下唇唇红缺损，因粘膜瓣较长，内无知名的血管，故蒂部要有一定宽度，移植于唇红部不应有张力。

（2）移植于唇部的粘膜瓣主要靠受区创面基底供血，故唇部受区创面不应有瘢痕，创面基底要松软。

（3）术后早期粘膜瓣颜色，先为暗红色，继而转为暗黑。对此不要认为是粘膜瓣坏死，也无需进行任何处理。7日拆线后，颜色仍较暗，待以其上粘膜表皮脱落，其下为鲜红粘膜颜色，色似唇红组织。

6.唇珠不明显或缺失修复法 唇珠又称上唇结节。因疾病或外伤所致的唇珠不丰满或缺失可使唇失去魅力和美感。最常见者为唇裂修复后继发畸形，致使上唇正中部凹陷形成"口哨畸形"，双侧唇裂更易发生。修复方法多以采用唇珠部位组织进行修复，如Z成形术、V-Y推进手术等，但唇珠重建的效果不够满意。较满意的方法有带蒂下唇唇瓣交叉修复和下唇带蒂交叉唇粘膜瓣法，上述方法均需二次断蒂。另有唇肌肉组织瓣插入法及其他的改良方法，手术可一期完成，修复后唇结节比较丰满。

（1）下唇带蒂交叉唇粘膜瓣法 为Kawamota（1979）首先创用，主要适用于修复唇珠不明显及一侧唇红组织严重不足的术后畸形。

方法：根据上唇唇珠和一侧唇红组织缺失的范围，在健侧下唇的唇红粘膜线上设计一个蒂在正中的条形粘膜瓣。粘膜瓣切取游离后，将其旋转180°修复对侧上唇粘膜不足，用蒂部重建唇珠，2周后二期断蒂（图22-33）。本法修复后的唇红和唇珠色泽逼真，形态良好。但下唇供区切取时需注意组织的切除量，以免影响下唇外形，下唇左右的厚度也需均衡对称。

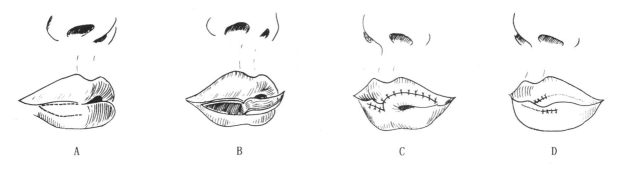

图 22-33 下唇粘膜瓣交叉修复重建唇珠

A.下唇粘膜瓣切口设计 B.粘膜瓣已分离 C.交叉修复至上唇 D.唇珠重建完成

（2）唇肌肉组织瓣插入法 为Guerrero-Santos（1971）首先应用，主要适用于单侧唇裂手术时或唇裂术后继发唇珠不明显的病例。

方法：以单侧唇裂术后继发畸形为例。该类畸形唇珠不明显，多伴有一侧鼻孔较大，一侧上唇增宽。手术在修复唇裂术后继发畸形同时，应在外侧过多的唇红处分离出一个肌肉组织瓣。在唇珠部位粘膜下制备一隧道，然后将此带蒂的肌肉组织瓣插入唇正中凹陷处的隧道内，并用一针褥式缝线固定，使唇珠部位隆起形成唇珠。如在单侧唇裂修复时，发现唇珠不明显，则此法更为适用（图22-34）。笔者按照上述原则，对单侧或双侧唇裂继发畸形，唇珠不明显的病例，采用单侧或双侧人中旁带蒂肌瓣插入法，即将带蒂的口轮匝肌肌瓣插入唇珠处重建唇珠，效果也较满意。

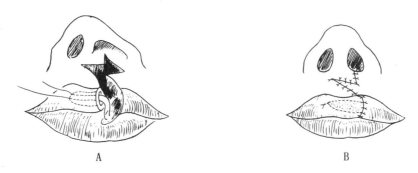

图 22-34 唇肌肉组织瓣重建唇珠

A.制备上唇缺裂侧唇肌肉瓣 B.唇肌肉组织瓣插入唇珠粘膜下制备的隧道内，并用缝线牵引固定

（3）唇红下组织瓣插入法 适用于唇珠不明显，伴有上唇较厚的病例。

方法：根据上、下唇厚度的比例关系，在上唇改薄手术时，将位于唇珠处的切口改为"V"形。如此，术后唇珠自然而丰满。如唇珠不明显,可将"V"形切口的多余唇红组织加以保留,根据唇珠的丰满程度,将双侧带蒂的唇红下组织瓣(唇红表皮削去)翻转对位缝合,然后插入唇珠下制备的隧道内,组织瓣与唇珠下粘膜定位缝合(图22-35)。笔者自1992年12月起已将此法作为上唇改薄手术及加高唇珠高度的常规方法,临床应用22例,效果满意。本法的优点是:利用被切除的多余而废用的唇红组织,就地取材,不增加唇部切口,组织质地与唇红组织相同;唇珠重建后轮廓自然,外形满意。

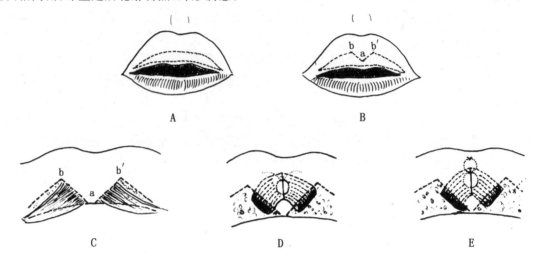

图 22-35 上唇改薄与加高唇珠

A.传统的上唇改薄手术切口   B.改良的上唇改薄手术"V"形(bab′)切口   C.多余的唇红组织保留

D.切去唇红粘膜,将唇红组织瓣翻转至唇珠粘膜下,对位缝合   E.唇红组织瓣固定于唇珠下,加高唇珠

四、唇外翻畸形

(一)诊断与处理原则

唇外翻(lip ectropion)可由颜面部烧伤、创伤及感染等因素所造成。其中以烧伤后产生的瘢痕挛缩引起者为多见。

处理原则应以外翻畸形程度和功能障碍而定。

1.因烧伤后轻度瘢痕挛缩造成者,可有唇轻度外翻,或仅下唇有外翻,或伴有口角变形。仅用局部皮瓣转移,行 V-Y 推进术或 Z 成形术,畸形即可矫正。

2.颏颈或颏胸部发生严重粘连时,下唇可极度外翻并出现进食、咀嚼、语言,甚至呼吸等方面的功能障碍。如幼年发生这种畸形,可因瘢痕牵拉而影响下颌骨的发育。对此,可视情况采用邻近皮瓣转移修复,下颌骨畸形采用正颌外科矫治。

3.火器伤造成的唇外翻畸形,因伤后多伴有严重感染,产生的瘢痕较为广泛。坏疽性口炎常合并深部组织的广泛破坏或瘢痕挛缩,甚至可发生颌骨或颞下颌关节粘连,在修复时对此应有充分的估计。

(二)修复方法

1.V-Y 推进皮瓣法   本法适用于索条性瘢痕挛缩,唇部轻度外翻畸形,而唇周组织松软者。

方法:在唇外翻的一侧作"V"形切开,组织瓣的蒂部应位于唇红一侧,切开的深度应深达肌层。充分游离组织瓣,向唇红侧推进的程度,应使外翻的唇部充分复位,且缝合后不应有过大的张力。行"Y"形缝合矫正唇外翻畸形。

2.Z 成形术   本法适用于上、下唇的直线瘢痕挛缩所引起的外翻畸形。

方法:以上唇直线瘢痕挛缩为例。手术时将瘢痕切除,按 Z 成形术原则,使直线变成曲线,延长上唇长度,使上唇因瘢痕收缩所形成的凹陷切迹畸形得到矫正(图22-36)。因术后瘢痕位于鼻唇沟自然皱褶处,故瘢痕不太显露。

3.鼻唇沟皮瓣法   本法适用于下唇一侧且较局限的外翻畸形。

方法:根据下唇的外翻程度和组织损伤的范围,在鼻唇沟设计蒂位于下方的皮瓣。将下唇瘢痕切除,松

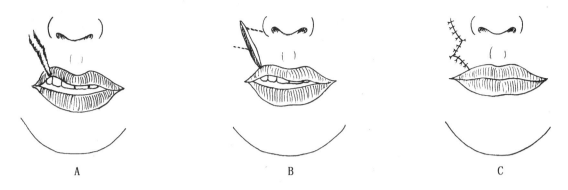

图 22-36　上唇外翻畸形用"Z"成形手术矫正

A. 右上唇索状瘢痕　B. "Z"形皮瓣设计(切口线)　C. 瘢痕松解,皮瓣互换位置缝合后

解,使外翻下唇复位至正常高度。切取鼻唇沟皮瓣,注意蒂部的面动脉分支,皮瓣向下转移至下唇缺损区,鼻唇沟创面拉拢缝合(图 22-37)。

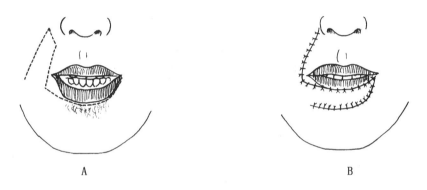

图 22-37　下唇外翻用鼻唇沟皮瓣矫正

A. 切口线设计　B. 鼻唇沟皮瓣转移至下唇缝合后

4. 颌颈部旋转皮瓣法　本法适用于下唇及口角处因瘢痕挛缩而造成的外翻畸形。

方法:根据下唇及口角区瘢痕切除后组织缺损的范围,在同侧颌颈部设计蒂位于上方的长方形皮瓣(图 22-38)。皮瓣要有一定的长宽比例,转移至下唇及口角处创面进行修复。供区组织松软,一般可直接拉拢缝合。

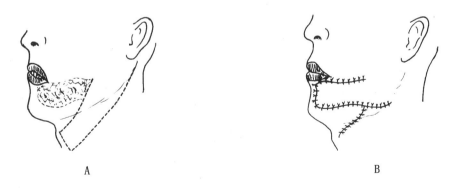

图 22-38　下唇及口角外翻用颌颈部皮瓣矫正

A. 颌颈部皮瓣设计　B. 皮瓣转移修复缝合后

5. 游离皮片修复法　较严重的唇外翻畸形,局部无转移皮瓣可提供时,可采用皮片移植。

方法:将鼻唇间的挛缩瘢痕组织全部切除,充分进行组织分离松解,务使唇部恢复到正常的解剖部位,创面充分止血。根据上唇、鼻与唇红缘间的皮肤缺损面积,切取全厚皮片或断层皮片移植。

本法修复注意要点:

(1)皮片的量要足够,以免术后皮片收缩再次造成唇外翻。移植皮片位于唇部的两侧应对称,有利于术后唇部外形的自然感。位于唇部容易滑动的部位，如口角、下唇下方凹窝处，移植皮片要与基底作数针褥式缝合，以利生长。

（2）修整过多的唇红组织时，对病期较长的患者，唇组织常被拉长，当全部瘢痕组织切除后，常显示唇红过多。植皮前需要将过多的唇红组织切除一部分，使唇粘膜轻度内翻。

（3）植皮后应行可靠、持久的加压包扎固定，这是防止皮片收缩，唇外翻再度发生的关键措施。皮片成活后，为防止皮片皱缩，可改用弹性绷带压迫包扎。唇外翻严重的病例，尤其是下唇，术后弹性绷带包扎需坚持3个月以上。

五、口角歪斜畸形

（一）诊断与处理原则

口角歪斜畸形，由于烧伤挛缩瘢痕的牵拉，或因外伤、坏疽性口炎后遗症所造成。前者一般为单纯的瘢痕挛缩，并无或仅有少量的组织缺损；而后者常有不同程度的组织缺损或伴有组织移位。

处理原则：可根据瘢痕挛缩的部位和程度、口角唇红组织的完整性，以及口角周围软组织的柔软度来选择修复方法。对轻度口角歪斜畸形，而无组织缺损的病例，可采用局部转移皮瓣修复；如一侧口角因瘢痕牵拉发生移位者，可采用Z成形术原则处理。

（二）修复方法

1. V-Y推进皮瓣法　本法适用于轻度口角歪斜畸形，而无组织缺损的病例。其手术原则、切口设计，与唇外翻畸形的手术方法基本相同。

2. Z成形术　本法适用于一侧口角因瘢痕牵拉向上方或下方移位造成的畸形。

方法：以一侧口角向上牵拉移位畸形为例。先让患者作开闭口动作，以测量并选定正常的口角部位，然后按Z成形手术原则进行（参见第六章"皮瓣移植"）。

六、小口畸形

（一）诊断与处理原则

小口畸形，又称小口症（microstomia），是指口裂较正常者要小。其原因可分为先天性和后天性两种。先天性小口症为胎儿时期发育障碍，严重者可为无口症，口腔完全闭锁；后天性小口症，最常见者为口周烧伤后瘢痕挛缩所造成，亦可因外伤、肿瘤术后，或唇裂修复失败等引起，严重者口裂呈鱼口状。笔者曾遇1例口唇部炸伤伤员，因口轮匝肌环状收缩，最后形成小口畸形，其小口直径仅允许一根筷子插入，严重影响了饮食和语言功能。

小口畸形的诊断及分级，可根据口裂横度测量而定。正常成人当上下唇轻闭时，理想的口裂宽度口角间距和眼内眦间距之比来看，以3：2为宜，大约相当于平视时两眼瞳孔垂直延伸线的间距，平均值为36～45mm，即标准型。小于上述标准者为窄型，大者则为宽型。笔者认为亦可以瞳孔中心向下的垂直线之间的距离，作为口裂大小的标准，并可分为3度。口裂大小等于瞳孔内侧缘垂线之间距离的为小口Ⅰ度，等于眼内眦角间距离者为Ⅱ度，小于内眦角垂直缘间距离者为Ⅲ度；位于标准线以外者为口裂较大，位于瞳孔外侧缘为Ⅰ度，眼外眦角者为Ⅱ度，外眦角以外者为Ⅲ度（图22-39）。

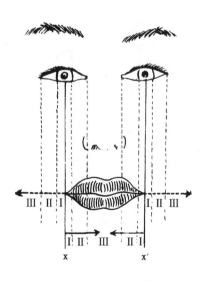

图22-39　口裂大小测量标准（以度数表示）

X、X′为两侧自瞳孔中心向下的垂直线（口裂大小标准线），位于标准线外侧表示口裂较大，位于标准线内侧者为口裂较小，均以Ⅰ度、Ⅱ度、Ⅲ度表示

处理原则：主要根据口裂畸形发生的原因、程度、大小及口角周围瘢痕多寡等情况，选用不同方法加以修复。如为一侧口角唇红部发生粘连，可采用唇红组织瓣滑行或转位修复开大口角。如唇红组织丧失较多，可采用颊粘膜瓣修复，该法适用于双侧口角开大术。

（二）修复方法

1. 滑行唇红瓣口角成形　本法适用于一侧口角唇红部发生粘连，粘连性瘢痕切除后唇红缺损创面不超过 1～1.5cm 者。

方法：手术时先在患侧按健侧口角位置定点，沿口角定点部位至口裂作一水平切开，直到口腔粘膜。将此区内粘连的瘢痕组织切除，沿上、下唇正常唇红缘和口内粘膜各作一个水平切口，形成上、下两个唇红组织瓣，其长度以能充分向口角滑行，缝合后无张力为度。再将上、下唇组织瓣各用一针褥式缝合固定于口角外侧正常皮肤上，最后将组织瓣分别与唇红缘及口内粘膜加以缝合，开大口角（图 22-40）。

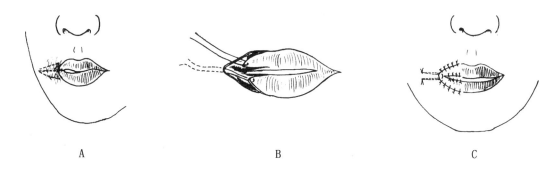

图 22-40　滑行唇红瓣口角成形
A. 切口线　B. 瘢痕及粘膜切开后　C. 缝合后

2. 唇红旋转及滑行组织瓣转位口角成形　本法适用于一侧口角瘢痕较小，而唇红组织丰满者。

方法：患侧口角位置定点与唇红滑行瓣法相同。手术时在下唇唇红向上唇延伸部位，设计一个上唇唇红旋转组织瓣，切除口角的瘢痕组织，在上唇唇红组织旋转瓣内侧，形成另一个上唇唇红组织滑行瓣。a、b 两瓣分别形成后，转位至口角处加以缝合，开大口角（图 22-41）。

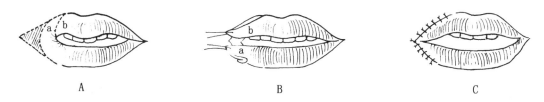

图 22-41　唇红旋转及滑行组织瓣法开大口角

3. 颊粘膜旋转滑行瓣法口角成形　本法适用于一侧唇红组织丧失较多和双侧口角开大的病例。

方法：口角定点及口角至唇红部三角形瘢痕皮肤切除，均与唇红滑行瓣法相同。根据唇红组织缺失大小，在同侧近口角处的颊粘膜上设计一个双叶状颊粘膜组织瓣，蒂部在后方。组织瓣充分游离后，转移至上、下唇红缺失的创面上，并加以缝合开大口角，颊粘膜供区拉拢直接缝合（图 22-42）。如为双侧口角开大，手术分侧进行，先将口角三角区皮肤切除，并沿唇红与口裂平行线切开，使口角增大。根据口角区缺损面积，在同侧口内粘膜设计一"Y"形切口，"Y"形三角粘膜瓣底部应位于颊侧。切开颊粘膜瓣，并行粘膜下分离，将"Y"形三角粘膜瓣尖端转向外侧口角与皮肤创缘缝合，形成新的口角。然后将上、下两块粘膜瓣的创缘作适当修剪，与上、下唇皮肤创缘缝合（图 22-43）。

4. 唇粘膜推进方形口角法　本法适用于烧伤后口周有环形瘢痕，张口困难者。

方法：按正常口角口裂成形。手术时先用美蓝绘出拟定口唇外形的轮廓。为了使口角处皮瓣有足够宽度，皮瓣蒂部约为 0.5～1.0cm。沿绘出的上、下唇唇红缘切开，切除瘢痕组织，两侧口角处各保留一三角形皮瓣。沿口内粘膜创缘充分游离，将口角处粘膜作 1～2cm 平行切开，最后将口腔粘膜拉出与上、下唇皮肤创缘缝合形成唇红，将口角处三角形皮瓣转向口内，与粘膜创缘缝合形成口角，本法术后口角略成方形（图 22-44）。

小口畸形开大术注意要点：

（1）对小口畸形需行开大口角者，应首先确定口角的位置，即大约相当于两眼平视时两眼瞳孔向下的延伸线的间距。在用上述方法测量时，应同时对患者面部各器官比例作全面观察，以使口裂大小与面部的比例关系达到最协调的程度。并注意矫枉过正，矫正后的口角约大于健侧口角 3～5mm，以防术后挛缩。

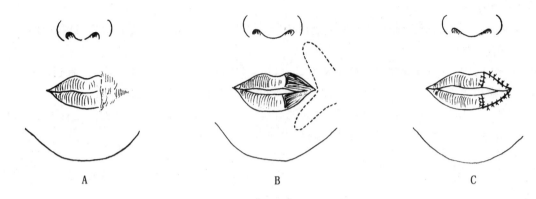

图 22-42　颊侧粘膜旋转滑行瓣口角成形

A. 口角瘢痕粘连　　B. 瘢痕切除，颊粘膜双叶瓣已分离　　C. 粘膜缺损整复后

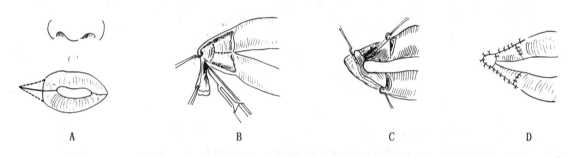

图 22-43　颊侧粘膜滑行瓣口角成形

A. 切口线　　B. 切除的部分　　C. 口腔粘膜分离拉出　　D. 缝合完成后

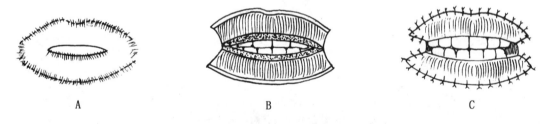

图 22-44　口周环形瘢痕挛缩口角开大术

A. 口周环形瘢痕挛缩，设计唇外形轮廓　　B. 切除口周瘢痕组织，口角留一三角形皮瓣

C. 口内粘膜向外拉出与唇缘皮肤创缘缝合，口处皮肤向内缝于粘膜创缘

（2）术后口角位置应与术前设计的口角位置一致，因该类手术很容易发生术后口角偏小，与健侧口角不对称。为此，口内粘膜切开时，或口内粘膜瓣翻向外作口角时，粘膜切口应与口外皮肤切口同在一个位置上。

（3）制备口内颊粘膜瓣时，应带部分粘膜下组织，其蒂部应较粘膜瓣尖端要厚些，以保证粘膜瓣血供。粘膜瓣尖端过薄，张力较大，易发生粘膜瓣坏死。

七、大口畸形

（一）诊断与处理原则

大口畸形是指一种少见的面颌部先天性畸形，一般称巨口症（macrocheilia），系由胚胎发育时期上颌突与下颌突部分或全部未融合所引起。它是面裂的一种，可有单侧裂或双侧裂之分，多为单侧，以男性多见，一般裂隙多终止于颊部，严重者可形成面部横裂。根据面横裂隙的不同程度，可分为轻、中、重度 3 种。轻度指由口角至颊部，中度指由口角至咬肌前缘，重度指由口角达下颌骨后缘或达外耳道。

另有一种属于第一及第二鳃弓畸形，也常呈巨口症。该症形似巨口，但并非真正的巨口症，系因软组织的缺失，使口角斜向患侧；常可同时伴有一侧颌骨发育不良和外耳畸形（包括耳屏、耳前赘物等异常情况），严重者可使颌骨发育发生严重障碍。

处理原则:修复的时间和年龄可按唇裂修复术的原则进行。其修复方法可根据巨口的大小采用直接缝合法或口角成形术。如为第一及第二鳃弓畸形形成的巨口,也可按上述方法进行修复,但颌骨等畸形修复的效果常欠满意,一般需待成人后用正颌外科手术加以矫正。

(二)修复方法

1.直接缝合法　本法适用于单侧或双侧轻度大口畸形的病例。

方法:以单侧大口畸形为例。先在患侧确定口角位置,手术按图 22-45,沿 abc 线及 ba′d 线分别切开。将两个三角形唇粘膜瓣掀起,将 ba′d 唇红粘膜瓣翻转向内,其一边创缘与上唇内侧粘膜创缘相对缝合作口腔衬里,再将肌肉缝合。最后将掀起的 abc 唇粘膜瓣,稍加修整和 ba′d 唇红创缘缝合,构成患侧口角,皮肤相对缝合。本法优点是可以形成一个较为理想的口角,其次是口内粘膜切口和口外皮肤切口,不在同一平面上。

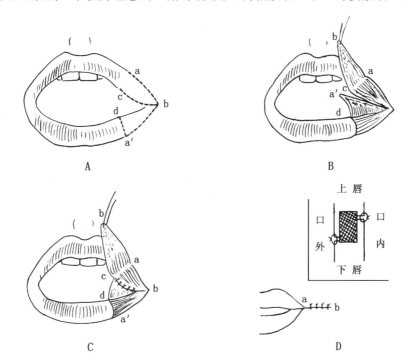

图 22-45　直接缝合法矫正大口畸形

A. 切口设计　B. 两个三角形粘膜瓣已翻起　C. 下唇粘膜瓣与上唇口
内粘膜边缘缝合　D. 缝合后(右上图示口内、口外缝合不在一条线上)

2.Z 成形术缩小口裂　本法适用于单侧大口畸形较长的病例。

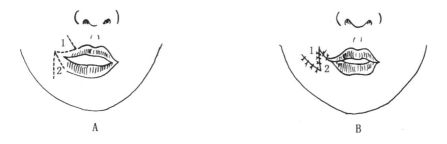

图 22-46　Z 成形术矫正大口畸形

A. 切口设计线　B. 术后

方法:以健侧口角为标准,确定患侧口角的正常位置。按照 Z 成形术原则设计切口。一种方法是在上、下唇及口角作"Z"形切口,"Z"形瓣分离后,缩小口裂,分离大口畸形侧上、下唇粘膜,使其对殆,制成衬里,缩小口角,其口角区皮肤互相换位缝合,矫正大口畸形(图 22-46)。另一种方法是切口沿口裂皮肤边缘切开,但粘膜不要切除,翻转口内作口内粘膜。然后在裂隙皮肤边缘作附加切口,做成对偶三角瓣移位交叉缝合,因皮肤切口呈曲线,不致产生瘢痕挛缩,术后瘢痕亦不明显。

八、面颊部皮肤缺损与畸形

(一)诊断与处理原则

面颊部皮肤缺损可因外伤、肿瘤等原因所造成。小范围缺损除面部增添瘢痕外,不致造成面部畸形;如为大面积严重缺损,则可影响语言、咀嚼、表情等重要生理功能。面颊部皮肤良性肿瘤,因其下周围组织为正常的健康组织,松软而具有弹性,故修复比较容易。如为外伤,多合并有感染,所产生的瘢痕常较广而深。修复时应根据不同伤因进行鉴别,而选用正确的修复方法。

面颊部皮肤缺损的修复,除传统的局部、颈颊、颈胸皮瓣转移外,尚可用两个颈颊旋转皮瓣修复面部缺损(Lin 等,1993);用面颈深层旋转推进皮瓣修复大型颊部缺损或其他面部缺损(Kroll 等,1994);用颈侧皮瓣修复口面区缺损,包括颊、口底和舌侧部,也可修复外伤性下唇和颏下区缺损(Kummoona,1994);用扩张器预制肌皮瓣游离移植修复面颊部缺损(Igawa 等,1995),均能提高面颊部皮肤缺损修复的质量。

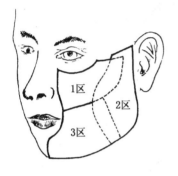

图 22-47　面部美容单位分区
1区:眶下区　2区:耳前区
3区:颌颊区

处理原则:

1.将面颊部缺损分成数个皮肤美容单位,选择修复方法。Baker(1994)的 3 个美容单位包括眶下区、耳前区和颌颊区(图 22-47)。以上区域彼此互有重叠,构成面颊部的轮廓外形。修复时可按 3 个美容单位加以选用。

在 3 个区域的整形中,组织扩张器的应用是一良好选择。可供移植的皮瓣有下列几种,作为选用时参考。

(1)用于眶下区缺损修复的移植皮瓣有:①各种改良交叉皮瓣;②局部转位皮瓣;③邻近旋转滑行皮瓣;④带蒂岛状鼻唇沟皮瓣;⑤面颈部皮瓣;⑥颈部附加皮瓣;⑦单侧推进皮瓣;⑧耳后皮瓣。

(2)用于耳前区缺损修复的移植皮瓣有:①局部推进皮瓣;②耳后皮瓣;③旋转皮瓣;④"Z"形交叉皮瓣。

(3)用于颌颊区缺损修复的移植皮瓣有:①颈颊部推进皮瓣;②颈胸皮瓣;③胸三角区皮瓣;④胸大肌肌皮瓣;⑤背阔肌肌皮瓣;⑥斜方肌肌皮瓣。

2.应首选面颊部局部皮瓣修复。因其皮肤厚度、质地、肤色均与面颊部组织接近,修复后效果比较满意。面颊部无邻近组织可利用时,方可考虑采用颈胸部或其他远位皮瓣。

3.外形和功能两者应当兼备。面颊部皮肤缺损在修复外形的同时,应最大限度地恢复面颊部的丰满度和自然的动态功能。

(二)修复方法

1.局部转位皮瓣法　本法适用于面颊与唇部小范围缺损的修复。

方法:局部转位皮瓣是对面部小范围缺损最常用的一种局部皮瓣,一般将皮瓣设计成长方形,长的一边两侧应相等,短的一边作为蒂部。皮瓣长宽比例设计要保证皮瓣远端不会发生坏死。在面部由于血供丰富,长宽比例通常为 3:1,且可超过上述比例。皮瓣设计的切口要符合美容要求,即必须使切口瘢痕与面部皮纹线(蓝格纹)和皱纹线相一致。如此切口恰位于皮纹线上,术后瘢痕不明显。现以面颊与下唇小型皮肤缺损为例进行介绍,图中 A 设计合理而正确,术后瘢痕不明显,外形效果满意;图中 B 为不合理和错误设计,术后产生的瘢痕比较明显(图 22-48)。

2.颈胸旋转皮瓣法　本法适用于面颊后份皮肤较大缺损的修复。

方法:根据面颊后皮肤缺损的范围设计切口。其蒂位于颈前内侧,皮瓣血供主要为颈横及乳房内动脉的前胸穿支。切口环绕耳垂至耳后发缘,沿颈部发缘向下达前斜方肌边缘后 2cm。然后切口越过肩部的锁肱区,沿胸侧缘,且与锁骨平行,大约在男性乳头上或第 3 肋间隙以上 3cm。掀起皮瓣深达颈阔肌和前胸大肌肌膜间分离。皮瓣转移修复后,颈后部伤口放置引流。供区在青年人或老年人均可拉拢缝合,不需植皮(图 22-49)。本法最大的优点为血供丰富,皮瓣转移修复后可拉拢缝合,不需植皮;经过耳后与颈部的切口,因位于发际而不明显。其缺点为创面较大,上胸部可存留瘢痕。

3.颈颊部推进皮瓣法　本法适用于面颊部大型皮肤缺损的修复。

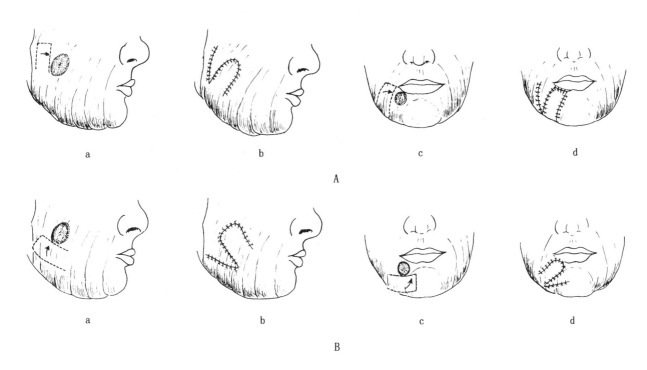

图 22-48 局部转位皮瓣修复缺损正确设计及错误设计

A.正确设计 a.皮瓣设计 b.皮瓣转位修复与面颊皮纹一致,术后瘢痕不明显 c.皮瓣设计
d.皮瓣转位修复与唇下皮纹一致,术后瘢痕不明显 B.错误设计 a.皮瓣设计 b.皮瓣转位修复
与面颊皮纹不一致,术后瘢痕明显 c.皮瓣设计 d.皮瓣转位修复与唇下皮纹不一致,术后瘢痕明显

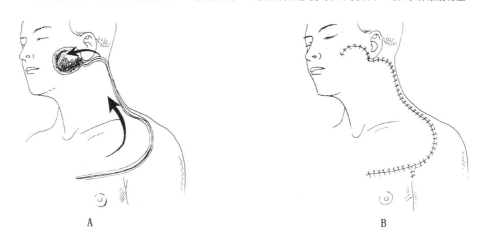

图 22-49 颈胸皮瓣修复面颊部皮肤缺损(仿 Becker,1978)
A.切口设计 B.转移修复

　　方法:对面颊部大型缺损,根据缺损范围设计一种颈颊部皮瓣。皮瓣的基部位于颈前部,后面切口视情况
设计在颈部发缘和斜方肌前缘,皮瓣的横形切口位于锁骨上。为了保证皮瓣转位推进后皮瓣远端不致造成血
供障碍,皮瓣需先行延迟,待 2 周后,将皮瓣掀起转位推进至面颊缺损区,颈部创面用中厚皮片植皮(图 22-
50)。

　　4.皮下组织蒂岛状皮瓣法　本法适用于唇颊部皮肤小范围缺损的修复,尤其适用于鼻翼周围和鼻唇区
缺损的修复。

　　方法:以唇鼻部皮肤基底细胞癌切除后缺损修复为例。以皮肤缺损的最宽距离设计皮瓣切口,沿鼻唇沟
和唇上缘各作一弧形切口,相交于鼻唇沟下方。然后切开皮肤,因皮下组织蒂无知名血管,故对连于皮瓣下的
组织蒂分离时要注意保存皮下蒂的微血管,并将皮下蒂稍行分离,按照 V-Y 推进瓣方式,将皮瓣推进至缺损
区,对位缝合,皮下蒂部创面拉拢缝合,手术即告完成(图 22-51)。因皮下组织蒂的长度有限,推进修复后要

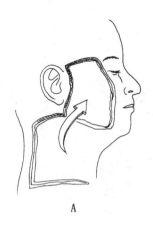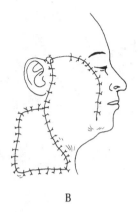

A   B

图 22-50　颈颊部推进皮瓣修复面颊皮肤大型缺损

A.皮瓣切口设计　B.面颊缺损修复,颈部供区植皮

注意皮瓣与皮下组织的张力不能太大,以免影响皮瓣成活。皮瓣修复后,因瘢痕位于鼻翼旁鼻唇沟处的自然皱褶内,术后瘢痕不明显。皮瓣的颜色、质地和厚度均与供区接近,修复后外形满意。

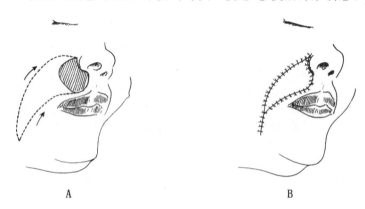

A   B

图 22-51　皮下组织蒂岛状皮瓣修复唇颊皮肤缺损

A.唇颊皮肤缺损范围与岛状瓣切口设计呈"V"形　B.皮瓣推进修复后,缝合成"Y"形

5.带真皮下血管网植皮　带真皮下血管网植皮(或称血管网皮瓣)的方法,为日本塚田贞夫(1980)首先创用。他认为真皮下有一层血管网,移植时保留此层血管网及其间少许的脂肪组织,可以使皮片移植后,通过此层血管网使皮肤存活或较易成活。而传统的看法则认为皮片越厚,建立血管越慢,皮片越难生长。塚田贞夫在显微镜下活体观察血管网皮片移植血供建立的过程,他认为皮片的成活主要是由于在早期利用皮片本身丰富的血管,以及真皮下血管网增加了血管互相吻接的机会。国内外许多单位进行了相关血管重建的实验研究和临床观察,感到其成活率不够稳定,易出现表层真皮坏死和花斑样缺陷,愈合后不够满意。但皮片成活良好的病例,其外形、色泽、质地与功能则较全厚植皮为优。

本法适用于面颊部较大范围皮肤缺损的修复。颈、手、足与关节功能等部位的无菌创面亦可施行。

方法:根据受区缺损的面积,选择胸、腹或大腿内侧作为供区。根据需要皮片的大小,将皮肤连同皮下脂肪整块切下,细心修剪脂肪组织,尽量减少和不损伤真皮下血管网。血管网之下仅保留很薄的一层脂肪组织,修剪时不必挤压排空血管网的血液。受区创面的瘢痕组织完善止血后,将皮片紧贴创面作间断缝合,轻轻加压,包扎固定(图 22-52)。

本法修复注意要点:参见第五章"皮片移植"的"含真皮下血管网皮片移植"。

6.全厚皮片移植　全厚皮片移植术后 6～12 个月,质地柔软,皮片下可生长、积存一薄层脂肪组织,随着真皮内弹力纤维的再生,皮片弹性亦有所恢复。皮片晚期收缩较少,颜色近似正常皮肤,是修复面颊部皮肤缺损较理想的一种方法。

本法适用于面颊部较大范围的皮肤缺损。

方法:皮片供区,可根据缺损的范围、大小,依次选用耳后、锁骨上、上臂或前臂内侧、侧胸等部位。以选用

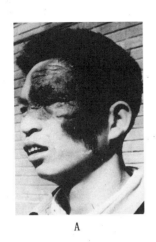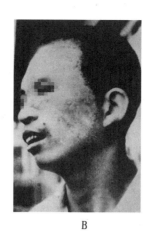

A　　　　　　　　　　　　　　　B

图 22-52　带真皮下血管网植皮修复颜面部皮肤大面积缺损

A. 术前:颜面部黑毛痣　B. 术后:真皮下血管网皮片修复后外观

愈接近面颊部的皮肤为好。小范围植皮可用徒手切取法,大块全厚皮片可用切皮机切取,但均不应带皮下脂肪。皮片的面积也应比受区创面略大。植皮方法与中厚植皮相同。因面颊部经常处于动态位置,故加压包扎、术后制动是保证植皮成活的关键措施。

九、颊粘膜缺损

(一)诊断与处理原则

颊粘膜缺损多为粘膜白斑、粘膜癌等术后所造成,亦可因炎症(牙疳后遗症、放射性粘膜损害)等粘膜损害所引起。后者粘膜损害的深度及广度均较大。对单纯的颊粘膜缺损,过去常规采用各类皮片修复,因皮片术后容易收缩、发硬,甚至可影响张闭口功能,现已较少采用。前额部带蒂岛状瓣,因术后前额供区植皮可发生镶嵌性瘢痕,影响面容,虽可利用皮肤扩张器,避免植皮,但前额部仍存留线状瘢痕。目前认为采用邻近或远位组织瓣修复,从远期效果来看是一种较为满意的方法。

处理原则:

1.小范围缺损,可借助粘膜松软的特点直接拉拢缝合。

2.中等或大范围缺损,如无法拉拢缝合,或勉强缝合影响张口功能者,可视情况首先采用邻近组织瓣修复(如舌瓣、颈阔肌肌皮瓣等),因邻近组织质地接近,方法简便。其次,采用远位组织修复(如前额带蒂岛状瓣、前臂桡和尺侧皮瓣、空肠段游离移植等),手术效果比较满意,但手术难度较大。前额供区植皮,与面容不协调;前臂供区系显露部位,植皮后存留瘢痕,如手术失当或发生并发症,可影响手部功能,故仅适用于颊粘膜大面积缺损的修复;而肠段游离移植需开腹,手术相对比较复杂。

(二)修复方法

1.双蒂开门式舌瓣法　本法由 Domarus(1988)首先介绍。因舌肌粘膜瓣蒂部很宽,好像开启的两扇门,故称开门式舌瓣。舌粘膜牢固地附着在舌肌表面,血供来源于舌深动脉分支所形成的血管网(由舌粘膜毛细血管网、舌粘膜下动脉网和舌肌毛细血管网等组成),血供丰富,转移方便,转移后成活率较高。舌瓣供区一般不致遗留明显畸形和舌部功能障碍,故舌瓣作为修复口内颊粘膜缺损是一种理想的方法。虽然舌瓣可取自任何部位,但就颊粘膜而论,用一侧舌肌粘膜瓣,即一侧舌侧缘双蒂开门式舌瓣是最佳选择,但需二期断蒂。

本法适用于一侧颊粘膜中等范围或大范围缺损的修复。

方法:根据颊粘膜缺损范围,自同侧舌缘中线作与颊粘膜缺损长度等长的切口。切开后,沿肌层向切口两侧分离,舌肌粘膜瓣的厚度应为 5～7mm。一蒂位于舌背侧,另一蒂位于舌腹侧,分别向上和向下翻转。舌瓣上、下游离缘分别与颊粘膜缺损的上、下创缘缝合,3 周后断蒂,颊粘膜缺损修复,舌部供区可以直接缝合(图22-53)。该法术后舌的感觉、吞咽、语言等功能均无明显障碍。

本法修复注意要点:

(1)舌肌粘膜瓣分离时,应用锐性剥离,且需保持同等的厚度。舌肌出血可行压迫止血或电凝止血,不应

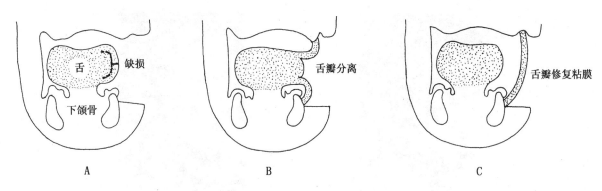

图 22-53 双蒂开门式舌瓣修复颊粘膜缺损
A.舌瓣切口设计 B.舌瓣切开分离 C.颊粘膜缺损修复完成

采用结扎或缝合止血,以免舌肌肉存留过多线结,日后形成舌部肉芽肿。

(2)如术侧尚有牙齿,术后需用牙垫作颌间支撑固定,以免牙咬伤舌瓣。一般术后不需采取任何限制舌部活动的措施。

(3)舌瓣断蒂时,因手术野较小操作不太方便,应先切断舌背侧舌瓣的蒂部,而后切断舌腹侧舌瓣蒂部。为了便于舌腹部手术操作,可在腹侧舌瓣与口底之间插入一骨膜起子,使粘膜蒂部处于紧张状态。

2.颈阔肌肌皮瓣法 颈阔肌是一块薄而宽阔的皮肌,肌肉由颈外动脉分支的多条小动脉提供营养,血管均由肌的周边部分向肌的中央汇聚分布,因而血供丰富。肌肉的运动神经为面神经颈支,皮肤的感觉神经为颈神经丛的皮支。肌肉面积大,较菲薄,质柔软,肤色接近面部,皮瓣易于切取和折转造型,是修复口内颊粘膜和软组织缺损的理想供区之一。

本法适用于一侧颊粘膜大型缺损的修复,对口内舌、口底等粘膜缺损亦可采用。

方法:以一期修复法为例(不需二次断蒂)。根据颊粘膜缺损的范围,以颌下缘Ⅱ、Ⅲ区作为皮瓣的蒂部(图 22-54A)。该区为面动脉血供的主要供区,蒂的宽度以肌皮瓣切取后伤口能够拉拢缝合为度。为了增加肌皮瓣的长度,肌皮瓣可设计成曲线(图 22-54B)。为了保证皮瓣旋转后远端的血供,可将甲状腺上动脉与面动脉行端端吻合(图 22-54C)。按肌皮瓣设计线切开,达颈阔肌深层后,自下而上分离,直至颌下缘。如进行吻合血管,需仔细解剖颌下区面动脉与其分支和甲状腺上动脉,将动脉切断,近端结扎,远端和甲状腺上动脉远端行端端吻合。肌皮瓣蒂部的表皮必须切除,待皮瓣转移至口内修复颊粘膜缺损后,颈部皮肤依层缝合。

本法修复注意要点:

(1)肌皮瓣设计应依肌肉纤维的走行方向而定。不论肌纤维汇合的方式如何,中线处的肌纤维明显地较上后份菲薄,故肌皮瓣的设计应以中份偏后为好。肌皮瓣的宽度以术后创缘能够拉拢缝合为度,而长度一般不受限制。如切取长度达锁骨上缘,必须进行血管吻合(参见图 22-54C)。

(2)肌皮瓣术后的制动和固定非常重要。如术侧上、下颌牙齿完好,可用𬌗垫支撑固定。如术侧缺牙,可将周边缝线留长,打包固定,但固定力量不宜过紧。

(3)肌皮瓣修复后的肤色变化,因皮瓣被唾液浸渍,与修复口外皮肤的表现不同。最初肤色发白灰暗,皮肤起皱;约从第 3 周开始,肌皮瓣的表层组织逐渐苍白,继而分离脱落,随之深层的再上皮化也同时完成。故术后皮瓣肤色苍白、灰暗,甚至暗紫,不要误认为是皮瓣坏死,一般不需处理。

3.颞浅动脉额部皮瓣法 本法适用于口内颊部或口底大范围粘膜缺损的修复。

方法:以颞浅动脉为蒂的前额隧道皮瓣,修复一侧颊与口底粘膜缺损为例(一期法)。可根据颊部与口内粘膜缺损的范围,设计成全额瓣。切取全额瓣的方法和修复注意要点,与本章第四节中介绍的方法相同。不同者为在颧弓下制备隧道,因颧弓下间隙较小,难以通过较宽的皮瓣及其蒂部,为此需将下颌冠状突截除(图 22-55)。

4.前臂桡侧皮瓣法 本法适用于一侧颊粘膜大部或全部缺损病例的修复。当修复面颊洞穿性缺损时,作为口内衬里组织是最佳选择。通过笔者长达 10 年以上的随访观察,用前臂皮瓣修复颊粘膜缺损的病例,远期效果十分满意,其柔软度几乎与粘膜相同,但其结构仍为皮肤组织。前臂桡侧皮瓣的切取方法与修复注意要

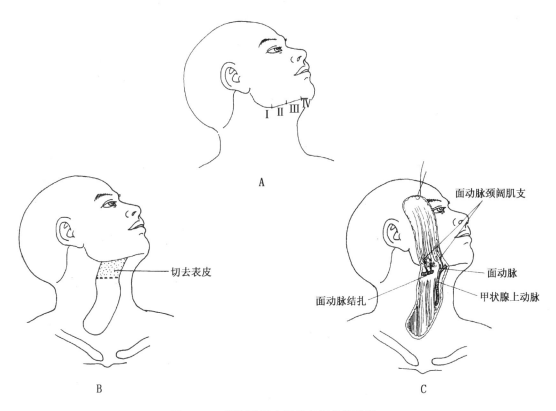

图 22-54　颈阔肌肌皮瓣修复颊粘膜缺损

A.颌下缘分区　B.肌皮瓣设计成曲线　C.面动脉与甲状腺上动脉端端吻合

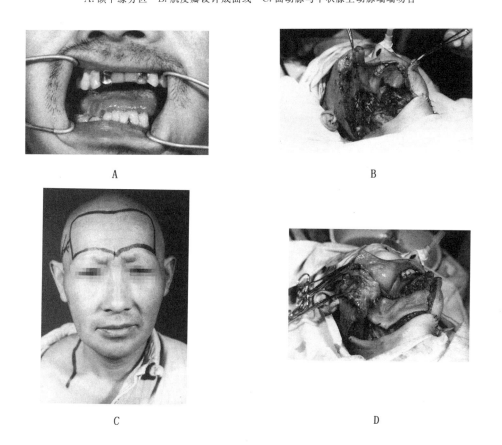

图 22-55　颞蒂前额皮瓣一期修复颊与口底粘膜缺损

A.舌与一侧口底癌术前　B.根治性切除后　C.前额皮瓣切口设计　D.一期修复一侧颊与口底粘膜缺损

点与本章第四节"上唇缺损畸形"中介绍的方法相同。

5.结肠瓣游离移植法 口腔或口咽腔鳞癌术后大面积缺损,除可用前臂游离皮瓣、空肠和胃网膜等作为供区外,也可采用结肠瓣游离移植。Jones等(1995)报告4例口咽腔鳞癌病例,其中1例采用前臂游离皮瓣,3例采用游离的结肠瓣修复,术后未发生腹部并发症和口腔与皮肤瘘,疗效满意。

本法适用于口腔和口咽腔鳞癌术后大面积粘膜缺损的修复。

方法:行气管切开全麻法,手术分组进行。一组经下唇和颌骨联合切口,完全暴露口腔和口咽腔,切除肿瘤。另一组由脐上中线腹部切口,切取横结肠及肠系膜,从横结肠上小心地切断网膜,切取一段12~14cm带血管蒂的横结肠,注意不要损伤肠系膜血管,同期作胃造瘘术。根据口咽腔粘膜组织缺损创面,将游离的结肠端剖开,并由后向前与创面用4-0易吸收的缝线缝合。结肠动、静脉蒂通过颌下隧道与颈外动脉和颈内静脉的分支吻合(图22-56)。

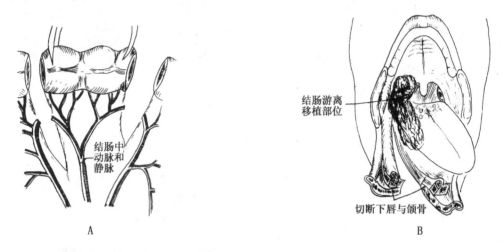

图 22-56 结肠瓣游离移植修复口咽腔缺损(仿 Jones,1995)
A.结肠瓣切取示意图 B.结肠瓣游离移植修复口咽腔粘膜缺损

本法修复注意要点:

(1)对年龄超过40岁者,术前要用钡剂灌肠或行结肠镜检查,看是否有赘生物或肠憩室。钡剂灌肠对确定结肠有无病变更有实用价值。术前3天进流质,并作肠道清洁准备。为了预防口腔和肠道感染,应常规应用抗生素(新霉素或红霉素)。

(2)术后每隔1小时观察结肠瓣色泽,用多普勒血流探测仪检测口内或颈部皮肤结肠瓣血管蒂血流情况。术后5~7天开始进流质,2~3周可进软食。

(3)移植的结肠瓣术后可有适度的粘液分泌。如患者术后需行放疗,可照常进行,放疗对结肠瓣的影响与口腔粘膜相似。

(4)口腔粘膜大面积缺损供区的选择问题,目前尚存争议。对口腔或口咽腔粘膜大范围缺损的修复,较少采用传统的中厚植皮,因术后皮瓣收缩变硬而影响口腔功能。前臂游离皮瓣因血管蒂较长,皮瓣较薄,成活率较高,供区组织量可最大限度地满足缺损修复的需要,故为首选供区。但皮肤缺乏粘膜生理特性,如遇毛发存在,食物残粒容易存留其中。空肠、胃-网膜移植有粘膜组织的特点,其缺点为分泌过度,网膜突出,皱褶易碎,增加了患者烦恼。空肠直径有限,修复大的缺损则嫌不足。游离的胃-网膜移植,可因部分胃切除而有胃动力性变化的危险,且获取胃-网膜游离皮瓣较为费时。结肠供区丰富,直径为5cm的结肠,剖开后可成为16cm宽的矩形粘膜瓣。结肠壁薄,柔软,其分泌的粘蛋白可提供一种薄且光滑的表面,是口腔粘膜很好的替代物。空肠、胃-网膜和结肠移植均需开腹,创伤较大,且腹部肠粘连及感染都是危险的并发症。

十、唇颊沟缺失

(一)诊断与处理原则

唇颊沟缺失的发生原因,主要为老年性牙槽骨萎缩;其次为外伤,或坏疽性口炎造成的牙槽骨缺损;第三为颌骨缺损植骨后,唇颊沟完全缺失。老年人因缺牙而造成的唇颊沟变浅,颊沟粘膜多属正常,而外伤或坏疽性口炎造成的唇颊沟缺失常伴有瘢痕存留。植骨后的唇颊沟缺失,覆盖于其上的组织或为粘膜,或为皮肤,其下均无正常骨膜。唇颊沟变浅或缺失,不利于托牙基底固位,严重者无法安装托牙,不能行咀嚼功能,因此唇颊沟加深术属于托牙修复前准备手术。

处理原则:

1.牙槽骨萎缩,唇颊沟变浅者,可采用唇颊沟或舌沟粘膜瓣加深术。

2.牙槽骨外伤性缺损或植骨后缺失者,多需采用游离植皮或其他组织瓣移植修复。

(二)修复方法

1.唇颊沟粘膜瓣加深术　本法适用于多数缺牙、牙槽骨萎缩、唇颊沟变浅,或同时需行牙槽突修整的病例。

方法:本法系根据 Kazanjian(1935)提出的牙槽粘膜和口腔前庭粘膜瓣加深唇颊沟的方法加以改进而成。术前取准确的托牙印模,以备作预成托牙之用,或作术后加压固定之用。手术时用左手拇指和示指拉紧下唇,在口腔前庭正中部及下唇系带上作"T"形切口,纵切口是从牙槽嵴向唇侧切开长约 2～3cm,深度仅切透粘膜,向两侧粘膜下作潜行分离。向上剥离尽量达牙槽嵴上缘,向下分离距牙槽嵴约 2～3cm,当剥离达颏孔附近时,注意防止颏神经血管损伤。继由牙槽嵴上作横切口与唇系带上纵形切口相交,在骨膜下剥离,当至牙槽突 0.5～1.0cm 处,沿牙槽突边缘剪断骨膜,此时牙槽嵴处粘骨膜与前庭粘膜瓣相连,翻开左右两个三角形粘膜瓣,将位于唇侧骨膜上的颏肌、下唇门齿肌剪断下移。如牙槽突需行修整,可同时进行。然后将粘骨膜瓣切口作间断缝合,在中线的"T"形交叉处作一针褥式缝合。最后用预成托牙及剖开的橡皮管裹碘仿纱布加压固定(图 22-57)。

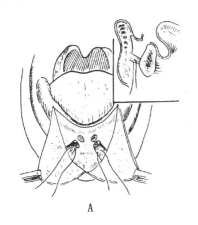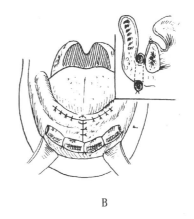

A　　　　　　　　　　　　　　　　　　　　B

图 22-57　唇颊沟粘膜瓣加深术

A.牙槽嵴"T"形切开,翻开粘膜瓣,剪断颏肌肌纤维　B.唇颊沟加深,颊沟底用碘仿纱布条与颏下固定

2.舌侧肌肉带蒂骨膜瓣加深术　本法适用于多数缺牙或全口无牙,牙槽突萎缩、舌沟过浅的病例。此法也适用于唇颊沟加深术。

方法:本法主要是在舌侧粘膜下,用肌肉带蒂骨膜瓣向下推移的方法来加深舌沟。术前取准确的托牙印模,作预成托牙备用,或作术后加压固定之用。切口在牙槽嵴顶上内侧面,由一侧前磨牙至另一侧前磨牙,切口深达骨面。在正中区,相当于唇系带部位的舌侧作一垂直切口,长度约 1.5cm,两切口构成"T"形,深度为仅切开舌侧粘膜。然后用蚊式止血钳插入粘膜下与骨膜之间,作上下左右潜行分离,分离时保留肌肉附着以上的部分,务使该处粘膜与骨膜保持粘连。其下分离可深过 1.5cm,以减少肌肉带蒂骨膜瓣向下推移时的张力。再用骨膜分离器由牙槽嵴顶上切口在骨膜下剥离直达舌侧颌下缘。此时用弯剪刀由正中区切口插入舌侧粘膜与骨膜之间,分别在双侧位于肌肉附着线以上与牙槽嵴平行作水平剪断,继在两侧前磨牙远侧端作骨膜垂直切口,长约 1cm。此时长方形肌肉带蒂骨膜瓣形成,将骨膜瓣向下推移至颌下缘,牙槽嵴顶与舌侧正中切口作间断缝合,舌侧沟与颏下皮肤作固位缝合,手术完成(图 22-58)。

以上两种利用粘膜瓣加深唇颊与舌沟的方法,在操作中要注意粘膜瓣不要破损。牙槽嵴粘膜与骨膜不应

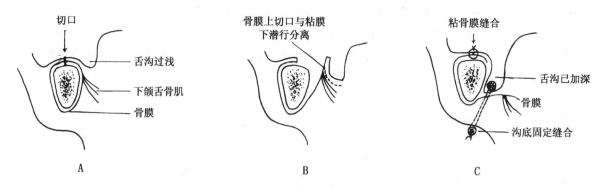

图 22-58 舌侧肌肉带蒂骨膜瓣舌沟加深术

A.牙槽嵴粘骨膜切开 B.粘膜下与骨膜上切开分离,将骨膜连同肌肉蒂向下推移 C.舌沟已加深

分开,以加强粘膜的支持力,保持牙槽嵴部正常的厚度。术后形成的唇、舌沟应加压定型,并与颌下皮肤作褥式缝合固定,但力量不宜太大,以免造成皮肤及粘膜压迫性溃疡。

3.**游离植皮唇颊沟加深术** 口内游离植皮用于重建唇颊沟,主要是修复口腔粘膜缺损,改善托牙修复的条件。Moszkowicz(1916)和 Esser(1917)首先用二期手术法(内嵌式包模植皮法)进行唇颊沟加深术,但因包膜向下移位和皮片显著收缩,结果不够满意。Gillies 和 Waldron(1918)改为口内切口的一期手术法(外嵌式包模植皮法)简化了手术步骤,缩短了治疗时间,效果比较理想,为口内游离植皮奠定了基础。以后许多学者对移植皮片的厚度和固定方法等进行了有价值的研究。我国在 20 世纪 50~60 年代有不少这方面的经验介绍,使口内游离植皮的技术更加完善。

本法主要适用于颌面部晚期战伤、肿瘤切除、颌骨骨髓炎、走马牙疳后遗症等造成的唇颊沟过浅或完全缺失。

方法:根据唇颊沟过浅或缺失情况,可以采用两种术式。

(1)**骨面植皮颊沟加深术** 适用于牙槽部骨质较完善,骨有一定高度,粘膜缺损较小,瘢痕较少的病例。该法用锐性分离形成合适的创沟后,只在沟的靠骨面一侧及沟底植皮,另一侧转移粘膜瓣作沟的外侧壁。用此法重建的唇颊沟,因一侧为骨面植皮,收缩很小,沟深较恒定;另一侧沟壁为粘膜,质柔软,活动度好,托牙修复效果亦较满意。因沟底边缘可产生条状瘢痕,故托牙基板压迫时可产生轻微疼痛。粘膜瓣固定需在边缘用缝线与口外皮肤贯穿缝合,皮片需用预成托牙等方法固定(图 22-59)。

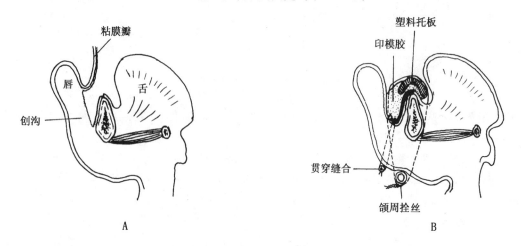

图 22-59 骨面植皮颊沟加深术

A.用锐性分离形成创沟与粘膜瓣示意 B.单面植皮皮片固定

(2)**槽式植皮颊沟加深术** 适用于粘膜缺损较多,下颌骨植骨后骨块高度不足,骨块位置较低的病例。该法用锐性分离在沟的两壁及底形成颊沟,充分切除瘢痕组织形成槽式深沟。用一整块皮片,将皮片边缘与牙槽嵴创缘和唇侧粘膜创缘分别行间断缝合,并将缝线留长。用一段柔软的橡皮管以贯穿口内外缝合数针,固定在皮片的沟底部分。槽内加碘仿纱条均匀填塞,然后将两侧的长线头结扎加压固定(图 22-60)。此法操作

简单,加压均匀,形成的沟底及两壁光滑,但注意下颌骨表面应留有一定软组织,便于植皮成活,符合托牙要求。

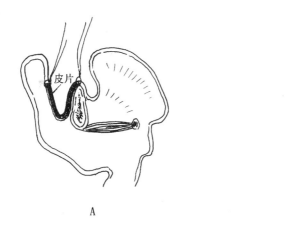
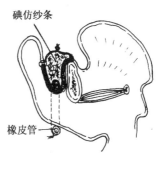

图 22-60　槽式植皮颊沟加深术

A.槽式植皮法示意:形成创沟后,放置皮片,边缘缝合,留长线头　B.沟底用橡皮管作贯穿缝合,皮片上用碘仿纱条填塞加压

本法修复注意要点:

1)锐性分离形成创沟时,应充分切除瘢痕组织,以免重建唇颊沟日后收缩或变浅,影响托牙修复质量。

2)止血要完全,应用热盐水纱布压迫止血,不用结扎止血,以免皮片下形成血肿,影响皮片生长。

3)皮片固定要可靠,加压要均匀,移植皮片松紧度要合适。皮片过松容易发生皱褶而影响生长,过紧则日后皮片收缩较大。缝线与固定拆除时间,一般为7～10天。

4)口内皮片移植后的颜色变化,成活的皮片初呈灰红色,1～2周后变为褐色,以后保持这种颜色。部分病例经追踪观察8～10年之久,颜色可稍变浅,但不会变成近似粘膜的颜色,也不会变成粘膜。

4.前臂皮瓣游离移植法　适用于口底正中、牙槽嵴创缘和唇侧颊沟粘膜缺失的修复。在左侧前臂桡侧(或尺侧)设计一菱形皮瓣,前臂皮瓣切取方法参见本章第四节"一、上唇缺损畸形"。菱形皮瓣长轴与动、静脉长轴一致,修复双侧口底两个短的部分,一个修复舌腹和舌系带,一个修复牙槽嵴和唇侧前庭沟缺损的粘膜。

十一、面颊部洞穿性缺损畸形

(一)诊断与处理原则

面颊部因肿瘤、外伤或感染造成的洞穿性缺损,诊断并不困难。但不同病因所造成的组织缺失量有所不同。如颊癌根治时,为使手术能获得满意安全的切除边界,术后造成缺损的范围常较大。外伤或感染所遗留的瘢痕挛缩畸形,其畸形程度并不等于实际缺损的范围,瘢痕切除后,一般常较术前估计的缺损范围要大。

处理原则:

1.修复时应充分注意保持正常的张口度和面颊部的丰满度。如唇颊同时缺损,尚应注意修复后唇的功能和外形。

2.取材部位应遵守"就近取材"的原则,并注意受区所需要的组织量、肤色和质地等因素。

3.整复方法应根据每个患者的具体情况而定。应选操作简单、时间较短、对组织创伤较小的方法,尚应考虑被移植组织的厚度,以及修复后能否满意地恢复颊部的功能和外形。

(二)修复方法

面颊部洞穿性缺损的修复具有方法多、难度大和要求高等特点。以下仅介绍经临床应用被认为较为理想的方法。

1.局部皮瓣与邻近旋转皮瓣修复　本法适用于颊部皮肤或口内粘膜一侧组织缺失量较小的病例。

方法:根据洞穿缺损大小与周围组织的情况,在洞穿周围局部皮肤上设计一个皮瓣,翻入口内作衬里组织。然后视皮肤的缺失量,在缺损邻接颌颈部处设计一个旋转皮瓣,修复皮肤缺损(图 22-61)。修复后一般效果都比较满意。

2.两块皮瓣呈瓦合形式修复　目前认为用两块皮瓣呈瓦合形式修复面颊洞穿性缺损是一种最佳的修复

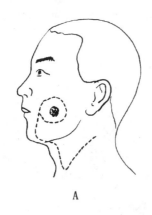 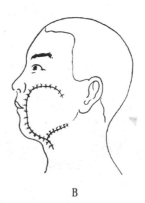

A　　　　　　　　　　　　　　　　　　B

图 22-61　局部与邻近旋转皮瓣修复

A.颊部小穿孔,局部翻转皮瓣作衬里　B.邻近皮瓣旋转一期修复

方法,即根据缺损情况,采用一块游离皮瓣,再加一块带蒂皮瓣;或采用两块游离皮瓣等,以瓦合形式一次完成修复。该法简称为瓦合皮瓣修复法。下面结合具体病例加以介绍。

(1)一块游离皮瓣与邻近旋转皮瓣瓦合修复　适用于面颊洞穿性缺损较大,用一种皮瓣瓦合修复或修复后效果欠佳者。

方法:以颊癌术后洞穿性缺损为例。用一块前臂桡侧游离皮瓣修复口内粘膜。颊部皮肤根据缺损情况,用带蒂的颌下旋转皮瓣修复。

患者孙某,女,61 岁。因左颊部肿块逐渐增大 3 月余,于 1980 年 12 月 16 日入院。检查两侧面部不对称,左颊部皮肤稍见隆起,皮肤表面色泽正常。口内粘膜可见 2cm×2cm 大小溃疡,表面高低不平,肿块基底质硬,约 4cm×4cm 大小。诊断为颊粘膜鳞癌 I～II 级($T_3N_{1b}M_0$)(病检证实)。入院后 1 周在全麻下行颊癌根治性切除,颊部呈洞穿性缺损约 5cm×5cm 大小,粘膜面缺损用左前臂游离皮瓣修复,皮肤缺损选用邻近颌颈部旋转皮瓣修复。术后皮瓣全部成活,功能与外形恢复均较满意(图 22-62)。

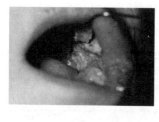 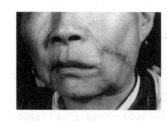 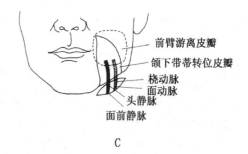

前臂游离皮瓣
颌下带蒂转位皮瓣
桡动脉
面动脉
头静脉
面前静脉

A　　　　　　　　　　B　　　　　　　　　　C

图 22-62　带蒂和游离皮瓣瓦合整复

A.口内粘膜鳞癌　B.皮瓣瓦合整复　C.手术设计

(2)一块游离皮瓣与带蒂胸大肌皮瓣瓦合修复　适用于面颊部大型洞穿性缺损,伴有一侧下颌骨与口底缺损的病例。

方法:以颊癌术后,颊、下颌洞穿性缺损为例。患者高某,女,60 岁。左颊部肿块已 5 年,近期因肿块增大迅速,伴有疼痛,于 1981 年 10 月 26 日入院。检查左颊颌部可触及一 5cm×5cm×2.5cm 肿块,并已侵犯颌骨,颌下淋巴结肿大。诊断为左颊鳞癌($T_4N_{1b}M_0$)(病检证实)。于同年 11 月 4 日在全麻下行左颊颌联合根治术,口内全颊部及口底粘膜切除后的缺损创面,采用左前臂游离皮瓣修复,颊部缺损的皮肤采用带蒂岛状胸大肌肌皮瓣修复。术后皮瓣全部成活,功能与外形满意(图 22-63)。

(3)一块游离皮瓣与带蒂前额岛状皮瓣瓦合修复　适用于面颊部大型洞穿性缺损及伴有上颌骨缺损的病例。

方法:以颊、上颌癌术后面颊洞穿性缺损为例。患者王某,男,53 岁。左颊部腺样囊性癌,曾行多次手术切除,并反复复发,肿瘤已波及同侧上颌骨、颧骨,于 1980 年 5 月 24 日入院。检查:左颊部有一凹陷性瘢痕,约

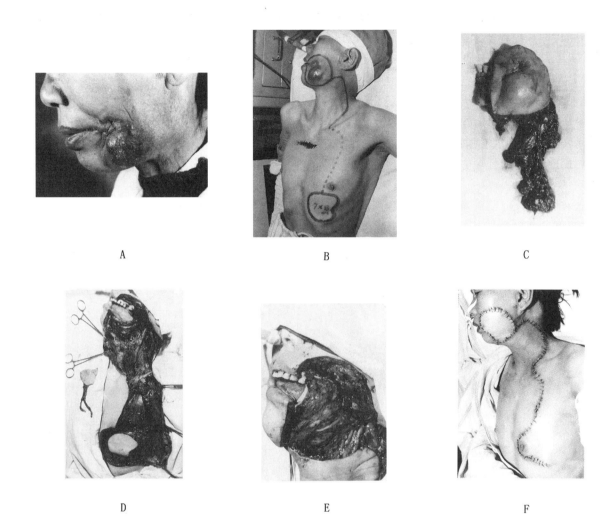

图 22-63　颊部全层缺损用游离皮瓣和带蒂胸大肌肌皮瓣瓦合整复

A.颌颊部鳞癌已波及下颌骨　B.颌颊部鳞癌联合根治术切口设计与带蒂胸大肌肌皮瓣设计　C.切除标本　D.颌颊部缺损范围,胸大肌肌皮瓣已制备好,左侧为切取的前臂皮瓣　E.前臂皮瓣修复口内粘膜缺损　F.胸大肌肌皮瓣修复面颊皮肤缺损,胸部伤口拉拢缝合

2.5cm×3.5cm 大小,口内前庭沟粘连,张口明显受限。于 1980 年 6 月 4 日在全麻下行肿瘤根治术,将同侧面颊、上颌骨、颧骨及下颌骨部分升支予以切除,造成面颊洞穿性缺损。上颌骨创面用中厚皮片植皮覆盖,口内粘膜缺损约 6cm×6cm 大小,采用带动脉蒂前额岛状皮瓣一期法修复。颊部皮肤缺损用左前臂桡侧游离皮瓣修复,术后额瓣及前臂皮瓣全部成活,功能与外形均较满意(图 22-64)。

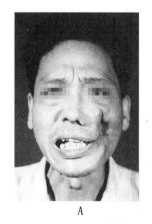

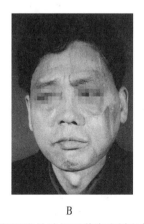

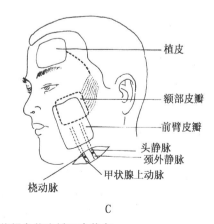

植皮

额部皮瓣

前臂皮瓣

头静脉
颈外静脉
甲状腺上动脉

桡动脉

A　　　　　　　　　B　　　　　　　　　C

图 22-64　面颊洞穿性缺损用游离皮瓣和带蒂前额岛状皮瓣瓦合修复

A.腺样囊性癌多次复发术后瘢痕粘连,张口受限　B.修复后外观　C.额部皮瓣修复口内粘膜,前臂皮瓣修复面颊皮肤(示意图)

（4）**两块游离皮瓣瓦合修复** 适用于下颌龈癌伴面颊下部大型洞穿性缺损的病例。

方法：以龈颊癌根治术后洞穿性缺损为例。患者朱某，男，69岁。因右下牙龈疼痛溃疡糜烂3个月，于1982年8月7日入院。检查：两侧面部不对称，右颊部可触到一肿块，约5cm×6cm大小，表面皮肤稍有充血，质硬，边界不清，压痛明显，张口度正常。右颊牙龈糜烂，呈菜花状，高出于粘膜表面，约4cm×6cm，质硬，边界不清。舌向上抬举时轻度受限，同侧淋巴结可触及，约3cm×3cm大小，可移动，质硬，有压痛。诊断为右下牙龈鳞癌Ⅱ级（$T_4N_{2b}M_0$）（病检证实）。同年9月1日在全麻下行右颌颈联合根治术（颈部作功能性颈淋巴结清扫术）。颊部及口底粘膜缺损，用左前臂桡侧皮瓣修复（皮瓣8cm×15cm，蒂长8cm。桡动脉与右面动脉、头静脉与面前静脉，均行端端吻合）。口外皮肤缺损用同侧上臂内侧皮瓣修复（皮瓣7cm×7cm，蒂长5cm。尺侧上副动脉与右面动脉翼内肌支、贵要静脉与右颈外静脉，均行端端吻合）。术后30小时，贵要静脉与颈外静脉吻接处有血栓形成，经清除血栓，再行缝接，皮瓣成活。术后外形与功能均较满意。口内粘膜缺损修复后3个月，皮瓣上可见有毳毛生长，显示前臂皮瓣生长良好（图22-65）。

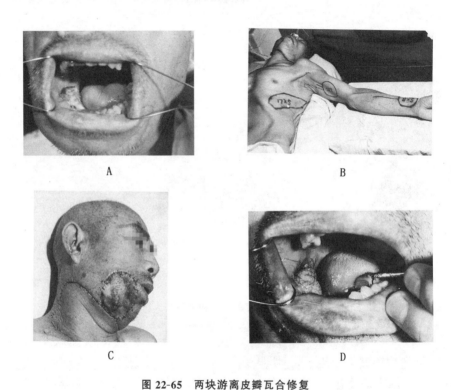

图22-65 两块游离皮瓣瓦合修复

A.龈颊鳞癌病变范围 B.皮瓣设计：前臂皮瓣修复口内，上臂内侧皮瓣修复口外，侧
胸皮片覆盖供区创面 C.面颊修复后外观 D.口内皮瓣修复后3月，已有毳毛生长

3. **一块皮瓣折叠修复** 本法适用于面颊伴有唇颊或口角全层缺损，以及面颊部中、小型洞穿性缺损的修复，即把一块皮瓣折叠成双层修复。其修复术式有两种：一种是单纯折叠修复颊及部分上、下唇和口角区缺损；另一种是去除皮瓣一部分表皮，制成两个皮岛，称双叶皮瓣或双岛皮瓣（孙弘，1990；Savant，1995）。笔者把两个皮岛设计成纵形的近中、远中形式，或横形的并列形式。双皮岛不一定等大，可视其缺损大小灵活掌握。一般以近中皮岛修复面颊皮肤，远中皮岛修复口内粘膜。

方法：以颊癌术后洞穿性缺损，用前臂桡侧游离皮瓣修复为例。患者张某，女，43岁。左颊粘膜溃烂4月余，颊粘膜可见2cm×2.5cm溃疡面，边缘与基底较硬，触痛明显，颌下淋巴结可触及，有活动。诊断为左颊粘膜鳞癌Ⅱ级（$T_3N_{1b}M_0$）（病检证实）。1985年4月26日在全麻下行颊颌颈联合根治术。颊粘膜缺损5～8cm，皮肤缺损5cm×5cm。左前臂桡侧按纵形的近中、远中设计形式进行。近中、远中皮岛间去表皮约2cm，用近中皮岛修复皮肤，远中皮岛修复粘膜。桡动脉（2mm）与面动脉（1.5mm）、头静脉（2mm）与颈外静脉（2.5mm），均行端端吻合。供区桡动脉缺损自左小腿切取一段10cm静脉游离移植，前臂用全厚皮片植皮，术后皮瓣全部成活（图22-66）。术后颈淋巴结病检均为阴性，随访1年余，功能及外形均较满意。

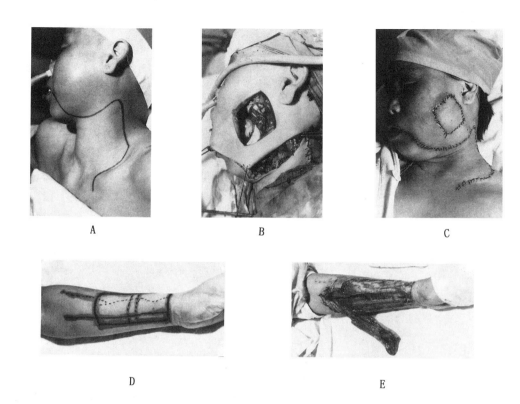

图 22-66　前臂双皮岛皮瓣修复
A.颊鳞癌已侵犯皮肤　B.面颊洞穿性缺损　C.面颊缺损修复后(拆线前)
D.前臂双皮岛皮瓣设计　E.前臂游离皮瓣已分离(血管蒂未切断)

　　对面颊洞穿性缺损,内外皮肤缺损均较大,亦可采用一块带蒂的胸大肌双皮岛皮瓣折叠修复。即在胸大肌肌皮瓣远端设计两个皮岛,并行折叠,近中皮岛修复皮肤,远中皮岛作为衬里组织修复粘膜,修复后效果满意(Sharzer 等,1981;Baek 等,1982)。对同期行根治性颈清扫术时,胸大肌肌蒂可覆盖和保护颈部大血管,术后颈部外形也较丰满,本法安全可靠(图 22-67)。图中以 a 瓣修复皮肤,b 瓣修复粘膜,胸部伤口拉拢缝合。

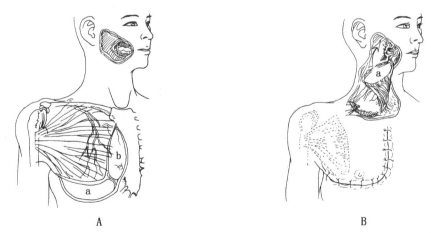

图 22-67　胸大肌肌皮瓣双皮岛修复面颊洞穿性缺损
A.胸大肌肌皮瓣双皮岛设计　B.双皮岛皮瓣

　　应用游离皮瓣或带蒂的胸大肌双皮岛皮瓣修复注意要点:
　　(1)应用游离皮瓣进行面颊洞穿性缺损修复时,必须熟练掌握血管吻合技术。尤其是采用两块游离皮瓣瓦合修复时,因一块皮瓣失败将会影响另一块皮瓣存活,因此选用方法时应慎重考虑。
　　(2)以折叠形式的双皮岛皮瓣修复面颊洞穿性缺损,从理论上讲任何一种轴型皮瓣均可适用,但笔者认为前臂皮瓣因血供的解剖学特点,属于轴型皮瓣的第三种类型,即动脉干网状血管皮瓣,以双皮岛的形式修复面颊洞穿性缺损应为首选。双皮岛制备的形状可不受限制,双皮岛间皮肤切除的范围应以皮瓣折叠后的厚度为准,但不能破坏或损伤皮下的毛细血管网,否则会影响皮瓣的质量,甚至会造成皮瓣坏死。根据孙弘(1990)动物(家兔)实验观察,凡皮下毛细血管网破坏区的皮瓣,用荧光素检查时呈花斑状,在愈合过程中皮瓣可发生中心性缺血坏死。

(孙弘)

十二、口唇整形美容

(一)口唇的生理功能和美学意义

口唇是语言表达的器官和食物摄入的门户,同时由于它与面部表情肌密切相关,因此还具有高度特殊化的表情功能。双唇和眼睛一样会说话,能传递情感,所以有人称它是"面部的魅力点"。口唇的形态与其线条、比例、色彩这三大基本要素结合得如何,有密切关系,也就是说优美的唇型必须具备上下唇协调、厚度适当、曲线流畅、色泽红润等特征。

(二)口唇的解剖

口唇部一般指上、下唇与口裂周围的面部组织,上界为鼻底,下界为颏唇沟,两侧为鼻唇沟。上、下唇均可分为 3 部分:一为皮肤部(也称白唇);二为唇红部,皮肤极薄,没有角质层和色素,故其下方血管内的血色可清晰显露;三为粘膜部,在唇的里面,为口腔粘膜的一部分,色泽较深,且有光亮感并具分泌功能。正常的上唇从正面观,在上唇皮肤与粘膜交界处构成一条弓形曲线称唇弓;唇弓上两个等高的最高点为唇峰;两个唇峰中央的最低点称唇弓凹;唇中部的唇红呈结节状突出称唇珠,它使唇红的形态更趋生动,富有美感。在上唇的中部有一条深浅因人而异的纵沟称人中,这是人类特有的结构,也是构成理想上唇外观的重要组成部分(图 22-68)。

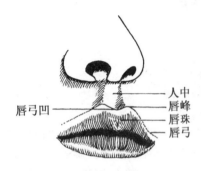

图 22-68　口唇部局部解剖标志

唇部主要由皮肤、口轮匝肌、疏松结缔组织和粘膜组成。支配口唇肌肉运动的为面神经。该区域的感觉分别由眶下神经和颏神经支配。口唇部血供非常丰富,其血液供应主要来自颈外动脉的分支、上唇动脉的上行支与下唇动脉,分别构成上、下唇动脉弓,走行于距唇红缘深面约 6mm 处,因此在施行口唇部手术时,可压迫两侧口角处的唇动脉,以减少术中出血。

(三)口唇的美学参数

对口唇的审美观,常随时代的潮流而改变。是厚唇美还是薄唇美,是崇尚大口形还是追求樱桃小口,众说纷纭。以下是目前人们所公认的优美唇型的标准。

1.上唇高度　指鼻底至唇峰的距离。我国成年人上唇高度在 13～22mm 之间。

(1)低上唇　小于 12mm。

(2)中等唇　12～19mm。

(3)高上唇　大于 19mm。

2.唇的厚度　指上、下唇轻闭时,上、下唇红部的厚度。上、下唇厚度的比例是 2：3。

(1)薄唇　厚度在 4mm 以下。

(2)中等唇　厚度在 5～8mm 之间。

(3)厚唇　厚度在 9～12mm 之间。

(4)厚凸唇　厚度在 12mm 以上。

3.口裂宽度　大约相当于在两眼平视时两瞳孔向下延伸的垂线上,通常可分为 3 类。

(1)窄型　小于 35mm。

(2)中等型　36～45mm。

(3)宽型　46～55mm。

4.唇弓的形态　上唇唇红缘的形态在个体间、种族间存在较大差异,一般可分为弓形、桥形和弧形。其中最符合美学标准的是弓形,此点可供唇部手术时作参考。

(四)手术方法

1.厚唇整复术　引起厚唇的原因很多,大多数是由于先天性唇肥厚,也有因某些疾病所致者,术前应注意鉴别。

在唇红粘膜与口腔粘膜交界处的口腔粘膜侧,设计一横向梭形切口,可使切口瘢痕较为隐蔽。为防止瘢痕挛缩,切口线可为波浪形。切口应超过口角,以免口角侧出现"猫耳朵"。唇正中部切除的宽度应较两侧为小,以保证术后唇珠部丰满。按标记线切除过多的粘膜,必要时还可将口轮匝肌修薄,但应适度,以免出现新的凹陷畸形。创缘两侧不需作分离,切口直接拉拢缝合(图 22-69)。

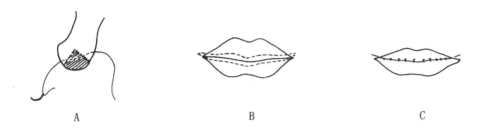

图 22-69　厚唇整复术
A.切口缝合的剖面图　B.切口两侧超过口角　C.缝合后瘢痕线在口内

2.重唇整复术　重唇是较少见的先天性畸形,多见于男性青年的上唇。常因近中线的两侧唇红粘膜下组织及粘液腺的增生而形成。其症状是在唇红的里面又有一条唇红,故称重唇。一般在闭口时畸形不明显,而在进食、说话等口唇运动时,可明显见到两层唇缘之间有深浅不等的唇沟,粘膜也常呈松弛下垂状。矫治的手术方法与厚唇整复术相同。为了使术后上唇不显得紧张,在彻底切除增生的粘液腺时,可多保留一些口腔粘膜,以免缝合时张力过大。

3.薄唇整复术　薄唇是指唇红较薄,往往会给人以寒酸、单薄的印象。发生在青年人中的原因是唇红发育过短,表现为只显露很薄的一层唇红,一般较少见。通过上唇粘膜双 V-Y 法可矫正。

在上唇的口腔粘膜上,设计两个横向开口向外的"Y"形切口,竖线在同一轴线上,长度为 1.0~1.5 cm。两"Y"分叉的夹角根据唇红所需增加的量而定,夹角越大则唇红增加的量也越多。

按设计切开后,将唇珠侧粘膜瓣分离,然后将两个"V"形三角瓣的尖端向唇中部推进,到两尖端相连或交错连接(图 22-70)。

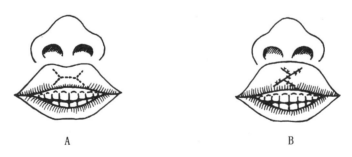

图 22-70　薄唇加厚术
A.双"Y"切口　B.V-Y 改形后

4.唇珠重建术　唇珠是构成上唇唇红部外形的重要部分。由于它的存在,唇红更富有立体感,更显得生动、美观。唇珠的明显与否因人而异。有些人虽无明显唇珠,但只要其与唇红形态的整体相协调,这一缺陷就不显突出。因此,唇珠重建术的对象,只是那些唇红中部扁平且厚度稍差的人。一般可通过以下两种方法整复。

方法之一:如果两侧唇红组织较厚,可在中线两侧设计一个蒂在中央部的粘膜下肌肉瓣,瓣的宽度可视两侧唇红部的量而定。按设计线切开粘膜层并修去表面的粘膜,从瓣的中外部切开并掀起粘膜下肌层,注意保护唇中部的血管蒂。在唇中部的粘膜下作分离,翻转两侧肌瓣,充填于唇中部的粘膜下并作交叉缝合。这一方法既丰富了唇红中部的不足,又减少了侧方唇红的过分前突,可收到一举两得的效果(图 22-71)。

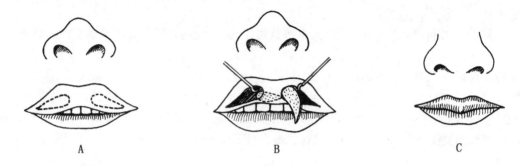

图 22-71　唇珠重建术方法之一
A.上唇两侧瓣的设计　B.粘膜下复合瓣形成及转移　C.两侧切口缝合

　　方法之二:在上唇中线内侧粘膜上,设计一个蒂在唇红处的粘膜下肌瓣,切开粘膜层并修除粘膜后,将形成的粘膜下复合肌瓣通过唇中部的粘膜下隧道,转移至唇珠部,从而重建唇珠(图 22-72)。

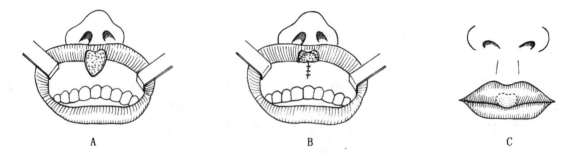

图 22-72　唇珠重建术方法之二
A.唇中线内侧瓣的设计　B.粘膜下复合瓣形成及转移　C.唇珠重建后

　　5.上唇过长整复术　随着年龄的增长,上唇皮肤也和面部皮肤一样,出现松弛、下垂。虽然通过面部皮肤提紧术,可使衰老的面容再现青春,但因手术本身的局限性,无法改变上唇的老态。因此,老年性的上唇过长整复术,也可看作是面部皮肤提紧术的一个辅助手术。

　　上唇皮肤提紧术,可通过在鼻唇交界处切除一条上唇组织来完成,也可在唇红部与皮肤部的交界处,按唇红缘的形态切除一条皮肤来完成。但后者容易留下较明显的瘢痕,并有损唇弓的自然弧度,故一般不宜采用。

　　两侧鼻翼下缘到鼻小柱根部的连线,经鼻底时连线弯向鼻孔内,呈波浪形。两条波浪形连线之间为需切除的皮肤,其宽度以手指向上推动上唇,牙齿显露 3～4mm 为度。切除皮肤后不作皮下分离,皮下组织和皮肤分别作间断缝合(图 22-73)。

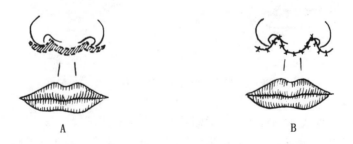

图 22-73　上唇过长整复术
A.鼻底波浪形切口　B.缝合后的切口线

(张波)

第五节　面部烧伤整形

一、概述

面部是人体的外露部位,易受烧伤或灼伤;面部又是人体形态与功能的一个重要部位,眼、耳、鼻、口诸器官所在,和谐地构成了人体的容貌,司理着视、听、嗅、呼吸、饮食、说话以及表情等重要功能。所以面部一旦遭受烧伤或灼伤,其形态与功能往往受到不同程度的破坏,轻者留下瘢痕,重者造成毁容,致面目全非,丑态恐怖,甚至患者不敢直视自己,失去生活的信心。整形外科医师应当以最大限度地恢复受害者的形态与功能为责任,使其重新树立起生活的信心,回到社会生活中去。

(一)畸形的特点

根据烧伤后范围和深度的不同,面部烧伤畸形大致有3种类型。

第一类,瘢痕增生型:见于深Ⅱ度烧伤,尤其是化学灼伤后。瘢痕可遍及全面部,以下颌部、上下唇部、鼻唇沟部为甚,呈片状或索条状分布,早期充血,触之坚硬,经过1～2年常可自行萎缩变软,充血消退,一般不造成对周围组织和器官的功能障碍。

第二类,瘢痕挛缩型:见于深度烧伤后。由于瘢痕的挛缩、牵拉,致使周围的组织、器官移位变形,如引起眼睑外翻、鼻孔缩窄闭锁、上下唇外翻、口裂缩小或口角歪斜等畸形;视、听、呼吸、进食等功能严重受限。此类挛缩畸形只有经过手术整复,才能得以纠正。

第三类,组织器官缺损型:见于深度烧伤后。面部的组织和器官遭受严重破坏,产生诸如耳郭、眼睑、鼻翼甚至全鼻、唇颊组织等缺损。在特殊情况,如患者在酒醉、癫痫发作或煤气中毒时遭受烧伤,则畸形更为严重,缺损可深达面骨。此类畸形可致上、下唇(颊)及全鼻缺损。

上述3类畸形常可合并存在,从而增加了面部烧伤后畸形治疗的复杂性和难度。

(二)治疗

1.治疗原则

(1)手术的时机　整形手术的适宜时机关系到许多因素,诸如患者的年龄、身体和精神状况、伤后时间的长短以及经济条件等。就瘢痕和畸形的状况而言,一般应等瘢痕稳定软化,通常在烧伤半年至1年后进行手术。在等待期间可采用弹性压迫绷带治疗、硅胶膜粘贴、激素注射等非手术疗法以促进瘢痕的软化。因瘢痕挛缩造成器官严重功能障碍如眼睑外翻、鼻孔闭锁、张口受限时,则应待生命体征稳定后再行手术,以改善功能,防止因畸形产生的并发症。

(2)面部畸形手术治疗分区的概念　面部由若干形态单位组成,通常可划分为额、眼、颊、鼻、耳及口唇6个单位10个区域,由轮廓线和自然皱纹划分。手术时应注意此点,否则有可能造成把各正常的形态单位一般化地合并或随意拼凑的缺点。

全面部瘢痕切除后的植皮有两种方式:整张植皮和分区植皮。整张植皮的优点是一次手术,皮片的拼缝少,色泽易一致;缺点是各形态单位的轮廓不明显,且需应用全厚皮片(中厚皮片难以取得颜面大小的整块皮)。分区植皮的优点是全厚、中厚皮片均可,分区轮廓清楚;缺点是需多次手术,各区间拼缝瘢痕及皮色色泽不易一致。临床上一般倾向于分区植皮的方式。

(3)形态与功能效果的兼顾　面部的形态与功能并重,这一点有别于其他部位的整形要求。在行面部组织缺损器官再造时,除恢复功能外,还要兼顾到形态,如皮肤的色泽、器官的轮廓等,要结合美容外科的技术与原理提高面部烧伤后瘢痕畸形的整复效果;在恢复皮肤软组织缺损的同时,应考虑骨轮廓缺陷的弥补。例如在鼻背瘢痕切除植皮时,于鼻背筋膜下植入硅胶假体;对合并有颏后退或下颌发育不良的下唇外翻或下颌瘢痕挛缩的病例,于切除瘢痕、修复皮肤软组织的同时行颏部骨膜下植骨或假体充填等,可使整复后的颜面各部获得相对对称及和谐美的效果。

2.治疗方法　包括手术治疗及非手术治疗。

(1)非手术治疗　主要适用于瘢痕增生期、手术等待期及作为手术后的辅助治疗。应用弹性压迫绷带或面具、药物涂敷、硅胶膜粘贴及激素注射等,可促进瘢痕软化,或预防和减少植皮区挛缩及其边缘的瘢痕增生。

(2)手术治疗　常用的手术方法有局部整形术、局部皮瓣转位术、组织扩张术、皮片移植术、远位皮瓣或游离皮瓣移植等,根据畸形特点和局部条件可依次选择。

1)局部整形术　包括单次或多次切瘢缝合术、Z成形术及V-Y成形术等,主要适用于狭长、索条状或蹼状瘢痕,以及轻度的眼睑闭合不全、眦角或口角移位等畸形。此种方法操作简便,如果手术设计良好,还有事半功倍的效果,但适应证有限,通常作为其他手术方法的辅助手段。

2)局部皮瓣转位术　在面部烧伤瘢痕的手术治疗中,有条件时应尽量采用局部皮瓣包括邻近皮瓣的转位,以获得较理想的形态效果。

3)组织扩张术　为面部烧伤畸形手术治疗的常用方法。用于面部皮肤局限性损害,在其周围或下颌、颊、颈、额部有正常皮肤可扩的缺损。

4)游离植皮　这是一种简便方法,特别是可作为全面部烧伤瘢痕挛缩的治疗方法。该法主要适用于皮肤瘢痕和瘢痕挛缩的病例,可用于下颌和唇颊部瘢痕切除、耳郭瘢痕粘连松解及眼睑或唇部外翻矫正后创面的修复。植皮术后轮廓好,不影响表情肌的传递作用。缺点为术后皮片挛缩与色泽的改变,难以与周围正常部位的皮肤相比。操作上应争取皮片的全部成活。

5)皮瓣远位移植术　远位皮瓣移植包括管状皮瓣与游离皮瓣的移植,主要适用于深度烧伤后有组织与器官的缺损,而局部或邻近又无皮瓣可利用的病例。因手术次数多、疗程长及术后皮瓣臃肿等缺点,常作为最后的选择。

二、额部烧伤后畸形

额部烧伤后畸形可分为额部瘢痕和额部皮肤瘘两种。

(一)额部瘢痕

额部烧伤后常见的畸形为额部瘢痕,一般比较表浅,限于皮肤层,亦可深达皮下和肌层,瘢痕与骨膜粘连;通常呈散在或片状分布。额部瘢痕主要影响容貌,多无功能障碍,有时因瘢痕挛缩,牵拉眉毛和上睑,可引起畸形。

治疗:与一般部位的瘢痕相同,小块瘢痕可一次或分次切除、缝合,切口方向尽量与皮纹一致。切缝有困难者可采用皮肤扩张术,在正常的额部皮肤下放置组织扩张器,用扩张的皮瓣修复瘢痕切除后的创面。额部次全或全部瘢痕,应按分区原则切除,用整块中厚皮片修复,即上至发际,下达眉缘,两侧至鬓角;如瘢痕与骨膜粘连,切除时可在骨膜上留下薄层瘢痕,在其面上植皮,移植皮片供区尽量选在上胸或上臂内侧,以求术后皮片色泽与面部正常皮肤近似。修复时除注意植皮手术的一般操作外,包扎应避免压力过大,而引起皮片压迫性坏死。

(二)额部皮肤瘘

额部皮肤瘘系一种少见的额部烧伤后畸形,为深度烧伤后,额部软组织及额窦前壁骨质破坏造成,或因额骨裸露试图钻孔引髓植皮,操作失误所致。额部皮肤瘘因窦腔外露,常伴有慢性炎症,窦壁粘膜肥厚水肿,局部血供条件差,瘘口很难自愈,需手术整复。

治疗:额部皮肤瘘属洞穿性缺损,其修复包括衬里和被覆组织两部分。如缺损较大,需行骨缺损的修复。衬里组织通常可用瘘口周围的瘢痕组织瓣翻转,或采用窦腔粘膜瓣形成。如额鼻管已阻塞,可将窦壁粘膜刮除。被覆组织可用局部或头皮筋膜瓣及在筋膜面上植皮,或通过游离皮瓣移植的方法修复。

三、眼睑烧伤后畸形

眼睑烧伤后畸形包括眼睑外翻、眼睑缺损、瘢痕赘皮和球睑瘢痕粘连等。

（一）眼睑外翻

眼睑外翻(lid ectropion)是烧伤后常见的一种畸形,表现为睑结膜外露,上、下眼睑不能正常闭合。因眼睑皮肤薄,烧伤后容易产生全层损伤,瘢痕愈合后由于挛缩,牵拉睑缘引起不同程度的眼睑外翻,轻者睑球分离,重者睑结膜完全外露,可合并有睑缘或睑板的缺损。

眼睑外翻可发生于一侧上睑或下睑或双侧上、下睑。眼睑外翻后可继发角膜炎,产生畏光、流泪以及眼球干燥等症状。外翻的眼睑,因慢性结膜炎症,造成结膜与睑板的肥厚、睑缘增长或睑缘形态的破坏、睑缘炎、睫毛脱落等情况。角膜长期暴露易继发角膜炎、角膜溃疡与白斑,严重损害视力,甚至导致失明。王炜将眼睑外翻分为3度。Ⅰ度眼睑外翻,即轻度睑外翻,表现为休息状态时眼睑不能闭合,睑球分离,睑缘外翻;Ⅱ度眼睑外翻,即中度睑外翻,表现为眼睑及睑板不同程度的外翻;Ⅲ度眼睑外翻,即严重睑外翻,眼睑及睑板完全外翻,结膜囊上或下穹隆消失。除眼睑本身烧伤外,颊部、颌颈部较大面积的瘢痕挛缩亦可牵拉眼睑皮肤引起眼睑外翻。

治疗:眼睑外翻应及时行手术治疗,预防角膜与球结膜的继发损伤。在等待手术期间,要加强眼部护理,每日数次用生理盐水冲洗和滴注抗生素眼药水,夜间涂以抗生素眼膏,严重者用凡士林油纱布遮盖或戴眼罩。睑结膜肥厚者手术前3天起用2%生理盐水湿敷,以促进水肿消退。

眼睑外翻常用的手术方法是外翻矫正,行游离植皮或局部皮瓣转移术。

1.游离植皮术睑外翻矫正 可选用全厚皮片或中厚皮片,视眼睑皮肤的缺损程度而定。上睑因活动度大,宜用中厚皮片;下睑主要起支持功能,宜用全厚皮片。反之,则上睑活动受影响,睁眼困难,而下睑则易引起外翻复发。

手术一般在局麻下进行。距睑缘3～4mm沿睑缘全长切开,内侧端应过内眦达鼻根;外侧达外眦角后沿鱼尾纹延伸。如上、下睑外翻同时矫正,切口不应连续,否则术后因环形切口瘢痕挛缩可造成睑裂变小。皮肤切开后,沿眼轮匝肌平面松解,使外翻的睑缘逐渐复位,并应矫枉过正。如为睑结膜慢性炎症,睑缘增长的病例,可在眼睑的中央部作部分楔形切除、缝合,收紧睑缘,使睑缘能贴附眼球。创面止血后,依面积大小切取皮片,移植于创面上,缝合后,包堆敷料加压包扎,睑裂内涂以抗生素眼膏。术后7～10天去除敷料,拆线。皮片愈合稳定后,可行局部按摩,以促进软化。

睑缘缝合问题:上、下睑外翻同时矫正时,为预防术后皮片挛缩,再度外翻,一般主张在上、下睑的睑缘间作暂时性粘连。方法是在上、下睑缘中内、中外1/3交界处各切除约3mm²的睑缘组织,对合创面,褥式缝合,使其愈合粘连。待术后3～6个月再剪开粘连。此法缺点是上、下睑缘对合,植皮时难以矫枉过正,一旦剪开粘连后仍有外翻的可能,且睑缘易产生凹陷畸形。

笔者的经验是:不作睑缘粘连,而采用植皮矫枉过正的方法,即矫正睑外翻,眼睑挛缩松解宜超过正常睑的上下宽度。眼睑瘢痕彻底松解后,睑缘能盖过另一睑的睑缘,以增加植皮,待眼睑植皮片挛缩期过后,眼睑能恢复正常高度,除了极严重的睑外翻外,一般术后都不产生再度外翻。另外亦可采用上、下睑分次松解再植皮的方法,先作上睑外翻矫正,待皮片愈合稳定后再作下睑矫正,但增加了手术次数,故一般仍选择一次手术,行植皮矫枉过正的方法。

2.皮瓣转移术睑外翻矫正 适用于有睑缘与睑板缺损的眼睑外翻的病例,尤其是下睑外翻者。视局部条件采用鼻侧部皮瓣或颧颞部皮瓣修复创面。因头面部血供丰富,皮瓣的长宽比例可达4∶1而不发生血供问题。皮瓣修复形态较好,且术后不易产生外翻的复发,但皮瓣供区留下缝合瘢痕。严重的睑外翻亦可采用同侧颞浅动、静脉额支岛状皮瓣修复。

（二）眼睑缺损

眼睑缺损见于特种情况下发生的烧伤,如患者神志不清倾倒于燃烧的炉灶上,造成面部毁容,亦可因浓酸或液态金属灼伤所致。缺损可为眼睑的全部或大部分,常合并有眼球的烧伤及视力丧失。

治疗:眼睑缺损需行整复再造,方法的选择视局部条件而定。组织的修复分粘膜层、皮肤覆盖层及睑板3层。如眼睑已缺损,粘膜层的修复可用局部瘢痕瓣翻转替代。如眼球存在,且有视力或今后有可能作角膜移植者,则需采用口腔粘膜移植。皮肤覆盖需用皮瓣组织,常用的有颞浅动、静脉额支岛状皮瓣。上、下眼睑同时缺损除额部皮瓣外,可应用上臂管状皮瓣转移修复。再造的眼睑常无活动度,故再造侧的睑裂应小于正常侧,以免义眼裸露过多。

(三)眦角瘢痕性赘皮

眦角瘢痕性赘皮因眦角瘢痕挛缩或眼周瘢痕牵拉造成。赘皮使睑裂变窄,视野缩小。

治疗:可选用 Z 成形术或眦角切开成形术,松解瘢痕,开大眦角。在合并有上、下睑外翻的病例,可延长睑缘切口,使挛缩松解,创面植皮。

(四)球睑瘢痕粘连

因酸碱或液态金属灼伤,常可造成眼睑与球结膜创面愈合瘢痕挛缩。角膜和球结膜形成瘢痕,为进行角膜移植或为配戴义眼,需行结膜囊成形,尽量采用口腔粘膜移植。如眼球视力已丧失,只为配戴义眼,结膜囊成形亦可应用皮片修复。

四、眉烧伤后畸形

眉的位置在眶上嵴下方,为额与上睑的分界线,两侧对称。成人眉约 5cm×1cm 大小,其内侧端较窄,毛稍向外上方倾斜,外侧端稍宽,毛斜向颞侧。眉以内 2/3 与 1/3 连接处最高,内端稍低于眶缘,外端则略高出眶缘。通常男性的眉宽,毛粗浓,女性的眉窄,毛稀细。眉造型时应注意其正常的形态和性别间的差别。

眉主要参与构成人的容貌特征,且在面部的表情方面起着重要作用。眉可阻挡额部汗水直接流入眼内。眉烧伤后有眉移位和眉缺损两种畸形。

1.眉移位 常因额部或上睑瘢痕挛缩牵拉所致,以向上移位多见。单纯眉移位可采用局部整形如 Z 成形术,或额部、上睑瘢痕松解使眉复位,创面植皮修复。如伴有眉缺损,则需同时行眉再造。

2.眉缺损 常与上睑烧伤同时发生,分部分及全部缺损。眉缺损对眼部的功能多无妨碍,但因眉的位置引人注目,眉缺损后可影响人的容貌及表情动作的传递。双眉完全缺损时,额部汗水可直接流入眼内造成不适。

治疗:眉缺损除了画眉与文眉的方法外,手术再造方法有毛囊移植、复合头皮片游离移植、头皮带蒂或岛状皮瓣移植,根据缺损的情况和性别加以选择。不论采用何种方法,都应注意眉的正常形态以及性别间的差别,力求两侧对称。

手术前嘱患者端坐,在眶上嵴部用美蓝描出再造眉的位置与形态。如同时伴有额部瘢痕或上睑瘢痕挛缩,原则上应先作瘢痕松解、植皮,待皮片愈合稳定后再作眉再造;或于瘢痕松解、植皮的同时行眉再造。反之,则有可能使再造的眉上提或下移,改变眉的位置,给人一种不和谐的感觉。

1.毛囊移植法 适用于眉部分缺损的病例。先在耳后发际内切取全层头皮一块,顺毛发方向切取有毛囊的头皮,置于生理盐水中备用。用特制的注射推进器穿刺眉再造部位,将一束毛囊逐一移植到皮下组织内,针刺入时与皮面成 45°角,使植入的毛囊与正常眉毛的方向一致。眉大部分缺损的病例,每侧约需植入 300～400 株毛囊。此法效果一般较好,但手术时间较长。

2.复合头皮片游离移植法 适用于一侧或双侧眉缺损的病例。先在眉部受区切开至眼轮匝肌或额肌、帽状腱膜层,形成有良好血供的创面基底,用生理盐水纱布覆盖。继在同侧耳后发际按再造眉的形状,顺毛发方向切取带脂肪层的全层头皮片,宽度以 0.5～0.8cm 为宜。剔除毛囊间的脂肪颗粒后,将皮片移植于眉部创面,间断缝合创缘,包堆敷料加压包扎。术后 10～12 天更换敷料并拆线,皮片呈粉红色示已成活。此后毛发可脱落,约 2～3 个月后重新长出,与头发密度相比较稀疏,故该法更适合于女性的眉再造。

3.头皮皮瓣移植法 可分为头皮岛状皮瓣移植和头皮带蒂皮瓣移植两种。通常选择前者,只是在颞浅动、静脉已损伤的情况下才采用后者。

(1)头皮岛状皮瓣移植法 以颞浅动、静脉顶支为血管蒂,远端带一岛状头皮。术前患者剃光头,取头低位,用多普勒血流探测仪或用手指扪出颞浅动脉的行径,并用美蓝标记。其长度即血管蒂的长度,为耳前至眉外侧端的距离;在血管的远端画出再造眉的形状和大小。按血管走行线切开皮肤和皮下组织,牵开两侧创缘,显露颞浅筋膜及颞浅动、静脉顶支。在距血管束两侧约 3mm 处切开筋膜,结扎血管分支断端;在远端切开岛状头皮,可先切开一侧,将头皮包括帽状腱膜翻转,确认血管进入后,再切开另一侧,形成以颞浅动、静脉顶支为蒂的岛状皮瓣。皮瓣边缘应有鲜红色渗血。然后在眉部切开形成创面,并在创面的外侧端与颞浅血管束蒂部间潜行分离,形成皮下隧道,其宽度应足以使岛状皮瓣通过。将岛状皮瓣穿过皮下隧道转移至眉区创面,缝合固定。颞部皮瓣供区创面拉拢缝合,放橡皮片引流,加压包扎。48小时后去除引流并更换敷料。术后1周拆线。皮瓣成活后即见毛发生长。手术成功的关键是岛状皮瓣的近端应有血管束进入;血管束有足够的长度以保证皮瓣有良好的血供。此法再造的眉毛浓密苗壮,需定时修剪,主要适用于男性双眉完全缺损的病例。如为单侧缺损,则根据健侧眉毛的密度,选择头皮游离移植或岛状皮瓣移植。

(2)头皮带蒂皮瓣移植法   与上述岛状皮瓣相比,操作较为简单。先在眉区画出再造眉的形状,切除眉区瘢痕形成创面。然后在耳前至颞顶部形成一蒂宽约2cm,长约11~12cm的单纯头皮皮瓣,蒂在耳前区,皮瓣远端宽度不超过1cm,深度包括帽状腱膜和颞浅筋膜,约呈90°旋转,移位,将皮瓣远端稍作修整后缝于眉区创面,供皮瓣创面拉拢缝合。皮瓣蒂部创面用碘仿纱布覆盖,任其开放,约3周左右于再造眉外侧端切断蒂部,修整后将蒂部缝回颞顶部原供区。该法一般需两次手术,现已少用;只在颞浅动、静脉已损伤的情况下才考虑应用。

五、鼻部烧伤后畸形

鼻位居面部正中,且突出于面部,故在面部烧伤中常难以幸免。常见的鼻部烧伤后畸形有鼻背瘢痕,鼻翼、鼻小柱瘢痕挛缩和鼻部分或全部缺损等。

(一)鼻背瘢痕

鼻背瘢痕多限于皮肤层,鼻支架完整,可伴有轻度鼻端上翘,鼻功能常无影响。治疗目的主要为改善外形,可采用瘢痕切除及植皮的方法。切除范围尽量按形态单位。为了保持全鼻部肤色一致,必要时可牺牲瘢痕周围小块正常皮肤。移植皮片采用全厚或中厚,以接近周围组织的肤色为原则。由于瘢痕及鼻背皮肤相对较厚,皮片修复后,鼻外形常显平坦。为增加美容效果,除采用额部皮瓣外,在鼻部创面植皮的同时,可于鼻背筋膜下置入硅胶假体,使鼻外形隆起,术后有较理想的形态。鼻部植皮的主要缺点是术后色深,与周围正常皮肤色泽不协调。但由于多数鼻部瘢痕常为全面部瘢痕的一部分,植皮后的色泽易与周围植皮部位相接近。

(二)鼻翼、鼻小柱瘢痕挛缩畸形

鼻翼、鼻小柱瘢痕挛缩畸形可分为下列3种情况。

1.鼻翼部分缺损,鼻端及鼻小柱因鼻背瘢痕广泛挛缩而向上倾斜,鼻前庭外露,鼻腔失去润湿气流的功能。手术方法视鼻翼缺损的程度及鼻周围皮肤的情况而定。

(1)鼻翼边缘缺损,鼻背有广泛瘢痕挛缩,可在切除鼻背瘢痕的同时,将外翻的鼻翼及倾斜的鼻端复位,整个鼻背及鼻翼创面用整块皮片修复。

(2)鼻翼部分缺损,宽度在1cm左右,局部软组织条件较好,可采用耳郭复合组织块移植,效果较好。如缺损较大,周围组织条件差,可距缺损缘0.5~1cm切开,将瘢痕连同外翻的前庭皮肤翻转复位形成鼻翼衬里,皮肤面缺损采用带薄层脂肪的全厚皮片移植修复。如双侧鼻唇沟部有正常组织存在,亦可采用鼻唇沟皮瓣修复,其效果较植皮为佳。

2.鼻翼缘瘢痕挛缩造成鼻孔缩窄或鼻孔闭锁畸形,则需行瘢痕松解及鼻孔成形术。方法视缩窄程度而定。主要由鼻基底瘢痕挛缩引起的缩窄,在切除或切开挛缩的瘢痕后,于鼻翼外侧转一鼻唇沟皮瓣修复,皮瓣供区可拉拢缝合。如鼻孔为环形缩窄或闭锁,可将环形瘢痕切除,创面用包模植皮法修复,即选择制造一鼻孔支撑物,将移植皮片反向覆盖在支撑物表面,再植入鼻孔内环状皮肤缺损区,皮片成活后仍用支具支撑和扩张鼻孔,持续3个月,以预防皮片挛缩及鼻孔缩小。

3.鼻翼上提及外翻,鼻翼无明显缺损,但因上唇和鼻唇沟部的瘢痕挛缩,牵拉鼻翼外侧脚及鼻小柱向外移位,鼻小柱与上唇间角度近乎消失。可行上唇及鼻唇沟部挛缩的松解术,使移位的鼻翼外侧脚及鼻小柱复位,创面植皮修复。

(三)鼻部分或全部缺损畸形

鼻部分或全部缺损畸形多见于全面部毁容性烧伤后的患者,严重者鼻中隔及鼻甲可完全外露。治疗需行鼻部分或全鼻再造手术,方法视鼻周围软组织情况而定。

鼻再造包括3部分组织,即衬里、支架和被覆的皮肤。衬里组织通常可采用残存的鼻组织或缺损远端瘢

痕瓣,或鼻中隔的粘膜瓣翻转而成,不足部分则利用修复被覆的皮瓣组织自身折叠形成。鼻支架尽量采用自体肋软骨或髂骨块移植,也可采用硅橡胶等假体移植,鼻再造可分一期或二期进行。被覆的皮肤组织可采用额部皮瓣或上臂皮管,以前者为首选。

1. 额部皮瓣鼻再造法　目前多采用扩张后的额部皮瓣,再造鼻的形态和色泽接近正常,且额部除留下线状瘢痕外,不产生明显的继发畸形。第一期手术:沿前额发际缘切口,在额肌下平面分离,形成腔隙,置入150ml左右的矩形扩张器,注射阀置于头皮下,按常规方法注水扩张。第二期手术:在扩张的额部皮肤表面设计皮瓣,笔者常用斜形皮瓣,宽约7.5~8cm,长约9~11cm,皮瓣的最远端能达上唇部,皮瓣蒂部保留一侧滑车上血管。皮瓣切开并成形后,远端自身折叠形成鼻翼、鼻小柱,额部供瓣创面稍作修整,行拉拢缝合。如额部及鼻根部为正常皮肤,可采用皮下蒂皮瓣转移,省略第三期的断蒂手术。第三期手术:切断皮瓣蒂部,修整后缝合。

额部如有皮肤瘢痕,或已作过植皮手术,额肌尚属完整,仍可作为皮瓣转移。必要时可先行延迟手术,按常规方法行额部皮瓣带蒂转移。皮瓣切取并转移后,将供区创面周围的瘢痕按额部形态单位一并切除,整张皮片移植,使额部有较好的外形。

2. 上臂皮管鼻再造法　额部遭受深度烧伤,组织破坏,无法利用时,可考虑远位皮瓣行鼻再造。应用上臂皮管作鼻再造是一种较老的方法,需三次手术。第一期:先在上臂内侧设计形成一长12cm、宽8cm的双蒂皮瓣,并折叠成皮管,皮瓣供区创面中厚植皮。第二期:皮管形成后3~4周左右进行皮管转位。通常先切断皮管近心端,并剖开部分皮管形成皮瓣,同时在鼻根部形成创面,接受上臂皮瓣的移植。第三期:约在皮管转位后1个月,切断上臂皮管蒂部,将皮管完全剖开,形成皮瓣,同时在鼻缺损部形成创面。此时以鼻根部为皮瓣蒂部,将皮瓣远端折叠形成鼻端、鼻翼、鼻小柱,缝于鼻部创面,完成鼻再造。

除上臂外,亦可应用胸肩峰皮管、腹部皮管等远位皮瓣行鼻再造。这些部位的皮瓣或皮管供区,造型及色泽均不如额部皮瓣理想。有条件时可采用前臂游离皮瓣行鼻再造术。

全鼻再造后需同期或二期行鼻支架移植,采用肋软骨或髂骨,也可采用硅橡胶假体或多孔聚乙烯假体移植,以支撑软组织,预防陷落变形及影响鼻的形态和功能。

六、外耳烧伤后畸形

外耳烧伤常为头面部广泛烧伤的一部分,单独烧伤较少见。按烧伤范围和深度的不同,外耳烧伤后常见的畸形有:耳郭增生性瘢痕、耳郭瘢痕粘连、耳郭部分或全部缺损、耳垂缺损与畸形、外耳孔缩窄和闭锁,以及菜花状耳郭畸形等。

(一)耳郭增生性瘢痕

耳郭增生性瘢痕见于Ⅱ度烧伤后,可为面部瘢痕增生的一部分。整个耳轮前后侧包括耳垂为肥厚的瘢痕包绕,一般无功能障碍。在增生期过后可行手术治疗。将肥厚的瘢痕沿耳轮缘作部分切除,创缘两侧的瘢痕修薄,对合缝合,耳郭形态可基本恢复。如仅为耳轮瘢痕增生,耳郭后侧及乳突部皮肤正常,可在乳突区皮下先行组织扩张,在瘢痕完全切除后,创面用乳突部及耳郭后侧扩张的皮肤形成推进皮瓣修复,外形更接近正常。

(二)耳郭瘢痕粘连

深度烧伤后,耳郭与乳突区形成瘢痕粘连,可伴有不同程度的耳轮或耳郭的部分缺损,外耳孔常存在。耳郭亦可与耳前区瘢痕粘连,外耳孔则常闭锁。耳郭瘢痕粘连使耳郭与颅侧面的耳枕交角消失,影响戴口罩或眼镜,造成功能障碍。手术方法则视乳突区有无正常软组织存在及伴随的耳郭缺损程度而定。

1. 对单纯耳郭瘢痕粘连,耳郭支架无缺损的病例,常用的手术方法为瘢痕粘连松解,创面植皮。沿耳轮缘全长切开,将粘连的耳郭松解,使其耸立,耳枕交角呈45°,耳郭及乳突区相对侧创面用中厚皮片修复,敷料加压包扎。皮片成活稳定后,应用弹性绷带维持耳枕交角3~6个月,预防因皮片挛缩而致耳郭后倾。耳郭与耳前区瘢痕粘连,手术方法基本相同,但需同时作耳孔成形。

2. 耳郭瘢痕粘连伴有耳软骨缺损的病例,除瘢痕粘连松解外,还应作耳软骨缺损的修复,手术方法视乳突区有否可利用的皮肤而定。

(1)乳突区尚有正常皮肤或为浅表瘢痕的部分耳郭再造,可利用乳突区皮肤修复耳郭缺损部的前面。手术分两期。第一期:沿耳郭缺损缘切开,在乳突区的皮下层潜行分离,形成腔隙,取自体肋软骨,按缺损的耳软骨部雕塑成形,移植于乳突区皮下腔隙内,并于耳郭软骨的缺损缘缝合固定,缝合皮肤切口。第二期:肋软骨移植后3个月,沿植入耳郭支架的外侧缘切开皮肤包括深筋膜层,分离,掀起植入的支架及粘连的耳郭,形成约45°耳郭与颅侧面的交角,乳突区及耳郭创面行中厚植皮。

(2)乳突区无正常皮肤可利用的耳郭再造,则应先准备良好的局部皮肤条件。如应用上臂皮管移植或预制的颞浅筋膜上植皮形成的合成"皮瓣",置换乳突区的瘢痕组织,再按上法移植肋软骨,修复耳郭支架,而后植皮;亦可采用颞浅动脉蒂筋膜瓣包裹肋软骨条行筋膜面植皮的方法,一期完成耳郭瘢痕粘连松解及耳郭缺损的修复。

(三)耳郭部分或全部缺损

耳郭部分或全部缺损为一种严重的烧伤后外耳畸形,需行外耳部分或全耳再造。烧伤患者的局部皮肤条件较差,能够利用局部组织作耳再造的情况不多,特别是严重的头面部烧伤患者常只能配戴义耳作赝复。如患者不愿配戴假耳而要求用自体组织作耳再造时,可采用翻转的颞筋膜瓣包裹肋软骨支架移植,及筋膜两侧植皮的方法。

(四)耳垂缺损与畸形

在严重的颌颈瘢痕挛缩的病例,耳垂常被牵拉向下而变形。对此类畸形,在颌颈瘢痕松解的同时,可于耳垂下端作V-Y成形,使耳垂复位。耳垂缺损的病例,可利用耳下区皮肤作成双叶状皮瓣,相对缝合形成耳垂;或利用带皮下脂肪层的瘢痕瓣作耳垂的前侧面,创面用皮片移植形成耳垂的后侧面。因固定挛缩可使再造的耳垂缩小,故设计皮瓣或瘢痕瓣时应较正常的耳垂为大。

(五)外耳孔缩窄和闭锁

外耳烧伤常因瘢痕挛缩产生外耳孔缩窄或闭锁,造成听力障碍。对单纯性外耳孔瘢痕挛缩所致的环形缩窄,可沿环形缩窄瘢痕作多个连续的Z成形术,开大外耳孔。闭锁的外耳孔,如设计合理,可在瘢痕的内侧作"十"字形切开,形成瘢痕三角瓣,相互嵌插,以形成外耳孔。对严重瘢痕挛缩造成的外耳孔闭锁,则需将瘢痕切除,采用包模植皮,形成外耳孔和部分外耳道。耳孔开大或成形后均需应用支具支撑3～6个月,预防外耳孔再度缩窄。

(六)菜花状耳郭畸形

菜花状耳郭畸形见于耳郭Ⅱ度烧伤,合并化脓性耳软骨炎的患者。常因早期处理欠妥,耳软骨支架发生炎症坏死,经治疗后,留下的耳郭软组织挛缩而成菜花状。如全耳郭挛缩,试图将其松解,植入软骨支架以恢复形态,常属不易。对严重的菜花状耳郭畸形,通常只能牺牲挛缩的软组织,应用乳突部皮肤扩张或翻转的颞筋膜瓣作全耳再造。由于烧伤早期处理的进一步完善,菜花状耳郭畸形的发生目前已较少见。

七、唇部烧伤后畸形

唇是面部一个重要的形态与功能单位。唇或唇周围组织烧伤后可造成唇和口角畸形,产生流涎水、语言及进食受限,由于唇缺损或小口畸形还可影响口腔卫生等。

唇部烧伤后常见的畸形有唇外翻、唇缺损、小口症等。从功能单位来划分,唇部由上唇、下唇、口角3部分组成,在治疗要求与方法上有所不同。

(一)唇外翻

唇外翻是指唇粘膜外露,上、下唇不能正常闭合的一种畸形,常因唇部皮肤烧伤后瘢痕挛缩所造成。上、下唇可单独或合并发生。外翻的程度从轻度的唇闭合不全至严重的唇粘膜外翻,上、下牙列完全外露,口裂增大,口涎外流,患者常不能正常进食。合并有严重颌颈瘢痕挛缩的病例,下唇外翻更为严重。与瘢痕性睑外翻一样,在临床上可将唇外翻分为3度。Ⅰ度唇外翻,即轻度唇外翻,在休息状态下,唇不能完全闭合,唇红缘外翻;Ⅱ度唇外翻,即中度唇外翻,唇粘膜明显外翻,接近或超过唇游离缘的1/2;Ⅲ度唇外翻,即严重唇外翻,唇游离缘完全外翻,唇颊沟消失。幼年时因烧伤所致的唇外翻,成年后常合并有颏部骨发育不良、牙列不齐、开𬌗等继发畸形。

上、下唇外翻可同时或分别予以手术矫正。常用的方法为瘢痕松解,创面植皮。上、下唇由于形态上的差异,在手术操作上稍有不同。

1.上唇外翻矫正植皮术　尽量只能沿上唇正常界限切除瘢痕,松解挛缩。上界沿鼻翼外侧脚、鼻基底和鼻小柱切开,使瘢痕挛缩畸形的鼻翼脚和鼻小柱复位。下界按正常唇红嵴和唇弓线,两侧沿鼻唇沟切开,切除瘢痕,保留口轮匝肌。瘢痕松解后,唇仍可能部分外翻,宜在鼻底及上唇的口轮匝肌作横向分离、松解,达到适当矫枉过正的目的,以预防术后因皮片挛缩而再度外翻。唇红嵴至鼻基底间的距离不宜过宽,否则可造成术后上唇过长、唇红过薄的缺点。移植皮片不宜过厚,以免影响上唇活动度。单独上唇植皮常选用上臂内侧供区,因其皮薄色佳;上、下唇同时植皮者则常用中厚皮片移植。

2.人中再造　一般患者常无此要求。手术可在上唇外翻矫正的同时或二期进行。采用耳郭复合组织移植。在耳甲腔取一块一侧带皮肤的耳软骨,呈狭长条,移植于上唇中央的创面上,凹面向外,两侧皮肤缘与上唇植皮缘缝合固定。整个植皮区包堆敷料加压包扎,术后10天拆线。

3.下唇外翻矫正植皮术　重度的下唇外翻松解常连同颏部瘢痕切除术一同施行,下界至颌缘,两侧为唇颊瘢痕挛缩松解之延长部,瘢痕切除时应保留颏部皮下脂肪垫,使术后下唇与颏部间呈现正常的凹陷。病程较长的下唇外翻,唇缘常增长,呈裙边状,复位后常向外膨出,手术时应纵向楔形切除部分下唇,使其收紧,而与牙列贴合。合并有颏部发育不良小颌畸形的病例,可在颏部骨膜下形成腔隙,植入定型硅橡胶假体,使术后颏部轻微前凸,达到美学效果。下唇瘢痕切除、外翻矫正后,其创面修复通常采用中厚皮片。植皮时在下唇与颏部间的凹陷部位作数针褥式缝合,加强皮片固定。如颌下、颈部皮肤正常,在下唇瘢痕切除、唇外翻矫正后,可采用颈部推进皮瓣修复下唇及颏部创面,二期切断皮瓣蒂部,颌下供皮瓣创面用皮片修复,因植皮区位置相对隐蔽。下唇及颏部皮肤缺损用局部皮瓣修复,其外形及功能都很好。近年来,采用颈部组织扩张的方法,用扩张的颈部推进皮瓣修复下唇与颏部创面,能获得更好的形态及功能效果,且避免了颌下区植皮的缺点。

（二）唇缺损

唇缺损见于严重的头面部烧伤病例,上、下唇常同时有程度不一的全层组织缺损,牙列外露。这种病例行单纯植皮常难以解决问题,需采用带皮瓣移植作唇再造。将残存的唇组织作部分切开,翻转形成衬里,即粘膜面;根据皮肤缺损采用上臂皮管或胸肩峰皮管转移修复,常需3~4次手术。再造的唇部因缺乏口轮匝肌,张口常受限制;同时因无神经分布,缺乏感觉,进食时不知冷热,故应防止烫伤(参见本章第四节相关内容)。

八、颊部烧伤后畸形

颊部为面部的一个形态单位,位于鼻的两侧,下睑与颌缘之间。如将面部九等分,颊部占四份,故颊部烧伤后畸形颇为引人注目。

颊部烧伤后畸形常见的有两种类型。一类为单纯性皮肤瘢痕,可单独发生或为全面部烧伤瘢痕的一部分。早期常充血增厚,后期可自行软化,稍高出皮面,表面粗糙,色泽不一;通常不牵拉周围组织和器官,较少引起功能障碍。治疗以改善形态为主。另一类为挛缩性瘢痕,见于深度烧伤后,常牵拉周围组织和器官,产生继发畸形和相关器官的功能障碍,如下睑外翻、眦角畸形、鼻翼变形或口角移位等。此类畸形则需通过手术治疗,以改善功能与形态。此外,在特种情况下所造成的颊部烧伤,可造成颊部组织的全层缺损,导致口腔部分外露,治疗较复杂,常较少见(参见本章第四节"八、面颊部皮肤缺损与畸形")。

颊部瘢痕的手术治疗,常用的方法与一般部位烧伤瘢痕的治疗相同,可根据瘢痕的性质、范围及周围正常组织的情况而选用。一般在局部皮瓣与植皮之间应尽量选用皮瓣,以获得较好的形态效果,因植皮后色泽难以与周围正常皮肤协调一致。但在游离植皮与远位皮瓣之间则倾向于植皮。远位皮瓣虽然色泽较佳,但手术次数多,外观臃肿,特别是表情难以传递,给人一种假面具样的感觉。游离植皮除了色深外,修复后颊部的轮廓及表情的传递均较皮瓣理想,且一次手术就能完成。

为了叙述方便,以下颊部烧伤瘢痕的手术治疗按其范围大小进行介绍。

（一）小面积颊部瘢痕的整复

小面积瘢痕通常是指切除后经创缘皮下分离后能直接缝合的瘢痕。术前用手指提捏瘢痕两侧的正常皮肤,测试瘢痕切除后,能否直接拉拢对合。若作一次切除,切口应尽量顺皮纹方向或作成锯齿状。缝合时避免张力,以不牵拉周围组织如下睑或唇部为原则,否则可产生术后瘢痕增宽或周围组织的变形。一次瘢痕切除缝合困难者,可分次切缝,两次手术间应间隔3～6个月。间隔期间可嘱患者自行提拉瘢痕两侧的皮肤,促进松弛,以减少缝合时的张力。小面积瘢痕有时形状合适,亦可考虑应用局部旋转或菱形皮瓣修复,以获得较理想的形态效果。

(二)中等面积颊部瘢痕的整复

中等面积瘢痕是指瘢痕面积约占一侧颊部的1/3～1/2。应尽量采用局部或邻近皮瓣修复。按其部位设计推进或旋转皮瓣,或组织扩张术修复。

1.面颈推进皮瓣　适用于颊中、下部的瘢痕。利用瘢痕下方的正常皮肤,向上推进,修复瘢痕。手术时沿瘢痕下缘全长切开,在皮下层平面进行广泛剥离,视瘢痕宽度,剥离范围下方可达锁骨区。将皮瓣提拉向上推进,若能全部覆盖瘢痕区,则可切除全部瘢痕,用皮瓣修复创面。术中将皮瓣与下颌缘固定数针,预防术后因下颌活动,皮瓣下移。若皮瓣推进不能完全覆盖瘢痕区,则可部分切除瘢痕,行皮瓣修复,6个月后再次掀起皮瓣向上推进,修复剩余的瘢痕。

2.面颈旋转皮瓣　适用于颊部内侧区的瘢痕。利用咬肌腮腺区的正常皮肤向面前部旋转,修复瘢痕区。皮瓣设计:沿瘢痕外侧缘开始,顺下睑缘、外眦及颧骨水平,弯向耳前至耳下区。在皮下SMAS筋膜表面掀起皮瓣,向前方旋转,覆盖瘢痕区,皮瓣供区可拉拢缝合,无需植皮。有时因缺损范围较大,皮瓣移植后耳前有创面,可选用蒂在下的耳后皮瓣,旋转移植至耳前。此皮瓣使用得当时远期疗效很好,但其缺点是沿颧骨水平及耳前留有切口瘢痕,术前应向患者说明。

3.颈部旋转皮瓣　是以颈部后方为蒂,掀起一侧颈部皮肤形成的随意皮瓣,蒂宽,皮瓣血供丰富,适用于同侧颊部瘢痕的修复。皮瓣设计:一边沿下颌体,另一边达颈部发际线,两边在耳后乳突区交接成钝角,成人每边长10cm。切开后在颈阔肌平面上掀起(亦可包括颈阔肌),向上方旋转、推进,可达鼻唇沟、鼻旁、眶下缘及颧弓区域,以修复较大面积的颊部瘢痕。在颈根部沿蒂部作部分切开,有利于皮瓣的旋转推进。术中调整患者体位,缩小同侧头皮和肩的距离,可减少皮瓣缝合时的张力。面积小的颈部皮瓣供区创面可直接缝合,大的通常需植皮修复。

九、全面部烧伤瘢痕的整形

(一)瘢痕畸形修复时机的选择

颜面部修复手术在瘢痕早期充血阶段时进行,不仅手术时出血较多,而且术后会产生更多的增生性瘢痕,尤其在植皮部的边缘部分更为显著。一般在烧伤创面愈合6个月以后,当瘢痕已发生软化时再作整形手术为宜。对瘢痕增生较轻者,等待常是最好的办法,因增生性瘢痕日久多能自行平复。但对瘢痕引起睑外翻、唇外翻或小口畸形的患者,原则上应争取早行手术。

(二)全面部烧伤畸形的矫正及植皮

1.供皮区的选择　移植到面部的皮片首先要求色泽改变较小,通过临床观察,以上胸部、侧胸壁、上臂内侧较为理想。除上臂内侧供皮区较小外,其余供皮面积足够,且皮片移植到面部后色泽较好。

2.瘢痕切除的范围与深度　瘢痕切除的范围应彻底,原则上切口应选在颜面部自然皱褶处或隐蔽的部位,并应注意两侧对称。瘢痕切除的深度,原则上应彻底切除挛缩的瘢痕组织,使眼睑、唇部、鼻翼恢复到正常位置,但不可损伤眼轮匝肌和口轮匝肌,也不宜切除脂肪组织。最好以恰好切到脂肪球为度,或可在脂肪表面保留一层菲薄的瘢痕组织,这样更有利于外貌的恢复。

3.分区植皮与整张皮片移植

(1)按解剖部位分区　颜面部按解剖部位可分为以下各区,即前额区、鼻区、上唇区、下唇和颏区、眼睑区和颧颊区(图22-74)。上述分区较为重要,因颜面部有许多重要器官,各器官之间的功能和组织结构又不尽相同。如眼睑皮肤较薄,皮下脂肪组织疏松,这些特点对运动功能极为有利;而鼻部皮肤则厚而坚韧,与皮下、骨及

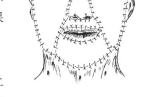

图22-74　面部分区及全面植皮皮片安放示意图

软骨粘连较紧,活动范围较小;面颊与唇部的活动常是紧密相连。各区之间有一定的界限,界限恰与面部的自然皱褶、皮肤纹路、皮肤的张力相一致。如植皮缝合线位于分区界限,则术后瘢痕不太明显。以上解剖分区对面部早期Ⅲ度烧伤和晚期面部瘢痕挛缩病例的治疗均可适用。

(2)分区植皮　全面部需植皮者,以分区植皮为佳。因分区植皮可按自然的面部分界线植皮,术后面部轮廓清楚,表情自然,且可减少口周和睑裂的环状挛缩畸形。植皮次序可按实际情况分区进行,术前需周密设计,拟定出治疗计划,灵活采用。手术一般可分期进行,即先进行眼睑和鼻部分区植皮,第二期进行面颊、上下唇、颏部等部位植皮。如果眼睑无畸形,或眼睑外翻在早期治疗时已行植皮整复,而鼻部有畸形存在时,即先行全面颊部植皮,鼻部留待第二期修复。分区植皮的目的,就是使一部分植皮的皮片收缩稳定后,再行另一部分植皮,这样可以减少继发畸形的产生。

(3)整张植皮　即全面部用一整块皮片移植。该法适用于广泛的面部瘢痕,上自额部发际,下至下颌缘,两侧从颞发际至耳前达下颌缘,一次全部切除瘢痕组织。将准备好的一大张全厚或中厚皮片铺盖在整个面部,相当于眉、眶、鼻孔、口裂等部位,切开裁剪成相应的孔洞,平整均匀地铺上皮片,对位间断缝合,均匀压迫包扎,对鼻唇沟、鼻孔等部位的自然皱缩处要注意塑形包扎。一次完成整个面部的整复治疗。

该法由于术后皮片收缩,会产生鼻梁下陷平坦和眼睑外翻等继发畸形。术后面部呆滞不自然,表情较差。

(4)皮片选择　以采用厚的中厚皮片为佳。厚的中厚皮片移植后颜色一致,皮片柔软,且成活率高,功能也佳。仅在小面积修复时,为使与小植皮区周围的颜色接近,可采用耳后、锁骨下或上臂内侧等部位的全厚皮片。颜面部烧伤后肤色一般皆较正常为深暗,全厚皮片移植后,其色泽变化近似周围烧伤过的皮色,外形满意。成年患者全面部植皮量约需 500cm² 左右,故皮片切取要有计划地安排,以用切皮机切取厚的中厚皮片为好。由于切取方法简单,植皮后色泽改变近似全厚皮片,供皮区无需特殊处理,厚的中厚皮片移植已成为目前广为采用的一种方法。

(5)植皮手术应注意的问题

1)在切瘢时出血多,应控制出血。为此要求切瘢时掌握切割平面,并迅速准确,力求一次完成,避免反复切割。可在瘢痕处皮下注入含有 1∶20 万肾上腺素的生理盐水以减少出血,并采用微创电刀切割。切除后的创面用热盐水纱布持续压迫 5 分钟,以促进凝血过程。

2)口周植皮要保持口角形态和减少植皮后发生环状挛缩。为此,上唇切口应以两侧沿鼻唇沟并略向外侧为宜;上界沿鼻底线,切口作成锯齿状以免术后直线挛缩;下界在唇红缘,并作出原有唇弓的外形。下唇切口为两侧鼻唇沟外线斜形向下延续至下颌下缘,上界平唇红缘,下界根据需要可在颌下缘或与颈部切口相连。

由于重力关系,下唇外翻往往比上唇严重,个别患者下唇组织已被拉长且增厚。为使下唇外形取得较为满意的改善,手术时可将过多的下唇组织作横向或纵向全层适量切除,松解下唇外翻时注意适当矫枉过正。

3)面颊部植皮处要妥加固定,以利于皮片生长。

4)颏部瘢痕较深,切除后颏颈角常显小,为使颏部丰满,可将下颌颏缘后方的口底脂肪翻起,加以缝合固定。颜面部瘢痕畸形如同时有器官缺损,可以采用皮瓣移植的方法予以重建。

(6)术后处理

1)清醒前应随时清除口、鼻腔分泌物,保持呼吸道通畅,完全清醒后拔除气管插管。

2)术后包扎敷料要经常检查和加固,使加压包扎确实可靠,以免敷料松动造成皮片移动和创面出血,导致手术失败。

3)全面植皮后要避免颊部活动,为此 1 周内限制患者讲话。鼻饲流质饮食,以免因吸食流质引起颊部活动,造成皮片移动坏死。

4)眼、鼻孔及口周植皮处要暴露,以防分泌物蓄积,继发感染,影响植皮成活。

5)术后第 7 天解除包扎并拆线。术后半年内,应常规应用弹力松紧带包压植皮部位和供皮区,以防边缘瘢痕增生。

4.皮瓣与肌皮瓣的应用　面部烧伤性瘢痕畸形,伴有皮下软组织不同程度的缺损,而口内粘膜多属正常者,可应用皮瓣移植修复。对鼻、耳、眼睑、面颊、口等部位严重深度烧伤后遗症,如单用植皮对缺损的面颊或器官无法修复,或整复后效果欠佳者,均可选用前臂皮瓣、耳后皮瓣、颞区血管化皮瓣、锁骨上皮瓣、颏下皮瓣等游离或带蒂的组织瓣修复,以改善因烧伤而造成的面颊部皮肤或器官的缺损畸形。

(金一涛)

参考文献

〔1〕孙弘.双侧人中旁矩形组织瓣修复下唇正中缺损(附3例报告).中华口腔科杂志,1981,16:192

〔2〕孙弘.前臂双皮岛皮瓣整复面颊洞穿性缺损.中华显微外科杂志,1990,13:72

〔3〕孙弘.吻合血管法增加颈阔肌肌皮瓣的长度.中华显微外科杂志,1990,13:227

〔4〕孙弘.颌面显微外科学.北京:人民军医出版社,1993.145～160,167～182

〔5〕孙璐,孙弘,陈卫平,等.带血管蒂双皮岛游离皮瓣修复洞穿性缺损.中华实验外科杂志,1990,7:171

〔6〕汪良能,高学书.整形外科学.北京:人民卫生出版社,1989.612～649

〔7〕张涤生.整复外科学.上海:上海科学技术出版社,1979.314～380

〔8〕周继林,洪民.利用推移肌肉带蒂骨膜瓣以加深唇颊舌沟的手术方法介绍.中华口腔科杂志,1959,7(1):24

〔9〕洪民,王贤俶,周继林.唇颊沟加深术:介绍一改进的手术方法.中华口腔科杂志,1957,2:115

〔10〕Baker SR. Local cutaneous flaps. Otolaryngologic Clinics of North America. 1994, vol. 27:139

〔11〕Botti G. Villedieu R. Augmentation cheiloplasty by using mucomuscular flaps. Aesthetic Plast Surg. 1995, 19(1):69

〔12〕Domarus HV. The double-door tongue flap for total cheek mucosa defects. Plast Reconstr Surg. 1988, 82:351

〔13〕Donelan MB. Reconstruction of electrical burns of the oral commissure with a ventral tongue flap. Plast Reconstr Surg. 1995, 95(7):1155

〔14〕Furuta S. Hataya Y. Watanable T. et al. Vermilionplasty using medical tattooing after radial forearm flap reconstruction of the lower lip. Br J Plast Surg. 1994, 47(6):422

〔15〕Furuta S. Sakaguchi Y. Iwasawa M. et al. Reconstruction of the lips, oral commissure, and full-thickness cheek with a composite radial forearm palmaris longus free flap. Ann Plast Surg. 1994, 33(5):544

〔16〕Igawa HH. Minakawa HM. Sugihara T. et al. Cheek reconstruction with an expanded prefabricated musculocutaneous free flap:Case report. Br J Plast Surg. 1995, 48(8):569

〔17〕Jones TR. Lee C. Emami B. et al. Free colon transfer for resurfacing large oral cavity defects. Plast Reconstr Surg. 1995, 96:1092

〔18〕Kawmoto HK. Correction of major defects of the vermilion with a cross-lip vermilion flap. Plast Reconstr Surg. 1979, 64:315

〔19〕Kroll SS. Reece GP. Robb G. et al. Deep-plane cervicofacial rotation-advancement flap for reconstruction of large cheek defects. Plast Reconstr Surg. 1994, 94(1):88

〔20〕Kummoona R. Use of lateral cervical flap in reconstructive surgery of the orofacial region. Int J Oral-Maxillofac Surg. 1994, 23(2):85

〔21〕Lusting J. Librus H. Neder A. Bipedicled myomucosal flap for reconstruction of the lip after vermilionectomy. Oral Surg, Oral Med, Oral Pathol. 1994, 77(6):594

〔22〕Sadao Tsukada. Transfer of the free skin grafts with a preserved subcutaneous vascular network. Ann Plast Surg. 1980, 4:500

〔23〕Sakal S. Kawaguchi T. Haibara H. Cheeks flaps for reconstruction of full-thickness lip defects. Ann Plast Surg. 1991, 26(2):188

〔24〕Savant DN. Patel SG. Deshmukh SP. et al. Folded free radial forearm flap for reconstruction of full-thickness defects of the cheek. Head-Neck. 1995, 17(4):293

〔25〕Spira M. Gerow JJ. Hardy SB. Subcutaneous flaps on the face. Br J Plast Surg. 1974, 27:258

〔26〕Weinzweig N. Chen L. Forearm flap and webster modification lip repair. Plast Reconstr Surg. 1994, 94(5):685

〔27〕Yoshida T. Sugihara T. Ohura T. et al. Double cross lip flaps for reconstruction of the lower lip. J Dermatol. 1993, 22(6):351

〔28〕Yoshimura Y. Nakajima T. Yoneda K. Propeller flap for reconstruction of the tubercle of the upper lip. Br J Plast Surg. 1991, 44(2):113

第二十三章 先天性唇裂及腭裂

第一节 唇和腭的胚胎发育及唇腭裂形成

一、颅面的早期发育

颅面的正常发育主要发生于胚胎第4～8周之间(图23-1),此阶段也是可能出现发育异常的关键时期。正常情况下,在胚胎第4周至第4周末(第22～28日)已初步显现出面颈部的雏形:额鼻突、眼泡、听囊、上颌突、原口、原咽、舌骨弓、第三鳃弓和嗅基板等已形成。

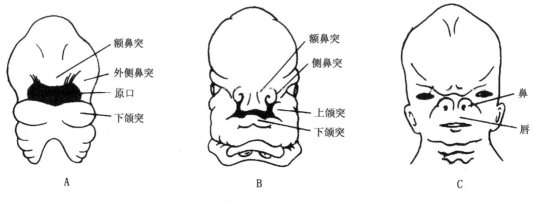

图 23-1 颅面部胚胎发育

胚胎第5周(第29～35日),面部已出现内侧鼻突、外侧鼻突、额鼻突、眼杯、脉络膜裂、晶状体板、晶状体泡、原始晶状体、原始膜、耳蜗(耳蜗管)、原始半规管、原始卵圆囊、原始淋巴囊、第四鳃弓、颈窦、奇结节(舌原基)、Meckel 软骨和 Reichert 软骨。

胚胎第6周(第36～42日),颅面、颈已形成鼻囊、鼻前孔、原始鼻后孔、侧腭突(尚未融合)、原始鼻中隔、原始上颌、颈弯曲、鼻泪沟、耳郭小结节、原始外耳道、颈窦封闭、两下颌突融合、上颌突与鼻突融合、甲状软骨、舌骨软骨及索旁软骨(胎儿脊索枕部两侧的软骨)。

胚胎第7周(第43～49日),头、面、颈外形已显现出额鼻角、原始鼻尖、面裂、面沟融合、上唇融合及眼睑、结膜前沟、原始外耳、颈背、原始颊、唇龈板、原始牙板、原始上颌、下颌和颧骨诸骨化中心。

胚胎第8周(第50～56日),已能认出颜面外形、外耳、眼睑、颊以及完整的上、下唇,外鼻已清晰。颏形也已明显,耳向后侧方发育,额鼻角加深,鼻软骨生长发育,鼻向前突。发育的眼球和眼睑渐呈卵圆形,两眼继续向前移,颊渐发育,原口裂变小,上唇加深,突出的额部渐小。

下颌、上颌和颧骨中的间充质继续骨化,在第8周早期初现额骨。

约在胚胎第54日,在上、下颌弓形状一致的唇龈板深面,外胚层细胞增生、下陷伸入间充质,其浅层的上皮细胞坏死脱落形成唇沟,将上、下颌弓分成唇颊与牙龈。第7周末形成原始牙板并继续分化,在第8周中期牙板加厚,周围间充质血供增加,两者共同形成牙釉器官。

二、上唇的发育及唇裂的形成

在胚胎第 3 周时，前肠前端出现原口，是未来口腔和鼻腔的基础。第 3 周末，原口与前肠间有口咽膜相隔；在原口周围有 5 个突起，顶为额鼻突、两侧和尾侧为第一鳃弓形成的上颌突和下颌突，这些结构以后生长融合衍化成颌面和鼻。胚胎第 4 周时，口咽膜破溃，原口与前肠相通形成原始口腔。第 5 周时，在原始口腔口缘上方、额鼻突下缘两侧，外胚层增厚形成嗅基板，是鼻的原基。以后该板从表面凹陷形成嗅窝，嗅窝两侧的间充质迅速增生形成内（中）、外侧鼻突。内侧鼻突的尾端外侧角向外迅速生长形成球突，球突与外侧鼻突的边缘在嗅窝尾侧粘连较早，渐成上皮板而成嗅囊。嗅囊的腔隙即为原始鼻腔，其入口为鼻前孔，同时上颌突沿外侧鼻突下方向前生长，于第 7 周时与同侧球突粘连形成上皮板，其间的中胚层也相连续，并与对侧相应的中胚层相融合（有人认为两侧上颌突经额鼻突下端的浅面与对侧相融合），而将嗅窝与原始口腔相通的沟封闭，上皮板内的间充质迅速发育成结缔组织、肌肉、骨和血管，形成上唇和前颌。上颌突形成上唇的外侧部，两球突形成原始腭，外侧鼻突形成鼻翼和外鼻的两侧部。

原始腭又称中腭突，是在胚胎第 6 周时，上皮板从中部向前、后降解，被间充质代替，以分隔嗅囊和原始口腔。其位置相当于以后的腭前孔和鼻前孔间的区域，形成未来的鼻小柱、上唇正中部和上颌切牙骨。人中由中线两侧的上颌中胚层细胞群集而成。若在此阶段中胚层因故暂时停止发育，上颌突与球突在一侧或两侧有部分或全部未连接，或未形成上皮板，或形成的上皮板处中胚叶组织坏死，在出生后即呈现为一侧或两侧不同程度的唇裂，有的还可伴有牙槽嵴裂。

三、上腭的发育及腭裂的形成

胚胎第 6 周时，球突在口内由前向后生长形成前颌和鼻中隔期间，左、右上颌突间充质由牙槽嵴向内生长，形成侧腭突，在此时期因舌与鼻中隔游离缘相接触，致使两侧腭突垂直地位于舌的两侧。第 4 周时，下颌、口底和舌生长，舌下降，两侧腭突遂由垂直位转向水平位继续向中线生长而相接近，呈暂时性生理性的"腭裂"。胚胎第 9 周时，两侧腭突与原始腭融合后，继而在中线由前向后彼此愈合，与鼻中隔相连成次级腭。次级腭内的间充质骨化形成完整的硬腭，口腔遂与鼻腔分开，至第 12 周时与鼻中隔不相连的间充质增生形成软腭和悬雍垂，同时第三鳃弓的间充质进入软腭内形成腭弓和腭帆的肌肉，将口咽腔与鼻咽腔分开。如在此阶段发育因故停止，出生后即呈现程度不同的腭裂。

四、先天性唇腭裂的病因及发生率

唇裂和腭裂是最常见的先天性畸形之一，根据国内外新生儿的统计分析，发生率各异。上海第二医科大学第九人民医院（1973）统计 262 027 名新生儿，发生率为 1：768。四川医学院（1958）统计 77 105 名新生儿，唇腭裂的发生率为 1：1 151。1954 年北京地区的调查结果为 1：616。国外资料所报道的发生率也各有不同：德国 Schroder（1931）报道为 1：1 214；荷兰 Sauder（1934）报道为 1：954；瑞典 Edberg（1939）报道为 1：960；丹麦 Fogh-Anderson（1939）报道为 1：665；美国 Ivy（1955）报道为 1：949；芬兰 Gylling、Saivio（1961）报道为 1：543。

唇裂或唇裂合并腭裂的发生率，男性较女性高，约为 1.5：1，左侧多于右侧，约为 1.5：1～2：1。腭裂则女性略多于男性，且常合并其他部位的先天性畸形，如并指、多指、畸形足、鼻翼裂等。

唇腭裂的发病原因迄今尚未彻底明了，一般认为与以下几个因素有关。

1. 营养缺乏　特别是维生素的缺乏目前被认为是造成唇腭裂畸形的一个重要因素。在怀孕前 3 个月中，如有营养不良及维生素缺乏史（包括过度呕吐），就有使胎儿发生唇裂的可能。

在动物实验中，如动物缺乏维生素 A、E 及泛酸的适量供应，就容易生育包括唇腭裂在内的各种畸形动物。给怀孕白鼠注射肾上腺皮质激素，亦可造成生育单纯腭裂及其他畸形小鼠；但如同时给予维生素 B_6 及 B_{12}，则腭裂的发生率可以降低。

2. 药物影响　某些药物如反应停、阿司匹林、某些抗生素及皮质激素类药物可使胎儿畸形的发生率增高。

　　3.情绪影响　有人认为在唇腭发育的关键时刻,孕妇生理或情绪上的紧张,易致胎儿畸形,这与母体内皮质激素分泌增加,因而抑制了纤维母细胞的发育有关。

　　4.病毒感染　也被认为是致病因素。在怀孕早期患风疹,常易致胎儿畸形。这在1940年澳大利亚风疹流行中已得到证实。但是否是风疹病毒本身,还是由于间接因素造成畸形,则有待于进一步证实。

　　5.遗传因素　唇腭裂畸形的发生常与遗传有关。我们可在1个家庭中发现1个以上的畸形患者,在询问家族史中也可以发现直系或旁系亲属中有同样畸形存在。文献上的最高数字是Fogh-Anderson报告唇裂有27％的遗传率,唇腭裂同时存在者高达41％,而单纯腭裂的遗传率是19％。Barsky(1950)的统计为5％。宋儒耀(1957)的统计是4.3％。这些数据差异较大,需作进一步统计。但更重要的则是遗传学本身的问题。因为遗传固然是一个自然规律,但生物体的遗传性变异,或其体内某一个别部分遗传性的变异,是生物体本身变异的结果。这些遗传性可因生活条件及新陈代谢的变异发生变化,而决不会一成不变地遗传到后代去。

　　此外,放射能亦可造成胎儿畸形。总之,在胚胎发育第4～8周时,由于某一致病原因影响了第一、二鳃弓的正常发育,从而引起唇裂发生;而在第8～12周时,即可能出现腭裂。

第二节　唇腭裂的应用解剖及病理解剖

一、上唇的解剖

　　上唇外形丰满,突出于下唇前方,在婴幼儿时这种前突现象尤为明显。上唇中央部有人中,其中央凹陷部称人中凹,两侧边缘为堤状隆起,称人中嵴。上唇皮肤和粘膜交界处为一优美的弓形曲线,称唇弓。仔细观察唇弓,又可分辨出皮肤色泽与唇红粘膜直接交界处的红线,在红线上约1mm处有一与红线平行而略隆起的柱状线,此二线之间为呈皮肤色泽但无毛发生长的移行区。在唇红粘膜的正中有一个小结节状突起,称上唇结节或唇珠(图23-2)。在唇弓上有两个对称的高点,此两高点与人中嵴相接,称为唇峰。在两唇峰之间有一个凹点,即唇弓的中央点,称唇弓凹。此3点为唇裂修复手术中的重要标志。

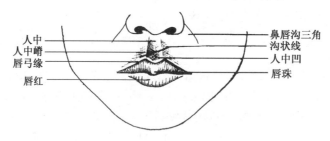

图 23-2　唇的形态及体表标志

　　在上唇的上外侧、鼻唇沟的内侧有一个三角形凹陷区,称为鼻唇沟三角。由于上唇有中央凹陷的人中凹、两侧嵴状隆起的人中嵴,以及两侧凹陷的鼻唇沟三角,因而使整个上唇富有立体感。在唇弓上数毫米处有一与其平行的略凹的沟状线。由于它的存在加上微突的唇珠,在侧视时,上唇微翘而显得生动和俏丽。

　　构成口唇的主要肌肉是口轮匝肌,其肌纤维呈环形,受面神经支配,有闭合口唇的功能。口唇粘膜可分为干燥部及湿润部,前者无光泽,亦无分泌腺体的功能,称为唇红粘膜;后者位于唇部口腔面,呈紫色,有光泽并具分泌腺体的功能,称唇粘膜。两者同属唇部的两种粘膜组织,其性质、功能却完全不同。

　　上唇主要血供来自颌外动脉的上唇动脉。它位于唇红粘膜与唇粘膜交界处的深部、粘膜和肌肉层间的结缔组织中。上唇动脉较粗,有时可扪及搏动。术中若结扎此动脉,可减少上唇组织切口创面的出血。静脉位于肌肉层外方。上唇的淋巴系统汇集成淋巴管而位于皮肤及粘膜下方,随面静脉径路汇入颌下淋巴结。唇部组织血供丰富,局部组织抵抗力较强,故唇部创口一般愈合较快,不易发生感染。

二、唇裂的病理解剖

唇裂患者出生后即可见到显著的唇鼻部畸形,而且畸形随裂隙的增宽而加重,但很少有功能障碍。唇部畸形首先会给人以组织缺损的印象,但实际上上唇组织并未缺损,而是组织移位的结果,并且随着裂隙增大,组织移位也越严重。

由于裂隙存在,口轮匝肌也失去正常的环形结构。断裂处的肌纤维由水平位转向垂直,而附着于裂隙两侧的鼻底和鼻小柱根部。同样唇弓和沟状线失去连续性,并改变方向转向鼻底。唇裂患者无明显的人中凹,也失去患侧的人中嵴,患侧的唇峰点高于健侧,这样从唇峰到鼻底的距离,即唇高较健侧为短。患侧的鼻唇沟三角变浅、变小或几乎消失,使患侧唇部平坦,无立体感。裂隙两侧的唇红粘膜逐渐变薄,而红线和柱状线之间的平行线也在唇红由水平转向垂直处相交而最终消失。

完全性唇裂患者的鼻底部完全裂开,齿槽嵴亦裂开,这样鼻底部的宽度也大于健侧鼻底。有些貌似不完全的唇裂患者,虽在鼻底部仍见到连续的皮桥存在,但由于齿槽及口轮匝肌裂开,患侧鼻底亦大于健侧,这类患者实际上属于完全性(即Ⅲ度)唇裂。患侧鼻小柱短于健侧,并偏向健侧。鼻翼塌陷,鼻尖低塌而宽大,存在双侧鼻翼软骨的分离现象。鼻翼外脚向外、向下移位。整个鼻孔呈喇叭样敞开。鼻翼软骨发育较健侧差,表现为薄而小且软弱。鼻翼软骨内脚卷曲,内、外脚间的夹角变钝。鼻中隔也常弯曲、歪斜,呈现两侧鼻部明显不对称现象。

三、上腭的解剖

上腭的骨组织由上颌骨的一部分、前颌骨及腭骨构成。其中上颌骨构成硬腭的前 3/4,后端的 1/4 则为腭骨的横板。前颌骨较小,只构成切牙的牙槽部分。上颌骨与腭骨交界处,大致在成人第 2~3 磨牙之间。腭大孔位于此接合缝之间,但有时也可在缝的后方腭骨上。腭大孔中有腭大动脉、静脉及神经(来自蝶腭神经节)穿出。这根血管神经束是硬腭部粘骨膜瓣组织的主要营养血管和神经。腭小孔位于腭大孔后方,每侧 1~2 个,也是腭小动、静脉及神经通过处,为供应软腭组织前 1/2 部分的血管神经束。在腭大孔和腭小孔之间有一横行隆起,部分腭帆张肌的纤维附着在此处(图 23-3)。

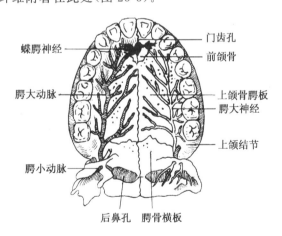

图 23-3　腭部血管神经分布

切牙孔位于切牙窝中,亦称鼻腭孔,有蝶腭神经和蝶腭动脉从中穿出,向后分布于硬腭前方,与腭大动脉及神经吻合。硬腭的口腔面有一层口腔粘膜和粘膜下组织及骨膜紧密粘合而不易分离的软组织覆盖,称为粘骨膜瓣。

蝶骨的垂直翼突紧贴在腭骨后方。翼突有内、外两板,外板为翼外肌和翼内肌的起点;内板则构成咽侧壁的一部分。内板的最下端伸长为翼钩,向外后方突出,翼颌韧带起于此端。在翼钩的前侧部,则有腭帆张肌的肌腱绕过。

硬腭的鼻侧面为鼻粘膜所覆盖。粘膜组织的血液供应极为丰富。手术中这层粘膜极易与骨面分离,但很脆嫩,易于撕裂。

上腭后方在腭骨后的部分称为软腭。软腭前端肌肉组织极少,作为软腭肌肉的共同起点的腭腱膜紧附在腭骨后缘。腭腱膜的两侧接受腭帆张肌的部分肌腱,并与咽壁粘膜筋膜间的腱膜相连合。

软腭有灵巧的活动功能,用来控制咽、喉、口腔及鼻腔的开闭,并与发音及吞咽功能有密切关系。构成软腭的肌肉有成对的腭帆张肌、腭帆提肌、悬雍垂肌、咽腭肌和舌腭肌(图 23-4)。

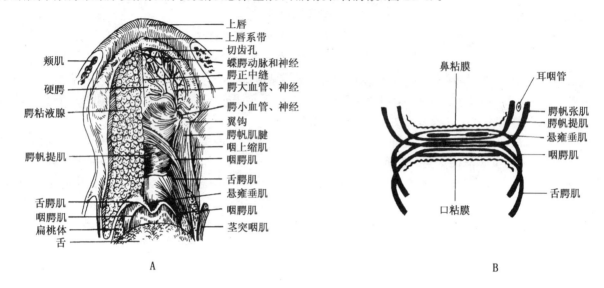

图 23-4　软腭的肌肉分布
A.软腭及邻近肌肉分布　B.软腭肌肉示意图

腭帆张肌起于颅底翼突内板后方的舟状窝和外板的内侧。肌纤维向下在翼内肌及内板之间汇合成一条肌腱,垂直向内方转弯,绕过翼钩而止于软腭腱膜的前 1/3 部位。肌腱和翼钩间有一滑囊。两侧腭帆张肌收缩时使腭腱膜形成紧张状态,并使软腭前端的拱形结构位置下降。

腭帆提肌起于颅底岩颞部的顶端,部分纤维起于耳道软骨部附近,位于腭帆张肌的后方。肌纤维向前下及内方行走,经过咽上缩肌的上缘,穿过咽腱膜而止于软腭中 1/3 的腭腱膜上。部分纤维越过中线与对侧肌纤维交织。该肌收缩时使软腭中部向后上方提高,并在前后及左右两个方向增加上腭的拱度。

悬雍垂肌是两束较小的肌肉,自后鼻嵴及腭腱膜上从前向后进入悬雍垂中。该肌收缩时可能协助软腭的屈曲。

舌腭肌起自舌的两侧及背面,向上方在舌腭弓中进入软腭下方,部分纤维进入腭腱膜中,另一部分纤维越过中线进入对侧颊粘膜中。此肌收缩时可使软腭下垂,与腭帆提肌的作用相反,故实际上对缝合后的软腭功能反有不良作用,因此有人主张在腭裂修补手术中应将此肌切断。

咽腭肌起于甲状软骨后方,与耳咽管肌一起附着在腱膜上。肌纤维向侧上方行走,与耳咽管分离后,经咽腭弓进入软腭,位于腭腱膜的上方。该肌收缩时,可使软腭下垂,与耳咽管肌同时收缩时使咽腔缩小,并与咽上缩肌协同形成咽后壁嵴(亦称派氏嵴),见图 23-5。

除上述 5 对软腭肌外,对咽喉起闭锁作用的还有一块咽上缩肌。此肌起于两侧翼钩、翼颌韧带、下颌骨的颌舌嵴,构成薄片状的肌肉向后方延伸,抵达咽后壁中线。颊咽筋膜与咽腱膜连接于此肌上缘,直抵翼内板后缘的下半部。另一部分纤维则向内侧行走,在腭帆提肌的位置止于腭腱膜的上方,亦有部分越过中线进入对侧,形成咽部的括约肌,可使咽腔变小。

腭大动脉是腭部的主要供应血管,供应硬腭口腔面软组织,部分分支穿过上颌骨骨孔到达鼻粘膜,与软腭血供的关系不大。软腭部前 1/2 的血液供应来自腭小动脉。面动脉的腭升动脉分支也进入软腭,并成为软腭主要血供的来源。该动脉在咽上缩肌的外侧上升,再向下前方行走转入软腭中,介于腭帆张肌和腭帆提肌之间,并分成两支,前支沿腭帆提肌前缘行走,后支则穿过此肌。此外亦有自扁桃体及咽升动脉分出的腭小动脉穿入舌腭肌。因此软腭的血供十分丰富。在腭裂修补手术中,有时虽然误伤了腭大动脉,却也不致造成腭部软组织坏死(包括软、硬腭部分),但应注意慎勿损伤软腭中的这些较小动脉。

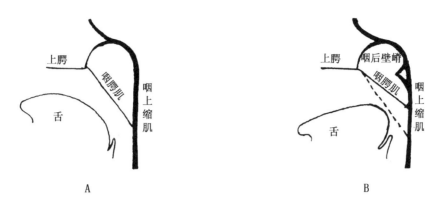

图 23-5　咽腭肌及咽上缩肌的协同收缩功能

A.松弛状态　B.收缩状态

四、腭裂的病理解剖

单侧完全性腭裂的裂隙自切牙孔直到悬雍垂,但实际上单侧完全性腭裂患者大多伴有同侧完全性唇裂,及同侧的牙槽嵴裂。患侧的硬、软腭和悬雍垂均较健侧短小。该侧上颌骨的腭突游离并向上倾斜与鼻中隔不接连,下鼻甲外露。因长期慢性炎性充血而使下鼻甲肥大,呈蓝紫色,健侧腭突与鼻中隔相连。

双侧完全性腭裂与单侧相同,但两侧均裂开,故裂隙呈"Y"形,合并双侧牙槽嵴裂。由于前颌骨与两侧均不相连,故出现不同程度的前颌骨前凸,严重者可凸出超过鼻尖。这与伴有双侧完全性唇裂有关,由于唇部不连续,因而失去对前颌骨向前生长的阻力。这类患者在作双侧唇裂修补后,唇部对前颌骨的前凸有一定制约,前颌骨的前凸现象将会有所改善;同时两侧上颌骨的腭突游离,与鼻中隔不相连,因而鼻中隔、下鼻甲均外露,鼻中隔的长度较正常短,且位置高。

软、硬腭裂是指全部软腭和硬腭后部裂开。偶尔也有同时伴有唇裂及牙槽嵴裂,但仍有部分的硬腭存在。

软腭裂范围仅限于软腭部,常单独发生,腭长度缩短。

悬雍垂裂只限于悬雍垂,但软腭发育也较差,常伴有软腭的隐裂,即软腭部肌肉裂开。这样的患者常出现腭裂性语音。

凡涉及软腭部的各种裂,其软腭的肌肉都发生相应改变。正常者两侧肌纤维相交织,患病时即改变水平方向而附着到腭腱膜,并且患者的腭帆张肌和腭帆提肌都有发育不全及短缩现象,还存在两侧翼钩间距的增大。因此在作软腭修补时必须将移位附着的肌肉分离出来,达到功能性复位,同时凿断翼钩使腭帆张肌松弛,便于软组织的缝合,否则术后容易复裂,并仍会产生腭裂性语音。

第三节　先天性唇腭裂的分类

唇腭裂的分类方法很多,有些分类法复杂且实用价值不大。临床上习惯于将唇裂和腭裂作为两个单独的畸形加以叙述。

一、唇裂的分类

一般可将唇裂(cleft lip)分为以下几类:①单侧唇裂。包括单侧完全性唇裂和单侧不完全性唇裂。②双侧唇裂。包括双侧完全性唇裂、双侧不完全性唇裂和双侧混合性唇裂。③正中裂。极为少见。④隐裂。常为单侧或双侧唇裂中的某一侧(图 23-6)。

唇裂可发生在单侧,也可双侧同时存在。男性唇裂畸形发生率大于女性。而在单侧唇裂中,左侧较右侧为多见。

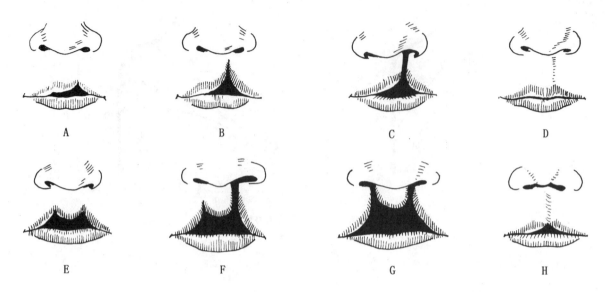

图 23-6　唇裂的分类

A.单侧不完全性　B.单侧不完全性　C.单侧完全性　D.隐裂　E.双侧不完全性　F.双侧混合性　G.双侧完全性　H.正中裂

在单侧唇裂(unilateral cleft lip)中,裂隙可以从唇红部小缺口到整个上唇全部裂开,直至鼻底亦全部裂开,并合并该侧齿槽嵴裂开。在不完全性唇裂中,实际上存在的畸形情况往往超过表面所见。仔细观察时可发现未裂开的上唇组织常有沟状凹陷,其实该处肌肉层也存在裂开,或者鼻翼平坦、鼻底宽大或仅皮肤连续。在隐裂时,整个上唇皮肤完整连续,但有一条沟状凹陷,并可见该处色泽与正常皮肤色泽不同,且无毛囊及汗腺,伴有肌层畸形。在整复时应将该处皮肤条切除,并作肌肉修补。在极少数情况下,唇裂患者还伴有其他面裂或四肢畸形。大多数唇裂患者均伴有腭裂存在。

单侧唇裂通常伴有同侧鼻翼、鼻底和鼻小柱的畸形。一般来讲,裂隙愈大则鼻畸形也愈严重。在完全性单侧唇裂合并腭裂病例中,畸形就更为严重,还伴有同侧上颌骨的发育不全。两侧牙槽嵴远离,裂侧的牙槽嵴向后方塌陷,这样就加重了鼻嵴畸形。鼻中隔也常有弯曲及歪斜,侧鼻软骨受中隔移位的影响在健侧形成一个隆突。大翼软骨完全易位,以至于裂侧和健侧的内脚分离,内、外两脚间的角度增大。鼻翼外脚因牙槽嵴的后陷而被拉向外下方,这样鼻尖、鼻小柱亦斜向裂侧。这些畸形的矫正并非易事,有待于不断探讨,以求在实践中改进而完善之。

在双侧唇裂(bilateral cleft lip),特别是双侧完全性唇裂中,两侧鼻翼部外形平衡,鼻中隔前端的前唇和前颌骨紧贴在一起,向前上方翘起,鼻小柱很短或几乎消失。前唇部的皮肤、唇红虽都存在,但皮肤上无毛囊,皮下缺乏肌层,为未分化的结缔组织所替代。前颌部的骨组织中常含有3～4个牙胚,但牙胚的位置和方向是异常的。

二、腭裂的分类

腭裂(cleft palate)通常可根据腭部裂隙的不同程度进行分类(图 23-7)。

软腭裂(cleft soft palate):裂隙仅发生在软腭部,通常不伴有唇裂。

不完全性腭裂(incomplete cleft palate):裂隙累及软腭及部分硬腭,常同时伴有单侧不完全性唇裂发生。切牙部的牙槽嵴完整无损。

单侧完全性腭裂(unilateral complete cleft palate):裂隙自悬雍垂开始直抵门齿孔,然后斜向外侧,一般在侧切牙部位与前颌骨分开。有时两侧齿槽嵴相互接触,但各有其表面粘膜;有时相互距离很远,往往伴有同侧完全性唇裂。犁骨与裂侧的上颌骨腭板分离,此处可清楚地看到下鼻甲。

双侧完全性腭裂(bilateral complete cleft palate):常与双侧完全性唇裂同时发生。裂隙在侧切牙部斜向两外侧,鼻中隔孤立地游离在中央。两侧腭板有时有从水平位移向垂直位的趋势,这样使裂隙增大而鼻腔缩小。有时还可见到一侧或双侧悬雍垂及软腭裂隙的边缘有类似瘢痕挛缩的情况,这更加重了组织缺损。这种

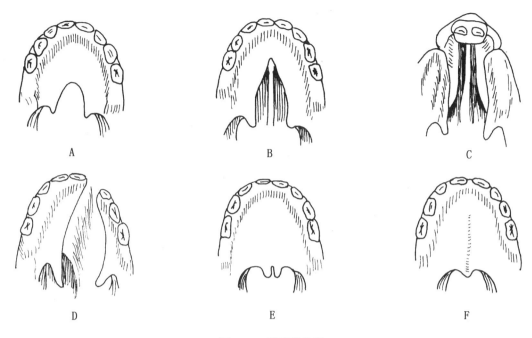

图 23-7 腭裂的分类

A.软腭裂 B.软硬腭裂 C.双侧完全性 D.单侧完全性 E.悬雍垂裂 F.粘膜下裂

情况常随年龄增大而愈加严重。

悬雍垂裂(bifid uvula):此类患者的病变虽在悬雍垂,但常伴有软腭部隐裂,故仍具有腭裂发音的音质。

粘膜下裂(submucosal cleft),即隐裂:患者腭部表面上无裂隙,但腭部肌肉组织有畸形,时有腭骨部分裂开,而表面粘膜完整无损,用手指可扪出裂隙。有时可清楚地见到该处仅为一层半透明的薄膜存在。此类患者的发音完全是腭裂患者的音质。

软硬腭交界处裂孔:此畸形极为少见,患者发音不清,软腭部肌肉亦有畸形。

第四节 先天性单侧唇裂

唇裂整复的目的有两个:①外形修复,使畸形的唇部尽量达到对称、接近正常而富有立体感的外形;②唇部功能性修复,即口轮匝肌环形肌纤维的修复。

笔者主张单侧唇裂在出生后 3 个月时修复。虽然也有人主张出生后即时修复,但大多数学者并不主张这么做,因为新生儿唇部小,在结构特征上很难做到准确对合,以致只能做到粗糙的缝合,以后的外形不会理想,必然导致多次整复。

唇裂修补手术方法很多。最早的有关手术记载是在我国秦朝,即切开唇裂的两侧边缘,并通过缝合创面来关闭裂隙。Pare(1564)也作了直线状裂缘切开,用一枚长的直针通过皮肤贯穿两侧创面,以后用线呈"8"字形拉拢固定皮肤。此法虽关闭了裂隙,但唇红游离缘会留下一个明显的切迹。

Rose(1891)、Thompson(1912)介绍了在裂隙两侧各作两条成角的交叉直线,切开后缝合即可增加较健侧为短的唇高。此法曾流行多年,许多学者都作了不同的改进,但均未获得良好的效果。

Miranlt(1844)首先在直线法的基础上改变了三角形的角度,以后 Blair(1930)作了改进,Brown(1945)又作了进一步发展。然而术后瘢痕基本上还是直线,并无弓形的唇红缘,但一个偏向患侧的类似唇珠。此法曾在 19 世纪 30～40 年代广为应用。

Le Mesurier(1949)再次重复了 Hagedorn(1892)提出的方法,即将外侧部的矩形瓣插入到健侧的松弛切口中,来再造一个弓形的唇红缘,称之为矩形瓣法(Le Mesurier 法)。

Tennison(1952)发现由于直线状切口的瘢痕挛缩而使术后外形令人失望,因此他设计了 Z 改形法来关闭裂隙,但又保留了正常的唇弓形态。Cardoso(1952)亦创造了类似的设计方法。

Randall(1959)在 Tennison 方法的基础上缩小了三角瓣,而且用数学方法来计算三角瓣的大小。Skoog(1969)发表了类似 Randall 的手术方法,保留了下端的三角瓣,但将上端的瓣上移到鼻前庭。

Millard 又推出了旋转推进法(Millard Ⅰ式),使手术瘢痕尽量隐藏在解剖结构上,同时应用"C"瓣来丰满鼻底,并使偏向健侧的鼻小柱得到纠正。Millard(1968)提出:旋转的"C"瓣虽使患侧鼻底丰满,但增加了鼻底部的瘢痕,且患侧的鼻小柱短于健侧。后来他改变了"C"瓣旋转的方向,用部分"C"瓣来延长患侧的鼻小柱,将多余的"C"瓣插入到切口内,称之为 Millard Ⅱ式。

近年来,单侧唇裂以旋转推进和三角瓣方法为基础进行改良,而旋转推进法的应用日趋广泛。这些手术方法的缝合线都呈弧形或曲折形态,并尽量隐藏在解剖结构线上,这样避免了直线缝合后形成的瘢痕挛缩。但到目前为止,各种手术方法均有其优点和缺点。

一、术前准备及术后处理

唇裂修补手术的目的在于恢复唇部的解剖、形态、功能和位置,以利于正常发育。因此必须注意两侧唇组织的密切对合,同时纠正鼻畸形。唇红缘对合时须注意准确和对称。修复时还须注意到以上提到的几个与唇部立体结构有关的解剖特征的恢复,使术后唇部外形更接近于正常。

(一)术前准备

唇裂修补手术的对象是婴儿,术中虽然出血不多,但仍应予以高度重视。手术前婴儿必须处于体重增加过程中,体重超过 5kg;红细胞计数和血红蛋白都必须在正常范围内,如血红蛋白低于 10g/dl,则宁可推迟手术;如白细胞计数大于 10^9/L 时,必须查明原因,并给予适当治疗,待恢复正常后再进行手术;婴儿的出、凝血时间亦应正常。此外还应重视婴儿胸腺是否已退化,如尚未退化,手术时应予以重视。

手术前 1 周开始用汤匙喂养婴幼儿,使其习惯于这种进食方法,便于术后喂养。因为术后一旦吸吮,术中拉拢缝合的肌肉一收缩,则极易裂开。术前 6 小时起禁水禁食,故手术宜在上午进行,否则患儿常因饥饿、啼哭而造成烦躁、脱水等情况。如手术安排在午后,则术前要适当补充液体。

手术前半小时注射阿托品之类药物,以减少分泌。

术晨应用肥皂水洗浸面部、唇部及鼻孔。术时用 1∶1 000 苯扎溴铵或 75%乙醇消毒术区。术中一般无需输血,但要给予 5%葡萄糖静脉滴注。

术时取仰卧位,垫高双肩使头部稍后仰,这样不仅便于手术操作,而且术中出血时血流可积累在鼻咽腔内,不致吸入肺部。但手术时必须随时清除咽喉部任何分泌物及血块。术中自始至终要保持呼吸道通畅,这是保证手术安全的关键。

(二)术后处理

唇裂手术结束后,当天切口覆盖敷料,第 2 天开始暴露,以便保持局部清洁,减少感染机会。为了减少切口张力,防止与外物触碰,可以使用唇弓。唇弓可用 18 号不锈钢丝自制(图 23-8)。

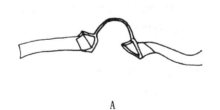

A   B

图 23-8 唇弓的应用

A. 唇弓 B. 使用情况

术后应注意防止感冒流涕,一旦发现应及时治疗。如有血痂、鼻腔分泌物或食物粘附在伤口或缝线上,应用 3%硼酸乙醇混合液或过氧化氢溶液轻轻擦拭干净,因婴幼儿皮肤十分娇嫩,一旦缝线上附有分泌物,变干后会变得坚硬,这样持续性压迫皮肤会引起皮肤糜烂,轻者会留有瘢痕,重则会引起感染甚至伤口裂开。

术后用汤匙或滴管喂饲,切忌吸吮。术后常规肌内注射抗生素以防感染。

如伤口无感染,一般术后 6~7 天可拆除切口缝线;如个别缝线周围有感染迹象,应及早拆除该缝线。拆线时如婴儿躁动则易造成创伤,故必要时可在基础麻醉下进行拆线。如伤口张力高,则可在术后第 5~6 天时间隔拆线,其余在第 7~8 天拆除。唇部及口腔内缝线可更迟些拆除或让其自然脱落。

二、手术的主要操作步骤

唇裂修复手术方法虽然很多,但都包括了定点、切开、分离及缝合 4 个步骤,只是不同的手术方法在设计定点等方面有所区别。故先对这 4 个方面进行介绍,以下在各个设计方法介绍中就不再重复。

(一)定点

定点是指将所采用的各种不同手术方法的切口设计在唇鼻部上画出来,然后用蘸有美蓝溶液的注射针头刺在设计线几个关键点的皮内。注意切勿刺入过深而引起出血。

在测间距时可用两脚规和钢尺。测距时忌用手过度牵拉组织而造成定点间距的误差。在唇弓上定点尤为重要,稍有偏差,日后随生长发育就会形成明显的畸形。定点时注意唇弓凹到两侧唇峰的距离要相等,还要注意裂隙两侧的唇弓缘上的定点应同时在红线上,或都定在柱状线上。

(二)切开

切开前可在两侧上唇近口角处使用唇夹或缝扎以压迫唇动脉,达到减少出血的目的。当然亦可用手指捏紧唇动脉来达到同样的目的。切开时术者用左手中指抵在切开部口腔粘膜处,并用示指、拇指绷紧或拉紧唇部,这样使组织紧张,便于切开。

助手准备吸引器,随时吸去切口上的血液,以便术者准确无误地继续切开。切开时常用 11 号尖刀片垂直进刀切透皮肤。在裂隙缘的切口应尽量保留肌肉和口腔粘膜组织。

唇动脉处的出血点要用止血钳钳夹止血,并可继续进行切开、游离等操作,到缝合前放松止血钳(一般都已凝住),必要时可电凝或结扎。术中出血较多时可随时用手捏紧以减少出血,便于继续操作。

(三)分离

为了减轻创口缝合的张力,需在两侧牙槽嵴作松弛切口,并在骨膜上作钝性剥离。剥离范围患侧较健侧广泛,包括颊部软组织和裂侧鼻翼。对完全性唇裂,应将鼻翼外脚与下鼻甲下方的附着点切断,这样才能使鼻翼外脚得到充分游离,便于较好地复位,最终使鼻翼达到两侧对称。鼻小柱根部亦应予以分离,必要时可将鼻翼软骨的内脚与前鼻嵴之间分离开,便于缝合时将偏于健侧的鼻小柱恢复到正位。在不完全性唇裂或裂隙很小的完全性唇裂,无需作以上广泛剥离,仅将上唇系带切断稍分离后即可缝合复位。

此外,在患侧要作皮肤、肌肉和粘膜三层间的分离,特别是肌肉与粘膜间的分离范围要达到鼻唇沟,而口轮匝肌与皮肤间的分离范围也较广,但小于肌肉下分离范围。这样才能达到口轮匝肌的功能性复位,以及鼻唇沟三角的再造。

(四)缝合

缝合由内到外。先缝合鼻底使鼻翼复位,然后缝合唇粘膜及口轮匝肌,后者应达到功能性复位。肌层缝合不宜过多,而鼻底部一针尤为重要,此针不但能达到口轮匝肌复位的目的,而且可同时达到纠正鼻小柱根部偏斜的目的,所以此针并不定在已游离出的患侧肌肉的尖端,而是向外退后数毫米,此针必须将患侧肌肉缝合在前鼻嵴上或鼻小柱根部。

皮肤缝合时必须将两侧组织对齐放平,尤其是唇弓缘,此针的缝合对位极为重要,如稍有错位,长大后就会形成显著的畸形。缝合过程中如有多余的皮肤、粘膜组织,应予以剪除,特别在唇红组织上,如保留多余组织,日后会形成唇红缘裂隙样畸形。

三、单侧唇裂修补术

(一)三角瓣法

Tennison(1952)首次在患侧唇部设计一个三角瓣插入到健侧来改变直线状瘢痕,并增加了患侧的唇高。

以后学者们在 Tennison 手术原则上作了不断的改进,但一般三角瓣法均称为 Tennison 法。它是单侧完全性唇裂修补中的经典手术,术后早期效果较好,是至今仍在使用的一种手术方法。其优点是:①保留了原来自然的唇弓形态;②由于在患侧设计了一个三角瓣插入到健侧,使唇红嵴处显得丰满;③切除组织量少,健侧几乎无正常组织被切除,而患侧仅在鼻底部切除部分组织,故特别适用于裂隙宽大的单侧完全性唇裂。其缺点是:①术后瘢痕破坏了人中部的自然形态;②术后双侧唇部有不对称生长倾向,特别是当插入的三角瓣较大时,后期患侧唇部明显长于健侧,以致不得不作二期修整。故此法目前在国外已基本淘汰,国内也较少应用。但该方法的设计原则仍被应用而创造出一些新的术式。

设计如图(图 23-9)。"9"点为健侧唇峰点,"8"点为唇弓最凹点。"8"～"9"="8"～"6"。点"0"和点"10"分别为两侧口角。"0"～"9"="10"～"3"。以后点"3"与点"6"将缝合形成患侧唇峰点。"1"点位于裂隙健侧鼻底,皮肤与粘膜交界处;点"2"位于裂隙患侧鼻底近鼻翼外脚处,将来此两点缝合形成鼻底宽度,因此要注意与健侧鼻孔等大。

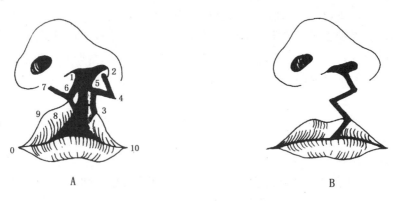

图 23-9　三角瓣法(Tennison 法)
A.切口设计　B.手术结束缝合情况

"1"～"6"为患侧唇高。"7"～"6"垂直于"1"～"6","7"～"6"加"1"～"6"的长度和等于健侧唇高。"2"～"4"="1"～"6",将来互相缝合。"4"～"5"="5"～"3"="3"～"4"="6"～"7",将来∠3-5-4 将插入到切开"6"～"7"的裂隙中,患侧唇高将为"2"～"4"和"3"～"4"之和。由点"1"和点"2"向鼻腔内延长切开,将来缝合形成鼻底部,亦需将裂隙两侧的唇红组织切开缝合。

(二)矩形瓣法

Hagedorn(1892)提出了用患侧下端设计的矩形瓣插入到健侧的松弛切口内来再造一个唇弓。目前此法已很少应用。但唇部特别小的双侧完全性唇裂修补时,仍有人应用此法的设计原则来修补、加长前唇长度。

此法优点:手术后有较丰富的上唇,接近正常的唇弓。但术后往往会有一个过度生长而明显过长的上唇。

设计如图(图 23-10)。"9"为唇峰最高点,"8"为唇弓凹点。"9"～"8"="8"～"6"。"10"和"0"分别为两侧口角。"9"～"0"="10"～"4"。将来"4"和"6"相缝形成患侧唇峰点。"1"和"5"分别为裂隙两侧鼻底皮肤和粘膜交界处,将来"1"和"5"相缝形成患侧鼻底宽度,所以要注意与健侧鼻底相等。"6"～"7"垂直于"5"～"6"。"5"～"6"加上"6"～"7"为健侧唇高。"1"～"2"等于"5"～"6",将来这两线相缝合。"2"～"3"="3"～"4"="6"～"7"。将直角"∠2-3-4"插入切开后的"6"～"7"裂隙中。以后患侧的唇高="5"～"6"加"6"～"7"="1"～"2"加"3"～"4"="1"～"2"加"2"～"3"。由"1"和"5"向鼻底延长切口,切口相互缝合形成患侧鼻底。

(三)旋转推进瓣法

Millard 认为单侧唇腭裂是复杂而又不对称的畸形。唇裂的修复必须包括齿槽,使齿槽形成一个正常鼻唇部的骨性基架,使裂开的唇部成为一个完整的唇部,并应纠正畸形的鼻部。

像任何一个建筑物一样,手术前口腔正畸所得到的良好的齿槽就像是打地基,在此基础上再造鼻底和关闭裂隙至关重要。加拿大口腔科医师 Latham(1980)介绍了治疗完全性单侧唇裂的口矫方法,取得极好的效果。将一个带有 3cm 长的螺丝及不锈钢条的托板固定在两侧裂开的腭板上,然后每天旋转螺丝,使向外旋转的健侧上颌骨及向后内旋转的裂侧上颌骨的方向逐渐被纠正,最终使健侧的上颌骨向后、向内,与向前、向上旋转的患侧上颌骨相遇复位,形成一个正常的马蹄形上齿槽(图 23-11)。整个过程约需 2 个月左右。因此当

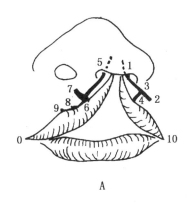

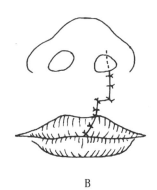

图 23-10　矩形瓣手术

A.切口设计　B.缝合后

婴儿出生后 1 周即可取模型作腭托板,2 周时将腭托板固定于上颌骨上。以后由家长每天旋转螺丝 2 次,每次 180°。在整个旋转过程中,裂隙逐渐变小,纠正了患侧鼻翼外脚基部的塌陷状态。3 个月时取下腭托板,第 2 天即作齿龈整形及唇粘连术(手术在全麻插管下进行)。手术包括齿槽部两个粘骨膜上的 Z 改形及硬腭前端裂隙两侧粘骨膜瓣的形成和缝合关闭裂隙。在齿龈整形过程中,由于裂隙两侧齿槽骨暴露,加上粘骨膜瓣的整复,形成了一个连续的齿龈,使裂隙部的骨性组织逐渐长合,以后牙胚再长入,整个过程有利于上颌骨的正常发育,形成一个正常的"骨框基架"。同时,为了使唇部对复位后的上颌骨有一个持续压力,并在以后作唇裂修补时唇部无张力,应同时再作以唇部自然标记的对合为基本原则的简单的唇部直线缝合,使完全性唇裂变成一个不完全性唇裂(图 23-12)。

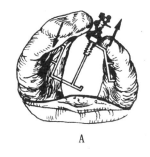

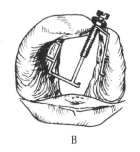

图 23-11　单侧唇腭裂 Latham 托板

A.Latham 托板原理　B.使用结果

在婴儿 6 个月时,可作唇裂修复及部分鼻纠正(图 23-13)。手术设计时,先测得健侧唇高(即健侧唇峰到鼻底的高度)。取唇弓中央凹点"2",从"1"～"2"="2"～"3"来定出再造的患侧唇峰点。再测点"3"到鼻底的高度,为修复前患侧的唇高。如健侧唇高为 10mm,而患侧唇高 6mm,则说明要在患侧旋转放大 4mm。点"5"在患侧鼻小柱根部旁,点"4"为鼻小柱根部靠近健侧边缘。弧形线连接"3"～"4"和"3"～"5"。如"4"～"5"为 2mm,则 10-(6+2)=2,还短 2mm,通过点"4"作平行于健侧人中嵴的倒向下切口,切口长 2mm。这时弧线"6453"的整个弧长为 10mm,与健侧唇高等长了。"7"和"8"分别为两侧口角,"7"～"1"="8"～"9"。点"9"将与点"3"缝合形成患侧的唇峰。"10"点位于鼻底靠近裂缘。"9"～"10"应等于 10mm;如小于 10mm,则"9"～"10"应呈弧线来增加长度。点"11"为患侧鼻翼沟中点。

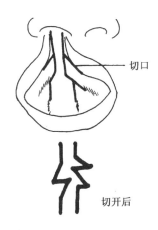

切口

切开后

图 23-12　单侧唇裂的齿龈整形

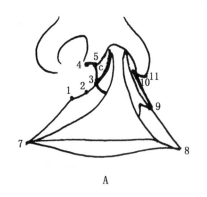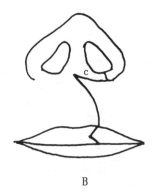

图 23-13   旋转推进法（Millard 法，1968 年前法）

A.切口设计   B.术后

切开"C"瓣后在鼻小柱侧面、鼻中隔软骨前方向上延长切口。松解患侧鼻翼软骨与皮肤、粘膜的粘连。而在东方民族，鼻翼软骨薄、软而小，婴儿期更未发育，所以很难做到这一点，但与皮肤间的粘连松解还是可以的。然后将"C"瓣向上推，以延长患侧较短的鼻小柱，多余部分的"C"瓣插入到"4"～"6"的倒切口内。在1968年以前，Millard 将"C"瓣旋转插入到鼻底"10"～"11"之间来丰满鼻底，但日后因为鼻底部瘢痕明显，加上患侧短小的鼻小柱没有纠正，故 1968 年后改变了"C"瓣的旋转方向（图 23-14）。由于唇裂修补前已作口腔正畸及齿槽整形术和粘连术，因此"C"瓣的改向也不会影响鼻底的丰满度。将患侧部肌肉推进缝合到健侧，鼻小柱根部一针是关键，既能达到口轮匝肌的功能性复位，又对术后两侧是否平衡起到重要作用。

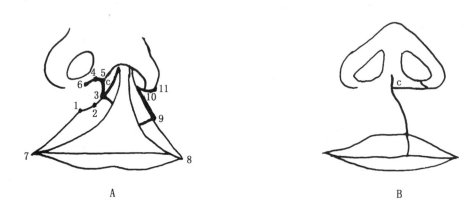

图 23-14   旋转推进法（Millard 法，1968 年后法）

A.切口设计   B.术后

（四）鬼塚手术法

鬼塚（Onizuka）认为各种唇裂修补法均有其优缺点，许多方法只注重皮肤切口设计，而没有重视粘膜切口的利用、肌肉的复位缝合以及鼻底再造。所以 Onizuka 总结了 17 年的经验，在 Millard 切口设计的基础上，加上改良 Tennison 切口设计，创造了自己新的手术方法。他认为 Tennison 法的三角瓣应用，可使唇下端显得丰满，但 Tennison 法的三角瓣太大，日后往往会使患侧唇部长于健侧。Millard 也曾在皮肤与粘膜连结处插入一个极微小的矩形瓣（相当于移行区的矩形瓣），但由于组织过小，一则极难操作并精细缝合，二则不能达到弥补缺陷的目的。于是 Onizuka 在沟状线以下设计了一个小三角瓣，它的大小被限制在几毫米以内，以不致使日后该侧上唇过长；此外，三角瓣插入后使沟状线连续，达到了唇红微翘的效果。Onizuka 法的另一个优点是：利用往往被其他手术方法所丢弃的患侧边缘的皮肤粘膜组织来修复鼻底，使鼻腔成为一个管形结构；又利用健侧被切除的皮肤粘膜边缘瓣来修补齿槽裂和硬腭。由于 Onizuka 手术方法较复杂，修复部位多，创伤大，故手术必须在全麻插管下进行。

1.切口设计定点   点"1"是健侧唇峰最高点，"2"是唇弓中央的凹点，当"2"不明显时可通过上唇系带来寻找。点"3"通过"1"～"2"="2"～"3"来定出。通过"3"作"1"～"2"的平行线,与沟状线相交点为点"4",所以"4"位于沟状线上。"5"点位于患侧鼻小柱基部旁、鼻底高处。点"6"位于鼻小柱基部的中点,点"7"和点"8"位于鼻底高处、裂隙两侧皮肤和粘膜交界处。

Onizuka 特别注意皮肤粘膜连结处的红线、移行区、柱状线的 3 条线的区分。柱状线高出皮肤,为皮肤色泽;移行区是平的皮肤,但是没有皮肤结构的特征;红线是唇红粘膜的边缘。在裂侧可从这 3 条线追踪到逐渐相交而消失的点,从此点向外退 3mm,这就是"9"点。这特定的 3mm 是 Onizuka 从几千例手术经验中所得出的,而不是用常规的"1"～"15"="9"～"14"的方法来得出点"9"的,否则修补后期的唇裂侧会明显变长,以致唇弓的不对称畸形会十分明显。

点"10"位于点"9"上方沟状线上,"11"是由公式"9"～"11"="10"～"11"="3"～"4"来定出的。点"12"和"13"是在唇红粘膜和唇粘膜的交界线上。"∠12-3-2"加"∠14-9-13"等于"∠2-1-15",约为 160°。点"14"和"15"分别为两侧口角。点"16"和"17"是点"8"和"7"向鼻腔内延伸切开 5mm。"18"位于裂侧鼻翼沟中点,点"19"和"20"位于唇龈沟上 2～3mm,第 1 磨牙处。点"21"和"23"位于上唇沟上 10mm,点"24"和"25"是齿槽裂的裂缘,点"26"和"27"位于软硬腭交界处(图 23-15)。

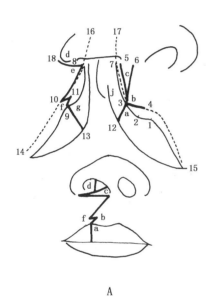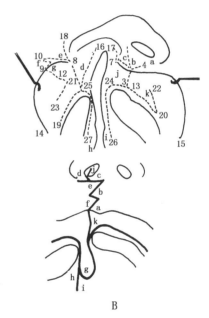

A　　　　　　　　　　　　　　　　B

图 23-15　鬼塚手术法(Onizuka 法)

A.上唇切口设计,上:手术切口设计;下:皮肤缝合线　B.鼻底及齿槽裂切口设计,上:术前;下:术后

2.手术操作　将定好的点连接就形成切口线。在切开前,唇部和鼻翼沟部位注射 2～3ml 的 0.5% 利多卡因及 1:10 万肾上腺素,然后切开皮肤粘膜,这样可减少出血。在骨膜上作广泛游离,直至梨状孔周围,使唇和鼻翼组织充分游离,这样才能达到移位组织的彻底松解、正确复位及固定。先缝合犁骨粘膜和鼻腔粘膜来关闭硬腭前部,然后将以"7"～"24"为蒂部的"T"瓣向裂侧旋转 90°,以关闭鼻底,形成管状鼻腔。将鼻翼外脚"d"瓣推进到鼻小柱根部。将以"19"～"23"为蒂部的"g"瓣向健侧方向旋转 270°来关闭齿槽裂及硬腭前端。

用 3-0 尼龙线将患侧彻底游离出的口轮匝肌复位缝到前鼻嵴(或鼻小柱根部上),并使鼻翼外脚恢复到正常正面。肌肉层缝合 2～3 针,最后缝合皮肤。

四、单侧唇裂的二期修复

唇裂修补术后,随着患儿的生长发育,一般又有新的不同程度的唇鼻部畸形出现,而且有些唇鼻部的畸形要直到患者发育停止后才稳定,所以常需要进一步作畸形整复手术。随着生活水平的提高,人们对纠正畸形的要求越来越高,患者不在乎手术次数,而只要求达到正常形态。但由于唇裂是一种复杂的胚胎发育畸形,不但累及皮肤、肌肉、粘膜,还累及骨和软骨的发育,因此应让患者及家属了解这些情况。二期修整手术到目前为止只能尽可能使外形接近正常,而甚难做到完全正常。

（一）造成唇裂术后继发畸形的常见原因

造成唇裂术后继发畸形的常见原因主要有:①施行唇裂修补术时患儿年龄过小,一般在 3～6 个月左右,某些畸形的构成因素还不明显,故无法修整。②唇裂修补手术时不够精细,当时微小的误差到患儿长大后就变成明显的畸形。③每种唇裂修补术各有其优缺点,修补后的缺点也会随时间增长而明显地暴露出来。④第一次修补手术后的切口糜烂、感染甚至裂开,都会留下明显的瘢痕或裂痕,需要整复。⑤先天性唇裂本身是一种胚胎发育畸形,故畸形累及皮肤、肌肉、粘膜、骨和软骨,像这样复杂的畸形不可能在婴儿时通过一次手术全部纠正,只有再次整复,从而使其接近正常。

（二）手术要点

唇裂术后继发畸形表现在唇部和鼻部以及上颌骨的畸形,但又因人而异,而且同一种畸形的程度各不相同,所以手术十分复杂而又灵活。我们首先要找出所有存在的畸形或缺陷,并逐一加以纠正,这样最终才能得到较满意的效果,故二期手术可能要作两次或多次。我们先将正常人和唇裂修补术后患者的唇鼻部外形进行对比,就会发现前者生动,富有立体感;而后者却平坦,缺少丰满、微翘且线条轮廓分明的外形。因此,单纯使两侧对称并减少瘢痕,这样的二期修整是绝对不够的。而必须作移位组织的彻底游离及复位、口轮匝肌的功能性复位,以及再造凹陷的人中凹和隆起的人中嵴,加深患侧鼻唇沟近中侧凹陷的鼻唇沟三角;还要使唇弓上略凹陷的沟状线连续起来,这样在侧面观时唇红微微翘起;此外,还需将塌陷的鼻翼软骨复位固定,同时要注意到鼻小柱、鼻底以及鼻孔的形态完整。这些易被忽视的畸形的纠正,其实对唇裂患者外形接近正常是很重要的。

如畸形较明显,我们主张在学龄前作一次整复,因患者年龄还小,故不能根本解决畸形;并且有些畸形虽已纠正,但随着发育可能又会出现新的畸形,这次手术主要是心理上的治疗,以免因患儿畸形在学校里受到同学们的嘲笑、歧视,而影响患儿心理上的正常发育。另外,此时鼻翼软骨的发育还极不完善,很难在分离后放置到正常位置上固定。如手术不慎反会影响日后软骨的发育,故只能作一般简单的纠正。因此在第一次二期修复前要让家长明白这些,当患儿发育后还需作更彻底而定型的整复手术。

（三）上唇瘢痕修复

如局部皮肤组织较多,可行简单的瘢痕切除。如同时伴有其他畸形,可用 Onizuka 二期切口设计法切除瘢痕,同时作口轮匝肌功能性复位、人中再造及鼻唇沟三角再造。如患侧唇高不足或过度,亦可进行调整。

Onizuka 认为除少数病例外,一般都需作一次彻底的继发畸形整复。虽然瘢痕情况各异,但设计切口时必须掌握以下原则:首先确定唇弓的两个最高点和中央凹点;根据现有条件决定术后唇弓形态是弓形、平台形还是三角形,尽量去除所有瘢痕组织而保留正常组织;应用公式 $b=a+(h-h')-3mm$ 来计算出唇红上两个三角瓣的大小(a 为健侧瘢痕边缘设计的等腰三角形的底边长度,h 为健侧唇峰到内眦连线的距离,h' 为患侧唇峰到内眦连线的距离,所以 a、h 和 h' 都可测得),根据公式计算得出 b 为患侧要设计的等腰三角形的底边长度,而三角瓣 b 的二腰与三角瓣 a 的腰等长,以后三角瓣 b 可插入三角瓣 a 内。由于两个三角瓣的底边大小不同,这样也起到了使过长的上唇变短或长度不足的上唇加长的作用。

切开皮肤后作患侧口轮匝肌与粘膜间广泛分离直抵鼻唇沟,而口轮匝肌与皮肤之间的分离范围要小得多,然后将口轮匝肌复位悬吊在前鼻嵴或鼻小柱根部,因为力的作用和反作用,可将偏向健侧的鼻小柱根部拉正。由于口轮匝肌上、下分离范围不同,肌肉复位后使仍与肌肉粘连的皮肤出现形似鼻唇沟三角的凹陷。必要时再造人中。在缝合时由于"c"瓣的旋转丰满了鼻底,可同时使唇弓上的沟状线连续起来(图 23-16)。

（四）唇红厚度不对称的纠正

正常上唇的左右唇红厚度相等,约为下唇的 4/5 厚度。当出现两侧唇红厚度不对称时,可根据此正常情况作上唇粘膜条切除,或作不足处口腔粘膜的 V-Y 推进而使之对称。

（五）人中不显的矫治

要取得较完美的唇裂术后外形,人中再造是必不可少的。人中再造的方法不少,在此介绍日本广泛应用的鬼塚人中再造法。

如上唇瘢痕不明显,唇部各方面的外形已被纠正,这时可在鼻底作横切口,操作均在切口中进行,故难度

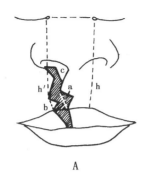
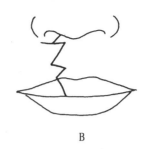

图 23-16　鬼塚法的唇裂二期切口设计
A.切口设计　B.缝合后

较大。如同时需作瘢痕修整,则创面敞开,手术操作方便。首先在人中部位作口轮匝肌上和下与皮肤及粘膜之间的分离,健侧分离到人中嵴,切开健侧人中嵴部位的口轮匝肌、唇弓中央唇弓缘上的口轮匝肌以及患侧瘢痕组织,形成一个以鼻小柱根部为蒂的口轮匝肌瘢痕组织瓣。然后将患侧口轮匝肌功能性复位,并将舌形瓣旋转重叠固定在患侧肌肉上,以形成患侧人中嵴。在人中凹处作皮下与粘膜固定缝合一针,或皮外加压固定使之粘连而形成人中凹(图 23-17)。

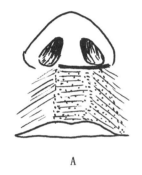
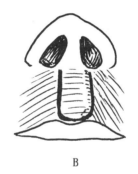
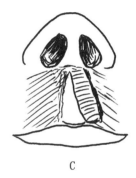

图 23-17　鬼塚法人中再造
A.皮肤切口设计,及皮下将口轮匝肌与皮肤、肌肉和粘膜间的分离　B.在皮下人中部设计口
轮匝肌瘢痕组织瓣　C.在皮下将口轮匝肌瘢痕组织瓣重叠于功能性复位后的患侧口轮匝肌上

因该手术切断部分口轮匝肌的肌纤维,故出血较多,需严密止血,以防术后血肿形成,影响手术效果。

(六)上唇过长的纠正

凡用矩形瓣或三角瓣修补的唇裂,术后患侧唇部往往较健侧为长,这时可通过 Onizuka 的公式计算、设计来调整(参见"上唇瘢痕修复")。在患侧上唇过长者,h' 必大于 h,所以 $(h-h')$ 为负数,这样 b 必小于 a。可以想像在大的三角形空隙中插入一个小的三角瓣,这样必使患侧低下的唇峰被上提。同样,在患侧上唇过短的病例中,通过相反的情况,即在小三角形空隙中插入一个大三角形瓣,这样肯定能使较高的唇峰向下推,如此而得以纠正。

(七)上唇过紧的治疗

上唇过紧表现为上唇横径不足,外观窄小,退缩于下唇后方,有时伴下唇内翻,但需与上颌骨发育不良或失去门齿、失去骨性组织支撑而引起的塌陷相区别。后者的唇组织量还是足够的,所以当配戴适当的托牙或作 Le Fort I 型截骨前移上颌骨时即能纠正。而前者则需用 Abbe 氏下唇交叉瓣法,将下唇正中组织(其量为上、下唇组织量差的一半),交叉转移到上唇正中,来调节上、下唇间的组织量及解剖关系(图 23-18)。如上唇过紧且同时伴有唇红过薄或内翻时,可用十字形下唇交叉瓣来纠正(图 23-19)。

(八)唇红缘切迹状裂口或口哨样畸形的纠正

唇红缘切迹状裂口或口哨样畸形,因唇红部线状瘢痕收缩或在作唇裂修补时过多保留唇红组织而引起。此类畸形可通过在唇红粘膜上或唇粘膜上切除切迹,并作 Z 改形术来纠正。设计时切忌将"Z"形的两个瓣分别设计在唇粘膜和唇红粘膜上,因这两种粘膜的组织结构、色泽均不相同,交叉后互相镶嵌会十分难看。如切

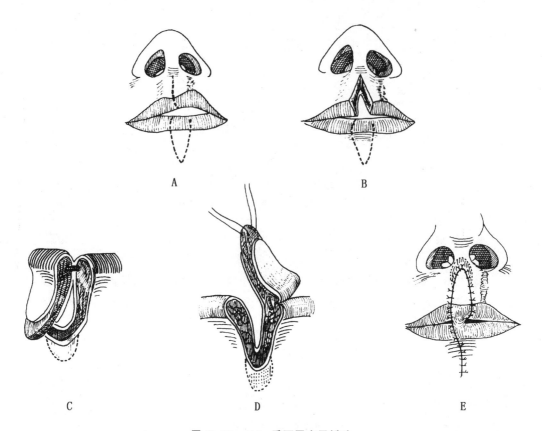

图 23-18 Abbe 氏下唇交叉瓣法
A.切口设计 B.切开上唇作下唇瓣受区 C、D.下唇瓣制备 E.下唇瓣修复上唇缺损区

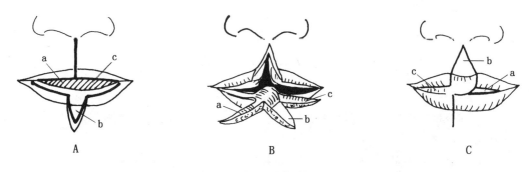

图 23-19 十字形下唇交叉瓣法
A.切口设计 B.带有两侧唇红粘膜的下唇瓣制备 C.下唇瓣
转移至上唇,两侧的唇红粘膜瓣也分别缝合于上唇的两侧唇红缘

迹较阔或呈口哨样畸形时,可作唇粘膜上一个较宽大的 V-Y 推进瓣来纠正。

(九)唇弓参差不齐的矫治

唇裂修补手术时在设计上或缝合上的偏差,随着发育,将会引起唇弓参差不齐。纠正方法并不难,只要沿错位的皮肤、唇红缘作两个对偶三角瓣,交叉后即能纠正。

(十)鼻翼塌陷的手术治疗

由于唇裂患侧鼻翼软骨发育不良,薄而狭小,且内脚卷曲,无足够力量来支撑达到正常的外形,因而呈现鼻尖部双侧鼻翼软骨分离现象。

Millard 等主张在 5 岁到学龄前来纠正此种畸形。如果单纯简单地将两侧软骨缝合在一起,则并不能解决问题,而必须将患侧鼻翼软骨大部分(除外脚部分外)与皮肤粘膜分离出来,将内脚切断,上提与对侧鼻翼软骨相缝合。这样既解决了内脚分离现象,又抬高了鼻尖。但还需将患侧鼻翼软骨与同侧侧鼻软骨和中隔软骨固定缝合,这样才能获得较理想的效果(图 23-20)。

如健侧鼻翼软骨亦相对软弱时,可用鼻中隔软骨条或耳甲软骨支撑在两鼻翼软骨内脚之间,以增加其力

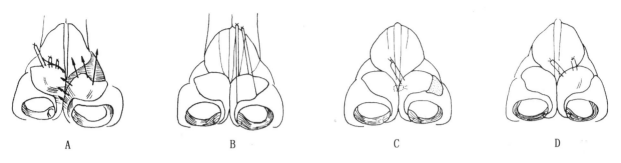

图 23-20　鼻翼软骨的悬吊(仿 Converse，整形外科学，1977)

A. Mclndoe 及 Rees 法(1959)　B. Stenström 法(1966)　C. Rees、Guy 及 Converse 法(1966)　D. Reynolds 及 Horton 法(1965)

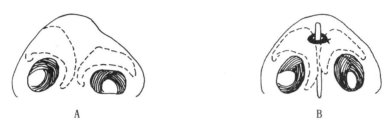

图 23-21　用自体肋软骨来支撑鼻尖、鼻小柱

A. 鼻翼及鼻小柱畸形　B. 分离两侧鼻翼软骨内侧脚，鼻小柱区植骨，对合缝合

量(图 23-21)。

　　由于东西方民族的差异，东方民族的鼻翼软骨远比西方民族薄而乏力，儿童发育更差，因而在学龄前难以分离，有时甚至找不到完整成片状的鼻翼软骨。东方学者主张在学龄前仅用埋线悬吊患侧鼻翼软骨，而不主张作分离后悬吊，以免手术损伤鼻翼软骨而且分离困难，不但影响了手术效果，而且影响了将来的发育，给以后再手术带来困难。笔者主张应待患者发育后再作彻底的患侧鼻翼软骨分离及悬吊。必要时也曾尝试用"L"形硅胶鼻支架假体充填，并将其短臂包埋在双鼻翼软骨内脚之间，此法效果甚佳。

　　(十一)鼻孔过小的纠正

　　通常可作鼻孔缘新月状皮肤切除。Onizuka 提出在鼻小柱及鼻翼缘上作 1～3 个"W"改形，其效果满意，并能防止直线瘢痕收缩。

　　手术设计:先用虚线画出与对侧鼻孔相对称的新鼻孔缘，在现鼻孔缘画一直线，两线相交形成一个新月形。在其中央设计一个底在虚线上的等腰三角形，切除新月形内、等腰三角形两侧的组织。在等腰三角形的顶端向鼻粘膜内作一垂直切口，其长度等于三角形的高。将等腰三角形插入此切口内，缝合余下的新月形的两边缘(图 23-22)。

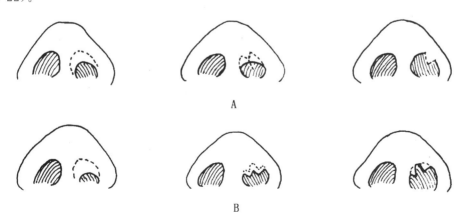

图 23-22　鼻孔过小的 W 改形纠正术

A. 单个"W"改形　B. 多个"W"改形

（十二）鼻前庭皱襞的修整

唇裂较宽的患者当鼻孔缩小后，由于鼻翼软骨受到皮肤牵制而向鼻腔内突出，会形成较严重的鼻前庭皱襞。轻者在作了鼻翼软骨与皮肤间充分离后可改善；重者必须以皱襞为纵轴作 Z 改形，但交叉后鼻前庭内三角瓣很难缝合，可作全层褥式加压固定。

如作鼻翼软骨、皮肤、粘膜分离后将鼻翼软骨悬吊，也可纠正鼻前庭皱襞。但术毕鼻前庭内要填塞纱条，使鼻粘膜与复位后的软骨重新长合。

第五节　先天性双侧唇裂

先天性双侧完全性唇裂通常伴有双侧齿槽裂或双侧完全性腭裂。这些患者的前颌骨由于没有受到唇部和上颌骨的制约，以致由于中隔软骨的生长而可明显前突。前唇的大小、形态各异，鼻小柱很短，有的几乎都不存在，这样鼻尖就像贴在前唇上。

在双侧完全性唇裂患者，前唇部没有肌纤维存在；而在双侧不完全性唇裂者，前唇部可有部分口轮匝肌肌纤维，但前唇部的皮肤不存在或仅有少量毛囊或其他附件。鼻翼外脚又宽又塌地附着在两侧裂隙外的上颌骨上。

前颌骨的大小、发育各不相同，理应有 4 个切齿，但患者常只有 2 个，偶然有 1 个额外的或不正常的牙胚从前颌骨的侧面长出。由于上颌骨没有与前颌骨相附着，同时也没有受到中隔软骨生长的影响，因此常较正常者为小，而且退缩在后。齿槽裂隙宽大，已不存在马蹄形的齿槽形态。在双侧不完全性唇裂患者，前颌骨可与上颌骨长在一起。

在制定手术方案前应正确评估畸形的情况，包括：①是双侧完全性唇裂还是不完全性或者混合性；②前颌骨及前唇的情况；③鼻小柱长度；④对完全性唇裂要看齿槽情况；⑤要注意患儿生长情况，是否伴有其他先天性畸形。对双侧完全性唇裂患者必须检查是否存在中耳炎，其发生率极高。

一、手术原则

先解决唇、鼻畸形，改善前颌骨和上颌骨的关系并关闭它们之间的裂隙，以后关闭腭裂。不论采用什么治疗方案都要掌握以下原则：①利用整个前唇来形成唇中或上唇的部分；②将前唇组织的唇红翻转后用作衬里；③前唇部的唇红将用两侧带肌肉的唇红瓣来再造；④正中部的唇红嵴将来自于两侧的唇组织；⑤尽量不要将两侧唇部皮肤放置到前唇下部；⑥用手术或非手术法使前突的前颌骨后退，可较好地一期修复张力过高的双侧完全性唇裂；⑦对前突的前颌骨以及两侧退缩在后的上颌骨，应通过口腔正畸来纠正并扩弓；⑧双侧完全性唇裂需作两侧齿槽裂的植骨，如仅一侧是完全性唇裂，则无此必要，此点需通过口腔正畸医师来治疗，将牙齿移到裂隙部或者抬高鼻翼外脚部位。

二、手术时间

首先婴儿的体重要超过 5kg，因为此时患儿的唇部组织量已相对丰满，便于修补。由于双侧唇裂同时修复，出血相对较多，一般手术在 6～8 个月后进行。如果前唇突出严重，宜术前 1 个月用保守法进行持续性前颌部轻度加压，使突出的前唇后退，这样在缝合时可大大减少张力。当然还要注意血红蛋白是否正常、白细胞计数是否在正常值内，以及胸腺是否退化。

Millard 主张出生半个月后即使用带有一定张力的腭板。由于持续弹力的牵引、扩张，可达到前突的前颌骨后退，同时使两侧腭板向外扩张。在患儿 3 个月时作双侧齿槽裂修补和唇粘连术，在患儿 6～8 个月时作第一次唇裂修补术。

三、前颌骨的处理

当前颌骨突出并不严重时,唇裂修补虽有一点张力,但手术还是能够比较顺利地进行。如前颌骨严重突出时,由于张力过高,在修补唇裂后易出现并发症,如明显的瘢痕乃至伤口裂开。为了使术时突出的前颌骨后退,常用方法为:①应用带有弹力加压于前唇部的帽子进行持续性加压。注意弹力加压不宜过度,否则会使娇嫩的婴儿前唇皮肤溃破。用适度的弹力加压,当加压后使前颌突出有所改善时,则再抽紧弹力带,以便维持一定压力。②对于双侧唇裂,分两次来修补左、右侧的裂隙。先修复裂隙宽的一侧,使手术修补后的唇部对前颌骨产生压力而后退。一般约3个月后当瘢痕组织开始软化时,再进行另一侧的修补。③亦可先作唇粘连术。唇粘连后可防止因前颌骨过突而产生张力,以致术后裂开或产生明显宽大的瘢痕。如持续性弹力加压未能奏效时,也可采用唇粘连术。待唇粘连术的瘢痕软化后即可进行唇裂修补。唇粘连术可作裂缘两侧直线切开缝合;也可作裂缘两个三角瓣、前唇部的三角瓣与裂侧部的三角瓣交叉缝合。以上两法都作皮肤、肌层及粘膜分层缝合。④口腔内腭板牵引。几周后可达到前突之前颌骨后退,以及向中央倾斜的两侧腭板向外扩张。⑤手术中后退前颌骨。此法仅用于以上各种方法无效时。虽然因为手术凿断犁骨,加压可立即使前颌骨后退,效果立竿见影,但由于破坏了犁骨的生发中心,将会影响其发育,以后会出现明显的反殆,故此法要慎用。

四、术前准备及术后处理

双侧唇裂修补手术要较单侧复杂、出血量较多、手术时间要长,所以手术前除单侧唇裂的一系列术前准备外,还要注意患儿的全身情况以及局部情况,是否已作了前颌骨的非手术后退治疗、效果怎样,因为这涉及到手术的效果问题。

手术中一定要予以液体补充。

手术后由于缝合张力较大,应使用唇弓减张。为了防止感染,术后第2天起暴露创面,防止伤口渗出及鼻腔分泌物粘附在缝线上。必要时用3%硼酸乙醇或过氧化氢溶液清洗,否则易引起感染,甚至伤口裂开。因为在高张力下,局部血供也相对受到影响,这样感染的机会亦会增加。术后使用抗生素作为常规应用。

术后禁忌患儿吸吮,因吸吮常会引起伤口裂开,所以在喂饲时必须用滴管或汤匙喂养。一般术后6~7天拆线。为防止拆线时躁动,必要时可在基础麻醉下进行拆线,唇红及口腔内缝线可免拆,让其自然脱落。

五、双侧唇裂修补术

(一)直线闭合法

有许多方法可用来修补双侧唇裂。双侧唇裂直线闭合法(Vean Ⅲ法)是最简单而又有良好效果的方法,所以是手术者的首选法。虽然有些病例会出现轻微的瘢痕收缩,但由于两侧对称,这类收缩往往不易引起人们的注意(图 23-23)。

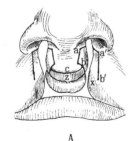 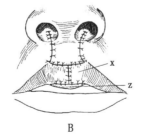 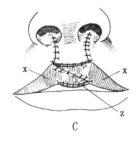

A　　　　　　　B　　　　　　　C

图 23-23　直线闭合法(Vean Ⅲ法,仿 Converse,整形外科学,1977)
A. 点 a′设计在鼻翼脚内侧,a 位于鼻小柱外侧方;点 b′位于唇峰最高点,b 位于前唇侧唇红最高点的唇红唇峰上,a~b=a′~b′。a~b粘膜瓣作为上唇的衬里,a′~b′制成唇侧方的含有肌肉及粘膜唇红组织旋转瓣即x瓣,以唇红缘为蒂,用以修复前唇的组织不足　B. a~b与a′~b′缝合,制成人中嵴,x 瓣及z瓣制成唇珠及前唇　C. a~b与a′~b′缝合制成人中嵴,x瓣交叉缝合,制成前唇部及唇珠

Brekeley(1961)提醒大家注意,在定 a 点时要考虑到双侧唇裂患者的鼻小柱较短,故不能定得太高,并建议用皮钩提起双侧鼻翼近鼻尖处的弯曲点,以便出现鼻翼内外脚处的正常弧度,而 a 点就在这弧点垂直下方前唇上。但大多数医师认为:绝大多数的双侧完全性唇裂患者以后必定要作鼻小柱延长手术,故上述方法仅适用于鼻小柱长度已接近正常范围的患者。

两侧 a 点间距约在 5~6mm,且此距离要小于下端两侧 b 点间的距离,这样可避免术后出现上唇下端过紧的现象。c 点在上唇中部唇红嵴上,将来是唇弓中央的凹点,b 位于 c 两侧旁开 3mm 的唇红嵴上,所以整个前唇中部将成为今后的人中部,应尽量不要超过 6mm。a′ 位于裂侧鼻翼外脚旁,b′ 位于裂侧唇红最高点的唇红嵴上。如 a~b 稍短于 a′~b′ 时,则可在缝合时用皮钩轻轻牵拉,使 a~b 伸展,然后缝合。如两者差距较大,则可在鼻翼外脚下切除相当于多出部分的皮肤楔形三角。如果前唇较大,应保留其组织,唇两侧的多余组织成分转到鼻底,以便将来第二期修复术作延长鼻小柱之用。

定点结束后在龈颊沟、鼻翼外脚、鼻小柱及前唇部注射 1% 利多卡因加 1:10 万肾上腺素,总量不超过 1~1.5ml。目的是加强麻醉效果,减少出血,但又不致因过多的局部注射而使唇部发生形态改变。

如腭裂裂隙不宽,或者前颌骨和上颌骨已靠近在一起,在修补唇裂前可作硬腭部裂隙的修补。如果是双侧完全性唇裂,一般都要从龈颊沟的切口中充分游离鼻翼外脚和颊部组织,这样可使两外侧唇部在缝合时不会有过大的张力,并且只有这样才能将鼻翼外脚放置到正常位置上。

垂直切开皮肤 a′~b′,形成"x"瓣,但要去除该瓣的皮肤,形成仅肌纤维附着在粘膜上的"x"瓣。保留裂侧的唇红嵴、唇红粘膜和肌肉组织,以此来丰满前唇及形成唇珠。

手术时可用拇指和示指捏紧唇部,这样便于手术切开,亦可减少切开时出血。如果组织量较多,可将前唇 a~b 切开线外侧部的皮肤瓣外旋 90°,转移到鼻底,以备以后用此组织来延长鼻小柱,否则就将它们切除。将两侧"x"瓣部位的唇红、唇粘膜一起分离出,并与前唇的唇粘膜缝合。在前唇唇红嵴上切开 b~b,如果前唇部发育良好,则可从唇红缘上切开 b~b,将前唇粘膜部向下分离翻转形成一个"z"瓣。这样所形成的齿龈沟较深,也避免了唇粘膜暴露在外面,因为唇红粘膜的色泽与唇粘膜不同。向鼻底延长 a~b 的粘膜切口,以便修复鼻底。如准备同时修复硬腭部分,则切口继续转向前颌骨直至犁骨中线,同样 a′~b′ 切口也继续沿硬腭边缘切开。尽量保留裂隙两侧鼻底部的皮肤,以便以后用作延长鼻小柱。如果作分叉瓣,则可储存起来以备二期修复时用。

通过鼻小柱根部将两侧鼻翼外脚的肌肉缝合在一起(如果分两次修复双侧唇裂,则每次修复一侧时必须将鼻翼外脚下肌肉缝在鼻小柱根部上)。缝合鼻底,如鼻底皮肤过多,则保留不作修除。这样当缝合皮下组织时,鼻底会形成突出的嵴,以后可用此皮肤来延长鼻小柱。接着缝合鼻翼外脚和鼻小柱根部及唇红嵴。缝合唇红嵴时一定要对齐,以防日后唇弓缘不齐。如果前唇较短,则用皮钩牵拉使其伸展后再缝。随后缝合唇部肌层和前唇部皮下组织,用 6-0 线缝合皮肤。缝合两侧带肌肉的唇红瓣来改善前唇部唇红外形,这样还可防止口哨样畸形的产生。

本方法不在前唇部皮下将两裂侧的肌层缝合,目的是避免缝合后唇部会显得过紧。

术后注意事项同单侧完全性唇裂。

(二)三角瓣法

三角瓣法(Tennison 法)也可用在双侧唇裂修复,因此法修补后的唇红、唇珠部分丰满,而唇弓上组织又略紧张,这样在侧面观时唇红显得略微上翘,生动而逼真。但是上唇往往会有较明显的锯齿状瘢痕,而且这些瘢痕在二期修复时也较难处理。对前唇部组织量较大的患者,可一次同时作两侧唇裂的修补;而前唇过小时,则双侧裂隙要分两次修复才较安全。故不少学者认为此法不十分理想,应较少应用。

手术定点如图 23-24。a′ 位于两侧鼻小柱根部,注意勿将此点定得过高。b′ 位于前唇部唇红粘膜变窄部位的唇红弓状缘上,以后为唇峰点。a′~b′ 距离约 4~6mm。c′ 距 b′ 为 3mm,而 b′~c′ 与前唇中心部的唇弓缘交叉成一锐角。b′~c′ 不宜过长,否则会与对侧相交而影响前唇部远端的血液供应;而且过长也会导致日后上唇过长。在裂外侧的鼻翼外脚内侧,鼻底高度定 a 点。d 点位于外侧唇红粘膜开始变窄的唇弓缘上,将来与 b′ 相缝合,形成唇峰点。在唇红缘上定 c 点,使 c~d=c′~b′。这样 a′~b′=a~b,b′~c′=b~c。另一侧同样定点。如前唇过小,双侧 c′~b′ 会相遇、相交,造成前唇远端血供不良,则就要分两次来修补各侧裂隙,否则前唇下端会发生缺血性坏死。患侧"x"瓣部位的唇红肌肉瓣,向下旋转用来再造唇珠,但皮肤组织必须切除干净。在切开 a'～b' 时皮肤和皮下组织必须彻底切开,保留粘膜层,并向患侧旋转与患侧唇粘膜相缝合。而"z"瓣游离后,180°翻转作为前唇部的唇粘膜。从 a 和 a' 向鼻底延长切口,通过缝合来修复鼻底裂隙。

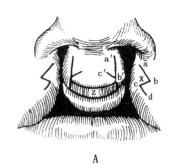 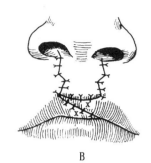

图 23-24　三角瓣法(Tennison 法)

A. 切口设计　B. 缝合后切口情况

(三)双侧唇裂 Bauer,Truslet,Tondra 手术

双侧唇裂 Bauer,Truslet,Tondra 手术创始于 1959 年,在 1971 年再次发表。作者强烈反对在前突的前颌骨上作任何手术使之后退,而主张对双侧唇裂分侧(分两次)进行手术修复,让手术修复后的皮肤、肌肉对前颌骨产生压力而使之后退。

手术切口设计类似 Tennison 单侧唇裂的修补法,再加上用外侧唇缘粘膜瓣来作为前唇部唇粘膜。先手术修复哪一侧无规定,可随意。

先定 a 和 a',a 位于鼻底高度、前颌突皮肤粘膜交界处;而 a' 位于裂侧皮肤粘膜交界处,略高于鼻翼外脚高度。b 位于侧唇裂侧皮肤粘膜交界的唇弓缘上,该处唇红由水平走向垂直位,直指鼻底的方向,此处也是唇红由窄变宽的地方,c 位于唇中、下 1/3 交界高度。通过 c 设计与 b～c 成角的 c～d,c～d 略短于 b～c,但可随需要调节长度。a～d 与 a'～d' 相缝合,所以 a～d=a'～d'。b' 位于前唇部唇红缘。如图切开使裂缘边缘部形成"E"瓣,其内含有部分裂缘处的肌纤维。作前唇部分游离,将"E"瓣作为衬里缝合在前唇创面。将鼻翼外脚小心分离后向鼻尖部旋转,并作褥式缝合以改善鼻底、鼻孔的外形。在鼻小柱侧方作小切口及延长鼻小柱,使外形更加理想(图 23-25)。

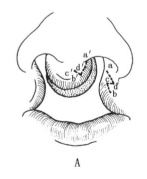 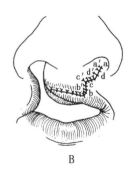

图 23-25　Bauer,Truslet,Tondra 第一期手术

A. 切口设计　B. 缝合后切口情况

数月后作另一侧修复,切口设计同上。沿前唇部粘膜切开并延长切口到对侧的唇龈沟(图 23-26),这样使整个前唇从前颌骨上游离出来。在作 c'～d' 切口设计时要当心,不要与对侧相遇。"E"瓣将组成前唇的另一半粘膜衬里,缝合唇红后可形成一个良好的外形和较深的唇龈沟。

(四)双侧唇裂 Millard 手术

双侧唇裂 Millard 手术可用于双侧不完全性唇裂的修补和双侧完全性唇裂的修补。

1. 双侧不完全性唇裂的修补　手术切口设计如图 23-27。双侧旋转"C"瓣的切口间距大于 2～3mm,目的是防止前唇组织血供受影响和术后前唇组织过长。将两侧推进瓣插入到"C"瓣的裂隙中,并作鼻底部楔形

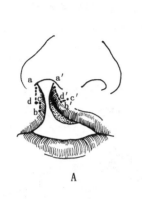 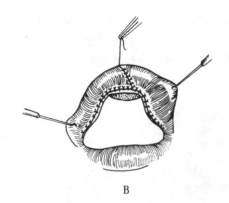 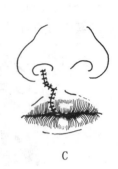

A　　　　　　　　　　　B　　　　　　　　　　　C

图 23-26　Bauer,Truslet,Tondra 手术二期修复

A.切口设计　B.唇粘膜上缝合后情况　C.唇部缝合后情况

切除,游离后将鼻翼外脚内旋内收,通过鼻小柱根部互相缝合,使宽大的鼻孔缩小。同时松解两侧"C"瓣并向上推移来延长鼻小柱,或将双"C"瓣外旋插入到鼻底储存起来,以备以后延长鼻小柱。用两侧有肌肉和唇红嵴的唇红组织来丰满双侧唇裂薄而小的前唇唇红组织。

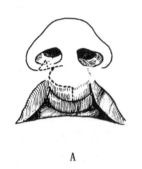 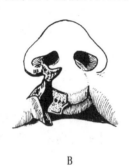 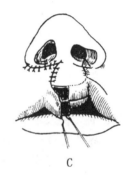 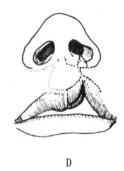

A　　　　　　　　B　　　　　　　　C　　　　　　　　D

图 23-27　Millard 双侧不完全性唇裂的修补

A.第一期旋转推进瓣设计　B.切口及制成推进皮瓣　C.第一期手术关闭创口　D.二期手术设计

不完全性双侧唇裂可一期完成,也可分期进行修复。如为混合性双侧唇裂,Millard 主张分两次进行手术治疗,相互间隔 3 个月。先作完全性唇裂侧,并用该侧"C"瓣来延长较短的鼻小柱,第二次再作不完全裂侧。

2.双侧完全性唇裂的修补　手术治疗分 4 步进行。在出生后半个月时开始作术前口矫治疗,应用 Latham 腭板,目的是使前突的前颌骨后退和两侧向内倾斜的硬腭部向两侧扩张,达到正常牙弓的形态。在患儿 3 个月时作齿槽、硬腭的整形,同时作唇缝合粘连术,使双侧完全性唇裂变成不完全性唇裂,修补术同时储存双侧"C"瓣于鼻底。在 1 岁半时作腭裂修补术,4 岁时用储存的"C"瓣或双侧上唇瘢痕瓣来延长鼻小柱。

手术前的口矫治疗:Latham 托板在 1974 年时首次被报道,即将托板直接固定在腭板上,托板有两根具一定弹力的"链条"固定在前突的前颌骨上,目的是通过弹性张力使过突的前颌骨后退,及两侧上颌骨向外推进。一般在婴儿出生 1 周时即取模制作托板,第 2 周时将腭托板固定在腭板上。约 2～3 个月时,牙槽弓已恢复到正常位置,则可在基础麻醉下取下托板,准备手术治疗。

齿龈整形和唇缝合粘连:一般先作裂隙较宽侧的硬腭及齿槽部的修复,然后作裂隙较狭一侧的齿龈整复,最后作唇缝合粘连手术。在齿槽裂外侧缘由后向前切开硬腭边缘,到前端切口即旋向龈颊沟并稍延长,剥离该硬腭的口腔粘骨膜瓣和鼻腔粘膜面。根据情况可在犁骨正中、侧面或口鼻腔粘膜交界处切开犁骨骨膜,然后转向鼻小柱根部。另在前颌骨上作一倾斜切口与上切口相交形成一个三角瓣(图 23-28)。剥离三角瓣和犁骨瓣,缝合鼻腔面,将前颌骨上三角瓣转向外侧插入到龈颊沟切开裂隙中,在龈颊沟处,制成一粘膜瓣,用于封闭齿槽裂的口腔侧。按同法施行另一侧手术。唇缝合粘连术见图 23-29,设计唇部切口线,注意前唇部切口线在唇红缘上,而两侧切口线设计在柱状线上。然后缝合两侧鼻底、唇粘膜。通过前唇皮下,在唇弓上及唇中中部将两侧肌层缝合。缝合皮肤,将两侧带移行区的唇红在中央"会师"缝合,所以唇红正中有一垂直缝合。

当患儿 9 个月时作唇裂修补术。手术方法如双侧不完全性唇裂修补法。

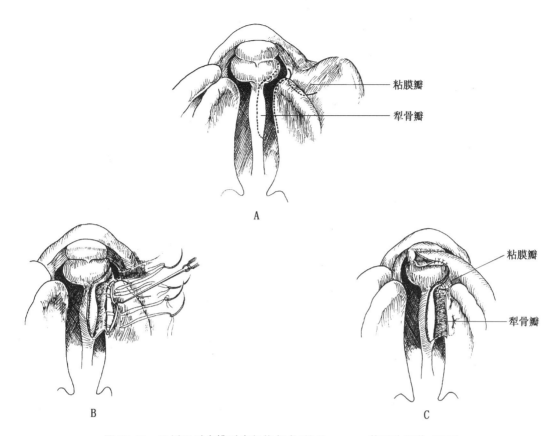

图 23-28　双侧唇裂齿槽裂齿龈修复术（仿 Converse，整形外科学，1977）

A.切口设计　B.将犁骨瓣与齿槽裂侧硬腭粘骨膜瓣缝合，封闭鼻腔侧裂隙　C.粘膜瓣旋转修复齿槽裂

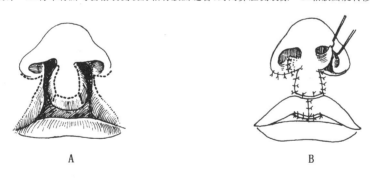

图 23-29　双侧唇裂唇缝合粘连术

A.切口设计　B.缝合后

在 4 岁时可作鼻小柱延长手术。组织来源于上唇瘢痕瓣或储存于鼻底的"C"瓣。而东方民族的鼻小柱延长手术应该推迟，以学龄前为妥，因为只有当鼻翼软骨发育较完好时才能较容易、较完整地分离出来，才能较好地抬高鼻尖的鼻性支架，才能使鼻小柱延长后的鼻尖被抬高并支撑，而不至于因无支撑后的鼻尖软组织收缩而使鼻尖再度塌陷。

（五）双侧唇裂 Wynn 手术

Wynn 在 1960 年报道了利用蒂部位于裂侧上端的狭长三角瓣插入到前唇部的鼻底部，同时在前唇部作了垂直切开来延长鼻小柱。手术后亦不会因为应用唇下部分组织来增加唇的高度而使唇下部显得略紧张。但此手术也有不足之处：①仅适用于前唇部较短小的病例，如果前唇部较大的双侧唇裂应用此法修补，则将来前唇部会显得过长；②因为手术设计的不足，术后会出现口哨样畸形；③此法要分两次手术来完成双侧唇裂，否则有引起前唇组织坏死的危险。故此方法已很少被应用。

因前唇部唇红过薄，所以 Cronin 和 Converse 在 1957 年时将此法的唇红组织处理治疗作了改进，使术后唇部唇红显得丰满。

(六)双侧唇裂 Barsky 手术

双侧唇裂 Barsky 手术被称为"最古老经典的双侧唇裂修补法",现已极少被应用。因为最终的外形极不自然,令人不满意;上唇显得过长,而上唇的下端又过紧,且没有唇弓;整个上唇又长又紧地包着前颌部,原来的前唇部组织又像一个半岛一样突出在上面,所以此手术方法仅在前唇组织特别短小时才被试用。

手术方法如图 23-30 所示。在前唇部按所有皮肤组织的大小设计一个矩形瓣,在裂隙两侧设计均位于鼻底高度的 a 和 a'。到鼻翼外脚的距离加上到鼻小柱旁的距离将为鼻底宽度。a~b=a'~b',b~c=b'~c'=1/2(b'~b')。c~d 加上 a~b 为术后前唇长度。

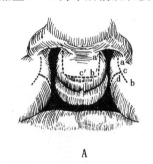 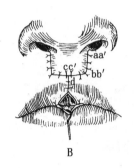

A B

图 23-30　Barsky 唇加长法

A.切口设计　B.缝合后

(七)双侧唇裂 Black 手术

双侧唇裂 Black 手术切口设计类似 Millard 法,可在一次手术中同时修补双侧唇裂,并再造唇齿沟。而其他双侧唇裂的修补法均未作唇齿沟的整形,日后当需装托牙时,由于唇齿沟很浅或几乎消失,必须作唇齿沟加深术,因此一些学者常喜欢采用该手术。

6 个月的患儿在全身情况达到正常范围时就可采用本手术治疗。术前作口矫或前唇部持续弹力加压使前颌骨后退,以减少缝合时张力。

作前唇部"PL"瓣,两个"c"瓣在前颌骨粘骨膜上进行,向鼻底、鼻小柱根部游离形成"PL"及两"c"瓣,共形成 3 个舌形瓣。作两侧"b"瓣的粘骨膜上游离,其蒂部位于前颌骨的两侧。游离完毕作两侧"b"瓣的相互缝合来覆盖裸露的前颌骨,形成前颌骨的龈部。切开双侧鼻底高度及鼻翼外脚部的全层,将移位的口轮匝肌从鼻翼外脚处分离下来,便于后来进行轮匝肌修复。切开并游离以口腔粘膜为蒂部的两个"a"瓣,拉拢缝合两侧"a"瓣,形成前唇部的口腔粘膜面。功能复位后缝合两侧游离的口轮匝肌,使口轮匝肌恢复正常的环形结构。将双侧游离后的鼻翼外脚复位,固定缝合。将两个"c"瓣分别向外旋转修复鼻底。将正中前唇"PL"瓣放置原位,并与两侧"l"瓣相缝合,该"L"瓣类似 Millard 的旋转推进瓣。用裂隙两侧的唇红修复前唇部唇红,再造唇珠(图 23-31)。

(八)双侧唇裂 Skoog 手术

Skoog(1965)第一次报道了患儿 3 个月时应用他新创的手术设计来作双侧唇裂的修复。其手术特点是:用前唇外侧 1/3 组织,制成两块蒂在上的三角形旋转瓣,相当于 Millard 的"C"瓣来延长鼻小柱。方法类似于 Millard 的分叉皮瓣,但又不同于 Millard 法,而是将前唇上的两三角瓣向中央 90°旋转,以两个瓣的宽度来增加鼻小柱长度,同时在两裂侧唇部制成两个三角粘膜肌瓣,插入到新唇部下端来延长前唇,在侧面观时上唇微翘,并且防止了直线瘢痕的挛缩。

术后外形较满意,但由于双侧同时修复会影响前唇部血供,故手术需分两次进行,间隔时间大于 3 个月。

(九)双侧唇裂 Noordhoft 手术

Noordhoft(1986)报道了在双侧唇裂修复前,常规应用持续前唇部弹力加压使其后退。如患儿身体状况允许,则在 3 个月时即进行手术修补。手术操作与 Black 手术法类同。在作双侧唇裂修补同时又作了口轮匝肌功能性复位,并加深了前唇部的唇龈沟。虽然作了鼻翼软骨的复位缝合固定,抬高了鼻尖,但由于鼻小柱组织未延长,故鼻尖抬高还是有限的。

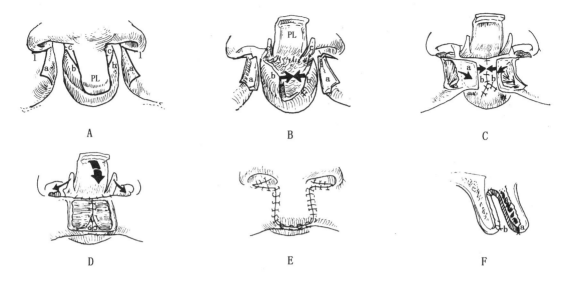

图 23-31 双侧唇裂 Black 手术

A. 切口设计 B. 掀起"PL"及双侧"c"瓣,分离"b"瓣,制成双侧"a"瓣 C. 缝合"b"瓣,游离双侧"a"瓣,准备缝合
D. 修复口轮匝肌 E. 覆盖"PL"瓣,"1"瓣推进与"PL"瓣缝合,"c"瓣插入鼻底 F. 术毕剖面观

六、双侧唇裂的二期修复

双侧唇裂修补术后往往都留有不同程度的唇鼻畸形。如为双侧完全性唇裂,则畸形更为严重,且鼻部畸形与修补前裂隙的宽度成正比。因此双侧唇裂术后继发畸形的修复,除了可用单侧唇裂二期整复的原则外,还有特别的方法进行唇鼻部畸形的整复。

(一)唇部畸形的常见表现

唇部畸形的常见表现有:①由于唇中部唇红过短或口轮匝肌修复不良,以及粘膜上瘢痕收缩而引起的口哨样畸形;②前唇部(人中部)过短;③前唇部(人中部)过宽;④唇红不对称;⑤口轮匝肌修复不良;⑥前唇部唇龈沟过浅;⑦上唇过紧;⑧上唇过长。

如果作一次彻底的修复,则切除所有瘢痕,前唇部宽度缩小到 10mm 以内,用分叉皮瓣来延长鼻小柱。如果从鼻小柱根部分离前唇的话,则暂不作鼻小柱延长手术,可将分叉皮瓣暂置于鼻底部留作后用。分离出两侧口轮匝肌,并在前唇部皮下相互缝合。如由于前唇部粘膜量不足而引起口哨样畸形,则可应用 Kapetonsky(1971)提出的以唇红粘膜为底边的唇粘膜 V-Y 推进瓣来纠正,能获得较满意的效果。而鼻畸形在纠正鼻小柱同时进行整复。

1. 局部瘢痕 可作单纯的切缝进行修整。如前唇过阔,可在修整瘢痕的同时来缩小宽大的前唇。如鼻小柱过短时,可利用前唇瘢痕瓣相互缝合来延长鼻小柱,达到一举两得的目的(图 23-32)。如上唇过长,也可在瘢痕修整的同时来调节上唇长度(图 23-33)。

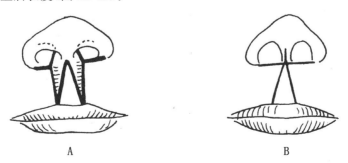

图 23-32 用双侧上唇瘢痕瓣来延长鼻小柱

A. 双侧上唇瘢痕瓣作 V-Y 提升,延长鼻小柱,切口设计 B. 手术缝合线

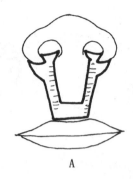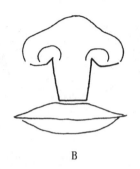

A   B

图 23-33　修整瘢痕同时缩短过长的上唇

A.手术切口线　B.缝合后

　　Onizuka 认为双侧唇裂患者的上唇两侧均有瘢痕,较只有单侧唇裂一条瘢痕的要难看,所以他设计了双侧唇裂瘢痕一线化的手术方法(图 23-34)。但此方法仅适用于成人且上唇组织较富裕、鼻孔宽大、鼻小柱短者,否则术后会出现上唇过紧。

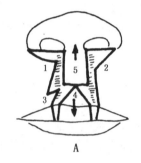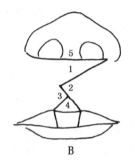

A   B

图 23-34　双侧唇裂瘢痕一线化

A.切口设计,推进"5"瓣来延长鼻小柱,"4"瓣将来形成人中凹　B.切口缝合线

　　2.上唇过长　此畸形常见于加长法修补双侧唇裂术后,如 Barsky 手术、Skoog 手术及 Bauer,Truslet,Tondra 手术和 Tennison 法修补术后。如同时伴有上唇明显瘢痕,则可在瘢痕修整时缩短上唇;如上唇外形满意,唯上唇过长,则可在鼻底部位作横形全层组织切缝(图 23-35),即可达到纠正。

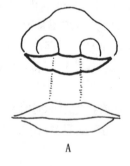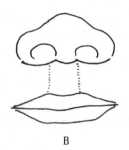

A   B

图 23-35　双侧唇裂术后上唇过长的纠正

A.鼻底部切口设计　B.缝合鼻底部切口

　　3.上唇过短　此畸形常见于早期前唇过小而又没有作延长前唇手术的病例。如畸形不严重而上唇组织较丰富,可作两侧瘢痕切除并作 Z 改形术来延长上唇;或完全切除瘢痕重新调整皮肤,也能得到一个较满意的外形。如前唇过小而引起严重的口哨样畸形,则干脆用整块短小的前唇组织来延长再造鼻小柱,同时用 Abbe 下唇转移瓣来再造前唇部(参见图 23-18),加上双外侧的推进,能收到良好的手术效果。

　　4.上唇过紧　这是指真正的上唇组织量不足的畸形,需与反𬌗或失去门齿或前颌骨后退失去骨性支撑而塌陷(形似过紧)相区别。此畸形可用 Abbe 下唇瓣交叉转移来纠正。

　　(二)口轮匝肌畸形的纠正

　　双侧唇裂患者的前唇部是没有口轮匝肌的(除隐裂患者外),而早期修补手术大多没考虑作口轮匝肌的修复。由于口轮匝肌没有功能性复位,因此在两侧唇部能看到鼓出的肌肉。纠正此肌肉畸形,先要将垂直附着在鼻翼外脚上的口轮匝肌分离,并继续作口轮匝肌广泛分离,直到双侧鼻唇沟,然后在前唇部皮下作隧道,通过隧道将两侧口轮匝肌纤维转成水平向并相互缝合,形成一个有正常功能的口轮匝肌环。

(三)人中不正常的纠正

双侧唇裂患者没有人中,即使在作口轮匝肌功能修复后仍没有人中嵴和人中凹,整个上唇显得平坦。为了使上唇外形更接近正常,更有立体感,这时需要作人中再造,这也是唇部畸形纠正的最后步骤。手术方法:在人中部位的口轮匝肌上设计一个等腰三角形,切开三角形的"底"和"高",然后以"腰"为轴心作两个相反方向的外旋形成人中嵴,而中央无肌肉部位即形成凹陷的人中凹;也可切开三角形的"高"和"腰",然后以两半边的"底"为轴心作两个相反方向的90°外旋,以加强唇弓缘的隆起,而中央无肌肉部位即成人中凹。整个肌层的游离、切开、旋转和固定缝合均在鼻小柱根部的横形切口中进行,所以手术操作比较困难。术中肌肉内的渗血要彻底止住,否则极易引起血肿而影响手术效果(图 23-36)。

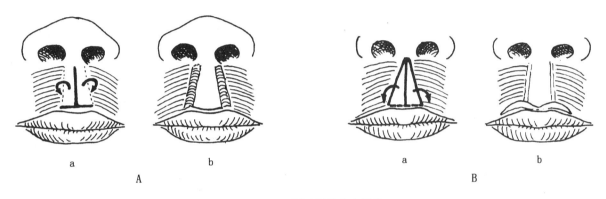

图 23-36　双侧唇裂的人中再造

A.方法一　a.设计人中口轮匝肌"T"形切口　b.将口轮匝肌翻向两侧,制成人中柱

B.方法二　a.设计人中等腰三角形,以口轮匝肌旋转瓣底边为蒂　b.口轮匝肌转向两侧

(四)唇红畸形的矫治

早期双侧唇裂的修补术式几乎都没考虑到唇弓的形态,再加上畸形上唇的本身条件较差,所以术后唇弓的形态常呈弧形、梯形,甚至为三角形。为此,可在唇红粘膜上设计弓形的切口,切除皮肤条,将唇红粘膜翻起缝合即可(图 23-37)。

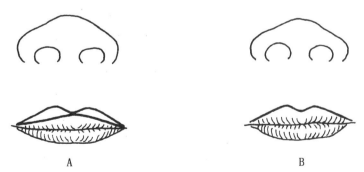

图 23-37　唇弓再造

A.唇红粘膜上设计皮肤弓形切除　B.切口两侧的皮肤和粘膜缝合

(五)唇颊沟畸形的修复

双侧唇裂修补法中,除 Black 手术法和 Noordhoft 手术法考虑到作唇龈沟的整复外,其他手术法均未考虑到这一点,因此术后前唇部的唇龈沟均很浅,为以后配戴义齿带来了困难,如要安放假牙时,就必须通过植皮来加深该部位的唇龈沟。Falcone(1966)报道了在前颌骨的前面作"U"形粘膜切开,并作粘膜瓣的游离,推进直到新的唇沟高度后固定,前颌骨前方的创面让其自行愈合(图 23-38)。此法较为简便。

(六)鼻畸形的矫治

双侧唇裂术后最明显的畸形之一就是鼻部畸形,表现为:鼻小柱短,双侧鼻翼软骨分离,双鼻翼向外上方

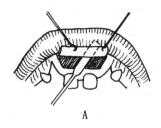

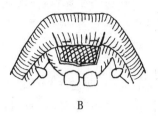

图 23-38 用前颌骨粘膜瓣延伸来加深唇龈沟

A.前颌骨前方的粘膜瓣切口设计和制备　B.以此粘膜瓣推进缝合,来增加唇粘膜量

移位,及鼻底宽大等。如为双侧混合性唇裂,则更会出现两侧不对称畸形。所以鼻部畸形的整复是双侧唇裂术后二期修复的重要目标之一。通过缩小鼻底、将鼻翼放置到正常位置、抬高鼻尖和延长鼻小柱等主要手段,以达到或尽量接近正常的鼻外形。

首先可沿鼻翼外脚沟、鼻底作切开,将整个鼻翼外脚充分游离出,并放置到正常位置,使两侧对称,同时根据需要将鼻底缩小到需要的大小。接着延长鼻小柱,同时抬高鼻尖。其方法很多,但有一点必须注意:在抬高鼻尖软组织的同时,还需作支撑鼻尖部的支架,否则手术后软组织及瘢痕的收缩会影响外形。以下介绍几种常用方法。轻度的畸形,可作鼻尖、鼻小柱部的 V-Y 皮瓣推进;亦可用鼻槛部推进皮瓣来延长鼻小柱(图23-39)。Cronin 法的双侧推进皮瓣也能延长鼻小柱及缩小鼻底(图 23-40)。用 Trefoil 皮瓣来延长抬高鼻小柱的手术效果也不错(图 23-41)。这些手术方法的使用关键是手术医师应根据不同情况来选择适应证。

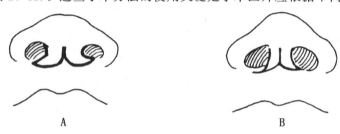

图 23-39 用鼻槛延长鼻小柱

A.切口设计　B.推进缝合来延长鼻小柱

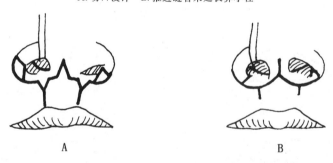

图 23-40 以 Cronin 推进皮瓣延长鼻小柱

A.切口设计　B.缝合切口线

用 Millard 的上唇瘢痕瓣、分叉瓣、鼻底部的储存瓣来延长鼻小柱都是极好的手术方法(图 23-42,参见图 23-32)。如上唇过紧时,干脆用整块前唇组织来延长再造鼻小柱,同时将 Abbe 氏下唇正中复合组织瓣交叉转移到上唇,以增加上唇组织量,这也是常用的手术方法之一。

在加强鼻尖支撑组织的修复时,可将双侧鼻翼软骨的内脚和大部分外脚与皮肤、粘膜分离出,并相互缝合以纠正双鼻翼分离现象,同时抬高鼻尖。如将双侧鼻翼软骨与中隔软骨固定,又将双侧软骨分别与同侧侧鼻软骨固定,抬高鼻尖支架的效果会更佳。如还不能达到要求,则可用自体软骨(中隔软骨、耳甲腔软骨、肋骨等)移植,甚至"L"形硅胶鼻假体,将其短臂插入双鼻翼软骨内脚之间,来支撑已延长抬高的鼻尖软组织。

(七)上颌骨畸形的纠正

如在早期唇形修复时,用截骨断犁后退来纠正前突的前颌骨,日后必出现明显的反殆畸形。当患者发育

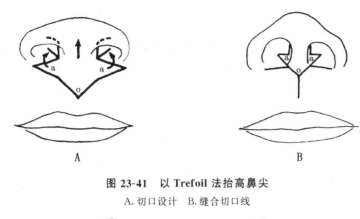

图 23-41　以 Trefoil 法抬高鼻尖

A.切口设计　B.缝合切口线

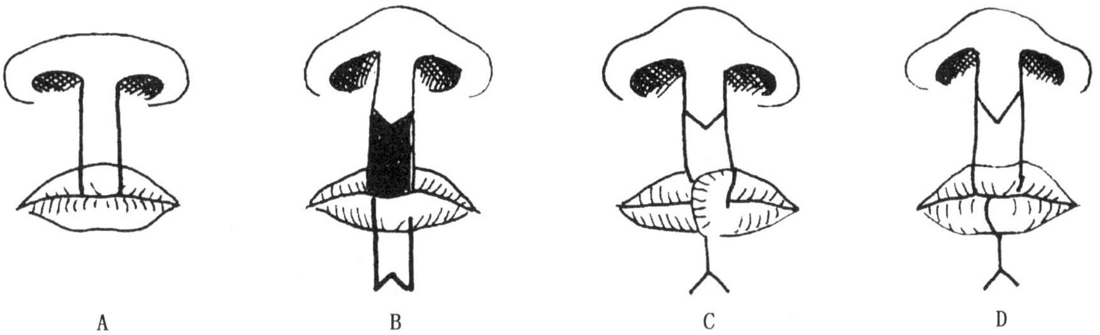

图 23-42　用前唇延长鼻小柱,并作 Abbe 瓣修复

A.术前　B.前唇组织延长鼻小柱及 Abbe 下唇瓣设计　C.下唇瓣旋转至上唇　D.下唇瓣断蒂后

后,可用扩大 Le Fort I 型截骨手术来前移后缩的上颌骨(参见第二十五章"正颌外科")。但术前必须作齿槽裂植骨,使上颌骨由 3 块骨组织联成整块组织,便于前移和固定。

(朱昌)

第六节　先天性腭裂

腭裂是一种较常见的口腔颌面部畸形,可单独发生,也可与唇裂同时伴发。腭裂不仅有软组织畸形,更主要的是骨组织畸形。腭裂患者的吸吮、进食及语言等生理功能障碍比唇裂更严重。又因颌骨发育不良而常导致面中部塌陷,严重者呈蝶形脸,咬𬌗错乱(常呈反𬌗或开𬌗),这些都严重地影响到患者的咀嚼功能和面容。因此,腭裂畸形造成的多种生理功能障碍,特别是语言功能障碍和牙𬌗错乱,对患者的生活、学习、工作均带来不利影响;也易造成患者的心理障碍。

一、临床表现

(一)吸吮功能障碍

由于患儿口鼻相通,口腔内不能产生负压,因此患儿无力吮吸母乳或乳汁易从鼻孔溢出,从而影响患儿的正常母乳喂养,迫使家长改为人工喂养。这不但增加了喂养困难,同时在一定程度上还影响了患儿的健康成长。

(二)腭裂语音

这是腭裂患者所具有的另一个临床特点,这种语音特点是:发元音时气流进入鼻腔,产生鼻腔共鸣,发出的元音很不响亮而带有浓重的鼻音(过度鼻音);发辅音时气流从鼻腔漏出,口腔内无法形成一定强度的气压,从而发出的辅音很不清晰而且软弱(鼻漏气)。这样的语音当然不能令人听清楚。年龄较大的患者,由于不能进行正常的发音和讲话,常以各种异常的发音代替正常发音,结果形成更难以听懂的腭裂语音。

(三)口鼻腔卫生不良

由于口鼻腔直接相通,鼻内分泌物可流入口腔,造成口腔卫生不良;同时进食时,食物往往反流到鼻腔和鼻咽腔,既不卫生,也易引起局部感染。

(四)牙列错乱

完全性腭裂往往伴发完全性唇裂,牙槽裂隙较宽,唇裂修复后,患侧牙槽骨向内塌陷,牙弓异常。同时,裂隙两侧牙萌出时缺乏应有的骨架支持而错位萌出,由此导致患者牙列紊乱,产生错𬌗。

(五)听力降低

腭裂造成的肌性损害,特别是腭帆张肌和腭帆提肌附着异常,其活动量降低,使咽鼓管开放能力较差,影响中耳气流平衡,易患非化脓性中耳炎。同时由于腭咽闭合不全,进食时吞咽常有食物反流,易引起咽鼓管及中耳的感染。徐慧芬(1998)报道了对 59 例腭裂患者的 117 只耳进行鼓室图测定及纯音测听,结果有80.4%中耳功能不正常,59.4%有不同程度的传导性听力降低。由此可见,腭裂患儿非化脓性中耳炎的发生率较高,部分患儿常有听力降低。

(六)上颌骨发育不足

有相当数量的腭裂患者常有上颌骨发育不足,随年龄增长而越来越明显,导致反𬌗或开𬌗及面中部凹陷畸形,其原因是:①唇腭裂本身伴有先天性上颌骨发育不足,双侧唇腭裂更为明显,随生长发育而畸形明显;②腭裂手术对上颌骨发育的影响,手术年龄越小,手术损伤对上颌骨发育影响越大。笔者的研究观察表明:小年龄行腭成形术对上颌骨发育的影响,主要表现在牙弓的宽度方面,对上颌骨的前后向和高度影响较小。另外,有部分唇腭裂患者的下颌发育过度,这些患者下颌角过大,颏点超前,错𬌗有时呈开𬌗,更加重了面中部的凹陷畸形,需经 X 线头颅定位侧位片的头影测量加以鉴别。

腭裂的诊断并不困难,但在少数情况下,对一些非典型性病例应予注意。如粘膜下裂(隐裂)者,软腭虽未见到裂开,但仔细观察可见软腭正中线粘膜呈浅蓝色,扪诊时可触及软腭中线肌层中断的凹陷区。有条件者可行纤维鼻咽内窥检测腭咽闭合是否完全。

腭裂在临床上还应与由于舌系带过短造成卷舌音发音不清、先天性腭咽闭合不全及低智儿童的讲话不清等相鉴别。

二、治疗原则

腭裂的治疗原则,应采取综合序列治疗来恢复腭部的解剖形态和生理功能、重建良好的腭咽闭合及获得正常语音。对面中部有塌陷畸形、牙列不齐和咬𬌗紊乱者也应予以纠正,以改善他们的面容和恢复正常的咀嚼功能;对有鼻耳疾患的患者应及时治疗,预防听力障碍;对有心理障碍的患者更不应忽视对他们进行心理治疗,从而使腭裂患者达到身心健康。为此,治疗方法除外科手术以外,还应采用一些非手术治疗,如正畸治疗、缺牙修复、语音训练及心理治疗等等。由相关学科的专业人员组成治疗组,共同会诊、讨论,对患儿制定治疗计划,系统地按计划进行治疗,从而达到预期的治疗效果。关于序列治疗的程序,尤其是某些治疗方法和治疗年龄的选择、治疗效果的评价等,目前尚未有统一认识,许多腭裂中心采用不同的治疗步骤和方法,同样可获得良好效果。各医疗中心在一致公认序列治疗原则的基础上,根据各自所积累的经验,制定自己的序列治疗的程序,因此略有不同。其治疗基本程序见表 23-1。

腭裂手术修复是序列治疗措施中的关键,其主要目的是:整复腭部的解剖形态;恢复腭部的生理功能,重建良好的腭咽闭合,为正常吸吮、吞咽、语音、听力等生理功能恢复创造条件。修复的基本原则是:封闭裂隙,延伸软腭长度;将移位的组织结构复位;减少手术创伤,妥善保留与腭部营养和运动有关的血管、神经及肌的附着点,以恢复软腭的生理功能,达到重建良好的腭咽闭合功能的目的;同时减少手术对颌骨发育的干扰,确保患儿的安全。

表 23-1　腭裂序列治疗的基本程序

学科 \ 年龄	0～5 岁	6～14 岁	15 岁～成年人
口腔颌面外科	唇裂手术（0）　腭裂手术	口腔内小手术（随时）　口唇、鼻修正手术　牙槽裂植骨修复　　咽　　成　　形　　术	口唇、鼻修正手术　颌骨矫正手术
语音治疗	母亲指导　定期观察	语言治疗（语音辅助器）　定期观察随访	
正畸	第一阶段治疗　无牙殆期矫形治疗	第二阶段治疗　乳牙及混牙列期　第三阶段（主要治疗阶段）　恒牙列期　定期复查、扩弓前牵引	第四阶段治疗　正颌外科手术　前后牙列矫治
口腔修复科	暂时修复体		永久修复体
小儿科	随时观察及治疗、遗传调查、父母心理宣传指导	智商测定、儿保咨询	
耳鼻科	定期观察　耳检查、鼻检查及治疗		咽、耳、鼻疾患手术治疗
口腔预防科	母亲指导　定期观察及指导　治疗（随时）	口腔预防保健咨询及指导	
麻醉科	唇腭裂手术全麻	牙槽裂植骨修复术麻醉	颌骨矫正手术麻醉

三、手术时机

关于施行腭裂修复术最合适的手术年龄问题，目前国内外尚有争议，其焦点是：手术后的语音效果和手术对上颌骨发育的影响。归纳起来大致有两种意见：一种意见主张早期进行手术，约在 18 个月左右进行手术为宜；另一意见则认为在儿童学龄前，即 5～6 岁左右施行为好。主张早期手术的学者认为：2 岁左右是腭裂患儿开始说话时期，在此时期以前如能将腭裂修复，使腭部能及早地发挥正常功能，患儿可以比较自然地学习说话，建立正常的发音习惯；同时可获得软腭肌较好的发育，重建良好的腭咽闭合，得到较理想的发音效果。早期手术对颌骨发育虽有一定影响，但并不是决定因素，因腭裂患者本身已具有颌骨发育不良的倾向；而且在少年期可通过扩弓矫治减少畸形，成人后颌骨发育不足的外科矫治较腭裂语音的治疗效果好。这些观点目前已得到国内外多数学者的赞同。持另一种意见的学者认为：虽然早期手术语音效果好，但麻醉和手术均较困难，手术危险性较大；同时，过早手术由于手术损伤和剥离可能破坏血供，以及术后瘢痕形成等原因加重上颌骨的发育不足，会使患儿成长后出现面中部凹陷畸形。故主张 5 岁以后待上颌骨发育基本完成后再施行手术为宜，同时也减少了麻醉和手术的困难。除上述外，还有些学者曾提出腭裂二期手术的方法，即早期修复软腭裂，大年龄期再修复硬腭裂，以期既有利于发音，又有利于颌骨发育。其缺点是：①一期手术分二期进行，手术复杂化；②在行二期手术时，增加了手术难度。因此尚未得到众多学者的支持和患儿家长的接受。

笔者早在 20 世纪 60 年代就开展对 2 岁左右的腭裂患儿施行腭裂修补术和手术前后正畸治疗，经三十多年临床观察和近十多年来通过对在不同年龄时接受腭成形术患者的颌骨发育状况、腭咽闭合功能以及语音效果的客观检测、比较分析等一系列研究，其结果均表明，在 2 岁左右施行腭成形术的患者，无论是腭咽闭合功能还是语音效果，均优于大年龄手术患者，与临床观察一致。至于对上颌骨发育的影响，主要表现在牙弓宽度方面，对上颌骨前后向发育的影响则较小。为此，在临床上进一步开展了 1～2 岁幼儿腭裂手术，并配合手术前后的正畸治疗，以减少手术对上颌骨横向发育影响所造成的牙殆畸形。从笔者的实践体会来看，年龄小固然有其口腔小、手术野暴露不佳等不利条件，但幼儿早期手术也有其有利的一面：首先是手术操作方便，腭粘骨膜瓣非常容易剥离，而且出血很少，手术野清楚；同时，硬软腭组织小，缝合针数相应减少，完成手术时间反比大年龄者要快，术后反应比大年龄者小，一般不需要补液，术后当天患儿就要求流质饮食。

笔者（1989）总结了 135 例幼儿腭裂手术，无 1 例发生术后出血等严重并发症，伤口的愈合率与术者的技术熟练程度有关，与年龄大小无关。实践证明，对具有较熟练操作技能的医师来说，开展幼儿腭裂手术不必过多担心技术难度大这一因素。从临床实践来看，幼儿麻醉的危险性是相对的，只要具备一定的条件，由有经验的麻醉师细致地做好工作，手术医师与麻醉师密切配合，幼儿麻醉仍然可以获得相对的安全性。近年来笔者以 1～2 岁是腭裂修复的最佳手术年龄在临床推广，得到了广泛的认可。但目前在实际工作中，各医院应根据实际情况来选择手术年龄。除考虑患儿的全身情况、手术方法、语音效果和上颌骨发育等因素外,更要重视现有的设备条件,及麻醉、手术的技术力量,以确保手术的安全性。

四、术前准备

腭裂整复术较唇裂整复术复杂,操作较难,手术时间较长,创伤较大,失血较多,术后并发症也较严重,因此术前的周密准备是非常重要的。

首先要对患儿进行全面的健康检查。体格检查主要检查患儿的生长发育、体重、营养状况、心、肺,以及有无其他先天性畸形和上呼吸道感染等全身器质性疾患;实验室检查主要进行胸片、血常规、出血和凝血时间等检查,必要时再作针对性检查。手术应在腭裂患儿健康状况良好的条件下进行。对于胸腺肥大患儿,由于应激反应能力较差,麻醉、手术等刺激易引起心跳停搏等意外,故宜推迟手术,或在有经验麻醉师的监护下于手术前后1周服用激素,预防意外发生。口腔颌面部也应进行细致检查,如面部、口周及耳鼻咽喉部有炎症疾患存在时,需先予以治疗;扁桃体过大可能影响术后呼吸者,应先摘除;要保持口腔和鼻腔清洁,术前先清除口腔病灶。

腭裂手术事先要作好输血准备和术后应用抗生素的药物过敏试验,如有需要,预先还要制备腭护板。

五、麻醉选择

儿童腭裂修复手术均采用全身麻醉,以气管内插管为妥,保证血液和口内的分泌物不流入气管,保持呼吸道通畅和氧气吸入。腭裂手术的气管内插管可以经鼻插管,也可以经口腔插管。经鼻插管可借鼻孔固定,不干扰口内的手术操作;但对于行咽成形术者,则应采用经口腔插管,用胶布将其固定于左侧口角或下唇的一侧,并用缝线在口角处缝合一针加强插管的固定,以防术中插管移动或滑脱。幼儿的喉头粘膜脆弱,气管内插管可能损伤喉头或气管而引起喉头水肿,造成严重并发症,故操作时应细致、轻柔、正确,必要时术后用激素,以防止喉头水肿。

六、手术方法

自1764年,法国牙科医师 Le Monnier 最先施行关闭腭裂的最原始手术,直至1861年 Von Langenbeck 提出分离裂隙两侧粘骨膜瓣向中央靠拢,一次关闭软硬腭裂的手术方法,被人们称为腭裂修补的基本术式以来,已有一百多年历史。在长期的临床实践中,许多手术方法被提出并不断加以改进,这些手术方法归纳起来大致可分为两大类:一大类手术方法是以封闭裂隙、延伸软腭长度、恢复软腭生理功能为主的腭成形术(palatoplasty);另一类手术是以缩小咽腔、增进腭咽闭合为主的咽成形术(pharyngoplasty)。后者是前者的辅助术式。对于大年龄患儿或成年患者,如有必要可两类手术同时进行。幼儿患者一般只需行腭成形术,待以后有必要时再二期行咽成形术。

(一)腭成形术

1. 基本手术操作　不管何种手术方法,除切口不同外,其基本操作步骤大致相同。

(1)体位　患儿平卧,头后仰并放低。手术者的位置应根据使手术操作方便及术者的习惯而定,一般在手术台前端、患儿的头顶或头侧进行手术。

(2)松弛切口　作切口前先在腭部用1:20万~1:10万肾上腺素的0.25%~0.5%普鲁卡因或利多卡因或生理盐水作局部浸润注射,以减少术中出血并便于剥离粘骨膜。切口用11号尖头切片从舌腭弓外侧翼下颌韧带稍内侧开始,绕过上颌结节的后内方至硬腭,沿牙龈缘1~2mm处向前切开粘骨膜到侧切牙,注意切口在硬腭应深达腭骨骨面,慎勿伤及腭降血管神经束,也勿超越翼下颌韧带外侧,以免颊脂肪垫露出。

(3)剖开腭裂裂隙边缘　沿裂隙边缘,自前方向后直抵悬雍垂末端,小心地将边缘组织剖开。软腭边缘,特别是悬雍垂部分的剖开应小心进行,刀刃必须锋利,因这部分组织十分脆弱,极易造成撕裂。

(4)剥离粘骨膜瓣　用剥离器插入松弛切口,向内侧剥离直抵裂隙边缘,将硬腭的粘骨膜组织与骨面分离。剥离粘骨膜瓣时,一般出血较多,可用盐水纱布(或加入适量肾上腺素液)填塞创口,紧压片刻即可。剥离粘骨膜组织瓣时,要求迅速准确,及时吸去血液,使手术野清晰;并应随时用压迫法止血,有活跃出血点时应及时缝扎止血,以减少手术中的失血量。

(5)拨断翼钩　在松弛切口的后端、上颌结节的后上方扪及翼钩位置,用剥离器拨断或用骨凿凿断翼钩。此时,腭帆张肌便失去原有张力,两侧腭瓣组织可松弛地被推向中央部,以减少软腭在中线缝合时的张力。

(6)腭前神经、腭降血管束的处理　要得到腭瓣的向后推移,延伸软腭的足够长度,以及进一步消除软硬腭交界处的张力,必须妥善处理该血管神经束。处理方法是:将粘骨膜瓣分离后掀起,显露两侧腭大孔,用血管分离器或牙槽刮匙从腭大孔后缘细心插入,提起血管神经束根部,小心游离血管神经束 0.5～1.5cm,以消除其对腭瓣的牵制,称为血管神经束游离。

也有人将腭大孔后缘骨质凿除,使血管神经束可向后部推移,但此种方法后推程度有限。

(7)切断腭腱膜　在软硬腭交界处将粘骨膜瓣拉向外后侧,显露腭腱膜,用细长弯头组织剪刀,沿腭骨后缘剪断腭腱膜。可视裂隙大小、需要松弛的程度决定切断或不切断鼻腔粘膜,这样可使两侧软腭鼻粘膜得到充分游离,并能在中央无张力下缝合。

(8)分离鼻腔侧粘膜　将弯剥离器沿硬腭裂隙边缘切口鼻侧面插入,并广泛分离,使两侧鼻腔粘膜松弛,能在中央缝合,以消灭鼻腔创面。分离时应注意剥离器刃应紧贴骨面,否则易穿破鼻腔侧粘膜。

另一侧同以上步骤一样操作。

(9)缝合　两侧腭粘骨膜瓣及软腭向中央靠拢,后推与对侧组织瓣相接触后,用 0 号或 0～3 号细丝线将两侧组织瓣分层缝合。缝合应自前向后先缝合鼻腔侧粘膜,再缝合软腭肌层,最后由后向前缝合口腔侧粘膜。在硬腭区可采用纵形褥式与鼻腔侧粘膜兜底缝合加间断缝合,使两侧粘骨膜瓣内侧缘与鼻腔侧紧密贴合,防止粘骨膜瓣脱离骨面,保持腭穹隆的高度。

(10)填塞创口　用内包裹碘仿纱条的油纱布条填塞于两侧松弛切口中。填塞可以防止术后出血及食物嵌塞,并减少组织张力,以利于创口愈合。除翼钩凿断处外,应注意慎勿过度填塞,否则可造成松弛切口创缘外翻。

腭成形术的基本操作步骤见图 23-43。

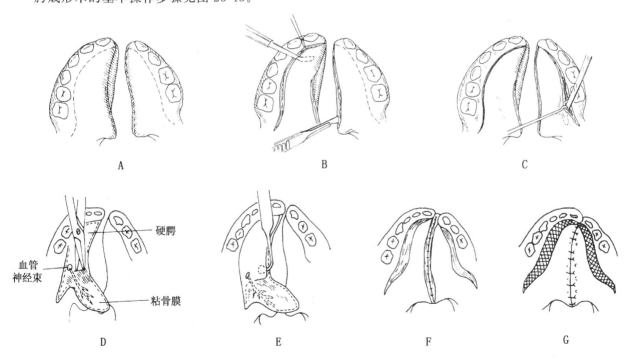

图 23-43　腭成形术的基本操作步骤

A.松弛切口线设计　B.剖开腭裂裂隙缘(右),剥离粘骨膜瓣(左)　C.拨断翼钩　D.游离血管神经束(左),剪断腭腱膜(中)　E.分离腭板鼻腔侧粘膜　F.分层缝合鼻腔侧粘膜、肌层及粘骨膜　G.松弛切口填塞碘仿纱条

2.单瓣术　亦称后推或半后推术,适用于软腭裂。该方法由 Dorrance(1925)首先提出,后经张涤生(1954)改进,由二次手术变为一次完成。其手术方法为:先在一侧翼下颌韧带稍内侧起,绕过上颌结节的内后

方,距牙龈缘约 2~5mm 处沿牙弓弧度作一弧形切口,至对侧翼下颌韧带稍内侧为止,然后剥离整个粘骨膜瓣。此种切口,不能切断腭前神经、腭降血管束,只宜游离之。如前端的弧形切口在乳牙尖牙部位(成人在前磨牙部位)即弯向对侧,称为半后推切口。此类切口,由于腭瓣较小,故可将血管神经束切断,并结扎之。

依上法拨断翼钩,并将腭腱膜或连同鼻侧粘膜剪断,这时整个上腭粘骨膜瓣就可以向后方推移,从而达到延长软腭的目的。然后将裂隙边缘剖开形成创面,分层缝合软腭。如果硬腭后缘鼻侧粘膜不剪断,可在软腭裂隙两侧鼻侧粘膜作"Z"形粘膜瓣交叉,以延长鼻侧粘膜。最后将粘骨膜瓣前端与腭骨后缘的膜性组织缝合数针,以固定粘骨膜组织瓣。用碘仿纱条油纱布填塞两侧切口及腭骨组织暴露创面,敷料可用缝线(或护板)固定之。半后推术有足够粘骨膜瓣后推,延伸了软腭长度,又避免了对前腭部的手术损伤,是修复软腭裂的常用术式(图 23-44)。

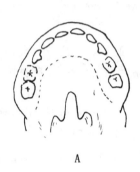
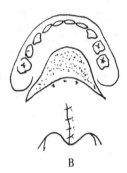

A   B

图 23-44　半后推腭裂矫正术

A. 切口　　B. 后推缝合

3. 两瓣术　又称两瓣后推术。该方法是在 Von Langenbeck 法的基础上加以改良发展而来,是多瓣法中最常用的手术方法,可达到关闭裂隙、后推延长软腭长度的目的。该法适用于各种类型的腭裂,特别是完全性腭裂及程度较严重的不完全性腭裂。其手术方法为:修复完全性腭裂时,切口从翼下颌韧带内侧绕过上颌结节后方,向内侧沿牙龈缘 1~2mm 处向前直达裂隙边缘并与其剖开创面相连(图 23-45)。修复不完全性腭裂时,可根据腭组织多少,使切口到尖牙或侧切牙处即斜向裂隙顶端而呈"M"形(图 23-46),然后剥离粘骨膜组织瓣,剖开裂隙边缘,拨断翼钩,分离鼻侧粘膜,剪断腭腱膜,最后缝合。

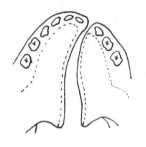
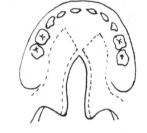

图 23-45　单侧完全性腭裂修复切口　　　　**图 23-46　不完全性腭裂修复切口**

单侧完全性腭裂,由于健侧与鼻中隔犁骨紧连,不可能在该侧显露和分离鼻腔粘膜。此时,硬腭鼻侧面的关闭就不可能是两侧鼻粘膜相对缝合,而必须将健侧犁骨粘膜瓣向上翻转,使创缘与患侧鼻侧粘膜缝合,以封闭鼻腔侧创面,称为"犁骨粘膜瓣手术"。

以前,犁骨粘膜瓣手术常与唇裂修补同时进行,以先整复硬腭的缺损,目前则常作为腭裂手术关闭鼻腔创面的组成部分,很少单独施行。犁骨粘膜瓣手术的方法是:在健侧腭瓣形成后,沿裂隙边缘的切口,用扁平剥离器直插入犁骨骨面,即可容易地将犁骨粘膜分开;再在犁骨后缘向颅底方向作斜形切口,形成梯形瓣,则犁骨粘膜瓣即可翻转向对侧接近,与对侧鼻侧粘膜缝合,关闭鼻腔创面(图 23-47)。

修复双侧完全性腭裂时,在犁骨上作双"Y"形切口,剥离后形成双侧犁骨粘膜瓣,与两侧裂隙之鼻腔侧粘膜相对缝合,关闭鼻腔侧创面(图 23-48)。

如为单独施行犁骨瓣手术,则需先在健侧腭部与犁骨交界处切开,缝合时患侧裂隙边缘亦需剖开并稍加

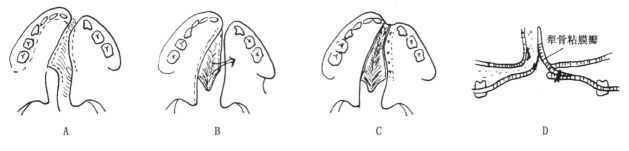

图 23-47　单侧犁骨粘膜瓣手术
A.犁骨粘膜切口设计　B.剥离犁骨粘膜瓣　C.将犁骨粘膜瓣与患侧腭部粘骨膜瓣缝合　D.缝合冠状面观

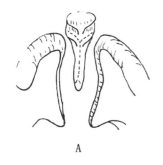 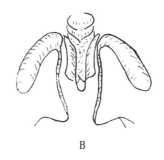 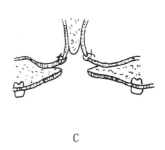

图 23-48　双侧犁骨粘膜瓣手术
A.犁骨粘膜瓣切口设计　B.剥离犁骨两侧粘膜瓣　C.犁骨粘膜瓣与鼻腔侧粘膜缝合(冠状面观)

分离,然后将犁骨粘膜瓣插入此间隙中与患侧瓣边缘相对缝合几针即可。

4.提肌重建手术　Braithwaite 等(1968)提出修复腭裂应恢复腭帆提肌的正常位置。手术时不仅应将软腭肌从硬腭后缘、鼻后嵴等不正常的附着处游离,同时应将游离的肌纤维与口、鼻腔侧粘膜分离,形成两束蒂在后方的肌纤维束。然后将两侧肌纤维束向中央旋转并对端、交织缝合在一起,使呈拱形(即正常的悬吊姿态)。通过手术将移位的腭帆提肌肌纤维方向重新复位在正常位置(图 23-49),从而进一步发挥腭帆提肌对腭咽闭合的作用。其他操作步骤与两瓣法腭成形术基本相同。

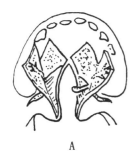 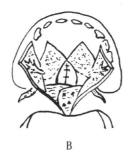 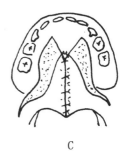

图 23-49　提肌重建术
A.分离两侧肌束　B.两侧肌束复位缝合　C.口腔面创口缝合

5.软腭逆向双"Z"形瓣移位术　Furlow(1978)报道通过口腔面和鼻腔面的两个方向相反、层次不一的"Z"形粘膜肌瓣交叉移位,以达到肌纤维方向复位和延长软腭的目的。该法适用于裂隙较狭的各类腭裂和腭裂术后腭咽闭合不全,或先天性腭咽闭合不全者。其操作方法为:剖开裂隙边缘后,在口腔粘膜面的裂隙两侧各作一个呈 60°的斜形切口,形成"Z"组织瓣,蒂在前面(近硬腭)的组织瓣切口仅切开口腔粘膜层,蒂在后方(近软腭游离末端)的组织瓣切口应切断肌层达鼻腔侧粘膜。分离后,在口腔侧即已形成两个层次不一的对偶三角组织瓣。然后在鼻腔面作两个方向与口腔面相反的斜形切口,以形成鼻腔侧两个层次不一的对偶三角组织瓣,即蒂在前面的鼻腔粘膜瓣与蒂在后面的鼻腔粘膜肌瓣。最后分别将鼻腔面和口腔面的对偶组织瓣交叉移位缝合,裂隙两侧的肌纤维方向也将随组织瓣的移位交叉而恢复到水平位,并相对重叠近似正常。同时由于"Z"形组织瓣的交叉,还达到了延长软腭的目的(图 23-50)。

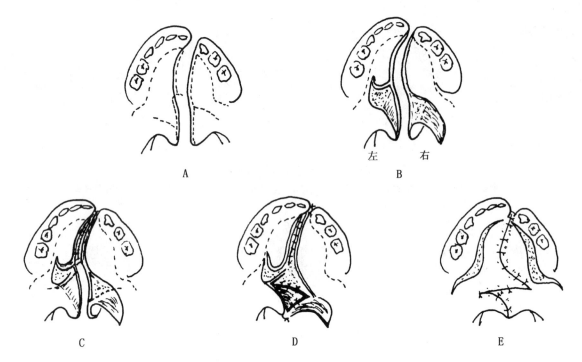

图 23-50　软腭逆向双"Z"形瓣移位术
A.口腔面"Z"形切口线设计　B.分离口腔面粘膜瓣(左)及粘膜肌瓣(右)　C.鼻腔侧
"Z"形切口线设计　D.鼻腔侧两对偶三角瓣置换缝合　E.口腔侧两三角瓣置换缝合

6.岛状瓣手术　该方法由 Millard(1962)首先报道,主要用于封闭腭裂后推修复术时因剪断腭腱膜和鼻侧粘膜后在软硬腭交界处形成的菱形创面,以防止该部位创面愈合瘢痕挛缩致软腭继发性缩短,影响软腭长度。其方法为:按单瓣或两瓣后推术操作形成腭部舌形粘骨膜瓣或两大粘骨膜瓣剥离后,剪断腭腱膜及鼻侧粘膜,将粘骨膜瓣连同软腭后推,即在硬腭后缘的鼻侧形成一菱形创面。单瓣法:将单瓣的两侧血管神经束再充分游离后,在瓣的前端两侧各作一由前向后的斜形切口,小心勿切断血管神经束,则形成带两侧血管神经束的双蒂菱形岛状组织瓣。两瓣法:在健侧粘骨膜瓣前端的外侧作一由后向前的斜形切口,同样勿切断血管神经束,即形成带血管神经束的单蒂岛状组织瓣,将岛状瓣向后翻转,使其粘膜面在鼻腔侧、创面向口腔侧,缝合于硬腭后缘粘膜缺损区,以达到消灭鼻腔创面的目的。该方法应与腭裂修复术同时进行,修复软腭裂或不完全性腭裂时,硬腭部位的舌形切口应前移到切牙孔,即可利用硬腭前区的粘骨膜作岛状组织瓣,后区的粘骨膜组织可后推(图 23-51)。

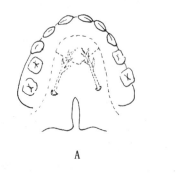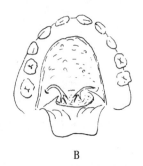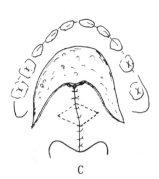

图 23-51　岛状粘骨膜瓣修复软腭裂
A.切口线设计　B.岛状粘骨膜瓣形成及移植　C.手术结束

修复完全性腭裂时,健侧瓣的前端组织作岛状组织瓣后,硬腭前区的裂隙可利用犁骨粘膜瓣修复,同时患侧的粘骨膜瓣前端稍向健侧推进,覆盖裂隙口腔侧创面(图 23-52)。应注意,该方法不适宜在1~2岁幼儿时期进行,以免手术创伤和硬腭区裸露创面影响患儿的颌骨发育。

7.腭牙合一期整复术　该方法由邱蔚六(1987)首先提出,适用于腭裂伴前牙牙合畸形的成年腭裂患者。基

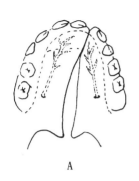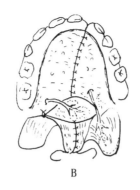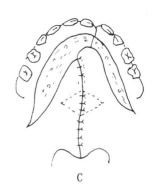

图 23-52　岛状粘骨膜瓣修复单侧完全性腭裂

A.切口线设计　B.岛状粘骨膜瓣形成及移植　C.手术结束

本术式为同期行腭成形术,作上颌前牙区分块根尖下截骨以及齿槽裂植骨修复术。手术方法为:首先行腭裂修复,可采用两瓣法或 Furlow 氏逆向双"Z"形瓣腭成形术,在腭裂修复缝合口腔粘骨膜前,行分块根尖下截骨,用骨凿由腭侧向唇颊侧截骨并凿断犁骨。必要时,于唇颊侧粘膜作垂直切口,行腭膜下潜行分离后,通过隧道由唇颊侧向腭侧截骨,完全断离后,将游离的牙-骨段前移到预制的𬌗板上,并用牙弓夹板作单颌钢丝结扎固定。齿槽裂植骨修复切开裂隙边缘后,剥离粘骨膜,关闭鼻底和腭侧创口,齿槽部骨质缺损区植入同期采自自体的松骨质。最后缝合唇颊侧切口和口腔粘骨膜层。该术式由二次手术变为一次完成,既省时又经济,同时具有操作简便、组织损伤小、无继发性扩大咽腔等优点(图 23-53)。

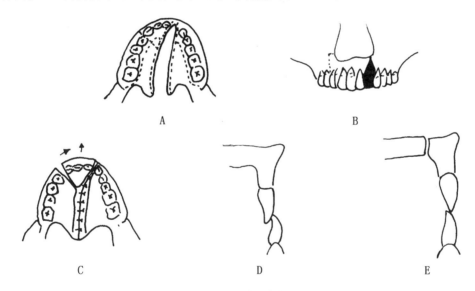

图 23-53　腭𬌗一期整复术

A.腭侧截骨线　B.唇颊侧截骨线　C.骨段移位　D.术前𬌗关系　E.术后𬌗关系

为使手术获得成功,应注意:① 通过 X 线摄片细致地检查颌骨发育状况及前牙区牙列,了解牙数、牙根长度及弯曲度、根间距离、是否有多生牙或埋伏牙等;同时要了解骨性腭裂、牙槽裂宽度以及裂隙两侧牙齿的牙周情况,为选择最佳手术方案和手术径路提供依据。②模型外科手术。在𬌗架上作外科手术,并精确测量模型手术前后的变化,预测术后每颗牙齿在三维空间中移动的方向和距离,为手术提供参数。从临床经验来看,设计骨切口时,应尽量减少骨块数。③正确制作𬌗板。在𬌗架上手术后,即刻制作𬌗板,𬌗板正确与否是手术成功的关键之一,因为游离的牙-骨段一般以移动到与𬌗板就位为标准。④分块根尖下截骨宜从腭侧进路。由于同期作腭成形术,腭侧粘骨膜剥离后,使截骨段的腭侧血供阻断,其血供则来自唇颊侧。为避免术后造成移位骨段的坏死脱落、软组织创口的延期愈合,以及口鼻瘘、牙髓失活等,必须保护好唇颊侧粘骨膜瓣,骨切口宜在腭侧。若必须在唇颊侧设计附加切口时,应采取垂直切口,分离粘骨膜,通过隧道式在根尖上4~5mm 处水平截骨,术中操作应轻巧,保护好唇颊侧粘骨膜血管蒂,防止牙-骨段与软组织血管蒂的分离。⑤术后固定时间需适当延长。因采用𬌗板和牙弓夹板作单颌钢丝结扎固定,术后患者可张口、进食,容易保持口腔卫生,便于观察、清洁腭部伤口以及按时取出填塞在腭部松弛切口内的碘仿纱条。由于腭裂修复术后瘢痕收缩,可引起游离骨段的回缩移位而致复发,同时,齿槽裂隙和截骨后的间隙借移植骨连接,而周围血供也因腭侧血供阻断而受到一定程度的影响,因此,固定时间需适当延长,以 3 个月以上为妥,拆除固定后缺牙应尽早作义齿修复。

8.腭颌一期修复术 对尚未修复的腭裂伴严重颌骨畸形成年患者的矫治,邱蔚六(1988)又提出了腭颌一期修复术。其基本术式为腭裂修复、Le Fort I 型截骨前移和齿槽裂植骨修复同期进行。目的是一次手术获得近似正常关系,改善病理语音和面容,最大程度地恢复咀嚼、语言等生理功能及面部外形,同时减少手术次数,缩短疗程,这将大大有利于我国现阶段由于种种原因未得到及时治疗的成年腭裂患者的修复。经笔者临床实践,该术在功能和外形两方面均获得了较满意的效果。手术方法为:腭裂修复术——在采用两瓣法的基础上同时行 Furlow 逆向双"Z"形瓣腭成形术,修复腭裂、延长软腭长度并恢复软腭功能,减少因上颌骨前移造成腭咽腔扩大而影响语音效果;牙颌面畸形矫正术——根据腭裂患者上颌骨的病理解剖特点,采用分块的 Le Fort I 型截骨前移术;齿槽裂修复——同期采用髂骨骨松质行齿槽裂植骨,同时使裂侧鼻旁鼻底区丰满。具体操作步骤如下。

(1)全麻,经鼻插管。

(2)手术进路 腭部——先行腭两大瓣法手术,形成充分减张松弛的两大粘骨膜瓣,显露裂隙两侧的腭骨。唇颊侧——在上颌唇颊粘膜上分别作数个垂直切口,其切口位置与数量视截骨部位及块数而定。远中垂直切口通常选择在双侧第 1 磨牙与第 2 前磨牙之间,于齿槽裂隙缘处粘膜上作一垂直近似"H"形的切口,近中切口位于上颌截骨块间的相应部位。用骨膜剥离器小心剥离后形成各切口间通连的骨膜下隧道,然后分别从裂隙缘切口及对侧近中切口伸入骨膜剥离器,继从梨状孔缘内侧向后将粘骨膜自鼻腔前外侧壁分离,转而作鼻底粘骨膜下剥离直至腭部裂隙切口通连。

(3)全上颌分块截骨前移 从唇颊侧垂直切口处置入薄刃平骨凿或微型摆动骨锯,按预测的垂直和水平截骨线自梨状孔缘向后,分别作水平骨切开至翼上颌连接处。继以专用弯形骨凿从两侧磨牙区垂直切口伸入将翼上颌连接凿断分离,最终形成所需分块的上颌骨段并附有唇颊粘膜蒂,充分松动后将各骨块前移到预制的𬌗板上就位,关系对位良好后作暂时颌间结扎。然后将自体移植髂骨块分别嵌塞于两侧翼上颌缝分离后间隙内,为稳固并防止上颌后缩。同时作骨块间嵌入及骨面植骨,以矫正眶下、鼻旁凹陷畸形。骨间用不锈钢丝结扎或微型金属板固定,𬌗间用𬌗板加牙弓夹板固定,最后齿槽裂隙用自体松质骨植入。

(4)伤口处理 上颌前移,腭裂修复,软腭作逆向双"Z"术以延长长度,两大粘骨膜瓣对位缝合后,遗留的硬腭前部创面用碘仿纱条油纱布覆盖,最后缝合齿槽裂粘膜及垂直粘膜切口。为防止吸入性窒息等并发症,24 小时后再作颌间结扎固定,以确保良好的咬𬌗关系。如骨间应用微型金属板坚固固定,则无需颌间结扎固定。

为使手术获得成功,首先术前必须进行详细检查,并结合头影测量、牙𬌗模型以及正颌外科计算机数字图像处理辅助系统分析畸形的特点及程度,作出诊断,然后根据分析结果并借助以上辅助系统来辅助治疗设计、模拟手术、预测面相,为模型外科和手术提供参数及形象的医患交谈,并通过模型外科试验确定最终治疗方案及手术计划。第二,由于腭裂患者上颌骨呈分裂状,再加上上颌骨发育不良、牙列不齐、术前未作牙列矫治,因此,上颌骨截骨前移不能以典型的 Le Fort I 型截骨术前移使𬌗关系正常,而需作分块截骨全上颌前移,术中同时行腭裂修复,手术较为复杂。为了减少手术创伤、缩短手术时间、避免操作程序的不合理,分块截骨时,按手术方案,应先截断上颌前部小块骨段,再行后部大块骨段的截开;在分离前移各骨块时,更要注意细心操作,应避免唇颊粘骨膜瓣撕裂损伤、与骨块分离,确保上颌骨块的血供,防止骨块坏死。第三,为了保证前移骨块的术后稳定性,防止复发,在两侧翼上颌裂隙内及齿槽裂处必须植骨,同时应行稳定可靠的骨间与颌间固定,术后应用颅颌牵引保持器维持上颌位置,防止后缩复发。笔者对术后 6 个月以上病例的随访结果表明,上颌后缩复发率约为 18%。由于病例数不多,尚需进一步观察(图 23-54)。

(二)咽成形术

咽成形术是指对腭咽闭合不全患者进行以缩小腭咽腔、增进腭咽闭合为目的的各类手术。腭咽闭合不全

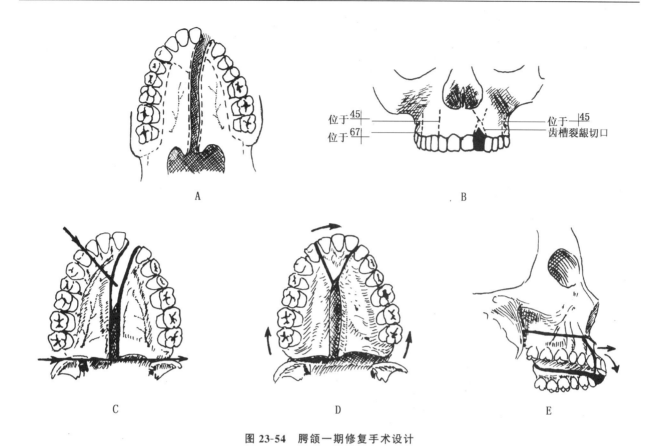

位于 45
位于 67
位于 45
齿槽裂龈切口

A B C D E

图23-54 腭颌一期修复手术设计

A.腭部粘骨膜切口设计(两大瓣法) B.上颌截骨龈部切口设计,通过此切口进行Le Fort Ⅰ型截骨 C.分块
截骨线设计 D.LeFortⅠ型截骨及前颌骨截骨移行方向 E.LeFortⅠ型截骨及前颌骨截骨移行方向侧面观

者主要是腭裂术后由于软腭长度和活动度不足,咽侧及咽后壁收缩力差,不能形成良好的腭咽闭合,术后患者发音时仍有明显的过度鼻音或鼻漏气,语音含糊不清;少数患者是因软腭隐裂或先天性腭咽闭合不全所致。

对腭咽闭合不全的治疗有多种手段,如配戴修复体使软腭抬高、制作语言辅助器、人工形成腭咽闭合,以及外科手术缩小咽腔,增进腭咽闭合等等。随着外科技术的发展,手术方法不断改进。目前对腭咽闭合不全患者以采用外科手术治疗为主,最常用的手术方法有以下几种。

1.咽后壁组织瓣转移术 此法是利用咽后壁粘膜肌瓣翻转移植缝合于软腭部,以达到延长软腭长度、增进腭咽闭合及改善发音条件的目的。该方法适用于软腭过短或悬雍垂缺少、软腭与咽后壁距长、软腭活动度差、咽侧壁移动度好的腭咽闭合不全患者。Rosenthal(1924)首先提出此术,他在采用Langenbeck法进行腭裂修复时,同期于咽后壁制作一蒂在下方的舌形咽后组织瓣,瓣的前端与软腭口腔面缝合,术后获得了较好的语音效果。后经Padgett Rosaclli、Blackfield等学者的不断改进,现已成为最常用的咽成形术之一。其手术主要步骤为:

(1)咽后壁组织瓣设计 在软腭从悬雍垂正中切开至软腭中部,用缝线或单钩将软腭向前牵拉,充分显露咽后壁。用美蓝液在咽后壁上划出一舌形瓣边界,蒂在上方,相当于第1颈椎平面上方。瓣的宽度应根据腭咽闭合不全程度、咽侧壁向中央移动大小以及咽后壁的宽度进行设计,一般瓣的宽度约为咽后壁宽度的2/3。其长度以瓣的游离端与软腭中部或前部的鼻侧面在无张力下缝合为妥,长与宽之比为2:1或3:1。

(2)局部浸润麻醉 用含有1:10万或1:20万肾上腺素的普鲁卡因或利多卡因液,在设计范围内于椎前筋膜浅面作浸润注射,以便于剥离和减少出血。

(3)切开 先在咽后壁设计瓣的下端缝合一针作为牵引线,按设计的舌形划线作切口,深达椎前筋膜浅面,即切透咽后壁粘膜、咽筋膜及咽上缩肌。用弯头细长组织剪剥离,形成咽后粘膜肌瓣,然后以适当长度剪断瓣的下端,使瓣下端游离并向上翻转可达软腭中后部鼻侧面。咽后壁两侧创缘稍加分离后,将两侧组织向中央拉拢缝合于椎前筋膜上,以缩小咽后壁创面。

（4）形成软腭创面　在软腭中后交界部位的鼻侧粘膜面相应形成一蒂在悬雍垂方向的粘膜瓣，将鼻侧粘膜瓣向后翻转，使形成的创面可以接纳咽后壁组织瓣的缝合。

（5）缝合　将咽后壁组织瓣创面与软腭创面紧密结合，瓣的前端作贯穿全层褥式缝合，其余部位作间断缝合。

咽后壁组织瓣转移术手术操作步骤见图 23-55。

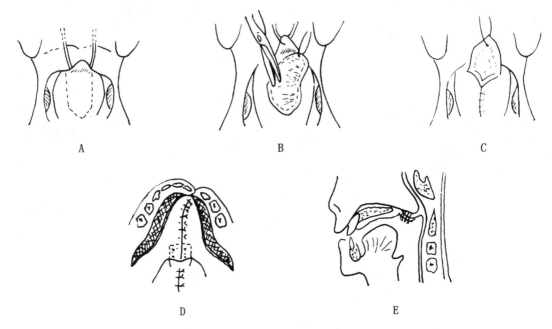

图 23-55　咽后壁组织瓣转移术
A.咽后壁切口设计　B.分离咽后壁组织瓣　C.关闭咽后壁切口创面　D.咽后壁瓣与软腭后缘缝合　E.缝合后(矢状面)

为了使咽后壁瓣手术获得理想效果，手术时应注意以下几个方面。

第一，手术指征的选择。咽后瓣手术的主要指征是腭咽闭合不全。首先术前必须确诊患者的发音不清是由于腭咽闭合不全所致，还是不良发音习惯所造成。如果两方面原因均存在时，则应先作一暂时性语言辅助器训练，直至发音正常，再决定施行咽瓣手术或者继续使用语言辅助器。在进行语音训练过程中，如果语言辅助器的阻塞球逐渐磨损变小，咽后瓣手术应推迟进行。据文献报道，有 10%~40% 的腭咽闭合不全者可去除语言辅助器而不需要再进行手术。其次对患者的听力功能应仔细检查，如果听力丧失，必然会影响咽后瓣术后的语音效果，在手术前应尽力治疗，恢复其听力。此外，对伴有严重上颌骨发育障碍，呈 Ⅲ 类牙合关系，需要作上颌骨前移矫正术的患者，咽后瓣手术应推迟到正颌手术后 1 年或正颌手术的复发可能性很小时再进行，否则也会影响手术效果。在术前亦可采用暂时性语言辅助器，以助于正常发音。

第二，术中应注意咽后组织瓣的宽度、长度以及蒂的位置。蒂的位置不宜过低，一般在软腭的后上方，腭咽闭合平面相当于第 1 颈椎水平，这样，软腭活动时，咽瓣的蒂与软腭向后上方抬起相一致，符合软腭的生理功能。瓣的宽度是根据闭合不全程度、咽后壁宽度及咽侧壁向中央的移动度来决定的。由于咽后壁纵形切口切断了进入咽上缩肌的运动神经，形成的咽后组织瓣是静止地将腭咽腔分成两小咽腔，发挥闭合功能靠两侧咽侧壁收缩。如果两侧咽侧壁收缩功能小，咽后壁宽，咽后瓣设计应较宽大，否则不能形成良好的腭咽闭合，术后效果差；但也不能过宽，甚至超过咽后壁两侧缘，这样会造成瓣两侧的腭咽腔口过小，甚则闭合，将会产生低鼻音或闭鼻音，睡眠时可发生阻塞性睡眠呼吸暂停或窒息等并发症。瓣的长度是依据腭咽腔前后距长短而定的，以无张力下缝合为宜。如瓣过短，缝合有较大张力，往往会产生愈合不良而使瓣脱落，手术失败；瓣过长，不能起到延长软腭长度、增进腭咽闭合之目的。综合术中上述问题，术前必须了解腭咽部功能。目前较多采用 X 线头颅定位侧位造影片和纤维鼻咽内窥镜等检测手段，以取得患者腭咽闭合部位、前后距大小、咽后壁宽度、咽侧壁移动度以及闭合不全程度等资料，为术中设计瓣的宽度、长短及蒂的位置提供科学依据。

第三，手术方法不同，也可影响术后远期效果。从文献报道和笔者临床观察来看，咽后组织瓣裸露创面的处理和瓣的游离端与软腭缝合有所不同,术后效果不一致。有报道咽后瓣转移到软腭鼻侧面缝合后,瓣的裸露创面不消灭,愈合后瘢痕收缩使瓣变狭,如果瓣的设计宽度不足,则造成手术效果很差。笔者观察到咽后瓣呈狭窄的瘢痕条索粘连于软腭与咽后壁之间,起不到延长软腭、缩小咽腔之目的。因此,近年来有文献介绍利用软腭鼻侧粘膜形成蒂在软腭后端的粘膜瓣,翻转与咽后壁创面缝合,以达到消灭咽后瓣裸露侧面的目的;也有学者提出将咽后粘膜肌瓣蒂部缝合形成管状蒂以消灭创面。关于咽后瓣前端与软腭鼻侧面缝合的部位,通常在软腭中、后1/3交界处或软腭前部,可按患者的不同情况加以选择。关于咽后瓣的缝合,前端宜缝合在软腭的中后部鼻侧面,与腭咽闭合平面一致,能起到延长软腭、增进腭咽闭合之作用;缝合过低(如在悬雍垂根部),势必使咽后瓣在闭合平面以下,就会影响手术效果。如果软硬腭交界处复裂、穿孔或者软腭瘢痕僵化,无活动度,则咽后瓣缝合在硬腭后缘的软腭前部为妥,这样既能封闭洞穿,又起到了延长软腭的作用。

2.腭咽肌瓣转移术　虽然咽后壁组织瓣成形术有缩小咽腔、增进腭咽闭合之功效,已成为重建腭咽闭合的一个常用方法,但由于形成咽后壁的两侧纵形切口均切断了进入咽上缩肌的运动神经,因此,咽后瓣是通过静态地延长软腭并将腭咽腔一分为二来达到缩小腭咽腔之目的的,讲话时不能进行协调运动。Orticochea(1959)提出了动力性鼻口咽括约肌手术,即利用两侧腭咽肌瓣转移又不损伤其运动神经,以建立一个有收缩功能的新咽腔,1970年他又报道了该术式的语音效果。以后Reichert(1974)、Heller(1975)、Jackson和Silverton(1977)以及Mixter(1994)又进行了不同程度的改良。笔者自1970年开始,采用腭咽肌瓣成形术对部分腭裂患者进行腭成形同期和分期手术;1980年对40例手术患者进行了随访观察,除1例腭咽肌瓣裂开外,其余均正常愈合,术后腭咽肌有明显的运动电位变化,与术前相比无明显下降,77.5%(31/40)的患者语音效果良好。其手术方法介绍如下。

(1)麻醉　根据患者年龄采用局麻或全麻(经口腔气管内插管)。

(2)腭咽肌瓣制备　先在一侧咽腭弓下端附着处缝合一针以作牵引。沿咽腭弓前外侧和后内侧粘膜分别作一纵形平行切口,从扁桃体窝上端至咽腭弓附着端;切口深度应达咽上缩肌浅面。用弯头组织剪在平舌根水平横形剪断粘膜及腭咽肌下端,沿咽上缩肌平面将腭咽肌粘膜瓣整体向上分离到扁桃体窝上方,则形成蒂在上方的腭咽肌粘膜复合组织瓣。注意不能分离过高,以免损伤自软腭水平进入腭咽肌的运动神经——咽丛。同时分离时操作应轻巧细心,在接近扁桃体端常有一根动脉从外侧横过走向内侧,应结扎止血,防止术后出血。腭咽肌瓣掀起后,用0号丝线或4号肠线将咽腭弓处创缘对位拉拢缝合,关闭创面。

(3)咽后壁创面制备　在相当于腭平面的咽后壁部位中央作一蒂在上方、宽约1.5～2.0cm、长约1.0～1.5cm的咽后壁组织瓣,或作一横切口,与咽腭弓后缘相连,深度达椎前筋膜浅面。

(4)腭咽肌瓣转移及缝合　将两腭咽肌瓣向中线旋转90°,缝合时,先将两瓣游离端转呈水平方向,相对褥式缝合呈粘膜肌环,然后将其向上翻转,使其创面与咽后壁组织瓣创面相对褥式缝合固定,并将粘膜肌瓣边缘与咽后壁创缘紧贴缝合,形成咽后壁突起呈横嵴状的括约肌环(图23-56)。如果咽后壁中央作横切口,则将横切口缘向上下稍加分离,翻转,然后将腭咽肌环创面与咽后壁创面相贴合,肌环两边缘与咽后壁创缘相缝合,形成咽后壁带突起呈横嵴状的括约肌环(图23-57)。

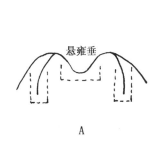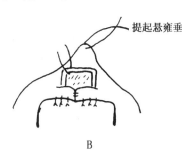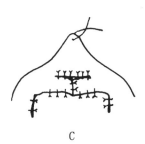

图 23-56　腭咽肌瓣转移术之一

A.切口设计　B.两侧肌瓣分离转移　C.缝合结束

手术时应注意咽后壁瓣基底的位置应在腭咽闭合平面上方(相当于第1颈椎上方),使形成的括约肌环平面正好与腭咽闭合平面相一致。如果咽后壁瓣位置低,在腭咽闭合时则不能形成完整的括约肌功能。腭咽

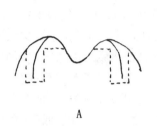 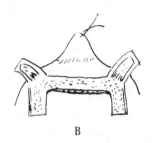 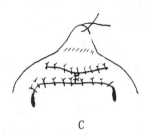

A   B   C

图 23-57　腭咽肌瓣转移术之二
A.切口设计　B.两侧腭咽肌瓣分离,掀起　C.两侧腭咽肌瓣向中央旋转缝合

肌瓣切口不宜过高,不要超过咽柱穹隆平面,否则易损伤进入腭咽肌的咽丛神经。两侧腭咽肌瓣向中线旋转对端褥式缝合后,形成的新咽腔口以直径 1.5cm 以妥,过大或过小均会影响手术效果。该方法具有手术操作容易、环状瘢痕收缩小、如手术效果不理想可再次手术矫治等优点。

关于腭咽肌瓣的手术年龄,Orticochea 主张在 2 岁时行没有任何后推或延长软腭的腭成形术,半年后可作鼻口咽括约肌手术。他认为此时腭咽闭合不全程度小,手术容易,术后语音效果好。从笔者 40 例患者的随访情况来看,10 岁以下的 13 例中 12 例发音效果好,30 岁以下的成人患者 17 例中 12 例好。由此看来,手术年龄小,则效果可能更好。笔者从腭成形术后远期疗效评价研究中观察到,小于 3 岁施行腭瓣后推成形术的患者,80%腭咽闭合功能正常,因此早期(1~2 岁)行腭成形术的绝大多数患者不需要再次手术。对于这类患儿的治疗,腭咽闭合不全的咽成形手术可以推迟,因年龄过小,检查不合作,难于确诊腭咽闭合不全程度及发音状况,笔者认为 5 岁以上作咽成形术最为合适。

手术适应证的选择,除年龄因素外,应选择:①无扁桃腺炎症反复发作史,扁桃腺窝无粘连者,易于显露咽腭弓,术中出血少;②咽腔横径宽而咽腭弓发育较好者,可借腭咽肌瓣转位而有效地缩小咽腔横径;③咽腔前后距短,软腭运动良好者,可有效地重建良好的腭咽闭合。

七、术后处理

1.腭裂手术结束,须待患儿清醒后方可拔除气管内插管。拔管后患儿往往有一嗜睡阶段,因此回到病室或复苏室后,仍应按未清醒前的情况护理:严密观察患儿的呼吸、脉搏、体温;体位宜取平卧、头侧位或头低位,以便口内血液、唾液流出,并防止呕吐物逆行性吸入。在嗜睡时可能发生舌后坠,妨碍呼吸,可放置口腔通气道,必要时给予氧气。如发现患儿哭声嘶哑,说明有喉头水肿,应及时用激素治疗并严密观察呼吸。发现有呼吸困难时应及时行气管切开术,防止窒息。对术后高热应及时处理,预防高热抽搐、大脑缺氧而导致意外发生。

2.注意术后出血。手术当天唾液内带有血水而未见有明显渗血或出血点时,局部无需特殊处理,全身可给予止血药。如口内有血块,则应注意检查出血点;少量渗血而无明显出血点者,局部用纱布压迫止血。如见有明显的出血点应缝扎止血;量多者应回手术室探查,彻底止血。

3.患儿完全清醒 4 小时后,可喂少量糖水,观察半小时,没有呕吐时可进流质饮食。流质饮食应维持至术后 2~3 周,半流质 1 周,1 个月后可进普食。

4.每日应清洗口腔,鼓励患儿饮食后多饮水,保持口腔卫生和创口清洁。严禁患儿大声哭叫和将手指、玩具等物纳入口中,以防创口裂开。术后 8~10 天可抽除两侧松弛切口内所填塞的碘仿油纱条,创面会很快被肉芽和上皮组织所覆盖。腭部创口缝线于术后 2 周拆除;如线头感染,可提前拆除;如患儿不配合,缝线可不拆除而任其自行脱落。

5.口腔为污染环境,腭裂术后应常规应用抗生素 3~5 天,预防创口感染。如发热不退或已发现创口感染,抗生素的应用时间可适当延长。

八、术后并发症

(一)咽喉部水肿

由于气管内插管的创伤和压迫,以及手术对咽部的损伤,都可能导致咽喉部水肿,造成呼吸和吞咽困难,甚至发生窒息。防治措施为:根据患儿年龄选择适宜大小的插管,防止导管对气管壁的持续性压迫;插管动作要轻巧,减少创伤;手术时,尤其是行咽成形术时操作应仔细、轻巧,止血要彻底,以减少对组织的损伤和血肿形成;术后给予适量激素,可减轻或防止其发生,必要时应作气管切开。

(二)出血

腭裂术后大出血并不多见,但在幼儿患者,虽有小量出血,亦能引起严重后果,故术后应严密观察是否有出血现象。术后的早期出血(原发性出血)多因术中止血不全所致。出血部位可来自断裂的腭降血管、鼻腭动脉、粘骨膜瓣的创缘,以及鼻腔侧暴露的创面。术后后期的出血(继发性出血),常由于创口感染而引起。

如发现出血,先要查明准确部位和出血的原因。如为渗血,可用明胶海绵或止血粉、止血海绵,或浸有肾上腺素的小纱布作局部填塞和压迫止血。如出血在鼻腔侧创面,可滴入1‰麻黄素溶液数滴,或以浸有麻黄素液的纱条填塞和压迫止血。发现有明显的出血点时,应及时缝扎止血。如查明是由于凝血因素障碍而引起的出血,应输鲜血,并给予相应的止血剂,如维生素 K_1 或 K_3、止血敏等。

(三)感染

腭裂术后严重感染极少见,偶有局限性感染,可因创缘缝合过密或缝线过粗,影响创缘血供及线头反应发生创口部分或全层裂开而穿孔。严重感染者可见于患儿抵抗力差、手术操作粗暴、对组织损伤太大等原因,为此术前必须对患儿进行全面检查,在健康状况良好时方可手术。术中对损伤小的组织,创缘缝合不宜过密,缝线以 0 号或 3-0 号线为宜。术后注意口腔卫生,鼓励患儿饮食后喝水,防止食物残留创缘,常规应用抗生素3～5天。

(四)鼻腔通气不畅或睡眠时打鼾、屏气而突然惊醒

此类现象多发生于咽后壁瓣成形术或腭咽肌瓣成形术后,因局部组织肿胀引起,随组织肿胀消退,呼吸可逐渐恢复正常。如果是由于咽后壁组织瓣过宽,伤口愈合后,整个咽后壁与软腭粘连,两咽侧孔消失或腭咽肌瓣转位后新形成的咽腔孔过小而导致鼻腔不通气,平时只能用口呼吸,睡眠时严重打鼾,频繁出现突然惊醒、屏气或呼吸暂停等症状,则在作咽成形术时,咽后瓣大小设计的适当就显得非常重要。腭咽肌转位后形成的新咽腔口以直径 1.5cm 为宜,这样就可避免发生永久性鼻腔不通气,如一旦发生,需再次手术矫治。

(五)创口裂开或穿孔

腭裂术后创口可能发生裂开或穿孔,常位于硬软腭交界及悬雍垂处,也可能发生在硬腭部位;亦有极少数情况是创口全部裂开。其原因常为两侧粘骨膜瓣松解不够,软腭部血管神经束游离不足,或翼钩未凿断、腭帆张肌未松弛等,阻碍了组织瓣向中线靠拢,从而使缝合张力过大;也可因吞咽动作使软腭不断活动,加之硬软腭处组织菲薄,鼻腔侧面裸露,极易遭受感染等,导致软硬腭交界处创口复裂或穿孔。在悬雍垂处创口裂开,常由术中组织撕裂或缝合不良等原因造成。

较小的术后穿孔,常可随创口愈合而自行缩小闭合。腭裂术后穿孔不论大小,都不要急于立即再次手术缝合,因组织脆弱,血供不良,缝合后常会再次裂开。一般以手术后 6 个月～1 年行二期修复为好。

硬腭中部穿孔的修补方法是先切除瘘孔周围瘢痕组织,形成新鲜创面;然后在瘘孔两侧靠近牙槽突内侧,各作一松弛切口,将所形成的粘骨膜瓣向中线推移拉拢缝合,两侧松弛切口处所遗留的创面,用碘仿纱条填塞(图 23-58)。手术应由有经验的医师操作,由于松弛切口减张不足,有可能再次裂开。

位于一侧较小的穿孔,可用局部粘骨膜瓣转移法修复。为行双层修复,可利用瘘孔边缘为蒂的向鼻侧翻转的粘膜瓣作为鼻腔面衬里(图 23-59)。

位于硬软腭交界处的穿孔,可按不完全腭裂修复法作"M"形切口,形成两个较大的粘骨膜瓣,再将瘘孔周围近边缘处的瘢痕组织切除,将两侧粘骨膜瓣向中线处移动缝合,并用碘仿纱条填塞所遗留的创面。

对于有较大穿孔或几乎全部裂开的病例,常需要按腭成形术方法重新整复。

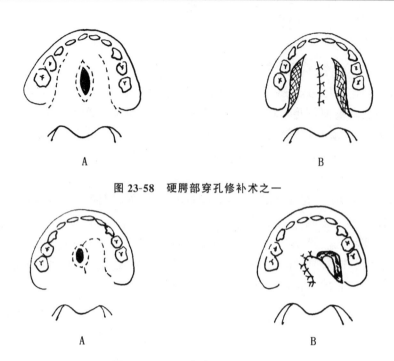

图 23-58　硬腭部穿孔修补术之一

图 23-59　硬腭部穿孔修补术之二

九、腭裂术后腭咽闭合功能的评定

腭裂所有的手术方法旨在建立接近正常的腭咽闭合。术后腭咽功能的评定是评价手术是否成功的标志；同时又可为患者进一步制订治疗方案提供依据，从而使腭裂患者得到最满意的治疗效果。因此，腭裂治疗小组对腭裂患者术后应采用综合疗法，定期评定腭咽闭合功能。

（一）正常的腭咽闭合功能

正常发音时，软腭与咽壁的收缩使气流与声能分流至口、鼻腔。发鼻辅音时（如 m、n），腭咽腔开放，使气流和声能进入鼻腔，发生鼻腔共鸣；而发口音时（元音和除鼻辅音外的辅音），软腭与咽壁将口、鼻腔分隔，使气流和声能进入口腔，再通过舌、唇、牙等口腔器官的配合，发出各种清晰的语音。在讲话时，软腭与咽壁必须快速活动，开放和关闭鼻咽通道，以发出鼻辅音及口音。具备这种迅速开闭腭咽腔的能力，才能使语音具有正常的口鼻音特征。关于腭咽闭合机制的认识，早在 20 世纪 30 年代就有学者提出可能为括约肌式关闭机制，由于缺乏客观检测方法的证实，直至 1973 年，Skomick 等根据 X 线荧光电视方法才证实了这一机制，并提出由软腭向后、向上活动和在鼻咽腔水平咽上缩肌的收缩，使两侧咽侧壁及咽后壁向咽腔中央运动，形成腭咽闭合。由于个体间参与腭咽闭合活动的肌肉收缩运动程度不一，因而构成了不同的闭合类型（图 23-60）。

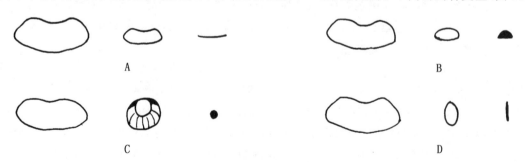

图 23-60　腭咽闭合类型示意图

A. 冠状　B. 半环状　C. 环状　D. 矢状

冠状腭咽闭合，即以软腭活动为主的前后径收缩闭合，而咽后壁没有明显移动；半环状腭咽闭合，软腭和咽侧壁移动程度基本相等，无明显的咽后壁运动；环状腭咽闭合，软腭、咽侧壁和咽后壁同时移动，完成闭合运动，闭合呈圆点状；矢状腭咽闭合，咽侧壁明显向中线移动，而软腭活动减弱，主要为左右向收缩闭合。以后又有其他学者报道了腭咽闭合运动不同类型的比例。笔者(1985)曾采用鼻咽纤维内窥镜(NPF)对170名正常人腭咽闭合运动进行检测,其结果同样证实了腭咽闭合为括约式的关闭机制,并且存在4种不同的闭合类型,类型的分布比例与国外学者报道有较大差异,可能是由于种族、语言不一、研究对象在年龄和性别结构上有所差异等所致,有待于进一步探讨。关于正常人发音时存在生理性腭咽闭合不全的现象,早在20世纪40年代国外学者就已有报道。20世纪60年代,Warren采用气流动力学原理对腭咽功能进行研究,并提出动态腭咽腔截面积小于19mm²属正常范围的腭咽功能生理参数。笔者(1985)亦采用NPF先后对170名和890名发音正常的健康人发元音存在的腭咽闭合不全图像进行了定量分析研究,以动态腭咽腔图像面积与静态腭咽腔图像之比,得出腭咽闭合不全的百分率,来反映腭咽闭合不全程度,排除了个体间腭咽腔大小不一的差异因素。检测音素为最常用的元音/i/、/u/。经研究结果提出了腭咽功能生理参数,即发元音/i/和/u/时如果腭咽闭合不全率分别<18.28%和<12.03%则为生理性。该指标可作为腭裂术后评价腭咽功能的参数。

(二)腭裂术后腭咽闭合功能

腭咽闭合不全是腭裂修复后最常出现的现象。据报道,腭成形术后经定性分析有25%～38%的患者存在腭咽闭合不全,主要是由于腭成形术时没有足够后推软腭以延长其长度,术后软腭过短、鼻咽腔过深,或因手术损伤、术后软腭瘢痕形成、软腭活动度差或咽侧壁向中线移动差等,造成腭咽闭合不全。这也是判断手术成功与否的主要指标。另一种腭咽功能障碍是腭咽腔阻塞,发鼻辅音时腭咽腔不能完全开放,导致过低鼻音,严重者出现闭鼻音,其原因与手术有关的主要是,咽成形术时咽后壁组织瓣过宽或腭咽肌瓣转位形成新腭咽腔口过小等。因此,只有正确评价腭裂术后患者的腭咽闭合功能,才能予以最适当且最有效的进一步治疗。检测腭咽闭合功能的方法大致分为3类:①感性评定,如语音听力测定等;②解剖上评价,如对腭咽部结构的评定等;③生理学上评价,如对腭咽部功能的评定等。对腭咽闭合功能完整的评价应包括上述3个方面。目前最常用的方法有以下几种。

1.**语音评定**　应由具一定资历的语言病理专门人才对语音的腭咽闭合功能作出必要的评价,包括标准化语音(发音)测试和判断是否存在腭咽闭合不全导致的异常语音(如过度鼻音或鼻漏气)。

2.**直观检查法**　首先检查患者术后腭部及腭咽腔解剖形态,看是否有复裂或口鼻腔瘘、软腭是否过短或有挛缩瘢痕、腭咽腔是否过大等,然后让患者发/a/音,医师直观软腭的活动以及软腭上抬后与咽后壁间的距离、两侧咽侧壁向中央移动是否明显等,以提示腭咽闭合的大概情况。该方法最简单方便,但不能判断腭咽闭合功能的恢复程度。

3.**气流测定**　在发音时,检查鼻气流量来显示是否有鼻漏气及其程度,可说明腭咽闭合功能状况。检测方法有定性和定量两种。定性法是最简单的提示腭咽闭合不全的方法,即将一块镀铬的反射板放在鼻孔下方,请患者发爆破音,如有鼻漏气,则在光亮的反射板面上有气雾显示;气雾范围的大小可说明漏气的程度,并提示腭咽闭合状态。亦可采用吹气法,即将一根小管插入盛有水的杯子内,让患者吸气后将气慢慢吹,记录持续时间,捏鼻和不捏鼻吹气的持续时间差,可间接说明腭咽闭合不全的程度。腭咽口面积定量法:20世纪60年代,Warren等应用空气动力学即气压气流测定技术来检测腭咽闭合不全的存在与程度。其原理是:在发音时分别测定口、鼻腔气压,算出口、鼻腔压力之差,同时测定鼻腔气流量,将上述数据代入流体动力方程式,得出腭咽口的面积大小,并以空气动力学与声学相结合的方法来检测腭咽闭合不全程度。他提出腭咽口在0.1～0.19cm²范围属闭合不全,大于0.19cm²则明确诊断为腭咽闭合不全。由于气流测定法只能间接检测腭咽闭合功能,无法直视其动态变化,且定量法仪器价格昂贵,操作较复杂,目前尚难以推广。

4.**X线鼻咽腔侧位造影摄片**　本法可作静态和动态比较检测。摄片前在鼻孔内注入约2ml钡造影剂,使软腭鼻腔面及咽后壁表面有造影剂分布。应用头颅固定装置拍摄头颅侧位片,在静止位和发"i"音时各拍摄一张,作静态和动态分析,用以观察静止时软腭长度、动态时软腭向后上方的移动度、腭咽闭合部位以及前后向腭咽闭合的程度。夏炯等(1991)研制了鼻咽腔钡造影剂X线定位片分析软件,应用该软件将X线片输入电脑后,在屏幕上采用人机交互描绘、自动定位、分析计算,可测得腭咽矢状收缩不全率、软腭抬高的角度、可能达到的闭合条件、发音位与静止位软腭长度比、软腭伸长度、软腭最大活动度、舌腭距离以及舌、咽后壁距离等多项指标数据,从矢状面对腭咽闭合不全程度、闭合部位和软腭功能有了数据化的比较确切的判断(图23-61)。

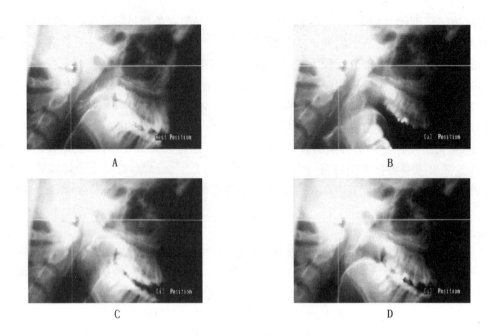

图 23-61　X线鼻咽腔侧位造影片
A.静止位　B.发元音/a/时　C.发元音/i:/时　D.发元音/u/时

5.鼻咽纤维内窥镜　自20世纪60年代后期鼻咽纤维内窥镜问世后,对腭咽闭合呈括约式关闭机制才被客观地证实,并依此提出了4种不同的闭合类型,对腭咽闭合运动有了新的认识。该仪器是将一根直径为3~5mm的纤维导光镜从鼻孔插入,通过鼻道到鼻咽腔,从鼻咽腔上方可直视观察腭咽闭合的动态变化,包括闭合类型,软腭、咽侧及咽后的活动度,以及闭合不全的程度等。本法不受吞咽、发音等各种动作的影响,并可匹配照相机或录像机,随时进行照相或录像,以便重复和连续观察。随着该仪器的推广应用,已从定性描述腭咽闭合的状态,逐渐发展到近年来以定量法评价腭咽闭合功能及参与闭合四壁的活动度。较早开展定量分析是在20世纪80年代初,Sinclair、Karnell等学者先后报道了应用鼻咽纤维内窥镜对腭咽腔各壁的运动进行定级来定量分析腭咽闭合功能,以及其方法的重复性和可靠性研究,以后其他学者又相继报道了以比例测量鼻咽镜图像四壁活动度及对腭咽间隙作比例定量分析。

笔者自1986年运用鼻咽纤维内窥镜以来,经10年的应用和研究并结合应用计算机图像分析,建立了鼻咽纤维内窥镜图像定量分析法,即对发音时腭咽闭合不全的面积与静止位腭咽口面积之比作百分率计算,得出每一个体的腭咽闭合不全率,借此反映腭咽闭合功能。随着电子计算机日新月异的发展,可建立图像分析系统,将图像直接输入计算机并在屏幕显示,通过人机交互、边界跟踪,及自动分析、处理、计算,在3分钟内就可获得被检测者的腭咽闭合不全率、腭咽冠状收缩率、腭咽矢状收缩率、软腭活动度、各侧咽壁活动度以及咽后壁活动度等多项指标的测量结果;同时,静态和动态的腭咽口图像由视频打印机打出,能形象客观地全面了解被检测者的腭咽闭合功能,为评价腭咽闭合不全程度和制订进一步治疗方案提供了科学依据,经临床应用,实用性强。但由于纤维导光镜从鼻道插入,必须要患者密切配合,对年龄过小难于配合者则不适用;同时要求操作者技术熟练,纤维导光镜插入深度以清晰可见腭咽口四壁为妥,并要求保持位置不变动,否则会影响结果。采用该方法无法了解腭咽闭合平面,需要与其他检测法互补。

6.鼻音计　是一种评价腭咽功能的声学装置。其原理是:以声学方法测量口、鼻腔相通程度的大小导致鼻共鸣(声能)发生的变化,间接地定量分析腭咽闭合功能。检查时患者戴一特殊头帽,上面连着口、鼻腔话筒,口、鼻腔分隔,发音时(朗读一段标准声学结构文字)分别收集口、鼻腔声能,通过电子声音转换器的滤波和数字化,及时反映鼻腔与口、鼻腔声能比,再以百分率计算,得出鼻音化率,从而反映出发音时鼻腔声能所占比例。腭咽闭合不全患儿在发口音时,鼻腔产生共鸣,声能过大,鼻音化率则比正常人高;反之,腭咽阻塞患儿在发鼻辅音时,鼻腔声能不足,鼻音化率比正常人低。因此,应用鼻音计在获得正常人朗读标准句的鼻音化率的正常参数后,能诊断腭咽闭合功能以及在治疗中起生物反馈作用,这是近年来发展起来的一种较新的检测方法(图23-62)。

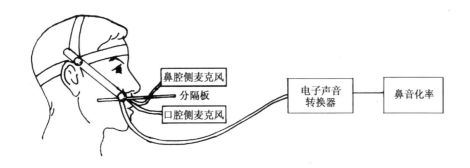

图 23-62　鼻音计示意图

此外,还可采用多方位 X 线摄片或多维电视荧光镜等手段来检测腭咽闭合功能。

十、语音治疗

(一)语音治疗的适应证

语音障碍是腭裂畸形导致的主要的生理功能障碍。其特点为过度鼻音、鼻漏气和发音错误(如发音部位、发音方法等)。手术修复之目的是封闭裂隙、重建良好的腭咽闭合功能,为正常发音创造条件。要使患者掌握正确发音、纠正不良发音习惯则有赖于语音训练。因此,语音治疗是腭裂序列治疗中不可缺少的措施之一。但应当指出,腭裂手术后并不是每一位患者都需要语音治疗,也不是每一位患者都适合作语音治疗,为此,应严格掌握语音治疗的适应证选择以提高治疗效果。语音治疗适应证的选择有以下几类。

1.腭裂修复后获得了良好的腭咽闭合功能而仍有语音障碍者,腭裂修复手术小年龄化后,术后腭咽闭合功能良好的患者获得正常语音的比例显著增多,但仍有部分患儿由于在语言发育过程中形成不良发音习惯,发音时存在因舌腭构音障碍所致的异常语音,如腭化构音,多见于齿音和齿槽音,发/s/、/c/、/z/、/t/等音,临床检查时常被误听为/k/、/g/,同时在一些无器质性病变的儿童也可出现腭化构音。日本学者 Michi、Yamashita 等曾报道小年龄手术患者腭化构音的发生率较高,并用电腭图(dynamic palatography or electropalatography,DP)来观察发音过程中舌与腭的动态接触关系,以了解异常构音方式。笔者(1995)通过 DP-02 型电腭图仪对 8 例腭化构音患儿的腭化音节电腭图图像,及 15 名正常发音儿童电腭图图像进行对照分析,发现腭化构音患儿发舌面音/j/、/q/时,舌面、舌根向后拱起与腭部接触构成阻塞点;而发舌尖前、中音/s/、/z/、/c/、/t/时,舌根与硬腭后份两侧接触取代舌尖,向前与齿背、硬腭前部构成阻塞限制点,图像的特点是构音位置均较正常发音儿童靠后,甚至可表现出正常舌根音的 DP 图像,由此可解释为什么在临床检查时,典型的腭化音的音声特征常被误听为相对应的舌根音之原因。这种构音错误通过语音训练,可获得良好的治疗效果。

2.对于腭裂修复后存在腭咽闭合不全者,病理语音学家认为语音治疗一般无效,应手术矫正腭咽闭合功能不全后再行语音治疗,但在以下几种情况时,尽管存在腭咽闭合不全,仍可考虑进行语音治疗。

(1)腭裂修复术后腭咽闭合不全者,其语音障碍除表现为过度鼻音、鼻漏气外,还同时伴有不良发音习惯及代偿性发音如声门爆破音、咽喉摩擦音等,语音清晰度很差,像这样的患者最好是行咽成形术后腭咽闭合良好时再进行语音训练,否则语音治疗往往无效。若患者暂不宜行咽成形术或手术效果可能不理想时,则可采用暂时性或永久性发音辅助器,放置于腭平面腭咽腔中的咽塞,人为地缩窄咽腔,使发音时达到腭咽闭合,然后进行语音训练以矫治其不良发音习惯和代偿性发音,在适当条件下再行咽成形术治疗腭咽闭合不全。据国外文献报道,有 25%～45% 的患儿在矫治异常语音期间,由于腭咽括约肌群经训练能更有力地协同收缩,腭咽闭合不全逐渐改善,发音辅助器的咽塞也逐渐磨损变小,最终去除发音辅助器后可达到腭咽闭合,从而不需要再次手术。

(2)有部分腭裂患者术后腭咽闭合不全为轻度,接近生理状态,软腭具有足够长度,但由于腭咽肌群和唇、舌各部分协调运动较差,因而仍不能正确发音或有轻度过度鼻音和鼻漏气现象,在语音治疗中应首先加强软腭功能训练和发音器官的训练以及控制气流方向的练习,然后再矫治语音。

(二)语音治疗时机选择

1.从手术角度来看,以往一般建议术后 1 个月可开始进行语音训练,近年来认为待术后知觉有所恢复,瘢痕开始软化后再作语音训练为妥,可选择在术后 2～3 个月后进行,在训练前自行加强软腭功能锻炼。

2.从年龄角度来看,语音训练的最小年龄应是患儿能基本理解和接受成人的指令,并给予配合和模仿,此年龄期一般在 3～4 岁,如不合作者则推迟到 5～6 岁。但应指出:家长和语音治疗师要早期干预患儿的语言发育,尤其是家长不要因为孩子先天性畸形而不快,回避亲朋好友,让患儿很少与外界接触、交谈。这可能是由于患儿在听觉、语音、行为等方面的发育缺陷,会导致其智力发育和心理发育也受到不同程度的损害。因此,针对患儿的不同发育阶段,家长应加倍给予患儿悉心照料,同时要了解语音训练的必要性和重要性,让患儿早期在语言发育的重要年龄中得到病理语音治疗,从而大大改善腭裂患儿的语音功能。

(三)治疗方法

1.制订治疗计划　语音训练前必须根据每个患者语音障碍的特点及其程度制订治疗计划,按由简而繁、循序渐进的原则进行治疗。制订治疗计划时首先应明确患者的腭咽闭合状况,同时排除智力、听力障碍,在此基础上利用各种检测手段判定患者的语音功能。常用的检测方法有:

(1)耳测法　是一种直接而重要的手段。检查时让患者反复多次发某些敏感音节,诸如 /si/、/li/、/ka/ 等以及"丝瓜"、"机器"、"卡车"等词组,同时仔细观察患者鼻、口唇、舌和下颌各器官的运动,从而正确判断患者存在语音障碍的音节,及有无代偿性发音和共鸣异常。语音障碍根据其原因和语音特点可作以下分类。

1)声门爆破音　是腭裂术后语音障碍的常见音,多见于存在不同程度腭咽闭合不全的患者,并可伴有其他异常语音。在发 /pa/、/ta/、/ka/ 等音时易检出。

2)咽喉摩擦音　是腭咽闭合不全患者特有的一种语音障碍。发音时舌根和咽喉摩擦而形成异常语音,临床上在 /s/ 等音中最容易检查。

3)咽喉爆破音　亦是腭咽闭合不全所特有的异常语音。它的发音是通过舌根及咽后壁的闭锁和开放来完成,在 /k/、/g/ 等音群中最易检查。

4)腭化构音　腭咽闭合功能良好,语音清晰度高,发音时舌背部向后上卷曲。发摩擦音、塞音、塞擦音时都可出现腭化构音,如 /sa/、/zi/、/ta/、/ji/ 等。

5)侧化构音　腭咽闭合功能良好,语音清晰度高,发音时通过鼻咽纤维镜可观察到气流从口角一侧或两侧流出(边音、鼻音除外),在 /si/、/ji/、/qi/ 等音中常见。

6)鼻腔构音　临床检查方法为:在发音时捏住患者的鼻孔,就难以发出声音,与 /i/、/u/ 相关的音容易出现鼻腔构音。与因腭咽闭合不全所致的过度鼻音相比,其腭咽闭合功能良好。

(2)语音清晰度　通过"汉语语音清晰度测试字表"(由笔者所在科室与华东师范大学中文系按我国汉语语音和腭裂术后患者语音障碍特点共同研制)的录音、审听和评价,可得到语音清晰度评分,并以此分为轻度(≥71%)、中度(≥36%)和重度(≤35%)语音障碍。

(3)频谱分析　通过语音信号的采集、分析,找出语音波形随时间变化的规律,检测基频,自动识别共振峰,从而客观反映出患者语音中所携带的信息,便于临床诊断及治疗。

(4)语图　是三维动态可视语言。根据各个语音音素所固有的语图模式,可容易地分辨出音素的发音类型,如辅音的清浊等。语图模式的相应变化,如辅音起声时间的改变,及辅音部分的丢失、鼻化等,都可辅助腭裂患者语音功能的检测。

(5)电腭图　凭借贴敷在硬腭部含有多个电极的软质人工腭描记舌的运动轨迹,并转化为电信号产生腭图即时显示在视屏上,即能观察到发音过程中舌与腭的动态接触关系,以识别异常构音方式和位置。

(6)CSL(computerized speech lab)　是以计算机为基础的集语言信号采集、分析、编辑和回放功能为一体的系统。它包括硬件和软件两部分。硬件提供高精度的信号采集、快速数字信号分析处理等技术;软件则具有对语音信号进行同步采集、储存、回放、编辑和分析的能力。CSL 不仅使语音的波形、三维语图、音调、振幅等各种声学参数分析计算机化,即时显示舌腭接触面积,而且有多种配套软件可供选择,以满足语音学家、语音语言病理学家的不同需要。CSL 是语音障碍临床诊治、科研和语音语言教学的先进仪器。

通过以上检测结果,使医师和语音治疗师对患者的语音功能有了全面的认识,然后针对性地制订出治疗计划。如果患者在腭裂术后仍然存在明显的腭咽闭合不全，可通过手术或修复体纠正腭咽闭合不全后再行语音治疗；如果经客观评定腭咽闭合不全属生理性范围内，则可在加强软腭功能训练的同时试行语音治疗；如果腭咽闭合功能良好，仅是代偿性发音和错误构音方式所致的语音障碍，则通过相应的语音治疗即可。

2.训练方法　语音训练每周 1～2 次，每次 45～60 分钟不等，家庭配合时间，每天不少于 40～60 分钟，但应根据患儿的年龄、接受能力等不同情况作适当调整。

(1)发音器官的练习　唇腭裂患者由于先天性解剖结构的异常，致使唇、舌等发音器官出现代偿性运动，而有异于正常人。因此发音器官的训练很有必要。

唇：①张口。轻闭唇，然后张口至最大，同时呼气发/a/音，再轻轻闭唇，同时吸气。②展唇。轻闭唇，上、下牙列咬殆，舌尖抵下齿背，双唇向两侧平展，同时发/i/，气流无法支持时回到闭唇状态，吸气。③圆唇。闭唇，然后双唇轻拢，向外呼气或发/u/，至呼气末回到闭唇位，同时吸气。④撮唇。双唇轻闭，然后用力将双唇撮紧，舌尖抵下齿背，送气作吹口哨状。回到轻闭唇状，同时吸气。⑤咬唇。将下唇置于上、下齿间，呼气，然后保持下唇与齿列关系不变，再吸气。反复练习。⑥双唇互压。双唇互相挤压，置一张纸片于双唇间屏气，用力抽纸片，双唇用力将纸片夹住。⑦咂唇。双唇互相用力，突然放开，发出咂唇声。⑧鼓腮吐气。双唇轻闭，口内充满气体，吐气。

舌：①伸舌。舌平伸至口外，双唇放松，缩舌回口内。②伸舌上卷。伸舌至口外最大限度，舌尖上卷，向上唇或人中接触，回平伸舌位。③张口卷舌。尽力张大口，舌尖上抬至上齿外侧，依次向上齿背、硬腭及软腭方向滑动，回到闭口位。④张口平抬舌。适度张口，舌前部平抬与硬腭部相贴，舌尖抵上齿背，回静止位。⑤舌尖搭齿。适度张口，舌尖抵上齿背，迅速离开，发出"咂咂"声。⑥弹舌。舌面前部抵硬腭，舌尖抵上齿背，适度张口，迅速弹离舌体。⑦舌后缩。张口，舌体后缩，感到会厌部有压力，回到静止位。

(2)控制气流方向的练习　汉语普通话中绝大多数音素(鼻音、边音除外)发声时，气流是由口腔中央发出。而一些腭裂患者因长期解剖、生理功能的异常，语音气流习惯性地从鼻腔溢出，使非鼻辅、元音出现鼻音化，降低了语音清晰度；腭裂术后软腭功能尚未恢复者，及腭裂术后仍存在轻度腭咽闭合不全的患者，发音时腭咽腔不能完全关闭，亦可使部分语音气流由鼻腔漏出；另外还有部分患者是由于舌的异常运动，而导致语音气流从一侧或两侧口角溢出(侧化构音)。较有效的方法是进行吹气练习。练习时要求深吸气后，慢吐气，控制水泡的幅度，保持水泡持续出现，维持的时间越长越好。此外，对于这类气流由鼻腔溢出的患者，在其练习的初期可先用手将鼻翼捏住，辅助气流从口腔中呼出，在以后的练习过程中则逐步放弃手辅助。因此吹气练习除了用于气流方向的纠正外，还可帮助增强软腭功能。

(3)正确构音的练习　音素(元、辅音)、音节及词组训练是同步进行的，尤其是辅音的训练，应引导患者建立正确的发音方式和发音部位。

1)发音方式的建立　①爆破音(塞音)：声道的某上点完全阻塞气流(如双唇)，然后突然开放，气流迸发而出，如/t/、/b/。②擦音：在声道某一位置，舌体与周围组织共同形成狭窄通道，气流遇阻碍而加速，形成"紊流"，产生噪音，如/s/、/x/。③塞擦音：初为塞音，阻塞点去除后表现为擦音，如/z/、/c/、/q/。④边音：气流沿舌的一边或两边流出，如/l/。⑤鼻音：气流完全由鼻腔流出，如/m/、/n/。

2)发音部位的建立　借助于标准牙列模型指示、示范、指点及临镜模仿、电腭图等方法，帮助患者了解发双唇音、唇齿音、舌尖前音、舌尖中音、舌尖后音及舌根音时唇、舌腭、齿等构音器官间的位置关系，反复练习。

在此基础上，把发音部位相同而发音方式不同，或发音方式相同而部位不同的辅音作配对训练，同时引导患者练习辅、元音节，结合双声词，使其掌握辅音向元音的滑动及舌体在发音过程中的准确运动。

当 2/3 的音节能准确发音后，应逐渐增加句子与短文练习，可采用适合儿童的诗词、绕口令、儿歌为内容，对于成年患者可采取对话形式。

近年来，一些用于语音功能检测方面的仪器渐渐被广泛地运用到语音治疗中，如电腭图、频谱分析、语图等。利用其视觉反馈效应，将患者的构音位置、语音特征与语音治疗师相对照，从而帮助患者认识自己的差距，模仿发音，大大提高语音治疗的效果，这也是今后发展的趋势。

(4)不同类型语音障碍的训练特点

1)声门爆破音　训练时以放松喉部压力为主，改变发声方法。

2)咽喉摩擦音及咽喉爆破音 结合发声训练和声门爆破音的训练方法。

3)腭化构音 训练时首先让患者放平舌体,必要时可令患者将舌尖伸出牙列,上、下牙轻咬住舌尖,限制舌体后、中部向腭部拱起,随后让其发/θ/音,稳定后再按送气音→不送气音、擦音→塞擦音→塞音的顺序过渡到其他音素。

4)侧化构音 注意两侧舌缘与牙列要贴合,使气流从口腔、舌体中线部分流出。练习时保持舌体位置的稳定,上、下牙列应在正常咬殆状态下,持续不动,切忌将口张开,并配合吹气练习。

5)鼻腔构音 堵住鼻孔,禁止气流通过鼻腔,用正确的发音方法、发音部位训练,也需要配合吹气练习。

3.语音治疗中需注意的几个问题

(1)整个治疗过程中,应加强患者及其家长对语音纠正效果的信心,及时对患者的进步予以表扬、鼓励,避免患者产生厌烦情绪,从而影响治疗进程。

(2)在语音治疗过程中,患者通过模仿,自我纠正发音习惯,但可能会因此出现新的语音障碍方式,语音治疗师需针对具体情况即时调整治疗方案。

(3)发音时,肉眼只能观察到双唇、舌尖的运动,而对发某些声母的舌等发音器官的位置关系,只能根据音声的变化来判断。虽然目前电腭图等先进仪器可辅助观测舌腭的位置关系,但从事语音治疗的医务人员必须具备随时辨听患者发音状况的能力,并适时地予以相应指导。

4.影响语言治疗效果的因素

(1)解剖生理基础

1)腭咽闭合不全 腭裂手术修复后,由于软腭先天性发育不良和(或)后退不够而短小、瘢痕挛缩致软腭活动度差、咽侧壁活动度小、鼻咽腔过深等因素,可依旧存在明显的腭咽闭合不全,单靠语音治疗不能彻底解决问题,应结合手术或修复体治疗。

2)牙列缺损、反殆 会影响舌的运动,导致/s/、/z/等发音不清。多见于伴有齿槽裂、腭裂术后上颌骨发育不全的患者。

3)腭部瘘孔 常见于硬腭前端、齿槽嵴、软硬腭交界处。发音时,气流由此瘘孔溢出,表现出类腭咽闭合不全的语音特征,干扰了语音功能的正确评价与治疗。

(2)患儿对语言的感知、接受能力 腭裂患者常在婴幼儿期就已出现听力损害,发病率可高达89.29%,语言表达能力较同龄者迟缓,喜好用与其年龄不相称的简短语句。早期治疗或控制中耳积液等与腭裂相关的耳部疾患,语言和智力发育所受的影响就小。伴其他畸形综合征的腭裂患儿,智力常低于正常人。因此,语音治疗前应先排除导致患儿接受力低下的听力及智力障碍。

(3)患儿及其家长的合作态度 患儿及其家长的心理健康状况、对语音治疗的迫切性及对语音治疗意义的理解程度,都可影响医师和患者、家属的协作关系。语音治疗师应就语音训练的必要性、长期性与患者及家属进行交流,争取最大的配合。

(4)语音治疗师的经验 这一点亦至关重要。一个经验不足的语音治疗师,对患者的发音状况缺乏全面、准确的认识,混淆了由腭咽闭合不全或听力、智力障碍引起的异常语音,治疗无针对性,而仅采取千篇一律的方法进行训练,不但疗效不明显,而且对患者来讲可能有害无益。

(5)其他 如舌系带过短、巨舌症等也可造成语音障碍。

十一、牙槽突裂修复术

牙槽突裂最常见的发生部位在侧切牙与尖牙之间,其次在中切牙与侧切牙之间,少数也可发生在中切牙之间或伴发上颌骨裂。可单侧发生,也可双侧同时发生。

由于牙槽突裂影响到牙胚,可导致受累牙的数目、形态以及位置发生改变。常见者为侧切牙缺失、牙过小、牙冠畸形和错位,以及牙釉质发育不良等。

根据临床表现,诊断很容易。对隐裂患者还可借助X线检查。X线牙片、咬殆片、上颌骨全景片或华氏位片可见到牙槽部有骨质缺损和阴影降低区。

牙槽突裂的治疗应以手术为主,辅以正畸治疗和义齿修复,以得到最完美的功能和外形。

(一)手术治疗目的与要求

牙槽突裂手术包括软组织裂隙或瘘口关闭和骨组织移植两部分。以往常分二期手术,先关闭软组织裂隙而后再进行植骨术。目前,虽然在选择最适合的手术年龄上尚有争议,但软组织修复和植骨同期手术已被众学者所赞同。其目的是通过植骨,使牙槽突恢复骨的连续性和关闭软组织裂隙,应达到以下几方面要求。

1.为邻近裂隙和未萌出的牙提供骨的支持　在恒牙萌出以前植骨,可望建立一个骨基质,裂隙缘的牙通过该基质萌出,使该牙有较好的牙周支持,以防止牙的过早脱落。即使是错位牙,有了牙周支持也可提高正畸效果。

2.封闭口鼻瘘和前腭裂　由于口鼻瘘和前腭裂的存在,口鼻腔交通,口腔内的食物或液体经常进入鼻腔,给患者带来麻烦,而鼻腔分泌物亦易流入口腔,也影响口腔卫生;同时由于口鼻交通,口鼻腔漏气,也会影响患者语音的清晰度。通过手术关闭口鼻瘘和前腭裂后,可以消除以上不良现象。

3.提供稳固的上颌牙弓　牙槽突裂植骨后能形成牙弓的连续性和整体牙槽突,防止裂隙侧骨段的塌陷。尤其在双侧唇腭裂患者,植骨后可得到前颌骨的稳固,为将来上颌骨前移创造条件,因为整块上颌骨前移比3块骨段分开前移要容易得多,而且还保证了前颌骨的充分血供。

4.为支撑唇和鼻底提供一个稳固的支架　由于牙槽突缺损,裂隙存在,鼻底、鼻翼基底部以及上唇部也可因缺乏支持而塌陷,造成鼻部不对称,同时也会影响到唇裂修复的效果。牙槽突植骨后,可提高和支撑鼻翼基底,建立一个梨状孔边缘,使鼻两侧对称;同时由于提供了上唇的支持,面貌可得到满意的改善。

5.手术应以不妨碍上颌骨发育为原则　要避免导致或加重手术后继发性畸形的发生。

(二)手术年龄选择

牙槽突裂植骨和软组织修复是一种选择性手术,什么年龄手术最为适宜,目前仍有争议。早期,多数学者主张在修复唇裂时即应同时进行牙槽突植骨。然而,长期观察的结果已发现,植骨后的患者出现前牙反𬌗和面中凹陷畸形的比例很高,表明早期植骨手术有抑制上颌骨生长发育的倾向。目前,多数唇腭裂治疗中心赞同牙槽突裂植骨手术应延迟到混合牙列期(9~11岁),在尖牙萌出以前较为妥当。一般主张在尖牙牙根形成1/2~2/3长度时进行手术最为适宜,同时,10岁左右上颌骨发育即已基本完成,可避免手术对上颌骨发育的有害影响。在尖牙未萌出前植骨,使尖牙能通过移植骨萌出,刺激新骨的形成,增加发育不良的牙槽突裂区域的高度。如果一旦牙已萌出再植骨,则移植骨不可能改善牙的牙周支持,同时常因植骨块吸收而使牙槽骨的高度回复到术前水平。

(三)骨源

髂骨、颅骨、胫骨、肋骨松质骨都是活性骨基质。松质骨移植后,通常在1周内可见到再血管化,3周内完全血管化,因此可在骨缺损区迅速愈合,并进入到牙槽突,迅速与其结合。移植的松质骨对移动的牙能作出反应,同时抗感染能力强,优于密质骨移植。

临床多数采用髂骨作为供骨源,因为髂骨有丰富的纯粹松质骨的骨源,其取骨方法也较简便。

在髂嵴下方作一小切口,翻起髂嵴外侧唇,形成蒂在内侧的髂骨瓣,从髂骨的内、外板之间用刮匙获取松质骨,然后将髂板复位,金属丝结扎,以保持髂嵴外形。但在幼儿,髂嵴部位仍然是大量软骨,因此要取得大量松质骨有一定困难。

20世纪70年代以来,许多学者已采用颅骨作为牙槽突裂植骨的骨源。该部位邻近手术区,取骨方便,而且术后无疼痛不适,不影响功能,瘢痕隐蔽。通常在颅骨最厚的顶骨部位取骨,根据取骨多少,按长方形骨块设计,先用电钻成排打孔,深度仅穿透外板及皮质骨,见有血液溢出即可;然后用骨凿将外板皮质骨分块取下。操作时密切注意骨凿方向和深度,应尽可能使骨凿与颅骨平面平行,小心用力,以免损伤颅骨内板。用刮匙刮取松质骨,最后将取下的外板层密质骨复位,用金属丝结扎固定或微型钛板作坚固内固定。颅骨获取的移植骨不是纯粹的松质骨,而且其量也不如髂骨部位多,手术操作安全性比髂骨小,均是其缺点。

肋骨密质骨比例较高,移植后再血管化慢,目前已很少应用。胫骨虽能获取一定量的松质骨,但远离手术区,而且量远不如髂骨多,因此也较少应用。

用非生物性材料如羟基磷灰石等进行牙槽突植骨被认为是不适用的,因为它难以达到为牙的移动和重建牙弓提供一种适合的基质,反而会影响牙的正常萌出。

(四)手术方法与步骤

1.切口设计　为关闭牙槽突裂隙和前庭的口鼻瘘口,根据裂隙或瘘口的大小和软组织缺损的多少,组织瓣的设计有 3 种类型:①对裂隙或瘘口小,软组织基本没有缺损的病例,可在裂隙区的乳牙列沿牙冠周围(如恒牙列在龈缘以上 3~4mm)作一基底在侧上方的三角形龈粘膜瓣。②裂隙较宽,单利用裂隙唇侧软组织不够时,可设计基底在侧上方的龈唇粘膜瓣,组织瓣滑行到裂隙区,则覆盖在移植骨表面。③裂隙宽、口鼻瘘大、软组织缺损多者,可在颊沟设计带在上方的唇颊粘膜组织瓣,将组织瓣旋转 90°,覆盖在移植骨表面,以关闭裂隙或瘘口(图 23-63)。

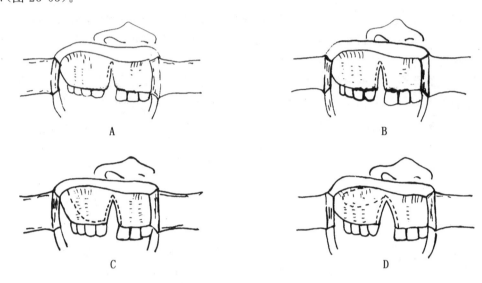

图 23-63　牙槽突裂修复切口设计
A.乳牙列切口　B.恒牙列切口　C.龈唇粘膜瓣切口　D.颊粘膜瓣切口

2.植骨与缝合　按前述设计,先沿裂隙边缘纵形切开两侧粘膜,剥离粘骨膜,尽可能延伸到牙槽裂深面,显露整个裂隙区。拔除牙槽裂边缘的乳牙和多生牙,利用裂隙两侧粘膜衬里组织来形成鼻底,封闭口鼻瘘的鼻侧面。严密缝合后,将松质骨填入整个裂隙范围内并同时建成梨状孔边缘;如有多余松质骨,则放在梨状孔缘上面的上方,似一嵌体来增加上颌骨的厚度并支撑鼻翼基底。尽可能将松质骨填入压紧,然后将前面已翻起的三角形龈粘膜瓣覆盖,以关闭前面牙槽突部,应在无张力下缝合。如需要,可将瓣的切口延伸到唇部或向颊沟延长切口,后面切断,形成龈唇颊粘膜瓣,滑行推进覆盖在移植面,关闭牙槽裂的口腔侧裂隙。牙槽裂隙宽、口鼻瘘口大者,可将唇颊粘膜瓣旋转 90°,覆盖在移植骨表面。组织瓣的游离端应与腭侧粘骨膜缝合;瓣的两侧与裂隙两侧边缘的牙龈粘膜缝合(图 23-64)。

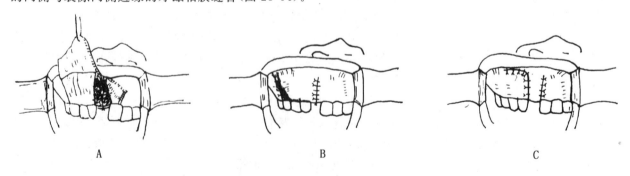

图 23-64　牙槽突裂植骨与缝合
A.关闭口、鼻侧面创面后,松质骨植骨术　B.龈颊粘膜瓣滑行后缝合　C.颊粘膜组织瓣旋转缝合

为提高手术成功率,应注意以下几点:①术后要保持口腔卫生,同时手术前要有良好的口腔卫生,这是进行手术的基本条件。如果口腔卫生差,术前应积极处理。②口鼻瘘或牙槽突裂的鼻侧和口腔侧软组织关闭必须可靠,一定要在无张力下严密缝合。尤其是双侧牙槽突裂,前颌骨腭侧制作适合的组织瓣较困难,也更容易出问题。有报道因此而失败的比例约为 10%。③颗粒状松质骨比大块状松质骨移植血管化更迅速,因此取骨

时应采用刮匙获取松质骨,呈颗粒状移植,但颗粒不宜过小,因易被吸收。④为保持细胞活力,应消除由于外科技术所致的损伤。在获取移植骨时,要避免器械产生的热能伤;已取的骨颗粒应储存在盐水容器中,或用盐水浸泡的纱布内,以免脱水。

(五)术后处理

1.为预防继发感染,术后应用漱口水漱口,以保持口腔卫生,给予抗生素治疗 3～5 天。

2.减少局部活动,术后软食 1～2 周。

3.10～14 天拆线。

4.术后如出现创口裂开,有小部分移植骨暴露时,应继续进行保守治疗,加大抗生素剂量,去除小块已露出的移植骨,待创口肉芽生长愈合。

5.牙槽突裂植骨成功后,仍有一定比例患者的尖牙不能在牙槽突裂植骨区自行萌出,原因尚未明了。临床观察到采用颊粘膜组织瓣覆盖移植骨区者,可能会妨碍尖牙萌出。对这类尖牙不能自行萌出者,应再次进行手术助萌,使其长出到裂隙部位。

(袁文化、李青云)

参考文献

〔1〕王光和.唇腭裂的序列治疗.北京:人民卫生出版社,1995.172～212

〔2〕王国民,袁文化,邱蔚六,等.声门爆破音起声时间的定量研究.上海口腔医学,1993,2(3):128～131

〔3〕王国民,袁文化,蒋莉萍,等.语图仪在腭裂整复术后异常语音分析中的应用.口腔颌面外科杂志,1995,5(4):189～191

〔4〕王国民,袁文化,蒋莉萍,等.腭裂术后语音障碍和音声特征的研究.中华口腔医学杂志,1995,30:334

〔5〕朱敏,袁文化,卢晓峰,等.应用鼻咽纤维镜评价腭咽闭合功能的定量分析研究.中华口腔医学杂志,1998,33(3):172

〔6〕邱蔚六.口腔颌面外科学.第三版.北京:人民卫生出版社,1995.371～388

〔7〕姚隆浩,张锡泽,潘家琛,等.腭成形术对腭裂患者上颌骨发育的影响.中华口腔医学杂志,1985,20(2):72

〔8〕袁文化,邱蔚六,唐友盛,等.400 例腭裂术后远期疗效逐步回归分析.中华口腔医学杂志,1987,22(5):267

〔9〕袁文化,邱蔚六,刘世勋,等.135 例幼儿腭裂手术临床总结.华西口腔医学杂志,1989,7(2):93

〔10〕袁文化,夏炯,朱敏,等.腭咽闭合功能生理参数的研究(NPF 检测法).中华口腔医学杂志,1998,33(3):161

〔11〕徐慧芬,徐丽蓉,王凯,等.腭裂患者中耳功能及听力障碍.中华口腔医学杂志,1998,33(3):167

〔12〕傅豫川,黄洪章,汪传铎.唇腭裂序列治疗的研究和进展.武汉:湖北科学技术出版社,1996.91～95

〔13〕Delgado AA. Schaaf NG. Emrich L. Trends in prosthodontic treatment of cleft palate patients at one institution:a twenty-one year review. Cleft Palate-Craniofacial Journal. 1992. 29(5):425～428

〔14〕Donald W. Warren. The determination of velopharyngeal incompetence by aerodynamic and acoustical techniques. Clinics in Plastic Surgery. 1975. 2(2):299

〔15〕Edwards M. Watson ACH. Advance in the management of cleft palate. London:Churchill Livingstone. 1980. 166～189

〔16〕Michi KI. Suzuki N. Yamashita Y. et al. Visual training and correction of articulation disorders by use of dynamic palatography:Serial observation in a case of cleft palate. Journal of Speech and Hearing Disorders. 1986. 51:226～238

〔17〕Michi KI. Yamashita Y. Imai S. et al. Role of visual feedback treatment for defective /s/ sounds in patients with cleft palate. J-Speech-Hear-Res. 1993. 36(2):277～278

〔18〕Mimis Coben. et al. Mastery of plastic and reconstructive surgery. Boston-New York-Toronto-London. Little Brown and Company. 1994. 595～600. 620～647. 669～677

〔19〕Pannbacker M. Lass NJ. Stout BM. Speech-language pathologists? Opinions on the management of velopharyngeal insufficiency. Cleft Palate Journal. 1990. 27(1):68～71

〔20〕Rodger M. Dalston. et al. Use of nasometry as a diagnostic tool for identifying patients with velopharyngeal impairment. Cleft Palate-Craniofacial Journal. 1991. 28(2):184

〔21〕Yamashita Y. Michi KI. Misarticulation caused by abnormal lingual-palatal contact in patients with cleft palate with adequate velopharyngeal function. Cleft Palate-Craniofacial Journal. 1991. 28(4):360～366

第二十四章　颅面外科

第一节　一般概念

一、发展史

颅面外科是近代外科医学领域中发展起来的学科之一,它是整形外科在经历一个多世纪的发展基础上逐步形成的一门新的外科专业。其特点是通过开颅、颅面骨多处截骨、截开骨块的重新组合和固定、颅面部多部位植骨等手段,对头颅骨性结构和软组织畸形进行彻底的外形重塑,同时扩大狭小的颅腔以改善智力发育。

R. Virchow(1852)描述和命名了各种类别的颅颌面畸形。法国 Le Fort 医生提出了颅面部 3 种典型的骨折线,同时指出上颌骨对颅底具有相对的独立性,并能传递由下颌骨作用于其上的应力,直达颅底。英国的H. Gillies 爵士(1942)曾进行了 1 例非典型的 Le Fort Ⅲ 型面部截骨术,后来畸形有所复发。现代颅面外科的真正创建,应该归功于法国的 Paul Tessier,他于 1964 年首次经颅内径路治疗 1 例先天性眶距增宽症获得成功。Tessier 的成功经验证实了两个有关颅面外科的重要基本理论:第一是颅骨部或面部骨骼可以大块地被游离截断,进行重新排列,而不致发生骨块坏死;第二是两个眼球和它的周围眶骨骨架可以在较大范围内进行上下、左右的移位和固定,而不致影响视力。二十余年来,颅面外科在世界上不少国家内欣欣向荣,蓬勃发展,建立了稳固的基础,并显示了广阔的发展前景。1983 年,在加拿大蒙特利尔成立了国际颅面外科学会,并于 1985 年在法国召开了第一届国际颅面外科学术会议。亚太地区颅面外科协会亦于 1996 年 3 月在印尼雅加达召开第一次学术会议并宣布成立。在国内,张涤生(1977)完成了第 1 例通过颅内外联合径路的眶距增宽症矫治手术。

二、颅面畸形的胚胎发生

(一)颅面部的正常发育

人体骨骼的形成方式可归纳为两大类。一类是膜内成骨,即直接由间充质分化发育而成骨骼;第二类是软骨内成骨,即先由间充质发育成软骨,然后以它为支架,经骨化而形成骨骼。不论哪一类成骨方式,在它们的发生和发育过程中,都包含了骨形成和骨吸收两个基本过程。颅骨和面部骨骼都属于膜内成骨,而颅底的大部分骨块则属于软骨内成骨。在骨外表面有新骨质形成,内表面则有骨吸收。这一系列造骨、破骨和重新塑形过程,是适应于脑组织发育的需要而不断进行的。

颅骨包括脑颅和脏颅两部分。

脑颅由颅顶(盖)和颅底组成。前者是保护脑部的外壳,后者则包括上、下颌骨在内。脑颅又由软骨性脑颅和膜性脑颅构成。软骨性脑颅由颅底部的若干块骨融合骨化而成,以后逐步发育形成枕骨基底部、枕骨大孔、蝶骨体、筛骨体、蝶骨大小翼、颅骨岩部、乳突等各部分。包围脑组织的间充质通过膜内成骨方式发育形成颅顶。在胎儿期,头颅诸扁平骨为致密的结缔组织膜所分隔,形成了一种纤维性关节,即颅缝;同时还存在 6 个较大的纤维区,称为囟门(图 24-1)。柔软而疏松连接的颅缝可使头颅在分娩时,顺利通过产道而出生。这种结构也可以顺应婴幼儿迅速扩大的脑发育过程。一般 5 岁儿童的脑部几乎达到成年人的脑容积,但此时面部骨骼却相对较小。后囟及前外侧囟在出生后 2～3 个月时闭合;后外侧囟门在 2 岁时闭合;而前囟则约在第

3 年时才闭合。两个半侧的额骨在第 2 年时开始融合,而额缝则通常在 8 岁前后才全部闭合。其他颅缝则要到成年期才全部闭合消失。

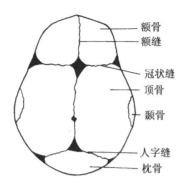

额骨
额缝
冠状缝
顶骨
颞骨
人字缝
枕骨

图 24-1　囟门示意图:囟门由未闭的颅缝交汇而成

脏颅亦可分为软骨性脏颅和膜性脏颅两部分。软骨性脏颅包括第一、二对鳃弓的软骨。第一鳃弓软骨(亦称 Meckel 软骨)的背侧端与耳发育有密切关系。它最后经骨化而成为中耳的锤骨及砧骨,其软骨膜则成为锤骨前韧带和蝶下颌韧带。第一鳃弓的腹侧大部分在以后消失。第二鳃弓软骨的背侧端最后经骨化而成为中耳镫骨以及颞骨茎突,其软骨膜则最后形成茎舌骨韧带。它的腹侧端经骨化成为舌骨小角和舌骨体上部。膜性脏颅指第一鳃弓的上颌突,它经膜内成骨而发育成为上颌骨、颧骨及颞骨鳞部。而颞骨鳞部的后面部分则形成了脑颅的一部分。第一鳃弓下颌突中的间充质经膜内成骨而形成下颌骨。

1. 颅骨发育　颅盖骨在 7 岁以前生长发育很快,特别是在出生后的 1 年内。大脑的发育可诱导颅盖骨的成骨过程。脑组织不但诱导起着保护作用的颅骨生长,而且还调节着它的发展,有的部分被抑制,有的则按内部应力而得到发育。如一旦出现不协调的现象,就会导致颅面部发育障碍而出现各类颅面畸形。

围绕脑组织原始间充质,在脑发育的诱导下,很快组成两层组织。内层是内脑膜,它最后形成软脑膜和蜘蛛膜;外层形成硬脑膜及颅骨,它的几个骨化中心则逐步形成颅盖、额骨、顶骨、鳞颞骨及鳞枕部分的骨骼。这大致发生于胎儿 6 周左右。颅穹隆部则需在 1 岁末期才能形成,在婴儿出生后的许多个月中,它依靠两个主要因素,一是在颅顶骨之间存在 6 个囟门,二是在各块颅骨之间存有韧带性的颅缝。颅缝由硬脑膜间隔的纤维束、大脑镰、小脑、小脑幕等直接反应机化而成。这些纤维束在脑发育过程中,加压于脑颅上,而形成功能性基层组织。这种功能性基层组织是控制整个颅面结构生长发育的主要部分。

颅缝的排列大致与内部脑组织的各部分、纤维隔和硬脑膜的增厚部分相一致。因此,矢状缝随小脑镰、人字缝随小脑幕行走,冠状缝则伸入蝶骨小翼的纤维束上方行走,可以认为,颅缝的存在及它们的位置是决定脑部发育和形态的主要因素。当颅缝维持开放时,外骨膜仍被骨缝韧带和硬脑膜所接连。当脑组织发育增大时,硬脑膜系统产生的动能可能决定脑颅的最后形态大小。一般来说,颅缝对骨骼的发育并无直接促进作用,而仅作为一个生长调节的区域。

2. 面部骨骼发育　面部骨结构可分成上、中、下 3 部分,这与胚胎期的额鼻突、上颌突和下颌突的发育过程相符合。实际上,面骨有两个来源:部分来自神经嵴的外胚间质细胞,另一部分来自鳃弓的中胚层。面部膜性骨骼亦由胚胎期的额鼻突及上颌突中的许多骨化中心所形成。所有这些骨块、颅缝,以及颅底下方部位,均可允许脑颅和面部相对地向前下方发育扩张。除此之外,面部形态还受下述几种因素的影响:①空腔性器官的发育,如眼、耳、鼻腔;②鼻中隔的发育;③舌及咽峡肌肉的发育。这些脑颅和面部的特殊器官均参与了颅面部的发育,同时也在一定范围内相互节制了它们之间的发生发育,从而保持协调。视觉和听觉器官,以及颅前窝额叶的扩张可决定总面部的发育及方向。事实上,颅面部骨骼之间还存在着颅底,它是面部发育的模板。任何存在于面部与颅部之间的干扰都可导致面部形态的明显改变。下颌骨也是面部形态的一个重要组成部分。肌肉、骨骼及骨膜的综合,组成了下颌骨的发育基质结构。骨质的覆盖和吸收、非骨性组织的间质性发育,特别是下颌髁状突的软骨部分,以及咀嚼组织,均促进了下颌骨体部的增长。

3. 骨成长原理　颅面骨骼的发育生长是移位和置换的综合结果。在移位过程中,前移的骨表面经添附而产生新骨;同时,在骨的内面必然有破骨活动而出现骨吸收过程。颅盖骨和颅缝在骨发育进程中,有着不同形式的发育过程。在颅盖部,于生命早期的一个短时间内,添附式生长发生在所有颅盖表面。当颅骨逐步成熟时,骨厚度有所增加,这时就出现 3 个发育层,即内板、外板和两者之间的中层即板障。在这个阶段,颅骨常有再生的潜能。这种功能在患有严重颅狭症的婴儿早期手术治疗中具有重要意义。骨再生可恢复颅缝的正常排列,并使颅骨得到无阻挠的继续发育。

(二)颅面畸形的发生

1.颅缝早闭 头颅与面部的解剖形态是软组织及骨组织相互作用和影响的最终产物。这种互动作用,在颅面畸形的研究中具有重要意义。颅缝早闭,或在颅缝中发生骨性愈合,就可以使整个颅骨各个骨块正常发育相互制约的和谐过程受到破坏。颅狭症是颅缝停止发育和扩张的结果。各类不同的头颅畸形是由于不同颅缝发生早闭,或早闭范围不同所致。可以是单一颅缝的部分或全部发生早闭,或多条颅缝都发生早闭,从而产生各种奇形怪状的颅面综合征,如 Crouzon 综合征和 Apert 综合征。

Mose 认为,颅骨畸形的原发性病因起源于颅底部骨块间在形态学方面的错误关联,以致产生了异常的机械性张力。Moss 认为,颅缝发育只起着补偿性调整和缓冲扩张的作用,而并不是生长发育的基本动力。实际上,脑组织本身才是使颅骨发育的主导力量。此外,在不同类型的儿童软骨病和其他代谢性疾病中,亦可产生颅缝早闭。原始中胚层的分解可能在 Apert 综合征中早已存在,致使发生颅缝早闭和手指、足趾畸形,这时颅缝中常出现异常的骨桥。颅面部骨缝的复合早闭显然也与颅缝早闭有密切关系。Tessier(1971)曾报道 2 例 Apert 综合征中,同时存在上颌后的突出部分为骨组织包埋,直达蝶骨部的情况。

2.中面部发育异常 Scott(1954)认为鼻中隔的发育可迫使上颌骨向前方发育,但另一些学者如 Moss(1965)则认为所有发育中的器官,如功能性腔洞(眼、耳、鼻等)、肌肉、骨骼、神经等均参与了这个发育过程。Van Linburgh 认为蝶枕软骨融合和鼻软骨都是原发性骨发育中心,而颅缝仅是一个发育的缓冲部,颅盖则是由于脑发育才得到扩张。

3.颅面裂隙畸形 颅面裂的发生主要与胚胎发育期颅面部各突起的融合异常有关,一般发生于胚胎的第 6~9 周,目前尚没有确切的致病模式。

三、颅面畸形的病因与发生率

(一)颅面畸形的病因

1.颅缝早闭症 颅缝早闭的真正发病原因尚未能查明,但可能和头颅骨不同情况的发育异常有关。Hinton(1984)发现,正常人颅缝在 3 个月时有较高的软骨异化倾向和存在颅骨内成骨现象,6 个月时人字缝已不含软骨,1 岁时颅缝已经联合,但骨细胞较少;而在 37 例 41 条人字缝早闭的样本中,大多数病例在骨缝边缘有成骨细胞活跃现象,而颅缝内的血管活动性有时甚至大大增强,在患者早期即出现骨缝的联合。Smith(1980)认为冠状缝早闭与胎儿在子宫内头颅位置不佳从而导致受压有关,从胎儿情况看,男婴在子宫内最后一段时间中,头颅发育较女婴为快,因而容易受压。有时临床上亦发现婴儿头颅越大,则压迫性畸形出现机会亦较多的现象。

临床上,颅缝早闭症按其发病特点,大致可分为原发性颅缝早闭症、代谢性颅缝早闭症和大脑发育不良性颅缝早闭症。

(1)原发性颅缝早闭症 发生于一条或多条颅缝中,或为一种复合性综合征的部分症状,如 Apert 综合征等。这可能是由于胎儿在母体子宫内的一种发育缺陷,于出生后才被发现;或是由于包括了染色体、遗传因子异常在内的畸形。例如在 Crouzon 和 Apert 综合征中,存在常染色体显性遗传已被证实,现已发现患者的成纤维生长因子中存在着受体位点 FGFR-2(Jabs 等,1995);而 Carpenter 综合征则具有常染色体隐性遗传的特征。其他原发性颅缝早闭可能属于家族性遗传,它代表着某种特异酶的异常。虽然在一部分病例中,并不能发现存在明显的家族遗传史,但可以这样认为,许多颅缝早闭症的发生与遗传性缺陷有关。

(2)代谢性颅缝早闭症 维生素 B_6 缺乏症可以导致生育唇腭裂畸形的患儿。Reilly 等(1964)报道,在患佝偻病的患者中,可因维生素 D 缺乏症、肾病性佝偻病、抗维生素 D 症和家族性低血磷症等而诱发颅缝早闭症。

(3)大脑发育不良性颅缝早闭症 常见于小头畸形、患脑膜炎后等,亦可在几年内引发颅缝早闭症。其他如患严重脑积水的患儿,应用低压排水导管装置治疗后,亦可引发本症,即成为一种继发性颅缝早闭症。

2.颅面裂隙畸形　　影响颅面各突起融合的因素有:遗传因素、放射线照射、母体感染、母体代谢失衡,以及母体孕期曾应用抗惊厥药、抗代谢药、皮质类固醇激素或安定类药物等。在动物实验中,甲状腺素水平过低可生育面裂畸形的后代。Langman(1955)提出,在甲状腺部分切除的病例中,其下一代易发生颅面畸形。与之相反的实验结果表明,提高孕鼠的甲状腺素水平,可产生下一代面裂高发倾向(Wollam等,1960)。药物性致畸亦可能是畸形成因之一。有人报道,长期服用抗惊厥药物的孕妇,下一代出现面裂畸形者约为1‰(Pruzansky等,1971),其发生率约高出正常人群6倍。安定类药物可能与生育腭裂及其他颅面畸形有关(Miller-Beeker,1975)。抗代谢药物亦具有致畸作用,特别是应注意维A酸类药物。据报道,此药有显著的致畸性(Braum,1984;Lammer,1985)。在动物实验中,类固醇激素如可的松,有诱发腭裂的倾向(Frazer,1955)。此外,放射线能使动物胚胎致畸已早有定论,但放射线是否对人体的胚胎发生作用则尚未证实。然而从广岛爆炸后调查当时孕妇的生产情况后发现,婴儿中颅面裂发生率明显增加(Neel,1958)。原苏联切尔诺贝利核泄漏事故发生后,现亦已证明有大量畸形儿童出生。Miller(1969)观察57例孕妇在怀孕的第一个15周时接受过大剂量的放射线后,其新生儿中发生颅面裂呈不规则增多。细菌、病毒、原虫等可能与某些颅面畸形有关。Ferm等(1964)发现H_1病毒能在动物实验中诱发散在的面裂。Leck(1969)等则发现流感A_2病毒能致面裂。Grabka等(1953、1957)发现弓形体原虫病感染的孕妇,婴儿中面裂的发生率较高。目前尚未发现细菌感染与面裂有关。

(二)颅面畸形的发生率

1.颅缝早闭症　　其发生率迄今尚局限于个别颅面外科中心的报道。Myrinthopoulos(1977)从一组53 257名孕妇中查出,颅面畸形的发生率为1:1 900。Hunter及Radd(1976)在加拿大多伦多儿童医院记录中查到,在1 809 574名新生儿中有370例各种类型的颅面畸形,发生率为1:2 450。澳大利亚David在1965~1975年间,对17 000名新生儿进行调查,发现有79例患有各种颅面畸形,发生率为1:4 000。在人种和地区方面,颅狭症的发生率也存在一些差别。据Andre等(1972)报道,北非人种可能有较高发生率,Gunther(1977)认为爪哇人极易被累及。在性别方面,男性常多于女性,最常累及的颅缝是矢状缝和冠状缝。在David的一组病例中,男性占63.3%;在Lailinen(1956)的病例中,男性占77.5%;Bertelsen(1958)的病例则占62%;Tiel(1975)的病例为61%。Shillito(1968)分析了525例颅缝早闭所致的颅狭症畸形,其中单发矢状缝早闭的为289例,占55%;冠状缝早闭127例(双侧早闭61例,单侧早闭66例),占24.2%;额缝早闭21例,占4%;人字缝早闭12例,占2.3%;合并3条颅缝早闭者36例,占6.9%;合并4条以上颅缝早闭者30例,占5.7%;有2条不成对的颅缝早闭者10例,占1.9%。

2.严重颅面裂　　国内严仁英等(1986)报道,颅面裂的发生率为0.02%。Davis(1935)回顾了935例唇腭裂畸形,发现其中有9例严重颅面裂患者;Burian(1957)在40年的临床资料中,发现共有4 000例唇腭裂患者,其中严重颅面裂为97例;Pitanguy(1968)指出,颅面裂在唇腭裂患者中出现的比率为9.3%~34%。其后的Fogh-Anderson、Tunte(1969)等进而认为,颅面裂与唇腭裂有关。随着近年来唇腭裂畸形的逐渐增加,严重颅面裂的发病率可能会有所增加。Kawamoto(1977)回顾了文献后提出,在10万名出生婴儿中可能有1.9%~6.8%的颅面裂发生率。参照Nishimura(1969)报道的13 840个3~18周流产的胎儿中,颅面畸形的总发生率为42.5%。因而Kawamoto认为,子宫内胎儿的颅面裂发生率将远高于新生儿。由于目前临床上对颅面裂的诊断和分类已开始有了比较正确的概念,因此各种颅面裂的发生率肯定不会很低,只是以往对轻型的颅面裂(如隐裂、小的皮肤裂等),仅认为是一般的先天性缺陷而未予重视而已。

四、颅面畸形的分类

先天性颅面畸形可以发生在颅面任何地方,其严重程度从很轻微的皮肤凹陷、眉发异生或断缺,到歪嘴斜眼、凸眼獠牙甚至独眼猴头或无脑缺脸。一般按其畸形的部位、形状或发生的原因给予命名和分类,而很少用病理病因发生学来分类。早期颅面畸形是以临床或解剖学上的观察予以分类。

颅面畸形的异同是分类的第一要件。理论上,可依病理病因学、病理形态学、局部解剖学及发生停止的时间来分类。病理病因学包括基因异常、细胞分化、细胞分裂、细胞退化、组织重塑等发生学上的病因而导致的畸形;病理形态学上常用"裂"、"睑裂"或"短小症"等来形容颅面的畸形,但常不能清楚地定义;局部解剖学上的分类是最常用来作颅面畸形的分类的,Morian(1887)及 Davis(1935)就是以局部解剖方法来分类。Harkins等(1962)提出颜裂分类法(图 24-2),有鼻-眼、口-耳、口-内眦、口-外眦、下颌及颞部裂隙。邱武才(1970)再把 Morian(1887)所注意到的口眼裂与眶下孔的关系分成两种,以眶下神经孔为界分成两类,而且梨状孔发育正常。Tessier(1976)依据其观察颜面畸形后的丰富经验指出,颅面畸形总随着某种轴心延伸,且首次强调了软组织的裂隙下通常都有骨组织的裂隙,反之亦然。Tessier 通用 cleft(裂隙)一词给许多颅面畸形命名,并以眼眶为中心,简单地以数字(0~14)将他所观察的颅面裂进行分类(图 24-3):眼眶是颅部及颜面共同拥有的部位,以眼眶为参考中心,若裂隙在眼睑隙之上方(北方),主要为颅部的病变,若在眼睑隙之下方(南方),则以颜面为主;上下的可能连线如图 24-3 中的 0-14、1-13、2-12、3-11、4-10,虽然颅面裂会通过眼眶,但血管分布或胚胎发生均与此"南北向"无甚关联。在检查颅面畸形患者时,对 Tessier 这些时钟似的数目必须要铭记于心,若沿着相关的连线仔细检查,往往可以意外发现明显的颅面裂症状。这种分类统一了大部分颅面畸形的描述,学者之间较易沟通,目前在颅面裂中应用得最为广泛。

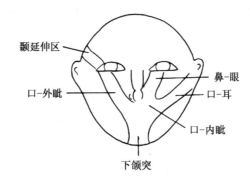

图 24-2 Harkins 分类法

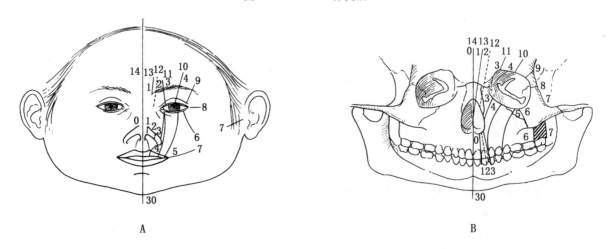

图 24-3 Tessier 分类法

　　Tessier 的分类法临床上很实用,但也有缺点。cleft 一词用来描述没有裂隙的畸形,易让人混淆,不能包括像神经、血管、肌肉所引起的颅面畸形,而且不能从分类中了解病态发生学。Van de Meulen 等(1983)依据发生学上病因发生的时间与局部解剖学上的病变形态学提出一个分类,即用异生(dysplasia)来代替 cleft,在发生学上病因发生时间的因素下,他们把颜面畸形分成:Ⅰ型,脑颅异生(cerebrocranial dysplasia);Ⅱ型,脑面异生(cerebrofacial dysplasia);Ⅲ型,颅面异生(craniofacial dysplasia);Ⅳ型,其他原因之颅面异生。

　　为了能包括所有颅面畸形,Van de Meulen 才加上Ⅳ型。无脑症、小脑症等属脑颅异生,独眼畸形、猴头畸形等属脑面异生,皮、神经、肌肉、血管或骨的异常引起的颜面畸形,也能归纳在Ⅳ型之中。Ⅲ型颅面异生分成 4 种:因胚胎异常发生时融合不全而产生裂隙者归"With Clefting";由蝶骨、中脑腔、前脑腔底、鼻、上颌、颧骨、颞骨到下颌骨成一"S"形的骨化中心异常发育时造成的畸形,可以此部位命名(图 24-4);颅缝早闭也列入此分类的第三小项(合并颅缝早闭及骨化异常的有 Crouzon、Apert 综合征);最后为软骨化异常。

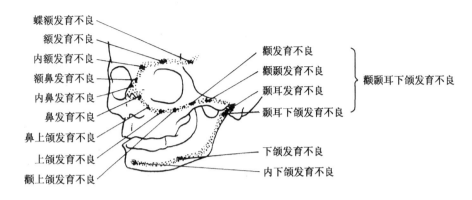

图 24-4　颅面发育不良,"S"形骨化中心

一般认为 Tessier 的分类法简单易懂、记忆方便,尤其对于颅面裂病态变化有很好的描述,可以使学者之间有共同语言。Van de Meulen 的分类较繁杂,不易记忆,但有病因发生学及形态学上的好处。此两法建议学者相互引用。

(张涤生、穆雄铮、陈昱瑞)

第二节　颅面外科特点、基本条件及基本技术

一、多学科性和组织特点

大部分颅面畸形患者,如不进行手术治疗,一般并无生命危险;而如果进行手术,则可能产生一些严重并发症,如死亡、颅脑损伤、脑部感染、视力损害,甚至失明等。

颅面外科手术范围广,涉及颅骨、颅底、眼眶及眼球、鼻及鼻窦,以及上、下颌骨的截骨、移位、重新组合、植骨及固定等多个部位和复杂的手术步骤。在术前要正确诊断病症,决定手术的最适宜年龄,设计最安全和最有效的手术方案。手术中会涉及到麻醉方法的选择、麻醉的安全平稳、颅内压的测定和控制、术中出血量的估计和及时补充等问题。术后应进行严密的监护,防止感染和其他并发症的发生。远期还应矫正眼、鼻等功能性畸形及心理障碍。在以上这些复杂的要求下,需要多学科的医师进行密切合作和熟练配合,其中除以整形外科和神经外科医师为主要力量,负责手术操作和保证术中安全及术后的最佳效果外,还需要建立一个完整的颅面外科小组,包括麻醉科、放射科、儿科、眼科、五官科、口腔正畸科医师参加,甚至还应包括遗传学家、心理学家、语言学家和社会学家的参与。

颅面外科手术具有一定的危险性,目前这项手术的平均死亡率在 2% 左右。因此,一个组织严密、设备完善、技术熟练、经验丰富的手术组是非常必要的,也是手术最基本的条件。

二、基本设备及器械

(一)麻醉设备

带有各类监护装置的麻醉机是必不可少的。另外,针对头面部全麻手术的特点,及小儿患者的麻醉需要而设计的专用麻醉器械,已经在许多国家得到广泛应用。

1.颅面手术麻醉专用气管导管　颅面手术时可能将头皮向面部翻起,手术又可能涉及鼻部周围骨性组织,因此经口插管较经鼻插管更为适宜和常用。有一种特别设计的经口腔插管用的预成型气管导管,呈"U"形,弯曲处正好跨在下唇正中部位,在气管内就位后,露在口唇外的一段不是朝天翘起,而是沿着下唇呈水平延伸,完全让开头面部,手术操作时不会被导管妨碍,甚为便利。

2.紧闭麻醉机用"F"形回路 传统的循环紧闭麻醉机接两根螺纹管,在颅面外科手术时显得累赘。"F"形回路经过巧妙的设计,机器端仍为两个螺纹管,分别接在麻醉机的吸入活瓣与呼出活瓣端,而另一头,即患者端只用一根螺纹管,总长度约为150cm,足够使用时的长度要求。单根螺纹管内部中央设置一根细管,氧气及麻醉气体等新鲜空气经由此细管送到患者肺内,而呼出的二氧化碳则通过外管(即螺纹管)经由麻醉机呼出活瓣送回麻醉机。整个回路本身没有活瓣,也不需"Y"形衔接管。此回路用于头颈部手术堪称理想,使用时应注意回路的两个接口与麻醉机的吸入和呼出两个活瓣应准确对口,切不可错接。

3.同轴双套管 BAIN 回路 此回路不必借助麻醉机,它依靠比较大的氧流量排除二氧化碳,是一种无重复吸入回路,可用于成人及小儿,但成人的颅面手术麻醉没有理由要使用这种装置。它是1972年由美国人Bain和Spoerel共同设计,专门为头颈部手术而制备的同轴双套管回路。该回路有的长达近2米,麻醉人员可远离手术区,也有短到40~50cm者。管道过长,虽然并不至于增加二氧化碳蓄积的可能性,但平时使用就不很方便。一般可用短管(长度为60~100cm)代替"T"形管作控制呼吸,甚为理想,其也可供短期自主呼吸用。

该回路外螺纹管的直径为22mm,中央内套同轴10mm的小管,氧气及麻醉气体系通过中央小管供应,二氧化碳则由外螺纹管排除;可在呼吸囊前方置一"出气孔",略施负压吸除废气,也可在呼吸囊后方排气。氧气流量很有讲究,因为二氧化碳是否能排除,完全依靠足够的供氧量。氧气供应量按儿童体重计算,作控制呼吸时按每分钟100ml/kg为宜。如系自主呼吸,则需每分钟200~300ml/kg。BAIN 回路没有活瓣,重量轻,放置在口边不感觉有妨碍,不必用多余的衔接管,又可用以控制呼吸;麻醉废气可经负压吸引排至室外,不致污染手术室内的空气,这些都是BAIN 回路的优点。短的BAIN 回路(例如60cm)更便于使用,如太长则内管容易发生屈曲。实际上在大多情况下并不需要那么长。此外尚应注意供氧流量,幼儿如设置最低氧供应量为3.5L/min(不计体重),可能更为安全,可免除二氧化碳蓄积的顾虑。从头面部手术要求来看,麻醉器械在头部的设置越轻便越好,BAIN 回路符合这一要求。BAIN 回路的进气管口设置在尾部(即靠近呼吸囊处),似乎比进气管口设置在头部的其他回路更为优越(图24-5)。

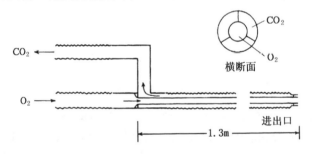

图 24-5 同轴双套管 BAIN 回路结构示意图

4.Jackson-Rees 改良"T"形管装置 这也是一种无重复吸入的回路,能方便地作控制呼吸,是从"T"形管演化而来,较"T"形管更实用。这种装置已为许多国家的小儿麻醉所采用。澳大利亚南部 Adelaide 颅面外科中心即以 Jackson-Rees 回路(图24-6)作为小儿麻醉的主要装置,可用在1~25kg 的小儿,控制呼吸时,氧气流量按 $0.8\sqrt{体重(kg)}$L/min 给予。例如一个16kg 体重的小儿,氧气流量应给予3.2L/min。他们用英国制 Penlon 压力型呼吸机,附有小儿减压装置作控制呼吸,麻醉废气由专门管道用微小的负压吸除。

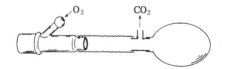

图 24-6 Jackson-Rees 改良"T"形管装置

(二)颅面外科特殊器械

1.电动锯和电动钻 为了进行精确的颅面部截骨,电动锯和电动钻是常规应准备的。常用的电动锯为来复锯和摆动锯。一般来说,暴露清晰、位置较为表浅的部位可用来复锯进行截骨,其特点是力量容易控制,对大块截骨较为适用。一些较深部位或毗邻位置较为复杂的区域,可选用摆动锯。电动钻是颅面外科手术中最为常用的,如预制固定用的骨孔、固定微型钢板的螺钉导引等。

2.特殊手术器械

（1）Rowe 上颌骨持骨钳　在作 Le Fort Ⅰ型和 Le Fort Ⅲ型截骨时，两个钳夹分别插入鼻孔和口腔的腭板，用以夹持整块上颌骨后折断、前移。

（2）带弯面 Kawamoto 骨凿和 Tessier 骨凿　用以离断翼板和上颌骨的连接。

（3）深部拉钩　用以牵开颞肌、颧突等区，进行深部剥离。

（4）Marchac 额骨塑形器　在额颅骨畸形矫正术中，可作为新成形额骨的弧度参照。

（5）肋骨塑形钳　用以弯曲取下的肋骨。

3.简易凿骨器械　如各种宽度的骨膜剥离子、骨凿、咬骨钳、骨剪等。

4.神经外科器械　如脑压板、脑膜剥离子、双极电凝、精细吸引器、脑棉等。

5.固定用装置、材料　最为简单和常用的是各种类型的钢丝，固定效果良好。有条件的话，可选用微型钢板和螺钉，常用的为钛合金材料制成。临床研究表明，钛合金钢板的固定效果明显优于钢丝固定者，远期复发率可减少 10%～20%。

三、基本操作技术及术前、术后处理

（一）基本手术操作

1.前额部颅骨开窗手术　打开前额部颅腔，可以暴露颅前窝和眶顶，并得以进行眼眶骨架的部分或全部截断游离，同时结合颅骨、鼻骨、上颌骨的截断，全方位重新组合来矫治畸形。前额骨的开窗截开手术亦是矫治前额或颅顶部本身畸形的手术，该手术可用于对小儿颅狭症的早期治疗，或儿童及成年人颅额畸形（包括尖头、斜头等畸形）的矫治。将前额及颅顶部骨截成几块，交换部位和重新排列组合，是获得彻底矫正头颅畸形的必要手段。前额开窗手术的优点在于可清晰地暴露手术野，安全和最大方便地进行各类手术操作。其缺点是，手术时间较长，手术后恢复较慢，并具有一定的并发症和危险性。但通过较长期的实践，手术者一旦操作熟练，这些缺点就可得到逐步克服。

先作头皮冠状切口，然后在骨膜上、帽状腱膜下翻开前额皮瓣，直抵眶上缘。于眶上缘上 1.5cm 处切开骨膜，在骨膜下进行分离，应注意保护眶上血管神经束。两侧软组织的分离部位应达到颧骨下方部位，鼻中央部应达到鼻梁中上部。使用电钻及电锯将前额骨半圆形一块颅骨截下。取下的前额颅骨板妥置一旁，以备手术结束前重新覆盖原位。手术时注意慎勿穿破硬脑膜及中央部的矢状静脉窦。如有硬脑膜破裂，应设法缝合修补。

2.前额眶上桥制备手术　前额眶上桥亦称额骨桥，是指在前额颅开窗部的下缘与眶上缘之间，保留的一条横形的额骨桥。眶上桥的作用，是便于在骨桥上下两侧骨架（额颅和眶骨）游离移位后，作骨间固定之用。眶上桥的宽度视患者的年龄而定，一般约在 1cm 左右，两侧则与颞骨相接连。额骨桥还有多种形式，有时可连同眶上缘骨骼在内进行整块前移；在浮动前额骨瓣前移手术中，可在两侧作"Z"形骨瓣而整块地同眶上缘一同前移。

3.眼眶截断游离手术　先分离和暴露颧骨及颧弓，然后在眼结膜囊内下睑板上缘处切开睑结膜，分离软组织直抵眶下骨缘，切开该处骨膜。向后方分离眼球和眶组织，直到离视神经孔及眶下裂 1cm 的部位。这时整个眼球和眶内其他组织已完全在骨膜下松解游离。用电锯将眶侧壁骨组织锯断或凿断，直抵眶下裂部位。沿眶侧壁的颧骨部将颧骨锯开，此时注意保护眶下血管神经束不受损伤。在颅前窝，用电锯在左右眶上缘横形锯开骨板以形成眶上桥。最后在明视操作下，用电锯在颅前窝、眶顶部的前 2/3 与后 1/3 之间的交界线上，凿断眶顶部。至此，整个眶架骨组织已从上下左右及后方全部被截断，从而可以容易地被移位固定，矫正畸形。

4.Le Fort 型截骨手术

（1）Le Fort Ⅲ型手术操作步骤　进入眶壁四周以及上颌骨前方部位，两侧到达颧骨、颧弓。截断颧弓，然后在适当位置，自外侧向内侧用来复式电锯截断眶侧壁，随后从外侧方向眶上方进行眶壁截开；再从眶下裂开始，自下而上地截断眶底部，直抵眶内侧壁。在内眦韧带部位，将眼球推向外方，以确定眶内侧壁上的截断口，从此点向上方用电锯截开骨壁，直抵鼻泪沟的后方。至此，整个眶架骨骼就被全部截断。两侧眼眶完全

分离后,将骨膜剥离器插入额鼻联合部截断的骨间隙中,轻轻地撬开和扩大间隙,将上颌骨及眶部推向前方。手术者将左手示指伸入口腔中,扪出翼颌结节部位,用弯式骨凿(Kawamoto 凿)自后向下插入翼颌缝中,用小锤轻敲,将上颌结节和翼突分离。在两侧完成同样操作后,整个上颌骨及眶架已基本上被完全离断,但仍未全部松动。然后用 Rowe 骨钳,分别插入鼻腔及口腔中,钳夹住整块骨组织,轻柔地左右摆动和向前方牵拉,以使整块中面部骨骼和颅底部得到离断。一旦离断,可以听见一声清脆的骨裂音。此时,再将弯形骨膜分离器插入翼颌缝中,协助将骨块推向前方。注意切不可勉强,以免造成颅底骨折。此种中面部整块前移一般可达到 1～3cm 的间距,特别是在治疗 Crouzon 综合征时,要求获得最大限度的前移。手术结束时,在口腔中放置预制的咬𬌗垫板,进行颌间结扎。

(2)Le Fort Ⅰ型手术　适用于上颌骨下部,特别是齿槽上部的正颌手术,可单独进行,或和 Le Fort Ⅲ型手术同时进行,有时还应和下颌骨或下颏部截骨整形手术同时进行。这是一种简单而有效的手术,可使面容改观。上颌骨经低位截骨后可在三维方向移动,以改善外貌(中面部前突度)和矫正牙颌关系。

5.颅骨板移位或成形手术　颅骨板截下后移位及加工成形操作手术,常适用于婴幼儿尖头、斜头或扁头畸形的矫治。可采用颅顶及颅额两块颅骨板相互更换位置的方法来进行调整,有时再加上包括采用眶上缘在内的前额眶上桥前移的方法来彻底矫治畸形。两侧颞部则应用 Marchac 提出的"Z"形骨板镶嵌来加强固定。颅骨板除移位手术外,还可应用各种弯曲成形的骨板,及人工骨折、柳枝骨折等方法来矫正骨板畸形。例如在幼儿病例中,由于颅骨较薄,极易用骨钳弯曲改形到所需形态。在成年病例,颅骨板较厚而硬,则可在内板上截除楔形骨组织,即能弯曲成所需弧度。在治疗三角头畸形时,可在前额眶上桥内板上作多个截开,进行弯曲,并在中央部进行植骨,结扎固定,以防止复发。

6.采骨手术及植骨来源　在颅面外科手术过程中,植骨术常是一个必要的手术步骤。植骨的目的,一为在畸形矫正后所遗留的多处骨间隙中,充填骨组织以加强固定、促进骨愈合和防止复发;二是在有骨凹陷和骨缺损的情况下,进行骨充填矫形。

植骨的来源大都来自患者自体,但在某些特殊情况下,异体骨或高分子材料也是一种选择,但较少应用。过去整形外科医师在植骨手术时,都采用肋骨或髂骨,但近年来颅面外科医师为了就近和采截方便,颅骨片本身就成为另一个植骨来源,但由于它的供应量有限,故仍不能排除肋骨及髂骨的利用。

(1)颅骨植骨片　优点在于它移植后,和肋骨或髂骨相比,不易被吸收。缺点是来源较少,过于广泛的采骨有引起颅内并发症的危险;此外,颅骨板较薄而脆,易被折断。颅骨片的采取一般在进行颅内径路手术时可选用。植骨片主要采自颞顶部位,因该部颅骨较厚,内、外板和板障较明显,手术时可将该部的颅骨整块取下,然后用来复式电锯、骨凿或钢丝锯等插入板障,从各个方向逐步将内、外板分开。再将外板放回原位,内板即成为植骨来源。另一手术方法是用骨凿在颅骨外板上直接采取,但此法不易采得大块骨片,而只是小块骨块。凿骨时慎勿损伤内板。

(2)肋骨及髂骨植骨　肋骨及髂骨植骨的采截在各类整形外科书籍中早已被广泛叙述和应用,故本章不对取骨手术过程进行详述。肋骨截下一段后可劈开成两片,用来修补颅骨缺损特别有其适应证,如在创伤性颅骨缺损疾病中不但厚度适宜,而且弧度亦相近,有时亦可经过加工塑形。小块肋骨亦可用来填塞各种前移松解手术后的骨间腔隙。髂骨可在大块截取后切成所需形状和大小,以填塞骨间隙进行植骨。

(二)术前、术后处理

1.术前准备　主要是完成实验室检查、进行心理护理和完善资料收集。术前 3 日给予 0.25％氯霉素眼药水滴眼和鼻腔,朵贝尔溶液漱口,每日 3 次,以达到清洁眼、鼻、口腔,减少术后感染机会的目的。术前 1 日备皮、剃头发。若为男性患者,建议其剃光头。女性患者术前 3 日起可采用 1∶5 000 苯扎溴铵溶液洗发,每日 3 次,每次洗 10 分钟。女性患者术前 1 日根据切口要求剃除 2～3cm 宽的头发,其余头发可扎成多条小辫,这样可以免去因剃光头而使患者术后产生短时内无发的痛苦,患者也乐于接受。若作鼻腔内切口,须剪除鼻毛。

2.手术室护士　应作好手术前特殊器械的准备;术中予以配合;术毕对精密仪器进行细致保养。

3.ICU 护士　术后监护 2～3 天,监护颅内压,观察病情变化及生命体征;准备抢救用物。

4.术后护理　术后作好病情观察、心理护理及出院指导。根据手术情况严密观察患者生命体征和颅内压情况,须每 30 分钟观察记录 1 次。保持呼吸道通畅。术后 24 小时待情况较平稳后,可改为 1 小时观察 1 次。全麻清醒后取平卧位,24 小时后可将头抬高到 20°～30°,并用沙袋固定制动,头后垫软海绵圈,以利于颅内静脉回流、减少脑水肿、降低颅内压和预防枕部褥疮。严密观察患者神志、瞳孔、意识等情况,血压一般以维持在 12kPa 为宜,若过高则易导致颅内出血和脑水肿。另外还应特别注意患者有无头痛情况,术后 24～48 小时若出现剧烈头痛、频繁呕吐、嗜睡、意识不清、高热等,应警惕有颅内压增高、颅内出血、脑水肿的可能。眼部可用 0.25％氯霉素眼药水滴眼,每日 4 次,夜间用金霉素眼膏保护患者视力和防止暴露性角膜炎的发生。给予高蛋白流质 2～3 日,以后给予软食 1 周直至伤口愈合为止,以减少因咀嚼牵拉引起面部及伤口疼痛。适当给予镇静止痛剂和抗生素药物,以减轻疼痛不适和预防感染。正常情况下,面部伤口术后 7 日拆线,头皮伤口 10～14 日拆线。

四、神经外科问题

术前,神经外科医师负责对神经系统的病理改变及功能状态作出全面的评价,确定神经功能受损害的程度和范围,以及手术与神经功能的相互影响。对伴有脑积水和颅内压增高的患者,应作充分的准备,以减少或避免手术危险和预防造成进一步的神经损害。

手术时,神经外科医师负责开颅的手术操作,在充分保护好脑组织不受损害的前提下,为颅面修复提供适当的操作空间。同时要防止意外脑损伤、颅内血肿形成及脑脊液漏。保持硬脑膜完整或严密的缝合是防止脑脊液漏最可靠的方法。颅面畸形多伴有颅前窝底的颅骨发育异常,可有骨刺样增生,或向上嵌入硬脑膜。分离颅底骨质增生时极易造成硬脑膜撕破,如修补不严密或同时伴有颅底的骨性缺损(如眶额前移术),则术后脑脊液漏常无法避免。硬脑膜修补一般困难不大,只要仔细缝合裂孔即可达到不漏的目的。但是,颅前窝底的硬脑膜非常薄,如有张力则极易造成新的撕裂,在脑膨出的患者,这种情况更加明显。此时较理想的方法是使用修补材料。常用的修补材料为颅骨膜、大脑镰、阔筋膜等。为减少颅内感染的机会,最好不要使用人工材料或异体材料。生物胶对较小的漏孔可能有效。硬脑膜修补完成后应压迫颈静脉以升高颅内压力,同时检查缝合处是否不再有脑脊液漏出。除非开颅时损伤矢状窦,颅面畸形的开颅手术常不致造成术中颅内大量出血。开颅时应仔细分离颅骨与硬脑膜的粘连,尤其是在近中线部位更应细心。如分离有困难,可增加钻孔数目或咬除部分颅骨来增加暴露区域。矢状窦及蛛网膜颗粒渗血时,用明胶海绵敷贴即可止血。虽然结扎矢状窦前 1/3 不致构成严重后果,但极少有必要采取这种过激的措施。矢状窦静脉压较低,一般情况下,敷贴、裂孔缝合或修补等方法均可达到满意的止血效果。硬脑膜出血,特别是脑膜中动脉出血时,应采用双极电凝器逐一彻底止血,直到冲洗时流出的盐水完全透明,无任何小的出血点为止。止血完成后亦应压迫颈静脉,以确定有无渗血存在。由于颅面手术常留下较大的死腔,易于形成颅内血肿,因而止血要求比一般开颅手术更为严格。

(一)颅内压增高

颅内压增高可能是颅缝早闭、颅骨纤维性结构不良等原因造成颅腔狭窄所致。颅面畸形患儿因颅内压增高而发生眼底水肿的比例相对较低,而常表现为头颅 X 线摄片所见的脑回压迹,即慢性颅内压增高的征象;临床上亦较少见呕吐等急性颅内压增高的相关症状。脑积水患者常须行脑-腹腔分流术,但手术时机必须注意。一般说来,脑膨出伴有脑积水者应先行脑脊液分流术,待颅压下降后进行二期颅面畸形修复术。脑积水伴发颅腔狭窄、眶距增宽者,除非颅内压过高危及生命,否则应先矫正畸形,以利于脑膨胀及减少死腔。术后颅内压增高不能缓解者,可进行二期脑脊液分流术。

术中应避免不必要的脑牵拉,特别是要避免长时间的强力脑牵拉。牵拉前应采取措施使颅内压充分下降,脑压板不宜过宽,最好是采用前端较窄或边缘上翘的脑压板。牵拉的程度以能提供足够的操作空间为准,防止不必要的脑膜过度暴露,暂时不操作的部位应该停止牵拉。确实需要较长时间的牵拉时,应注意每隔 15 分钟就放松脑压板数分钟。为了避免不规范的操作,最好使用自动脑压板,以保持稳定的脑牵拉。在进行颅面修复的时候,切记不要让操作中的骨凿、骨撬、电钻及电锯柄与硬脑膜直接接触,猛烈的振动亦可能造成脑损害。任何操作不应以大脑作为支撑点,术者的手不应搁在硬脑膜上进行操作。硬脑膜应经常以湿棉片(脑棉)保护。

颅内压增高是颅内操作的重要障碍,即使没有明显的颅内压增高,手术亦要求在颅内压更低的情况下进行。在降低颅内压的措施中,首选过度换气。如果颅内压力不很高或是颅压正常,在过度换气数分钟后,颅内压可明显下降,下降幅度可达原来压力的1/3或更多。多数患者可通过过度换气以获得足够的颅内压下降。如过度换气不能获得足够的颅压下降,使用甘露醇降压则是有效的措施。在开颅时,用20%甘露醇,按1～2g/kg快速静脉滴注(要求在15分钟之内滴注完毕),约15分钟后颅压开始下降,30分钟后颅压可明显下降,此时大约正好是开颅操作完成,即将进行颅骨截骨操作时。另外,术中放出部分脑脊液亦可获得满意的降低颅压效果,即在脊髓腰池内预置腰穿针或细导管,开颅完成后,放出部分脑脊液。脑脊液放出量的多少,视颅内压下降情况及手术的要求而定。颅内压较高的患者,在开颅之前不能放出脑脊液,否则会诱发脑疝。不论采取哪一种降颅压措施,颅压的下降都是暂时的,数小时后颅压自动回升到原来水平或更高。因此,如果开颅操作时间较长,应根据颅压情况重复上述降颅压措施。

术后控制颅内压增高十分重要。手术有可能造成不同程度的脑积水,使术后颅内压更高,但颅内压过低又不利于消除死腔,反易形成颅内血肿,因此术后常规不使用强有力的脱水剂。除非有剧烈的头痛、呕吐或颅压监护表明有明显的颅压升高,至少在术后6小时之内不主张大幅度地降低颅压。如无明显颅压升高的征象,可常规使用皮质类固醇药物以减轻脑水肿。从手术当日起每天给予地塞米松20mg,维持5～7日,待脑水肿高峰期过后逐步停药。如术前即有颅内压增高,或术后有颅压升高的表现,可使用20%甘露醇静脉滴注,每日2～4g/kg,分2～4次给药。干冻血浆、人体白蛋白及其他利尿药物亦可用于降低颅内压。

术后颅内压监测不仅可以动态地了解颅内压力的变化,及时发现颅内压增高,适时合理地投药,而且能作为药物和其他降颅压措施的客观评价方法,以期用最小剂量的药物和最简单安全的方法将颅压控制在理想的范围内,亦可用作评价停止或减少降颅压措施时机是否合适的指标。

一般认为头痛、呕吐和视乳头水肿是颅内压增高的主要表现,被称为"三主征"。但颅内压增高早期可能缺乏任何特征性的变化,患者自我感觉良好,头痛的发生率及严重程度不一定比其他开颅术后的患者更高,颅内压监护仪记录到频繁发生的高源波,可能比临床症状出现得更早。随着颅内压的进一步增高,头痛逐渐加剧,而且可能伴发呕吐。正如头痛一样,术后数日内,特别是24小时之内,呕吐会经常发生,这多半是由于开颅手术和全身麻醉的直接影响,而并非颅压增高所致。但频繁的呕吐伴有剧烈头痛时,则是颅内压增高的重要表现。视乳头水肿虽可在颅内压增高的数小时之内发生,但一般说来比头痛、呕吐出现得要晚些。严重的急性颅内压增高时,患者可出现血压升高、心率和呼吸减慢(Cushing反应),此时脑血管自动调节功能濒临丧失,生命受到严重威胁,若不及时救治则难免死亡。脑疝是颅内压增高的严重并发症,当颅内压极度增高且有颅内各部位压力不均衡时,一部分脑组织由高压区向相对的低压区移动,并向某些生理孔道嵌入,造成以脑干损害为主的神经系统危象。常见的脑疝有小脑幕切迹(颞叶钩回)疝和枕骨大孔(小脑扁桃体)疝。前者的典型临床表现和发展过程为:患者头痛、呕吐加剧,躁动不安,进而意识丧失,瞳孔先一侧而后两侧散大,光反应消失;体检可见同侧或对侧肢体活动障碍,去脑强直发作,最终心跳和呼吸衰竭。枕骨大孔疝除颅内压增高症状加重外,可检查到颈项强直和膝反射降低等体征;呼吸和心跳衰竭出现较早,可与意识障碍同时发生。

对颅内压增高患者的治疗,首先应使患者保持静息状态,因情绪紧张和躁动不安都可能使颅内压进一步升高。对自我控制能力较差的患者可使用少量镇静剂,切忌不适当的约束和对抗动作,因膀胱过度充盈及注射等治疗措施引起的疼痛,都可能是躁动不安的原因,应力求避免。应保持呼吸道通畅和充分的氧交换,必要时采用过度换气,使$PaCO_2$从基础水平(4.0～4.7kPa)下降到3.3～4.0kPa;如其他措施仍不能使颅压下降时,可将$PaCO_2$降到3.3kPa以下。高渗甘露醇脱水较快,作用强且作用维持时间较长,出现颅压反跳较轻微,副作用少,是目前使用最广泛的首选降颅压药物。其基础剂量为0.75～1.5g/kg,以20%～25%的浓度快速静脉滴注,根据病情需要每6～12小时重复1次,最高剂量可达3～5g/kg。大剂量多次应用甘露醇时应监测血浆渗透压,如渗透压在用药30分钟内达到320mmol/L或1小时内达到310 mmol/L时,则应减少或延缓甘露醇的应用。使用脱水剂必须精确计算尿量,并按尿量的75%补充液体,适当补充电解质,特别是钾离子。脱水剂使用后的第一个24小时,可允许液体丧失量为500～1 000ml;第二个24小时接近平衡时仍可保持轻度脱水,因为非察觉的水分丧失依然存在。在反复使用高渗脱水剂的过程中,一方面由于高渗液的分子逐渐进入脑组织液中及脑组织液的流出，血浆与脑组织液之间的渗透压差逐渐消失，脱水作用也逐步减弱。如同时使用增加胶体渗透压制剂，可减轻反跳，增强脱水作用。常用制剂有20％白蛋白20～50ml，静脉注射，每日1～2次，两倍浓缩的血浆亦有较好的脱水作用。肾上腺皮质激素可以改善血脑屏障，降低毛细血管的通透性，改善脑血流，减轻脑水肿。但肾上腺皮质激素的使用必须在早期进行，用量宜大，持续时间要短。如使用地塞米松，每日20～40mg，2～3日后迅速减量，以减少激素使用引起的并发症。若上述方法均不能获得理想的颅压下降时，可考虑采用巴比妥类药物。实验及临床证明，巴比妥类药物可使血管收缩，加强Na-K泵的功能，减轻脑水肿，并且有抑制脑脊液的分泌及减低脑氧代谢的功能，因而可以降低颅内压。硫喷妥钠首剂量为15mg/kg，以后以每小时0.5～3mg/kg的速度维持静脉给药，保持2.5～3.5mg/L的血浆浓度。亦有人建议用脑电图连续监护取代药物浓度监测，或两者同时进行，药物用量要视颅内压增高程度而变化。有人建议，当颅内压高于4.0kPa时，每小时给药200mg；当颅内压高于2.7kPa时，给药100mg；当颅内压降到2.7kPa以下时，可停止用药。术后颅内压持续增高者，应考虑到颅内血肿的可能，宜及时复查CT，发现颅内血肿应及时清除。个别颅内压极度升高不能控制者，偶可作手术减压。术前已有脑积水者，可行脑室引流或作侧脑室-腹腔分流术。

（二）脑脊液鼻漏

脑脊液漏是指脑脊漏液通过破损的蛛网膜-硬脑膜-颅骨-皮肤或鼻旁窦粘膜流至颅外。按照Ommaya的分类，颅面畸形术后的脑脊液漏属急性医源性脑脊液漏。严重的颅面畸形修复术，需要广泛的截骨，开放额窦和筛窦几乎是不可避免的。如术中硬脑膜的完整性遭到破坏，脑脊液通过破损的硬脑膜及骨缝经鼻旁窦进入鼻腔，则造成脑脊液鼻漏。且因颅底骨性缺损较大，漏孔自行修复的能力较差，如不及时处理，将导致颅内感染，造成严重后果。虽然术者在手术结束时，常规检查有无脑脊液漏，并力图妥善地修复颅底，严密缝合硬脑膜，但有时仍难免有脑脊液漏发生。术后脑脊液漏绝大部分发生在开颅术后第1周内，迟发的脑脊液漏（术后3个月内）很少见。迟发的原因可能是硬脑膜破孔不大，或因电灼等，致使硬脑膜局部结构脆弱，当颅压骤然升高时（如咳嗽、用力等）穿破。有的漏道部分阻塞，产生活塞或球阀作用，可呈间歇性脑脊液漏。脑脊液漏的发病率与患者的年龄成正比，即年龄越大，发生的机会越多。如术中处理得当，2岁以下的患儿很少发生永久性脑脊液漏，这显然与患儿的鼻旁窦发育较差有关。

脑脊液鼻漏的主要症状是"清水样"液体自鼻腔流出，低头时或用力时流出速度加快，早期可为血性，数日后呈"清水样"。如能收集到足够量的流出物，可作生化检查以确定为脑脊液；脑脊液的葡萄糖定量大于30mg/L，如有感染可降到30mg/L以下（正常人鼻涕中不含葡萄糖）。脑脊液丧失过多时可产生低颅压综合征，表现为头痛、恶心及呕吐，卧位时症状缓解。如有继发感染，则出现典型的脑膜炎症状和体征。X线头颅摄片或CT扫描可见鼻旁窦有液体存在，或可见气体-液体水平，可同时伴发气颅，气体可在硬脑膜外、硬脑膜内、蛛网膜下腔甚至脑室内。一般情况下，颅面畸形手术后的脑脊液漏孔定位并不难，脑池碘水造影可能发现漏孔，如同时作冠状位及水平位CT扫描，可清楚地显示脑脊液漏出的通道。核素造影亦可用作漏孔的定位。碘[131]是常作为标记的核素，对确认漏口很有帮助，特别对漏孔较小的间歇性脑脊液漏的诊断意义更大。如上述检查均为阴性，而患者又具有典型的临床症状时，应重复检查并同时提高颅内压力，使漏口开放。注射碘水时，可由腰椎或颈1、2蛛网膜下腔注入，操作要在X线透视下进行，以确保对比剂全部注入。注药后令患者取俯卧位，头稍后伸，以保持对比剂在颅底的充盈。鉴于颅面手术径路的固定模式，万一上述检查均无法检出漏口时，在原手术野探查仍有很大可能找到漏口。手术时可采用吹气法寻找漏口，以球囊分别堵塞鼻腔前后孔，然后用导管向封闭的鼻腔注气，在手术野内可发现气泡自漏口溢出。

轻度的脑脊液鼻漏可用非手术治疗，包括绝对卧床休息，床头抬高15°，以减少脑脊液漏出量；避免各种使颅内压升高，特别是突然升高的因素，如咳嗽、打喷嚏和用力排便等，尤其要防止鼻腔冲洗及擤鼻涕，以减少逆行感染的机会；使用减少脑脊液分泌的药物，如口服乙酰唑胺250mg，每6小时1次，肌内注射地塞米松5mg，每6小时1次等；降低颅内压力，可应用强力的脱水剂（参见颅内压增高的治疗）。为使脑脊液引流更快捷有效，促使漏口早日愈合，最简单的办法是反复腰穿放脑脊液，但不可负压抽吸，以免诱发脑疝、颅内积气及逆行感染，应让脑脊液自行漏出，直至漏出的速度非常缓慢为止。每日重复腰穿2～3次，每次放出脑脊液体30～50ml。腰穿时要注意无菌操作。脑脊液作常规生化检查，注意有无感染征象。如行腰池或脑室外引流,应将患者置于严密监护之下,切忌过度引流。如果引流中发现病情突然恶化,应立即阻断引流管,恢复平卧位或使头稍低,作急诊 CT 扫描或床边头颅 X 线摄片,观察有无颅内积气。如果引流要维持到 7 日以上,最好作经皮腰池-腹腔分流术。

如脑脊液漏出量较大,或经保守治疗 2~3 周未缓解者,应考虑直接修补漏口。修补前有颅内压增高者,应先设法降低颅压;伴有脑积水者,应先作脑室-腹腔分流术,再行修补术。偶尔在颅压下降后脑脊液漏会自动停止。漏口的修补方法可分为颅内和颅外两类。颅内修补的主要优点是:可以清楚地发现漏口及周围组织的结构情况,同时硬脑膜修补瓣由于脑组织紧贴及颅内压的作用,常可严密地堵住漏口。颅外修补的缺点是:无法看清楚漏口及周围组织情况,有可能造成新的损伤,而且由于颅内压的推挤作用,修补组织片有时难以妥帖、准确地放置与固定。两种手术径路的选择因人而异,神经外科医师应当根据具体情况及自己的经验选择合适的手术方法。对于漏口判断不清或漏口较大者,宜首先选择开颅直接修补。额部开颅是最常用的方法,如术前漏口定位不确切,则以双侧额下径路更为合适。颅面外科常采用双额径路,因而由原手术切口进入,足以暴露漏口。再次开颅应注意在拆除不锈钢丝及螺丝时,不要造成新的硬脑膜损伤。脑牵拉以获得充分暴露为限,防止过分牵拉,因第一次手术造成的脑挫伤及脑水肿,极易导致新的脑牵拉损伤。操作时应常规采用显微手术方法。硬脑膜修补以使用自体材料为宜,以免发生排异反应。阔筋膜、颞筋膜、颅骨膜或必要时用大脑镰组织,均可达到满意的修补效果。无论采用什么修补材料,缝合均需十分严密。缝合后压迫颈静脉以提高颅内压力,检查是否仍有渗漏发生。如以生物胶加固,则密封性能更好。曾发生过颅内感染者,宜使用带蒂颅骨膜或颞肌-骨膜瓣修补,以增强愈合和抗感染能力。

如术前检查及术中观察均未发现漏口时,建议以修补材料在筛骨水平板上作广泛的铺垫,骨缝用骨蜡或医用粘胶封闭,暴露的鼻旁窦粘膜予以剥除或将其推向鼻腔,用脂肪或肌肉填塞鼻旁窦。这种操作可能损伤嗅神经,术前应与患者或家属说明。当漏口在后筛窦甚至累及蝶窦时,可作颅外修补法,具体操作与经蝶或经筛垂体瘤切除术相似,将受累鼻旁窦的粘膜剥除,再以自体脂肪或肌肉片填塞,亦可用生物胶加固。

(三)颅内感染

在正常情况下,脑组织深藏于头皮、颅骨和脑膜的保护中,且血脑屏障构成一道严密的防卫系统,使脑组织不易遭受病原菌的侵袭。一旦这些防护结构的完整性受到破坏,脑组织的免疫反应又较其他组织差,细菌的易感性就会明显上升。颅内感染虽然是开颅手术的严重并发症,但发生率并不高。颅面畸形手术常需暴露鼻旁窦、鼻腔甚至口腔,为半污染手术野,继发颅内感染的机会较多;且术中采用游离骨板及固定时,使用的钢丝或钛合金板、螺丝的异物反应,常使感染不易控制,一旦发生感染,有可能导致手术失败,甚至威胁患者的生命。

脑脊液漏是造成颅内感染的主要原因之一,在抗生素广泛应用于临床之前,脑脊液漏如不及时修补,患者最终多会死于颅内感染。脑脊液漏并发颅内感染的机会随时间延长而增加。据统计,脑脊液漏在第 1 周内继发颅内感染者较少,1 周后如仍不能自愈,则颅内感染明显增加,多数为肺炎双球菌性脑膜炎。有趣的是,一般肺炎双球菌脑膜炎的死亡率不足 10%。究其原因,可能与脑脊液漏患者的脑脊液被自动引流有关。脑脊液漏并发颅内感染的另一特点是反复发作,由于漏口周围软组织水肿,使漏口缩小,每于发作前,脑脊液漏突然减少或暂时停止,待炎症消退后,脑脊液漏又再发。个别病例可反复发作数次乃至十数次仍能健康地存活,当然,这并不能说明脑脊液漏并发感染是绝对安全的,而恰恰说明,如果不将漏口彻底封闭,脑膜炎的威胁是摆脱不了的。

开颅术后预防性使用抗生素是一个争论多年而未果的问题。许多学者认为,预防性用药可能使病菌产生耐药性,不仅对患者本人不利,而且可能造成抗药菌株的空气播散,使其他患者也受到威胁,因而持否定态度。但亦有人证明抗生素可以明显减少开颅手术的感染。看来在预防性用药更客观的观察指标制定之前,对于像严重颅面畸形之类易污染的手术,适当应用抗生素是允许的,仅就手术感染来说,可在术前或术中用药,不宜长期使用。脑脊液漏患者的预防用药效果更加可疑,多数学者主张不用。但在更有说服力的证据提供之前,预防性使用抗生素仍将是一个普遍的医疗行为。

一旦发生颅内感染,势必要使用抗生素。在选用抗生素时,必须根据药物的抗菌谱和细菌对药物的敏感性来决定。此外,对药物的毒性作用、配伍禁忌、药品价格等也都应仔细考虑,药物能否通过血脑屏障是与疗效密切相关的重要因素。影响药物透过血脑屏障的因素很多,如脂溶性的强弱、离子化程度、血浆和脑脊液之间的 pH 阶度差、分子的大小与结构、蛋白结合率、脑膜的炎性反应程度、药物剂量与给药途径等,都必须考虑到。为了使脑脊液和脑组织中的药物达到一定浓度,抗生素用量通常均较大,但应注意在感染控制后应逐步减药。

(四)癫痫

严重颅面畸形常伴有脑发育异常、颅腔狭窄、脑膨出等,影响脑功能,这些都可能成为癫痫发作的基础,增加临床发作的机会。癫痫频繁发作对患儿智力发育带来不利的影响,对原有脑功能不全者的影响则更为明显。开颅手术,特别是长时间的颅内操作,可造成不同程度的脑损伤,形成癫痫;原有脑发育不全者更易诱发癫痫,因而术前应详细询问病史,记录癫痫发作情况及服药史。不论有无癫痫史,术前均应常规检查脑电图。检查前应停用抗癫痫药物,以期记录到真实的脑电活动,必要时增加服药后、睡眠状态下的脑电图检查。如术前已有癫痫发作或记录到典型的痫性活动,手术前用药应考虑到癫痫发作的可能性,以苯巴比妥 0.2g 肌注作为术前常规。

术后癫痫多发生在术后数小时至数日之内,也可延迟到数月后发作(迟发性癫痫)。术后 6 小时之内发生癫痫被认为是难以预防的。抗癫痫药物的使用主要针对术后的癫痫发作,如有术后早期发作,应连续服药至少 1 年;如术后第 1 年有单次发作,应从末次发作起再服药 1 年;如有多次发作,则应服药数年,甚至终身服用抗癫痫药物。

苯妥英钠是传统抗癫痫药物,因毒性低、疗效肯定和价格低廉等优点,目前仍为常用的药物之一。常用剂量为每次 0.1g,日服 3 次。由于长期服用苯妥英钠能维持安全有效的血浆浓度,因而可以获得最高的有效率和最小的副作用。为此,许多医生建议对长期服用苯妥英钠的患者,进行血浆药物浓度的随访监测,并随时根据监测结果调整用药剂量。卡马西平为另一种常用的抗癫痫药,其症状控制率比苯妥英钠更高,常用剂量为每次 0.1g,日服 3 次。丙戊酸钠每次 0.2g,或苯巴比妥 0.03g,日服 3 次亦可获得理想的效果。但是,任何抗癫痫药物均有一定的副作用,如中毒、过敏、内脏损害和骨髓抑制等,必须予以足够的重视。

(五)颅内血肿

颅腔容积是脑、血液和脑脊液容积的总和,任何增加颅内容积的因素都会造成颅压增高和脑受压。颅内血肿是造成颅压增高和脑受压的主要因素之一。颅内血肿是开颅手术后的常见并发症,颅面外科手术亦然。虽然颅面畸形修复术可能会增加一些颅腔的容积(如眶额前移或颅缝早闭矫正术后),但由于硬脑膜的限制,脑组织不能立即膨胀到与颅腔相适应的状态,暂时的颅骨-硬膜间的死腔很易造成积血。如术中止血不彻底,则血肿更易形成。血肿不大时可逐步被吸收,不产生任何临床症状。血肿量累积到 20 ml 以上,则可能出现一系列症状,如颅内压增高和局部脑受压症状。

颅内血肿在临床上表现为头痛、呕吐、生命征改变(血压升高、脉率缓慢、呼吸加深而频率减少)、意识障碍和脑疝症状(一侧瞳孔散大,光反应消失,有时会出现肢体活动障碍和病理征阳性)。术后出现任何颅内压增高症状或不同程度的意识障碍,均应考虑到颅内血肿的可能性,除病情迅速恶化到脑疝发生必须立即手术外,均应及早作头颅 CT 扫描,确定有无血肿及血肿的部位和容量,以指导以后的治疗。

颅内血肿一经发现应立即手术清除。如血肿量少于 20 ml,临床症状不明显者,可在严密观察下行保守治疗。考虑到颅面外科修复手术是一个复杂的过程,不易正确修复和固定,如全部拆除不仅费时颇多,而且可能对再次复位带来困难,因而可先拆开部分骨片,清除血肿。

(张涤生、穆雄铮、丁美修、沈建南)

第三节　颅面畸形的诊断技术

一、产前胎儿检查

目前发展起来的产前诊断颅面畸形的检查方法有羊水穿刺、腹部内窥镜及超声波等。羊水穿刺可取得羊水作细胞学检查；腹部内窥镜会导致 5% 的流产率；超声波检查在胎儿 11～12 周时即可看出头形，10～18 周可分辨出脸部，20 周可看出脸颊，是产前诊断颅面畸形的最佳工具，目前已有多篇报道。

二、颅面检查

很多颅面畸形通过视诊、触诊及度量表面或骨骼后就可以确定诊断。当然家族病史对诊断亦极有帮助。检查从头颅、额头、眼眶、口腔，最后到枕骨、颈椎，由皮肤、头发到骨骼，同时也应检查肌肉、神经及腺体的功能。注意左右两侧是否对称、是否合并其他畸形。

皮肤的色泽、高低、肥厚或萎缩对诊断有一定帮助。皮肤较薄、色泽较深，常表示萎缩或颅面裂；皮肤肥厚或肿大，则可能合并血管或淋巴管异常或肥大症；检查头发浓密稀疏或光秃、发际或腮鬓是否有不正常的延伸，这种不正常的延伸通常是指向骨骼裂隙，眉毛中断也常表示中断部位下方眼眶骨骼发育不良；先天性面神经、动眼神经或其他颅面神经麻痹，常合并于颅面短小畸形及 Möbius 综合征。

眼睛部分要检查是否有眼皮裂及眼球前下方之皮囊肿（如 Goldenhar 综合征，彩照 39）、眼睑隙的斜度是否向上或向下、眼睑张开的大小、眼睑有否下垂；测量两眼内眦和外眦的距离及眼球的突出度（可用凸眼计，如 Hartel 测眼计）；了解泪管的通畅与否（可由泪管孔注入盐水来证实）；分别检查记录 6 条外眼肌的运动功能、瞳孔的形状（通常为圆形，若眼前房发育不良则为椭圆或扁圆）、瞳孔颜色（灰或白则表示白内障）、瞳孔对光反射（若有一侧视神经受损，则对光瞳孔收缩反应，光线由正常眼移到受损眼时，对侧瞳孔变大，即 Marcus Gun 现象）、视力、唇部及齿龈有无凹陷或裂隙、下唇是否有孔或粘膜囊肿、上唇系带是否多于一条（若有两条或更多，两条之间常有骨骼裂隙）、舌是否没有发生或太大或分成两半、硬腭软腭有无裂隙（腭裂两侧腭盖上的粘膜肥厚，可使中央凹陷看起来很像腭裂，如 Apert 患者）、有无先天性颞颌关节强直（不多见，但张口的大小应予记录）、上下颌骨的关系（有 3 种：矢状面可分 Angle 氏第一、二、三型，垂直面可分咬殆或开殆水平，及横切面，以了解是否有颌骨侧歪、咬殆面倾斜）、耳道（大小、位置、对称性应予记录）、外耳或中耳或内耳的畸形（耳前的皮、软骨，及赘肉的软骨部分常深入正常耳软骨或深入骨组织）。这些异常可合并在许多颅面畸形，尤其是与第一、二鳃弓有关的 Treacher-Collins 综合征、Goldenhar 综合征或颅面短小症。

对骨骼的检查，可在视诊后以触诊再一次证实额、眼眶、鼻、颧骨、上下颌骨之大小、宽窄及对称程度。视诊看到的皮肤颜色光泽不同，或发育厚度不良，或毛发指向异常，或眉、睫断裂的下方，应以触诊探查是否有骨骼裂隙、软组织膨出（脑膨出）或骨骼突出。两眼眶的距离可以用触诊加上尺或圆规测量，大致分出严重程度。

三、放射线检查

放射线检查可以明确诊断颅面骨骼畸形、提供脑及眼等周围组织的情况、早期诊断颅面畸形，以期在大脑未受到不可逆转的副作用前进行手术。新生儿或早产儿就可以接受放射线检查，婴儿或小儿在必要时可给予镇静剂或全身麻醉。

放射线诊断的方法有：

1.标准放射线摄片　通常包括 5 种位置：后前位可呈现颅盖骨缝；两侧位可见到前囟缝；额头位可呈现人字骨缝及枕大孔；矢状位可看见额缝；华氏位及牙颌全景片，可以帮助诊断眼眶及颅面上、下颌骨之畸形。

2.CT 扫描　是诊断颅面畸形的最佳武器。基本的轴位及额位切面资料可以重组成矢面的切面，更可形成立体影像(三维CT)。

3.脑血管摄影　在怀疑颅面畸形合并脑血管疾病时才使用。

4.磁共振　颅面畸形通常不必作磁共振,如合并有软组织的畸形时才有帮助。

当临床检查怀疑颅面某部位有异常时,可由放射线检查加以证实。早闭的颅缝在标准X光片上看不到。CT片,尤其是立体CT(三维CT)片,可以看到完全或部分的颅缝早闭,在颅顶可发现手指形颅骨变薄的压迹,这是因为大脑脑回压在颅内板,使颅内、外板间的骨髓质消失、骨板变薄。发生颅面异生时,如严重的Crouzon综合征,颅底前腔变小、蝶骨影像可能上翘,导致视神经管及眶上裂位置异常。单侧冠状颅缝早闭者,患侧额骨后缩而颅面短小,患侧之颅中窝减小,左右不对称。无眼或小眼畸形者没有眼眶或为小眼眶,眼眶太窄或太浅,可导致正常大小或构造的眼球向外突出。若眼眶大小正常,而内含软组织体积增加,也可导致眼球外突,此即称为突眼症。筛骨的异常可导致两个眼眶之间的距离异常。各种颅面裂畸形的颅骨异生或裂隙,可在CT(尤其是三维CT)片中得到印证。下颌骨髁状突或下颌骨体的发育异常,及咬肌、颞肌或翼肌的大小异常,在与第一鳃弓发生有关的畸形时,可以在CT、磁共振中看出其异常状态。

四、头颅定位测量片检查

头颅定位测量片是正颌外科的诊断工具,目前应用范围已扩大到颅面骨及软组织,用以测量患者的特定颅面结构在特定年纪时与正常值的差异,预测在发育过程中此特定颅面结构的变化,以及决定用何种重建方法来改善不协调的颅面结构。此检查的两个必要条件是变形小及重现性高。为了使头颅定位测量片变形小,X射线管与患者距离必须要在4m以上;重现性则要求患者将头放在头架上,牙齿咬殆,上、下唇放松,而Frankfort平面(外耳道上方到眶下点的连线)须水平。通常使用侧影定位测量片,必要时可摄轴或额面,用木板或其他遮板可使脸部皮肤侧影显现在X片上。

头颅定位测量片的标准定点如图24-7所示,每一点都为颅面解剖学上的固定位置。点与点连成连线(如Frankfort平面),线与线形成角度(如角SNA、SNB)。定位测量片的描绘或分析方法很多,这说明每种方法都有所不足。目前在分析治疗及追踪颅面畸形中常用的方法只有3种。

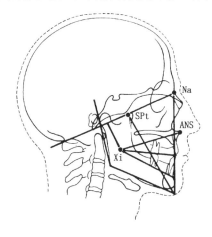

图24-7　头颅定位测量片的标准定点

1.Sassouni法(1964)　提供Ⅱ型、Ⅲ型咬殆及开殆、深覆殆患者的分类(图24-8)。

2.Ricketts法(1981)　以颅底为基准,加上、下颌骨的旋转,用以评估颅面骨生长的速率。然后从上到下,重组骨及软组织(图24-9)。

3.Delaire法(1978)　将颅部与面部的骨及软组织通过建筑分析联结起来。此法对重建颅面畸形时各部位的比例及协调有很大的帮助(图24-10)。

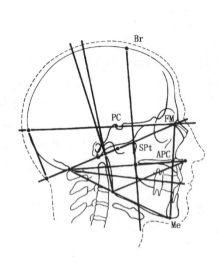

图 24-8　Sassouni 法

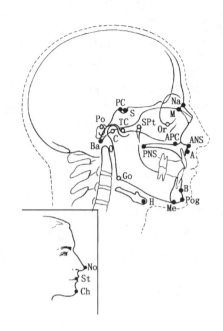

图 24-9　Ricketts 法

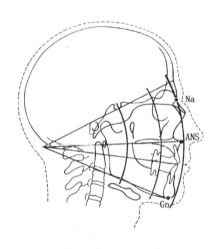

图 24-10　Delaire 法

（陈昱瑞）

第四节　眶距增宽症

眶距增宽症(orbital hypertelorism)是指两眼眶间骨性距离过度增宽的一种疾病,它是一种症状,可以出现在许多类型的颅面畸形中。

Tessier 提出眶距增宽症有 5 种可能的病因:①中面部或颅面部原发性发育不良;②单侧颅面裂;③颅面部正中裂或鼻裂;④额鼻部的鼻筛型脑膜-脑膨出或额窦肥大;⑤颅缝早闭症,如见于 Crouzon 及 Apert 综合征患者。Cohen 等亦曾描述过额颅骨发育不良综合征,它实际上是一种累及颅、额、鼻及颌骨的骨发育异常,症状之一就是眼眶间距较正常人为宽。颅面外伤后也可引起眶距增宽症,但多表现为单侧或不对称。

一、临床表现及分类

（一）内眦距的测量

确定眼眶间距离正常与否的标准是测量内眦距。

临床上，测量两眼眶的骨性标志以眶内侧壁的泪嵴（dacryon）点为测量基准。图 24-11 为 Dacryon 基点，它是上颌骨鼻突、额骨及泪骨的交汇点。此点可用示指在眶内侧皮下扪得。两侧泪嵴点间的距离称为内眦距（interorbital distance，IOD）。应参考患者内眦角间的距离来确定眶距增宽的严重程度。头颅骨的正位片亦可测定这个间距，但因摄片投射角的差异可能会造成误差。如进行 X 线摄片观察，则必须具有相同的投射角和摄距（如头颅定位片）。采用头颅 CT 平扫及冠状扫描，以确定左右眼眶及眼球在前后突度和高低距离方面的差异，这对于单侧眶距增宽症的诊断有较高价值（图 24-12）。

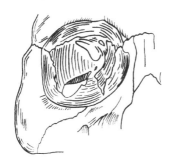

图 24-11 Dacryon 点示意图

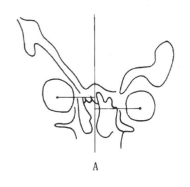
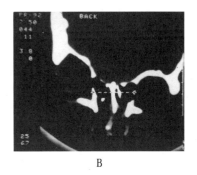

A | B

图 24-12 头颅 CT 片，确定眼眶及眼球在前后突度方面和高低距离方面的差异

A.测量示意图 B.CT 冠状扫描片

眼眶骨性间距的宽度随种族、年龄、性别而有所不同。正常婴儿出生时，平均距离约为16mm，以后随年龄增长逐步增加。女性至 13 岁、男性至 21 岁左右，眶间距离基本恒定而不再改变。西方人的眶间距，女性正常值约为 25mm，男性约为 28mm。东方人的眶间距较西方人稍宽，曾测量了 150 例正常人头颅 X 线片的眶间距，并将其结果与轻、中、重度眶距增宽症患者比较，发现中国人正常女性的眶间距在 23～29mm 之间，平均为 27.88mm；正常男性的眶间距在 24～30mm 之间，平均为 28.87mm。同样在一些轻度的眶距增宽症患者中，眶间距在32～36mm 者，有些本人或家属并不认为是畸形。由此可见，东方人对眶间距离略宽的心理耐受性较西方人为大，眶间距在 25～32mm 者均可视为在正常范围内。

除上述测定法外，正确的眶间距离测量还有赖于在手术时。直接测量两侧泪嵴间的真性骨间距离，一般较 X 片上的测量值为小。

（二）临床表现

眶距增宽症的颅面部外形主要是两眼眶间的距离过大，因而十分明显，通过 X 线片、CT 片，很快即可作出诊断。除眶间距离增宽外，眶距增宽症患者的颅面骨和颅前窝亦有改变，可观察到鼻中隔、鼻骨、筛骨、筛板及嗅窝等部位均宽于正常人。面裂所致者，鼻根部宽阔平塌，无正常鼻梁隆起，有时有内眦裂开和移位。在脑膜-脑膨出病例中，可以发现鼻根部存在正中沟状裂隙。约 1/3 的患者同时有斜视、弱视。颅面部外伤畸形者，多伴有内眦韧带断裂和移位。

（三）分类

眶距增宽症的严重程度按 Tessier 分类(1974)有 3 型，即按照西方人的标准进行分类。

Ⅰ度：轻度眶距增宽症，IOD 在 30～34mm 之间。

Ⅱ度：中度眶距增宽症，IOD 在 35～39mm 之间。

Ⅲ度：重度眶距增宽症，IOD 大于 40mm，或 IOD 虽在 35～39mm，而伴有眼球横轴歪斜或高低不平者。

东方人的眶间距较西方人为宽，故眶距增宽症的诊断标准也略有不同。适合于中国人的眶距增宽症诊断标准为：Ⅰ度增宽的 IOD 在 32～35mm 之间；Ⅱ度增宽的 IOD 在 36～39mm 之间；Ⅲ度增宽的 IOD 则在 40mm 以上。

二、病理机制及并发畸形

筛房窦的水平方向增宽是眶距增宽症的主要病理机制，但仅限于筛房的前部分增宽，而不涉及筛房的后部及蝶窦部分。此外，还可见到筛板的脱垂，即筛板超过正常额骨缝水平而向下方脱垂。这在 X 片上可得到明显的证实，CT 片上可见宽大的筛板(图 24-13)。此外，还可见到嗅沟变圆，鸡冠重复或消失，但视神经孔一般在正常位置，因此造成两侧眼窝呈向外侧扩张状。在严重眶距增宽的病例中，这个扩大角度可达 60°，而在正常人仅为 25°(图 24-14)，这样就更加重了畸形，并导致双眼协同视物功能的丧失。依据视神经孔多在正常位置的解剖特点，手术时可在离眶顶 8mm 范围外进行眼眶周围截开，使眶缘骨架游离及移位后在新的矫正位置作固定，而不致造成对视神经的任何损害或压迫。在额筛部脑膜-脑膨出症中，其眶距增宽的程度，即两侧瞳孔间距的增大，不如面中裂所致的眶距增宽来得明显，原因是前者完全由脱垂脑组织的机械作用所致，而畸形的程度完全取决于脑组织脱垂的程度。在 Cohen 综合征的病例中，由于颅缝早闭而使中面部显得格外短小，加上眼眶间距增大，因此当发育完全时，常需进行二期手术治疗整复。面裂的中鼻部支架受到破坏，呈现鼻部变宽伴有双重鼻中隔，同时往往有双重鼻尖，鼻翼软骨常见发育不良。眶距增宽症眼眶间距增大，引起双眼视轴的间距相应变大，这样更加重了畸形，并导致双眼协同视物功能的丧失。

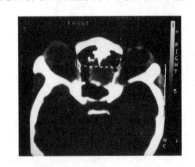

图 24-13 筛板宽大：CT 片上可见宽大的筛板

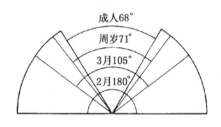

图 24-14 视神经夹角示意图

三、手术年龄及手术原则

目前趋向于较早进行手术矫治，但亦不宜过早。一般来说，5～6 岁时进行手术为最佳时机。Converse 曾主张在婴儿早期手术，在他的一组病例中，年龄最小的仅为 4 个月的婴儿。过早手术，不但在进行眶缘下截骨时会损伤恒牙的胚胎，而且还会影响颅面骨骼的正常发育。在 5～6 岁时进行手术矫治，有助于学龄前儿童心理的改善；但最主要的是，由于此时骨组织较薄软，手术操作远较成年人为方便。Tessier 建议，在眶架下缘截骨时，其水平截面应在眶下孔血管神经束以上的部位进行离断，这样就不至于损伤牙齿的胚胎。这个位置相当于恒牙单尖齿和儿童时高位的上颌窦，因为上颌窦的最后发育下降，要等到恒牙萌出后才开始。术后用钢丝将上、下颌间两侧单尖牙结扎，就可获得足够的固定作用。

手术原则是彻底截开和松弛双侧的眼眶骨架，向中间靠拢，以改善颅面外形和眼球的分开性弱视。骨架移动后留下的间隙，用自体骨植入固定。

四、手术方法

对于轻度畸形,有时并非真性眶距增宽,而属于遗传性或创伤性内眦角畸形,如内眦赘皮所致者。在东方人,如鼻梁过于平塌,亦会呈现有轻度眶距增宽的症状。本型患者一般无需进行眶距截骨手术,只要纠正内眦畸形或填高鼻梁,即可得到矫正或改善(图 24-15)。在中度眶距增宽症中,并不存在眼球真性移位和偏斜;但患者面部表现为较宽大,X 摄片显示眼眶外形正常,眶间距未见缩小,眼眶亦没有侧偏异位。本型病例一般只需采用颅外径路手术,如"O"形或"U"形截骨手术,即可得到矫正或改善。但如存在筛板脱垂,则亦需采用颅内径路进行截骨矫治手术。Ⅲ度(重度)的眶距增宽症,两侧眼眶存在真性侧偏异位,造成两侧外眦角和外耳道口距离缩短,呈"金鱼状"脸型。这时患者可以发生偏视,有不能集中视物及斜视等视力障碍。此类属于真性眶距增宽症,必须采用颅内-颅外联合径路的眶周矢状截骨术,以彻底松开和游离眶缘骨架,截除眶间多余骨块后,眶架在新的位置重新固定。对于Ⅲ度眶距增宽伴眶纵轴倾斜的特别严重病例,可选用中面部劈开法。

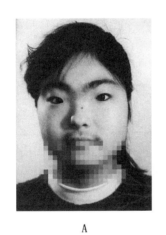 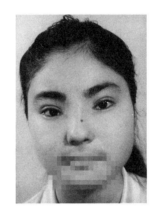

A   B

图 24-15 Ⅰ度眶距增宽症
A.术前 B.进行内眦成形和双重睑术后

(一)手术操作步骤

1.切口选择 颅内-颅外联合径路选用横颅冠状切口和睑缘切口。颅外径路的"U"形截骨和"O"形截骨也选用冠状切口和睑缘切口;而眶内侧壁截骨内移则既可选用冠状切口,也可选用鼻根内眦部的局部切口。

2.颅外径路截骨手术 颅外径路手术操作方法有多种,现介绍如下。

(1)眶内侧壁截断及内移手术 先截除鼻中隔的过宽鼻骨及筛窦,然后将部分或全部眶内侧壁和鼻眶缘截断后连同内眦韧带向中央靠拢,最后进行钢丝结扎固定,或应用微型钢板固定(图 24-16)。两旁的截骨后间隙则进行嵌入植骨。这种手术仅游离部分眶内侧壁和眶内缘,并不包括整个眼眶,也不改变眼球的位置,因此实际上只是将两侧内眦韧带及其附着骨块向中央靠拢,从而纠正了内眦间的过宽畸形。手术切口如在鼻背部外侧进行,会留下较明显的瘢痕,故可选用冠状切口进路。

(2)"U"形截骨术 在眶内侧壁、外侧壁、眶下缘和眶底进行截骨,截下骨块呈"U"形,同时截除中央部过宽的鼻根部及筛窦组织,将眶下部向中央靠拢,结扎固定,并在留剩的两侧骨间隙中进行植骨。手术切口沿眶周外下区进行,术后瘢痕较少(图 24-17)。本术式适用于Ⅱ度眶距增宽症,且筛板位置较高,及无脑膜膨出的病例。据 Converse 和 Munro 的意见,"U"形手术大约可以缩短 IOD 的距离约 1cm 左右,故适用于 IOD 小于 40mm 的病例(图 24-18)。

(3)"O"形截骨术 即在"U"形手术的基础上扩大,连同眶上缘及额窦的底部一并截断,向中央拉拢固定的术式,较"U"形手术彻底,适用于中度眶距增宽而额窦尚未完全发育者。7~8 岁内的儿童不宜应用本手术,否则可能造成颅前窝的暴露。

3.颅内径路截骨手术 实际上,这是颅内-颅外联合径路的手术方法。Tessier(1967)描述了一种颅内径路方法的眶距矫正术,以确保脑及眼球的安全,且最先发展了二期手术操作。第一期先截开颅骨,把额叶从颅

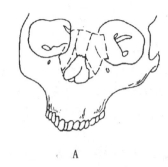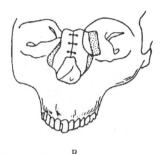

A   B

图 24-16　单纯眶内侧壁截骨术示意图

A.设计截骨线　B.截骨固定后

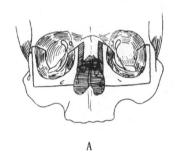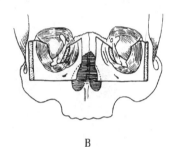

A   B

图 24-17　"U"形截骨示意图

A.截骨线在眶下缘及眶的两侧　B.双侧截短的骨块向中央靠拢

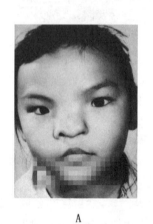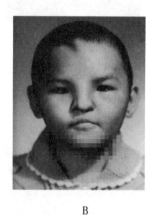

A   B

图 24-18　眶距增宽症,行"U"形截骨术

A.术前　B.术后,缩短 IOD 的距离为 1.5cm

前窝翻起,同时修补硬脑膜以防止脑脊液外漏。第二期进行眶周截骨术,同时切除鼻部中间的部分骨组织,包括筛板和鼻中隔。Converse 等(1970)发展了一期截骨术,类似于 Tessier 的术式,但又作了颅骨矢状缝旁侧切割,可使筛板及嗅觉器不受损伤。在操作中,眼眶截骨必须在眶轴的后侧进行,并应尽可能靠近后外侧,但不进入颅中窝,这样便能有效地移动眼球及眼眶。对于中等程度眶距增宽症的矫正可以施行"V"形截骨术,包括双侧眼眶周壁及眶底的截骨术,但应保留眶顶壁的完整(Tessier,1973)。如婴儿伴有上颌弓的"V"形畸形,可以用中面部劈开的手术方法来矫正眶距增宽;把分开的面部两侧,包括左右两边的上颌骨向内侧移动,以使突起的"V"形上颌弓得到改善,并矫正眶距增宽。这一手术方法由 Van de Meulen(1979)首先开展。

颅内-颅外联合径路的基本手术操作步骤,包括前额开窗、前额眶上骨桥制备、眼眶截断并向中央靠拢及植骨等。选用较多的是保留鼻骨中央和部分筛骨正中板的旁正中截骨术,它包括双侧眼眶周壁及眶底的截骨术,但应保留鼻骨中央一条与眶上额带的完整,即中面部截骨形成两个游离的眶架和中央骨条的 3 个骨块(图 24-19)。

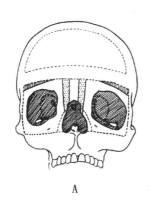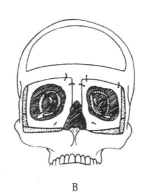

图 24-19 眼眶旁正中截骨示意图

A. 眶周截骨,保留正中结构与筛板相连 B. 截骨,眶架内移,缺损处植骨充填

作头皮冠状切口。在骨膜上、帽状腱膜下翻开前额皮瓣,直抵眶上缘。于眶上缘上1.5cm处切开骨膜,在骨膜下分离,注意保护眶上血管神经束。两侧软组织分离部位应达到颧骨下方部位;鼻中央部应达到鼻梁中上部。手术时注意慎勿穿破硬脑膜及中央部的矢状静脉窦。如有硬脑膜破裂,应设法缝合修补。在硬脑膜外用脑压板,轻轻将大脑额叶向上后方牵拉,以暴露颅前窝及眶顶部,此时,在额颅开窗部的下缘与眶上缘之间,保留一条横形的额骨桥,以便于在骨桥上下两侧骨架(额颅和眶骨)游离移位后,作骨间固定之用。眶上桥的宽度视患者年龄而定,一般约在1cm左右,两侧则与颞骨相接连。

眼眶周围的截断游离。先从一侧开始,在冠状切口外侧,横形切开颞筋膜,分离颞肌而进入颞窝骨膜下,从此处分离、暴露颧骨和颧弓,再在眼结膜囊内下睑板上缘处切开睑结膜,分离软组织直抵眶下骨缘,切开该处骨膜;用骨膜分离器插入骨膜下,向后方分离眼球和眶组织,直到离视神经孔及眶下裂1cm部位,随后用骨膜分离器插入眶上缘骨膜下,分离眶内组织,直到离眶上裂及视神经孔1cm部位;在内眦部切断内眦韧带,用黑丝线缝上一针作为标记,以便于手术后期将它作为内眦成形的标记,重新复位固定;细心分离泪囊,慎勿损伤之。这时整个眼球和眶内其他组织已完全在骨膜下松解游离。随后,用来复式电锯或小骨凿从眶外侧及颅前窝外侧处插入,将眶侧壁骨组织锯断或凿断,直抵眶下裂部位(眶下裂部位的骨壁极薄,操作便捷);然后沿眶侧壁的颧骨部将颧骨锯开,如感到操作存在困难,可在颧骨部作一皮肤上辅助小切口以协助之;继而通过下睑板上缘的切口,用小拉钩暴露眶下孔区域,于孔下方用电锯或小骨凿在眶下部作骨的横形截断,注意保护眶下血管神经束不受损伤。这时手术区就进入了上颌窦,可进行局部冲洗。再在面部鼻中央作纵形皮肤切开,向两侧分离鼻根部及上颌骨鼻突部,以暴露整个鼻根部位,然后又回到颅前窝,用电锯在左右眶上缘横形锯开骨板以形成眶上桥,再用小骨凿截除颅前窝中央的筛骨板及嗅窝组织,并将中央区宽大的鼻骨、鼻中隔及发育不良的筛骨及筛窦一并去除。如在眶距增宽症手术中采用保留鼻骨中央部及鼻中隔的术式,则在这部分操作时,应于中央部两侧分别进行截除手术。

最后在明视操作下,用电锯在颅前窝、眶顶部的前2/3与后1/3之间的交界线上,凿断眶顶部。至此,整个眶架骨组织已从上下左右及后方全部被截断,从而可以容易地被移位固定,矫正畸形。应用相同手术操作在另一侧进行眼眶截断手术,以使双侧眶架得到全部游离。再按手术设计要求,将它们向中央部移位靠拢,进行结扎或应用微型钢板固定。当然,在患有单侧眼眶畸形或异位,或后天性创伤畸形的病例,这种眶架截断手术只需在患侧进行。

在眶架后方截断眶壁时,截骨术必须在眶顶部的眶上裂部位距蝶骨嵴8~10mm处进行。如截骨线过于靠近视神经孔,将导致眶架移位后压迫视神经和血管,造成视神经损害;但如截骨线过于在眶缘前方,则不能有效地矫正畸形,或有可能导致术后复发。

在鼻部中央及颅前窝进行截骨时,其范围应包括筛板、筛房、鼻根和上颌骨额突等组织。一种是连同鼻梁、鼻中隔、筛板、鸡冠、嗅窝全部截除(Tessier法);另一种则是保存鸡冠、嗅窝和鼻中隔,而分别在它们的两侧作旁中央截除术(Converse法)。目前都趋向于后一种手术操作,这种手术由于保留了嗅板及嗅神经,所以术后患者仍保留了正常的嗅觉;且鼻中隔仍保留,所以左右鼻道仍保持了正常解剖形态。手术时,一般不需切除中鼻甲,但如患者有中鼻甲肥大,则应作截除术,以免阻碍了眶架的靠拢而阻塞鼻道通气。

4.伴脑膜-脑膨出的处理　在因脑膜-脑膨出引起眶距增宽症的病例中,膨出物可以和眶距增宽同时进行手术切除及修复。但 David 则主张在婴儿期可先进行脑或脑膜疝的回复和修补,并同时修补眶内侧裂孔,以便有利于眶组织的正常发育,待长大到幼儿时再进行眶距增宽畸形的矫正。这一主张并不与在 5～6 岁时一次性进行矫治手术的原则相矛盾。

(二)术中有关问题

在截除颅前窝骨组织时,保护脑组织和精细的脑膜修补是手术成功的关键之一。术中可通过过度换气来降低颅内压,以有利于良好暴露颅前窝诸结构,包括鸡冠、筛板及蝶骨嵴。对过度换气后仍不能有效地降低颅内压者,可用 20%(0.5～1.0g/kg)甘露醇静脉快速滴注,或放出一些脑脊液,直到颅内压出现明显降低,足以良好地暴露颅前窝为止。如有硬脑膜破裂,则应细致地进行修补,这样可以防止术后脑脊液漏或颅内感染。在手术关闭颅腔以前,更应细致检查有无细小的硬脑膜破裂和脑脊液渗漏。

由于手术范围大,术中良好而有效的止血实属重要。头皮切开的冠状切口,出血较多,使用一次性塑料头皮止血夹是方便有效的手段。Whitaker(1980)报道,由于手术熟练程度的提高,手术时间从平均的 7.5 小时降低到 4 小时,术中失血量由平均全身血容量的 86%(最多为 173%,最少为 26%)减少到 56%(最多为 117%,最少为 10%)。在上海第二医科大学第九人民医院 46 名病例中,平均失血量为 65%,手术时间亦已从原先的平均 7.5 小时降低到 5 小时。对年龄较小的患儿,应特别注意术中的出血量,并及时进行输血。

颅内压增高是术中及术后应特别注意的问题。半数开颅病例中,术中及术后 48 小时未见明显颅内压增高。一死亡病例,术中并未见颅内压增高,但术后出现颅内压增高,48 小时后死亡。尸体解剖提示:存在广泛脑水肿、上脑干弥散性脑内出血点、基底动脉出血,死亡诊断为脑水肿和脑疝。防止脑水肿和颅内压增高的关键是,在术中尽量减少对脑组织的牵拉、避免对脑组织的压迫。这包括适当地降低颅内压、与神经外科医师密切配合以保护好脑组织,以及在硬脑膜表面进行良好的止血,防止血肿形成等。Yokon 等研究表明,脑牵拉,特别是在颅内压较高时的过度压迫、持续牵拉,都会造成严重的脑损伤,其中包括脑电活动和形态学的改变。为了防止颅内压增高,可在手术开始前先作腰椎穿刺术,手术后仍保留数天,随情况变化放出部分脑脊液以降低颅压。此法还具有利于微小脑膜破裂口愈合的作用。手术中由于颅底筛板被凿断,致使与下方鼻腔相通,可引起暂时性脑脊液鼻漏,也可能成为术后的感染途径,导致产生脑膜炎等严重并发症。

在手术中,由于不经意地触碰眼球,或在手术中角膜暴露时间过长,可使角膜受到损伤,导致术后发生角膜溃疡,长期不愈可致形成角膜混浊和白斑,导致视力障碍。术中放置眼球保护器或隐形眼镜,可以保护角膜不受损伤(千万别忘记在手术结束时取出)。在暂时性的手术过程中,上、下睑缘缝合亦是保护角膜的一个方法。眶距增宽症患者多伴有各类斜视,可待手术矫治后请眼科医师予以纠正。之所以要在术后纠正斜视,是由于大多数患者在眶架移位后有眼球易位,眼内、外斜肌必须在术后建立新的平衡,以调节眼球活动功能,因此必须等待眶架位置定型后再进行视力纠正较妥。Diamond 曾于眶壁整复前先作斜视纠正,但效果并不理想。

颅内-颅外联合径路矫治眶距增宽症的手术比较复杂和困难,且具有一定的危险性。Tessier(1974)报道的 65 例中,曾有 2 例死亡,其中 1 例死于术中输血不足,另 1 例死于脑水肿;3 例由于术后未能作眼睑暂时性缝合,造成角膜摩擦伤而形成角膜溃疡。Converse(1972)报道的 52 例中,有 1 例死于出血过多,5 例术后并发神经性抽搐、长时期脑水肿和硬脑膜下血肿。Munro 曾提出,为了防止术后颅内血清肿或血肿,颅前窝底部在术后不应作闭合式缝合以利于引流。

由于此种手术具有一定的危险并发症,故术中及术后必须谨慎小心,操作要轻柔、准确和熟练,手术组应密切配合,才能使手术得以顺利进行和完成。术后加强护理,严密观察,防止感染,及时发现异常情况,并给予相应处理(图 24-20、图 24-21)。

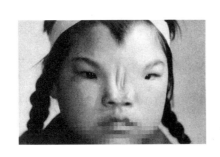
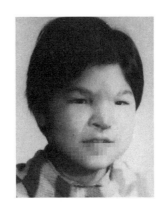

A B

图 24-20 患者女性,6 岁,颅面正中裂所致眶距增宽症

A. 术前 B. 术后

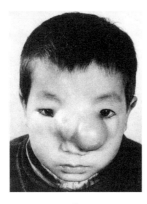
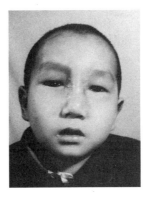

A B

图 24-21 患者男性,7 岁,额鼻筛型脑膜-脑膨出伴眶距增宽症

A. 术前 B. 术后 3 个月

五、术后护理及并发症的处理

(一)术后护理

治疗眶距增宽症的颅内径路手术是一个大型手术,术后的妥善护理和及时处理危象及任何并发症,对手术成功至为重要。术后应严密观察患者的生命体征,包括呼吸、脉搏、血压及颅内压变化,最好能进入监护病房观察 1 周。应重点注意患者的意识状态、双侧瞳孔变化、四肢活动情况等。应有一组经过专业培训的护士担任特别护理,随时进行眼、鼻、口腔清洁,鉴别有无脑脊液从鼻孔中流出,防止感染和褥疮形成;如有脑水肿、血容量不足、瞳孔异常等情况出现,应及早报告医生并进行紧急处理。

术后常规给予广谱抗生素静脉滴注 7 天。术后 10 天拆线。如曾行暂时性睑缘缝合,可在术后 5 天拆除。

(二)术后并发症的处理

1. 术后早期脑水肿 由于手术在颅内、硬脑膜外进行,术后 2～3 天会出现脑水肿的高峰,如观察和处理不当,可出现颅内压增高征象,严重者危及生命,应当高度重视。术后应常规应用皮质类固醇激素 3～5 天,及大剂量抗生素(如青霉素等),并适当控制补液量。密切观察生命体征,如瞳孔大小、神志情况、心率、血压、脉搏、呼吸等,并记录 24 小时的出入量。手术第二天应查血常规、细胞压积等,以估计血容量是否不足。

如出现脑水肿征象,可先应用脱水药物,如静脉滴注甘露醇等。如症状无法缓解,则应请神经外科医师会诊,必要时行二次手术,开颅,降低颅内压。

2. 颅内血肿 手术虽然没有打开硬脑膜,但由于手术过程中电锯、骨凿的震动,以及可能出现的局部出血点,都可能形成脑内血肿或硬膜外血肿。如术后出现神志突然不清、两侧瞳孔大小不等、呼吸深长等,即应怀疑有颅内血肿的存在。应立即作头颅 CT 扫描以明确是否存在颅内血肿及其部位。较小的血肿(小于 10mm)可行保守治疗;较大的血肿,则应立即开颅,去除血肿。

3.脑脊液鼻漏 由于前颅底截骨后,筛骨板破裂,颅内外交通,一旦有局部硬脑膜破裂,就可出现脑脊液鼻漏。其临床特点是鼻腔内经常有清液流出,可取鼻腔液检查以明确诊断。

轻度的脑脊液鼻漏,取头高位平卧以利引流,一天 2 次鼻腔清洗,同时禁止堵塞鼻腔,一般 1 周以后会自愈。严重的脑脊液鼻漏,则应开颅,作硬脑膜修补。

4.脑膜炎和脑炎 由于手术中颅内外交通,术后鼻腔的逆行感染很容易引起脑膜炎和脑炎,因此术后应常规应用大剂量抗生素。

5.失明 眼眶的截骨和向中线移动,很容易损伤眼球及视神经,轻度者可引起视功能减退或弱视,严重者可导致失明。一旦发生视功能障碍,应及时请眼科医师会诊。

6.局部血肿和血清肿 早期可局部压迫。如血肿或血清肿较为局限,可局部穿刺抽出液体后继续压迫。

7.深部感染 有时颞部、眶架截骨处的深部感染不易发现,患者有持续的局部压痛、低温等。如感染局限,可用理疗、热敷等;如感染沿筋膜间隙扩散,则应按间隙感染处理。

8.二期修整 在进行彻底的眶距增宽矫正手术后,后期常会发现患者仍有一些较小的、不甚满意的面部缺陷,如斜视、鼻梁低塌、眼内眦畸形等。严重者可能发生植骨片坏死脱落、局部感染性窦道或瘘管、颅内小血肿、脑脊液漏,甚至眶距逐渐增宽复发等。这些情况都必须凭借检查分别进行处理,或再作小手术进行矫正恢复,以增加美容效果。这些手术包括斜视纠正术、内眦成形术、鼻梁填高植骨术、鼻尖部或其他整形小手术等。

(张涤生、穆雄铮、冯胜之)

第五节　颅缝早闭症

在 19 世纪末期,对颅骨畸形的颅缝早闭症(craniosynostosis,简称颅狭症),手术减压已经是一种明显需要进行的治疗方法,即沿着闭合的颅缝切除一条颅骨,或将骨瓣抬高。但是,虽经应用各种材料来减慢重新骨化,其复发率仍然很高。法国的 Tessier、Marchac(1973)设计了前颅额部重新成形的新手术,术中应用了眶上骨桥前移及镶嵌固定的技术,同时将颅穹隆的游离骨块移位和重新排列。不久,Marchac 等(1979)研究了颅脑发育生长推力,提出了浮动前额骨瓣手术的新概念,大脑的发育推力就可以将截开的额眶带推向前方。

颅缝早闭症 30% 左右有家族遗传史。目前研究证实,一些多颅缝早闭的综合征,存在着明显的染色体异常,如在 Crouzon 综合征患者中发现 FGFR-2 的第 3 位点有基因突变,Apert 综合征的 FGFR-2 的第 2、3 位点有基因突变。

一、临床表现及分类

男性多于女性,患儿多伴有其他骨骼的发育异常。一般来说,头颅畸形的发生与早闭的那一条颅缝有关,其相关性表现在头颅畸形的纵轴方向总是与早闭的颅缝垂直。如横向的冠状缝早闭,出现纵向发育不良的短头畸形;而纵向的矢状缝早闭,则出现横向发育不良的舟状头畸形等。常见的颅缝早闭症有斜头畸形(图 24-22)、短头畸形(图 24-23)、三角头畸形(图 24-24)、舟状头畸形(图 24-25)、小头畸形(图 24-26)等。一般可按照头颅的外形作临床分类。

各类颅缝早闭症的鉴别诊断见表 24-1。

在检查颅面部畸形时,还必须寻找身体上有无其他畸形存在,其中最常见的是脑积水。其他如手足部、肾脏及心脏疾病有时也可能和颅缝早闭并存。这些并存畸形不但在手术中、手术后可能产生严重问题,而且对治疗后的功能和形态恢复亦带来较差效果。

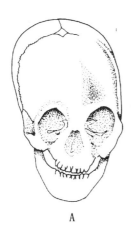

A

B

图 24-22　斜头畸形

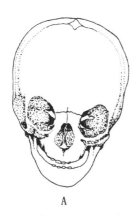

A

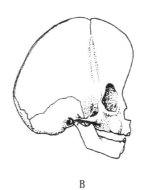

B

图 24-23　短头畸形

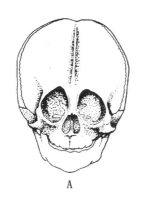

A

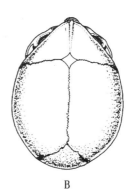

B

图 24-24　三角头畸形

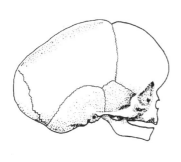

A

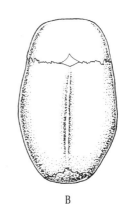

B

图 24-25　舟状头畸形

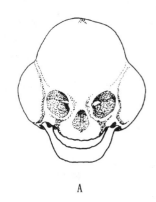 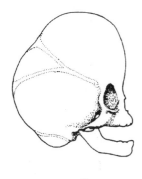

A B

图 24-26　三叶头畸形

表 24-1　各类颅缝早闭症的鉴别诊断

受累颅缝	颅外形	颅纵轴	颅高度	颅宽度	颅压增高	智力减退
矢状缝	舟状头	增加	正常	减少	无	轻
额缝	三角头	正常	正常	增加	无	轻或中
单冠状缝	斜头	减少	正常	增加	少	轻或中
双冠状缝	短头	减少	增加	增加	少	轻或中
双冠状缝为主	尖头(后面观)	减少	增加	增加	少	轻或中
双冠状缝为主	塔头(前面观)	减少	增加	增加	少	轻或中
矢状缝和冠状缝	尖头(后面观)	减少	增加	增加	有	重
冠-人字-颞鳞缝	三叶头	减少	增加	增加	有	中
全颅缝	小头	减少	减少	减少	有	重

　　脑积水这个最常见的并存畸形牵涉到一个问题,即在手术后脑组织应得到扩大发育的机会,以填满改造后的颅腔。但如脑积水未经治愈,则大脑发育必然仍受到影响。如已装置大脑导水管,则可能因吸引力过大,而妨碍大脑填满死腔。如果神经外科医师决定在进行额颅重新排列手术以前,安放一个搭桥装置,则可能有利于在手术时暂时阻止出现这种情况。

二、手术年龄及手术效果的估计和评价

（一）手术年龄和适应证

　　许多存在明显头颅畸形,并有大脑受压危险的病例,是否应采取手术治疗,要慎重考虑。目前较为一致的意见认为,进行前额和颅部的重新成形手术是应该采用的手术方法。这个手术大大优于传统的颅骨切开术。但对于畸形并不严重,功能影响并不太明显者,是否进行手术治疗,应按照在功能基础上的衡量进行选择,即X光摄片是否显示颅骨内板有指压印、眼底检查是否见有视力障碍等。是否有颅内压增高是最可靠的手术指标,方法是在头皮上作一小切口,用骨钻钻开一小孔,将记录针插入此孔内,并与测压仪连接。在12小时内测出脑压,记录变化。如颅压增加,应立即进行手术。如颅压正常,并无功能问题,则应征求家属意见以决定是否愿意接受手术。但如手术延后进行,则手术将更为困难,而且手术的最后效果亦不如在婴儿期进行为佳。

　　通常手术的最佳年龄:短头畸形可在2～3个月、体重5kg时进行,采用浮动前额骨瓣前移手术;在其他颅缝早闭症,手术适宜在6～8个月时进行,至少应在婴儿12个月以前进行。

（二）手术效果评价

　　颅部前额重新成形手术的效果,必须从功能和形态两方面来进行评价。

　　1.功能性效果　基于不发生神经性症状,如阵发性抽搐、头痛、视力障碍,以及智力水平如何等来衡量,虽然在小儿患者中很难评出智商,但仍有一系列有效的测验已被心理学家所创建,所以可对所有小儿患者进行评估,其结果如下:在婴儿期进行手术的孩子,其智商常高于晚期手术的儿童。如同时并发其他畸形,则手术预后往往较差。进行本手术后再次手术的机会较少,而传统的治疗后则不然。

　　2.形态效果　评估标准依据整形外科医师对所有整形手术的美容效果的评判。对患儿应在50cm距离外进行观察(正常谈话距离),并在一般日间光线下进行。若有可能,最好有一位并非医师的第三者在场,如他不知道患儿过去的情况则更佳。

评价标准可按以下情况进行分级。优:无不正常情况存在,未见畸形,无瘢痕形成;良:有畸形或瘢痕,较显著地存在某些问题,或仍有修整必要;差:存在显著畸形,须考虑再次手术矫正。

从理想的角度来考虑,这种评价应由旁人来进行,而并非由医生本人。医生的评价要求可能较一般人的要求更高,这或许是因为从医生角度出发,更容易发现一些较小的不完美情况。评价的主要依据是手术治疗区域,而并不考虑未手术的正常区域。例如在 Crouzon 综合征中,若曾作过前额部手术,仅评估前额部位,则并不需要把仍然存在凹陷的中面部同时进行评价,因为这部分需继续进行手术。

形态效果的评定以数据化的指标较为客观,可用照片、X 线片、CT 片等作为测定的依据。近年来,Waitzman 等测定 CT 片上颅腔、眼眶、中面上部以及颧骨区的骨性标志点和线距,能准确地测定手术前后的改变,如在三角头畸形的 CT 水平扫描片上,测定外侧眶间距、颞骨间距、内眦距等,对术前诊断和术后的效果评价很有意义。三维 CT 成像可形象地描述畸形在手术前后的改变;如何建立立体空间的三维测定指标,目前尚在研究之中。

三、斜头畸形

斜头畸形(plagiocephaly)是指一类涉及颅骨(包括额颅及枕颅)、眼眶和面部的不对称畸形。其致病原因较多,但都表现为颅面部一侧的塌陷和另一侧的隆起。现将斜头畸形分为额部前斜头畸形和枕部后斜头畸形来进行叙述。

(一)额部前斜头畸形

额部前斜头畸形主要是指额颅部、上面部的不协调。它包括颅面结构和器官在三维空间的上下不齐、前后突度不一和左右位置不对称。其特点是畸形很少局限于某一器官或解剖结构,而呈现多部位、多器官的不协调,给人一种扭曲和变形的直观印象。

前斜头畸形主要由两类原因所致。一类是单侧颅缝早闭引起的真性前斜头畸形;另一类为源于某些外力因素而形成的继发性前斜头畸形,临床上需手术治疗者多为真性前斜头畸形。

真性前斜头畸形的两侧额部高低不平,一侧隆起,另一侧塌陷。在额部塌陷的一侧,睑裂的上下径较大,眶上缘和眉毛上抬并后移,同侧耳朵位置较高,鼻根向额扁平侧偏斜;颏部可位于正中,但多数情况下颏部向额扁平的对侧偏斜。从顶上观,耳朵和颧颊部在额扁平侧显得向前而得以显露;枕部较为正常,很少歪斜。X 线头颅正位片上,最典型的特征是受累的眶上缘和蝶骨大翼向上翘起,呈典型的小丑眉畸形。有时头颅 X 片上可见一侧冠状缝明显,而患侧冠状缝不明显。临床上除眼眶不齐外,还可伴有眶距增宽症。CT 冠状扫描可获得明确诊断。

继发性前斜头畸形正面观,额部扁平侧的睑裂较小,眉毛的位置偏下,同侧的耳朵位置下移。顶上观,头颅似被压后的平行四边形,额部向一侧前突,枕部向对侧后突;颧颊部在顶视位向额扁平侧后缩。X 线片上较少发现特异,有时可见双侧额部致密影像的冠状(骨化)颅缝。

继发性前斜头畸形,虽然在正常新生儿中有一定的发生率,但大多数无需手术治疗,只要父母给予合适的按摩,或让婴儿在睡眠时保持一定的位置,即可改善头形。较严重者可预制矫形头盔,在 6 个月以前配戴。只有极少数有严重前斜头畸形和面部不对称畸形的患者,需要手术治疗。

真性前斜头畸形应在患儿 6 个月至 2 岁时选择手术治疗。手术目的主要是将高低不平的前额展平,尽量减少由于斜头畸形而继发的鼻根、眼眶和中面部的歪斜。一般单侧冠状缝早闭很少伴颅内压增高,只有极少数伴发颅内压增高者。手术治疗以扩大颅腔、减低颅内压为主要目的。

前斜头畸形的手术治疗包括额颅的塑形、眼眶的矫治和对中面部颌骨畸形的正颌手术。眼眶的矫治和正颌手术请参见有关章节。额颅的塑形有两大类,一类为单侧的额颅截骨术(Hoffman 法、Whitaker 法、McCarthy 法等),另一类为双侧的额颅截骨术(Marchac 法、Mulliken 的改良 Marchac 法等)。

Hoffman 和 Mohr 法(单侧额颅截骨术):为了去除早闭的冠状缝,扩大颅腔以促进大脑的正常发育,Hoffman 和 Mohr 于 1976 年报道了该手术方法,即在颅缝早闭侧(额部扁平侧)的眶上额带和颅顶部截骨,将眶上缘和眶外眦块折断后前移.截骨的边缘包以硅胶薄片以防止颅缝再次融合,其缺点是对眶上缘的塑形效果欠佳。Hoffman 法眶上缘和额颅瓣固位不良,为此,Whitaker(1977)设计了一种带眶上缘舌形骨瓣用以楔式固定的单颅瓣截骨法。在此基础上,McCarthy 对额瓣的截骨进行改良,使额瓣的截骨范围超过中线,而在眶上带的中份作柳枝骨折,使得眶外缘和颞部骨带可以尽量前移和获得良好固定(图 24-27)。

为使前额部塑成正常自然的弧度,Marchac(1978)设计了双侧额眶部的截骨成形术,其目的是在扩大和前移扁平后缩的患侧额颅的同时,将代偿性过度膨出的对侧额眶部予以重新塑形,以达到整个额眶部的协调和一致(图 24-28)。此种截骨法可以使得额骨和眼眶在前后、上下方向的不平衡同时得到纠正。

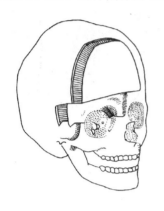

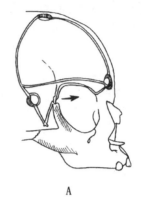

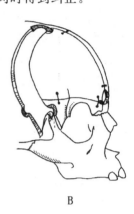

図 24-27　McCarthy 法　　　　　　　　図 24-28　Marchac 法

一般认为在婴儿期进行双侧性矫正,效果将更加满意。其原因是:通常畸形虽在一侧,但正常侧常存在代偿性膨出,应予矫正;如进行两侧的颅骨重新排列,易获得双侧颅形对称,将额上部作为一整块骨片可以得到合适的弧度,同时它的牢固度将有助于维持重新成形的眶上桥;从颞窝一侧到对侧作一个完全性的颅底前部切开,可以使受颅缝早闭的束缚得到更好的解除。

一般来说,5 岁以后的就诊患者,前斜头畸形多伴有相应的鼻、中面部、颏部的畸形,一次大的手术以后,还需进行一些其他的手术如正颌截骨术、颏成形术、鼻成形术等,以进一步改善颅面部形态。

(二)枕部后斜头畸形

枕部后斜头畸形可由单侧人字缝早闭,或产道的不对称挤压所致。两者有时不易鉴别,X 线片不一定能见到早闭的人字缝。通常枕部扁平一侧的耳朵位置较前,同侧额部前突。大多数患者没有明显的颅内压增高症。由于枕后部头颅歪斜,有时会出现代偿性的颈、肩部歪斜。正面观察时,面容较为正常。

不明显的轻度后斜头畸形可不予手术。较为明显的后斜头畸形,早期发现应早期手术治疗,最好在出生后的 6~12 个月。Hoffman、David 等建议切除融合侧的人字缝以纠正畸形,同时在截开骨缝的边缘包以硅胶薄膜,以防止骨缝的再次融合。

四、短头畸形

短头畸形(brachycephaly)的外形异常在侧面观察尤为明显。

一般来说,短头畸形的发病率并不很高,而且单纯的短头畸形也很少见。在一些颅面外科中心,短头畸形占住院患者的 8.8%~15.4%不等(Anderson,1965;Hunter,1977)。女性多于男性。

短头畸形表现为额颅部的扁平、高耸,额枕部无正常突起,甚至向后倾斜。有些短头畸形患者伴有上睑下垂、并指(趾)畸形、鸡胸等全身其他部位的畸形.X 线头颅侧位片是诊断短头畸形的主要依据。多数患者在 X 片上可见指压切迹,提示存在慢性颅内压增高症。头颅 CT 扫描对诊断有参考价值,尤其在颅内压增高的病例中,可见脑室变小,甚至有脑积水等征象。

对短头畸形的治疗应重视手术时机的选择。一般在 1 岁以内发现疾病,应尽早完成颅腔的扩大和前额的改形,使脑组织得到正常发育的空间,同时重建额颅部前突的正常外形。

可选用 Marchac 法浮动骨瓣前移手术(图 24-29),手术关键是眶上骨带的重叠和单点固定,以使眶上缘和额骨板可以随额叶大脑的发育而向前移动。在额颅高耸或额部向后倾斜的病例中,可在形成眶上骨带的同时,取下其上额颅骨板,进行塑形改造,制成有正常突起弧度或前倾的颅骨板,然后重新固定在眶上骨带上。婴儿患者额顶部颅骨板成形复位后的间隙可不予植骨或固定。成年患者,塑形前移后的额颅骨板间隙可用2～3条骨板,桥样连接固定,其余间隙可不予植骨。手术时,将头皮及骨膜分别分离和抬起,以获得更多的松解和弹性后,可见眶上桥十分显著地突出,并带有两个长的颞骨榫舌。这时应选择和决定前额前移的适当位置,予以固定和就位。此时前囟中央线常呈开放形态,故需将由两块骨片组成的上前额部重新调整位置,并和颞骨榫舌相嵌、固定在一起。

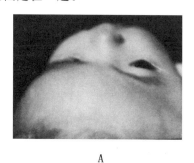
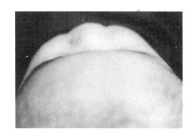

A　　　　　　　　　　　　　　　B

图 24-29　Marchac 法浮动骨瓣前移手术

A. 术前　B. 术后

重新形成眶上桥:方法是在眶侧壁水平将骨骼后部作不完全切开,就可以得到所需外形。在中央部进行横状植骨可获得更好的固定。然后将重新成形的眶上桥固定在一个前移位置上(常可前移 2cm),再与鼻根部和眶侧壁作固定,可用一骨片水平位地植于鼻根和眶上桥之间。

手术后初期,前移的前额部显得特别突出,并在鼻上部呈现阶梯状。但数月后外形即可渐趋正常。

五、三角头畸形

三角头畸形(trignocephaly)是由于眶上额缝的过早闭合(在出生以前)所致。也有学者认为形成三角头畸形主要是因为额骨内层骨板受筛骨的影响,和它的外层骨板发育不平衡所引起。这种畸形无颅缝早闭症典型的颅压增高现象,其病理模式和病因学问题尚待进一步研究。

由于三角头畸形前额狭小,中央部向前突起如船的龙嵴,筛部发育不良,患儿双眼眶内移,故多伴有眶距过狭症。外眦角上移形如丹凤眼,部分患儿有内斜视畸形。头围指数较低,对脑的发育影响不大,临床上也只注重其对面容的影响。

手术治疗的目的主要是改善颅面前额部的外形。有些学者关于减轻颅骨对额叶大脑的压迫的观点似乎对临床上没有多大的指导意义,因而在手术前与患儿家属谈话中应明确这一点。

(一)手术年龄

手术年龄以 2～3 岁为宜。一般来说,手术目的并不是为了扩大颅腔。但如手术较晚,患儿可出现代偿性的颅枕部膨大,同样会影响美观。

(二)手术方法

目前有 3 种手术方法可供选择。

1. Matson(1960)曾行切开额缝,截骨缘包以硅胶片以防止骨缝重新愈合。David 等对此法进行改良,认为效果良好,但目前多数学者已不采用此类手术。

2. Marchac(1978)介绍了一种额颅骨瓣和额眶带同时前移并作骨片成形的手术方法。先将额眶带截下,作柳枝骨折塑形后前移固定,骨间隙植骨使得额眶带保持前置位,然后将整块额骨前移固定在额眶带上,留下额顶部较大的空隙以允许额叶大脑充分地向前发育(图 24-30、图 24-31)。手术中常需将眶侧壁后置,方法是在眶侧壁上作一垂直凿骨术,而将它前移到离眶缘1cm处,直抵蝶颌缝和眶底部。将眶侧壁前移时,还需作一个柳枝骨折,一般约 7～8mm,然后将一片三角状骨片插植于间隙中,以使前移眶侧壁得到固位。这种操作不但可以矫正眶外侧壁的后缩畸形,还可以使它和已经矫直的前额骨桥得到固定,并获得联系和稳定。颞部常较狭,可作几个柳枝骨折使它扩大。方法是作几条平行的骨裂,然后用厚实的骨撬将它抬高。

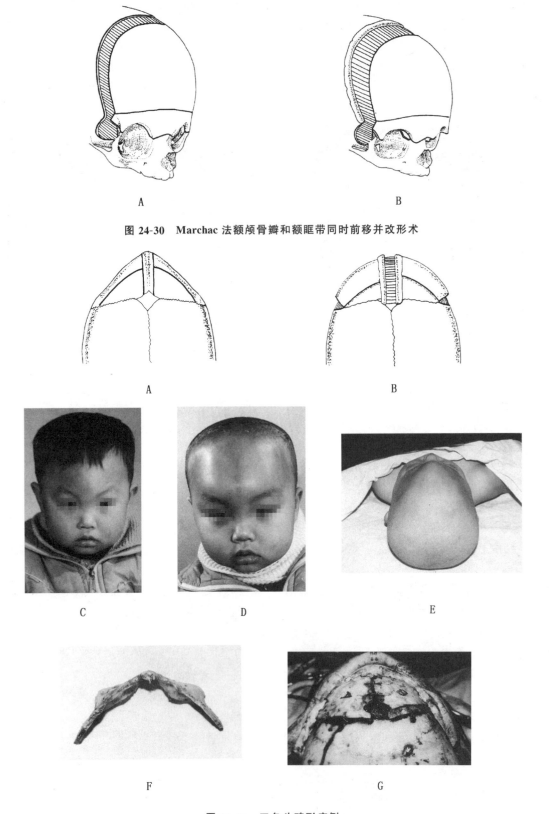

图 24-30　Marchac 法额颅骨瓣和额眶带同时前移并改形术

图 24-31　三角头畸形病例

A. 术前截骨示意图　B. 截骨后示意图　C. 患者术前　D. 患者术后

E. 术前顶视　F. 术中取下的额眶带　G. 术后骨移位后

　　3. Posnick(1993)提出一种新的手术方法,在矫治三角头畸形的同时,改善眶距过窄和颞部狭小,但手术较为复杂。手术方法如图 24-32 所示。骨膜下分离范围应包括两侧的整个眼眶周围,以及上颌骨上份和颧骨、颞弓、鼻骨、筛骨等。截骨后,额眶带中间分开,留下间隙以改善眶距过窄;将额眶带及截开的眶架前倾并外移后重新固定,双侧颞部截骨块也相应向两侧扩张后重新固定。

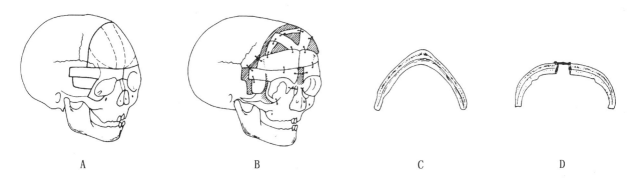

图 24-32 **Posnick 方法示意:在矫治三角头畸形的同时,改善眶距过窄和颞部狭小**

A. 设计截骨线 B. 额、颞眶部塑形后固定 C、D. 额眶带的塑形

此法的优点是手术不仅改造了畸形的额眶部,同时也使与三角头畸形有关的眶距过窄和颞部狭窄同时得到改善,使术后效果更接近正常人。但由于手术方法较为繁复,应由操作熟练的手术医师主持,且术后可能发生额骨块吸收、脑脊液漏等并发症,应予注意。

是否有必要在手术同时矫正眶距狭窄,而将鼻骨在中央劈开,插入一块植骨片? Marchac 认为植骨者与保持鼻骨完整者并无明显区别,因此不再进行鼻骨分裂术,从而减少了鼻窦开放的危险。

文献报道该手术方法可引起死亡、脑脊液漏、骨髓炎、植骨吸收、头皮瓣坏死以及视神经损伤等并发症,但发生率并不很高。即使在 Posnick 采用较为复杂的手术方法的病例中(11 例),也未发生死亡、脑脊液漏、骨髓炎等并发症。

六、舟状头畸形

一般来说,舟状头畸形(scaphocephaly)仅见于有颅骨的发育异常,而不影响面部外形者,少见于存在颅内压增高者,故对大脑发育和智力方面的影响不大。整复手术的目的主要在于矫正颅骨畸形,以解除患儿及家属心理上的压力。若同时存在冠状缝早闭,则可引起颅狭症的一些症状,如颅压增高和眼底视神经乳头水肿等,但临床上十分少见。

舟状头畸形临床表现为头形呈扁长形,横径缩短,前后径增长,头颅呈哑铃状畸形,枕后隆凸特别显著。代偿性的头围增大常被误诊为脑积水。极少数舟状头畸形可合并其他畸形存在,斜头畸形患者亦可能有不同程度的舟状头畸形表现,因此会造成临床诊断时的困难。大部分较轻的舟状头畸形并不能在婴儿出生时就被发现,而往往在发育后由于智力发育延迟,特别是学语能力很差而引起父母注意,然后求医诊治。舟状头畸形的头颅指数较正常为低,平均为 66.1(正常值为 76~80)。

舟状头畸形是一种较轻、相对不损害智力发育的颅面畸形,手术治疗效果较好。有语言障碍的病例,术后症状常可望得到改善。手术治疗可以大大有助于患儿心理状态的优化。在 6 岁以内未行手术者,头颅指数可从 63 降低到 57。

手术可有早期手术和较晚期手术两种选择方式。早期手术在婴儿 3 个月时进行,但原则上只适用于出生时就发现的最严重的舟状头畸形,或发现同时存在冠状缝早闭的病例,以预防出现颅狭症。晚期手术则指在 4 个月到 4 岁,或任何年龄较大的病例中进行的手术。

1. 早期手术方法 置小儿于半坐位。在头颅正中部纵形切开头皮,从前囟前 1~2cm 开始直达枕后人字缝尖后方 3~4cm 处。然后在矢状缝两侧各作颅骨切开术。在纵形颅骨截除的中间部分保留 2~3cm 宽的颅骨板,以保护矢状窦免受损伤。截除部位应超越矢状缝及人字缝至少 1cm,截除的颅骨宽度约为 2cm。如前囟门仍开张未闭,则可在人字缝部位将两侧截骨部位联合,这时中央部的颅骨条便得到游离,此步骤有利于今后大脑的发育。手术完毕前,必须使用硅胶薄膜将两侧骨缘包掩以防止术后骨性融合复发。但 Till(1975)建议仍可采用中央部截骨的技术,术中必须保护好矢状静脉窦,以免破裂出血。此种术式在年幼婴儿较为安全。

以上的手术原则,对外形改善效果较好,可使舟状畸形消失。定期 X 线摄片检查可显示顶骨向外扩张。David 则建议作矢状缝两侧的颅骨截开。

2.晚期手术方法 即 Rougerie 手术法(1972),其变化较多。手术原则是在中央颅顶部保留颅骨带,再将两侧颅骨各平行分解成两片骨瓣,前端超过冠状缝,后方到人字缝。在不满 6 个月的婴儿,骨瓣保持不动;超过 6 个月的儿童,则把骨瓣撬起。把此骨瓣的前端,重新安置和固定在额骨后缘,中央缘则用几片植骨片和中央骨带固定;其他两个边缘则任其游离。颞骨鳞部作柳枝骨折向两侧撑开以扩张颅腔。

本手术在矫正头颅横向狭窄方面效果良好,但无法解除枕后隆凸畸形。治疗枕后隆凸时需将枕骨骨瓣截下后作柳枝状骨折,或全部折断,然后修正复位。但手术剥离时有损伤横窦,引起大出血的可能,故一般不采用。

事实上,在许多病例中,不但存在穹隆部出现鞍状凹陷和颞顶部狭窄,而且还有前额向前方鼓突,而枕后部则呈后倾状。手术矫正前额时并不需要移动前额骨桥,仅在骨桥上作水平状截骨术并进行摇动,已足够将前额上部向后移位。然后在枕部侧方作完全性截断,并在中央作一个柳枝骨折,这样就可将枕部推向前方。手术中应特别注意避免损伤侧静脉窦,由于窦壁十分脆嫩,一旦破损不易修补,可导致大量失血。

所有颅骨的中间部位,都可进行多个横形截开,并像一个圆桶的各个部分向外方撑开(图 24-33)。这些颅骨片都可应用肋骨弯曲器使它们改变弧度,加上作一些不完全性的骨切开,然后重新排列,直到获得令人满意的外形为止。常用的方法是将最前面的一个骨片放置到后面,而枕前的一块恰好放置在前额的后方。外侧方应在较低部位切开骨片。为了得到更好的效果,还应将其余骨块切开,在颅底部进行柳枝骨折,并使之推向前方。总之,前后径距离应予增加。

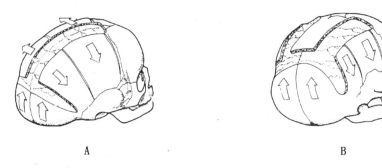

A   B

图 24-33 舟状头矫正术示意图:顶枕部作多个"T"形截开

A.截骨 B.颅顶扩张

在婴儿期手术时,并不需要用钢丝和前额骨进行骨间固定,可使用吸收性缝线结扎,甚至应用纤维素胶将骨片和硬脑膜粘固即可。有时可使用一个用高分子材料制成的大型塑形头网将骨折片维持在一定位置,然后就可将头皮缝合覆盖。手术后重要的是将婴儿放置在仰卧位,以保持面部向上。

枕后区是手术矫正中最危险的部分。如非特别显著,可暂勿进行手术。但前额异常突出者则不应迟疑,应使它后退,并扩大两侧颞窝。

第六节 颅面裂隙畸形

一、分类及临床表现

Tessier(1974~1976)根据他多年来累积的大量病例和实践,提出了颅面裂隙畸形(craniofacial cleft)分类法。

0 号颅面裂发生在面部及颅中缝部位,包括正中部许多颅面部畸形,如中缝部面裂、额鼻骨发育不全、中面部裂隙综合征等。一些较小的上唇和下唇部畸形,如上唇下唇正中裂、上唇唇红部缺口、正中唇裂、正中切牙间裂隙、齿槽裂、腭裂等亦可归纳入本类。如眼眶亦被侵犯，并和14号裂合并发生，则可出现眶距增宽症的症状（图24-34）。此外，鼻裂、鼻梁宽阔平坦、鼻中隔肥厚、筛窦扩大、低位嗅板、鸡冠增大等亦属0号颅面裂。下唇有时亦可被波及，但一般只有软组织畸形，而不侵犯骨骼。

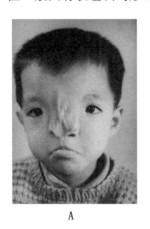 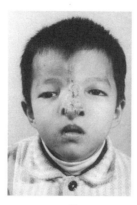

A　　　　　　　　　　　　B

图 24-34　0-14 号颅面裂

A. 术前　B. 术后

1号颅面裂多出现在唇弓部位，始于唇弓，可直抵鼻孔部；它也可能向上伸展，通过鼻内眉内而直达颅的北半球，最后形成和13号裂的并发症，即眶距增宽症（图24-35）。骨性裂隙开始可发生在牙槽骨，向上穿越鼻底展开。

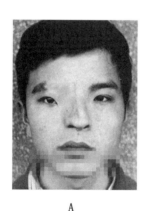 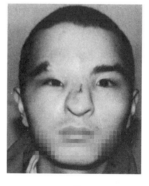

A　　　　　　　　　　　　B

图 24-35　1-13 号颅面裂合并单侧眶距增宽症

A. 术前　B. 术后

2号颅面裂极为少见，Tessier只报告了3例。它可能仅是1号裂或3号裂之间的一种过渡形式（Tessier），故在分类中只能以虚线表示，显示裂隙位于鼻骨和上颌骨额突之间。患侧鼻部呈平坦，鼻梁宽平，并呈眶距增宽症状。如有内侧端异位及前额异常，则已有和12号裂合并出现的现象。鼻翼变形是其特征，鼻缺失或稍短小，可与1号裂的切迹和3号裂的缺失相对应。患侧鼻侧面平坦，但无3号裂中的眼睑变形。眉毛缺损亦是2号裂的征象之一。

3号颅面裂是一种常见的波及眼眶的裂隙畸形，可称为眶鼻裂。裂隙位于中鼻、侧鼻及上颌突的联合部。眼眶畸形十分典型，内眦角向下移位，下睑缘缺损，出现兔眼、眼睑闭合不全、泪道口异位。这种裂隙发生于中、侧前鼻突的闭合部位，可产生多突起的闭合不全、中胚叶的嵌入不全和包括泪管在内的鼻眶系统而形成各种畸形和缺损。鼻翼基部和内眦角间距缩短，鼻泪管闭锁不全，通常引起泪囊炎。内眦角下移，内眦韧带发育不佳，眼球发生变形亦为畸形之一。如有小眼球症，可显示面部不对称。如长时期不予修复，可导致角膜白斑，造成视力障碍，甚至失明。牙槽骨缺损从侧切牙及单尖牙间开始，直抵梨状孔外侧部的上颌和鼻腔之间，筛板亦有缺失。严重者眼眶、鼻腔及上颌窦和口腔全部连成一片（图24-36）。

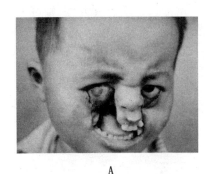 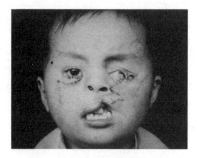

A   B

图 24-36　双侧 3 号颅面裂
A. 术前　B. 一期手术后

从 4 号颅面裂开始,裂隙已离开旁中央部而扩展到眶下孔内侧部位,但不波及梨状孔,而成为一种口眶裂或面斜裂。邱武才(新加坡,1970)将口眶裂分为两型,Ⅰ型为 4 号裂,Ⅱ型则是 5 号裂。裂隙位于口角与人中嵴之间,向上侧方延伸到颊部,但鼻及鼻翼并未被波及,故梨状孔仍保持正常,再向上抵内眦部而止于下眼睑。如继续向上裂开,则和 10 号裂相连横越上睑和眉的中 1/3。鼻泪道及泪囊正常,但泪点恰处于裂隙中。内眦韧带及眼球位置正常。大部分病例眼球正常,偶见无眼球的病例。牙槽裂隙和 3 号裂相同,始于侧切牙和单尖牙之间,向上可直达上颌窦,并穿过眶下孔,而穿越眶下缘及眶底部。裂隙如过大,眼球内容物可陷入此裂隙中进入上颌窦,再向下后方则可波及上腭而造成腭裂,但上颌窦和鼻腔间骨板仍存在。有时可发生鼻后孔闭锁。严重病例可出现口腔、上颌窦和眼眶连成一片,可发生在单侧,或双侧同时存在(图 24-37)。在双侧病例中,前颌部可被牵拉而前突,鼻则显得较小。

5 号裂的裂隙位于眶下孔外侧,较 4 号裂更外侧的部位,故亦属于一种面斜裂。牙槽骨的裂隙和变形具有特殊性,在单尖牙和前磨牙间裂开,经上颌骨而达眶下缘的中 1/3,在眶下孔的外侧进入眶底部,眼眶内容物可嵌入此裂隙中而进入上颌窦。在所有面斜裂中,5 号裂最为少见。

不完全性的 Treacher-Collins 综合征是最典型的 6 号裂,Van de Meulen 认为它是上颌骨颧骨发育不全症。在 6 号裂患者中常无外耳畸形,但听力不佳则较多。可呈现轻度眼外角倾斜症状(反蒙古型倾斜)。眼睑缺损位于外 1/3 部位,有闭眼不全。仔细触摸眶下缘,可摸到该处存在切迹。裂隙各向外下方伸展,直达口角及下颌骨角。骨骼缺损表现为颧弓缺失,但颧骨仍存在。眶下缘的下外部有骨性凹陷,颧骨和上颌骨联合处有裂隙。齿槽骨常完整无缺,但在磨牙区可见骨发育不全情况。下颌畸形表现为鸟嘴畸形。

7 号颅面裂较为少见。Poswillo(1974)报告发生率为 1∶3 000;Grabb(1965)报道则为 1∶5 642。它有着较多的同义名称,如单侧面部发育不全症、耳鳃弓原发性骨发育不全症、半脸短小症、第一二鳃弓综合征、口-下颌-耳综合征、巨口症、口耳裂症等。顾名思义,本号裂的主要症状是从口角到耳郭的裂隙;从轻微的外耳畸形,直至从口角到耳郭整个裂开。此外,还可波及中耳、上颌骨、颧骨、颞部以及下颌骨的髁状突,这些部位都可出现发育不全。患侧可有传导性耳聋、无腮腺、无外耳道,以及第 5、7 对脑神经及其支配肌肉可存在缺失,发生功能障碍。如颞肌受累,则可见髁状突畸形。牙齿咬合面向后上方倾斜,表明上颌骨发育不佳、下颌升支的短缩和整个颞颌关节消失。Tessier 认为这是以颧颞部为中心的发育畸形。颧弓小而变形,使患侧睑裂向外下下垂,并使眼眶的上外角亦有下垂症状;严重者甚至可以出现眼眶错位,或正常侧眼眶的相对高位。在牙槽骨上可见到在上颌结节部有裂隙。口唇的变形从单纯的巨口症直到耳的完全裂隙,但一般多止于咬肌前缘;而向外耳部的裂隙仅呈现一条深沟。

8 号颅面裂极少单独出现,常与唇裂和其他颅面裂同时出现。裂隙从外眦角开始,斜向颅侧及颞部。有外眦角部眼睑缺损及闭合不全,并伴有皮内囊肿。骨骼缺损多在额颧缝部位,该处有凹陷性畸形,相当于 Van de Meulen 分类的颧额部发育不良性面裂。

临床上更常见的是 6、7、8 三型合并出现的畸形。如发生在双侧,即成为典型的 Treacher-Collins 综合征(图 24-38)。病损发生部位在颌颧缝、颞颧缝和额颧缝。Tessier 认为这 3 条骨缝合并发生裂隙畸形,可以用来解释颧骨的未能正常发育。颧骨发育不全是 Treacher-Collins 综合征的主要症状。其中,6 号裂的发生可

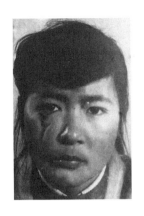

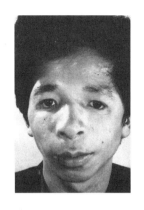

图 24-37 以 4 号颅面裂为主的复合裂隙畸形 **图 24-38 Treacher-Collins 综合征**

以解释下睑外眦部缺损及闭眼不全,下睑缘的内 2/3 睫毛较少或缺失。7 号裂可解释颧弓发育不全、颞肌及咬肌发育不全、外耳畸形和发际的向前移位。8 号裂则又增添了眶侧壁及眶外缘的缺损,弯形的眶外侧壁往往只由蝶骨大翼来形成。由于外眦韧带附着点缺失,故可形成反蒙古型下斜眼。

从 9 号颅面裂开始,裂隙累及眶上半球,出现眶上区侧角畸形,包括眶上缘和眶顶,导致该部位外 2/3 的缺损,上睑外 1/3、眉毛被分裂为两份,直抵颞部发际。Van de Meulen 称其为额蝶部发育不全症,在临床上特别少见。

10 号颅面裂的裂隙集中在上睑及眶的中 1/3,可和 4 号裂隙的延伸部连成一片。Van de Meulen 命名为前额发育不全症。缺损出现在上睑中央部分,直抵眶顶及额骨。可在此部位出现额眶脑膜-脑膨出,严重者同时形成眶距增宽症。有时可发生眼眶的侧下方旋转移位(图 24-39)。

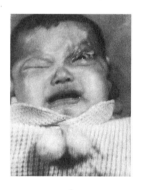

A

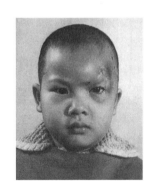

B

图 24-39 10 号颅面裂畸形
A.术前 B.术后

文献上没有单独出现的 11 号裂隙畸形的报道,其常和 3 号裂合并发生。Van de Meulen 亦将它归纳为前额发育不全症。

12 号颅面裂是面部 2 号裂的延伸性畸形,常出现眶距增宽畸形。裂隙可将眉毛的内侧端割裂。在鼻根部,裂隙通过上颌骨的前额突,或在前额突和鼻骨之间向下方裂开,并波及筛窦迷路,使它的横径增宽,导致眶距增宽。但裂隙多在嗅沟及嗅神经之外侧,故筛板仍保持正常宽幅。

13 号颅面裂是 1 号裂向颅部的扩展。它从筛板开始,嗅沟增宽为其特征,故筛板亦有横向增宽。如有一个旁正中前额脑膨出,则可将筛板推向下方。这种畸形多见于单侧。如发生在双侧,可以引起最严重的眶距增宽现象。该裂隙亦可同时存在筛窦扩张,额窦广泛气化。眉毛的鼻侧端被剖裂,并明显向下方移位。

14 号颅面裂和 0 号颅面裂相接连,可存在组织缺失,或组织过多。如为缺失引起,可见眶距增宽,以及包括独眼畸形、头颅发育不全、猴头畸形等等。在组织过多的类型中,两侧眼眶常被中央增宽的颅缝推向外侧,中央部出现额鼻型脑膜-脑膨出,或中央型额部脑膨出。如鸡冠过大,则在手术时几乎很难保留嗅神经的完整性。筛窦迷路的扩张可使眶距增宽和眼球视力下降伴外斜视。X 线片上可见有额骨典型性不含气现象。

二、治疗原则

Tessier 的颅面裂分类法对临床有很大的指导价值。但从治疗角度看，由于畸形有轻、中、重等程度上的不同，有颅面各区域部位上的差异，因而手术整复方法千变万化，难易不等，既有用简单整形原则如 V-Y 成形、植骨等可以解决的问题，也有需进行颅内-颅外联合整复手术等高难度颅面外科技术才能纠正的畸形。依据 Tessier 分类法，从 9 号颅面裂开始，畸形已波及颅部，这时矫治手术必须采用颅内或颅内-颅外联合径路进行整复。

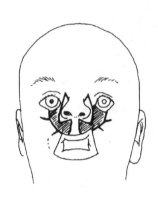

图 24-40 双侧 4、5 号裂的手术设计

从年龄方面看，如畸形程度不太严重，未对婴儿造成生命体征的危害或严重功能影响，手术矫治可以略为推迟。但如存在严重情况者，则应及早进行手术，以恢复或加强功能的恢复。但早期修复一般仅限于软组织的修补和复位。事实上软组织的早期修复亦有助于矫正面部的扭曲，以及骨组织框架的复位。此外，软组织及硬组织的复位还在于获得美容的目的，以使患儿及家属得到心理上的宽慰和满足。较轻的颅面裂可在婴儿 1 岁以内进行，范围较大而有严重畸形者，则可推迟到 1～2 岁进行软组织修复手术。手术应着重于裂隙组织的解剖学复位。裂隙边缘常有先天性瘢痕组织存在，手术时需将它切除干净。裂隙缘切开后按层次和部位准确复位，分层仔细缝合，这样可以防止缝合部位出现凹陷。手术会经常出现局部组织的量和长度不足的问题，这时应充分游离周围软组织，并设计多个"Z"形切开和交错缝合，来获得组织的良好复位和缝合（图 24-40）。

（张涤生、穆雄铮）

第七节 颅面短小症

先天性单侧或双侧的颅面骨短小及耳朵畸形常以第一、二鳃弓综合征来描述之，此类症状多为单侧发生，少数为双侧性。Pindborg（1964）首先采用了半边小脸症这一概念，Pruzansky（1969）以下颌骨的发育情况，将半边小脸症予以分类，至今大部分的颅面外科中心都采用半边小脸症这一名词。而有些中心则以颅面短小症（craniofacial microsomia）来代替半边小脸症。

单侧或双侧性颅面短小症，主要影响患侧的颞颌关节及患侧的肌肉、神经和下颌骨的发育，较严重者包括了颞骨、颧骨及上颌骨的发育不良，部分患者也有面神经麻痹及侧口裂。双侧颅面畸形需与 Treacher-Collins 综合征鉴别诊断，后者系遗传性发生，主要为两侧性的颧骨发育不全。

颞颌关节外伤或感染后所引起的下颌骨发育不全多为后天性，而非出生后即有者，后天发生者均只限于颞颌关节，耳朵发育正常，且没有皮肤、肌肉或神经的缺损。

一、病因

由于胚胎学的发展，对此类颅面短小的发生有了较多的了解。颅面短小与 Retinoid acid 综合征有相当多的类似之处，主要影响胚胎神经脊细胞群，其后续部为第一及第二对鳃弓组织。亦有人提出，此系镫骨动脉异常，影响第一、第二鳃弓及其衍生的其他组织。Poswillo（1973）提出部分颅面短小者，可能是胚胎期内产生耳部出血血肿，进而产生此类症状。

二、临床表现及诊断

颅面短小症主要在耳朵、下颌骨及上颌骨有短小现象，同时也影响到其他邻近的颧骨、蝶骨之翼状突、颞骨、面神经以及颜面表情肌肉、咀嚼肌肉或皮下组织,严重者可有眼眶异位、小眼症及眼眶和颜面裂。Grabb (1965)报告,美国的发生率为1:5 642;Poswillo(1973)报告为1:4 000,男女之比为63:39;Mulliken (1995)报告则没有男女性别差异,单侧远较双侧为多,达6:1～9:1。

(一)下颌骨畸形

下颌骨畸形占颅面短小症的大部分,主要为下颌骨发育不全,下颌骨升支不是短小就是完全没有成长,下颌体往上移位,下颌因而偏向患侧。下颌骨最主要的异常在下颌骨髁状突,下颌骨髁状突的异常代表了下颌骨发育不良的严重度,也可直接或间接地作为制定治疗计划的指标。Pruzansky指出下颌骨畸形可以分为3类。第一类:轻微的发育不良;第二类:髁状突及下颌骨升支较小,髁状突关节变平,颞颌关节窝消失不见;第三类:下颌骨升支完全消失不见,或是剩下极少。

下颌骨的生长与下颌骨髁状突的发育有密切关系,颜面的不对称表现为在成长期渐渐明显地歪向患侧,咬𬌗面倾斜,患侧较高。一般而言,此类患者的下颌骨缺损程度,随着患者的生长,维持相同比率的偏斜。

其他颜面骨的发育也可能不正常,如同侧颧骨发育不良、颧骨突较低、颧骨弓较短、颞骨变平、内耳及中耳之气室消失等。颅面短小患者的眼眶也有不同程度的波及。其他亦有因颅骨发育不全,而造成单侧性的斜头。1/10的患者,可同时伴有颈椎异常(Grabb,1965)。

此症除有骨骼异常、神经肌肉的缺损外,还可影响到面部的咀嚼肌如咬肌、内外翼突肌及颞肌的发育,同时由于肌肉的异常,也造成了下颌骨开口倾斜、侧方运动及下颌前突的动作异常。

(二)外耳异常

外耳发育异常在此症是一个常见的症状。Meurmann(1957)按形态上畸形的程度将外耳异常分成3度。第一度:耳朵较小,发育不良,但多数构造仍然存在;第二度:仅有垂直方向的耳软骨及皮肤的残留物,没有耳道的发育;第三度:外耳几乎完全没有,只剩下残余的耳垂一小部分。这些情况必须通过听力检查及颞骨断层摄影,来决定所剩下的听力尚有多少。

(三)神经系统上的异常

各种不同的脑部异常均有人报道过。脑神经异常较常见,最常见的就是面神经麻痹,可能是因颜面肌肉的发育不良,或是面神经在颅骨内的径路异常,或是脑内的径路异常所致。

(四)术前评估

1.测颅片检查 以决定颅面畸形的程度。前后测颅片,可了解眼眶高低、颞骨发育、两侧下颌骨髁状突及两侧下颌骨升支的发育情形,并作左右对称的比较;也可以发现颜面下颌及颏部歪斜的程度。

2.口腔全景片 可了解上下颌骨间的咬𬌗关系、牙齿的发育,以及喙状突及髁状突的发育,更能清楚显示下颌骨升支及体部的缺损程度。

3.电脑断层CT扫描及立体CT(三维CT) 可明确显示出整个头颅与上、下颌骨间的异常,及颧骨弓、颞骨窝和前后径上的异常。用不同的骨窗,可以分辨出骨骼或软组织及肌肉上的差异。

4.牙模 用以进行咬𬌗面的评估,显示牙齿间的实际关系,记录上下牙错𬌗的距离。对颅面短小症患者,应特别注意面弓及上两耳道的正确高度,因为先天性两侧耳道高度不一或是颈椎的病变,可引起测量上的困难。

5.面部相片 正确比例放大的照片,有助于术前及术后比较同样的问题。

三、分类

由于放射线诊断的进步,使得近年来对颅面短小的分类,有了更进一步的发展。Pruzansky(1969)以下颌骨形态来分别半边小脸症之发育异常现象;David(1987)以SAT系统来描述有关颅面短小症的骨骼(S=S1-S5)、耳朵(A=A1-A3)及软组织(T=T1-T3)各种不同影响的层面。目前因电脑断层图及三维空间图更进一步的发展,有人提出以OMENS-PLUS系统来描述其不同的分类,即O(orbit,眼眶异常)、M(mandible,下颌骨异常)、E(ear,耳朵异常)、N(nerve,神经异常)、S(soft tissue,软组织异常),其他心脏血管异常及中枢神经系统异常,则以plus来代替(Mulliken,1991,1995)。从目前治疗原则而言,以下颌骨及耳朵的治疗为优先,故多数仍以下颌骨分类为其主要内容。

Ⅰ类:属于最轻微的变化。可能包含关节间软骨异常,主要为关节间空隙变小,但髁状突形状仍然存在,关节间运动稍受限制,造成关节在旋转功能完整的移位运动存有障碍。所有的运动肌肉仍存在,但明显较小,皮下组织及脂肪也较薄,因而增加了颜面的不对称性。通常咬殆异常轻者,可用功能性咬殆板矫正。

Ⅱ类:颞颌关节消失,而下颌骨髁状突仍然存在,为Ⅱa类。翼外肌仍与圆锥状的下颌骨髁状突相连,但下颌骨髁状突已完全没有一般正常的外观,且往内侧及前侧移位,翼外肌无法将下颌骨往前拉动,当张口运动时,下颌骨偏斜显得更加明显。Ⅱ类中较严重者,翼外肌发育不良,完全没有下颌骨髁状突及关节构造,为Ⅱb类。其肌肉缺损的程度,往往与相连的骨骼缺损密切相关,通常颅部的颞骨或颧骨发育也受到不同程度的影响,咬殆偏斜严重,上颌骨发育也受限。在生长期如下颌骨能延长,可使上颌骨往下生长发育有良好的机会。下颌骨延长只有通过手术,或是完全重建下颌颞颌关节时,才可以形成一个稳定的咬殆面(彩照40)。

Ⅲ类:为颅面短小症最严重者,表现为一侧完全性下颌骨升支及颞关节完全没有发育,同侧颧骨弓及颞骨发育也差,只有少量肌肉发育或是与下颌骨相连,骨骼发育也只有在齿槽骨牙胚周围,下颌骨与上颌的咬殆完全错乱。及早重建下颌骨及咬殆板治疗是必要的。

四、治疗

患者的年龄及颅面异常的程度决定了手术的方式及范围。

(一)成年或生长发育停止者的手术治疗

行牙齿矫正,治疗方式与其他颜面歪斜患者相同。手术治疗包括矫正上颌水平面、重建两侧下颌骨对称和颞颌关节的高度。耳朵及软组织异常,应待颜面骨定型后才进行治疗。

治疗计划:行上颌骨水平面截骨,矫正上颌骨歪斜。作骨移植以改善上颌歪斜。患侧下颌骨用单侧肋软骨-硬骨移植来重建单侧的颞颌关节及下颌骨升支,用多层骨移植来改善其脸型不正。对侧下颌骨升支则以前后向截骨术来调整咬殆面的不正。有些患者最后则以颏成形术来改善颏偏斜。

(二)生长期患者的手术治疗

1. 下颌骨重建术　可利用肋骨完全重建一侧完整的颞颌关节,矫正偏斜的咬殆面,尤其是在换牙前。如能及早手术矫正,延长下颌骨,造成同侧开殆,多可以刺激同侧上颌骨往下发育,减少日后需同时进行上颌截骨术的可能性。手术所造成的同侧开殆,需利用咬殆板矫正治疗。

这种手术的缺点是,对用肋骨重建的下颌骨,无法完全预计日后肋骨生长的情形,偶见患者患侧下颌骨术后有过度生长的现象。

2. 骨伸长刺激术　为利用 Ilizarov 所用下肢延长术的原理,适用于单侧或双侧下颌骨延长的术式。虽然下颌骨与四肢长骨有所不同,但使用后与长骨的组织病理变化几乎完全相同。

下颌骨骨伸长刺激术:下颌骨切开后,先在骨端以纤维组织补满,渐以骨细胞代替,经钙化及骨化而形成新骨。在术后 8 个月,新骨形成已可达到成骨的 90% 左右。

其基本手术方式是在患侧口内作半边的下颌骨截骨术,再以长骨钉固定于截骨之近端及远端,避免伤及牙齿或牙胚。手术后 4～5 天开始每日延长 1mm,皮肤之钉孔需每日清洗。

为了刺激生长,可每半日伸长 0.5mm,由家长在家自行操作。实际需要延长的距离由临床医师依咬殆面、颜面歪斜度来决定。一般而言,伸长点应根据咬殆面歪斜是上下向(下颌骨升支)或是水平向(下颌骨体部)的缺损来作决定。

当延长术达到预期目标后,再固定 4～8 周,使所延长的下颌骨固定,外固定器在期满后于门诊复诊时取出(彩照41)。

(陈昱瑞)

第八节　颅面部综合征

一、Treacher-Collins 综合征

(一)概述

Treacher-Collins 综合征又称下颌面发育不良综合征(MFD),是一种自体显性遗传的先天性畸形。这种基因缺陷导致两侧第一、第二鳃弓发育不良,产生不同程度的面部和下颌畸形,症状可从很轻微的睑裂下垂到严重的完全型缺陷,如:①睑裂向外下下垂;②下眼睑部分缺损;③下眼睑内 2/3 睫毛缺失;④颧骨及下颌骨发育不全;⑤外耳及听力缺陷;⑥鬓角毛发长得很前面。

Berry(1889)报告 2 例(母女)典型的眼睑畸形。Treacher-Collins(1909)报告 2 例下眼睑缺损和颧骨缺陷。Pires de Lima(1923)开始强调此征与第一、第二鳃弓的关系。Franceschetti 等(1944、1949)详细描述了此征,且定名为下颌面发育不良。

(二)病因病理

Berry(1889)提到遗传的因素。Poswillo(1975)认为此征为自体染色体显性基因遗传,而有不同程度的穿透性及表现性,至少一半的病例有家族史(Vatre,1971),下代间有不同严重程度的表现,但同一代间的表现严重程度似乎相似(Rovin 等,1964),显然此基因是由母亲传给下一代。有证据显示此基因可能有致命或接近致命的影响,而且下一代会更严重。在 MFD 家族中流产的比例相当多,有一半的病例无家族史。一般认为,外来因素导致新的突变或异常是造成疾病的原因,父亲的年纪太大亦可能是因素之一。世界各大种族都有 MFD 的报告。此征患者尚未发现有基因构造上的缺失。在高危妇女,建议通过子宫内胚胎镜检查,作产前诊断。

目前的研究认为胚胎发育时神经脊细胞因某种原因被破坏,可导致无法完全发育出第一、第二鳃弓的构造;不同严重程度是因神经脊细胞受损的数目或程度不同,或与第一、第二鳃弓的中胚层组织的补偿能力有关(Poswillo,1975)。

(三)临床表现

临床表现变异性很大,但必然出现的症状有:眼睑线外下垂、下眼睑裂隙、眼睑毛缺失或畸形、颧骨及下颌骨缺陷、颏后缩等(彩照 42)。常出现的合并症状有泪孔不发育、外耳或外耳道缺失、传导性耳聋、鼻畸形、腭弓高耸、耳前窦、咬牙合不良(开牙合),其他像腭裂、上眼睑裂隙、眼眶眼距过宽等不常见。身体其他部位畸形如脊椎畸形、单侧肺不发育、智力障碍等,可能伴随此征,但不是此综合征的必然表现。

睡眠呼吸暂停及婴儿猝死症可能伴此征而来。Shprintzen(1979)发现 MFD 者的喉部比正常小一半,除了可能有后鼻道闭锁外,下颌骨发育不全、舌头后垂等也会严重影响呼吸。

单侧性的 MFD 是不存在的。Nagers 综合征很像此综合征,其除了 MFD 的脸部症状外,还有上肢(或合并下肢)的桡侧缺陷。

(四)治疗

下颌面发育不良根据年纪及严重程度的不同有不同的治疗。上呼吸道阻塞性呼吸窘迫症状,可以采用改变姿势的方法,必要时给予气管切开。听觉障碍者应及早会诊,专科医师可给予助听器,并教给适当的喂食和正确的睡姿等。

颅面骨及软组织的重建计划,须根据患者的严重程度给予分别设计,通常的原则是先以自体骨或软骨重建颅面前的缺陷后,才重建软组织。眼眶、上颌骨及颧骨的缺陷,可在学龄前(通常 5、6 岁)用肋骨、髂骨或颅骨移植重建。在较严重的骨缺陷患者,可能需要大量及多层的骨移植。固定方法可用钢丝、小钢板及螺丝(图 24-41)。有多篇报告表明,使用带有颞浅动静脉血管的颅骨,移植重建颧骨和眼眶,可以减少植骨的被吸收,2 岁以上的患者就可接受这种手术(图 24-42)。

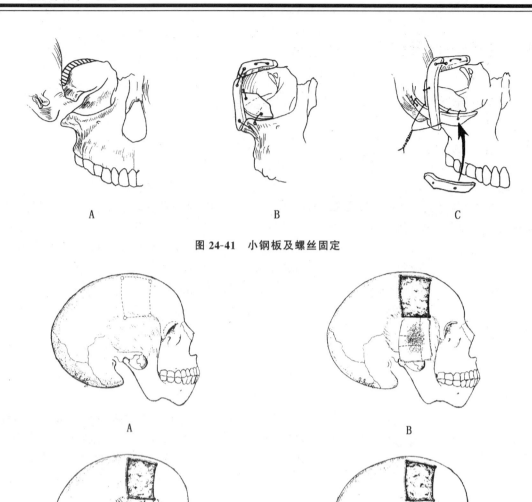

图 24-41　小钢板及螺丝固定

图 24-42　颞浅血管颅骨移植重建颧骨和眼眶

眼睑的重建依其严重程度可采用不同方法,如用植皮、上眼睑肌皮瓣或皮-睑板-结膜瓣进行移植。Tessier 的方法是以 Z 成形法将眼肌、下眼睑及睫板重建,其缺点是可有下眼皮之瘢痕。另一种方法是将下眼睑裂隙外侧的 1/4 眼睑切除后,作外眦固定,则瘢痕可留在较佳部位。

对下颌骨后缩及咬殆不良的问题,通常是在青春期后才作上下颌骨切骨术。最常作的是 Le Fort I 型截骨术,将上颌骨之后方延长;下颌骨作两侧矢状切骨术,将下颌骨自动旋转后下颌骨角向下;再加上颏部切骨前移术。

近年来由于骨延长术的发展,目前已可将其应用于早期(约 5、6 岁或者更早)的治疗。将患者的下颌骨延长或使之向下向前延长,也许这会成为将来早期治疗的方向。外耳的重建依据患者的耳畸形严重程度而分别设计。

1.下睑缘发育不良　下睑缘的全层缺损,最好用上睑皮瓣以外眦为蒂转移修复下睑(“Z”形皮瓣)。该皮瓣既能修复全层的下睑外侧缺损,同时也可将外眦角上移。若外眦再予重新固定,可同时矫正外眦下移的反蒙古眼畸形。

上睑皮瓣可沿双重睑的切口设计,皮瓣长宽比例为 1：3～1：5。皮瓣掀起时应稍厚,带部分眼轮匝肌,以充填下睑全层的组织缺损。该上睑“Z”形瓣的外上缘应相当于再造后的外眦角部位,或可稍高于正常外眦角水平 2～3mm,以起矫枉过正之效。

下睑中外缘切开后可向下分离,跨过眶隔脂肪直达眶下缘骨壁和上颌骨前壁。切开骨膜,向外侧剥离至颧骨、颧弓,向上可显露眶外缘直到额颧处。如此分离后眶外侧和颧-上颌部的骨缺损均可显露在术野中。故对于轻、中度的眶颧缺损,也可经此局部入路("Z"形瓣)进行植骨,即插入"L"形的眶外下缘骨架,然后将骨架的上端固定于眶外缘额颧缝处即可。

上眼睑蒂瓣转移的同时,应作外眦韧带固定,即在皮瓣切口内分离出外眦韧带束,将其直接固定于眶外侧、额颧缝残存的骨壁上(在眶外缘骨壁上钻孔固定),使外侧睑裂位于正常位置上。

2.眶颧部骨缺损　一般原则是,在颧骨缺损区植入分层叠加的肋骨片。常取冠状切口,也可选择上睑蒂瓣的局部进路。一般需准备 3～4 条全长度的自体肋骨(8～10cm 长)。手术时应在眶下外侧对眼眶外下部进行骨膜下剥离,必要时可切开部分骨膜,以松开眶周组织,有利于形成合适的植骨空间,但注意不要误伤眶下神经。植骨时应注意,须同时矫正外眦部向外下的倾斜。一般来说,骨膜下分离可以十分方便地显露骨缺损或骨裂隙。

对于眶口外下角卵圆形的向下倾斜,可以磨掉眶上缘的外侧和部分额骨以扩大眼眶外上缘,同时在眼眶的外下角和外侧壁植自体肋骨片,使眼眶由原来向下倾斜的卵圆形,变成眶横轴水平的近正方形的正常眼眶形态。在眶外上缘的磨改中,注意眶顶骨壁较薄,慎勿穿破而误入颅内。在眶外下缘缺损严重的病例,该部位的植骨片可向外下延伸,同时修复颧骨、颧弓的缺损或不足。移植肋骨片可互相镶嵌,或作鸽尾状的分层镶嵌固定,固位效果较好。另外还应在眶底外侧充填肋骨片以抬高眶底,使眼眶的外形更趋正常。

用自体肋骨片移植,塑形较为方便,但也有其缺点,如远期骨吸收较多、取骨量大、骨源不足给二期修复带来困难等。故近来多数学者建议采用颅骨外板进行眶颧部的骨结构重建。可以取游离的颅骨外板,也可以取颅骨膜带颅骨外板的复合骨瓣转移修复。

带颅骨膜蒂的颅骨外板一般取自颞顶部,颅骨膜蒂向下延伸与颞浅筋膜相连。但注意,由于 Treacher-Collins 综合征的颞眶部发育不良,有时也可伴有颞部软组织的发育不足、颞浅筋膜蒂过薄等情况,因此,在分离颞浅筋膜蒂时可带部分的颞肌,旋转 90°,折叠充填于颞窝的凹陷区以达到术后颞部的丰满。另一方面,从颅骨板的解剖来看,其血供的 80% 来自硬脑膜,20% 来自颅骨膜,而对于带颅骨膜的颅骨板,一般来说,颅骨膜也只能给予颅骨板 60% 的血供,因而笔者认为,与其进行复杂的颅骨膜-颅骨外板切取术,还不如作简单颅骨外板游离移植,能同样起到较好的效果。

较早重建缺损的颧弓对颅面发育有良好的促进作用。Fuente、Del Campo 等(1994)在动物实验(鼠)的研究中表明,与对照组比较,早期颧弓缺失的试验组,中面部更向前突出而呈狭长形,这与 Treacher-Collins 综合征的中面部突出、上腭弓狭长相似。因而,如能在颌骨发育以前完成颧弓的重建,可能有利于整个颅面部的协调发育。

3.上颌骨狭长前突　上颌骨所在的中面部畸形特征是:前后向过于前突,同时因缺乏横向发育而使上颌骨和腭弓狭长,加之颧突、颧弓发育不良,使得整个颅面部更加不协调,缺乏立体感。

对于上颌骨鼻突宽而前伸,致额鼻角平坦或呈鹰钩鼻畸形的患者,有两种方法可供选择。轻度畸形可选用类似驼峰鼻矫正的手术方法,即凿去鼻正中骨块,在两侧梨状孔边缘(上颌骨鼻突)处截骨,使两侧鼻背骨块折断后向下向后移位,这样既矫正了鹰钩鼻畸形,又可形成较理想的额鼻角。对颧弓缺损和上颌前突较严重的病例,可选用 Tessier 的上颌骨截骨法,其截骨线相当于不典型的 Le Fort Ⅲ型截骨线。截骨后上颌骨整块与中面部和颅底脱开,然后以鼻根为支点向前旋转。该手术最好配合下颌骨升支截骨或下颌骨体部截骨前移手术同时进行,以保证面部外形和牙𬌗关系的协调。Tessier 方法有如下几个特点:①使前面部高度减小;②向前移动上颌牙列;③下移错位的上颌后份,下降𬌗平面;④扩大鼻咽腔;⑤增加眼眶垂直向的直径(扩大眶容积)。上述特点中最后 3 点对严重畸形患者的功能改善尤为重要。

4.下颌短缩畸形　对轻度畸形,主要是改善颜面外形,可行下颌骨体部的植骨(丰满双侧下颌部)、颏部的植骨,甚至作颏截骨前移术。

对较严重的病例,在考虑外形修复的同时,应进行生理功能的重建,手术目的是改善牙𬌗关系、扩大咽腔以减少呼吸阻塞、改善下面部外形轮廓。术式可选用 Tessier 方法中的上颌骨体部旋转前移术和下颌骨升支矢状纵劈术。当然也可选用下颌骨升支的"T"形截骨、"C"形截骨、倒"L"形截骨术等。截骨后可在下颌骨体部植骨以丰满之。

二、Crouzon 综合征

(一)概述

法国神经学家 Crouzon(1912)报告此征的特征为颅缝早闭及青蛙脸、突眼及中脸凹陷。发生率不很清楚,与 Apert 综合征共占颅缝早闭症的 6.8%～14.9%。

(二)病因病理

此征为常染色体显性遗传。

(三)临床表现、分类及诊断

临床表现为颅缝早闭及颅面骨发育不良所引起的颅内压增高和颅面畸形。颅缝早闭可以发生在冠状、矢状或人字颅缝,从而造成各种畸形头(如塔头、舟状头、三角头等)。颅缝早闭后颅内压增高,使脑前腔底下凹,蝶骨之大翼外突,中脑腔向前推,从而使眼眶变得很浅,所以眼球向前突,眼皮无法覆盖,严重者可造成眼球脱出而失明(彩照 43)。

Crouzon 综合征的上颌骨呈 3 个方向的发育不足,即前后、左右及上下均小,因此眼眶底较浅,上颌牙弓窄,牙齿挤而乱,上下牙错𬌗,腭弓高而窄,两侧颧骨低窄。由于上颌骨发育不足,可造成中脸部后缩,相对下颌前突,牙齿反𬌗(倒𬌗),后鼻道狭小、阻塞而有鼻道呼吸不良,打鼾或由口呼吸则更易造成口颌发育畸形。

Stricker 把 Crouzon 综合征分成 5 类:①上颌型 Crouzon 综合征;②假性型 Crouzon 综合征,即只有眼眶下骨缝早闭;③颜面型 Crouzon 综合征;④颅型 Crouzon 综合征;⑤颅面型 Crouzon 综合征。

早期诊断以临床检查加上家族史即可大致确定。颅 X 线及 CT 检查可以诊断出颅缝早闭的位置及颅内压增高的程度。对突眼、眼压、眼底、视力等眼科检查,应予早期记录。X 线头颅定位片通常在 4、5 岁以后才能有效地记录。Crouzon 综合征患者的智商似乎与正常人相差不多。

(四)治疗

对 Crouzon 综合征的治疗开始于 Gillies(1942),他应用 Le Fort Ⅲ型手术截断上颌骨,将它前移以矫正突眼和反𬌗畸形。但 Gillies 的截骨手术过于简单,骨块前移后的空隙未予植骨,因而手术效果不佳。当时 Gillies 认为此手术过于危险,且效果不良,曾私下告诉同事,建议放弃此类手术。20 世纪 60 年代后期,Tessier 采用颅内-颅外联合径路方法,进行了 Le Fort Ⅲ型截骨前移的尝试,才获得满意的效果(1969),并于 1977 年首次报道。在 Tessier 成功经验的鼓舞和启发下,Converse 等首次尝试将额骨、眶骨和上颌骨整块截骨前移,并称之为整块手术;其后 Tessier 本人也开始了额眶和上颌骨的分次前移手术,其间相隔 3 个月。Converse 和 Tessier 的额眶上颌同时前移手术均有较高的感染率,且手术风险大,可能出现死亡、失明、骨吸收等严重并发症。Ortiz-Monasterio(1978)首次报道了颅内外同时手术行额眶上颌前移的整块性(Monobloc)手术,7 例手术中有 5 例为 4～6 岁儿童,获得良好效果。其后 Tessier 等重复了 Monobloc 手术,认为效果良好,可以推广。对于这种较为复杂而难度很高的 Monobloc 手术,褒贬不一。如 Muehlbauer 和 Marchac(1983、1985)认为此类手术过于危险,建议尽量少作。而 Wolfe 和 Tessier 等的最近报道(1993),认为在小儿 Apert 综合征中应用 Monobloc 手术效果最佳,并可同时行中面部及眼眶的中间劈开、骨块内旋的中面部劈开手术,以纠正 Crouzon 和 Apert 综合征中伴有的宽眶距、高腭弓畸形;并认为只要操作技术熟练,完全可以减少发生严重并发症。

与所有颅缝早闭的治疗原则类似,该征的手术目的有两个:①增加颅内空间,减少颅内压,使大脑得以正常发育;②重建正常颅面外形。在 1 岁以内可以作条状去颅、额骨前移、颅骨重组重建、颅面前移或脑积水引流等手术;对严重的颅面发育不良,大部分学者主张早期手术,使脑压减低、额面前移、呼吸改善。在 1 岁以后可以针对患者改善突眼及额面的需要,作额骨前移或上颌骨 Le Fort Ⅲ型前移或颅面前移(彩照 44)。在 5 岁时作额骨前移及 Le Fort Ⅲ型上颌前移术,以改善突眼及上颌后缩,此类手术后上颌骨发育仍为不足,在青春期后仍需有一次上颌骨手术(Le Fort Ⅰ型或 Le Fort Ⅲ型)。青春期后的患者可以只作正颌手术(上、下颌截骨术)或者上颌骨 Le Fort Ⅲ型截骨手术等,以改善咬𬌗及脸型(彩照 45)。

近年来,骨延长术也被逐渐引用到颅面骨发育不良的治疗中,即上颌骨 Le Fort Ⅰ型或 Le Fort Ⅲ型甚至颅面截骨术后,以外固定或内固定法,将颅面骨渐渐拉出。该术目前已有少数成功的报告。

1. 术式选择　　按 Stricker 分类法,各类 Crouzon 综合征(包括部分 Apert 综合征)可选用下列不同的术式。

(1)上颌型和假性型 Crouzon 综合征(1～2 型)　可选用颅外法 Le Fort Ⅲ型截骨前移术(即 Tessier Ⅲ型手术,自身稳定型)。此类患者前额或额窦相对突出,仅中面部后缩,伴轻、中度突眼。

(2)颜面型 Crouzon 综合征(3 型)　可行颅外法 Le Fort Ⅲ型截骨前移术。严重额部后倾或平坦者,可考虑行 Monobloc 手术或 Tessier 的二期法额眶、上颌前移术。

(3)颅型 Crouzon 综合征(4 型)　小儿患者可仅行单纯的额眶前移术,待成年以后再行 Le Fort Ⅲ型截骨前移术。成人患者可行 Monobloc 手术。

(4)颅面型 Crouzon 综合征(5 型)　多伴有眼眶向外侧倾斜分开,及眶距增宽症和腭部正中高拱,甚至有腭部裂开者。此类患者应行 Monobloc 和 Bipartition(Van de Meulen 法,1979)联合手术以一期矫正上述畸形,但限于 14 岁以下的儿童进行此类手术。

2. 术前准备　　手术前作常规检查如心、肝、肺、肾等功能检查,均应在正常范围内。一般需准备术中输血,可准备 1 000～1 200ml 全血。术前按 X 线头颅侧影定位片及 CT 片,将石膏上下牙模上𬌗架,然后进行石膏模截骨模拟,在正常咬𬌗关系下,上颌骨一般应前移9～11mm。制作正常𬌗关系的塑料𬌗垫,备手术中校对咬𬌗关系之用。术前应告知患者,术后需作 6～8 周的颌间结扎,其间应维持流质饮食。其目的在于使患者有心理上的准备,在术后颌间结扎期间可以得到患者的良好配合。

3. 麻醉及监护　　选用经鼻咽腔插管的全身麻醉。由于术后要作颌间结扎,胃肠道和口腔分泌物在全麻尚未完全醒转时,易逆向流入呼吸道导致窒息,因此术前或术毕之前应置胃肠管,术后作胃肠减压,以吸去口腔分泌物和避免胃肠返流。术中置中心静脉压监护,及时补充血液及体液的丢失。颅内外联合手术者应作脑压监护,简便的方法是作经硬脑膜下留管测定颅内压,术中必要时可经此管放出脑脊液以减低颅压。术中麻醉医师应密切注意鼻咽部插管有否损伤。曾有报道,手术医师术中切断全麻鼻插管,导致出现呼吸危象(Wolfe,1993)。

4. 手术方法及步骤

(1)颅外法 Le Fort Ⅲ型截骨前移术(自身稳定型的 Tessier Ⅲ型截骨术)　以冠状切口进路,切开头皮后,在帽状腱膜层分离,两侧至颞浅筋膜下、颞肌之上;向前到额眶缘上 2cm 处。切开额眶部骨膜,然后在骨膜下剥离,于眶外侧缘、眶耳平面水平切开骨膜和颞肌浅层,止血后用剥离子钝性分离,向两侧达颧骨、颧弓表面,剥除颧弓上附着的颞肌和翼内肌。在骨膜下完全剥离眼眶的外侧壁、内侧壁,注意凿开眶上孔以显露眶上血管神经束,并游离之。用骨膜剥离子从眼眶的内外两侧向眶底和眶下缘剥离,并交通眶下缘的内外侧。额部在骨膜下剥离至鼻根部或鼻侧软骨处。如此整个眼眶、颧弓和上颌骨的骨膜已完全剥离开。彻底止血后,用美蓝或着色笔在骨面上设计截骨线。

用电动或气动来复锯或摆动锯进行鼻根、眶外侧缘、眶内下缘及颧弓的截骨。截骨完成后用 Kawamoto 骨凿(弯头长骨凿)插入口内的上颌结节后方,轻轻凿开上颌结节和翼板的连结。然后用 Rowe 氏双头钳插入双鼻孔和上腭之间,夹持整个上颌骨和中面部,并上下、左右摇动整块中面部骨块,使之完全松动后向前拉出,使中面部骨块前移后达到正常的咬𬌗关系。在上下牙列间置入咬𬌗垫,用颌间结扎固定上颌中面部骨块,固定时应呈轻度超𬌗,以防术后骨块后缩。

最后,在中面部骨块截骨前移后的骨间隙内植骨,即于眶外侧缘、眶上缘、颧弓、鼻根部及上颌结节后诸间隙内植入自体髂骨或肋骨。植骨后各骨块间须行钢丝结扎或小钢板固定。应注意的是,上颌结节后的植骨较难固定,有时骨块可滑落至咽后壁的咽旁间隙而达不到骨固定作用。为此 Wolfe 建议,在上颌结节植入的骨块上固定一根引线,植骨后将引线缝扎于前方牙槽骨,一旦骨块滑脱,即可提起固定线,拉起移植骨块,这不失为一种简单有效的骨固定方法。

此手术因术后行颌间结扎,当麻醉未完全清醒时易致口腔分泌物和陈旧性血性物倒流产生窒息。术前或术中应置胃管,术后 2 天内行持续胃肠减压以减少口腔内分泌物。术后可在头皮瓣内置负压引流,2～3 天后去除。术后流质饮食 2～3 周。颌间结扎固定 6～8 周后去除。头皮切口 7～10 天拆线。

(2)颅内-颅外联合前移、额眶部 Monobloc 截骨术　小儿病例(6 岁以下)可进行 Marchac 额眶前移法以扩大颅腔、前移眶顶部。颅压增高较为明显,或伴短头、塔头畸形,或额窦发育很差者,可行颅内-颅外联合前移、额眶部 Monobloc 截骨术。切口及分离同前。因额眶面截骨,形成额颅块、眶带块及上颌块三大块向前移动,故也有人称此法为三块法前移。前移骨块间分块固定,在额颅、眶两侧、额眶带两端及颧弓断开处分别植骨,固定。复位头皮瓣,分层缝合。

Monobloc 方法一次前移颅眶及上颌部,有效地增加了前颅底长度,增大了眼眶容积,同时也改善了颅部的外形,是较为彻底而有效的手术方法。但此法将颅面及额颞等部的联结打断,尤其是额眶面前移后存在较大的额鼻间隙,使颅前窝(颅内)与鼻筛部(颅外)交通。通常手术中会产生颅底的硬脑膜撕裂,如当时不予修补或修补不严,可形成脑脊液漏,进而造成颅内外交通和脑脊液鼻漏,成为较为棘手的术后并发症,同时亦增加了颅内感染的机会,严重者可致脑膜炎、额骨大范围吸收坏死等。Fearon 和 Whiteker(1993)比较 Le Fort Ⅲ型截骨前移术和 Monobloc 手术的感染率后指出,前者的感染率仅 5%,而后者的感染率则为 50%。

术后负压引流应置于颞肌下而不能放在额部,以防止负压过大而使额鼻间隙增宽,致颅内外交通更趋明显。

(3)一期行额眶面前移和眶中面部中间劈开术　Tessier 将 Monobloc 手术和 Bipartition 手术联合使用,用以治疗颅面型的 Crouzon 综合征和 Apert 综合征(1979)。手术中需进行复杂的截骨术,故应注意植骨和骨固定的操作。Tessier 认为,进行此种联合手术,由于 Bipartition 手术减少了额鼻间隙的死腔,故可以减少颅内感染和骨吸收的发生率。但应注意下列几点:①额眶带应弯曲成良好的弧度,最大限度地减少额鼻死腔;②用颅骨膜关闭鼻筛部的粘膜缺损以隔开颅内外交通;③双鼻孔插入鼻通气导管 3～5 天,让空气能自由进出,以免气体由筛部缺损口进入颅内;④术后不使用脱水剂,使大脑能充分膨胀,以充满额鼻间死腔。

Tessier 认为对于一个训练有素的颅面外科医师,Monobloc 手术要较 Le Fort Ⅲ型前移术来得容易;而增加一个 Bipartition 手术也只是多增加了约两个小时的手术时间,而效果则好得多,同时能减少感染等并发症。Wolfe 共施行 14 例、Tessier 共施行 65 例此类联合手术,其中仅 2 例发生感染,1 例发生骨吸收,总体效果良好。

5. 并发症

(1)死亡　Crouzon 综合征的手术治疗较为复杂,多行颅内外联合手术,可有一定的死亡率。死亡原因有心血管异常、脑血管异常、脑水肿、颅内血肿、呼吸道阻塞(如窒息)等。死亡率在 0.31%～0.37%。

(2)脑脊液漏　颅内外联合进路的截骨前移术,可因撕破硬脑膜或脑膜修补不善而产生脑脊液漏。此种情况在 Monobloc 手术中发生率较高。额眶面前移后在颅底部出现筛板断开,筛窦开放,鼻粘膜因鼻根前移破裂且有较大缺损,一般很难缝合修补。此种情况可用大腿阔筋膜或额部颅骨膜修补鼻筛部的粘膜和骨缺损,以隔开颅内外交通。脑脊液漏的发生率在 1.5%～3.2% 之间。一般来说,对于持续不愈的脑脊液漏应保持鼻腔通畅,不予堵塞,以防止逆行感染而导致颅内感染;必要时应进行硬脑膜修补术。

(3)颅内血肿形成　有些患者因有脑血管畸形,或因手术中凿骨而形成颅内血肿。手术中轻柔的操作和手术者的默契配合可防止此并发症的发生。

(4)感染　据报道,Monobloc 手术的感染率最高,半数病例可形成硬膜外脓肿和死骨形成(以额眶带为主);但 Wolfe 和 Tessier 报道,死骨形成及脓肿发生仅为 3.1%～5.9%(1993)。这可能与手术方法和手术的熟练程度有较大关系。

(5)失明或视力减退　此种并发症并不多见,但一旦发生则较难恢复。多数发生在眼球突出明显,甚至眼球突出于眼眶之外者。另外也可发生于手术不慎而损伤视神经者。

(6)血肿或血清肿　由于术中止血不彻底或术后引流不畅,会形成局部血肿或血清肿。有些深部血肿或血清肿不易吸收,可形成局部的继发感染,影响移植骨的成活。一旦发现血肿或血清肿,可行局部穿刺抽出。

(7)其他并发症　可有睑下垂、斜视、眼眶不齐、移植的鼻骨外露、角膜擦伤、呼吸道不畅等。眼部的上述畸形可待截骨手术完成以后 1～2 个月请眼科医师会诊解决。颌间结扎期间,呼吸道不畅者可置鼻通气导管,阻塞严重者可行气管切开术。

三、Apert 综合征

(一)概述

Apert 综合征又称尖头并指(趾)综合征,由法国神经学家 Apert(1906)报告。其特征是颅缝早闭、突眼、中脸部发育不足及对称性手脚并指(趾)症。

(二)病因病理

此征常为染色体显性遗传。

(三)临床表现及诊断

Apert 综合征的颅面形状与 Crouzon 综合征类似,但有些特征不同,其头形前后扁而高,前囟门突出,眼眶上缘低陷,上颌骨发育不足,腭弓高而窄,常合并继发腭裂,有前牙开𬌗,患者易伴发痤疮、动眼神经麻痹、眼皮下垂、额部皮褶及大耳垂等异常。

Apert 综合征之上肢较短,常见第 2、3、4 指骨性粘连,只有一个共用指甲。拇指及小指亦有不同程度的畸形。所有指间关节均粘连,但掌指关节仍可活动。脚趾通常有类似手指的畸形,手脚的畸形均左右对称(彩照 46)。

诊断以临床检查及家族史(常为散发性)即可确定,辅以颅部 X 线及 CT 检查。手脚 X 线片可确定手脚畸形的骨病变。

(四)治疗

颅面部手术治疗原则与 Crouzon 综合征相同,小儿患者可行额眶前移术,也可按 Tessier、Wolfe 等的观点,行颅面联合前移的扩大 Le Fort Ⅲ 型截骨(彩照 47),同期作中面部劈开去骨以矫正眶距增宽症。成人的手术选择同 Crouzon 综合征。手指的分割、重建,通常在 1 岁以后就可开始,可按照分指的整形原则进行一期或分期的分指手术,如"Z"形组织瓣改形、植皮等。

四、Robin 症候群

(一)概述

新生儿下颌骨太小,因而舌头向后缩,然后引起上呼吸道阻塞,这种患儿常合并腭裂,这样的症候群统称为 Robin 症候群(Robin sequence)。Pierre Robin 不是报告这种病症的第一人,但他(1923)强调了小下颌的临床重要性,且最严重者可能致命,因此学者仍用此名。过去称此症为 Pierre Robin syndrome(综合征),但这种病其实并非基因上的综合征。Gorlin 等(1976)认为这是"反常或畸形(anomalad)",为畸形及它所导致症状的统称。最近学者们认为"sequence"一词更为适当,其意指一种情况引发第二种症状,第二种症状引起第三种症状。以前曾用"小下颌骨"来形容此症下颌骨的不正常,事实上用"下颌骨后缩"较为贴切,因为有些患者的下颌骨并不小,但颏部后缩、颏舌肌变短,无法将舌根向前拉,舌头后垂到喉部而引起吸气阻塞。当颏后缩连带舌下垂及呼吸阻塞时,则称为 Robin 症候群。

颏(下颌)后缩可分成几种,包括下颌骨正常大小而颏部后缩,这种患者最常见,其下颌骨有很好的生长潜力。Ross(1986)则认为此症的下颌骨都有些偏小。

(二)病因病理

真正原因不明,可能为多种致病因素所致,有些患者有家族性倾向。有证据显示子宫内的位置及压迫可能是最常见的致病因素。正常发育的胚胎在早期头部是向胸部弯曲,颏部可以在胸骨柄的后面,此时舌头位置很高,在未并合的两侧垂直的腭架上;当头部渐渐伸直,颏部向前,舌头往下,两侧腭架到中央融合。如某些因素使颏部不向前,则舌头不往下移,腭裂就会发生。由于此症中大部分的下颌骨最后都正常发育,因此外力压在正常组织上是极有可能的因素。在下颌骨较小的患者,内在因素可使下颌骨发育不足。总之,下颌后缩合并舌后垂可由下列 3 种因素之一而引起:①有正常下颌骨生长的潜力,但在子宫内受外力压迫,生长受抑;②局部下颌骨生长不足,而其他脸部发育正常;③下颌骨及脸部的发育均不正常。

(三)临床表现及诊断

下颌后缩患儿的脸看起来像鸟脸,有这种特征的患者会有部分或完全性呼吸道阻塞、喂食困难或伴有腭裂。患儿安静时,舌头后垂,阻塞呼吸道,不能呼吸,故患者挣扎、哭闹,反复不已,严重者可导致衰竭死亡。有此情形应即刻设法治疗。

此类患者喂食不易,食量少,营养不足,长不大,易溢乳,吸入肺内而致反复呼吸道感染。除了腭裂外,舌头的大小及位置也异常。亦应对患者进行详细的全身检查,以确定身体其他部位有无合并畸形。

(四)治疗

根据患者呼吸道阻塞的严重程度及喂食困难的程度,可有 3 种处理方式:①不予治疗;②保守性治疗;③手术治疗。

若患者呼吸道阻塞症状轻微且喂食不太困难,则不必作处理。但如情况较严重,可将患者俯卧,舌及下颌骨向前移,呼吸道阻塞因而可以改善;若仍不行,则可考虑放置鼻咽管、鼻胃管或气管插管,或将舌向前拉。鼻咽管可把部分舌往前推,鼻胃管可用来喂乳,在鼻胃管两侧的通道可改善呼吸。因患者下颌小而后缩,喉部不易看到,而且患者已相当衰弱,因而最好是在清醒时进行鼻气管插管,用线缝舌头,暂时将舌头拉出,或以尖钳夹住拉出,也是暂时减轻呼吸道阻塞的方法,这些线或夹子须缝在或夹在舌后部,而且也只能是暂时性的,终究需要手术解决。

此类患者都需要有仔细的护理、长时间的住院,及进行血氧和心脏的监测。若经上述保守性治疗 7 天后仍无法使患者得到舒畅的睡眠,或体重一直无法增加,或屡屡发绀,或常有上呼吸道感染,或气管插管 3 天后仍不能拔除,则应考虑手术治疗。手术方法是将舌尖与唇内侧缝合,可将纽扣缝在舌根,经舌尖切口至下唇内侧切口到颏部,以另一纽扣固定(彩照 48)。

若能解决早期舌后缩引起的呼吸道问题,则体重渐增,下颌骨长大,渐渐地可能与正常人发育相当接近。

五、Klippel-Feil 综合征

(一)概述

Klippel 及 Feil(1912)描述一位法国水手的头颈部畸形,其后额发际很低,颈短而且不能动,该患者因肾病死亡后,发现其颈椎广泛地粘连在一起。Feil(1919)将这种病分成 3 种类型:第一型为颈椎与上部的胸椎大片粘连;第二型为只有一个或两个椎间粘连,偶伴有半椎症、脊椎弯曲症及第 1 颈椎粘连至枕骨;第三型为颈椎粘连加上胸椎粘连或腰椎粘连。临床上很少以此分类。Klippel-Feil 综合征(KFS)患者有短颈、颈及发际很低、颈椎粘连而无法活动这 3 种典型的症状。KFS 发生率约为每 42 000 个新生儿中 1 个,女性略多。

(二)病因病理

顶方及尾方的中胚层体节及生骨节粘合形成脊椎之际,没有发育的脊椎间板可造成颈椎(或胸、腰椎)的粘连,有两种假设可以说明这种发生机制。

1. Gardner(1979)认为神经管的过度膨胀阻碍体节粘连,使脊椎分半截断,从而阻碍脊椎的分节。

2. Bavinck 及 Weaver(1986)假设锁骨下动脉在脊椎动脉前阻塞,可引发此征。在受孕 25~28 天,原肾管延至 C_3~C_5,原肾管形成肾脏及 Mullerian 管,因此 KFS 常合并脊椎、神经及泌尿生殖系统的疾病。以受孕第 4 周时,脊椎动脉之阻断而引起相关的病变最能解释此征的发生机制。

(三)临床表现及诊断

52% 的患者有短颈、后发际低及颈部活动不良。颈部旋转活动比前后弯曲活动更受影响。64% 的患者有先天性泌尿系统畸形,28.2% 者单侧泌尿系统不发生,先天性无阴道也不少。15.6% 的患者有对侧肢体不自主相对运动。智力低及运动障碍者占 8.75%。有眼部疾病者占 20.6%。语言尤其是鼻音过重者占 16.9%。反之,在先天性腭咽闭锁不全患者中,18.8% 有颈椎问题(Osborne,1968)。KFS 患者中 4.2% 有先天性心脏病,而正常人群中只有 0.6%。通过临床表现,再辅以放射线检查可予以确诊。

(四)治疗

外科治疗必须因人而异,针对患者的心脏、腭裂及骨骼问题进行适当治疗。重要的是对患者颈椎的稳定性要作一番评估,通常这类患者受轻微外力即可造成四肢瘫痪。固定不稳定的脊椎节,减除对脊椎神经的压迫是必要的治疗。从外观方面来看,发际太低及颈部太宽都可以借切除、交叉"X"皮瓣或"Y-V"皮瓣等方式来改善之。

六、阻塞性睡眠呼吸暂停综合征

(一)概述

睡眠呼吸暂停(sleep apnea)综合征是指睡眠时呼吸暂停造成睡眠质量不良,血中二氧化碳增多,氧气降低,严重者白天嗜睡,可并发心肺疾病而导致死亡。依其定义可分成 3 类:①阻塞性睡眠呼吸暂停(obstructive sleep apnea),指持续且渐进式增加横膈膜的力量,而无鼻子或口的换气;②中枢性睡眠呼吸暂停(central sleep apnea),指呼吸肌活动力减少的睡眠呼吸暂停;③混合性睡眠呼吸暂停(mixed sleep apnea),即上述两类的混合。

(二)病因病理

由肌电图及内视纤维镜检查可知,睡眠时不论在快速眼动或非快速眼动期,均有一段时间咽部肌肉会失去张力,这种失张状态可以引起上呼吸道狭小或完全阻塞。若 10 秒以上无空气可通过口或鼻,称为呼吸暂停;若潮汐量减少 2/3,则称为呼吸减少。呼吸道的狭小可以是在软腭、舌根或侧咽壁一处或多处出现狭窄,这些狭窄可因局部解剖上的比例失常或上下颌骨的发育不良所致。这里必须强调的是,睡眠时的呼吸通畅由很多因素合成,故治疗时只强调单一的解剖位置是不一定能奏效的。

(三)临床表现及诊断

阻塞性睡眠呼吸暂停综合征(obstructive sleep apnea syndrome,OSAS)的特点是:患者为男性,肥胖、嗜睡及打鼾。因为重复呼吸暂停,睡眠常中止,因而白天嗜睡,患者记忆力、判断力减退,易激动,晨间头痛,有人格改变,包括不合宜行为,易猜忌、急躁及抑郁。小孩子常有尿床、体重轻、成长不易、学校表现不良、常做恶梦。

心肺功能的变化,先是在睡眠时,肺动脉压及全身动脉压增加;久之,在清醒时血压亦高,在呼吸停止时,血中氧气饱和量降低,其降低程度与呼吸停止的频率和时间长短、基本的氧气量及是否合并心肺疾病有关。

阻塞的部位必须找出来,这对合理治疗有所帮助。与此征有关的因素:第一是肥胖症,美国斯坦福大学睡眠研究中心的睡眠呼吸暂停患者中,有 2/3 体重过重(超过理想体重的 20%);第二是乙醇、镇定剂或安眠药,尤其在睡前服用可以增加或延长阻塞呼吸暂停,另外如呼吸道过敏、抽烟、工作环境空气污浊,也可使症状加重;第三是鼻、口、咽喉的构造异常,如鼻甲肥厚、巨舌症、扁桃腺肥大、软腭长而软,或粘膜松弛脂肪浸润炎,均与阻塞呼吸暂停有一定关系。

OSAS 的客观检查证据是多频道睡眠检查仪,包括脑波、眼电图、肌电图的检测,同时呼吸或横膈运动、鼻或口的气流、血中氧气饱和程度等都应分别予以记录,当呼吸停止及血中氧气不足时亦需记录。呼吸障碍指数(RDI)是指每小时睡眠中,呼吸停止或呼吸过低的次数,若大于 5 为不正常。OSAS 患者若 RDI 大于 20 及其血氧饱和度少于 85%,则临床上病情已相当严重。

X 线检查包括头颅定位片及立体 CT 测颅片,可借以分析上下颌骨的位置、软腭与喉后壁的距离或舌骨的位置。OSAS 患者通常舌骨位置较低,软腭较长,舌根后的空间小。用纤维内窥镜检查鼻咽、口咽、咽下及喉部时,请患者闭口,捏鼻后吸气,可以了解是否有哪一处发生阻塞。

(四)治疗

非外科性治疗包括减肥,睡前禁止服用镇定剂、乙醇或睾酮。抗抑郁剂可能对 OSAS 有帮助。有些仪器尤其是经鼻连续性正呼吸压仪,对绝大部分患者有很大的好处,但此法治疗时往往初期症状有很大的改善,而长期应用则效果不佳。

外科治疗包括扁桃腺切除、鼻中隔或鼻甲手术、舌减小术、气管切开术、腭咽悬雍垂整形术、上下颌骨前移术或舌骨前移悬吊术。临床上应根据阻塞部位、严重程度及骨架或舌骨位置的异常来选择外科手术方法。

如果 OSAS 患者有扁桃腺或类腺体肿大时,扁桃腺切除术及类腺体切除术就非常有效。鼻中隔弯曲的矫正、鼻息肉的切除为 OSAS 患者鼻阻塞的必要治疗。"V"状舌切除可减少舌的体积,且其瘢痕可以防止舌后垂。气管切开术的并发症及负面社会心理影响较大,只有在最严重的患者才予施行。

Ikematsu(1964)提出用腭咽悬雍垂整形术(UPPP)来治疗习惯性打鼾,手术目的是增加软腭、扁桃腺窝及后咽壁的空间,以减少呼吸道阻力。方法是将软腭后缘 8~15mm 及侧咽壁的多余粘膜切除,由后咽壁转一粘膜瓣缝于扁桃腺窝前缘。目前可用激光刀代替电灼刀。这种手术的成功率约为40%～50%。若术前能确诊OSAS的原因是在软腭,则成功率可达90%(Riley等,1985),故UPPP可用在软腭过长或扁桃腺肥大的患者。此术并发症包括伤口感染(5%～10%)、腭咽闭锁不全(约5%)及偶发饮料逆流入鼻腔,约1%患者有术后腭狭窄。

如整个下颌骨向前,可以将舌同时前移,因此增加了咽部空间。为避免上下颌固定及矫正牙齿咬𬌗,Riley等(1978)提出下颌骨颏下矢状切骨加上舌骨肌切开及悬吊手术。此法是从颏下部切入,将颏舌肌及二腹肌前腹保留,舌骨下方的胸舌骨肌、甲状舌骨肌及肩胛舌骨肌,从舌骨下缘切开,以一小条大腿肌膜固定在舌骨上,然后将颏部骨膜剥离后,以骨锯行颏下缘切骨并前移,用骨钉固定,固定舌骨的肌膜,再拉紧固定在向前的颏骨上。其并发症包括颏神经暂时麻痹、下颌骨骨折。语言及吞咽不会有永久性的障碍。若患者有以下情况之一就可以考虑行上下颌骨截骨前移术:①正常面骨发育,但为严重的OSAS(RDI大于50,血氧饱和度少于70%);②严重肥胖症;③下颌小或后缩(SNB角小于74°);④其他方法治疗无效者。

七、Down综合征

(一)概述

Langdon Down(1866)是第一位用蒙古症(Mongolism)来形容身材短小、智能低,看起来像蒙古人的先天性畸形的,以后即以Down症候群来形容此症。Lejeune等(1959)发现此病患者有47个染色体,因此诊断此综合征不只是由临床症状而是由染色体异常来决定的。流行病学研究表明,约660个活的新生儿中就有1个Down综合征者。以母亲的年龄为准,若大于45岁,则发生率可增至35:1 000(Adams等,1981),目前还没有直接证据能证明父亲的年龄会增加发生率。

(二)病因病理

此综合征为染色体数目异常所致,91%的Down综合征在第21对染色体上多了一个小染色体,称之为三体(trisomy 21),它是因细胞分裂时两个同源染色体没有分离而引起;另有约3%～4%是由于两个非同源染色体分离后的片段粘连在一对染色体上,成为异位而引起。这些异位Down综合征的父母再生一名Down的可能性是2%～10%,比未分离型的Down综合征患者的父母高很多。另有4%Down综合征为混合型,这种患者的细胞部分为正常,部分为trisomy 21,这些患者智能较高。

(三)临床表现及诊断

从外表特征就容易判断为Down综合征,即身材矮小、智能低、低鼻、外眼角上扬、断掌等。确定诊断应通过染色体检查。临床上此征患者的免疫力较低,易感染,易老化,颅底较平,颅前后径较短,脑的重量为正常人的76%。患者常有先天性心脏病,如心房管道缺陷及心隔缺损,一半以上患者有听力减损,发音或构音异常,有内斜视及其他眼疾,60%的Down小孩或17.3%的Down成人常伴随有眦裂。全身性张力不足是Down综合征婴幼儿运动发育迟缓的特征。

(四)治疗

这些患者本身可能不在乎自己与众不同,但其父母可能非常在意。随着社会的进步、经济的改善及医疗条件的逐渐发达,这类患者需要有自我生存及就业或社交的能力。对Down综合征的颅面外观可进行功能及美观两方面的外科改善手术。

功能性外科矫治:如巨舌切除术(图24-43),可改善闭口不能、流口水、唇干裂等;舌部分切除时要保留舌系带约3cm,使舌尖能够舔上唇。约1/3的患者有单侧斜视,可用眼科手术矫治。扁桃腺肿大、腺样体肿大、鼻甲肿大等所导致的呼吸阻塞可行外科切除治疗。

美观性外科矫治:如用硅胶内植片隆鼻以改善低鼻及减轻内眦褶裂,此外的内眦褶裂则用Z成形术矫正。眼皮外方上扬是因外眦韧带附着位置过高,可将上眼皮外1/3眼轮匝肌分离出来,与外眦韧带一同往下方固定在眼眶外缘。颧骨过低也可用硅胶隆高。下唇无力下垂是Down综合征患儿的特征,长大后会改善,下唇的张力亦可通过训练而改善;若是下唇外翻,则可以作楔状切除,尤其是合并颏部前移或以硅胶片隆颏,对外观帮助最大。

对合并突眼或严重颅面发育不足的Down综合征患者,可施行Le Fort Ⅲ型或其他颌面骨手术。许多

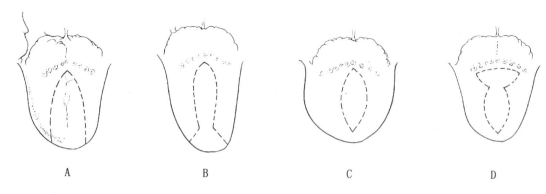

图 24-43 巨舌切除术的 4 种切口设计

Down 患者颅面偏短,但并无颅内压增加。手术最佳时机是在学龄前,约 4～6 岁。除非是为功能性原因如巨舌症,可在 2 岁或更早期手术,以期恢复口腔发育及构音正常,其他以美观为目的的手术,都可在长大后任何时期施行。

Lemparle 等(1983)研究 Down 综合征患者术后父母的满意度,90% 以上的父母认为满意及值得去作,且大部分手术也是应 Down 综合征者父母的要求而作,因为他们都希望自己的孩子看起来比较正常。

（陈昱瑞、穆雄铮）

第九节 脑膨出

脑膨出(mengiocephalocele)是指颅腔内容物通过颅骨缺损向颅外突出。根据膨出物的不同,可分为脑膜膨出(含脑膜和脑脊液)、脑膜脑膨出(含脑膜和脑组织)及脑囊性膨出(含脑膜、脑和部分脑室)。一般将上述 3 种类型统称为脑膨出。

脑膨出形成的真正原因尚难确定,一般认为是胚胎期间神经管闭合不全所致。其发病率有明显的地域性倾向,欧洲人的发病率较低,约为每 10 000 例成活新生儿中有 1 例;非洲和南亚为高发区,据泰国 Suwanwela 报道,其发病率为泰国总人口的 1/5 000～1/4 000。发生部位方面,在欧洲,80%～90% 的脑膨出位于枕后区,而亚洲与非洲则大多位于颅腔的前部。本节只叙述颅腔前部的脑膨出。

一、前囟脑膨出

膨出囊通过两块额骨和两块顶骨之间的颅骨缺损部向颅外突起,可伴有胼胝体周围动脉向骨窗内的移位,有时伴有胼胝体缺如,应与前囟部位的先天性皮样囊肿相鉴别。

二、额间脑膨出

位于额部中线,经额缝部位的骨窗向前膨出,膨出囊基底部在鼻骨上方,鼻骨不受累,上方可并入前囟,偶尔伴有颅内异常。

三、颞部脑膨出

脑膨出在眶外缘的后面,骨缺损在翼点或侧前囟、额顶颞骨及蝶骨大翼的连接点。其发病率较低,不足全部脑膨出的 1%。该症可逐步扩大而影响眶外缘及外耳,有时越过颧弓影响面部。虽然有时伴有神经系统损害,但预后良好。X 线头颅摄片可见眶侧壁及蝶骨大翼骨质缺损,脑血管造影可见大脑中动脉的分支向膨出囊内疝出。颞部脑膨出的手术修复多无困难。

四、额筛脑膨出

额筛脑膨出分为 3 型:鼻额型、鼻筛型和鼻眶型。颅骨缺损的内口在额骨和筛骨之间,鸡冠在内口的后缘。约 50% 的患者为单一的中线开口;25% 为单侧开口;25% 在筛板前面的两侧开口,两个开口之间有一骨板。上述 3 种类型都伴有不同程度的眶距增宽。3 种类型脑膨出的外部表现各不相同。

脑膜膨出是额筛脑膨出的最常见类型,而鼻额型脑膨出多为脑膜膨出。通常额筛脑膨出的疝出脑组织是没有功能的。绝大部分患者精神及躯体发育正常。额叶脑组织常受累,同时伴有嗅球和嗅丝的疝出,额叶下部脑组织和第三脑室、前交通动脉可向前下移位于鸡冠水平,并造成视神经在视神经管后方被牵拉变形。颈内外动脉亦可向前下移位。严重者膨出囊内包含两侧额叶、大脑镰,甚至伴有大脑发育畸形,如前脑畸形、四叠体板过长、导水管成角畸形等,从而造成脑积水、脑干和下视丘延长、大脑颞叶在蝶骨翼上方疝入颅前窝、胼胝体畸形、胼胝体脂肪瘤,甚至发生小脑回和无脑回畸形。约有 10%～20% 的额筛脑膨出伴有脑积水。畸形越严重,脑积水的发生率越高。

(一)临床表现

额筛脑膨出可为单个或两个类球形膨出物,位于眉间、鼻根部或眶部。除非个别畸形严重的患者,肿物皮肤覆盖良好,局部皮肤光滑或有皱褶和色素沉着。透光试验可呈阳性,患儿啼哭或压迫颈静脉时肿物张力增高,体积增大。肿物巨大时可影响视力并使鼻腔阻塞。

(二)辅助检查

X 线头颅摄片包括颅底位摄片及断层摄片,可显示颅骨缺损,边缘清晰光滑,无骨质侵蚀。鼻额型脑膨出可见"V"形额骨缺损,眶壁上内侧缘弓形向外移位,额骨和筛骨之间敞开,筛板下压,鼻骨与一圆形软组织影重叠。鼻筛型表现为眶间圆形骨缺损和眶距增宽。鼻眶型可见一侧或两侧软组织肿块,鼻骨、上颌骨额突和眶内侧壁围绕成骨缺损。筛骨水平板、筛窦、额骨和鼻骨关系正常。三维 CT 能清楚地显示骨结构的影像,头颅 CT 可显示膨出囊内的组织结构、脑水肿及其他脑伴发畸形。脑池碘剂增强造影可见蛛网膜下腔及其他囊内物的延伸。MRI 可极好地提供脑组织与膨出囊的关系,更便于判断可能存在的伴发畸形。

(三)鉴别诊断

额筛脑膨出必须与其他伴发眶距增宽的鼻根部肿块相鉴别。

1.鼻部神经胶质瘤 鼻根部肿块比脑膨出更坚硬,无搏动。啼哭或压迫颈静脉时肿块张力不增高、不增大,患儿眶距增宽多不明显。CT 及 MRI 检查肿块与颅内常无连通。

2.嗅沟脑膜瘤 发生于幼儿和少年的嗅沟脑膜瘤可致眶距增宽,X 片可见颅前窝底骨质破坏,CT 及 MRI 可发现颅内肿瘤的特征性表现。

3.先天性皮样囊肿 多发生在枕部,少数位于额部中线附近,局部稍隆起,常有一皮窦,内有长毛。皮窦通过窦道与颅内皮样囊肿连通。除局部损害之外,常伴有神经系统症状。头颅摄片、CT 及 MRI 均有助于诊断。

4.颅骨骨膜窦 是一种病因不一的病变。发生在额部时,头皮下有一个可压缩的软性肿物,无搏动。有的患者局部有小的血管瘤、毛细血管扩张和血管痣。啼哭或压迫颈静脉时肿块增大。头颅片可见局部有大小不等的骨孔,脑血管造影时可在静脉发现病变。局部穿刺造影可见上矢状窦与肿物同时充盈。

(四)手术治疗

大多数脑膨出皮肤覆盖良好,手术是选择性的。术前应周密计划。手术应由有经验的颅面外科手术组执行。原则上手术要求达到 3 个目的:消除膨出囊、成功地修补硬脑膜和骨性缺损、纠正颅面畸形。为达到上述目的,颅面外科手术矫治是处理额筛脑膨出最现代和最理想的方法。传统的老方法无论是颅内或是颅外径路,均无法达到上述 3 个目的。

膨出囊的切除应从颅内和颅外径路进行,如有可能,应将膨出的脑组织回纳入颅腔。如果认为膨出的脑组织已丧失功能,有明显的机化和粘连,则退回颅腔是困难的;如勉强为之,不仅会影响颅内正常脑组织的功能,而且可使硬脑膜张力过高,不易修补,增加术后脑脊液漏的机会。在这种情况下,于囊颈部切除脑组织是比较安全的。切除离断的脑组织时,应仔细分离硬膜囊,尽可能多保留囊颈的硬脑膜以便于缝合。脑组织离断面务求彻底止血,以防止发生颅内血肿。

严密的硬脑膜缝合是手术成功的关键之一,硬脑膜的缝合张力不能太高,针距要小,要求达到不漏水的程度。必要时使用硬脑膜修补材料,如大脑镰、颞肌筋膜等。精心设计的带蒂颞肌骨膜瓣,取材方便,密封性能好,有较强的抗感染能力。如处理不善,脑膨出有复发的倾向。颅骨缺损的修补材料可取自颅骨的颞下部,经验证明对婴儿或儿童来说,颞下部作为供骨部位后,颅骨的再生很快。颅骨外板、肋骨或髂骨等自体材料亦常被采用。一般不主张应用人工修补材料。

面部畸形的纠正参见本章第四节"眶距增宽症"的手术治疗。

除脑积水外,其他颅内伴发畸形不是手术指征。如果脑积水症状明显,应在脑膨出处理之前,先期行脑脊液分流术。

五、颅底脑膨出

颅底脑膨出包括蝶眶型(或眶后型)、蝶颌型和鼻咽型(经筛型、蝶筛型和经蝶型),其发病率不足脑膨出患者总数的5%。其分类的主要依据仍然是颅骨缺损的部位。颅底脑膨出可伴有眼部畸形,如视乳头扩大、小眼畸形和视神经萎缩等。脑部的伴发畸形有胼胝体发育不良。亦曾有伴发垂体功能不足的报道。

(一)临床表现

颅底脑膨出可以没有任何外部表现,多有鼻梁较宽,偶尔表现为眶距增宽和两颞部稍降低。蝶眶型有单侧搏动性突眼。鼻腔内或鼻咽部的膨出囊会造成呼吸道受阻及异常呼吸声,常有呼吸道感染及流涕。偶尔发生脑脊液鼻漏并可能导致颅内感染。误诊为鼻息肉的例子并不少见。活检是脑脊液漏的重要诊断依据。

鼻咽部检查对鼻咽型脑膨出是重要的。鼻腔内膨出囊位于中鼻甲内侧近鼻中隔处,表面鼻粘膜覆盖良好,而鼻息肉多在中鼻甲外侧且有一个明显的蒂部,用探子可沿息肉的内外两侧到达蒂部。脑膨出基底宽阔,与鼻中隔关系密切,并可随呼吸及心跳同步搏动。压迫颈静脉可见肿块扩大(Furstenberg征)。由于鼻息肉很少发生在婴儿和儿童,因此对这个年龄组的患者更应多考虑脑膨出的可能。

(二)辅助检查

常规行头颅X线摄片,包括颅底摄片及颅前窝断层片,以显示脑膨出对鼻部的影响。筛骨、蝶筛和蝶窦区可见颅骨缺损。在鼻内或咽部可见肿块。视神经孔位摄片对蝶眶型和蝶颌型有诊断意义,膨出囊可导致视神经孔、眶上裂或眶下裂扩大。三维CT可显示颅骨缺损的确切部位和有关骨结构的相互关系。CT及MRI对评价肿块内容物、脑积水伴发畸形很有价值。

(三)手术治疗

颅底脑膨出如不伴有面部畸形(如眶距增宽),一般应采用颅内手术。膨出囊的处理、硬脑膜及颅骨缺损的修补原则与额筛脑膨出相同。但颅底偏后的脑膨出,如经蝶型和部分蝶筛型,可能是手术治疗的反指征。因为疝出内容物可能包括颈动脉、大脑前动脉、垂体、下丘脑、视神经和视交叉以及第三脑室的前部,勉强作颅内修补不仅操作困难,而且可能造成术后死亡。蝶眶型和蝶颌型脑膨出宜采用额颞入路,以便更容易暴露膨出囊颈。

(丁美修、穆雄铮、张涤生)

参考文献

〔1〕 毛天球,陈日亭,刘宝林,等.颅内外联合途径矫治眶距增宽症.实用口腔医学杂志,1988,4:3

〔2〕 冯胜之,穆雄铮,曹谊林,等.额眶部纤维骨发育不良的外科治疗.中华整形烧伤外科杂志,1992,8:199

〔3〕 冯胜之,张涤生,穆雄铮,丁美修.先天性颅缝早闭症的治疗.中华整形烧伤外科杂志,1995,11:406

〔4〕 张涤生,冯胜之,穆雄铮,等.眶距增宽症的手术治疗.中华外科杂志,1992,30:222

〔5〕 张涤生,冯胜之,穆雄铮,等.颅面外科17年回顾与展望.中华整形烧伤外科杂志,1994,10:428

〔6〕 姚德成,译.颅狭症的颅面部手术治疗.北京:人民卫生出版社,1984

〔7〕 蔡用舒,陈日亭,易声禹,等.眶距过宽症的手术治疗5例.眼科学报,1986,2:79

〔8〕穆雄铮,冯胜之. Le Fort Ⅲ型截骨术对鼻咽功能的影响. 中国修复重建外科杂志,1993,7:7

〔9〕穆雄铮,张涤生,冯胜之,等. 儿童 Le Fort Ⅲ型截骨后的颅面发育轨迹. 中华整形烧伤外科杂志,1996,12:391

〔10〕穆雄铮,冯胜之,王毅敏. 颧上颌陈旧性骨折的截骨矫正术. 中华整形烧伤外科杂志,1997,13:97

〔11〕Chen YR, Noordhoff MS. Treatment of craniomaxillofacial fibrous dysplasia:how early and how extensive? Plast Reconstr Surg. 1990,86:835

〔12〕Feng Shengzhi, Mu Xiongzheng, Zhang Disheng, et al. Surgical correction of Crouzon syndrome. Journal of Shanghai Second Medical University. 1994,8:19

〔13〕Glassman RD, Manson PN, Van de Kolk CA, et al. Rigid fixation of internal orbital fractures. Plast Reconstr Surg. 1990,86:1103

〔14〕Gruss JS. Complex craniomaxillofacial trauma. Evolving concepts in management:A trauma unit's experience. J Trauma. 1990,30:377

〔15〕Gruss JS, Van Wyck L, Phillips JH, et al. The importance of the zygomatic arch in complex midfacial fracture repair and correction of post-traumatic orbitozygomatic deformities. Plast Reconstr Surg. 1990,85:878

〔16〕Gruss JS, Bubak PJ, Egbert MA. Craniofacial fractures:An algorithm to optimize results. Clin Plast Surg. 1992,19:195

〔17〕Jackson IT. Classification and treatment of orbitozygomatic and orbitoethmoid fractures:The place of bone grafting and plate fixation. Clin Plast Surg. 1989,16:77

〔18〕Manson PN, Crawley WA, Yaremchuk MJ, et al. Midface fractures:Advantages of immediate extended open reduction and bone grafting. Plast Reconstr Surg. 1985,76:1

〔19〕Manson PN, Clifford CM, Su CT, et al. Mechanism of global support and posttraumatic enophthalmos:The anatomy of the ligament sling and it's relation to intramuscular cone orbital fat. Plast Reconstr Surg. 1986,77:193

〔20〕Manson PN, Markowitz B, Mirvitz S, et al. Toward CT based facial fracture treatment. Plast Reconstr Surg. 1990,85:202

〔21〕Markowitz BL, Manson PN, Sargent L, et al. Management of the medial canthal tendon in masoethmoid orbital fractures:The importance of the central fragment in classification and treatment. Plast Reconstr Surg. 1991,87:843

〔22〕Marsh JL, Vannier MW. Discussion of computer-assisted three-dimensional planning in craniofacial surgery. Plast Reconstr Surg. 1993,92:586

〔23〕McCarthy JG. The Le Fort Ⅲ advancement osteotomy in the child under 7 year of age. Plast Reconstr Surg. 1990,86:633

〔24〕McCarthy JG, et al. Control cephalometric data sheet in JG McCarthy:Plastic surgery. Philadelphia:W. B. Saunders Company. 1990

〔25〕Moore AT, et al. Fibrous dysplasia of the orbit in children. Ophthalmology. 1985,92:12

〔26〕Morax S. Change in eye position after craniofacial surgery. J Max Fac Surg. 1984,12:47

〔27〕Nguyen PN, Sullivan P. Advances in the management of orbital fractures. Clin Plast Surg. 1992,19:87

〔28〕Posnick JC, Lin KY, Jhawar BJ. Apert syndrome:quantitative assessment by CT scan of presenting deformity and surgical results after first-stage reconstruction. Plast Reconstr Surg. 1994,93:489

〔29〕Posnick JC, Lin KY, Chen P, et al. Metopic synostosis:quantitative assessment of presenting deformity and surgical results based on CT scans. Plast Reconstr Surg. 1994,93:16

〔30〕Stricker M. Craniofacial malformation. Edinburgh:Churchill Livingstone. 1990

〔31〕Zhang Disheng, Feng Shengzhi, Mu Xiongzheng, et al. Surgical correction of hypertelorism(report of 40 cases). Chinese Medical Journal. 1993,106:339

第二十五章 正颌外科

第一节 概述

正颌外科(orthognathic surgery)又称外科正畸(surgical orthodontics),是指应用外科手术和传统的牙齿正畸方法,联合矫治牙颌面畸形的一种新的分支学科。它不仅能产生美容效果,还可恢复咀嚼功能。近年来,随着医疗水平和人民生活水平的提高,正颌外科作为口腔颌面外科的一部分,在我国发展很快。

一、正颌外科的特点

据文献记载,用外科手段治疗牙颌畸形的历史已有两百余年。最早是Fauchard(1728)报告用牙钳扭转错位牙,矫治个别牙的错𬌗。19世纪末期,学者们开始探索用外科手术矫治颌骨畸形。先是行下颌骨体部截骨术,继而行下颌骨升支的截骨、劈开手术。但由于有关知识及设备技术的限制,在20世纪60年代以前,正颌外科没有普及。20世纪60年代以后,随着全身麻醉、来复锯、摆动锯、光导纤维、X线头影测量、抗生素等技术和材料的发展,为正颌外科的发展创造了条件。20世纪70年代之后,正颌外科迅速发展。

我国的正颌外科手术,早在20世纪50年代已有个别报道,但利用现代正颌外科技术治疗颌骨畸形则是由张震康(1973)首先报道。20世纪80年代以来,该技术在全国各大医院迅速普及。

正颌外科属整形外科的一个分支,具有整形外科的共性,又有自己的特点。其最主要的特点是必须与口腔正畸相结合。牙颌畸形的矫治,传统方法一直依赖于口腔正畸技术,但该技术一般只适用于青少年,且对较严重的牙颌畸形,尤其是颌骨畸形,难以达到满意的矫治效果。正颌外科则弥补了这些不足,而且加速了治疗过程。但它在治疗的过程中,必须与正畸紧密结合,包括利用口腔正畸技术,对牙颌畸形患者进行头影测量、预后预测、畸形程度和机制分析,以及术前、术后配合正畸治疗等。

正颌外科的另一个特点是它必须进行术前模拟手术和手术效果预测。正颌外科患者最主要的治疗目的是改善容貌,如果术前不经过设计,就很难达到满意的效果,甚至会导致失败。随着头影测量、模型外科等技术的发展,尤其是电子计算机模拟手术和预测系统的开发,使得正颌外科技术日趋完善。

正颌外科还有一个特点是它的成功依赖于一系列现代医疗设备,包括头颅定位仪、高效率的骨锯、冷光源与光导纤维等。这是因为正颌外科是非常精确的技术,它以毫米为计算单位,没有高效率的骨锯就很难达到这种要求;没有头颅定位仪,就无法作X片头影测量与预后分析;没有良好的照明,则难以完成理想的正颌外科手术。

二、应用解剖

颌面部的正常形态是靠多个骨骼共同构成的支架来维持的,包括上颌骨、下颌骨、颧骨、颞骨、额骨、腭骨、蝶骨及筛骨等。其中上、下颌骨是主要组成部分。正颌外科就是指矫正上、下颌骨的畸形。

(一)上颌骨

上颌骨是构成面中部的主要骨骼,左右各一,相互对称,与颅骨紧密相连,与颌面部其他骨骼联合形成颌面部固定的骨性结构(图25-1)。

上颌骨由一个体部及额突、牙槽突、腭突和颧突4个突组成;体部由眶下壁、前外壁、上壁和内壁组成(图25-2)。眶下壁与前外壁相交形成眶下缘的一部分,此处骨质致密,为上颌骨手术时作悬吊固定的常用部位之

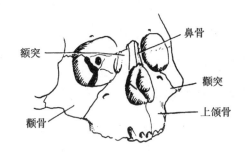

图 25-1　上颌骨及其毗邻关系

一。上颌骨梨状孔边缘及颧牙槽嵴附近的骨质致密且厚,也是上颌悬吊固定的理想部位。梨状孔下缘正中有一向前突起的骨棘,称前鼻棘,它是正颌外科手术时的主要标志之一,也是头颅 X 线头影测量的标志点。上颌后面的下份与蝶骨翼突相连,称翼上颌连接,其上方为翼颌裂和翼腭窝。正颌外科手术欲移动上颌骨时,必须离断翼上颌连接,但须保证在颌内动脉下方离断,否则可能出现大出血。

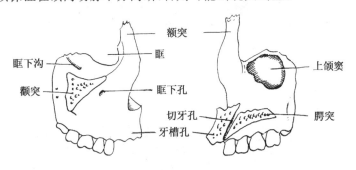

图 25-2　上颌骨

上颌骨血供丰富,主要来自颌内动脉分支,血管之间互相吻合。Le Fort Ⅰ型手术时,只要保持上牙槽后动脉的完整性,即使结扎腭降动脉,组织仍可成活。

（二）下颌骨

下颌骨呈弓形,是构成面下 1/3 的主要支架。它由一个体部和两个升支组成(图 25-3)。下颌升支上端有两个突,即喙突和髁状突。两突之间为乙状切迹,是正颌外科手术的标志之一。升支垂直切开或斜形切开的骨切开线均自乙状切迹开始向下至下颌角部。升支的厚度因人而异,如升支较薄,作下颌升支矢状劈开时,切口应作在前缘稍后的内侧,以免发生意外骨折。

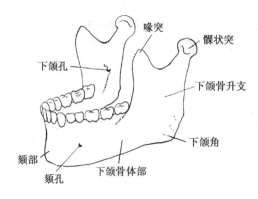

图 25-3　下颌骨

下颌骨周围有咬肌、翼内肌、颞肌等强大肌肉附着。正颌外科手术时,会改变附着肌肉的方向、长度和张力等。这对稳定手术效果有一定价值,但也是造成术后复发及下颌运动幅度下降和功能降低的原因之一。

三、颌骨畸形的病因

颌骨畸形的形成是多种因素共同作用的结果,其机制错综复杂,常见的病因有:

（一）遗传因素

面部形态具有种族及家族的特点。由遗传因素导致的颌骨畸形比其他原因造成的畸形要难矫治。

（二）胚胎发育障碍

在胚胎发育过程中受到某些因素的作用可引起发育异常，包括母体怀孕期间疾病、营养和代谢失调、胎儿内分泌失调，以及子宫内环境异常，如胎位不正、羊水压力异常或脐带缠绕等。

（三）全身性疾病

在儿童生长发育期间的一些严重疾病可造成颌骨发育障碍，如急慢性传染病、内分泌紊乱疾病及营养不良等。

（四）口腔不良习惯

口腔不良习惯种类较多，在牙颌畸形的病因学中占有重要地位。很多的牙颌畸形均为儿童发育期间的不良习惯所产生。常见的不良习惯有吮指、咬物、咬唇、伸舌、异常吞咽、用口呼吸、偏侧咀嚼及夜间磨牙等。

（五）局部因素

如外伤、肿瘤、龋齿、乳牙滞留或早失、牙周病及不良修复体等，均可导致颌骨畸形。

各种因素可单独起作用，但更多见的是多种因素同时或先后作用，引起一系列的牙颌面改变。形成正常牙颌面结构特征中的关键是牙齿、牙弓、颌骨和颅面相互之间的和谐关系，而形成牙颌面开𬌗畸形的机制则是牙齿、牙弓、颌骨和颅面间的关系不协调。这种不协调表现在长、宽、高三维空间中。大多数患者往往不是呈现单一的长、宽、高的不协调，而是存在多种组成因素的不协调，在严重的颌骨畸形的形成机制中更是如此。

四、颌骨畸形的分类

颌骨畸形目前尚无统一的分类，有学者沿用安氏错𬌗分类法对颌骨畸形进行分类，但未能被广泛接受，因为安氏分类主要针对牙错𬌗或牙槽突畸形。目前比较能被普遍接受的是针对病因的分类和针对颌骨畸形机制的分类。

（一）针对病因的分类

1.先天性畸形　此类畸形属先天性，且多为全身综合征的一部分，如唇腭裂伴随的颌骨畸形、尖头并指综合征及第一、二鳃弓综合征等。此类畸形的治疗必须注意全身情况，以免发生意外。

2.发育性畸形　是指颌骨在发育过程中受到周围器官或环境影响而造成的畸形，包括不习惯、生产时产钳拉伤、婴幼儿期颌面部手术、颌面部血管瘤、骨髓炎、颞颌关节强直、内分泌疾病如肢端肥大症等引起的畸形。

3.获得性畸形　主要是指在治疗肿瘤时，切除部分或全部上、下颌骨引起的骨缺损，或因颌骨骨折错位愈合或骨缺损而造成的畸形。

（二）针对颌骨畸形机制的分类

1.上颌骨畸形　又可分为上颌前突、上颌后缩及横向发育不足。

2.下颌骨畸形　又可分为下颌前突、下颌后缩、小颌畸形、小颏、巨颏、偏颌畸形等。

3.双颌畸形　又可分为长面综合征、短面综合征、双颌前突及双颌后缩等。

4.牙槽畸形

5.其他疾病继发畸形　如唇腭裂继发畸形、颞下颌关节强直后遗症及骨折后继发畸形等。

五、正颌外科的生物学基础

近30年正颌外科的迅速发展，是建立在人们对颌骨血管分布、血流动力学、血管再生等深入认识基础上的。20世纪60年代后期，Bell等学者采用血管灌注微血管造影、放射性微球计算局部血流量等方法进行动物实验，证实了颌骨血供在正常状态下，主要是从骨髓到骨皮质，即离心血管；当主要营养血管受阻时，可迅速通过侧支循环及颌周广泛的吻合支，产生向心血流，使局部血供得以维持。也就是说，颌骨的血供是多源性的，没有任何一条血管对某一牙-骨段是绝对需要的。颌骨与软组织之间存在的丰富侧支循环在术后提供了向心性血流的通道。切开并移动的牙-骨段靠与之相连的软组织蒂维持活力并完成愈合过程。因而只要在正颌外科手术中,保证软组织蒂设计合理,并不从骨段上过分剥离这个软组织蒂,就可以使骨段成活。这就是正颌外科的生物学基础。

人体上颌骨的主要供血动脉是上牙槽前动脉和上牙槽后动脉,另外还有相当一部分的血液来自颌骨周围的软组织。血管交通量以硬腭前份外侧为最高,上颌骨牙槽突除中切牙颊侧血管血流量高于腭侧外,其余各牙均为腭侧高于颊侧。在整个颊侧,血管交通量以中切牙区最高,第1前磨牙区次之。下颌骨的主要供血动脉是下牙槽动脉,骨组织与颊舌侧软组织的动脉交通,以下颌切牙区牙槽部位较多,下颌后牙区和下颌升支区骨组织与周围组织之间较少有动脉交通。

六、正颌外科的社会心理问题

不同类型的患者对畸形会有不同的心理反应。一般来说,畸形的程度与心理影响不成正比,而与各个体的精神构造、感受性、社会和环境密切相关。

(一)患者的心理状态

任何患者,除了躯体上的痛苦外,还伴有精神上的痛苦。长期精神上的痛苦,会导致一定的心理障碍。研究表明,绝大多数头面部畸形的患者表现为悲观自卑、性格孤僻、情绪低沉。高速等对42名正颌外科患者作了研究,发现男性患者有偏执和分裂样性格,女性患者则有抑郁个性偏移。患者的心理状况必须引起外科医师的重视,尤其是有严重心理障碍的患者,必须先进行心理治疗,否则难以达到理想的治疗结果。检查心理状况的方法一般采用心理量表或人格调查表,如密尼苏达心理量表等。

(二)患者要求治疗的动机分析

正颌外科患者的求医动机是比较复杂的,如果对患者的治疗动机和要求不很了解,就很难达到满意的治疗效果。

正颌外科患者的求治动机有两类。第一类称原发动机,此类患者对自己的畸形和缺陷有比较客观的认识,向往手术已久,希望通过手术改善面容或咀嚼功能。具有这种动机的患者,如果其畸形可经过手术得到改善,往往能获得良好的手术效果。第二类称继发动机,此类患者对自己的畸形没有正确的认识,求治动机不正确,希望通过手术,达到改变别人对他的评价和态度的目的,以摆脱自己在社会生活中的不利地位。这类患者对手术要求高,期望也高,往往会对手术效果产生强烈的不满。

第二节　正颌外科手术前准备及术后处理

一、临床检查、诊断和治疗设计原则

(一)临床检查及面颌形态测评

正确的诊断和理想的治疗效果依赖于细致的临床检查。正颌外科的临床检查与口腔颌面外科有较多的共同之处,但也有特殊要求,主要是专科检查时要考虑美学标准,如左右对称性和各器官间的比例等。

检查时,患者取坐位,背部挺直,眼睛平视,面部放松,处于自然状态,尽可能使眼耳平面接近水平。请患者发"m"音,或湿唇,或让其吞咽等,使唇和下颌处于息止位。

评价颌面部形态时,要选择一些测量标志,常用的有:

眉间点:左右侧眉毛间隆起部的正中矢状面上最向前突出的一点。

额中点:左右侧额结节最高点的连线与正中矢状面的交点。

发缘点:前额发缘中点。

头后点:在头颅正中矢状面上向后最突出的一点。

耳屏点:外耳道前方耳屏软骨上缘起始部向耳轮基部的头侧部皮肤移行的一点。

鼻根点:位于鼻的上部,为额鼻缝和正中矢状面的交点。

鼻梁点:鼻部正中矢状面的最凹点。

鼻下点:鼻小柱下缘与上唇皮肤组成的角的顶点。

颏下点:头颅位于眼耳平面时,颏部正中矢状面上最低的点。

颏上点:颏唇沟最深处与正中矢状面的交点。

眶下点:眼眶上缘外侧 1/3 段上的最低点,是决定眼耳平面的标志之一。

颧点:颧弓上最向外突出的点。

最大头长:从眉间点至头后点的直线距离。

面宽度:左右颧点之间的直线距离。

眼耳平面(即弗兰克福平面):为两眶下点至外耳道上缘最高点构成的平面。

颌面部一般情况包括色泽、色素、皱纹、对称性,以及有无肿块、肿胀、瘢痕、感染灶等。面部不对称可发生在水平、矢状和垂直 3 个方向。水平方向即左右侧的对称性,可以正中矢状线为基准,该线通过额中点、眉中点、鼻梁点和颏下点。评价矢状向(即前后向)的不对称,尚无简单的客观方法。从上方和下方观察,可作出定性评价。垂直向检查,可通过测量相应器官或解剖标志是否对称来确定,如左右眶高的改变、眼耳平面的改变及下颌骨升支高度的改变等。无论是什么方向的对称性测量,对临床都有比较重要的意义,但其绝对值是没有意义的。有人作过研究,小于 10% 的不对称性,凭肉眼几乎是不能发现的。

颌面部检查时,应对颌面部进行美的观察和评价,从而确定某一局部与整体是否符合美的规律,为确定手术方式提供依据。临床上最常用的是黄金分割律。

黄金分割律由古希腊毕哥斯学派发现。按照这个比例关系,可组成各种美的图案。自然界的许多物体,包括人体,都符合黄金分割律。所谓黄金分割律,即将一条线分成两部分,较长的一段与较短的一段之比等于全长与较长一段之比。后经数学家的进一步计算发现,较长一段与较短一段的比例大约是 1.618:1,或近似等于 8:5 的关系。凡符合黄金比的矩形均为黄金矩形,腰与底之比为黄金比的三角形为黄金三角,即内角为 36° 和 72° 的等腰三角形。

头面部有两条黄金线,即通过眉间点和鼻下点画出水平线,使头面分为 3 等份,自正中发际至眉间点为上 1/3,自眉间点到鼻下点为中 1/3,自鼻下点到颏下点为面下 1/3,面上、中、下 1/3 的高度应相等。临床上评价该比例时,需作正面和侧面检查。黄色人种以面下 1/3 畸形为常见。

唇在面部的作用并不亚于眼睛。检查时要注意唇的色泽、对称性、上唇的长度、唇齿间的关系、唇的厚度、口裂的宽度及唇红的形态等。静态时,上、下唇分离 3.5mm,上唇下缘于上切牙切缘上 2mm 左右。上唇的标准厚度为 8mm,下唇的标准厚度为 10mm,男性比女性厚 1~1.5mm。口裂男性为 4.5~5.5cm,女性 4.2~5cm,睑裂长与口裂长之比为 1:1.6,符合黄金比。上唇的高度是指上唇皮肤部的高度,不包括唇红部,通常分为 3 种类型:低唇为不超过 12mm,中唇为 12~19mm,高唇为大于 19mm。女性上唇红高平均为 8mm,下唇红平均为 9mm,男性可稍宽 1~1.5mm。

颏的形态与遗传有关,其突度一般可分为 5 级,即:Ⅰ级,微缩;Ⅱ级,直立;Ⅲ级,微前突;Ⅳ级,明显前突;Ⅴ级,极前突。

检查颏时,还要注意颏唇沟的深度与位置、颏有无歪斜及颏肌的丰满度等。

此外,颞下颌关节情况,牙、牙弓及咬𬌗情况,腭及舌的情况,对正颌外科的临床检查也有重要价值。

(二)诊断与治疗设计原则

颌骨畸形的诊断,可根据病史、临床检查、头影测量、牙颌模型及照片的观察而作出。必须指出的是,提供诊断依据的不是单个测量值而是面部各部分解剖与功能的关系。临床检查与头影测量数据是诊断的主要依据。经全面分析后一般可得知畸形的类型、部位及程度。诊断明确后要设计手术方案,设计时要遵循以下原则。

1.形态和功能兼顾　正颌外科与其他外科最大的不同之处就是要把形态的改善放在重要位置上。有不少患者治疗的目的就是为了改善外观,医生在设计时必须加以重视。但是,不能只顾形态而不顾功能。比如下颌后缩患者,如果纠正了后缩,但造成牙𬌗紊乱,影响了咀嚼功能,则只是一个失败的手术。

2.慎重分析局部美与整体美的关系 有的患者以某一器官或某一部分不够完美而要求手术,这时医生一定要慎重分析,因为某一器官的形态改变并不一定会带来整体美。

3.设计要从实际出发 既要理解患者,尽可能满足他们的要求,但也要根据患者的具体情况和现有医疗水平对手术的效果作充分估计。

4.既要注意局部也要考虑全身情况 手术设计决不可仅注意局部而忽视全身情况。如病情较重者有其他系统疾病,则应先请有关专科医师会诊。年龄也是重要的参考因素之一,发育尚未停止的年轻人不宜作正颌外科手术。

5.认真选择手术方式 畸形和缺损的修复往往有多种方法,一般应尽量选择简便安全且又能取得良好效果的手术方式。术式选定后,一定要经过患者的认可,也可请患者参与术式的选定。任何好的方案和计划,如不得到患者的同意和合作,都不易取得良好的效果。

(三)设计方法

正颌外科手术设计思路来源主要有3种:一是医生根据临床检查结果的综合评估;二是X线头影测量预后分析;三是通过模型外科方法的实施。

1.临床分析 设计手术方案时,临床检查是不可缺少的依据。模型外科和头影测量预后分析,着重考虑局部尤其是牙颌的情况,而临床检查则可以从整体的角度来考虑手术方案并大致决定手术方式。但是光靠临床检查和医生的经验来设计手术是远远不够的。因为这种方法很粗糙,无法满足精细的咬殆情况和患者对美的要求,术后往往出现不能咬殆或咬殆紊乱,甚至在术中不能按设计手术时的要求进行手术。因此设计手术方案时,必须在全面检查患者之后,再作模型外科和X线头影测量预后分析。

2.X线头影测量预后分析 是指在X线头影测量的基础上,模拟手术方法,在头影上剪下代表有关骨段的纸片进行移动,根据骨段移动后软组织的相应改变,描出术后软组织的头影侧面像,然后根据美学观点进行评价,确定手术时骨段移动的距离。在评价的过程中可请患者参与,以达到满意的效果。

目前已将X线头影测量预后分析计算机化。通过电子计算机选择最佳手术方式,并使术前就能看到术后的立体面型,这样即可根据患者的要求选择合适的面型。

3.模型外科 在患者的牙模或面模上进行。根据临床检查、X线头影测量预后分析所提供的信息,在模型上模拟手术,确定术中该拔什么牙、在什么地方截骨、去骨量多少、骨段移动的距离和方向、骨段移动后咬殆情况及术前或术后是否需要正畸等。模型外科和X线头影测量预后分析是相辅相成的。模型外科必须根据X线头影测量预后分析来施行,但如果在模型外科发现牙殆关系存在严重紊乱时,要调整设计方案,并再作X线头影测量预后分析。

总之,临床检查、X线头影测量预后分析和模型外科三者在手术设计时相互补充。临床检查可从整体来决定手术方式,X线头影测量预后分析确定具体的手术方式,模型外科则确定准确的截骨部位、去骨量和术后牙殆情况,三者缺一不可。一般的程序是:根据临床检查结果,进行X线头影测量,再作预后分析,征求患者的意见后,根据X线头影测量预后分析的结果,进行模型外科,在行模型外科时,可根据牙殆情况,适当调整手术方式。如果模型外科时与原X线头影测量预后分析结果不完全符合,可在模型外科之后,根据实际情况,再作一次X线头影测量预后分析。

二、X线头影测量

测量分析定位X线头颅正、侧位像所显示的牙、颌、面、颅的相互关系,即称为X线头影测量(X-ray cephalometrics)。

颅、颌、面硬组织X线头影测量的目的是提供一种记录和评价颅、颌、面骨组织畸形的方法,它是诊断颅、颌、牙畸形形成机制及作出正确治疗设计的重要条件。此外,头影测量分析还可用于预测手术后外形及评价手术效果。

(一)测量方法

作为头影测量用的头颅正、侧位片须在头颅定位器下拍摄,拍摄时患者牙颌须处在正中殆位,口唇为自然状态下。测量时将X线片置于X线读片灯上,上覆硫酸描图纸,并用胶纸固定,然后用铅笔将头影像描绘在描图纸上,定出各测量标志点,再划出标记参考平面,进一步描绘出一定的线、角,进行测量分析。一般是作头颅侧位片的硬组织测量,必要时还应作头颅后前位片(即正位片)的测量。近年来,电子计算机头颅测量在临床上已有较多的应用,利用计算机测量不但速度快,而且精确。

(二)常用头颅侧位片测量标志点

1.测量标志点 常用头颅侧位片的测量标志点有 14 个(图 25-4)。

蝶鞍点(S,Sella):蝶鞍的中点。

鼻根点(N,Nasion):鼻额缝的最前点。

颏前点(Pog,Pogonion):颏的骨部最前点。

上齿槽座点(A,Subspinale):前鼻棘和上齿槽嵴弧形连线的最后点。

下齿槽座点(B,Supramentale):颏前点与下齿槽嵴点之间的最凹点。

眶下点(Or,Orbitale):眶下缘最低点。

颏下点(Me,Menton):颏部的最低点。

下颌角点(Go,Gonion):下颌角的后下点,即升支后缘切线与下颌下缘切线相交而构成的一点。

前鼻棘点(ANS,Anterior Nasal Spine):前鼻棘之尖端。

后鼻棘点(PNS,Posterior Nasal Spine):翼腭凹前壁延长线与鼻底交叉而构成的点。

关节点(Ar,Articulare):髁状突颈后缘与颅底下缘相交点。

耳点(Por,Porion):外耳道外缘的最高点。

颏顶点(Gn,Gnathion):颏前点与颏下点的中点。

翼上颌裂点(Ptm,Pterygomexillary fissure):翼上颌裂轮廓的最下点。

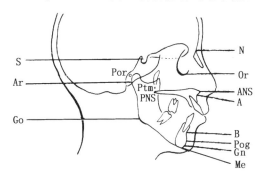

图 25-4 X 线头影测量标志点

2.测量平面和线 根据上述测量标志点,可划出下述的测量平面和线(图 25-5)。

前颅底平面(SN-plane,SN):由蝶鞍点和鼻根点的连线组成,在矢状平面代表前颅底的前后范围。由于这一平面在生长发育上具有相对稳定性,因而常作为面部结构对颅底关系的定位平面。

眼耳平面或称弗兰克福平面(FH,Frankfort Horizontal Plane):由耳点和眶下点的连线组成。在大部分个体正常头位时,眼耳平面与地面平行。

腭平面或称上颌平面(ANS-PNS,Palatal Plane or Maxillary Plane):即前鼻棘与后鼻棘的连线。

下颌平面(MP,Mandibular Plane):常通过两种方法确定,一是连接下颌角点与颏顶点的平面,二是下颌下缘最低部的切线。

咬𬌗平面(OP,Occlusal Plane):即第 1 恒磨牙咬𬌗中点与下中切牙覆𬌗中点的连线。

下颌升支平面(RP,Ramus Plane):即下颌升支后缘的切线。

面平面(N-Pog):即鼻根点与颏前点的连线。

Y 轴:蝶鞍中点与颏顶点的连线。

另外,头影测量时,以⊥代表上中切牙长轴,⊤代表下中切牙长轴。

(三)常用角和线距的测量

在正颌外科中常用的角和线距有以下一些。

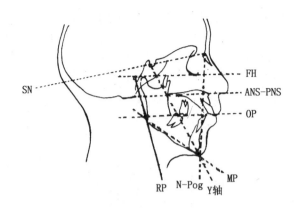

图 25-5　测量平面和线

1.常用角的测量　共有 14 种角。

SNA 角:前颅底平面与上齿槽座点之交角,代表上颌骨对颅部的位置关系。

SNB 角:前颅底平面与下齿槽座点之交角,代表下颌骨对颅部的位置关系。

ANB 角:上齿槽座点-鼻根点-下齿槽座点角,即 SNA 与 SNB 角之差。

NA-PA 角(颌凸角):NA 与 PA 延长之交角。它代表上颌部对整个面部侧面的关系。当 PA 延长线在 NA 线前方时,此角为正值,反之在 NA 线后方时,此角为负值。此角越大,表示上颌相对突度越大,反之表示上颌相对后缩。

FH-NP 角(面角):即面平面与眼耳平面相交之下后角。此角代表下颌的前突或后缩程度,越大表明下颌越前突。

OP-FH 角(殆平面角):殆平面与眼耳平面的交角,代表殆平面斜度。

GoGn-SN 角:下颌平面与前颅底平面的交角,代表下颌平面与前颅底的关系。

FH-MP 角:下颌平面与眼耳平面的交角。此角可表示下颌平面的陡度。

⊥-SN 角:上中切牙长轴与前颅底平面交角,代表上中切牙倾斜度。

⊥-NA 角:上中切牙长轴与 NA 连线的交角,代表上中切牙的倾斜度。

T-NB 角:下中切牙长轴与 NB 连线的交角,代表下中切牙的倾斜度。

⊥-T 角:上、下中切牙长轴交角,代表上、下中切角的倾斜度。

T-MP 角:下中切牙下颌平面角,即下中切牙长轴与下颌的交角,代表下中切牙的倾斜度。

Y 轴角:Y 轴与眼耳平面相交的下前角,代表生长发育的方向及颏部的位置。

2.常用线距的测量　共有 10 种(图 25-6)。

前颅底长度(S-N):蝶鞍中点至鼻根点的距离。

上颌长度(ANS-Ptm):翼上颌裂垂线至前鼻棘垂线的距离。

下颌长度(Go-Me):测量时不利用眼耳平面,而是在下颌平面上进行。由髁状突后作切线垂直于上颌平面,再从颏前点作切线垂直于下颌平面,测量两垂线间的距离。

全面高(N-Me):鼻根点与颏下点的垂直距离。

面上部高(N-ANS):鼻根点与前鼻棘的垂直距离。

面下部高(ANS-Me):前鼻棘与颏下点的垂直距离。

⊥-NA 距:上中切牙切端至 NA 连线的距离,代表上中切牙的突度。

T-NB 距:下中切牙切端至 NB 连线的距离,代表下中切牙的突度。

(N-ANS)/(N-Me)×100%:面上部高占全面高的百分比。

(ANS-Me)/(N-Me)×100%:面下部高占全面高的百分比。

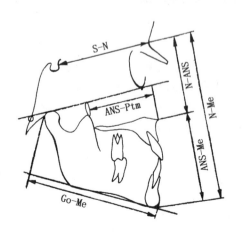

图 25-6　头影测量的线距

百分比越大,表明面下部的高越大。

(四)正位 X 线头影测量

近年来,临床上发现大量的颅、颌、面不对称畸形病例。对这类患者,单纯侧位 X 线头影测量很难提供全面评价和作为有价值的手术设计的依据,还应作正位 X 线头影测量。

1. 正位 X 线头影测量常用的标志点和线　共有 12 种(图 25-7)。

鸡冠点(CG,Crista Galli):鸡冠顶,为筛骨垂直板投影最窄的点。

颧突点(ZP,Zygomatic Process point):颧弓最外侧和最上点。

髁突上点(SC,Superior point of Condyle):髁状突的最上点。

髁突外点 (LC,Lateral point of Condyle):髁状突的最外侧点。

乳突点(MP,point of Mastoid Process):乳突的最低点。

上牙槽突点(AM,Alveolar of Maxilla):上牙槽骨最外侧点。

上磨牙点(MM,Molar of Maxilla):上颌第 2 磨牙的最外侧牙尖。

上切牙点(MI,Maxillary Incisors):上中切牙的最低点。

下颌角点(Go,Gonion):下颌角的水平投影。

颏下点(Me,Menton):颏部的最低点。

眶顶点(Ro,Roof of orbit):眼眶顶的最上点。

眶外侧点(Lo,Letero-orbitale):眶外侧的眶斜线间的交叉点。

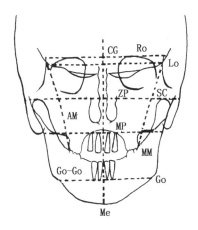

图 25-7　正位 X 线头影测量的标志点和线

2. 常用的测量内容　共有 10 项。

颧突距(ZP-ZP):两颧突间的距离。

髁突上点距(SC-SC):两髁上点的距离。

乳突距(MP-MP):两乳突点间的距离。

上颌牙弓宽度(MM-MM):两上颌磨牙点间的距离。

下颌角间距(Go-Go):两个颌点间的距离。

升支高度(SC-Go):髁状突最上点到下颌角点间的距离。

髁突颏间距(SC-Me):髁状突最上点到颏下点的距离。

眶间距(Lo-Lo):两眶外侧点间的距离。

下颌颏角(LC-Go-Me):反映升支与颏点的位置关系。

颅底升支角(CG-LC-Go):反映颅底与左侧升支间的位置关系及升支的倾斜度。

颅底上牙槽突切牙角(CG-MM-MI):反映颅底与上颌牙槽突以及上颌中切牙间的位置关系。

3. 非对称率的计算　正位 X 线头影测量主要用于检查左右两侧的对称性。评价对称性常用非对称率。非对称率的计算公式为:

$$Q = \frac{G-K}{G} \times 100\%$$

其中 Q 代表非对称率,G 为两应值中绝对值较大者,K 为绝对值较小者。比如,为评价两侧升支高度的对称性,测出左侧升支为 6.5cm,右侧为 6.9cm,那么其非对称率为 5.8%。

测量分析时,可通过鸡冠中间、鼻中隔、上下中切牙之间和颏中线画一垂线,此线应垂直于眶外侧点连线、两乳突点连线和两下颌角点连线。

非对称率越小,对称性越大。$Q=0$ 时,为完全对称;$Q \leqslant 10\%$ 时,临床上认为呈对称关系。

4. 正位 X 线头影测量的临床应用价值　正位 X 线头影测量是对侧位 X 线头影测量的补充,临床上的应用价值主要有:①用于分析上颌中线的偏移;②分析殆平面的不平衡性;③用于分析颌面不对称畸形;④分析下颌骨功能的改变;⑤判断形态学类型;⑥研究先天性畸形;⑦评价牙齿萌出情况。

(五)硬组织头影测量的临床应用

临床上,颅、颌、面畸形的机制是错综复杂的。为了使复杂的头影测量条理化,可对头面部作分部测量、分析。

1.上颌骨与颅底的关系 上颌骨最常见的畸形是前后方向的改变。分析上颌与颅底的前后关系,主要是通过测量 SNA 角、NA-FH 角和 NA-PA 角来判断(图 25-8)。

SNA 角正常时一般为 78°～86°,平均 82°;NA-FH 角正常时一般为 84°～98°,平均 90°。该两角所代表的前后关系也有所不同。因为 SN 是头颅深部(即中线)的参考线,所以 SNA 角代表上颌骨与颅底中心的前后关系。而 FH 是头颅外侧面近体表的参考线,它只代表上颌骨与颅底外侧的前后关系。

NA-PA 角又称颌凸角,它代表上颌部对整个面部侧面的关系。此角越大,表示表面相对突度越大,反之表示上颌骨后缩。此角一般为 2°～10°,平均 6°。

2.下颌骨与颅骨的关系 分析下颌骨与颅骨之间关系的指标比较多,主要有 FH-NP 角、SNB 角、FH-MP 角、GoGn-SN 角、Go-Me 长度与 SN 的比值等(图 25-9)。

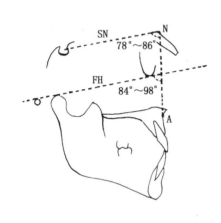

图 25-8 上颌骨与颅底的关系

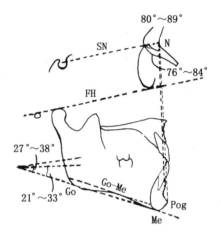

图 25-9 下颌骨与颅骨的关系

FH-NP 角又称面角,代表下颌的凸缩程度(或称面部的倾斜度),正常时为 80°～89°,平均 85°。下颌骨后缩会产生小面角,下颌骨前突则产生大面角。

SNB 角也可评价下颌骨与颅底的前后关系。它只说明下颌骨的前后位置,不包括颏的大小。正常时 SNB 角为 76°～84°,平均 80°。

FH-MP 角、GoGn-SN 角评价了下颌骨位置与颅底的垂直关系。在分析开𬌗患者的错𬌗机制时,该两角对判断是否为骨性开𬌗有重要意义。正常时 FH-MP 角为 21°～33°,平均 29°;GoGn-SN 角为 27°～38°,平均 32.5°。

Go-Me 的长度代表下颌骨体的长度。在正常时,Go-Me 接近 SN 的长度,所以两者之比为 1:1。此比值的改变,将提示下颌骨太长或太短。

3.下颌骨与上颌骨的关系 分析上、下颌骨之间的关系,在头影测量时,主要是指前后关系及下颌骨对上颌骨的倾斜程度。前者主要参考 ANB 角,判断后者则主要根据 ANS-PNS 与 MP 构成的夹角。

ANS-PNS 是前后鼻棘的连线,又称腭平面或上颌平面。它与下颌平面(MP)的夹角表示下颌骨旋转情况,角度过小表示下颌前旋,角度增大表示下颌后旋。此角正常时为 22°～28°,平均 25°左右。

4.面部生长情况 分析面部生长情况,主要是观察 Y 轴角的大小。Y 轴即蝶鞍中心点与颏顶点的连线,Y 轴角是指 FH 与 Y 轴所构成的角度。婴儿的面容发育着重依赖于下颌骨的发育,Y 轴角主要评价下颌骨的发育程度,因此,Y 轴角也代表了面部的发育情况,亦可显示面部的长短。

5.面部的高度 分析面部高度的指标(参见图 25-6)主要有:全面高、面上部高、面下部高、面上部高及面下部高占全面高的比例、鼻的比例及 NA 和 A-Gn 之比。

全面高即鼻根点与颏下点的垂直距离(N-Me),它一般为 120～135mm,平均 128mm。以前鼻棘为界,可将全面高分为上、下两部。面上部高即鼻根点与前鼻棘的垂直距离(N-ANS),一般为 54～60mm,平均 57mm;面下部高为前鼻棘与颏下点的垂直距离(ANS-Me),一般为 66～77mm,平均 71mm。

面上部高占全面高的百分比,为(N-ANS)/(N-Me)×100%,正常面容时该值比较恒定,为 45%;面下部高占全面高的百分比,为(ANS-Me)/(N-Me)×100%,正常时该值也比较恒定,为 55%。

　　所谓鼻的比例,即鼻根点到腭板的距离与鼻根点到颏下点的距离之比。正常情况下,鼻的比例是一个常数,为43%,过长或过短,都会使面部的有关比例失调,影响面容。另外,这两条线一般与眼耳平面成直角。

　　临床上,还有一个指标是 NA 和 A-Gn 之比。一般来说,面部可分为 3 等份,鼻根点 N 至上齿槽座点 A 的距离,代表面中部 1/3 的大小,与上齿槽座点 A 到颏顶点 Gn 的长度相等,即 NA:(A-Gn)为 1:1,这种比例在正常面容时是非常恒定的。

　　6.颏的位置　颏在面部占有重要的地位,有人认为仅次于眼睛,它与上、下颌骨的前突和后缩有关。比如,下颌前突者,颏的位置一般都是前突的,问题是当矫正了下颌前突之后,颏的位置是否前突,还有无必要作颏成形术。因此,分析颏的位置,必须排除上、下颌骨的因素。测量方法主要为测定颏前点到 NB 的距离,这一距离一般为 2~5mm,平均 3mm,它不受下颌骨前突或后缩的影响,也不受上颌骨的影响。因此,不论该距离过大或过小,都是施行颏成形术的适应证。

　　7.牙槽情况　牙槽的情况比较复杂,有关的分析指标也较多(图 25-10)。

　　(1)⊥-SN 角和⊥-NA 角　⊥-SN 角代表上中切牙的倾斜度,此角过大,说明上切牙前倾,这往往是深覆盖的表现;该角过小,则往往有前牙闭锁或反𬌗。该角的正常值为 99°~112°,平均 105°。⊥-NA 角也是判断上中切牙倾斜度的指标,一般为 17°~28°,平均 23°。

　　(2)T-MP 角和T-NB 角　T-MP 角又称下切牙角,是下中切牙长轴与下颌平面所形成的角,代表下中切牙的倾斜度。此角一般为 89°~104°,平均 96.5°。T-NB 角也代表了下中切牙的倾斜度,一般为 24°~36°,平均 30°。

　　(3)⊥-T 角　⊥-T 角为上、下中切牙长轴的交角。它体现了上、下中切牙的倾斜度。正常值为 116°~132°,平均 124°。评价该角时,要综合上述几个有关的角,单纯评价该角大小,则意义不是很大。比如,如果上中切牙过于前倾,而下中切牙后倾,⊥-T 角也可在正常范围内。

　　上述几个角,对矫正牙𬌗畸形是非常重要的。它们稍有偏差,都可能会导致畸形复发,所以在治疗后的正常变化期,要经常检查它们的变化。

　　(4)OP-FH 角　即𬌗平面与眼耳平面的夹角,代表𬌗平面的倾斜度。正常值为 7°~16°,平均 11.5°。测量该角的主要意义是:在设计前牙开𬌗患者的上、下颌骨骨段的位置时,要保证 OP-FH 角在正常范围内,否则面下部外形不会理想,手术也容易失败。

　　(5)覆𬌗和覆盖　覆𬌗是指上、下中切牙切端的垂直距离,覆盖是指上、下中切牙切端的水平距离。在头颅侧位片上,可以准确地测量覆𬌗和覆盖。覆𬌗一般为 1~6mm,平均 3mm;覆盖一般为 1~4mm,平均 3mm。

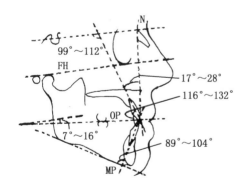

图 25-10　牙槽情况的 X 线头影测量

　　手术后的覆𬌗和覆盖必须在正常范围内,以避免手术失败。对开𬌗和反𬌗患者,手术设计时,覆𬌗、覆盖宜稍大于正常值。

　　(六)软组织 X 线测量

　　硬组织头影测量分析显示的是骨骼缺陷情况,在提供有关面容方面的信息是不精确的。由于头面部软组织的厚薄因人而异,因此,硬组织测量可能会显著地背离软组织所显示的面容,这在唇和颏部尤为明显。故在设计牙𬌗畸形患者的手术方案前,除作硬组织的 X 线头影测量外,还应对头颅侧位片上的软组织进行测量分析。

1.常用的软组织侧面标志点　主要有15点(图25-11)。

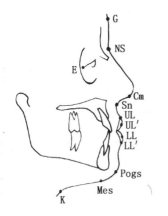

图25-11　常用的软组织
侧面测量标志

额点(G,Glabella):额部最前点。

软组织鼻根点(NS,Nasion of Softtissue):软组织侧貌上相应的鼻根点。

眼点(E,Eye):睑裂的眦点。

鼻下点(Sn,Subnasale):鼻小柱与上唇的连接点。

鼻小柱点(Cm,Columella):鼻小柱上的最前点。

上唇缘点(UL'):上唇粘膜与皮肤的连接点。

下唇缘点(LL'):下唇粘膜与皮肤的连接点。

上唇突点(UL):上唇的最突点。

下唇突点(LL):下唇的最突点。

上口裂点(Stoms):上唇红的最下点。

下口裂点(Stomi):下唇红的最下点。

软组织颏前点(Pogs):软组织颏的最前点。

软组织颏下点(Mes):软组织颏的最下点。

咽点(K):软组织颈与咽部的连接点。

软组织颏下点(Gns):软组织颏前点(Pogs)与软组织颏下点(Mes)的中间点。

2.软组织头影测量的常用指标　根据上述各组织的标志点,可作以下测量(图25-12)。

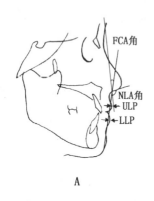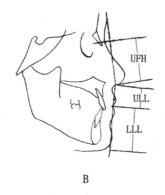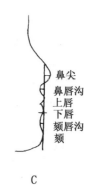

A　　　　　　　　　　B　　　　　　　　　　C

图25-12　常用的X线头影软组织测量标志点

鼻唇角(NLA角):鼻下点与鼻小柱点连线和鼻下点与上唇突点连线的前交角,代表上唇与鼻底的位置关系。

面型角(FCA角):额点与鼻下点连线和鼻下点与软组织颏前点连线的后交角,代表软组织面型突变。角度增大,侧面像变得比较突;角度减小或者为负值,侧面像变得比较凹。

面上部高(UFH):分别从E点、Sn点向Gns连线作垂线,两垂线间的距离。

上唇长(ULL):分别从Sn点和Stoms点向Sn-Pogs连线作垂线,两垂线间的距离。

下唇长(LLL):分别从Mes点和Stomi点向Sn-Pogs连线作垂线,两垂线间的距离。

UFH、ULL、LLL三者之间的比例关系代表面部上中下之间的比例。正常人软组织面高、唇高等线距测量,男性均值均大于女性,但面部高度比、唇长面高比以及唇齿关系无性别差异,即面部各部分比例关系男女相同。

上唇突度(ULP):UL到Sn-Pogs连线的距离。

下唇突度(LLP):LL到Sn-Pogs连线的距离。

H角:Pogs-UL连线(又名Holdaway线)与NB线的交角,代表软组织颏部与唇的位置关系。

鼻点-H 线:鼻尖最突点与 H 线间的距离。

鼻唇沟-H 线:头颅侧位片中上唇最凹点与 H 线间的距离。

下唇突点-H 线:下唇最突点与 H 线间的距离。

颏唇沟-H 线:下唇最凹点与 H 线间的距离。

零线(Zero Meridian):通过软组织,鼻根点(Ns)与眶耳平面的垂直线。理想的零线应通过软组织颏前点(Pogs)。

面下部-咽角:Sn-Pogs 与 Sn-C 两线相交的角。

面下部高深比:即鼻下点到颏下点(Sn-Gns)的距离与咽点到颏下点(K-Gns)距离之比。

3.软组织头影测量的临床应用

(1)面部突度的判断 面部突度主要根据面型角来判断。该角一般为 3°～11°,平均 7.5°。该角增大,从侧面观面部比较突,提示有安氏Ⅱ类错殆;角度减小或成负值时,侧面观面部比较凹,提示有安氏Ⅲ类错殆。该角除与上、下颌骨关系密切外,也与前额、软组织颏的厚度有一定关系。

零线也是判断面部突度的一个有关因素。理想的零线应通过软组织颏前点(Pogs),并在鼻下点(Sn)后方 8mm 处通过。如果距离改变了就意味着上、下颌骨前突或后缩。

(2)下颌骨手术时有关注意因素 作下颌骨后退手术时,要注意面下部-咽角的大小。假如患者该角已是钝角,且有粗短的咽喉部,则忌作下颌骨后退术。该角一般为 93°～107°,平均 100°。

面下部的高深比的正常值为 1.2∶1,也就是说鼻下点到颏下点的距离略大于咽点到颏下点的距离。如果该比值明显增大,往往提示患者的颈部相对较短,此时下颌骨如有前突,手术时不应过多减少下颌骨的前突,否则术后形态会不理想。

(3)唇部形态的评价 鼻唇角主要用于判断鼻子的倾斜度和上唇的位置。一般该角为 80°～110°,平均 98°。如果该角较小,则可允许上颌骨后退;如该角大于 90°,则提示上颌骨发育不全,应使上颌骨前移。由于上颌骨发育不良会使切牙对唇的支持减少,因此,可以在手术时将皮下组织缝到鼻中隔软骨上,以预防其角度变得太大。

上、下唇的突度是判断上、下唇前突的重要依据。一般上唇突度为 5.5～9mm,平均 7mm;下唇突度为 5～7.5mm,平均 6mm。这两项指标均比白色人种要大,提示黄色人种的上、下唇比白色人种要突。唇的突度除与颌骨、唇的厚度有关外,与牙的关系亦极为密切。有研究表明,黄色人种面的中份,骨的突度与白色人种差异不显著,其突度主要与牙的突度有较大关系。

颏唇沟-H 线的距离亦可称为颏唇沟的深度,平均为 4mm,如果过深或过浅均会明显影响面下 1/3 的容貌。该距离在下颌骨后退或前移的病例中变化很大,并受很多其他因素的影响,如伸长的上切牙可使下唇外翻或局部骨质降低。

(4)唇齿关系和唇间距离 上唇下缘与上中切牙切端的距离是决定上颌骨垂直位置的关键因素之一。在息止颌位时,该距离以 2mm 最为理想,并与理想的微笑线相一致。当上颌切牙不显露时,上唇失去支持,形似无牙,此时应是上颌骨前移的适应证。切牙显露过多,提示上颌骨垂直方向过长或上唇过短,或两者兼而有之,这可通过软、硬组织头影测量来确定。

唇间距离是指在息止颌位时,上唇下缘与下唇上缘的距离,一般以轻轻接触或分开不足 3mm 为宜。如该距离大于 3mm,则提示上颌骨垂直方向过长或上唇过短。如果患者面中 1/3 过短,则无唇间距离,而且唇组织过多,出现上、下外翻。施行矫正上颌骨垂直方向过长或过短的手术,上唇的要求应是在无肌肉牵拉时,上、下唇能轻轻闭合。

三、术后面型预测分析

术后面型预测分析(visual treatment objective,VTO),是指在 X 线头影测量分析出畸形机制的基础上,初步确定手术方法,然后在图片上按手术设计移动有关组织,预测术后的面型和手术效果。VTO 也可进一步确定颌骨或牙所要移动或截除的量和移动的方向。由于 VTO 只能在侧面 X 线头影片上完成,因此它也只能从上下和前后两个方向研究手术方式及预测效果。

(一)术后面型预测分析方法

1.用硫酸描图纸描绘出包括软组织侧貌的头影图迹两张,根据畸形所在部位,将其中一张图迹的上颌或下颌,或上下颌(均包括牙齿)分别剪裁下来作为模板;亦可先描绘头影图迹一张,然后用复写纸将图迹转移至长片纸板上,再剪裁出纸板模板。

2.将裁剪下来的颌骨模板覆于第一张头影图迹上移动,使上下颌的位置关系达到或接近正常牙𬌗的一些重要测量均值的标准。当整体移动颌骨模板形成的侧貌满意而咬𬌗关系不满意时,则应考虑分段截骨术或术前正畸。

3.模板移动达到要求后,记录颌骨需移动的距离或截骨的量,以及移动的方向。

4.再以描图纸描出经过拼对后的软组织侧貌轮廓即面型预测图。在两次重叠图迹剪拼及描绘时,必须以前颅底平面为重叠平面,在以这一平面相重叠的情况下才能保证结果的可靠。

颌骨移动后软组织侧貌轮廓的绘制应按以下原则:骨性颏部与软组织颏部的变化比值为1∶1,即骨性颏部前移或后移1mm,软组织颏部也应前移或后移1mm;切牙与唇红间的变化比值为1∶0.7,并应使上切牙切缘保持在唇下缘下2mm。

5.将拼对前后的软组织侧貌轮廓图交患者过目并征求其同意,以确定手术方式。有些病例通过几种方式均可矫正畸形,此时应选择操作最简单而成功率最高的手术方法。

(二)术后面型预测分析的注意事项

1.拟作根尖下截骨术时应尽可能避免将单个牙或两个单根牙作为一个骨段来设计,否则容易造成术后牙坏死。

2.VTO只是在平面图上进行而缺乏三维情况的分析,因此在设计手术方式时,要考虑牙模、面模及临床检查,尽可能使VTO达到理想的效果。

3.描绘预测面型图时要考虑硬组织与软组织的移动比值,一定要记住,骨移动的量不等于软组织移动的量。否则,所描绘的预测面型图与实际术后侧貌相差太远,会使VTO失去实际意义。

4.描绘预测面型图时必须将拼对前后的前颅底相吻合,否则描绘出的预测面型图的面部比例将与实际不符,会增加误差。

5.预测面型图只是一种预测结果而并不等于实际术后的侧貌,影响术后侧貌的因素还很多,手术设计是否合理也是一个重要因素,这一点应向患者讲清楚。

6.完成VTO后,应将预测面型图与拼对前的软组织侧貌图一起征求患者的意见,让他们既可看到自己原来的侧貌,又可见到术后的形象,以便比较。手术设计方案,也只有得到患者的赞同后才能确定。

(三)术后软组织的改变

外科正畸术后软组织的改变,是临床医生和患者希望得到美容效果的基础。但是骨切开、移动后,并不能完全表现在软组织上,也就是说,骨改变的量,并不等于软组织改变的量。有不少研究结果表明,不同的解剖区域,不同的骨移动方向和移动量,都可使软组织改变的量有所不同,从而给术后侧貌的预测带来一定困难,这是由于软组织有相当大的组织可让性。比如面中部手术,如果垂直距离增加,那么可使唇变薄,但若垂直距离降低,则会使唇变厚。这些因素在术前设计手术及作VTO分析时均要认真考虑到。

已有很多学者研究了外科正畸术后软组织的改变,并将其数量化,为临床上设计手术提供了重要的资料。以下是香港大学菲利浦牙科医院口腔颌面外科使用的有关各种类型手术后软组织改变的比值,以供参考(表25-1)。

表 25-1　各种类型手术后软组织改变比值表

手术名称	术后软组织的改变
全下颌骨整体后退术	颏 100％，下唇(唇红缘)75％，上唇(唇红缘)20％，鼻唇角增加，唇颏窝更凹
全下颌骨整体前移术	颏 100％，下唇 66％～75％，上唇变异较大，唇颏窝变得平坦
全上颌骨前移术 (Le Fort Ⅰ型)	鼻根 57％，鼻尖 29％，上唇水平向 50％，上唇垂直向 30％，鼻唇角变小，口裂下降并前移，下唇变短、外翻，唇颏窝更凹
全上颌骨前移术 (Le Fort Ⅱ型)	鼻尖 66％，其他同 Le Fort Ⅰ型术
全上颌骨前移术 (Le Fort Ⅲ型)	鼻尖 100％，鼻后角无改变，其他同 Le Fort Ⅰ型术
下颌牙槽骨后退术	颏无改变，下唇 66％，上唇变异较大，唇颏窝更凹
上颌牙槽骨后退术	鼻唇角增加，上唇 50％，下唇 30％，唇颏窝变平坦
颏后退成形术	颏(假如颏肌丰满)75％
颏增大成形术	颏 100％，面下高度减少，唇颏咽角减小
上颌骨后退术	上颌垂直向 20％，上颌水平向 77％，外形外翻，鼻尖轻微增加，鼻根变宽，下唇同上切牙回缩程度，颏旋转程度的 70％

四、计算机在正颌外科的应用

近 10 年来，颌面外科领域采用计算机图像数字化处理及辅助设计技术，进行头影测量分析及正颌手术方案模拟设计和疗效预测，建立了有患者参与手术设计和预测的计算机辅助系统，从而使医生从繁琐的头影图迹的描绘与拼接工作中解脱出来，医生与患者对术后形态和功能的预测更为准确。计算机化影像技术的应用，将是颌面外科领域的重要研究课题之一。

(一)计算机系统的组成与特点

电子计算机辅助颌面手术系统，由电子计算机、数字化绘图板、摄像机及头像输入接口、8 笔绘图仪和打印机等组成。其中主机须有 2MB 以上内存，并有 1.2MB 以上容量的软盘、80MB 以上的硬盘、VGA 及多同步彩色显示器。软件有头影 X 线片和患者头像输入系统。仿真手术过程中，通过头影轮廓的辅助测量，在屏幕上的图形可以正块或分段切割，进行平移、旋转、拼接来变换，供医生和患者共同进行调整、拼对和选择；手术前后，头影轮廓可以储存、重叠与比较；建立的头像数据库、轮廓图形与测量系统的数据库，均可包含于软盘之中；所用软件可用汇编语言或 C 语言编写。

头影 X 线片的患者头像输入系统，由于同时输入患者头像和头影 X 线片，因此患者可以与医生一起在计算机屏幕前直观理解手术方法，共同制订手术方案，预测术后形态的变化，从而增进医生与患者之间的相互谅解与合作。该系统一般带有容量极大的数据库，可完整保留头影测量的参数和图像，以便进行手术前后形态的比较。它对研究牙、颌、面软硬组织的形态结构和提高预测的准确性是十分有意义的。

(二)辅助手术方案的设计

医生通过屏幕菜单的操作，可以迅速准确地将头影 X 线上软硬组织的测量标志点，通过数字绘图板输入计算机，在软件的支持下，用某些软硬组织测量分析方法，对上、下颌部分沿 XY 轴移动，并对牙齿、骨骼进行旋转等变换处理，可获得 25 个参数。这些参数适用于下颌骨升支的各种手术(如矢状劈开、垂直或斜形劈开)、颏成形术、上颌骨 Le Fort Ⅰ型手术，以及上、下颌前份的手术。

通过摄像系统将患者的头像输入计算机，经软件的综合分析，能方便地使患者头像和 X 线上的头影轮廓重叠在一起。在医生与患者的共同参与下，对软硬组织及相应的头像模型，可进行多次修改(一般分 3 次)，从外观美容和功能恢复两方面进行综合分析研究，直到满意为止。医生从修改中可得到预测结果，最终制订出最为理想的手术方案。

（三）手术前后与预测结果的比较

每位患者手术前后的头影、X 线头影轮廓与测量的参数，以及在治疗方案的设计过程中，对预测图像修改的对数，全部可放在计算机的存储器中。医生可随时查看任何患者的头像及计算测量的数据；通过屏幕菜单的操作，可十分方便地进行两幅或多幅图像移动、旋转、重叠及加减等操作；可对测量数据进行对比，从而对手术前后与预测颜面形态的结果进行精确的比较。所建立的数据库中，具有大量完整、系统的数据资料，便于回顾和追踪疗效，同时可以深入研究牙、颌、面软硬组织结构的比例，这对临床、教学和科研都是很有意义的。

五、模型外科及定位殆板

X 线头影测量在诊断上有重要价值，在治疗设计中也有较大的意义。但是 X 线头影测量是平面的，一般只能表示垂直方向的改变，不能得到立体（三维空间）的概念。因此，临床上除采用头影测量分析，对牙颌系统中需要移动的部位和方向作出总的预测，借以选择适当的术式外，还要作模型外科，以决定术中确切的截骨部位、去骨量和形态、咬殆关系的协调及牙骨块移动方位等。所谓模型外科（model surgery），是指在牙殆模型上模拟外科方法，进行切割、移动和拼接，达到理想的效果后在新的位置上将各模型重新粘连、固定，并在已完成的外科模型上制作固定装置。这种方法不一定是最方便、最快的，但如果程序正确，则是一种最精确的方法。临床上，通常所说的模型外科，一般是指在牙模上完成的外科过程。有时，为了确定面型的改变情况，确定植骨的量，还需在面模上施行模型外科。

（一）牙模的安装

模型外科用的牙模有一定的要求，其表面必须光滑，牙面不可有缺损或气泡，否则制作的殆板在手术戴入时会有困难。模型基底要有足够的厚度，基底面与殆平面要平行。用蜡片取正中殆记录和侧方殆记录。

借助面弓转移，将上颌模型安置在殆架上，面弓转移保证了上颌模型在垂直、水平和前后 3 个平面上的正确位置。上颌模型安装时任何方向的差错，都会影响术后的咬殆功能。模型外科所用的殆架，一般采用解剖式殆架，如果是简单的颌骨整体移动，也可选用非解剖殆架。

模型外科用的工具除殆架外，主要还有锯、蜡匙、蜡笔、尺及石膏切刀等。

（二）标定参考线

作参考线的目的是在模型外科完成之后，能够测量出模型块的移动距离。水平参考线可测量模型块移动的垂直距离，垂直参考线可评价水平方向的改变。

标定参考线可用蜡笔和尺，不宜用铅笔，因铅笔太细，易在模型制作中磨除。一般先在上、下颌模型的基底部各作一水平线，通过上牙各牙尖作垂线与上、下颌水平线相交，记录各种线的距离。如需分段截骨，可在截骨处两侧作平行于牙轴的参考线，记录其间距，以观察拼对模型后骨段间水平距离的改变；越过截骨处作两条相距 2mm 且与殆平面平行的参考线，以观察拼对后骨殆间垂直方向的变化及骨段移动的方向。

在上、下牙颊侧及舌侧作单尖牙间及第 1 磨牙间的连线，记录两侧单尖牙间及磨牙间的宽度。作中线切牙角与模型后缘间的垂线，并记录其距离，以比较拼对后这些距离的变化。在上、下颌模型的腭舌侧齿槽基底部作一弧形参考线，以观察拼对后骨段位置及方向的变化。

（三）切割、拼对模型

根据头影测量分析、临床分析的提示，以及模型观察，确定术中的截骨部位，模拟手术设计，挖去石膏模型上按设计该拔的牙，切割和拼对模型。在切割和拼对的过程中，可根据移动后的牙颌情况调整设计方案和截骨部位，以求达到良好的殆关系及手术效果。

需分段手术的病例，宜先切开和移动前份石膏块段，用蜡固定后，再切开和拼对后份石膏块段。设计截断牙弓分段手术时，应尽可能避免单个牙或两个前牙作为一个移动块，否则术后容易出现牙坏死。模型外科后如出现殆干扰，则应详细记录并分析殆干扰情况，以便决定术前调殆的部位或术前正畸。

模型切割、拼对完毕后，用蜡将各石膏块段按移动后的位置粘接固定。根据参考线测量移动距离并记录。

（四）制作固定装置

固定装置是为了稳定手术效果，以防复发。一般采用带环唇弓、塑料定位殆板或牙弓铝丝夹板。由于定位殆板固定时间不能太长,并且其固定效果欠佳,临床上多采用定位殆板加带环唇弓或其他固定器。

带环唇弓固定器包括带环和唇弓两部分。通常选择第 1 磨牙和尖牙作带环牙,在第 1 磨牙带环颊侧焊圆管,以便唇弓插入固位;在尖牙带环唇侧焊平行的两个小圆管,其内放入唇弓,以供结扎固定唇弓用。在模型上完成的带环,需于术前粘着在牙上。

(五)定位殆板的制作

制作定位殆板是为了精确地执行模型外科确定的手术方案,并确保术后牙齿保持在预期的咬殆关系上。定位殆板必须在已戴有带环、托槽等固定装置完成了模型外科的石膏牙模上制作。

先调整殆架上的石膏模型,使上、下颌关系离开 1~2mm,涂上分离剂,将面团期的自凝塑料形成条状,铺于完成了模型外科的模型下牙弓殆面上,将唇颊侧和舌侧的塑料塑形,使之包裹部分牙冠,待自凝塑料凝固后,在牙模上取下殆板,进行打磨、抛光即可。

殆板包裹牙冠的深度一般不超过磨牙带环的颊面圆管,否则术中无法就位,但也不应过浅,否则不利于术中、术后牙弓、牙齿的固定。殆板唇颊侧的塑料还要有一定的宽度,一般要求从其边缘到上牙弓约为2~2.5mm,这是为了钻固定钢丝穿过的孔。殆板的后牙段颊侧每个牙间隙各钻 1 个孔,前牙段唇侧钻 3 个孔,以供上下颌间结扎固定和上颌骨的悬吊之用。殆板的边缘要圆钝,以减少对软组织的损伤。

在单颌颌骨整体截断或上下局部骨段手术时,只需一块殆板,称为单殆板。而上、下颌联合截骨时,则常需用两块定位殆板,称为双殆板。双殆板的制作与手术步骤和手术方式有关。以严重安氏Ⅲ类错殆为例,为了矫治上颌后缩、下颌前突,需将上颌前移、下颌后退,在作模型外科时要先将上颌的石膏牙模截断,然后按设计要求定量向前移至正常位置,根据此时的上下牙弓关系制作第一块殆板(又称中间殆板),再截断下颌石膏牙模,使之后退至上下牙弓达到满意的咬殆关系,在此位置上制作第二块殆板(又称终殆板)。如果上颌的手术设计不仅是整体位置移动,还需断离成若干块时,则应先制作下颌移动后的殆板。

殆板的制作需在殆架上进行,双殆板的中间殆板和终殆板应在制作时分别作上记号,以便术中辨认。

(六)模型外科的注意事项

1.模型外科必须在殆架上进行,否则不能模拟患者的牙颌关系,上、下颌模型移动也会缺乏标志,以致对手术缺乏指导意义。模型必须干燥,否则石膏易磨损,且蜡也不易粘住。

2.作模型外科时,须经多次拼对,反复研究,才能取得满意的结果,尤其是对复杂的病例。因此,牙模不应只有 1 副,一般至少要有 2~3 副。

3.模型外科是十分精确的技术,牙不能有任何破损或变形,否则在模型牙列上制作的殆板会因手术中不能戴入或不能完全就位,而使术后不能达到预期的效果。

4.手术后要达到可能获得的良好殆关系,在设计时就必须注意上下切牙,尤其是尖牙要有一定的覆殆和覆盖。这是手术效果稳定性的重要保证之一。

5.模型外科与头影测量分析需相互参照,两者对手术设计的指导作用是相辅相成的。

6.模型上截骨线的位置应尽可能模拟手术中的截骨部位。

7.只需下颌整体移动的病例,按照头影测量分析,移动未上架的模型即能达到理想的殆关系者,可不作殆板,手术后直接作颌间结扎。

六、术后处理及并发症

(一)术后处理

正颌外科术后除了要注意全麻术后的常规护理外,还要特别注意保持呼吸道通畅,最好先在 ICU 度过危险期。正颌外科的危险性主要在于术后窒息,因此床边要准备气管切开包,以防万一。颌间结扎宜在术后次日进行,以防全麻术后呕吐物的误吸而引起窒息。手术部位肿胀及疼痛往往在正颌术后比较明显,可用局部冷敷,或酌情使用镇痛剂。术后口腔护理非常重要,尤其是有口内创口且作植骨者,口腔护理一般每日 2 次,宜用注射器冲洗,不宜用棉球揩拭,因正颌术后口内有较多的结扎钢丝及带环等。由于颌间结扎,患者术后进食非常不便,一般只能进流质,而且因颌间结扎时间长,所以要特别注意患者的营养状态。营养摄入不足则不利于创口愈合。可酌情使用鼻饲流质并适当从静脉补给一定的能量或氨基酸。

（二）正颌术后并发症及其防治

1.感染　一般来说,颌面部血供丰富,抗感染能力强,手术后不易发生感染。但由于正颌手术为了美观的需要,往往采用口内径路,如果口腔及面部消毒不彻底,以及植入的骨组织或生物材料局部有死腔或坏死骨组织存在,就有可能引起感染。常见致病菌一般为非溶血性链球菌和葡萄球菌。一般正颌外科手术后应给予抗生素,以防止感染;术中应尽量消除死腔,以防止血肿形成。

2.骨坏死及骨吸收　小块骨组织植入一般均能成活,但在下颌贴骨术中于表面有大块骨植入者,如果局部软组织张力大,植入骨与下颌或颏表面贴合不佳,以及未予结扎而产生松动移位时,可发生骨坏死或骨吸收。另外,植入骨与口腔相通并且局部软组织不足,不能及时将通道关闭者,也可发生骨外露坏死。

下颌骨畸形经升支矢状劈开进行矫治者,下颌近中骨段的远端及远中骨段的近端可发生部分坏死,这是由于所附着的软组织被广泛剥离,骨段的血供不足而引起。在颏扩大成形术水平截骨,如舌侧软组织剥离使骨块完全游离时,也有发生坏死的可能。此外,局部感染也是发生坏死的原因。因此,术中在操作允许的情况下,应尽可能保留较多软组织的附着,使骨段有充分的血供,以防止其发生坏死。

3.出血与血肿　正颌外科术中出血一般不多,易于控制。出血较多或过多的情况常见于升支矢状劈开术、Le Fort Ⅰ型或Ⅱ型截骨术。下颌升支矢状劈开术由于术区狭小、位置深、视野不清、局部结构复杂,而容易引起出血与血肿。出血过多的原因还有:①粘膜切口过分向上延伸而损伤颊动、静脉;②剥离软组织及劈开下颌时损伤下牙槽血管神经束;③骨劈开时损伤静脉,少数也可损伤颌内动脉。另外,在下颌体截骨术时,也可损伤颏血管神经束;颏手术时亦可损伤颏下动、静脉而造成出血。

手术应在直视下进行,尤其是劈开时用力要适度,并应逐步切开。术中如损伤知名动脉应行结扎;骨腔内出血宜采用骨蜡止血;软组织内非活动性出血可用填塞止血的方法;对可能有止血不完善的应放置引流片,以防术后血肿形成而继发感染。

4.延期愈合或骨不愈合　延期愈合是由于骨间固定不良,或骨间接触面积太小所引起;而骨不愈合则与血供不足、局部发生骨坏死及感染有关。对骨不愈合者应行二次手术,并采取相应措施,如切除骨段间纤维组织、植入骨松质等。

5.下齿槽神经及面神经损伤　下颌的各种手术如果进行不当,都可损伤下齿槽神经,即使没有直接切断神经,也可能在松动骨段时发生挤压或牵拉。有报道升支矢状劈开术后颏神经感觉障碍的发生率为68%～100%,永久性感觉障碍为15%～82%;而口内径路颏成形术暂时性的颏神经感觉障碍几乎不可避免。

在手术时应使神经处于直视下进行操作,注意保护,防止过分地牵拉与挤压下齿槽神经及颏神经。

口外径路时可能发生面神经下颌缘支损伤,但只要按下颌标准切口(即下颌缘下方1.5mm)平行切开,就不至于损伤面神经。术中过度牵拉下颌颊侧软组织,亦可引起暂时性下颌缘支所支配面部肌肉的功能障碍。

矢状截骨行骨劈开时没有很好控制骨凿方向,也可损伤下齿槽神经;下颌骨升支斜形截骨术,术中牵拉软组织或骨段后退,可压迫面神经造成一过性功能障碍。若术中仔细辨认并注意保护就可以避免。如神经被切断,在找到两断端后,可采用显微外科方法于无张力下进行吻合,以恢复神经的功能。

6.颞下颌关节紊乱综合征　下颌矫正术可使髁状突的位置发生变化,尤其是在下颌后退手术行升支斜形劈开及矢状劈开时,不仅会使髁状突向后移位,也可使其发生向外旋转。研究表明,约20%～40%的受术者可出现关节区不适、疼痛与弹响。在升支区手术固定时,应十分注意髁状突的复位,并采取相应措施防止髁状突过度旋转。

7.术后复发　与固位不良使肌肉及韧带受到牵拉,局部软组织不足、巨舌,以及不良的口腔习惯没有得到纠正有关。另外,手术中髁状突没有得到良好的就位、下颌前突行升支截骨其近中骨段过分后退,以及下颌体骨切开延长后没有行植骨,均是复发的原因。术后咬殆不平衡也可导致复发。其防治方法除了术中正确复位和良好固定以外,在术后还应进行正畸及调殆治疗,这样使咬殆处于中性殆状态。对于小颌畸形行骨前徙的可选择性行肌切开术,并充分松弛软组织;对存有舌体过大者,可行舌前2/3部分舌体切除术。

8.腭咽闭合不全　多见于已接受腭裂修补术的患者,以及作了上颌前徙手术后的患者。

第三节　正颌外科的正畸治疗及其病理生理

一、正颌外科的正畸原则及常用矫治器

牙颌畸形的表现是多种多样而且错综复杂的。正颌外科虽然可矫正患者严重的骨骼畸形,但对一些错殆的治疗则不及正畸治疗有效,并且一些错殆情况会妨碍正颌外科手术的骨段移动,或术中、术后殆的重建。为排除殆干扰,协调上下牙弓的长宽高度,使手术达到理想的效果,应根据需要进行术前、术后正畸。

(一)术前正畸的治疗原则

1.矫正个别牙齿的错位　颌骨畸形患者常有不同程度和范围的牙齿错位。术前要矫正这些错位的牙齿,但不能恢复其正常的咬殆关系。有时治疗后似乎畸形更为严重,这是为了使手术后获得良好咬殆关系而采取的治疗手段,应当得到患者的理解。

2.牙列要排列整齐　对于有牙列拥挤的畸形,术前应制订一个矫正牙列拥挤的计划。首先应分析属哪一类牙殆畸形,然后决定是否需要作减数矫治。一般采用拔上颌或下颌的前磨牙来行减数矫治。

3.上下牙弓要吻合　严重的下颌前突畸形有时可呈全牙弓反殆,如果不作术前正畸,当下颌全牙弓后退时,全上牙弓仍会显得宽度不足,此时应在术前扩展上牙弓的宽度,使下颌后推术后上下牙弓能够吻合。上颌前突畸形有时可伴有下前牙唇侧倾斜或下牙弓轻度前突,单纯行上颌后推术,可因下前牙的阻挡而不能达到正常位置。为了配合外科正畸效果的需要,术前应通过正畸,适当缩短下牙弓长度。对一些因长期错殆而引起对殆牙代偿性畸形者,正畸时要着重于去除代偿。

4.咬殆曲线应尽量正常　上颌前突畸形时常伴有深覆殆,其原因多为下前牙牙槽突增高。在模型上拼对,如因下前牙过高而妨碍上颌后推,可以考虑用上颌平面导板活动矫治器来压低下前牙,纠正纵殆曲线。如下前牙牙槽突过高,通过手术来降低比较方便、合理,因通过正畸纠正殆曲线是有一定限度的。对于殆曲线大部分正常,仅个别牙略高或略低者,可通过术前正畸来矫正。

5.去除殆干扰　进行模型拼对如发现有早接触或殆干扰时,可在模型上进行模拟调殆,但应注意调改量不能过大,然后根据模拟调改量在口内调殆。

(二)术后正畸的治疗原则

1.排齐错位牙,关闭间隙　个别错位牙有足够间隙时,也可在术后利用固定矫治器进一步排齐。在术前如有前牙拥挤错位而间隙不足难以矫正,可利用术后常出现的剩余间隙来矫正前牙的拥挤错位。

2.调整殆关系,建立平衡殆　外科正畸中常见的错殆之一是前牙反殆,手术中将上前牙前移或下前牙后推,常常只能建立前牙浅覆盖关系,使得畸形容易复发。这种情况手术后还应进一步矫正、调殆,直到获得平衡的殆关系。

3.防止深覆殆的复发　深覆殆虽经术前矫正,但易复发而影响正常殆的建立及造成创伤殆。术后可利用定位殆板维持疗效,或进一步压低下前牙以矫正深覆殆。

4.巩固疗效,随时调整　新的、平衡的殆关系建立后,需要保持相当一段时间才不容易复发。此外,术后患者还应定期到正畸科进行复查,以便及时发现问题并作相应的处理。

(三)常用矫治器

正颌外科所用的矫治器基本类同于常规正畸治疗的矫治器,一般可分活动矫治器和固定矫治器两种。

1.活动矫治器　可由患者自行摘戴,其基本组成部分为基托、固位件和弹簧附件。

(1)基托　可用透明自凝塑料制作。它能使固位件及弹簧附件等连结成一个整体,稳固地附着在牙齿及软组织上并起支抗作用。

(2)固位件　主要起固位作用,同时也能传递支抗牙的反作用力,使被矫治牙在受力后移位。常用的有:单臂卡环、箭头卡环,可用直径0.7~0.8mm的不锈钢丝弯制;单曲舌簧,用直径0.7mm的不锈钢丝弯制。

（3）弹簧附件 弹簧的一端埋在基托内或焊在唇弓上，另一端贴靠在矫治牙上，利用其弹性，持续、温和地推动牙齿。常用直径为 0.5～0.7mm 的不锈钢丝弯制。

2.固定矫治器 采用托槽带环粘于牙齿之上作为固位部件，利用弓丝的弹力移动牙齿。患者不能自行摘戴此矫治器。主要由带环托槽、矫正弓丝末端管及其他一些附件组成。

二、术前及术后的正畸设计

（一）术前正畸的治疗设计

1.矫正个别牙的错位 仅有个别牙错位而间隙又足够时，可利用简单的矫治器进行矫正。例如个别后牙升高可用𬌗垫将其压低；而个别后牙需要升高时，只需在相应部位的𬌗垫上磨去一层即可。

在双曲唇弓上焊接弹簧附件可以矫正许多类型的个别牙错位。例如有前牙的近远中向错位时，可加弓形簧；前牙的高位、低位及唇向错位，则可加别针簧来矫正。

前牙的轻度转位，可用带双曲唇弓的活动矫治器矫正，只要在舌侧增加双曲舌簧即可（图 25-13）。同样的方法也可用来矫正个别前牙的舌、腭向错位。

切牙扭转严重时，可在双曲唇弓上也焊两个牵引钩，利用小橡皮圈的牵引力来矫正转位牙。

中切牙对称性外翻时，可在中切牙上制作带环，带环上焊内径 0.5mm 的细管，用直径 0.5mm 的不锈钢丝弯制成三联别针簧（图 25-14），别针簧的游离端与带环上的细管一致。别针簧插入前使两游离端间距缩小，以便插入后即加力于外翻牙之远中。

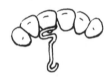

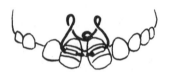

图 25-13 双曲舌簧   图 25-14 三联别针簧

个别后牙的舌、腭向错位，可用活动矫治器加双曲舌簧进行矫正。

2.排齐牙弓 牙列拥挤是较常见的畸形，治疗方法有减牙径、减牙数及扩牙弓等，应根据不同情况来选择不同的方法。

（1）减径法 即通过缩小牙齿近远中向长度来获得所需要的间隙。主要用于前牙轻度拥挤致牙弓不整齐者；对于牙冠显著宽于牙颈部而易于片切者亦较适合，片切时不应深达牙本质，每个邻面的片切量约为0.5～1mm。

（2）减数法 是指减少牙数的方法。用于前牙严重拥挤或前突时。一般常拔除第 1 前磨牙中的一颗或两颗。第 1 前磨牙拔除后不影响颜面的丰满度，对咀嚼功能的影响也较小。尖牙对咀嚼功能的影响大，与面部丰满度的关系也密切，而且不易患龋病和牙周病，一般情况下不考虑拔除。下牙弓在多数情况下只拔一个切牙即可，牙弓内有病牙时应首先考虑拔除病牙。个别下前牙对颜面丰满度无影响，不对称拔牙对矫正后的外形及咬𬌗关系也无多大影响。

（3）扩大牙弓法 牙弓扩大后牙弓长度也相应增加，可以产生足够的间隙供拥挤的牙列排整齐。常用于恒牙早期拥挤，也可用于后牙牙弓狭窄、前牙或后牙反𬌗的矫正。但对于严重拥挤的病例不适宜采用本法，应首先考虑减数法。

扩大牙弓可用分裂基托活动矫治器（图 25-15），利用前面介绍过的分裂簧通过基托对牙弓向外施力。此法仅能使牙弓向两侧扩大，不能向前扩大。

扩大牙弓的另一方法是用附有双曲舌簧的活动矫治器进行扩弓（图 25-16）。其优点是可以朝各个方向扩弓，同时还可矫正舌、腭向错位的牙齿。为了加强全牙弓双曲舌簧活动矫治器的固位，可以在 6̲4̲|4̲6̲ 上做固位带环。利用本法扩弓的不足之处是制作及加力都较麻烦。

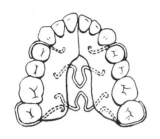

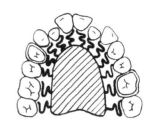

图 25-15 分裂基托活动矫治器   **图 25-16 附有双曲舌簧的活动矫治器**

3.上下牙弓的吻合 外科正畸后上下牙弓是否能即刻吻合,与术前矫正有很大关系。如严重的下颌前突畸形伴全牙弓反殆时,行下颌后推术之后,上牙弓仍显得宽度不足。术前可用分裂基托活动矫治器先行扩弓,以便术后即刻恢复正常的咬殆关系。上颌前突畸形行后推术时,可因下前牙牙弓的阻挡而受限,可在术前拔除一颗切牙,用下颌活动矫治器适当缩小牙弓。

4.矫正殆曲线 牙切缘或殆面不在正常殆曲线上时,术前应尽量进行纠正。为了压低下前牙的切缘,可用上颌前牙的平面殆板,借助咬殆力来压低下前牙。后牙高于正常殆曲线时,可戴后牙牙垫,上下颌之间的垂直距离加大后,咬肌的张力也随之加大,因而能将后牙压低。

(二)术后正畸的治疗设计

1.关闭术中拔牙剩余间隙 术后有剩余间隙不可能用活动矫治器进一步矫正,及间隙较大时,应作义齿修复,以免后面的牙齿向前倾倒。

2.进一步排齐错位前牙 个别轻度错位前牙,只要不影响外科正畸,可以留待术后进一步矫正,因为术后还要戴一段时间的保持器。可在保持器上增加一些弹簧附件来进一步矫正个别牙的错位,这样做相对方便一些。

3.调整殆关系,建立平衡殆 手术后8周应拆除固定弓丝和定位殆板,仔细检查上下牙弓及殆关系。术后新建立的殆关系,常会出现殆不平衡,如果能通过调殆解决的,则应仔细调改咬殆,使之达到平衡的殆关系。如因个别后牙过高,简单的调殆不能解决问题时,可考虑用后牙牙垫来解决。如是个别错位牙影响平衡殆的建立,则可利用保持器来作进一步的矫正。

4.深覆殆的矫正 术后深覆殆的存在将影响平衡殆关系的建立,且容易造成创伤殆。此外,术前的深覆殆经手术矫正后也容易复发。所以术后应在上颌活动保持器的基础上加前牙腭侧的平面殆板,以保持疗效或压低下前牙,继续矫正深覆殆。

5.缩短下牙弓长度,改善前牙殆关系 有上颌后缩畸形的前牙反殆,通过上颌前推术可以矫正反殆,但是通常只能建立前牙浅覆盖关系,不仅术后畸形容易复发,而且容易造成创伤殆。遇到这种情况时,可以拔除一颗下切牙,用矫治器内收下前牙、关闭间隙,从而缩短下牙弓长度以矫正前牙的浅覆盖关系。

三、牙齿移动机制及组织变化

(一)牙齿移动的机制

正畸治疗时牙齿移动的机制十分复杂,虽有几十种学说,但目前尚无定论。牙齿移动的过程主要表现为牙周组织的改建,也就是说,当力加在牙齿上时牙周组织受压,引起一侧牙周膜纤维被压缩,另一侧纤维被拉长,于是造成牙周成纤维细胞、牙槽骨的成骨细胞和破骨细胞数量及活性的改变,从而导致牙槽骨的改建。研究表明:在整个改建过程中,牙槽骨的弯曲及局部的压力电效应是牙齿移动的启动因素;局部的前列腺素是牙齿移动的激发因素。牙齿受力后,局部前列腺素明显增加,而前列腺素对骨有强大的破坏作用,牙齿加力后产生的局部轻度炎症,可能是前列腺素释放的主要原因。此外,牙周膜细胞的活化增殖也是组织改变的关键因素,因为牙周组织内的成骨细胞、破骨细胞、成纤维细胞和吞噬细胞,均由牙周膜内的原始细胞分化而来。

(二)正畸过程中的组织变化

1.牙周组织的改变 当牙齿受到恰当的矫治力时,骨组织将产生反应性变化。矫治力后方牙槽壁的内侧面,会引起造骨细胞活动而产生新骨,原来的致密骨板消失,代之以横形排列的新骨小梁;同时在牙槽壁的外侧面,有破骨细胞活动,吸收原来的骨质。整个牙槽壁的𬌗 1/3 段最终变为横列的新骨小梁。矫治力前方牙槽壁的内侧面,引起破骨细胞活动,外侧面引起造骨细胞活动,整个牙槽壁的𬌗 1/3 段也将变为横列的新骨小梁。

矫治力消失后,新生的横列骨小梁将逐渐被正常结构的骨组织所代替,该过程约 6 个月至 1 年以上。

2.牙组织的改变　牙体受到适当的矫治力时,受压侧的牙骨质虽有吸收,但较轻微,牙髓也有充血现象。矫治力一停止,很快就会恢复。

3.肌肉的改变　矫治过程中,肌肉韧带组织产生相应的变化,最终达到新的平衡。

4.颞下颌关节的改变　适当的矫治力使下颌向前方移动时,颞下颌关节的后壁有新骨产生,骨小梁呈横形排列,关节的前壁有骨质吸收,髁状突的后缘有新骨产生,髁状突的前缘有骨质吸收;使下颌向后方移动时,产生的变化正好相反。

四、牙颌畸形的复发与疗效的保持

尽管通过外科正畸和术前、术后正畸,使牙𬌗、颌骨的畸形恢复正常或获得改善,但因种种因素的影响,术后还是可能存在不同程度的复发。

(一)复发的原因

复发的原因可以是多方面的,主要原因大致可以归纳为以下几个方面。

1.肌肉系统的动力平衡未完成　手术前肌肉系统处在与牙颌畸形相吻合的动力平衡中,手术将畸形的位置、形态转变为正常的位置和形态,此时肌肉的动力平衡还维持在旧的水平上,不适应解剖关系的改变,有一种使畸形复发的趋势。比如 Le Fort Ⅰ 型截骨术后,软腭肌肉和组织的牵拉方向就是使其复位的方向。全上颌骨和面中份前移术后的复发,则与鼻腔粘膜组织的牵拉有较大关系。

2.口腔容积的突变　下颌后推较多时,口腔的容积大大缩小,原先就已显得过大的舌体,此时受到下颌骨的推挤而被迫向后,将对下颌体产生一个向前的反作用力,使畸形容易复发。

3.新的平衡𬌗关系未实现　术前由于长期磨损等因素形成的畸形状态下的平衡𬌗关系被手术打破。在新的咬𬌗关系下,上、下牙齿之间距平衡𬌗尚有一定差距,须通过功能性磨损或人工调𬌗才能达到平衡,在这之前畸形还有复发倾向。

4.术后固定不良或保持时间不足　如上所述,在肌肉系统的动力平衡未完成,或新的平衡𬌗关系未实现之前,畸形都有可能复发。术后固定过早松动,或是未保持到新的平衡建立,畸形都容易在前面所提到的因素影响下而复发。

(二)正畸效果的保持

1.保持的时间　根据牙颌畸形的类型、手术的方式及患者的年龄等,可决定正畸效果保持时间的长短。最短的可以是 3 个月,长的需要 1 年以上。如仅为牙槽部手术,则对畸形状态下的动力平衡影响不大,平衡𬌗关系也容易建立,保持时间可适当短些。而 Le Fort Ⅱ、Ⅲ型手术,因大大改变了原有的肌肉功能的动力平衡,新的平衡需要较长时间才能建立,所以保持的时间要长一些。

2.保持的方法

(1)定位𬌗板　一般用自凝塑料制作,用于保证术中能精确地执行模板设计和模型外科确定的手术方案。它可确保术后牙齿保持预期的咬𬌗关系,一般需戴 6 周。

(2)活动保持器　具有制作容易、使用方便、便于保持口腔卫生等优点。增加弹簧附件后还可对个别错位前牙进行进一步的矫正。比较适合于前牙槽突部的正畸术后保持和术后进一步压低下前牙(在前部增加平面𬌗板)。

(3)带环固定器　种类较多,比较简单的是在第 1 磨牙和尖牙作带环,并于颊侧焊圆管将唇弓插入圆管内,然后结扎固定。

(4)牙弓夹板　其更简单,只需在定位良好的基础上,将牙弓夹板用不锈钢丝结扎固定于整个牙列的唇颊侧即可。带钩牙弓夹板的钩的方向应与𬌗平面相反,以便用橡皮圈进行颌间固定。

(5)头帽、颏兜　一般用作颌骨骨折的牵引、固定,也可用来保持外科正畸的效果,如 Le Fort Ⅰ、Ⅱ、Ⅲ型手术后就需用其作为辅助的固定和保持。

第四节　上颌骨畸形及其治疗

上颌骨由上颌突、中鼻突和侧鼻突发育而成,开始于胚胎第6周,是面部发育的中心。上颌骨发育没有软骨生成过程,完全是膜内化骨,主要通过骨表面新骨的重建和骨缝间新骨的沉积,使上颌骨向前、向下和向侧方延长。上颌骨高度,是通过腭盖表面,牙槽突新骨的增生,牙齿的萌出,鼻旁窦的扩大及骨缝骨的沉积来增加的。上颌骨宽度,系通过牙槽舌侧的骨吸收,颊侧新骨的增生,腭盖宽度的增加,及腭中缝、颧颌缝等骨质的沉积来得到增加的。上颌骨长度的增加,则主要是靠上颌骨、额骨、颧骨之间的骨缝,以及颧颌缝、翼颌缝等处骨质的沉着。同时,上颌结节后缘、前牙唇侧处新骨的形成,腭骨后缘新骨的增加,也促使了上颌骨长度的增加。

如果上述某些部位骨质沉积或新骨形成发生障碍,可以导致不同程度上颌骨畸形(maxillary deformity)的发生。临床上以上颌长度畸形为多见,造成上颌前突或上颌后缩;而上颌的横向发育不足及长、短面畸形,临床上较为少见。上颌骨发育畸形,受到诸多因素的影响,如呼吸道不畅或口呼吸的不良习惯,及环境、外伤、骨缝闭合过早、邻近组织畸形等。近来有研究表明,颌骨的生长发育受到周围软组织的影响,受到功能的需要和刺激,其中口腔与鼻腔、鼻旁窦的扩大是决定性因素,而口腔、鼻腔等的扩大则是人体生理功能的需要。也有人认为,在骨骼成分中含有的软组织基质是生长的最基本因子,骨本身的生长只是继发性的。

一、上颌前突

上颌骨长度的过度发育,可以造成上颌前突(maxillary protrusion),是上颌骨最常见的发育畸形。临床表现为上颌牙列超突,开唇露齿,牙弓狭窄,腭盖高拱,呈深覆𬌗或深覆盖状。儿童时期多在拔牙减数之后进行正畸治疗,而成年人则多采用手术治疗。

上颌前突患者,通常在儿童时期有咬下唇、吮指、口呼吸等不良习惯。检查中可见前唇难以闭合、前牙超突,可伴有开𬌗、深覆𬌗(盖)等,可通过X线头影测量以鉴别真性下颌后缩。上颌前突可显示SNA角超过正常,SNB角正常,ANB角大于正常。

上颌前突的手术治疗,多采用上颌骨前份截骨后将其后推。临床上先拔除第1前磨牙,按设计去除牙槽骨,然后横断腭骨的前部并在后缘去除所需要的骨质,再将上颌前部骨块向后移至需要的位置。手术方法常用的有3种,即Wunderer法、Wassmund法和上颌前部截断后推法。

(一)Wunderer法

本手术适用于上颌前份前突,难以通过简单的减数正畸治疗来达到矫治的病例。

术前作全身体检,并作X线头影测量,进行手术方案的设计。取牙𬌗印模,制作石膏模型,上𬌗架之后,施行模型外科,制作定位𬌗板;进行牙周洁治,去除病灶牙;拍摄正侧位相片,以作手术效果观察。将手术方案征得患者及家属的同意,取得他们的充分理解。

手术方法:常规口腔消毒、铺巾,通常可在局麻下施行手术。用1%普鲁卡因加少量肾上腺素(10ml中加1滴)行局部浸润或阻滞麻醉,拔除双侧第1前磨牙,向上牵引上唇,暴露上颌前庭部,在前磨牙颊侧预计要作截骨线处稍前方,垂直切开牙龈粘骨膜,经剥离之后,在平行牙根方向截断牙槽骨(图25-17)。在尖牙根尖上约3~4mm左右,将垂直截骨线弯向前,直至梨状孔下缘。在双侧垂直截骨完成之后,于腭部作横形粘骨膜切开,切口将两侧的垂直截骨线连在一起(图25-18)。将切开的粘骨膜向后剥离,以裂钻或小骨凿截断腭板,并按设计去除相应的骨量,上下移动上颌前份的骨块,或用骨膜剥离器撬动骨块,使之完全游离,但勿伤及唇侧的软组织,以保证其良好血供。将骨块翻起,仔细剥离鼻腔粘骨膜,用电钻或咬骨钳去除适量的后缘骨质和部分鼻中隔,使上颌前部后移到适当的位置上(图25-19)。但前部牙弓往往太窄,不适合于后牙弓,此时可将前份上颌骨腭部的中线切开,将前份骨分为两块,以便扩大牙弓,使前后骨块的牙弓相适应。完成垂直和腭部截骨之后,将截好的骨块后移,按术前定位粭板就位,用唇弓将其固定在后部骨段的牙列上,粭板固定在唇弓上,通常勿需作颌间结扎。将切开的粘骨膜缝合,腭侧的粘骨膜剥离不大,骨质对位良好者,可以盖上碘仿纱条,不予缝合。

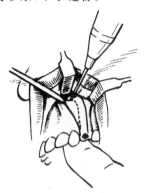

图 25-17　垂直牙槽截骨线

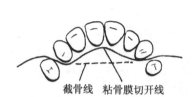

截骨线　粘骨膜切开线

图 25-18　腭板截骨线与粘骨膜切开线

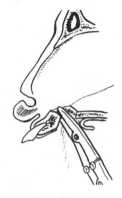

图 25-19　腭部截骨区用咬骨钳进行修整

(二)Wassmund 法

术前准备与 Wunderer 法相似,适用于牙槽突向后推移及向上下方向移动者。血供可以同时采自唇、腭侧的软组织蒂,使手术成功率大大提高,然而其手术难度较大,唇、腭侧的截骨要在盲摸下进行。

常规作口腔颌面部消毒、铺巾。拔除上颌双侧的第 1 前磨牙,于上颌唇侧正中作垂直切口,在拔牙窝远中颊侧作垂直切口,上至颊沟底,切开骨膜,剥离至梨状孔,但尽量保留唇侧软组织的附着,暴露创面,用小裂钻作出截骨的标志,勿伤及邻近牙尖。然后用微型电锯、裂钻或骨凿去除垂直方向的骨质(图 25-20),并往前上方斜向梨状孔。唇侧正中切口约 2cm,暴露鼻嵴与犁骨连接处,用小骨凿将其轻轻凿断或作正中切开(图 25-21),使其游离。于腭侧近中作一纵向切口,向左右剥离直达拔牙创面,形成左右相通的隧道,以骨钻或骨凿将腭板截断(图 25-22)。此时,上颌骨的前份可以游离,根据后推的设计,在骨断端后缘去除适量的骨质,可将上颌前份按设计后推到手术要求的位置,戴上定位粭板,加以固定,严密缝合切口。若是上颌前后骨块的牙弓不协调,可将前段骨块截开,通常是在切牙之间截开,或前段作多块截骨,加以拼对固定,固定常需 3 个月左右。术后保持口腔清洁,适当应用抗生素,予以流质饮食。本手术需在潜行剥离的创口中截骨,尤其是腭侧面暴露不清者,要谨防粘骨膜牵拉撕裂;同时要求有良好的固定,术前需作准确的定位粭板,术后所有牙尖均要按计划进入粭板内,使骨的移动达到要求。

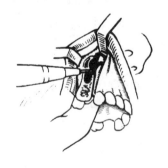

图 25-20　去除垂直方向的骨质

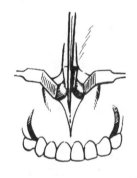

图 25-21　骨凿正中切开并截断犁骨

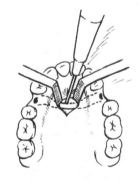

图 25-22　腭部横向截骨

(三)上颌前部截断后推法

临床上应用上述两种方法各有其优缺点。临床工作者经过不断的改革创新,发明了上颌前部截断后推法,认为本方法视野清楚,可在直视下截骨,操作方便,出血易于控制,更适用于骨移动多的患者。

术前准备和设计同前述,常规消毒、铺巾,可以在局麻下施行手术。于附着龈上 5mm 左右的前庭沟处作水平方向切口,行骨膜切开,双侧达第 1 磨牙处。在骨膜下向上剥离达梨状孔和上颌窦之前壁,并剥离鼻底和侧壁的粘膜,注意局部止血。拔除第 1 前磨牙,以裂钻作出垂直截骨线的标记(图 25-23),应位于两侧牙根之间。在尖牙根尖上方4～5mm处，截骨线向前转弯到达梨状孔，以微型电锯、裂钻或骨凿，在粘膜下将骨截断（图25-24），但勿损伤腭侧的粘膜，通常以左手示指置于腭侧粘骨膜上加以保护，鼻腔粘膜同样要保持完整。应用长柄圆钻或薄骨凿，截断腭骨水平部（图25-25），同时用骨凿截断鼻嵴与犁骨连接处，以骨凿插入截骨间隙中轻轻撬动，骨块可以向下方旋转下降，其上面和后缘可以暴露于直视的视野中。这时，根据设计的截骨量，用长柄圆钻或骨凿去骨，也可用咬骨钳咬除，当前份骨块处于游离状态时，将其后推到设计的位置，戴入𬌗板。固定方法同前，切口以丝线作间断加褥式缝合。

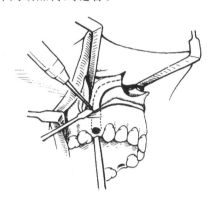

图 25-23　口腔前庭粘骨膜切口和垂直截骨线

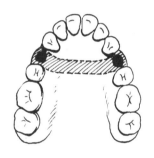

图 25-24　腭骨粘膜下截骨

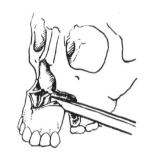

图 25-25　腭部横形截骨

上颌前部截断后推法应注意术前的准确设计，并要有良好的定位𬌗板。在切骨时应当按切骨的设计，定位定量，勿伤及牙的根尖，有骨出血时应以骨蜡止血，或电灼止血。粘骨膜应保持完整，防止意外撕裂，以免导致骨块坏死。术后均应保持口腔清洁，应用适量抗生素，以防感染坏死。

二、上颌后缩

上颌后缩（maxillary retrusion）在临床上颇为多见，同样可由于遗传和环境等诸多因素的影响而造成，其中多见于唇腭裂患者伴发的上颌发育不足。主要表现为面中部凹陷或呈碟形面，前牙反𬌗，下颌呈假性前突，造成形态和功能上的严重破坏，不伴有唇腭裂的轻度后缩。早期可以采用正畸治疗，其余可通过手术治疗。手术方法主要有上颌骨前份截骨前移术和全上颌整体前移术。

临床诊断并不困难，部分患者为先天性上颌骨发育不良，或腭裂并发颌骨发育不良，也可由于外伤后错位愈合而导致上颌后缩。X线头影测量显示：SNA角小于正常范围，SNB角正常，ANB角小于正常，从而可以区别是否为下颌骨前突。

手术治疗可以根据病情采用不同的方法，如作上颌骨前份截骨前移术或全上颌整体前移术，即沿用Le Fort 骨折线，将上颌骨截断形成游离的骨段，并把其前移到适当的位置。

（一）上颌骨前份截骨前移术

本手术适用于上颌骨前份发育不良，面中部凹陷，上牙槽后缩形成反𬌗畸形，且正畸治疗难以收到满意效果，或患者迫切要求手术者。

术前需作全身常规检查；局部作牙周清洁和病灶清除；拍摄头颅定位片，进行测量，确定畸形的类型和程度,作出手术效果的预测;将手术方式和预测结果与患者及家属讨论,取得其充分理解,达到共识。术前需取模,制作全口牙模型两副,一副上好殆架。根据手术设计的要求,进行模型外科切割,拼对成理想的咬殆关系,将各分块固定好后,制作定位殆板或唇弓。通常在局麻下可以完成手术,若需全麻者,应无全身麻醉的禁忌证;需要取骨植骨的病例,应当于术前作好供骨区皮肤准备。

　　手术方法:常规消毒、铺巾,以小拉钩拉开上唇,暴露上颌前部及前庭沟,作一纵切口达沟底,深达骨膜,剥离骨膜至梨状孔。在手术野显露清晰的情况下,用裂钻、电锯或骨凿,作纵形牙槽骨截骨,达梨状孔,但勿伤及鼻腔粘膜。用骨凿凿断鼻嵴与犁骨连接处(图 25-26)。

　　腭部根据手术设计要求,按图 25-27 所示,切开腭部粘骨膜瓣,予以向后翻起,暴露腭板,截断腭板使其与颊侧的纵形截骨线相接,但需注意避免切口伤及牙根。此时轻轻摇动上颌前份的截骨块,尚有阻力者,可用剥离器作骨间撬动或继续凿开,将其前移至手术设计的位置上。若前移超过 5mm,骨断端愈合有困难,应在间隙内植骨,通常取自体髂骨为多,只需较牢固地嵌入而无需固定(图 25-28)。将定位殆板戴入,使所有上颌牙准确进入殆板内的凹模中,安好上颌牙弓,并将殆板固定于上颌牙上,必要时可作颌间固定,创口常规缝合。拉拢有困难者,可用碘仿纱条填塞,必要时可以用牙周塞治剂填塞覆盖。术后应用抗生素预防感染,予以流质饮食 2 周,餐后用抗生素漱口水含漱,颌间固定 3 周,殆板固定 3 个月。术中创面易出血,可用电灼、骨蜡止血,避免有血肿形成或渗血过多。鉴于手术方式的不断更新,本手术临床应用较少。

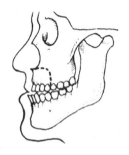
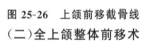
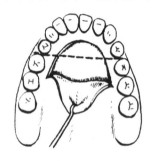
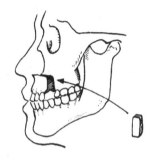

图 25-26　上颌前移截骨线　　　图 25-27　上颌前移腭板切口及截骨线　　　图 25-28　上颌前移后行髂骨块植骨

(二)全上颌整体前移术

　　本手术为上颌骨整体截断后前移,临床上称为 Le Fort 骨折线截骨,可形成游离骨段。最常用的上颌骨下降折断术,下降之后可作三维方向移动,因此应用较为自如。如果畸形不仅仅限于颌骨,连同鼻骨、颧骨也发生畸形,则应考虑采用 Le Fort Ⅱ、Ⅲ型等术式截骨。全上颌整体前移术,要取得成功决定于充分的截骨,骨块能游离移动,但也不能将骨过分凿开而致其粉碎;为了不致复发,必要时应作植骨,并加以良好的固定。

　　1. Le Fort Ⅰ型手术方法　采用鼻腔插管加静脉复合低压麻醉,血压应保持在 12.0/9.3kPa(90/70mmHg)左右,以控制术中出血。常规消毒、铺巾,助手用拉钩将上唇往外上方牵开,沿前庭沟处切开粘骨膜(图 25-29),用电刀切达骨膜,可减少出血。用剥离器在骨膜下剥离,暴露梨状孔边缘、前鼻嵴、上颌窦前壁、上颌结节,并紧贴骨面向后上方剥离到翼颌连接处,可以填塞止血。用扁桃腺剥离器沿鼻腔底部及侧壁进行剥离,此时出血较多,可以填塞止血,但不宜粗暴而剥破鼻腔粘膜,形成术后的口鼻瘘及术中出血过多。

　　截骨线可按术前设计(图 25-30),先用圆钻自梨状孔外侧缘中部至上颌结节上部,作一截骨的标记,然后用裂钻或微型电锯(来复锯或矢状锯),按标记将上颌骨锯开,再锯开颧牙槽嵴以后的骨板,并将锯竖起,锯断上颌窦的后壁。用骨膜剥离器保护好鼻腔外侧粘膜,以薄骨凿将上颌窦内侧壁凿断,应用鼻中隔骨凿凿断鼻中隔与上颌的连接。翼上颌连接处的凿断,使用弯形骨凿,刃口宽度在 1.5cm 左右。术者将左手示指放在翼上颌连接的腭部粘骨膜上,右手持弯形骨凿,放置于翼上颌连接处(图 25-31),凿子的方向应是较为水平并向内,不宜向内上方向。助手用锤子轻轻敲击凿子,锤子带有轻度的冲力,当翼上颌连接处被截断时,左手示指应有感觉,可防止凿破粘骨膜。在凿除过程中,凿子应沿上颌结节骨壁滑至翼上颌连接的外侧处,再调整好方向,防止凿子位置不准确而将翼板凿碎,方向不准确可以凿破翼静脉丛和颌内动脉。在截骨中,最不容易凿开的是上颌骨内后方和犁骨的后方,若不能充分分离断,应作进一步检查。截骨之后,用手将上颌前部向下压,迫使上颌骨下降折断;必要时,可将上颌钳放入鼻底和腭部,用力下压,使上颌骨折断下降(图 25-32)。

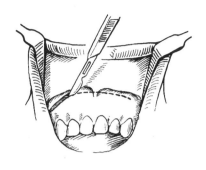

图 25-29　Le Fort Ⅰ型术式前庭切口

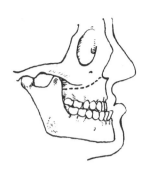

图 25-30　Le Fort Ⅰ型截骨线

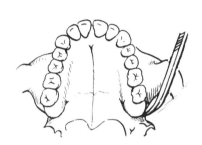

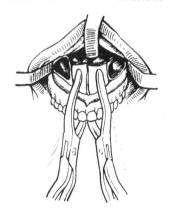

图 25-31　Le Fort Ⅰ型术式弯凿凿断翼上颌连接处

图 25-32　上颌钳将上颌骨折断下降

　　若手术设计中上下牙弓不协调,需要作上颌骨分块截骨者,在截骨下降后,鼻腔面充分暴露于手术野中,可用圆钻将上颌骨切成需要的块数(图 25-33),但勿将腭侧粘骨膜切破,唇侧牙龈要保护完整,以利于创口的愈合。按术前设计,将截断的骨块分别移至设计的位置上,戴上殆板,将上颌所有牙尖与殆板上的凹处全部有接触,再将上下颌作颌间结扎,于截骨的梨状孔边缘和颧牙槽嵴处作微型钛板或不锈钢丝固定,殆板也可以悬吊在眶下缘、颧骨或梨状孔边缘上。术后颌间暂时用橡皮小圈作牵引,24 小时后改用不锈钢丝结扎。创口缝合之后需插入胃管,抽除胃内容物,以防术后发生呕吐,导致窒息的危险。

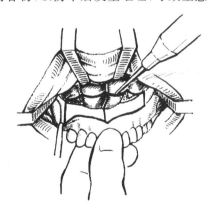

图 25-33　Le Fort Ⅰ型术后从腭骨鼻腔侧分块截骨

　　在上颌后缩的病例中,有时采用 Le Fort Ⅰ阶梯型截骨术,即水平截骨线在颧牙槽嵴处转向下方约 1cm,再向水平方向延伸到翼上颌连接处。一旦上颌骨前移之后,向上转弯的截骨线处会出现台阶或骨损伤的间隙,间隙的大小即是上颌前移的多少,同时间隙中可以植骨,防止前移的上颌骨后缩复发。因此水平截骨线需要提高才能形成台阶,眶下区凹陷也可随着上颌骨的前移而得到改善。当腭部需作横向扩大时,其宽度超过 5mm 者,应作腭部纵向附加切口,于腭中线两侧,自前磨牙至硬、软腭交界处,作一蒂宽约 12mm 左右的双蒂粘骨膜瓣,将其在骨膜下剥离,勿伤及蒂部以保护组织瓣的血供,这样当腭中线凿开骨骼向外扩张时,不会受到粘骨膜的影响,同时防止了腭中线部位粘膜的撕裂。上颌骨向前移动如超过 5mm,术后往往易于复发,故需要在骨向前移动之后产生的骨间隙中,植入自体骨,以使截骨移位之后能稳定愈合。最近,有人采用羟基磷灰石代替自体骨,也取得了良好的效果。

2.Le Fort Ⅱ型手术方法 临床上适用于上颌发育不足,呈现上颌骨后缩伴有鼻上颌区域的凹陷,呈Ⅲ类错殆,或外伤所致的面中部凹陷的患者。应严格按照手术程序和操作要求,选择好手术适应证,否则术中或术后可发生严重并发症。

手术采用经鼻气管内插管,静脉复合麻醉,并根据手术过程行控制性低压麻醉,以防止出血过多。术前准备同前,但需剃光头或剃除离发际以上20cm区域的头发。切口有两种进路。一种作双侧鼻旁切口、眶下缘切口加口腔内切口;另一种是双侧冠状切口加口腔内切口,必要时作眶下缘辅助切口,以便暴露眶下缘。

采用双冠状切口者,常规消毒、铺巾,抽取含有副肾上腺素的生理盐水,自耳屏前经耳面交界处,发际后6.7cm,经颞区、头顶部到对侧,作局部浸润后,将皮肤至骨膜切开,形成双冠状切口。切口两侧创缘上作连续缝合,或上止血夹,颞区切至颞肌筋膜浅层。在顶部的帽状腱膜与骨膜之间进行锐性分离,向前下方翻转皮瓣,在额部切开骨膜,暴露骨面;在颞肌附着前缘和颧骨额蝶突处切开骨膜,也暴露骨面。于骨膜下剥离,直至眶上缘,可见到眶上神经,用小骨凿凿开眶上孔的边缘,使神经游离后得到进一步保护,避免额肌功能损坏。暴露鼻额缝、眶内外部,皮瓣可继续往下剥离,鼻背自根部可以清楚地暴露。用小骨膜剥离器剥离泪囊,保护鼻泪管,显露前后泪嵴和泪沟,进而可以显露眶内侧板和眶下缘的眶内部。截骨线置于泪沟的后方较为安全,这样韧带和泪器可以随着骨块前移。在鼻额缝处以裂钻切开,于泪沟后方横过眶缘,绕过泪沟将眶内侧板截断,在眶下孔内侧将眶缘截断,往下截骨到梨状孔下缘水平处。在口内双侧尖牙至第1磨牙的颊沟处作切口,剥离骨面到眶下区、上颌结节处,在上颌窦前壁处向后截骨(图25-34),直至翼上颌连接处,内侧与眶下孔内侧的截骨线相连。以弯凿凿开翼上颌连接处的方法同术式Le Fort Ⅰ型。当凿断筛骨垂直板和犁骨,骨凿插入鼻额缝后,方向应朝向软、硬腭交界处,以左手示指放在口腔内作引导,防止凿破粘膜、硬脑膜和颈椎。截骨后可用骨凿撬动骨块,或用上颌钳夹住上颌骨鼻、腭面,逐渐摇动并下降上颌骨,使其松动游离,并将其前移到应矫正的位置,骨缝较大者应予以植骨,并作骨间微型钛板或不锈钢丝固定(图25-35)。将殆板戴入,并与上颌唇弓固定,再将殆板与眶下缘或颧骨固定,常规缝合创口。

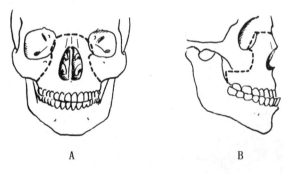

A   B

图 25-34 Le Fort Ⅱ型截骨线正、侧位观

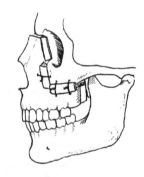

图 25-35 Le Fort Ⅱ型术后,
间隙内植骨并作骨间固定

另外,鼻旁切口、眶下缘加口腔内切口,除切口之外,其方法大致与双冠状切口相同。

3.Le Fort Ⅲ型手术方法 本手术适用于严重的颅颌狭窄症,上颌骨后缩伴有外斜视,以及颧骨发育不足伴有鼻上颌发育不足的患者。临床上将手术分为颅下水平截骨术和经眶上缘水平(经颅内)截骨术,以及一些改良的术式。本节仅介绍颅下水平截骨的方法。

采用头皮冠状切口,常规暴露眶骨及鼻上2/3、颞窝和颧骨颧弓。在口内前庭沟处作深达骨面的横形切口,往上剥离,暴露上颌骨下1/3。鼻根部作类似于Le Fort Ⅱ型的切口,切开眶内壁、眶底和部分眶外侧壁。眶底切口可伸入眶内1.5～2cm,根据需要选择伸入的多少。在鼻根部横断鼻骨,并于眶内、外侧壁垂直截骨,于眶底横向截骨将两侧垂直截骨线连在一起,然后将翼上颌连接处及颧弓截断。上颌骨的垂直切口可以是直线,也可以是作成台阶形状(图25-36),用上颌钳牵拉整个上颌骨前移到术前设计的位置(图25-37)。所有骨间隙中均行游离植骨术,固定好外眦韧带,再将颞肌前推缝合固定于眶外侧壁,骨间固定方法和术后处理同Le Fort Ⅰ型截骨术。

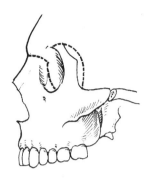

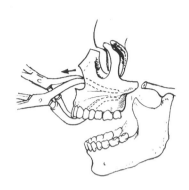

图 25-36　Le Fort Ⅲ型截骨线侧位观　　　　　　图 25-37　上颌钳牵拉上颌骨向前

影响颌骨移动的稳定性因素很多,包括年龄、手术方法及正畸治疗等。

颌骨三维发育的时间不相同,上颌横向发育约在 12 岁完成,前后方向在 12～14 岁左右完成,而垂直方向的向下生长以及牙列向前移动,男性在 18 岁,女性在 16 岁左右完成。对发育尚未完成者,应于术前通过一系列 X 线头影测量,评价颌骨生长类型、发育是否合乎比例以及是否需要行外科正畸与牙殆的矫正术。

外科手术将上颌骨折断下降,必须充分游离。若有部分骨性相连,或是移动很少,加上软组织被牵拉之后,有一定的张力,都可以导致畸形的复发。术中移动上颌之后所产生的骨间隙,需作植骨术(图 25-38),以防止间隙的缩小。通常上颌前移可以矫枉过正 2～3mm,植骨后会较稳定;在前移 5mm 以上者,则更需要植骨,同时可以促进骨性愈合,有利于移动后效果的稳定。术中固定十分重要,笔者认为,不仅要作牙齿的固定、颌间固定,同时还要作骨间固定,可以用钢丝作结扎或悬吊,临床上以微型钛板固定最为牢固。

上颌后缩的术前正畸治疗,主要是因矫治颌骨畸形而产生。牙代偿性错位畸形,通常是将上前牙向后牵拉及下前牙向前推,使其牙轴向恢复正常,排列整齐。如前所述,上颌牙弓宽度不足时,可将上颌截成数块,重新排列,组成合适的牙弓。当然,术后有时仍需正畸治疗,关闭术后遗留的间隙,调整颌间牙的尖窝关系,这样才有利于巩固正颌手术效果,防止术后畸形的复发。

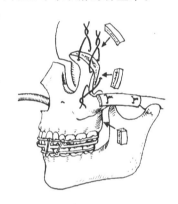

图 25-38　Le Fort Ⅲ型截骨后骨间隙内植骨并固定

三、上颌横向发育不足

上颌骨发育不足,可表现在三维方向,这里只讨论上颌横向发育不足(maxillary deficiency)。其主要临床表现是面部及上颌牙弓狭窄,后牙反殆甚至锁殆,影响咀嚼功能和容貌。若是错殆不甚严重,可以采用正畸方法,利用扩弓弹簧产生持续机械力量将腭中缝处扩开,从而使牙弓扩大。若将腭中缝处切开,可以更快地达到扩弓目的;若将牙槽处的骨切开,则能在短时间内扩弓,达到尽可能减少基牙牙周受力的目的。

手术通常应在全麻下进行,个别病例可以采用局麻,辅助使用镇静性药物。

患者平卧,取头后仰位,用小圆刀片在距龈缘 2mm 的腭部处作马蹄形切口,深达骨面,以骨膜剥离器在骨膜下剥离,将形成的粘骨膜瓣向后翻转(图 25-39)。手术时应注意不要剥破粘骨膜,尤其是中线处的粘骨膜,切勿损伤出自腭大孔的血管神经束,借以提供良好的血供,但自鼻腭孔出来的血管神经束可以切断结扎,以使粘骨膜瓣能更好地游离,局部出血可用含有肾上腺素的纱布压迫。用微型电锯或小裂钻在腭中缝部自后向前切开,仅将骨质切开,保持鼻腔侧的粘骨膜完好无损(图 25-40)。用双斜面的薄刃骨凿,将上颌中切牙间的牙槽嵴及腭中缝劈开(图 25-41),在劈开前可用裂钻在中切牙间作切骨线,以防牙根尖的损伤。成年人骨质较厚,所以此骨切开后应当延伸至嵴上 1cm 处,直达唇沟部处,使上颌可以左右活动。若在尖牙区处作粘膜纵切口,则用剥离器向后潜行剥离,在上颌骨外侧骨皮质上,以裂钻作骨切开,长约 3cm,注意慎勿伤及上颌牙根尖(图 25-42),分别将唇颊沟和腭部的切口缝合。

将已经设计好的上颌扩展分裂簧置于上腭部(图 25-43),以两侧前磨牙和第 1 磨牙为基牙,将扩展簧加力,每日 1 次,使其扩展到错殆或反殆得到矫正为止。扩弓时牙齿不能有疼痛,通常 7～10 日左右可达到要求,但需维持 4~8 周,使骨间隙有新骨形成,使扩弓后效果稳定,避免复发。腭裂患者虽然中线无需切开,但牙槽嵴中有瘢痕形成,其扩展速度缓慢,扩展装置维持时间需较长,通常要 3 个月左右才能达到矫治的效果。

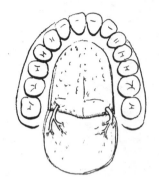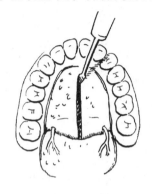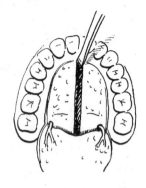

图 25-39　腭部粘骨膜切开翻瓣　　　图 25-40　裂钻切开腭中缝　　　图 25-41　骨凿劈开牙槽骨

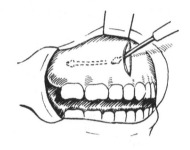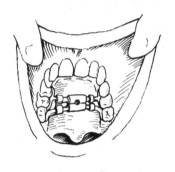

图 25-42　粘膜下骨皮质切开　　　　　　　图 25-43　腭部放置分裂簧

第五节　下颌骨畸形及其治疗

下颌骨畸形(mandibular deformity)在临床较为常见,常表现为下颌前突、下颌小颌或后缩、偏颌、小颏、巨颏及下颌各种获得性畸形等。

一、下颌前突

下颌前突(mandibular protrusion)在临床上较为多见,给患者的言语、咀嚼等生理功能造成了严重障碍;同时其对外形具有破坏作用,因而给患者造成了严重的心理创伤,使正常的社会交往活动受到了影响。

下颌前突的发病因素较多,常见的有遗传、疾病和创伤。下颌前突可以有家族史,同一家族中有多发病例。部分病例在婴幼儿时期,局部创伤之后,可引起血管增加,促使下颌过度生长,产生下颌骨前突。创伤因素更多引起的是小颌畸形。严重下颌骨骨折产生的错位愈合,亦可导致下颌前突。临床上遇到颌骨、颜面和舌体的血管瘤,及内分泌紊乱造成肢端肥大症等疾病,均易造成下颌前突。

下颌前突使面下 1/3 向前突出,从正面可以看到下颌突出,面下 1/3 较正常人宽,鼻翼基底部较窄,部分病例两侧不对称,面中部显得后缩,可伴鼻唇沟消失或变浅,颏部可以前突;从侧面观察,下颌前突或伴有颏前突,下颌角较钝,下唇可以外翻,严重的病例可导致闭口不全。必须指出,下颌前突的容貌特征,受到三维方向位置的影响,如面下 1/3 高度增加,可使下颌前突程度相对减轻,相反则会显得突出。

下颌前突常会造成严重的咬𬌗错乱,其中以前牙的反𬌗与开𬌗为最常见,后牙可呈安氏 Ⅲ 类错𬌗,咬𬌗平面可形成阶梯式。但下颌前突𬌗畸形主要根据下颌与颅底的位置关系较正常人突出来判断。

常见的下颌前突可分为各种类型:①上颌正常而下颌前突,可伴颏前突;②上颌后缩,下颌前突;③上颌后缩,下颌正常,临床上显得下颌突出;④下颌前突但偏向一侧,称下颌偏突颌畸形;⑤上、下颌均前突,称双突颌。

下颌前突的治疗,主要以外科截骨为主,配合正畸治疗;对于只有牙槽部或前牙轻度畸形,正畸可以收到良好的效果。目前,下颌前突的截骨方法有3种,现分别叙述于下。

（一）下颌体部截骨术

此手术最早由 Hullihen 提出,后来经过不断改进,可以矫治多种下颌骨畸形,尤其适用于下颌前突伴有开𬌗的病例;对下颌宽度畸形者,联合正中切口截骨,能收到良好的矫治效果。手术的切口可以在口外或口内施行,当前趋向于口内切口,因为口外切口有瘢痕,会影响外形。临床上体部截骨包括下颌体前份截骨和后份截骨两种,介绍于下。

1.下颌体前份截骨术　本术式包括垂直截骨、斜形截骨、"V"形截骨、水平截骨及阶梯形截骨等。各种术式均有其相对适应证。阶梯形截骨操作虽有一定难度,但可以避免下齿槽神经的损伤,固定方便而牢固,口外可以不留瘢痕,适合于下前牙开𬌗并前突的病例。

术前需作周密的测量,可在 X 片上测量,裁剪拼对,确定截骨的部位和数量;然后进行模型外科加以证实,并可在计算机上模拟手术,预测术后发生的变化、牙弓和颏部的形态,决定是否需要进行颏成形、根尖下截骨手术,以辅助矫正畸形。手术可在全麻或局麻下进行。全麻经鼻插管至气管内,辅助以静脉麻醉,有利于截骨后咬𬌗的观察。局部麻醉可作双侧下齿槽神经阻滞并加局部浸润麻醉。于前磨牙间牙龈乳头处作垂直切口至口腔前庭,切开骨膜后,将牙龈剥离,翻起粘骨膜,暴露颏血管神经束,并将其从软组织中游离一段,以使手术区充分暴露;继续向下剥离至下颌下缘,并转向内侧作充分剥离,在颌骨上作好截骨线的标志,呈阶梯形,酌情拔除前磨牙。用裂钻或微型电锯沿标志线截骨,可用骨凿配合,将下颌骨按计划截断,不损伤颏神经,松质骨出血可用骨蜡止血,将中间那块骨去除（图 25-44）。以相同方法将对侧的颌骨截断。此时下颌前部可以自由移动,若有干扰点,应予清除。将颌骨前部向后移至设计位置,戴上咬𬌗板,使所有牙均咬在𬌗板上;然后作颌间结扎,在垂直截骨线近下缘处作微型钛板,每侧两个螺丝,或用不锈钢丝结扎,进行固定,再拆除颌间结扎,分层缝合,颏部需作加压包扎（图 25-45）。

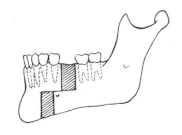

图 25-44　下颌前份阶梯形截骨

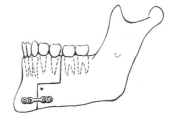

图 25-45　阶梯形截骨后固定

2.下颌体后份截骨术　后份是指颏孔以后部分的下颌骨,手术有损伤下齿槽神经的危险,术中应将下齿槽神经从神经管内剥离出来,加以保护。此手术适用于安氏 Ⅲ 类错𬌗,并有后牙缺失的病例。临床上可用其他类型手术配合,如水平截骨、矢状截骨、下颌正中骨联合处截骨、上下颌同时联合截骨等,借以矫治各类复杂的骨畸形,以期恢复咬𬌗和外形。

术前设计与前份截骨相同。沿牙龈切开,切口自截骨区远中一个牙齿到近中的一个牙齿,垂直向下切开至龈颊沟和骨膜。在骨膜下剥离,暴露骨面和颏神经,直到下颌下缘,由此适当剥离内侧软组织,以小裂钻在颊侧骨表面作截骨的标志线（图 25-46）,同时标明下齿槽神经行走的方向。然后以裂钻或微型电锯沿标志线切开密质骨,用骨凿去除密质骨部分,用刮匙清除松骨质,使下齿槽神经暴露,并直至其游离（图 25-47）。在保护好下齿槽神经后,将下颌骨截断（图 25-48）。根据不同情况可分别应用裂钻、电锯或骨凿,安全地截断下颌骨。以同样的方法截断对侧下颌骨。游离前段下颌骨,将其移动到设计的位置上,使前后两骨块有良好的接触。戴上𬌗板,使所有上下牙均咬于𬌗板的设计位置上,作颌间结扎;然后在断端两侧钻孔,作微型钛板固定或不锈钢丝结扎,每侧有两个螺丝。注意保护牙根,故应将固定的位置靠近下颌下缘处。冲洗创口之后,分层缝合创口,保持颌间固定 6 周。

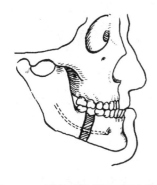
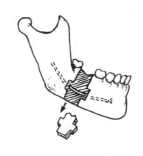
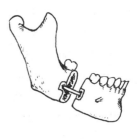

图 25-46　下颌后份截骨（颏孔后方）　　图 25-47　去除皮质后游离血管神经束　　图 25-48　截断下颌骨,保护下齿槽神经

（二）下颌升支部截骨术

下颌升支截骨的类型较多,早在 1905 年 Lane 就提出升支水平截骨术。以后又有 Pichler(1948)采用倒"L"形升支截骨,Robinson(1956)应用升支斜形截骨和升支垂直截骨,以及 Obwegeser 介绍了升支矢状劈开截骨术等。现介绍下颌升支垂直截骨术、倒"L"形截骨术和水平截骨术。

1.下颌升支垂直截骨术　下颌升支垂直截骨是有其解剖学基础的。下颌骨升支的血供主要来源于颈外动脉上颌支,通过附近的肌肉血管供应骨骼各部位。髁状突的血供来源于翼外肌上头和关节囊,髁颈部血供来自翼外肌下头,升支部接受来自翼内肌和咬肌的血供。因此,截骨后骨段上附着的肌肉越多,其血供越好,有利于截骨后骨的愈合,手术中应多保留一些软组织,尤其是近心段。

本术式适用于下颌前突严重,下颌需后退超过 10～15mm,伴有偏颌而两侧需后退不多,除后退外尚有转方向移动,及首次手术错位愈合,或不愈合而失败,需重新行手术矫治的病例。

(1)口外法下颌升支垂直截骨术　本方法的主要优点是:手术野暴露清楚,便于操作,可用微型电锯、牙科裂钻甚至是小骨凿截骨;截骨位置准确,不易造成下齿槽血管神经束的损伤;髁状突易于保持其正常生理位置,有利于截骨后两骨段的固定,促进早期愈合;术中损伤小,术后肿胀轻,出血等并发症少。唯一不足的是皮肤留有瘢痕,许多患者难以接受。

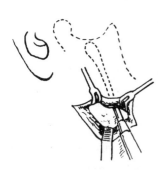

图 25-49　剥离升支外侧附着的咬肌

常规消毒、铺巾,采用经鼻腔气管内插管全身麻醉。沿下颌角下缘下 2cm 作长约 3～4cm 与之平行的切口,后缘自耳垂向前不超过咬肌前缘,切开皮肤皮下,切断咬肌和翼内肌附着处,注意保护颈阔肌深面、颈深筋膜浅层表面的面神经下颌缘支。将创缘肌肉往上拉开,在骨膜下用剥离器向上剥离至髁状突和喙突根部(图 25-49),但需保留升支后缘的咬肌附着,以及翼内肌在下颌骨升支内侧和后缘的附着,这对术后髁状突的稳定及血液供应是十分有利的,同时由于肌肉的收缩拉力,可使截骨后的骨段紧密接触,有利于骨的愈合,增加骨段的稳定性。

采用骨钻、电锯或骨凿,自乙状切迹的中部向下至角前切迹,切骨线行走于下颌升支外侧隆突后方,距下颌后缘 5～7mm,这样不会损伤下齿槽血管神经束,关节囊与翼外肌亦未受到破坏。为了截骨的准确性,在截骨前可用圆钻作好截骨线标记,然后再开始截骨(图 25-50)。两侧截骨后,可将下颌骨后徙,使后段重叠于前段的外侧,但需保持髁状突在关节窝内。操作时可将一只手触及关节窝区,另一只手将前段向后推至设计的位置,观察髁状突的位置。必要时可进行适当纠正,以减轻移位的程度,防止术后发生关节功能紊乱及复发。在髁状突位置正确的情况下,可以在两骨段上钻孔,作微型钛钢板骨间固定,每侧有两个孔,或行不锈钢丝结扎,固定时应注意后段要有适当的向上的矢力,防止髁状突向下移动(图 25-51)。冲洗后缝合创口。颌间固定约需 6～8 周,拆除后可戴颏兜半年以上,以对抗开𬌗肌群的牵拉,防止术后复发。错𬌗较轻者,术后行全牙列调𬌗,否则应行术后正畸治疗,以达到上下牙的良好接触,为𬌗关系的稳定创造良好条件。对有舌不良习惯者,可用舌不良习惯矫治器加以防止。

(2)口内法下颌升支垂直截骨术　本手术适用于下颌前突畸形,不愿意作口外切口,后推在 1cm 之内的病例。其优点是口外皮肤没有瘢痕,不会损伤面神经下颌缘支。但由于其暴露困难,视野不清楚,不易准确地

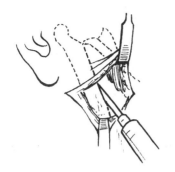

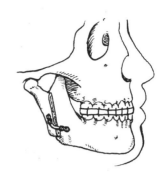

图 25-50 口外法下颌升支垂直截骨   图 25-51 下颌后推,钛板固定

截骨,而且必须具备有微型电锯,一般没有此种设备的医院,很难开展此种手术。

上好张口器,自下颌磨牙𬌗平面之上 1cm 处,沿外斜线切开,并向下延伸至第 2 磨牙相应之口腔前庭颊粘膜处,直达骨面(图 25-52),避免损伤颊动脉、静脉和神经,勿使颊脂垫脱出,影响手术视野的显露。用骨膜剥离器剥离升支外侧,暴露外侧面、升支前缘、乙状切迹、喙突以及髁颈的下部,后缘处的肌肉可以保留,剥离下颌角前段处的咬肌和翼内肌,将 Shea 牵开器(又称 W-L 牵开器)插入升支后缘的中部或乙状切迹(图 25-53),在下颌角下方上好拉钩,由助手协助显露手术野,防止软组织牵拉损伤。此种拉钩带有冷光源,深部视野清晰可见。

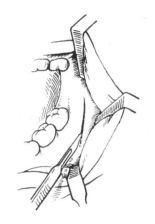

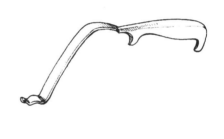

图 25-52 口内粘骨膜切口   图 25-53 Shea 牵开器

采用摆动锯,以乙状切迹、角前切迹和下颌骨后缘作为参考标准,在设计的截骨线上,先在升支中部开始截骨,将全层切透,再向上并轻轻转动锯片,直至乙状切迹,然后锯片沿切骨线向下,以同样的方法切至角前切迹(图 25-54)。若截骨线与升支后缘呈一定角度,自乙状切迹至角部,呈一斜线,则称为斜形截骨。用与上述垂直截骨同样的方法完成对侧升支的截骨后,将前骨段向前拉,在骨段间插入弯形的骨凿或剥离器,将后段向上撬起,用骨膜分离器将骨膜与翼内肌附着并推向后缘,然后将前段向后推,使其就位于定位𬌗板,后段在外与前段重叠(图 25-55)。通常保留的翼内肌的张力可使两骨段紧密贴附,不需作骨间固定;或者在两骨段的密质骨上钻孔,行钢丝结扎。也有学者在后段下端松骨质中向后钻孔,穿上钢丝,绕过后缘从两骨段间穿出,结扎固定于磨牙部位的唇弓上(图 25-56),术后 4 周拆除这类固定钢丝,效果良好。再次检查髁状突位置,应在关节窝内,行颌间结扎 6 周,创口以生理盐水冲洗,分层缝合。

本手术的并发症主要是髁状突移位,因术中观察不仔细,骨段移动时造成髁状突移位,或是由于咀嚼肌群的强大,术后不断牵引所附着的骨段,而产生移位。为此术后需定期复查,观察 X 片中骨的稳定性、愈合情况和髁状突的变化,以及牙周和牙髓的情况;同时需保持颌间结扎到足够的时间,必要时需加用颏兜。手术中应注意防止后段发生骨折,特别是后段骨较窄时,在往上撬的过程中,不慎会造成骨折。

2.升支倒"L"形截骨术 与垂直截骨相类似,适用于下颌后缩较多的病例。这一术式有利于消除由于下颌后退时颞肌张力所造成的障碍,保持髁状突正常的生理位置。其与垂直截骨不同之处在于:截骨自下端开始,通过下颌孔后方,到达孔上方约 2~4mm,向升支前缘作水平截骨,形成倒"L"形的后骨段(图 25-57)。操

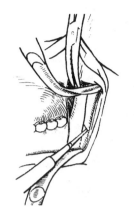 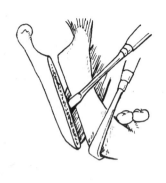 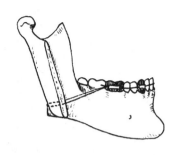

图 25-54　口内法升支垂直截骨　　图 25-55　下颌升支后段撬到前段的外侧　　图 25-56　口内升支后段固定方法

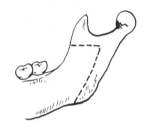 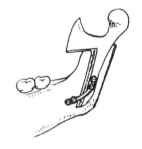

图 25-57　升支倒"L"形截骨线　　　　　　图 25-58　截骨后下颌骨后推,微型钛板固定

作方法与升支垂直截骨类同,并作微型钛板内固定(图 25-58)。

3.升支水平截骨术　是升支最早开展的手术之一,用以矫治颌骨畸形。其方法如下:通常在全身麻醉下,于口外作颌后至下颌下缘的弧形切口,切开颈阔肌,在面神经下方向上分离,暴露下颌骨下缘,切开咬肌附着后,在骨膜下将升支外侧附着的咬肌剥离,直到髁状突、喙突根部,乙状切迹显露,再剥离下颌支前缘骨膜及部分颞肌附着。在升支外侧隆突上方 5mm 左右,以摆动锯作水平截骨(图 25-59)。有人主张以线锯截骨,横断之后将下颌骨段后推至理想位置,在骨端处钻孔,作微型钛板固定,或作不锈钢丝结扎(图 25-60)。冲洗创口后,分层缝合创口,并作牢固的颌间固定。

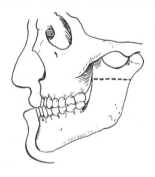 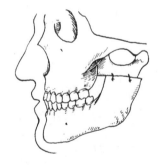

图 25-59　下颌升支水平截骨线　　　　　　图 25-60　下颌骨后推,骨间固定

通过临床应用,认为本方法缺点甚多。骨水平截断之后,骨面上下端的接触面较小,愈合受到一定影响;两端附着肌肉不同,牵引力强大;上端骨段受到翼外肌和颞肌的牵引,常会发生移位,若有软组织嵌入骨间隙中,可影响截骨面的愈合,甚至不愈合。因此,为了促进骨愈合,需作牢固的颌间固定,约需 10 周以上。手术容易损伤面神经和舌神经;术后复发率很高。基于以上原因,使用这一方法者逐渐减少,这里仅作简单介绍,以供临床参考。

4.下颌升支矢状劈开术　详见本节"下颌后缩"(图 25-61)。

(三)根尖下截骨术

根尖下截骨术是指在根尖下作水平截骨,与垂直截骨线相连,使骨块移动,但要保持粘骨膜与骨块相连,

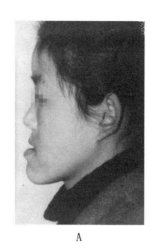 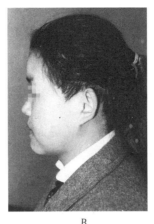

图 25-61　下颌升支矢状劈开术

A.术前　B.术后

以保证血供。下颌根尖下截骨是手术矫治下颌前突的最常用方法之一。由于手术后前牙骨段可在三维方向移动,故能运用于上颌前突、双颌前突、开𬌗、前牙深覆𬌗或深覆盖等畸形的矫治。在下颌前突的病例中,其适用于两种情况:其一,下颌反𬌗,下前牙过高,若要后退,则过高的前牙形成阻挡,为此必须降低下前牙,需作下前牙根尖下截骨,去除一部分骨质,但往往不需拔除前磨牙。这样,术前 X 片辨认牙根的位置是十分需要的。其次,运用于前牙反𬌗不甚严重的病例,通常为不超过 3mm 的反覆盖,外观表现以下唇前突为主,而后牙咬𬌗尚可以。通过下颌前牙根尖下截骨,拔除第 1 前磨牙,在牙槽窝处造成间隙,后退下前牙骨段,达到矫治下颌前突的治疗效果,但仍可保持下颌下缘的完整性,术后牙骨段稳定性好,愈合快且外观良好。因此,根尖下截骨是理想的辅助手术。

手术步骤:常规消毒、铺巾。通常可在局麻下进行,采用 0.5%～1% 普鲁卡因,含适量的肾上腺素作浸润麻醉。在下颌前庭沟处作横向切开,其长度可因截骨的大小而定,如骨段包括两侧尖牙,则切口应达到两个前磨牙之间,肌肉切开应当向下斜,尽量保留牙骨段表面肌肉的附着(图 25-62)。在颏孔处应慎重保留颏血管神经束,然后切开骨膜,使软、硬组织的切口不会重叠在一起,这样对创口愈合有利。在截骨处将骨膜向两侧剥离,唇侧牙龈粘骨膜要保持其完整性,以便术后创口愈合,尽快恢复牙周和牙髓组织的功能。

在尖牙根尖下 0.5cm 处作水平截骨,骨段的高度从尖牙牙尖到水平截骨线应是 2.5～3cm 左右。根据术前设计,后退下前牙骨段者应拔除第 1 前磨牙,切除部分或全部牙槽窝处的骨块;若是垂直移动牙骨块者,则不需拔牙。截骨时,应当用一手指按在舌侧牙龈处,作为截骨时的引导,截骨从唇侧开始,但要求将舌侧密质骨切开,而决不能将舌侧牙龈粘骨膜撕伤。按手术设计,将垂直截骨线与水平截骨线连接在一起,使前牙骨段带着舌侧粘骨膜可以移动。在垂直截骨时,应将窄剥离器插入舌侧牙龈粘骨膜与牙槽骨之间,防止在截骨时舌侧牙龈的损伤。向上移动前牙骨块之后,根尖下截骨处产生的间隙应作松骨质植骨(图 25-63);若向下移动前牙骨块时,应当根据设计要求,作两个平行的骨切口,将其间的骨质去除。若骨块较大,截骨时易造成颏神经损伤,这时应当小心地将颏孔周围的密质骨去除,暴露颏神经,将其游离并加以保护。

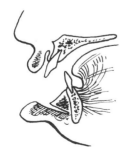 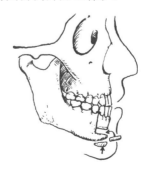

图 25-62　下颌前庭沟处作横向切口　　　　　　　图 25-63　前牙骨块上移后,下方间隙内植骨

由于前牙骨段较小，软组织附着也少，仅有舌侧牙龈粘骨膜附着，为此血液供应较差，许多学者担心截骨后骨段存活问题。大量临床资料表明，手术时操作轻巧，移动后的牙列紧密并与殆板相接触，只要唇弓及殆板固定，再行下颌牙间的单颌结扎（植骨者需行颌间结扎），缝合时先缝合肌层，再缝合粘膜，加上颏部敷料加压包扎，则手术往往可以成功。目前，本术式已在临床上普遍应用。

从以上叙述可以看出，下颌根尖下截骨有一定并发症，在术中要特别注意。多见的并发症是牙骨段的缺血坏死，这要求术中操作应轻柔、准确，严防舌侧牙龈粘骨膜与骨段分离。水平截骨线与根尖应保留有 5mm 的距离，以防止因血液供应不足而引起牙髓坏死或退行性变。术中除舌侧之外，还要保持唇侧牙龈的完整无损，避免术后牙周萎缩。手术中要注意按术前的设计进行，去骨要达到要求，要有理想的殆关系；术后可应用舌侧夹板，并适当延长固定时间，以防止术后畸形复发。

二、下颌后缩

下颌后缩(mandibular retrognathism)的含义是下颌位于正常上颌骨的后方，通常包括发育障碍而引起的小颌畸形。

临床上下颌后缩畸形常表现为面下 1/3 向后缩，前牙呈深覆殆和深覆盖，后牙呈安氏Ⅱ类错殆畸形的殆关系，面部的垂直距离缩短。这类畸形务必作仔细的临床检查和 X 片上的测量，明确上、下颌骨与颅底的相对位置关系，才能明确诊断，否则，下颌后缩容易误诊为上颌前突；同样，上颌前突亦易误诊为下颌后缩。下颌后缩的面形特征表现为"鸟形面"，颏突度变小或缺如，上颌相对前牙突出，颏颈距离缩短，颏下区的软组织相对显得隆起。

这种畸形一般是由先天发育障碍、遗传因素，以及后天的创伤、炎症、疾病等所导致。最常见的发育障碍是第一、二鳃弓发育异常，使下颌骨受累，可为单侧，也可为双侧，升支和体部也可以同时受累，并可波及髁状突，伴颧弓、颅骨、乳突、岩骨、中耳听骨等发育障碍，严重者局部缺如，从而构成颅颌面发育不全。创伤是本病发病的主要因素之一，产钳、跌伤均可造成关节脱位，尤其是髁状突的损伤，可造成下颌骨发育障碍。炎症也是病因之一，类风湿性关节炎、邻近中耳炎的扩散，都会造成关节内病变，甚至强直，严重影响髁状突及颌骨的生长发育。另外，获得性严重创伤后的错位愈合、病变手术切除后，均可造成严重的下颌后缩或小颌畸形。为此，许多学者常将引起下颌后缩的病因分为先天发育性和后天获得性。先天性因素归纳为宫内发育障碍、髁状突发育不良和原发性小颌畸形，综合征中有 Treacher Collins 综合征、Goldenhar 综合征和 Möbius 综合征等。

经过临床仔细检查，可以发现下颌后缩或小颌畸形有以下特征：下颌升支和下颌体的长度、宽度均不足，甚至高度也较低；X 线头影测量中，可以发现此类患者的 SNA 角基本上属于正常，而 SNB 角小于正常，前牙呈深覆殆或深覆盖，后牙呈远中错殆，诊断并不困难。下颌后缩的治疗主要是行外科手术治疗，配合正畸治疗。有关节强直者应先行关节成形术，使下颌恢复活动，这对患者颌骨发育有积极的促进作用。外科手术主要有两大类，即下颌升支部截骨术和下颌体部截骨术。

升支部手术方式较多，有水平截骨、倒"L"形截骨、升支斜形截骨等，经临床应用，效果均不理想，有各种缺点，逐渐被淘汰。1957 年，Obwegeser 提出了升支矢状劈开截骨术，Dalpont(1960)对该手术进行了改进，增加了截骨面的接触面积，从而有利于术后骨愈合，减少畸形的复发。此外，若是下颌骨发育太小，张口受到限制，矢状劈开有困难，则可以作口外切口，行升支"C"形截骨术。

体部截骨方法有"L"形、倒"L"形、台阶式和复向台阶式。倒"L"形术式可以避开颏孔；后两者截骨线在颏孔的后方，易造成下齿槽血管神经束的损伤，目前已很少使用。

（一）下颌升支矢状劈开术

本手术是从下颌孔上方至下颌角前方的骨质，行矢状方向劈开，移动下颌骨到设计的位置上，以达到矫治颌骨畸形的目的。这种手术方法由瑞士口腔颌面外科专家 Obwegeser 首先报告，但其截骨后接触面较小。Dalpont 进行了术式的改进，手术不仅限于升支，还将矢状劈开扩展到下颌角前方的骨质，使术后增加可接触面。为此，这一手术被称为 Obwegeser-Dalpont 手术。因其具有诸多优点，如适应证广，经口内进路则口外不留瘢痕，不影响美观，方法较简单，效果肯定，又不牺牲牙齿，术后咀嚼肌能较快恢复功能等，近年来被广泛应用于临床。其主要缺点是经口内手术，暴露不清楚，初学者难以掌握，又需要一定的特殊器械；早期曾有骨段坏死等并发症。骨缺血性坏死主要是由于手术者为了视野清楚，过多剥离表面附着的肌肉等软组织，造成术后骨段血流量减少所致。

手术方法：在对侧上、下颌牙齿间放置张口器，张开嘴后暴露手术野，自下颌升支前缘中点稍偏颊侧，沿升支外斜线切开骨膜，下达第1磨牙处；下颌后徙者切口可以较小些，而下颌前徙者其切口可以适当延长至第2前磨牙（图25-64）。采用骨膜剥离器在骨膜下剥离，首先将喙突根部暴露，然后用Kocher钳夹住喙突根部，以便暴露升支内侧骨面。在乙状切迹与下颌小舌之间，剥离骨面1cm左右，即可行水平截骨，无需暴露下齿槽神经束（图25-65）。

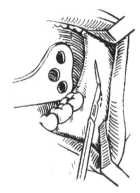

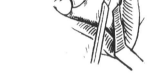

图 25-64　矢状劈开术的粘骨膜切口　　　　　图 25-65　升支内侧水平切口

用隧道拉钩在下齿槽血管神经束与升支内侧骨面之间插入，将血管神经束向内拉开，加以保护。在下颌孔上方2～4mm处，用较粗的圆钻作水平方向截骨，磨开密质骨之后，改用矢状锯或裂钻，在升支前缘上份作骨的矢状切开，然后用纱布填入舌侧创口，拆除Kocher钳，暴露下颌角前部的创口，在第2磨牙颊侧垂直切开密质骨直至下颌下缘。至此，完成了下颌上方的水平骨切开、升支前缘的矢状切开和下颌外侧的垂直切开，并使3个切口连接在一起。需要指出的是，升支颊侧面无需剥离软组织，以保持良好的血液供应；在截骨时应不留相连的骨质，要充分将其切开，否则在劈裂时易造成骨折。

采用宽约5～7mm的薄而锐利的骨凿，在垂直骨切口处先进行骨劈开，因该处安全，而且骨质较厚，劈开之后升支易于裂开（图25-66）。劈开时骨凿柄向舌侧作15°倾斜，紧贴于外侧骨板；升支前缘上份的劈开，不需要完全劈开后缘的密质骨，只要插入宽刃骨刀，轻轻扭动，就容易将内、外侧骨板分开（图25-67），必要时可插入两把骨刀，在上下不同方向扭动。当骨板分开后，应及时检查血管神经束，并加以保护；若发现外侧骨板相应部位有骨尖，容易损伤血管神经束，则应用圆钻予以磨平。当双侧截骨完成之后，戴入𬌗板，将下颌骨移动到所有牙齿与𬌗板接触。若有骨尖或肌肉干扰，应予以去除。固定可分为颌间固定和骨内固定。骨内固定常在升支前缘钻孔，进行钢丝结扎固定，也可在下颌下缘处作钢丝结扎固定。有的学者通过皮肤小切口，在下颌下缘处作微型钛板固定（图25-68）。所有这些固定方法都需要配合牢固的颌间固定。相反，有些学者主张仅作牢固的颌间固定，而无需作骨内固定，这样有利于髁状突保持其自然位置，容易适应截骨后功能，减少手术后的复发。这种理论是有其生物学基础的，在下颌骨制动的情况下，由于截骨面的接触面大，2周左右可以发生纤维性骨愈合。颌间结扎最少要维持6周，而后缩严重者则应保持到8周。创面冲洗后，以间断加褥式缝合。双侧腮腺咬肌区需作加压包扎48小时左右，局部可作冷敷以防止水肿。

矢状劈开术常会发生一些并发症，临床上最常见的是血管神经的损伤和外侧骨段的骨折，其中以下齿槽神经损伤为发生率最高的并发症。主要是由于劈开时，凿子的向外倾斜度不准确，用力不当，术中为了暴露视野而过分牵拉，骨段分开后，外侧骨段有骨尖存在，在接合过程中，有刺伤、挫伤或擦伤的可能；在采用坚固固定法中，过分的紧固可以导致挤压伤；术后创面或神经管内的水肿等，都可引起血管神经的损伤。术中应注意到下齿槽血管神经束的走行方向，角前部神经位于松质骨中，而角部神经管紧靠舌侧密质骨，角上部则无神经管。为此，行劈开术时，在角部应当特别注意，否则易于损伤。

颊侧骨板骨折或者坏死也是重要的并发症。因骨的切口尚未连在一起，于存在骨桥的情况下便开始撬

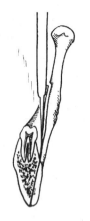

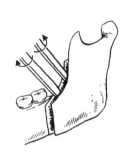

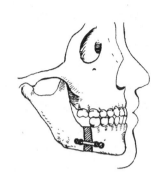

图 25-66　矢状劈开下颌升支　　　图 25-67　间隙中插入宽刃　　　图 25-68　升支矢状劈开后骨间固定
　　　　　　　　　　　　　　　　　　　　　　骨刀扭动,分离骨板

动,也容易发生骨折。颊侧骨板发生坏死亦时有报道,主要是因操作粗暴,剥离过广而发生,术中应当尽量保留咬肌附着,以保持较丰富的骨血供。另外,颊侧骨段移位后,颞下颌关节功能紊乱也常有发生,临床上可发现有弹响、疼痛、张口困难、侧方运动障碍等。因此,要求术中在作下颌骨移位时,另一只手应放在颞下颌关节处,检查髁状突的位置,防止在颊侧内段被迫移位的同时,造成髁状突位置的变化。至于颌内动脉、面神经等的损伤,则是罕见的并发症。

(二)下颌体部截骨术

下颌体部截骨手术,Lane(1905)采用体部楔状切除后矫治前牙开𬌗;Blair(1907)提出应用口外切口,下颌骨体部截骨,以矫治下颌骨畸形。初期多注意到避免口内外相通和牙列的破坏;后来则极力保留下齿槽血管神经束的完整性,避免造成局部麻木。目前,此手术主要是在下颌体切断后,将下颌骨前移到术前设计的位置上,然后在形成的骨间隙中植骨。但临床上仅限于青春发育期后,后牙全部萌出之后,下颌骨大小、外部面容形态已接近成年人,或者是安氏Ⅱ类错𬌗伴有前牙开𬌗等病例。此手术前移下颌的距离有限,一般在1.5 cm以内,若超过1.5cm,应采用下颌升支截骨术,手术基本步骤与下颌前突中所叙述的下颌体部截骨相同,这里仅作简单描述。

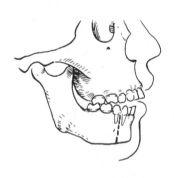

图 25-69　下颌体部截骨线

切口作在口内前庭沟处,向后直到第2后磨牙的远中部(图25-69),切开粘骨膜,在骨膜下剥离软组织,达到较松弛程度,使其有可能覆盖创面。用裂钻或微型电锯将下颌切断,但不截除任何骨质。如果切骨线在颏孔后方,应当于下齿槽血管神经束游离后切开,否则切骨线应改为梯形切口或台阶形切口。下颌骨切断前移之后,所形成的间隙内应当植入自体骨。笔者多采用自体髂骨植入间隙,经固定之后,前移的下颌骨可以稳定位置,减少复发机会。将下颌骨断端及植骨块,用微型钛板作固定,或作不锈钢丝结扎,防止移动后复发。牙龈软组织应在无张力状况下缝合,将植骨创面完全覆盖;若是软组织缺少,应当设计带蒂邻近组织瓣,加以覆盖创口,并作牙间乳头缝合。必要时,可用牙周塞治剂覆盖于牙间隙中,不使植骨区外露。

本手术位于口腔前部,暴露清楚,不易损伤重要的组织器官,出血少,手术安全。由于视野清楚,在器械简陋的医疗单位,可用普通的手术器械完成截骨和植骨手术,但由于切口位于口内,手术感染的机会相对较多,尤其是植骨块时更为危险。切骨线在颏孔的后方,则容易损伤下齿槽血管神经束,造成下唇及颏部的麻木。植骨之后必须加以牢固的固定,并需严密的软组织覆盖,否则植骨容易失败。此外,下颌骨移位之后,容易导致牙列错乱,术后需配合正畸治疗。本手术只能运用于矫治轻度后缩的病例,为此,临床适应证受到限制,更多的病例是采用下颌升支矢状劈开术。

(三)下颌升支倒"L"形截骨植骨术

本手术的基本步骤如下颌前突中所述,运用于下颌后缩严重,需大幅度前移下颌骨,通常在1.2cm以上的病例。术后可将下颌骨向前并向下移动,在矫正缩颌的同时,能改善面下1/3的高度,使面部外形得到改善

（图 25-70）。

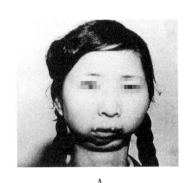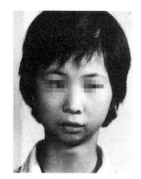

A　　　　　　　　　　　　B

图 25-70　下颌升支倒"L"形截骨植骨术及颏成形术
A. 术前　B. 术后

在作升支截骨时,应将切骨线与下颌升支的密质骨垂直,不应斜形切开,斜面的骨断端不利于植骨块的固定。重要的是升支水平截骨应在下颌孔的上方,避免损伤下齿槽血管神经束;在截骨后形成的倒"L"形骨间隙中,可植入自体骨块,可以分两块骨植入,也可以将一块骨作成倒"L"形植入间隙中,有利于术后骨块的稳定性。术后可用微型钛板加以固定,或者用不锈钢丝作骨间固定。由于要求植骨块与缺损的间隙紧密接触,而且大小要与术前设计相一致,为此,术前的测量和模型外科的计算要精确,要求将植骨块的松质区位于两侧骨断端,并加以良好的固定。术后颌间需作稳固的固定,并保持 6 周左右。

（四）下颌升支"C"形截骨术

此手术亦称为弓形截骨术,实际上是倒"L"形术式的改进,是升支和体部的联合手术。该法适用于下颌骨发育不良、后缩,需要大幅度前徙,第一、二鳃弓综合征,及患侧体部、升支和髁状突短小畸形的病例;不适用于下颌前突、单纯性开𬌗畸形者。术前必须作精确测量,以确定截骨的方向。通常采用几何学方法进行测量,在头影侧位片上作上、下颌骨描迹,并能与预测性描迹相重合,其中应当包括喙突和髁状突。将术前喙突尖和颏点分别与术后的喙突尖及颏点划一连线,分别以此连线作垂直平分线,并使该平分线延长至它们的相交点,此点即为下颌骨术后移动时旋转的几何中心。以此中心为圆心,于下颌升支划出弧线,可在数条线中选择最合适的一条,在下颌小舌的上方由弧线画一条水平线至升支前缘。在磨牙区相当于角前切迹部位作一垂直线至下颌下缘,将几条截骨线连接在一起,作为本手术的截骨线(图 25-71)。值得强调的是,截骨线不应损伤下颌管,可通过模板将其转移到手术中。口外切口可作颌下区的弧形切口,长约 5～6cm,切开皮肤、皮下和颈阔肌,结扎面动、静脉,切开骨膜,剥离软组织,显露下颌骨外支及部分体部,不作翼内肌和颞肌的剥离。将预先制作于模板上的截骨线,精确地复制到下颌升支上,标好截骨线,先用摆动锯切开升支水平部,然后作截骨线即升支和下颌体部的垂直切骨线。为了增加骨的接触面,可在升支和下颌体部垂直切口作矢状劈开;然后前徙下颌骨到设计的位置上,骨的内、外侧骨板将有较大的接触面,水平截骨处常有骨缺损,通常不需要植骨。术后可作微型钛板固定,或用不锈钢丝结扎(图 25-72),冲洗创口,常规分层缝合创口。颌间结扎需固定 6 周左右。若有必要,术后可配合正畸治疗,以巩固疗效。

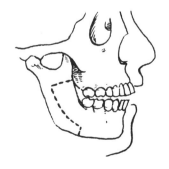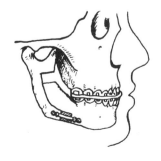

图 25-71　下颌"C"形截骨切开线　　　　　　　　　　**图 25-72　下颌向前下方移位后固定**

　　下颌后缩患者常伴有颏部的缩小和畸形，即使进行升支或下颌体部矫治手术，也很难达到颏畸形矫治的目的。这时往往需作同期或者二期颏部扩大成形手术，使颏点向前下方移位，以达到理想的位置。

三、小颏畸形

　　小颏畸形（chin microsomia）系因遗传或内分泌障碍、炎症、外伤等因素造成颏联合处发育畸形，颌骨其他部位可以是正常的，但较少见，多数病例是小颏伴有小颌畸形，即除颏畸形之外，尚有下颌体和升支发育不足，临床上可以见到下颌前突而颏部反而发育不足。颏部的形态越来越被人们所重视，正常或上翘的颏，不但被视为美的标志，而且被看成是智慧、有魄力的象征；相反则是懦弱、优柔寡断的反映。因此，人们十分重视颏的成形研究。在软组织的鼻根点和鼻下点，通过这两点作两条与眶耳平面（FH）垂直的线，正常人颏点应在这两条垂线之间，超出此范围则被视为巨颏或小颏（图 25-73）。

　　协调的面容，可采用黄金分割法将其分为 3 等份（图 25-74）。发际到鼻根为面上 1/3，鼻根至鼻小柱下缘为面中 1/3，鼻小柱下缘至颏下点为面下 1/3，可以此距离来判断面部垂直距离是否合适、设计截骨线和颏部骨段移动的方向与距离，当然尚需根据个体情况作相应调整。此外，临床上还研制出正颌外科的计算机辅助设计和预测疗效系统，可以储存大量的测量数据，在定位头颅 X 片上设计手术方案，作为手术时参考；在荧光屏上可以随意移动、切割和旋转局部形态，以供医生与患者共同讨论，选择最佳方案，达到理想的效果。

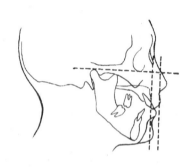

图 25-73　颏点位置的测量

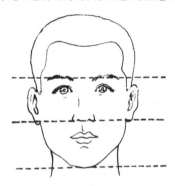

图 25-74　面部黄金分割线

　　颏部成形术的方法较多，但最常用的是颏部水平截骨，由 Hofer（1942）最早应用本法，Bell（1983）提出应保留广泛的肌肉附着，以保证颏骨段的充分血供，要求对舌侧、下缘和截骨线以下部分不作剥离。

　　颏部成形术手术方法：在口腔前庭部作切口，切口应位于唇沟底部，斜向切至骨膜，以便保留更多的颏肌附着于骨面上（图 25-75）。用骨膜剥离器在骨膜下剥离至下缘，若显露不清楚，可以适当延长切口，使颏部软组织可以脱套，两侧可见颏神经孔，予以分离保留，防止损伤，舌侧可将二腹肌前腹分离，而颏舌肌不作分离。在根尖下约 4~5mm 或颏孔下 3~4mm，设计一截骨线，并且以裂钻将其标志在密质骨上，用微型电锯或骨凿沿截骨线自唇侧至舌侧作全层切开，但需准确，而勿损伤舌侧软组织，以免发生水肿或血肿。用骨凿向下松动颏骨段，使其带肌肉蒂游离。将颏骨段按设计方案进行移动，达到理想的位置，要使肌肉和骨膜充分松解，不能牵拉骨段，否则容易复发（图 25-76）。结扎固定是最常用的方法，分别在上下骨段的左、中、右钻孔，上段在唇侧密质骨钻孔，下段在舌侧钻孔，钢丝在结扎孔之间行"8"字结扎固定（图 25-77）。这样可以防止颏骨段向左右和上下移动。

　　通常采用 3 层缝合方法，由于骨移动后拉拢缝合有一定困难，故应尽可能缝合骨膜、肌层和粘膜，防止内翻缝合。术后创口作适当的包扎和冷敷，有利于术后止血和软组织的塑形。微型钛板固定则更为稳固，通常将钛板弯成"冖"形，加以固定。颏水平截骨应注意的事项：首先应保持颏神经的完整无损；骨下段应尽量多地保留软组织的附着；大幅度地移下骨段，可出现上、下骨段无接触面，影响骨创面愈合，所以应当在上段的唇侧植入松骨质，或者采用双台阶截骨术（图 25-78），从而使骨段间充分接触，达到良好的愈合，也有利于防止出现颏褶过深。

　　植骨的大小、骨块放置的位置均需因人而异，确切按照术前设计进行植入（图 25-79）。如果仅需增加颏突度，可将植骨块放在颏前方；需要增加面下 1/3 高度，可将植入物制成"L"形，植入颏前下方，使其植入后既能与下缘相贴合,又能与前方骨面相贴合,可以同时增加颏突度和颏高度,效果良好(图 25-80)。

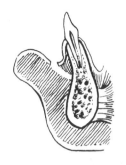

图 25-75　前庭沟斜向切至骨膜的切口

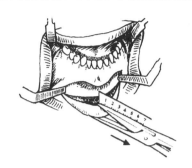

图 25-76　颏水平截骨后骨块前徙

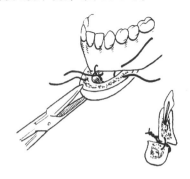

图 25-77　颏前徙后钢丝(或钛板)固定

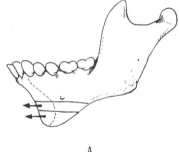

A

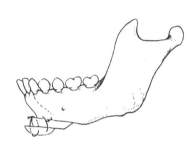

B

图 25-78　颏部双台阶截骨术

A.颏部双台阶截骨　B.双台阶截骨移位后固定

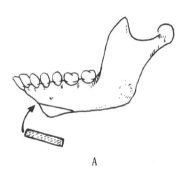

A

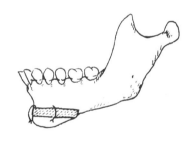

B

图 25-79　颏水平截骨植骨

A.颏水平截骨　B.间隙植骨后固定

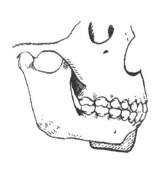

A

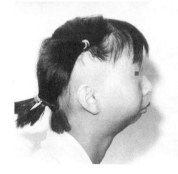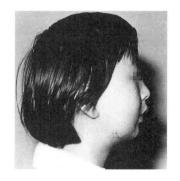

B

图 25-80　颏下"L"形植骨位置及效果

A.颏下"L"形植骨　B.颏植骨成形术术前与术后

植骨术时注意粘膜切口应呈斜向切开,使粘膜与骨膜切口不在同一平面上,植入物不易暴露。植骨块应尽量与骨面贴合,而且要用松骨质与骨面相接触;若骨面高低不平,可用钻头予以磨平,以增加贴合面积,创口可以早期愈合。然后加以牢固的固定,以避免下颌运动和肌肉牵拉后,造成颏段骨块的移动;若植骨块压住颏神经,则应作一切迹避开颏神经,以免术后麻木。缝合时软组织应尽量松弛,使其没有过大的张力,否则植入体表面软组织变薄,会有穿孔的危险。临床资料表明,前徙颏骨段后,硬、软组织的移动比率为 1:1,有的在 1:0.97~1:0.9 之间,这可以作为术前设计的参考。

本手术是在下颌前部区域,暴露较清楚,并发症大多可以避免。临床上较多发生的术中并发症有出血、颏神经的损伤和移动骨段的骨折。出血多数是剥离软组织时的渗血和骨髓腔的出血,应及时予以电灼或结扎止血,或以骨蜡压迫止血。手术过程应当暴露清楚,防止神经损伤。截骨要充分,防止由于截骨不彻底,使用暴力撬动,或在凿子劈开时因用力不当而造成骨段两端骨折。

术后并发症主要有感染、血肿和下唇、颏部麻木。感染在临床上并不多见,主要是因缝合时有内翻,或过度的电刀切开和烧灼,使创口愈合不佳,而发生感染。经过氧化氢溶液冲洗和碘仿纱条覆盖,通常在 1~2 周内可以愈合。严密止血可以防止口底血肿。麻木可因损伤、牵拉过度和局部水肿压迫而发生。若为颏神经切断者,麻木时间持续较长,甚至是永久性的;若为其他原因所致者,麻木是暂时性的,可以恢复。

颏部尚有颏缩小和颏延长成形术,基本的手术步骤与颏水平截骨相似。

颏缩小术的方法有两种:一种是颏水平截骨后向后徙;另一种是水平截骨后平行截除一块骨质,以减少向前向下的突度,矫治巨颏畸形。颏延长术,是指在水平截骨后,于上、下骨段间植入自体骨块或生物材料,骨块的厚度应与术前设计的高度相一致。

四、下颌偏颌畸形

下颌偏颌畸形(lateral deviation of the mandible)可以由先天因素和后天因素所造成。先天因素中有因第一、二鳃弓发育障碍而引起的半侧颌面短小及部分髁状突发育不全等畸形。遗传因素亦有个别报道,但至今尚无定论。后天因素中创伤是主要的,手术切除、产钳损伤以及儿童时期髁状突部位受损,均可影响髁状突的正常发育。全身感染或中耳炎,可以引起颞颌关节强直、下颌发育障碍,而造成下颌骨偏颌畸形。后牙畸形形成锁𬌗者,该侧颌骨的发育受到障碍,往往形成偏颌。临床上常见的偏颌畸形有以下几类:偏突颌畸形、单侧髁状突发育不全、髁状突良性肥大、单侧颌骨肥大畸形,以及半侧颏面短小畸形等。

下颌偏颌畸形,临床上可表现为颜面不对称,颏联合可以位于矢状平面的一侧,上、下中切牙中线位置不一致,后牙常可呈锁𬌗。治疗原则以手术治疗为主,但需根据不同的发病原因酌情处理。若是因为一侧髁状突肥大引起偏颌,应当手术切除髁状突而加以矫正;但对于肢端肥大症者,则不宜手术治疗。对于复杂的畸形,其涉及范围广,术前应作周密的设计,采用多种术式,综合进行畸形矫治。治疗效果往往与年龄有关,如对增生畸形者,应当在发育完成后手术;关节强直者应尽早解除,不致过分影响颌骨生长。手术矫治常用的几种方法有:①下颌骨表面贴骨术,适用于轻度偏颌畸形。一般采用自体髂骨片、异体骨片和生物活性材料,如羟基磷灰石、生物活性陶瓷等,贴敷于颌骨表面。手术时应注意保护颏神经,植入物需牢牢固定,术后下颌骨亦应适当地固定。②髁状突切除术,适用于治疗髁状突良性肥大。切口在耳屏前,作角形切口。关节囊作"T"形切开,在髁颈用圆钻打洞,然后凿除髁状突,将下颌移到定位𬌗板上,达到设计的位置,需作颌间结扎 3 周。③升支斜形骨切开术,适用于治疗髁状突的良性肥大、下颌前突的患者。通常经口腔行患侧的升支斜形切骨术,其具体方法如下颌前突中所述。④升支倒"L"形截骨或髁状突截除加下颌体修正术,适用于矫正良性肥大症伴有下颌支、下颌体明显增长、增宽及颏部增大者。下颌体矫治的切口,通常作在口内龈颊沟处,暴露后在骨面作好标记,按计划用电钻或电锯全层切除颌骨,注意保护下颌神经管。⑤颏摆正术,适用于颌骨和咬𬌗已基本处于正常,颏部尚处于偏位者。手术方式与颏水平截骨类似,需要下骨块附着更多的肌肉。为了能有更灵活移动下颌骨的机会,必要时可于下骨块舌侧或唇侧截除一条"V"形骨块,可向侧方移动,然后作牢固的骨间固定。

第六节　双颌畸形

　　双颌畸形(bimaxillary deformity)的发病因素很多,可以由先天发育障碍、遗传因素等造成,也可因后天外伤、感染等所引起,给患者带来了精神创伤和功能上的障碍。随着人们物质生活水平的提高,对生活质量有着更高的要求,为此患者求治心情特别迫切。当前,外科正畸技术也在不断发展,由矫治个别牙、一组牙,到某一区域的颌骨段,及整体颌骨的移动以矫治畸形。上、下颌畸形者,可作双颌外科正畸,被称为双颌外科。双颌外科无疑是一项高难度的手术,通常以上颌 Le Fort Ⅰ型截骨作为基本手术,配合下颌升支、体部、颏部或根尖下截骨术,所以涉及到上、下颌骨三维空间的定位。其不但要顾及到单颌本身位置的协调,同时还要对上颌与下颌的关系、颌骨与颅底的关系进行三维空间的移动及拼对。因此,术前的测量与设计,甚至电脑预测疗效,都要非常精密。涉及到双颌的手术,截骨线多,手术时间长,出血量多,与单颌手术有明显的不同。双颌外科手术,应先从哪里开始,哪条截骨线先作,都是有一定讲究和程序的。若是将其颠倒,不但费时多、出血多,而且往往给手术带来很大困难,因此手术应当按严格的顺序进行。截骨之后,骨块较多,拼对十分困难,需要有精确的𬌗板;同时骨间要作可靠的牢固固定术,要求较高。术后下颌运动的恢复、肌肉的康复及骨块的愈合,都要引起术者的重视。从上可见,双颌外科是一难度很高的手术。

　　有关双颌手术的程序问题,一直是学者们所重视的,因为一个病例同时要施行几个术式的手术。通常的顺序是先上颌后下颌,当前国内、国外也都是这样。

　　首先完成的是上颌 Le Fort Ⅰ型截骨术并使之下降折断,同时可以进行分段手术,使其松动游离,需植骨者可以同期进行;再将术前模型外科及计算机模拟手术所预制的过渡𬌗板戴在未手术的下牙列上,𬌗板上面的牙印是手术后上颌应移到的位置,再将截骨后的上颌骨或多块上颌骨都移动到𬌗板的牙印上。然后行上、下颌间结扎,将上、下颌骨与𬌗板结扎为一个整体,再与模型外科进行对照,核查其上颌中线是否准确,上颌𬌗平面是否平行,前后位置是否合适,甚至高度是否达到要求。术后满意之后,可以进行骨间固定。通常是作微型钛板的固定,或以不锈钢丝结扎,这样就把上颌骨的三维空间位置固定下来。此时可在梨状孔边缘和颧牙槽嵴处悬吊钢丝到创口外侧备用,然后将上颌创口缝合。要求在骨对位时,不能强行拉拢就位,一定要保持髁状突的自然位置,否则术后必然发生关节症状及畸形的复发。手术达到术前设计的位置之后,拆除颌间固定和过渡性𬌗板。至此,由原来以下颌为标准,以最终𬌗板作上颌三维空间的定位,转变为以上颌为标准,以最终𬌗板作下颌三维空间的定位。将上颌牙列暴露,戴上最后𬌗板,加以结扎固定。然后进行下颌骨截骨,作矢状劈开,行下颌体截骨、颏截骨或是根尖下截骨,再将下颌所有牙都就位到最后𬌗板下面的牙印中,此牙印是术前设计最终理想的位置。检查骨段移动的距离、方向都准确无误之后,行颌间结扎,之后在下颌骨段间作微型钛板固定,或作不锈钢丝结扎。接着插入胃管,进行胃内容物冲洗,使口腔和胃内清洁干净,防止术后呕吐,更不能有纱布或异物留存于口腔中。

一、双突颌畸形

　　双颌前突,又称双突颌(bimaxillary protrusion),临床上常可见到,表现为开唇露齿,无法自然闭嘴,上下前牙突出,可有骨性或非骨性前突,不管牙如何前突,𬌗关系往往尚良好,尤其是双颌前突严重者。由于牙的前突,长期之后唇的功能减弱,无法关闭口腔,前突的牙外露,但唇红显得较厚并有外翻。双颌向前突出,颏部显得后缩,更衬托出前牙的前倾。后牙𬌗关系可以是正常的,前牙可表现为深覆𬌗或开𬌗。无论用何种方法测量头影,都表现为上前牙过分前突。头影测量主要参考线有 N-A、N-B、A-Pogs 和 N-Pogs。双颌前突的主要治疗方法是外科手术,如上颌 Le Fort 截骨术、下颌矢状劈开术、下颌体部截骨术、颏部截骨术及根尖下截骨术等,均已在上述有关章节中详述,这里重点介绍与这几种手术有关的注意事项。

　　1.拔除第 1 或第 2 前磨牙之后作截骨术,将前牙骨段往后推,但前牙与后牙的牙弓不协调,前牙弓显得小一些,53+35间的牙弓排列垂直方向或水平方向不协调。可在前腭部作粘骨膜切开(图 25-81),将1+1之

间及腭前部劈开骨质(图 25-82),使31|13两骨段可以向外扩展,但要尽量保持软组织的附着,保证有良好的血液供应。下颌骨段也可以同样方法截骨。有的学者采取拔除第 2 前磨牙或第 1 后磨牙,然后凿除骨质,包括腭骨,后推前牙骨段,容易协调牙弓的形态。

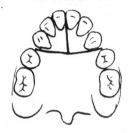

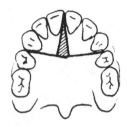

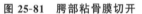

图 25-81　腭部粘骨膜切开　　　　　　　　　　**图 25-82　腭骨的截骨线,前段扩大牙弓**

2.在截骨之后,上下前牙后推,往往产生牙轴的唇向倾斜,即根尖向前方倾斜,这主要是因𬌗面侧骨段移动多,根尖侧骨段移动较少之故。临床上可以采取 1|1 之间劈开后,3-1|和|1-3 骨段的远心端向下作适当调整;或者采取分段劈开、多块移动的方法,如在 1|1 之间、32|23之间和 5|5 远中劈开后,形成多个小块,予以重新排列并作牢固固定,使牙𬌗更为协调。

3.在作上颌 Le Fort 截骨之后(图 25-83),将其截断下降,腭部鼻腔面暴露清楚,此时可作多种矫治手术。可将腭部用电锯锯成若干小块,进行扩大和缩小牙弓等移动;亦可将第 1 前磨牙拔除后截骨,在保留腭部粘骨膜完整的情况下,凿除腭水平板一段,使上颌前部后移,达到预期的位置。若要缩短上颌骨的高度,可在截骨线处去除一定量的骨质,上徙上颌骨,再将牙骨段移到理想的位置上(图 25-84)。

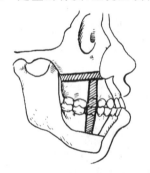

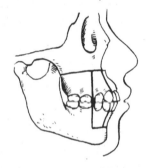

图 25-83　Le Fort Ⅰ型截骨线上去骨　　　　**图 25-84　骨块移动后降低高度,矫治前突**

双突颌病例除手术截骨之外,往往需要配合颏成形术、鼻成形术和唇成形术。术后必要时需配合正畸方法矫治,以完善治疗效果。

二、开𬌗畸形

开𬌗畸形(open bit deformity)是指上下牙列在咬𬌗时,上下牙无咬𬌗接触,通常发生在前牙,但前磨牙和磨牙也可以发生。开𬌗发生的因素较多,可以有先天性颅面发育异常,使腭骨的发育出现畸形,表现为腭平面有高低,下颌平面角陡峭,前面高度有所增加,下颌正常或稍短,颅前窝和颅中窝间有个较钝的"鞍形角";同时有神经肌肉参与作用,因而使畸形更为复杂。此外,儿童时期的不良习惯亦可引起开𬌗,如吮指、咬笔杆等,到上学以后,迫于周围的压力,停止了不良习惯,开𬌗可以自然矫正;然而若是骨骼发育畸形造成的开𬌗,则可随年龄增大而加剧。部分病例开𬌗的原因决定于舌的压力和舌的姿势,有舌不良习惯者,在发某一声音时,将前舌吐于上下前牙之间,长期之后可造成前牙开𬌗。某些扁桃体肿大或腺样体肿大的患者,长期鼻呼吸困难,应用口呼吸,下颌休息时姿势发生改变,舌向下向前,出现开𬌗伴有下颌前突,口呼吸则常伴有发育性长面畸形。儿童进入青春期之后,开𬌗的发病率降低,由于扁桃体和腺样体有逐步萎缩趋势,口呼吸得到改善;同时青春期发育旺盛,颌骨的垂直方向加长,为舌活动增加了空间,不影响呼吸功能,开𬌗可以减轻或自然消失。开𬌗患者的临床检查,面部表现为左右对称性,面部上、中 1/3 可以是协调的,但下 1/3 则较长。正常人的闭口形态在自然状态下(肌肉松弛,周围有关肌肉不紧张),上下唇的间隙在 3～4mm 以下;

若是在此以上,可视为开𬌗的唇形态,严重开𬌗患者,唇间隙可达到 10～11mm 左右,因此,静止状态的唇间隙值得注意。关于上唇与上前牙间的垂直关系也很重要,若在静止状态,正常上唇放松时,上前牙冠暴露 1/3 左右,当上唇静止时不露齿,可在上颌截骨,下降前部骨段,矫治开𬌗;反之,静止状态露齿过多者,不能再用上颌截骨的方法,否则会加重开唇露齿的畸形,这种畸形多是后牙增高的结果,应作后牙骨段上移,使下颌往前上方旋转,关闭开𬌗。唇鼻角检查也是很重要的,正常鼻小柱与唇的关系,其鼻唇角应在 90°～110° 之间。若呈锐角,后移上颌前部牙骨段可以改善鼻唇角和外观。对于鼻唇角较钝者,后推上颌前部牙骨段就会进一步破坏面容。开𬌗患者常呈面下 1/3 增长,但颏部多为后缩,这是下颌向下向后旋转的结果,若颏位置正常,则没有骨性改变,开𬌗多为暂时性,这些都是临床检查需值得注意的事项;但还需要通过模型外科、头影 X 线测量、计算机模拟手术和疗效预测等,才能按个体不同畸形,设计不同的手术治疗理想方案。

开𬌗畸形手术治疗的方法较多,以下颌截骨为多见。年龄小的患者,尚处于生长发育阶段,应首先考虑正畸治疗;发育较成熟的成年人,可考虑外科矫治,某些病例尚需于术前术后配合正畸治疗。为了更好地选择手术适应证,术前一定要做好周密的测量和合理的设计,需要在石膏模型上研究上下牙列的形态、长度和宽度是否协调,以及面下 1/3 高度、鼻唇角大小、唇齿关系、上颌前后牙高度、𬌗曲线、下颌平面角大小、下前牙高度、下颌𬌗曲线形态,和 A 点、B 点与通过 Sn 点垂线的距离等。这些数据在选择手术方式、制订手术方案中甚为重要,临床上均要仔细测量。

(一)上颌前部截骨术

前面已述及 Wunderer 法、Wassmund 法及上颌前部折断技术,在开𬌗病例可以采用,但仅适用于上前牙位置过高或上唇较长,自然状态下看不到上前牙,说话或笑时露齿过少,外表似乎较为苍老的病例。对于开𬌗程度较轻、鼻唇角及自然闭口均正常者,可以采用本方法适当降低上前牙骨段,借以关闭开𬌗。

(二)Le Fort Ⅰ型分段截骨术

前面已有叙述,在开𬌗病例中,可以采用分段截骨,然后行牙间截骨术,使其分为前后牙骨段,移动之后,使上颌的𬌗平面调整到正常位置和曲度,达到矫正开𬌗的目的。这种手术方法适用于上颌垂直位置不协调、𬌗曲线异常所引起的畸形。如果单纯地只下降前部牙骨段,那么只要作上颌前部截骨术就可以了,后部牙骨段无需处理。分段截骨后可以做到适当下降前牙骨段,亦可上移后牙骨段。目前,术后可用钢丝结扎固定,但更流行的则是微型钛板固定,因为固定十分坚固。

(三)下颌根尖下截骨术

手术方法在本章中已作叙述。本术式适用于下颌𬌗曲线低平或呈相反的𬌗曲线的情况,下前牙位置过低,但其余关系正常,如唇齿关系、面下 1/3 高度、后牙咬𬌗关系及上下牙弓关系等。这样的病例,术后效果较好,由于下颌骨未完全断开,作单颌结扎即可,但需保持 5～6 周。如果是开𬌗并发双颌前突的病例,则可采用拔除上、下颌第 1 前磨牙之后,下颌根尖下截骨与 Le Fort Ⅰ型或上颌前部截骨并用,即能达到矫治的目的。

(四)下颌体部截骨术

下颌体部截骨术是矫治开𬌗的一种有效方法,主要适用于开𬌗伴有下颌前突的病例,而开𬌗则是由于下前牙低位、下颌 Spee's 曲线反位所造成。患者的鼻唇角、唇齿关系及上颌的𬌗曲线均正常。手术可以拔除下颌两侧的第 1 前磨牙,并于牙槽窝处往下作楔形截骨,下颌前部骨段往上旋转,将开𬌗关闭,同时矫正下颌前突,这样颏的突度及高度也恢复了正常形态。由于手术较复杂,涉及到多方面畸形的矫治,因此,X 线片的头影测量分析及预测、模型外科均需精确仔细,应准确设计截骨部位、形态及前牙骨段移动的位置和方向。本方法有容易损伤下齿槽神经的缺点。有的学者提出下颌体部"Y"形截骨的方法,即在下颌𬌗曲线最低处拔牙,并在该处作"Y"形截骨线,截除一块骨质,上旋前部下颌骨,关闭开𬌗。此方法因易于复发,下颌前段上旋后产生的间隙需要作植骨术,故手术较复杂,临床意义不大。

(五)上颌后部截骨术

矫治开𬌗的适应证是:上颌𬌗曲线曲度过大,后牙的牙槽高度增加,根尖与鼻尖的距离加大,而上前牙槽高度、唇齿关系、鼻唇角均正常。由于上后牙高度增加,引起下颌发育畸形,下颌向前上方旋转,下颌平面角增加,造成前牙开𬌗。常用的手术方法有颊侧切开法和颊腭侧切开法两种,由于凿骨较复杂,易引起出血,通常在全身麻醉下手术。

1.颊侧切开法 在单尖牙至第2后磨牙的前庭沟处,以0.5%～1%含肾上腺素的普鲁卡因作粘膜下浸润麻醉,然后以小圆刀片切开粘膜,直至粘骨膜,剥离创口,暴露上颌窦前壁,潜行剥离到上颌结节的后方,并用弯薄凿凿断翼上颌结节连结处。在根尖上0.5cm处作水平骨切口,若需上移牙骨段,再作一水平骨切口,两切口间的距离是去除骨的骨量(图25-85);亦可在一个水平切骨线作好之后,用圆钻磨除需上移的高度(图25-86)。在需要作垂直截骨的牙间隙部位,将粘骨膜分离到牙槽嵴顶,用薄锯片或是细裂钻进行垂直截骨,然后用两斜面薄刃凿凿断颊腭面的牙槽嵴顶(图25-87)。值得注意的是,应尽量保持软组织与骨段的连结,在凿腭部时,应将另一手示指顶在凿骨部位的粘骨膜处,一旦感到凿子已超出骨面,要马上停止凿骨,否则腭侧粘骨膜会受到损伤。适当扩大颊侧水平切骨的切口,自此处伸进薄的弯凿,用示指顶住腭粘骨膜,将腭侧骨板凿断(图25-88)。这样,牙骨段就可以游离,自由移动到术前设计的位置上,必要时配合作颏成形术。

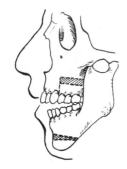

图25-85 上颌后部根尖下截骨及颏成形

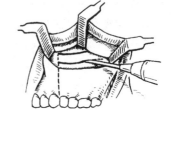

图25-86 切除后牙根尖下的骨质,降低高度

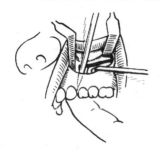

图25-87 用薄刃凿凿断牙槽嵴顶

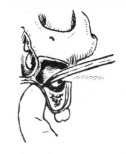

图25-88 用弯凿将腭板凿断

2.颊腭侧切开法 颊侧的切口作在单尖牙和第1磨牙颊侧的粘骨膜上,自牙龈缘至颊沟垂直方向,将两切口在骨膜下剥离相通,并在根尖上0.5cm处用裂钻作水平切口;在腭侧,则于腭大动脉的外侧,作两个5mm的切口,剥离暴露腭骨之后,用骨凿将其凿断。翼颌连结处的切断同以上方法,然后在牙间作垂直切口,牙骨段可以移动,使其就位于预成的夹板之中。

以上两种手术若以微型钛板作骨间固定者,均需加作颌间固定2～4周;若需同时作扩弓矫治,在拆除颌间固定后,要在腭侧戴保持器,以防畸形复发。

三、长面综合征

长面综合征(long face syndrome)主要表现为上、下颌骨的特发性畸形,前后方向可以是正常的,垂直方向牙、颌面不协调,颜面过长,主要为中、下1/3增长,开唇露齿,笑时牙龈可以暴露,面部肌肉亢进,颏部后缩。这种畸形的名称颇多,有长面畸形、骨性开𬌗、高下颌平面角畸形及上颌垂直方向过长畸形等。

长面综合征的发生可因下颌骨连同其他骨骼,如舌骨、颈椎,以及咽腔等组织,顺时针向后旋转所致,从而使其与颈椎之间的距离减少。咽腔在舌根水平窄小,呼吸道受到影响,为了维持生命,保持呼吸道的宽度,所以才出现顺时针的旋转。下颌向下旋转,导致开口呼吸,上颌骨有可能向下生长,增加其垂直方向的高度,因而形成了长面畸形。长面畸形可分为伴有开𬌗畸形与不伴开𬌗畸形两种。伴开𬌗畸形者升支短,下颌平面角更大,下颌更为后缩。产生长面畸形多与遗传因素有关。

长面畸形的临床表现,主要是上颌骨过度向下生长,造成垂直距离增加,颏部增长并后缩,颏点后移,升支缩短。骨骼的增长,显得唇部肌肉不足,在息止颌位时,上下前牙可以显露于外,由于上下唇间隙增大,在微笑时牙龈显露可见。唇肌长期代偿性收缩,其功能可以亢进,出现卷曲、外翻和松弛现象。此外,还有鼻翼基底部缩窄、鼻尖下沉、鼻背部呈驼峰状等。临床上诊断并不困难,除临床检查和 X 线头影测量外,可用面部黄金分割线和牙唇相对位置的关系,来判断畸形及畸形的程度。若用手指置于上唇部,可以触及既紧张又硬的上唇,没有正常唇的柔顺度;若采用 X 线头影测量,可发现 SNA 角正常或略减小,而 SNB 角显著减小,颏点向后移位;采用计算机头影测量辅助系统,可以将所测的数据与正常人均值进行分析对比,并能使数据图形化,直接将软、硬组织轮廓描记在荧光屏上,画出定位线条,标出畸形的部位与大小,必要时可在计算机上模拟手术,进行裁割旋转、移位,预测手术效果。长面畸形的治疗应同时考虑软、硬组织的矫正,硬组织可行上、下颌骨截骨术;软组织可行口面肌重建术。

上颌畸形的矫治:采用 Le Fort Ⅰ型截骨,截开之后,按照术前设计,截除一定高度的上颌骨组织,使在静止状态下,上切牙露出 2mm 左右为合适。若伴有开𬌗,可在 Le Fort 截骨后,将上颌骨切成 2～4 块,或者加作下颌前段截骨术,使下颌向前上方旋转,以关闭前牙开𬌗。

下颌畸形的矫治:多采用颏成形术加以矫正,同时矫正颏的高度与突度。常用方法为颏水平截骨术,去除部分骨块并前移。如果仅存在下颌牙槽骨前突,而颏部前后位置基本正常,可以作下颌前牙根尖下截骨术,后徙下前牙。但对下颌后缩引起畸形者,则可通过升支截骨术来矫正。

软组织畸形的矫治:可以采用口面肌重建术,以矫正上颌畸形造成的软组织畸形,以及上颌上移之后造成的软组织变形。

V-Y 推进缝合法(图 25-89):Le Fort Ⅰ型截骨固定后,在骨膜下行广泛剥离,使软组织充分松弛,切口处自后向前作间断缝合,于上颌中缝处向上拉,待水平切口缝合后,再作垂直切口缝合,可使中间部分隆起,增加上唇的丰满度(图 25-90),从而使上唇畸形得到矫正,鼻尖下沉畸形得到改善。

鼻翼畸形的矫治:多采用鼻翼肌转位术。通常鼻翼肌横向纤维及上唇提肌纤维均附着于鼻翼处,当其收缩时,鼻翼可以外展,当上颌上移之后,鼻翼可以过宽,若将肌肉移位之后,鼻翼就可以得到矫正。术中在行 V-Y 缝合之前,可用带小齿的拉钩伸入创口,将鼻外侧肌附着点处向内下方牵拉(图 25-91),双侧同时进行,并观察鼻翼位置的变化,以及唇部的形态。若已达到矫治,可将两侧牵拉的组织作上下缝合(图 25-92),可以矫枉过正,防止肌肉松弛后复发,然后再行 V-Y 缝合。

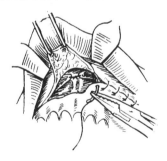

图 25-89　切口行 V-Y 缝合

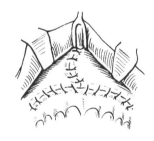

图 25-90　切口缝合之后,中间部稍隆起

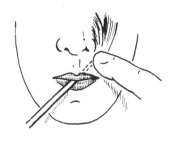

图 25-91　鼻外侧肌被拉向内下方

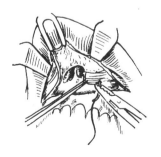

图 25-92　两侧肌肉移位缝合

四、短面综合征

垂直方向的面部发育不足称为短面综合征(short face syndrome),又称为原发性短面、骨性深覆𬌗及低下颌平面角畸形等。

短面综合征的临床表现,分上颌骨高度不足和下颌骨高度不足两种。上颌骨高度不足者,可见鼻孔增大,鼻翼基底宽,动态、静态时均看不到牙齿,上唇较薄,口角大而下垂。若是下颌骨高度不足,则面下 1/3 短,面后侧宽而大,咬肌肥大,双侧下颌角部向外侧突出;牙𬌗变形,Spee's 曲线过度弯曲,单尖牙突出,前牙深覆𬌗,严重者下前牙咬于上颌腭侧的牙龈上;可呈安氏 I 类或 II 类错𬌗;由于下颌平面角小,因而 SNB 大于正常,颏部突出。为此,临床上诊断并不困难。

短面综合征的治疗,儿童时期可用正畸方法解决,主要采用 II 类牵引,或者从口外用矫形力量使前磨牙及磨牙移到理想的位置上,并以此影响下颌骨的位置,向下后方向旋转,解除前牙的深覆𬌗。青年后期作正畸治疗则难以奏效。

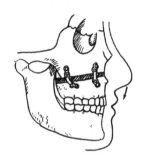

图 25-93　上颌延长并固定

由上颌骨高度不足形成的短面综合征,应行上颌骨 Le Fort I 型截骨术,将上颌骨向下移位,所产生的间隙,常采用自体髂骨植入。上颌骨截骨线应尽量低,可以增加骨的接触面,因为齿槽骨基底部较宽,有利于骨愈合和植骨块的稳定性;植骨块的高度要与术前设计相一致,骨接触要平稳,不能有骨干扰,并需行骨间固定,可用不锈钢丝拴扎或钛板固定(图 25-93)。骨下移后间隙不超过 0.5cm 者不需植骨,否则需作植骨术,以防止肌肉张力而造成复发。下移上颌骨之后,应当观察 3 个月,若是鼻翼畸形得不到改善,需再作鼻成形术,切勿操之过急而行鼻部手术。

若由下颌骨发育不足形成的短面综合征,则应根据不同情况选择合适的手术方法。

安氏 I 类错𬌗或𬌗关系基本正常者,可采用颏水平截骨,骨间行植骨术,其高度应与术前设计相一致。颏部过于突出者,颏水平截骨后,可将颏后移,在骨间隙中植骨,后移骨的多少应根据术前设计来决定。

第七节　牙槽骨畸形

牙槽骨是牙的支持组织,是上、下颌骨的一部分,两侧相连,形成马蹄形,每侧有 7~8 个牙槽窝。上颌唇颊侧的骨壁较薄,易骨折,拔牙时易于从此脱位,局部浸润麻醉效果较好;下颌牙槽唇颊侧较厚,与上颌相反。牙槽骨的生长发育受到多因素的影响,可因先天发育异常或由后天创伤引起牙槽骨畸形(dentoalveoal deformities)。通常可见到的是:牙槽骨及牙错位畸形、牙槽裂畸形、牙槽萎缩畸形及牙槽局部畸形。

一、牙槽骨及牙错位畸形

(一)手术治疗的术前设计

牙槽骨及牙错位畸形(deformities of dentoalveolar and dental)临床表现为前牙拥挤错位和牙间隙过宽。对这种病例在施行手术之前,务须作严密的测量和计划,手术设计应考虑以下因素。

1.牙拥挤的程度　牙冠宽度与牙间隙宽度的比例,牙间隙缺少的距离要在 2mm 以下,这样就可以通过牙冠的片切加以弥补。若是片切过多,牙冠的形态将发生改变,可致牙本质过敏,这样就不是手术的适应证了。

2.牙根的长度　牙-牙槽骨段水平截骨线与根尖距离越大,牙髓的血供越好,死髓的发病率越低。为此,术前对牙根长短的测量十分重要,其对水平截骨线位置的确定有帮助,对于手术成败有重要意义。

3.牙间骨的宽度　通常手术需要在牙间将骨分开,牙间骨的宽度要在 1~2mm 以上,否则易损伤牙周组织及牙根,需酌情采用薄刃状骨凿、牙钻或微型电锯。

4.唇舌向错位的程度 通常外科正畸牙的唇舌向移位距离是有限的,受到局部软组织的牵制,同时,移动过多可使血供中断,会造成骨段坏死。一般牙切端唇舌向移位距离最多不能超过4mm。

5.牙-牙槽骨段移位的方式 与死髓牙的发生有密切关系。通常移位的方式有唇舌向、上下向、近远中及扭转移位。其中扭转移位最容易发生死髓,一般扭转不宜大于30°,否则骨段和骨膜分离,易造成缺血性骨坏死;其次是牙的上下向移位;唇舌向和近远中移位,牙髓坏死的机会较少。

(二)牙-牙槽骨截骨术

牙-牙槽骨畸形给形态和功能带来障碍,可对患者造成严重的心理伤害,使其迫切需要治疗。临床上多通过牙-牙槽骨截骨术来矫治牙槽骨及牙错位畸形。

1.适应证

(1)上下后牙中性𬌗,仅为前牙排列不齐、拥挤或存在间隙,需要矫治的牙数不超过6个者。

(2)牙体、牙周组织健康,无根尖周病。

(3)错位牙不宜行正畸治疗,或是正畸治疗失败,而主观又有手术要求者。

2.手术原则

(1)牙-牙槽骨段应当保持与软组织相连,确保其有丰富的血液供应。

(2)牙-牙槽骨段能充分移动,不能有骨干扰,而易于移动到设计的位置上。

(3)截骨在直视下进行,水平截骨在根尖下5mm。

(4)去除的骨要适量,以维持骨间最佳的接触和足够的牙周支持。

3.手术方法 手术前应做石膏模型,施行外科模拟手术,精确地确定截骨的部位和截骨的数量,并制造𬌗板,以作术中定位和术后固定之用。手术方法可以一次完成,亦可二次完成。第一次是行一侧密质骨骨板截骨或切骨,再一次手术是作另一侧密质骨截断,松动牙-牙槽骨块,移到设计的位置上,这实际上是一个延迟手术。目前主要采用一次性手术。

(1)一次性手术 可采用局部麻醉,如作眶下孔、鼻腭孔麻醉或唇侧粘膜下浸润麻醉。切口有横切口和竖切口两种。横切口是从前庭沟处,直至松动牙的远中;竖切口为多条垂直切口,从唇沟至牙槽嵴顶,不翻粘骨膜瓣,向上分离到梨状孔,剥离鼻底及鼻腔粘骨膜,向下剥离到附着龈水平。

用双面薄刃骨凿在牙间凿开密质骨(图25-94),继续深入凿开腭侧骨板,但不能损伤腭侧粘骨膜。操作时,应将左手示指压在腭侧,凭其感觉确定骨凿的方向和深度,又能起到对腭部的支持作用。横截骨线应在根尖上5mm,而竖切口两侧均应至梨状孔(图25-95)。此时有软组织相连的牙-牙槽骨段可以游离松动,若需去除牙间间隙时,可用裂钻代替骨凿去骨,去骨要适量(图25-96)。骨松动后,借手的压力,将骨块推压到理想位置,此时所有骨均应进入𬌗板内,如出现骨干扰,则应将其去除。若需旋转矫正者,应适当去除部分转动侧的唇侧、非转动侧的腭侧骨棱角。当牙-牙槽骨段移动到设计位置之后,将𬌗板与上颌牙列固定在一起,可用唇弓结扎固定,通常无需作颌间固定,冲洗创口后行间断缝合。𬌗板应留6～8周,术后可行调𬌗。需要正畸治疗者,在1个月后即可开始。

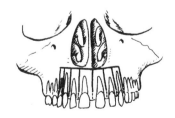

图25-94 上颌外科正牙的截骨线

(2)二次性手术 适用于需关闭间隙,去除腭侧骨组织的病例。其第一次手术从腭侧施行,在距牙龈缘以上3mm左右作弧形切口,将所需矫正的牙腭侧粘骨膜向后翻起,按术前设计的截骨量在腭侧作放射状切骨,如不需关闭间隙,行切开即可。切透密质骨骨板后,再次行腭瓣复位缝合,3～4周后作第二次手术。第二次手术在唇侧粘骨膜切开,其方法与一次法相同。

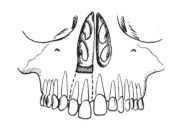

图 25-95　垂直截骨线需达梨状孔

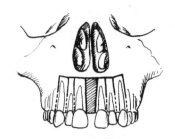

图 25-96　间隙过大的截骨线

二、牙槽骨萎缩

全口无牙的患者,牙槽嵴可以发生广泛的吸收,使牙槽嵴的高度降低、变窄、凹陷或呈刀刃状,致使活动义齿固位困难,而且做种植牙也会失去颌骨的基础;同时颌骨发生萎缩,严重者可以骨折。牙槽骨萎缩(dentoalveolar atrophy)的原因很多,有内分泌紊乱,如甲状旁腺功能亢进、雌激素水平降低,有全身系统疾病,如肾功能不全、糖尿病等,以及某些药物作用,如光辉霉素、肝素等。吸收的速度与失牙时间、失牙原因、骨质的致密程度以及患者全身情况有关。牙槽骨萎缩主要的治疗方法是采用牙槽嵴增高术。术前应在石膏模型上,于加高牙槽嵴部位用蜡堤塑形,制成丙烯酸树脂模型,并根据模型制成用以固定移植物的夹板,术后将夹板置于牙槽表面,以固定移植物,用不锈钢丝围绕下颌骨,固定 5～7 周后拆除。其增高方法有自体骨植入和羟基磷灰石植入;自体骨植入有覆盖法、插入法及盒式法。

(一)自体骨移植牙槽嵴增高术

1. 覆盖法　从一侧磨牙后区到另一侧磨牙后区,通过唇颊沟将粘骨膜切开,往上剥离转向舌侧,若因萎缩使下颌舌骨肌附着过高,也可以作切断,但不要损伤颏神经。暴露的牙槽骨可以锉成粗糙面或在其上打数孔,以增加骨的接触面而促进植骨的愈合。根据模型设计,从髂骨取下需要大小的骨块及松骨质,通常骨块大约为 2cm×8cm 左右。然后将修整后的骨块置于牙槽顶上,于连接处及骨块与牙槽骨的间隙中,填入松骨质以增加接触面,用不锈钢丝或铬制肠线固定骨块。粘骨膜定位后行褥式加间断缝合,注意创口不宜有过大的张力。

2. 插入法　颊侧粘骨膜切开同上法,但唇侧的软组织暂不分离。在牙槽上 1/3 与中 1/3 交界处,以摆动锯作水平切开,并在两侧作垂直截骨,在下颌体上形成长方形骨块,但颏神经不能损伤,必要时可作颏神经下移术。用小骨膜剥离器插入骨缝,分离骨块使其能上移,但尽量保留与骨块相连的软组织。根据设计,取大小适宜的髂骨块植入骨缝之中,以达到增高牙槽嵴的目的,固定方法同前。缝合切口之前,可剥离切口下方的粘骨膜,潜行剥离可以松弛切口,缓解张力,在无张力的情况下严密缝合切口。本方法的优点是,植骨块不直接承受压力,不易移位和吸收;嵴顶是原来的牙槽骨,外形不变,软组织与其附着变化不大,不易发生穿孔和骨坏死,只要软组织足够,可以大幅度增高牙槽嵴。其缺点是截骨线长,损伤过大。

3. 盒式法　从一侧磨牙后区到对侧相应部位,行唇颊沟切开,剥离唇侧粘膜至下颌骨下缘,暴露下颌骨体部外侧。用裂钻沿牙槽嵴切开,并在舌侧下颌体处作矢状切开线,约在下颌高度 1/3～1/2,切到一定的深度时,用骨凿将舌侧骨板劈开,并使其游离,将舌侧骨板上移之后,用不锈钢丝加以固定,在无张力情况下缝合创口。值得提出的是,整个过程中对颏神经要严加保护。本方法可以较大幅度地增高牙槽嵴,可使下颌高度增加 80% 左右,同时可以改善无牙颌的下颌前突畸形;但损伤较大,颏神经易受损伤。

(二)羟基磷灰石植入牙槽嵴增高术

在牙槽正中或两侧前磨牙处作垂直切开,长约 1.2～1.5cm 左右。采用小剪刀或小剥离器沿牙槽骨面剥离,达到整个植入区,形成粘膜下隧道,在分离时要准确,勿伤及神经,剥离范围要适当,过大的剥离往往容易造成植入物的移位,在切口边缘缝数针,以便牵拉。牵开缝线之后,使粘骨膜下形成袋状隧道,将经生理盐水拌好的羟基磷灰石装入特制的注射器,插入隧道中,自后向前将其充满其中,边注射边用手塑形,使其形成一定高度与宽度的牙槽嵴,在无张力下缝合,再作预制的夹板固定。本方法植入的羟基磷灰石往往易于移位,但避免了自身取骨的痛苦与麻烦,增高的牙槽嵴术后不易吸收是其优点。

(三)牙槽嵴增高术的有关问题

1.植入材料的选择问题　常用的材料是自体骨,尤其多用髂骨,肋骨和颅骨效果不如髂骨好。自体髂骨骨髓中含有成骨细胞和成骨前体细胞,这些细胞具有成骨能力;自体骨中含有骨形成诱导因子,能促使网状细胞、成纤维细胞向成骨细胞转移;髂骨含有丰富的骨髓细胞,容易成活,而不易被吸收,同时其骨源丰富,具有诸多优越性。

异体骨也可以被用作局部植入,但由于其存在抗原性,受体组织容易对其发生排斥和吸收,通常采用冷冻、脱矿、冻干等方法以降低其抗原性。

羟基磷灰石是生物活性材料,有良好的生物相容性,无生物退变现象,无局部炎症和异物反应,又能促使骨的发生和沉积。可用常规的高压消毒法灭菌。用其局部植入可以免受自体取骨的痛苦,又有术后不易吸收、来源丰富的优点。

2.术后复发问题　自体骨植入之后,可以发生植入骨吸收情况,这与手术方式、固定是否牢固以及创口感染与否等因素有关。除植入物吸收之外,还有移植物移位问题。植入物尚未与牙槽骨愈合,或者是手术中固定不好,都可造成植入物移位。另外,羟基磷灰石本身有可移动性,容易向颊舌向移位,使牙槽嵴变得宽而平。为此,当前国内外拟研究含有胶原、纤维蛋白及聚羧酸类的生物粘固剂,将其与羟基磷灰石颗粒混合后,早期粘着在一起,以后随纤维与骨组织长入颗粒间,胶原和纤维蛋白等逐渐被吸收,颗粒也随之稳固。这种生物粘固剂可以有效地防止颗粒向颊舌侧移动。

3.并发症

(1)粘膜表面穿孔　由于局部张力过大,植入物较硬而对粘膜产生压迫,或者是外面托牙的压力,可使局部血供不足,颜色变白,发生粘骨膜穿孔。临床上应予以充分松弛,张口不宜过大;牢固的固定及防止过早受力对防止穿孔是有一定意义的。

(2)感染　手术本身在口腔内施行,而口腔内有众多不同种类的细菌,若是消毒不严密,或者局部有血肿形成,都容易发生感染。为此,术后应用抗生素是必要的。

(3)唇颊沟变浅　牙槽嵴增高之后,唇颊的粘膜往往随之上移,可造成抵消部分牙槽增高和唇颊沟加深的效应,必要时可在术后半年再作唇颊沟加深术。

(4)上颌骨牙槽嵴增大　因为上颌植入羟基磷灰石之后,由于本身的重量,不但会影响愈合,而且可使牙槽变大。对于上颌应更强调局部固定,夹板放置时间也要较下颌相应延长。

三、牙槽骨畸形

(一)牙槽骨尖、锐利骨嵴及倒凹

牙齿拔除之后,牙槽窝及嵴可以出现多种畸形。吸收较少的部分变成骨尖或锐利的骨嵴;吸收过多的部分则形成倒凹,通常发生在上颌结节处。骨尖常出现在前牙部,若用手指触摸,局部会发生疼痛。因骨尖及上颌结节处倒凹等影响义齿固位者,都要施行牙槽修整术。

1.牙槽修整的时间　拔牙之后,牙槽骨需要经过吸收、修复和重建。2～3个月后趋向稳定,吸收停止,拔牙创口基本愈合,此时行牙槽修整术较为合适。若是拔牙时发现骨嵴高而突出,可以在拔牙的同时予以修整。

2.手术方法　手术可以在局麻下完成。对小的骨尖可以垫上纱布,将骨尖用钝器锤平即可;或者在骨尖上作小切口,凿除骨尖,不需作翻瓣及缝合。小范围的骨尖可作弧形切口,弧形尖在牙槽嵴上,绕过骨尖,暴露之后凿除骨尖,然后缝合。

上颌结节倒凹常为双侧,如果对义齿影响不大,只需去除结节过大一侧的倒凹,不影响义齿就位就可以了,不宜过多去骨。通常将骨凿放在结节的颊侧,凿的斜面向外,可以凿除整块的骨质,然后缝合,1周后拆线。

(二)骨隆突畸形

骨隆突是颌骨局部的发育畸形,多数可对称性发生在下前磨牙的舌侧,称下颌隆突;少数可以发生在硬腭正中部,称为腭隆突。其表现为骨局部圆形或椭圆形凸起,质地坚硬,表面光滑,但表面粘膜正常。

下颌隆突可以在阻滞麻醉下施行切除术,作顶朝向牙槽嵴的弧形切口,然后向舌侧翻开粘骨膜瓣,凿除骨隆突。

腭隆突的治疗也宜采用手术,可在其表面作"X"形切口,从两侧翻开粘骨膜瓣,将突出的骨质凿除,但不要凿穿硬腭,然后将粘骨膜瓣复位缝合,必要时可行加压压迫。

第八节　颞下颌关节强直与面骨骨折继发性畸形

一、颞下颌关节强直继发性畸形

颞下颌关节强直(temporomandibular joint ankylosis)由外伤和感染引起,通常分为关节内(真性)强直和关节外(假性)强直。其主要症状有张口困难、髁状突活动受限或消失、殆紊乱以及面部不对称与小颌畸形。临床上以真性强直为多见。

颞下颌关节强直后遗症与发病年龄有关。成年后发病,其形态影响不严重。在生长发育期发生颞下颌关节强直,髁状突表面的纤维软骨遭到破坏,可影响下颌骨生长发育,同时又因缺少咀嚼功能的刺激,因此下颌骨发育不足。若是儿童时期发病,下颌骨发育严重受阻,下颌严重后缩,颏颈角几乎近似180°的直线。由于下颌后缩、舌骨低位、舌后坠,舌根与咽后壁之间间隙明显缩小,通气量不足,长期可发生慢性缺氧,最低氧饱和度为70%,生长发育受到严重影响。因此,应当争取尽早手术治疗。双侧强直颜面往往是对称的;而单侧强直者,对侧下颌仍继续生长,患侧生长受碍,显得丰满短小,下颌与颏部偏向患侧,这种不对称有时可以波及上颌骨、颧骨、颧弓,以及眶、额、颞等部。其治疗方法主要是行外科手术。

(一)成年人颞下颌关节强直

通常此类强直的殆关系尚属正常,颏面畸形不严重,在关节成形术的同时,必要时可从口内进路作颏水平截骨,前(或侧)徙颏部,并作前后左右及高度的调整,使颏部对称而高度适中。

(二)青少年发病的双侧颞下颌关节强直

这类强直可发生严重的小颌畸形、颏后缩,及前牙深覆殆、深覆盖。在行关节成形术后植骨,植骨的方向自后上斜向前下方,以促使下颌骨前移,再行上述的颏前徙手术(彩照49)。由于张口困难,术前无法取模及施行模型外科和制造夹板,但术前可以在多个牙齿唇面粘贴正畸附件,牵引下颌向前,并尽早开始配合正畸治疗,建立正常的殆关系,以巩固手术效果。

(三)畸形和殆关系紊乱严重

在施行颞下颌关节成形术的同时,可行升支截骨术,其方向仍是自后上斜向前下方。若不能有效地前移下颌骨,需行对侧下颌升支劈开术以充分前移下颌骨;或者采用下颌升支倒"L"形截骨,前移下颌之后,在骨间隙内植骨。健侧由于下颌体部伸长,显得扁平而长,可于下颌体外侧植上一块髂骨,在下颌体磨一层密骨质或钻孔,将髂骨块贴附面的密质骨去除,以松质骨面贴附于下颌体外侧。然后以钛板或不锈钢丝固定,要求达到两侧对称,手术时勿伤及下齿槽神经(图25-97)。

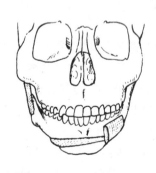

图25-97　关节成形后植骨,健侧贴附植骨,颏成形术

同期关节成形和正颌手术,效果是肯定的,但有时还达不到理想的要求,可以在1年以后再行二期手术。必要时可行上颌的手术调整及牙列的正畸,以取得较好的面形和较理想的殆关系。

关节成形术后的复发,是医生们十分重视的问题。通常主张进行早期张口练习,不但可以防止复发,同时通过生物电的刺激,能促进植骨的生长。但关节手术创口的出血及植骨块的固定,均不允许过早活动,一般在固定3周之后可开始作间断的张口训练,待殆关系稳定后不需要再作颌间牵引固定时可停止,因此张口训练需持续半年至1年。

二、面骨骨折及其继发畸形缺损

面骨骨折（facial fracture）是临床上经常能遇到的，由于工业的发展、乡镇企业的兴起、农业机械化和交通的发展，面骨骨折的发生率比以往有所增加。处理面骨骨折不但要恢复其形态，同时要恢复其功能，但是由于面骨骨折多并发颅脑及其他部位的创伤，出血严重，生命垂危，不允许作更多的手术和临床处理。另外，由于某些医生知识量不够，处理时不够全面，没有认识到牙齿可以作为骨折复位固定的重要装置，及骨折正确复位后才可以得到良好的咬𬌗关系。上述的主观、客观因素，造成骨折后畸形的后遗症往往较为严重，需行外科手术治疗。

（一）颧骨骨折

颧骨骨折的后遗症可分为 4 种情况：①移位的骨折片压迫喙突，影响下颌张口和侧方运动；②颜面不对称畸形，影响美观；③眶下神经受压迫，造成局部麻木；④有眼功能障碍、眼球凹陷、复视及视力减退等，影响视神经者可以损害视力。因此，临床症状可有：张口困难或张口疼痛；局部塌陷畸形，两侧不对称；眶壁破坏后失去支持，眼球移位，可以出现复视；眶下神经受损，局部区域可以发生麻木，面神经颧支损伤可发生眼睑闭合不全。眶壁损伤，则眶周皮下、眼睑和结膜下有明显的淤血斑，上颌窦外上方易受损伤，而造成窦内出血，血液可以从鼻道流出。临床诊断可根据病史及上述的有关症状和体征。触诊时眶缘可以有阶梯状，必要时可摄鼻颏位或颧弓位 X 线片，或作 CT 检查，均有助于骨折的定位和移位及缺损的定量。

颧骨骨折错位愈合畸形的治疗方法有 3 种：①不重新断骨，在凹陷的部位植骨；②重新断骨，在骨折处恢复其正常形态之后，作骨间固定；③张口练习。

1. 不重新断骨治疗　可采用自体髂骨、肋骨在凹陷的上面植入。取骨之前可在模型上进行分析，根据需要的形态雕塑骨块。骨量大者可取髂骨，骨量小者可取肋骨，在下睑的下外方切开至骨膜，植入自体骨或硅橡胶。最近有应用羟基磷灰石植入的报道，但以自体骨植入为最佳。

2. 重新断骨治疗　通常在眉梢作切口，直至骨膜，暴露颧额缝，在眶下缘的下睑处作切开，暴露眶底和眶下缘畸形处，于口内切口处显露颧颌缝。然后用骨凿或线锯将骨折处重新折断，恢复其正常位置，将其固定。若有骨缺损，应在空隙中进行自体植骨，使两侧对称，恢复正常形态。若颧骨过高，可以截除适当大小和形态的骨，以矫正畸形。

3. 张口练习治疗　某些病例骨折后颧骨与喙突间有纤维性粘连，可以进行开口训练。必要时可在局麻下强力张口，随后再进行张口练习。

（二）上颌骨骨折畸形

上颌骨骨质松弛，易发生骨折，愈合较快，一旦未能及时复位，常可引起陈旧性的错位愈合。上颌骨骨折的类型常有 Le Fort 分类的各型和粉碎性骨折。其主要临床表现有：面部凹陷不对称，牙反𬌗或其他错𬌗。由于外力常为从前方或侧方打击，加上肌肉的牵拉，可导致面中 1/3 后移或侧方移位，造成畸形和错𬌗。

上颌骨骨折后会造成面中 1/3 增长，后牙早接触，前牙开𬌗。因为颅底平面与𬌗面大约成 45°角，若上颌受到严重的撞击，骨折段可以沿着颅底向后下方滑行（图 25-98）。上颌若形成粉碎性骨折，或移位严重，应予颌间结扎。上颌骨骨折若固定不佳，只作骨段悬吊固定在颧骨或眶下区，则易造成上颌骨长度的变化。腭板发生骨折，可使上颌牙弓发生变化，过宽或是过窄，或前后方向形成台阶，造成严重的咬𬌗错乱。错位愈合之后，粘膜形成瘢痕，使二期复位有一定困难。若是神经受损，可分别在眶下区发生麻木，或面神经瘫痪、眼部功能障碍等。

上颌骨陈旧性骨折畸形的治疗，目的是恢复咬𬌗功能和面部外形。其治疗可根据骨折的不同类型，而分别采取不同的方法。

1. 植入体贴附或植入矫治畸形　骨折局限于眶下缘或上颌窦前壁者，只需根据其凹陷大小，从口内作切口，在凹陷表面贴附或植入自体骨、硅橡胶或羟基磷灰石等，并将其固定在梨状孔边缘或眶下嵴。如涉及眶下神经，应避开，通常采用的方法是将植入体作一切迹。

2. Le Fort Ⅰ型截骨矫治畸形　这是最常用的方法。将上颌骨折断下降后，可在原来骨折处将骨重新折断；也可以根据需要，按设计将上颌骨分成数块进行复位，重新固定（图 25-99）。若有骨缺损，应在移动后的

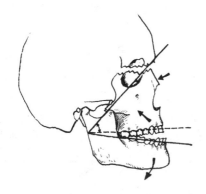

图 25-98　上颌向后下滑行，前牙开𬌗

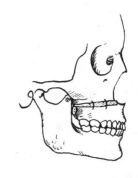

图 25-99　Le Fort Ⅰ型截骨复位

骨间隙中进行植骨。

3. Le Fort Ⅱ型截骨矫治畸形　其适应证为面部对称性后缩（包括鼻部），上颌骨的高度基本正常，通常整体前移或适当旋转，即可达到矫治目的者。临床上较少用以矫治错位愈合畸形。

4. Le Fort Ⅲ型截骨矫治畸形　双侧 Le Fort 骨折后未行复位等处理，可以形成严重的颜面畸形，尤其是面中 1/3，可以包括鼻、上颌骨、眶、颧骨及颧弓的畸形；经常出现𬌗错乱，而且畸形是不对称的。手术切口常采用头皮冠状切开，显露颞凹、额部、鼻部及眶上 2/3。通过下睑结膜切口暴露眶下 1/3，口内前庭切口可显露下颌骨下份及翼上颌连接。使上颌骨移动，移动后若有间隙，可行自体植骨，骨间作固定，再加颌间结扎。

（三）下颌骨骨折错位愈合畸形

下颌骨骨折较上颌骨多见，骨折后常因手术未能完全复位、复位后不能加以固定制动和骨折后感染等，而造成骨折错位愈合，产生畸形，影响进食和美观。临床上因骨折线部位的不同，可产生不同的症状。

髁状突骨折，双侧者表现为升支缩短，颏后缩，前牙开𬌗。若影响开口，可将髁状突分离取出，以肋骨带肋软骨移植代替髁状突，重建颞下颌关节，以加长升支，恢复颏突度，关闭开𬌗。若是已形成一个功能髁状突，能正常运动，但仍然是开𬌗者，必要时可行双侧升支截骨，以关闭开𬌗，恢复面形。

单侧髁状突或升支骨折错位愈合，其临床表现主要是两侧不对称；患侧升支缩短，下颌骨、牙弓和颏部偏向患侧。患侧后牙反𬌗、对侧后牙深覆盖及前牙开𬌗等情况均可发生。必要时可作患侧升支矢状劈开，促使下颌骨向对侧旋转，若是畸形严重者，往往对侧升支亦需劈开，才可以恢复咬𬌗功能和外形。

下颌体部和升支部骨折错位愈合畸形在同样骨折线部位，单发性骨折与粉碎性骨折表现不同，错位严重性及所产生的畸形也不一样。粉碎性骨折者易表现为颏部偏向一侧，下牙弓窄，面下 1/3 不对称，咬𬌗紊乱。治疗可采取与下颌体部台阶形截骨术相类似的手术方式进行复位，扩大牙弓，若有骨质缺损者，可行自体植骨术。由于外伤后形成的瘢痕有一定的牵拉，为此需要作牢固的骨间或颌间固定，必要时可行下颌骨下缘与骨外侧的修整。

（吴求亮、谷志远）

参考文献

〔1〕尤志浩, 等. 高位 Le Fort Ⅰ型截骨术. 中华口腔医学杂志, 1994, 29:149

〔2〕皮昕. 口腔解剖学. 第三版. 北京:人民卫生出版社, 1993

〔3〕吴求亮, 等. 计算机在模拟正颌外科手术和疗效预测的应用. 口腔颌面外科杂志, 1994, 4:199

〔4〕吴求亮, 铁达闻. 实用颅颌面成形外科学. 杭州:浙江科学技术出版社, 1996

〔5〕邱蔚六. 口腔颌面外科学. 第三版. 北京:人民卫生出版社, 1995

〔6〕张熙恩, 等. 模型外科在外科正畸治疗设计中的意义及其方法. 中华口腔医学杂志, 1988, 23:313

〔7〕张震康, 等. 正颌外科学. 北京:人民卫生出版社, 1994

〔8〕胡静, 等. 颏前徙成形术后软组织变化的研究. 中华口腔医学杂志, 1994, 29:201

〔9〕傅民魁. X 线头影测量在外科正畸诊断设计中的作用. 中华口腔医学杂志, 1986, 21:335

〔10〕Bll WH. Surgical correction of dentofacial deformities，new concepts. vol Ⅲ. Led. Philadelphia：W. B. Saunders. 1985

〔11〕Graber TM. Orthodontics current principles and techniques. C. V. Mosby Company. 1985

〔12〕Jacobs JD. et al. Combined surgical and orthodontic treatment of bimaxillary protrusion. Am J Orthod. 1983. 83：321

〔13〕Mongini F. et al. Treatment of mandibular symmetries during growth. a. longitudinal study. Eur J Orthod. 1987. 9：51

〔14〕Wolford LM. Diagnosis and treatment planning for madibular subapical osteotomies with new surgical modifications. Oral Surg. 1989. 68：541

第二十六章 面神经瘫痪

面神经瘫痪(facial palsy)简称面瘫,是由多种原因造成的面神经损害,是以面部表情功能丧失和组织营养障碍为主要表现的综合症候群。在我国,千年之前的寺庙的罗汉雕塑中就有面瘫形态的面容。自从 Bell (1814)在猴身上制造面神经瘫痪模型以来,国内外许多学者对面瘫的发病原因、分类、临床症状及治疗方法进行了研究,发表了数以百计的论文,在早期 Bell 面瘫、面神经早期损伤以及晚期面瘫的动力性修复方面都取得了显著的成就。但是,晚期面瘫表情肌修复的效果仍然不尽如人意,是临床医师感到十分棘手的难题。

面瘫的主要症状是面部表情肌功能不全或丧失,导致口角歪斜、眼睑闭合不全、面部表情呆板、语言不便、患侧口腔滞留食物,甚至患侧角膜混浊、失明,造成丑陋的面容,给患者的生活、工作和社交都带来极大困难,使患者失去参加社会生活的信心和勇气,甚至痛不欲生。医生的责任是尽力寻求最佳的治疗方案,使患者恢复匀称的面容,为其创造重新生活的条件。面瘫疗法应该采取综合治疗,包括患者的心理治疗、面神经损伤修复术、动力性功能重建术、静态悬吊术、面部皮肤松弛整复术、药物治疗、中医治疗、理疗,以及手术后的功能康复治疗等。

第一节 面神经的应用解剖

面神经是第 7 对脑神经,属混合神经,由运动神经、内脏感觉神经和内脏运动神经构成。大部分为运动神经纤维,起始于脑桥,主要支配面部表情肌;小部分为独立的细干,位于运动神经纤维的外侧。内脏感觉神经纤维分布于舌前 2/3 味蕾,传导味觉;内脏运动神经纤维为副交感纤维,它控制泪腺、舌下腺、颌下腺以及腭和鼻腔粘膜腺体的分泌。

面神经在茎乳孔出颅以后为纯运动神经纤维,发出 3 个小分支,支配枕肌、耳周围肌、二腹肌后腹和茎突舌骨肌。面神经主干交织组成腮腺丛,走行于腮腺深浅叶之间,自腮腺前缘呈放射状发出 5 个分支:①颞支。有 2~4 支,支配额肌和眼轮匝肌等。②颧支。有 3~4 支,支配眼轮匝肌和颧肌。③颊支。分为上、下颊支,主要支配颧大肌、颊肌、上唇方肌、口轮匝肌及其他口周围肌。④下颌缘支。支配下唇方肌和三角肌等。⑤颈支。支配颈阔肌(图 26-1)。

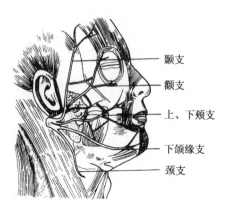

颞支
颧支
上、下颊支
下颌缘支
颈支

图 26-1 面神经解剖示意图

面神经的终末分支变异很大。Conley(1976)在一千余例腮腺切除的病例中,对其中 100 例采用术中面神经分支分布的摄像分析,结果显示面神经分支的形式没有1例完全相同。这一特点在面神经损伤探查时,给寻找面神经断端带来不便。有人将面神经末梢分支分为6类,对于了解面神经分支的变化有所帮助(图 26-2)。面神经面部分支位于 SMAS 的下方,从腮腺前缘分出,其体表定位对外科医师进行面神经探查有参考价值。Peterson(1987)描绘的面神经终末支分布的体表投影,可供临床应用。以耳前及耳垂为界,他画出了下颌缘支、颊支、颧支及颞支的部位(图 26-3)。

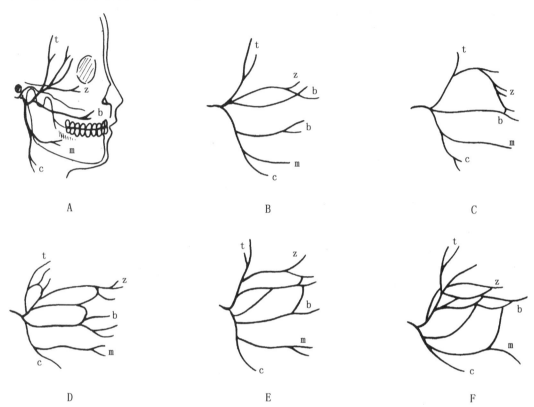

图 26-2　面神经末梢分支类型(仿 Converse,Reconstructive Plastic Surgery,第二版,1977)

t.颞支　z.颧支　b.颊支　m.下颌缘支　c.颈支

A.第一类　B.第二类　C.第三类　D.第四类　E.第五类　F.第六类

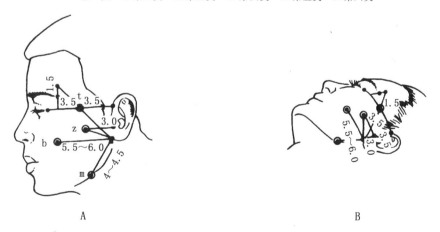

图 26-3　面神经终末支体表投影(仿 Peterson,Clinic in Plastic Surgery,1987)

t.颞支　b.颊支　z.颧支　m.下颌缘支

以耳前为界,定位各末梢支的位置。颊支在耳垂前方 5.5～6.0cm 处出现,下颌缘支在耳垂下方 4～4.5cm处出现。

第二节　面瘫的分类、临床表现与诊断

一、分类

(一)根据面神经损害部位的不同分类

根据面神经损害部位的不同,可分为中枢性面瘫和周围性面瘫。

中枢性面瘫(central facial paralysis)的损害部位在面神经核以上,至大脑皮层之间的一侧皮质脑干束纤维,也称核上性面瘫。面神经核上部的细胞接受两侧皮质脑干束的纤维,共同支配同侧睑裂以下的表情肌,

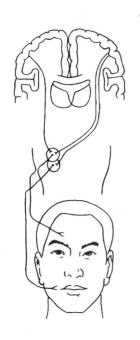

包括额肌和上部眼轮匝肌的运动;面神经核下部的细胞只接受对侧皮质脑干束的纤维,其轴突组成面神经的运动纤维,支配同侧睑裂以下的表情肌(图 26-4)。因此,当一侧中央前回下部巨型锥体细胞及其轴突发生病变时,可引起病变对侧睑裂以下的表情肌瘫痪。中枢性面瘫的临床特点是病变对侧睑裂以下的面部表情肌瘫痪,常伴有与面瘫同侧的肢体瘫痪或功能障碍,无味觉和唾液分泌障碍。周围性面瘫(peripheral facial paralysis)是因面神经核或面神经运动纤维发生病变所造成的,也称为核性或核下性面瘫。如果损害发生于脑桥下部至茎乳孔段,还可能伴随味觉丧失、泪腺和涎腺分泌障碍、听觉改变等临床症状。从发病率统计资料来看,周围性面瘫的发病率远远高于中枢性面瘫,而在周围性面瘫中,颞骨段的发病率高于颅内段和出茎乳孔段。与整形外科相关的面神经瘫痪主要是周围性面瘫,在笔者报告的三百多例面神经瘫痪外科治疗总结中,面神经外伤性及 Bell 面瘫(即周围性面瘫)占绝大多数。

(二)根据发病原因分类

1.炎症

(1)Bell 面瘫　因 Charles Bell(1821)最先描述该疾病而得名。其发病原因尚不明确,可能与寒冷侵袭、病毒感染、炎症、面神经营养血管痉挛等因素有关,病变限于颞骨骨管内面神经水肿,因此,把这种病因不明确的面瘫统称为

图 26-4　中枢性和周围性面瘫

Bell 面瘫。Bell 面瘫通过消炎、应用神经营养药物、面神经减压、中医针灸、理疗等往往能够治愈,或者明显改善症状,也有少部分病例不治自愈。如果早期经过治疗无效或症状改善不明显,2 年以后就转变为陈旧性面瘫,面部表情肌瘫痪并且发生进行性萎缩,表情功能完全丧失。

(2)中耳炎、腮腺炎、脑炎、脑膜炎等　也可导致面神经损害。

(3)Hunt 综合征　病变侵犯面神经颞骨骨管内段全程,有明显的耳甲腔疱疹或不明显的疱疹,需要与 Bell 面瘫相鉴别。

2.外伤或手术损伤

(1)产钳外伤　婴儿乳突尖未发育时面神经位置表浅,可能会在分娩过程中因用力过猛或使用产钳不当而造成面神经损伤。

(2)颞骨骨折　面神经在颞骨骨管内走行较长,颞骨岩鳞部骨折,往往会造成面神经损伤、受压或断裂。

(3)颜面外伤　面神经出茎乳孔后,在耳下及颜面部位置表浅,颜面部外伤尤其是切割伤,均可引起面神经断裂,导致面神经支配区发生功能障碍。近年来,交通肇事等因素不断增加,外伤性面瘫的发病率也逐渐提高。

(4)手术损伤　常见于乳突根治术、听神经瘤摘除术、腮腺肿瘤切除术、面部血管瘤切除术后等。在进行面部皮肤提紧术、下颌角截骨术、下颌支和髁状突骨折内固定术时,也可能造成面神经损伤。

3.肿瘤　发生于颅内外可能波及面神经的肿瘤,如听神经瘤、腺样囊性癌、中耳鳞状细胞癌、脑膜瘤和神

经鞘瘤等,均可能出现面瘫。

4.先天性面瘫 由于胚胎发育过程中某种不明因素导致的面神经发育不全,患者出生后即出现面部表情肌瘫痪,有的发生于单侧,也有的发生于双侧,并伴有其他症状,如面部狭长、双侧下颌前突、智力发育障碍等。

(三)根据面瘫发生部位分类

1.单侧性面瘫 在面瘫的病例中,绝大多数发生于单侧,可引起面部表情不对称及语言功能障碍。

2.双侧性面瘫 临床上很少见,往往为先天性面瘫,可能同时并发其他畸形。

(四)根据面神经的损伤程度分类

1.完全性面瘫。

2.不完全性面瘫。

(五)根据面瘫的病程分类

1.早期面瘫 是指面神经损害的早期阶段,面部表情肌无明显萎缩,面神经经过治疗可能有不同程度的恢复。例如:Bell 面瘫早期应用神经营养药物、激素、理疗、神经减压、针灸等治疗,可获得明显疗效;外伤性面瘫早期可以进行神经松解术、神经吻合术、神经移植术、跨面神经移植术和吻合血管的跨面神经移植术等治疗,以恢复对面部表情肌的再支配。

2.晚期面瘫 也称为陈旧性面瘫,是指各种原因引起的面瘫,包括病程超过 2 年,面部表情肌功能无明显恢复的病例,以及外伤性面瘫曾作过神经吻合手术、神经移植术、跨面神经移植术等,术后 1 年面神经功能无明显恢复的病例。

二、临床表现与诊断

面瘫是一个综合症候群,不同类型者临床表现各有差异,除面部表情肌瘫痪外,还伴有其他症状。检查手段主要依靠物理检查,根据临床表现进行诊断和鉴别诊断。肌电图检查对面神经的功能状况及再生状况的诊断有所帮助,但对表情肌瘫痪的程度、面神经的损伤程度及表情肌的萎缩程度尚无确切有效的检查手段。

(一)面部表情肌瘫痪

1.额部症状 患侧额部平坦、光滑;做皱额、皱眉、眉毛上举等动作时,表现为健侧活动良好,患侧表情肌瘫痪。

2.眼部表现 双侧睑裂可能不在一个水平面上,患侧外眦角下垂,两侧睑裂大小不等,患侧明显大于健侧。患侧下眼睑不同程度外翻,或下眼睑中央部分下垂,下眼睑泪点有时不能紧贴泪湖,有溢泪。患侧下眼睑眶筋膜松弛,呈睑袋外观。当患者做闭眼运动时,眼睑不能完全闭合。如果是不完全性面瘫,眼睑虽然能够轻微闭合,但用手指撑开睑裂时,眼睑缺少张力抵抗。由于长期眼睑闭合不全,导致结膜慢性炎症、内外眦角分泌物积聚及角膜外露,可能造成角膜混浊甚至失明。

3.鼻部表现 患侧鼻唇沟消失,鼻翼下降或塌陷,人中嵴偏向健侧,鼻孔不能缩小或扩大,不能皱鼻。对于鼻翼下降程度及人中嵴偏斜程度应予以测量及记录。方法是以内眦角水平连线为基础,测量两侧鼻翼底部至两内眦线的距离。

4.颊部表现 患侧颊部皮肤和皮下组织臃肿、松弛、下坠。特别是病程超过 3～5 年的陈旧性面瘫,以及年过 40 岁的患者尤为明显。

5.唇部及口角 患侧上、下唇肌肉萎缩,唇变薄,闭合不全,口角下垂,失去正常口角外形,呈现圆形口角,口裂向健侧歪斜。让患者做提上唇、下唇动作时,口裂歪斜更加明显。这类患者不愿讲话及谈笑,因为讲话和谈笑时口鼻歪斜更加严重。患者不能自主、对称地外翻上下唇,也不能对称地开唇露齿,做鼓气动作时患侧口角漏气,不能吹口哨,不能闭口鼓气。患者上、下唇红变薄。对于上述畸形均应加以检查并记录。

6.颈及下颌部 组织臃肿,不能自主地下降口角及下唇,颈阔肌不能收缩,使下唇偏向健侧。

7.语言改变 严重的患者常伴有语言不清,特别是发唇齿音时发音不清。

8.对进食的影响 由于颊部肌肉瘫痪,导致进食活动受到影响,食物残余积聚在龈颊沟内,且患侧颊部组织易被不自主地咬伤。

9. 面肌痉挛　不完全性面瘫患者常伴有不自主的面部肌肉痉挛及抽搐。

（二）味觉改变

面神经损伤发生于茎乳孔以内段，还可能伴有味觉丧失。检查时用手持纱布固定舌体，擦干唾液后，以棉签蘸糖水或盐水涂于患侧的舌前 2/3。嘱患者用手表示有无味觉，确定是否有味觉丧失。

（三）听觉改变

主要是检查镫骨肌的功能状态。分别对患侧与健侧进行由远至近的比较，以了解患侧听觉有无改变。听觉的改变是由于镫骨肌神经麻痹后，失去了与鼓膜张肌神经（由三叉神经支配）的协调平衡，因此使镫骨肌卵圆窗的振幅减小，造成低音性过敏或听觉增强。

泪液检查：亦称 Schirmer's 实验，目的是观察膝状神经节是否受损。用滤纸两条（每条为 0.5cm×5cm），一端在 2mm 处弯折。将两纸条分别放置在两侧下睑结膜囊内作泪液流量测定。正常情况下 5 分钟末的滤纸浸湿长度约为 2cm。由于个体差异，浸湿长度可能不同，但两眼基本对称。如膝状神经节以上岩浅大神经受损害，则患侧泪液流量显著减少，该检查有助于面神经损害的诊断。在放置滤纸条的同时，必须将两眼所积存的泪液吸干。由于患侧的泪液运送障碍，故积留于结膜囊内的泪液增加，可能有假阴性结果。

面瘫的诊断并不困难，周围性面瘫要根据面部表情肌瘫痪的程度和范围、味觉、听觉及泪液检查的结果，来明确面神经损害的部位，从而作出相应的损害定位诊断。

1. 面神经茎乳孔以外段受损表现为：患侧面瘫。

2. 鼓束与镫骨肌神经节之间受损表现为：患侧面瘫＋味觉丧失＋涎腺分泌障碍。

3. 镫骨肌与膝状神经节之间受损表现为：患侧面瘫＋味觉丧失＋涎腺分泌障碍＋听觉改变。

4. 膝状神经节受损表现为：患侧面瘫＋味觉丧失＋涎腺、泪液分泌障碍＋听觉改变。

5. 脑桥与膝状神经节之间受损表现为：患侧面瘫＋味觉、分泌功能障碍＋可能有耳鸣、眩晕。

6. 核性损害表现为：患侧面瘫＋轻度感觉与分泌障碍＋影响展神经或累及皮质延髓索。

面瘫的诊断对指导临床选择治疗方法是十分必要的。不同的原因、损伤部位、程度及病程导致的面瘫，其治疗方法也不相同。

第三节　面瘫的整形外科治疗

面瘫的外科治疗可分为非动力性即静力性悬吊手术和肌肉功能动力性再造手术。非动力性手术是通过应用阔筋膜或组织代用品材料等悬吊下垂口角及面部软组织，使面部在静态时获得对称。动力性手术疗法是指通过神经修复等外科手术，使患侧面神经及表情肌恢复收缩功能，或采用吻合血管神经的肌肉移植手术，获得面部表情动态下的对称。但是，治疗面瘫的任何一种外科手术方法，要获得面部表情肌的对称运动都是十分困难的，采用多种外科手术及术后表情功能训练的综合治疗，可能收到较满意的治疗效果。

一、非动力性治疗与动力性治疗

（一）非动力性治疗

1. 静力悬吊术　是治疗晚期面瘫的传统手术方法，即通过张力悬吊矫正颊部软组织松弛、口角下垂、眼睑闭合不全及下睑外翻等畸形。这种术式只能改善面瘫患者静态时面部的畸形，当患者说话或笑时，仍然出现口鼻歪斜的面相。静力悬吊术以 Blair(1926)的阔筋膜悬吊最具有代表性。静力性筋膜悬吊治疗晚期面神经瘫痪仍是一门基本技术。王炜(1997)总结 301 例面神经瘫痪外科治疗中，有 92 例采用阔筋膜悬吊。本手术只要技术应用确当，在矫正口、眼歪斜方面是一有效的术式。由于动力性面部肌肉功能再造适应证的限制，本手术是临床上较常用的手术方法。临床上也有应用掌长肌腱、真皮以及硅橡胶、聚四氟乙烯等材料的报道，但是，以阔筋膜的应用最为广泛。近年来，在探索高分子生物材料方面取得了显著进展。Petroff(1994)在 1983～1990 年对 31 例完全性面瘫患者使用 GORE-TEX 的膨体聚四氟乙烯(ePTFE)植入材料悬吊，经过

10 年的临床观察,所有面瘫患者的术后效果都较为满意。

(1)适应证　适用于各种原因引起的完全性陈旧性面瘫,无法进行神经吻合、神经移植和吻合血管神经的肌肉移植术的病例。对于早期面瘫不应选择静力悬吊手术来修复。

(2)手术方法　在颞部作 2~4cm 长的小切口,分离达颞深筋膜;在患侧鼻唇沟作约 0.5cm 长的小切口,分离达口轮匝肌;在健侧上、下唇唇红缘处作两个 0.5cm 长的小切口,分离达口轮匝肌表面;在健侧眉头下缘作 0.5cm 长的小切口,分离到深筋膜。

准备悬吊植入材料,若选择阔筋膜悬吊,需切取 2.0cm×20cm 阔筋膜 1 条,再把阔筋膜条分成 0.5cm×20cm 的 4 条备用;如选用 PTFE 等材料,需将悬吊材料消毒后待用。然后,分别用筋膜针沿面部深筋膜表面从颞部切口进入,至眉头、鼻翼、口角等部位穿出,造成隧道,将悬吊材料条引入隧道,从颞部切口拉出;口角处要做一个套环,另一端的两个悬吊材料从颞部拉出。用尼龙线或 PTFE 缝合线,呈 8 字形缝合固定于颞深筋膜深层之上。悬吊时要矫枉过正,悬吊的程度往往要过度矫正 1.0~1.5cm,以预防筋膜被拉长或固定点松弛(图 26-5)。应用 PTFE 时,颞部一端常用钛钉将悬吊材料固定在颧骨或颧弓上(图 26-6、图 26-7)。

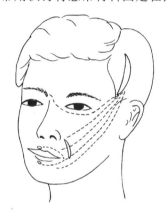

图 26-5　面神经瘫痪阔筋膜静力悬吊的皮肤切口及皮下隧道设计
皮肤切口:颞部、健侧眉角、鼻唇沟、上下唇　皮下隧道:虚线部分悬吊 4~6 区

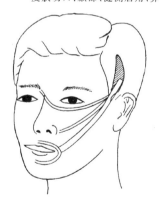

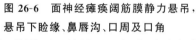

图 26-6　面神经瘫痪阔筋膜静力悬吊,
悬吊下睑缘、鼻唇沟、口周及口角

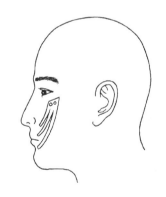

图 26-7　应用 PTFE 悬吊鼻唇沟和口角

在缝合眉头、鼻翼、上下唇切口时,为了避免出现切口处凹陷畸形,缝合前应作皮下游离。术后 1 个月内用弹性钩悬吊口角,以避免发生松脱。

2.颞肌瓣转移术　是一种面瘫的表情肌动力再造手术,但手术方法类似于筋膜悬吊,故列于此。

颞肌瓣转移术是利用一束带蒂的颞肌,前端连接 2~4 条筋膜,将颞肌瓣转移向下方,筋膜通过皮下隧道穿入,另一端从上、下眼睑的内眦部及口角引出,并固定于上、下眼睑的内眦部和口角,依靠颞肌收缩来恢复闭眼功能和矫正口角下垂。颞肌瓣的切取采用颞部及耳前面部除皱切口,切开颞浅筋膜及颞深筋膜的深浅两层,暴露颞肌,再从喙突上颞肌起点处切取一束颞肌,锯开颧弓切取,然后再固定颧弓。颞肌瓣转移术悬吊矫正面瘫的面部畸形,是一种动力性悬吊术式,除了矫正面瘫静态的不平衡外,尚有动力性作用。但是,这种动态平衡是不完善的,因此所获得的面部运动是不协调的,当咀嚼时颞肌瓣收缩,从而产生闭眼和口角上提的效果,许多患者术后都为这种不自主的闭眼和口角上提运动感到不快。另外,闭眼时外眼角被牵拉过紧,可能造成睑裂狭窄,外观也不自然。

3.其他治疗方法

(1)金属片植入　通过增加上眼睑的重力,可达到矫正因眼轮匝肌功能丧失引起的兔眼畸形。在眼睑内植入金属片,当患者直立时可以靠重力达到闭眼的效果。植入的金属片常为金片、钽片和有筛孔的不锈钢片等。其缺点是:在卧位时,由于金属重力方向的改变,往往发生逆行性睑裂开大;金属片在眼睑内长期摩擦,可能造成皮肤穿孔而被排除,目前已很少应用。

(2)磁片植入　把两个小磁片分别植入上、下眼睑,依靠磁石的引力来闭合眼睑,即使仰卧位也不会发生眼睑闭合不全。但是,磁片在组织内容易引起排斥,造成磁片异物外露,磁力的大小也很难掌握,目前在临床上很少应用。

(3)皮肤整复术

1)下眼睑整复术　长期面瘫患者,由于眼轮匝肌功能丧失,下眼睑皮肤松弛,故往往出现下眼睑下垂或外翻,即使采用下眼睑悬吊术,也难以纠正皮肤松弛。如配合进行下眼睑皮肤整复术,并提紧眼轮匝肌(图26-8),可获得良好的效果。

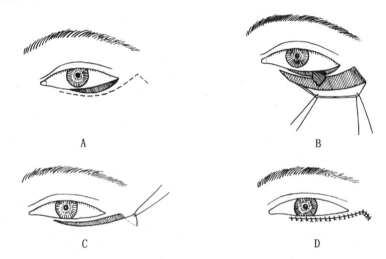

图 26-8　下眼睑切除部分松弛皮肤,使眼轮匝肌和皮肤提紧

2)眉毛上移术　为了矫正眉毛位置下垂和向上仰视时的视野狭窄,可以选择筋膜眉毛悬吊,配合面瘫动力性和非动力性修复手术;也可通过眉毛上方的皮肤切除,使眉毛位置上移(图 26-9),为预防复发,需稍过度矫正。

3)睑缘粘连术　在面瘫以后,严重的眼睑闭合不全可能导致角膜混浊甚至失明。为了预防并发症,矫正眼睑闭合不全,可采取睑缘粘连术(图 26-10),改善眼睑闭合不全的缺陷。

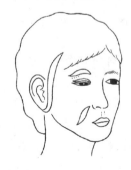

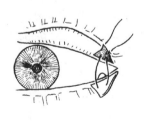

图 26-9　在颞部、耳前、额部及鼻唇沟作部分皮肤切除,使上睑、眉毛及口角上提

图 26-10　作睑缘粘连,改善眼睑闭合不全

4)鼻唇沟再造术　为了使面颊部形态尽力对称,矫正面颊部软组织下垂、鼻唇沟消失,在作静力悬吊或吻合血管神经的肌瓣移植手术的同时,可以配合鼻唇沟再造及悬吊术,也可以单纯作鼻唇沟再造术,作为一种辅助治疗方法。

（二）动力性治疗

面瘫的动力性治疗包括面神经断裂的修复、面神经-舌下神经吻合、跨面神经移植、颞肌瓣或咬肌瓣转移,以及带血管神经肌瓣移植等。对于晚期面神经瘫痪,凡患者身体健康、年龄在60岁以下、一侧性面瘫者,笔者推荐采用带血管神经肌瓣移植。

在吻合血管神经的肌瓣移植中,可供移植的肌肉有掌长肌、趾短伸肌、股薄肌、背阔肌、阔筋膜张肌、胸小肌和前锯肌等。供肌应具备以下条件:①供肌不应具备一个血供和多单元神经支配源;②供肌的肌纤维走向、性状、大小应与所需重建的表情肌相符;③易于取材,切取后供区不遗留功能障碍。Terzls则提出胸小肌具有两个神经源,可用以同时恢复两块以上的肌肉动力再造。王炜提出超长血管神经蒂肌瓣移植一期治疗晚期面瘫,移植肌肉可使被其覆盖的瘫痪肌肉再神经化,能使面瘫肌肉动力再造达到较为完善的程度。Harii观察股薄肌移植术后8个月,体积缩小50%左右。移植肌术后萎缩是肌肉移植的一个共同问题,一般主张采用大块的肌肉作供肌。但是,许多学者认为,无论是股薄肌、胸小肌或背阔肌移植,术后供肌臃肿是较为普遍的缺点。王炜提出的节段性断层背阔肌瓣移植,使移植肌瓣缩小到(2～6)cm×(6～9)cm×0.4cm左右,使移植肌瓣在静态及动态时均达到与健侧对称的效果。

在面部表情肌功能重建的治疗中,无论是一期还是二期吻合血管神经的肌肉移植,对于晚期面瘫的动力性修复均取得了比较满意的效果。有人从理论上推测,一期肌肉移植的血管神经蒂较二期肌肉移植的长,肌肉神经化的时间也应相应增加,肌肉的萎缩也应增加;而二期肌肉移植的神经再生要经过两处吻合部位,纤维组织增生的可能性就大,必然影响局部血供和再生轴突的通过数量,导致获得的肌肉收缩力减弱。王炜的62例一期肌肉移植治疗晚期面瘫的临床经验表明,一期肌肉移植,虽然血管神经蒂很长,但肌肉神经化的时间并没有延长,其中有的病例在移植后107天,移植肌肉出现了新生电位,128天后移植肌肉产生了自主运动,一期肌肉移植治疗面瘫的成功率较高,疗效满意。

1.面神经吻合术　由于锐性损伤、手术误伤造成面神经断裂,应尽量在早期作神经断端吻合术,达到恢复表情肌神经支配的目的。

（1）适应证

1)锐性损伤造成面神经完全性或不完全性断裂的病例,在损伤后6～8个月均可进行一期神经吻接。

2)面神经切割伤病程不超过1年的病例,表情肌无明显萎缩。

3)面神经缺损小于0.5cm,神经吻合无张力。

（2）手术要点

1)切口　采取面部外伤瘢痕切口,或手术原切口,或耳前-下颌区面部除皱切口。

2)解剖面神经　根据面神经断裂部位解剖面神经的近、远心端,有时断裂神经不易辨认,可在术中借助神经刺激仪,或针麻仪刺激以明确神经两断端,并适当向两侧游离,尽量减少面神经的缺损程度。

3)面神经吻合　两个面神经断端在无张力的情况下,可进行神经外膜缝合、束膜缝合或外膜-束膜联合缝合。神经吻合时用11-0无创伤缝线,应在手术放大镜下或手术显微镜下缝合,以保证吻合质量,防止被意外拉断。

4)创口缝合　清洗创面,严密止血,分层缝合,放置引流,加压包扎。对于腮腺包膜打开者,应将腮腺包膜缝合,以避免术后出现腮腺漏。

面神经吻合术术前、术后对比见彩照50。

2.神经移植修复面神经缺损术　早期面神经损伤、神经缺损较大、病程不超过1年、面部表情肌无明显萎缩的病例,可考虑行神经移植术,修复面神经缺损。

（1）适应证

1)面部外伤或手术造成的早期面瘫,面神经的中枢端是健康的,而且近、远心端均具有神经吻合的可能性。

2)面部表情肌无明显萎缩。

3)面神经断端缺损大于 0.5cm 以上。

(2)手术要点

1)切口　采取耳前-下颌区面部除皱切口。

2)解剖面神经断端,测量面神经缺损长度。

3)切取神经　神经移植的供区常选择腓肠神经、耳大神经或桡神经浅支等感觉神经。①腓肠神经移植。参见第十一章"其他组织移植"第六节"神经移植"。②耳大神经移植。沿耳前-下颌切口分离皮下组织和颈阔肌,暴露颈外静脉和胸锁乳突肌,耳大神经在胸锁乳突肌后缘中点的上方穿出,并沿肌肉表面走向腮腺尾叶和耳部。游离耳大神经达到足够移植的长度,切取耳大神经供移植。

4)吻合神经　以神经移植修复面神经缺损,采用外膜或束膜端端吻合。

3.面神经-舌下神经吻合术　Korte(1903)首先报道了因乳突、腮腺区肿瘤根治性切除造成的面神经缺损,为避免患侧面部表情肌发生萎缩,维持表情肌的张力和运动,采取面-舌下神经吻合术,以舌下神经为动力源,恢复面部表情的对称。这是一种古老的术式。对于早期外伤性面瘫近端无法修复,但损伤远段面神经良好的患者,本术式可较完全地恢复面部表情肌的动力功能,术后达到静态及动态面部表情肌的双侧平衡,因此是一良好选择。但是,该手术可造成一侧舌下神经部分瘫痪,约有 1/3 患者,术后言语及进食受到影响。

(1)适应证　适用于损伤面神经的近中枢端无法吻合,远心端神经具备吻合条件,而且面部表情肌无明显萎缩者。可用于早期周围性面神经损伤,也可用于听神经瘤切除后早期面神经瘫痪等。

(2)手术要点

1)切口　从乳突尖部沿胸锁乳突肌前缘向下颌骨下缘内 1.5cm 处,设计长 8～10cm 的切口。

2)解剖面神经　取耳前切口,根据不同情况解剖出面神经远端。对在面神经出茎乳孔处损伤的患者,其步骤是切开颈阔肌,暴露胸锁乳突肌、腮腺尾叶筋膜和颈外静脉,沿腮腺后缘和下缘与胸锁乳突肌之间作钝性分离,并将胸锁乳突肌往后牵引,显露二腹肌后腹。继而在乳突尖上方约 1cm 处、二腹肌后腹与外耳道软骨交角之间仔细地作钝性分离。暴露面神经干,沿面神经干向远心端解剖,游离面神经干,供吻接。

3)解剖舌下神经及降支　沿胸锁乳突肌前缘向下分离,分别把胸锁乳突肌前缘向后牵拉,二腹肌后腹向前牵引,暴露颈动脉三角。逐渐向深层钝性分离,在颈内静脉和颈外动脉浅面,仔细寻找舌下神经及降支,游离舌下神经达足够转移的长度,然后切断舌下神经干供吻接。

4)吻合神经　分别将面神经的远心端和舌下神经的中枢端转移,在无张力的情况下,把舌下神经中枢端与面神经远心端作显微吻合(图 26-11)。

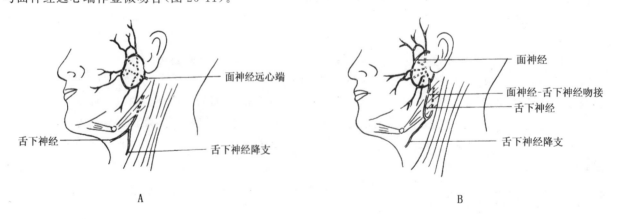

图 26-11　面神经-舌下神经吻接

5)缝合创口　将舌下神经与面神经的吻合处固定在周围组织,冲洗创口,严密止血,逐层吻合,放置引流,加压包扎。

4.面神经-副神经转移术　是 Drobnik(1897)最早报道的动力性修复面瘫的手术方法,这种方法对作为动力源的损伤相对比较小,可获得良好的面部表情运动,只是这种面部表情运动是不协调的,在耸肩时才能表现出来。在临床上,见到有的病例进行了面神经-副神经吻接后,由于功能欠佳及肩部不适,要求恢复原样。

Hofmen(1994)对 42 例行面-副神经转移吻合术的患者进行随访,结果大多数患者感到十分不自然,并要求切断这种神经吻合。

5.跨面神经移植术(cross-facial nerve transplantation) 是使用长段的神经移植,一端与健侧面神经分支的中枢端缝合,移植神经经皮下隧道到达患侧,使移植神经另一端与患侧面神经的远心端吻接在一起,通过面神经轴突再生恢复患侧表情肌的功能。Scaramella、Smith 等(1971)相继报道了跨面神经移植术治疗面瘫的病例。这种手术方法试图靠健侧面神经的传导支配患侧,以获得对称性的表情运动。使用健侧面神经作为运动神经传导源的理论依据有以下两个方面:①在日常生活中,大部分情况下的表情肌运动是左右对称的,表情肌是随意肌,如果以其他脑神经作为传导源,不能重建协调的表情运动。②面神经的分支及吻合支很多,有 50%的二级以下分支因手术需要被切断,都不会造成其支配区的表情肌面瘫。因此,可以把面神经的二级以下分支切断,用于作为恢复患侧面神经功能重建的动力源。

跨面神经移植术的优点在于:患侧表情肌接受来自健侧面神经的再生纤维,与健侧表情肌连动,面部表情比较自然,患侧表情肌的运动与健侧协调,表情有整体性,而且手术不造成其他功能障碍。但本术式不适用于晚期面神经瘫痪的修复。

(1)适应证

1)由于各种面神经创伤所造成的早期面瘫,患侧面神经中枢端缺损或无法吻合,不能进行面神经吻合术及面神经移植术的病例。

2)面瘫经过其他方法治疗,1 年内功能未得到恢复;或早期修复后 1 年效果不佳,面部表情肌无明显萎缩,患侧面神经中枢端不能吻合的病例,也可采用本术式。

3)陈旧性面瘫,患侧面部表情肌严重萎缩,选择二期吻合血管神经的肌肉移植术的一期手术。

(2)禁忌证

1)陈旧性面瘫,患侧面部表情肌发生明显萎缩的病例。

2)双侧面瘫的病例。

(3)手术方法及要点

1)切口 取双侧面部腮腺手术面部除皱切口。

2)解剖双侧面神经 参见"面神经吻合术"。

3)腓肠神经切取 根据需要切取一定长度的腓肠神经。

4)神经跨面移植 Anderl(1973)、Fisch(1976)等也报道了应用跨面神经移植术治疗面瘫,使这种手术又进一步得到改进和完善。各种术式存在一定差异,但手术方法可总结为以下 3 种类型:①Scaramella 法。健侧面神经颊支的分支与患侧面神经总干之间,通过腓肠神经移植相互吻接,移植的腓肠神经在下颌皮下内穿过(图 26-12)。②Anderl 法。将健侧与患侧面神经颧支、颊支、下颌缘支的各分支之间,通过 3~4 根神经段进行交叉联络。手术分两次进行,一期手术只作神经移植,把移植神经与健侧面神经各分支的近心端吻合起来。经过 4~6 个月后再进行第二期手术,将各移植神经的远心端分别与患侧各对应面神经的分支吻合(图 26-13)。Anderl 之所以把手术分为两期,是因为轴突再生需要较长时间,如果第一期手术就吻合患侧,则在轴突再生达到患侧面神经各吻合口之前,吻合处已经形成瘢痕,必然妨碍轴突通过吻合口,功能恢复不理想。③Fisch 法。取两根移植神经,把健侧面神经颧支、颊支的分支分别与患侧面神经的颞面干和面颈干吻合,两根移植神经都通过上唇皮下筋膜隧道到达患侧(图 26-14)。

5)缝合创口。

跨面神经移植术在理论上是一种理想的手术方法,但是,表情肌在神经再支配之前,失神经支配大约有 1 年的时间,在此期间将进行性地发生萎缩。由于轴突再生要通过较长的移植神经,最终通过吻合口到达患侧面神经的再生轴突数量很少,因此,获得的表情肌收缩力就弱。在跨面神经移植中,如果采用吻合血管的跨面神经移植,其结果优于单纯的神经移植。

6.神经肌肉内种植术 当面神经末梢端发生离断或撕脱时,面神经中枢端将无法与表情肌端吻接。王炜(1990)曾将面神经的中枢端植入表情肌内,临床上取得面部瘫痪表情肌功能部分恢复的效果。

7.吻合血管神经的肌肉移植术 参见本节二、三、四。

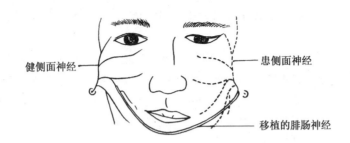

图 26-12　跨面神经移植术 Scaramella 法

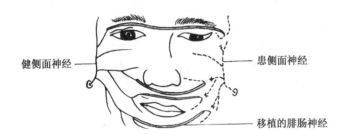

图 26-13　跨面神经移植术 Anderl 法

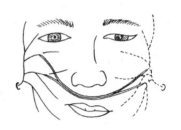

图 26-14　跨面神经移植术 Fisch 法

二、胸小肌移植治疗晚期面瘫

应用吻合血管神经的肌肉移植术重建陈旧性面瘫的表情肌功能,已经被认为是有效的治疗方法。Harii(1976)报道了应用吻合血管神经的股薄肌移植重建瘫痪侧的表情肌功能。O'Brien(1980)将跨面神经移植术与游离肌肉移植术结合起来,进行二期吻合血管神经的趾短伸肌移植治疗陈旧性面瘫,取得良好的效果。Terzis(1982、1989)、Harrison(1985)采用二期吻合血管神经的胸小肌移植治疗陈旧性面瘫。王炜等(1989)报道了跨面吻合血管神经的背阔肌移植一期治疗晚期面神经瘫痪。这些手术可以重建面下 2/3 的表情肌功能,使颧大肌、颊肌、上唇提肌等的肌张力和收缩功能得到部分恢复。在笔者所在医院进行的跨面神经移植治疗面瘫的患者的随访中,手术后只有少数病例能取得静态的两侧对称,较少有表情肌动力的恢复,而在肌电图中可见到患侧表情肌部分恢复功能。因此,本术式较多地被用于带血管、神经肌肉移植的准备手术,即第一期进行跨面神经移植,等待移植的腓肠神经与健侧面神经吻合后有神经功能的恢复,通常采用 Tinel 征检查,如果阳性,再进行第二期带血管、神经的肌肉移植,两期手术之间间隔为 8～12 个月。祁佐良等(1997)报道了多血管神经蒂的腹内斜肌瓣移植治疗陈旧性面瘫的应用解剖研究,进一步探讨了患侧表情肌功能的整体重建。

吻合血管神经的胸小肌移植是治疗晚期面瘫的有效术式。胸小肌移植治疗面瘫的手术分两期进行,第一期作跨面神经移植,第二期作带血管神经的胸小肌移植。

胸小肌移植治疗晚期面瘫时,应注意以下问题。

1.胸小肌较薄,不臃肿,呈三角形,是面部表情肌重建所要求的移植肌肉的形态,但举重、游泳运动员的胸小肌发达,应尽量避免选用。

2.胸小肌切取后肢体功能不受影响,而且切取肌肉的切口较小。

3.胸小肌具有独立的血供和胸前神经支配,是作供肌的解剖学基础。Terzis 强调指出胸小肌神经支配的特殊性,胸小肌的上部 1/3 由胸前神经外侧支支配,而下部 2/3 由胸前神经内侧支支配,后者是臂丛神经内侧束的分支。这就使得胸小肌的两部分形成各自独立的运动单位,这对面瘫的治疗来说是难得的良好供区。

4.胸小肌位置较深,而且动、静脉分布差异较大,不易切取,为行胸小肌移植治疗面瘫带来不便,有时手术时间长达 16～17 个小时,因此可能导致移植肌肉缺血时间过长。

5.胸小肌移植同其他肌肉移植一样,手术需分期进行,两期手术时间相隔需 8～10 个月。

(一)应用解剖

胸小肌位于胸大肌深面,是一块扁肌,呈三角形,长 12～14cm,以分散的肌束起自第 3、4、5 肋骨的前面,近肋骨、肋软骨结合处,肌纤维向外上方汇成一扁平肌腱止于肩胛骨喙突。

1.血液供应　胸小肌的血供变异较大,动脉来源有3种情况,分别可能来自胸肩峰动脉、胸外侧动脉或直接来自腋动脉。这3种来源的动脉可单独供养胸小肌,也可同时存在。胸小肌的回流静脉常不与动脉伴行,有2～3支,直接注入腋静脉。胸小肌的动脉常从肌肉的内侧边缘穿出分支供应肌肉,也可自胸三角肌肌间沟到达胸小肌(图26-15、图26-16)。

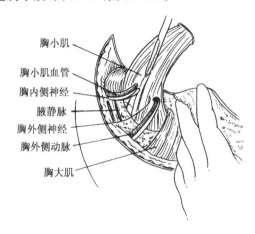

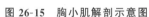

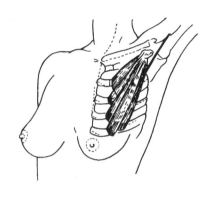

図 26-15　胸小肌解剖示意图　　　　図 26-16　胸小肌的位置示意图

2.神经支配　胸小肌的支配神经是胸前神经,其神经纤维来自 C_5、C_6、C_7、C_8 及 T_1,这些运动神经纤维到胸小肌时分成两支,即胸前神经外侧支及内侧支,以后者为主。胸前神经外侧支常穿过胸小肌,但不是胸小肌的主要支配神经。

(二)适应证

1.早期面神经损伤引起的面瘫,无法采用面神经吻合或神经移植修复的病例。

2.各种原因引起的陈旧性面瘫,排除颅内占位性病变而没有医治者,均可采用本术式。Terzis 在其大宗的临床应用病例报告中,提出在儿童面瘫治疗中,选择该手术效果更好。

(三)手术方法与步骤

手术分两期进行,第一期作跨面神经移植术;经过 8～12 个月后,第二期手术作吻合血管神经的胸小肌移植。

1.第一期跨面神经移植术　取腓肠神经 25～28cm,作跨面神经移植。神经的一端与健侧面神经的颊支吻合,选择颊支中吻合支予以切断,可用神经刺激器来确认;另一端放置在患侧颊部皮下,留待二期手术时应用。术后检查 Tinel 征,阳性时说明健侧面神经纤维已长入移植的神经内,这往往需要 6 个月以上的时间。

曹谊林等将第一期手术改良为带血管蒂的腓肠神经移植,利用腓肠神经伴行的小隐静脉与健侧面动脉端端吻合,使之静脉动脉化,小隐静脉远端与患侧的颞浅动脉远心端吻合。

2.第二期吻合血管神经的胸小肌移植

(1)胸小肌的切取　患者取平卧位,行气管内全身麻醉。手术可分两组同时进行。一组切取胸小肌瓣;另一组准备受区,解剖跨面神经移植的远心端和患侧面动脉、静脉。由于受区和供区比较靠近,两组同时手术会相互有些干扰。

切口:Terzis 取患侧胸部腋窝前皱襞后方的切口,该切口隐蔽,是一良好设计。但由于切口位置较深,胸小肌不容易暴露。笔者所在医院采取胸大肌、三角肌间隙切口,向下延伸至腋窝皱襞的前方,此切口较容易暴露胸小肌。

肌肉及其血管神经蒂的暴露:暴露胸大肌的下缘,游离胸外侧血管进入胸大肌下缘部分。追踪胸外侧动脉进入胸小肌内表面的进路,这是胸小肌的供养血管。显露胸小肌的下缘,并游离胸小肌于胸廓上的起点部分,掀起胸小肌使其外翻。暴露胸小肌内表面的血管蒂,显露胸前神经进入肌肉的内侧支及外侧支,并游离两支神经的共干部分,尽可能取得较长的神经蒂。游离动、静脉。在喙突处切断肌肉的止点,并使肌肉全部游离,但保留血管蒂,待受区准备完成后再断蒂进行肌肉移植。

（2）受区准备　面部作患侧除皱手术切口，在 SMAS 筋膜层分离，解剖跨面神经移植的远心端，游离移植神经断端，在下颌缘处解剖面动脉和面静脉，游离后待用。面部皮肤的分离范围，上方达颧弓及颞浅筋膜，下方到患侧口角及鼻唇沟。

（3）吻合血管神经的肌瓣移植　肌瓣断蒂后移植到患侧面部，胸小肌的胸廓端固定在口角及鼻唇沟处，喙突端固定于颧弓上方和颞肌筋膜。移植时应保持肌肉原有的肌张力，口角的上提程度以过度矫正 1cm 左右为宜。胸前神经的断端与跨面移植神经的断端吻合，胸外侧动、静脉与面动、静脉吻合（图 26-17）。

（4）关闭创口　创口严密止血，逐层缝合创口，放置引流，包扎。

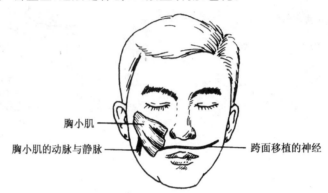

图 26-17　胸小肌移植治疗面瘫第二期手术：
血管与面动、静脉吻合，神经与跨面神经吻合

三、超长蒂节段断层背阔肌肌瓣一期移植治疗晚期面瘫

在吻合血管神经的肌瓣移植治疗晚期面瘫中，所采用的趾短伸肌、股薄肌、胸小肌、胸大肌、背阔肌及前锯肌等均选择两期手术，第一期进行跨面神经移植，8～12 个月后进行第二期手术，即吻合血管神经的肌肉移植，主要是因为供区肌瓣难以找到足够长度能作跨面神经移植的神经蒂。另外，一些学者认为，一期跨面吻合血管神经的肌瓣移植，由于神经再生的时间大约需 8～12 个月，在长时间的轴突再生过程中，移植肌瓣失神经支配而发生肌肉萎缩，可造成手术失败。王炜（1985）设计了超长血管神经蒂的节段性背阔肌肌瓣移植，1986 年用于临床并取得成功。背阔肌肌瓣可解剖一个 14.0～17.5cm 长的血管神经蒂，一期完成跨面神经移植和背阔肌肌瓣移植，缩短了治疗周期，减少了手术次数，提高了手术成功率，术后疗效良好。

以往进行的带血管神经肌肉移植，多半是整块肌肉，因此肌肉的本身形态，即为移植肌肉的形态。王炜设计了背阔肌节段断层肌瓣移植，根据背阔肌显微解剖结果显示，背阔肌可分成 5～6 个节段肌瓣，一般采用胸背动脉外侧支外侧节段肌瓣供移植。节段肌瓣解剖完成后，由于其厚度较厚，为防止臃肿，还可去除该肌瓣的脏层，制成断层肌瓣供移植，并可根据患者的病情设计不同形态、不同厚度的肌瓣供移植，或制成一蒂两肌瓣的串联肌瓣供移植。

O'Brien 等设计的分期肌肉移植手术，其跨面神经移植是不带血管的，因此术后神经恢复时间较长，而且神经移植的成功率也受到影响。我们选用的超长蒂肌瓣移植，实际上是带血管的胸背神经跨面移植，所以神经移植的成功率高，临床实践证明轴突再生速度快。

（一）应用解剖

以胸背动脉段动脉所供养的肌瓣，称为背阔肌节段肌瓣或背阔肌段肌瓣。胸背神经的段神经常与段动脉伴行。肩胛下动脉由腋动脉分出后，在起点下方 2～3cm 处，分出旋肩胛动脉，并向下移行为胸背动脉，约在肩胛骨下角平面上方分为内、外侧支（占 92.45%），由内、外侧支再分出段动脉。内侧支多半分出 2～3 支段动脉，外侧支分出 3～4 支段动脉。段动脉的起点直径多半在 0.5～0.9mm，段动脉的长度多半在 6～7cm。

在临床应用上，超长蒂节段肌瓣移植，蒂长需要 14～17cm 才能达到跨面神经移植的目的，因此，背阔肌的血管蒂不仅包括胸背动脉，而且包括肩胛下动脉在内。即使如此，背阔肌的可见血管蒂长度也只有 11～14cm，即：肩胛下动脉 2～3cm，胸背动脉 3～4cm，内或外侧支 2～3cm，段动脉 6～7cm。为了使蒂部有足够的

长度,常常需要将肌肉内的段动脉连同部分肌束,制成超长的蒂。肌肉内的段动脉往往肉眼不易观察,可借助手术放大镜观察其肌膜下的踪迹(图 26-18)。

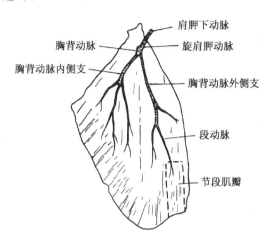

图 26-18　背阔肌胸背血管的解剖

(二)适应证

1. 早期面瘫患侧面神经的中枢端严重缺损,无法通过神经吻接进行修复的病例;或者作跨面神经移植术经 8 个月以上的随访,患侧面部表情肌无功能恢复的患者。

2. Bell 面瘫及各种原因引起的面瘫,病程在 2 年以上,面部表情肌的运动功能无明显恢复的病例。

3. 面神经损伤后经神经吻合术、神经移植术、神经松解等治疗无效的病例。

4. 颅面手术造成面神经颅面损害的患者。

(三)手术方法与步骤

麻醉方法选择气管内插管麻醉。取半侧卧位,或健侧垫高 30° 的仰卧位,目的是使供、受区手术可以同时进行。

手术分两组进行。一组在供区切取超长蒂节段断层背阔肌肌瓣;另一组在受区解剖健侧面神经、患侧面动静脉及肌瓣移植床。

1. 切取超长蒂背阔肌节段断层肌瓣

(1)切口　在健侧腋中线相当于背阔肌前缘的后方 2～3cm 处,作大锯齿形切口,长约 25cm 左右。

(2)解剖胸背血管神经束　切开皮肤及浅筋膜,暴露背阔肌前缘,向后使背阔肌肌腹显露宽 6～7cm 的范围。钝性分离掀起背阔肌前缘,在背阔肌内侧表面的肌膜下,自上而下暴露肩胛下动脉。切断结扎旋肩胛动脉、胸背动脉的内侧支,沿胸背动脉的外侧支继续向下分离。一般选择胸背动脉外侧支的第 2 或第 3 段动脉作为肌瓣的供养血管(图 26-19、图 26-20)。

(3)节段及断层肌瓣的设计　在背阔肌前外侧下端,选择薄的、有较粗段动脉滋养的肌肉作为供区。移植的节段肌瓣的内表面肌肉束可予以削除,即削除节段肌瓣的脏层,制成节段断层肌瓣。此处肌肉厚约 0.4～0.6cm。肌瓣的蒂端设计成三叶状,可供移植时分别固定在鼻唇沟、上唇、口角和下唇。肌瓣长为 8～9cm,宽为 5～6cm,用美蓝描绘肌瓣形态,以便于切取。

(4)超长血管神经蒂的准备　术前应对超长血管神经蒂的长度有所估计,测量患侧口角上方 1cm 到健侧面动脉搏动处的距离,即为血管神经蒂所需要的长度。由于血管神经蒂通过上唇隧道,测量时应估算在内。一般成年人血管神经蒂的长度在 14.5～17cm 左右,即能达到跨面移植的目的。

(5)肌瓣及血管神经蒂的切取　上述操作步骤完成后,在肌瓣表面标志出 5cm 的直线,在此线上,每 1cm 处缝合一针,以便肌瓣移植时作为测定肌肉张力的依据。结扎不需要动脉的分支,应使血管神经束完全游离,并用神经刺激仪检查肌瓣的神经支配,最后用电刀切断背阔肌,使肌瓣完全游离,并保护好血管神经蒂不受损伤。将节段肌瓣暂时埋藏在腋背部皮下,待准备完成后再断蒂供移植。

2. 解剖健侧面部血管、神经　为创造跨面神经移植的受区条件,需作健侧面部解剖,此手术由另一组医

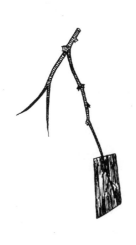

图 26-19　制作超长蒂肌瓣，
血管神经蒂可达 14～17cm

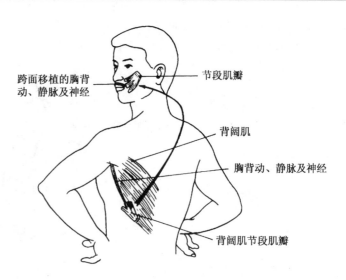

图 26-20　超长血管神经蒂的背阔肌肌瓣移植，
修复颧大肌和颊肌的功能

师完成。

(1)切口　作腮腺切除手术耳前及下颌除皱切口。

(2)解剖面神经　健侧面部皮肤切开后，在腮腺筋膜表面掀起皮瓣，于腮腺前缘 0.5cm 的正中点，向颊部深层水平钝性分离，可见乳白色的腮腺导管。在腮腺导管的上方及下方作横向分离，可以找到面神经的上、下颊支，直径约为 1.0～1.5mm。有时可以有 3 支颊支，这些颊支再向下发出分支即二级以下分支，常相互吻合成网，上颊支与颧支之间也有吻合。应用神经刺激仪选择能引起上唇或口角表情肌收缩的分支，予以切断，作为受区的吻合神经。同时切断的神经分支还起到减少健侧肌肉收缩力的作用，更有利于术后两侧肌力的平衡。

(3)解剖健侧面动、静脉　在下颌下缘触诊面动脉的搏动处，向深层钝性分离，找到面动脉和面静脉，并游离 2cm 左右的长度，备用。

3.患侧面部受区的准备

(1)切口　同健侧。

(2)肌瓣移植床的准备　掀起面颊部皮瓣，上方显露至颞浅筋膜，下抵下颌缘，前方达口角及鼻唇沟，在颧骨上制成一块 1cm×4cm 的筋膜骨膜瓣，蒂在上，作为肌瓣的止点处，并在上唇制作隧道与健侧相通，可容血管神经蒂通过。

(3)腮腺筋膜与颞浅筋膜叠合　在肌瓣移植前，切除臃肿的皮下组织或部分瘫痪肌肉，作腮腺筋膜与颞浅筋膜折叠缝合，以矫正面部松弛，类同 SMAS 除皱术。

4.超长节段性肌瓣移植　在面部健侧及患侧受区准备完成后，切断背阔肌节段肌瓣的血管神经蒂，使患者改为平卧位。

(1)节段断层肌瓣移植到受区　将游离的节段断层肌瓣移植到患侧面部，先用薄壁乳胶管导引，使肌瓣的血管神经束从患侧面部通过上唇隧道穿到健侧，将节段肌瓣蒂部的三叶肌束用缝合线固定于上唇、鼻唇沟、口角及下唇。按切取前肌肉的正常张力，把肌瓣的止点固定在颧骨骨膜筋膜瓣上，切除过长的肌肉。

(2)血管、神经吻合　应用显微外科技术先后依次吻合静脉、动脉、神经。在血管吻合完成后，可见胸背神经的断端有活跃的渗血，再作神经外膜-束膜联合吻合，使胸背神经与面神经颊支的分支吻合，此时可见肌瓣的边缘有渗血。

5.皮肤提紧术　肌瓣移植完成后，先作健侧面部止血及创口冲洗，关闭创口，再于患侧面部进行细致止血，冲洗创口。由于面瘫后患侧皮肤、皮下组织均松弛，为此常常需要切除 1～1.5cm 的多余皮肤，以达到皮肤紧缩的目的。

(四)术后处理

1.常规应用广谱抗生素　手术中参加人员较多，手术时间较长，约为 6～8 小时，因此，术后应常规预防性应用大剂量抗生素。笔者习惯应用抗葡萄球菌等的广谱抗生素。

2.常规应用血管活性药　术后给予低分子右旋糖酐、复方丹参等药物。术后 5～6 天开始,给予维生素 B_1、B_{12} 或新 B_1,持续应用 3 个月。

3.应用神经再生活性因子　对于有条件的患者可考虑给予神经生长因子、bFGF 等药物,以促进神经轴突的再生。

4.防止患侧面部再度下坠　采用胶布索条牵引面部皮肤,或用口角塑料钩悬吊口角,应维持 3 个月。如患者有顾虑,可在夜晚应用。

5.定期随访检查　术后前 3 个月每 2 周随访 1 次,在 3 个月时进行肌电图检查。以后每 2 周进行 1 次肌电图检查,直至肌肉完全恢复自主运动为止。

(五)超长蒂节段断层背阔肌肌瓣移植的特点

超长蒂节段断层背阔肌肌瓣一期移植治疗面神经瘫痪是一种新的术式,与以往的术式相比具有下列特点。

1.把两期手术改为一期完成。如前所述,O'Brien 或 Terzis 等均是先行跨面神经移植,然后再进行带血管、神经的肌肉移植。本手术省去了跨面神经移植阶段,减少了手术次数,缩短了治疗周期。

2.变整块肌肉移植为节段肌瓣移植。在 Terzis 所进行的胸小肌移植及其他人所进行的趾短伸肌移植等,均是整块肌肉移植。笔者根据背阔肌内血管、神经分布的特点,一块背阔肌可以分为 5 个以上的节段肌瓣供体。这样可扩大背阔肌节段肌瓣的应用范围,根据不同的受区需要,所需肌瓣的大小、形态和厚薄,以及血管蒂的长短等,灵活地进行切取。

3.把单纯的不带血管的跨面神经移植改进为带血管和带"靶器官"的跨面神经移植。在过去创用的一些术式中,其第一期跨面神经移植,均采用不带血管的腓肠神经移植。本术式的胸背神经作跨面神经移植时,有胸背动、静脉伴行。该神经穿过上唇与对侧面神经颊支的分支吻接时,由于是在动、静脉吻合完成后进行的,因此胸背神经的断端有活跃的渗血,说明神经有丰富的血供,有利于移植神经的生长和修复。更重要的是,胸背神经的远端有一块节段肌瓣附着,它是诱导健侧面神经末梢向跨面移植神经生长的"靶器官",这对移植神经生长修复的速度、移植神经的成功率,以及对跨面神经生长的导向方面来说都是极其有利的。节段肌瓣的存在,可诱导面神经末梢定向生长和修复(彩照 51、彩照 52)。

笔者通过临床观察发现,本术式中移植神经的修复速度较快,儿童的神经化速度较成人更快。如 1 例男性患者,36 岁,听神经瘤切除后造成一侧面瘫。采用本术式进行治疗,移植肌瓣长 90mm,胸背血管神经蒂长 155mm。术后 107 天,移植肌肉在肌电图上出现新生电位;术后 128 天,移植肌肉在面部出现自主的、随意的表情运动。上述新生电位与自主表情运动的出现,是移植肌肉神经支配初步完成的结果。如果以出现肌电图的新生电位计算,其神经化的速度分别为每日 1.91mm〔(155+90)mm/128 日=1.91mm/日〕,或每日 2.29mm〔(155+90)mm/107 日=2.29mm/日〕(彩照 53、彩照 54)。

4.变全层肌肉移植为断层肌瓣移植。本术式采用背阔肌断层肌瓣使肌瓣可以变得更薄,节段断层肌瓣的内侧面有丰富的神经末梢裸露,移植后容易使面部瘫痪的表情肌获得神经再生。这种肌肉-肌肉神经化的过程,通过病例观察,以口轮匝肌、颊肌出现最早。如有 1 例脑瘤术后导致面瘫 2 年的病例,术前患侧面神经、听神经完全瘫痪;术后 9 月,移植肌肉出现了自主活动。患侧上唇提肌、口轮匝肌的诱导电位测定,均出现了肌电活动和随意的表情运动(彩照 55)。

从本术式的上述特点来看,背阔肌是设计超长蒂节段肌瓣的理想供区,值得临床选用。

四、多神经血管蒂的腹内斜肌肌瓣一期移植治疗晚期面瘫

一期超长蒂吻合血管神经的背阔肌节段肌瓣移植治疗晚期面瘫,经过长期的临床研究和随访观察,已证明是有效的方法,术后 1～2 年,患侧面部均可出现自主的表情运动,肌肉收缩力量的程度与术者的手术操作水平有直接关系。然而,目前所有的动力性修复手术,都仅能恢复面下 2/3 的表情运动,而且肌瓣只有 1 个血管神经蒂,即使肌瓣分成 3 条肌束也不能获得多方向的面部表情运动。祁佐良(1997)报告了多神经血管的腹内斜肌肌瓣一期移植术治疗晚期面神经瘫痪,为寻找多神经蒂肌瓣移植供区;王炜(1991)设计了多神经蒂腹

内斜肌肌瓣一期移植治疗晚期面神经瘫痪,于1995年用于临床。

（一）应用解剖

腹内斜肌呈扇形,是一块扁肌,位于腹外斜肌的深面,起始于胸腰筋膜、髂嵴和腹股沟韧带的外侧1/2或1/3处,其后部肌束几乎垂直上升止于下3个肋骨,大部分肌束向前上方以不同斜度放散而变成腱膜,在腹直肌外侧缘分为前后两层包裹腹直肌,参与构成腹直肌鞘的前后层,至腹正中线终于腹白线。腹内斜肌的下部肌束行向前下方,作凸向上的弓形,跨过精索后延为腱膜,再向内侧与腹横肌腱膜会合形成腹股沟镰,止于耻骨梳的内侧端。

腹内斜肌的神经支配主要来源于第10、11肋间神经和肋下神经的运动支（图26-21）,这些肋间神经的运动支分别发出分支或终末支止于肌肉的上、中、下部。在笔者进行的腹内斜肌22例尸体解剖研究中,第11肋间神经入肌点至腋后线的长度为11.9cm,肋下神经入肌点至腋后线的长度为12.3cm。第10、11肋间神经和肋下神经由肋间隙穿出后,走行于腹内斜肌和腹横肌之间的肌间隙,在行程中不断发出分支支配腹内斜肌和腹横肌,终末支穿出腹内斜肌后,又发出运动支支配腹外斜肌和腹直肌,其感觉支分布于腹部皮肤。

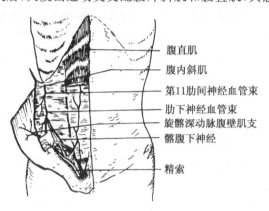

图26-21　腹内斜肌的神经支配来源于第11肋间神经和肋下神经

腹内斜肌的血供主要来源于肋间动静脉、肋下动静脉和旋髂深动静脉的主要肌支（图26-22）。肋间动静脉、肋下动静脉与肋间神经和肋下神经伴行,分别走行于腹内斜肌和腹横肌之间,在距腹直肌外侧缘5.5cm处穿出腹内斜肌,终末支分布于腹直肌和腹部皮肤。腹内斜肌的血供特点是呈节段性分布,其上部血供主要来源于第10、11肋间动脉,中部来源于肋下动脉,其下部接受旋髂深动脉腹壁肌支的血供。这些血管相互之间吻合形成血管网。第10、11肋间动脉和肋下动脉在腋后线的外径为1.6mm左右,伴行静脉较动脉更细,仅为1.3mm。多数旋髂深动脉的腹壁肌支比较粗大,血管直径在1.5mm以上,成为腹内斜肌的主要血供来源,可作为肌肉移植的吻接血管。

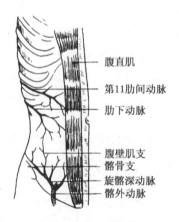

图26-22　腹内斜肌的血供来源于第11肋间动脉、肋下动脉和旋髂深动脉的腹壁肌支,各主要血管之间有丰富的吻合。取旋髂深血管,作为吻接血管

旋髂深动脉多起于髂外动脉,少数起于腹股沟韧带下方的股动脉;旋髂深静脉主干是由伴行于旋髂深动脉上、下方的两条静脉会合而成的,全部注入髂外静脉。旋髂深动脉分为两段,即腹股沟段和髂嵴段,从髂外动脉发出后,沿腹股沟韧带向外侧走行,在距起点大约 3.5cm 处,通常有 2～4 个分支,向上走行于腹内斜肌和腹横肌之间。其中一支粗大的、行程最长的分支称为腹壁肌支或升支,或称为腹壁外侧动脉。另一个终末支穿经腹横筋膜至髂前上棘,向后内方沿髂嵴内侧发出分支,滋养骨膜、髂骨和髂肌,称为髂骨支。腹壁肌支主要供养腹壁肌肉及皮肤,并且与下位肋间动脉、肋下动脉以及腰动脉的分支吻合。腹壁肌支起点的口径为 2.0mm 左右,伴行静脉的口径为 2.2mm 左右,其长度大约为 6.5cm。

1.腹内斜肌有多神经支配,一般接受第 10、11 肋间神经和肋下神经的运动支支配。这些神经均有肌支分布于肌肉不同部位的肌纤维,这就有可能将腹内斜肌肌瓣剪裁成不同方向的肌束而不失神经支配。

2.肌肉血供来源于第 10、11 肋间动脉、肋下动脉和旋髂深动脉的腹壁肌支,呈节段性分布。制成多个方位肌束的肌瓣时,各个肌束均能获得来自不同动脉或吻合支的血供,为肌束移植后的成活提供保障。

3.腹内斜肌是扁肌,移植到面部不臃肿。

4.在切取腹内斜肌肌瓣的同时,也要切取第 11 肋间神经血管、肋下神经血管和旋髂深动静脉的腹壁肌支。剩下的腹内斜肌、腹横肌、腹直肌和腹膜,还有旋髂深动脉的其他肌支和肋间动脉的吻合支供血,不至于发生缺血性坏死,也不会引起严重的功能障碍和并发症。

5.选择腹内斜肌肌瓣移植,在术中患者可采取卧位。肌瓣切取和受区准备两个手术小组可同时进行,术中不必翻动患者体位,能减少手术麻烦,缩短手术时间。

(二)适应证

同超长蒂吻合血管神经的节段性背阔肌肌瓣移植术。

(三)手术方法与步骤

术前备血 200～400ml,患者取卧位,行气管内麻醉。手术分成两组同时进行。一组在供区切取腹内斜肌肌瓣;另一组在受区解剖健侧面神经的上颊支和颧支的分支,患侧分离移植床,解剖颞浅动、静脉,并准备在显微镜下吻合移植神经和血管。

1.切取腹内斜肌肌瓣

(1)切口　在第 11 肋骨下缘与腋后线的交界处,向前下腹部正中相当于髂前上棘水平,作大约 30cm 长的"S"形切口(图 26-23)。

(2)显露腹内斜肌　沿切口线切开皮肤达腹外斜肌筋膜表面,将皮肤向两侧分离,暴露腹外斜肌。按照腹外斜肌肌束的走行方向,从肌束筋膜间打开腹外斜肌,显露出肌纤维方向与腹外斜肌垂直的腹内斜肌,用拉钩牵开腹外斜肌,尽量充分暴露腹内斜肌(图 26-24)。

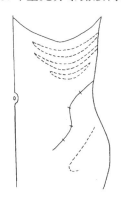

图 26-23　腹部切口示意图

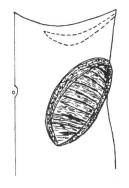

图 26-24　暴露腹内斜肌

(3)解剖神经血管　在腹直肌外侧缘垂直切开腹内斜肌的边缘,显露腹横肌肌膜。沿腹横肌肌膜表面分离腹内斜肌,一定要将肌筋膜带在腹内斜肌的内侧面,并确保不损伤神经和血管。肋间神经血管束、肋下神经血管束和旋髂深动静脉都走行于肌筋膜。在距腹内斜肌内侧缘大约 5.5cm 处可以见到旋髂深动静脉,其上方即第 11 肋间神经血管束,外侧有肋下神经血管束,按照术前设计的肌瓣大小,将肌瓣水平剪裁并保留与神经血管的联系,宽度一般为 3～6cm。解剖肋间神经血管束和肋下神经血管束至长度为 12～14cm,分离旋髂深动脉的腹壁肌支至旋髂深动脉干处。切取肌瓣长度为 10cm 左右,将肌瓣完全游离,准备断蒂。

2.受区的准备

(1)切口 作双侧耳前面部除皱切口。

(2)解剖健侧面神经 同超长蒂吻合血管神经的节段性背阔肌肌瓣移植术,在显露面神经颊支的同时分离颧支,找到颊支和颧支的分支及吻合支以备切断,作为移植肌瓣的神经吻接。

(3)分离患侧移植床 在腮腺筋膜浅面分离,上界达颞浅筋膜,前方到下睑内眦的外侧,解剖至眼轮匝肌、鼻唇沟和口角,用 20cm 的细长解剖剪刀在上唇分离皮下隧道,从患侧到达健侧,供肌瓣的神经蒂从隧道中穿过。在耳前解剖颞浅动静脉,使颞浅动静脉完全游离,作为受区的吻合血管;也可以选择患侧面动静脉作为受区血管。如何选择受区血管,应根据旋髂深动脉腹壁肌支在肌瓣的位置而定。

(4)多神经血管蒂的腹内斜肌肌瓣的制备 将游离的肌瓣内侧缘按照肌束的走行方向分离为上、中、下 3 束,分离深度不超过 2.0cm,避免损伤神经血管的入肌点。按设计切断第 11 肋间神经、肋下神经和旋髂深动脉腹壁肌支,完全游离腹内斜肌肌瓣并移植到患侧面部。腹部用剩余的腹内斜肌进行修补,将缺损部位拉拢缝合,腹外斜肌、皮下组织和皮肤逐层对位缝合,放置负压引流,行腹带加压包扎。

(5)吻合神经血管 肌瓣移植到患侧面部后,先用一条硅橡胶管与两个神经蒂近端的结缔组织缝合,利用硅橡胶管把神经蒂从患侧通过上唇隧道牵到健侧,可避免穿过隧道时损伤神经蒂。固定肌瓣,把腹内斜肌肌瓣的外侧端固定于颧弓及颞浅筋膜,肌瓣的内侧缘分成 3 束,上束固定于下睑眼轮匝肌,中束固定于上唇口轮匝肌和鼻唇沟处,下束固定于下唇口轮匝肌和口角。将旋髂深动脉腹壁肌支与患侧颞浅动脉或面动脉吻合,伴行静脉与颞浅静脉吻合;第 11 肋间神经与健侧面神经颧支的分支吻合;肋下神经与健侧面神经颊支的分支吻合(图 26-25)。

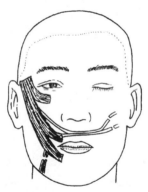

图 26-25 将腹内斜肌肌瓣分成 3 束,第 11 肋间神经、肋下神经与健侧
面神经颧支、颊支的分支吻合,旋髂深动脉腹壁肌支与患侧面动脉吻合

(6)皮肤提紧 面瘫后患侧皮肤、皮下组织常常松弛,缝合创口前可以切除多余的皮肤,把面部皮肤提紧,以矫正面部皮肤松坠畸形。

(7)关闭创口 冲洗创口,双侧面部皮肤逐层对位缝合,放置引流,包扎创口。

(祁佐良、王炜)

参考文献

〔1〕王炜,张涤生,杨川,等.跨面吻合血管神经的背阔肌移植一期治疗晚期面神经瘫痪.中华显微外科杂志,1989,12:155～158

〔2〕王炜,张涤生,杨川,等.超长蒂节段肌瓣移植一期治疗晚期面神经瘫痪.中华医学杂志,1992,72:681～684

〔3〕王炜,祁佐良,陈守正,等.面神经瘫痪外科治疗 301 例回顾.中华整形烧伤外科杂志,1997,13(6):439～442

〔4〕祁佐良,王炜,徐达传,等.多神经血管蒂腹内斜肌肌瓣修复面瘫的应用解剖.中国临床解剖杂志,1997,15(4):254～257

〔5〕曹谊林,张涤生,王德昭,等.吻合血管神经的游离胸小肌移植治疗晚期面瘫.中华整形烧伤杂志,1990,6:182

〔6〕上田和毅,波利井清纪.陈旧性颜面神经麻痹に对する手术.颜面神经,1990,344

〔7〕波利井清纪.颜面神经麻痹に对する机能再建术.手术,1981,35:149

〔8〕宫本义洋,茂要定之,风野伸二,等.颜面神经麻痹の再建手术.手术,1991,45:766

〔9〕Anderl H. Reconstruction of the face through cross-face nerve transplantation in facial paralysis. Chir Plastica. 1973. 2: 17

〔10〕Fisch H. Cross-face nerve grafting in facial paralysis. Arch Otolary ngol. 1976. 102:453

〔11〕Harii K. Ohmori. Torris. Free gracilis muscle transplantation. with microvascular anastomosis for the treatment of facial paralysis. Plast Reconstr Surg. 1976. 57:133

〔12〕Mackinon SE. Technical consideration of the latissimus dorsi muscle flap:a segmentally innervated muscle transfer for facial reanimation. Microsurgery. 1988. 9:36

〔13〕Manktelow RT. Free muscle transplantation for facial paralysis. Clin Plast Surg. 1984. 11:215

〔14〕Mayou BJ. Watson JS. Harrison DH. et al. Free microneurovascular transfer of the extensor digitorum brevis muscle for the treatment of unilateral facial palsy. Br J Plast Surg. 1981. 34:362

〔15〕O'Brien B. Franklin J. Morrison W. Cross-facial nerve graft and microneurovascular free muscle transfer for long established facial palsy. Brit J Plast Surg. 1980. 33:202

〔16〕Scaramella L. L'anastomose traidue nerve facial. Arch Ital Otologia. 1971. 82:209

〔17〕Tamai S. Komatu S. Sasamoto H. Free muscle transplantation in dogs with microsurgical neurovascular anastomosis. Plast Reconstr Surg. 1970. 46:299

〔18〕Terzis JK. Sweet RC. Dyke RW. Recovery of function in free muscle transplantation using microvascular anastomosis. JH and Surg. 1978. 3:37

〔19〕Thompson N. Antogenous free grafts of skeletal muscle a preliminary experimental and clinical study. Plast Reconstr Surg. 1971. 48:11

〔20〕Wangwei. Yangchuan. Karim Hussaim. et al. Facial reanimation with a single-stage free transfer of split and segmental latissimus dorsi flap. J Shanghai Second Medical University. 1994. 8(2):7~13

第二十七章　颈部畸形和缺损

颈部是人体的特殊部位,不仅有颈段气管、食管为呼吸、饮食之通道,而且颈部皮肤、肌肉及颈椎在维持端正的头位及灵活的颈部活动方面,亦起到重要作用。颈部畸形和缺损,直接影响生理功能和外形,需要手术整复。造成颈部畸形和缺损的常见原因有:烧伤后瘢痕挛缩畸形、创伤炎症后畸形、肿瘤切除后缺损畸形以及先天性畸形等。本章将依次介绍颈部瘢痕挛缩畸形、蹼状畸形、甲状舌管瘘(囊肿)、斜颈、咽部狭窄及闭锁、喉气管狭窄及缺损、颈段食管缺损的整复手术治疗。

第一节　颈部瘢痕挛缩畸形

颈部瘢痕挛缩畸形(scar contracture deformity of the neck)在临床上很常见,大多数是由于深度烧伤后瘢痕挛缩而形成的后遗症,据统计约占烧伤后全身各部位畸形的 9.4%～13%,多发生于颈前,也可在颈侧。挛缩的瘢痕不仅使头颈部的运动大大受限,而且由于颈部皮肤与面颌部关系密切,使下颌及下唇的活动、咀嚼及语言等也受限制。严重者眼睑、鼻翼、口角及面部皮肤等均可被牵拉而造成畸形或外翻,有时甚至影响呼吸通畅,患者无法平卧。在儿童还可以影响面颈部的正常发育。因此,颈部瘢痕挛缩畸形均需手术治疗。

一、病　因

颈部活动范围广泛,皮肤、皮下组织及下方肌肉柔软松动,致伤后容易发生瘢痕挛缩畸形。其中深度烧伤是最常见的致病原因,如Ⅲ度烧伤未能及时修复皮肤及皮下组织缺损,则产生瘢痕挛缩;挛缩严重者,常可造成下唇、颏部与颈、胸粘连,面部器官和胸腋部的皮肤受到牵拉,产生严重的畸形和功能障碍。深Ⅱ度烧伤所致的增生性瘢痕,也能产生挛缩,并且瘢痕坚硬厚实,影响颈部活动,如累及下颌颏部时也可以并发下唇外翻。

此外,颈部皮肤和皮下的严重感染坏死、创伤或手术后所致的纵形切口或伤口,也可以形成条索状或蹼状挛缩瘢痕。

二、临床表现及分度

颈部瘢痕挛缩的分类方法很多,但最能说明挛缩对颈部和邻近器官功能的影响,且在选择治疗方法时作为依据的是 4 度分类法。

Ⅰ度:单纯的颈部瘢痕或颈胸瘢痕。其损害部位限于颏颈角以下,无明显功能障碍。

Ⅱ度:颏-颈瘢痕粘连或颏-颈-胸瘢痕挛缩。瘢痕侵及颈部及颏部,使颏颈粘连在一起,颏颈角消失,下唇可能有轻度外翻。颈部后仰及旋转受限,饮食、吞咽有轻度影响,但不流涎。下唇前庭沟尚存在,能闭口。

Ⅲ度:下唇-颌-颈粘连。自下唇至颈前区均为瘢痕,挛缩后下唇、颏部和颈前区都粘连在一起,处于强迫低头位。下唇严重外翻,口角、鼻翼甚至下睑均被牵拉向下移位,不能闭口,发音不清,流涎不止,饮食困难。

Ⅳ度:下唇-颏-颈-胸粘连。瘢痕上起下唇下缘,下至胸部,挛缩后使 4 个部位都粘连在一起,颈部极度屈曲,颈、胸椎后突,不能后仰,不能平视,不能闭口,流涎不止,饮食、呼吸都发生困难。在儿童还可以继发下颌骨、颏部发育不良,下切牙外翻,出现开𬌗和错𬌗(图 27-1)。

另外,以瘢痕形态分类,可分为蹼状、条索状、片状瘢痕挛缩;若以瘢痕所在的部位分类,可分为颈前区全部瘢痕挛缩和颈前区部分瘢痕挛缩。

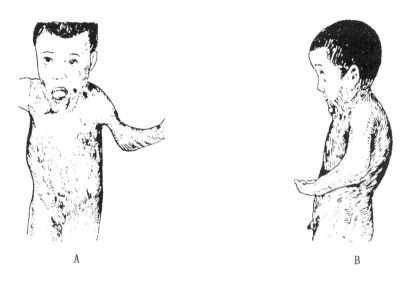

图 27-1　Ⅳ度颈部瘢痕挛缩继发背部前屈、下切牙外翻等畸形

三、治疗

颈部瘢痕挛缩畸形需手术矫正。

(一)术前准备

对患者进行全面系统的术前检查。如有慢性呼吸道感染者,应予治疗控制后再行手术,特别注意应无咳嗽,以防影响术后植皮的成活。经常流涎的患者应作好口腔的清洁卫生。胸前有慢性溃疡者应控制感染。术前备皮要彻底,在瘢痕凹陷处的污垢一定要清洗干净。

(二)麻醉

颈部瘢痕范围较小者,可在局部浸润麻醉下进行手术。对于瘢痕范围大、手术范围大、有多个手术部位、手术时间又长者,宜采用气管插管全身麻醉。由于患者受挛缩瘢痕牵拉,头部后仰受限,不能充分张口,甚至有喉头移位,因此气管插管常很困难;如进行诱导时易发生喉痉挛或分泌物堵塞窒息,所以最好先行清醒插管,且以经鼻插管为宜。对某些挛缩严重的病例,气管内盲插困难时,也可先在局部浸润麻醉下横形切开瘢痕组织,颈部或口周挛缩部分松解后再进行插管。术中麻醉应维持到手术区包扎固定完全结束后为止,防止患者过早苏醒,发生咳嗽、呕吐、骚动,影响包扎固定。包扎完成前的挣扎可使皮片移动或在皮片下形成血肿,影响皮片成活率。拔除气管插管必须掌握好时机,及时吸痰,特别在拔管前,应防止拔管后发生呼吸道梗阻与窒息。

(三)手术时机及方法

手术时机,通常成人Ⅰ、Ⅱ度病例以创面愈合后半年左右,瘢痕挛缩基本稳定后进行手术为宜;小儿病例因为可能影响发育,所以可以提前手术。Ⅲ、Ⅳ度病例生活困难者均应及早手术。手术包括颈部挛缩瘢痕的切除、松解及创面的整复。

1.瘢痕切除和松解挛缩　患者取仰卧位,肩下垫一长条海绵枕,使头充分后仰。然后在拟切除瘢痕的最上方作一横切口,切开全厚瘢痕直达瘢痕下的正常组织平面。再循这一平面向下剥离,切除部分或全部瘢痕,松解挛缩。可用高频电刀切除瘢痕,减少手术出血,使手术视野更清楚。对严重挛缩的病例切除瘢痕时,应注意颈部的重要器官可能由瘢痕牵拉而移位,以防止误伤。如瘢痕较深,常需将颈阔肌部分切除或切开,方能较好地松解挛缩,使头能后仰,颏颈角完全显出。必要时可将颏颈角的脂肪结缔组织予以切除,使其轮廓更加明显;也可自颏颈角横形切开,向前上方翻起包括颈阔肌和颏下脂肪结缔组织的组织瓣,将此瓣游离缘缝合固定在颈部前下方,这样既加深了颏颈角,又增加了颈部的丰满度,使颈前曲线更接近自然。瘢痕较广泛时,两侧切口须延伸至耳垂后,并避免呈垂直方向,可曲折成"W"形,以防止继发性挛缩。颏部有瘢痕且下唇外翻者,应将瘢痕切除直达下唇唇红缘处,切除的下界可达锁骨的稍下方和胸骨切迹。胸部也有连续瘢痕时可酌情处理,并非一定要一并切除。

2.创面修复 颈部瘢痕切除、挛缩松解后,遗留的创面必须修复。Dowd(1927)首先大力提倡应用皮瓣修复颈部;Padgett 等(1932)提倡用全厚皮片移植;Greely(1944)提出改用中厚皮片移植,以后应用的人很多。其他如 Spina 等(1955)主张颈前区植以皮瓣、颏下区和胸部植以厚中厚皮片。Harii 和 Ohmori(1974)首先应用吻合血管的游离皮瓣移植修复此种创面。创面修复方法很多,最终选用何种方案,必须根据患者具体情况考虑,如患者的年龄、瘢痕的性质、挛缩和畸形的程度、组织缺损的范围,以及周围正常组织是否松弛等。在笔者的临床实践中,以颈胸肩区皮瓣转移,加全厚植皮或中厚植皮修复,手术后功能、外形良好。条索状或蹼状瘢痕可用 Z 成形或四瓣成形术修复;Ⅰ度畸形多可用局部皮瓣转移;Ⅱ度畸形绝大部分可用厚中厚皮片移植;Ⅲ、Ⅳ度畸形需行游离植皮,或与颈侧胸肩区皮瓣联合修复,或采用皮管型皮瓣移植及游离皮瓣修复,才能达到治疗目的。

现将颈部瘢痕挛缩畸形的常用修复方法介绍如下。

(1)Z 成形术 适用于纵形的条索状或蹼状瘢痕。这种瘢痕的两侧皮肤较为正常。手术原理是改变瘢痕挛缩的方向,减少瘢痕挛缩所形成的张力。如瘢痕条索较长,两侧的皮肤又不够松弛时,可做成几个连续的 Z 成形。Z 成形瘢痕瓣的设计中,要求瘢痕时间较长,表浅柔软,有一定的弹性。三角瓣的顶角一般小于 60°,否则易致 Z 成形三角瓣血供障碍而坏死。

对于颈部的条索状、蹼状瘢痕,还可以采用四瓣或五瓣法。

(2)全厚或厚中厚皮片移植 由于颈前区颏部到胸部为一自然的生理曲线,虽然挛缩瘢痕松解后能恢复此曲线,但皮片移植成活后极易挛缩,从而失去此区自然形态。因此,除非因全身皮源紧张而植薄皮外,一般均用全厚或厚中厚皮片修复。全厚皮片大块切取后,供区还需另行植以断层皮片,所以全厚皮片移植只用于修复小范围的颈部瘢痕挛缩。在临床上以厚中厚皮片移植更为常用,其适用于瘢痕比较广泛,皮肤有一定缺损,但挛缩尚不是极其严重,瘢痕下有软组织存在的病例。该术式的优点是:术后颈前曲线自然,没有皮瓣皮管修复后臃肿之弊,手术次数少,手术范围小,患者易于耐受。但可能会有一定程度的挛缩复发或所植皮片产生皱褶,如皮片能 100% 成活,术后加压包扎或戴上合适的颈圈,则多数可避免。

厚中厚皮片移植,用鼓式取皮机切取皮片的厚度约 0.5～0.6mm。修复整个颈前区创面一般需要皮片一鼓半以上。颈部瘢痕切除松解后,创面需仔细止血,大的出血点用电凝或结扎,广泛渗血用热盐水纱布压迫。然后将皮片横形植在创面上,两块皮片之间的接缝应呈横向,皮片四周与创缘用间断缝合法固定,留长线头作打包包扎用。在颏颈角处皮片与创底之间,横形缝一道连续的固定缝线,使皮肤与创面紧贴。因吞咽动作影响局部皮片生长,所以在喉结上下将皮片与创面各固定一针,皮片生长可能更好。缝合完毕,冲洗清除皮片下积血,皮片上盖一层凡士林纱布和大量疏松纱布,打包包扎,打包外层盖以厚纱布,再用弹力绷带加压包扎,加压必须适当,不宜过紧,以免妨碍呼吸(图 27-2)。

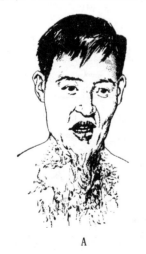
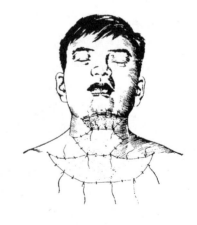

A   B

图 27-2 Ⅲ度颈部瘢痕挛缩畸形

A.外观 B.瘢痕切除后用游离皮片修复

（3）局部或邻近皮瓣修复　皮瓣修复具有色泽好、不会挛缩或产生皱褶的优点，因此是颈部创面修复最常用的方法之一。对于颈前瘢痕广泛的病例，凡瘢痕深、挛缩重，与深部组织粘连，而胸前、肩部有完好的皮肤或为浅Ⅱ度烧伤后的平坦、柔软瘢痕者，可考虑采用邻近皮瓣修复。颈部创面较大时，单纯采用皮瓣常不能全部修复，需辅助植皮。修复颈部的常见皮瓣有以下几种。

颈部双蒂皮瓣：如果瘢痕仅限于颈上部，切除瘢痕后循颈阔肌平面向下潜行剥离，直达锁骨及胸骨切迹，然后在其下界作横的弧形切口，切开皮肤、皮下组织和颈阔肌，形成一个横的颈下部双蒂皮瓣，向上提起覆盖颈上部创面，供瓣区可植中厚皮片。此法的不足是，皮瓣转移后往往在颌下形成大的皱褶，颌颈角消失，需在2～3个月后进行第二次修整（图27-3）。

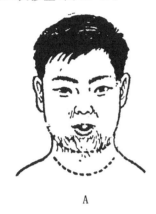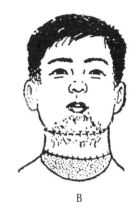

A　　　　　　　　　　　　　　　　　B

图 27-3　颈前双蒂皮瓣修复颈部瘢痕挛缩

颈侧皮瓣：适用于颈前区创面较小而颈侧部皮肤正常的病例。皮瓣蒂可以放在耳后，包含耳后动脉在内，然后循深筋膜平面沿斜方肌前缘向前下方延伸，长宽比可达到2.5：1。如需超越中线或延伸到锁骨切迹以下，则宜先作延迟手术。皮瓣形成后可转移到颈前、颏部，甚至达到下唇。如创面较大，单侧颈侧皮瓣不够时，可以设计双侧的颈侧皮瓣，转移到颈前区以后分置上下，予以交错缝合。供皮瓣区植以断层皮片（图27-4）。

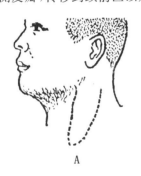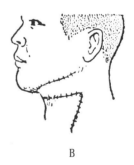

A　　　　　　　　　　　　　　　　　B

图 27-4　颈侧部皮瓣修复颈部瘢痕挛缩

锁骨前胸皮瓣：这是最常应用的一种可修复颈部严重挛缩的邻近皮瓣。其蒂部位于锁骨区，瓣部斜向下方，是颈横动脉属支的轴型血管，皮瓣长宽比例可稍大于2：1，皮瓣最大切取面积在9cm×20cm左右，不要越过中线。其剥离的层次在深筋膜浅层，皮瓣转移后遗留创面部分可直接闭合，或以中厚皮片移植修复。此皮瓣蒂部位置较低，转移后难以修复颏部以上的区域。如果设计双侧锁骨前胸皮瓣，就足以覆盖全部颈前区（图27-5）。

颈肩皮瓣和颈肩胛皮瓣：颈部布满瘢痕，锁骨前胸区又缺乏完好皮肤的患者，可设计颈肩皮瓣进行修复。此种皮瓣的蒂起自颈的一侧，向上可到耳下，向前可到锁骨上缘，向后可到颈后部，远端可到肩峰部三角肌的止点区。皮瓣内可含耳后动脉，如蒂部稍向前下方，还可包含颈横动脉浅支，故血供十分丰富。皮瓣长宽比例可达4：1（图27-6）。如单侧的颈肩皮瓣不够用时，可同时设计双侧的颈肩皮瓣，两侧皮瓣在颈前正中线处对合。由于肩部皮肤厚硬，质地较粗，皮瓣旋转角度常达180°，转移后在锁骨区常形成"猫耳朵"，需二期修整。如肩部无完好的皮瓣可利用时，可从颈侧部延向肩胛区制成颈肩胛皮瓣，转移修复颈前部创面，但局部血供差，转移前需先作延迟术（图27-7）。

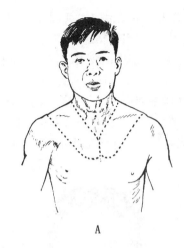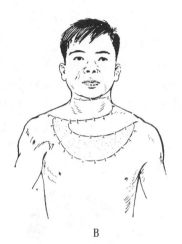

图 27-5　应用两侧锁骨前胸区皮瓣修复颈部瘢痕挛缩

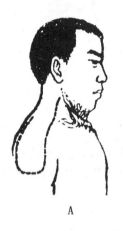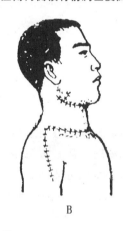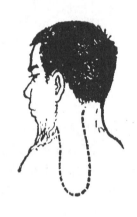

图 27-6　颈肩皮瓣　　　　　　　　　　　　　图 27-7　颈肩胛皮瓣

A.颈肩皮瓣位置　B.颈肩皮瓣转移修复颈前区瘢痕挛缩

其他尚有斜方肌肌皮瓣、胸大肌肌皮瓣、胸肩峰肌皮瓣,以及背阔肌肌皮瓣等,均是修复颈部瘢痕挛缩的良好供区。

扩张后的皮瓣:适用于颈部或上胸部有部分正常皮肤存在的患者。其优点是皮瓣转移后不臃肿、色泽好、不需要植皮。缺点是手术需两次完成,手术间隔时间长,需 3～4 个月。方法是根据颈部瘢痕的大小和位置,将不同型号的扩张器埋置在瘢痕周围的正常皮肤组织下,颈部埋置的层次可在颈阔肌表面或颈阔肌深面,胸部埋置在深筋膜的上面。应在埋置扩张器前就设计好下次手术的方案,待正常皮肤被扩张到能覆盖瘢痕切除后的创面后再行第二次手术,取出扩张器,将被扩张后的皮瓣转移到创面上。由于此方法不损坏其他部位,较易被患者接受,因此是目前临床上修复颈部瘢痕挛缩畸形的常用方法。

(4)皮管移植　这种方法目前较少使用,但仍适用于严重颈部挛缩或伴有颏部与下唇挛缩畸形时,前胸、肩、背部均无可供形成皮瓣的正常皮肤。游离植皮往往难以避免后期颈部挛缩复发,故不得不将远处管形皮瓣转移到颈部。该法手术次数较多,术后颈部外形臃肿,正常颏颈曲线不明显,往往需要进行多次修除皮下脂肪,才能最后获得比较理想的效果。

皮管供区应尽量靠近颈部,如胸肩峰皮管、胸腹皮管、背部皮管等;应争取能直接转移,尽量减少手臂携带的痛苦,减少手术次数;同时应充分估计到瘢痕切除,头颈充分后仰后所暴露创面的大小,因此皮管必须做得够长够宽。

(5)游离皮瓣移植　随着显微外科技术的发展,颈部瘢痕挛缩畸形也可用游离皮瓣修复。有人应用腹股沟游离皮瓣修复颈部瘢痕挛缩,将腹壁下动、静脉或旋髂浅动、静脉分别与面动、静脉作端端吻合。但该皮瓣组织太厚,修复后外形臃肿。杨果凡等(1978)创用了前臂游离皮瓣,该皮瓣薄、质地好、血管蒂粗大,吻合容易成功,并且面积很大,在成年男性可取得 18cm×25cm,可以修复颈部全部及下颌部、下唇直到两侧耳下的所

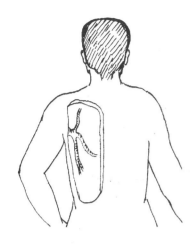

图 27-8　肩胛皮瓣

有创面,术后外观和功能相当满意。其缺点是前臂遗留大片瘢痕以及牺牲了一侧桡动脉。胸外侧皮瓣、肩胛皮瓣以及股外侧皮瓣,具有形成的游离皮瓣相对较薄、供区隐蔽、面积较大等优点,可用于颈部瘢痕挛缩的修复。肩胛皮瓣移植切取范围:向上越过肩胛冈达肩峰连线,向下可平双侧髂嵴连线,两侧至腋中线的整个背部(图 27-8)。肩胛皮瓣已逐渐成为修复颈部创面的主要选择皮瓣。

(四)术后处理

患者回病室后取仰卧位,肩下垫一枕头,头部后仰,保持安静。手术后 48~72 小时应严密观察呼吸道通畅情况,床旁应备有吸引器、气管插管器械和气管切开包。遇有呼吸困难者,应立即拆开敷料,检查伤口。如有喉头水肿,则应及时行气管插管,甚至气管切开。如发现皮片或皮片下血肿压迫呼吸道者,应立即到手术室清除血肿,妥善止血,冲洗创面,再将皮片缝回原处。术后 5~7 天内进流质饮食。

皮片移植者,术后 10~14 天左右揭示创面,拆线,更换敷料,并继续加压包扎。在包扎期间严密观察体温、血象变化及包扎敷料是否干燥等情况。

(五)颈圈的制作和应用

颈部瘢痕挛缩畸形手术修复后需戴颈圈,特别在游离植皮术后更为重要。戴颈圈主要有 3 个目的:①使颈部保持伸展位置;②保持颈前曲线的形态,特别是保持颏颈角的形态;③对所植皮片施加均匀的、一定程度的压力,防止皮片下方与皮片周边生成增生性瘢痕,保证皮片平滑柔软,表面不起皱褶。实用的颈圈有以下几种。

1.石膏颈圈　用 14~16 层石膏绷带,内侧面和边缘垫以袜套,做成颈圈。石膏初步凝结后用石膏刀从两侧剖开,分为前后两片取下修整,完全干燥后即可应用。其缺点是容易形成棱角磨压皮片,形成溃疡,因此只能临时戴用。

2.铝片皮革颈圈　可于植皮后第 2 周除去敷料,用石膏取模,以铝片为支架,包以羊毛毡和皮革制成。

3.塑料颈圈　可用 4cm 厚的泡沫塑料或其他塑形塑料,外以光滑柔软的纺织品包裹,围于颈部,外层用弹力绷带包绕加压。此种颈圈制作方便,不需取模,既不会压迫皮片产生溃疡,对颈部的活动产生影响,并且施加在皮片上的压力均匀,压力可随时调整。但是泡沫塑料质地柔软,不能确保颈部在伸展位置。

戴颈圈应注意不可太紧,颈部应有适当的活动度。手术后第 2 周开始配戴颈圈,即使当时尚有未愈创面或进行了补充植皮,也可盖上薄层敷料戴颈圈。颈圈面积必须超过整个植皮区。即使植皮区较小,颈圈上缘至少也要抵到下颌缘,下缘要达到锁骨上缘,以维持颈部的位置。颈圈软硬要适度,对皮片压力要均匀。实用石膏颈圈或铝片皮革颈圈应每日取下,检查受压情况,如有过度受压的点、线,则需及时修整颈圈,使之完全适合。如戴的是泡沫塑料颈圈,可不必每日取下,除偶尔清洁皮肤以外日夜都应配戴。4~5 个月后可晚上戴,白天取下。注意观察皮片是否有形成皱褶或有挛缩复发的趋势,如无此情况,可在 6 个月后除去颈圈,否则必须延长戴颈圈的时间(图 27-9)。

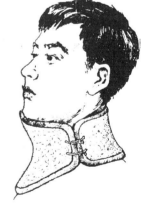

图 27-9　颈圈

第二节　蹼颈

先天性蹼颈(congenital webbed neck)表现为皮肤和皮下组织呈蹼状增宽,项部发际低宽并伴有体表或内脏的各种综合畸形。该病于 1883 年由 Kolylinski 首先报道。1902 年 Funke 将其命名为蹼颈。1938 年

Turner 报告了一种主要发生于女性的综合征,包括蹼颈、发育幼稚和肘外翻,称之为 Turner 综合征。以后又发现这些患者卵巢先天性缺如,约 80% 染色质阴性,或是缺乏典型的染色质。Ford 等指出:Turner 综合征患者只有 45 条染色体,即 44 条常染色体和 1 条性染色体 XO。缺乏 1 条性染色体不仅使性腺发育不全,并可引起其他畸形。这些女性患者呈典型的侏儒状,可有蹼颈、短而宽的发际、蹼肘、蹼膝、内眦赘皮、下颌畸形、指甲异常、主动脉缩窄、原发性高血压、四肢淋巴水肿、月经延迟等。而男性患者仍有 46 条染色体,内有性染色体 XY。

一、临床表现

蹼颈多是 Turner 综合征的症状之一。其表现为颈短而宽,在颈的两侧自乳突起至肩峰形成两片纵形的蹼状皮膜,由两层皮肤和一层纤维结缔组织构成。颈的左右旋转略受限制。患者颈后部发际宽而低,一部分蹼颈上也可生长头发,尤以蹼的后面为甚(图 27-10)。个别患者在颈前正中颏下部生成蹼颈,并合并有下唇正中裂或颈前中线裂。此种颈前部的蹼颈非常罕见。

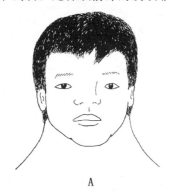
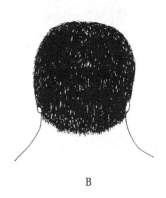

A   B

图 27-10　蹼颈

A.前面观　B.后面观

二、诊断与鉴别诊断

对 Turner 综合征的诊断除临床体征外,同时要求作颊粘膜涂片检查核染色质,区别患者的真正性别。青春期患者尿中促性腺激素升高。染色质呈阳性的 Turner 综合征患者,可为男性或女性,核染色质正常,染色体显性。颊粘膜涂片显示染色质阳性,Barr 小体的大小和数目都正常,患者的身材一般较为矮小。

三、治疗

Turner 综合征的治疗方法分对症治疗和手术治疗。前者主要对青春期年龄的患者给予雌激素治疗,后者常见的手术方法有以下两种。

(一)Z 成形术

原则是同时矫正双侧蹼颈,即自乳突至肩峰劈开颈蹼至皮下组织,根据蹼的具体情况,形成两个三角瓣,切除皮下纤维索条,将两三角瓣对偶换位缝合(图 27-11)。但有少数患者由于蹼的牵拉,"短颈"十分明显,严重影响颈的活动,可横形切开蹼组织,矫正"短颈",创面植盖中厚皮,手术后必须立即配戴合适的颈托支架。

(二)不对称 Z 成形术

多数典型的 Turner 综合征患者,颈后发际很低,颈蹼上常生长很多头发,因此不能设计常规的 Z 成形术,必须在蹼部切除一大块半月形或椭圆形带发皮肤,再在创面的上、下两端设计两个不对称的附加斜切口,形成不对称的 Z 成形术,尽量将多发区皮瓣转移到颈后方、少发区皮瓣转移到颈前(图 27-12)。

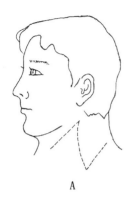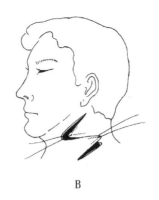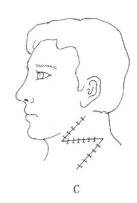

A　　　　　　　　　　　　　B　　　　　　　　　　　　　C

图 27-11　蹼颈畸形 Z 成形术

A. 以颈蹼缘为中轴线设计"Z"字形切口,"Z"的两臂长度以蹼的宽度而定　B. 按设计的切口切开皮肤及皮下
组织,于皮下组织层掀起两三角形皮瓣,切除深层纤维后,两者互相易位　C. 分层缝合切口(两侧术式相同)

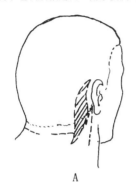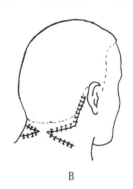

A　　　　　　　　　　　　　　　　　　　　　B

图 27-12　蹼颈畸形不对称 Z 成形术

A. 切除蹼颈后方一块月牙形的带发皮肤,两端作不对称的斜形附加切口　B. 两个不对称的三角形皮瓣对偶换位缝合

第三节　甲状舌管瘘(囊肿)

　　甲状舌管瘘(囊肿)(thyroglossal duct fistula,cyst)是由甲状腺与甲状舌管的胚胎组织残余所引起。

　　胚胎第 4 周末,可见甲状憩室(舌盲孔胚胎组织)始于咽肠腔唇的中线处、于奇结节的尾侧,其细胞不断增生,穿过舌根,在舌骨之后、喉部之前向下延伸,形成一条中空有腔的上皮细胞条索,称甲状舌管,其下端以后分化发展成甲状腺。到胚胎第 5 周末,甲状舌管自然闭锁而消失,如在发育过程中留有残余,即形成甲状舌管囊肿;如甲状舌管未退化消失,则形成甲状舌管瘘。

　　舌与舌骨的发育晚于甲状舌管,甲状舌管可经舌组织的中央下降,或从舌骨体前方越过舌骨转折向上,再在舌骨体的后面迂回向下,或穿过舌骨之中央下行。因此囊肿皆发生在颈前中线上,多位于甲状舌管膜之前,有时上端连有小管与舌盲孔相通(图 27-13)。

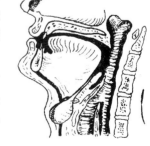

图 27-13　甲状舌管囊肿
(矢状面)

一、临床表现

　　甲状舌管囊肿一般无症状。囊内分泌物增多时,舌内或颈部有紧迫或梗塞感。若继发感染,则囊肿处红肿热痛,甚者可化脓。若将脓肿切开或自行破溃,则在该处形成瘘管,瘘管可在中线或稍偏向一侧。

　　甲状舌管瘘症状亦少,患者叙述当吞咽时可能有少许液体自外瘘口流出。如继发感染,则面部发生红肿、疼痛、流脓。

囊肿多位于颈前中线或其两旁,在胸骨上窝与舌骨之间,大小不一,光滑质韧且有弹性,可随吞咽或伸舌而上下活动。压之并不缩小,有时可能触到条索状隆起与其上缘相连接。

甲状舌管瘘的分泌物颇似粘液或唾液,如发生感染则成脓液,可经颈外瘘口或舌盲孔溢出。

二、诊断与鉴别诊断

甲状舌管囊肿或瘘管外口多位于颈前中线,在颏联合与胸骨上切迹连线上的任何部位,表面皮肤色泽正常,囊肿随吞咽上下移动。需与之鉴别的疾病较多,其中包括:

1.甲状腺结节或囊肿　位于甲状腺后,与甲状腺关系密切。

2.皮样囊肿或皮脂腺囊肿　发生于颈部活动处,与皮肤粘连。

3.舌甲状腺　位于舌盲孔与会厌之间的中线上,色红质硬,穿刺有血吸出。碘[131]检查可以确诊。

4.鳃源性囊肿及瘘管　发生于颈侧,内瘘口多在扁桃体窝内。

5.水囊瘤　发生于新生儿及婴儿,位于锁骨上颈后三角区,质软,不能移动,为透光的囊性肿物。

6.颈前结核性淋巴结炎破溃形成瘘管　多数可触及不止一个,并连结成块。根据结核病史、胸透及活检即可确诊。

三、治疗

治疗可行甲状舌管囊肿切除术,一般于2岁后无急性感染时进行。要彻底完整地切除囊肿或瘘管,因此手术时须将甲状舌管径路连同舌骨中部一小段舌骨一并切除,以免复发。术前、术后应给予抗生素以防感染。

(一)术前准备

术前要应用抗生素以预防感染。瘘管如有急性感染形成脓肿,应先行切开引流术。

(二)麻醉

小儿可取基础麻醉加局麻或全麻,成人可用局麻。

(三)手术方法

患者取仰卧位,肩下垫小枕使头后仰。在囊肿表面作一 4～6cm 长的横切口,如囊壁与皮肤粘连并破溃成为甲状舌管瘘者,可自瘘口注入少许美蓝帮助辨认界限。在瘘口或粘连的皮肤周围作横的梭形切口。切开皮肤、颈阔肌后,向两侧分开胸骨舌骨肌,如果囊肿存在,则显露囊肿。将囊肿与周围组织分离,抽出部分囊液,注入少许美蓝于内,在距舌骨中部 0.5～1.0cm 处两侧作骨膜下分离,剪断舌骨,使切断的舌骨中段连于囊肿上,继而向上切断部分颌舌骨肌纤维,牵开颏舌肌和颏舌骨肌,向上分离纤维索条至盲孔。为使术者便于分离,助手可将手指伸人患者口腔内将盲孔下压。分离时牵拉要轻柔,千万不要拉断纤维条索,以免盲管断端回缩不易找到而导致复发,并注意慎勿伤及舌下神经。将囊肿、舌骨中段和盲孔一并切除(图 27-14)。按层缝合舌根部肌肉、舌骨骨膜、颈阔肌和皮肤。伤口内放置一橡皮片引流,术后 24 小时拔除,5～7 日拆线。

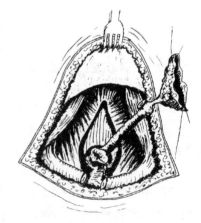

图 27-14　甲状舌管囊肿(瘘)切除术

第四节　斜颈

斜颈(torticollis)分先天性和后天性两种。斜颈被认识及报道已有好几个世纪的历史。据传早在 16 世纪就发明了矫正斜颈的器械,17 世纪在德国首创应用肌腱切断术治疗斜颈。Taylor(1875)第一个描述了胸锁乳突肌的病理过程,并对斜颈进行了分类。

1.先天性斜颈　分为：①肌性斜颈；②脊柱发育畸形。

2.后天性斜颈　分为：①继发性或急性斜颈（因冷风侵袭、感染、创伤等引起）；②眼性斜颈；③痉挛性斜颈；④精神性斜颈。

先天性肌性斜颈最为常见，其发病率约在 2‰～5‰ 之间，男女发生率基本相同，左右侧发生率也无明显差别。

一、病因

先天性肌性斜颈的病因是患侧的胸锁乳突肌纤维化和挛缩。由于多数患儿有臀位产及其他难产史，出生 10 天后在患侧颈部出现纤维瘤样硬结，因此历来讨论中都提到斜颈发生与产伤有关。早在 1838 年，Stromeyer 就提出该病是由于婴儿在产程中损伤胸锁乳突肌，并在肌肉中形成血肿，以后血肿机化所致。Hellstadius（1927）认为斜颈的发生可能存在基因因素。Mideleton（1930）通过动物实验，指出胸锁乳突肌纤维化的原因是肌肉损伤使肌肉静脉回流阻塞。Chandler（1948）提出由于胎儿在子宫内位置不当，胸锁乳突肌受压缺血，以致纤维化。另有报道，肌性斜颈患儿的伴发畸形发生率较高，其中以髋关节畸形最为多见。因此，有人提出，本病可能与遗传因素或先天畸形有关。

二、临床表现

婴儿出生后，家长多发现其头部往往偏向患侧，如未及时治疗，则颈部向健侧上移，面部发育和两侧睑裂高、低不对称，有时颈椎还可能出现继发性畸形，患侧胸锁乳突肌有程度不一的短缩僵硬，一般是该肌锁骨头短缩，严重时胸骨头也短，头部偏向患侧并向下倾斜。

三、诊断与鉴别诊断

先天性肌性斜颈根据其典型的临床过程及临床体征，诊断并不困难。婴儿出生后10～24天，在一侧的胸锁乳突肌上发现坚硬的、软骨样的"瘤样"椭圆形包块，患侧胸锁乳突肌变短，失去弹性。2～4周后，"瘤样"包块逐渐增大，可持续发展 2～3 个月之久。4～8 个月时，多数病理性"瘤样"包块逐渐消退，直至完全消失。少数病例患侧胸锁乳突肌短缩，形成典型的斜颈。

先天性肌性斜颈应注意与其他各型斜颈相鉴别。

1.颈椎发育畸形　摄颈椎 X 片可作鉴别。

2.继发性斜颈　发病急促，病史短暂，多有冷风侵袭、咽部或颈椎感染、外伤等原因，常有较明显的疼痛。

3.眼性斜颈　多发生于 18 个月以上的幼儿，可被动或随意变更头的位置，不能触及胸锁乳突肌硬结，头位垂直时可出现复视。除继发骨骼肌变化者外，遮盖麻痹眼后，头位可正常垂直。

4.精神性斜颈　多见于成人，症状常反复加重或减轻。面部常有愁眉苦脸的怪相，并常有睑痉挛。

四、治疗

（一）保守治疗

在确诊的基础上，从新生儿开始即可进行手法治疗。在 1 岁以内可采用保守治疗，如推拿、理疗和手法矫正等，70% 左右的患儿可以获得治愈。尤其是手法操作，要求熟练而正确地使头部向健侧旋转和后伸，每天至少 3 次，每次矫正 30 回以上。挛缩的胸锁乳突肌完全松解需要 6 个月左右的时间。有学者用激素（如氢化泼尼松）治疗斜颈，认为激素能改善局部毛细血管通透性，抑制成纤维细胞增生及肉芽组织形成，减轻粘连，促进包块吸收。方法是用醋酸氢化泼尼松 12.5mg 加 2% 普鲁卡因 0.5ml 行胸锁乳突肌包块内注射，再配合颈部牵拉，5 天 1 次。

（二）手术治疗

1.麻醉　对 4～5 岁患儿可用基础麻醉加局麻或全麻，成人用局麻即可。

2.手术适应证　斜颈较重，早期推拿及理疗无效者，须尽早行手术治疗。

3.手术方法　包括胸锁乳突肌下端切断术或部分切除术及胸锁乳突肌延长术等。

4.术前准备 术前需拍摄 X 片,以便与因颈椎畸形所致的斜颈相鉴别。手术切口设计在患侧锁骨上缘,作横形切口。

5.手术操作 常采用以下两种方法。

(1)胸锁乳突肌下端切断术 在患侧锁骨上缘胸锁乳突肌锁骨头与胸骨头处作横形切口,切开颈阔肌,将胸锁乳突肌的锁骨头和胸骨头切断并向上分离,松解挛缩组织包括颈鞘等,严重者可在乳突部再作切口,将该肌肉上端切断,甚至可切除一段肌肉,使头部能在无张力情况下转向正中。术中要不断活动头部,以观察、判断所要松解的范围。术中应避免损伤局部主要血管、神经、淋巴管等组织。术毕充分止血后只缝合皮肤。以石膏托固定 4~6 周(图 27-15)。

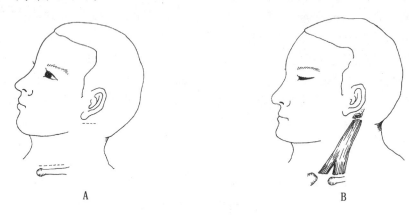

图 27-15 胸锁乳突肌下端切断术
A.斜颈切口(锁骨上、乳突) B.斜颈胸锁乳突肌上端及下端胸骨头和锁骨头切断后示意图

(2)胸锁乳突肌延长术 术前测得健、患两侧胸锁乳突肌长度之差,作为患侧胸锁乳突肌需延长的长度。切口设计同胸锁乳突肌下端切断术,若皮肤紧张、颈阔肌挛缩时,可行 Z 成形术切口。切开显露胸锁乳突肌两下端后,从其中部水平方向纵形分成两条肌束,上束在胸锁乳突肌中、下 1/3 部位切断,下束在胸锁乳突肌下段与肌腱交界部切断。松解所有挛缩的筋膜后,将自然回缩的两束断端在无张力下呈"Z"形缝合,彻底止血后缝合皮肤。放置橡皮引流条,术后第 2 天取出,7 天拆线。术后用海绵颈圈固定 2~3 周,此后白天可作适当的功能锻炼,夜晚以颈圈固定(图 27-16)。

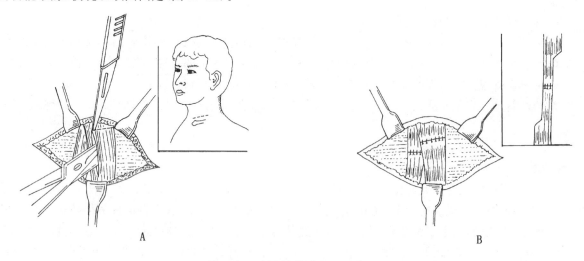

图 27-16 斜颈胸锁乳突肌延长术
A.肌肉切开示意图 B.肌肉缝合示意图

6.注意事项 术后常规应用抗生素 5~7 天。若斜颈病程在 1 年以上的患者,切断术后必须将头部放置在过度矫正位,至少 6~8 周,以防复发,可在术后 1~2 天就开始用石膏颈圈或牵引布帽加以固定。而延长术患者只用海绵颈圈固定 2~3 周,即可适当进行功能锻炼。

第五节　咽部狭窄及闭锁

咽部狭窄及闭锁(stenosis and atresia of pharynx)由各种原因引起的咽部瘢痕组织形成致内腔狭窄者，称为咽部瘢痕性狭窄。狭窄严重时可达闭锁的程度。咽部狭窄又可分为口咽狭窄和鼻咽狭窄。口咽狭窄(oropharyngeal stenosis)是指舌根与软腭、咽弓之间的瘢痕粘连和咽腔狭小，以舌根与咽弓之间的粘连最多见。鼻咽狭窄(nasopharyngeal stenosis)是指咽后壁与软腭、咽弓之间的瘢痕粘连，使鼻腔与口腔之间变窄，出现部分或全部闭塞。完全的瘢痕性鼻咽闭锁很罕见，也有先天性发育异常引起的鼻咽闭锁。

一、病因

(一)烧伤或腐蚀伤

烧伤或腐蚀伤是引起咽部瘢痕狭窄最常见的原因。如吸入烈焰、芥子气毒剂或强酸、强碱等，可引起咽部粘膜的腐蚀或坏死，愈合后瘢痕粘连挛缩，发生狭窄。此种原因的狭窄常可累及整个咽部。

(二)机械及医源性损伤

机械性损伤如枪伤、贯通伤、切割伤等可造成咽部的瘢痕狭窄。在扁桃体切除、修复咽腭闭合不全及鼻咽部肿瘤切除等手术时，因操作不当也可造成咽部的瘢痕狭窄。

(三)感染

自抗生素广泛应用以来，由感染所致的咽部狭窄已很少见。较常见的原发病有梅毒、结核、白喉和鼻硬结病等特异性感染。其他如咽部的非特异性化脓性感染、狼疮、伪膜性炎症及真菌感染等，也可导致此类狭窄。而以梅毒对组织的破坏最为严重，瘢痕呈放射状，白色，血液循环很差。结核引起的咽部瘢痕狭窄已很少见。

二、临床表现

(一)口咽部瘢痕狭窄

瘢痕狭窄较轻者常仅有口咽部牵拉感。典型的表现是吞咽困难，讲话有阻力，多在狭窄较严重时出现。对于重症者可出现完全不能进食，经口内检查能见到瘢痕组织，口咽通道狭窄。

(二)鼻咽部瘢痕狭窄

主要症状是鼻阻塞、经鼻呼吸困难和经口呼吸。由于鼻塞和软腭运动度差，可出现发音不清，讲话时有塞鼻音。对于严重者由于不能经鼻呼吸，连续吞咽时也会出现呼吸困难。咽鼓管通气和引流也会受到影响，同时可使咽鼓管发生充血和阻塞，出现耳鸣、听力障碍等耳部症状。经口内检查能见到软腭与咽后壁之间的瘢痕粘连，经鼻检查常难以看清楚。

三、诊断

咽部瘢痕狭窄的诊断并不困难。患者多有吸入烈焰，被强酸、强碱腐蚀以及咽部感染病史。结合吞咽困难、经鼻呼吸困难的典型症状和检查咽部见到瘢痕组织，大多可以明确诊断。对于咽部瘢痕狭窄的另一个重要方面是查清瘢痕的范围和厚度。有时判断很困难，通过口内检查及口内手指扪诊，可以了解咽弓、舌弓、软腭、舌根部及咽后壁瘢痕粘连的情况，了解瘢痕的范围、硬度和紧张度。也可用探针经鼻腔或口腔探查鼻咽部瘢痕粘连是否存在小孔。但鼻咽镜检查对鼻咽部的情况很难查清楚。侧位X线摄片或鼻咽造影，对判断瘢痕的形状、范围、厚薄及口鼻通道情况有所帮助。

四、治疗

(一)非手术治疗

咽部瘢痕松解训练适用于轻症的咽部瘢痕狭窄。如舌根一侧有很轻的粘连时，可让患者反复练习伸舌和用手指压迫舌根,以松解咽部瘢痕挛缩;对轻度的鼻咽瘢痕狭窄,可用手指或扩张器反复进行扩张。

(二)手术治疗

对于口咽狭窄者出现吞咽困难;鼻咽狭窄者影响呼吸功能,需张口呼吸,鼻腔分泌物不能排除,咽鼓管受影响,引起听力障碍或中耳感染;发音时鼻音、语音不清;吞咽时鼻腔不能呼吸,连续吞咽呼吸困难者,均需手术治疗。

1.术前准备　应详细了解口咽、鼻咽瘢痕粘连的情况,看口鼻腔是否相通,查清瘢痕的范围及厚薄,以便设计切口的位置深浅、瘢痕组织的切除量及术后是否需要扩张等。术前应用抗生素,以防止术后感染而影响粘膜瓣成活。术前3天用Dobell液清洁口腔,鼻部滴用氯霉素与麻黄素合剂等鼻腔清洁剂。

2.手术方法　迄今为止较好的手术方法是切开狭窄部位后,在邻近设计粘膜瓣转移修复创面。最常用的方法有:

(1)软腭瓣缝合成形术(Mackenty's operation)　此术式适用于治疗悬雍垂后方尚有口鼻通道、瘢痕较薄而不太坚实的鼻咽部狭窄。先用弯探针自小孔处探清粘连的厚度,在悬雍垂两侧的咽后壁上各作一基底在上方的粘膜瓣(其长度与粘连的范围相关)。向上分离软腭与咽后壁粘连区,在组织瓣下缘贯穿缝线,然后将缝线引入软腭背面,再经软腭,由软腭的口腔表面穿出并结扎,将软腭的鼻腔一侧创面完全覆盖(图27-17)。

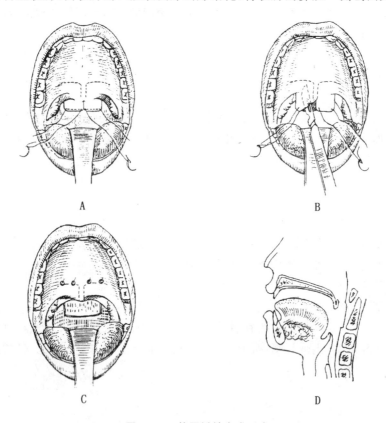

图 27-17　软腭瓣缝合成形术
A.咽后壁粘膜瓣切开　B.向上分离粘膜瓣,切开软腭与鼻咽后壁之间粘连的瘢痕
C、D.粘膜瓣向后反折,闭合软腭后方的创面,咽后壁创面任其自然愈合

(2)磨牙后区粘膜瓣转移术(Kazanjian's operation)　此术式适用于治疗口咽部侧方的瘢痕狭窄。先将舌根外侧与咽壁之间的粘连切开,在咽壁上形成创面,然后在磨牙后区作一个蒂在上方的粘膜瓣,长宽比例一般为1.5:1~2:1,旋转覆盖咽壁创面,再将邻近的颊粘膜游离后向内侧牵拉,缝于磨牙后区,封闭供粘膜瓣的创面(图27-18)。

(3)软腭及咽后壁成形术(Hamacher's operation)　此术式适用于瘢痕较薄的鼻咽部狭窄。手术在悬雍垂两侧与咽壁相连的粘膜作弧形切口,切开粘膜及粘膜下层,在粘膜下分离,软腭已分为前后两片,软腭的口腔面为前片,鼻腔面为后片。继续分离咽后壁粘膜,使其与软腭的后片相连,然后将粘膜片向前翻转,使后片

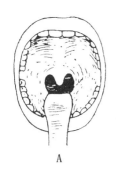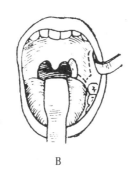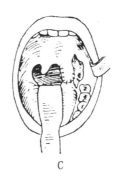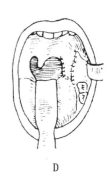

图 27-18 磨牙后区粘膜瓣转移术

A. 舌与咽弓、扁桃体窝瘢痕粘连 B. 切开左侧粘膜,并在磨牙后区形成粘膜瓣

C. 粘膜瓣转移,修复手术切开创面 D. 向内侧游离颊粘膜,修复磨牙后区供粘膜瓣创面

粘膜与软腭切线缝合,软腭前片粘膜向后翻转,用于修复咽后壁创面,并缝合,软腭及咽后壁上均无裸露创面,可防止瘢痕粘连复发(图 27-19)。

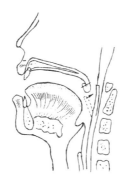

图 27-19 软腭及咽后壁成形术

如口咽瘢痕十分广泛,已波及食管上段时,则无法用粘膜瓣覆盖切开粘连的创面。此种情况下,只有在切开处长期放置扩张器,并固定在组织上至少 4～6 个月,待创口周围上皮向中间长入封闭创面后,方可将扩张器除去。这种扩张器多做成漏斗状,既可起到扩张作用,又能维持咽部的通道,制作材料多用硅橡胶。但是,这类扩张很难奏效,并易复发。应用颈部筋膜皮瓣带蒂旋转修复狭窄咽腔,也能取得良好的效果。

第六节 喉气管狭窄及缺损

喉气管狭窄及缺损(throattrachea stenosis and defect)在整形外科临床上较为少见。喉与气管以环状软骨分界,发生在环状软骨以上的瘢痕狭窄称为喉狭窄,而在环状软骨以下则为颈段气管狭窄,也有喉和气管同时受累者。瘢痕狭窄严重时可达到闭锁的程度。在喉气管缺损中,更为多见的是气管或咽喉瘘。

一、病 因

与咽部瘢痕狭窄一样,发生的原因主要有外伤和感染两大类。其中喉气管的机械性、医源性损伤是最常见的病因,如打击、冲撞、挤压所致的软骨骨折或气道挫裂和移位变形、切伤、刺伤、气管切开术或喉部手术操作不当,以及气管插管或后插管技术不熟练、留管过久、套管过大等。作环甲膜切开术后未及时去除套管者,有 90% 发生狭窄。小儿因环状软骨小、弹性差,粘膜对机械性刺激及炎症的抵抗力弱,更易发生损伤。喉气管恶性肿瘤术后发生咽喉瘘的可能性很大,据报道全喉切除术后瘘的发生率可达 20%。

另外,呼吸道的烈焰烧伤、化学烧伤等也常可造成喉气管的狭窄和缺损。感染的原发病以梅毒和结核为多,但由于对梅毒和抗结核治疗水平的提高,感染所致的喉气管狭窄和瘘已非常少见。

二、临床表现

喉气管瘘的表现是显而易见的,而喉气管的瘢痕狭窄则可表现不同的呼吸困难。狭窄位于声门上区时,呼吸困难一般较轻,声门区及以下的狭窄则较重。也有平时已适应于狭窄气道的呼吸,气道梗阻的症状较轻,仅在活动用力、呼吸道分泌物增多或粘膜有急性炎症时才出现严重梗阻的症状。喘鸣主要发生在吸气期,也可在呼、吸气时均有喘鸣,熟睡后喘鸣声更响。因气道狭窄、气流减弱可有发声障碍,如音量弱小。狭窄位于声门区者,则有声嘶、声粗或失声;若狭窄区僵硬,声门难闭,则声时延长,发声更为费力。另外也可表现为咳痰困难、咳嗽及进食时呛咳等。

检查可发现喉、气管外伤或感染的瘢痕,软骨缺损或变形。由气管切开术引起的狭窄,多可见气管切口位置过高。

间接或直接喉镜检查,可见狭窄的喉腔呈裂缝或不规则孔隙,狭窄区有束带状、皲裂状或膜状的瘢痕组织,或盖住声门。用小号支气管镜或光导纤维窥镜经声门切口的瘘口进入,有助于了解声门下区及气管的狭窄情况。常规拍摄喉气管正、侧位片及体层片,必要时行喉气管造影,可了解狭窄的范围与程度、软骨缺损与气道变形的情况。

三、诊断

根据病史、症状及体征,即可诊断喉气管狭窄及缺损。应查明瘢痕狭窄的原因、范围及程度,并进行必要的鉴别诊断。如声门狭窄而声带不能分开者,应注意鉴别是否为双侧声门外展肌瘫痪。气管瘘孔根据其直径可分为大、中、小 3 型:直径大于 2cm 者为大型瘘;直径在 1～2cm 者为中型瘘;直径不到 1cm 者为小型瘘。

四、治疗

(一)喉气管狭窄的扩张及撑张治疗

其目的在于恢复呼吸通道,免除终身颈部带管,恢复发声功能。在进行此种治疗时,均应行低位气管切开术。

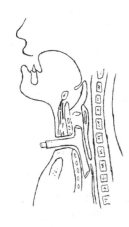

图 27-20 "T"形硅胶扩张管

1.一过性扩张法　只适用于早期、狭窄较轻、范围不大的病例。对瘢痕已经成熟,伴有软骨缺损或塌陷者无效。其方法是:在直接喉镜下用扩张探条缓慢通过狭窄区,每7～10 天扩张 1 次,逐渐增大扩张探条的直径。另外,这类病例也可作内镜下激光手术。

2.硅胶"T"形管撑张法　适用于范围较广的各种类型喉气管狭窄。1965 年,Montgomery 首先报道了一种用硅胶制成的"T"形气管扩张管,折叠捏扁后可经气管切开创口放入气道内,然后自动弹开持续撑张狭窄部。成人用的外径为 12～15mm,婴儿用的为 8mm(图 27-20)。国内 1978 年开始用于临床。其手术方法是:先切开喉气管以明确气管狭窄情况。软骨架完整及瘢痕组织堵塞气管者,应彻底去除瘢痕,疏通气管。软骨架已破坏者,则应充分保留利用瘢痕组织修复或重建气管。狭窄病变处理完毕后,根据气管管径及创面范围,选择粗细合适、长短适度的硅胶"T"形管,使之放入后,既能密切贴附于气管壁,又无张力压迫,管之上下端需超过创面,贯通于已成形的气管内。"T"形管的支管由气管瘘口或切口的下缘伸出。术后待全麻清醒后,要立刻将"T"形管的支管堵塞,否则可形成干痂而堵塞主管。

"T"形管放置术后的主要并发症有:"T"形管上下端部位长肉芽、误被咽下、"T"形管内干痂堵塞、会厌和声带水肿致呼吸困难、"T"形管上移、喉气管内出血等。预防的关键是,术中"T"形管要修剪光滑、长短适合,及术后加强护理。

(二)喉气管修补或重建术

1.单纯喉气管瘘修补术　即 Mikulicz 手术,适用于中、小型喉气管瘘。手术时从瘘口周围采取一个局部皮瓣,翻转向里作为衬里。另在局部再作一个推进皮瓣或旋转皮瓣,转移覆盖于翻转皮瓣的组织面上,作为外盖,修复颈部瘘孔(图 27-21)。Conley 在此基础上作了改进,他用皮片移植代替局部皮瓣作为外盖皮瓣,也取得了较好的效果。

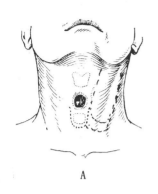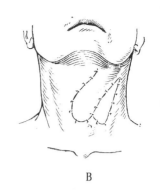

A　　　　　　　　　　　　　　　　　　　　B

图 27-21　单纯喉气管瘘修补术(Mikulicz 手术)
A.在瘘孔下方或侧方分别设计一个翻转皮瓣和外盖皮瓣　B.皮瓣转移修复瘘孔

对于中、大型喉气管瘘同样可选用局部皮瓣翻转作为衬里,但外盖皮瓣常难在局部选用,而采用锁骨前胸皮瓣、胸三角皮瓣、胸锁乳突肌肌瓣或肌皮瓣及胸大肌肌皮瓣等修复。此外,在用皮瓣修复中、大型气管瘘时,两层皮瓣之间多需放入软骨片、硅橡胶片、有机玻璃片或钽纱网等支撑组织,以代替缺损的气管环,防止以后在呼吸时修补段的气管出现塌陷。也有用鼻中隔粘膜软骨片移植来嵌入修补瘘孔的,效果也较理想。

2.管腔修补及管腔径增大术　适用于软骨缺损较多、管腔狭窄明显、范围较大者。腔径的增大可通过裂开喉气管放入撑张模来实现,并在裂开创口间嵌植各种组织材料。嵌植材料可采用耳郭软骨、带一侧粘膜的鼻中隔软骨、带一侧软骨膜的肋软骨或甲状软骨翼片、带蒂会厌软骨、游离舌骨及肌蒂舌骨等。其中肌蒂舌骨是比较理想的嵌植材料。若所需嵌植的创口不长,可取包括舌骨小角在内的半侧肌蒂舌骨;若需嵌植的创口较长,可取包括两侧舌骨小角在内的肌蒂舌骨段(图 27-22)。

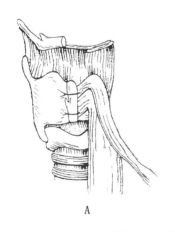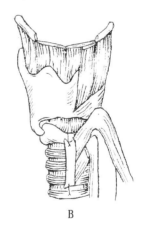

A　　　　　　　　　　　　　　　　　　　　B

图 27-22　管腔修补及管腔径增大术
A.半侧肌蒂舌骨嵌植修补　B.包括两侧舌骨小角在内的肌蒂舌骨段嵌植修补

3.狭窄段气管切除断端吻合术　适用于腔段严重狭窄或闭锁者。此术为 Ogura 于 1962 年最先报道。狭窄段切除后,酌情作甲状软骨和气管吻合、环状软骨和气管吻合或气管和气管吻合,其中以气管和气管吻合较为容易,因其形状、粗细、大小相同。一般主张术后置模 6 周。此手术仅限于切除 4 个气管环或 4 个环以下,否则吻合有困难。

4.喉气管腔分期重建术　适用于颈段气管软骨支架大部毁损、腔壁塌陷、粘膜下大量瘢痕形成者。作喉或气管正中裂切开,粘膜下切除瘢痕及坏死感染的软骨,若有裸露创面,可以植皮。取宽厚、长短适度的肋软骨,植入狭窄区两旁软组织内。喉气管腔内置撑张模。将创缘皮肤向内卷入与粘膜缝合,保持新腔开放。待植入的肋软骨愈合、新腔内上皮化之后,再行二期手术修补新腔的前壁。可先用肌蒂舌骨等硬材料将两侧植入的肋软骨撑住,保持新建腔径不致缩窄,再用带蒂皮瓣修补。若腔径足够大,亦可将两侧翻入之皮瓣根部断开后，皮肤面向内拉拢缝合。

5. 记忆合金撑模植入术　可通过纤维喉镜植入气管狭窄部位，免去气管切开；也可对较严重的狭窄区先破开气管前壁，气管内植入钛记忆合金撑模，然后用带蒂肌皮瓣修复气管前壁缺损部分，术后 3 周肌瓣开始上皮化。

第七节　颈段食管缺损

颈段食管缺损(cervical esophagus defect)又称为高位食管缺损。其发病原因可为颈段食管癌、喉癌切除术后食管缺损；颈段食管癌、喉癌放射治疗后缺损；食管缺损用胃肠带蒂上移手术，远端肠管血供不佳，形成吻合口瘘，甚至因远端坏死造成缺损；机械性损伤、化学性烧伤或其他外伤造成的颈段食管缺损、狭窄或闭塞。

颈段食管缺损的修复早先多采用的方法是局部皮瓣法和嵌体植皮法。Lane(1911)和 Tratter(1913)最先使用了局部皮瓣法，方法是在颈部设计一个水平皮瓣，卷成一个翻转皮管，两端与食管上、下残端对应吻合，用以修复颈段食管缺损。嵌体植皮法由 Rob 和 Bateman(1949)首先提出，方法是用一个钽纱网作为扩张支架，在网管外方缝上一层阔筋膜，埋植于食管缺损段皮下，再造颈段食管；后改用尼龙管作为扩张支架，在管外反植一层中厚皮片，埋植于食管缺损部位，2～6 个月后除去尼龙管。Kaplan 和 Markowitz(1964)采用了管外反植阴茎皮肤的方法。但上述方法均存在手术次数多、设计复杂、易发生吻合口瘘及吻合口狭窄等缺点，20世纪 60 年代以来这些修复方法逐渐被废弃。目前，临床效果较为满意的方法主要有以下两种。

(一)岛状肌皮瓣法

岛状肌皮瓣法适用于食管缺损范围较小的患者。这种方法简单易行，疗效良好；但供区范围有限，因组织瓣太厚，塑形不太容易。常用的有胸大肌肌皮瓣、胸锁乳突肌肌皮瓣、斜方肌肌皮瓣等。Shesol 和 Clarke(1980)报道用带血管蒂的背阔肌肌皮瓣修补 1 例人型食管瘘获得成功，其缺损为食管周径的 4/5，长 3cm。樊玉林等(1983)报道利用胸锁乳突肌制成带蒂的肌膜肌肉管，内包一个不锈钢管作为扩张支架，修复了一段4cm 长的颈段食管。不锈钢管留置 8 个月后取出，届时肌膜肌肉管的内壁已有周围上皮爬上覆盖，无需另行游离植皮作衬里。

(二)显微外科法

用显微外科技术行组织移植再造食管的方法最早由 Seidenberg(1959)报道，所采用的移植组织是游离的空肠。之后，Hiebert(1961)和 Nakayama(1962)分别报道应用胃窦部游离移植和乙状结肠游离移植行颈部食管再造。随着显微外科技术的发展，游离皮瓣再造颈段食管也相继获得成功，国内则由张涤生(1977)首先开展。这类方法的成功应用给常规手术难以治疗的患者带来了希望，手术一期完成，效果较为满意。综上所述，应用显微外科方法行食管再造采用的组织移植主要有：游离空肠和空肠襻移植、游离结肠移植、游离皮瓣移植及个别游离胃窦部移植等，但以移植空肠更为理想。

1. 游离空肠移植技术　适用于单纯的颈段食管重建。手术分两组同时进行。一组开腹选取一段肠管较直、肠系膜动静脉口径较粗(约 2mm 左右)而易于吻合者截断，分离时注意慎勿损伤肠系膜血管。肠管游离后用 1∶2 000 苯扎溴铵和新霉素液作灌洗，但慎勿将肠系膜血管蒂浸泡在上述溶液中，以免刺激损伤。肠管离体缺血时间不得超过 90 分钟。另一组在颈部解剖出供吻合之用的血管。动脉以甲状腺上动脉最佳，也可选用甲状腺下、颌下、颈横动脉等。静脉以颈外静脉最佳，也可选取面、颈中、甲状腺中静脉。先将移植肠段在受区略作固定缝合后，将肠系膜血管蒂与选取的受区血管进行吻合，先吻合静脉，再吻合动脉，以行端端吻合为宜。待肠段血管恢复之后，再作移植肠段上、下口和食管的吻接术。

空肠襻移植是将空肠段在系联空肠系膜的肠壁剪开，使肠段变成肠片，以修复食管壁的缺损。

2. 游离皮瓣再造技术　最常用的游离皮瓣是前臂皮瓣、小腿内侧皮瓣，对于缺损范围较小者可用足背皮瓣。这些皮瓣具有薄、可供皮瓣范围较大、血管蒂长、血管口径粗等特点，适用于食管再造。手术的关键是皮瓣的设计，宽度要足够，一般应在 7～9cm 之间，以保证再造食管的口径在 2.5～3cm，防止因口径小而引起术后狭窄；但也不宜太大，以免产生颈部组织太臃肿，无法关闭创面的后果。皮瓣切下后翻转制成皮肤向内的皮管移植至颈部，桡动脉及头静脉与甲状腺上动脉及颈外静脉相吻合。管形皮瓣与食管残端吻合时，采用曲线形或"Z"形，以防止吻合口环状狭窄。

（冷永成、章庆国、黄金龙、王炜）

参考文献

〔1〕 王大玫. 成形外科学讲座（头颈部）. 昆明：云南人民出版社，1983. 335～345

〔2〕 刘润玑. 先天性肌性斜颈的病因探讨. 中华小儿外科杂志，1997，18（4）：244～245

〔3〕 汪良能，高学书. 整形外科学. 北京：人民卫生出版社，1989. 749～765

〔4〕 张涤生，冷永成. 整形外科手术图解. 南京：江苏科学技术出版社，1995. 443～448

〔5〕 易传勋，等. 胸锁乳突肌延长术治疗肌性斜颈. 中华整形烧伤外科杂志，1996，12（1）：22～24

〔6〕 Converse JM. Reconstructive Plastic Surgery. 2nd Ed. Philadelphia：W. B. Saunders Company. 1977. 2719～2729

第二十八章　躯干部畸形缺损及食管狭窄

第一节　漏斗胸、鸡胸及胸骨裂

漏斗胸、鸡胸及胸骨裂为胸壁先天性畸形或胸壁后天性发育缺陷。患者常常为了美容或因功能缺陷而就诊。

一、漏斗胸

漏斗胸(funnel chest)又称胸部凹陷畸形,是一种较为常见的胸部先天性畸形,常在出生时即已发现畸形。

(一)病因

漏斗胸的病因不明,与家族遗传有关。现在有人认为这种畸形的发生是因为早期肋软骨过度生长,使胸骨向后凹陷;有的认为是由于胸骨发育不良,下部胸骨成骨不良,或胸壁在子宫内受压引起;还有人认为是因胸骨下端纤维束及膈肌中央腱短缩,胸骨被向后牵拉所致。漏斗胸的男性患者是女性的 4 倍。

(二)临床表现及诊断

胸部凹陷呈漏斗状,腹部凸出,双肩前倾,脊柱侧弯。

胸骨、肋软骨及部分肋骨向脊柱方向凸出,胸骨凹陷通常起自胸骨柄关节,即从第 3 肋软骨开始,到第 7 肋软骨区,在胸骨剑突上方最明显,剑突的下端向前翘起。胸骨、肋软骨及部分肋骨向脊柱凸出,严重的病例,胸骨与脊柱相接,有时胸骨凹陷从脊柱的一侧经过,进入脊柱旁沟。因此,漏斗胸的胸部凹陷畸形,可以是左右对称的,也可以是左右不对称的。

漏斗胸的诊断是一目了然的,随着年龄增长,脊柱侧弯率增加。漏斗胸轻者没有明显症状,大多数患者的心肺功能检查表明:患者心律正常,血压、静脉压、氧饱和度正常,但常出现运动后心脏耐受力降低。凹陷严重者出现心肺受压症状,儿童生长发育较差,多病,易患呼吸道感染,年长者常出现心率加速、呼吸困难、易疲倦等。有人检查患者的呼吸功能,在 11 个患者中,有 9 例最大通气量减少 50%。另外,也可出现心律失常、右束支传导阻滞及 P 波倒置或双向等改变。

漏斗胸患者,在胸部后前位 X 线片中显示心影左移,侧位片显示胸骨凹陷、心脏扁平。Davidsen 等 (1957)将 X 线胸部侧位片中,胸骨角到胸椎前的距离大于 7cm 者,称为轻度胸骨凹陷;在 5～7cm 之间的,称为中度胸骨凹陷;距离小于 5cm 者,称为严重胸骨凹陷。

胸骨凹陷的严重程度也可用漏斗胸容量来估计。测量方法是患者取卧位,将水注入漏斗部位测量,也可在凹陷部位取模,然后再测量。

笠置康提出的漏斗胸指数(F_2I),对胸部凹陷程度的分类有一定价值,其公式如下。

$$F_2I = \frac{a \times b \times c}{A \times B \times C}$$

a 为漏斗胸凹陷区的纵径,b 为凹陷区横径,c 为凹陷的深度;A 为胸骨长度,B 为胸廓横径,C 为胸骨角到胸椎前面的最短距离。

$F_2I > 0.3$ 为严重漏斗胸;$0.2 < F_2I < 0.3$ 为中度漏斗胸;$F_2I < 0.2$ 者为轻度漏斗胸。

(三)治疗

胸部凹陷畸形的治疗主要是手术治疗。

胸部凹陷畸形患者常因外形不美观而就诊,医师应对患者的心肺功能及胸部 X 线片予以仔细检查,再决定手术方案。

漏斗胸的治疗以胸部凹陷的矫正为主要内容,常用的手术有下列几种:①胸骨翻转术。将凹陷的胸骨切取下来,然后翻转,再修复胸部缺损。胸骨的翻转方法有 3 种,即游离胸骨、肋软骨翻转法,带有下方腹壁上动静脉蒂的胸骨翻转,以及采用带有腹壁上动静脉及胸廓内动静脉蒂的双向血供的胸骨翻转。②胸廓整形术。将凹陷的肋软骨切下,使胸骨抬起,再植骨固定。术后外固定可采取多种方式,如钛板条、Zimmer 钢板、海鸥假体固定等。Actic Dato GM(1995)报告了意大利 315 例胸部凹陷畸形的矫正,术后采用海鸥假体固定,作者平均随访 15.8 年之久,术后效果良好。③采用硅橡胶充填及乳房整形等可用于轻度胸骨凹陷。

1.手术时机　Morshuis W 等(1994)报告了 152 例漏斗胸畸形手术的病例,平均手术年龄为 9.8～20.8岁。法国 Nancy 一医院(1995)报告 190 例漏斗胸手术患者,及 20 例鸡胸患者,64% 者手术年龄为 10～18 岁,36% 者小于 6 岁,对有严重功能缺陷的 3～6 岁手术的患儿,经过长期随访,其结果很好,而且术后发育良好。3 岁以前可能有假性漏斗胸,故不宜手术。

2.适应证

(1)有呼吸、循环系统症状,及发育受阻者。

(2)虽然呼吸、循环系统无明显症状,但外形丑陋,影响心理发育者。

(3)手术宜在 3 岁以后进行。

3.术前准备

(1)患者心肺功能代偿良好,没有肝、肾等脏器的器质性病变。

(2)控制呼吸道感染。

(3)要有良好的营养状况。

(4)必要时应检查肺功能。

(5)拍摄胸部后前位及侧位、斜位 X 线片,同时进行胸部 CT 扫描。

(6)检查心电图及超声心动图等。

4.麻醉　行气管内插管全身麻醉。

5.手术方法

(1)胸骨翻转术　胸骨翻转术(sternal turnover)即将胸骨及肋软骨截下,翻转覆盖在胸廓上。目前多半采用腹直肌蒂胸骨翻转术。

1)切口　采用胸部正中切口或乳房下皱襞处的横形切口。男性可用正中切口,女性可选用横切口。

胸部正中切口起自凹陷区上端,至凹陷区下端,即起自胸骨柄稍上方,向下到达剑突与脐之间。横切口位于乳房下皱襞,两侧达腋前线。

2)游离胸廓表面软组织　切开皮肤后,分离皮下组织及胸肌。在胸骨表面、肋软骨表面及腹外斜肌表面,用电刀分离胸肌。腹直肌在胸廓下端的附着区不予切断,但两侧需予以分离。

3)分离胸膜　在肋弓下缘切开,提起肋弓,从胸骨间隙向两侧在肋软骨内面推开胸膜,紧贴肋软骨分离,防止胸膜破损。

4)抬起胸骨,切断肋软骨　在胸部凹陷外侧切断肋软骨或肋骨。自肋弓开始向上,切断结扎两侧胸廓内动静脉向肋间的血管分支。如采用腹直肌蒂胸骨翻转术,腹直肌下腹壁上、下动静脉作为翻转胸骨的营养血管,在切断肋软骨或肋骨到达胸骨角时,结扎切断两侧胸廓内动静脉。国内学者改进了这种式式,不切断胸廓内动静脉,使翻转的胸骨、肋软骨片的血供不仅来自腹壁上、下动静脉,而且来自胸廓内动静脉,以改善翻转胸骨的血供。一般而言,腹直肌蒂胸骨翻转术,是足以提供胸骨及肋软骨血供的。

5)翻转胸骨及肋软骨　将游离的带有血管、腹直肌肌肉蒂的胸骨板及肋软骨稳当地翻转,不要损伤其血供,用钢丝或钢板螺钉固定翻转的胸骨断端,并在胸骨板上留有一二根钢丝,留作术后牵引时备用。

翻转的胸骨板有时变得凸出于胸部,可采用将凸出处削平,或作胸骨中部楔形截骨,使之平覆于胸部,截骨处作钢板螺钉或钢丝结扎固定(图28-1)。

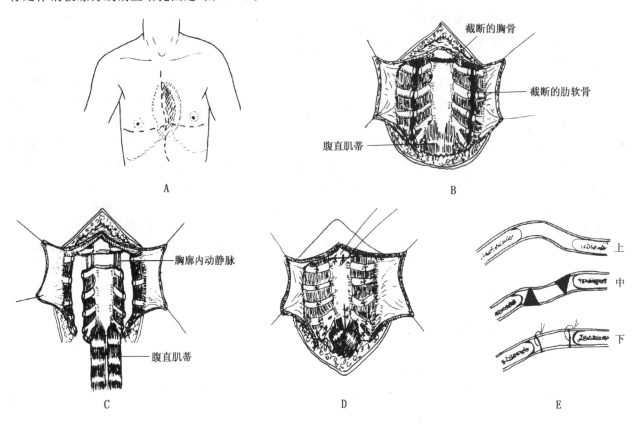

图 28-1　漏斗胸腹直肌蒂胸骨翻转术

A.漏斗胸的皮肤切口:纵切口或横切口　B.截断胸骨及截断肋软骨,保留或结扎胸廓内动静脉,保留下部腹直肌蒂　C.截断胸骨及肋软骨后,保留腹直肌蒂(内有胸壁上动静脉),或同时保留胸廓内动静脉蒂　D.将切下的胸骨、肋软骨翻转固定在胸壁上,胸骨及肋软骨作钢丝固定,并悬吊一钢丝,作为术后牵引,胸骨下部作切开整形　E.胸壁凹陷整形前后(冠状面):上为整形前,胸骨凹陷畸形;中为胸骨翻转后,胸壁凸出畸形,进行肋软骨楔形截骨;下为胸骨翻转后,并进行肋软骨楔形截骨后,胸壁形态近似正常

翻转的肋软骨作适当修整,与胸廓的肋骨缝合,可采用钢板螺丝钉固定,也可采用钢丝结扎,或尼龙线、丝线缝合,并缝合肋间肌。

6)缝合腹直肌鞘、腹外斜肌腱膜及胸大肌　遇有胸膜破损时,可安放胸腔引流。缝合皮肤,并外置胸骨牵引支架,将胸骨的牵引钢丝固定在胸骨牵引支架上,维持4~6周。

Ishikawa(1988)报告了一种简单的保持胸廓内动静脉的胸骨翻转技术,他在第2肋胸关节处截断胸骨,并截除第2肋软骨,从而使胸廓内动静脉在胸骨翻转时没有张力,保证了翻转胸骨有较多的血供。

(2)肋骨整形术　漏斗胸的治疗除了采取胸骨、肋骨截骨翻转术之外,还可采用肋骨整形术(costoplasty technique)。

Wada 等(1972)报告了采用肋骨整形术治疗漏斗胸,用于不对称性漏斗胸。从胸肋关节处切下一侧凹陷的肋骨及肋软骨,然后对肋软骨作楔形截骨或部分截断,造成柳枝骨折,使之矫形。矫正凹陷畸形并固定后再与胸骨及肋骨缝合,抬高肋骨,矫正胸部凹陷畸形。

(3)胸骨提升术　胸骨提升术(sternal elevation)是一种牵引凹陷胸骨上提的手术。原理是切下过度生长且变形的肋软骨,游离胸骨,在胸骨柄、胸骨体处截断胸骨,并作楔形截骨。采用外固定支架,如 Zimmer 骨结合板等,固定抬高的胸骨、肋骨。此法术后复发率较高。Hakamura(1995)报告了 34 例漏斗胸,采用 Zimmer 骨结合板及"U"形柱治疗漏斗胸,术后 78.6% 效果满意,5 例有并发症,包括胸廓内动脉出血、"U"形柱旋转脱出、软组织感染、胸肌切口崩裂及皮肤部分坏死等。这些患者卧床时间少于 7 天,出血少于 300ml ,术后 3 周都未配戴胸部保护或支撑物,恢复了日常活动。

(4)Ravitch 胸骨抬高术　Aston 及 Pickredl(1977)描述的 Ravitch 胸骨抬高术方法如下。

1）体位　患者胸廓弓形抬高，在双肩胛下垫一块折叠的浴巾。

2）切口　在胸骨中线作一垂直切口，对部分女青年可采用乳房下弯形切口。

3）暴露　掀起两侧的胸廓皮瓣及胸肌，向上方暴露整个畸形区域。慎勿损伤两侧的软骨膜。

4）分离软骨膜　在肋骨软骨膜上作"H"形切口，用骨膜剥离子分离软骨膜。软骨上、下缘的骨膜较薄，分离时应细心操作。用钝性骨膜剥离子仔细分离肋软骨后面的软骨膜。

5）切下畸形肋软骨　用 Kocher 钳夹起肋软骨，在肋软骨的内、外侧端予以切断。胸骨两侧的畸形肋软骨应一一切下，但应尽可能保护好肋骨与肋软骨接合处。在婴儿及年幼儿童，上部软骨切除范围在 3～5cm；在年长的儿童及青年，肋骨畸形的范围到骨性肋骨，应最少切下 3 根肋软骨，通常切下 4～5 根双侧畸形肋软骨。如果切除数量不够，或切除范围不足，则会影响术后效果。

当畸形的肋软骨被切除后，其最上方的肋软骨通常是第 2 或第 3 肋软骨，应作斜形切断，以便于使畸形胸骨游离。

6）提起胸骨　在剑突处截断胸骨，于胸骨后方的纵隔内分离，推开两侧胸膜反折区，结扎从胸廓内血管到肋间的血管束。

7）截断胸骨、植骨　在胸骨拟定截骨处穿一钢丝，于第 2 肋软骨上方胸骨的后表面，用锐利骨凿使胸骨骨折，在骨折区植入肋骨骨片，并缝合移植骨片，防止术后移植骨片滑入纵隔内，使骨折的胸骨缝合固定在矫枉过正位。

8）胸骨体畸形处理　作横形截骨，取切下的肋骨作楔形植骨。为使矫正后的胸骨稳定，应作 2～3 针的钢丝有效缝合，被截下的剑突无需缝回再固定，在纵隔内放置引流，最后缝合肌肉和皮肤。

二、鸡胸

鸡胸（pigeon breast，chicken breast）亦称胸部隆突，这是胸骨向前方凸起的一种畸形。Shamburger（1967）报告胸部畸形 910 例，其中鸡胸 152 例（16.7%），胸部凹陷畸形 758 例（83.3%）；152 例鸡胸中，男性多于女性（119：33），对称性鸡胸 89 例，不对称性鸡胸 49 例，混合性鸡胸（一侧突出，一侧凹陷）14 例。

（一）病因

鸡胸的病因不明，与遗传有关。有报告鸡胸家族中涉及胸壁畸形者占 26%，脊柱侧弯者占 2%；亦有认为鸡胸是因胸骨成分异常愈着固定、胸骨骨化中心缺乏、膈肌附着及发育异常、肋软骨过度向前生长，造成胸骨柄、胸骨体及剑突向前生长等所致。鸡胸常常是独立的畸形，也有的伴有心脏畸形。Shamburger（1988）报告了 20 860 例婴幼儿先天性心脏病患儿，仅有 36 例（0.17%）伴有鸡胸畸形。

（二）临床表现

鸡胸的诊断也是一目了然的，其表现为胸骨前突、肋软骨及肋骨凹陷。少数患者伴有心肺受压症状，重者易出现疲劳、反复呼吸道感染及支气管哮喘等。鸡胸和漏斗胸的发生率之比约为 1：10。

Brodkin（1949）将鸡胸分为两种类型：①胸骨体软骨型鸡胸。胸骨下部分前突及剑突前突表现最为显著，两侧胸部陷落。此类型较多见。②胸骨柄软骨型鸡胸。表现为胸骨及其邻近的第 1、2 肋软骨突出。

（三）治疗

治疗可采用胸骨翻转法或胸骨沉降法。胸骨沉降法类似于胸骨提升术，即将畸形增长的 3～7 肋软骨切下缩短，矫正胸骨畸形，并沉降，但需注意胸骨沉降后不要压迫心包，影响心脏功能。如果是一侧鸡胸，则可作一侧性肋骨、胸骨矫正。

三、胸骨裂

（一）病因

胸骨裂（sternoschisis）是一种较为罕见的胸骨畸形，早在 1772 年，Sandigot 就描述过胸骨裂。胎儿 6 周时，胸骨分为两侧的胸骨索；7～10 周，胸骨索自上而下愈合，愈合障碍即可形成胸骨缺如、半侧缺损、窗型缺损和胸骨裂等。

(二)临床表现

胸骨裂包括 3 种类型:①单纯性胸骨裂。仅仅是胸骨索愈合障碍,包括完全性胸骨缺损、完全性胸骨裂,或上、下部胸骨裂。②真性心脏脱出。胸骨裂除伴有心脏外置于胸廓之外,还常有不同程度的心脏先天性畸形。③胸腹心脏脱出,又称苛全五联症。表现为:下部胸骨或胸骨缺损,膈肌前部新月形缺损,上腹壁中部缺损或脐突出等,心包顶部缺损与腹腔相通,心脏畸形包括室间隔缺损、法洛四联症、室壁动脉瘤或单纯性右旋心等。

(三)治疗

手术宜在新生儿或婴幼儿时期进行。将脱出的内脏复位,将裂开的胸骨对拢缝合,如果裂孔较大,可进行骨移植,修复胸骨缺损。可采用第 8~10 肋骨移植修复缺损,也可采用金属网或钛网或聚乙烯等修复缺损。对胸腹心脏脱出,需在体外循环下行一期手术治疗。

第二节　胸、腹壁畸形及缺损

胸、腹壁畸形及缺损,包括胸部、腹部的皮肤、皮下组织、肌肉、胸骨、肋骨、肋软骨、胸膜、腹膜等的畸形及缺损。脊柱的畸形也会引起胸、腹壁畸形。

胸、腹壁畸形及缺损的修复常常是由整形外科与胸外科、腹部外科、肿瘤外科等协同完成。

一、病因

1.胸、腹壁外伤后畸形及缺损,如胸、腹壁的烧伤、电击伤、爆炸伤、放射性损伤等,可造成胸、腹壁不同范围和不同程度的畸形及缺损。

2.胸、腹壁软组织或骨组织肿瘤切除后造成的胸、腹壁缺损。

3.胸、腹壁的先天性畸形或发育过程中的畸形,包括漏斗胸、鸡胸、胸骨裂、Poland 综合征、腹部裂及脊柱侧弯等。

4.胸部或腹部感染性缺损,如胸部慢性感染后胸腔残腔、支气管胸膜瘘胸壁畸形,及腹部气性坏疽或广泛蜂窝织炎后腹壁缺损、愈合后瘢痕挛缩等。

对于上述畸形,因为组织缺损和畸形的种类不同,其修复方法也有区别(表 28-1)。

表 28-1　胸、腹壁畸形和缺损及其修复

胸、腹壁畸形及缺损	修复方式选择
胸、腹壁软组织覆盖的缺损及畸形	采用皮瓣、肌皮瓣移植或大网膜移植加植皮修复
胸、腹壁先天性畸形或发育过程中畸形:	
胸骨裂	胸骨裂闭合或植骨修复
鸡胸、漏斗胸	胸凸出或凹陷畸形整形
脊柱侧凸	脊柱畸形矫正
Poland 综合征	胸壁畸形矫正、乳房再造
腹壁裂	腹部裂修复
胸廓骨支架后天性畸形及缺损:	
胸部外伤后胸廓畸形	胸骨、肋骨缺损修复及皮瓣、肌皮瓣移植修复
胸部骨、软组织肿瘤切除后畸形	胸骨、肋骨缺损修复及皮瓣、肌皮瓣移植修复
胸部或腹部慢性感染后胸腔死腔、支气管胸膜瘘管和窦道形成	采用有良好血供的皮瓣、肌皮瓣、大网膜移植充填

二、胸壁软组织覆盖畸形及缺损

(一)胸壁缺损的分区

胸壁缺损的分区一般是指前胸壁的分区。为了治疗方案的选择,可将前胸壁分成 8 个区。前胸壁上界是锁骨,下界为季肋缘,侧方为两侧腋中线,通过锁骨中线将前胸壁分为左、中、右 3 部分,再以第 3 肋下界水平线及剑突水平,把胸壁分成上、中、下 3 部分,使胸壁分成为 8 个区(图 28-2)。

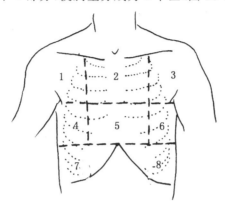

图 28-2　前胸壁的分区:1、4、7 为右侧区;3、6、8 为左侧区;2、5 为中央区

(二)胸壁软组织覆盖缺损的修复

在胸壁软组织覆盖缺损中,由于缺损范围的大小不同,其修复方法也不同。胸壁软组织缺损中,常常是几个区域联合缺损。

1.1、4、7 区缺损的修复与 3、6、8 区相同,采用局部旋转皮瓣修复或带血管的肌皮瓣移植修复(图 28-3)。

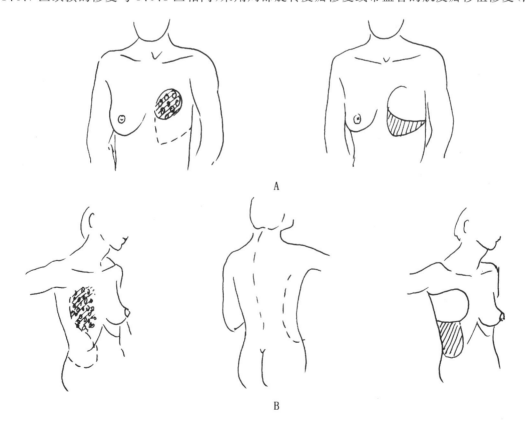

图 28-3　胸壁侧区软组织缺损的修复

A.4 或 6 区胸壁缺损,缺损范围没有达到胸骨中线区,常可选用胸部局部旋转皮瓣修复。由于该皮瓣是轴型皮瓣,长宽比例可达 3∶1,皮瓣供区植皮修复　B.1、4、7 区大部分胸壁缺损,采用背阔肌肌皮瓣移植修复,皮瓣供区植皮修复

2.胸壁中央区缺损,即 2、5 区缺损,或是侧方 1、4、7 区或 3、6、8 区缺损伴有 2、5 部分缺损时,其修复方法可采用胸大肌肌皮瓣移植(图 28-4A);或胸大肌肌皮瓣加背阔肌肌皮瓣移植,或局部两块旋转皮瓣进行修复(图 28-4B);或胸三角轴型皮瓣加背阔肌肌皮瓣移植进行修复(图 28-4C);或采用腹直肌肌皮瓣移植修复;或采用大网膜移植加植皮修复。

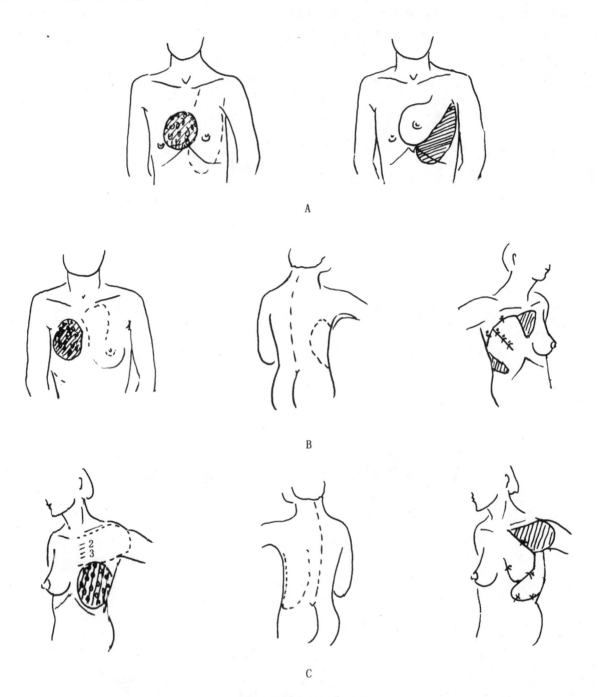

图 28-4　胸壁中央区缺损及联合区域缺损的修复

A.5 区缺损,采用一侧胸大肌肌皮瓣移植修复,供区作游离植皮　B.1、3 区伴有部分 2、5 区缺损,采用健侧及患侧胸部旋转皮瓣进行修复,供区植皮修复　C.6、8 区伴有 5 区缺损,采用胸三角轴型皮瓣加背阔肌肌皮瓣移植进行修复,供区植皮修复

三、胸廓缺损

胸廓缺损的修复,是指胸骨、肋软骨及肋骨缺损伴有软组织缺损的修复。大范围缺损的修复是一项较复

杂的手术。

大范围胸廓缺损多半是由于复发性的胸部骨肉瘤所致。

小范围的胸廓骨肉瘤切除后,可采用自体骨移植修复胸廓支架;对骨支架缺损,可采用游离髂骨移植、游离肋骨移植或带血管的肋骨移植等修复,也可采用有机玻璃、硅橡胶、多孔聚乙烯、钛合金钢支架等修复;皮肤缺损可用一侧或双侧胸大肌肌皮瓣移植修复。

大范围的胸廓缺损,常常是由于胸骨肉瘤复发,波及胸廓 2、5 区,以及两侧的 1、3、4、6 区。胸部巨大骨肉瘤切除,包括胸骨、肋软骨和肋骨及其表面的软组织切除,造成前胸壁 2/3 缺损,其修复不易。在修复上,难以采用自体骨移植修复胸部骨支架,需要设计特别的钛合金支架,或不锈钢支架,或多孔聚乙烯支架,修复胸骨、肋软骨及肋骨的缺损,并采用胸大肌肌皮瓣加背阔肌肌皮瓣修复皮肤缺损。

笔者曾修复了多例胸壁复发性巨大胸骨肉瘤切除后的胸廓缺损,及胸、腹部纤维肉瘤切除后的胸、腹壁缺损。

患者 1,男性,46 岁,复发性胸骨肉瘤,1973 年入院。肿瘤在胸廓 2 区,进行胸骨肉瘤切除;上部胸骨、肋软骨及肋骨缺损,用有机玻璃支架修复;皮肤缺损采用双侧胸壁旋转皮瓣修复。术后 1 年,有机玻璃暴露,肿瘤复发。

患者 2,男性,42 岁,复发性胸骨肉瘤。肿瘤范围占据胸廓 2、5 区,并波及部分 1、3、4、6 区,肿瘤侵蚀整个胸骨、双侧肋软骨和肋骨、胸膜及心包。切除肿瘤后,心包缺损作心包转移修复;胸廓胸骨、肋软骨及肋骨缺损,采用预制的网状钛合金网支架修复;皮肤软组织缺损,采用一侧胸大肌肌皮瓣旋转移植,另一侧采用 26cm×36cm 的背阔肌肌皮瓣移植。

患者 3,男性,53 岁,左侧季肋区复发性巨大纤维肉瘤,波及胸壁及腹壁。肿瘤切除后,采用背部旋转皮瓣加大网膜移植修复缺损。

四、腹壁缺损

腹壁缺损常见外伤性腹壁缺损、肿瘤切除后缺损及先天性发育不良性缺损等,表现为腹壁疝、先天性腹壁裂及脐凸出等。

(一)腹壁裂及脐凸出的修复

腹壁裂(gastroschisis)及脐凸出(omphalocele)是先天性腹壁发育不良所引起的腹中部缺损。其表现为婴儿出生后腹中部白线分开,肠段等腹腔内容物凸出于腹壁表面,被一层腹膜所覆盖。

腹壁裂及脐凸出的治疗应注意全身状况的处理,以及并发症的处理和伴发畸形的处理。

轻度的腹壁裂及脐凸出,可仅作局部脐疝修复。严重的腹壁裂及脐凸出,在腹壁表面有大量腹腔内容物外置,强行将外露的腹腔内容物回纳会引起严重的并发症。因此,在回纳腹腔内容物及行腹壁修复之前,应作好术前准备,包括维持水及电解质平衡、胃肠道外给予抗生素,并注意胃肠道减压,以减少内脏回纳后腹腔的压力,同时防止呼吸道并发症的发生。

对严重腹壁裂的患儿,可采用两次手术进行治疗。第一次手术进行腹壁皮肤、皮下组织的分离,回纳腹腔内容物,不进行腹部腱膜、肌肉层的修复。待数月后,腹腔膨出物缩小了,再进行腹壁腱膜层及肌层的修补。

为了能关闭腹腔,减少腹腔压力,有人建议进行腹壁减张切口。有些医师为了回纳内脏、关闭腹壁、减少回纳内脏后的腹腔压力,而进行肠部分切除或脾切除等,这显然是不适宜的。

为了使内脏回纳、腹壁关闭,又减少张力,可先进行腹壁涤纶或聚四氟乙烯补片移植,修复腹壁缺损,这是创伤较小的手术操作,然后仅作皮肤及皮下组织的闭合。待患者身体条件允许时,再进行腹壁肌层及腱膜层的修复。

(二)腹壁巨大缺损及腹壁巨大疝的修复

腹壁巨大缺损常常由于腹壁巨大肿瘤切除术后所造成,也可因外伤或严重感染引起;腹壁巨大疝畸形多半是由于外伤或外科手术所致。

对于腹壁缺损的修复包括两方面,即皮肤、皮下组织的覆盖,以及腹壁肌肉、腱膜的修复。

腹壁可分为 9 区,各区适用于组织移植修复的供区亦有所区别。腹壁分为左、中、右及上、中、下 3 区,共

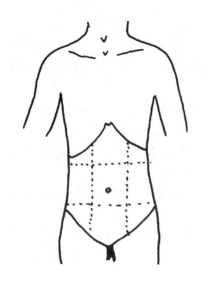

图 28-5 腹壁的分区

计 9 区(图 28-5)。

左、右上、中腹部的皮肤及皮下组织缺损,可采用逆行背阔肌肌皮瓣移植进行修复(参见第八章"肌皮瓣移植"第三节中的"七、背阔肌肌皮瓣")。

左、右下腹壁及左、右中腹部的缺损,可采用阔筋膜张肌肌皮瓣移植进行修复;或采用腹外斜肌腱膜翻转移植修复。皮肤缺损可采用局部旋转皮瓣修复。

中腹部缺损及上、中腹部缺损,可采用腹直肌前鞘翻转修复腹壁;局部皮瓣旋转修复皮肤及皮下组织缺损。

在腹壁巨大缺损无法采用腹部腱膜修复时,可采用涤纶、纺绸或聚四氟乙烯补片修复;通过局部或远处皮瓣转移,修复皮肤及皮下组织缺损。

巨大腹壁疝的修复,应尽可能选用腹外斜肌腱膜,或腹直肌前鞘带蒂移植修复,也可选用涤纶、纺绸或聚四氟乙烯补片修复,增厚的疝囊折叠也可作为修复材料。

第三节　食管狭窄及缺损

食管癌、喉癌广泛切除后的食管缺损,或是食管癌、喉癌放射治疗后的食管狭窄及缺损,或是化学灼伤或其他外伤所造成的食管狭窄及缺损,都需要进行食管狭窄及缺损的修复与再造。这类患者往往是先在胸外科、五官科诊治,当遇到不能用常规治疗方法进行医治的情况时,再转至整形外科,采用组织移植进行食管再造。

一、修复与再造方法分类

对于食管狭窄及缺损的修复与再造,有以下几种治疗方法可供选择。

(一)胃肠管带蒂上移食管再造

食管癌切除后食管再造,或是化学灼伤后食管狭窄的食管再造,通常采用胃肠管带蒂上移食管再造。这类手术常由胸外科医师完成,包括胃、空肠、回肠或结肠带蒂上移食管再造。单纯胸段食管缺损,可采用胃上提移植食管再造等;而颈胸段食管缺损,则常选用结肠带蒂移植食管再造。当这类方法不能达到食管再造的目的时,常转至整形外科进行食管再造。

(二)游离胃肠管移植食管再造

单纯性颈段食管缺损或颈胸段食管缺损,采用常规的胃肠管带蒂移植无法达到再造食管的足够长度时,或是常规的胃肠管带蒂移植失败后,可采用显微外科技术的胃肠管游离移植,达到食管再造的目的。

(三)游离皮瓣移植食管再造

应用前臂游离皮瓣或足背游离皮瓣移植时,卷制成管状,可达到小范围食管狭窄及缺损再造的目的。其他如大腿皮瓣、背阔肌肌皮瓣等,也可作为食管再造的皮瓣供区。

(四)岛状肌皮瓣移植食管再造

颈段食管缺损或狭窄,可选用岛状胸大肌肌皮瓣、岛状背阔肌肌皮瓣、岛状腹直肌肌皮瓣移植,卷制成管状,进行食管再造或食管狭窄的修复。

(五)皮管或局部皮瓣移植食管再造

这是 20 世纪 50～60 年代整形外科医师所采用的食管再造的手术方法,目前已很少采用。由于显微外科技术的发展,当前几种手术方法无法选择时,可选用局部皮瓣移植食管再造,如胸肩峰皮瓣移植、胸三角皮瓣移植,或胸锁乳突肌肌皮瓣移植食管再造等。

二、游离胃肠管移植食管再造的种类

Hiebert(1961)报道了应用胃窦部组织游离移植进行食管再造；Nakayama(1962)应用乙状结肠游离移植修复食管缺损；笔者(1976)应用显微外科技术进行游离空肠及游离空肠襻移植食管再造的实验性研究，取得成功，并于次年用于临床，积累了 32 例临床应用的经验。

游离胃肠管移植食管再造，是一种成功率较高的手术方法，而且使用灵活性较大，可采用以下方法。

1. 游离胃窦部组织移植咽腔或食管再造。

2. 游离空肠移植咽腔或食管再造。

3. 游离回肠移植咽腔或食管再造。

4. 游离结肠移植咽腔或食管再造。

5. 游离乙状结肠移植咽腔或食管再造。

6. 游离空肠襻补片移植食管再造或咽腔再造。

7. 远端空肠带蒂、近端空肠血管吻合食管再造等。

三、游离空肠移植或游离空肠襻移植食管再造

(一)适应证

1. 咽部恶性肿瘤切除后咽腔缺损。

2. 颈部食管癌切除后颈部食管缺损。

3. 食管癌结肠或胃上移代食管远端坏死、颈部食管瘘，或颈部食管缺损。

4. 食管化学灼伤、高位食管狭窄等。

(二)术前准备

1. 术前作 X 线检查，了解食管狭窄或缺损的范围及部位。

2. 通过胃造瘘维持患者喂养，患者营养状况良好，没有贫血，血浆蛋白正常。

3. 没有心、肝、肾等器官的器质性病变。

4. 没有高血压、糖尿病等，或这些疾病已被控制。

5. 肿瘤患者近期没有复发迹象。

6. 术前 3 日作肠道准备，进无渣流质饮食 3 天，给予肠道消毒药物 3 日，清洁肠道 2 日，术前 1 周应禁止吸烟。

(三)外科技术

手术可分 3 步进行。供区组在腹部供区切取游离移植肠段；受区组进行肠移植床准备、吻合血管准备、咽及食管吻合口准备；将肠管移植至受区，行血管吻合、食管再造。

1. 供区组　作脐上右旁正中切口，按层进入腹腔，检查原胃造瘘情况。如良好，则在屈氏韧带下方 7～10cm 处选择一段没有肿大淋巴结的、血管粗的、有 6～8cm 以上系膜蒂的空肠一段。在拟切断肠段的近端肠壁，缝以丝线标志之，以识别肠蠕动方向。提起肠段，在系膜根部暴露要切断及移植吻合的空肠系膜的动静脉。血管解剖完成后，保留血管蒂，切取稍长于受区缺损所需的空肠。待受区准备完成后，切断血管蒂以供移植。

空肠襻移植是将空肠段在空肠系膜的对面肠壁剪开，使肠段变成肠片，以修复食管壁的缺损(图 28-6)。

2. 受区组　作左胸锁乳突肌前切口，皮下解剖颈外静脉，予以保护备用。约在下颌角及舌骨水平，寻找甲状腺上动脉，予以保护备用。

在气管后方寻找食管，向上、向下追寻梨状窝及食管残端。如发现食管入口完全损毁，则在口底造口。手术过程中应注意保护好血管床及喉返神经。

3. 肠移植食管再造　受区准备完成后，切断空肠系膜血管蒂，游离的空肠用 1％新霉素或 1∶2 000 苯扎溴铵进行肠腔灌洗，防止灌洗液浸入血管吻合口，再按肠顺蠕动方向移植至颈部。将肠段与周围组织作几针固定，以求得稳定的移植床，进行血管吻合，先静脉，后动脉。当动脉血供建立后，肠段会有明显的蠕动及大量

乳糜样肠液分泌。肠段与颈部食管残端吻合,根据情况可取端端吻合,也可取端侧吻合。端侧吻合是用于咽喉修复的方法之一,我国早在 20 世纪 70 年代就已采用,但国外 90 年代的文献,有人又将端侧吻合用于咽喉修复的方法作为新的术式而报道。吻合口缝合针数不宜太密、太紧,每隔 0.6～0.8cm 缝合一针,最后用大量温盐水冲洗颈部创口。检查肠段血供无不良现象后,再放置引流,关闭创口(图 28-7)。

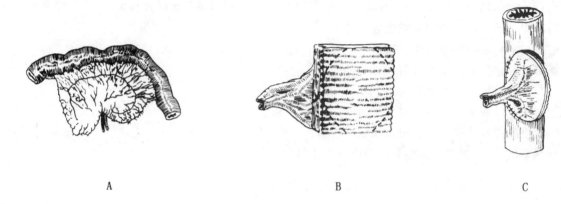

A　　　　　　　　　　　B　　　　　　　　　　　C

图 28-6　游离空肠襻移植修复食管壁缺损
A.游离空肠段供移植　B.游离空肠段制成空肠襻供移植　C.游离空肠襻移植修复食管壁缺损

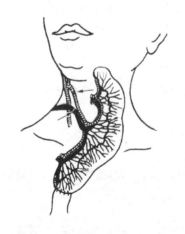

图 28-7　游离空肠段移植颈段食管再造,上方箭头:空肠系膜动脉与
甲状腺上动脉相吻合;下方箭头:空肠系膜静脉与颈外静脉相吻合

四、游离皮瓣移植食管再造技术

用于食管再造的游离皮瓣应具有薄、无毛、可供皮肤范围广、血管蒂长、血管直径粗等特点。因此,前臂皮瓣是首选供区,小腿内侧皮瓣也可以应用。如果缺损范围小,足背皮瓣亦是良好的供区之一。腹股沟游离皮瓣虽然也曾被用于修复咽缺损,但应该选择瘦型病例,由于其血管蒂较短,而且血管变化较大,会给手术带来不便。

前臂皮瓣移植食管再造手术也分供区准备、受区准备及移植食管再造 3 步进行。其关键是皮瓣的设计,应有足够的宽度(在 7～9cm 之间),以保证再造食管的口径较大(达 2.5～3cm 直径),防止术后狭窄;但也不宜太大,以免引起颈部组织太臃肿,无法关闭创面。皮瓣切下后翻转制成皮肤向内的皮管,移植至颈部,桡动脉及头静脉与甲状腺上动脉及颈外静脉分别吻合,最后与食管残端吻合(图 28-8)。

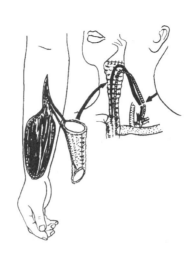

图 28-8 前臂游离皮瓣移植作颈段食管再造示意图

五、颈胸食管狭窄及缺损的显微外科修复

颈胸食管联合缺损,一般都可以通过胃肠带蒂上移修复。但也有些病例缺损范围较广,特别是化学灼伤后的食管狭窄,可造成颈部及口底胸段食管均瘢痕化,一般通过胃肠带蒂移植,血供难以达到移植胃肠的远端,手术后容易发生移植肠段部分坏死,则宜采用肠段移植并在其远端再吻接血管,以补充移植肠段的血液灌注量。

手术分 4 步进行。

(一)供区准备

腹部组先在右脐上旁正中切开,按层进入腹腔。在屈氏韧带下 7~10cm 处选择健康的空肠一段。探查空肠系膜根部血管蒂的第 1~5 动脉分支,一般切断结扎第 2、3 支分支,而以第 4 或第 5 支为蒂。将空肠系膜上的第 1 对动静脉与颈部受区的甲状腺上动脉及颈外静脉吻合,也可结扎第 1、3、4 支,而吻接第 2 对动静脉,第 5 支为蒂。具体情况应根据受区吻接血管的部位及肠系膜伸展的长度而定。为使移植肠段展平,有足够的长度,肠系膜上的弓形血管应予切断及结扎,只保留末级弓。在切断弓形血管时要充分,不然不能矫正空肠的弯曲迂回,但也要防止误伤肠段的末级弓,造成肠缺血而导致坏死。

(二)颈部受区组

同本节"游离空肠移植或游离空肠襻移植食管再造"中的受区准备。

(三)胸部组

在膈肌前纵隔作隧道,以便让肠段顺利通过,直达颈根。隧道应足够宽大,但要防止胸膜被穿破。如果前纵隔因过去手术造成瘢痕区不易制成新隧道者,则应在胸部皮下作隧道,直通颈部,以供安置肠段。

(四)肠移植

一切准备完成后,切断空肠,将空肠经结肠后上移。血管蒂端空肠与胃作端侧吻接。肠段用聚乙烯塑料套保护,经前纵隔,轻轻地上提聚乙烯套,使肠段进入颈部创口。缝合几针固定肠段,再作血管吻合,最后作空肠与食管残口或口底的吻接。冲洗后关闭颈部创口,放置引流条。与此同时,腹腔组作空肠供区端端吻接,以修补系膜;空肠系膜根部与横结肠系膜作固定,以关闭腹腔(图 28-9、图 28-10)。

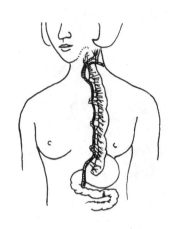

图 28-9 颈胸段食管缺损再造,近心端空肠带有血管蒂,远端空肠系膜血管与颈部血管吻合

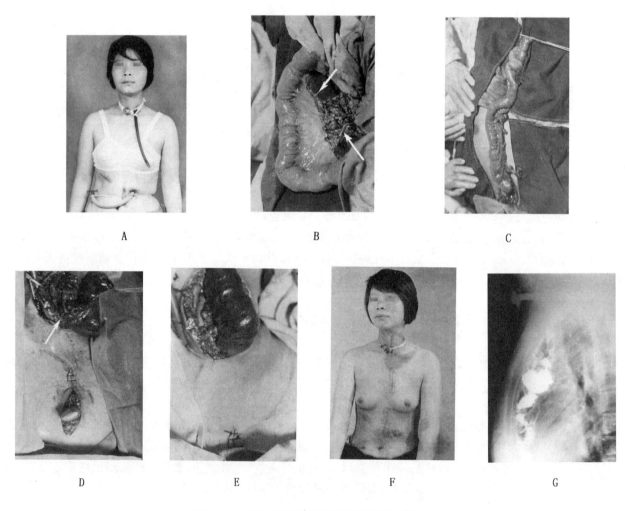

图 28-10 颈胸食管狭窄及缺损的显微外科修复

A.女性,25岁,食管化学烧伤,颈胸段食管狭窄,经气管切开,颈部用硅橡胶管行食管扩张,失败,再行胃造瘘 B.显微外科空肠段移植,上箭头:第2支空肠系膜血管供吻合的动静脉;下箭头:第5支空肠系膜血管为移植空肠的血管蒂。中部肠系膜血管需进一步分离到末节血管弓,以增加移植空肠的长度 C.移植空肠保留肠系膜血管的末节血管弓 D.移植空肠的血管分别与甲状腺上动脉及颈外静脉吻合 E.颈部皮瓣移植覆盖移植空肠段 F.手术后恢复正常饮食1月 G.手术后恢复正常饮食,颈胸段食管造影

六、肠移植食管再造受区吻接血管的选择

肠或皮瓣移植到颈部后,受区吻接的血管以同侧甲状腺上动脉及颈外静脉最为方便。但有时因种种原因而不能采用时,可选择其他血管作为受区吻接血管,如对侧的甲状腺上动脉、颈外动脉或颈横动脉、甲状腺下动脉,及面总静脉、面静脉、颈正中静脉等。也可将肠系膜动脉与颈总动脉作端侧吻合,吻合时为避免完全阻断颈总动脉,可采用小儿心耳钳部分阻断颈总动脉进行吻接。此外,还可与锁骨下动脉、胸廓内动脉吻合。但前者需切断锁骨,后者需切除第 2 或第 3 肋软骨,以暴露动脉。在考虑用胸廓内动脉作为吻接血管时,以选择哺乳过的妇女较好,因这类患者有较粗的胸廓内动静脉;而一般人的胸廓内动脉直径较粗,为 1.5~2.0cm 左右,静脉却过于细小,或分成几支,难以被应用。

七、肠管或皮瓣游离移植食管再造术后的处理

1. 肠管或皮瓣移植术后常规处理同一般显微外科手术,给予低分子右旋糖酐 500ml 静脉滴注,每日 2 次;复方丹参液 4 支加入 10%葡萄糖溶液 250ml 中静脉滴注,每日 2 次。尚可加用阿司匹林0.3g,于胃管内注入,每日 1~2 次。

2. 密切观察移植肠段或移植皮瓣。移植物深埋皮下,较难进行观察。只有通过一定的改建装置,才可以对移植物的温度及肠蠕动波进行观察。有时采取移植肠段颈部造口,以观察其血供,但这样就需要再次进行手术,以修复肠段造口。一个简易的办法是观察来自再造食管的口腔引流物及颈部引流物,如果有色、有味,常是不良的预兆,应给予及时处理,包括手术探查等。

3. 术后预防性应用广谱抗生素。

4. 术后 1 周可以进少量水及盐分,10 天左右可进流质。在能完全正常进食半流质 1 周后才拔除造瘘胃管,因为少数患者术后可产生吞咽失调,过早拔除造瘘胃管会导致不良结果。

八、显微外科技术食管再造的并发症及其预防处理

出血、感染、颈部唾液瘘及食管吻合口狭窄等一般并发症不在本节描述。现仅就因显微外科技术食管再造所引起的特殊并发症讨论如下。

（一）空肠系膜撕裂伤

空肠由腹腔牵引经前纵隔到颈部的过程中,因牵引不当造成空肠系膜撕裂,远端肠段与近端肠段完全失去系膜联系,可引起肠段缺血坏死。预防方法是:制造宽阔的前纵隔隧道,并在空肠外套以聚乙烯薄膜套,一边于颈部牵引聚乙烯套管,一边用盐水作为润滑剂,使肠段通过前纵隔,而不直接牵引肠段,以防止肠系膜撕裂。一旦肠系膜撕裂,应在撕裂远端肠段作血管吻合,重建肠段血供,可以避免手术失败。

（二）移植物血栓形成

这是较难早期发现的并发症,一旦发生,可导致移植肠段坏死。应尽早去除移植物,颈部创口作开放引流。

（三）吞咽失调

在笔者的 27 例肠段移植食管再造中,有 3 例肠段移植虽成活,肠段与口底吻合口良好,但是无法进食。其中有 1 例,吻合口可通过二指,亦无法吞咽。起初怀疑是吻合口狭窄,进行了相应处理,但仍不见效。造成此种无法吞咽的原因不明,但这类患者经过 3~6 个月的训练及适应,最后都恢复了正常进食功能。

（四）颈段再造食管球状扩张

这是罕见的并发症,文献未见有类似的报道。笔者曾遇一 5 岁患儿,因误服强碱导致食管灼伤和狭窄,用空肠代颈段食管,近端带蒂、远端吻合血管。术后 3 年颈部食管严重扩张,鼓起时如小足球,达 14cm×14cm,再次住院,切除膨大的肠段,术后效果良好。这或许是由于儿童移植肠段生长速度超过颈部生长速度所致(图 28-11)。

（五）空肠膈肌裂孔绞窄嵌顿

这也是未见报道的并发症。患儿 5 岁,因误服强碱,食管灼伤后狭窄,1978 年进行空肠远端带蒂、近端血

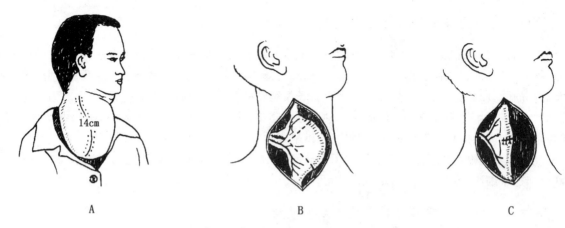

图 28-11　空肠移植食管再造术后,颈部移植空肠球状扩张的治疗
A.移植空肠扩张情况　B.切除　C.缝合

管吻合颈胸食管再造,术后进普食良好,并恢复了正常活动。但术后40天,患儿突然出现胸骨后疼痛及肠梗阻症状。手术探查发现膈肌前裂孔处绞窄,远端肠段坏死,颈段再造食管却仍有血运,去除坏死肠段,半年后再次进行食管再造手术。分析该绞窄发生的原因,或许是由于暴食而诱发。

(王炜)

第四节　躯干广泛瘢痕

　　躯干广泛瘢痕多半由于烧伤引起。躯干为人体的衣着部位,单独烧伤者少见。广泛的躯干瘢痕多见于大面积严重烧伤晚期患者。畸形的轻重及其对功能的影响则与烧伤的深度有关。

　　浅度烧伤所致的躯干广泛瘢痕常限于皮肤层,瘢痕早期可呈增生性,一般无严重挛缩,除了产生痛、痒及不适等症状外,不影响胸腹部活动;后期可自行软化。通常无需手术治疗,可应用弹性胸带、腹带或穿弹力紧身衣予以持续压迫,促进瘢痕软化。

　　深度烧伤造成的躯干广泛瘢痕常合并有颌颈、腋窝、腹股沟等部位的瘢痕挛缩。腹背侧瘢痕连成一片,严重者呈环形缩窄,致使患者体形改变,胸腹部纵、横径缩小,双肩内收、前倾,肩胛骨向后突起,双髋屈曲,严重束缚着胸腹部活动,呼吸、消化、排便等功能受到损害。儿童患者由于肺活量降低及慢性缺氧,可造成躯体发育不良,继发脊柱侧弯畸形。女性患者因胸腹部烧伤,瘢痕挛缩牵拉乳房产生变形,乳头、乳晕缺如;成年前致伤者可合并乳腺发育不良甚至不发育。此类畸形常需手术整复,改善功能,但由于供皮部位的缺乏,往往给整复治疗造成了很大困难。

　　躯干广泛瘢痕有两种情况需要手术整复治疗。

(一)躯干环形瘢痕挛缩

　　如上所述,躯干环形瘢痕挛缩常束缚着胸腹部的活动,限制呼吸,尤其是儿童患者应及早手术,以解除束缚压迫,改善呼吸功能。常用的手术方法为瘢痕挛缩松解,创面植皮。在合并有颌颈部或腋部瘢痕挛缩松解的同时,应将切口向两侧及锁骨部延长,切断颈胸间瘢痕,再在胸前自胸骨切迹向腹部纵形切开瘢痕,使挛缩在纵向与横向上得到松解,创面用中厚皮片修复。在腋部瘢痕挛缩松解时,将腋窝前缘切口向肩部及侧胸壁伸延,使肩胸间的挛缩获得充分松解。在胸腹间有连续的瘢痕挛缩时,应在胸部与腹部间横形切开瘢痕,使之松解。下腹部瘢痕挛缩常与腹股沟瘢痕挛缩同时松解,行创面植皮。

　　躯干广泛瘢痕挛缩手术治疗的最大难题是供皮部位的缺乏,手术者常常爱莫能助。近十余年来,由于组织扩张术在临床的应用,于浅在的瘢痕部位或瘢痕间零星的正常皮肤间隙应用组织扩张的方法,提供"额外"

的皮肤组织,可补充供皮的来源。

（二）乳房瘢痕畸形

女性胸部广泛瘢痕挛缩常合并有乳房、乳头、乳晕的畸形或缺损,严重者全部乳房为瘢痕覆盖,乳头、乳晕缺损。成年前烧伤者乳房畸形则更为严重。常用的整复方法为瘢痕松解、游离植皮。术前用美蓝液标出挛缩乳房下皱褶,取平卧位手术,于乳下皱褶处作"W"形切口,深达胸肌筋膜,彻底松解挛缩,使移位的乳房复位至两侧对称。止血后,将两侧的三角形组织瓣相向旋转,互相缝合,使乳房向前呈半球状隆起,创面用中厚皮片修复。

乳房全部为瘢痕覆盖的病例,则应切除瘢痕,使挛缩得到彻底松解,创面行中厚植皮或皮瓣移植。未成年的病例,应在乳腺发育前手术,以免乳腺发育受到瘢痕的束缚。

对乳房瘢痕畸形合并有乳腺发育不良的病例,在乳房瘢痕松解、植皮的同时,经胸侧方切口,在胸大肌下置入圆形组织扩张器行乳房扩张,二期手术用乳房假体置换扩张器。其优点是预防了植皮的挛缩,又扩张了乳房,有较好的乳房外形。

乳房部瘢痕若为部分性,牵拉乳房使之移位,乳晕乳头变形,而侧胸壁有正常皮肤和软组织存在时,在瘢痕松解、乳房复位后,可应用局部皮瓣修复创面,使乳房有较好的形态。皮瓣供区用植皮修复（参见第三十四章"乳房整形与美容"）。

第五节　胸背部浅表肿瘤

胸背部浅表肿瘤可起源于皮肤、软组织及骨组织。按肿瘤性质可分为良性肿瘤和恶性肿瘤。此外,来自深部或身体其他部位的转移性肿瘤亦可发生在胸背部,应注意鉴别诊断。

浅表肿瘤的诊断除应结合病史、症状、体征考虑外,还可通过 X 线摄片、CT 扫描、超声、磁共振和活组织穿刺等检查手段,进一步明确肿瘤性质和范围。手术切除的病变组织应常规送病理检查,确定性质。

根据肿瘤性质,可采用手术治疗和非手术治疗。通常以手术治疗为主,切除病变组织和修复创面。依据肿瘤的大小和切除的范围来选择手术方法,诸如创缘直接缝合、局部皮瓣转位、组织扩张,以及远位皮瓣或肌皮瓣、游离植皮或吻接血管、皮瓣游离移植等。恶性肿瘤手术前后可采用放射治疗、化学治疗等辅助疗法,以缩小肿瘤范围和预防肿瘤复发,或作为姑息治疗延缓肿瘤的复发。

现将有关的胸背部浅表肿瘤分良性肿瘤和恶性肿瘤两部分予以介绍。

一、良性肿瘤

（一）色素痣

胸背部除了一般的色素痣,有时可见到面积较大的色素痣即巨型色素痣,分布于胸背或整个腰背部,呈青灰色或灰黑色,周界清楚,表面可有毛发生长,瘤体生长缓慢,随着机体的生长发育,病变面积相应增大。病变皮肤可增厚、变粗,向外突起,严重者可下垂如肉赘状,对患者的日常生活和活动产生极大影响。有时因擦破、溃烂,愈合后色素减退,偶有发生恶性退行性变者。手术治疗应争取整块切除,创面植皮。对少数巨型腰背部色素痣的手术治疗,术前要统筹计划,包括麻醉的选择、术中的体位、出血量的估计、全身情况的监护和供皮部位的选定等。个别病例可考虑在切下的病变组织上,用取皮机切取中厚皮片回植于创面,以解决供皮区的不足。术后应定期随访患者,观察回植皮片的病理变化。

（二）脂肪瘤

参见第十七章"体表肿瘤"。

（三）纤维瘤

参见第十七章"体表肿瘤"。

（四）神经纤维瘤

神经纤维瘤系起源于神经膜的一种皮肤或软组织的良性肿瘤,可在神经末端或沿神经干的任何部位发生,呈单发性或多发性,后者比较常见,称为神经纤维瘤病。

神经纤维瘤可发生在胸部或腹部,通常在皮下可触及,为一硬性结节性肿物,大小不等,大者可累及整个腰背部,皮肤呈黄褐色或咖啡色,表面有散在的乳头状突起,肿物在皮下可弥漫堆积,触之有蠕虫样感觉。患者一般无症状,有时有局部疼痛或酸胀下坠的感觉。

单发性神经纤维瘤可行手术切除。发生于神经干者,可将瘤体自神经上切除,并切断部分神经行对端吻合。多发性神经纤维瘤则较难将所有的瘤体如数切尽,对其中有症状或生长迅速者应尽可能手术切除,标本送病理检查,除外恶变。

对巨型神经纤维瘤的手术治疗可参考巨型色素痣的治疗,术前应作好充分准备,包括足够的备血量、创面的修复计划以及围手术期和手术后全身情况的监护与处理等。

（五）软骨瘤

胸骨部软骨瘤发生在肋骨和肋软骨交界处。患者以青年多见。肿瘤生长缓慢,除畸形和压迫性症状外,极少产生其他症状。在 X 线片中,显示边缘清晰整齐、密度均匀的扩张性透明阴影,其中可见散在的沙粒样钙化点。手术治疗包括瘤体及两端少许正常骨质的成段切除。术中应慎防损伤胸膜。

（六）纤维性骨发育不良

纤维性骨发育不良多发生于幼年和少年。在后肋区出现无痛性肿块,生长缓慢。X 线片显示梭形扩张性溶骨性阴影,骨皮质变薄。手术可将病变肋骨切除。

（七）骨软骨瘤

骨软骨瘤为无痛性肿物,发生在肋骨者少见。在邻近的骨骺融合后,肿物即自行停止生长。倘如发现肿物继续生长或出现疼痛,应注意恶变的可能,其发生率约占 20%。对无症状及无恶变倾向的骨软骨瘤,可任其自然,但需注意观察。对必须施行治疗的肿瘤应采取彻底切除。

（八）嗜酸性肉芽肿

嗜酸性肉芽肿系起源于网状内皮系统的一种疾病,可伴有发热、全身不适、白细胞和嗜酸性白细胞增多。约 20% 的病例可出现肋骨或胸骨的骨皮质破坏,伴溶骨性病灶区疼痛。治疗措施为局部切除或行放射治疗。

二、恶性肿瘤

（一）上皮癌

胸背部上皮癌的发生较少见。其临床表现与发生在身体其他部位的相同。对于发展迅速的皮肤肿物或反复不愈的皮肤溃疡,应怀疑有上皮癌的可能。取病变组织或整块切下作病理检查。如病变发展成典型的菜花状或侵蚀性溃疡,通常已属晚期。确诊为上皮癌的病例,应彻底切除病灶,创面根据其范围作整形修复。

鳞状上皮癌有局部淋巴结转移的倾向,发生率约为 5%～10%。因此对确诊为鳞状上皮癌的病例,局部淋巴结肿大者应作淋巴结活检或淋巴结清扫,术后应用化疗,预防肿瘤复发。

放射性溃疡可视为上皮癌的前期病变。胸部,特别是女性因乳腺癌手术后,或作为姑息疗法接受放射治疗后,可产生胸壁放射性溃疡。由于放射线的生物学特性,溃疡边缘的上皮可反复破坏并角化增生,经过一定的潜伏期,5～25 年后可发生恶性退行性变,发展成上皮癌或肉瘤,因此,对放射性溃疡应作彻底手术治疗,将溃疡连同周围的病变组织一并切除,创面选用血供丰富的组织瓣,如胸大肌、背阔肌或腹直肌肌瓣或肌皮瓣修复。

瘢痕癌发生在胸背部较少见。同身体其他部位一样,胸背部烧伤后形成的不稳定性瘢痕,如反复破溃、经久不愈形成慢性溃疡,最终可发生恶变,产生鳞状上皮细胞癌或基底细胞癌。一旦确诊,应作局部广泛切除,创面用植皮或皮瓣修复。

（二）纤维肉瘤

纤维肉瘤可发生在胸背部,呈进行性肿大,伴疼痛,表面皮肤常固定。在 X 线片上显示大块软组织阴影,边缘模糊,周围软组织受到侵犯,骨质发生破坏。如无远部转移,可行大块手术切除,术后辅以化疗,但易复发。

(三)软骨肉瘤

软骨肉瘤可发生于肋骨与肋软骨交界处和胸骨。其主要组织成分为肿瘤软骨细胞。患者多为20~30岁的青年。症状主要是疼痛和局部肿物,肿物生长缓慢,表面皮肤可固定,血管扩张。软骨肉瘤有两种类型:一为原发性软骨肉瘤,肿瘤开始生长即为恶性;另一种为继发性软骨肉瘤,由良性肿瘤演变而成,预后较原发者为佳。在 X 线片上显示因肿瘤组织破坏而产生的分叶状透明阴影,与周围组织无正常分界线。

对确诊的软骨肉瘤病例,应大块切除胸壁,包括肿瘤周缘 5cm 的正常组织、上下肋骨和邻近的胸骨。骨缺损的范围通常为 3~5 根肋骨,可采用合成金属网作赝复。软组织缺损,可采用背阔肌或胸大肌肌皮瓣修复。

放射治疗和化学治疗对软骨肉瘤的效果均欠佳。

(四)成骨肉瘤

成骨肉瘤可发生于胸部。患者多为青少年。肿瘤生长迅速,且疼痛剧烈,可早期出现肺部转移。对已确诊而无肺部转移的病例,结合手术前后的化学治疗,可将病变作大块切除,修复,但预后较差。

(五)骨髓瘤

骨髓瘤又称浆红细胞瘤,可发生于肋骨,但其他骨骼部位均可发生,特别是颅骨。X 线片显示多发性虫蚀样溶骨性病灶。患者常有发热、乏力、血清蛋白异常等全身症状。经骨穿刺活组织检查可明确诊断。通常采用化学疗法。

(六)Ewign 氏肉瘤

Ewign 氏肉瘤可发生于肋骨。患者多为青年。常伴有发热、不适、血沉增高等全身症状,可早期转移。X 线片显示骨膜呈典型的洋葱皮样阴影。结合放射治疗,局部可作彻底切除,但预后较差。

(七)其他恶性肿瘤

如血管肉瘤、神经肉瘤、脂肪肉瘤、Hodgkin 氏病、网状细胞肉瘤等,同样可发生在胸背部,诊断及治疗在此不一一叙述。

第六节 脊柱裂

脊柱裂(spina bifida)一般是指脊椎在发育过程中未按正常规律融合而造成椎板缺损,使脊柱背部出现裂隙的一种先天性畸形。其多发生于腰骶椎,可伴有椎管内容物疝出。据估计,人群中 20% 者,其脊椎有不同程度的缺损。

一、病因和发病机制

脊柱裂产生的确切原因尚不清楚,因可合并有其他先天性畸形,如颅裂、唇裂、腭裂及手足畸形等,故被认为是一种由多种致畸因素造成的先天性发育畸形。

在人胚发育早期,神经系统发育的过程中,位于中轴两旁的中胚层增厚,形成一纵形细胞索,约于第 3 周开始分化成左右对称的体节,由脊索的颈端向尾部发展。脊椎由体节分化,每一椎骨由左右两半融合而成。若某一段椎骨的椎弓未愈合而致椎板缺损,脊柱背部出现裂隙,即成脊柱裂。

在人胚第 3 周末,中轴背侧的外胚层细胞增厚,中央下陷区域形成神经沟,其两侧隆起形成神经褶襞,两侧的神经褶襞逐渐靠拢,最后形成神经管,两端开口即神经孔,于第 4 周相继封闭。前神经孔未闭,可形成无脑儿;后神经孔未闭,则形成脊髓脊柱裂。

在胎儿 3 个月时,脊髓的神经根与脊髓成直角,以后脊柱长得比脊髓快,以致脊髓只占椎管之上份,初生儿的脊髓圆锥平第 3 腰椎水平,成年人在第 1 腰椎水平,且脊神经愈下而愈倾斜。如发育过程中,脊髓因膨出或粘连,不能相对生长而受到牵引,神经组织就会受到损伤。

二、分型和症状

脊柱裂按椎管内容物是否疝出,可分为隐性脊柱裂和显性脊柱裂(又称囊性脊柱裂),后者按疝出的内容物,又可分为脊膜膨出、脊膜脊髓膨出和脊髓膨出。

(一)隐性脊柱裂

隐性脊柱裂是指单纯有脊椎棘突和椎板的缺损,不伴有椎管内容物的疝出,为畸形最轻的一种脊柱裂,仅在X线检查时偶然被发现。患者一般无症状,有时该部皮肤多毛、色素沉着、表面皮肤凹陷或有脂肪瘤膨出;偶见因神经组织受粘连、牵引而出现神经系统症状。

(二)脊膜膨出

脊膜膨出是指有脊膜自脊椎的裂口处疝出的一种脊柱裂,常见于腰骶部,约占显性脊柱裂的10%～15%。局部有柔软的囊性肿物膨出,表面皮肤完整,但常见的是一层发育不全的皮肤,且易溃破,肿物内含脑脊液。患儿哭泣时肿物可增大。少数病例肿物为大块的脂肪组织,内仅含一个较小的膨出囊,通常无神经症状。

(三)脊膜脊髓膨出

脊膜脊髓膨出占显性脊柱裂的80%～90%,常见于胸腰段,发生于胸段占10%,颈段占5%,偶呈多发性。其表现为脊柱背侧中线附近有肿物膨出,大小不一,肿物内包含有脊膜、脑脊液、马尾及发育不良的脊髓组织。肿物表面皮肤大多发育不全,易破溃,形成溃疡和继发感染。常见的神经系统症状是排尿障碍、肛门括约肌障碍和下肢各种程度的瘫痪及感觉障碍。患儿可伴有 Annold-Chiani 氏畸形,这是一种因神经组织在畸形部位有粘连和固定所引起的先天性后脑异常,小脑扁桃体与延髓被牵引而向下移位,以致小脑的一部分自枕骨大孔疝出至脊柱上端,小脑与脊髓发生粘连,使导水管闭锁,产生脑积水。

(四)脊髓膨出

脊髓膨出又称脊髓外翻,为最严重的一种脊柱裂,表现为脊髓全部或大部分外露。患儿通常预后差,不易存活。

三、诊断

脊柱背侧中线附近有皮肤凹陷、多毛、色素沉着、血管瘤或肿物膨出时,应怀疑有脊柱裂的可能。隐性脊柱裂通过X线检查可发现。显性脊柱裂除局部有肿物膨出外,常有神经系统的症状和体征,如大小便控制异常、下肢感觉和运动功能异常。应用CT扫描、超声、磁共振等检查可进一步明确病变的部位及平面。

四、手术治疗

(一)适应证

隐性脊柱裂通常无症状,无需手术治疗。少数有神经症状或神经根疼痛的病例,宜手术探查,将粘连组织切除。部分患者因单纯脊柱背侧皮肤凹陷、多毛、色素沉着或肿物膨出要求手术切除时,术前应确定有无脊柱裂的存在。如有脊柱裂,术中应注意病变组织与神经粘连的可能性,不应损伤神经组织。

对脊膜膨出和脊膜脊髓膨出的病例,应尽早施行手术,切除部分囊壁并作整复治疗,预防脑脊液漏及神经粘连等可能产生的并发症。对局部皮肤有破溃或囊壁穿破,或神经系统症状呈进行性加重者,在控制感染的前提下应及时手术。

脊髓膨出者因脊髓外露、肢体瘫痪、括约肌功能丧失,预后不良,手术多无帮助。

(二)手术原则

手术治疗包括:膨出组织和部分囊壁的切除;粘连的神经组织的松解,并要妥善保护;脊膜、深筋膜、皮下组织和皮肤层缺损的闭合及修复。椎板缺损一般不需要修复。

(三)整复方法的选择

上面提到,脊柱裂主要是脊膜膨出和脊膜脊髓膨出两型需要手术治疗,包括切除部分囊壁、回纳神经组织和创面的修复。创面的闭合和修复可应用整复外科的常用方法,根据创面的大小进行选择,关键是要避免张力。

1. 创缘直接缝合 适用于缺损不大的脊柱裂病例。因小儿背侧皮肤松动性大,故将两侧创缘的皮下组织潜行剥离后可拉拢缝合。当两侧创缘拉拢缝合有张力时,在距创缘的侧方附加松弛切口,形成纵形或横形的双蒂皮瓣,向缺损部推进,闭合创面,松弛切口处可作皮片移植,以减少张力。Reigel(1989)报告了358例脊膜脊髓膨出病例,均经创缘拉拢缝合,无1例需要皮瓣修复。

2. 局部皮瓣覆盖 创面缺损较大,创缘直接缝合有困难时,可根据缺损的部位和大小,在附近设计旋转皮瓣或移位皮瓣覆盖创面,供皮瓣区直接缝合或植皮。皮瓣掀起时包括深筋膜,制成筋膜皮瓣,可增加皮瓣血供。

3. 皮肤软组织扩张 在无皮肤破溃的脊膜膨出和脊膜脊髓膨出的病例,估计应用局部皮瓣不敷覆盖创面时,可先在膨出的一侧或两侧皮肤下行组织扩张术,然后用扩张的皮瓣组织修复病变切除后的缺损。

4. 肌皮瓣转位 肌皮瓣的应用增加了皮瓣的血供,减少了创面缝合的张力。可供应用的肌皮瓣,常用的有以下3种。

(1)双侧推进背阔肌肌皮瓣 在缺损两侧的背阔肌下进行潜行剥离,掀起形成背阔肌肌皮瓣,向缺损部推进缝合。因肌皮瓣血供丰富,可促进创面的愈合。

(2)双侧双蒂背阔肌肌皮瓣 上述推进的背阔肌肌皮瓣,因外侧斜形纤维的附着,限制了皮瓣的推进。可在肋腰部作松弛切口,切断背阔肌的外侧纤维,形成双蒂背阔肌肌皮瓣,使之容易向中线推进,从而减少了中线处缝合的张力。松弛切口形成的创面可暂作植皮。

(3)双侧背阔肌-臀大肌肌皮瓣 较大的腰骶部脊柱裂的修复,单独应用背阔肌肌皮瓣不够覆盖时,可同时应用双侧背阔肌-臀大肌肌皮瓣转移,闭合创面。

五、预后

多数脊膜膨出和脊膜脊髓膨出病例的预后是好的。经手术及时治疗,90%以上的病例可以生存;但合并有 Annold-Chiani 氏后脑畸形者则预后较差。75%的患儿有正常智力,但如继发或合并有中枢神经系统感染者,智力可低下。85%的患儿可徒步或借双拐行走,但有神经功能损害者常难以恢复。脊髓膨出者预后不良,不易存活。

第七节 褥疮

褥疮(pressure sore)是指局部组织持续受压,血液循环障碍,产生缺血、缺氧、营养不良,造成组织坏死而形成的溃疡,通常发生在有骨突起的部位。病变可从表浅的皮肤溃破,到皮下脂肪、筋膜、肌肉以及骨关节等深部组织的广泛破坏。如任其发展,常可因继发感染、败血症等导致全身衰竭而死亡。

一、病因

褥疮发生的主要原因是局部组织受压,这一点已为大家所公认。压力造成组织破坏与压力的强度和持续时间的长短有关。当压力的强度达到毛细血管动脉端压力的两倍,即 9.3kPa(70mmHg),持续两小时,即可产生不可逆转的组织损伤而致缺血坏死。如作用时间短暂,即使压力达到 32kPa(240mmHg),也仅引起轻微的组织改变。

机体的全身营养状况低下,如处于饥饿、重病或营养不良时,局部组织的抗张能力降低,可促使褥疮的发生、发展。

神经系统病变,如瘫痪患者,由于皮肤感觉减退或丧失,肌张力的改变及组织的神经营养性变化,亦可促使褥疮的发生、发展。

二、病理

褥疮初起时组织受压区呈现潮红,逐渐肿胀,出现水疱、瘀紫,继而溃烂。此时若能消除压迫,适当医治,病变可逆转康复;如继续发展,病变向深部进展,各层组织包括皮肤、皮下组织、筋膜、肌层和骨关节等均可累及。典型褥疮经反复的破坏和愈合,溃疡边缘瘢痕坚韧,上皮菲薄,基底为致密的瘢痕组织,肉芽苍白、污秽,有脓性分泌物积滞。病变周围的皮下或筋膜下层可形成潜在的脓性腔隙和窦道。创面培养常有多种病菌生长。

显微镜下检查无特异性改变。在红斑肿胀的病变早期阶段,血管舒张,间质水肿;继而出现上皮细胞分离,毛细血管出血、栓塞,肌纤维呈蜡样退行性变,空泡形成且组织细胞坏死。病变中有中性白细胞和淋巴细胞浸润,巨噬细胞增加,坏死区周围有间质增殖形成的周界。溃疡边缘与基底有大量胶原纤维沉积,血管栓塞,组织坏死,肌纤维中可见钙质沉淀。

三、临床表现

褥疮通常发生于组织受压的部位,特别是有骨隆突的部位。但身体各部遭受持续的压迫,均可发生褥疮。有关各部位褥疮发生的百分比,文献报道稍有差异(表 28-2)。

表 28-2　各组褥疮发生部位的百分比(％)

	坐骨结节部	骶骨部	股骨大粗隆部	根骨部	踝部	胫前部	髌骨部	足部	脊柱隆突部	肘部	其他
Yeoman 等 (1954 年 240 例)	28	27	12	18	8	4					3
Dansereau 等 (1964 年 1604 例)	28	17	19	9	5	5	4	3	2.5	1.5	6
吴、杨、巫、陈、卢等 (1988～1991 年 51 例)	33	49	12	2	2		2				
Isenbery 等 (1995 年 100 例)	10	40	16	15						19	

褥疮发生的部位与多种因素有关,如患者的卧床姿势、肌肉的瘫痪状态等。长期卧床患者通常取仰卧位,骶尾部与肩部受压最大,为褥疮易发部位。取侧卧位时,股骨粗隆、膝关节内外侧等部易患褥疮;俯卧位时,髂前上棘、髌骨、胫前及足背等部易患褥疮。常坐轮椅的患者,坐骨结节部的皮肤软组织极易破溃。

脊髓损伤早期,肢体呈弛缓性瘫痪,血管舒缩功能丧失,组织易破溃。患者常仰卧于床,有时取侧卧位。后期转为痉挛性瘫痪,肢体间易相互摩擦,股骨内髁及胫骨内髁等部易发生褥疮。

除骨隆突部外,如大腿中段、小腿、前臂和上臂等软组织部位持续受压,以及皮下组织中的剪力影响造成皮下组织损伤,均可产生破溃,形成褥疮。

褥疮根据其溃烂的深浅可分为 4 度:Ⅰ 度,溃疡深达真皮层;Ⅱ 度,深达皮下脂肪层;Ⅲ 度,涉及肌肉层;Ⅳ 度,累及骨或关节或骨关节。

经久不愈的褥疮,由于反复的组织坏死,瘢痕愈合,边缘上皮的增生、角化,可发生恶性退行性变。对于病程超过 10～15 年或外观呈菜花状的褥疮,应高度怀疑溃疡恶变的可能性。

四、治疗

(一)全身治疗

全身治疗的目的是改善机体的一般状况,增强全身抵抗力和组织的修复能力。具体措施有以下几方面。

1. 增加营养　采用高蛋白、高热量、高维生素的膳食,提高血浆总蛋白,纠正低蛋白血症。对进食困难的患者,可采用胃管鼻饲或高营养素静脉滴注。

2.定期输血 纠正贫血。

3.减轻组织受压 床垫要轻软、干净、平整。做到定期翻身或变换体位。采用羊皮垫、水波床、气垫床或电动转身床等,使支持体重的面积大而均匀,减少骨隆突部位皮肤上所受到的压力。

4.对抗肢体痉挛 用夹板制动,减少肢体间的摩擦。

5.抗感染 根据创面培养及药敏试验的结果选用有效抗生素,以控制褥疮和身体其他部位的感染。

(二)局部治疗

局部治疗的目的是变污秽伤口为清洁伤口,促进溃疡愈合或为手术切除作术前准备。一般分为保守治疗和手术治疗两个方面。

1.保守治疗 主要措施是加强伤口的敷料更换,清除伤口内的坏死组织。溃疡面大、污染较重的伤口,应在全身情况允许的前提下进行手术清创,去除失活的组织和死骨,创面用生理盐水或抗生素溶液湿敷,保持引流通畅。溃疡周围的正常皮肤可用氧化锌软膏保护,以预防浸渍、糜烂。伤口经积极处理后,基底的肉芽组织转为鲜红,边缘上皮开始生长。小的溃疡常可自行愈合;面积较大的溃疡,可用中厚皮片移植,暂时消灭创面,或等待手术切除及整复。

2.手术治疗 浅在的或面积较小的褥疮经保守治疗后能自行愈合。但大多数褥疮则需经手术彻底切除,应用正常的血供良好的组织修复,以获得持久的愈合。手术要求切除全部溃疡及其周围的瘢痕组织;切除病骨,修整骨突起,降低在骨隆突部位皮肤上承受的压力;妥善止血;消灭死腔和创面,应用皮瓣、筋膜皮瓣或肌皮瓣修复。

术前准备:

1)创面准备。如前所述,伤口应清洁,肉芽要新鲜,或已经植皮,无开放创面。

2)体位适应。因多数褥疮患者手术后为防止皮瓣受压,需取俯卧位,故术前1周起应训练患者俯卧位生活的能力,包括进食、大小便等以适应手术后体位。

3)坐骨和骶尾部褥疮患者,术前2日开始进少渣饮食,术前清洁灌肠2次。

4)修复方法的选择。褥疮切除后,创面修复是手术成功的关键。常用的整形手术方法如局部拉拢缝合、局部改形术及游离植皮术等,效果均欠理想,术后创面易破溃、复发。通常需用带蒂组织瓣修复,尤其是肌皮瓣,抗感染力强,用于骨面或死腔的覆盖及填塞,效果理想,术后愈合稳定,较少复发。

常见部位褥疮切除后创面的修复,可选用的皮瓣或肌皮瓣有很多。对骶骨部褥疮的修复,可选用下方蒂局部旋转皮瓣、臀大肌肌皮瓣、臀大肌岛状肌皮瓣、臀大肌 V-Y 形肌皮瓣、横形腰骶皮瓣、翻转臀大肌成形术、延伸背阔肌肌皮瓣、臀-大腿皮瓣及带感觉岛状皮瓣等。对坐骨部褥疮的修复,可选用臀大肌下部肌皮瓣、股二头肌肌皮瓣、阔筋膜张肌肌皮瓣、股薄肌肌皮瓣、下部臀大肌成形术及内侧蒂大腿后侧皮瓣等(参见第六章"皮瓣移植"及第八章"肌皮瓣移植")。

(金一涛)

参考文献

〔1〕崔忠厚,黎介寿.手术学全集:胸外科卷.北京:人民军医出版社,1995.63~86

〔2〕Actis Dato GM. Depaulis R. Actis Dto. Actal correction of pectum excavatum with a self-retaining seagull wing prosthesis:Long-term follow-up. Chest. 1995. 107(2):303

〔3〕Goetzen M. Baltze A. Schulitz KP. Long-term results after operation for funnel chest arch orthop. Trama Surg. 1993. 112(6):289

〔4〕Hazari A. Mercer NS. Pawade A. et al. Superior sternal cleft:Construction with a tilanium plate. Plast Reconstr Surg. 1998. 101(1):167

〔5〕Ishikawa S. Uchinuma E. Itoh M. et al. A simple sternal turnover procedure using a vascular pedicule for a funnel chest. Ann Plast Surg. 1988. 20(5):485

〔6〕Nakamura T. Ikeda T. Senda H. et al. Instrumentation surgery for funnel chest. Int Surg. 1995. 80(3):235

〔7〕 Paolin A, Ruggieri M, Leone Sossi FL, et al. Pectus excavatum in adults:Destructive surgery or simple correction of an aesthetic defects. Riveur sci med farmacol, 1996, 18(1):11

〔8〕 Shamberger RC, Walch KJ. Surgical correction of pectus carinatum. J Pediatr Surg, 1987, 22(1):48

〔9〕 Shamberger Rc, Walch KJ, Castaneda AR, et al. Anterior chest wall deformities and congenital heart disease. J Thorac Cardiovasc Surg, 1988, 96(3):427

〔10〕 Wada J, Ikeda. Clinical experience with 306 funnel chest operation. Int Surg, 1992, 57:707

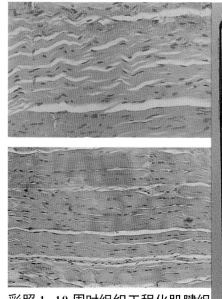

彩照1 10周时组织工程化肌腱组织学照片(上侧)，示其中平行排列的肌腱细胞和胶原纤维束，与正常肌腱(下侧)相似(HE染色，×63)

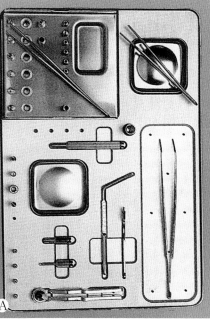

A.一期手术专用器械盘　　　　　　　　B.二期手术专用器械盘

彩照2 Brånemark 种植系统手术器械

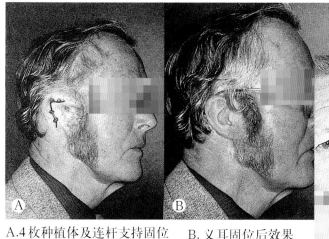

A.4枚种植体及连杆支持固位　　B.义耳固位后效果

彩照3 一临床病例示耳缺失种植修复结果

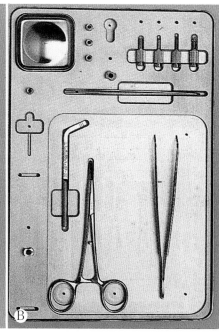

A.眶上缘3枚种植体及连杆　　B.赝复体采用弹性夹－连体杆附着固位

彩照4 眶部种植赝复体临床病例

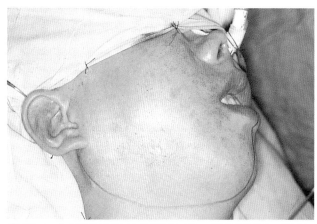

彩照5 右侧下颌骨体部及肿瘤一并切除切口设计

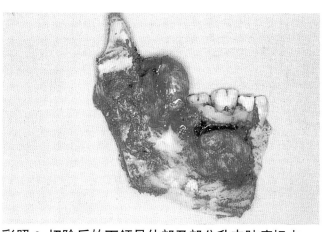

彩照6 切除后的下颌骨体部及部分升支肿瘤标本

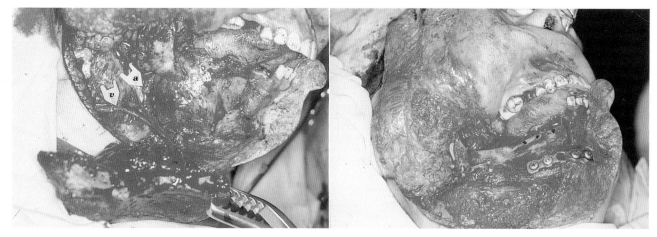

彩照 7　血管化游离髂骨旋髂深动、静脉分别与受　　彩照 8　在移植固定后的髂骨上标记拟种植体位置
植区颌外动脉及颈外静脉相吻合

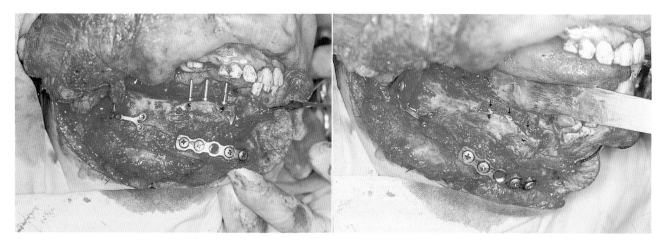

彩照 9　移植骨上种植窝制备后，标记杆显示植入体　　　彩照 10　移植骨上 3 枚种植体植入完毕
方向及与上颌弓的关系

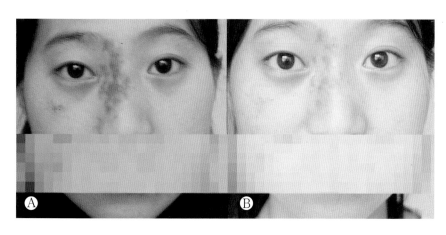

彩照 11　面部葡萄酒色斑经
585nm脉冲染料激光治疗2次
后
A.术前
B.术后

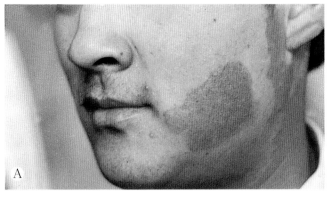
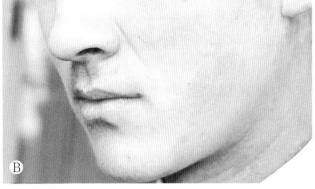

A. 术前

B. 术后

彩照 12 面部葡萄酒色斑经光动力学治疗 1 次后

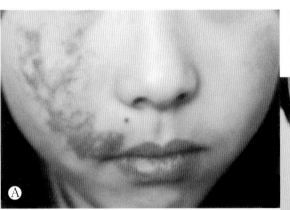

A. 术前

彩照 13 面部葡萄酒色斑上、下两部分分别经光动力学治疗及脉冲染料激光治疗, 均为 1 次治疗后的变化

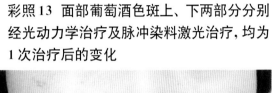

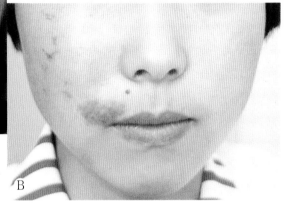

B. 术后

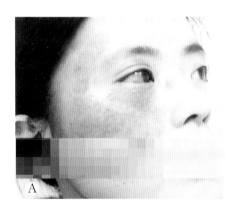
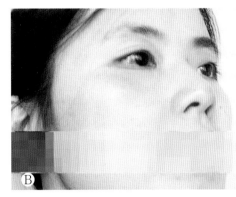

彩照 14 右面部太田痣经 Q 开关 532nm 和 755nm 激光 5 次治疗后

A. 术前

B. 术后

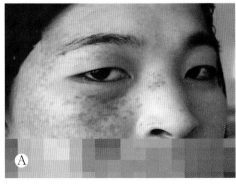
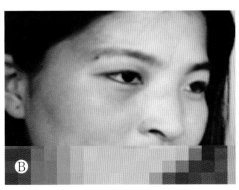

彩照 15 太田痣的激光治疗

A. 治疗前

B. 经过 3 次激光治疗

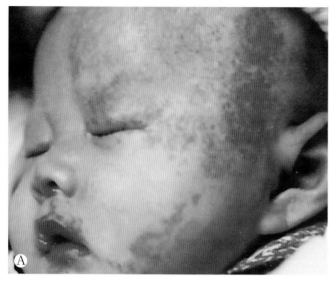

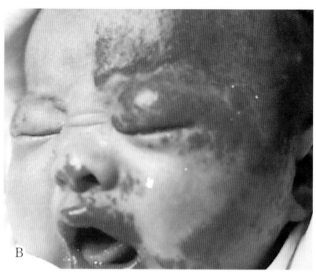

彩照 16　婴幼儿增生期毛细血管瘤

A.外观

B.3 周内迅速增殖

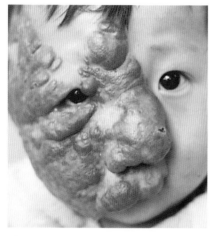

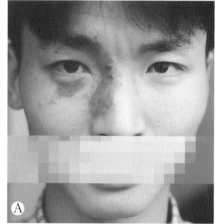

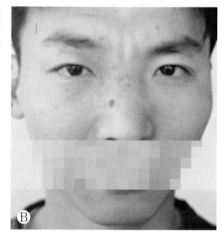

彩照 17　面部重症血管瘤

A.治疗前

B.经 1 次光动力学治疗后

彩照 18　应用光动力学反应治疗葡萄酒色斑

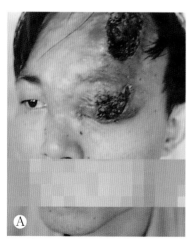

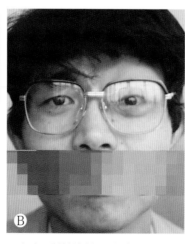

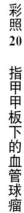

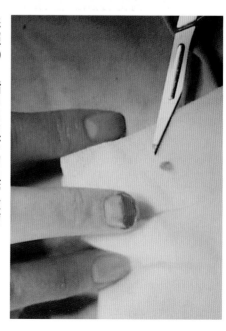

A.额部蔓状血管瘤伴坏死与感染

B.根据造影结果切除病灶，游离皮瓣修复 2 年后

彩照 19　额部蔓状血管瘤病灶切除

彩照 20　指甲甲板下的血管球瘤

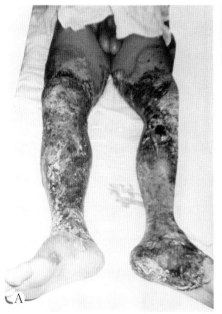 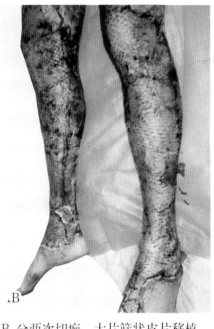 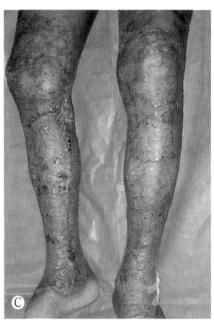

A.两下肢Ⅲ度烧伤33%,伤后1周　　B.分两次切痂,大片筛状皮片移植　　C.愈合后3月,两下肢外形和功能良好

彩照 21　自体皮大片游离移植

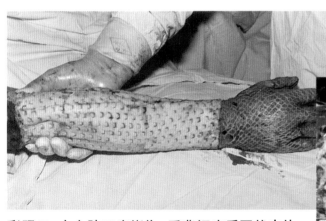

彩照 23　前臂大张异体皮开窗嵌入自体小皮片

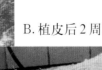

彩照 22　右上肢Ⅲ度烧伤,手背切痂后网状皮片移植(1:3),前臂切痂后植大张开窗异体皮

B.植皮后2周

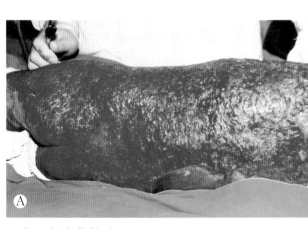

A.躯干部肉芽创面

彩照 24　烧伤后肉芽创面异体条状皮和自体点状皮相间移植

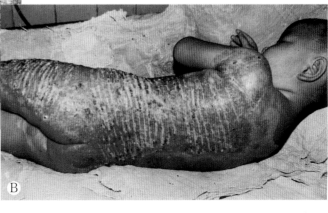

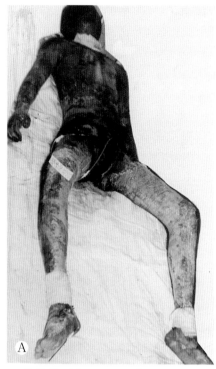
A.烧伤总面积98%，Ⅲ度92%
（术前）

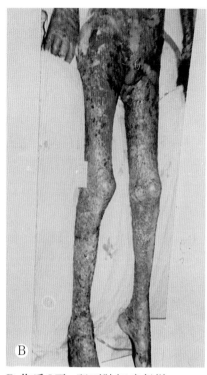
B.伤后5天，双下肢切痂行微
粒皮移植，术后45天

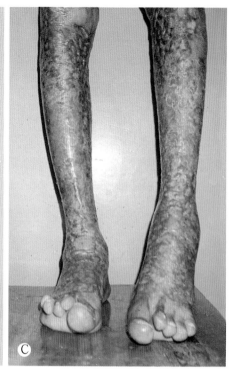
C.术后4个月，双下肢瘢痕增生

彩照25 烧伤后行微粒皮移植结果

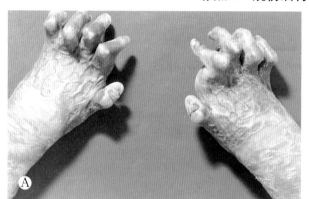
A.正位

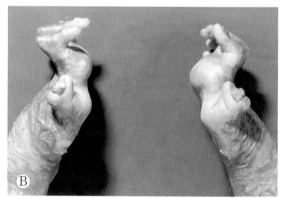
B.侧位

彩照26 烧伤后爪形手畸形

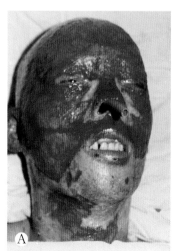
A.烧伤后27天，面部肉芽创面

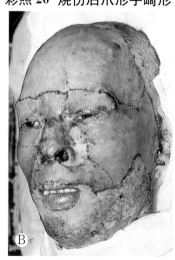
B.面部分区大片中厚皮片游离植皮

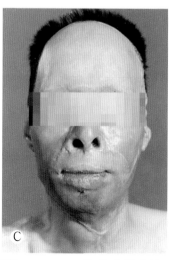
C.愈合后2年

彩照27 面部深度烧伤分区植皮

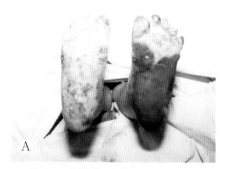

A.足底Ⅲ度烧伤外观

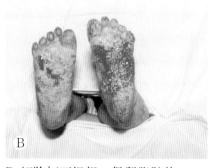

B.切除坏死组织，保留脂肪垫

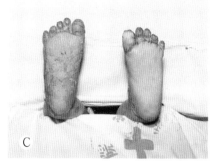

C.双足底行大片中厚游离植皮，术后 7 天

彩照 28 足底深度烧伤的处理

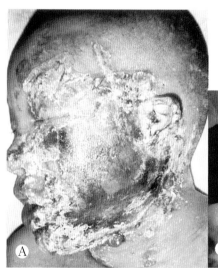

A.面部Ⅲ度烧伤(焦痂未分离，深部组织未显露)

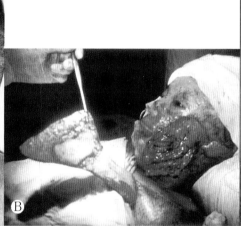

B.将游离植皮与洞穿性缺损边缘缝合

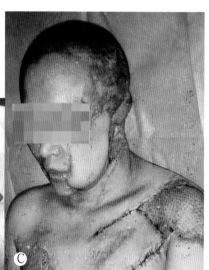

C.皮瓣转移术后 1 月

彩照 29 烧伤洞穿性缺损的修复

A.腹壁电烧伤后 1 天

C.治愈后 3 个月形成腹壁疝，行左侧阔筋膜张肌皮瓣转移后

彩照 30 腹壁电烧伤的治疗

B.切除坏死肠段行结肠造瘘(术后 3 天)

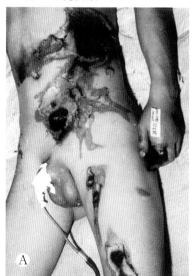

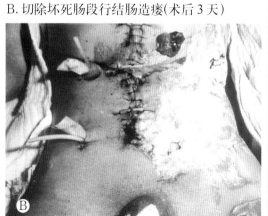

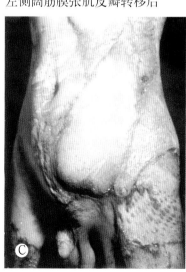

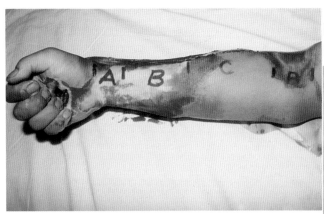

彩照31 上肢高压电烧伤，腕掌、前臂远端及肘部均为深度(Ⅲ度及Ⅳ度）烧伤

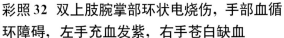

彩照32 双上肢腕掌部环状电烧伤，手部血循环障碍，左手充血发紫，右手苍白缺血

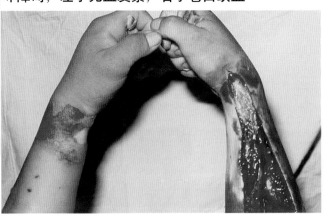

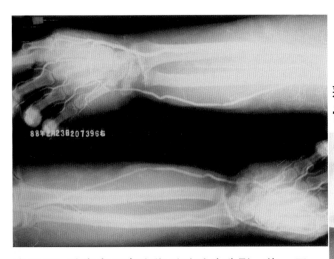

彩照33 腕掌高压电烧伤后肱动脉造影，桡、尺动脉血管腔扩张，管腔不光滑、不均匀，表明动脉严重损伤

彩照34 左腕电烧伤创面感染，坏死肌腱、尺骨、腕骨等外露

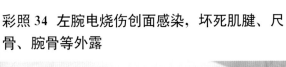

A.腕部电烧伤用吻合血管游离阔筋膜张肌肌皮瓣移植修复，箭头所指处为血管移植之吻合处

B.创面一期愈合，功能及外观良好

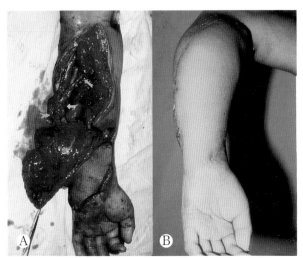

彩照35 腕部电烧伤用游离肌皮瓣移植修复

彩照36 腕部电烧伤经皮瓣修复，肌腱、神经移植共4次手术后，恢复较好功能

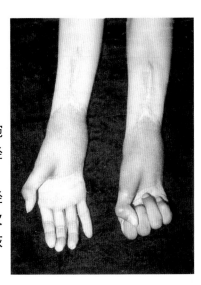

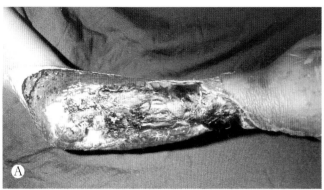

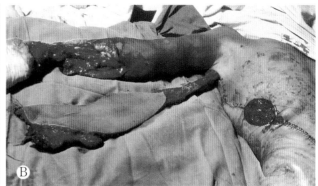

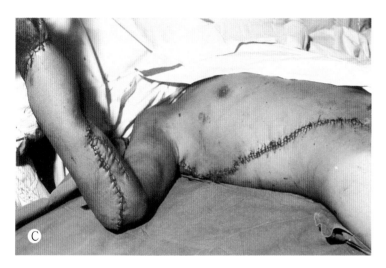

彩照 37　右肘高压电烧伤用联合肌皮瓣移植修复

A.右肘高压电烧伤，肘关节开放，肱三头肌损伤，前臂创面感染，骨外露

B.岛状背阔肌－腹外斜肌－腹直肌联合肌皮瓣移位修复巨大创面，并重建伸肘功能

C.创面完全覆盖，供区直接缝合(肌皮瓣远端的腹壁下动脉血管蒂与腕部尺动脉残端作了吻合，以增加血供)

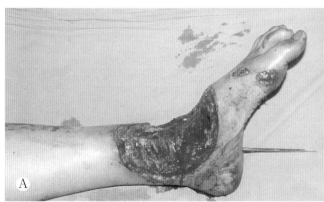

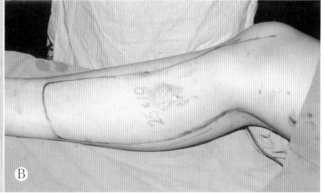

彩照 38　左踝部电烧伤

A.坏死组织切除，铲除死骨，三关节外露，斯氏针固定

B.对侧肢体切口设计，小腿内侧皮瓣转移

C.术后 2 年，足部功能基本恢复正常

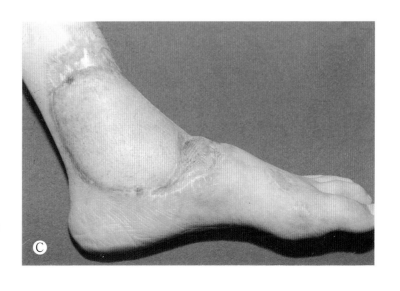

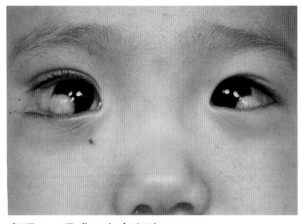

彩照 39 眼球下方皮囊肿

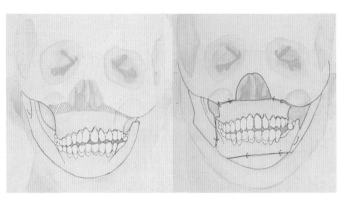

彩照 40 下颌骨延长

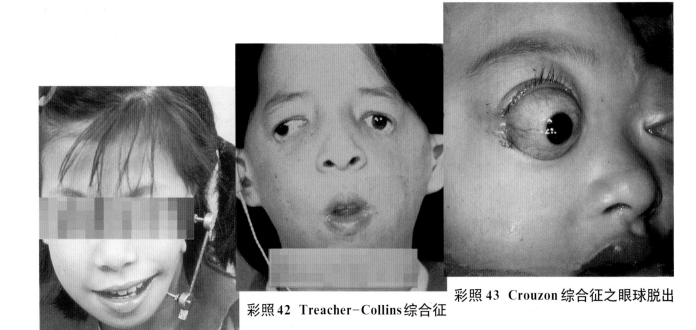

彩照 41 骨延长器

彩照 42 Treacher-Collins综合征

彩照 43 Crouzon 综合征之眼球脱出

彩照 44 颅面前移手术术前及术后观

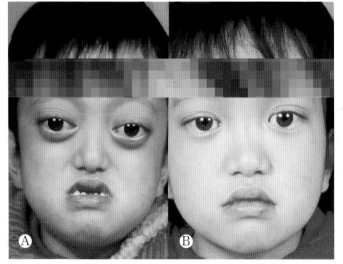

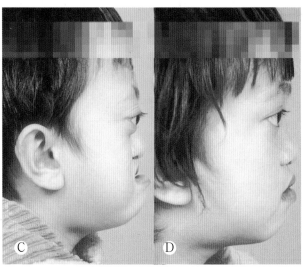

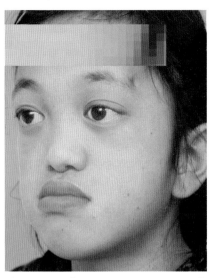

彩照 45　上颌骨 Le Fort Ⅲ型
截骨手术患者

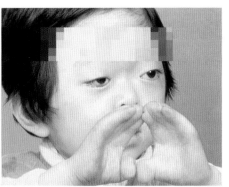

彩照 46　Apert 综合征患者

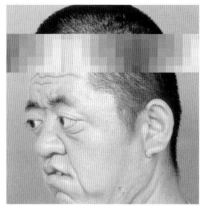

彩照 47　颅面联合前移的扩大
Le Fort Ⅲ型截骨手术患者

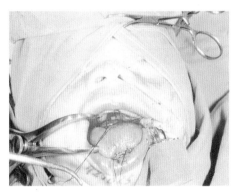

彩照 48　用纽扣缝在舌根

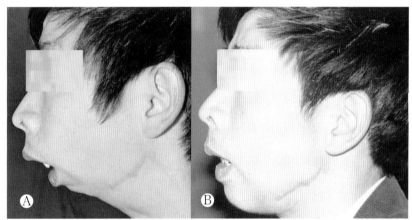

A. 术前　　　　　　　　　　B. 术后

彩照 49　双侧颞颌关节成形术后颏前徙术

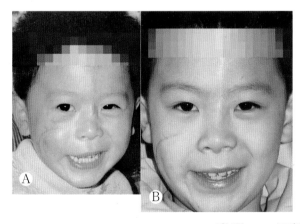

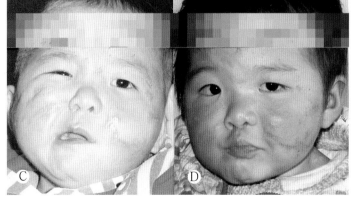

彩照 50　面神经断裂，面神经吻合术

A. 男性，4 岁，因车祸致右侧面神经上、下颊支及颧支部分损伤 2 月　B. 经手术探查，吻合颧支及一支颊支，另一颊支挫伤严重，采用神经肌肉内种植，术后 3 月，面部瘫痪肌肉大部分恢复功能，术后 9 月显示对称的面部表情活动　C. 男性，1 岁，面部狗咬伤，左侧面瘫　D. 经损伤面神经吻合后 3 月，面部表情肌活动恢复

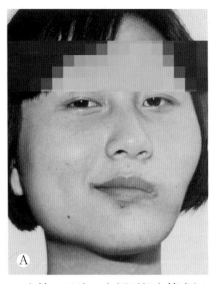

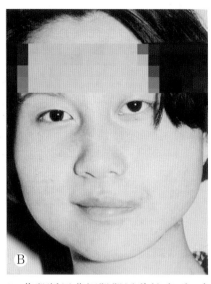

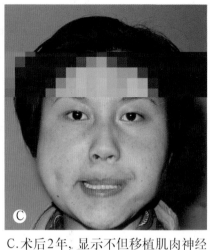

A. 女性，17 岁，左侧面部血管瘤切除术后面瘫 14 年

B. 节段断层背阔肌肌瓣移植术后 1 年

C. 术后 2 年，显示不但移植肌肉神经化，而且被移植肌瓣覆盖的瘫痪肌肉也神经化(肌电图显示良好)，显示面部多肌肉表情活动

彩照 51　超长蒂节段断层肌瓣移植一期治疗晚期面神经瘫痪

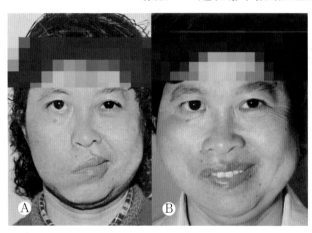

彩照 52　听神经瘤术后面神经瘫痪，经节段断层肌瓣一期移植治疗

A. 女性，42 岁，听神经瘤切除术后 2 年，右侧完全性面神经瘫痪，术前　B. 节段断层背阔肌肌瓣移植术后 1 年，显示面部表情肌活动良好，并有较为对称的面容

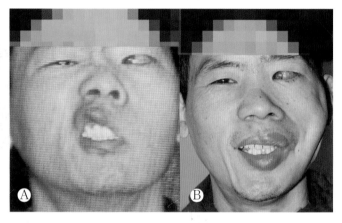

彩照 53　听神经瘤摘除后左侧面瘫，经过一期肌肉移植治疗

A. 男性，36 岁，左侧听神经瘤摘除术后，左侧面神经瘫痪 2 年　B. 术后 9 个月面部表情肌活动

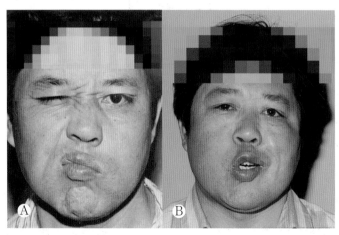

彩照 54　左侧面神经瘫痪 2 年，经过一期肌肉移植治疗

A. 男性，40 岁，左侧面瘫 2 年，术前吹口哨　B. 术后 1 年吹口哨

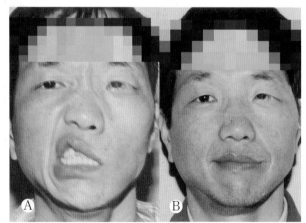

彩照 55　脑瘤术后左侧面神经瘫痪，经一期肌肉移植治疗

A. 男性，41 岁，左侧脑瘤术后面瘫 2 年
B. 术后 1 年，面部对称，两侧鼻唇沟良好